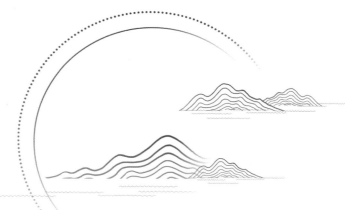

主编

崔乃强

中西医结合急腹症学

人民卫生出版社

·北 京·

图书在版编目（CIP）数据

吴咸中中西医结合急腹症学 / 崔乃强主编 . -- 北京 ：
人民卫生出版社，2024. 8. -- ISBN 978-7-117-36767-7

I. R656. 1

中国国家版本馆 CIP 数据核字第 202468Z55N 号

人卫智网	www.ipmph.com	医学教育、学术、考试、健康， 购书智慧智能综合服务平台
人卫官网	www.pmph.com	人卫官方资讯发布平台

吴咸中中西医结合急腹症学
Wu Xianzhong Zhongxiyi Jiehe Jifuzhengxue

主　　编：崔乃强

出版发行：人民卫生出版社（中继线 010-59780011）

地　　址：北京市朝阳区潘家园南里 19 号

邮　　编：100021

E - mail：pmph @ pmph.com

购书热线：010-59787592　010-59787584　010-65264830

印　　刷：天津市光明印务有限公司

经　　销：新华书店

开　　本：889 × 1194　1/16　印张：50　插页：16

字　　数：1378 千字

版　　次：2024 年 8 月第 1 版

印　　次：2024 年 9 月第 1 次印刷

标准书号：ISBN 978-7-117-36767-7

定　　价：199.00 元

打击盗版举报电话：010-59787491　E-mail：WQ @ pmph.com

质量问题联系电话：010-59787234　E-mail：zhiliang @ pmph.com

数字融合服务电话：4001118166　E-mail：zengzhi @ pmph.com

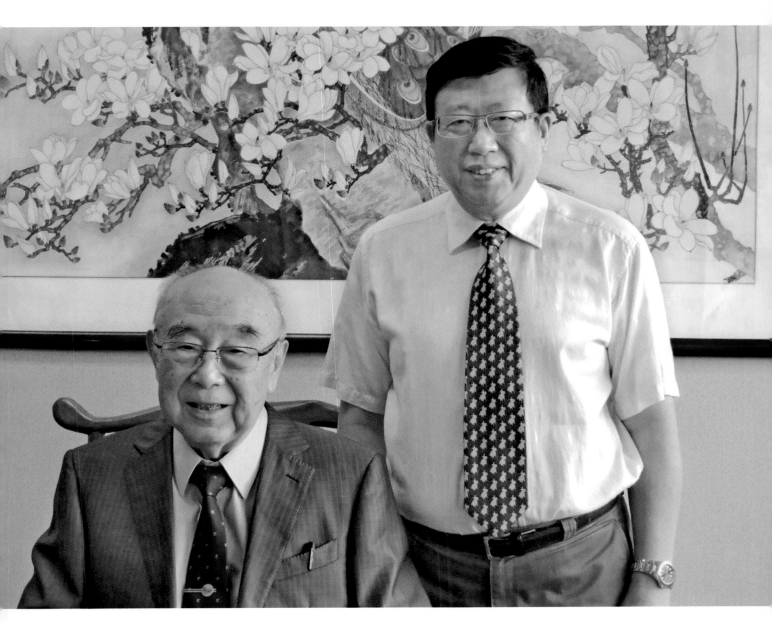

吴咸中院士与崔乃强教授合影

主编简介

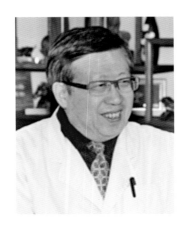

崔乃强,男,天津医科大学外科学教授、博士研究生导师,1963—1969 年就读于天津医学院医疗系,1978 年考取全国恢复高考后首届硕士研究生,师从吴咸中教授攻读普通外科专业,1984 年考取全国首届中西医结合外科博士研究生,曾留学日本神户大学和德国纽伦堡大学克罗纳赫医院,系享受国务院政府特殊津贴专家,天津市人民政府授衔专家。天津医科大学附属南开医院重点学科指导委员会副主任,国家中西医结合胆胰疾病医疗中心主任,《中国中西医结合外科杂志》执行主编。曾任中国中西医结合学会副会长、中国中西医结合学会普通外科专业委员会主任委员。

对肝胆胰外科疾病有较深造诣,在各种急腹症、多次外科手术、肝胆胰系统肿瘤、慢性胰腺炎手术的中医药治疗及胰腺先天畸形、胰腺囊性病变的外科治疗方面有丰富的经验。率先提出重症急性胰腺炎中西医结合分期治疗,倡导微创技术应用于重症急性胰腺炎的初期和感染期,通里攻下法治疗腹部外科疾病所致多器官功能障碍综合征;率先提出"肺与大肠相表里""由肠及肺"的淋巴途径及通里攻下法治疗价值。

获国家科学技术进步奖二等奖 1 项、中国中西医结合学会科学技术奖一等奖 1 项、天津市科学技术进步奖一等奖 2 项、中华医学科技奖二等奖、中国中西医结合学会科学技术奖二等奖及三等奖、天津市科学技术进步奖二等奖及三等奖等 10 余项;发表学术论文 300 余篇,主编专业书籍 4 部,参编书籍 8 部,主译《施瓦兹外科学》;培养博士研究生 36 名、硕士研究生 65 名,指导博士后人员 3 名。

郭小云　天津医科大学附属南开医院　　梁国刚　大连医科大学附属第一医院

戚　峰　天津医科大学总医院　　梁晓强　上海中医药大学中医外科研究所

崔乃强　天津医科大学附属南开医院　　彭洪皓　青岛大学附属医院

崔云峰　天津医科大学附属南开医院　　董国强　天津医科大学附属南开医院

崔立华　天津医科大学附属南开医院　　傅　强　天津市第四中心医院

崔志刚　天津医科大学附属南开医院　　傅友雯　天津医科大学附属南开医院

崔佳林　天津医科大学　　谢明征　大连医科大学附属第一医院

崔凌志　内蒙古科技大学包头医学院　　谭春路　四川大学华西医院

　　　　第二附属医院　　戴向晨　天津医科大学总医院

阎　姝　天津医科大学附属南开医院

秘 书 组

王　倩　天津医科大学附属南开医院　　王嘉蔚　天津医科大学附属南开医院

吴咸中序

自 20 世纪 60 年代开始,我和我的几位同道率先开展了中西医结合治疗急腹症的临床研究,1964 年我正式调任天津医科大学附属南开医院院长兼外科主任,创建了全国第一个中西医结合临床研究基地,1975 年创建了天津市中西医结合急腹症研究所,同时建立了全国中西医结合协作组,并在此基础上建立了全国中西医结合急腹症专业委员会。从此中西医结合急腹症工作在全国范围内有序开展起来。经过中西医结合治疗急腹症的初步探索、逐步深入、向高层次发展、大数据和循证医学指导下的中西医结合几个阶段,现在进入了在微创技术高速发展下开展中西医结合治疗的阶段。

为了及时总结和推广中医药在急腹症中的应用价值,我和我的几位同事在 1972 年率先编写出版了《中西医结合治疗急腹症》。1978 年以天津医科大学附属南开医院和遵义医学院为主,在原《中西医结合治疗急腹症》基础上,汇总全国中西医结合治疗急腹症经验总结书写了《新急腹症学》。此后,我组织同事出版了《急腹症方药新解》和《中西医结合治疗常见外科急腹症》《急腹症研究》。1990 年以"着重临床实践,兼顾基础理论,吸收最新技术,兼顾中西医结合"为编写原则的《腹部外科实践》出版,引起巨大反响,此后又分别在 1993 年、2004 年和 2017 年发行了第 2 版、第 3 版和第 4 版,成为腹部外科领域中临床指导性参考书。

有关急腹症的专著除上述书籍外,1996 年我的学生郑显理、石水生和崔乃强曾发行一部《中国急腹症治疗学》,之后再无系统介绍。为了搞好中西医结合急腹症传承工作,在 2021 年崔乃强和我研究以中西医结合治疗急腹症为题的专著出版工作,因本人年事已高,便委托崔乃强组织全国专家编撰这部书。时隔近两年,该书已经完稿,并被定名为《吴咸中中西医结合急腹症学》。学术发展是无止境的,必须紧跟时代步伐不断提高、不断前进。希望该书能为读者提供学习上的参考,对学术精进有所裨益。

最后我感谢所有参编人员付出的艰辛努力,祝你们在中西医结合道路上做出更大成就。

中国工程院院士、国医大师

吴咸中

2023 年 11 月

国医大师吴咸中院士是我国著名的中西医结合外科学家,是我国中西医结合治疗急腹症的开拓者和奠基人。他长期致力于中西医结合外科领域的临床与基础研究工作,创立了中国中西医结合急腹症诊治的新体系,并对危重性急腹症,如重症胆管炎、重症胰腺炎、复杂性肠梗阻及重症急腹症引发的多器官功能障碍综合征等采用包括中医通里攻下法在内的中西医综合治疗,取得了重要成就。1959年,吴咸中教授迈出了西学中的历史性一步,开始了中西医结合急腹症诊疗的初步探索。1963年,他放弃了天津总医院良好的工作条件,来到南开医院任院长兼外科主任,建立了我国第一家中西医结合临床基地。他带领学术团队创立了中西医结合急腹症的诊疗体系,在全国范围内广泛应用、普及和推广,产生了重大学术影响。

1975年,在吴咸中教授主持下成立了天津市中西医结合急腹症研究所。1978年和1984年分别招收了"文革"后首届硕士研究生和首届中西医结合临床博士研究生。临床工作中,在肯定疗效的基础上开始科学系统地研究中医药治疗急腹症机制,按照"以法为突破口、抓法求理"的研究思路,进行"证与治则"的临床与基础研究,较系统地对通里攻下法、活血化瘀法、清热解毒法、理气开郁法进行机制研究,说明了一些中西医结合治疗的机制,提高了疗效,在国际上发表论文并得到学术界公认。

1990年,随着中西医结合治疗急腹症临床和基础研究的理论体系逐渐成熟,中西医结合急腹症研究逐渐转向严重影响人类健康的疑难、危重性急腹症和肿瘤性急腹症的研究,吴咸中教授提出"在高层次下开展中西医结合"的倡导,研究方向集中在重症胆道感染、重症急性胰腺炎、复杂性肠梗阻、重症急腹症和大手术所致的多器官功能衰竭等,理论上重点研究阳明腑实证及其变证在急腹症发病中的作用;在治法上重点研究通里攻下法及其与活血化瘀法、清热解毒法、理气开郁法等的相互作用。

进入21世纪以后,医学高速发展,大数据、循证医学广泛应用,吴咸中院士主持中西医结合急腹症的研究在天津市多家医院和国内大专院校开展了联合攻关,在临床与基础研究方面,主要围绕通里攻下法治则,对重症急性胰腺炎、复杂性肠梗阻和重症急腹症所致的多器官功能衰竭等进行多中心、对照、盲法、安慰剂的临床随机对照试验,并利用现代科技手段,在细胞分子水平上进行病理病机、药物作用途径的探讨。代表性研究,基于大肠腑实证"肺与大肠相表里"由肠及肺本质予通里攻下法对其干预,分别获得国家科学技术进步奖二等奖(2003年)、天津市科学技术进步奖一等奖(2005年)、中国中西医结合学会科学技术奖一等奖(2016年)。

2019年,中共中央、国务院出台了《关于促进中医药传承创新发展的意见》,国务院召开了全国中医药大会,中医药传承创新发展迎来了历史性的战略机遇期。在规划中提出打造一批中西医协同"旗舰"医院、中西医协同"旗舰"科室,开展重大疑难疾病中西医临床协同建设。中西医结合急腹症学即是其中具有深厚基础和良好发展前景的一个优势学科方向。

为传承和发展中西医结合急腹症诊疗的珍贵财富，由吴咸中院士弟子崔乃强教授主编，来自大连医科大学、上海中医药大学龙华医院、四川大学华西医院、贵州省人民医院等单位的 50 余位专家学者共同编撰了这部《吴咸中中西医结合急腹症学》。该书是中西医结合急腹症学的总结，代表了我国中西医结合急腹症领域的最高水平，是中西医结合外科医生和中西医结合医学生的良师益友，对中西医结合外科工作者有巨大的指导与引领作用。我相信本书有助于中西医结合急腹症学科发展和医疗水平提高，对其他中西医结合学科也有很好的借鉴作用，并将促进我国中西医结合事业的可持续发展。

中国工程院院士
国医大师
中国中医科学院名誉院长 张伯礼
天津中医药大学名誉校长
2023 年 12 月于天津静海团泊湖畔

　　吴咸中院士是我国著名的外科学家和中西医结合专家，是我国中西医结合治疗急性腹部外科疾病的开拓者和奠基人，70多年来，为我国中西医结合事业的发展做出了卓越的贡献。

　　吴院士1948年于沈阳医学院毕业后到天津，师从著名外科学家虞颂庭教授，在天津市立总医院（现天津医科大学总医院）外科工作，31岁（1956年）即被任命为外科副主任，1959年响应毛泽东主席"西医学习中医"的号召，走上了中西医结合的道路，成为我国中西医结合事业的开拓者和奠基人。在学术上，吴咸中院士构建了中西医结合急腹症学的理论体系，他率先将中医辨证、西医辨病的概念融入急腹症的诊断中，把截然不同的两种诊疗体系有机地结合在一起，明确提出了急腹症的中西医结合治疗的适应证、方法、手术指征、中转手术条件等，在治疗方法中提出中西医结合的分期分型和辨证施治原则，实现了真正意义上的中西医结合。1978年吴咸中院士出任天津医学院（现天津医科大学）院长，在天津医科大学总医院建立起人员结构合理、学术水平高的中西医结合外科团队，为天津医科大学的学科建设作出了贡献。

　　为传承和发展吴咸中院士的学术思想，由他的学生、全国著名中西医结合外科专家崔乃强教授组织国内开展中西医结合急腹症临床与基础研究的数十位领军学者共同编撰了《吴咸中中西医结合急腹症学》并于近日定稿。该书是改革开放以来首部关于中西医结合治疗急腹症成果的系统性总结，在全面介绍中医药治疗急腹症机理方法的基础上，多角度融入现代医学在急腹症治疗与研究领域的前沿技术与理论。该书的出版发行是对吴咸中院士学术思想继承和发展的具体体现，是继吴老《腹部外科实践》后关于中西医结合治疗急腹症的又一学术力作，为中国中西医结合外科的学术发展起到承上启下作用，也必将为我国中西医结合事业赋予新的时代意义。

天津医科大学校长

郝继辉

2023 年 11 月 10 日

自　序

早就想写一点东西用以表述我对老师吴咸中院士的感激之情。老师是一位学识渊博的学者，博学多才；是一位严谨求实的科学家，做人、做事、做学问一丝不苟；是一位海纳百川的组织者，包容各类学派学者，与之一道工作；是一位怀有仁爱之心的医者，无论贫富，普同一等；是一位慈爱的家长，对每位学生体贴入微，关心他们的生活、学习和工作；是一位严格的老师，要求学生努力上进、老实做人。作为学生，我庆幸今生能遇到这样一位老师，追随他，学习他，热爱他。2025年老师的百岁寿诞将至，我们这些编者都是老师的学生，聚在一起汇总老师的学术精华，计划编纂《吴咸中中西医结合急腹症学》，以此为贺。

一、老师为我打开一扇门

我是一个医生家庭中的一员，1963年我考入天津医学院医疗系，经6年的学习，至1969年毕业。在一年"再教育"劳动锻炼后于1970年正式参加工作，我被分配到天津市西郊区杨柳青医院外科工作。经8年的工作，我已能掌握基本的外科操作，对普通外科有了些粗浅的认识。1978年恢复招考研究生制度，我荣幸地被录取为全国首批硕士研究生，1984年又成为我国第一名中西医结合外科博士研究生，从此开始了跟随吴咸中教授的中西医结合之路。由于是西医出身，对外科学及现代科学研究方法有较强的接受力，但在学习中医理论时则遇到了较大困难。因为理论体系的不同，理解和记忆都有极大的问题，有了畏难情绪。老师及时发现了这一问题，现身说法地讲述了自己的中西医结合之路。

在毛主席、周总理做出中西医结合的重要指示后，老师就为自己选择了一条前人没有走过的艰辛之路，可以说是白手起家。在开展中西医结合的初步探索阶段，老师较早提出中医辨证、西医辨病的诊疗原则，把西医先进的检查手段和中医缜密的望、闻、问、切及辨证论治相结合，探索出急腹症发病和发展规律，归纳出急腹症分期治疗的原则。他告诫我们说：西医有很好认识世界的能力和方法，但对于改造世界和解决具体问题却往往乏力，在充分掌握了西医后，又有了一定的中医知识，就等于你们有了中西医两条腿，当西医行不通时，采用中医去解决又有什么不好呢？我听了这番话后真是惭愧万分，感到对不起老师。从此我定下决心，步入老师给我打开的这扇门，好好学习中医、中西医结合，逐渐把中西医结合当成工作、学习、科研的最重要的内容。

进入研究生学习后，老师不仅自己亲自授课，还安排了相关专家讲课。著名老中医赵恩俭、李维丽的授课使我的中医水平大大提高；外科学家王鹏志、韩耀辉及中西医结合临床专家郑显理、鲁焕章、罗连城教授的指导又直接使我的临床水平大幅提高。著名医学翻译家陈鲳教授为英语学习做了细致的辅导，使我们能够顺利对外交流。无数临床实例使我深受启发，并树立了中西医结合信念，坚定了走中西医结合道路的决心。这些经历对我今后在中西医结合道路上成才和打拼有着极为重要作用。

二、老师为我们指出一条路

吴咸中院士是医学家、科学家,同时还是哲学家。每逢在学术发展的关键时刻,他总是以医学家的缜密、科学家的敏锐和哲学家的深邃去分析问题。在中西医结合道路上,他从"初步探索"到"逐步深入",再到"在高层次上发展",到"多学科、大数据共同发展",为我们指出了一条中西医结合的大路。

20世纪60年代,他义无反顾地开拓和创建中西医结合急腹症学这一新兴学科。从医学和哲学的角度先后发表了《急腹症辨证论治的几个问题》等文章,将中医辨证、西医辨病的概念融入急腹症的诊断中,把截然不同的两种诊疗体系有机地结合在一起。首先提出中西医结合的分期分型和辨证施治原则,明确了急腹症中西医结合治疗的适应证、手术指征、中转手术条件,建立了中西医结合外科急腹症新体系,在国内外引起轰动。

20世纪90年代以后,吴院士从战略的高度提出中西医结合应从一般性急腹症的治疗开始转向外科疑难及危重病的中西医结合,提出了在高层次开展中西医结合的条件和方法。当时的研究重点是病死率极高的急性梗阻性化脓性胆管炎、重症急性胰腺炎和急腹症引起的多器官功能障碍综合征。经大量临床研究,总结了这几种疾病的中医见证规律和治则治法,提出中西医结合外科要进入内科与外科结合、手术与非手术结合、微创手术与开放手术结合、软镜(胃镜、肠镜、十二指肠镜、胆道镜)与硬镜(胸腔镜、腹腔镜)结合的时代,要紧跟和引领这个时代的发展。今天,这些都成为了现实。我们由衷佩服老师的高瞻远瞩和远见卓识。

进入2002年后,作为中西医结合学术带头人,老师组织天津市三校(南开大学、天津大学、天津医科大学)和四院(天津医科大学总医院、南开医院、天津市第一中心医院、天津医院)针对通里攻下法治疗多种原因导致的多器官功能障碍综合征开展协作攻关。从此开创了多学科、多中心、大数据的发展阶段,使中西医结合外科事业得到进一步质的飞跃。作为助手和学生,我深切感受到了吴院士非凡的组织能力、对不同学术观点海纳百川的包容能力和团结能力。吴院士也在此阶段推举我担任中国中西医结合学会急腹症专业委员会的主任委员,以后我又将学会更名为普通外科专业委员会,扩大了学术领域。我和其他全国知名的中西医结合专家一道,承担了国家973计划项目、国家科技支撑计划项目、天津市重点项目的大课题,与全国多家大学、医疗中心联合,做出多项医学成果,分别获得国家科学技术进步奖二等奖、中国中西医结合学会科学技术奖一等奖及二等奖、天津市科学技术进步奖一等奖及二等奖,促进了学科发展,带来了广泛的社会效益。

三、无微不至,体贴入微

吴院士对于大家总是很和气,慈祥得像一位父亲。无论谁有困难,他总是伸出手来帮我们一把,使我们渡过难关。记得我在1984年准备考取吴院士博士研究生时,我的家庭居住条件很差,我和爱人住在4平方米的阳台上,没有学习条件。下班后我只能在路灯下学习，偶然被老师和师母看到，他详细询问了我的情况，千方百计解决了我的住房难题。1985 年我正在日本神户大学第一外科学习时，爱人寄来我从未见过的"家"的照片，百感交集，不由得落下泪来。这件事我铭记终生，至今提起仍历历在目。2019 年 9 月，我爱人因主动脉瓣二瓣化伴狭窄做手术换瓣，老师像对自己的孩子一样，让秘书带来 2 万元钱，并嘱咐说，"乃强，你现在很困难，先给你 2 万块钱，如有不够再来取。不要客气。"手术后，他老人家又亲自来到病房探视，安抚我的妻子，增强她战胜疾病的信心。

吴院士对学生、下属、同事都怀有一颗仁爱之心，学生没房子住，他将自己出国在外的儿子的房子让出来；学生有病了，他几次探望并组织会诊……太多了，这样的事例数不胜数。吴院士心怀大爱，把爱带给别人，期盼我们每个人都好好学习、努力工作，为中西医结合事业做出更大贡献。

四、老骥伏枥，志在千里

老师始终以党和人民的利益为重，以高尚的品德、高超的医术为患者解除病痛，赢得了无数的尊敬和爱戴。他心系患者，仁慈博爱；他作风严谨，一丝不苟。在他心中，患者就是一切。

2004 年裴法祖院士在"中国临床普外科前沿与争论高峰论坛"上的主题报告《做人、做事、做学问》，老师读完后特别指示，全体医师人手一份，认真学习，做到"做人要知足，做事要知不足，做学问要不知足"。其实这也是他做人的准则，他要求学生们"先学做人，后学做学问"。他关心的是中西医结合事业的发展，如何建设好学术梯队，如何发挥中西医优势解除人民的病痛。老师现在已是年近百岁的耄耋老人，仍密切关注国内外学科进展，思考中西医结合发展的前沿方向。

今年是老师行医 75 周年纪念。老师年龄大了，但他的精神未老，智慧未老，中西医结合的志向未老，他心中没有他自己，早已将中西医结合融入他的生命。

吴院士是中西医结合人的榜样，不仅仅是因为他头上的光环，更因为他高尚的医德和孜孜不倦的探索精神。老师为我们打开一扇门，指出了一条中西医结合道路，老师开创的事业没有尽头，我们在他的指引下继续开展中西医结合的深入研究，他的思路仍然在拓展，他的足迹也正在延伸。我们学习他高超的医术、高尚的医德、坚韧不拔的意志、勇于创新的精神，为我国中西医结合事业再创辉煌，奋斗终身。

崔乃强

2023 年 8 月

吴咸中院士和中西医结合外科

吴咸中院士是我国著名的外科学家和中西医结合专家。在长期从事临床、教学、科研工作中,坚持理论与实践相结合,为我国中西医结合事业做出了卓越的贡献。

——徐匡迪

一、人生历程

吴咸中,1925年8月出生于辽宁省新民县,1948年毕业于沈阳医学院,同年到天津市中央医院(天津医科大学总医院前身)外科工作。1951年参加抗美援朝医疗队,1953年任医院工会主席,1954年加入中国共产党,1956年31岁时即被任命为外科行政副主任。先后师从吴英恺、虞颂庭教授从事普通外科和血管外科临床与研究工作,所发表的《中毒性休克的现代综合治疗》《动脉栓塞》和《腹主动脉瘤切除及同种血管移植》等论文,在20世纪50年代即在外科学界引起高度关注。自1959年参加为期两年半的"西医离职学习中医班"以后,即以中西医结合治疗急腹症为主攻方向,长期坚持,系统研究。1964年调任天津医科大学附属南开医院院长兼外科主任,创建了全国第一个中西医结合临床研究基地。1975年创建了天津市中西医结合急腹症研究所,1998年创建天津市中西医结合研究院,使中西医结合研究与中西医结合学科建设、基地建设有机结合起来,并使天津医科大学附属南开医院成为全国中西医结合学科的示范单位之一。

吴咸中历任天津医科大学总医院外科副主任、主任,天津医科大学附属南开医院院长,天津医学院院长和名誉院长,天津市医学会会长,中华医学会副会长,中国中西医结合学会会长等职。曾当选为中国共产党第十届、十一届、十二届、十三届和十五届全国人民代表大会代表,并多次获天津市劳动模范和特等劳动模范称号。

吴咸中在中西医结合领域取得了卓越成就,他先后获得"孺子牛金球奖"〔香港柏宁顿(中国)教育基金会〕、"杰出科技成就集体奖"(香港求是科技基金会)、"立夫中医药著作奖"(中国台湾)、"大医精诚奖"(中国医院协会)、"中西医结合创业奖"(天津市卫生局)、"伯乐奖"(天津市卫生局)和"天津市科技重大成就奖"(天津市政府)等重大奖项和荣誉。2007年被文化部确定为国家级非物质文化遗产"中医生命与疾病认知方法"代表性传承人之一;2009年又被人力资源和社会保障部、卫生部和国家中医药管理局授予首届"国医大师"称号;2017年荣获中国中西医结合学会终身成就奖;2019年荣获全国中医药杰出贡献奖。

二、建立中西医结合外科急腹症新体系

吴咸中是公认的中国中西医结合事业的开拓者和中西医结合急腹症学的奠基人。自1960年秋即开始了中西医结合治疗急腹症的探索。他率先将中医辨证、西医辨病的概念融入急腹症的诊断中,把截然不同的两种诊疗体系有机地结合在一起。对急性阑尾炎、肠梗阻、胆道感染和胆石症、溃疡病急性穿孔、急性胰腺炎等急腹症均提出了明确的中西医结合治疗的适应证、手术指征、中转手术条件等,在治

疗方法中提出中西医结合的分期分型和辨证施治原则,开始了真正意义上的中西医结合。这一系列的研究在国际上引起轰动,被列为"中国医学领先国际的五个项目"之一。

在《急腹症辨证论治的几个问题》一文中,吴咸中明确指出急腹症的症状多属于六腑的病象,强调"以通为用"原则在治疗上的重要作用。中医辨证是祖国医学的核心,吴咸中1965年发表的《急腹症辨证论治的进一步探讨》是中西医结合诊疗水平发展到一个新层次的标志。该文提出一个完整的辨证体系应包括:两个现代医学前提,即正确的西医诊断、对病理类型和轻重程度的正确判断;三个中医辨证内容,即八纲、脏腑、病因病机辨证,以及不同发展阶段的具体变化。在这一思想体系的指导下,急腹症的诊断体现出西医辨病、中医辨证和病情动态发展-分期、分型辨治的特点。这些原则,在半个世纪后的今天仍然具有极为重要的指导意义。吴咸中在这一阶段中,共发表代表性论文53篇,其中在国际知名杂志发表文章17篇。代表专著为《中西医结合治疗急腹症》(人民卫生出版社,1972年)、《新急腹症学》(人民卫生出版社,1978年)。

三、提高疗效、探索规律、改革剂型、研究机制

20世纪70年代至80年代后期,在获得中西医结合治疗急腹症的初步成果后,他着力于总结经验,探索规律,进一步提高临床疗效。按照"以法为突破口、抓法求理"的科研新思路,进行"证与治则"的研究,把中医的理、法、方、药统一起来。通过系统和深入的临床与应用基础研究,使中西医结合急腹症治疗水平有较大提高。对通里攻下法、活血化瘀法、清热解毒法、理气开郁法进行机制研究,说明了一些中西医结合治疗的机制,提高了疗效。同时,加强药物的剂型改革。其中,采用"阑尾三片"治疗阑尾炎取得良好疗效,并因为治疗简单有效、易于推广,于1984年获得卫生部甲级成果奖。其他药物,如清胰片、疏肝止痛片、清热利胆片、活血化瘀片等,使用至今,仍有良好的临床需求。并且,有相当单位的院制剂也采用同样治则的处方,甚至某些市售药物也是大同小异。吴咸中和他的团队在这一阶段撰写的《急腹症方药新解》《脾虚证的现代研究》《证与治则的现代研究:急性腹部疾病》,均是此阶段代表著作。

四、在高层次上开展中西医结合

(一)背景

从20世纪80年代末期,腹部外科的疾病谱开始发生变化,在吴咸中倡导下,把中西医结合的诊断、治疗及理论上的探索重点由一般性外科急腹症转向疑难、危重急腹症。为了实现上述目标,不能满足于低水平重复研究,必须在高层次上开展中西医结合。他提出在高层次开展中西医结合的3个重要条件:①采用先进的诊断技术,做出明确的定位、定性及定量诊断;②采用中西医结合治疗后,取得优于单用西医或中医的治疗效果;③通过临床及实验室指标的动态观察或实验研究,能说

明其疗愈机制,从而解决了在新形势下中西医结合的研究方向问题。

(二) 高层次中西医结合

在吴咸中的领导下,20 世纪 90 年代中期开始,在高层次上积极开展外科疑难、危重疾病的中西医结合治疗及相关重大理论探索。主要包括重症胆道感染、重症急性阑尾炎的中西医结合研究,通里攻下法对肠源性内毒素血症与多器官功能障碍综合征 / 多器官功能衰竭 (MODS/MOF) 的治疗,以及相关理论基础研究,并达到国内外先进水平。

1. 外科重大疾病的中西医结合

(1) 急性梗阻性化脓性胆管炎 (acute obstructive suppurative cholangitis,AOSC):按照病程分为急性期、缓解期和恢复期,并根据中医辨证和临床表现进行辨证施治。临床研究结果显示,手术加用抗生素治疗的 36 例患者中,死亡 4 例,病死率 11.1%;采用内镜胆管引流术加中药组治疗的 177 例患者中,死亡 2 例,病死率 1.1%。达国内外先进水平。

(2) 重症急性胰腺炎 (severe acute pancreatitis,SAP):按照病程分为初期(气血瘀闭期)、进展期(毒热炽盛期)、恢复期(热去正伤期)进行分期论治。初期重用通里攻下,以大承气汤或柴胡陷胸汤为主;进展期以清热解毒、活血化瘀为主,辅以通里攻下,代表方剂为清胰汤或清胰承气汤,临床上获得较满意的疗效,使 SAP 的病死率下降到 10% 以下,处于全国领先地位。在 1997 年完成的 "急性重型胰腺炎中西医结合治疗及发病机制的研究" 课题获得天津市科学技术进步奖二等奖。这一成果也被国内一些有影响力的医疗中心,甚至被 SAP 治疗指南所采用。

(3) 通里攻下法对肠源性内毒素血症和 MODS/MOF 的治疗:重症急性胆管炎、重症急性胰腺炎、腹腔脓毒症及外科疾病所致的全身炎症反应综合征 / 多器官功能障碍综合征 (SIRS/MODS) 的诊断与治疗,一直是吴咸中最主要的研究方向。一项对 MODS 的外科患者进行通里攻下治疗为主的大样本临床研究显示,中西医结合治疗组病死率为 16.25%,对照组为 33.33%,中西医结合治疗组的器官衰竭数也显著低于西医治疗对照组。

吴咸中院士将这一阶段的工作作为一个重要组成部分总结在 "通里攻下法在腹部外科疾病中的应用与基础研究" 课题中,并先后获得中华医学会科学技术奖二等奖(2002 年)和国家科学技术进步奖二等奖(2003 年)。

他组织天津市 4 个医疗中心采用随机、对照、大样本、多中心的方法,观察通里攻下法在符合 SIRS/MODS 诊断的腹部外科危重病、烧伤、急性创伤和具有里实热证的内科危重病中的应用,入组患者共 202 名,随机分为西医治疗组(对照组)105 例和大承气颗粒 + 西医治疗组(治疗组)97 例。结果显示,采用通里攻下法为主的综合疗法,能显著减少 MODS 发病率,因而显著降低病死率。

进一步的临床与实验室研究说明,通里攻下法在胃肠、腹腔及整体 3 个层次上对重症腹腔感染发挥了治疗作用,并已证实通里攻下法的代表方大承气汤具有明显的促进肠运动、改善腹腔脏器血流、降低毛细血管通透性及促进炎症吸收消散的作用,通过促进肠道运动和改善血循环,进而保护肠屏障、缩小内毒素池,在不同层面上降解内毒素。我们的研究发现,通里攻下法调整抗炎与促炎 2 类细胞因子免疫平衡,发挥脏器保护作用,由此减少全身炎症反应综合征 / 代偿性抗炎反应综合征 / 多器官功能障碍综合征(SIRS/CARS/MODS)的发生。这项工作荣获天津市科学技术进步奖一等奖。

2. 某些中医理论及药物研究 吴咸中重视中医理论对药物应用的指导作用。在中西医结合治疗急腹症的初期阶段,吴咸中提出"以法为突破口,抓法求理"的研究思路和方法。把中医的"理、法、方、药"统一为一个整体,在"理"(生理、病因、病理)的指导下,认识、诊断疾病,从而规定出治疗"法"的原则,提出具体的治疗方药。因此,"法"是一个重要环节,起到承上启下的作用。吴咸中提出对代表"法"的方剂和药组进行研究,不但阐明中药的作用机制,也便于向上推断"理"的实质。

在这一理论的指导下,对通里攻下法、活血化瘀法、清热解毒法、理气开郁法的代表方剂和药组进行了一些实验研究,以指导临床工作。在"九五"期间,他承担了国家科技部攻关课题——"优质高效复方中药的示范开发研究——大承气颗粒",对通里攻下法代表方剂大承气汤进一步研究开发,并最终形成优质高效大承气颗粒,进行了成果转让,在多项科研课题中应用并得到临床验证。

吴院士通过对代表"法"的方剂和药组的研究,提出药物间相互作用的假说,进行了活血化瘀药物对通里攻下法的增效作用、活血化瘀药物对理气开郁法的增效作用、活血化瘀药物对清热解毒法的增效作用等研究,得到同行专家高度评价。在此基础上所承担的"按治则归类进行中药新药研发"工作,可为"中药板块学说"提供新的理论框架和应用价值。

(三)药物、手术、微创技术完美结合

在开展中西医结合研究中,吴咸中始终把继承、创新有机地结合在一起。指出中医和西医的结合、医学和药学的结合、传统方法与现代技术的结合是学科永远蓬勃发展的根本。

在 20 世纪 70 年代末,B 超、纤维胃镜与十二指肠镜在国外刚刚起步,他敏锐地感知到这项技术对于中西医结合的重大价值,立即派人到日本学习,并引进了相关设备,使中西医结合诊断达到定性、定量水平,也使南开医院的西医诊断能力处于全国领先地位。采用十二指肠镜进行胆道造影和引流(内镜逆行胰胆管造影 + 内镜下鼻胆管引流术)联合中药清胆灵治疗急性梗阻性化脓性胆管炎,使这一困扰肝胆外科的危重性疾病的病死率由当时的 20% 下降到 4.8%。这一成果在全国得到广泛推广,并获得天津市科学技术进步奖三等奖。这项工作是药物、手术、微创技术的完美结合,也是中西医结合的里程碑,标志着中西医结合进入高层次发展的阶段。

20 世纪 90 年代初,世界上刚刚开展腹腔镜技术,他再次感到这项技术对中西医结合腹部外科的潜在影响,并在国内首批开展了腹腔镜胆囊切除术。在他的指导下,应用腹腔镜、十二指肠镜技术开展肝外胆管结石的两镜联合手术,应用腹腔镜、十二指肠镜、胆道镜技术开展肝内、外胆管结石的三镜联合手术。在手术前后应用中药治疗,加强了清热利胆效应,获得良好临床疗效。这项技术获得天津市科学技术进步奖二等奖,并在国内得到广泛推广。在此过程中,吴院士组织了他的学生撰写他的代表作《腹部外科实践》,该书是外科医生和中西医结合外科医生的重要参考书。

五、人才培养和学科建设是永恒主题

重点学科是既有科学分工又能协调发展的优质学科,由有崇高威望、造诣精深的学科带头人和各二级项目学术带头人、技术骨干共同组成的结构合理的学术梯队,是保持学科优势和可持续发展的关键。吴咸中院士利用自身学术影响,向国外输送大量学术骨干,培养了大量学术接班人。其中天津医科大学附属南开医院的崔乃强团队、周振理团队和天津医科大学总医院的齐清会团队(后调动至大连医科大学),都在以后的中西医结合腹部外科临床与科学研究工作中成为国内知名团队,对中西医结合腹部外科做出较为显著的贡献。

吴咸中强调,要成为一个有建树的学科带头人,不仅要在个人"立德、立功、立言"这些方面达到应有的高度,更要注重学科的系统建设,保证事业的顺利传承,营造科学创新的平台和氛围。从这个意义上说,"名科"比"名医"更重要。

吴咸中院士在教学领域中兢兢业业、孜孜不倦,桃李满天下。他为自己的学生留下这样的话语以激励他们努力奋进:"读书待到千篇过,方知学海确无涯""为医难,为良医更难,知难不难"。几十年来,吴院士为我国医学事业培养了一大批医学高级人才,其中硕士 60 余名、博士 50 余名、博士后 3 名,很多学子已经成为我国医学事业的骨干力量。

六、大家风范

吴咸中自幼酷爱古文及诗词歌赋,有深厚的文学功底。及至成年,对历史和哲学产生了浓厚兴趣,并努力学以致用。他善于用哲学的理论观点总结中西医结合探索的经验,并进行战略思考,他不少重要文章即发表于《医学与哲学》杂志上,均引起学术界的普遍关注和赞赏。在西医、中医和中西医结合三支力量如何发展处于激烈争论之时,他在一篇重要的调研报告的结尾引用了一个恰当的比喻,称三支力量"不应是魏蜀吴,鼎立三分",而应是"海陆空,协同作战",举重若轻,至今仍为人称道。

吴咸中卓越的医学成就和高尚的学者品德值得我们永久追随。正如天津市科学技术委员会和卫生健康委员会开展向吴咸中院士学习活动的决定中所说,要学习他"把远大的共产主义理想融入开拓中西医结合事业"的实践精神,学习他"跟踪一流西医、传承一流中医、创造一流中西医结合医学"的科学品格,学习他"矢志不渝、勇攀高峰、鞠躬尽瘁、奋斗不止"的工作作风,学习他"慧眼识人、精心育人、诚心昭人、甘为人梯"的宽广胸怀,学习他"高风亮节立德、高瞻远瞩立功、高屋建瓴立言"的大家风范。

高 颖
2023 年 12 月

参考文献

1. 徐匡迪. 致信祝贺吴咸中院士八十华诞 [J]. 院士通讯, 2005 (9): 36.
2. 刘自宽, 吴咸中. 腹主动脉瘤切除及同种动脉移植 [J]. 中华外科杂志, 1958, 6 (10): 1130-1132.
3. 黄耀权, 朱希尧, 吴咸中, 等. 胰十二指肠切除术 [J]. 中华外科杂志, 1957, 5 (3): 199-204.
4. 吴咸中. 动脉栓塞: 七例治疗经验报告 [J]. 中华外科杂志, 1958, 6 (11): 1225-1229.
5. 吴咸中, 虞颂庭, 王源昶, 等. 重症中毒性休克的治疗问题 [J]. 中华外科杂志, 1959, 7 (4): 375-379.
6. 许树朴, 吴咸中, 郑显理. 等. 中医中药治疗急性肠梗阻 180 例经验 [J]. 天津医药杂志, 1965 (10): 775-778.
7. 傅守训, 许树朴, 吴咸中, 等. 中西医结合治疗溃疡病穿孔 74 例报告 [J]. 天津医药杂志, 1965 (10): 779-782.
8. 郑显理, 吴咸中, 许树朴, 等. 中西医结合治疗急性胰腺炎 300 例总结 [J]. 中医杂志, 1965 (7): 12-19.
9. 吴咸中, 许树朴. 急腹症辨证论治的几个问题 [J]. 中医杂志, 1962 (9): 5-7.
10. 吴咸中, 李忠祺, 许树朴, 等. 急腹症辨证论治的进一步探讨 [J]. 天津医药杂志, 1965 (10): 772-774.
11. 吴咸中. 关于加快中医与中西医结合步伐的若干对策 [J]. 医学与哲学, 1984 (9): 2-5, 57.
12. 吴咸中. 在高层次上发展中西医结合的思路和方法 [J]. 医学与哲学, 1990 (12): 4-7.
13. 崔乃强, 齐清会, 孔棣, 等. 重型急性胰腺炎的中西医结合治疗——附 145 例报告 [J]. 中国中西医结合外科杂志, 1999, 5 (3): 5-8.
14. 张圣道, 雷若庆. 重症急性胰腺炎的诊治方案及发展趋势 [J]. 中华肝胆外科杂志, 2004 (4): 6-7.
15. 崔乃强, 赵琪, 葛智慧, 等. 通里攻下法治疗急腹症所致 MODS 的疗效观察 [J]. 中国中西医结合外科杂志, 1996, 2 (5): 5-10.
16. 邱奇, 崔乃强, 吴咸中, 等. 大承气冲剂对腹腔感染所致 SIRS/MODS 的治疗作用 [J]. 中国中西医结合外科杂志, 2004, 10 (4): 4-8.
17. 崔乃强, 傅强, 邱奇, 等. 通里攻下法对 SIRS/MODS 的治疗价值——多中心临床分析 [J]. 中国中西医结合外科杂志, 2007, 13 (1): 3-7.
18. KAID A, 崔乃强, 赵二鹏, 等. 大承气颗粒剂对肠源性内毒素血症所致 SIRS/MODS 的治疗作用 [J]. 中国中西医结合外科杂志, 2005, 11 (4): 290-293.
19. 于永浩, 傅强, 任书琴, 等. 大承气颗粒对重型脓毒症神经内分泌功能的影响 [J]. 中国中西医结合外科杂志, 2005, 11 (6): 461-463.

前 言

　　外科急腹症是以手术作为主要治疗手段的一类疾病,有些病种更有"一经诊断,立即手术"的约定俗成的规定。1964年,吴咸中等国内一批"西学中"的外科医生开始了中西医结合治疗急腹症的尝试。这一学科发展至今,大致经历了初步探索阶段、逐步深入阶段、向高层次发展阶段、大数据循证医学与多学科协作阶段,至今已60年了,先后在重症胆道感染、重症急性胰腺炎、复杂性肠梗阻和腹部外科急危重症所致多器官功能障碍综合征等领域获得令人瞩目的成果。进入21世纪以来,中西医结合治疗急腹症工作在原有基础上,借鉴肿瘤外科、创伤外科和微创外科领域飞速发展的成果,与时俱进,将先进的科学理念、方法与中医药有机结合起来,形成中西医结合、内科与外科结合、微创与开放手术结合、常规外科与内镜及介入医学结合、临床研究与中药开发结合的研究方法,拓宽了中西医结合外科工作范畴,并得到迅速发展。

　　本书共四十五章,上篇(第一章至第三十五章)为中西医结合临床部分,总结了中西医结合治疗急腹症的原则、分期分型和辨证施治的方法,明确了急腹症中西医结合治疗的适应证、手术指征、中转手术条件,并介绍了国内外相关领域的最新进展。在上篇用较大篇幅介绍了急腹症超声学、放射影像学的诊断方法,并有大量图片与读者分享;第十二章介绍内镜检查、超声内镜、内镜介入在急腹症诊断与治疗方面的价值和最新进展等。第十六章较系统地介绍急腹症中医药疗法,讲述中医诊断、辨证方法、常见治法和方药,介绍急腹症常用针灸疗法和常用中药。随着社会发展,外伤性急腹症和肿瘤性急腹症的发病率也在增加,本书第三十章和第三十四章专题介绍了这两方面内容。中西医结合在围手术期处理和术后并发症治疗上有较大优势,也在第十八章和第三十二章专题介绍。重症胆道感染、重症急性胰腺炎、复杂性肠梗阻和腹部外科急危重症所致多器官功能障碍综合征等,均有专题详尽介绍。慢性胰腺炎发病率逐年增加,有幸邀请四川大学华西医院刘续宝教授为本书撰稿,使本书大为增色。

　　本书下篇(第三十六章至第四十五章)为中西医结合急腹症基础研究部分,介绍了我国中西医结合急腹症研究前沿、研究方法、最新研究成果和新药开发现状。其中基于"肺与大肠相表里"理论研究、"肠道微生态"与阳明腑实证研究、中西医结合急慢性胰腺炎基础研究等,都代表了这些领域的研究进展,对临床科研、研究生教育均有很大帮助。第三十六章是上下篇之间承上启下的章节,介绍应用中医理论指导中西医结合临床实践的几个课题,希望对读者有所裨益。

　　吴咸中院士是中西医结合急腹症学科的开拓者和奠基人。他以卓越的学术思想、非凡的工作能力、海纳百川的包容心态,付出了一生辛勤的努力,培养出遍布全国各地的学术骨干,造就了令人瞩目的学术成就。"老骥自知驰程短,切盼后生胜前贤",是吴老在第4版《腹部外科实践》前言中的一句话,既说出中西医结合道路之艰辛,又道出老一辈中西医结合工作者对后来人所寄予的厚望,使人泪目。

　　当今,中西医结合医学在传承创新中砥砺前行,我国各地的中西医结合急腹症工作,更是达到一个新高度,在临床和基础研究上都获得可喜的新成果。作为吴咸中院士的学生,我们整理、出版反映当代中西医结合急腹症临床与研究的新书——《吴咸中中西医结合急腹症学》,并以此恭贺吴院士百岁寿诞。我们相信本书的出版发行,定会对我国中西医结合外科的发展起到积极的推动作用。

崔乃强

2023 年 8 月

目　录

上　篇

下　篇

上篇

第一章
中西医结合急腹症学概论

急腹症(acute abdomen)是腹部急性疾病的总称。按学科分类,可分为外科急腹症、内科急腹症及妇产科急腹症等。按照传统的理解,凡是需要外科处理(特别是手术治疗)的腹部急性疾病皆属于外科急腹症。有些病种更有"一经诊断,立即手术"的约定俗成的规定。1964 年,吴咸中等国内一批"西学中"的外科医生开始了中西医结合治疗急腹症的尝试。在中西医结合治疗急性胆管炎、胆石症、急性胰腺炎、肠梗阻等领域,获得重大突破,在国际上形成较大影响。进入 21 世纪以来,中西医结合急腹症研究重点已经转向疑难、危重性腹部外科疾病,在临床上得到优于单纯西医和中医的良好疗效;在基础研究中,不断深入探索机制,开发系列中药用于临床。现今,包括急腹症在内的中西医结合外科学已经形成一门新兴学科,得到国内外同行的认可。

第一节　中西医结合急腹症学概况

常见的外科急腹症包括急性阑尾炎、溃疡病急性穿孔、急性肠梗阻、急性胆道感染、急性胰腺炎等。在一般综合性医院,这些急腹症约占外科住院患者的 30% 左右,在基层医疗单位和农村更为常见。

一、急腹症病谱的变化

近 60 年来,随着我国经济飞速发展,急腹症的病谱也发生了较大变化。部分疾病已经体现了发达国家或中等发达国家的特征,如胆石症,结石性质由胆管胆色素结石为主转为胆囊胆固醇结石,形成结石的部位也由肝内、外胆管转为胆囊;急性胰腺炎发病原因由胆道感染、胆石症、胆道蛔虫和精神因素转为胆石症、酒精、高脂血症;各种胃酸抑制剂的问世和应用,使得溃疡病发病率减少,而溃疡病急性穿孔的发病率也随之急剧下降。这对急腹症的防治与研究等均有重要现实意义。

1985 年,中国中西医结合研究会急腹症专业委员会在无锡召开第一届全国急腹症基础与临床研究学术交流会议,有关专家对急腹症的病谱做了广泛的调查。南至海南岛,北至黑龙江,东至江苏、上海,西至新疆,均有调查报告。可以看出,当年我国急腹症前 3 位为急性阑尾炎、胆系疾病和急性肠梗阻。溃疡病穿孔和急性胰腺炎分列第 4 位和第 5 位(表 1-1-1)。

根据天津医科大学附属南开医院资料显示,2020 年 12 月—2021 年 12 月共收治急腹症患者 16 444 例,其中急性阑尾炎 1 332 例、胆囊炎及胆囊结石 9 103 例、急性肠梗阻 1 239 例、急性胆管炎及胆管结石 2 399 例(表 1-1-2)。过去引人注目的如蛔虫性急腹症,如胆道蛔虫症、胆道蛔虫引发的胰腺炎、蛔虫性肠梗阻基本消失,而胆囊炎及胆囊结石、胰腺疾病导致的急腹症急剧增加。但由于天津医科大学附属南开医院是以治疗急腹症为特色的医院,是国家胆胰疾病医疗中心,因此,胆道、胰腺系统急腹症相对集中而显示偏态。

综合近来的报告,急性阑尾炎发病率为(76.2~93.8)/10 万,胆囊炎为(88.1~108.5)/10 万,憩室炎为 47.4/10 万,胆管炎为(6.4~7.2)/10 万。

Yoshimoto 等研究了 2011 年 1 月至 2019 年 12 月 9 年间急腹症随季节变化的特点,在日本 42 家医院中,全部急诊患者为 502 857 例,其中 24 712 例患者为急腹症,其中 4 例资料缺失未进入队列。最终急性阑尾炎、憩室炎、胆囊炎和胆管炎共 24 708 例患者被纳入研究。其中急性阑尾炎 10 500 例(42.5%)、憩室炎 7 993(32.3%)例、急性胆囊炎 3 114 例(12.6%)、急性胆管炎 3 101 例(12.6%)。大致与我国急腹症发病情况相似。

反映第三世界相对贫困国家的阿富汗报道的数据(表 1-1-3),依然提示急性阑尾炎是急腹症发病最高的疾病,病谱构成与我国 1985 年报道相近似。

表 1-1-1　1985 年我国急腹症病因学调查 *

单位或地区	例数	急性阑尾炎/%	溃疡病穿孔/%	急性肠梗阻/%	胆系疾病/%	急性胰腺炎/%
黑龙江 21 家医院	90 000	60	7.1	12.9	10.3	1.2
北京酒仙桥医院	3 064	52.8	3.9	11.8	14.4	0.2
天津杨柳青医院	2 891	43.1	3.8	22.9	20.0	4.6
河南 42 家医院	249 096	45	—	14.7	11.5	—
武汉第一医院	8 560	47.9	2.5	6.4	19.4	4.2
江苏南通地区	30 096	57.1	3.9	15.5	15.4	1.8
上海 14 家医院	137 920	55.8	4.8	11.5	25.5	?
广东海南 18 家医院	7 316	37.9	9.2	13.4	36.7	2.8

注:* 含肿瘤引发的急腹症。

表 1-1-2　天津医科大学附属南开医院收治急腹症患者病种构成 *(2020—2021 年)

病症	例数(百分比)	占全院患者比例(38 657 例)
急腹症患者数	16 444(100%)	42.54%
急性阑尾炎	1 332(8.10%)	3.45%
胆囊炎/胆囊结石	9 103(55.36%)	23.55%
急性胰腺炎	2 121(12.90%)	5.49%
胆管炎/胆管结石	2 399(14.59%)	6.21%
急性肠梗阻	1 239(7.53%)	3.21%
消化道穿孔	250(1.52%)	0.65%

注:* 含肿瘤引发的急腹症。

表 1-1-3　阿富汗报道急腹症疾病病谱(2021 年)

诊断	例数	百分比
急性阑尾炎	176	58.9%
急性肠梗阻	62	20.7%
急性胆囊炎	31	10.4%
急性胰腺炎	12	4.0%
消化性溃疡穿孔	6	2.0%
肠系膜缺血	5	1.7%
膈下脓肿	3	1.0%
肠穿孔	3	1.0%
溃疡病出血	1	0.3%
总计	299	100%

综上,随着社会发展、生活经济水平提高和人口老龄化等因素的影响,急腹症病谱已有非常显著的改变。主要表现为:阑尾炎仍是发病率最高的急腹症;而胆囊炎、胆囊结石发病率快速上升并成为第 2 位病因;在综合性医院中,肠梗阻和急性胰腺炎的发病率分别处于第 3 位和第 4 位。

肠梗阻的发病数量也有显著下降,同时肠梗阻的病因方面发生了巨大变化。急性小肠扭转和粘连性肠梗阻的发生减少,可能与重体力劳动减少,腹腔镜手术广泛开展、手术操作水平不断提升有关。而老龄化肠系膜血管病导致的血运性肠梗阻和因结肠肿瘤导致的低位结肠梗阻的发病增加。消化道穿孔发病率的减少,则与质子泵抑制

剂和 H_2 受体抑制剂的应用减少了溃疡病发病有关。并且随着肿瘤发病率的增加,肿瘤性急腹症有显著增加,如胆道、胰腺肿瘤导致的梗阻性黄疸和胆道感染,结直肠肿瘤导致的肠道梗阻,都构成病因学改变。

上述病因学的改变,不可避免地扩大了急腹症内涵及应用范畴。某些肿瘤性疾病可能引发的急腹症,如胆道或胰腺肿瘤导致的胆道梗阻及由此引发的胆道感染,由于肠道肿瘤导致的肠道梗阻,由于胃及食管部肿瘤导致的上消化道出血,由于妇科肿瘤转移形成腹膜癌而反复出现的难治性肠梗阻,均在此列。

二、中西医结合是急腹症诊断与治疗的最佳模式

急腹症发病急、病情变化快,如不及时处理,常可引起并发症,造成不良后果。因此,迅速、准确对疾病做出诊断并给予治疗,是患者生命安全的重要保证。只有在正确的定性、定量、定位的诊断并辨明疾病发生的病理基础的条件下,方能得出正确的诊断。同时,也只有在准确的中医辨证、合理的病机、明晰归纳与推理的条件下,方可辨明证型、推断机枢、确认病期。在开展中西医结合治疗急腹症的初期阶段,人们采用相对固定的诊断和治疗模式,单纯追求中西医结合非手术率。进入高层次中西医结合以来,急腹症的研究是基于中医病机和西医病理的变化,实现了手术治疗与非手术治疗合理选择、常规手术与微创手术合理选择、中医内治与外治合理选择,动态观察疾病,不同阶段(病期)与中医药合理应用,以最大限度发挥中医药在外科急腹症治疗中的作用。

(一)辨病与辨证相结合,对疾病有正确判断

中西医结合在疾病诊断上最大的优势是西医辨病、中医辨证。西医辨病就是通过患者症状、体征、临床检验、影像学资料辨明疾病的诊断、病程、病理变化、可能的转归等,有准确的判断,为疾病进一步诊断和治疗打下基础。中医辨证则是依照望闻问切及六经辨证、脏腑辨证、八纲辨证、卫气营血辨证,对疾病做出诊断,并通过归纳、演绎、推理对疾病"定表里、定虚实、定寒热、定脏腑",辨证型、认病期,以此反映疾病全貌。从中、西两种医学理解疾病、分析病理病机,以使医者正确理解疾病的发生发展。

(二)辨证与辨病相结合,合理选择治疗方法

21世纪的西方医学对疾病的诊断程度是精准的,达到病理甚至是分子水平的诊断。而中医对疾病的诊断,则偏重疾病发生的诱发因素、机体正邪相争的病理过程;在治疗上,更是依据中国独有的哲学思想,采用"急则治其标,缓则治其本"的治疗原则,从而获得最佳治疗效果。以急性梗阻性化脓性胆管炎(AOSC)为例,当胆管结石患者发生了细菌感染,由于胆汁不能得到引流,胆道压力上升,细菌通过胆-血屏障进入血液循环,从而出现菌血症甚至脓毒血症,甚至发生胆道休克。中医认为,肝胆之气郁结则疏泄失常,胆气不通则"胁痛",胆液久瘀不畅逆溢皮肤而导致"黄疸"。肝胆气滞血瘀,而瘀久则化热,热与脾湿相蕴结,为肝胆湿热,病情进一步发展而热毒化火,火毒炽盛,病入营血。与现代医学之急性梗阻性化脓性胆管炎相符。西医采用手术的方式,对梗阻的胆道进行减压和引流,在尚未开展十二指肠镜的20世纪80年代之前,本病死亡率高达20%左右。主持本项研究的吴咸中教授认为,AOSC所导致的全身炎症反应综合征,既有胆源性因素,也有肠源性因素。采用内镜十二指肠乳头括约肌切开术解除胆道梗阻,采用中药通里攻下消除肠源性感染的全身效应是西医、西药所不具备的。这一方法使该病病死率直降至2.8%,显著低于单纯内镜十二指肠乳头括约肌切开术+内镜下鼻胆管引流术及抗生素治疗。清热利胆药配合通里攻下药物,对抗细菌感染,增加胆汁流量,有利于被感染胆汁的稀释与排出;通里攻下药物除辅助利胆药的效应外,更重要的是增加肠蠕动,促进大便排出,减少肠道细菌与内毒素进入体内,不仅缓解临床腹胀,改善心肺功能,还能保护肠屏障,减少细菌移位。当患者度过急症期,病情平稳后,再全面检查和评估全身和局部条件,为进一步根治性手术创造有利条件。这也是中西医结合的一大优势。

(三)中西医结合围手术期处理,促进患者康复

中西医结合围手术期处理,是现代外科学的重要组成部分,源于20世纪80年代末期。当时

比较集中在"术后革除两管一禁"(胃管、腹腔引流管与禁食)、针刺和腹部按摩等手法的尝试。由于当时手术技术及设备尚不甚完善,该项研究虽有较超前的设想,但由于种种原因而没有继续深入研究。直至2001年,丹麦外科医生Henrik Kehlet提出,在术前、术中、术后应用各种被证实有效的方法,可减少手术应激及并发症,减轻患者痛苦,降低病死率,加速术后康复。我国中西医结合外科工作者把中医学的养生、康复理论与西方医学的快速康复理论结合起来,形成我国特有的中西医结合快速康复医学。这是对外科学界的重大贡献,在急腹症领域中更是具有重大应用价值。

(四)中西医结合术后并发症处理

外科并发症是急腹症治疗中的一大难题。由于急腹症患者起病急,病情变化快,需要紧急手术的患者常常得不到充分和系统的术前准备与评估,因此在治疗过程中引起并发症,极大影响了患者的康复过程。做好中西医结合围手术期管理,预防并发症的发生,对提高治愈率、降低并发症发生率和病死率,是非常重要的环节。如对所患急腹症进行定性、定量的诊断,术前尽快对机体重要器官功能进行评估,尽早纠正水、电解质失调,改善内环境,有利于减少并发症的发生。一俟有并发症发生时,要准确对所发生的病症进行认真分析:是与原发疾病相关,还是与术前准备不充分相关?或是与手术操作相关?然后采用相应的方法进行处理。中医和中西医结合方法对并发症处理有较大优势,尤其是对术后炎症性肠梗阻、消化道瘘、手术部位感染、腹腔内脓肿等更为突出。有效的中西医结合处理,可使多数患者避免再次手术的打击。

第二节　中西医结合急腹症学发展对临床外科医生的要求

一、对外科医生一般性要求

1999年,美国毕业后医学教育鉴定委员会提出医学毕业生应具备6种核心能力(表1-2-1),从而保证包括外科医生在内的医学毕业生在当今医疗体系下,做到德才兼备,充分掌握医学、人文、伦理等知识。外科医生应在临床实践中不断学习与完善,学会与人沟通的技巧,培养专业素养,在医疗实践中不断提高自己。

这6项核心能力对一名现代外科医生的要求非常高。可以看出,除了要掌握必备的医疗知识外,还必须学会运用医学工具了解医学研究的最新进展;要不断完善手术技巧,还要回顾调查分析和科学评价自己诊治的病例,通过自我总结和不断学习来提高诊治水平。这些对于中西医结合医生来说,更是重要的一环。

不可忽视的是对专业素养的要求。要德才兼备,具有高水平的道德标准和同情心。尊重他人,尊重患者隐私和自主权,无论其性别、年龄、文化、种族、宗教信仰等方面是否有差异,均一视同仁。外科医师不仅要有手术技巧和医学知识,也要具

表1-2-1　毕业后医学教育鉴定委员会指定的核心能力

核心能力	描述
患者医疗护理	在现代医疗环境下,能够富有同情心和有效地诊治患者
医学知识	能够有效地将当前医学知识应用于患者诊疗,能够运用医学工具(如PubMed)去了解医学研究最新进展
临床实践中的学习与完善	系统地批判吸收和评价信息,将其用来指导临床诊疗实践
与人沟通的技巧	具备足够的沟通技巧,保证医患之间、医疗组内的信息有效交流
专业素养	遵守医疗伦理原则(如知情同意、患者隐私权等),促进最高水平的医疗护理
医疗体系下的实践	承认和理解每个人的实践都是医疗保健系统的一部分,要能利用这个系统为患者进行诊疗

备良好的沟通能力,后者对患者诊疗也是至关重要的。外科学本身的特性就是经常要面对一些坏消息,讨论一些生命终结方面的议题。与人沟通必备的一个重要能力,就是要做到医疗记录及时、清晰和便于理解。这种交流不仅发生在医生与患者之间,有时医生之间也经常要就医疗记录中的

计划和想法进行沟通。患者诊疗方面的一个最重要议题，就是与缺乏交流相关的医疗差错。缺乏沟通的常见后果是患者诊疗的延迟、误用一些资源和一些严重的不良事件导致重大并发症和死亡。而因误用资源所产生的费用，在我国常常是引发争议的导火索。

二、急腹症外科对中西医结合医生的要求

由于急腹症发病急、变化快，如不及时处理，常可引起不良后果，故要求外科医生接触患者后，能在较短时间内和有限的条件下及时地作出正确诊断，准确地选择治疗方法及有效地运用各种治疗措施（包括手术疗法和非手术疗法）。中西医结合外科医生，要掌握与急腹症有关的广泛的医学基础知识和诊断技术及必备的中医中药知识。

（一）全面周密地掌握临床资料，迅速对病情进行判定

1. 学会用中西两种医学模式对病情做出"病证结合"的诊断 面对急腹症患者，外科医生准确采集病史，做到迅速而不疏漏，全面而不繁杂。结合临床表现、体征、必要的实验室检查与影像学检查，在最短时间内做出正确诊断，即所谓西医辨病。同时还必须应用中医四诊辨证，对所患疾病做出"病证结合"的诊断。并力争尽早获得定性、定位、定量的诊断，这是急腹症诊断程序中不可或缺的。有了正确的诊断，方可能确定正确的治疗方案。

2. 要善于用中西两种医学模式思考问题 外科医生不仅要具有坚实的解剖、生理、病理生理、病理解剖知识，还需要掌握中医学相关基础理论知识，以便能用中西医两种医学体系进行病情分析，例如消化系统的解剖生理特点与急腹症发生发展的关系。胃肠道是一个管道系统，担负着受纳、传输、消化与吸收营养物质的"胃主熟腐，脾主运化"功能；还具有经大肠排出未被消化食物残渣，即中医学"经大肠传化糟粕"的作用。肝、胆、胰则通过胆管、胰管与胃肠道相通，排出胆汁、胰液，进行人体消化，并通过肝脏的特殊功能，对吸收的营养物质进一步加工，使之能为全身所用。这种正常的解剖结构与生理功能，是维持人体健康的保证。用中医的术语来说，就是"六腑以通

为用"和"脾胃为后天之本"。任何原因引起的胃肠道或胆管、胰管的通过障碍，都可引起急腹症的发生，而许多急腹症的临床表现，也正是胃肠道或胆、胰管通过障碍的结果。炎症、肿瘤、机械性梗阻、血运障碍等均为急腹症的常见诱因。

3. 要准确、迅速地做出急腹症的临床治疗决策 急腹症治疗策略一般包括紧急手术、早期手术、中西医结合非手术等。根据患者临床症状，外科医生必须在最短时间内做出疾病的病理性诊断和中医病机诊断，并对这些症状与体征进行深入的分析。例如，早期的阑尾炎病变仅限于黏膜及黏膜下层，通过内脏神经反映到大脑皮层，故定位不准确，常表现为上腹部或脐周围压痛。待炎症波及浆膜层，特别是刺激到腹膜壁层后，通过体神经向上传导，才出现准确的定位性腹痛，甚至腹膜炎。此时如果患者伴有明显发热，腹痛范围扩大至 2 个象限以上，体检发现有腹膜炎征象，中医见脉象洪数、舌质红、舌苔黄，提示患者可能是化脓性阑尾炎，炎症波及浆膜层，伴有腹膜炎，可能临迫穿孔或已经发生穿孔。根据上述中西医结合的诊断，应果断做出急症手术的临床决策。通过这些手段与方法，我们力争对每个患者的病理情况有一个较为深入的了解，以便为选择治疗方法提供可靠的依据。

（二）注重在中西医结合治疗过程中的动态观察

临床上一些患者有了明确的诊断和治疗方案，虽然大多数患者能很顺利地获得良好治疗效果，但是有部分患者由于各种原因，没有得到中西医结合非手术疗效，病情恶化，就应该迅速采取手术或其他方式进行干预，以使患者得以治愈。例如，溃疡病消化道大出血患者，采用在严密观察下行中西医结合非手术治疗，但治疗过程中病情反复，短时间内大量出血，应该当机立断手术治疗。急腹症虽属于急症，但相当多的急腹症是某些慢性腹部疾病的发展，或者是某些疾病遗留下的病理损伤所造成的。如急性梗阻性化脓性胆管炎可能是壶腹周围癌导致的胆道梗阻诱发的结果。在中西医结合治疗胆管炎过程中，发现胆道梗阻是肿瘤所致，因此，非手术治疗为患者将急症手术变为择期手术，从而使患者获益。

要注意患者不同年龄、体质、健康状态与急腹症发生发展之间的关系。先天性胃肠畸形见于新生儿,肠套叠多见于幼儿,癌肿引起的肠梗阻多见于老年人。小儿阑尾壁薄,容易穿孔,大网膜发育不良,腹腔炎症难于局限。老年常因反应性低,临床表现往往不能充分反映腹腔内的病理变化。身体健康的青壮年抗病能力强,邪实正盛,用非手术疗法较易收到良好的效果;而久病体弱的患者,由于抗病能力低,急腹症易于发展,对非手术疗法的选择应慎重考虑。

(三)随时记录病情变化,加强与患者家属沟通

急腹症病情变化快,处理不及时往往带来不堪设想的后果。因此要认真观察病情变化,并做到及时记录病程,病案书写要做到真实、清晰、准确和便于理解,勿生歧义。外科医师必须具备良好的沟通技巧,从而与患者、家属及其他健康从业人员进行畅通无阻的信息交流。这在现代医疗过程中极为重要,并在可能发生不期待出现的并发症甚至死亡的处理中,获得家属理解与配合,这样才能在医疗行为中最大限度地保护患者与医生两者的最大权益。医生要具有一定的自我牺牲精神,以满足患者的需求,对患者、社会和职业体现出责任心。研究表明:那些拥有良好沟通技巧的医生,诊治的患者结局更佳,而且医疗诉讼更少一些。另一项分析也证明了这一点:缺乏交流及交流障碍是弄错手术部位和其他一些医疗不良事件的主要原因。一些特殊领域,如姑息性治疗和宣告患者病危甚至死亡,这方面还没引起外科医师和受训医生的注意,但这种沟通对于医患关系而言是至关重要的。有关姑息性治疗方面,外科医师可以从4个方面提高其沟通技巧:术前探视、预后不良分析、外科并发症和死亡讨论。这些都是外科医师在其职业生涯某个时间点会碰到的情况,这时富有同情心且有效地与患者或家属沟通,是绝对重要的环节。

第三节　深入开展中西医结合急腹症学相关研究

随着现代医学的发展,中西医结合急腹症学也要兼收并蓄,与时俱进。事实证明,每当出现一波医学高速发展后,中西医结合急腹症学就会出现一次质的飞跃。

一、现代医学发展带来的中西医结合急腹症学理论与实践的变化

回顾急腹症学发展史发现,在20世纪60年代初开始的中西医结合探索阶段,人们对于中西医结合适应证的选择带有一定局限性和盲目性。例如,对一位胆管结石的患者选择了中药排石疗法,由于当时没有适当的方法在治疗前获得胆管解剖学征象,故无从得知结石大小、数量、部位,医生盲目地应用中药配合针刺和一些增加胆汁流量的方法进行排石治疗,谓之"排石总攻疗法"。肯定地说,一些患者排出了结石,但不清楚是否"排净";一些人在"排石"时发生胰腺炎、胆管炎。大约在20世纪70年代末,我国开始引进B型超声诊断仪、CT、十二指肠镜等现代化设备。人们能够清晰地观察到胆道形态、结石位置和数量、奥狄括约肌有无狭窄等,创造性地将内镜十二指肠乳头括约肌切开术(endoscopic sphincterotomy,EST)和内镜逆行性胆道引流术(endoscopic retrograde biliary drainage,ERBD)与中药清热利胆、通里攻下相结合,大大提高了胆管结石的治愈率,降低了病死率。再以重症急腹症与腹部大手术所致全身炎症反应综合征(systemic inflammatory response syndrome,SIRS)与多器官功能障碍综合征(multiple organ dysfunction syndrome,MODS)为例,腹腔脓毒症是发生SIRS和MODS的主要病因,临床多表现为"痞满燥实",中医治法上以通里攻下为主。肠道是MODS的始动部位和靶器官。2006年,Deitch等提出的引发SIRS/MODS的肠淋巴假说认为,腹腔感染早期,内毒素和肠源性炎性介质,主要由淋巴系统吸收后进入肠系膜淋巴管,汇集到乳糜管,再经胸导管进入体内而导

致 MODS。这一假说恰能解释中医"肺与大肠相表里"学说中"由肠及肺"的理论。张淑坤等应用腹膜炎大鼠模型观察，引流大鼠肠系膜淋巴液对肺脏有明显保护作用，而引流的淋巴液经尾静脉输注到健康大鼠，可导致健康大鼠发生急性肺损害。说明"由肠及肺"路径的存在，也说明肺与大肠相表里可能的发生机制之一。研究还发现，腹腔感染状态下，循环中已经存在一定水平的内毒素和炎性介质，肠屏障破坏导致的肠源性内毒素血症，通过多种机制造成或加重机体过度的、不适当的促炎和抗炎反应，最终导致全身免疫失衡。2022 年，陈海龙等报告了在重症急性胰腺炎时的"微生物 - 肠道 - 肺"轴，使人们对重症急性胰腺炎发生急性肺损伤（acute lung injury，ALI）有了更进一步理解。中医通里攻下法保护肠屏障、减少内毒素和细菌移位，维持了免疫平衡，达到器官保护效果，从而减少 MODS 发生。这些都是在高层次下开展中西医结合理论研究而取得的成果。

二、基于大数据、多中心和循证医学的中西医结合急腹症临床评价

20 世纪末，中西医结合急腹症学迎来了循证医学的指导。为了认真总结经验，必须有一系列临床疗效评价体系。急性胰腺炎作为常见急腹症，约 10% 的患者为重症急性胰腺炎（severe acute pancreatitis，SAP），其病情凶险，易引起全身并发症，病死率高达 20%~30%。发病过程中，重症度的判定、早期多器官功能障碍综合征的救治、外科干预的时机及后续并发症的处理等，均成为困扰临床医师的难题。天津医科大学附属南开医院崔乃强团队认真研究了 SAP 的自然病程，并将其划分为以 SIRS 和 MODS 为特征的"初期"，和以胰腺坏死组织感染引发的腹腔脓毒症导致的感染性 MODS 及腹腔内出血为特征的"进展期"。初期及进展期分别出现 SAP 的"死亡高峰"。中医辨证观察到，SAP 患者初期多表现有胸胁苦满、痞满燥实，属阳明腑实证或少阳阳明合病，采用中药通里攻下、攻水逐饮的方法荡涤胃肠，保护肠屏障，减少细菌与内毒素移位，从而减弱由此引发的氧自由基与炎症性细胞因子对靶器官的打击，大

大降低了初期 ALI 和 MODS 的发生。进展期主要中医见证为郁久化热、热毒成脓、热深厥深，甚至亡阴亡阳。有的患者同时出现迫血妄行，导致大出血。应用清热解毒、通里攻下为主的辨证方剂治疗，在调整免疫、改善内环境方面得到满意结果。此后，又发现积极的通里攻下治疗，除了能够有效地降低初期病死率外，一些患者还能不经过进展期直接进入恢复期，即"跨期治疗"，大大降低了 SAP 的病死率。为开展这一疗法的临床评价，天津医科大学附属南开医院、华西医科大学、大连医科大学、唐山开滦总医院等单位开展了多中心、大数据、前瞻和严格盲法的循证医学研究。经过 5 年对 300 余例重症急性胰腺炎救治的研究，获得了病死率降至 6.8% 的优良结果，同时为中西医结合循证医学做出了表率。

三、中药经方与临床经验方新药开发研究

中西医结合急腹症学的医疗实践，必定伴随着适用于急腹症治疗的药物研发。在中西医结合急腹症的初步探索阶段，国内多家医院开发出有优良临床疗效的中药经方、验方和医院协定处方或院制剂，如胆宁片、清胰片、疏肝止痛片、清热利胆片、活血化瘀片、大承气颗粒等。这些方剂有的已得到国家批准，成为中药新药，在国内广为应用，造福百姓，如胆宁片。有的药物临床效果显著，各家医院都在使用，如清胰片（汤）。吴咸中院士提出的"中药板块学说"，将在今后急腹症药物研究中发挥重要作用。吴咸中院士的药物研究团队，选择若干在急腹症治疗中有较好临床应用结果的代表方剂，包括清热解毒方、凉血活血方、理气开郁方，按各自不同适应证，通过整体、离体器官、细胞、分子水平常规药理学及代谢组学的评价方式，判定组方疗效，为形成组分新药打下基础。这一思路成为从事中西医结合研究工作的典范。近几年来，中药外治法的广泛应用，对药物的透皮吸收和不同剂型的研究提出新的要求，也大大增加了中药治疗的适用范围。总之，现代化的实验医学和药学发展，促进了药物研究，也使研究更深化、更精准，为急腹症中西医结合服务。

参考文献

1. 郑显理, 石水生. 中国急腹症治疗学 [M]. 天津: 天津科学技术出版社, 1996.
2. DANISH A. A retrospective case series study for acute abdomen in general surgery ward of Aliabad Teaching Hospital [J]. Ann Med Surg, 2021, 73: 103199.
3. BRUNICARDI F C. Schwartz's principles of surgery [M]. 9th ed. New York: McGraw-Hill Companies, 2010.
4. ATALAY M, GEBREMICKAEL A, DEMISSIE S, et al. Magnitude, pattern and management outcome of intestinal obstruction among non-traumatic acute abdomen surgical admissions in Arba Minch General Hospital, Southern Ethiopia [J]. BMC Surg, 2021, 21 (1): 293.
5. YOSHIMOTO H, YAMAKAWA K, UMEMURA Y, et al. seasonal variation and severity of acute abdomen in Japan: a nine-year retrospective analysis [J]. J Pers Med, 2021, 11 (12): 1346.
6. DEITCH E A. Role of the gut in multiple system organ failure [J]. Curr Opin Crit Care, 2001, 7 (2): 92-98.
7. DEITCH E A, XU D, KAISE V L. Role of the gut in the development of injury-and shock induced SIRS and MODS: the gut-lymph hypothesis, a review [J]. Front Biosci, 2006, 11 (1): 520-528.
8. 张淑坤, 张艳敏, 崔乃强. 基于肺与大肠相表里的"肠病及肺"动物模型制备 [J]. 中国中西医结合外科杂志, 2017, 23 (4): 373-376.
9. 杜超, 傅强, 崔乃强, 等. 清肺承气颗粒对"大肠腑实证"所致 ALI/ARDS 患者的治疗作用 [J]. 世界中医药, 2014, 9 (4): 404-408.
10. 崔乃强, 崔云峰, 张淑坤. 中西医结合治疗胰腺炎的现状与展望 [J]. 临床肝胆病杂志, 2017, 33 (5): 843-848.
11. WANG Z, LI F, CHEN H, et al. Intestinal microbiota-an unmissable bridge to severe acute pancreatitis-associated acute lung injury [J]. Front Immunol, 2022, 14 (13): 913178.

（崔乃强）

第二章
急腹症的诊断和鉴别诊断

第一节　急腹症的病因分类

一、急腹症定义及概述

急腹症的定义有不同版本，广义上讲，凡以急性腹痛作为主诉或主要临床表现的疾病均可称为急腹症。美国《克氏外科学》定义急腹症：是一种以腹部疼痛和压痛为主要表现，并需要紧急手术治疗的疾病。这个定义把急腹症相对局限于腹部，并在一定程度上指的是外科急腹症。日本《急腹症基本临床实践指南（2015年）》从病因角度对急腹症进行定义：腹腔内病变，包括腹外、胸部和系统性疾病引起的急性腹痛，发病时间短于一个星期，可能需要紧急干预，如手术；腹部疼痛往往来自消化系统疾病，但也可能是由腹外疾病引起的。这个定义更符合临床实践，因为在实际工作中确实存在非外科原因乃至腹部以外的原因引起的腹痛。

腹痛是腹部外科疾病中最常见的症状，像其他部位疼痛一样，腹痛具有两重性。对患者来说，腹痛作为一个生理信号，提示腹腔内部正在遭受某种伤害性刺激，或者已经发生某种功能性或器质性改变，从而引起人们的警惕，应及时就医并遵照医嘱进行检查及治疗；对医生来说，了解患者腹痛的性质、特点、部位、伴随的症状及发展过程，以利于作出正确诊断及选择恰当的治疗方法。从这些意义来讲，腹痛具有保护和防御性功能。老年或某些痛阈提高、感觉迟钝的患者，往往由于腹痛轻微或表现不典型，失掉了早期诊断的机会，就是这种保护性功能降低的结果。但从另一方面来看，疼痛是一种痛苦，对机体又是一个不可忽视的危害；剧烈的急性疼痛可引起一系列生理生化反应，甚至可导致休克，危及生命；顽固的慢性疼痛不仅可使患者焦虑不安，甚至导致人格改变。因此，了解腹痛的发生机制，提高对各种腹痛的鉴别能力，并对引起腹痛的原发疾病进行有效治疗，是一项非常重要的临床工作。

二、急腹症病因分类

广义的急腹症包括外科急腹症、内科急腹症和妇科急腹症。其中外科急腹症的原因主要有：腹腔及内脏出血、腹腔及其内器官感染、空腔器官穿孔、胃肠道梗阻性疾病、腹腔内器官缺血性疾病、腹部肿瘤等。内科或非外科急腹症的原因又有3类：内分泌和代谢性疾病、血液系统疾病、药物或中毒。另外，还有诸多其他全身性疾病或腹部以外器官疾病引起的急性腹痛。妇科急腹症的原因包括附件炎、盆腔感染、异位妊娠破裂出血、卵巢囊肿蒂扭转等。本章重点讨论外科急腹症。

（一）外科急腹症病因分类

外科急腹症病因主要包括下列6类。

1. **腹腔脏器破裂出血**　腹腔内实质性脏器破裂时（如肝、脾、胰）引起腹腔内出血，可由原发疾病或外伤引起。临床上除腹痛外，可伴有血压下降、心率增快、血红蛋白降低等内出血的征象。

2. **腹腔脏器感染性疾病**　在腹腔脏器感染时，由于组织肿胀、炎性渗出、运动功能障碍或机械性梗阻等复杂因素，可引起性质不同的腹痛，同时患者还伴有感染性的全身症状。

3. **胃肠道穿孔及损伤**　胃肠道因不同原因造成穿孔或损伤所致空腔器官破裂时，早期因消化液溢入腹、盆腔导致化学性腹膜炎；随着病情进展，溢入腹腔内的消化液被稀释，腹腔感染逐渐形成，由化学性腹膜刺激逐渐转变为细菌性腹膜炎，并会出现感染引发的腹部及全身症状与体征。

4. 机械性梗阻 由于某种病理性损害造成的消化管道梗阻,梗阻近端肠管通过强烈的蠕动收缩,以促使胃肠道内容物通过梗阻部位,输送到梗阻的远端,于是就引起阵发性腹部绞痛,并常伴有肠鸣音亢进或"气过水声"。另外,胆道结石、输尿管结石等患者,一旦出现梗阻,则表现为相应部位的阵发性胆绞痛或肾绞痛。

5. 腹腔脏器的血运障碍 以胃肠道慢性缺血和急性血运障碍为最常见。胃肠道慢性缺血通常由内脏供应血管的动脉硬化闭塞或狭窄引起,以进食后腹痛、消化及吸收障碍为主要临床表现。以肠系膜动脉栓塞及静脉血栓形成为代表的急性肠系膜血运障碍,先表现为症状、体征不相符的剧烈腹痛,随着病情进展,肠道缺血坏死而出现腹膜炎、感染性休克,病情危重,如不及时手术,多在短期内死亡。

6. 恶性肿瘤 腹部恶性肿瘤引发的急腹症多为肿瘤占位性病变压迫或侵犯腹腔脏器所致。如肝胆系统肿瘤、胰腺肿瘤对胆道系统压迫或侵犯导致胆道梗阻,结肠肿瘤对肠道腔内占位形成的梗阻和/或出血,肝脏肿瘤破裂导致腹腔内及胆道出血,胃肠肿瘤腹腔内转移形成肠梗阻等,均属此列。

常见致外科急腹症病症分类举例见表 2-1-1。

(二)全身性或腹腔外器官疾病造成急性腹痛的病因分类

一些全身性疾病或腹腔外器官疾病造成急性腹痛的病因分类如下(表 2-1-2)。

1. 全身性疾病

(1)过敏性疾病:如过敏性紫癜,可在皮肤出现皮疹前发生持续剧烈腹痛。

(2)内分泌疾病和代谢性疾病:如糖尿病酮症酸中毒可因代谢物质刺激胰腺周围神经或腹膜,引发不同程度的上腹部疼痛,容易被误诊为急性胰腺炎、阑尾炎或肠梗阻;卟啉症因卟啉代谢障碍导致卟啉及其前体分子蓄积于组织内,使神经功能紊乱而出现腹痛症状。

(3)感染性疾病:如带状疱疹、水痘,因受累神经分布因素而出现不同程度和范围的腹痛,甚至腹痛症状早于皮疹出现,给临床病因诊断造成困难。

(4)药物和中毒:急、慢性铅中毒均可在便秘数日后出现脐周、下腹部剧烈绞痛,压痛不固定,无肌紧张,持续数分钟至数小时,伴恶心呕吐;顶压腹部绞痛处可缓解;齿龈缘有铅线(灰蓝色);有明确的铅作业或接触史(含铅汽油)。

(5)其他:如肾上腺功能不全、尿毒症等,均可引起腹痛症状。

2. 腹腔外器官疾病 比如腹主动脉瘤破裂、主动脉夹层累及腹主动脉,可出现严重腹痛;急性心肌梗死、急性冠脉综合征等,可引起剑突下、上腹部疼痛;肺感染、急性胸膜炎,可以累及膈肌而牵涉上腹部疼痛;神经根病变、腰椎间盘突出症,可因神经传导出现腹部疼痛症状;腹股沟疝及睾丸疾病,可因牵拉或疝内容物因素导致下腹部疼痛。

表 2-1-1 致外科急腹症病症分类举例

分类	疾病举例
出血	实质器官外伤、动脉瘤破裂、胃肠道憩室出血、肝硬化、胃食管静脉破裂出血、胃肠道动静脉畸形、消化性溃疡、出血坏死性胰腺炎、贲门撕裂、肝/脾肿瘤破裂、胃肠道肿瘤破裂出血、外伤性肝/脾/肠破裂等
感染	急性阑尾炎、急性胆囊炎、梅克尔憩室、肝脓肿、腰大肌脓肿
穿孔	消化性溃疡穿孔、胃肠道肿瘤导致穿孔、特发性食管破裂综合征、憩室穿孔
梗阻	粘连性肠梗阻、乙状结肠扭转、盲肠扭转、嵌顿疝、肠套叠、炎性肠病、胃肠道肿瘤、腹膜癌
缺血性疾病	肠系膜缺血性疾病、缺血性结肠炎、绞窄性肠梗阻

表 2-1-2　全身性或腹腔外造成急性腹痛的各种疾病

	分类	疾病
腹腔外疾病	心血管	急性冠脉综合征、心内膜炎、心包炎、心肌炎、主动脉夹层、主动脉瘤破裂
	呼吸	肺炎、胸膜炎、脓胸、气胸、肺栓塞
	食管	食管破裂、食管痉挛、食管炎
	肌肉骨骼	神经根病变、脊髓/周围神经肿瘤、脊柱骨关节炎、椎间盘突出、关节盘炎、髂腰肌脓肿、骨髓炎、滑动肋综合征、肋软骨炎、胸壁浅表血栓性静脉炎、腹壁前皮神经卡压综合征
	腹股沟、耻骨区	睾丸扭转、附睾炎、(腹股沟、股、闭孔)疝(嵌顿)、痔疮、肛瘘
全身疾病	血液性、过敏性结缔组织病	急性白血病、溶血性贫血、镰状细胞病、淋巴瘤、系统性红斑狼疮、风湿性关节炎、皮肌炎、结节性多动脉炎、IgA血管炎(过敏性紫癜)、血管神经性水肿、嗜酸细胞性胃肠炎
	内分泌、代谢性疾病	急性肾上腺功能不全、糖尿病酮症酸中毒、甲状腺功能亢进、卟啉症、尿毒症
	药物和中毒	药物过敏、昆虫/蜘蛛/蛇叮咬、铅中毒
	感染	链球菌性咽喉炎、带状疱疹、水痘、骨髓炎、伤寒、结核、布鲁氏菌病、中毒性休克综合征
其他		急性青光眼、腹型癫痫、腹型偏头痛、精神障碍、异物、中暑、家族性地中海热、妇科疾病(排卵疼痛)

第二节　腹痛的定性和定位

一、腹痛的定性

从解剖和生理角度来看腹痛的定性,腹痛分为内脏痛、腹壁痛和牵涉痛。

(一)内脏痛

内脏痛是因腹腔中空性器官的平滑肌过度紧张收缩或因腹腔内压力增高而被伸展、扩张所引起,亦可因实质性器官的包膜受到内在的膨胀力或外在的牵引而引起。痛觉源自内脏感觉神经末梢,受自主神经支配,其痛觉纤维和自主神经同行,进入相应脊髓节段和神经中枢。

由于腹腔内脏解剖生理特点与神经(传导)通路不同,内脏痛有其本身若干特点:首先,内脏性腹痛主要由牵拉、炎症以及缺血所致,对针刺、切割或烧灼等刺激很不敏感,但对空腔器官的突然扩张膨胀、平滑肌的痉挛性收缩、化学致痛物质刺激,以及实质脏器包膜张力增高等颇为敏感,在接受上述刺激之后,根据接受刺激部位不同,可在相应部位出现绞痛、胀痛或烧灼痛;其次,因疼痛感受器相对不足,常产生钝痛,持续时间长短不一,内脏性腹痛定位不够准确,但亦有一定规律可循。腹腔内器官发生疾病引发腹痛的位置与其胚胎起源有关(表2-2-1)。受腹腔动脉支配的胃、十二指肠、肝、胆及胰腺,胚胎起源于前肠;当这些器官发生疾病时,腹痛多出现在上腹部,并且腹腔内实质脏器的内脏痛,大多分布在受累器官所在象限,比如肝脏疾病导致的疼痛一般位于右上腹。受肠系膜上动脉营养的小肠和直到脾曲部的结肠,胚胎起源于中肠,当发生疾病时,腹痛多出现在中腹部脐周。受肠系膜下动脉营养的降结肠、乙状结肠及直肠上段,胚胎起源于后肠,其疼痛则位于下腹部,且均不能精确定位。在胚胎时,睾丸与肾源于同一部位,以后睾丸逐步降至阴囊,故在患急性泌尿系统疾病时,患者可有同侧睾丸痛。再次,值得注意的是,在出现内脏性腹痛的同时,还往往伴有明显的皮肤血管收缩、出汗、恶心、呕吐、心动过缓和血压下降等变化,患者情绪反应亦较强烈。因此,内脏性腹痛不仅仅是一个疼痛的反应,同时也是一个腹腔内脏器官功能紊乱的信号,应引起临床医生的足够重视。

表 2-2-1　内脏胚胎起源与腹痛定位的关系

胚胎原始部位	成人结构	脊髓节段	腹痛定位
前肠	远端食管、胃、十二指肠、肝胆、胰	T_5、$T_6 \sim T_8$、T_9	上腹部、剑突与脐孔之间
中肠	小肠、阑尾、右半结肠	T_8、$T_{11} \sim L_1$	脐周
后肠	左半结肠、乙状结肠、直肠	$T_{11} \sim L_1$	下腹部,脐孔与耻骨之间

(二)腹壁痛或躯体性腹痛

腹壁痛或躯体性腹痛,是因分布于腹部皮肤、腹壁肌层和腹膜壁层,以及肠系膜根部的脊神经末梢,因受腹腔内外病变或创伤等刺激而引起,痛觉经 $T_6 \sim L_1$ 各种脊神经传入中枢。腹壁痛的位置与不同部位腹膜的节段性神经支配有关,感觉更明显且易于定位。

腹壁痛主要来源于皮肤、皮下组织、韧带、血管及神经。按照疼痛来源的不同,分为表浅疼痛和深部疼痛。表浅疼痛部位比深部疼痛部位富含更多的疼痛感受器,疼痛范围明确、固定,持续时间短。前腹壁和腹膜壁层的脊神经来源于下 6 对肋间神经。第 7 肋间神经分布在剑突下,第 10 肋间神经达到脐部,第 12 肋间神经终于耻骨上。当腹膜壁层受到消化液、血液或炎性渗液刺激时,可出现持续性锐痛,定位准确,伴有压痛、反跳痛及肌紧张。

在各种伤害性刺激中,胃液、十二指肠液、胆液及胰液引起的疼痛最为明显;末端小肠及大肠内容物引起的疼痛次之;血液对腹膜的刺激亦比强酸、强碱液体的刺激性小。当膈肌受到炎性渗液或血液刺激时,可在颈部或肩部出现疼痛。由于腹后壁及肠系膜根部亦受脊神经的支配,故当腹腔内病变侵犯到腹膜后及肠系膜根部时,亦在相应的腰背部产生持续性钝痛。当炎症累及腹壁的腹膜,腹壁神经纤维传导产生腹壁痛,如急性阑尾炎病情进展转移至右下腹的疼痛即属于腹壁痛范畴。

(三)放射性痛或牵涉痛

作用于腹腔内脏感受器的伤害性刺激,除在原刺激部位被感知外,有时还可以在远离病源器官的其他部位被感知,被称为放射性痛或牵涉痛(referred pain)。

肠道初级传入纤维和躯体感觉、自主神经及肠神经系统有密切联系,所以腹腔受损的患者可能会合并自主神经系统和躯体牵涉痛。如胆囊炎及胆道疾病可在右肩或右肩胛区感到疼痛;急性胰腺炎可在左肩或左背部有放射性痛;输尿管结石可放射至腹股沟、阴囊或股内侧;右下叶肺炎、胸膜炎、心肌梗死等胸部疾病,可由胸部放射至上腹部等。(表 2-2-2)

表 2-2-2　牵涉痛举例

内脏器官	感应(牵涉、放射痛)
胃、十二指肠	背部
胆囊	肩胛间区、右肩、右肩胛下角
胰腺	背部
子宫、附件	腹股沟、大腿内侧
膀胱	腹股沟
输尿管、肾盂	腹股沟、阴唇、阴囊
睾丸	脐部
心脏	肩 + 臂、颈、颌、上腹、左耳下

牵涉痛是内脏痛觉的一种重要生理特性,引起牵涉痛的结构基础可能是:①病变脏器的初级感觉纤维进入脊髓后,部分终止于特有的二级神经元,另一部分侧支终止于有关躯体结构感觉传导的神经元;②病变脏器与相应躯体结构的初级感觉纤维终于同一个二级神经元;③初级感觉神经元周围突有不同侧枝,分布于内脏及相应躯体结构。

关于放射性疼痛的发生机制曾有过不同的解释,但被多数人接受的说法是共同传导通路学说。该学说认为,来自内脏和躯体组织的痛纤维,通过同一脊髓节段的神经根,进入脊髓的后角,甚至可能汇聚于同一个神经元,而后向上传送。当内脏痛纤维传送痛觉冲动到大脑皮层时,大脑皮层误将冲动的来源判断为来自相应部位的皮肤,故在此处出现疼痛或皮肤敏感区。

二、腹痛的定位

(一)腹内脏器神经支配和疼痛部位

在腹内脏器疾病未波及腹膜壁层和腹后壁之前,致病因素所引起的疼痛冲动,通过内脏神经传送到相应的脊髓节段,再传到大脑皮层,而后在特定的部位出现腹痛。人们可以根据内脏性腹痛的部位,来推断受到伤害性刺激的腹内脏器,再根据疼痛的性质,结合其他临床表现推断病理性质。(表 2-2-3)

表 2-2-3　腹内脏器神经支配和疼痛部位

脏器	神经支配	脊髓节段	疼痛部位
膈	肋间神经 6~12、膈神经	T_6~T_{12}、颈椎	两侧下胸部、两侧腹部、颈部、肩部
胃、十二指肠	内脏大神经、两侧	T_7~T_9	上腹中部
小肠、阑尾	内脏大神经、两侧	T_9~T_{11}	脐周围
升、横、降结肠	内脏小神经、两侧	T_{11}~T_{12}	下腹中部
乙状结肠、直肠	内脏小神经、骶神经	T_{11}~T_{12}、S_2~S_4	下腹中部、骶部
肝、胆道、脾	内脏大神经、一侧	T_7~T_9	上腹中部、同侧上腹部、肩胛下部
胰	内脏大神经、两侧	T_6~T_{10}	上腹中部、后腰部
肾、输尿管	内脏最小神经、一侧	S_2~S_4	同侧上腹部、腹股沟部、阴囊
膀胱	骶神经	S_2~S_4	下腹中部、阴茎部、会阴部
卵巢、输卵管、子宫	内脏小神经	T_{10}~T_{12}、腰椎、S_2~S_4	下腹中部、同侧下腹部、骶部、会阴部

(二)不同部位腹痛的常见病症

1. **全腹部疼痛**　突然发生的全腹痛常意味着病变广泛或病情严重。空腔器官穿孔引起的弥漫性腹膜炎,多发病急,腹痛剧烈,迅速波及全腹,同时伴有压痛、反跳痛及肌紧张;绞窄性肠梗阻,大多发病急剧,一般早期为肠道组织缺血引起的阵发性胀痛,随着缺血持续存在,造成肠管出现组织坏死则转为持续性胀痛,当肠管广泛坏死及腹腔内出现大量血性渗出物后,很快地出现弥漫性腹膜炎,乃至感染性或低血容量性休克;由腹腔内局限性炎症扩散而引起的全腹弥漫性腹膜炎,在开始阶段都会有局限性炎症的症状与体征,在炎症扩散之后,虽然呈现弥漫性症状和体征,但腹痛及压痛仍以原发病部位为最明显(表 2-2-4)。详细询问病史及进行体检,多能作出正确诊断。

2. **上腹或剑突下疼痛**　最常见的是胃、十二指肠疾病,多为慢性疼痛或反复发作的疼痛,有时表现为烧灼痛,与饮食关系较密切。常见病有溃疡病、急性胃炎、胃癌、急性胰腺炎或慢性胰腺炎,少见病有食管炎及膈疝等。(表 2-2-5)

表 2-2-4　引起全腹痛的疾病举例

系统器官	疾病
血管	主动脉瘤破裂、主动脉夹层、肠系膜动脉栓塞、肠系膜静脉血栓
胃肠道	胃肠道穿孔/梗阻(绞窄性)、急性胃炎、急性肠炎、腹腔器官破裂、胰腺炎
内分泌、代谢	糖尿病酮症酸中毒、酒精性酮症酸中毒、急性卟啉病
其他	食物过敏、中毒(铅、砷)、IgA 血管炎、过敏性紫癜、双侧肺炎

表 2-2-5　引起上腹或剑突下疼痛的疾病举例

系统器官	疾病
胃肠道	胃溃疡、十二指肠溃疡、肠梗阻、结肠炎、憩室炎、阑尾炎、胆囊炎、胆石症、胆管炎、肝脓肿、肝炎、肝肿块、胰腺炎
血管	急性冠脉综合征、心肌炎、心内膜炎、心包炎、主动脉夹层、肠系膜上动脉栓塞或夹层
泌尿系统	肾结石、肾盂肾炎、输尿管结石、肾梗死、肾上腺栓塞
其他	呼吸系统疾病(肺炎、肺栓塞、胸膜炎、脓胸)

3. 右上腹痛 急性阵发性绞痛多为胆道疾病所引起,包括胆石症、胆囊炎、胆道蛔虫症及胆道功能紊乱。肝内胆管结石、化脓性胆管炎及先天性胆总管囊性扩张,除右上腹及剑突下疼痛外,还常伴有发冷发热及黄疸。右上腹持续性胀痛应考虑肝脏疾病,如急性肝炎、肝脓肿等。急性心力衰竭患者,由于肝脏淤血肿胀,亦可引起右上腹疼痛,此时多伴有肝肿大。其他如大肠疾病及某些泌尿系统疾病,也可引起右上腹痛,应注意大便及尿的变化。(表 2-2-6)

表 2-2-6　引起右上腹痛的疾病举例

系统器官	疾病
消化系统	胆囊炎、胆石症、胆管炎、结肠炎,憩室炎、阑尾炎、肝脓肿、肝炎、肝大、胃 / 十二指肠溃疡、胰腺炎
血管	急性冠脉综合征、心肌炎、心内膜炎、心包炎、主动脉夹层、肠系膜上动脉栓塞或夹层
泌尿系统	肾结石、肾盂肾炎、输尿管结石、肾梗死、肾结石和其他
呼吸系统	肺炎、肺栓塞

4. 左上腹痛 左上腹痛不如右上腹痛常见。脾脏疾病,包括脾脏急剧肿大、脾梗死及脾周围炎、游走脾扭转,可引起左上腹部急性疼痛。累及胰体、胰尾部的慢性胰腺炎、假性囊肿及肿瘤,某些泌尿系统疾病,如肾结石、肿瘤及多囊肾,亦可引起左上腹痛,且多波及腰背部。溃疡性结肠炎、结肠癌及脾曲综合征也是应当注意的问题,这些疾病左上腹痛仅是其症状之一,结合其他症状及进行必要的特殊检查多可确诊。(表 2-2-7)

表 2-2-7　引起左上腹痛的疾病举例

系统器官	疾病
胃肠道	食管破裂、食管炎、食管痉挛、胃溃疡、胃炎、脾梗死、脾大、脾破裂、脾脓肿、脾扭转、脾动脉瘤、憩室炎、缺血性肠炎、肠梗阻、左侧阑尾炎、胰腺炎、胰腺肿瘤
血管	急性冠脉综合征、心肌炎、心内膜炎、心包炎、主动脉夹层、肠系膜上动脉栓塞或夹层
左侧肾 /肾上腺区	肾梗塞、肾上腺栓塞、肾结石、肾盂肾炎、输尿管结石
其他	左胸疾病(左下肺叶肺炎、左侧气胸、左侧脓胸)

5. 右下腹痛 这是腹痛最常发生的部位,也是最易发生误诊的部位。对右下腹痛的鉴别往往涉及许多疾病(表 2-2-8),故应格外注意。

表 2-2-8　引起右下腹痛的疾病举例

系统器官	疾病
胃肠道	阑尾炎、结肠炎、憩室炎、炎性肠病、肠易激综合征、胆囊炎、胰腺炎、腹股沟疝
泌尿系统	前列腺炎、附睾炎、输尿管结石、尿路感染
妇产科疾病	异位妊娠、子宫内膜异位症、卵巢出血、卵巢囊肿破裂、卵巢扭转、子宫肌瘤、盆腔炎、输卵管卵巢脓肿、附件炎
血管	主动脉夹层、动脉瘤破裂
其他	髂腰肌脓肿、腹膜后出血

(1)阑尾疾病:这是右下腹痛最常见的原因,除常见的急、慢性阑尾炎及其并发症(包括局限性腹膜炎及阑尾周围脓肿)外,少见的阑尾疾病还有阑尾黏液囊肿、癌、类癌及肠套叠等。

(2)回盲部及末端小肠疾病:该部位是肠道多发疾病部位。常见疾病有回盲部结核、癌瘤、肠套叠及克罗恩病(Crohn disease)等。这些疾病的发病过程及临床表现都有所不同,但当病情发展到一定阶段,均会出现程度不等的低位小肠梗阻症状,多在右下腹部可触及硬结或包块。再结合患者其他症状及钡灌肠、纤维结肠镜等特殊检查,多能做出正确的诊断。梅克尔憩室的临床表现与急性阑尾炎极相似,但腹部压痛点较阑尾炎略高且偏向内侧。

(3)肠系膜淋巴结结核:病程较长,多有低热、盗汗等结核病的全身症状,腹痛不规则,虽不严重但持续不断。如同时有结核性腹膜炎,已并发粘连性肠梗阻,则可出现慢性不全性肠梗阻的症状,腹痛的性质亦随之改变。

(4)泌尿系统疾病:右侧肾及输尿管结石、游走肾、肾结核、肾囊肿及肾盂积水,均可出现右下腹痛症状。但这些患者都应有泌尿系统的相应症状,而且疼痛多波及腰背部或向腹股沟、大腿内侧放射。通过泌尿系统的特殊检查多可确诊。

(5)妇产科疾病:异位妊娠破裂、卵巢滤泡破裂出血、卵巢囊肿蒂扭转、子宫肌瘤蒂扭转,急、慢性盆腔炎及子宫内膜异位症等,也可以引起右下腹痛。但这些疾病的腹痛位置均偏低,主要压痛点常在耻骨上部。盆腔检查也有助于确诊。

6. 左下腹痛　原发于左下腹的疼痛较少见。降结肠与乙状结肠疾病、慢性便秘,有时出现左下腹痛。左侧异位妊娠破裂及肾、输尿管结石,也是左下腹痛的可能原因。在极为少见的内脏转位者,回盲部与阑尾位于左下腹部,当上述器官发生疾病时则出现左下腹痛。(表2-2-9)

表2-2-9　引起左下腹痛的疾病举例

系统器官	疾病
胃肠道	便秘(粪块梗阻)、肠梗阻(包括嵌顿疝)、肠道肿瘤、结肠炎(感染性、缺血性)、炎性肠病、肠道感染、憩室炎
泌尿系统	前列腺炎、附睾炎、输尿管结石、尿路感染
妇产科	异位妊娠、子宫内膜异位症、卵巢出血、卵巢囊肿破裂、卵巢扭转、子宫肌瘤、盆腔炎、输卵管卵巢脓肿、附件炎
血管	主动脉夹层、动脉瘤破裂
其他	髂腰肌脓肿、腹膜后出血

第三节　腹　痛　分　类

一、中医腹痛分类

中医的分类方法自成体系,根据病因病机不同,将疼痛分为风、寒、湿、热等疼痛;根据疼痛的性质,分为刺痛、结痛、切痛、掣痛、胀痛及隐痛等;根据部位,分为在脏、在腑、在经、在络、在气、在血;根据整体及局部特点,又分为虚痛与实痛(表2-3-1)。

表2-3-1　实痛和虚痛的区别

鉴别点	实痛(热痛)	虚痛(寒痛)
八纲	多为阳证、热证	多为阴证、寒证
病位	多在经在腑(病浅)	多在络在脏(病深)
性质与特点	痛而胀闭 痛而拒按 痛而喜寒 痛剧而坚 饱而痛甚	不胀不闭 痛而喜按 痛而喜热 痛徐而缓 饥则痛甚
脉证	脉实气粗	脉虚气少
病程	新病年壮	久病年衰
治疗效果	补而不效	攻而愈剧

中医分类法既体现了中医的整体观,也反映了痛症的性质、病因、病机、病位,与疾病的发展过程密切结合,便于指导临床治疗。

二、根据腹痛性质分类

(一)阵发性绞痛

为平滑肌痉挛性收缩或蠕动增强所引起。其特点是腹痛突然发生,短时间内即可达到高峰,持续一定时间后可自行缓解,间隔一定时间又反复发作。这种疼痛往往表示空腔脏器有痉挛或梗阻,如肠梗阻、胆石症及泌尿系统结石等。胆道蛔虫所引起的阵发性钻顶样疼痛也属此类,这是由于奥狄括约肌痉挛性收缩所致。痢疾、肠炎患者在排便前也常有阵发性腹痛,是由于炎症刺激使肠蠕动增强所引起。3种常见的绞痛的鉴别要点见表2-3-2。

表2-3-2　腹部绞痛的鉴别

类别	疼痛部位	伴随症状
肠绞痛	脐周围	肠鸣音亢进,有时可见蠕动波
胆绞痛	右上腹或剑突下,放射至右肩部	可伴有黄疸、发冷发热或胆囊肿大
肾绞痛	腰部,向腹股沟、外生殖器及大腿内侧放射	常伴有尿频等症状,可见血尿

(二)持续性胀痛(或钝痛)

持续性胀痛(或钝痛)可反映两种情况,一种为空腔脏器梗阻,腔内压力增高,但不伴有蠕动增强或平滑肌痉挛,此种情况多见于阵发性腹痛的间歇期或麻痹性肠梗阻患者;另一种情况提示腹膜或腹内器官有炎症或其他病理损害(如出血及肿瘤的侵犯等)。如持续性胀痛伴有阵发性加重,多表示炎症的同时还伴有空腔脏器梗阻;如开始为阵发性绞痛,以后转为持续性胀痛,则提示空腔脏器的梗阻已并发炎症或已发生血运障碍。

(三)持续性捻痛(或拧痛)

由肠管、游离器官或肿瘤蒂扭转所引起。腹痛突然发生,呈持续性剧烈拧痛,常向腰背部放射,不能自行缓解,见于小肠扭转、乙状结肠扭转、卵巢囊肿扭转及脾蒂扭转等。

(四)持续性锐痛

多见于溃疡病急性穿孔或急性出血性坏死性胰腺炎,由于刺激性强的消化液作用于腹膜壁层所致。腹痛突然发生,持续性刀割样疼痛,难以忍受,可因体位改变、深呼吸或咳嗽而加重,故患者多采取一定姿势静卧不动。伴有腹肌紧张,腹部拒按。

(五)烧灼样上腹痛

为酸性胃内容物刺激,胃、十二指肠溃疡所引起,常于进食或服用碱性药物之后而得到缓解。

(六)刺痛

由发炎的浆膜互相摩擦所引起,常在深呼吸、咳嗽或体位改变时出现。疼痛的出现及消失均较快。见于腹膜炎及肝脾周围炎等。

第四节　腹痛的诊断与鉴别诊断

急腹症的病情有着急、快、重、杂、变化多端的特点,又包括了外科急腹症、内科急腹症和妇科急腹症,以及其他引起急性腹痛的疾病,如感染、药物和中毒,极易发生误诊现象。若不能尽快做出正确诊断而延误诊治,会严重危及患者生命安全,因此,腹痛的诊断和鉴别诊断步骤必不可少。诊断和鉴别诊断的过程即是根据患者症状,结合病史、体格检查、实验室检查和影像学检查等提供的线索,层层深入,最终获得明确诊断,指导进一步治疗。

一、病史

详细而系统的病史询问,对进行准确的诊断和鉴别诊断以及随后的有效治疗至关重要。不断进步的影像学检查手段不能替代医生的详细病史采集,相反,通过病史采集,可以提示医生采取适合的影像检查。病史采集除了疼痛情况,既往病史和伴随症状也很重要。

1. 腹痛程度、持续时间与节律　突发腹痛表示起病急骤,见于脏器穿孔、破裂、扭转、结石等。腹痛程度大致反映了病情的轻重。突然发作的剧烈腹痛,常见于空腔器官穿孔,如胃/十二指肠穿孔、化脓性胆囊炎所致胆囊穿孔,胃液或胆汁强烈刺激腹膜引起的化学性腹膜炎,疼痛难以忍受。动脉栓塞导致急性内脏缺血及胆道或输尿管梗阻等疾病,也会导致严重腹痛。

持续存在数个小时并且进行性加重的腹痛,提示炎症反应或感染不断发展的疾病,如急性胆囊炎、结肠炎和急性肠梗阻。病史中进行性加重或间歇性发作的腹痛,有助于鉴别随时间进行性加重的感染性疾病,或者引起痉挛性绞痛的疾病。比如空腔脏器梗阻(如肠梗阻)及胆道或者泌尿系结石引起的腹痛多剧烈,呈绞痛,但在发作间歇期间可无明显症状。

在腹痛节律方面,实质性脏器的病变多表现为持续性疼痛,空腔脏器的病变多表现为阵发性。持续性疼痛伴阵发性加剧,则多见于炎症与梗阻同时存在的情况。慢性持续性疼痛,多表示腹腔内进展性固定性病变,如恶性肿瘤。持续性不定部位的腹痛,可能是功能性或精神性因素所致。

2. 腹痛的位置及其辐射范围　组织损伤和炎症反应都会触发内脏性疼痛和腹壁疼痛。腹腔内实质器官的内脏性疼痛范围,通常在该器官所在的象限,比如肝脏疾病引起的疼痛位于腹部右上象限,小肠疾病引起的疼痛基本位于脐周,而结肠疾病引起的疼痛覆盖脐与耻骨联合之间。当炎症发展累及腹膜，腹壁神经纤维可在局部产生定位的疼痛感觉。比较典型的例子就是急性阑尾炎，早期感觉是脐周弥漫性腹痛，随着病情进展，会转移至右下腹麦氏点，产生局部位置明确的疼痛。所以在鉴别腹痛原因时，不能局限于当时的疼痛特点，还要了解疼痛发作时的特征及其进展情况，否则容易漏掉重要的线索。

腹痛范围可能超过发病器官的位置，也就是产生牵涉痛。例如肝脏与膈肌在 C_3~C_5 神经根水平有共同的神经支配，在肝脏疾病时会产生右肩部疼痛感觉。还有一种腹痛模式是放射痛。例如泌尿生殖系统疾病时，经 T_{11}~L_1 内脏神经在胁腹部产生疼痛感觉，但也常常通过腹下神经丛的 S_2~S_4 辐射至阴囊或阴唇。

3. 伴随症状

(1) 伴有寒战、发热：提示腹腔内炎症性疾病；也可见于大叶性肺炎、化脓性心包炎等。

(2) 伴有休克：常见于大出血和大量丢失体液。多见于腹腔内大出血、重症腹内感染、绞窄性肠梗阻；腹外脏器病变，如急性心肌梗死等。

(3) 伴有呕吐、腹泻：常见于肠道各种炎症性疾病等。

(4) 伴有血便：常见于溃疡病出血、消化道肿瘤出血、肠套叠、出血性坏死性肠炎、绞窄性肠梗阻、痢疾、克罗恩病等。

(5) 伴有血尿：见于泌尿系统性疾病。

(6) 伴有黄疸：见于肝胆疾病，如急性肝炎、胆管梗阻；亦可见于胰腺炎、胰腺癌、急性溶血等。

(7) 伴有呕血：见于溃疡病、胆道出血、胃癌、急性胃黏膜病变、肝硬化、食管静脉曲张破裂出血。

(8) 伴有腹部包块：见于炎症包块、肿瘤、肠套叠、肠扭转、卵巢囊肿蒂扭转、蛔虫性肠梗阻等。

(9) 腹痛合并排便习惯或排便性状改变：消化系统疾病，例如结肠癌，可能伴随排便习惯改变。

(10) 转移性腹痛：可能提示急性阑尾炎、主动脉夹层和输尿管结石。如果存在疼痛位置的变化，则需要鉴别这些疾病。

4. 其他病史

包括用药史，如非甾体抗炎药、抗凝药、免疫抑制剂、避孕药等。患者过敏史、既往腹部疾病手术史，以及育龄期妇女怀孕生产史。

对育龄女性患者，应重视月经史的询问，应特别注意腹痛出现时间与月经周期的关系。异位妊娠破裂，多有月经周期后延且此次出血少的病史；卵巢滤泡破裂，出血发生在月经周期的中期；卵巢黄体破裂，出血则发生在月经周期的后期。卵巢囊肿扭转患者，常有闭经、少量不规则的阴道出血病史。慢性盆腔炎和盆腔结核，可因急性发作而引起下腹痛，前者常有月经量过多，而后者月经量少色暗。

二、体格检查

系统而全面的体格检查，对于准确诊断和有效的进一步治疗至关重要，不能因先进的影像检查手段而忽视体格检查。通过病史和体格检查，有经验的医生即可以得出正确的初步诊断。

(一) 全身状态评估

测量生命体征，包括体温、脉率、呼吸频率、血压和意识状态(意识状态反映是否存在微循环及脑供血障碍)、面色及病容(苍白、发绀、大汗)、体位。通过体格检查，对贫血、外周循环衰竭和呼吸状态进行评估。需要检查结膜，以初步判断是否有黄疸或贫血，黄疸也可在皮肤上有显现。由于患者上腹痛或上腹部不适时，也可能是肺炎和心肌缺血的症状，因此需要听诊呼吸啰音或哮鸣音、心脏杂音和胸膜摩擦音。

被动体位：腹膜炎和腹膜刺激征的患者，会因为体位改变引起腹痛加重，这时患者会呈现固定姿势或屈膝蜷缩状态以减轻腹壁张力。

辗转体位：肠系膜缺血、胆绞痛、肾绞痛等没有腹膜刺激征的患者，会不时辗转变换体位，以寻找可以减轻不适症状的姿势。

中医望诊：目光有神、语言清晰者，表示病情较轻；神情倦怠、双目无神、神志恍惚者，表示病情较重，正不御邪，或为失血，或为伤津；凡烦躁不安或神昏谵语者，多表示邪热炽盛或热入营血。呼吸粗壮多属实属热，呼吸微弱则多属虚属寒。面色及光泽，白主虚，红主热，萎黄无泽表示脾胃虚寒，面目鲜黄属湿热黄疸，面目晦黄属寒湿黄疸。患者体位"辗转反侧多实""蜷卧少动多虚"。

(二) 腹部专科查体

当使用右手查体时，推荐检查者站于患者右

侧。重要的是明确腹痛开始部位，以及腹痛部位是否有变化。患者需要自剑突至腹股沟充分暴露。为避免触诊、叩诊对腹腔内脏器的刺激，导致听诊不能获得真实的病理状态，故查体时采取视诊、听诊、触诊、叩诊的顺序。

1. **视诊** 腹部外形膨隆提示腹腔积液或肠道积气，舟状腹提示慢性营养衰竭；肠型及蠕动波提示机械性肠梗阻；肿块、局部膨出、皮疹、蜘蛛痣、皮下出血、瘀斑（卡伦征、格雷 - 特纳征）、手术瘢痕、色素沉着及腹壁静脉曲张等特殊征象，提示相应疾病的可能。弥漫性腹胀，常见于胃肠道梗阻、腹膜炎及大量腹水。腹壁呼吸运动减弱或消失，为腹膜炎的重要体征。胃肠蠕动波的出现，标志着肠道有慢性梗阻。在视诊时，要把观察的范围扩大到腹股沟及阴囊，不要忽视由于嵌顿疝而引起的急性腹痛。

2. **听诊** 注意有无振水音及异常肠鸣音。前者可在胃肠道梗阻时测出，常见于幽门梗阻、急性胃扩张及急性低位肠梗阻。后者又可分为肠鸣音亢进、减弱及消失，肠鸣音活跃、亢进、气过水声，提示机械性肠梗阻；肠鸣音不能闻及（安静腹），提示肠麻痹、弥漫性腹膜炎，广泛肠管持续痉挛时也听不到肠鸣音；振水音提示存在胃扩张或幽门梗阻，血管杂音提示大动脉狭窄或动静脉瘘。

3. **触诊** 自远离疼痛区开始，先以全手掌放于腹壁，以感受腹壁紧张程度，然后以轻柔动作按顺序触诊。压痛、反跳痛、肌紧张提示腹膜炎的存在，需注意压痛范围；发现肿块或器官增大时，需要注意其大小、质地、光滑度、有无压痛、活动度等；墨菲征阳性提示急性胆囊炎。需要在触诊和叩诊时，检查有无腹部搏动性肿块，搏动、可扩张的肿块伴有压痛是腹部主动脉瘤的特征。

4. **叩诊** 由无痛区开始。肝浊音界缩小或消失，提示消化道穿孔致膈下游离气体；移动性浊音，则表示腹腔积液或出血；鼓音，多为胃肠道胀气或有气腹。安静环境下的叩诊有助于发现急性腹膜炎，如果叩击痛阳性，无须再进行反跳痛检查。

直肠与盆腔检查也应列为常规检查的一个内容。在低位阑尾炎、盆腔脓肿、卵巢囊肿扭转及盆腔炎时，直肠指诊多在病侧出现触动或触及包块。盆腔检查时，可有宫颈举痛及后穹窿饱满等体征。后穹窿穿刺有血液时，多为异位妊娠破裂。

三、实验室检查

对急腹症患者诊查的过程中，实验室检查对诊断、病情评估、病情变化监测、治疗效果及预后的预测，均有一定帮助。常用检查包括血常规、尿常规、便常规，血生化检查包括肝功能、肾功能、电解质、血糖等。针对可能的不同病因，需要进行个体化的实验室检查，包括血气分析、降钙素原（PCT）、C 反应蛋白、血清脂肪酶、血清淀粉酶、尿检人绒毛膜促性腺激素、病毒检测，以及性传播疾病相关检测等。如果怀疑内脏缺血性疾病时，需监测凝血指标，如 D- 二聚体和血乳酸水平。

上腹痛患者同时具有心肌缺血疾病的危险因素时，可能发生急性心肌梗死，需要心电图、心肌损伤标志物检查。同时，当怀疑肠系膜、脾脏、肾脏缺血或栓塞性疾病时，需要心电图检查是否存在心房纤颤，因为房颤时心房附壁血栓脱落后，会形成栓子阻塞内脏动脉。

腹腔穿刺液的常规及生化检查：腹痛诊断未明而发现腹腔积液时，必须做腹腔穿刺检查。穿刺所得液体应送常规及生化检查，必要时还需做细菌培养。不过，通常取得穿刺液后，肉眼观察已有助于腹腔内出血、感染的诊断。

四、影像学检查

1. **超声检查** 超声检查具有操作便捷、无创的优点，可作为急性腹痛患者首选筛查手段，对胆道、胰腺、肠道梗阻类急腹症尤有价值。对于腹腔积液、游离气体的诊断也有帮助。多普勒超声还可以发现腹腔血管病变。妊娠妇女和儿童不宜暴露于射线，也推荐超声检查。超声引导下腹腔、盆腔的积液穿刺，也是一种检查手段。

2. **X 线检查**

（1）X 线平片摄像：当怀疑肠梗阻、消化道穿孔、尿路结石或异物时，需要考虑 X 线平片检查。膈下发现游离气体的，胃肠道穿孔几可确定。肠腔积气扩张、肠腔中多数液平则可诊断肠梗阻。输尿管部位的钙化影可提示输尿管结石。

（2）造影：对于急性腹痛患者不建议常规上消

化道造影,容易加重病情或造影剂影响其他检查。对于怀疑肠套叠或乙状结肠扭转的患者,可考虑行下消化道造影检查,肠套叠呈"杯口"样表现,肠管扭转处呈"鸟嘴"样改变,有的患者经造影检查,可同时完成套叠或扭转的肠管复位。

（3）胆囊、胆管造影:内镜逆行胰胆管造影（endoscopic retrograde cholangiopancreatography,ERCP）及经皮经肝胆管造影（percutaneous transhepatic cholangiography,PTC）,对胆系及胰腺疾病的鉴别诊断甚有帮助。

3. CT 扫描 适用于急腹症的病因诊断。实性脏器占位、出血、腹腔脓肿、肠系膜血管疾患、血管损伤、主动脉夹层或动脉瘤、急性胰腺炎动态观察及严重程度评估。由于普通平扫 CT 的局限性,推荐使用增强 CT 进行检查。对于肾功能不全患者和在服用二甲双胍片的糖尿病患者,需要注意使用含碘对比剂的危害。

4. 磁共振成像（MRI） 肝胆疾病和妇科疾病引起的急腹症而超声和 CT 无法确诊,以及妊娠女性的急腹症经超声不能确诊时,视病情需要行 MRI 检查。

5. 其他 当怀疑血管疾患时,行 CT 血管造影（CTA）检查、动脉造影检查或放射性核素检查,以明确病变及出血部位。

五、急性腹痛的诊断和初始治疗策略

（一）准确诊断

完成急性腹痛患者的详细病史询问、全面查体、化验室检查和必要的影像学检查之后,即可从掌握的线索层层深入,逐个溯源,最终确定引起腹痛的病因。这个过程也是以患者症状为基础,由"症"到"病"的鉴别诊断过程,需要注意关键3点:①遵循"以一个疾病解释"的"一元化"的原则;②注重外科急腹症与其他原因急性腹痛的鉴别;③所有诊断、鉴别诊断均建立在详细询问病史、全面体格检查、合理综合分析的基础上。

（二）快速处理

1. 确定患者的生命体征和气道（A）、呼吸（B）、循环（C）及意识状态 当确定生命体征异常时,应该立即进行紧急处理和 ABC 救治措施,如果明确病因,应给予病因治疗。当生命体征平稳时,应根据病史询问和腹部查体决定是否进行急诊手术。另外,实验室检查和影像学检查,有助于确定是否需要手术治疗。

2. 启动早期输液治疗 一旦诊断腹腔内感染,即使循环动力学稳定,也应该立刻给予早期液体治疗。对于休克患者,维持循环动力学稳定是最重要的。可以使用晶体液,例如林格液,不推荐羟乙基淀粉（HES）。当患者处于休克状态,需要大量补液或存在低蛋白血症时,需要考虑使用白蛋白制剂。当血红蛋白低于 70g/L 时,考虑输注悬浮红细胞。对于感染性疾病,给予经验性抗感染治疗,待病原学检查及药物敏感试验结果回报后,再予针对性治疗。

3. 选择合适的静脉通路 为了最初液体治疗,输液应该从需要使用的外周静脉开始。对于休克患者,应根据早期目标导向给予治疗,需要进行中心静脉置管。

4. 急腹症患者镇痛治疗 不论什么病因,在未明确诊断前,推荐使用低效价镇痛药和解痉药,例如氢溴酸东莨菪碱,可以作为急性腹部绞痛的辅助治疗药物,非甾体抗炎药（NSAID）类药物对胆绞痛和输尿管结石引起的绞痛的效果和阿片类药物相近,可以作为首选。

5. 中医治疗 中医认为,急腹症病因可概括为气、血、寒、热、湿、食、虫等 7 类,这些致病因素可以单独致病,且可相互转化而生病。中医对疼痛的病机有独到的见解,概括起来有以下 3 点:"不通则痛""不荣则痛"和"不调则痛"。不通则痛主要是气滞和 / 或血瘀。急腹症紧急处理时,推荐采用针刺治疗,以达"疏通经络,缓急止痛"的效果。详见第十六章第三节。

参考文献

1. 吴咸中, 王鹏志. 腹部外科实践 [M]. 北京: 人民卫生出版社, 2017.

2. TOSHIHIKO M, YOSHIDA M, SUSUMU T, et al. Practice guidelines for primary care of acute abdomen 2015 [J]. J Hepato-Bil-Pan Sci, 2016, 23 (1): 3-36.

3. COURTNEY M T, BEAUCHAMP R D, EVERS B M, et

al. Sabiston textbook of surgery: the biological basis of modern surgical practice [M]. 20th ed. Canada: Elsevier, 2016.

4. 徐晓. 外科急腹症的诊断和鉴别诊断 [J]. 实用临床医药杂志, 2014, 18 (24): 142-143.

5. NIELSEN A, OLSON J, QUESADA M, et al. Acupuncture intervention for acute pain in the emergency department trial: a consensus process [J]. Acupunct Med, 2022, 40 (4): 339-346.

6. DEMPSEY P J, DELANEY F T, GEOGHEGAN T, et al. MR imaging of acute abdominal pain in pregnancy [J]. Brit J Radiol, 2022, 95 (1136): 20211114.

7. PAVLIDIS E T, PAVLIDIS T E. Current aspects on the management of perforated acute diverticulitis: a narrative review [J]. Cureus, 2022, 14 (8): 28446.

8. ACOSTA S, Kärkkäinen J. Open abdomen in acute mesenteric ischemia [J]. Anaesth Intensive Th, 2019, 51 (2): 159-162.

9. MORRELLO F, SANTORO M, FARGION A T, et al. Diagnosis and management of acute aortic syndromes in the emergency department [J]. Intern Emerg Med, 2021, 16 (1): 171-181.

10. SIEBERT M, LE F A, SITBON N, et al. Management of abdominal compartment syndrome in acute pancreatitis [J]. J Visc Surg, 2021, 158 (5): 411-419.

（崔志刚）

第三章
急腹症液体疗法

液体治疗是指通过补充或限制特定种类液体,从而维持机体体液平衡的治疗方法,被广泛应用于多学科疾病的治疗。长期以来,液体治疗被认为是急腹症治疗的重要环节。近年来,随着循证医学的发展和高质量临床研究的涌现,液体治疗相关的临床指南和专家共识更新迭代。因此,制定符合当代医学背景的急腹症液体治疗方案,是一项十分迫切的任务。

第一节　液体治疗的基础理论

一、心脏射血功能的调控

心脏的主要功能是射出血液,以适应机体代谢的需要。每搏输出量(stroke volume,SV)是反映心脏射血功能的重要指标,机体内存在多种调控机制影响 SV 的水平变化,其中的异长调节机制(即通过改变心肌初长度而引起心肌收缩力改变的调节),已被证实是液体治疗技术改善心脏射血功能的重要途径,本部分内容对此进行重点阐述。

(一)弗兰克 - 斯塔林定律

德国生理学家弗兰克于 1885 年在离体蛙心实验中观察到心肌收缩力随着心肌初长度增加而增加的现象。在此基础上,英国生理学家斯塔林于 1914 年通过实验得出推论,认为“心输出量由静脉回心血量决定,和静脉回心血量相同,且可在很大范围内根据流入量的变化而增减”。该推论总结为生理学领域著名的弗兰克 - 斯塔林心脏做功定律,即静脉回心血量越多,心室舒张末期容积(end-diastolic volume,EDV)越大(应维持在生理条件范围内),那么心脏收缩力则越强,即心脏做功是 EDV 的函数。

(二)异长调节

弗兰克 - 斯塔林定律是异长调节的理论基础,其定义为:在心肌收缩前的心肌纤维初长度在一定范围越长,心肌的收缩张力也越强,SV 就越多。在维持后负荷于恒定水平的条件下,通过逐渐增加静脉回心的血流量,以增加心室充盈量(充盈压),即增加前负荷,能够在一定范围内增加 SV;当前负荷的增加程度超过一定水平时,SV 则不再增加或者出现轻度下降。能够使心室肌产生最强收缩张力的前负荷或初长度,称为最适前负荷或者最适初长度。通过输注液体增加回心血量,以达到最适前负荷,以最大程度地增加 SV,最终提高心脏射血能力。这既是液体治疗理论中的理想目标,也是临床医师不断改良液体治疗技术的前进方向。

二、体液的分布特征

体液是指体内所含有的液体,其中细胞内液约占 2/3、细胞外液约占 1/3,细胞外液可包括血液、淋巴液、脑脊液、胃肠道分泌液等。其中的胃肠道分泌液的容量变化范围较大,一般占体重的 1%~3%。细胞外液与细胞内液之间由细胞膜隔开,组织液与血液之间则被血管壁分隔;水分子等一切能透过细胞膜与毛细血管壁的物质,可以在细胞内液、组织液、血液三者之间自由交换。

人体细胞外液中的阳离子主要为 Na^+、K^+、Ca^{2+}、Mg^{2+},尤其是 Na^+,对于维持细胞外液的渗透压、体液的分布以及转移,发挥着决定性的作用;细胞外液中的阴离子则以 Cl^- 和 HCO_3^- 为主,两者除了保持体液的张力外,对维持酸碱平衡也具有十分重要的作用。在生理状态下,人体体液中的阴离子数量总和与阳离子数量总和相等,从而保持体液的电中性。当急腹症等疾病引起任何一类电解质发生病理性改变时,电解质即出现紊乱状态,最终引起不同程度的机体损害。

三、急腹症的水电解质紊乱

急腹症类疾病易诱发特定器官甚至是全身性的病理生理性变化,常常导致水电解质紊乱和酸碱平衡失调的发生。上述病理生理状态如果得不到及时纠正,会加重机体的水电平衡失调,同时人体的重要脏器系统(特别是心血管系统、神经系统)的生理功能和机体的代谢过程,将遭受严重的不良影响,甚至导致死亡。以下对急腹症常见的水电解质紊乱类型进行介绍。

(一)脱水

脱水是指体液从细胞外液的丢失速度和量超过机体摄入,导致细胞外液量减少、有效血容量不足而引起的一组临床症状。不同类型的急腹症疾病所引起的水、钠代谢紊乱,在缺水和失钠的程度上往往并不相同,即水和钠可按比例丢失,也可缺水少于缺钠或多于缺钠。

1. **低渗性脱水** 此类型脱水的特点为,钠丢失多于水丢失,血清钠低于135mmol/L,血浆渗透压小于280mmol/L,因此又被称为低容量性低钠血症。呕吐、腹泻丢失大量消化液而仅仅补充水分,是低渗性脱水最常见的原因。

2. **等渗性脱水** 此类型脱水的特点为水、Na^+按正常比例丢失,血钠与血浆渗透压皆在正常范围;即使是不按比例丢失,但经过机体自身调节,血钠浓度和血浆渗透压仍维持在正常范围者,亦属于等渗性脱水。各种原因导致的小肠液丧失以及大量腹水形成等,是急腹症引起等渗性脱水的主要原因。

3. **高渗性脱水** 此类型脱水的特点为水和钠同时丢失,但缺水更多,血钠高于145mmol/L,血浆渗透压大于310mmol/L(浓缩性高钠血症)。急腹症患者发生高渗性脱水的原因主要包括两方面。

(1)单纯失水:腹痛引起的过度通气,使经呼吸道黏膜蒸发的水分显著增加;发热导致通过皮肤的失水每日可达数升。单纯失水时,机体的总钠含量可以正常。

(2)失水大于失钠:呕吐、腹泻丧失含钠量低的消化液;大量出汗;接受不恰当的液体治疗(如反复静脉输注甘露醇、高渗葡萄糖等)时,肾小管渗透压增高而引起渗透性利尿,排水多于排钠。此时机体既失水又失钠,但失水不成比例地多于失钠。

(二)低钠血症

血清Na^+低于135mmol/L称为低钠血症,主要由体内水分丢失过多和/或钠摄入不足引起,大多数低钠血症伴有低渗状态,亦被称为低渗性低钠血症。低钠血症是临床上最为常见的电解质紊乱,在住院患者中的发生率可达15%~30%,在急腹症患者人群中,低钠血症更为普遍。基于临床上Na^+的不同的容量状态,低钠血症可分为3类。

1. **低容量性低钠血症** 见本节前述"低渗性脱水"部分的相关内容。

2. **正常血容量性低钠血症** 常见于药物因素、抗利尿激素分泌过多、重度黏液性水肿、尿毒症血液透析等情况。

3. **高血容量性低钠血症** 又称稀释性低钠血症。见于充血性心力衰竭、肝硬化、肾衰竭、前列腺电切术冲洗液吸收过多等情况,常伴有水肿,尿钠小于10mmol/L。

需要警惕的是,低钠血症的急腹症患者进行液体治疗时,不适当地输入过多的高渗盐水或碳酸氢钠溶液,也可导致高钠血症。

(三)低钾血症

血钾低于3.5mmol/L称为低钾血症。低钾血症的发生原因为:钾摄入减少、钾排出过多,以及钾在细胞内外的异常分布。K^+是心肌细胞复极化的主要离子,低血钾时常表现为心肌兴奋性增强,易发生心律失常,尤其是室性心律失常。

(四)低钙血症

血清蛋白浓度正常,血钙低于2.2mmol/L时,称为低钙血症。其病因主要包括:钙离子重新分布,如肾小管疾病、肾衰竭、急性胰腺炎、淋巴瘤等;甲状旁腺素作用降低,如甲状旁腺功能减退症、维生素D缺乏和镁缺乏等,也可导致低钙血症。

(五)低镁血症

血清镁低于0.7~0.8mmol/L为低镁血症。低镁血症是由于镁吸收减少或排出过多所致。机体在许多病理状况下都存在 Mg^{2+} 缺失,营养不良、长期禁食、厌食、经静脉营养未注意镁的补充,均可导致镁摄入不足。严重的腹泻和持续的胃肠减压吸引,可使 Mg^{2+} 经消化道排出过多。急、慢性酒精中毒常伴有低镁血症,哺乳期妇女也是发生低镁血症的高危人群。

四、急腹症的酸碱平衡与失调

机体内环境必须具有适宜的酸碱度才能维持正常的代谢和生理功能。机体的体液酸碱度能够依靠体内的缓冲和调节功能维持相对恒定,即动脉血 pH 保持在 7.35~7.45。这种机体自动维持体内酸碱相对稳定的过程,称为酸碱平衡。在急腹症疾病引起的病理生理性状态下,由于酸碱超负荷、严重不足或调节机制障碍,使 HCO_3^- 或 $PaCO_2$ 发生改变,并超出了机体的代偿调节范围,则必然伴有血液 pH 的改变,引发酸碱平衡失调。急腹症患者以代谢性酸中毒和代谢性碱中毒常见,且多伴有体液容积和电解质浓度的变化,液体治疗是其重要的治疗手段。

(一)代谢性酸中毒

代谢性酸中毒是以血浆 HCO_3^- 原发性减少导致 pH 降低为特征的酸碱平衡紊乱,是临床上最常见的酸碱失调类型。

因酮体和乳酸增加导致的阴离子间隙升高型代谢性酸中毒,需要进行更精准的液体治疗,可选用乳酸钠或醋酸钠林格液。A 型乳酸酸中毒在急腹症患者中较为多见,常有组织灌注不足等临床证据(如严重创伤、脓毒症等);此类乳酸酸中毒应以治疗原发病为主,经静脉液体治疗是其重要的辅助治疗手段。乳酸钠林格液含有乳酸根,会加重乳酸酸中毒,而醋酸钠林格液最接近血浆成分和理化特性(pH 7.4,渗透浓度 294mmol/L),是理想的晶体液,可以作为补液的首选。

(二)代谢性碱中毒

代谢性碱中毒是以血浆中的 HCO_3^- 原发性增高导致 pH 上升为特征的酸碱平衡紊乱。代谢性碱中毒治疗的根本方法是,促使血浆中过多的 HCO_3^- 从尿中排出,治疗手段是在进行基础疾病治疗的同时去除代谢性碱中毒的维持因素。补充盐水是治疗盐水反应性碱中毒的主要措施,其机制

在于:扩充细胞外液容量,纠正浓缩性碱中毒,消除低血容量所致的继发性醛固酮增多;有效循环血容量恢复,肾小管对 HCO_3^- 重吸收减少,排出增多;由于远端肾小管液中 Cl^- 含量增加,皮质集合管分泌 HCO_3^- 增强。

五、静脉输注液体的分类

(一)晶体液

晶体液在临床液体治疗中,常用于补充每日生理所需液体量、组织间隙和细胞内间隙的液体损失量,以及作为利尿效应后的补充。

1. **等渗晶体溶液** 生理盐水和平衡晶体溶液是目前临床液体治疗常用的等渗液,因其电解质浓度、酸碱度、渗透压及缓冲碱均与细胞外液相近,故能够有效增加血容量,补充组织间隙的液体。晶体液在输入后,仅有 25%~30% 能够存留在血管内,大部分液体将转移至细胞内及组织间隙,因此大量应用可能造成组织水肿和肺水肿。

(1)生理盐水(0.9% 氯化钠):钠、氯离子浓度各为 154mmol/L,均高于血浆中钠和氯离子浓度,pH 5.0。

(2)平衡晶体液

1)乳酸钠林格液:是在林格溶液的基础上再加入乳酸钠,为等渗平衡盐溶液,含有 Na^+ 130mmol/L、Cl^- 109mmol/L、乳酸根 28mmol/L、K^+ 4.5mmol/L,其中乳酸根经肝脏代谢后转化为等当量的 HCO_3^-,更接近于细胞外液的组成。乳酸钠林格液的电解质成分和晶体渗透压(273mmol/L)均与血浆类似,但含乳酸根水平过高,易引起乳酸蓄积,因此肝脏功能不全者慎用或禁用。

2)醋酸林格溶液:其 pH 与正常血浆同为 7.4,其电解质成分与细胞外液相似,其渗透压 294mmol/L 与血浆渗透压水平接近,大量补充时无发生高氯性代谢性酸中毒的风险;所含醋酸根为 HCO_3^- 的前体物质。醋酸林格溶液不会额外升高血糖,不加重肝脏负担,因为醋酸比乳酸的代谢速度快,且可以在肝脏以外的肾脏、肌肉等代谢,适用于肝功能不全患者,也可用于糖尿病患者和酸中毒的治疗。

2. **高渗晶体溶液** 高渗晶体溶液能较好地维持渗透压,可以弥补大量输注等渗盐溶液后加重

患者全身水肿的不足。其高渗作用能够使细胞内水移向细胞外,发挥自体扩容的作用,可较快恢复血浆容量,减轻组织水肿。临床液体治疗常用的高渗盐溶液包括7.5%的高渗氯化钠、高渗乳酸盐溶液等。

3. 碳酸氢钠溶液 作为碱性溶液,常用于纠正各种原因引起的代谢性酸中毒。

4. 其他 5% 葡萄糖氯化钠溶液和5% 葡萄糖乳酸钠林格液中的电解质含量,分别与生理盐水和乳酸钠林格液相同,只是增加了5%的葡萄糖,适用于需要补充热量又需要补充等张电解质溶液的病理状态。

(二) 胶体液

血浆胶体渗透压的稳定,对维持血容量和血管内外水及电解质的相对平衡,有着重要意义。正常的循环血容量与血浆胶体渗透压相关联,胶体渗透压升高,可从组织间吸引水分进入血管腔,减少组织间液容量,增加循环血容量。临床常用的胶体液分类如下:

1. 人工胶体

(1) 明胶:4% 琥珀酰明胶(分子量 30 000,pH= 7.4 ± 0.3,Na^+ 154mmol/L,Cl^- 120mmol/L,渗透浓度 274mmol/L),属第一代人工胶体,与血浆的渗透压和 pH 较为接近,对血容量具有较好的维持效应。

(2) 右旋糖酐:为第二代人工胶体,其渗透压是血浆的 1.5 倍,除了能够显著增加血容量之外,还具备改善红细胞聚集和微循环以及利尿的作用,然而其扩容作用的持续时间较为短暂。

(3) 羟乙基淀粉(hydroxyethyl starch,HES):属第三代人工胶体,静脉输入血管后不会轻易渗出,可有效增加血浆渗透压,抑制血管内液体向组织液的外渗,提升循环血量。目前第三代 HES(HES130/0.4)在临床液体治疗中被广泛应用,其具有降低血细胞比容、红细胞聚集性和血液黏稠度,进而改善微循环,增加器官血流量和氧运输能力,且躯体耐受性较好、过敏反应发生率低等诸多优势。然而,HES 近年来遭遇到"学术诚信"危机,德国学者约阿希姆·博尔特教授参与撰写的超过 90 篇关于 HES 临床研究论文存在学术不端。时至今日,国际上对于 HES 的临床应用依然充满争议。

2. 白蛋白 白蛋白是天然胶体。正常人体中约 80% 的胶体渗透压依靠白蛋白维持,调节血浆容量与组织液的平衡。白蛋白应用于液体治疗时,其扩容效力并不优于其他胶体。此外,白蛋白的价格昂贵,并且存在传播病毒性疾病、显著增加颅内压的潜在风险,应用时应当严格把握适应证。

(三) 血浆

新鲜冰冻血浆(fresh frozen plasma,FFP)是在采集后 6~8 小时内进行分离,然后在 -30℃气温下冷冻制成的。1U(250ml)新鲜冰冻血浆含接近正常水平的所有凝血因子,包括 400mg 纤维蛋白原,能提高凝血因子水平约 3%,以纠正凝血功能障碍。

有关悬浮红细胞、血小板等其他血制品的输注治疗,详见本书的血制品输注相关章节内容。

第二节 液体治疗的评价与监测

急腹症患者进行液体治疗需根据患者状态随时进行调节,在循环状态、脏器功能及原发病治疗需求之间寻求平衡。在液体治疗过程中,应采用多种监测手段和指标来评估患者对液体的反应性,从而及时制定最佳的个体化决策,以期实现精细化的液体治疗。

一、机体容量状态的临床评估

容量状态评估是液体治疗的基础。虽然先进的检测设备逐渐被应用于临床,但是大多数患者难以第一时间得到应用,并且设备对操作医师水平具有较高要求。因此,临床医师需要根据临床症状、体征等,对患者的容量状态做出初步判断。以下简述急腹症液体治疗期间临床常用的容量评估方法。

(一) 尿量

尿量是反映肾脏灌注的良好指标,能够间接反映患者的容量状态。对于急诊救治状态的急腹症患者,尿量评估需留置尿管,并以小时为单位观察和计量。若将尿量、尿常规检查与心率及血压结合考虑,则能够更加客观地反映患者的循环容量状态。

(二)颈静脉状态

临床观察颈静脉的充盈与否,也可间接判断患者的容量情况。正常人平卧去枕时,颈静脉是充盈的。当取坐位或半坐位时,颈静脉是塌陷的,此时如颈静脉呈现显著的充盈、怒张或者搏动,均为异常体征。

(三)被动抬腿试验

在缺少监护设备且需紧急评判急腹症患者的容量负荷状态时,可采用被动抬腿试验。具体方法为,患者首先处于45°的半卧位≥2分钟,然后处于平卧位,检查者将患者双腿抬高45°,并保持该体位≥2分钟,通过比较患者在试验前后的心率、血压及其他容量指标变化,评估患者的容量状态。被动抬腿试验操作简便、快速、安全、可逆且无创,其试验效果与快速静脉输液相似,可使下肢静脉中约200ml的血液迅速回流至下腔静脉,心输出量随之增加;当双腿放回至水平位置时,上述过程迅速逆转,等同于一项可逆的自身容量负荷试验。

(四)毛细血管充盈反应

当患者容量充足且毛细血管功能正常时,毛细血管存在大量血液通过,故皮肤表浅部位呈潮红色;当对皮肤施加压迫,局部毛细血管血流被挤向周围后,皮肤呈白色;当去除压迫后,血流应当快速恢复,皮肤快速恢复为潮红色。当血容量不足时,解除压迫后,毛细血管血流恢复缓慢,则皮肤由白转红的时间显著延长。

二、容量监测技术与参数

临床液体治疗过程中,一般使用血流动力学监测技术进行急腹症患者的容量水平评估。该技术可分为无创伤性和有创伤性两大类,后者能够获得更为全面的血流动力学参数,有利于深入和全面地了解病情,尤其适用于危重急腹症患者,其缺点是有创的损伤性,以及存在引发并发症的风险。

(一)血压

动脉血压能够准确反映心脏后负荷、心肌氧耗以及周围组织与器官血流灌注的情况,是判断机体容量状态的最重要指标之一。动脉血压的监测方法主要分为以下两类:

1. **无创血压监测** 此为心电监护的常规项目,通常可用手动血压计或自动无创动脉搏动描记技术进行测量,袖带过宽将使读数偏低,而袖带过窄则使读数偏高。

2. **有创血压监测** 该技术通过将动脉导管插入动脉内直接测定血压。与无创血压监测相比,有创血压监测更为准确可靠,但应注意其准确性也受多种因素影响,如衰减过度等,使用时还应注意传感器调零和参考位置平面等。对于危重或血流动力学不稳定的急腹症患者,应进行有创血压监测。

(二)中心静脉压(central venous pressure, CVP)

CVP是指腔静脉和右心房交界处的压力,反映右心的前负荷,是评价患者血流动力学的重要指标,正常值为5~12cmH$_2$O。CVP的水平取决于心脏射血能力和静脉回心血量之间的相互关系。

CVP曾作为临床指导液体治疗的关键参数。然而近年来多项研究表明,CVP预测液体治疗反应的功能可能是有限的。CVP水平变化不仅依赖于容量状态,还受到总容量、腹内压以及血管张力等因素的影响。在血容量恒定的情况下,任一方面的变化都可以改变CVP。由此可见,CVP应当被整合到完整的临床液体治疗方案中,用以指导患者的系统性治疗,其作用包括急腹症临床问题的初步分析,以及帮助决定液体治疗的潜能。由此可见,关注CVP的动态变化趋势非常重要,否则脱离实际的临床环境来谈CVP的单一价值,对患者并无益处。

(三)肺动脉压(pulmonary artery pressure, PAP)

PAP可由超声心动图测得,也可经肺动脉漂浮导管直接测得。生理状态下的肺动脉收缩压与右室收缩压相等,其正常值为收缩压15~25mmHg,舒张压8~14mmHg,平均压10~20mmHg。PAP反映右心室后负荷及肺血管阻力的大小,在肺实质及肺血管无病变的前提下,PAP在一定程度上反映左心室前负荷。

（四）肺动脉楔压（pulmonary artery wedge pressure，PAWP）

PAWP 可经肺动脉漂浮导管直接测得。PAWP 反映左心房产生的后向性压力，是评估肺毛细血管静水压和左心室前负荷的一项重要指标。在没有二尖瓣病变和肺血管病变的前提下，平均 PAWP＝平均肺静脉压＝左房压＝左室舒张末压，因此 PAWP 可以用来估测左室舒张末压，并进一步评估左心功能。PAWP 正常值为 6~12mmHg。

（五）每搏量变异度（stroke volume variation，SVV）

SVV 是指在一个呼吸周期中左心室 SV 的变异度，表示胸腔内压力变化引起的回心血量变化，进而导致 SV 的变化。其产生机制为，正压机械通气条件下，胸腔内继发性压力的变化，引起 SV 于吸气相升高、呼气相下降。当血容量不足时，SV 在呼气相对于吸气相下降的幅度增加，导致 SVV 上调。SVV 不仅能够反映心脏前负荷水平，而且能够及时准确地反馈液体治疗效果。由此可见，SVV 是预测循环系统对液体治疗反应性的良好指标。正常生理状态下，成人 SVV 值<10%。

（六）脉搏压变异度（pulse-pressure variation，PPV）

PPV 是指在一个呼吸周期内的脉压变异度。与 SVV 类似，PPV 所反映的同样是胸腔内压力引起的回心血量水平的变化，同样能够作为预测循环系统对液体治疗反应性的良好指标。

（七）脉搏指示连续心输出量监测（pulse indicator continuous cardiac output monitoring，PICCO）

PICCO 技术联合运用了经肺热稀释心输出量测定技术与脉搏轮廓连续心输出量测定技术，是一种新的微创血流动力学监测技术。PICCO 能够简便、精确地进行连续心输出量监测，同时能够监测及整合大量的血流动力学数据，及时准确地了解患者心功能及血流动力学状态，从而快速指导临床决策，近年来逐渐在急危重症患者的诊治中得到广泛应用。常用于指导液体治疗的 PICCO 相关参数如下。

（1）经肺热稀释心输出量：该参数是计算其他参数的基础。经肺热稀释曲线的长度，是肺动脉热稀释曲线长度的 4~5 倍。因此，与肺动脉热稀释相比，经肺热稀释测量方法因通气而产生的变异性更小、准确率更高。

（2）胸腔内血容积（intrathoracic blood volume，ITBV）：ITBV 是经肺热稀释心输出量测定中，左右心腔舒张末期容量和肺血容量组成的新名词，具体定义为：注入点到探测点之间的胸部心肺血管腔内的全部血容量。ITBV 消除了胸腔内压力、心血管顺应性、机械通气、血管活性药等因素对压力参数的影响，是心脏前负荷的敏感指标。与 CVP 或 PCWP 相比，ITBV 能够更加准确地反映患者对液体治疗的反应性，从而便于对疗效的评价以及指导后续的液体治疗。

（3）全心舒张末期容积（global end-diastolic volume，GEDV）：GEDV 是指在舒张末期所有心房和心室容积之和，因此 GEDV 能够等于全心的前负荷水平。与 CVP 和肺 PCWP 等压力性指标不同，GEDV 能够直接反映心脏前负荷容积。

（4）血管外肺水（extravascular lung water，EVLW）：肺内含水总量由肺血的含水量和血管外的肺水量组成。EVLW 是指分布于肺血管外的液体，通常由血管滤出进入组织间隙，其水平主要取决于肺毛细血管内静水压、肺间质静水压、肺毛细血管内胶体渗透压和肺间质胶体渗透压。EVLW 能够直接反映肺水肿的严重程度，也是目前唯一能够床旁监测肺水肿严重程度的量化指标，其正常值为 3~7ml/kg。临床上患者根据 EVLW 接受液体治疗时，能够很大程度上避免液体超负荷引起肺水肿的发生。

（八）目标导向液体治疗（goal-directed fluid therapy，GDFT）

所谓 GDFT，是指运用监测技术进行血流动力学管理，根据患者的心脏功能和负荷状态以及对液体的需求，进行个体化液体治疗，从而改善患者的心输出量和全身供氧状态。GDFT 的最终目标是，通过避免不恰当的液体输注，从而降低患者病死率和并发症发生率，促进患者早日康复。

本部分前面所介绍的所有监测参数指标，均可应用于 GDFT。目前，虽然不同的 GDFT 临床试验在促进患者早期康复方面展现出不同的临床结局，但通过对急腹症患者病理生理改变的深入研究,根据患者病理生理改变进行个体化选择符合特定类型急腹症患者的液体治疗目标,综合考虑医疗政策、社会支持等多方面因素,建立更清晰的液体治疗流程,可使急腹症 GDFT 的发展日趋完善。

三、超声技术在液体治疗中的应用

虽然有创血流动力学监测技术准确性较高,但是其操作复杂、配合度较差、易继发感染等缺点,限制了其在急腹症患者液体治疗中的广泛应用。近年来,随着医疗可视化和舒适化技术的发展,超声技术以其无创、实时、动态、真实以及无放射性等优点,在液体治疗评估方面的应用逐渐增多。

(一) 下腔静脉(inferior vena cava,IVC)直径及塌陷指数

IVC 是顺应性良好的薄壁容量血管。吸气相胸廓内压下降,IVC 回流至右心房的血液增加,导致 IVC 管径减小;而呼气时胸廓内压升高,回流至右心房的血量减少,IVC 管径扩张。此外,IVC 直径不受容量丢失后动脉收缩代偿机制的影响。当患者循环容量减少时,利用超声进行 IVC 管径测量,其随呼吸变化的幅度用 IVC 塌陷指数表示,即 $(IVC_{max}-IVC_{min})/IVC_{max} \times 100\%$,其正常值为 $15\% \sim 50\%$。在呼吸开始和结束时超声测量 IVC 直径和塌陷指数,已经被美国超声协会推荐为快速、无创的容量评估方法。

(二) 锁骨下静脉(subclavian vein,SCV)直径及塌陷指数

在对急腹症患者超声测量 IVC 直径的实际操作中,可能会受到一些因素的干扰,如肥胖、胃肠积气、腹部外伤、组织水肿、手术无菌区等,导致超声无法准确测定 IVC 直径及其塌陷指数。因此,需要寻找另一条中心静脉替代 IVC。SCV 是一条高度符合的血管,其大小和波动随身体水分和呼吸的变化而变化,其直径与右心功能密切相关;此外,SCV 被覆盖的组织和锁骨保护,避免了如一些表浅静脉受压而导致的直径测量失败。因此,在无法快速获得 IVC 直径和塌陷指数来评估患者的容量状态时,超声测量 SCV 直径及塌陷指数是容量评估的重要代替手段。

(三) 上腔静脉(superior vena cava,SVC)直径及塌陷指数

SVC 完全位于胸腔内,收集头颈、上肢、胸壁及部分胸腔脏器回流血,膈以上上半身的静脉血经 SVC 回流入右心房,受呼吸影响较小。SVC 直径和塌陷指数主要通过经食管超声心动图技术获得。测量 SVC 塌陷指数,能够准确地判断液体治疗效果,如 SVC 塌陷指数显著降低,则提示液体治疗有效。

第三节　急腹症的液体治疗原则

表现为急腹症的疾病种类繁多,大多数患者伴有不同程度的体液失衡,这种体液紊乱的病理生理状态,往往对急腹症的临床转归十分不利,严重影响患者预后。液体治疗是急腹症治疗的关键环节之一,尤其对改善急腹症患者的体液异常问题,更是有着直接的治疗效果。本节在前期经典理论的基础上,通过结合特定类型的急腹症病理生理学特征以及液体治疗的相关研究进展,对常见急腹症疾病的液体治疗原则进行具体阐述。

一、常见急腹症疾病的液体治疗

(一) 急性胰腺炎(acute pancreatitis,AP)

AP 患者常伴有体内的大量体液丢失引起的全身循环血容量急剧减少,可造成低血容量性休克。AP 患者液体治疗的目标是,维持内脏组织灌注,避免进展为多器官功能障碍综合征。当 AP 患者出现四肢厥冷、心动过速、呼吸频率加快、低血压、尿量减少、意识改变、代谢性酸中毒、血细胞比容升高、血尿素氮及肌酐升高、CT 显示胸腔积液

与胰周积液等时,提示血容量不足。

对于 AP 患者的液体治疗开始时机,强调早期进行。治疗所需的最佳液体类型目前仍存在争议。有研究表明,联合应用胶体液和晶体液进行治疗,优于单用胶体液或者单用晶体液。晶体液首选乳酸林格液,与生理盐水相比,其能降低全身炎症反应综合征和腹腔高压的发生率。早期液体治疗阶段,建议晶胶比 (2~3):1;后期调整体液分布阶段,以监测目标为指导,按晶胶比 1:1 补充,以减少第三间隙的液体潴留。补液量包括基础需要量和丢失量。发病初期的 24 小时内,输液大于 4L 的重症胰腺炎患者,易于出现更严重的呼吸系统及其他器官并发症,因此建议早期(第一个 24 小时)输注,总量在 2.5~4L。有学者建议,使用液体平衡量来评估 AP 患者体内液体积聚情况。液体平衡量是指摄入量(静脉注射、口服液体、输注血液等)与输出量(尿液、粪便、引流液、呕吐物等)之间的差值,能在一定程度上预测 AP 严重程度及预后。年龄、酒精性胰腺炎、血细胞比容、葡萄糖、入院 SIRS 发生、入院白细胞水平是预测 48 小时体内液体平衡量的独立危险因素。

AP 患者液体治疗的终点设定目前无明确共识。有学者以 SIRS 消失为液体复苏终点,但多数研究认为,初始液体复苏达到早期目标导向治疗(early goal directed therapy,EGDT)目标后,通过提高血管内渗透压的方法,如补充胶体,使第三间隙液体回流至血管,再通过利尿剂或连续性肾脏替代治疗(continuous renal replacement therapy,CRRT)等,将体内多余水分排出。对于补液类型、补液方式、总量、速度、持续补液时间,目前无特定标准,但在液体治疗过程中应注意纠正水电解质、酸碱平衡紊乱,并且及时补充微量元素和维生素。液体治疗应适当控制补液速度与补液量,避免过度补液导致的组织间水肿、器官水肿、胰腺坏死加重、器官衰竭等。在容量复苏后,控制并适当负平衡可改善肺部氧合及组织灌注,缩短住院时间。

(二)急性胃肠损伤(acute gastrointestinal injury,AGI)

1. **应激性溃疡出血** 此类患者一旦确定存在组织低灌注时,应立即进行可"限制性"液体治疗,推荐以输注晶体液为主,必要时输注人工胶体液。对低蛋白血症患者,可给予白蛋白输注治疗;血红蛋白<70g/L(或虽然高于 70g/L 但存在继续出血)的患者,需要及时输血。对于高龄或心血管顺应性显著降低的患者,输液速度不宜过快,应当监测容量反应,并调节液体输注的速度。

2. **麻痹性肠梗阻** 液体治疗是非手术治疗肠梗阻措施中极为重要的一环。精确计算患者的体液丢失量,是维持有效循环血容量的重要前提,因此,应对腹腔、肠腔内的积液水平进行正确估算。当补充所需的液体输入量时,应考虑以下因素:①应注意补充从肠管血管内进入肠腔内、肠壁内和腹腔内的液体,以及因休克等原因进入细胞内的功能性细胞外液等,应积极补充全血、血浆和血容量扩充剂,以恢复有效循环血容量;②补充液体时,应采用平衡盐溶液,不可单纯输葡萄糖溶液,以免进一步降低血浆渗透压,导致稀释性低钠血症、低钾血症等并发症;③病程长的患者应适当增加输液量;④由于钾离子的大量丢失可导致低血钾和心功能不全,并且进一步加重肠麻痹,使肠管扩张更为严重,因此应注意钾的补充,并动态监测血钾水平变化;⑤注意脱水的严重程度、呕吐的频繁情况、有无代谢性酸中毒、肠减压抽吸液和流入梗阻肠祥近端肠管内液体量和性质等。

对肠梗阻患者,应按 2/10 的 5% 葡萄糖溶液、7/10 的 5% 葡萄糖氯化钠溶液和 1/10 的 1.25% 碳酸氢钠溶液比例补充体液丢失,这种液体与肠液的电解质含量近似。对于病情较重的肠梗阻患者,如果患者已有血容量不足表现,其功能性细胞外液的丢失可能已超过体重的 5%,对于成人患者可快速输注平衡盐溶液或生理盐水 2 000~2 500ml。应当注意,生理盐水中的 Na^+ 和 Cl^- 含量各为 154mmol/L,而血清 Na^+ 和 Cl^- 含量分别为 142mmol/L 和 103mmol/L,等渗盐水中 Cl^- 含量比血清中高出 50mmol/L。在肾脏功能状态正常下,肾脏可通过保存 HCO_3^- 而排除 Cl^-;而在重度脱水或低血容量性休克时,肾血流量骤减,排 Cl^- 功能显著受损,可出现高氯血症。

(三)腹腔、盆腔实质脏器破裂

腹腔的实质性脏器,如肝脏、肾脏、脾脏等,受到外伤发生破裂时,或者子宫、黄体等盆腔脏器发生破裂时,常伴有显著的腹、盆腔内出血。此类患者的液体治疗,首先要判断是否发生失血性休克,以及休克的严重程度。

近年来多项研究证实,早期大量液体的快速输注,对于发生失血性休克的患者并无益处。大量液体进入体内,会严重扰乱机体对失血的代偿机制,血管本身的痉挛被解除,引起失血增快;同时,血液过度稀释,降低了氧输送量,导致机体各组织器官的氧供减少,加重酸中毒;此外,大量输液可降低机体体温,致凝血功能异常,加重休克甚至诱发MODS。因此,对于腹腔、盆腔存在活动性出血的休克患者,不主张快速给予大量的液体进行即刻复苏,而主张在外科手术彻底止血之前,只给予适量的平衡盐溶液维持机体基本需要,在手术彻底处理后,再进行大量液体复苏治疗。

目前对于失血性休克患者在液体复苏时最佳的血压维持水平仍存在争议。有学者提出,在手术止血干预前保持血压,既能适当恢复组织器官的血液灌注,又不扰乱机体内环境和代偿机制,以达到更好的复苏目标。在院前环境下,通过滴定方式进行液体复苏治疗,以使大动脉搏动维持在可明显感知状态,一般以维持收缩压80mmHg,或者可触及桡动脉搏动为目标。在院内环境下,应快速控制出血,在此前提下进行滴定式容量复苏以维持中心循环,直至出血得到控制。然而,在此过程中的低压复苏维持时间,以及如何避免心搏骤停的发生,仍需要进一步的研究进行探讨。

在出血控制之前,常用于休克复苏的一线液体为平衡晶体液和生理盐水。与平衡晶体液比较,生理盐水可能会影响凝血功能,同时会加重休克时的代谢性酸中毒。在手术止血之前,对于成人患者,首选成分输血治疗,血浆与红细胞的比例为1:1,并尽快通过相应实验室检查结果指导输液;对于儿童患者,血浆与红细胞的比例仍为1:1,但是要基于儿童的全身血容量进行计算。成分输血在有效恢复血容量的同时,可有效提高血液运氧及携氧能力,改善凝血机制及提高止血水平。高渗氯化钠溶液可迅速提高血浆渗透压,使组织间液快速向血管内转移,致有效循环血容量及心输出量增加,可以通过较少的输液量,快速恢复有效循环血容量,降低并发症发生率和病死率,其扩容效果远大于等渗晶体液;同时能够减轻休克早期的内皮水肿,降低血浆黏滞度,改善局部血流灌注,减轻创伤性休克的炎性反应,因此在血压极低的情况下,使用适量的高渗盐水对创伤性休克进行液体复苏是合理的,但仍需要大样本临床研究加以证实。

二、急腹症围手术期的液体治疗

外科急腹症常需要手术治疗,因此在围手术期阶段,应根据液体治疗的不同目的、急腹症疾病种类、血流动力学状态及手术麻醉的不同进程等多方面因素,制定个体化的液体治疗方案。

（一）围手术期的液体种类选择

当患者存在血容量不足而需要大量补液时,建议补充晶体液的同时,适量输注胶体液,从而控制输液量、减少组织水肿。当患者无低血容量而仅需补充细胞外液或者功能性细胞外液时,建议以晶体液补充生理需要量。以下选取中华医学会麻醉学分会发布的《麻醉手术期间液体治疗专家共识（2014）》中的部分内容进行总结:

1. **每日正常生理需要量**　麻醉手术期间的生理需要量以补充晶体液为主。

2. **术前液体丢失量**　患者于术前因禁食禁饮所致的液体丢失和术前累计的液体丢失,以补充晶体液为主,晶体液能有效补充机体需要的Na^+、K^+、Mg^{2+}、Ca^{2+}、HCO_3^-。胃肠手术的患者术前肠道丢失液体,推荐采用晶体液治疗。临床情况稳定的患者,有证据显示,术前应口服电解质液体,补足术前液体累计缺失量。不推荐肺水肿患者继续晶体液治疗。

3. **麻醉因素对液体治疗的影响**　目前常用的麻醉药物和麻醉方法（全身麻醉、区域神经阻滞等）,均会引起不同程度的血管扩张,从而导致有效循环血容量的减少。通常在麻醉开始即应遵循个体化的原则,及时输注晶体液或者胶体液,以维持有效循环血容量。麻醉导致的血管扩张和有效循环血容量减少,应进行专业的评估和处理,建议如下:胶体液补充血管内容量更有效,麻醉手术期间使用胶体液补充血管内容量是合理的;要达到与胶体液在血管内相同的容量效果,通常需要3~4倍晶体液,且维持时间较短;不推荐病情危重的脓毒症患者麻醉手术期间采用胶体液治疗;麻醉手术中采用等渗晶体液治疗是合理的,采用 pH 7.4 的晶体液治疗是有益的;不推荐对肾功能异常的患者使用高渗晶体液或 HES 治疗。

4. 术中失血量的补充 通常给予足够晶体液可有效产生与胶体液相同容量效应;补充与胶体液相同容量效应需要 3~4 倍晶体液;术中失血导致血容量减少,采用胶体液是有效且有益的;尚不确定补充大量晶体液的有益性,快速大量(>4~5L)输注晶体液常导致明显组织水肿。

5. 第三间隙丢失量 对于拟施行外科手术治疗的急腹症患者,通常需要进行第三间隙丢失量的补充。

(二)第三间隙的评估与补充

通常将细胞外液的组织间液称为第一间隙,将快速循环的血浆称为第二间隙。第一间隙和第二间隙在毛细血管壁侧相互交换成分,处于动态平衡状态,均属于功能性细胞外液。手术创伤、局部炎症可使细胞外液转移,分布至损伤区域或感染组织中,引起局部水肿;或因疾病、麻醉、手术影响,致内脏血管床扩张,淤血或体液瘀滞于腔体内(如肠麻痹、肠梗阻时,大量体液积聚于胃肠道内),这部分液体虽衍生于细胞外液,但功能上不再与第一间隙和第二间隙有直接的联系,故称这部分被隔绝的体液所在的区域或部分为第三间隙。通常认为,第三间隙液包括了消化道内液、脑脊液、各种体腔(胸腔、腹腔、关节腔等)内的液体。

正常情况下,第三间隙液体量恒定,可以略而不计。当在严重创伤(烧伤)、急性肠梗阻、急性弥漫性腹膜炎、重症胰腺炎、低血容量性休克和腹部大手术等情况时,大量液体可淤积在第三间隙,并且可能会影响循环稳定。第三间隙的特点是,体液并未丢失到体外,而是转移到体内某些部位,转移后的液体不能或只能缓慢参与体液的调节。因此,第三间隙的体液丢失量对危重患者可能造成不利影响,如有效循环血容量减少、电解质紊乱、组织水肿、微循环障碍及缺血缺氧性损伤、有害代谢产物蓄积、细胞能量代谢异常,以及在疾病恢复期有效循环血容量负荷加重等。第三间隙丢失量建议使用平衡盐溶液进行补充。

然而,近期部分学者对上述的"第三间隙理论"提出疑问,认为围手术期患者的体液从血管内转移到组织间隙是一种病理过程,而摒弃第三间隙理论,避免高血容量,能够保护血管屏障以及减少液体的病理学转移。此外,所谓的第三间隙丢失液,始终未被直接测定和量化,并且丢失液转移的精确部位也并未完全明确。

虽然有关"第三间隙理论"的争议不断,但是需要明确的是,围手术期液体量的补充必须视患者的具体情况而定,综合考虑患者年龄、手术类型、基础疾病等各种因素,在不同的时间调整液体用量,从而实现个体化的精准液体治疗。在一般情况下,围手术期输液可忽略第三间隙液体丢失量,但是对于大多数的急腹症患者,尤其是病情危重的急腹症患者,常需要将第三间隙液的丢失量计算在内,并及时进行足量补充。

三、急腹症并发脓毒症的液体治疗

多种急腹症疾病如消化道穿孔、急性胰腺炎等,并发或继发脓毒症,甚至脓毒症休克的风险较高。液体治疗已被公认为是脓毒症和脓毒症休克患者的早期和积极治疗的基石。以下对脓毒症血流动力学变化的机制和脓毒症液体治疗原则进行阐述。

(一)脓毒症的血流动力学机制

为了充分理解脓毒症的液体治疗目标,我们有必要先了解脓毒症的病理生理机制。脓毒症被定义为:由机体对感染的反应失调而引起的危及生命的脏器功能障碍。脓毒症休克被定义为:尽管有足够的液体复苏治疗,但仍然需要血管收缩药物维持平均动脉压(mean arterial pressure,MAP)不低于 65mmHg,并且乳酸水平仍高于 2mmol/L。虽然体液丢失可能伴随脓毒症休克,但这并非导致血流动力学不稳定的主要因素。引起脓毒症休克患者血流动力学不稳定的主要机制包括全身血管扩张、血管通透性增加以及心肌功能抑制。

(二)液体治疗阶段划分

考虑到上述血流动力学异常的机制十分复杂,因此很难推荐适用于所有情况的液体治疗方案。根据最新的循环休克概念模型,我们可将脓毒症液体治疗管理划分为 4 个阶段:急救、优化、稳定和减退。液体治疗的目标依赖于患者所表现的疾病阶段。通常来讲,患者营救或优化阶段在急诊室内,而稳定和减退阶段在住院期间。

1. 营救阶段 该阶段代表最初数分钟至数小时的液体治疗,其特点为显著休克、低血压和组织低灌注性损伤,或被称为液体复苏。脓毒症复苏的最佳MAP标准尚未有定论。当前的指南推荐静脉输液管理的MAP目标是65mmHg。基于早期GDFT的试验研究,最新的拯救脓毒症运动指南推荐,脓毒症和脓毒症休克患者应接受初始30ml/kg的晶体液负荷。值得注意的是,该建议来源于有限的临床研究证据,因此,在个体化评估的基础上再给予足量且适当的液体治疗来纠正低血容量可能是最佳方案。

2. 优化阶段 该阶段的特点是对血容量状态进行精确评估,并进一步对体液输注方案进行决策。部分患者在该阶段可能需要特定的血管活性药物辅助治疗。液体治疗的最佳终点目前存在争议,应该根据监测的液体反应性和容量负荷试验的结果来决定。

3. 稳定阶段 该阶段的目标是维持血管内液体容量,补充持续的液体丢失,对功能障碍器官进行支持性治疗,同时也应避免过度静脉输液引起的医源性危害。

4. 减退阶段 该阶段的重点在于器官功能恢复、脱离机械通气和血管升压药的支持。此时,使用利尿剂或血液滤过等方法,主动清除前期液体治疗时积累的过多液体,其治疗目标是实现机体的液体负平衡。

（三）液体种类选择

1. 乳酸林格液 乳酸为人体内天然存在的物质,乳酸根离子还可代谢为碳酸氢盐,可增强体内对酸中毒的缓冲作用。虽然乳酸林格液在离子浓度及缓冲作用上更加接近细胞外液,但在脓毒症的救治过程中使用应当注意以下问题:首先,在脓毒症患者的血乳酸含量及乳酸清除率,是指导液体治疗和复苏及判断患者预后的重要指标,外源性乳酸对上述指标的参考价值产生干扰;其次,乳酸的代谢有赖正常的肝脏与肾脏功能,而脓毒症及脓毒症休克患者常伴有器官功能衰竭,不宜额外加重肝肾负荷。

2. 醋酸林格液 其主要优势在于:除肝脏代谢途径外,醋酸根可以在肾脏、心脏和肌肉细胞内直接转化为乙酰辅酶A,进入三羧酸循环,产生二氧化碳和水,对肝脏的依赖性较小,因此对肝脏功能的压力也较小;相对于乳酸根离子,醋酸根代谢更为快速,可减少蓄积,缓解酸碱平衡更快;在电解质水平上更为接近细胞外液,渗透压及pH均在生理范围以内;相对于乳酸林格液,醋酸林格液添加了适量镁离子,有助于血镁的平衡。因此,相对于其他晶体液,醋酸林格液在脓毒症休克的液体治疗中的安全性及有效性更加良好。

3. 胶体液

（1）羟乙基淀粉（HES）:最新的多项脓毒症救治指南,均不推荐使用HES作为脓毒症和脓毒症休克患者的液体治疗方案,其原因可能是:增加患者发生肾脏功能不全的潜在风险以及相应的肾脏替代治疗的比例,从而增加患者病死率。此外,脓毒症患者的血管内皮受损,胶体液渗漏至血管外,从而引起更为严重的不良反应。

（2）白蛋白:脓毒症及脓毒症休克患者输注白蛋白的目的是纠正低蛋白血症,而不是使用高张性白蛋白溶液进行复苏。基于最近的脓毒症救治指南,白蛋白不应作为脓毒症和脓毒症休克患者常规液体治疗的一部分,除非患者存在明确的低蛋白血症。

四、老年急腹症的液体治疗

老年急腹症患者的液体治疗,应当充分结合老年患者血流动力学的特殊改变,以及不同急腹症疾病对老年患者重要器官功能的影响,从而在对老年患者进行有效治疗的同时,最大程度地避免严重并发症的发生。

（一）老年患者的生理学特点

1. 心血管系统变化 心室顺应性下降,心输出量减少;冠状动脉血流量及流速减少,心脏储备能力降低;动脉血管的厚度及硬化程度增加,血流阻力增加;静脉弹性减退,静脉压调节能力下调。

2. 肾脏变化 肾单位减少、肾小球硬化,同时对肾素-血管紧张素-醛固酮系统反应迟钝,导致肾功能特别是肾浓缩功能降低。

3. 神经-体液调节功能变化 神经垂体的重量增加,对渗透压刺激的反应性显著增加;腺垂体萎缩和纤维化,对负反馈调节的反应性降低,激素的分泌速率下降；靶器官对激素的敏感性也有所降低，对血管活性药物的反应性较青年人差；激素分泌水平及胰岛素抵抗等改变，糖耐量发生异常；基础代谢率下降，寒战反应较弱，易出现低体温。

（二）老年患者液体治疗的特殊原则

老年患者的"适当液体容量"范围变窄，较难掌握，临床评估中把握的困难在于很难确定此类患者液体补充容量窗口的上限与下限。一般情况下，临床以尿量减少、心率加快、外周组织灌注不足等为容量窗口下限指标，以呼吸频率加快、血氧含量降低、肺部湿啰音等为容量窗口上限指标。然而上述指标的变化在老年人往往是非常不敏感的，在出现生命体征变化之前，血流动力学指标可能已经超限，这在危重的老年急腹症患者更为突出。当老年患者合并心、肾功能不全时，液体容量补充的窗口则更为狭窄，甚至没有窗口，此时需要额外的辅助、支持或干预。因此，老年患者的液体治疗既是重点也是难点，容量负荷须精确计算，并严密监测相关指标，尤其要动态监测、动态评价和动态指导。

临床容量管理的当前观念是重视容量评估，而容量评估的目的是预测患者对补充容量的反应及是否需要补充容量，而不是容量本身的多少。要准确掌握血流动力学状况，最好使用有创监测。容量评估应从普通的临床指标观察和分析开始，对老年人常需要评估潜在的容量不足，如果血压、脉搏、周围灌注指标（毛细血管充盈时间等）中不能发现异常，则进一步观察尿量。潜在或轻度液体入量不足，首先表现在尿量减少（相对于入量，而不一定达到少尿的程度）。老年患者的容量不足常表现为体位性低血压。应该指出，CVP目前仍然是相对简单实用的循环参数，CVP低于参考值下限，同时伴有低血压或心输出量不足时，匀速补液一般是安全的，在老年人或怀疑左室功能不全时，应注意速度。近年来，不断探索的无创血流动力学监测方法，虽然准确性还不能与有创监测相比，其变化趋势却具有一定的指导意义，且临床实施简单易行，尤其是床旁超声技术进行血流动力学监测。

尽管目前就老年急腹症患者液体治疗的液体种类及用量的选择尚无共识性的方案，但是液体治疗的目标一致：维持血流动力学稳定和组织灌注，减少容量相关性并发症的发生。GDFT可根据较多的血流动力学参数，对老年急腹症患者进行容量状态的客观评估和液体的合理使用。

五、小儿急腹症的液体治疗

由于小儿具有器官功能发育尚未成熟、体液平衡调节能力较差、体液占体重比例较大等生理学特点，急腹症患儿更易发生体液平衡失调，如处理不及时或者处理不当，则有可能危及患儿生命。因此，液体治疗是维持急腹症患儿生命体征稳定的重要措施。

（一）小儿体液平衡特征

1. 体液的总量与分布 小儿年龄越小，体液总量相对越多，主要是组织间液的比例较高，而血浆和细胞内液的比例与成人相近。

2. 体液的电解质组成 除了新生儿在出生后数日内血 K^+、Cl^- 水平偏高，血 Na^+、Ca^{2+} 和 HCO_3^- 水平偏低以外，小儿体液内的电解质组分与成人相似。

3. 水代谢特征 小儿对于水的需要量相对较大、交换率较高，不显性失水相对越多，对缺水的耐受力也越差，在病理生理条件下更易发生脱水。

4. 体液调节能力特征 小儿对于体液平衡的调节功能尚未发育成熟，因此水的排泄速度较慢，当摄入水过多时，易导致水肿和低钠血症。此外，由于小儿肾脏排钠、排酸、产氨能力差，也容易发生高钠血症和酸中毒。

（二）小儿急腹症常见体液平衡紊乱的治疗

1. 脱水 液体治疗前首先应对急腹症病情进行全面的分析与判断，明确引起脱水的最直接因素，然后确定治疗方案，其原则可总结为"先浓后淡、先盐后糖、先快后慢、见尿补钾"。补液需从累计丢失量、继续丢失量和生理需要量3个方面考虑。

（1）补充累计损失量：液体输注量由脱水的程度决定。轻度脱水为30~50ml/kg，中度脱水为50~100ml/kg，重度脱水为100~120ml/kg。所输注液体的种类根据脱水的类型选择：低渗性脱水为2/3张液、等张液体，等渗性脱水为1/2~2/3张液，高渗性脱水为1/3~1/5张液；对于暂时难以确定脱水性质的患儿，可按等渗性脱水治疗。

（2）补充继续丢失量：原则上为"丢多少补多少"，大多数情况下可按 20~40ml/(kg·d) 进行补充，常用 1/3~1/2 张液。

（3）补充生理需要量：为满足机体基础代谢所需液体，每日应供给液体量为 70~90ml/kg，使用 1/3 张的含糖溶液。

2. 低钠血症

（1）缺钠性低钠血症：在积极治疗造成低钠病因的前提下，进行 Na$^+$ 的补充。当血钠<120mmol/L 时，无论何种原因，均应使用高渗盐水迅速提升血钠水平；合并酸中毒者，可用碳酸氢钠或者乳酸钠溶液代替部分盐水。

（2）稀释性低钠血症：首先应限制水的入量，通常限制在正常生理需要量的 50%~75%；利尿排水；如果伴有严重的神经系统症状，可用 3% 的高渗盐水，但应注意输注速度宜慢，可在 4 小时内将血钠水平提升至 5mmol/L，待症状改善后，应立即改为限制水入量的治疗策略。

3. 低钾血症 积极治疗原发病，去除诱因。补钾治疗：轻者可口服 10% 氯化钾 100~200mg/(kg·d)，分 6 次服；重者或不能经口服补钾者，需静脉补充，一般为 100~200mg/(kg·d)，缓慢静脉滴注，时间不应短于 6~8 小时。静脉用药应注意：氯化钾应稀释成 0.15%~0.3%（K$^+$ 浓度为 20~40mmol/L）；含钾液应缓慢静滴，禁忌直接静脉推注，体内缺钾一般需 2~3 天才能补足；静脉补钾必须有尿后进行，少尿、无尿者禁用。

4. 代谢性酸中毒 首先积极治疗原发病，轻者经一般补液即可纠正，不必强调应用碱性药物，但应注意改善肾功能、循环和呼吸功能。碱性液的应用：一般认为，pH<7.2 是应用碱性溶液的指征，最为常用的碱性溶液为 5% 碳酸氢钠溶液。静脉输入 5% 碳酸氢钠溶液 2.5~5ml/kg，可提高血 HCO$_3^-$ 3~5mmol/L。应用碱性溶液时应注意以下几点：通常需要将 5% 碳酸氢钠溶液稀释成等张含钠液；应分次给予，首次可给计算量的 1/2；注意通气功能维持；注意钾、钙补充。

5. 代谢性碱中毒 重点寻找原发病因，并予以相应的治疗，尽快纠正脱水及电解质紊乱，存在低钾血症者应补钾，存在低钙血症者应补钙。酸性药物的应用：绝大多数给予生理盐水静脉滴注即可；少数严重者（pH>7.6、HCO$_3^-$>40mmol/L），可选用氯化铵或盐酸精氨酸溶液经静脉输注治疗。

参考文献

1. MYBURGH J A, MYTHEN M G. Resuscitation fluids [J]. N Engl J Med, 2013, 369 (13): 1243-1251.
2. RICHARD H S. Disorders of plasma sodium—causes, consequences, and correction [J]. N Engl J Med, 2015, 372 (1): 55-65.
3. JOOSTEN A, SEAN C, BRENTON A, et al. Hydroxyethyl starch for perioperative goal-directed fluid therapy in 2020: a narrative review [J]. BMC Anesthesiol, 2020, 20 (1): 209.
4. DE BACKER D, VINCENT J L. Should we measure the central venous pressure to guide fluid management？Ten answers to 10 questions [J]. Crit Care, 2018, 22 (1): 43.
5. LI C, WANG S, WANG H, et al. The effects of hemodynamic monitoring using the PiCCO system on critically ill patients [J]. Am J Transl Res, 2021, 13 (9): 10578-10585.
6. 程志, 张小宝, 冯继英, 等. 超声测量静脉内径和变异率应用于容量评估的研究进展 [J]. 国际麻醉学与复苏杂志, 2018, 39 (3): 230-233.
7. DI MARTINO M, VAN LAARHOVEN S, IELPO B, et al. Systematic review and meta-analysis of fluid therapy protocols in acute pancreatitis: type, rate and route [J]. HPB, 2021, 23 (11): 1629-1638.
8. 中华医学会外科学分会. 外科患者围手术期液体治疗专家共识 (2015)[J]. 中国实用外科杂志, 2015, 35 (9): 960-966.
9. COOPERSMITH C M, DE BACKER D, DEUTSCHMAN C S, et al. Surviving sepsis campaign: research priorities for sepsis and septic shock [J]. Intensive Care Med, 2018, 44 (9): 1400-1426.
10. JOHANSEN J R, PERNER A, BRODTKORB J H, et al. Use of hydroxyethyl starch in sepsis research: A systematic review with meta-analysis [J]. Acta Anaesth Scand, 2021, 65 (10): 1355-1364.

（杨 涛，于泳浩）

第四章
急腹症出血、输血及成分输血

第一节　急腹症血液系统病理生理改变

一、急腹症与贫血

急腹症患者可发生贫血,许多患者在就诊时已存在贫血情况,输血能够为急腹症患者组织器官提供足够氧供,防止其发生缺血、缺氧损伤,并促进功能恢复。根据急腹症患者的病因和病情,需采取个体化输血治疗方案,不合理的输血不仅无益,甚至会影响预后。

(一)急腹症合并贫血的病因

急腹症患者贫血的常见原因多与原发疾病密切相关。空腔脏器病变,如胃十二指肠溃疡、胃肠道肿瘤或畸形血管破裂,都可引起隐性失血或大量出血。实质脏器病变,如各种原因导致的肝脾破裂、腹主动脉瘤破裂,多为急性失血表现,病情迅速加重,往往需要立即采取输血治疗措施。此外,应激性胃肠道出血也不能忽视。急腹症患者多处于应激状态之下,即便原发疾病非消化道症状,应激亦可引起胃肠道出血,导致贫血的发生。严重患者甚至出现呕血、黑便和血容量不足等临床表现。

(二)急腹症贫血的病理生理特点

1. 生理代偿机制　贫血意味着血红蛋白减少,导致血液携氧能力下降,机体将发生一系列适应性变化,通过多种途径发挥代偿作用,维持组织器官供氧,保证机体对氧的正常利用。在生理状态下,不同组织器官的氧摄取率是不同的,且组织总氧摄取率约为20%~30%。在应激状态下,组织器官氧摄取率可提高3倍。血红蛋白浓度降低可刺激交感神经兴奋,使心率加快,增加心输出量。贫血还可通过NO途径扩张血管,降低血管阻力,细胞外液容量增加,最终增加心输出量。此外,机体通过调节自主神经和血管扩张因子,改变动脉血管张力,将血液从耗氧少的器官重新分配至耗氧多的器官,保证脑、心、肺等重要脏器血供。贫血还可导致红细胞内2,3-二磷酸甘油酸(2,3-DPG)水平增加,氧解离曲线右移,血红蛋白与氧亲和力下降,使更多的氧在组织中释放和利用。

2. 血流动力学改变　急腹症患者发生急性失血性贫血所引起的血流动力学变化可视为两个方面的作用:有效循环血容量下降和红细胞减少。有效循环血容量下降时,通过颈动脉窦和主动脉弓压力感受器引起交感神经兴奋,表现为心率增快、心肌收缩力增强和血液再分布,以维持重要脏器氧供。当急性失血量<15%时,机体可通过上述机制进行代偿。失血导致的红细胞减少还能降低血液黏滞度,进一步增加心输出量。血液黏滞度与血流速度关系密切:在主动脉中,黏滞度最低,血流速度最快;在毛细血管后微静脉中,黏滞度最高,血流速度最慢。红细胞减少使血管中的血液黏滞度下降,血流速度增快,静脉血液回流增加,适当增加心脏前负荷又能使心输出量增加,进一步加快血液流速,血液黏滞度又进一步降低,反过来继续通过上述机制进一步增加心输出量。对于慢性贫血患者,机体已适应低水平氧供,故心输出量变化不大,只有当红细胞显著减少,血红蛋白浓度低于正常值一半以上时,才表现为心率加快和心输出量增加。但这种代偿有一定限度,心输出量增加伴随着氧耗的增加,将进一步加重心脏负担和机体缺氧。

(三)急腹症贫血的诊断

急腹症患者的贫血诊断并不困难,通常测定血红蛋白浓度即可明确,在海平面地区,成年男性血红蛋白浓度<120g/L,成年女性(非妊娠)血红蛋白浓度<110g/L,孕妇血红蛋白浓度<100g/L,即可诊断为贫血。需要注意的是,贫血的临床表现多样,主要取决于血容量改变程度、血液携氧能力

下降程度、两者发生速度和机体代偿能力。在贫血发病缓慢且机体代偿功能良好时，患者血红蛋白<80g/L甚至更低时，才会出现相应症状。急腹症患者多为急性失血，在血容量下降20%时，即出现皮肤黏膜苍白、心动过速、呼吸加快和低血压等临床表现。

二、急腹症与低血容量性休克

低血容量性休克，主要指各种原因引起急性循环血量丢失，导致有效循环血量骤减、组织灌注不足、细胞代谢紊乱和功能受损的病理过程。低血容量性休克在急腹症患者，尤其是重症患者中较为常见，往往病情迅速发展，急骤凶险，需立即行外科处理。在此类患者的救治中，虽然晶体液或人工胶体液在液体复苏中发挥重要作用，但仍不能替代输血在补充丢失血液成分和纠正凝血功能异常中的重要地位。

(一)急腹症低血容量性休克的病因

急腹症导致低血容量性休克的病因包括失血性休克和失液性休克。失血性休克是指因消化道溃疡穿孔、胃肠道肿瘤破溃、肝脾破裂、腹腔大血管破裂或异位妊娠等引起的血液大量丢失，导致低血容量性休克。失液性休克是指因幽门梗阻、肠扭转、肠套叠、急性胆囊炎、急性阑尾炎等梗阻、感染和炎症，导致的严重呕吐、腹泻和脱水，引起血浆、电解质和其他体液急性大量丢失导致的休克。需要指出的是，出现低血容量性休克的急腹症患者，失血性休克和失液性休克往往合并存在。

(二)急腹症低血容量性休克的病理生理特点

有效循环血容量骤减，可引发机体产生一系列病理生理改变，其中最主要的是，交感神经-肾上腺系统和肾素-血管紧张素-醛固酮系统兴奋，引起水钠重吸收和组织间液回流增加，心率增快，心肌收缩力增强，血管选择性收缩以保存体液并维持一定灌注压力，确保心、脑、肺等重要器官血供。但局部组织器官呈持续缺血状态，可导致消化道溃疡、出血、菌群失调、肾脏缺血性损伤等继发损害。如果病因一直未能被控制，内毒素血症与缺血再灌注损伤，将诱发大量炎症介质释放入血，激活凝血系统，形成弥散性血管内凝血(disseminated intravascular coagulation,DIC)，进一

步加重组织器官缺血缺氧，导致乳酸酸中毒和多器官功能衰竭。低血容量性休克还会影响代谢和免疫系统功能，释放儿茶酚胺引起血糖升高，释放糖皮质激素抑制免疫系统，使急腹症患者易受感染侵袭。

(三)急腹症低血容量性休克的检测与诊断

通常根据患者病史、症状和体征，即可确诊低血容量性休克。患者常发生神志改变，如烦躁焦虑、神情淡漠、意识模糊或昏迷，同时出现皮肤湿冷、颈静脉与周围静脉塌陷、收缩压明显下降(<90mmHg，或基础血压下降>40mmHg)或脉搏压减小(<20mmHg)、脉搏细速和尿少[<0.5ml/(kg·h)]等，严重时可伴有呼吸深快。需要注意的是，当患者出现上述低血容量性休克的典型表现时，往往已处于休克状态，需要立即处理。

低血容量性休克的早期诊断与患者预后关系密切。有创血流动力学监测为低血容量性休克的早期诊断提供了重要参考价值。有创动脉血压监测较袖带血压监测更加及时和准确，并能提供动态趋势参考。中心静脉压和肺毛细血管楔压可作为血容量的监测手段，并可作为扩容疗效参考。血乳酸水平能敏感反映组织缺氧情况，持续动态监测血乳酸水平及乳酸清除率，有利于早期诊断组织缺氧，指导液体复苏及评估预后。心输出量、每搏量、氧供(DO₂)、氧耗(VO₂)和混合静脉血氧饱和度等，在低血容量性休克的诊断中也具有一定参考价值。

三、急腹症与凝血功能异常

急腹症患者存在组织损伤、失血和炎症反应等病理改变，在严重创伤、应激反应的多重打击下，可致凝血功能异常。监测急腹症患者的凝血功能尤为重要，在此基础上进行正确的诊断、合理的干预以及适当的治疗，是抢救重症急腹症患者的关键措施。

(一)急腹症凝血功能异常的病因与病理生理特点

1. 血液高凝状态 急腹症初期，患者可出现血液高凝状态。一方面，急腹症引起的血管损伤导致血小板黏附、聚集和释放，在凝血酶作用下，产生血栓素A₂，促使血小板进一步聚集，血管收

缩,形成血小板血栓。另一方面,急腹症患者常合并溃疡、穿孔、破溃等组织损伤,导致内皮细胞受损,暴露内皮下Ⅲ型胶原和组织因子,启动内源性凝血途径,形成凝血酶与纤维蛋白,导致高凝状态。与此同时,应激反应导致交感神经兴奋,血液中儿茶酚胺增加,血小板反应性增高,使高凝状态进一步加强。在急腹症造成的组织损伤和出血过程中,机体将动员一切凝血机制以控制机体失血,遭受破坏的组织和渗出液是促凝活性很强的组织凝血活酶,它们进入血流,释放组织因子,激活外源性凝血途径。急腹症患者通常活动减少、术中和术后制动、卧床等,这些都使静脉血流明显减慢;手术操作及炎症应激反应等因素,可改变血管内血流状态;腹部手术后腹胀、肠麻痹或半坐位,使髂静脉和下腔静脉血液回流受阻;围手术期低血压、血液黏稠度增高等,都导致下肢静脉血流减慢,这些因素均是导致患者发生血液高凝状态和深静脉血栓的危险因素。深静脉血栓的形成通常比较隐匿,严重者甚可威胁患者生命,导致猝死等不良预后。

2. 凝血功能障碍 若急腹症患者的原发疾病和血液高凝状态未得到及时纠正,病情加重,凝血功能可由高凝状态转变为凝血功能障碍。凝血功能障碍的诱因比较复杂,由多种因素相互作用所致:组织损伤在启动凝血系统同时,也使组织型纤溶酶原激活物(tissue-type plasminogen activator, tPA)释放增加,启动纤溶系统;休克是凝血功能障碍的驱动因子,组织低灌注可促进凝血功能障碍;急腹症患者失血和补液造成的血液稀释,也是加重凝血功能障碍的重要因素;低体温对凝血因子活性和血小板功能具有抑制作用;酸中毒降低凝血因子复合物活性和血栓的稳固强度;全身炎症反应综合征可激活凝血系统,甚至导致DIC的出现。总之,多重因素相互作用,相互促进,导致了凝血功能障碍的发生发展。

(二)急腹症凝血功能异常的检测与诊断

1. 常规检测指标 凝血功能常规实验室检查包括凝血酶原时间(prothrombin time, PT)、国际标准化比值(international normalized ratio, INR)、活化部分凝血活酶时间(activated partial thromboplatin time, APTT)、凝血酶时间(thrombin time, TT)、纤维

蛋白原和血小板计数。

(1)PT:在受检血浆中加入组织因子和钙离子,观察血浆凝固时间,即PT。它是外源性凝血系统的常用筛检试验,用于检测先天性或获得性纤维蛋白原、凝血酶原和凝血因子Ⅱ、Ⅴ、Ⅶ、Ⅹ缺陷或其抑制物的存在,亦可监测抗凝药物用量,是监测口服抗凝剂疗效的首选指标。PT的正常参考值为:12~16s,超过或低于正常参考值3s有临床意义。PT延长见于凝血因子Ⅱ、Ⅴ、Ⅶ、Ⅹ及纤维蛋白原缺乏、纤溶亢进、严重肝病、使用抗凝药物等。PT缩短见于服用避孕药、血栓性疾病和高凝状态等。

(2)INR:INR是患者PT值与正常对照PT值的比值,因国际灵敏度指数的不同而存在差异,国际灵敏度指数越小,组织凝血酶的灵敏度越高。同一份血液标本在不同的实验室,使用不同的检测试剂,PT结果可能差异很大,但通过与正常对照PT值相比较,可使测得INR基本相同,便于各实验室测得结果具有可比性。INR较PT为更客观的监测方式,目前国际上强调用INR指导口服抗凝药物用量。INR的正常参考值为:0.8~1.2,临床意义同PT。

(3)APTT:在受检血浆中加入活化因子激活Ⅺ和Ⅻ因子,再加入磷脂代替血小板第3因子,观察加入钙离子后血浆凝固所需要的时间,即APTT。它是检查内源性凝血因子的常用筛检试验,可用来证实先天性或获得性凝血因子Ⅷ、Ⅸ、Ⅺ的缺陷或是否存在其抑制物,也可用来检测凝血因子Ⅻ、激肽释放酶原和高分子量激肽原是否缺乏,也常用于监测肝素疗效。APTT正常参考值为:24~36s,超过或低于正常参考值10s有临床意义。APTT延长见于凝血因子Ⅱ、Ⅴ、Ⅷ、Ⅸ、Ⅹ、Ⅺ、Ⅻ及纤维蛋白原缺乏、纤溶亢进、使用抗凝药物、大量输注库存血等,APTT缩短见于血栓性疾病和高凝状态等。

(4)TT:在受检血浆中加入标准化凝血酶溶液后,血浆凝固所需要的时间为TT。TT主要用于检测血浆纤维蛋白原减少或抗凝物质增多,是检查纤溶系统的常用筛检试验。TT的正常参考值为:16~18s,超过或低于正常参考值3s有临床意义。TT延长见于纤维蛋白原缺乏、纤溶亢进、使

用抗凝药物等,TT 缩短见于血液呈酸性或有钙离子存在时。

(5)纤维蛋白原:在受检血浆中加入一定量的凝血酶,使血浆中的纤维蛋白原转变为纤维蛋白,通过比浊原理计算纤维蛋白原含量。纤维蛋白原即凝血因子 I,是凝血过程中的主要蛋白质,纤维蛋白原正常参考值为:2~4g/L。纤维蛋白原增加,见于应激、妊娠、急性感染、烧伤、动脉粥样硬化、急性心肌梗死、自身免疫性疾病、多发性骨髓瘤、糖尿病、妊娠高血压综合征、急性肾炎和脓毒症等。纤维蛋白原减少,见于纤溶亢进、严重肝病和溶栓治疗时。

(6)血小板计数:血小板计数是统计单位容积受检血液中血小板数量,可通过目镜计数或全自动血细胞分析仪检测。血小板计数的正常参考值为:100~300 × 10⁹/L。血小板计数>400 × 10⁹/L 表示血小板增多,<50 × 10⁹/L 表示血小板减少。血小板计数增加,见于骨髓增生性疾病、炎症反应、缺铁性贫血和肿瘤患者。血小板计数减少,可见于血小板生成障碍,如再生障碍性贫血、急性白血病、急性放射病;血小板破坏增多,如原发性血小板减少性紫癜、脾功能亢进;血小板消耗过度,如DIC;家族性血小板减少,如巨血小板综合征等。

上述实验室检查已被广泛应用于临床,具有重复性好、检测方便、价格低廉等优势。但同时须注意其局限性:通过血浆检测 PT、APTT、TT 和纤维蛋白原时,血液标本须经离心 15 分钟后再检测,缺乏实时性,不能反映患者即时凝血状态;PT、APTT 和 TT 检测时,血液标本须复温至 37℃后再检测,不能准确反映低体温对凝血功能的影响;血小板计数通常只体现血小板数量,不能反映血小板功能情况。

2. 血栓弹力图 血栓弹力图(thrombelastogram,TEG)在评估急腹症患者中的应用日益广泛。TEG 能全面评估患者凝血功能,包括凝血因子水平、纤维蛋白原浓度、血小板活性和纤维蛋白溶解情况。TEG 对预测出血与指导输血更具优势,能准确反映因大量出血、血液稀释及消耗引起的凝血因子缺乏,凝血酶减少、血小板减少或功能受损,以及纤溶功能亢进引起的纤溶增加等情况,对凝血功能异常的识别较常规检查更为敏感。TEG 图形由血栓弹力仪绘制。图 4-1-1 描述了正常 TEG 图形。TEG 曲线图的几个重要参数包括 R 值、K 值、α 角、MA 值、LY30 值和 EPL 值,如图 4-1-1 所示。

(1)R 值:R 值代表凝血时间,即血标本从开始检测到血凝块开始形成所需时间,正常值为 5~10 分钟,R 值延长表示患者血液中凝血因子缺乏或使用肝素等抗凝剂,在进行抗凝剂的拮抗治疗后,如使用新鲜冰冻血浆后,R 值可恢复正常。R 值缩短时表示血液高凝状态。

(2)K 值:K 值代表血凝块形成时间,指从凝血开始至 TEG 描记图振幅达 20mm 所需时间,正常参考范围为 1~3 分钟,反映纤维蛋白和血小板在血凝块开始形成时的相互作用,即血凝块形成速率。K 值长短受纤维蛋白原水平高低的影响,抗凝剂可延长 K 值,通过输入冷沉淀或新鲜冰冻血浆可以纠正 K 值。

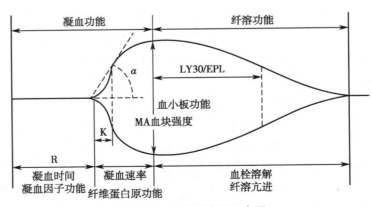

图 4-1-1 血栓弹力图示意图

（3）α角：α角指从血凝块形成点至图形最大曲线弧度做切线与水平线的夹角，正常参考范围为53°~72°。α角主要反映纤维蛋白原水平，亦部分反映血小板的功能和数量。在重度低凝状态时，血块幅度达不到20mm，K值无法确定，此时α角比K值更具参考价值。影响α角的因素同K值。

（4）MA值：MA值代表最大振幅，反映纤维蛋白-血小板血凝块最大强度。MA值主要受纤维蛋白原和血小板两个因素的影响，其中血小板作用约占80%，纤维蛋白原约占20%，血小板质量或数量异常都会影响MA值。MA值正常参考范围为50~70mm。MA值减小提示患者存在出血、血液稀释、凝血因子消耗、血小板减少或疾病造成的凝血因子缺乏；MA值增大则提示患者可能存在高凝状态，有血栓形成的风险。

（5）LY30值：LY30值为凝血30分钟时纤溶百分比，即大振幅后30分钟的振幅衰减率，反映血液溶解情况。LY30>7.5%，提示纤溶亢进，此时若综合凝血指数≤1.0，提示原发纤溶亢进，应使用抗纤溶药物进行纠正；若综合凝血指数≥3.0，为继发性纤溶亢进，需抗凝处理。

（6）EPL值：MA值确定后，30分钟内血凝块将要溶解的百分比，即EPL值，意义同LY30值。EPL值正常参考范围为0~15%。EPL反映患者是否存在纤溶亢进。结合综合凝血指数，可进一步鉴别原发性纤溶亢进和继发性纤溶亢进。

TEG对重症急腹症引发休克、DIC以及服用华法林等抗凝药物患者的凝血系统评估具有重要指导价值，能动态监测凝血和纤溶过程，辨别凝血异常原因，指导和调整血液制品种类和剂量，起到节约用血和改善预后的效果。患有大血管病变的急腹症患者，常需实施血管置换手术，围手术期凝血管理复杂，需在体外循环时使用肝素抗凝，体外循环结束后，又需要鱼精蛋白拮抗，使凝血功能及时恢复，此时用含肝素酶和不含肝素酶的检测杯分别测定TEG，可检测样本中的低浓度肝素，判断出血原因，提高了预测出血风险的灵敏度，亦能指导术后凝血功能障碍治疗，减少血液制品用量。需要注意的是，TEG监测是在体外进行的，不能反映患者血管情况。TEG监测结果异常的术后出血患者，在积极对症治疗的同时，还需警惕外科出血因素，另外，还需考虑是否存在使用抗血小板药物、血管性血友病因子缺乏等情况。

第二节　急腹症成分输血和全血输注

急腹症患者多伴有血液丢失，常需输血治疗。多数情况下，仅需输注一种或几种血液成分即可达到治疗目的。成分输血通常将全血分离为不同组分，制备成各种高浓度血制品，储存在特定条件下，然后输注给特定需要的患者。成分输血有效成分浓度高，疗效好，节约血液资源，避免不必要的成分浪费和不良反应。全血输注存在诸多缺点，目前已少用。

一、红细胞

（一）红细胞的基础知识

红细胞是血液中数量最多的血细胞。红细胞内的主要成分是血红蛋白。成年男性血红蛋白浓度为120~160g/L，成年女性为110~150g/L，新生儿为150~220g/L。正常的成熟红细胞呈双凹圆盘状，无细胞核，没有线粒体。红细胞平均寿命为120天，每天有许多红细胞因衰老而死亡，也会有许多新生的红细胞补充，使红细胞数量保持动态平衡，满足机体新陈代谢的需要。无氧糖酵解是红细胞获取能量的主要途径，提供维持细胞容积、形状以及Na^+-K^+泵作用所需能量。红细胞的主要生理功能是运输氧和二氧化碳。此外，红细胞还通过清除免疫复合物、调节补体活性、增强巨噬细胞吞噬和调控淋巴细胞，参与免疫反应调控，并调节血液酸碱平衡。

红细胞根据制备方法不同，可分为悬浮红细胞、浓缩红细胞、洗涤红细胞、少白细胞红细胞和冰冻红细胞等，目前临床最常用的是悬浮红细胞。

红细胞在被提取之后,会加入保存液和添加剂,前者是为了防止血液凝固,保护红细胞,最大程度地延长保存期限;后者主要为红细胞提供营养成分,以维持其生存。红细胞在储存期间,其形态和代谢会发生变化,引起储存损伤。

(二)红细胞的临床应用

1. 急性失血 当急腹症患者发生急性失血时,对患者的重大威胁是血容量的丧失和随之发生的循环衰竭。是否输血及输血量可通过估计失血量和血红蛋白浓度进行评估。

失血量的估计对指导输血帮助很大,失血量的分级与估计详见表4-2-1。当血容量减少15%(成人失血量约为750ml)时,可输注晶体液补充血容量,无须输血;当血容量减少15%~30%(成人失血量约为750~1 500ml)时,需要输注晶体液或人造胶体液,可以不输注红细胞;当血容量减少30%~40%(成人失血量约为1 500~2 000ml)时,应输注晶体液和人造胶体液,快速扩容,并根据病情需要输注红细胞;当血容量减少40%以上(成人失血量>2 000ml)时,需要包括输注红细胞在内的快速扩容。需要指出的是,当判断失血量已达输血标准时,不必等到患者出现面色苍白、冷汗、心动过速或低血压等症状后才进行输注。

根据血红蛋白浓度判断输血指征时,应与其他因素,如失血速率等,一同综合考虑。当血红蛋白浓度>100g/L时,无须输血;当血红蛋白浓度<70g/L时,提示需要输注红细胞,应结合失血速率决定红细胞输注剂量,输注后应重新评估临床情况和血红蛋白浓度;当血红蛋白浓度介于70~100g/L时,是否需要输注红细胞,应根据患者的贫血症状、心肺代偿功能、年龄以及基础疾病等

综合因素决定。对于贫血耐受力较差的患者,如65岁以上、患有心血管或呼吸系统疾病,可采用较高的输血阈值。

2. 围手术期输血 急腹症患者常在围手术期进行红细胞输注,但目前没有证据表明,患者在围手术期必须输血至正常血红蛋白浓度或某个特定血红蛋白浓度可获得更好的预后或伤口愈合更佳。围手术期患者是否输血,应综合考虑患者并存疾病、贫血持续时间、血容量、凝血功能以及预计的失血量等。当血红蛋白浓度>100g/L时,应避免输血;当血红蛋白浓度为70~100g/L时,应根据临床评估决定患者是否输血;当血红蛋白浓度<70g/L时,患者通常需要输血。

术中急性出血的输血原则与上述急性失血相同。治疗原则是在晶体液、人工胶体液扩容的基础上,合理成分输血。红细胞不用于扩容,多用于血容量已被纠正的失血患者,输注2个单位(400ml)红细胞,一般可使成人的血红蛋白浓度提高10g/L或血细胞比容提高0.03。悬浮红细胞添加了红细胞营养成分和红细胞膜稳定剂,红细胞的保存期限大为延长,目前为首选红细胞制品。

3. 重症贫血 重症贫血患者应采用与急性失血相同的输血阈值。对于血流动力学稳定的重症贫血患者,限制性输血策略(血红蛋白浓度<70g/L时输注红细胞)与非限制性输血策略(血红蛋白浓度<100g/L时输注红细胞)同样有效,采用限制性输血策略甚至能降低病死率,而过度输血可能会增加心功能不全等并发症的发生。就血容量不足的重症贫血而言,重要的治疗原则是,适当扩容、维持血压、氧合以及使用强心药物维持心输出量,而非一味输血。

表 4-2-1 失血量评估分级(以体重 70kg 患者为例)

分级	失血量/ml	失血量 (占总血容量百分比)	心率/ (次·min⁻¹)	血压	呼吸频率/ (次·min⁻¹)	尿量/ (ml·h⁻¹)	神经系统 症状
I	<750	<15%	<100	正常	14~20	>30	轻度焦虑
II	750~1 500	15%~30%	>100	下降	20~30	20~30	中度焦虑
III	1 500~2 000	30%~40%	>120	下降	30~40	5~15	萎靡
IV	>2 000	>40%	>140	下降	>40	无尿	昏睡

二、新鲜冰冻血浆

(一)新鲜冰冻血浆的相关基础

血浆是血液中的液体成分,血浆中的主要成分是蛋白质,特别是凝血因子。全血采集后6~8小时内在4℃离心制备的血浆,或用血细胞单采术获得的血浆,在-30℃以下速冻成块,并储存在-18℃以下,即为新鲜冰冻血浆(fresh frozen plasma,FFP)。FFP有200ml、150ml和100ml等多种规格。在使用前,将FFP在37℃水浴中或解冻箱中融化成液体血浆。如果FFP持续在-18℃以下保存,可保存1年,1年后成为普通冰冻血浆。

FFP含有几乎全部凝血因子和血浆蛋白,其浓度和活性与采集后6~8小时的全血相似。200ml规格FFP中,血浆蛋白浓度为60~80g/L,纤维蛋白原浓度为2~4g/L,其他凝血因子浓度为0.7~1.0IU/ml。除FV和FⅧ外,其他凝血因子在FFP解冻后仍可稳定存在5天。为减少病原体通过输血传播,通常对血浆进行病原体灭活处理。方法主要有亚甲蓝光化学法和有机溶剂去污剂法两种,处理后的血浆大部分凝血因子有所减少。

(二)新鲜冰冻血浆的临床应用

FFP的输注指征包括:补充凝血因子和治疗大面积创伤、烧伤。临床上主要用于多种凝血因子缺乏伴严重出血的患者,也用于大量出血,需要大量输血或凝血试验异常且需要施行侵入性操作的患者。FFP有滥用的趋势,滥用FFP可导致输血并发症及经血传播疾病的风险,尤其可引起输血相关性急性肺损伤(transfusion-related acute lung injury,TRALI),导致严重后果。严格掌握输血指征,避免不必要输血,输血时少输或不输FFP是预防TRALI的关键。

三、血小板

(一)血小板的相关基础

血小板是骨髓成熟巨核细胞胞浆裂解脱落下来的小块胞质。血小板个体差异较大,为多形态。血小板的生理止血过程可分为两个阶段:第一阶段,是创伤发生后,血小板迅速黏附于创伤处,聚集成松软的止血栓子;第二阶段,是促进血凝并形成坚实的止血栓子。目前临床应用的血小板包括单采血小板和浓缩血小板。单采血小板,是应用血细胞分离机,从单个献血者采集的血小板;浓缩血小板,是从多联袋内的全血中分离出血小板,并悬浮在血浆中制成的血小板。根据血小板制品的不同种类和特性,保存期为24小时至5天。为防止血小板聚集活化,并促进气体交换,必须恒温恒定振荡。运输和临时保存血小板时,必须考虑上述事项,以避免血小板质量下降。

(二)血小板的临床应用

1. 预防性血小板输注 血小板输注最常见的适应证是预防血小板计数极度降低相关的自发性出血。血小板计数越低,出血风险越大。当血小板计数<20×10⁹/L时,出血风险显著增加;当血小板计数<5×10⁹/L时,易导致颅内出血,后者甚至是血小板减少患者的首发表现。当血小板减少伴有血小板破坏或消耗性因素时,如发热、感染、炎症反应、凝血功能障碍、抗凝剂治疗或肝功能不全时,发生出血的风险更大。通常以血小板计数20×10⁹/L作为预防性输注的临界值,并结合患者具体情况综合考虑。血小板减少的急腹症患者,须施行手术或侵入性操作时,血小板计数<50×10⁹/L时需预防性血小板输注,同时应考虑手术部位、时长和大小。如患者存在再生障碍性贫血、恶性血液病、大剂量放化疗后骨髓抑制或骨髓移植后等各种引起血小板减少的病因,应该预防性输注血小板,使之提高到>50×10⁹/L,防止发生出血。

2. 治疗性血小板输注 治疗性血小板输注,是指输注血小板使之提高到某一水平,以达到止血目的。若血小板计数不低于60×10⁹/L,术中或术后发生大出血的可能性不大。当血小板计数低于(20~30)×10⁹/L时,易出现严重出血。血小板中、重度减少的患者,应在择期手术前6~12小时输注血小板。一般在输注血小板2小时后,循环内血小板数量达到峰值,止血效果可维持24~72小时。对于原发性血小板减少性紫癜,和其他因血小板破坏增加造成的血小板减少患者,除非有危及生命的出血存在,目前不主张于术前预防性输注血小板,通常需在血液科医师的治疗下改善病情,创造手术条件。

四、冷沉淀

(一) 冷沉淀的相关基础

冷沉淀需从FFP中制备,将FFP在4℃下融化,待融化至剩余少量冰渣时取出,在4℃离心后移除上层血浆,剩下的白色沉淀物即为冷沉淀。将冷沉淀重悬于少量血浆中,在−18℃冻存,可保存1年。以200ml的FFP制备的冷沉淀为1单位。冷沉淀中有5种主要成分,包括FⅧ、FⅩⅢ、血管性血友病因子(von Willebrand factor,vWF)、纤维蛋白原和纤维结合蛋白。由于FⅧ具有不稳定性,每单位冷沉淀中FⅧ含量受原血浆浓度、制备过程和损耗的影响,因而每单位冷沉淀中FⅧ含量并不相同。冷沉淀虽在血袋上标注了ABO血型,但通常不需交叉配血试验。冷沉淀通常同型输注,也可非同型输注,这与非同型冷沉淀混合后血浆中的血型物质被相应抗体中和而使抗体效价降低有关。

(二) 冷沉淀的临床应用

冷沉淀主要用于补充纤维蛋白原,治疗血管性血友病(von Willebrand disease,vWD)、甲型血友病和获得性纤维蛋白原缺乏症。由于冷沉淀中含有丰富的纤维蛋白原,因此也可用于治疗急腹症出血患者、严重外伤及DIC患者。当急腹症患者纤维蛋白原<0.8g/L时,建议输注冷沉淀作为替代治疗。

需要注意的是,冷沉淀输注前须在37℃恒温水浴箱或解冻箱内融化,并在融化6小时内使用。融化温度超过37℃会引起FⅧ活性丧失,如冷沉淀在加温后不能完全融化,表明纤维蛋白原已转变为纤维蛋白,已丧失治疗作用。虽然冷沉淀中上述5种有效成分浓度高于血浆,但并不包含血浆中所有类型的凝血因子,因此冷沉淀不能提供所有凝血因子,亦不能单独用于治疗肝功能不全等多种凝血因子缺乏的患者。

五、全血

(一) 全血的相关基础

全血包含血液全部成分,包括红细胞、白细胞和血小板,以及血浆中的凝血因子、免疫球蛋白、白蛋白等。全血具有运输、防御保护、缓冲、调节渗透压和维持体温恒定等功能。全血储存时间超过24小时,血液中的FⅧ大量减少,白细胞和血小板迅速凋亡。储存更长时间将发生更多变化,包括pH下降、钾离子浓度升高、2,3-DPG含量下降、FⅧ和FⅤ含量骤减、血小板功能丧失、微聚物形成等。因此,全血不宜治疗凝血功能障碍性疾病,主要用作制备各种血液成分的原料。全血经保存后的主要成分是红细胞、血浆蛋白和稳定的凝血因子。21世纪初,人们在对急性创伤性凝血病患者的抢救中发现,新鲜全血对纠正凝血功能障碍、恢复组织灌注、防止急性肾衰竭和减少病死率等方面具有一定疗效,使全血再度成为关注热点。

(二) 全血的临床应用

全血输注,是将从人体采集的、检测合格的血液直接输注给患者的疗法。全血输注没有绝对的适应证,目前尚无证据表明全血输注比成分输血更使患者获益。急性大量失血可认为是全血输注的适应证。

腹主动脉瘤破裂、异位妊娠大量出血等急腹症患者,红细胞和血容量同时存在严重不足,在缺乏适当的红细胞和血浆代用品时,可考虑输注全血。此类患者出现急性大量血液丢失,并可能伴有低血容量性休克和持续活动性出血,此时输注全血既能补充血容量,又能提高血液携氧能力,还能提供部分凝血因子。通常选择7天内采集的新鲜全血,此时红细胞存活率和2,3-DPG含量接近正常,钾水平较低,能充分发挥氧气输送功能。在军事医学领域,通常将采集后的温暖新鲜全血立即输注至患者体内,这对严重创伤性凝血病有一定的治疗作用,可降低肺水肿发生率,缩短呼吸机使用时间。但在民用采供血机构,采集血液检测项目众多,耗时较长,温暖新鲜全血不易获得,限制了全血的临床应用。

需要注意的是,全血输注具有显著缺点。大量输注全血可导致循环超负荷,全血输注过大过快可致急性肺水肿。全血中细胞碎片多,乳酸、钠、钾、氨等含量高,易造成患者代谢负担过重和肝肾损害,输注全血比成分输血更易产生免疫反应。全血亦不适用于血容量正常或已纠正的患者、贫血伴心功能不全的患者以及年老体弱者。

第三节 急腹症常用止血药与抗血栓药

一、止血药

止血药可作为急腹症患者围手术期高出血风险的预防用药,或作为难治性大出血的干预手段,包括全身性止血药和局部止血药。

(一)全身性止血药

1. 抗纤维蛋白溶解药 抗纤维蛋白溶解药能吸附纤溶酶原上的纤维蛋白,亲和纤溶酶的赖氨酸结合位点,抑制纤溶酶、纤溶酶原与纤维蛋白结合,抑制纤维蛋白分解。临床常用药物包括氨甲环酸和6-氨基己酸。氨甲环酸最佳使用剂量目前尚无定论,目前认为,应用于围手术期大量出血患者的负荷量为10mg/kg,维持剂量为1mg/(kg·h)。6-氨基己酸静脉给药常用剂量为0.1g/kg,注射时间>30~60分钟,随后调整为8~24g/d或每4小时给予1g,出血停止后,一般每6小时给予1g。虽然抗纤溶药能减少失血,但该类药物在术中常规应用的必要性和安全性尚有争议。

2. 纤维蛋白原 在凝血过程中,纤维蛋白原经凝血酶降解成纤维蛋白,在纤维蛋白稳定因子作用下,形成坚实纤维蛋白,发挥止血作用。如果血浆纤维蛋白原水平低于1.5~2.0g/L,或TCG检测提示功能性纤维蛋白原不足,可进行纤维蛋白原替代治疗,建议输注纤维蛋白原浓缩剂,剂量为25~50mg/kg。

3. 重组人凝血因子Ⅶa(recombinant coagulation factor Ⅶa,rFⅦa) rFⅦa是维生素K依赖性糖蛋白,可用于先天性FⅦ缺乏患者的出血预防及治疗。输注rFⅦa 1U/kg,可使循环中的FⅦ水平增加2%~2.5%。rFⅦa能增强血小板凝聚功能,促进凝血,还可用于治疗体内存在抗体的血友病患者。对于合并低温的凝血病患者,单纯纠正pH并不能即刻纠正酸中毒诱导的凝血病,需考虑应用rFⅦa。

4. 维生素K 维生素K是凝血因子γ-羧化酶的辅酶,也是肝脏合成凝血因子Ⅱ、Ⅶ、Ⅸ、Ⅹ必不可少的物质。维生素K缺乏,可引起凝血时间延长和凝血障碍。静脉注入维生素K 10~15mg,可以迅速纠正维生素K缺乏,且PT在12小时内可得到改善,24~48小时甚至可以纠正。

5. 去氨加压素(DDAVP) DDAVP是合成的垂体后叶素类似物,能促进内源性凝血因子释放,并使血小板反应性和黏附性增强,缩短出血时间,还能增加vWF的分泌。DDAVP可用于治疗血管性血友病、血友病A,并能减少服用抗血小板药物患者的围手术期出血,且较为安全,副作用少见。

(二)局部止血药物

1. 血管收缩剂 血管收缩剂包括去甲肾上腺素和肾上腺素。去甲肾上腺素是强烈的α受体激动剂,可引起小动脉和小静脉收缩,以皮肤、黏膜血管和肾血管收缩最为明显。临床上常用去甲肾上腺素4~8mg,加入生理盐水100ml稀释后,口服或局部喷洒,用以减少消化道失血。肾上腺素能直接兴奋α受体,促进皮肤、黏膜血管及内脏小血管收缩和血小板凝集,有利于出血血管的血栓形成而达到止血效果。临床常用1:200 000~1:400 000浓度肾上腺素局部注射,治疗消化性溃疡大出血。

2. 凝血酶 凝血酶是从人或动物组织提取的凝血酶原形成的蛋白水解酶,能使纤维蛋白原转化成纤维蛋白,而促进血液凝固。局部应用后,病灶表面的血液很快形成凝血块,可控制毛细血管、小静脉出血,被广泛用于术中止血。

3. 可吸收性明胶海绵 由动物皮肤提取并纯化的明胶制成,具有大面积吸水表面,能吸附创面血液,并形成凝血网架,封闭血管裂口或创面,激活血小板,使血液在其内凝固而起到止血效果,并可在4~6周内被机体吸收,多用于手术创面止血。

4. 纤维蛋白胶 由人血浆制备的纤维蛋白原和凝血酶浓缩物组成,在两种成分混合时,模拟凝血链级反应的最后一步,通过凝血酶对纤维蛋白原的激活作用,使纤维蛋白原逐渐聚合,最终形成纤维蛋白固化物,起到术中止血和组织黏合作用。

二、抗血栓药

急腹症患者常伴随高凝状态,面临血栓形成的风险。血栓形成的三要素包括:静脉血流淤滞、血管内壁损伤和血液高凝状态。而急腹症患者通常具备以上条件。深静脉血栓一旦形成,可造成肢体肿胀,如发生脱落,甚至可能造成肺栓塞、猝死等不良后果。大多数急腹症患者都是静脉血栓栓塞的高危人群,尤其是接受急诊外科手术的患者,因此,急腹症患者的抗凝治疗应予以重视。此外,很多急腹症患者因治疗冠心病或预防血栓长期服用抗凝药,凝血功能减低,此类患者应调整药物使用,减少出血风险。临床常用的抗血栓药分为抗血小板药和抗凝药两类。常用的抗血小板药包括环氧合酶抑制剂、P2Y12受体拮抗剂和糖蛋白Ⅱb/Ⅲa抑制剂,常用的抗凝药物有肝素、低分子量肝素和华法林等。

(一)抗血小板药

1. 环氧合酶抑制剂 环氧合酶有COX-1和COX-2两种形式。COX-1主要维持胃肠道和肾脏血流完整性,并诱导血栓烷A_2(TXA_2)形成,负责血小板聚集功能。COX-2主要负责合成炎症和疼痛反应的前列腺素介质。该类药物主要包括阿司匹林和其他非甾体抗炎药(nonsteroidal anti-inflammatory drug,NSAID)。

阿司匹林为非选择性COX抑制剂,但对COX-1作用效应远高于COX-2,因此只有在高剂量时,才能发挥解热镇痛作用。阿司匹林常用于预防脑缺血发作、心肌梗死、房颤血栓形成,或作为瓣膜置换术后和其他术后的预防用药。阿司匹林半衰期很短,但由于血小板的寿命为7~10天,所以在此期间对血小板存在持续抑制作用。对于择期手术患者,通常建议停药1周后再行手术。对于正在服用阿司匹林的急腹症患者,时间可适当放宽。在停药后,血小板功能的恢复取决于血小板的更新速度,巨核细胞通常每天产生10%~12%的血小板,理论上在最后一次服用阿司匹林后2~3天内,在血小板更新作用下,有望达到接近正常的止血功能水平。服用阿司匹林的急腹症患者如需立即手术,应检测血小板水平,必要时

输注血小板逆转阿司匹林作用。血小板一般输注2小时后在循环中达到高峰,通常在术前6~12小时内输注血小板,止血效果可维持24~72小时。

选择性COX抑制剂多为COX-2抑制剂,如尼美舒利、美洛昔康、塞来昔布和帕瑞昔布等,被广泛用于抗炎镇痛等治疗。由于血小板不表达COX-2,所以COX-2抑制剂对血小板功能影响很小,理论上不会对凝血产生影响,但COX-2抑制剂可能通过抑制前列环素,增加围手术期血栓形成和心血管并发症的风险。目前建议,仅在需要治疗疼痛时使用COX-2抑制剂,且尽可能使用低剂量。

2. 血小板P2Y12受体抑制剂 此类药物通过抑制P2Y12受体,阻止糖蛋白Ⅱb/Ⅲa在活化血小板表面表达,抑制血小板的黏附和聚集,包括氯吡格雷、噻氯匹定、替卡格雷和坎格雷洛等。氯吡格雷是最常用的P2Y12受体抑制剂,口服后经肝脏P450酶代谢转化为活性产物。氯吡格雷每天常用维持剂量为75mg,血小板聚集的平均抑制水平维持在40%~60%,停药后,一般在5天内血小板聚集和出血时间回到基线。因此,择期手术患者建议停用氯吡格雷至少5天。对于需行急诊手术的急腹症患者,因出血风险大,需在血小板监测的指导下补充血小板。

3. 糖蛋白Ⅱb/Ⅲa抑制剂 糖蛋白Ⅱb/Ⅲa抑制剂通过减少纤维蛋白原和vWF与活化血小板表面的糖蛋白Ⅱb/Ⅲa受体结合,抑制血小板聚集。该抑制剂包括阿昔单抗、依替巴肽和替罗非班等。此类药物用于阻止动脉血栓形成,或通过降低血小板高反应性,预防闭塞性血栓和再狭窄。随着冠脉支架和P2Y12受体拮抗剂的使用,此类药物已少用。尽管阿昔单抗的半衰期很短,但停药后对血小板的影响也可持续较长时间。若急腹症患者正在使用此类药物,应予以警惕,凝血功能异常者需在术前进行纠正。

(二)抗凝药

1. 普通肝素 普通肝素是从动物组织中提取的一种硫酸氨基葡聚糖,平均分子量15 000~30 000Da。普通肝素能促进抗凝血酶Ⅲ与凝血酶结合,加快凝血酶失活,还能抑制血小板聚集黏附,并刺激机体释放纤溶和抗凝物质。具有半衰期短、可被鱼

精蛋白拮抗等优势,但口服无效,不能溶解纤维蛋白,故对血凝块无效。普通肝素在体内主要被网状内皮细胞系统清除和降解,少量经肾脏排泄。普通肝素血浆半衰期为1~2小时,一般在停药后4~6小时凝血功能恢复正常。对于急腹症患者,普通肝素多在围手术期使用,在心脏和大血管手术中,以300~400U/kg经静脉给药,通常在ACT大于400~480s时可以安全启动体外循环。在体外循环结束时,应用鱼精蛋白进行拮抗。普通肝素用于华法林停药后的桥接治疗时,须在术前停用6小时,术后12小时酌情恢复使用,尽量避免椎管内麻醉,并做好凝血监测。

2. **低分子量肝素**(low molecular weight heparin, LMWH) 低分子量肝素是普通肝素裂解后的硫酸氨基葡聚糖片段混合物,分子量<5 000Da。LMWH主要抑制FXa活性,对凝血酶和其他凝血因子影响不大,既具有肝素抗血栓作用,又降低了出血风险。LMWH在体内主要经肾脏排泄,肾功能不全患者应慎用并警惕出血倾向。长期抗凝治疗的患者(如近期静脉血栓病史、脑卒中或短暂性脑缺血发作、心脏瓣膜病或存在脑卒中风险、急性动脉栓塞等),通常需改善术前凝血状态,但此类患者在停用华法林后,将处于血栓栓塞高危状态,此时应进行药物替代治疗。LMWH为最常用的替代治疗方案,推荐将最后一次治疗剂量于术前20~24小时使用,并于术后12~24小时重新使用。对于需要全身肝素化的患者,需术前6小时停药,并于术后12~24小时重新使用。对于术后出血风险较高或损伤面积较大的手术,应在使用数天预防性剂量LMWH后恢复治疗剂量。如果情况允许,手术应推迟到静脉或动脉血栓栓塞发生后1个月进行。对于有肺栓塞或近端深静脉血栓形成、服用抗凝剂不到2周或手术出血风险较高的患者,应考虑术前放置下腔静脉滤器,预防肺栓塞的发生。

3. **华法林** 华法林是常用口服抗凝剂,为维生素K拮抗剂,可抑制维生素K参与的凝血因子Ⅱ、Ⅶ、Ⅸ、Ⅹ在肝脏的合成,对血液中已有的凝血因子Ⅱ、Ⅶ、Ⅸ、Ⅹ并无抵抗作用。因此,抗凝作用须待有活性的凝血因子被消耗后才能有效,起效后作用和维持时间亦较长。服用华法林后2~3天开始发挥抗凝作用,停药2~5天后抗凝作用才逐渐消失。由于起效慢,对急需抗凝治疗的急腹症患者,应先选用LMWH,在发挥抗凝作用后,再以华法林进行长期抗凝治疗。华法林的治疗窗口窄,患者个体差异大,须行INR监测,通常治疗范围为INR 2.0~3.0,PT 25~30s。对于不能间断抗凝的患者,通常在择期手术前停用华法林3~4天,改用LMWH维持抗凝,并监测INR≤1.5。由于华法林在使用数天后才能达到治疗效果,所以可在手术当天或术后第1天恢复使用。若正在使用华法林的急腹症患者须立即手术,应给予维生素K和FFP进行纠正,大剂量维生素K可以在数小时内纠正凝血时间,若有血栓栓塞危险,可以预防性使用LMWH。

4. **新型口服抗凝药**(new oral anti-coagulant, NOAC) 达比加群酯、利伐沙班、阿哌沙班、依度沙班是新型口服抗凝药物。达比加群酯直接抑制凝血酶,是非肽类凝血酶抑制剂。利伐沙班、阿哌沙班、依度沙班是FXa抑制剂。临床上已用于预防髋关节和膝关节置换术后患者深静脉血栓和肺栓塞的形成。NOAC增加了围手术期出血风险,服用NOAC的急腹症患者,往往短时间内需进行手术,应根据患者情况和手术因素综合评估。对于挽救急腹症患者生命和器官功能的急救手术,必须在诊断后立即进行,需紧急使用达比加群酯拮抗剂依达赛珠单抗逆转,如没有特异性拮抗剂,应考虑立即使用凝血酶原复合物。为减少椎管内麻醉硬膜外血肿的风险,应在全身麻醉下进行手术。对于病情急性发作或进展迅速的急腹症患者,手术须在诊断后数小时内进行。应尽量推迟手术时间,至少距最后一次服用NOAC 12~24小时。根据凝血实验结果,评估使用拮抗剂或凝血酶原复合物的必要性。对于病情相对稳定,需在数天内实施手术的患者,如手术创伤小或出血风险低,建议术前停药12~24小时;如围手术期出血可能性高或出血量大,至少术前停药48小时。以上3种情况都需要检测凝血功能,服用达比加群酯APTT处于正常值范围内,或者服用利伐沙班、依度沙班PT处于正常值范围内,可排除相应药物血浆浓度过高的情况。此外,还应评估患者年龄、联合用药、肝肾功能对抗凝效果的影响。

三、中医止血药

中医在止血治疗方面有丰富经验。一般认为"吐血"和"黑便"是脏腑损伤、脉络破损的结果。对于急腹症来说，血溢入胃肠而致胃肠实，胃气上逆则呕血，迫血妄行则便血。清代名医唐容川在《血证论》中提出"呕血治疗四法"：一曰止血，二曰消瘀，三曰宁血，四曰补虚。其中"止血"是根据"急则治其标，缓则治其本"原则，根据不同病因、不同证型，采用不同方法进行止血。中药十灰散是常用方剂。方中大蓟、小蓟、荷叶、侧柏叶、茅根、茜草根、栀子、丹皮、大黄、棕榈烧灰存性，用炭类收敛固涩、止血以治其标，组方取清热止血、凉血止血、活血止血之含义。急性上消化道出血，常用白及粉 15g、乌贼骨粉 15g、三七粉 3g，温水 200ml 调匀，口服或经胃管注入，有较肯定的治疗效果。止血后，再辅以三七粉 3g，每日 2~3 次，以活血止血，消瘀散结。

参考文献

1. GROPPER M A. 米勒麻醉学 [M]. 邓小明, 黄宇光, 李文志, 译. 9 版. 北京: 北京大学医学出版社, 2021.
2. 邓小明, 姚尚龙, 于布为, 等. 现代麻醉学 [M]. 5 版. 北京: 人民卫生出版社, 2020.
3. 吴孟超, 吴在德. 黄家驷外科学 [M]. 8 版. 北京: 人民卫生出版社, 2020.
4. ASENSIO J A, TRUNKEY D D. 创伤外科危重症治疗学 [M]. 姜保国, 译. 2 版. 北京: 北京大学医学出版社, 2019.
5. 吴肇汉, 秦新裕, 丁强. 实用外科学 [M]. 4 版. 北京: 人民卫生出版社, 2018.
6. BRITT L D, PEITZMAN A B, BARIE P S, 等. 急诊外科学 [M]. 张连阳, 白祥军, 赵晓东, 译. 北京: 人民军医出版社, 2015.
7. 严敏. 围手术期合理输血 [M]. 北京: 人民卫生出版社, 2014.
8. 吴咸中. 中西医结合急腹症方药诠释 [M]. 天津: 天津科学技术出版社, 2001.
9. NIKOLAKOPOULOS I, SPYROPOULOS A C. Heparin bridging therapy for patients on chronic oral anticoagulants in periprocedural settings [J]. Semin Thromb Hemost, 2020, 46 (1): 26-31.
10. TRUMAN J M J, CHRISTOPHER M Z. A review of oral anticoagulants, old and new, in major bleeding and the need for urgent surgery [J]. Trends Cardiovas Med, 2020, 30 (2): 86-90.
11. KUO H C, LIU F L, CHEN J T, et al. Thromboembolic and bleeding risk of periprocedural bridging anticoagulation: a systematic review and meta-analysis [J]. Clin Cardiol, 2020, 43 (5): 441-449.
12. SPAHN D R, BEER J H, BORGEAT A, et al. NOACs in Anesthesiology [J]. Transfus Med Hemoth, 2019, 46 (4): 282-293.
13. 王小波, 于泳浩. 应用新型抗凝药物患者的围手术期管理 [J]. 国际麻醉学与复苏杂志, 2017, 38 (12): 1123-1127.
14. JEFFREY L C, GORDON G, NACY M H, et al. Clinical practice guidelines from the aabb: red blood cell transfusion thresholds and storage [J]. JAMA, 2016, 316 (19): 2025-2035.
15. 王建, 王飞. 新型口服抗凝药在围术期的合理应用 [J]. 国际麻醉学与复苏杂志, 2014, 35 (12): 1129-1132.

（庄欣琪，于泳浩）

第五章
腹腔感染与抗生素应用

第一节　腹腔感染的定义与分类

腹腔感染（intra-abdominal infections，IAIs）是外科常见临床病症。其中包括感染性急腹症，如阑尾炎、胆道感染、胰腺炎、消化道穿孔；外伤性急腹症，如肝脾破裂、肠破裂和术后并发症。手术部位感染（surgical site infection，SSI）和吻合口瘘等是最常见的病因。当前，IAIs 已被报告为急诊外科死亡的主要原因。

IAIs 病情复杂，除了原发病灶引发的局部病变与腹腔感染性炎症外，严重患者常伴有全身性炎性反应、脓毒症甚至脓毒症休克。合并腹腔高压（intra-abdominal hypertension，IAH）与腹腔间室综合征（abdominal compartment syndrome，ACS）的患者，病情更为严重、复杂，除感染导致的机体病理生理改变外，引发循环障碍与多器官功能损害，治疗困难与挑战也明显增加，甚至导致不良预后与死亡。

腹腔感染发病率逐年上升，越来越受到临床医师的重视。复杂性腹腔感染、腹腔真菌感染及腹腔脓毒症，是临床最为棘手的难题，如何早期识别、处理，对于提升此类疾病总体治愈率至关重要。早期快速诊断、疾病正确分类，是评估病情危重程度的关键。有效的感染源控制，是治疗腹腔感染的核心，对于合并器官功能障碍的腹腔感染，需要建立外科主导下的腹腔感染多学科综合治疗协作组，更有效、准确地把控病情、制定方案及完成治疗，提高腹腔感染的救治成功率。

腹腔感染因其严重危害性，多个国家及学术组织，包括印度尼西亚、土耳其及美国外科感染协会、世界急诊外科协会、法国麻醉与复苏学会等，均制定了腹腔感染诊治的相关指南，对提高全球腹腔感染诊疗水平起到了重要作用。

腹腔感染，指任何腹腔内脏器（包括腹膜）的感染，是由病原体侵入宿主腹腔、腹膜后腔或腹腔内脏器后造成明显损害而引起的感染性疾病。腹腔感染是一类疾病的统称，既包括常见的急性阑尾炎、急性胆囊炎，同时也包括危害较大的术后腹腔感染、急性重型胰腺炎（感染期），以及病死率极高的胎粪性腹膜炎。

按照感染来源不同，可分为社区获得性腹腔感染（CA-IAI）及医疗机构或医院获得性腹腔感染（HA-IAI）。社区获得性腹腔感染，是指既往无手术干预或住院的胃与十二指肠穿孔、胆囊炎、阑尾炎、憩室炎伴或不伴穿孔等。满足以下条件者，可视为 HA-IAI：既往 90 天内至少住院治疗 48 小时者；既往 30 天内在护理机构或长期看护机构内居住者；既往 30 天内接受过静脉给药治疗、伤口处理或器官移植者；既往 90 天内已接受了数日的广谱抗微生物药物治疗者；发生术后感染者；已知存在耐药病原体定植或感染者。

HA-IAI 又可分为术后腹腔感染和非术后感染。术后腹腔感染是指手术或者操作后 30 天内，出现腹腔感染症状，且实验室检查、影像学检查均证实存在腹腔感染，或者引流液证实存在腹腔脓肿。

按照感染范围不同，可分为非复杂腹腔感染及复杂腹腔感染。非复杂腹腔感染为感染局限于单个脏器内不波及腹膜，只需要手术或抗生素的单一治疗；而复杂腹腔感染则是指感染已超出了单个脏器，引起局限性或弥漫性腹膜炎，需要手术联合抗生素的综合治疗。

按照疾病严重程度不同，可将腹腔感染分为轻中度腹腔感染和重度腹腔感染。APACHE Ⅱ 评分 <10 分是轻中度腹腔感染，而将 APACHE Ⅱ 评分 ≥10 分定义为重度腹腔感染。

需要指出的是，不同 IAI 指南区分疾病严重度的标准不同。国际认定的复杂腹腔感染（complicated intra-abdominal infection，cIAI）诊治指南,根据 APACHE Ⅱ 评分及是否合并脓毒症,将 IAI 分为轻中度和重度。不同的 APACHE Ⅱ 临界值,预测死亡的灵敏度和特异度不同。其中 APACHE Ⅱ 评分为 10 分时,预测死亡的灵敏度为 0.893(95%CI:0.886~0.917)、特异度为 0.834(95%CI:0.828~0.884),优于评分为 15 分和 20 分时。因此,APACHE Ⅱ 评分 10 分可作为区分 IAI 严重度的划分标准。

在诸多腹腔感染疾病中,如下几种类型是近年来关注的重点和治疗的难点:①机体免疫功能紊乱的腹腔感染。包括免疫功能受到抑制的人类免疫缺陷病毒(HIV)感染患者、长期口服免疫抑制剂的移植术后患者、长期口服激素患者等,此类患者腹腔感染发病率及病死率均较正常患者更高。有人研究发现,肝移植术后腹腔感染发生率为 11.4%(108/950),明显高于原发性肝癌切除术后腹腔感染发生率(24/622,3.9%)。②术后腹腔感染。即手术或者操作后 30d 内出现腹腔感染临床表现,且实验室检查、影像学证实存在腹腔感染,或者引流液证实存在腹腔脓肿。手术相关腹腔感染是较为复杂的并发症之一,病死率为 20.2%~64.2%,往往需要器官功能支持、彻底的感染源控制及使用更广谱的抗生素等。③老年患者腹腔感染。随着中国老龄化的进展,此类疾病发病率逐步升高,导致其诊疗困难的原因在于其复杂的合并症,诸如糖尿病、高血压等情况,增加了围手术期管理难度。研究结果发现,老年患者(≥60 岁)行肝癌切除术后的腹腔感染发生率为 12.59%,明显高于非老年患者(<60 岁)肝癌切除术后腹腔感染发生率(4.46%,22/493)。④儿童患者腹腔感染。往往需要更加精细的手术操作规划、药物种类及剂量选择。

第二节　急腹症腹腔感染的诊断

完善的检查对于明确腹腔感染的诊断至关重要,腹腔感染的诊断主要是基于临床表现做出的。腹腔感染中不同疾病(如急性阑尾炎、急性胆囊炎等)类型有其独特的诊断要点(麦氏点压痛阳性、墨菲征阳性等)。然而腹痛(临床主诉)+ 压痛阳性/腹肌紧张(临床体征)+ 感染指标(实验室检测)/影像学阳性是腹腔感染诊断的共性要点;标本病原菌培养结果阳性是诊治的重要依据。

早期准确的诊断是后续得以进行有效治疗的前提,其核心在于详尽的病史采集及认真的体格检查。腹痛 + 腹部压痛及肌紧张阳性即应疑诊腹腔感染;结合感染相关指标、腹部超声或 CT 结果阳性即应确诊腹腔感染。

腹腔感染诊断要点包括:原发感染源及继发感染范围判断、感染分型、严重程度评估及病原学诊断。

1. 原发感染源及继发感染范围判断　主要根据腹痛部位、阳性体征特点及影像结果,评估原发感染源的位置及继发感染波及范围。超声检查的便捷性,以及实时动态评估,是目前临床上最常使用的辅助检查方法,尤其是床旁超声实时动态监测,应在临床上加以推广。腹部 CT 是腹腔感染影像学诊断的金标准,定期的 CT 复查是评估腹腔感染治疗效果的必要手段。对于一些较为复杂的腹腔感染病例,单纯的超声或者 CT 无法有效全面地评估感染情况,可借助"三维重建"技术,更为直观地了解腹腔内感染灶范围、毗邻关系,从而规划手术或穿刺引流入路及实施方案。

需要重点指出的是,诊断性腹腔穿刺,通过腹水来间接判定病变的性质,可对怀疑 IAI 的患者行腹腔穿刺检测以明确诊断,穿刺液中性粒细胞计数及总蛋白含量可用于判断感染程度。

对于影像学检查和实验室检查无法明确病因的 IAI 患者,腹腔镜由于兼具诊断与治疗的双重价值,可作为 IAI 诊断的一种可靠补充。腹腔镜探查不仅可直视病变部位,还可解除感染引起的粘连及梗阻,清除较为局限的病变。相信随着技术手段不断地发展,腹腔镜探查将会更加适用于 IAI 患者的临床诊断及治疗。

2. 感染分型　是指一旦诊断腹腔感染,首先,判断是社区获得性腹腔感染,还是医疗机构或医院获得性腹腔感染;然后,判断是复杂性腹腔感染,还是非复杂性腹腔感染。

3. **严重程度评估** 主要依据患者的年龄、合并症、手术及治疗史、发病时间、多器官功能障碍综合征、序贯器官衰竭评分(sequential organ failure assessment,SOFA)、APACHE Ⅱ评分等,评估疾病的严重程度。临床中存在脓毒症或脓毒症休克的表现,极端年龄,存在恶性肿瘤,心、肺、肝、肾等器官功能障碍,低蛋白血症,感染持续的时间长(院前/院后延迟),腹部感染的范围广泛,初始感染源控制不佳或失败,存在耐药性或机会病原体的患者,往往预示着治疗困难或病死率升高。

4. **病原学诊断** 是要求在就诊的第一时间、手术或操作过程中、病情发生变化时,均应留取感染相应部位组织及体液的标本进行细菌学培养,以便尽早明确致病菌的种类及药物敏感变化。

经过积极干预后,大部分腹腔感染可得到有效救治,然而部分患者因早期诊断延误、感染源控制不彻底、抗生素使用不当等,疾病可能进一步进展、恶化。腹腔内高压、腹腔间室综合征、腹腔脓毒症是腹腔感染可能出现的最严重的并发症。腹腔内高压及腹腔间室综合征是疾病进展中先后出现的两个阶段,腹腔感染导致腹腔内压力非生理性、进行性、急剧升高而影响内脏血流及器官功能,并进一步引起一系列病理生理改变。腹腔内高压是指腹内压持续或反复 $\geq 12mmHg$(1mmHg=0.133kPa),伴或不伴腹腔灌注压 $\leq 60mmHg$;腹腔间室综合征,则是腹内压 $\geq 20mmHg$,伴或不伴腹腔灌注压 $\leq 50mmHg$,同时合并新的单个或多个器官功能衰竭。因腹腔感染所致的脓毒症称为腹腔脓毒症,具体定义为,因腹腔感染所致 SOFA>2 分。腹腔脓毒症较其他脓毒症类型患者病情严重度更高,易发生脓毒症休克、凝血异常及肾功能衰竭,住院时间延长。

第三节 腹腔感染的病原学评估

在临床实践中,抗生素的使用往往先于感染积液、组织的清除,其在腹腔感染治疗中尤为重要,而难点在于,在没有得到病原学证据前的经验性抗感染方案的选择。抗感染方案的制定应在"知己知彼"的基础上,遵循着"早应用、广覆盖、短疗程、动态评估"原则进行。

具体而言,"知己"即需要从流行病学角度了解治疗单元、所在医院、地区及国内不同腹腔感染类型致病菌尤其是耐药菌的类型及特点;"知彼"则是需要准确判断腹腔感染的类型、部位及严重程度,方可有个体化的方案推荐。

尽管 CA-IAI 和 HA-IAI 的菌群分布有明显差异,肠杆菌属依旧是腹腔感染最主要的细菌,以大肠埃希菌最为常见。其次,阴性菌以肺炎克雷伯菌、铜绿假单胞菌、鲍曼不动杆菌,阳性菌以肠球菌属、葡萄球菌属常见。相对而言,阳性菌与非发酵菌的比例在 HA-IAI 更高。此外,HA-IAI 中,念珠菌(特别是暴露过广谱抗毒素)及耐药菌(多为多重耐药菌)比例逐渐增多。

我国相较于世界其他国家或地区更为常见细菌的耐药,应引起重视,尤其是产超广谱 β-内酰胺酶(extended spectrum β lactamase,ESBL)的肠杆菌,菌株比例明显高于其他地区,并且这一耐药趋势随时间明显增加。铜绿假单胞菌和鲍曼不动杆菌呈现多重耐药问题,且鲍曼不动杆菌多重耐药比例远高于铜绿假单胞菌。葡萄球菌属中,耐甲氧西林金黄色葡萄球菌和耐甲氧西林凝固酶阴性葡萄球菌比例很高。肠球菌属中,屎肠球菌整体耐药性高于粪肠球菌。耐碳青霉烯类药物的肠杆菌属菌株比例升高,也是不容忽略的问题。

就原发感染源部位而言,胃、十二指肠、近端小肠与胆道主要以革兰氏阴性或阳性需氧菌或兼性需氧菌为主,亦有少部分真菌;远端小肠以不同密度的革兰氏阴性需氧菌或兼性需氧菌、厌氧菌为主;结肠则以兼性需氧(大肠杆菌)或纯厌氧菌为主,链球菌、肠球菌亦常见。

常规获得 IAI 患者腹腔内标本进行培养和药敏检测,对指导临床正确使用抗生素非常重要。从微生物检查的目的性出发,诸多指南建议:

1. 对轻中度 CA-IAI,常规行腹腔内标本需氧菌的培养;对重度 CA-IAI 和 HA-IAI,常规行腹腔内标本需氧菌和厌氧菌的培养。

2. 不建议对轻中度 CA-IAI 进行血培养,建议对重度 CA-IAI 及 HA-IAI,尤其是合并脓毒症或者存在免疫抑制的患者行血培养,以确诊是否有菌血症的存在。

3. 建议对合并危险因素的腹腔感染患者,行真菌培养、血培养和腹腔标本的培养。

第四节　急腹症腹腔感染的抗菌药物使用

一、感染处理原则

腹腔感染一旦确诊,初步的处理包括:适当地控制感染源,并针对可能的病原体进行恰当的抗生素治疗,进行细菌培养;通过静脉输液治疗,迅速稳定患者的生理状态;等待细菌培养结果,进行再评估,以便调整治疗方案。(图 5-4-1)

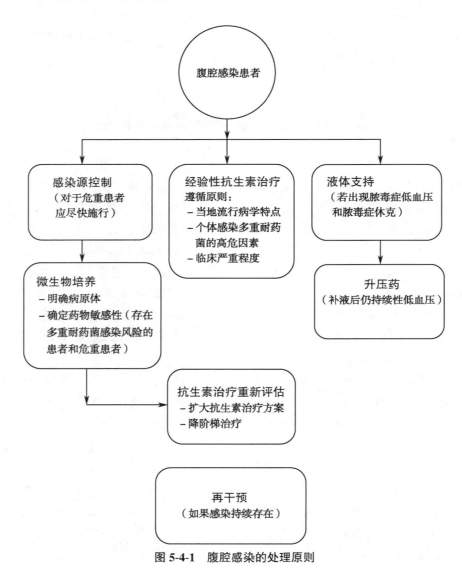

图 5-4-1　腹腔感染的处理原则

抗感染治疗应遵循"早应用、广覆盖、短疗程、动态评估"原则进行。"早应用",是指一旦腹腔感染诊断成立应尽早开始抗生素治疗,尤其是合并脓毒症或脓毒症休克的患者,应在1小时内即开始抗菌治疗,并且须考虑及时恰当的原发病灶处理。对于无脓毒症的IAI患者的抗感染治疗时机尚缺乏循证医学证据,但是仍建议越快越好,不推荐在取得病原学证据后再用药,延迟治疗可能会造成不良后果。"广覆盖",是指选择的抗感染方案需要覆盖可能存在的常见革兰氏阴性菌、肠杆菌科细菌、常见革兰阳性球菌及专性厌氧菌,必要时须增加抗真菌治疗,此部分内容在多个指南及综述中均有具体推荐。"短疗程"则是指,须尽量缩短抗生素的使用时间,感染源得到充分控制者,抗菌药物治疗应<96小时;确诊腹腔感染但未接受清创患者,一般抗菌药治疗<5~7天;腹腔感染继发性菌血症,已充分控制感染源,且菌血症消失的患者,抗菌治疗<7天。

评估是否停用抗生素需要综合考虑:①患者有无发热表现;②感染指标(白细胞、中性粒细胞百分比、降钙素原等)是否恢复正常;③器官功能改善情况(呼吸、胃肠、肝肾功能等);④引流液培养结果。

二、抗生素应用时机

感染与抗生素应用密不可分。治疗中需动态评估抗生素使用的有效性。生命指征、氧合指数不稳定,感染指标持续升高,提示感染源控制失败,须重新留取感染组织及体液进行细菌培养。

条件允许的情况下,一旦腹腔感染所致脓毒症或脓毒症休克的诊断明确,推荐1小时内开始经验性抗感染治疗;其余腹腔感染患者,起始抗感染治疗越快越好,并且须考虑及时恰当的原发病灶处理。如果距离前次用药时间>2个药物半衰期,原发病灶处理术前1小时内或术中须重复给药。见图5-4-2。

规范抗菌药物使用时机可优化IAI的管理。针对IAI的抗感染时机证据有限,因此,本部分包括重症以及脓毒症患者。2016年的拯救脓毒症运动指南建议,抗感染治疗应在1h内开始。一项研究对象为IAI导致的脓毒症患者的回顾性研究及队列研究表明,延迟抗菌药物使用可增加病死率。综合以上因素,本指南制定专家组建议,确诊为腹腔脓毒症患者的起始治疗时机应严格控制在1小时内,强调尽快用药。必须指出的是,及时的感染源控制同样重要。

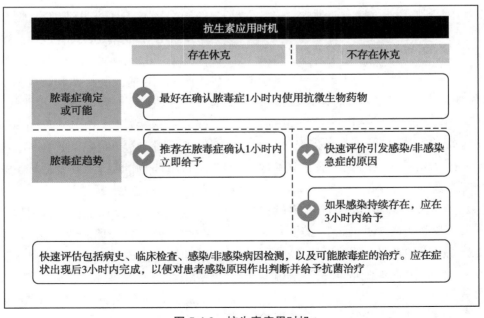

图 5-4-2　抗生素应用时机

对于需行感染源控制的 IAI 患者,围手术期预防性抗生素的使用可参照手术部位感染的预防指南。须注意的是,IAI 患者在术前几小时可能已行经验性抗感染治疗,术中可能无法维持足够的血药及组织浓度。因此,本指南制定专家组建议,手术时如距离前次抗菌药物使用>2 个半衰期时间,建议重复给药。由于微创手术仍存在病原体扩散的风险,因此,除手术之外的其他原发病灶控制操作,仍遵守此建议。

三、抗感染药物选择

(一)初始经验性治疗

起病初期由于缺乏病原学证据,经验性抗感染治疗尤为重要。抗感染治疗过程中,可根据病原体的培养及其药物敏感性实验结果调整抗感染药物的应用(表 5-4-1)。

表 5-4-1 腹腔感染的经验治疗

轻中度感染	重度感染
氨苄西林 - 舒巴坦、阿莫西林 - 克拉维酸	头孢哌酮 - 舒巴坦、哌拉西林 - 他唑巴坦、替卡西林 - 克拉维酸
厄他培南	亚胺培南 - 西司他丁、美罗培南、帕尼培南
头孢唑林或头孢呋辛 + 甲硝唑	第三代或第四代头孢菌素(头孢噻肟、头孢曲松、头孢他啶、头孢吡肟)+ 甲硝唑
环丙沙星或左氧氟沙星 + 甲硝唑,莫西沙星	环丙沙星 + 甲硝唑 氨曲南 + 甲硝唑 替加环素(可用于中重度有耐药危险因素的腹腔感染)

1. 对于轻中度 CA-IAI 患者,推荐经验性抗感染治疗的单一用药选用莫西沙星、头孢哌酮 - 舒巴坦、厄他培南,联合用药方案选用头孢唑林、头孢呋辛、头孢曲松、头孢噻肟、环丙沙星、左氧氟沙星联合硝基咪唑类药物。

2. 重度 CA-IAI 患者,推荐经验性抗感染治疗的单一用药选用亚胺培南 - 西司他丁、美罗培南等碳青霉烯类药物或哌拉西林 - 他唑巴坦,联合用药方案选用头孢吡肟、头孢他啶等三代头孢菌素联合硝基咪唑类药物。

3. 对于 HA-IAI 患者,推荐经验性抗感染治疗的单一用药选用亚胺培南 - 西司他丁、美罗培南等碳青霉烯类药物,联合用药方案选用头孢吡肟、头孢他啶等三代头孢菌素联合硝基咪唑类药物。

4. 对于 β 内酰胺类药物过敏的 CA-IAI 患者,可选择莫西沙星或环丙沙星联合硝基咪唑类药物的经验性治疗方案。

5. 不推荐替加环素作为腹腔感染的常规经验性治疗方案,但在产生耐药菌或其他抗生素疗效不佳的情况下,可选择含替加环素的联合用药方案。

根据感染来源将 CA-IAI 和 HA-IAI 分开介绍,其中 CA-IAI 又分为轻中度和重度。

CA-IAI 通常为多种肠道微生物的混合感染,病原菌主要是肠道菌群,从感染的腹水或腹腔组织中培养的病原菌,主要以大肠杆菌为主,其次是其他肠杆菌科(克雷伯菌属)、非发酵革兰氏阴性菌(铜绿假单胞菌)、链球菌。CA-IAI 中肠球菌检出率相对较低。以脆弱拟杆菌等拟杆菌属为主的肠道厌氧菌,常见于胃肠道远端所致的感染。尽管 CA-IAI 的病原菌分布并没有随着时间的推移有明显改变,但这些病原菌的耐药性已发生变化,并呈区域性流行。中国肠杆菌科耐药率要高于西方,尤其是对氨苄西林 - 舒巴坦、喹诺酮类、头孢菌素的耐药。这些病原菌的主要耐药机制是 β 内酰胺酶,其中最引人关注的就是超广谱 β- 内酰胺酶(ESBL)。中国产 ESBL 的大肠杆菌和肺炎克雷伯菌的阳性率高于西方发达国家,但社区获得性感染中 ESBL 阳性率(32.3%~35.7%)略低于院内获得性感染(30.8%~41.4%),同时近年来呈下降的趋势。产 ESBL 的大肠杆菌和肺炎克雷伯菌对阿米卡星、厄他培南、亚胺培南、哌拉西林 - 他唑巴坦有较好的敏感性,但对三代及四代头孢菌素敏感性则较差。对于近 90 天内使用过三代头孢菌素或者喹诺酮药物的患者,或者已知 ESBL 定植菌的患者,应警惕 ESBL 感染。

轻中度 CA-IAI 的起始经验性用药,应覆盖非耐药的肠杆菌科细菌和厌氧菌,无须额外添加更广谱的抗生素或针对肠球菌、铜绿假单胞菌的药物。Meta 分析结果显示,治疗轻度 CA-IAI 疗效从高到低的用药方案,依次是厄他培南、三代头孢菌素 + 甲硝唑、二代头孢菌素 + 甲硝唑、喹诺酮、酶抑制剂。因此，单药方案可选择厄他培南、莫西沙星、头孢哌酮 - 舒巴坦；联合用药方案可选择二代头孢菌素（头孢唑林、头孢呋辛等）、三代头孢菌素（头孢曲松、头孢噻肟等）或喹诺酮（环丙沙星、左氧氟沙星等），均需要联合甲硝唑等硝基咪唑类的抗厌氧菌药物。

需要说明的是，甲硝唑自 1959 年全球首次批准上市以来，得到了广泛应用，但是长时间的用药导致了耐药、不良反应发生率高、患者用药依从性差等问题。近年来，国内药品生产厂家先后开发了多种新一代硝基咪唑类药物，如吗啉硝唑、左奥硝唑等，在抗厌氧菌方面均表现出良好的疗效，且不良反应率更低。尤其是，国内的多中心临床研究显示，吗啉硝唑在化脓性或坏疽性阑尾炎术后应用疗效可靠，安全性佳。

厄他培南与其他碳青霉烯类药物相比，对铜绿假单胞菌的抗菌活性不理想，但相比于其他可用于轻中度 CA-IAI 治疗的药物方案，体外抗菌谱及抗菌活性更强，同时 Meta 排序结果也证实其有效率最理想，故对于轻中度 CA-IAI，厄他培南可达到有效治疗的目的，但重度患者则不推荐使用厄他培南。

重度 CA-IAI 患者多具有一项甚至多项预后不良或耐药菌感染的高危因素，因此，经验性治疗应选择广谱抗感染药物，以尽量减少初始经验性治疗不充分而导致的治疗失败。初始经验性抗感染药物治疗失败，不仅增加了后续治疗难度，还可诱导多重耐药（multidrug resistant，MDR）的出现。药物选择上，通常需要选择覆盖铜绿假单胞菌、肠杆菌科等革兰氏阴性菌的药物，并且还需要覆盖肠道链球菌及大部分厌氧菌。重度 CA-IAI 通常不需要考虑经验性抗真菌治疗，但若合并真菌感染的高危因素，则需要考虑经验性抗真菌治疗。

针对重度 CA-IAI，单一用药方案可选择亚胺培南 - 西司他丁、美罗培南等碳青霉烯类药物或哌拉西林 - 他唑巴坦等酶抑制剂。联合用药方案可选择三代头孢（如头孢吡肟、头孢他啶）联合硝基咪唑类药物。需要说明的是，对于铜绿假单胞菌感染可能性低的患者，可优选厄他培南进行治疗，若患者有感染 ESBL 致病菌的风险，应选择碳青霉烯类药物。

HA-IAI 的病原微生物则有较大的不同：大部分病原菌仍以肠道菌群为主，但大肠杆菌的发病率有所降低，而其他肠杆菌科以及革兰氏阴性杆菌（铜绿假单胞菌、不动杆菌属）发病率在增加。葡萄球菌属、链球菌属、肠球菌属阳性率也较 CA-IAI 高，特别是在术后病例中，肠球菌属阳性率更高。关于 HA-IAI 中厌氧菌比例的报道较少。HA-IAI 中非细菌学病原菌，特别是念珠菌属更加常见，尤其是在既往曾接受广谱抗生素治疗的患者。因此，HA-IAI 应使用广谱抗生素。

HA-IAI 的病原菌对各种常见抗生素的耐药性较 CA-IAI 更为严重。尤其是在接受多疗程抗生素治疗的患者中尤为显著。这些常见的 MDR 有肺炎克雷伯菌、铜绿假单胞菌、鲍曼不动杆菌、耐万古霉素肠球菌、耐甲氧西林金黄色葡萄球菌、非白念珠菌。HA-IAI 病原菌 ESBL 的阳性率明显高于 CA-IAI，这就导致 HA-IAI 使用碳青霉烯类的比例更高，与此同时，这也带来更为严峻的耐碳青霉烯问题。我国 2012—2013 年抗菌药物耐药趋势监测研究（study for monitoring antimicrobial resistance trends，SMART）显示，肺炎克雷伯菌对碳青霉烯耐药率为 16.9% 左右，铜绿假单胞菌为 38.4%，鲍曼不动杆菌为 73.6%。因此 HA-IAI 要警惕碳青霉烯耐药问题。

HA-IAI 的经验性用药包含 9 大类药物。Meta 排序结果提示，美罗培南 > 亚胺培南 - 西司他丁、厄他培南、酶抑制剂 > 替加环素 > 三代头孢 + 甲硝唑 > 二代头孢 + 甲硝唑抗 > 革兰氏阴性杆菌 + 抗厌氧菌。其中众多文献多以亚胺培南 - 西司他丁为参照药物进行非劣效性的检验，可能是亚胺培南 - 西司他丁与其他药物疗效无差异的原因。

两两比较的 Meta 分析提示，美罗培南与亚胺培南 - 西司他丁在临床治愈率（RR：1.01，95%CI：0.96~1.05，$P=0.76$）、细菌清除率（RR：1，95%CI：0.96~1.04，$P=0.93$）、不良反应发生率（RR：1.17，95%CI：0.88~1.56，$P=0.78$）的比较中效能相当，因此考虑亚胺培南 - 西司他丁可与美罗培南排序等级相同。另外，对于 HA-IAI 的致病菌以耐药菌居多，尤其在中国，耐药菌呈高发趋势，更需要结合当地细菌流行病学情况评估可能致病菌的耐药性，结合抗感染用药史，以合理选择抗感染药物。

我国喹诺酮类药物耐药形势严峻。虽然不同地区 IAI 分离出的大肠杆菌对喹诺酮类药物的耐药率有差异，但均>50%，甚至达 80%。2017 年中国细菌耐药监测网（2017 CHINET）的数据显示，大肠杆菌、肺炎克雷伯菌、鲍曼不动杆菌、屎肠球菌对喹诺酮耐药率分别高达 57%、31.3%、68.3%、88.3%。考虑到拟杆菌属和大肠杆菌对头孢西丁和氟喹诺酮类药物的体外耐药率很高，故建议仅在 β- 内酰胺类药物过敏的人群中使用喹诺酮类药物。

替加环素在临床治愈率、微生物清除率、部分不良反应发生率及病死率方面，与对照组药物相比，差异均无统计学意义。但替加环素组的继发感染发生率高于对照组（RR：1.95，95%CI：1.19~3.18，P=0.008）。美国食品药品监督管理局曾在 2013 年发出黑框警告，指出替加环素可增加病死率，仅推荐替加环素用于 cIAI、严重的皮肤软组织感染以及社区获得性细菌性肺炎；可疑耐药菌感染时，可选择包含替加环素的联合用药方案。目前替加环素用于 IAI 治疗的循证医学证据仍有限，不足以生成推荐意见，但有必要以 BPS 的形式强调替加环素的合理使用，即仅在产生耐药菌或其他抗生素疗效不佳的情况下，选择含替加环素的联合用药方案。

（二）降阶梯策略

关于降阶梯策略，推荐重度 CA-IAI 和 HA-IAI 患者在微生物及药敏结果指导下行降阶梯治疗。起始经验治疗的降阶梯策略，在各大抗菌药物管理指南中均被广泛推荐。抗生素降阶梯治疗的主要目的是，合理应用广谱抗生素，以减少耐药菌株的选择压力。现阶段公认的降阶梯治疗定义为：①缩窄抗菌药物治疗谱；②从联合治疗转变为单药治疗或减少治疗用抗生素的种类；③缩短治疗时长或停止抗菌药物治疗。试验研究结果显示，降阶梯治疗组病死率显著低于非降阶梯治疗组（RR：0.66，95%CI：0.55~0.78，P<0.05），降阶梯治疗组 MDR 发生率（RR：0.77，95%CI：0.40~1.49，P=0.43）、感染复发率与非降阶梯治疗组差异无统计学意义（RR：0.97，95%CI：0.50~1.89，P=0.94）。

循证医学证据提示，降阶梯治疗组病死率显著低于非降阶梯治疗组，说明在送检微生物样本指导降阶梯治疗的情况下，降级抗生素是安全的。考虑到降阶梯策略在减少细菌耐药方面的作用，推荐降阶梯策略。

（三）抗真菌治疗

1. 推荐使用氟康唑或棘白菌素治疗腹腔念珠菌感染。建议轻中度 CA-IAI 患者使用氟康唑，重度 CA-IAI 和 HA-IAI 患者使用棘白菌素类抗真菌药。

2. 当 IAI 患者出现真菌感染的高危因素，同时伴随原因不明的发热等症状或血培养真菌阳性等实验室结果时，应尽早进行经验性抗真菌治疗，尤其是感染性休克的重症患者。腹腔真菌感染的高危因素，包括既往腹部手术史、复发性消化道穿孔、上消化道穿孔、消化道吻合口瘘、广谱抗生素使用（>72 小时）、胰腺炎、全肠外营养、大面积烧伤、深静脉置管、ICU 住院时间长、脓毒症、疾病严重程度高（APACHE Ⅱ 评分 ≥25 分）。糖尿病、心脏疾病、肾功能衰竭、免疫抑制和多部位定植念珠菌等合并症，也是真菌感染的高危因素。

腹腔真菌感染以念珠菌感染为主，常见抗真菌药物包括三唑类（氟康唑、伏立康唑、伊曲康唑）、棘白菌素（阿尼芬净、卡泊芬净、米卡芬净）和多烯类及其衍生物（两性霉素 B 及其脂质体）。关于腹腔真菌感染的系统评价提示，目前大部分 RCT 研究入组的患者为念珠菌菌血症或侵袭性念珠菌感染，极少数为腹腔念珠菌感染。

在我国，氟康唑被广泛用于治疗腹腔念珠菌感染。氟康唑相比两性霉素 B，在治疗腹腔真菌感染的临床治愈率（RR：0.45，95%CI：0.12~1.71）和病死率（RR：0.65，95%CI：0.31~1.38）方面，均无差异，氟康唑治疗组的病死率显著低于棘白菌素治疗组（RR：0.75，95%CI：0.57~0.98），这主要是因为棘白菌素主要用于治疗重度真菌感染，该类患者多为脓毒症休克、入住 ICU、APACHE Ⅱ 评分高。

两性霉素 B 相较于非两性霉素，更能引起低血钾和肌酐增加等不良反应（低血钾，RR：0.49，95%CI：0.33~0.73；转氨酶升高，RR：0.29，95%CI：0.16~0.54）。由于两性霉素 B 有较大的毒性，临床较少将两性霉素 B 作为一线用药，仅在其他抗真菌药物不适用的情况下才使用两性霉素 B 治疗腹腔念珠菌感染。

（四）抗肠球菌治疗

1. 轻中度 CA-IAI 经验性抗感染治疗中不需要覆盖肠球菌。

2. 重度 CA-IAI 与 HA-IAI 经验性抗感染治疗中需要覆盖肠球菌。

肠球菌已经成为医院获得性感染的重要致病菌，肠球菌对多种抗生素耐药并导致 IAI 治疗失败的问题也越来越令人担忧。IAI 患者是否需要经验性抗肠球菌治疗尚存在争议。以下论述轻中度 CA-IAI、重度 CA-AI 和 HA-IAI 3 类患者是否需要经验性抗肠球菌治疗。

有报道指南制定专家组共收集 24 项 RCT 研究，探讨轻中度 CA-AI 经验性抗感染治疗是否需要覆盖肠球菌。以临床治疗成功率为主要观察指标，无论对临床可评估患者、修饰后意向治疗患者，还是对微生物可评估患者，经验性覆盖肠球菌治疗较未覆盖肠球菌治疗，均不能改善患者预后（临床可评估患者，RR：0.99，95%CI：0.97~1.01；修饰后意向治疗患者，RR：0.99，95%CI：0.95~1.03；微生物可评估患者，RR：1.02，95%CI：0.95~1.05）。另有 13 项观察性研究探讨重度 CA-IAI 和 HA-

IAI 是否需要覆盖肠球菌，研究对象分为肠球菌感染患者和无肠球菌感染患者。观察肠球菌感染的高危因素发现，恶性肿瘤（OR：1.53，95%CI：1.16~2.03，P=0.003）与激素使用（OR：2.46，95%CI：1.71~3.54，P<0.000 01）是 CA-IAI 肠球菌感染的高危因素。对于 HA-IAI，疾病本身就是肠球菌感染的高危因素（OR：2.81，95%CI：2.34~3.39），若合并手术（OR：2.88，95%CI：2.21~3.75，P<0.000 01）、广谱抗生素的使用（OR：2.40，95%CI：1.74~3.31）、导尿管留置（OR：1.78，95%CI：1.02~3.11）、ICU 入住经历（OR：2.54，95%CI：1.75~3.68），更能增加肠球菌感染的风险，因此，经验性抗感染治疗中需要覆盖肠球菌。

（五）抗 MRSA

由于缺乏循证医学证据支持，IAI 染经验性治疗是否需覆盖 MRSA，无法生成一致意见。结合 MRSA 一些指南制定，专家组认为万古霉素或利奈唑胺可用于治疗 MRSA 所致 IAI，对存在肾功能损伤风险的患者，应优先考虑选用利奈唑胺。

腹腔感染的病原治疗可参见表 5-4-2。

表 5-4-2　腹腔感染的病原治疗

病原	宜选药物	可选药物	备注
大肠埃希菌、变形杆菌属	氨苄西林-舒巴坦，阿莫西林-克拉维酸，第二代、第三代头孢菌素	头孢哌酮-舒巴坦，哌拉西林-他唑巴坦，替卡西林-克拉维酸，氟喹诺酮类，氨基糖苷类，碳青霉烯类	菌株之间对抗菌药物敏感性差异大，需根据药敏试验结果选药；大肠埃希菌对氟喹诺酮类耐药者多见
克雷伯菌属	第二代、第三代头孢菌素	β-内酰胺类-β-内酰胺酶抑制剂，氟喹诺酮类，氨基糖苷类，碳青霉烯类	
肠杆菌属	头孢吡肟或氟喹诺酮类	碳青霉烯类	同上
肠球菌属	氨苄西林或阿莫西林或青霉素＋庆大霉素	糖肽类	
拟杆菌属等厌氧菌	甲硝唑	克林霉素，β-内酰胺类/β-内酰胺酶抑制剂，头霉素类，碳青霉烯类	

四、抗感染治疗的疗程

一般认为，感染源控制后的轻中度 CA-IAI 抗感染疗程不应>4 天。建议重度 CA-IAI 及 HA-IAI 的抗感染疗程为 7~10 天。并且建议通过监测 PCT 指导腹腔感染的抗感染疗程。

以阑尾炎、胆囊炎、憩室炎为主的轻中度 CA-IAI，在感染源已得到控制的条件下，应用 4 天的短疗程治疗，感染相关并发症发生率有所降低（OR：1.27，95%CI：1.01~1.59）。关于重度 IAI 的抗感染疗程，文献揭示，8 天的短疗程组较长疗程组感染相关并发症的差异无统计学意义（OR：

1.17, 95%*CI*: 0.69~1.96)。为避免抗生素滥用导致的细菌耐药，推荐对感染源控制后的轻中度 CA-IAI 实行不超过 4 天的短疗程，重度 CA-IAI 及 HA-IAI 的抗感染疗程为 7~10 天。因患者间的免疫状态差异较大，短疗程未必适用所有轻中度感染。未来还须更多研究明确短疗程的适应人群。

PCT 持续高水平表达，预示感染持续，病死率升高。因此，有观点认为，PCT 可指导抗生素使用疗程。两篇队列研究认为，PCT 指导抗生素使用可明显缩短疗程，但对预后无明显影响，因异质性较大未行 Meta 分析；但 RCT 研究并未观察到这种趋势。因此，PCT 指导可能缩短抗感染疗程，但不可改善预后。

五、几种常见腹腔感染的抗生素治疗

（一）胆囊炎或胆管炎

急性胆囊炎通常是无菌性炎症，若感染源在手术时已得到确切处理，术后无须给予抗菌药物治疗。若临床表现和影像学检查提示有感染存在，则需要紧急干预，其抗感染治疗须覆盖肠杆菌科细菌。肠球菌在胆道感染中的致病性尚未得到证实，对于社区获得性胆道感染无须覆盖该菌。然而对于免疫妥协人群，尤其肝移植术后的患者，须注意覆盖肠球菌。对于轻中度社区获得性胆道感染，可选用头孢唑林、头孢噻肟或头孢曲松。针对存在严重生理功能紊乱或高龄、免疫妥协人群的社区获得性胆道感染，可给予亚胺培南 - 西司他汀、美罗培南、多利培南、哌拉西林 - 他唑巴坦，或环丙沙星、左氧氟沙星、头孢吡肟联合甲硝唑治疗。胆 - 肠吻合术后出现的胆管炎，无论其症状严重与否，建议按照重症社区获得性胆管炎行抗感染治疗。对于医院获得性胆管炎，建议在重症社区获得性胆管炎治疗基础上联合万古霉素治疗。

（二）阑尾炎

2010 年美国传染病学会指南推荐，所有阑尾炎患者均应给予抗感染治疗，主要覆盖兼性革兰氏阴性菌以及厌氧菌，具体用药同社区获得性 IAIs 的治疗。2017 年世界急诊外科协会指南建议，急性阑尾炎若无坏疽、穿孔、脓肿或腹膜炎证据，仅须针对厌氧菌给予预防性抗感染治疗，若病灶得以清除，术后不需要应用抗菌药物。

（三）胰腺感染

一般轻型急性胰腺炎，属于无菌性炎症，临床一般不给予抗生素；中重症急性胰腺炎，因存在不同程度肠源性感染的可能，应给予预防性抗生素；重症急性胰腺炎，因存在肠麻痹和细菌、内毒素移位，应早期给予广谱抗生素。当胰周或腹腔内存在炎性积液时，应视情况进行 CT 或 B 超引导下的经皮穿刺引流，可获得较满意效果。

急性坏死性胰腺炎引发的感染，其致病菌与结肠穿孔相关感染的致病菌类似，包括需氧的革兰氏阴性菌、大肠杆菌、肺炎克雷伯菌、厌氧菌以及脆弱拟杆菌。经验性抗感染治疗可选用其他 IAIs 所选用的抗菌药物。在明确感染之前，对严重坏死性胰腺炎患者给予预防性抗感染治疗非常常见，但无相关证据支持。如果明确感染的患者既往接受过抗感染治疗，应将该患者视为医院获得性感染而选用抗菌药物。

参考文献

1. SARTELLI M, COCCOLINI F, KLUGER Y, et al. WSES/GAIS/SIS-E/WSIS/AAST global clinical pathways for patients with intra-abdominal infections [J]. World J Emerg Surg, 2021, 16 (1): 49.

2. 周华, 许媛. 腹腔脓毒症治疗中器官功能支持的特点及应用价值 [J]. 中国实用外科杂志, 2019, 39 (6): 568-571.

3. PIERACCI F M, BARIE P S. Management of severe sepsis of abdominal origin [J]. Scand J Surg, 2007, 96 (3): 184-196.

4. MAZUSKI J E, TESSIER J M, MAY A K, et al. The surgical infection society revised guidelines on the management of intra-abdominal infection [J]. Surg infect, 2017, 18 (1): 1-76.

5. SPOTO S, VALERIANI E, CAPUTO D, et al. The role of procalcitonin in the diagnosis of bacterial infection after major abdominal surgery: Advantage from daily measurement [J]. Medicine, 2018, 97 (3): 9496.

6. SARTELLI M, CATENA F, ABU-ZIDAN F M, et al. Management of intra-abdominal infections: recommendations by the WSES 2016 consensus conference [J]. World J Emerg Surg, 2017, 12 (1): 22.

7. MITCHELL M L, LAURA E E, ANDREW R. The

surviving sepsis campaign bundle: 2018 update [J]. Intensive Care Med, 2018, 44 (6): 925-928.

8. 唐云, 童明庆, 于浩, 等. 吗啉硝唑联合阑尾切除术治疗化脓性或坏疽性阑尾炎的有效性和安全性研究 [J]. 中华普通外科杂志, 2017, 32 (8): 678-682.

9. CHANG Y T, COOMBS G, LING T, et al. Epidemiology and trends in the antibiotic susceptibilities of Gram-negative bacilli isolated from patients with intra-abdominal infections in the Asia-Pacific region, 2010—2013 [J]. Int J Antimicrob Ag, 2017, 49 (6): 734-739.

10. MATTEO B, MADDALENA P, ALESSIA C, et al. Clinical characteristics and predictors of mortality in cirrhotic patients with candidemia and intra-abdominal candidiasis: a multicenter study [J]. Intensive Care Med, 2017, 43 (4): 509-518.

11. PHILIPPE M, FLORENCE T, THOMAS L, et al. Short-course antibiotic therapy for critically ill patients treated for postoperative intra-abdominal infection: the DURAPOP randomised clinical trial [J]. Intensive Care Med, 2018, 44 (3): 300-310.

12. JULETTE C S, STEVE A, PHILIPPE E, et al. Procalcitonin-guided antibiotics after surgery for peritonitis: a randomized controlled study [J]. Gastroent Res Pract, 2017, 2017: 3457614.

13. ZHANG K, ZHU X, HOU C, et al. Minimally invasive drainage versus open surgical debridement in SAP/SMAP-a network meta-analysis [J]. BMC Gastroenterol, 2019, 19 (1): 168.

（邵 伟）

第六章
外科急腹症的全身炎症反应

外科急腹症是腹部急性疾病的总称,包括腹腔炎症性疾病、梗阻性疾病、感染性疾病、穿孔性疾病、创伤性疾病等。这些疾病在发病过程中,均明显形成了机体的全身炎症反应,并由此导致一系列病理生理变化,加重原有疾病对机体的打击,

称为全身炎症反应综合征(SIRS)。经过多年的研究,现已知感染或非感染因素均可触发 TNF-α、IL-1、IL-6、IL-8 等多种炎症介质瀑布样级联释放,导致全身性炎症反应,其中内毒素是触发剂,而细胞因子发挥了关键作用。

第一节 全身炎症反应

一、SIRS 的发生机制

1. **细胞因子和炎症介质的作用** 经过多年研究,人们发现细胞因子和炎症介质在 SIRS 病理变化过程中起决定作用。SIRS 患者细胞因子和炎症介质测定发现,细胞因子、炎症介质的水平及持续时间与 MODS 的发生显著相关。在致病因素作用下,机体内单核巨噬细胞、T 淋巴细胞、中性粒细胞等被激活,形成细胞因子网络,并相互作用,产生细胞因子的级联反应。刺激继发性炎症介质的释放,如前列腺素 E_2(PGE$_2$)、前列环素(PGI$_2$)、一氧化氮(NO)、血小板活化因子(PAF)、缓激肽、氧自由基等,活化免疫炎性细胞、血管内皮细胞参与炎症反应,加重组织和器官进一步损害。

2. **细胞凋亡的作用** 毋庸置疑,细胞因子和炎症介质在 SIRS 中发挥了重要作用,但抗炎治疗的临床效果并不理想。针对炎症介质调控细胞凋亡进行的研究发现,外周血多形核中性粒细胞(PMNS)凋亡延迟,并且血清内含有大量抗凋亡因子。由此证实了凋亡延迟所致的 PMNS 寿命延长可能与 SIRS 的发生发展有关。此外,在 SIRS 过程中,大量的炎症介质均可增加器官和内皮细胞凋亡,在后续炎症反应级联过程中发挥了重要作用。

3. **免疫反应失衡** 在严重应激过程中,机体可出现一过性细胞免疫功能降低,以及细胞因子

释放能力下降,伴随大量内源性抗炎介质合成,导致机体在感染和创伤早期出现免疫功能损害,进而使免疫反应失去稳定性,最终造成器官功能不全表现,即 MODS。

4. **胃肠道的作用** 已知胃肠道是机体内最大的"储菌库"和"内毒素库",并以其在体内独特的生理环境参与 SIRS 的病理过程。在严重应激反应中,肠黏膜屏障功能损伤,导致细菌和内毒素移位,进而促进内源性细胞因子产生和全身性免疫反应恶化,最终导致 SIRS 的发生和发展。

二、SIRS 的发展阶段

1. **局部反应期** 致病因素刺激炎症介质产生,对抗致病微生物等致病因子,阻断进一步损伤,使炎症反应局限。机体为防止损伤性炎症反应,启动抗炎介质的释放。

2. **全身炎症反应始动期** 由于应激反应过度,局部微环境已不能控制炎症损伤,促炎介质向全身释放,但全身调节尚未失控。促炎介质使中性粒细胞、淋巴细胞、血小板和凝血因子聚集在损伤局部,刺激产生代偿性的全身抗炎介质,调节促炎症反应。此期组织器官受到炎症反应的影响,但未造成严重损害。

3. **严重全身反应期** 炎症介质释放超过代偿性抗炎介质的释放,或促炎介质未过度释放,而抗炎介质却释放不足,促炎介质和抗炎介质的产生

失衡引起 SIRS 的病理生理变化及临床表现。

4. 过度免疫抑制期 该期代偿性抗炎介质过度释放，促炎介质 / 抗炎介质平衡失调，导致免疫抑制状态，称为代偿性抗炎反应综合征（compensatory anti-inflammatory response syndrome，CARS）。其特点是 IL-4、IL-10、IL-13、TGF-α、IL-lα、TNF-γ 等抗炎介质过度释放，单核巨噬细胞活性下降，抗原呈递功能减弱，人类白细胞 DR 抗原（HLA-DR）表达降低，T 细胞反应低下，免疫功能受到广泛抑制，造成"免疫麻痹"使感染扩散。

5. 免疫功能紊乱期 在 SIRS/CARS 平衡时，炎症反应为生理性的。SIRS 与 CARS 失衡时表现为两种极端：一是大量炎症介质释放产生"瀑布效应"，而内源性抗炎介质不足以抵消其作用，结果导致 SIRS；另一极端是，内源性抗炎介质释放过多，结果导致 CARS。SIRS/CARS 失衡导致炎症反应失控，使其由防御性作用转变为自身损害性作用，不但损伤局部组织细胞，同时累及远隔器官，最终导致 MODS。炎症和抗炎反应相互存在、交叉重叠，并引起相应的临床症状，称为混合性抗炎反应综合征（mixed anti-inflammatory response syndrome，MARS）。

理论上可将 SIRS 的病理生理过程分为过度炎症期、代偿性抗炎反应期及混合性抗炎反应期。在临床上缺乏严格区分各个阶段的客观指标。

三、SIRS 对机体的影响

在原发病症状基础上，SIRS 对机体的影响可概括为：两个加快，两个异常，与二高一低一过度。

1. 两个加快和两个异常 即呼吸频率与心率加快，体温与外周白细胞总数或分数异常。

2. 二高 ①机体呈高代谢状态：高耗氧量，通气量增加，高血糖，蛋白质分解增加，呈负氮平衡。②高动力循环状态：高心输出量和低外周阻力。

3. 一低一过度 ①一低：脏器低灌注，出现低氧血症、急性神志改变，如兴奋、烦躁不安或嗜睡、少尿、高乳酸血症。②一过度：即过度炎症反应使多种炎症介质和细胞因子（如 TNF-α、IL-1、IL-6、IL-8）的含量及内源性一氧化氮浓度与 C 反应蛋白明显高于正常。

第二节　缺血 - 再灌注损伤

各种原因造成组织血液灌流量减少，可使细胞发生缺血性损伤，表现为膜电位改变、细胞肿胀、细胞骨架紊乱、ATP 减少、细胞酸中毒、离子泵失灵等。在缺血的基础上恢复血流后，组织器官的损伤反而加重的现象，称为缺血 - 再灌注损伤。再灌注具有两重性，多数情况使缺血组织和器官的功能结构得以修复，患者病情得到控制。但是，部分患者或动物缺血后再灌注，不仅未使组织器官功能恢复，反而使缺血所致功能代谢障碍和结构破坏进一步加重。此外，不同种属和各种组织器官都可发生再灌注损伤。

一、缺血 - 再灌注损伤发生机制

1. 自由基的作用 自由基系指外层轨道上有单个不配对电子的原子、原子团和分子的总称，又称游离基，包括氧自由基、脂质自由基等。在体内同时存在着自由基产生和清除两个系统，共同维持机体的氧化 - 抗氧化平衡，即"氧化还原稳态"。在病理条件下，由于活性氧产生过多或抗氧化酶活性下降，可导致氧化应激损伤，甚至细胞死亡。其损伤机制主要包括：

（1）生物膜脂质过氧化增强：再灌注时大量形成的自由基，可引发生物膜中多价不饱和脂肪酸均裂，形成脂质自由基和脂质过氧化物，使膜受体、膜蛋白酶、离子通道和膜转运系统等的脂质微环境改变，导致：①膜结构破坏，膜的液态性和流动性减弱，通透性增强；②抑制膜蛋白功能，离子泵失灵和细胞内信号传递障碍；③线粒体功能受损，ATP 生成减少。

（2）细胞内 Ca^{2+} 超载：自由基引起细胞膜通透性增强，细胞外 Ca^{2+} 内流；膜上 Na^+-K^+-ATP 酶失活，使细胞内 Na^+ 升高，Na^+-Ca^{2+} 交换增强；线粒体膜的液态及流动性改变,导致线粒体功能障碍,ATP 生成减少,使质膜与肌质网钙泵失灵,不能将肌浆中过多的 Ca^{2+} 泵出或摄取入肌质网。这些导致 Ca^{2+} 超载,成为细胞致死原因。

(3) DNA 断裂和染色体畸变:自由基对细胞的毒性作用主要表现为染色体畸变,核酸碱基改变或 DNA 断裂。外面无组蛋白保护的线粒体 DNA,对氧化应激和线粒体膜的脂质过氧化较敏感,故易受自由基损伤,造成碱基片段丢失、碱基修饰及插入突变等。

(4) 蛋白质变性和酶活性降低:氧自由基和脂质过氧化物可攻击蛋白质,形成蛋白质自由基,引起蛋白质分子肽链断裂,修饰酶活性中心的氨基酸,使酶的巯基氧化。脂质过氧化的产物丙二醛是重要的交联因子,可引起胞浆和膜蛋白及某些酶交联成二聚体或更大聚合物,可造成蛋白质变性和功能丧失,如肌纤维蛋白巯基氧化,使其对 Ca^{2+} 反应性降低,结果抑制心肌收缩力。

(5) 诱导炎症介质产生:活性氧(reactive oxygen species,ROS)作为强大氧化还原剂,可导致脂质过氧化和细胞内游离钙增加,进而激活质膜磷脂酶 A_2 和脂加氧酶及环加氧酶,通过花生四烯酸代谢,形成具有高度生物活性的前列腺素、血栓素、白三烯等。ROS 也激活转录因子,例如核因子 -κB,刺激后期白细胞黏附分子和细胞因子基因的表达。因此,ROS 可增加 I/R 后白细胞激活,趋化和白细胞 - 内皮细胞的黏附。

2. **钙超载** 各种原因引起细胞内钙含量异常增多并导致细胞结构损伤和功能代谢障碍的现象,称为钙超载。在正常情况下,细胞内钙离子浓度为 10^{-8}~10^{-7}mol/L,细胞外钙离子浓度为 10^{-3}~10^{-2}mol/L。约 44% 细胞内钙存在于胞内钙库(线粒体和内质网),细胞内游离钙仅为细胞内钙的 0.005%。上述电化学梯度的维持,取决于生物膜对钙的不自由通透性和转运系统的调节。钙超载引起再灌注损伤的机制主要包括:

(1) 线粒体功能障碍:细胞内 Ca^{2+} 增加,线粒体在摄取过程中消耗大量 ATP,同时进入线粒体的 Ca^{2+} 与磷酸根形成磷酸钙沉积,干扰线粒体的氧化磷酸化,使 ATP 生成减少。

(2) 激活钙依赖性降解酶:细胞内游离钙增加,使 Ca^{2+} 与钙调蛋白结合增多,进而激活多种钙依赖性降解酶。其中,磷脂酶导致细胞膜及细胞器膜受损,产生的膜磷脂降解产物花生四烯酸和溶血卵磷脂等,可加重细胞功能紊乱;蛋白酶、核酸内切酶的活化,可引起细胞骨架和核酸的分解。

(3) 促进氧自由基生成:钙超负荷使钙敏蛋白水解酶活性增高,促使黄嘌呤脱氢酶转变为黄嘌呤氧化酶,使自由基生成增加。另外,钙依赖性磷脂酶 A_2 的激活,使花生四烯酸生成增加,通过环加氧酶和脂加氧酶作用产生大量 H_2O_2 和羟自由基。

(4) 引起心律失常:再灌注时,通过 Na^+-Ca^{2+} 交换形成一过性内向离子流,在心肌动作电位后形成短暂除极;持续 Ca^{2+} 内流,可形成动作电位的"第二平台期",引发早期后除极或延迟后除极等,进而引起心律失常。

(5) 肌原纤维挛缩和破坏细胞骨架:再灌注时,重新获得能量并排除抑制心肌收缩的 H^+,加之细胞内游离钙增加,可使肌原纤维挛缩、断裂,超微结构出现收缩带,生物膜机械损伤,细胞骨架破坏。

3. **白细胞的作用** 中性粒细胞是再灌注损伤的主要效应器细胞。人们观察到,如果中性粒细胞功能被抑制或本身被消耗,实验性冠脉栓塞所致的梗死面积减少;用除去白细胞的血液再灌注,可防止水肿产生,减轻再灌注损伤;用补体抑制药,可减少白细胞浸润,减轻组织损伤。白细胞在缺血 - 再灌注损伤中的作用,日益受到重视。白细胞介导缺血 - 再灌注损伤的机制主要包括:

(1) 机械阻塞作用:由于白细胞体积大而僵硬、变形能力弱,与血管内皮细胞黏附后,极易滚动、嵌顿和堵塞毛细血管,促进形成无复流现象,加重组织缺血缺氧。

(2) 炎症反应失控:白细胞(多形核白细胞、巨噬细胞、单核细胞)激活,释放大量促炎细胞因子,如 TNF-α、IL-1、IL-8;脂质炎症介质,如白三烯、血栓素 A_2、血小板活化因子等;氧自由基;溶酶体酶,如蛋白酶、胶原酶、弹性蛋白酶等,导致血管通透性增加和组织损伤。

4. **无复流现象** 无复流现象是指解除缺血原因并没使缺血区得到充分血流灌注的反常现

象。无复流现象不是再灌注时发生的即刻事件，而是一个无复流区随再灌注时间延长而扩大的过程。缺血期内皮细胞和心肌细胞水肿，导致原发无复流区；随再灌注开始，水肿加重，心肌挛缩，血小板、纤维蛋白和白细胞阻塞，引起无复流区的扩大，影响血液流向缺血器官。

二、缺血-再灌注损伤对机体的影响

1. 对心脏的影响

(1)对心电活动的影响：在急性缺血时，心肌细胞静息电位降低，动作电位上升减慢，时值缩短，兴奋性和传导性降低，导致快反应细胞转变为慢反应细胞。在心电图上表现为，缺血心肌对应部位 ST 段抬高，R 波振幅增加。再灌注使缺血中心区 R 波振幅迅速降低，ST 段恢复至原水平，并出现 Q 波，往往伴随心律失常。早期恢复灌注，该损伤是可逆的。再灌注后，R 波高度降低，Q 波迅速形成，则表示心肌有不可逆损伤。心肌缺血后，激动传导时间延长，心肌自律性增强，均为心律失常创造了条件。再灌注后，窦性心律转变为心室颤动，或室性心动过速转变为室颤，均是由规律、迅速、反复的室性异位活动所致。人冠状动脉内用链激酶溶栓治疗后，其心律失常发生率可高达 80%。室颤发生后，常引起心功能急剧紊乱而致猝死。而灌注性心律失常的主要机制与缺血心肌与正常心肌之间传导性和不应期差异导致兴奋折返有关，也与 α 受体对儿茶酚胺反应性增强、自律性升高及致颤阈值降低有关。大量钾外逸，大量代谢产物蓄积，氧自由基攻击导致的膜脂质过氧化，也是心律失常发生的主要机制。

(2)再灌注对心功能的影响：短期缺血再灌注，心功能可得到恢复，若阻断冠脉 1 小时后再灌注，血流动力学常常进一步恶化，左室舒张末压增加，血管阻力和每搏功降低，总心肌耗氧量增加。目前临床运用超声心动技术，结合彩色多普勒超声，可直接观察患者再灌注对心肌收缩力的影响。近年来，焦点集中在研究"迟钝"心肌，当短期缺血早期恢复灌注时，虽然能预防心肌梗死，但心肌收缩功能不能迅速恢复，在较长一段时间内（数天到数周），心肌收缩功能低下，甚至处于无功能状态，Braunwald 把这种心肌称为"迟钝"心肌或心

肌顿挫，此时心肌仍处于可逆性损伤状态，仍然存活，最终能恢复全部心舒缩功能。"迟钝"心肌发生的机制，主要与 ATP 恢复较慢、钙超载和自由基损伤心肌有关。除了心功能低下外，还发现冠状血管在再灌后 4 小时，对腺苷类扩血管物质的反应明显降低，腺苷灌注后，冠脉的血管阻力比没有缺血的阻力高 2 倍，称为微血管"迟钝"。血管"迟钝"也不是心肌血管坏死，仍属可逆性损伤。血管"迟钝"的可能性机制，与毛细血管被白细胞堵塞、血管平滑肌反应性降低、心肌间质水肿，以及内皮细胞功能障碍，产生前列环素和内皮细胞源性舒张因子减少有关。持久心肌缺血（冠脉阻断 2 小时以上）后再灌注，收缩功能异常往往不可逆，心功能和血流动力学则进一步恶化。

(3)再灌注对心肌代谢的影响：短时间的缺血再灌注，可使心肌代谢迅速改善并恢复正常，但缺血时间较长后再灌注，反而使心肌代谢障碍更为严重，ATP/ADP 的比值进一步降低，ATP 和 CP 含量迅速下降，氧化磷酸化障碍，线粒体不再对 ADP 反应。特别是当线粒体内钙的高度聚积后，导致不可逆性损伤。如缺血阻断 1 小时以上再灌注，使受损细胞内 ATP 和总核酸含量以及 ATP/ADP 比值进一步降低，并使冠状窦血液中肌酸磷酸激酶、谷草转氨酶和乳酸脱氢酶浓度急剧增高。

(4)再灌注对心肌超微结构的影响：冠脉阻断 40 分钟，缺血区心肌水电解质含量与非缺血区相似，但再灌注 2 分钟后，就会出现细胞内水、Na^+、Cl^- 和 Ca^{2+} 含量明显增加，电镜观察到细胞水肿，细胞膜损伤加重，细胞挛缩加重，某些线粒体嵴破裂消失，线粒体内 Ca^{2+} 大量蓄积，形成致密颗粒，肌原纤维断裂，节段性溶解和收缩带形成。再灌注可造成心肌梗死，坏死组织内有明显的出血。再灌注也可使毛细血管内皮细胞肿胀加重，胞浆形成突起物伸向管腔，内质网扩张成大小不一的空泡，引起管腔变窄，甚至阻塞，同时血小板、白细胞聚集与阻塞。上述变化使心肌恢复灌流后，仍有部分心肌得不到血液供应，出现无复流现象。这些不可逆改变在心内膜下更易发生。

2. 对脑组织的影响

脑是一个对缺氧最敏感的器官，其活动主要依靠葡萄糖有氧氧化提供能量，因此一旦缺血时间较长，即可引起严重的不

可逆性损伤。脑缺血时,生物电发生改变,出现病理性慢波,缺血一定时间后再灌注,慢波持续并加重。脑缺血后,短时间内 ATP、CP、葡萄糖、糖原等均减少,乳酸明显增加。环腺苷酸(cAMP)在缺血(结扎沙鼠两侧颈总动脉)30 分钟时增加 2.2 倍,环鸟苷酸(cGMP)则减少 53%。恢复血流 15 分钟后,cAMP 进一步增加,为缺血前的 21 倍,cGMP 进一步下降 21%。这一情况提示,缺血及再灌注时过氧化反应增强,因而 cAMP 上升导致磷脂酶激活,使磷脂降解,游离脂肪酸增多,缺血后血流再灌注时,自由基产生增加,与游离脂肪酸作用而使过氧化脂质生成增多,能引起细胞和组织的损伤。脑又是一个特别富有磷脂的器官,因此缺血后游离脂肪酸的增加尤为明显。实验证明,大鼠断头 1 分钟后,脑内游离脂肪酸含量增加 2 倍以上,随缺血时间延长持续增加,增加最显著的是花生四烯酸及硬脂酸(18 烷酸)。再灌注后,游离脂肪酸的增加更为显著,恢复血流 90 分钟,反而有更多的游离脂肪酸贮留。血流重新恢复时,游离脂肪酸的增加,是由于来源于游离脂肪酸的过氧化物进一步损伤膜的同时,由 cAMP 介导膜磷脂继续降解的结果(cAMP 激活磷脂酶)。缺血时,脑的最明显的组织学变化为脑水肿及脑细胞坏死。脑水肿是各种脑血管意外的常见病理过程。用沙鼠做实验制备不完全缺血模型证明,缺血及再灌注过程中,脑含水量持续增加。缺血时水肿的产生是膜脂降解、游离脂肪酸增加的结果,而过氧化是再灌注后水肿持续加重的原因之一,因为细胞膜脂质过氧化使膜结构破坏。

3. **对肠道的影响** 肠管缺血时,液体通过毛细血管滤出而形成间质水肿。缺血后再灌注,肠管毛细血管通透性增加。从形态学变化来看,严重肠管缺血所致损伤的特征为黏膜病变(黏膜损伤)。不论人和动物,在出血性休克及局部肠管缺血后,会出现肠黏膜损伤。黏膜损伤的特点表现为:广泛的上皮与绒毛分离,上皮坏死,固有层破坏,出血及溃疡形成,导致广泛的功能(如吸收)障碍,以及黏膜屏障的通透性增高,使大分子得以通过,进而形成内毒素或细菌移位,诱发全身炎症反应综合征。目前已知肠道是形成全身炎症反应的重要环节。

4. **对肝脏的影响** 肝缺血再灌注时,由于肝细胞缺血缺氧,ATP 分解代谢增加,其分解产物次黄嘌呤在缺血组织内大量堆积,同时缺氧也使内源性抗氧化剂(如超氧化物歧化酶)失活或耗尽,大量氧自由基可引发一系列复杂的生物活性分子的产生和反应,如吞噬细胞激活、内毒素的释放、补体激活、花生四烯酸代谢激活(生成前列腺素、血栓素等)。氧自由基增多,还可使线粒体损伤。此外,缺氧使 ATP 含量下降,导致肝细胞内外 Ca^{2+} 重新分布,即 Ca^{2+} 内流。细胞内高浓度 Ca^{2+} 可促使黄嘌呤脱氢酶向黄嘌呤氧化酶转化,从而为氧自由基的产生提供了催化剂。钙超载激活库普弗细胞,释放大量毒性介质而参与或介导肝脏损伤。内皮细胞的钙超载可导致肝内微循环阻抗增大,使再灌注微循环血液流量降低。总之,肝脏缺血再灌注损伤,是由各种机制相互影响、综合作用的结果。

第三节 腹腔间室综合征

腹腔间室综合征(ACS),是指腹内压进行性急剧升高引起的器官衰竭或器官功能不全,亦称急性腹腔高压综合征。生理状态下,腹内压平均相当于大气压或低于大气压。任何腹腔内容量增加,均可引起腹内压升高,但在腹腔积液、妊娠和腹腔巨大肿瘤等慢性状态下,腹腔内容量缓慢增加,腹壁渐被牵张,腹内压无急剧升高,因而无急性腹腔高压出现,也就不致发生 ACS,故 ACS 是发生急性腹腔内高压至一定程度才出现的综合征。外科临床上,急性腹内压升高常见于急性腹膜炎、急性胰腺炎、急性肠梗阻等重症腹腔内感染伴感染性休克,重症腹部外伤、腹主动脉瘤破裂、腹腔内急性出血或腹膜后血肿;腹腔填塞止血术或肝背侧大出血腹腔填塞止血术后失血性休克,经足量液体复苏后,急性进行性内脏水肿;气腹下腹腔镜手术、充气抗休克应用、肝移植术后、复杂的腹部血管手术和术后正压机械通气等。

一、腹腔间室综合征的发生机制

腹腔是一个封闭的腔,与外界相对隔绝,在正常情况下,腹腔内压力(intra-abdominal pressure,IAP)为零或接近于零。当腹腔内压力异常升高>20mmHg 时,称为腹腔高压(IAH)。早在 19 世纪末,就有人描述 IAH。Kron(1984 年)首先应用腹腔间室综合征这一概念。ACS 是在 IAH 的基础上发展而来的,常发生在严重创伤、急腹症或腹部大手术后,最常见的病因是严重腹部创伤、急性胰腺炎、完全性肠梗阻和腹主动脉瘤破裂,还可见于腹腔肿瘤、腹水、妊娠、中心性肥胖症、慢性腹部透析等。ACS 既可发生于手术患者,也可发生于非手术患者;既可发生于手术前,也可发生于手术后。根据 ACS 发生的部位,可分为腹膜后、腹腔和腹壁 3 种病因:腹膜后 ACS 有胰腺炎、腹主动脉瘤破裂、主动脉手术后等,腹腔内 ACS 有急性胃扩张、肠梗阻、肠麻痹、腹腔脓肿、腹腔内出血、腹腔镜气腹等,腹壁 ACS 有烧伤焦痂、腹裂修补或脐膨出、巨大腹壁疝修补术、高张力缝闭腹部切口等,均可引起 IAH。正常情况下,腹腔容积和内容物使 IAP 维持在大气压水平(7.5mmHg),处于一个生理相对平衡状态,当任何原因导致腹腔内压升高,均可使这种平衡遭到破坏,终至发生 ACS。

二、ACS 对机体的影响

ACS 的主要问题是急性扩张的腹腔内容物体积超过了腹腔的容量。IAH 几乎可以引起机体所有系统功能的变化,可以同时或相继发生,也可相互影响。

1. **对腹壁的影响** IAH 的直接压力作用,以及由 IAH 所引起的心输出量下降,均会导致腹壁血流量的减少,从而引起腹壁缺血和水肿,导致腹部创口的并发症。

2. **对腹腔内脏血流量的影响** IAP 会减少内脏血流量。Joynt 等报道,IAP 升高时,除肾上腺外,其他腹腔内及腹膜后脏器的血流量均有不同程度的减少。引起内脏器官血流量灌注不足的主要原因是心输出量减少。临床观察显示,在心输出量和血压维持在正常水平时,内脏器官的血流量就已经减少。IAH 还导致静脉闭塞,增加内脏血管阻力。小肠缺血和门静脉压增高会导致内脏水肿,进一步加重 IAH。多普勒血流仪观察肠黏膜血流灌注量显示,在 IAH 为 10mmHg 时,肠黏膜血流量即开始下降。严重的 IAH 还会导致肠道缺血和坏死。

3. **对腹腔内脏器功能的影响**

(1)胃肠道功能紊乱:胃肠道对 IAP 的升高反应最敏感,是最早受到损害的器官。当 IAP 为 15mmHg 时,肠黏膜即出现缺血。随着 IAP 的升高,小肠黏膜灌流及肠系膜上动脉、腹腔动脉的血流量进一步降低。胃肠血流灌注减少、组织缺血、肠黏膜屏障受损,发生细菌移位(当 IAP 为 10mmHg 时,肠系膜淋巴结即能检测到肠道移位的细菌)。肠道组织灌注降低及其继发的黏膜缺血,导致肠道细菌移位,可能是 ACS 时多脏器功能障碍的原因之一。

(2)肝脏功能紊乱:在 IAH 情况下,由于心输出量下降、肝静脉的解剖因素和高压产生的肝脏外在压力,均可导致肝动脉、肝静脉、门静脉的血流量下降,肝细胞内线粒体能量生成障碍,乳酸清除降低致乳酸堆积。肝静脉系统压力升高,使奇静脉血流增加,致胃、食管侧支血管增加。

(3)肾脏功能紊乱:ACS 导致的肾功能障碍主要表现为少尿、无尿和氮质血症,其特点是补充血容量和应用利尿剂没有明显效果,而腹部减压能显著增加尿量,明显改善肾功能。一般认为,IAP 达 15~20mmHg 时即可引起少尿,当 IAP 大于 30mmHg 时可引起无尿。IAH 引起肾功能障碍的原因是,肾血管阻力增加,肾动脉血流减少和肾小球滤过率降低。产生上述变化的根本原因是,心输出量减少,对肾脏的直接压迫和肾静脉回流受阻。心输出量降低可直接导致肾血流减少以及肾小球滤过率降低。IAH 对肾实质和肾动静脉的直接压迫导致的肾血流量减少和肾血管阻力增加,是引起肾小球滤过率降低以及肾小管水钠潴留的重要因素。腹主动脉和肾动脉受压,也会直接增加肾血管阻力。IAH 和血流动力学的改变,导致抗利尿激素、肾素、醛固酮释放的增加,也会进一步增加血管阻力和加重水钠潴留。及时的腹部减压治疗,可以逆转肾衰竭。近些年来,IAH 作为引起患者肾衰竭的一个独立因素,已经越来越引起人们的重视了。

4. 对血流动力学及腹腔外脏器功能的影响

(1)血流动力学改变:IAH 可引起心输出量减少,这种变化一般出现在 IAP>20mmHg 时。引起心输出量减少的主要原因是,静脉回流减少、外周阻力增加和胸腔内压力增加。IAH 直接压迫下腔静脉和门静脉,导致静脉回流减少。IAH 通过使膈肌上抬而增加胸腔内压力,结果导致心室充盈压、中心静脉压和肺动脉压上升,心室顺应性下降和心室舒张末期容积减少。所有这些变化,导致心输出量减少,但在一定范围内可以通过增加心率和心肌收缩力来代偿,所以血压通常保持稳定。

(2)肺功能紊乱:ACS 最常见的表现是,吸气峰值压力升高和呼吸系统顺应性明显降低,其产生的原因是,IAH 引起膈肌的上抬,使胸腔内压升高、肺实质被压缩、肺容积减少、肺泡膨胀不全、肺毛细血管氧运输减少、肺内分流增加、通气血流比例失调、呼吸道压力峰值及平均气道压明显增加。X 线胸片常提示膈肌上抬,肺部基本清晰,但面积减少。患者容易发生肺不张,造成局部通气血流比例失调,出现低氧血症。所有这些因素导致患者通气量异常、低氧血症和高碳酸血症。所以,ACS 患者通常都需要进行机械通气,为了保持基本的氧合状态,需要加用呼气末正压(PEEP),但这往往导致血流动力学更不稳定。

(3)对颅脑的影响:IAH 导致膈肌上抬,胸腔顺应性降低,胸腔内压和中心静脉压升高,心输出量降低,会引起颅内压升高和脑灌注压降低,这是导致脑损害的重要原因。颅内压与脑灌注压的变化与心血管功能改变无关,而是胸腔内压和中心静脉压升高致颅内静脉血流淤滞,引起颅内压持续升高。外科减压使得腹内压降低,可以使颅内压降低。

参考文献

1. 吴咸中, 王鹏志. 腹部外科实践 [M]. 北京: 人民卫生出版社, 2017.
2. 崔乃杰, 秦英智, 傅强. 中西医结合重症医学 [M]. 武汉: 华中科技大学出版社, 2009.
3. HU H, JIANG J Y, YAO N. Comparison of different versions of the quick sequential organ failure assessment for predicting in hospital mortality of sepsis patients: A retrospective observational study [J]. World J Emerg Med, 2022, 13 (2): 114-119.
4. STEFANO F, LUCA S, MICHELE C, et al. SIRS or qSOFA? Is that the question? Clinical and methodological observations from a metaanalysis and critical review on the prognostication of patients with suspected sepsis outside the ICU [J]. Intern Emerg Med, 2019, 14 (4): 593-602.
5. SHANKAR-HARI M, PHILLIPS S G, LEVY L M, et al. Developing a new definition and assessing new clinical criteria for septic shock: for the third international consensus definitions for sepsis and septic shock (Sepsis-3) [J]. JAMA, 2016, 315 (8): 775-787.
6. LAURA E, ANDREW R, WALEEED A, et al. Surviving sepsis campaign: international guidelines for management of sepsis and septic shock 2021 [J]. Intensive Care Med, 2021, 47 (11): 1181-1247.
7. MATTI T, VILLE S, ARI L, et al. The role of the intra-abdominal view in complicated intra-abdominal infections [J]. World J Emerg Surg, 2019, 14 (1): 15.
8. OCTAVIAN N Z, IOANA D, CLAUDIA E Z, et al. Abdominal compartment syndrome in acute pancreatitis: a narrative review [J]. Diagnostics, 2022, 13 (1): 1.
9. CARLA M A, ZOLTÁN B F. Intra-abdominal hypertension: a systemic complication of severe acute pancreatitis [J]. Medicine, 2022, 58 (6): 785.
10. JAN J D W. Intra-abdominal hypertension and abdominal compartment syndrome [J]. Curr Opin Crit Care, 2022, 28 (6): 695-701.

(傅 强,杜 超)

第七章
急腹症休克及处理

休克，是机体有效循环血容量锐减、组织灌注不足所导致的细胞缺氧和功能受损的综合征。临床上各种严重致病因素，如创伤、感染、低血容量、心源性和过敏等，引发有效循环血容量下降，组织、器官灌注不足和急性微循环障碍，从而发生休克。一旦发生，造成组织与细胞缺血缺氧与代谢功能障碍，最终器官功能受损，如不及时进行有效救治，多数可能危及生命，死亡率较高。出血与感染是急腹症休克最多见的病因。

第一节　急腹症休克的病因、分类和病理生理基础

Shock 的原意是震荡或打击，法国 Le Dran 首次将"休克"一词应用于医学，并认为休克是由于中枢神经系统功能严重紊乱而导致循环及其他器官功能衰竭的一种危重状态。1960 年以后，通过大量实验，测定了各种休克时器官血流量和血流动力学，提出了休克的微循环学说。该学说认为，各种不同原因引起的休克都有一个共同的发病环节，即交感 - 肾上腺系统强烈兴奋，导致微循环障碍。休克发病的关键不在于血压，而在于血流，其机制不是交感 - 肾上腺系统衰竭或麻痹，而是交感 - 肾上腺系统强烈兴奋。根据这一学说，临床上治疗措施有了根本性改变，结合补液，应用血管活性药甚至血管扩张药，改善微循环，从而提高了休克患者抢救的成功率。

急腹症可分为炎症性与失血性两种。炎症性急腹症常发生脓毒症休克。近年来研究发现，脓毒症休克与许多致炎和抗炎的细胞因子有关，并且一些研究人员开始从细胞和分子水平来研究休克，探讨这些因子对微循环的影响。

一、急腹症休克的常见病因及分类

休克依病因和病理生理特点，分为低血容量性休克、脓毒症休克、心源性休克、神经源性休克和过敏性休克。急腹症休克患者以低血容量性休克和脓毒症休克最为多见。

(一)急腹症休克的病因

1. **失血与失液**　大量失血引起失血性休克，见于肝脾破裂出血、溃疡病出血、食管静脉曲张出血等。休克的发生取决于血量丢失的速度和丢失量，一般快速失血量超过总血量的 20%，即可引起休克，超过总血量的 50% 则可能导致死亡。另外，体液丢失，如剧烈呕吐、腹泻、大汗淋漓，可导致失液，使有效循环血容量锐减，引起休克。

2. **感染**　严重感染，特别是革兰氏阴性细菌感染，常可引起感染性休克。感染性休克常伴有脓毒症，故又称脓毒症休克。在革兰氏阴性细菌引起的休克中，细菌内毒素起着重要作用。静脉注入内毒素可引起内毒素休克。

3. **创伤**　严重创伤可导致创伤性休克，尤其是在战争时期多见。随着经济高速发展，交通事故、高空坠落等创伤成为非战时创伤的主要原因。创伤性休克的发生与神经源性打击、疼痛和失血有关。剧烈疼痛、高位脊髓麻醉或损伤，可引起神经源性休克。

尽管休克的原始病因不同，但有效灌注量减少是多数休克发生的共同基础，而实现有效灌注的基础为：①足够血量；②正常血管舒缩功能；③正常的心脏(泵)功能。各种病因的休克，均通过以上 3 个环节影响组织有效灌注量。

（二）急腹症休克的分类

1. 低血容量性休克 由于血容量减少引起的休克称为低血容量性休克，见于失血、失液或创伤等情况。血容量减少，导致静脉回流不足，心输出量下降，血压下降，由于减压反射受抑制，交感神经兴奋，外周血管收缩，组织灌流量进一步减少。

2. 血管源性休克 血管床容量很大，表面积达 6 000m² 以上。正常毛细血管是交替开放的，大部分处于关闭状态，毛细血管血量仅占总血量的6% 左右。休克时，由于组织缺血、缺氧、酸中毒，组胺和一氧化氮等活性物质的释放，造成血管张力下降，加上白细胞、血小板在微静脉端黏附，造成微循环血液淤滞，毛细血管开放数量增加，导致有效循环血容量锐减。

感染性休克的高动力型休克，是由于扩血管因子的作用大于缩血管因子的作用，高排低阻是其血流动力学特点。而神经源性休克，是由于麻醉或损伤和强烈的疼痛抑制交感神经缩血管功能，引起一过性的血管扩张和血压下降，此时微循环灌注流量不一定明显减少。

二、休克的病理生理基础及分期

自从 20 世纪 60 年代提出休克的微循环障碍学说以来，许多实验与临床观察进一步论证并丰富了该学说的理论，认识到休克是一个以急性微循环障碍为主的综合征，各类不同病因休克的共同特征是，体内重要器官微循环处于低灌流状态，引起重要生命器官血液灌注流量不足和细胞功能紊乱。

（一）休克的分期

休克按微循环的改变，大致可分为 3 个时期。

1. 缺血性缺氧期与代偿期

（1）缺血性缺氧期：在休克早期，全身的小血管，包括小动脉、微动脉、后微动脉、毛细血管前括约肌和微静脉、小静脉都持续痉挛，口径明显变小，其中主要是毛细血管前阻力（由微动脉、后微动脉和毛细血管前括约肌组成）增加显著，微血管运动增强，同时大量真毛细血管网关闭，此时微循环内血流速度显著减慢，不时出现齿轮状运动，开放的毛细血管减少，毛细血管血流限于直捷通路，动静脉短路开放，组织灌流量减少，出现少灌少流，灌少于流的情况。

出现微循环血管持续痉挛的始动因素是交感-肾上腺髓质系统兴奋，已证明，休克时血中儿茶酚胺含量比正常高几十倍甚至几百倍。不同的病因引起交感-肾上腺髓质系统兴奋的机制不一：①低血容量性休克由于血压低，减压反射被抑制，引起心血管运动中枢及交感-肾上腺髓质兴奋，儿茶酚胺大量释放，使小血管收缩；②创伤性休克时，由于疼痛刺激引起交感-肾上腺髓质系统兴奋，血管收缩往往比单纯失血为甚；③脓毒症休克，血中的儿茶酚胺的浓度也明显升高，有人解释，可能与内毒素有拟交感神经系统的作用有关。休克时儿茶酚胺大量释放，既刺激 α 受体，造成皮肤、内脏血管明显痉挛，又刺激 β 受体，引起大量动静脉短路开放，使器官微循环血液灌注流量锐减。此外，休克时体内产生其他体液因子，如血管紧张素 I、加压素、血栓素、内皮素、心肌抑制因子及白三烯类物质等，也都有促使血管收缩的作用。

（2）代偿期：肝储血库收缩，可以迅速而短暂地增加回心血量，减少血管床容量，以利于动脉血压的维持。因为静脉系统属于容量血管，可容纳总血量 60%~70%，这种代偿起到"自身输血"的作用，是休克时增加回心血量的"第一道防线"。

由于微动脉、后微动脉和毛细血管比微静脉对儿茶酚胺更敏感，导致毛细血管前阻力比后阻力更大，毛细血管中流体静压下降，使组织液进入血管，起到"自身输液"的作用，这是休克时增加回心血量的"第二道防线"。据测定，中度失血的病例，毛细血管再充盈量每小时达 50~120ml，成人组织液入血总共可达 1 500ml。此时血液稀释，血细胞压积降低。

不同器官的血管对儿茶酚胺反应不一，皮肤、内脏、骨骼肌、肾的血管 α 受体密度高，对儿茶酚胺的敏感性较高，收缩更甚，而脑动脉和冠状动脉血管则无明显改变，平均动脉压在 7~18kPa 范围内，微血管可进行自我调节，使灌流量稳定在一定水平。这种微循环反应的不均一性，保证了心、脑主要生命器官的血液供应。交感-肾上腺髓质系统的兴奋，也增强了心收缩力，增加了外周阻力，减轻了血压下降的程度。

该期患者在临床上表现为脸色苍白、四肢冰

凉、出冷汗、脉搏细速、脉压减少、尿量减少、烦躁不安。该期血压可骤降(如大失血)，也可略降，甚至正常(代偿)，但是脉压可有明显减小，所以血压下降并不是判断早期休克的指标。由于血液的重新分配，心、脑灌注流量可以正常，所以早期休克的患者，神志一般是清楚的。该期为休克的可逆期，应尽早消除休克的动因，控制病变发展的条件，及时补充血容量，恢复循环血量，防止向休克期发展。

2. 淤血性缺氧期与可逆性失代偿期

(1) 淤血性缺氧期：如果休克的原始病因不能及时除去，病情继续发展，交感 - 肾上腺髓质系统长期过度兴奋，组织持续缺血和缺氧，病情可发展到淤血性缺氧期，即休克期。

休克持续到一定的时间，内脏微循环中的血管运动现象首先消失，终末血管床对儿茶酚胺的反应性降低，此时血液不再局限于通过直捷通路，而是经过毛细血管前括约肌大量涌入真毛细血管网，此时微动脉和后微动脉痉挛也较前减轻。内脏微循环灌而少流，血液淤滞，称为淤血性缺氧期。采用显微电视测定，结果发现，在失血性休克和创伤性休克时，该期微静脉往往扩张，并非持续收缩。微循环的淤滞是由于微静脉端血流缓慢，红细胞发生聚集，白细胞滚动、黏附、贴壁嵌塞，血小板聚集，血黏度增加，微血流流态改变所致，引起毛细血管的后阻力大于前阻力，组织灌注增加而流出较少，即"灌大于流"。真毛细血管开放数目虽然增多，但血流更为缓慢，甚至成为"血泥"而淤滞。组织处于严重的低灌注状态，缺氧更为加重。

患者微循环淤滞的原因主要包括以下几个方面：①长期缺血和缺氧，引起组织氧分压下降，CO_2和乳酸堆积，发生酸中毒，酸中毒导致平滑肌对儿茶酚胺的反应性降低。②长期缺血和缺氧，引起局部血管扩张，代谢产物增多，如释放组胺增多、ATP 分解的产物腺苷增多、组织间液渗透压增高、激肽类物质生成增多等，造成血管扩张。③内毒素作用：除病原微生物感染引起的脓毒症外，休克后期常有肠源性细菌(大肠杆菌)和脂多糖(LPS)入血。LPS 和其他毒素可以通过多种途径，引起血管扩张，造成持续性低血压。④血液流变学的

改变：近年血液流变学的研究表明，血液流变性的改变，在休克期微循环淤血的发生发展中起着非常重要的作用。休克期红细胞变形力下降，白细胞滚动、贴壁、黏附于内皮细胞上，血浆黏度增大，加大了毛细血管的后阻力。血细胞比容增大、红细胞聚集、血小板黏附聚集，都会造成微循环血流变慢，血液泥化、淤滞甚至血流停止。

(2) 可逆性失代偿期：微循环血管床大量开放，血液淤滞在内脏器官，如肠、肝和肺，造成有效循环血量的锐减，静脉充盈不良，回心血量减少，心输出量和血压进行性下降。此期交感 - 肾上腺髓质更为兴奋，血液组织灌流量进行性下降，组织缺氧愈加严重，形成恶性循环。由于毛细血管后阻力大于前阻力，血管内流体静压升高，自身输液停止，血浆外渗到第三间隙。加之组胺、激肽、前列腺素 E 和心肌抑制因子等引起毛细血管通透性增高，更加促进了血浆外渗。加上组织间液亲水性增加，出现血管外组织间水分被封闭和分隔在组织间隙，进一步导致血液浓缩，促进了红细胞聚集，血液黏滞度进一步升高，造成有效循环血量进一步减少，加重了恶性循环。由于回心血量的进行性下降，血压进行性下降，当平均动脉压 $<7kPa$ 时，心脑血管失去自身调节，冠状动脉和脑血管灌流不足，出现心脑功能障碍甚至衰竭。

患者的主要临床表现是，血压进行性下降，心搏无力，心音低钝，患者神志由淡漠转为昏迷，肾血流量严重不足，出现少尿甚至无尿，脉搏细速，静脉塌陷，皮肤发绀甚至出现花斑。

3. 休克的难治期(不可逆期) 此期即微循环衰竭期。该期可发生弥散性血管内凝血或重要器官功能衰竭，甚至发生多系统器官功能衰竭。当休克进入淤血性缺氧期后，由于血液进一步浓缩，血细胞比容和纤维蛋白原浓度增加，血细胞聚集，血液黏滞度增高，血液处于高凝状态，加上血流速度显著变慢，酸中毒越来越严重，可能发生弥散性血管内凝血。特别是脓毒症休克，感染的病原微生物与毒素均可损伤内皮，激活内源性凝血系统；严重的创伤性休克，组织因子入血，可启动外源性凝血途径；异型输血引起溶血释放的红细胞素，也容易诱发 DIC。此时微循环内微血管扩张，有大量微血栓阻塞，随后由于凝血因子耗竭，纤溶活性

亢进，可发生出血。微循环血流停止，不灌不流，组织得不到足够的氧气和营养物质供应，微血管平滑肌麻痹，对任何血管活性药物均失去反应，所以又称为微循环衰竭期。

休克一旦并发了 DIC，将使病情恶化，并对微循环和各器官功能产生严重影响：① DIC 时，微血栓阻塞了微循环通道，使回心血量锐减；② 凝血与纤溶过程中的产物，纤维蛋白肽、纤维蛋白降解产物和某些补体成分，增加了血管通透性，加重了微血管舒缩功能紊乱；③ DIC 时出血，导致有效循环血量进一步减少，加重了循环障碍；④ 器官栓塞、梗死，加重了器官急性功能衰竭，这样就给治疗造成极大的困难。应当指出，并非所有休克患者都一定发生 DIC，DIC 并非休克的必经阶段。

许多休克患者，包括脓毒症休克患者，在重度持续性低血压后，血流动力学障碍和细胞损伤越来越严重，各重要器官(包括心、脑、肝、肺、肾)功能代谢障碍也更加严重，酸中毒、缺氧及休克时的许多体液因子，特别是溶酶体酶、活性氧和细胞因子的释放，可能使重要生命器官发生"不可逆性"损伤，甚至发生多器官功能衰竭。

目前认为，休克的难治期与肠道严重缺血、缺氧，屏障功能降低，导致内毒素入血及肠道细菌移位入血，作用于含有 CD14 的细胞(单核巨噬细胞和中性粒细胞)引起全身炎症反应综合征有关。此外，某些炎症介质(TNF、IL-1、IL-6 等)过度表达和泛滥，抗炎介质稳态失衡，以及在白细胞呼吸爆发时和缺血再灌注时释出的氧自由基，溶酶体酶继发产生的 NO、PAF、PGs、LTs，均可导致内皮细胞和脏器实质细胞的损伤。休克发展到 DIC 或重要器官功能衰竭，将给临床治疗带来极大的困难，通常称该期为"不可逆"性休克或难治性休克。

(二)休克的病理生理基础

1. 体液因子在休克中的作用 在休克的发生、发展过程中，许多体液因子是引发休克微循环变化的主导因素，有些则是继发于微循环改变而产生的，但它们一旦产生，又反过来加重微循环障碍，促进休克的进一步发展。近年来休克研究的大部分进展集中在多种介质上，其中有细胞因子(如 IL-1、IL-2、IL-6、IL-8、TNF 等)、细胞膜磷脂结

构的花生四烯酸途径代谢产物；机体自身防御系统，如白细胞、巨噬细胞、血小板、凝血因子、补体等，过度活化消耗一系列带有自家生物活性的产物等。研究揭示的各自的生物活性和相互关系，使人们在分子水平上对休克的认识进一步加深，但距临床应用尚有较大的距离。

(1)肾素-血管紧张素系统：肾素-血管紧张素系统在休克时被激活。休克时，交感神经兴奋和肾脏血流减少，均可刺激肾小球近球细胞分泌肾素，从而激活肾素-血管紧张素系统，使血管紧张素 Ⅱ 增多。血管紧张素具有强烈的缩小血管作用，并促使儿茶酚胺的释放，同时也可使冠状动脉收缩、通透性增加，使心肌缺血，进而抑制心肌收缩力，使心排出量降低，肾动脉灌注下降。β-肾上腺受体的刺激，肾小管钠浓度的增加，导致肾素从球旁器细胞释放，肾素催化血管紧张素原(肝脏生产的)转化为血管紧张素 Ⅰ，后者通过在肺内生成的血管紧张素转化酶转化为血管紧张素 Ⅱ。尽管血管紧张素 Ⅰ 没有明显的功能活性，但是血管紧张素 Ⅱ 对内脏与外周血管床均有强力的收缩作用，而且刺激醛固酮、ACTH 和抗利尿激素分泌。

休克也可使交感-肾上腺髓质系统兴奋，释放儿茶酚胺。虽然最初的交感神经兴奋是有益的，去甲肾上腺素可以使心率增速、心肌收缩力增强及多数器官血管床收缩(收缩最强的为小动脉、毛细血管前括约肌、毛细血管后括约肌及小静脉)。在皮肤脂肪、骨骼肌、肾及内脏血管床的小血管壁上，被覆着丰富的肾上腺素能神经。肾上腺髓质主要释放肾上腺素。肾上腺素及去甲肾上腺素共同作用于心脏，致使心率及心肌收缩力增加。然而，肾上腺素与去甲肾上腺素作用的差异主要是在一些血管床方面，因为去甲肾上腺素一般主要支配血管，休克时只有循环中肾上腺素水平高，才能使骨骼肌小动脉收缩。长时间的交感神经活性增强，可使肾脏和腹腔脏器的灌注减少，最终导致患者死亡。

肾上腺素水平升高可引起特征性的代谢变化，它使肝糖原降解为葡萄糖，并释放到血液中，形成高血糖、高渗状态；肌糖原降解为乳酸盐，并随血运到肝脏，在此进行氧化或转变为葡萄糖；肌

蛋白分解为氨基酸,然后在肝脏转化为葡萄糖或丙酮酸,进而被氧化;在大多数休克状态,脂肪不分解为脂肪酸,这也许是由灌注流量低下所致。上述代谢改变部分原因是,肾上腺素抑制胰腺分泌胰岛素及骨骼肌对葡萄糖的摄取。

除上述对心血管及代谢方面的影响外,儿茶酚胺还增加血液凝固性,使血小板聚集增加,激活蛋白凝固级联反应。

(2)胰高血糖素:任何应激状态都反应性地释放胰高血糖素,休克时其血浆浓度更高,它对心脏收缩力有轻度影响,其主要作用是在代谢方面,与肾上腺素的作用相似。

(3)糖皮质激素:糖皮质激素和儿茶酚胺一样,在所有类型休克早期即开始释放,并很快达到高峰,糖皮质激素(如可的松)对心脏有轻度正性肌力作用,并对细胞、亚细胞及血管内皮细胞膜有稳定作用,还可减少血管内液外渗到间质。然而它们的主要作用是影响代谢过程,它可使骨骼肌蛋白分解成氨基酸,然后在肝脏将氨基酸转变成葡萄糖。由于它对抗胰岛素作用,减少周围组织利用葡萄糖,致使血浆葡萄糖浓度增高。

(4)胰岛素:休克时胰岛素水平升高,至少在急性阶段是如此,而胰岛素拮抗剂——肾上腺素、胰高血糖素及可的松水平更高,因此对整个身体代谢而言,胰岛素仍是相对不足的。当休克患者恢复时,胰岛素开始处于支配地位,重建合成代谢,肌肉及脂肪对葡萄糖摄取增多,肌肉及肝脏合成糖原增加,减少肝脏糖原异生及脂类分解。

(5)盐皮质激素:盐皮质激素和醛固酮一样在休克时也升高,这或许是促肾上腺皮质激素水平增加之故,但更为常见的是由于肾素-血管紧张素系统活动增强所致。减少肾血流量会导致肾素从靠近肾小球的结构中释放,致使产生血管紧张素Ⅰ。在肺脏中,血管紧张素Ⅰ可转变成血管紧张素Ⅱ。血管紧张素Ⅱ是一种强力血管收缩剂,它可刺激肾上腺皮质合成及释放醛固酮。醛固酮可使肾潴留水钠,而排泄钾和H^+。

(6)加压素:多种类型休克均释放抗利尿激素。容量渗量的增加、动脉压的低下或血容量耗竭,激活了渗透压感受器、压力感受器或容量感受器,这些感受器的激活导致加压素从垂体后叶释放。加压素是一种强效的血管收缩剂,尤其对供应肠道的血管收缩力最强,它也作用于肾脏,加强对水的重吸收,以维持血容量。

(7)其他内分泌素或自体有效物质:在休克状态,存在着花生四烯酸代谢产物的释放,其中两种最为重要的代谢产物为血栓素A_2及前列环素。现已知血栓素A_2是一种强效的血管收缩剂及血小板凝集剂,而前列环素则是强力的血管舒张剂及抗凝集剂。血栓素A_2主要来自血小板,但也可以由白细胞合成及释放,而前列环素则可在全身的内皮细胞中合成。休克时,二者的血浆浓度升高,其作用可相互抵消,总体效果取决于二者的作用强弱。

血清磷脂酶A_2被休克病因激活后,其在血清内的含量可持续升高,引起血流动力学障碍,并可进一步代谢为花生四烯酸,产生有害介质。白细胞三烯也由花生四烯酸代谢产生,可明显增加微血管通透性,其作用较组胺强1 000倍,并可促进中性粒细胞的趋化聚集及溶酶体的释放。

肿瘤坏死因子(TNF)产生于巨噬细胞系统,在正常情况下是机体的重要炎性介质,适当分泌可调节机体的免疫和代谢功能,提高机体对入侵病原体的抵抗力,过多地产生则为病理现象。TNF在内毒素等作用下可大量产生。在重症革兰氏阴性菌感染脓毒症时,TNF检出率达30%~70%。TNF在体内细胞因子的顺序处于最起始位置。给动物注入TNF,可致休克及多脏器出血;输入抗TNF抗体,对实验动物休克有保护作用。白细胞介素属炎性细胞因子,根据其生理作用分为促炎和抗炎。促炎有IL-6、IL-8及可溶性IL-2受体等,抗炎有IL-2、IL-10。在严重感染性休克时,前者升高,后者降低。

机体在生物氧化中产生氧自由基,但因同时存在氧化自由基清除酶系统,如超氧化物歧化酶、过氧化氢酶等,故不会造成危害。但在过敏、毒素、组织低灌注及再灌注、细胞缺血时,氧自由基生成增加及清除能力降低。氧自由基对不饱和脂肪酸的细胞膜起破坏作用,并可直接损伤血管内皮细胞的完整性,促进血小板聚集和微血管栓塞。促甲状腺素释放激素由下丘脑分泌,可刺激促甲状腺素分泌。

2. 休克的细胞水平机制 自从 20 世纪 60 年代最初提出休克的微循环障碍学说以来，休克的发病机制得到进一步阐明，认为细胞代谢障碍继发于微循环障碍，是由于缺氧和酸中毒引起的。但随后一些研究发现：①休克时，细胞膜电位变化发生在血压降低之前；②细胞功能恢复可促进微循环恢复；③器官微循环灌流恢复后，器官功能却没有恢复；④促进细胞功能恢复的药物取得了抗休克的疗效。这说明休克时细胞损伤也可以是由休克原始动因素直接损伤所致的。因此，近年来特别重视休克发生发展中的细胞机制，提出了休克细胞的概念，并且已积累了许多资料，对休克本质的认识逐步深入到细胞和分子水平。

（1）细胞的代谢改变：休克时出现严重微循环障碍，组织低灌流和细胞缺氧。细胞内最早发生的代谢变化是从优先利用脂肪酸供能转向优先利用葡萄糖供能。由于缺氧、糖有氧氧化受阻，使 ATP 生成显著减少，无氧酵解增强，乳酸生成显著增多。众所周知，糖酵解提供能量远比经三羧酸循环所提供的少得多。1 分子葡萄糖经酵解可产生 2mol ATP，而经三羧酸循环可产生 36mol ATP。ATP 不足，细胞膜上的钠泵（Na^+-K^+-ATP 酶泵）运转失灵，因而细胞内 Na^+ 增多，而细胞外 K^+ 增多，从而导致细胞水肿和高钾血症。

当缺氧时，糖酵解加强，丙酮酸不能氧化转变为乳酸，同时肝也不能充分摄取乳酸转变为葡萄糖，而高乳酸血症是造成乳酸性酸中毒的原因。此外，由于灌流障碍、CO_2 不能及时清除，也加重了酸中毒。

（2）休克的细胞损伤：低灌注状态的细胞与组织经历着"氧债"，这一概念由 Crowell 在 1961 年首先提出。氧债是在发生在休克时，组织氧合不足。在正常情况下，细胞在再灌注时可以"偿还"氧债，氧债的程度与低灌注的严重性与持续时间相关。用微电极和电镜观察发现，细胞膜是休克时最早发生损伤的部位。缺氧、ATP 减少、高钾、酸中毒、溶酶体酶的释放，及自由基引起的脂质过氧化，都会造成细胞膜的损伤，出现离子泵功能障碍，水、Na^+ 和 Ca^{2+} 内流，细胞内水肿，跨膜电位明显下降。休克时线粒体肿胀，线粒体嵴消失，钙盐沉积，线粒体受到破坏，造成呼吸链障碍，氧化磷酸化障碍，能量物质进一步减少。

休克时缺血、缺氧和酸中毒引起溶酶体酶释放，溶酶体肿胀，有空泡形成。血浆溶酶体酶主要来自缺血的肠、肝、胰等器官。溶酶体酶包括酸性蛋白酶（组织蛋白酶）、中性蛋白酶（胶原酶和弹性蛋白酶）和葡萄糖醛酸酶，其主要危害是引起细胞自溶，消化基底膜，激活激肽系统，形成心肌抑制因子等毒性多肽，引起心肌收缩力下降，加重血流动力学障碍。其非酶性成分可以引起肥大细胞脱颗粒，释放组胺，以及增加毛细血管通透性，吸引白细胞，加重休克的病理过程。

（3）休克的细胞凋亡：休克时细胞凋亡是细胞损伤的一种表现，也是重要器官功能衰竭的基础之一。已证实休克时，血管内皮细胞、中性粒细胞、单核巨噬细胞、淋巴细胞、主要脏器的实质细胞等，除可以发生变性坏死外，均可发生凋亡。有研究采用非致死量的 TNF、IL-1、H_2O_2、NO 攻击内皮细胞，可导致内皮细胞、中性粒细胞和巨噬细胞凋亡，出现 DNA 断裂的梯状图带；小鼠腹腔注射内毒素 6~8 小时后，用末端标记法证实，肠黏膜上皮细胞 3-0H 末端被 FITC-dUTP 标记，大量细胞 DNA 链断裂，发生凋亡。盲肠结扎打孔法制作腹腔脓毒症模型，18~24 小时后，肺泡上皮细胞、肝星状细胞、肾小管上皮细胞及心肌细胞均发生凋亡。

3. 休克的脏器功能障碍机制

（1）急性呼吸功能衰竭：严重休克患者在脉搏、血压和尿量平稳以后，常发生急性呼吸衰竭。大体病理见肺重量增加，呈橘红色，有充血、水肿、血栓形成及肺不张，可有肺出血、胸膜出血和透明膜形成等重要病理变化，这些病变称为休克肺，亦称急性呼吸窘迫综合征（acute respiratory distress syndrome，ARDS）。休克肺约占休克死亡人数的 1/3。来自肺血管内皮细胞中的黄嘌呤/黄嘌呤氧化酶系统产生的氧自由基，可能是损伤性呼吸膜形成的原发因素，白细胞呼吸爆发产生的氧自由基和溶酶体酶，起到继发和放大作用。ARDS 的发生还与许多炎症介质有关。休克肺的病理变化使肺的通气功能下降，妨碍气体弥散，改变部分肺泡通气和血流的比例，引起进行性低氧血症和呼吸困难，从而导致急性呼吸衰竭甚至死亡。

(2)急性肾功能衰竭:各种类型休克常伴发急性肾功能衰竭,称为休克肾。临床表现为少尿,同时伴有氮质血症、高钾及代谢性酸中毒。休克时由于肾灌注不足,很容易发生少尿和氮质血症。最初没有发生肾小管坏死时,恢复肾灌注后,肾功能立刻恢复,称为功能性肾功能衰竭或肾前性功能衰竭;休克持续时间较长,严重的肾缺血或肾毒素可造成急性肾小管坏死,即使恢复肾灌流后,肾功能不能立刻逆转,只有在肾小管上皮修复再生后,肾功能才能逐渐恢复,称为器质性肾功能衰竭。

(3)心功能障碍:除了心源性休克伴有原发性心功能障碍以外,在其他类型休克早期,由于机体的代偿,冠状动脉流量能够维持,因此心泵功能一般不受到显著的影响。但是随着休克的发展,动脉血氧进行性降低,使冠状动脉流量减少,从而心肌缺血、缺氧,加上其他因素的影响,心泵功能障碍,有可能发生急性心力衰竭。休克持续时间越久,心力衰竭也越严重,并可产生心肌局灶性坏死和心内膜下出血。测定休克时的心功能比较复杂,受原发疾病影响,也受前后负荷的影响,休克时前后负荷均发生迅速变化。

休克时心功能障碍的发生机制为:①冠状动脉血流量减少,由于休克时血压降低以及心率加快所引起的心室舒张期缩短,可使冠状动脉灌注量减少和心肌供血不足,同时交感-肾上腺系统兴奋,引起心率加快和心肌收缩加强,导致心肌耗氧量增加,更加重心肌缺氧;②酸中毒和高血钾使心肌收缩性减弱;③心肌抑制因子使心肌收缩性减弱;④心肌内的 DIC 使心肌受损;⑤细菌毒素(特别是革兰氏阴性细菌的内毒素)通过其内源性介质,引起心功能抑制。

(4)消化道和肝功能障碍:胃肠因缺血、缺氧、淤血和 DIC 而发生运动与屏障功能紊乱。肠壁水肿,消化腺分泌受抑制,胃肠运动减弱,黏膜糜烂,有时可形成应激性溃疡。肠道细菌大量繁殖,在上述病理情况下,肠道屏障功能严重削弱,大量内毒素甚至细菌可以入血,引起大量致炎介质释放,导致全身性炎症反应综合征,从而使休克加重。休克时,肝缺血淤血常伴有肝功能障碍,使由肠道入血的细菌内毒素不能被充分解毒,引起内毒素血症,同时乳酸也不能转化为葡萄糖或糖原,加重了酸中毒,这些改变都促使休克恶化。

(5)凝血异常:由休克引起的应激反应可导致血管内凝血,其特征是血小板聚集及纤维蛋白沉积,形成的血栓遍及全身微循环血管床。血管内凝血一般都伴有血小板数量下降,血清纤维蛋白原浓度降低,凝血酶原时间、部分促凝血酶原激酶激活时间、出血时间以及激活凝血时间延长。可出现异常凝血及产生纤维蛋白单体或纤维蛋白降解物。由于血凝块在微循环血管内沉积,微循环灌流进一步恶化,从而减少氧及其他营养物的组织供应。此外,凝块还可栓塞肺脏,造成休克患者肺换气功能不全。

(6)脑功能障碍:在休克早期,由于血液的重新分布和脑循环的自身调节,保证了脑的血液供应。因而除了因应激引起的烦躁不安外,没有明显的脑功能障碍表现。当血压降低到 7kPa 以下,或脑循环出现 DIC 时,脑的血液循环障碍加重,脑组织缺血、缺氧,患者出现神志淡漠,甚至昏迷。缺氧可以引起脑水肿,使脑功能障碍加重。

(7)其他:所有类型休克对免疫防御功能均有不利影响,淋巴细胞增殖受到抑制,B 淋巴细胞产生免疫球蛋白的能力受损,T 淋巴细胞产生 IL-2 减少,其介导的免疫活性也受损。吞噬细胞吞噬功能抑制,单核吞噬细胞系统的抑制程度与休克严重程度及预后呈正相关。

在严重休克时,骨骼肌静息膜电位发生变化,致使 Na^+、Cl^- 及水进入细胞,K^+ 移出细胞,导致患者乏力,反应性差。严重休克的患者表现十分虚弱,绕床活动都很困难,大都需要护士细心关照;骨骼肌无力,影响患者咳嗽和深呼吸。

第二节 急腹症休克的治疗原则

一、引发休克疾病的病因治疗

1. 出血性疾病处理原则 在严重开放性创伤或实质性脏器损伤造成活动性出血时,如不及时手术止血则休克不可能消除。随着外科与麻醉技术的进步,以及抗休克治疗的进步,目前已能使抗休克治疗与手术同步进行。因此,对溃疡病、肝硬化、肝癌等疾病引发的大出血,外伤内脏破裂、大血管损伤以及多发性骨折引起内出血所造成的休克,须立即进行手术止血,并对损伤的脏器和血管进行修补,对骨折进行复位和内固定。术后出血常见于术中血管结扎不牢、脱落,或电刀、超声刀止血不确切又有复通,应考虑早期探查,有时采用血管介入方式,也可获得较满意止血效果。

2. 伴有胸部急症时处理原则 在胸、腹部复合伤并发休克时,常伴有心源性因素,须同时甚至优先进行胸部创伤的紧急处理。对开放性气胸,应封闭胸部伤口,制止反常呼吸;对张力性气胸,应穿刺和行闭式引流;连枷胸时,要做好局部固定,防止呼吸功能不全;胸腔大出血时,要手术开胸止血。心脏压塞时,须行心包穿刺或切开,排除积血和修补心脏伤口。

3. 急腹症感染性休克处理原则 对于感染性休克和脓毒症,要准确定位感染部位,尽早妥善引流排脓,对坏死组织要适时予以清除。对术后发生手术部位感染、消化道瘘等严重并发症,如患者不能承受手术打击,应尽早采用穿刺、介入的方式进行引流,不要急于一步到位。

二、保证机体正常生理功能的抗休克治疗

1. 通畅气道及充分吸氧 为了确保气道通畅及充分吸氧,必要时行机械通气治疗。保持气道通畅是良好换气的先决条件,应使头颈、舌保持适当位置,并及时清除咽喉和气管内分泌物、血液或呕吐物等。对合并胸外伤时,注意有无气胸、血胸和多发肋骨骨折,应及时予以引流并将骨折固定,必要时行肋间神经阻滞,以消除骨折所致的疼痛对呼吸的影响。对 PaO_2 低下及/或 $PaCO_2$ 升高的患者,可先行无创通气,无效时须行气管内插管或气管切开。这样不仅能确保呼吸道通畅,方便吸痰,并能减轻呼吸肌氧耗。

充分吸氧以提高 PaO_2,增加组织供氧。休克时,由于呼吸障碍可使 PaO_2 低下;由于出血,可使血红蛋白含量明显降低;由于循环血量减少,可使氧运输障碍。只要这 3 种因素中存在一种,即可使血液运送给组织的氧量减少,当其少于组织实际耗氧量时即出现组织缺氧。维持组织供氧不少于 600ml/min 是患者存活的先决条件。在呼吸道通畅及充分吸氧下,而 PaO_2 仍不能维持 9.33kPa(70mmHg)以上时,提示有广泛肺不张(肺淤血、肺泡内积液或肺泡萎陷),应考虑采用呼吸机治疗。但须注意在低血容量未纠正前,PEEP 应视为相对禁忌。

2. 补充血容量 及时补充血容量,恢复组织灌注是抢救休克的关键,补液量、速度最好以血流动力学监测指标作指导。当中心静脉压超过 1.18kPa($12cmH_2O$)时,应警惕肺水肿的发生。补液的种类、盐糖、胶体与晶体的比例,据休克类型和临床表现而有所不同,血细胞比容低宜补全血,血液浓缩宜补等渗晶体液,血液稀释宜补胶体液。液体补充应以 CVP 和动脉压为指导。

3. 血管活性药物 在纠正血容量和酸中毒,并进行适当的病因治疗后,血压仍未稳定时,应及时采用血管活性药物。为改善心肌功能,可使用洋地黄、多巴酚丁胺和多巴胺等药。

(1)多巴胺:是一种中枢和外周神经递质,去甲肾上腺素的生物前体。它作用于 3 种受体:血管多巴胺受体、心脏 β_1 受体和血管 α 受体。使用多巴胺 1~3μg/(kg·min)时,主要作用于脑、肾和肠系膜血管,使血管扩张,增加尿量;2~10μg/(kg·min)时,主要作用于 β 受体,通过增强心肌

收缩能力而增加心输出量,同时也增加心肌氧耗;>10μg/(kg·min)时,以血管 α 受体兴奋为主,收缩血管。

(2)多巴酚丁胺:多巴酚丁胺作为 β_1、β_2 受体激动剂可使心肌收缩力增强,同时扩张血管,减少后负荷。近期研究显示,在外科大手术后使用多巴酚丁胺,可以减少术后并发症,缩短住院时间。如果低血容量性休克患者进行充分液体复苏后仍然存在低心输出量,应使用多巴酚丁胺增加心输出量。若同时存在低血压,可以考虑联合使用血管活性药。

(3)去甲肾上腺素与肾上腺素:二者仅用于难治性休克,其主要效应是增加外周阻力来提高血压,同时也不同程度地收缩冠状动脉,可能加重心肌缺血。

4. 糖皮质激素 有抗休克、抗毒素、抗炎症反应、抗过敏、扩血管、稳定细胞膜、抑制炎性介质等作用,在各类休克救治中都可应用。

5. 抗生素应用 感染性休克及空腔脏器穿孔、复合伤等,均应给予抗生素治疗。但上述疾病在查明病原前,可采用经验性抗生素应用原则处理,根据临床表现判断其最可能的病原菌而采用强有力的广谱抗生素,其种类、剂量、给药方法,必须按患者年龄、肝肾功能和病原体而个体化选择。

6. β- 内啡肽阻滞剂及其他抗休克药物 纳洛酮是阿片类受体拮抗剂,具有降低血中 β- 内啡肽,提高左心室收缩压及增高血压作用,还可提高休克存活率。1,6- 二磷酸果糖能增加心输出量,改善细胞代谢,在提高抗休克能力方面,已取得较好效果。此外,在抗休克治疗中,除采取有效方法迅速恢复组织灌流外,还在寻找对某些

炎性介质和细胞因子进行干预或阻断的药物,其中包括磷脂酶抑制剂、环氧合酶抑制剂、TXA_2(血栓素)合成酶抑制剂、氧自由基清除剂等。此类药物有的已用于临床,有的正由实验向临床过渡。

7. 肠黏膜屏障功能的保护 在失血性休克时,胃肠道黏膜低灌注、缺血缺氧发生得最早、最严重。胃肠黏膜屏障功能迅速减弱,肠腔内细菌或内毒素向肠腔外移位增加。此过程即细菌及内毒素移位,该过程在复苏后仍可持续存在。近年来,人们认识到肠道是应激的中心器官,肠黏膜的缺血再灌注损伤是休克与创伤病理生理发展的不利因素。

8. 酸中毒的纠正 任何休克由于组织血液灌注障碍,均会出现程度不同的代谢性酸中毒,且代谢性酸中毒严重程度与休克持续时间相关。从休克角度来说,代谢性酸中毒主要是乳酸性酸中毒。葡萄糖在无氧代谢中,丙酮酸不能进入三羧酸循环,转而形成大量乳酸。乳酸性酸中毒表明细胞缺氧。代谢性酸中毒会影响心脏功能,易发生室颤,增加肺、肾血管的阻力,血红蛋白氧解离曲线右移,红细胞携氧能力下降。治疗措施首先是改善组织氧供应,即通过氧治疗,使动脉 $PO_2>9.33kPa(70mmHg)$、动脉血氧饱和度>93%、保持血红蛋白 $\geq 100g/L$,提高心排出量达 5L/min。其次,根据血中实际碳酸氢盐降低程度,给予 5% 碳酸氢钠。碱缺失的变化可以提示患者预后。有报道,低血容量性休克血乳酸水平 24~48 小时恢复正常者的病死率为 25%,48 小时未恢复正常者的病死率可达 86%,早期持续高乳酸水平与创伤后发生 MODS 明显相关。

第三节 低血容量性休克

低血容量性休克是急腹症的严重并发症。近 30 年来,低血容量性休克的治疗已取得较大进展,然而,其临床病死率仍然较高。低血容量性休克的主要病理生理改变是有效循环血容量急剧减少,导致组织低灌注、无氧代谢增加、乳酸性

酸中毒、再灌注损伤以及内毒素移位,最终导致 MODS。急性出血导致大动脉的牵张受体的压力感受刺激反射性下降,降低了对脑干血管收缩中枢的抑制,使血管运动中心化学受体刺激增加,来自心房张力受体输出减少。低血容量也导致交感

神经兴奋,引起肾上腺素与去甲肾上腺素释放,激活肾素-血管紧张素级联反应,并且增加抗利尿激素的释放。这些改变增加了血管收缩性和外周动脉阻抗。低血容量性休克的最终结局自始至终与组织灌注相关,因此,提高其救治成功率的关键在于,尽早去除休克病因的同时,尽快恢复有效的组织灌注,以改善组织细胞的氧供,重建氧的供需平衡和恢复正常的细胞功能。

一、临床表现

有人将低血容量性休克的突出临床表现归纳为"5P",即皮肤苍白(pallor)、冷汗(perspiration)、虚脱(prostration)、脉搏细弱(pulselessness)、呼吸困难(pulmonary deficiency)。临床物理检查下列指标,若有1项则需警惕,2项及以上即可诊断:①脉压<4.0kPa(30mmHg);②换气过度;③毛细血管再充盈时间延长;④尿量<30ml/h(成人),但注意肾性与肾前性低血容量少尿的鉴别;⑤直肠与皮温差3℃以上。

有显性外伤史和出血征象的伤员出现休克,诊断为失血性休克并不困难,对伤情不重或无明显出血征象者,应采用一看(神志、面色)、二摸(脉搏、肢温)、三测(血压)、四量(尿量)等方法,进行综合分析。此外,尚应与心源性休克相鉴别,还要警惕同时存在两种休克。鉴别方法除询问有无心脏病和心绞痛发作史外,可做心电图、心肌酶谱、肌钙蛋白等检查。

二、失血、失液量估计与低血容量性休克分类

(一) 失血、失液量评估

低血容量性休克的严重程度基于下述方法判定:

(1)休克指数(脉搏/收缩压):正常值为0.45;当休克指数为1时,估计失血约1 000ml;指数为2时,失血约2 000ml。

(2)收缩压10.6kPa(80mmHg)以下,失血相当于1 500ml以上。

(3)凡有以下1种情况,提示失血量约为1 500ml以上:①苍白、口渴;②颈外静脉塌陷;③快速输平衡液1 000ml,血压不回升。

(二) 低血容量性休克分类

按照休克的程度,临床将休克分为轻、中、重3种类型。

(1)轻度休克:失血、失液量为体液量的20%左右。能耐受缺血的组织,如皮肤、脂肪、骨骼肌及骨骼血流量减少。患者感觉发冷、体位性低血压、脉搏细速、肢端苍白、皮肤湿冷、颈静脉塌陷以及尿浓缩。

(2)中度休克:失血量为20%~40%。缺血耐受性差的器官,如胰、脾、肾,血流量减少。患者口渴,偶尔出现仰卧位低血压,脉搏增速,尿量明显减少。

(3)重度休克:失血量40%以上。心脑灌注量减少,患者出现精神状态改变、反应迟钝、血压明显下降、脉搏极度增速、气促以及无尿。

血乳酸盐和碱缺失是有助于评估与监视出血和休克程度的参数。由乏氧呼吸而生成的乳酸盐的量,是了解组织低灌注、细胞氧债以及出血性休克的严重程度的一个间接指标。血清乳酸水平能反映出组织乳酸水平,组织乳酸水平随时间延长显著增高。多个研究已经证明,血乳酸盐的初测水平是预测创伤后失血患者病残率、致死率的可靠参数。

同样,动脉血气分析的碱缺失值,为临床医师提供了间接评估低灌注引起组织酸中毒的手段。Davis等将碱缺失程度分成轻度(−3~−5mmol/L)、中度(−6~−9mmol/L)及重度(低于−10mmol/L)。并基于此发现入院时的碱缺失与输血需要量、出现多器官衰竭和死亡的相关性(图7-3-1)。

三、低血容量性休克的治疗

(一) 祛除病因

低血容量性休克的原发病因很多,如食管静脉曲张破裂大出血、内脏破裂大出血、内脏穿孔、腹膜炎、挤压性损伤等,多数患者需用外科手术治疗。控制活动性出血是休克患者复苏的必要环节。

应该指出,出血性休克治疗的开始与诊断性评估(确认出血源和出血量)必须是同步进行的。如患者对初期的复苏努力无反应,应考虑有大血管的持续活动性出血,需要必要的手术干预。若

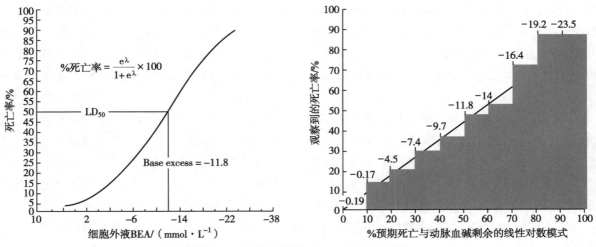

图 7-3-1　创伤患者碱缺失与死亡率的关系
（BEA 指动脉血碱剩余）

患者对最初的复苏努力有反应,但随后血流动力学又趋向恶化,提示需要手术干预。血流动力学的恶化,常提示进行性出血,需要某种形式的干预(手术或放射介入)以控制活动性出血。有时尽管恰当地控制了活动性出血,但是患者仍对复苏无反应,是因为这些患者仍有持续的液体需求;尽管恢复了血管内容量,并行必要的血管加压药物治疗,仍有持续性低血压存在,可能提示无法纠正的低温、低灌注、酸中毒以及凝血障碍等,如经最大努力治疗仍无法纠正,即可能进入休克的不可逆期。

因此,尽可能缩短发生出血至接受决定性手术的时间才能够改善预后,提高存活率。对于存在失血性休克又无法确定出血部位的患者,进一步评估很重要。因为只有早期发现、早期诊断、早期处理才能获得良好预后。

（二）液体复苏

对休克患者行液体复苏,是控制出血外的主要辅助措施。

1. 液体类型的选择　液体复苏治疗时可以选择晶体溶液(如生理盐水和等张平衡盐溶液)和胶体溶液(如白蛋白和人工胶体液)。由于 5% 葡萄糖溶液很快分布到细胞内间隙,因此不推荐用于液体复苏治疗。常用液体有以下几种:

（1）晶体液:最常用的是生理盐水与乳酸钠林格液(含钠 130mmol/L,乳酸 28mmol/L),后者钠和碳酸氢根的浓度与细胞外液几乎相同。休克发生后,细胞外液不仅向血管内转移以补充容量的丢失,而且由于细胞膜通透性增加或膜电位降低,钠泵功能降低,细胞外液大量向细胞内转移。由于细胞外液是毛细血管和细胞间运送氧和营养物质的媒介,所以补充功能性细胞外液是保持细胞功能的重要措施。胶体液只保留在血管内,达不到组织间,相反,晶体液输入 2 小时内,80% 可渗漏到血管外,因而起到补充组织间液的作用,从而增加存活率,减少并发症。生理盐水能补充功能钠,但含氯过多,可引起酸中毒。乳酸林格液的特点在于,电解质组成接近生理水平,含有少量的乳酸。一般情况下,其所含乳酸可在肝脏迅速代谢,大量输注乳酸林格液应该考虑到其对血乳酸水平的影响。

（2）胶体液:目前有很多不同的胶体液可供选择,包括白蛋白、羟乙基淀粉、明胶、右旋糖酐和血浆。临床上低血容量性休克复苏治疗中,应用的胶体液主要有羟乙基淀粉和白蛋白。羟乙基淀粉是人工合成的胶体液,不同类型制剂的主要成分是不同分子质量的支链淀粉,最常用的为 6% 的 HES 氯化钠溶液,其渗透压约为 773.4kPa (300mmol/L)。输注 1LHES,能够使循环容量增加 700~1 000ml。天然淀粉会被内源性的淀粉酶快速水解,而羟乙基化可以减缓这一过程,使其扩容效应能维持较长时间。HES 在体内主要经肾清除,分子质量越小,取代级越低,肾清除越快。有研究表明,HES 平均分子质量越大,取代程度越高,在血管内的停留时间越长,扩容强度越高,但是其对肾功能及凝血系统的影响也就越大。在使用安全性方面,应关注对肾功能的影响、对凝血的影响以及可能的过敏反应,这些影响具有一定的剂量相关性。

(3)白蛋白:白蛋白是一种天然的血浆蛋白质,在正常人体构成了血浆胶体渗透压的75%~80%,白蛋白的分子质量约66~69kDa。白蛋白构成正常血浆中维持容量与胶体渗透压的主要成分,因此在容量复苏过程中常被选择用于液体复苏。但白蛋白价格较高,并有传播血源性疾病的潜在风险。

2. 高渗溶液 可迅速扩容,改善循环。常见的高渗溶液包括高渗盐右旋糖酐注射液(HSD,7.5% NaCl + 6% 右旋糖酐70)、高渗盐注射液(HS,7.5%、5% 或 3.5% 氯化钠)及 11.2% 乳酸钠等高张溶液,其中以前两者为多见。7.5% 氯化钠溶液效果最佳,输入 4ml/kg,10 分钟后即可使血压回升,并能维持 30 分钟。实验证明,它不影响肺功能,不快速推入不致增高颅内压。仅用 1/10 量即可扩容,因此有利于现场抢救,更适于与大量补液相矛盾的患者。缺点是,该药刺激组织造成坏死,且可导致血栓形成,用量过大可使细胞脱水,患者发生神志障碍,偶可出现支气管痉挛,因此只适用于大静脉输液,且速度不宜过快。安全量为 4ml/kg。综上,出血患者使用高渗盐辅助复苏治疗,其优点可能是免疫调理作用,即减少了再灌注介导的损伤和多发伤患者肺、脑水肿的发生。

3. 输血及输注血制品问题 输血及输注血制品在低血容量性休克中被应用广泛。失血性休克时,丧失的主要是血液,但是,在补充血液、容量的同时,应考虑到凝血因子的补充。为保证组织的氧供,血红蛋白降至70g/L时,应考虑输血。对于有活动性出血的患者、老年人,以及有心肌梗死风险者,血红蛋白保持在较高水平更为合理。目前,临床一般制订的输血指征为血红蛋白 ≤ 70g/L。治疗出血性休克患者,输注红细胞和其他血制品是必要的治疗措施。目前,对于在 ICU 中稳定的患者,血红蛋白的纠治目标推荐值是 7~9g/dL。输注新鲜冷冻血浆适用于大出血患者,或出血伴凝血酶原或活化部分凝血酶原时间高于对照 1.5 倍的患者。资料显示,入住 ICU 早期的患者出现凝血障碍的严重程度是死亡率的预测指标。出血性休克患者复苏措施还包括,尽量减少热量丢失以维持正常体温,积极纠正酸中毒、低血压和凝血障碍。在大出血患者中,低体温是死亡的独立危险因素,其可能的原因是血小板功能障碍以及凝血级联反应的障碍。在严重休克患者中,开展了基于减少代谢活动和能量需求而呈现的"假死"状态的一种可控的亚低温状态的临床研究。该研究已获批准,但仍在临床试验评估中。

血小板主要适用于血小板数量减少或功能异常伴有出血倾向的患者。血小板计数<50 × 10⁹/L,或确定血小板功能低下,可考虑输注。对大量输血后并发凝血异常的患者,联合输注血小板和冷沉淀物可显著改善止血效果。多数失血性休克患者在抢救过程中,在纠正酸中毒和低体温后,凝血功能仍难以得到纠正。因此,大量失血输注红细胞的同时,应注意使用新鲜冰冻血浆。新鲜冰冻血浆含有纤维蛋白原与其他凝血因子,冷沉淀内含凝血因子 V、Ⅷ、Ⅻ、纤维蛋白原等,适用于特定凝血因子缺乏所引起的疾病、肝移植围手术期,以及肝硬化食管静脉曲张等出血。

输血可以带来一些不良反应,如血源传播疾病、免疫抑制、红细胞脆性增加、残留的白细胞分泌促炎和细胞毒性介质等。

4. 补液的量 补液的量常为失血量的 2~4 倍。晶体与胶体比例为 3:1。中度休克宜输全血 600~800ml。当血细胞比容低于 0.25 或血红蛋白<60g/L 时,应补充全血。一般血细胞比容为 0.3 时,尚能完成红细胞的携氧功能。有条件时,也可用全血而不用或少用胶体制剂。对非失血的低血容量性休克,可借助血细胞比容确定体液欠缺量,血细胞比容每增加 1%,表示大约有 100ml 血浆与 300ml 组织间液丢失。

液体需要量最实用的指标是,休克的临床表现(血压、皮肤色泽与温度、脉搏情况等)、尿量和 CVP。每小时的尿量是血流动力学状态和血容量是否正常的确切反映。收缩压低于 9.33~10.7kPa(70~80mmHg),排尿即中止。尿量达正常量的 1 倍时,表示输液量过多。尿量可作为容量补偿下限(必需补偿量)的可靠指标,但不能作为补偿量上限的依据,因为输液过多时,在尿量增加以前,患者很可能已发生肺水肿。

(三)血管活性药

一般不常规使用血管活性药,研究证实,这些药物有进一步加重器官灌注不足和缺氧的风险。临床通常仅对于足够的液体复苏后仍存在低血压,或者输液还未开始的严重低血压患者,才考虑应用血管活性药。详见第二节休克的治疗原则。

(四)纠正酸中毒

失血性休克快速发生的代谢性酸中毒,可能引起严重的低血压、心律失常甚至死亡。研究表明,代谢性酸中毒的处理,应着眼于病因处理、容量复苏等干预治疗,在组织灌注恢复过程中,酸中毒状态可逐步被纠正,而过度的血液碱化使氧解离曲线左移,不利于组织供氧。因此,在失血性休克的治疗中,碳酸氢盐的治疗,只用于紧急情况或 $pH < 7.2$ 时。临床上使用碳酸氢钠能短暂改善休克时的酸中毒,但不主张常规使用。详见第二节休克治疗原则。

(五)体温控制

严重低血容量性休克常伴有顽固性低体温、严重酸中毒、凝血障碍,三者构成"死亡三角"。失血性休克合并低体温是一种严重临床征象,往往伴随更多的血液丢失和更高的病死率。低体温（$<35℃$）可影响血小板的功能,降低凝血因子的活性,影响纤维蛋白的形成,并增加创伤患者严重出血的危险性,是出血和病死率增加的独立危险因素。

(六)复苏终点与预后评估指标

传统临床指标对于指导低血容量性休克治疗有一定的临床意义,但不能作为复苏的终点目标。

1. 心脏指数 $>4.5L/(min \cdot m^2)$、氧输送 $>600ml/(min \cdot m^2)$ 及氧消耗 $>170ml/(min \cdot m^2)$,可作为包括低血容量性休克在内的创伤高危患者的复苏目标。该目标存在一定的局限性,但相关指标可预测患者的预后。

2. 乳酸水平、持续时间与低血容量性休克患者的预后密切相关,持续高水平的血乳酸（$>4mmol/L$）预示患者的预后不佳。血乳酸清除率比单纯的血乳酸值能更好地反映患者的预后。乳酸清除率正常化作为复苏终点,优于平均动脉压和尿量。复苏的第一个 24h 血乳酸浓度恢复正常（$\leq 2mmol/L$）极为关键,在此时间内血乳酸降至正常的患者,在病因消除的情况下,患者的存活率明显增加。

3. 胃肠黏膜 pH 值（pHi）反映内脏或局部组织的灌流状态,对休克具有早期预警意义,与低血容量性休克患者的预后具有相关性。已有研究证实,胃黏膜二氧化碳分压（$PgCO_2$）比 pHi 更可靠。当胃黏膜缺血时,$PgCO_2 > PaCO_2$,$P(g-a)CO_2$ 值大小与缺血程度有关。$PgCO_2$ 正常值 $<6.5kPa$,$P(g-a)CO_2$ 正常值 $<1.5kPa$,$PgCO_2$ 或 $P(g-a)CO_2$ 值越大,表示缺血越严重。但该研究尚未被广泛接受。

第四节　脓毒症休克

脓毒症休克是最常见的血管扩张性休克。尽管重症监护技术不断进步,但严重脓毒症的死亡率仍在 30%~50%。实际上,脓毒症休克是人体对宿主 - 微生物平衡破坏反应的副产物,可导致侵袭性感染或严重局限化感染。

一、脓毒症休克与血管扩张性休克

血管扩张性休克是循环炎性介质和细胞反应引起内皮和血管床功能不全的结果,或者是对长时间严重低灌注的一种反应。因此,血管扩张性休克低血压的原因是血管平滑肌无法恰当地收缩。因此,尽管此类休克有低血压,血浆儿茶酚胺水平升高,且肾素 - 血管紧张素系统被激活,但对血管收缩药物不起反应。脓毒症休克血管扩张效应,至少部分是由于血管壁上诱生型一氧化氮合酶（iNOS）的上调。这种强力的血管扩张物抑制血管张力,使血管床拮抗了血管收缩剂的作用。

最常见的血管扩张性休克是脓毒症休克。其

他原因的血管扩张性休克包括缺氧性乳酸酸中毒休克、一氧化碳中毒休克、失代偿和不可逆性出血性休克、心源性休克(终末期),以及心脏开放手术后休克(见表7-4-1)。

表 7-4-1　脓毒性和血管扩张性休克的原因

感染的全身反应
非感染性全身炎症
胰腺炎
烧伤
过敏
急性肾上腺功能不全
长时间严重低血压
出血性休克
心源性休克
心肺体外循环
代谢性
缺氧性乳酸酸中毒
CO 中毒

脓毒症、重症脓毒症和脓毒症休克等术语,用于量化不同程度的全身炎症反应。患者有感染的证据以及炎症的全身体征(即发热、白细胞增高和心动过速),称为脓毒症;低灌注伴器官功能不全的体征,称为重症脓毒症;除存在上述情况,还伴有明显的组织低灌注和全身低血压,称为脓毒症休克。低血压、血流分布不均和微循环分流,进一步加剧了营养物向组织血管床转运的障碍。

对严重感染,尤其注意是否有急性感染、近期手术、创伤、器械检查病史。当有广泛非损伤性组织破坏和体内毒性产物的吸收时,也易发生感染性休克,其发展过程有微血管痉挛、微血管扩张和微血管麻痹3个阶段。此类休克由于体内酸性物质、组胺、5-羟色胺、缓激肽、炎性介质等剧增,内皮细胞中微丝发生收缩,纤维连接蛋白破坏,使毛细血管内皮细胞间隙加大出现渗漏,称"渗漏综合征",从而加重休克。临床表现有寒战、高热、多汗、衰弱、出血、栓塞甚至全身性肿胀等。此外,患者脑灌注不良,可产生烦躁不安,甚至昏迷抽搐,乃至脑水肿。

感染性休克的治疗,首先应快速评估并稳定患者的生命体征,尽早经验性使用抗菌药物,同时积极确定病原菌,并基于对患者病理生理学状态的分析,以及器官功能障碍的评估,改善机体的炎症状态和器官功能,防止感染性休克向 MODS 发展。治疗过程中应注重个体化因素,而不能固守于程序化的标准治疗。

二、脓毒症休克的治疗

(一)原发病源的控制

需要紧急控制感染灶时(如腹膜炎、化脓性胆管炎、绞窄性肠梗阻),推荐及时做出解剖学诊断和病理诊断,对于可控制的感染灶,应尽早采取措施控制感染源(12 小时内)。严重感染需控制感染源时,应采取对生理损伤最小的有效干预措施(如经皮穿刺引流脓肿),必要时可开放手术。外科急腹症最为常见的是急性化脓性胆囊炎、急性梗阻性化脓性胆管炎,这在重症急性胰腺炎的全身感染期的腹腔脓肿、肝脓肿等常可见到。此时对全身情况不稳定的个体,一般无法耐受较大的、根治性的手术,采用 B 型超声或在 CT 导向下穿刺引流一般可较顺利达到引流目的。

另外,留置导管(如深静脉导管、尿管等)是感染性休克可能的感染灶,一旦确诊,应在建立其他可靠的通路后立即拔除。

(二)全身针对性治疗

1. 控制感染　控制感染是治疗感染性休克的主要环节,在未明确病原菌前,一般应以控制革兰氏阴性杆菌为主,兼顾革兰氏阳性球菌和厌氧菌,宜选用杀菌剂,避用抑菌剂。在控制感染源的基础上,推荐在感染性休克确诊后,尽早开始(1 小时内)静脉使用有效的抗菌药物治疗。推荐初始经验性抗感染治疗应包括,可以覆盖所有可能的致病微生物(细菌和/或真菌或病毒)的一种或多种药物,并保证充分的组织渗透浓度。感染性休克的发生常来势凶猛,病情危急,且细菌耐药性不断增加,应采用"降阶梯"疗法。休克时肝肾等器官常已受损,故在选择抗生素的种类、剂量和给药方法上,应予以注意。

2. 液体治疗　脓毒症休克的主要病理生理基础为微循环与原发性细胞代谢障碍。感染性休克患者毛细血管床广泛开放,血管内液外渗,导致血容量严重不足。此外,多种因素导致大量血管内液向组织间隙转移,血管内液外渗,加重血容量不足。

脓毒症休克电解质和酸碱平衡紊乱的类型，主要是低血钠、高血钾和代谢性酸中毒，尤其在重型休克时更为明显。低血钠的形成是因大量 Na^+ 进入细胞内，高血钾则是由于细胞内钾溢出和组织破坏等。在钠进入细胞的同时，氯和水也随之进入，因此血清氯浓度也降低。休克时，由于存在代谢性酸中毒，血浆游离钙增多，因此血清钙浓度常不低。临床上对于患有败血症或败血症休克的成人，我们建议使用晶体液作为复苏的一线液体。

感染性休克患者早期均有血容量不足，应给予充分的血容量支持，保证组织灌注，快速扩容，以增加心输出量和运输氧的能力，保证脑组织及各器官组织氧的供给，迅速恢复循环血容量，减少器官血流灌注不足的时间，防止发生多器官功能衰竭。对急性全身感染导致的低灌注的复苏目标包括以下所有内容，并作为治疗方案的一部分：① CVP 8~12mmHg；② MAP ≥ 65mmHg；③ 尿量 > 30ml/h；④ 混合静脉血氧饱和度（SvO_2）≥ 0.65。对以乳酸水平升高作为组织低灌注指标的患者，以乳酸水平降至正常作为复苏目标。

根据血细胞比容、中心静脉压和血流动力学监测选用补液的种类，掌握输液的速度。晶体液有利于防止胶体从血管渗漏导致肺水肿和心力衰竭的发生。低蛋白血症患者推荐白蛋白。需要强调的是，容量复苏应考虑疾病需要和患者心血管的顺应性。心血管顺应性差时（如心力衰竭或肾功能衰竭时），早期目标导向治疗可能导致基础疾病加重，输液速度不宜太快。因为相当一部分患者可以从早期液体复苏中恢复，不建议早期进行有创检测。

3. 血管活性药物　感染性休克不同阶段的病理生理过程十分复杂，治疗关键是纠正血流动力学紊乱；治疗的主要目标是，改善组织器官的血流灌流，恢复细胞的功能与代谢。迄今为止，合理应用血管活性药仍是休克基础治疗之一，其中以多巴胺和去甲肾上腺素为常用。

多巴胺属于儿茶酚胺类药物，是去甲肾上腺素的生物前体，既可激动 α 受体和 β 受体，还可激动多巴胺受体。药理作用是肾上腺素能产生受体激动效应和外周多巴胺受体激动效应，并呈剂量

依赖性。多巴胺常用剂量为 2~20mg/（kg·min）；小剂量 1~4μg/（kg·min）时，主要是多巴胺样激动剂作用，有轻度正性肌力和肾血管扩张作用；5~10μg/（kg·min）时，主要兴奋 β 受体，可增加心肌收缩力和心输出量；10~20μg/（kg·min）时，α 受体激动效应占主导地位，使外周血管阻力增加，更大剂量则减少内脏器官血流灌注。

去甲肾上腺素主要作用于 α 受体，而刺激心脏 β₁ 受体的作用轻微，对 β₂ 受体几无作用，与肾上腺素相比，其血管收缩效应突出，正性肌力效应较弱，并反射性地引起心率减慢。临床应用主要是其升压作用，对心输出量的影响取决于血管阻力的大小、左心室功能状态以及各种反射的强弱。静脉输注时，在 0.1~1μg/（kg·min）剂量范围内，能有效提升平均动脉压，而在剂量 >1μg/（kg·min）时，其所导致的炎症、心律不齐、心脏毒副作用变得突出和明显。

去甲肾上腺素较之多巴胺，在治疗感染性休克方面有更大的优势，尤其是在提高平均动脉压、增加外周血管阻力方面，能够改善内脏的灌注和氧合，可使局部氧代谢改善，氧摄取率增加，满足了微循环对氧的需求。而多巴胺可能有更多的不良反应，特别是可引起心房颤动等心律失常，且使死亡风险增加。经过充分液体复苏，血压仍不达标，首选去甲肾上腺素；只有当患者心律失常发生风险较低且心输出量低时，才考虑使用多巴胺。

4. 呼吸功能支持　对感染性休克患者，可首先予鼻导管给氧或面罩给氧、无创呼吸机辅助呼吸，血气分析每小时 1 次。如氧饱和度不稳定时，或存在难以纠正的酸碱平衡紊乱时，应立即给予气管插管呼吸机辅助呼吸，维持生命体征，保证全身各组织器官氧的供给。由于不同器官的功能衰竭的情况不同，因此对于呼吸机的应用没有明确的推荐指标。急性全身感染引发的 ARDS 患者，目标潮气量为 6ml/kg。推荐 ARDS 患者测量平台压，使肺被动充气的初始平台压目标上限为 ≤ 30cmH₂O。推荐使用呼气末正压，以避免呼气末的肺泡塌陷（肺萎陷伤）。对急性全身感染引发的中度或重度 ARDS 患者，建议使用高水平 PEEP 而非低水平 PEEP 的通气策略。对有严重难治性低氧血症的急性全身感染患者，建议使用

肺复张疗法。

对由急性全身感染引发的 ARDS，PaO_2/FiO_2 ≤100mmHg 时，需要变换体位治疗，必要时采用俯卧位通气。推荐急性全身感染患者在机械通气时，保持床头抬高 30°~45°，以降低误吸风险和预防呼吸机相关性肺炎。对小部分急性全身感染引发的 ARDS 患者，经仔细评估后，可采用无创面罩通气。

5. 肾功能支持　在充分容量复苏的前提下，尿量没有增加、内环境不稳定时，应及早给予肾功能支持。连续性肾脏替代治疗和间断血液透析，对严重感染导致的急性肾衰竭患者的效果相当。但鉴于 CRRT 能连续、缓慢、等渗地清除水分及溶质，容量波动小，更适合感染性休克血流动力学不稳定的患者，故建议使用 CRRT 辅助管理血流动力学不稳定的液体平衡。

6. 纠正酸中毒　对低灌注导致的 pH ≥7.15 的高乳酸血症患者，不建议使用碳酸氢钠改善血流动力学或减少血管加压药物的需求量。

7. 预防应激性溃疡　对有出血危险因素的感染性休克患者，应使用 H_2 受体阻滞剂或质子泵抑制剂预防应激性溃疡，如此可降低上消化道出血发生率。

8. 其他治疗

（1）控制血糖：目标血糖上限 ≤10.0mmol/L（180mg/dL），在连续 2 次血糖水平>10.0mmol/L（180mg/dL）时，开始使用胰岛素定量治疗。每 1~2 小时监测血糖值，直到血糖值和胰岛素输注速度稳定后，改为每 4 小时监测 1 次。

（2）血液制品：一旦组织低灌注得到改善，且无如心肌缺血、严重低氧血症或缺血性心脏疾病时，推荐在血红蛋白<70g/L 时输注红细胞，使得成人血红蛋白浓度达到目标值 70~90g/L。为避免高钾血症，尽量减少库存血输入量。严重感染患者无明显出血时，血小板计数<10×10⁹/L 时，应预防性输注血小板。如患者有明显出血风险，血小板计数<20×10⁹/L 时，亦应预防性输注血小板。当有活动性出血、手术、侵入性操作时，应维持血小板计数>50×10⁹/L。

对严重感染或感染性休克的成人患者，应不常规静脉使用免疫球蛋白。如果无出血或无侵入性操作计划，一般不采用新鲜冰冻血浆纠正实验室凝血异常。

（3）肾上腺皮质激素：发生严重感染时，出现低皮质醇状态，下丘脑 - 垂体 - 肾上腺轴被激活，同时，受体对激素的敏感程度升高。肾上腺皮质激素的给予有助于改善机体代谢和微循环状况，从而对器官起到保护作用。但是，若过量给予外源性糖皮质激素，作用于垂体的糖皮质激素受体会引起下丘脑 - 垂体 - 肾上腺轴负反馈抑制。对成人感染性休克患者，如充分的液体复苏和血管活性药能恢复血流动力学稳定，一般不使用静脉注射糖皮质激素。如未达目标，在排除存在持续免疫抑制的情况下，方可静脉应用糖皮质激素。

第五节　创伤性休克

创伤性休克主要发生于严重创伤，尤其是伴有内脏损伤和大量失血的伤员，平时多见于交通事故伤、挤压伤、高处坠落伤、自然灾害伤（如地震）以及较大的手术打击等，是急腹症休克的重要原因。

一、创伤性休克的类型

1. 创伤后低血容量性休克　为创伤休克最常见的类型，原因为大量出血和失液。大量失血常见于创伤造成的肝或脾等内脏器官破裂、大血管损伤、骨盆骨折等；大量失液常见于大面积烧伤后血浆大量渗出，及遭受严重创伤的组织因炎症反应引起大面积水肿；在发生挤压伤和大面积撕裂伤时，既有出血，也有血浆丢失。

2. 创伤后心源性休克　指创伤造成心肌受损，导致心排出量骤减而发生休克。主要见于胸部创伤发生气胸、血胸，或反常呼吸造成胸膜腔内压增高，或者心脏压塞、心肌挫伤使心脏收缩和舒张功能受限,阻碍静脉血回流心脏而引起休克。

3. 创伤后神经性休克 主要原因包括剧烈疼痛、过度恐惧;头部创伤或创伤后脑栓塞,直接累及血管运动中枢;脊髓创伤后,肌肉瘫痪,促使静脉容积扩大、血流缓慢、回心血量减少。

4. 创伤后感染性休克 发生在严重感染的基础上,与创伤后机体防御功能降低有关。

从遭受创伤开始,到患者完全恢复或死亡,上述4种类型创伤性休克随时都可能发生,因此应加强监测,做到早期预防和治疗。

二、创伤性休克的现场急救和处理

1. 现场急救 创伤性休克发病急、进展快,常可在数分钟内死亡,因此创伤性休克的现场急救和处理必须做到争分夺秒、准确有效。

(1)确保气道通畅、良好通气与充分吸氧:复苏时首先要保持气道通畅,注意清除口咽部异物,并选择有利于通气的体位。必要时经鼻或口腔插管通气。对严重休克合并气道梗阻患者,如插管失败,应行紧急气管切开。对呼吸心搏骤停的患者,应即刻行心肺复苏。

(2)迅速止血:对急性出血可采用直接压迫、加压包扎及止血带等方法止血。但不宜盲目钳夹止血,以免损伤重要组织。抗休克裤是种通过充气压迫止血的急救服具,能迅速止血,并压迫四肢或腹部静脉促使血液回流,常用于创伤性休克患者的运输途中。抗休克裤充气至2.7~5.3kPa(20~40mmHg)时,可能起到以下3方面的治疗作用:①加压止血;②驱使血液分布至上半身,以维持心脑灌流;③有助于下肢骨折的固定。但抗休克裤压力过高,时间过长易引起下半身组织缺氧,减少回心血量,并影响通气功能。此外,解除抗休克裤时,应在充分扩容和准备手术条件下进行,以防止下肢血流猛增,引起血压突然降低。在抢救腹腔内大出血时,可立即插入腹主动脉气囊导管,暂时阻断血流,迅速行剖腹手术止血。

2. 尽快建立静脉通道以迅速补充血容量 脉搏快而细弱者,可能已发生休克。对没有消化道损伤的伤员,可给予含盐饮料饮用。如有条件时应尽快输液。对严重创伤性休克应迅速进行静脉穿刺,置入大口径的外套管针,迅速大量输液,但应尽量避免在伤肢补液。

3. 伤员转运 经现场处理后,伤员要及时转运至合适的医疗单位进行系统的补液和药物治疗。转运前,伤员须进行一定的包扎或遮盖创面,以起固定和减少污染的作用。固定后转运,还能减轻疼痛和休克。应注意避免搬运过程中骨折断端引起神经和血管损伤。此外,剧烈疼痛能加重休克,故应尽早止痛。

4. 后续治疗 主要包括液体复苏、血管活性药物和肾上腺皮质激素的应用。一般应建立在液体复苏基础上,但对于危及生命的极度低血压(SBP<50mmHg),或经液体复苏后不能纠正的低血压,可在液体复苏的同时使用血管活性药物,以尽快提升平均动脉压至60mmHg,并恢复全身血液灌注。对合并严重颅脑外伤、伴有骨盆或长骨骨折的创伤性休克患者,使用皮质激素能减少血中游离脂肪酸,防止脂肪栓塞引起的肺损伤,对于创伤后肺功能不全的早期患者也有一定裨益。

三、多发复合伤与创伤并发症的处理

1. 警惕复合伤的存在 在处理腹部外伤的同时,应注意颅脑、胸部、脊柱与四肢的状况,要警惕复合伤的存在,以免漏诊。如有复合伤发生,要判定最危及生命的损伤部位以优先处理。临床上曾遇到创伤脾破裂休克合并颅脑外伤的情况,急诊医生仅切除了破裂的脾脏,忽略了颅脑出血,导致不可挽回的结果。

2. 内脏并发症

(1)颅脑损伤、腹部创伤以及大面积烧伤的创伤性休克,常诱发胃肠道应激性溃疡出血。对此类伤员,可采用胃肠减压,并使用抑酸剂降低出血风险。

(2)严重创伤常有伤口感染和坏死组织存留,而创伤性休克本身又大大降低了机体防御功能,使内源性和外源性感染的发生率均显著增高。创伤性休克时,应尽早使用足量抗生素。选用抗生素时,除针对创面细菌外,还要兼顾肠道细菌中的需氧菌,也要考虑厌氧菌。

3. 大量输血输液的并发症 大量输血输液,除可加重心脏负荷外,还可能引起稀释性酸中毒、电解质紊乱、凝血功能异常和低体温等。大量输入库存血或大量输入室温下存放液体的患者,其中心温度可低至30~35℃,大量输血可使血小板功能低下,低体温可使氧离曲线左移及心血管反应低下,因此应注意对所输液体加温。

4. 电解质及酸碱平衡紊乱　大量输入库存血后,由于抗凝剂与钙离子结合,可发生低血钙;由于输入的血和液体的 pH 低下,可致发生酸中毒。

5. 缺血再灌注损伤　大量输血输液后,经历了持续缺血缺氧的组织在恢复灌流过程中,会产生大量氧自由基,造成组织细胞损伤或脂质过氧化。为了减轻缺血再灌流后的氧自由基损伤,可以在复苏中使用氧自由基清除剂,目前认为,使用大剂量的维生素 C 和维生素 E 是必要和安全的。

6. 多器官损伤　如创伤性休克持续发展或处理不当,极易发生诸多内脏并发症和多器官功能不全。因此,在创伤性休克治疗过程中,须密切注意心肺、肝、肾、胃肠道等脏器功能的变化,积极进行器官功能和代谢支持,控制感染和过度的炎症反应,有利于预防和治疗内脏并发症。

参考文献

1. 吴咸中, 王鹏志. 腹部外科实践 [M]. 北京: 人民卫生出版社, 2017.
2. 崔乃杰, 秦英智, 傅强. 中西医结合重症医学 [M]. 武汉: 华中科技大学出版社, 2009.
3. 中国医师协会急诊分会, 中国人民解放军急救医学专业委员会, 中国人民解放军重症医学专业委员会, 等. 创伤失血性休克诊治中国急诊专家共识 [J]. 中华急诊医学杂志, 2017, 26 (12): 1358-1365.
4. 中国医师协会急诊医师分会. 中国急诊感染性休克临床实践指南 [J]. 中华急诊医学杂志, 2016, 25 (3): 274-287.
5. 李青栋, 荣子琪, 路朋宇, 等. 2021 国际重症医学临床研究进展 [J]. 中华危重病急救医学, 2022, 34 (1): 5-11.
6. 纪文焘, 孟岩, 薄禄龙, 等.《拯救脓毒症运动: 脓毒症与感染性休克治疗国际指南 2021 版》的解读 [J]. 中华麻醉学杂志, 2021, 41 (12): 1409-1413.
7. EVANS L, RHODES A, ALHAZZANI W, et al. Surviving sepsis campaign: international guidelines for management of sepsis and septic shock 2021 [J]. Intensive Care Med, 2021, 47 (11): 1181-1247.
8. BAKKER J, KATTAN E, ANNANE D, et al. Current practice and evolving concepts in septic shock resuscitation [J]. Intensive Care Med, 2022, 48 (2): 148-163.
9. JUDITH J. The pathophysiology of sepsis-2021 update: Part 1, immunology and coagulopathy leading to endothelial injury [J]. Am J Health Syst Pharm, 2022, 79 (5): 329-337.
10. ALEXIS T, NICCOLÒ B, FRANÇOIS B, et al. Current opinion in management of septic shock due to Gram-negative bacteria [J]. Curr Opin Infect Dis, 2021, 34 (6): 718-727.
11. MARIUS R, MICHELLE S C, KLAUS T O, et al. Surviving sepsis campaign: International guidelines for management of sepsis and septic shock in adults 2021-endorsement by the Scandinavian society of anaesthesiology and intensive care medicine [J]. Acta Anaesth Scand, 2022, 66 (5): 634-635.
12. LIU YC, YAO Y, YU MM, et al. Frequency and mortality of sepsis and septic shock in China: a systematic review and meta-analysis [J]. BMC Infect Dis, 2022, 22 (1): 564.

（傅　强,杜　超）

第八章
全身炎症反应综合征和多器官功能障碍综合征

第一节 概 论

第二次世界大战前,失血性休克和感染是严重创伤后最常见的致死因素。二战后,随着休克复苏技术的进步和各种抗生素的临床应用,许多严重休克和感染的伤员幸存下来,却要面临器官功能障碍的威胁,此时人们认为,器官功能障碍是机体炎症反应不足,导致感染扩散的终末表现,是细菌或其毒素直接作用的结果,且单个器官功能障碍是临床医师关注的焦点。20 世纪 70 年代,人们注意到一些大手术后的患者出现多个器官功能障碍的临床综合征,并将这一综合征命名为"多器官衰竭"(multiple organ failure,MOF)。1991 年,美国胸科医师学会和危重病医学会在芝加哥共识会议上,将感染和创伤引起的持续全身炎症反应失控的临床表现命名为"全身炎症反应综合征",并用 4 项临床指标将其标准化(表 8-1-1),同时将感染引起的 SIRS 定义为脓毒症(1.0 版、2.0 版定义)。此次共识会议还将 MOF 更名为"多器官功能障碍综合征"。

表 8-1-1　SIRS 的临床诊断标准(满足两项或两项以上)

项目	标准
体温	>38℃或<36℃
心率	>90 次 /min
呼吸	呼吸频率>20 次 /min 或过度通气使 $PaCO_2$ <32mmHg
白细胞	外周血白细胞>12×10^9/L 或<4×10^9/L 或幼稚杆状核白细胞>10%

2014 年,由 19 位专家组成的工作小组,经过充分的文献检索、复习和讨论,将脓毒症(3.0 版)定义为机体对感染的反应失调导致危及生命的器官功能障碍,与旧版本强调感染相比,新版本强调机体反应(表 8-1-2)。SIRS 不具有病因学特异性,有感染因素,也有非感染因素,其共同特征是机体过度的炎症反应。

表 8-1-2　机体反应的病理生理学阶段

分期	对机体的作用	全身表现	局部表现
第一阶段	病灶局限,完全性机体保护	无	局部组织炎症反应
第二阶段	少量促炎物质进入循环,仍以机体保护为主	低度全身炎症反应表现,如低热和身体不适	仍有
第三阶段	大量促炎物质进入循环,最早仍有一定保护作用,但已蕴藏了导致自身损害的重大风险	强烈的全身炎症反应,出现血流动力学和器官功能等变化	仍有

一、多器官功能障碍综合征的诊断标准

MODS 是指一个脏器功能正常的机体,在遭受严重创伤、严重感染、休克、大手术、大面积烧伤及病理产科等疾病发病 24 小时后,出现的两个或两个以上器官先后或同时发生的功能障碍或衰竭。慢性疾病终末期的器官衰竭不属于 MODS。

1980 年 Fry 提出第一个 MODS 诊断标准,1997 年人们结合国际常用的评判标准对其进行了修订(表 8-1-3)。该修订使得 MODS 的诊断更为简捷,增加了临床实用性。MODS 临床表现多样,是一个动态发展过程,也要求有一动态的诊断标准。目前尚未有一个公认的、统一的 MODS 诊断标准。

根据脓毒症 3.0 的定义,2016 年美国重症医学会公布了脓毒症的诊断标准为确定的或可疑的感染,同时 SOFA 评分 ≥2 分。然而非感染因素引发的 SIRS 及 MODS,往往通过诱导免疫抑制、损伤黏膜免疫屏障等方式伴随隐蔽的感染,感染

和非感染因素往往同时存在,因此,脓毒症属于MODS范畴。

表 8-1-3　MODS 诊断标准

系统或器官	诊断标准
循环系统	收缩压<90mmHg,并持续 1 小时以上,或需要药物支持才能使循环稳定
呼吸系统	急性起病,PaO_2/FiO_2<200mmHg(无论有否应用 PEEP),X 线正位胸片见双侧肺浸润,肺动脉嵌顿压<18mmHg 或无左房压力升高的证据
肾脏	血肌酐>2mg/dl,伴有少尿或多尿,或需要血液净化治疗
肝脏	血胆红素>2mg/dl,并伴有转氨酶升高,大于正常值 2 倍以上,或已出现肝性脑病
胃肠	上消化道出血,24 小时出血量超过 400ml,或胃肠蠕动消失,不能耐受食物,或出现消化道坏死或穿孔
血液	血小板<50×10⁹/L 或降低 25%,或出现DIC
代谢	不能为机体提供所需的能量,糖耐量降低,需要用胰岛素;或出现骨骼肌萎缩、无力等表现
中枢神经系统	格拉斯哥昏迷评分<7 分

二、全身炎症反应综合征的诊断标准

20 世纪 90 年代,SIRS 的诊断标准缺乏特异性,运动、应激等情况下也可发生。近年来国内外学者认为,诊断成人 SIRS 时,除具备表 8-1-1 中 4 项指标外,尚应具备低灌注、高代谢及凝血功能异常的指征,具体如下:

①低氧血症,氧合指数(PaO_2/FiO_2)≤300mmHg;②少尿,尿量<0.5ml/(kg·h),连续 24 小时;③乳酸性酸中毒,血清乳酸浓度>2mmol/L;④血小板减少,血小板数量<100×10⁹/L,凝血酶原时间延长,超过 2 秒;⑤空腹血糖>6.1mmol/L;⑥意识改变,如兴奋、烦躁、嗜睡等。

以上这些指征与诊断 MODS 和脓毒症的指征相近,因此,临床上很难准确区分 SIRS、MODS 及脓毒症。目前一致的观点认为,SIRS 是 MODS 的前期病变,MODS 是 SIRS 进行性加重的结果,感染因素导致的 MODS 又被称为脓毒症。SIRS 是机体抵抗外侵的一种适应性生理反应,但若进一步发展则将引发 MODS。而 MODS 早期临床表现常为严重原发病所掩盖,难以识别,一旦确认,组织细胞多已遭受严重破坏,病死率极高,因此,对 SIRS 的早重视、早诊断、早干预,对 MODS 的防治至关重要。

第二节　危险因素和严重程度评分系统

一、危险因素

临床上,预防疾病或尽早治疗,要从关注危险因素开始。易于引起 SIRS 和 MODS 发生的危险因素见表 8-2-1。

二、评分系统及其发展

MODS 过程复杂,涉及多个脏器,临床表现复杂,死亡率高,因此,临床上需要能够评估疾病严重程度和预测死亡率的工具。目前已发展出多个评分系统来评价患者病情、辅助评估预后、预测死亡率。

(一)急性生理和慢性健康状况评估

1981 年由 Knaus 提出的急性生理和慢性健康评分(acute physiology and chronic health evaluation,APACHE)Ⅰ,由反映急性疾病严重度的急性生理评分(APS)和反映慢性健康状况的慢性健康评分(CHS)两部分组成。APS 记录了患者进入 ICU 后第一天内最差的 34 项参数,各项计 0~4 分,最高共计 128 分;CHS 则用来评价患者入院前 3~6 个月的健康情况,用 A、B、C、D 表示,A 为健康,B 为轻至中度活动受限,C 为症状严重但不致严重活动受限,D 为慢性器官功能不全。

表 8-2-1　诱发 SIRS/MODS 的危险因素

持续存在的严重感染病灶	严重创伤	各种类型的休克
复苏不充分或延迟复苏	基础器官功能失常	外科手术意外事故
大量输血	糖皮质激素的使用	抑酸药物的使用
肠道缺血	营养不良	高乳酸血症
恶性肿瘤	糖尿病	酗酒
年龄 ≥ 55 岁		

1985 年简化为 APACHE Ⅱ,参数减少至 12 项,年龄分值单独计算,CHS 对患者手术(是急诊手术还是择期手术)、慢性器官功能不全和免疫受损情况进行评价。

1991 年又提出了 APACHE Ⅲ,由 4 部分组成,除了 APS 和 CHS 外,还包括神经学评分、酸碱失衡评分,其设计虽更为科学合理,功能更完善,但使用复杂。

目前临床常用的还是 APACHE Ⅱ。大量临床研究显示,该评分系统可以有效评估 ICU 患者的预后及住院天数,但其主要用于评估重症患者入住 ICU 24 小时内的危险程度,不适用于连续动态评估。

(二) 简化急性生理评分

1984 年提出简化急性生理评分(simplified acute physiology score,SAPS)Ⅰ,1993 年提出 SAPS Ⅱ。两个评分系统的参考数据均是欧美的危重患者。2002 年,一个世界范围的研究小组收集了全世界 300 多个 ICU 中危重患者的临床数据,并提出 SAPS Ⅲ 评分系统。SAPS Ⅲ 是第一个从全球数据发展起来的重症监护预后评分系统,它既可提供通用模式,又可提供 7 个不同区域的定制模式。SAPS Ⅲ 在国外已经得到广泛应用,国内目前应用较少。近年国外许多学者应用 SAPS 3-PIRO 评分系统来预测 ICU 脓毒症患者病死率。SAPS 3-PIRO 评分系统就是在 SAPS Ⅲ 评分基础上结合 PIRO 评分。PIRO 评分系统是专门针对脓毒症患者提出的,该系统可根据易感因素(P, predisposition)、损伤性质和程度(I,insult)、机体反应性质和程度(R,response)以及伴发器官功能不全程度(O,organ dysfunction)等,对脓毒症患者进行分级诊断。

(三) 多器官功能障碍评分

MODS 评分包括 6 项指标(表 8-2-2),最高 24 分,分值 9~12、13~16、17~20、>20,分别对应的病死率为 <25%、25%~50%、50%~75%、75%~100%。该系统应用有效、简便,为判断 MODS 发生发展、评估病情变化提供了客观依据。1995 年,我国中西医结合急救医学的创始人王今达教授及王宝恩教授与老一辈专家,在参考了国外标准的基础上,结合我国国情,在庐山全国危重症急救医学学术会议上,讨论通过了《MODS 病情分期诊断及严重程度评分标准》。中国中西医结合学会急救医学专业委员会于 2015 年对其重修。该评分系统包括外周循环、心、肺、肾、肝、胃肠道、凝血功能、脑及代谢 9 个方面,每项 1~3 分,最低 9 分,最高 27 分。

(四) 序贯器官衰竭评分

1994 年,由欧洲重症监护学会提出序贯器官衰竭评分(sequential organ failure assessment,SOFA)。该系统同样具有客观、简便、易于收集、可动态评估病情危重程度等优点。考虑由于 SOFA 评分需要一定的化验结果,可能会错失最佳的诊断和治疗时机,2014 年专家们提出了 qSOFA(quick SOFA)评分,包括 3 条:①呼吸频率 ≥ 22 次 /min;②收缩压 ≤ 100mmHg;③意识状态改变(GCS<15 分)。但《2021 年国际脓毒症和脓毒性休克管理指南》(以下简称 2021 年脓毒症指南)不推荐单独使用 qSOFA 评分筛查脓毒症。

表 8-2-2　多器官功能障碍综合征计分法

器官或系统	器官评分				
	0	1	2	3	4
肺（PaO_2/FiO_2）	>300	226~300	151~225	76~150	≤75
肾［血肌酐/（$\mu mol \cdot L^{-1}$）］	≤100	101~200	201~350	351~500	>500
肝［血胆红素/（$\mu mol \cdot L^{-1}$）］	≤20	21~60	61~120	121~240	>240
心（PAR/mmHg）	≤10	10.1~15	15.1~20	20.1~30	>30
血液［血小板/（$10^9 \cdot L^{-1}$）］	>120	81~120	51~80	21~50	≤20
脑（GCS 评分）	15	13~14	10~12	7~9	≤6

注：PAR（压力校正心率）=HR×CVP（或右房压）/MAP；如应用镇静剂或肌肉松弛剂，除非存在神经功能障碍的证据，否则应视作正常计分。

第三节　发病机制

一、促炎/抗炎失衡

近年来，人们逐步认识到 SIRS/MODS 并非都由病原体及其毒素直接损害所致，机体自身在疾病的自然病程中扮演了重要角色。机体受感染或非感染因素刺激后，固有免疫系统中的免疫细胞一方面释放促炎细胞因子和炎症介质引起全身炎症反应，另一方面释放大量内源性抗炎细胞因子和抗炎介质产生内源性抗炎反应。

人们目前认为：炎症反应和抗炎反应在机体受到病损打击后同时出现，两者呈现同步但相悖的变化，目的是使炎性反应对机体的作用是保护性作用。促炎/抗炎失衡的后果是炎症反应失控，使其由保护性作用转变为自身破坏性作用，不但损伤局部组织，同时打击远隔器官，导致 MODS。在 MODS 初始阶段，以炎症细胞因子增加为主，随着病程的持续，机体将表现为以抗炎为主的免疫抑制状态，免疫抑制与获得性免疫细胞凋亡密切相关。

（一）炎性介质的启动

感染因素和非感染因素的配体分别通过"病原分子相关模式"（PAMP）和"危险相关分子模式"（DAMP）与机体体内的"模式识别受体"结合，引发受损细胞内一系列反应，激活 NF-κB 受体激活蛋白，释放促炎细胞因子（表 8-3-1）和其

表 8-3-1　SIRS/MODS 中的主要促炎细胞因子及其作用

细胞因子	作用
IL-1	刺激释放 TNF-α、IL-6、IL-8、血小板活化因子（PAF）、前列腺素类；兴奋 T 淋巴细胞和 B 淋巴细胞；诱发横纹肌发热；促进急性时相蛋白质产生和释放；增加黏附分子表达；促进内皮层促凝血活性
TNF-α	刺激 IL-1、IL-6 和 PAF、前列腺素释放；增进中性粒细胞、嗜酸性粒细胞、单核细胞的活化黏附因子的表达；激活补体和凝血瀑布；增加血管通透性；发热；低血压
IL-6	刺激急性时相蛋白质产生和释放；促进 T 淋巴细胞和 B 淋巴细胞活性；发热；增进中性粒细胞活性和聚集
IL-2	刺激 TNF-α 和 IFN-γ 释放；低血压；增强 T 淋巴细胞增殖和细胞毒性 T 淋巴细胞功能
集落刺激因子	刺激粒细胞、嗜酸性粒细胞和巨噬细胞生长
γ 干扰素	刺激 TNF-α、IL-1、IL-6 释放；促进巨噬细胞活性和功能

他警报素。参与全身炎症反应的主要是固有免疫系统中的免疫细胞，如中性粒细胞、单核细胞、巨噬细胞。这些细胞被激活后，释放多种毒性蛋白酶，如弹性蛋白酶、蛋白水解酶、髓过氧化物酶等。这些蛋白酶能够直接破坏和杀灭入侵的微生物以保护机体，但同时也能损伤自身细胞，还

可通过释放促炎细胞因子放大炎症反应。在多种促炎细胞因子中，TNF-α 和 IL-1 释放最早，除了造成发热、高代谢 / 自噬、血流动力学变化外，还可激活 NF-κB 受体激活蛋白，促使 IL-6、IL-8、γ- 干扰素等"二级细胞素"释放，通过"瀑布效应"导致机体组织细胞及免疫细胞第二次损伤，使炎症反应难以缓解，推动全身炎症反应进一步发展，对机体的保护作用就会转变为对机体的伤害。

炎症介质除促炎细胞因子外，还有补体、组织因子、氧自由基、白三烯、一氧化氮、透明质酸、DNA、RNA、线粒体、热激蛋白、高迁移率族蛋白 B1（high mobility group protein box 1，HMGB1）等，它们均参与在 SIRS 中。

HMGB1 来自激活的固有免疫细胞或其他的受损细胞。目前实验显示，HMGB1 可直接介导脓毒症时组织损害，同时也可刺激其他炎性因子的产生，具有强大的促炎作用，但其发挥作用的具体信号转导通路尚不清楚。

（二）代偿性抗炎反应

抗炎细胞因子（表 8-3-2）主要由淋巴细胞、单核细胞和巨噬细胞释放，其他细胞，如基质细胞、成纤维细胞、肥大细胞等，也可以释放，主要是抑制促炎细胞因子合成和反应。1996 年 Bone 将这种内源性抗炎反应称为"代偿性抗炎反应综合征"（CARS）。CARS 以机体免疫功能低下为特征，其诊断标准必须具备以下两条：①外周血单核细胞 HLA-DR 的表达量低于正常值的 30%；②炎性细胞因子释放减少。参与 CARS 的主要是神经内分泌系统，该系统所分泌的肾上腺素、肾上腺皮质激素、促肾上腺皮质激素等，均具有强大的免疫负性调节作用，使炎症反应与抗炎反应处于平衡状态，其目的在于使炎症反应增强局部防御作用。

（三）获得性免疫细胞凋亡

细胞凋亡其实是机体新陈代谢、清除衰老细胞的生理过程，由基因控制，也被称作"程序性细胞死亡"，但一些疾病也可以不适当的激活细胞凋亡，目前研究已经证实，全身炎症反应可以诱发或加剧细胞凋亡。在免疫反应过程中，固有免疫细胞首先被活化，通过释放多种细胞因子、炎性介质、趋化因子等，启动免疫反应。当病损得到控制

或者获得性免疫系统活化后，固有免疫细胞必须及时以非损伤性的机制下调，以免造成组织器官损伤，T、B 淋巴细胞等获得性免疫细胞也要及时终止免疫反应，细胞凋亡是实现这一调节的重要机制。目前研究显示，固有免疫细胞如中性粒细胞、单核细胞、巨噬细胞等凋亡延迟，T、B 淋巴细胞等获得性免疫细胞凋亡增加，可加重组织器官损伤及降低免疫功能，并且已经成为急危重症病情演进、恶化的关键因素。可见，细胞凋亡虽是一个生理过程，但同样会造成器官结构和功能破坏，成为器官衰竭的重要原因。

表 8-3-2　SIRS/MODS 中的主要抗炎细胞因子及其作用

细胞因子	作用（生理功能）
IL-4	促进 Th2 淋巴细胞产生；抑制 LPS 诱发促炎症细胞因子合成
IL-10	抑制单核细胞、巨噬细胞和中性粒细胞产生细胞因子，抑制 Th1 型淋巴细胞反应
IL-11	通过单核巨噬细胞抑制促炎症细胞因子反应，促使 Th2 淋巴细胞反应
IL-13	分担 IL-4 同种功能和 IL-4 受体功能；削弱单核细胞、巨噬细胞功能，抑制单核细胞、巨噬细胞

许多炎性介质可使固有免疫细胞凋亡延迟，如 IL-1、氧自由基等炎症介质，可使多核白细胞延缓凋亡，导致炎性介质的主要载体在血液中滞留，大量炎症介质释放入循环系统，刺激炎症介质瀑布样释放，而内源性抗炎介质又不足以抵消其作用，使炎症反应难以缓解，则会导致 SIRS。另一方面，炎症反应可通过加速清除反应性淋巴细胞的方式启动免疫抑制，导致淋巴细胞亚型"漂移"，进而导致促炎介质分泌减少，抗炎介质分泌增多，内源性抗炎介质释放过多而导致 CARS，进而导致免疫抑制，又称为"免疫麻痹"或"免疫缺陷窗"。淋巴细胞亚型"漂移"受细胞凋亡的影响。淋巴细胞主要包括 T 淋巴细胞、B 淋巴细胞和 NK 细胞。T 淋巴细胞根据其表面受体可分为 CD4、CD8、CD25 等免疫细胞。B 淋巴细胞、CD4 细胞是促炎淋巴细胞，又称为反应性淋巴细胞；CD8 细胞是抗炎淋巴细胞，又称为非反应性淋巴细胞。全身炎症反应可加速促炎淋巴细胞凋亡，但抗炎淋巴细

胞抗凋亡能力较强,进而使 T 淋巴细胞亚群由反应型(CD4)向非反应型(CD8)漂移,导致促炎和抗炎淋巴细胞比例失衡,此现象被称作淋巴细胞亚型"漂移"。

严重免疫抑制状态下,机体是否不产生全身炎症反应呢? 一些学者认为,在严重免疫抑制的情况下,固有免疫和获得性免疫系统全面崩溃,免疫细胞已经丧失感受信息和释放促炎细胞素的能力,所以炎症反应不再存在,也不构成对预后的威胁。但模式识别受体(pattern recognition receptors,PRRs)不仅存在于免疫细胞的细胞膜或细胞质内,也存在于内皮细胞、上皮细胞、成纤维细胞等细胞的细胞膜或细胞质内,加之与受体结合的促炎配体来源的广泛性,从而决定了参与全身炎症反应的细胞除了免疫细胞,还有其他细胞。且有学者通过对单核细胞基因组检测发现,主导促炎机制的基因表达与主导免疫抑制的基因表达,如同镜像般地始终处于同步和相悖状态,即使发生了严重免疫抑制,促炎机制表达仍然十分强劲。故姚永明等学者认为,严重免疫抑制状态下,全身炎症反应不会消退。

感染、创伤等病损打击是机体炎症反应的促发因素,而机体炎症反应的失控,最终导致机体自身性破坏,是 MODS 的根本原因,过度炎症反应与免疫抑制贯穿 MODS 发生和发展的始终。理论上讲,恢复 SIRS 和 CARS 的动态平衡是 MODS 治疗的关键,但参与其中的细胞因子和介质繁多,他们之间的相互关系复杂多样,目前还很难确定哪种细胞因子或介质起首要作用。近年,临床上尝试使用拮抗 TNF-α、IL-1 等促炎因子的方法来治疗 MODS 的患者,但未能取得满意效果。

(四)二次打击学说

MODS 往往不是单一打击的结果,而是多元性和序贯性损伤的结果。1985 年,Dietch 提出二次打击学说,将创伤、感染等早期直接损伤作为第一次打击,第一次打击造成轻微的组织器官损伤,却激活了机体免疫系统,使炎症细胞处于预激活状态,当病情进展恶化,则会造成第二次或第三次打击。第二次打击使已处于预激活状态的机体免疫系统爆发性激活,大量炎症细胞活化、炎症介质释放,结果炎症反应失控,导致组织器官的致命性

损害。第二次打击强度可能不如第一次打击,但导致的爆发性炎症反应往往是致命性的。

二、缺血缺氧和自由基损伤

创伤、休克、心肺复苏、感染等损伤,可导致机体有效循环血容量绝对或相对不足,导致局部组织出现缺血缺氧,细胞功能受损,机体微循环障碍,恢复组织微循灌注又可促使自由基大量释放,使自由基的产生与清除失衡,进一步加重损伤,称为"缺血再灌注损伤",最终导致 MODS。内皮细胞是氧自由基的最早来源,自由基不同于炎症因子,前者细胞毒性大,后者主要是调节机体免疫功能。内皮细胞在人体中分布广泛,具有多种生理功能,如产生多种抗凝和促凝因子,调节血管张力平衡和维持血管通透性等,也可与白细胞相互作用,诱导细胞间黏附,导致细胞损伤和炎性反应,加重器官微循环障碍。缺血再灌注损伤,可造成内皮细胞功能紊乱,释放氧自由基,氧自由基活化补体,促使中性粒细胞和单核细胞活化,白细胞激活一方面导致 SIRS,另一方面产生更多的氧自由基,两者又进一步损伤内皮细胞,形成恶性循环,加重器官微循环障碍和导致细胞损伤,诱发 MODS。

低于临界水平的氧输送,可引起全身组织器官的缺血缺氧,导致器官功能损害。超常水平的氧输送是否可以改善组织器官缺氧呢? 研究证实,提高全身氧输送并不能改变 MODS 的预后。全身氧输送的提高与某一器官血流和氧输送改变并不一致。当全身氧输送高于正常时,肠道、肝脏等内脏器官仍然可能处于缺血缺氧状态。肠道是最易发生缺血缺氧的器官,对肠道缺血的监测可能是有益的,肠道黏膜 pH 监测可判断肠道缺血程度。且即使机体氧输送充足,也可因细胞内线粒体三羧酸循环障碍无法利用氧,导致"细胞病性缺氧"。"细胞病性缺氧"的机制尚未被完全阐明,目前认为与自由基损伤、一氧化氮损伤有关。

恢复组织器官血流灌注对机体很必要,但缺血再灌注也能诱导自由基的释放。自由基释放的前提是,黄嘌呤脱氢酶转化黄嘌呤氧化酶。再灌注后,不同组织器官酶转化时间的差异,是不同组织器官缺血再灌注损伤程度不同的基础。肠

道和心肌的酶转化时间明显早于肝、脾、肾和肺等器官，故缺血再灌注时，肠道和心肌最易受损伤。再灌注和自由基造成的损害往往比缺血更为严重，因此，组织器官最严重的损伤发生在再灌注期，而不是在缺血期。抑制自由基生成、阻断自由基释放或直接清除自由基等方法，或许可以治疗MODS和改善MODS的预后。然而实验研究证实，应用自由基阻滞剂或清除剂，虽可以保护器官功能，但对SIRS/MODS的临床疗效不肯定。

三、胃肠道在其中的作用

肠道不仅仅是一个消化器官，也是一个免疫器官，也被认为是应激反应的中心。肠黏膜内散在分布的大量淋巴细胞、肠系膜中广泛分布的淋巴结，以及肝脏中的库普弗细胞，在机体免疫反应中的作用不容忽视。在腹腔感染早期，内毒素和内源性炎症介质可通过胸导管进入肠系膜淋巴管，然后进入体循环。崔乃强教授团队的动物研究显示，严重腹腔感染后，淋巴液和肺泡灌注液中内毒素水平升高，中性粒细胞数量增多，且胸导管淋巴液中的内毒素水平明显高于门静脉血，阻断腹腔淋巴液回流可减轻肺损伤，由此推测淋巴系统在急性肺损伤早期起主导作用。张艳敏等人的进一步研究证明，肠系膜淋巴引流可明显降低严重腹腔感染大鼠模型淋巴液和肺泡灌注液中内毒素水平。健康大鼠静脉注射腹腔感染大鼠肠系膜淋巴液，可造成健康大鼠肺组织中TNF-α、IL-6等炎性介质显著增加。可见，肠系膜淋巴系统是严重腹腔感染所致早期肺损伤的主要通路。

大量研究证实，肠道是MODS发生的始动部位和靶器官。当机体受到打击或感染时，肠道的炎症细胞可被激活并释放炎症因子，成为炎症反应失控的策源地之一。缺血缺氧时，机体为维持内稳态进行血流再分布，为保证心脏和脑等重要脏器的氧输送，选择性地减少皮肤、皮下组织和肠道的血流供应，再灌注后产生的大量自由基又最早损伤肠道屏障，导致肠黏膜血管及淋巴管内皮细胞通透性增加，血浆及淋巴液外渗、回流障碍。已知肠道是人体最大的细菌和毒素库，当肠黏膜屏障的完整性被破坏、肠黏膜通透性增加时，可能会导致肠道细菌和/或内毒素的移位，导致隐蔽性感染，从而再度激活肠道的炎症细胞，释放促炎细胞因子和介质，导致MODS。目前许多临床和实验研究证明，MODS患者菌血症的细菌往往与肠道菌群一致，选择性肠道去污染对降低肺部感染有益。

四、基因多态性

临床上，同一疾病、同样病情，给予相同的治疗，但不同个体的预后可能截然不同，人们通常使用"异质性"来解释。人们早期仅仅关注到患者年龄、基础状态、原发疾病等方面的不同，但随着人类基因组研究的不断深入，渐渐认识到，基因多态性是决定机体对疾病的易感性、临床表现多样性及药物治疗反应差异性的重要因素。基因多态性也称遗传多态性，是指在同一群体中，染色体同一基因位点上有2种或2种以上的基因型。

近年研究显示，炎症反应与基因多态性具有相关性。感染因素和非感染因素的配体需要通过不同的模式与机体体内的"模式识别受体"结合，才能引发受损细胞产生炎症反应。PRRs是跨膜信号转导受体，主要包括Toll样受体、NOD-C末端富含亮氨酸的重复序列和视黄酸诱导基因I解旋酶样受体，这些受体不具细胞特异性。研究证实，TLR4 mRNA的表达存在明显的组织差异性和年龄差异性，其在肺组织中表达最强，肝、心组织中次之，肾组织表达最少。促炎细胞因子TNF-α、IL-1及其受体拮抗剂，抗炎细胞因子IL-10等，均存在基因多态性。TNF-α基因上游调控区（启动子区）-308位点含有Ncol限制性内切酶多态性位点。有临床观察显示，TNF-α双等位基因Ncol多态性与创伤后严重感染和器官损害的发生密切相关。分析Ncol多态性，可能有助于评估MODS的易感性及TNF免疫治疗的反应性。IL-1受体拮抗剂（IL-1ra），其基因多态性表现为，内含子中具有不同重复数量的86bp的重复序列。具有2个重复序列的纯合子IL-1ra A/A的患者，IL-1ra的表达量较低，感染易感性高，且一旦发生严重感染，病死率明显高于其他基因型的患者。可见，IL-1ra基因多态性是IL-1ra表达水平和预后的基因标志。另外，抗炎介质也具有基因多态性的特征。基因多态性的研究为进一步深入探索MODS的发病机制、寻找有效的治疗途径,开辟了新的领域和思路。

综上所述,感染因素可直接通过促炎/抗炎失衡导致 SIRS/MODS,又可通过缺血再灌注导致机体损伤,进一步促进机体反应。非感染因素可通过组织缺氧、内皮细胞和再灌注损伤、肠道屏障功能破坏和细菌/毒素移位,导致机体合并隐蔽性感染,进而促发炎症反应失控,导致 MODS。可见,MODS 的严重程度和预后是上述多种机制相互作用的结果,其中炎症反应失控、SIRS/CARS 失衡,是产生 MODS 的根本机制,而缺氧、再灌注损伤、肠道屏障功能破坏和细菌/毒素移位,既是机体炎症反应失控的表现和结果,同时又是促进炎症细胞激活、炎症介质释放和炎症反应加剧的重要因素。

第四节　SIRS/MODS 的防治

SIRS/MODS 的发生机制复杂,治疗困难,耗费大,且死亡率高,因此预防 SIRS/MODS 的发生尤为重要。MODS 的防治重在预防,尽早去除或控制病因是防治 MODS 的关键和根本。目前认为"细菌-内毒素-炎症介质并治"可能是 SIRS/MODS 治疗的新策略。中医通里攻下法对重症急腹症引发的 SIRS/MODS 预防与治疗,也有较好疗效,是值得进一步探索的学术方向。

一、对原发病的有效治疗

(一) 控制感染灶

明确存在严重全身性感染时,应在症状出现后 6 小时内尽快查找感染部位,积极控制感染灶。如感染灶为腹腔内脓肿、胃肠穿孔、急性化脓性胆管炎等情况,应尽早进行手术引流、清除感染灶。重症急性胰腺炎早期不是手术指征,当坏死的胰腺和胰周组织因细菌感染出现"气泡征",提示脓肿成熟时,应进行手术清创、引流。创伤患者,应积极清创,预防感染的发生。胃肠功能受损的患者,应采用积极措施,保持肠道通畅,恢复肠道屏障功能,避免肠源性感染。

(二) 纠正休克,预防缺血再灌注损伤

无论感染性休克,还是低血容量性休克,都应尽早进行液体复苏,预防缺血再灌注损伤。如需重症监护室救治,应在休克症状出现 6 小时内转入。2021 年脓毒症指南推荐:①脓毒症休克时,早期 3 小时内给予至少 30ml/kg 的晶体液进行液体复苏,不推荐使用羟乙基淀粉和明胶复苏;②晶体液使用平衡液,而不是生理盐水,生理盐水氯化物浓度高于血浆,可能加重酸中毒,进而导致急性肾损伤(AKI);③补充大量晶体液时,联合补充白蛋白;④脓毒症休克,液体复苏的同时可使用血管活性药物维持血压,去甲肾上腺素仍是首选;当单独使用去甲肾上腺素仍无法维持血压时,推荐加用抗利尿激素,而不是继续增大去甲肾上腺素的剂量;去甲肾上腺素泵入剂量超过 0.5μg/(kg·min) 时,可加用血管升压药;如去甲肾上腺素联合抗利尿激素仍无法维持血压,可加用肾上腺素,不推荐使用特利加压素;⑤脓毒症休克合并心功能不全时,可使用去甲肾上腺素联合多巴酚丁胺或单独使用肾上腺素。

2008 年,Vin-cent 等人联合提出早期液体复苏的目标包括:①中心静脉压 6~12cmH$_2$O;②平均动脉压 ≥65mmHg;③尿量 ≥0.5ml/(kg·h);④中心静脉(上腔静脉)血氧饱和度 ≥70%,混合静脉血氧饱和度 ≥65%。但上述目标无法反应微循环是否存在缺氧。促炎细胞因子可导致机体糖利用障碍,需要自身蛋白质和脂肪大量分解供能,导致机体基础代谢率增加,增加氧耗。血清乳酸水平和乳酸清除率可以反映氧供与氧耗是否平衡。2016 年美国重症医学会公布的脓毒症休克的诊断标准为,充分液体复苏后仍需血管收缩药以维持 MAP ≥65mmHg,且血清乳酸浓度>2mmol/L。2022 年,Sharad Patel 等人建议,脓毒血症 AKI 患者 MAP ≥65mmHg,合并高血压病史时,MAP 应更高。大量研究证明,血乳酸浓度是反应组织缺氧的一个敏感指标,也可较好地反映组织的缺氧程度。肝功能正常时,血乳酸水平越高,组织缺氧

越严重,病情越严重。乳酸清除率可以动态反应血乳酸的变化,对病情和预后的评估更准确。理论上,6小时乳酸清除率≥10%作为液体复苏的终点目标最有临床价值,但由于存在"洗出现象"及"应激乳酸"等的影响,使得该指标也有一定局限性。2021年脓毒症指南提示要动态监测多个相关指标评估液体复苏情况,并推荐使用毛细血管充盈时间作为其中一个指标。

(三)应用有效抗生素

感染是导致MODS的最主要原因之一,及时有效的抗生素治疗是控制感染及MODS病情进展的根本措施。明确的感染需尽早给予抗生素,理想状态下,应当在1小时内采用广谱抗生素治疗,并积极寻找病原学证据。有临床细菌学研究报告了sICU主要细菌菌谱及对常用抗生素敏感性。怀疑脓毒症或脓毒症休克,但没有明确感染时,在给予抗生素的同时,持续评估,寻找感染源,如不存在感染,应及时停用广谱抗生素。2021年脓毒症指南显示,对于高危耐甲氧西林金黄色葡萄球菌(MRSA)的脓毒症患者,推荐初始抗生素覆盖MRSA;对于高危多重耐药的脓毒症患者,推荐使用两种可覆盖G-菌的抗生素。使用抗生素时,应每日评估其使用效果。经验性抗生素使用不应超过5天,应根据细菌培养结果和药敏结果及时行降阶梯治疗。当病原菌明确、药敏明确时,不推荐联合用药(2021年脓毒症指南)。目前仍无法明确最佳抗生素疗程,常规治疗为7~10天,但对治疗反应差、感染源未确定或合并粒细胞减少症的患者,可适当延长用药。天津医科大学附属南开医院报告MDR细菌菌种及耐药,可供临床作为经验性抗生素参考应用。2021年脓毒症指南推荐,综合降钙素原和患者的临床情况来决定抗生素疗程。

(四)清除内毒素

内毒素是细菌被破坏时释放的毒性物质的总称,主要来自革兰氏阴性菌,极少数来自革兰氏阳性菌。通常人们认为内毒素就是革兰氏阴性菌胞壁中的一种成分,又被称为脂多糖,其毒性成分主要是类脂质A,完整分子还包含O-多糖特链和核心多糖。抗菌药物在杀菌或抑菌的同时会诱导内毒素的释放,且受抗菌药物的种类、浓度、作用位

点等多种因素的影响。体外研究示:①高剂量抗菌药物在彻底杀灭细菌的同时,释放较少的内毒素;低浓度的抗菌药物不仅达不到杀菌目的,反而会因为细菌丝状体的形成,诱导较多内毒素的释放;②在相同最低抑菌浓度下,亚胺培南诱导释放的内毒素比美罗培南和头孢他啶少;③抗生素联合应用可减少内毒素的释放。因此,防治SIRS/MODS时,在合理、足量、联合使用有效抗生素的同时,也要采取措施清除内毒素。

目前拮抗内毒素的药物研究包括:

1. 类脂A拮抗剂 类脂A拮抗剂是类脂A的结构类似物,可与类脂A竞争受体的结合位点,在不同的生物种属体内表现出激动或拮抗作用,在人体内显示拮抗作用。目前用于研究的该类药物是E5531和依立托仑(Eritoran,E5564),并且已试用于临床,用于内毒素相关疾病的治疗。2010年,Tidswell等人的研究显示,在脓毒症患者的治疗中,与安慰剂组相比,E5564组并无统计学意义上的临床改善。

2. LPS单克隆抗体 目前有两种抗体制剂,E5和HA-1A。E5和HA-1A都是能与类脂A结合的IgM。E5和HA-1A在治疗革兰氏阴性菌感染时,能有效降低败血症患者的发病率和死亡率。但进一步的研究表明,这两种单克隆抗体并非对所有的患者均有效,且HA-1A还可与T淋巴细胞及红细胞上的某些抗原结合而产生一定的毒性,这些不良反应致使其临床试验被迫停止。从目前已获得的大量资料来看,LPS单克隆抗体并不能明显改善MODS患者预后,不宜过高期待。

3. TLR4抑制剂 LPS需与TLR4结合后发挥作用。目前已进行临床研究的是TAK-242,其临床试验结果也是阴性。

4. 中药 许多中药具有清除内毒素的作用,详见第五节。我国研制的中药注射液"血必净",既可以拮抗内毒素,又可以抑制TNF-α的释放,与抗菌药物合用,或许可发挥"细菌-内毒素-炎症介质并治"的作用。

二、支持治疗

(一)一般支持治疗

严密的生命体征监测,给予吸氧增加氧输送,

预防压疮,预防低体温诱发寒战造成的代谢率增加,纠正酸碱及水和电解质平衡紊乱等。

(二)营养支持治疗

营养支持可以选择肠内营养和静脉营养。在没有明确禁忌证如消化道出血、完全性肠梗阻等情况下,应尽早(72 小时内)开通肠内营养,并辅以静脉营养。适当的肠内营养可以预防肠道屏障功能丧失,预防细菌与内毒素的移位。

人体所需能量来源于糖、脂肪和蛋白质三大营养素,近年来比较强调的一种氨基酸营养素是谷氨酰胺(Gln)。谷氨酰胺是一种非必需氨基酸,正常生理情况下,机体可自行合成。然而在创伤、感染等高代谢情况下,对糖皮质激素高度敏感的谷氨酰胺从肌肉释放为细胞供能,消耗明显增加,此时自身合成不能提供足够的储备,需外界供给。除供能外,谷氨酰胺还可以保持肠道完整性、支持免疫系统和抑制肌肉降解,亦具有抗氧化损伤效应。有研究显示,创伤、烧伤等危重情况下,外源性补充足量的谷氨酰胺,有助于改善重症患者的营养状态和临床症状,增强患者的免疫功能,减少病死率。欧洲肠外肠内营养学会(ESPEN)建议,急性胰腺炎患者应用肠外营养时补充谷氨酰胺;但美国重症医学会和美国肠外肠内营养学会不建议重症患者常规补充谷氨酰胺。另外,一名日本学者的回顾性分析提示,谷氨酰胺水平过低或过高,都是重症患者死亡的危险因素,Gln ≥ 700nmol/ml 时,病死率明显升高。可见,补充谷氨酰胺时,要动态监测谷氨酰胺的浓度,将谷氨酰胺的水平控制在合理范围内。目前关于谷氨酰胺用量并没有明确的规定,ESPEN 肠外营养指南建议 0.30g/kg,静脉或肠内均可。

(三)糖皮质激素治疗

糖皮质激素可保护机体免受过度炎症的损伤并稳定内环境。SIRS/MODS 状态下,机体过度的免疫防御反应可导致体内糖皮质激素相对不足,炎症介质又可通过浓度依赖的方式导致糖皮质激素抵抗,神经内分泌系统(下丘脑 - 垂体 - 肾上腺轴)的激活又可产生巨噬细胞迁移抑制因子,它们均可抑制糖皮质激素的抗炎作用。理论上,通过补充机体相对不足的糖皮质激素,并提高各靶器官对糖皮质激素的反应,调节细胞内转录因子

水平,可将机体失控的免疫防御状态转变为可控。但当糖皮质激素被用于治疗脓毒症休克和 ARDS 时,却因二次感染及其他并发症导致病死率升高,因而其临床疗效也出现了争论。近年来部分试验显示,小剂量、长时程糖皮质激素治疗,不仅可以显著改善症状,还可降低病死率。目前尚无明确的药理学证据明确长时程糖皮质激素治疗所需的剂量,只能单靠经验判断,且该激素给予方法也存在过量所致消化道出血、二次感染等风险。糖皮质激素在 SIRS/MODS 治疗中的地位,有待更进一步的临床研究明确。多数学者认为,地塞米松 10mg/d 或甲泼尼龙 80~240mg/d,或氢化可的松 80~240mg/d,连用 7~10 天,不仅可减轻患者过强的炎症反应,还可改善患者的预后。近年来的动物实验示,氢化可的松可能通过微调肌肉信号通路,对脓毒症伴肢体制动所致的重症监护室获得性衰弱(ICU-AW)有一定治疗效果。2021 年脓毒症指南示:脓毒症休克的患者,需持续使用血管活性药物,如去甲肾上腺素 ≥ 0.2μg/(kg·min),持续 4 小时,可使用氢化可的松 200mg 持续泵入或 50mg 每 6 小时静脉注射。

三、清除及拮抗炎症介质

清除和拮抗炎症介质的方法有药物和血液净化治疗,但仅能清除部分未与受体结合的炎症介质,无法清除已经结合到细胞膜受体上并发挥作用的炎症介质。

(一)药物

目前,有关拮抗某一种特异性炎症或凝血介质的药物研究非常多,但均未能取得预期的满意结果。本篇仅对其中若干作用明确的炎症介质拮抗剂进行简单介绍。

1. TNF-α 单克隆抗体 一项荟萃研究示,TNF-α 单克隆抗体可以提高存活率,但多克隆抗体不能。动物实验及 I 期临床试验提示,TNF-α 单克隆抗体可改善革兰氏阴性及阳性菌脓毒症的转归。还有研究示,血 IL-6 升高的脓毒症患者使用阿非莫单抗(Afelimomab)治疗,有一定疗效。但 TNF-α 单克隆抗体并非对所有病例均有效,这可能与 TNF-α 半衰期较短(14~18 分钟),给予抗 TNF-α 抗体时为时已晚有关。低浓度的 TNF-α

是正常机体防御功能的一部分，故输入抗体有可能弊大于利，其临床应用的时机及注意事项仍是值得深入研究的课题。

2. IL-1 受体拮抗剂（IL-1ra） IL-1 是一种血管内皮细胞毒素，可使 T 淋巴细胞活化，并可提高组织对 TNF-α 的敏感性，造成肾上腺、肠道等组织器官严重损害。目前已知 IL-1 有两种形式：IL-1α 及 IL-1β。脓毒症通常为 IL-1β 升高，IL-1 受体拮抗剂是可以中和 IL-1β 炎症反应的天然拮抗剂。目前已可用重组技术生产重组 IL-1ra，如阿那白滞素（anakinra）、利纳西普（rilonacept），并经过动物实验后进入临床试验，其 Ⅱ 期临床试验结果很好，但 Ⅲ 期临床试验均已失败。2016 年，Bita 等人对欧美 11 个国家 91 个中心的 IL-1ra（anakinra）Ⅲ 期临床试验数据进行了重新分析，根据其是否同时存在肝胆功能障碍和弥散性血管内凝血，将脓毒症患者分为巨噬细胞活化综合征组和非巨噬细胞活化综合征组，结果显示，阿那白滞素可显著提高巨噬细胞活化综合征组脓毒症患者的 28 天生存率。利用巨噬细胞活化综合征对脓毒症患者进行死亡危险分层或许是预测 MODS 预后和评估 IL-1ra 临床治疗效果的有效方法，但仍需大样本的前瞻性研究证明。

3. 血小板活化因子受体拮抗剂 血小板活化因子是由多种细胞合成和分泌的炎症介质。它可以诱发全身性动脉低血压、毛细血管渗漏综合征、肺血管收缩和肺动脉高压、胃肠道损害等。目前已获得天然及人工合成的制剂。目前用于研究的有两种药物：① BB-882 和 Apafant（WEB2086），是一种阻断 PAF 与其受体结合的药物；② Pafase，是一种 PAF 乙酰水解酶。这两种药物均已用于脓毒症的临床试验，Ⅱ 期临床试验均有效，但 Ⅲ 期临床试验均显示无治疗作用。

4. 抑制花生四烯酸产物 花生四烯酸是细胞膜磷脂的主要组成成分，缺血缺氧等损伤可激活膜上的磷脂酶，磷脂酶促使花生四烯酸游离，并生成多种前列腺素和白三烯等物质，导致细胞损害。目前尚无特殊的磷脂酶相关抑制物应用于临床。临床上常用的药物有：①白三烯受体竞争性拮抗剂，如孟鲁司特钠、扎鲁司特，可减轻由白三烯引起的血管通透性增加，减轻气道水肿及嗜酸粒细胞的浸润而平喘。②环氧合酶抑制剂，花生四烯酸生成前列腺素需要 COX 的帮助。尼美舒利（nimesulide），可高度选择性抑制与炎症性前列腺素合成有关的 COX-2 活性，而不影响与胃、肾等器官的生理性前列腺素合成有关的 COX-1，抗炎效应好，又无消化道副作用。

5. 抑制或对抗中性粒细胞释放毒性介质 目前应用最多的是己酮可可碱（pentoxifylline）、乌司他丁和中性粒细胞 - 内皮细胞黏附抑制剂。可以抑制单核巨噬细胞活化，减少促炎因子释放，减少氧自由基的产生，抑制血小板聚集等，从而保持生命器官的血流灌注，维持生命器官的功能良好，可能有助于提高生存率。

6. 补充生长因子 生长因子的产生与内脏器官的发育是同步进行的，肝、肾、胃肠道等内脏器官的胚胎发育，需要胰岛素样生长因子、成纤维细胞生长因子、表皮细胞生长因子及转化生长因子等多种生长因子的刺激。这些生长因子在成熟内脏器官中仍有增殖能力，可在机体损伤后通过生长因子的作用而进行修复。有研究证实，生长因子在组织损伤时释放明显减少，外源性补充治疗或可促进损伤后多个内脏器官组织细胞的修复。肺泡上皮细胞损伤是导致急性呼吸窘迫综合征的重要原因，修复肺泡上皮细胞可缓解 ARDS 症状。角质细胞生长因子（keratinocyte growth factor，KGF）在肺泡上皮细胞的修复中发挥重要作用。多数试验显示，KGF 可能对 ARDS 患者有益，但 Ⅱ 期临床试验显示，重组人 KGF 并未显著改善 ARDS 患者第 7 天的平均氧合指数。且另有研究显示，KGF 使机械通气时间延长，28 天死亡率较高。目前临床 ARDS 的常规治疗中并不包括 KGF。

（二）血液净化治疗

血液净化治疗已被应用于 SIRS/MODS 的临床治疗，它不仅可以清除内毒素和炎症介质，还可以清除肾衰竭所致钾、肌酐、尿素氮升高，降低机体液体负荷，改善心力衰竭、肺水肿，改善组织氧供，防止脏器功能进一步损害。传统的血液净化治疗设备多数功能单一，近年新的用于脓毒症血液净化治疗的高吸附性膜，已具有清除细胞因子和内毒素、肾脏替代治疗和抗血栓多种功能。目前临床上已用于 SIRS/MODS 的血液净化治疗主要包括：高剂量连续性静脉 - 静脉血液滤过（HVHF）、血浆置换、血液灌注、持续血液透析滤过、持续肾脏替代疗法等。清除体内过多的促炎症因子是血液净化治疗脓毒症的目标。

连续性静脉 - 静脉血液滤过（CVVH）可通过对流原理清除炎性因子。根据置换液的多少，可将 CVVH 分为常规剂量 CVVH 和高剂量 CVVH（HVHF）。HVHF 的置换液剂量目前无统一标准，通常认为置换液最少需要 35ml/（kg·h）。2018 年的一项研究显示，HVHF 治疗过滤时间短，血流动力学稳定，具有显著的炎症因子清除作用，是一种安全有效的方法。但另有研究显示，HVIF 虽能增加炎症因子清除率，但不能降低脓毒症患者的病死率，也未有助于改善血流动力学。到目前为止，有关 HVHF 在重症脓毒症或脓毒症休克患者中的应用的研究还不多见，尚需进一步高质量的多中心的随机对照试验，为其治疗效果提供证据。

血浆置换是一种非选择性血液净化技术，对大、中、小分子溶质均有清除作用，通过减少炎症和抗纤溶介质、补充抗凝蛋白来纠正血液停滞，从而改善器官功能。目前已发展出清除血浆中大分子物质的双重滤过血浆置换技术。但关于血浆置换治疗脓毒症的循证医学研究尚不是很多，这可能与应用血浆置换存在反弹现象有关。

血液灌流，是将患者的血液引出体外，通过一种特异或者非特异的吸附装置，清除血液中内外源性致病物质，进而将血液回输到患者自身的一种血液净化方法。该净化方法常用于药物、农药中毒，现在亦用于脓毒症的治疗。目前用于临床的吸附装置中，对多黏菌素 B 聚苯乙烯灌流（PMX-DHP）的研究最为深入，PMX-DHP 不仅能清除内毒素，还能清除革兰氏阳性菌产生的炎症介质，如花生四烯酸、乙醇胺，但目前临床上该治疗得到的结果并非全为正性结果，因此其应用尚需进一步的理论支撑。2021 年脓毒症指南并不推荐 PMX-DHP。

CRRT 是一种连续缓慢的血液净化治疗，通过对流作用将血液中的水分和中、小分子物质滤出，尽可能地模仿肾脏清除功能，更符合人体的生理状态，治疗时血流动力学稳定，可以清除炎症因子，又可以通过超滤作用减轻机体液体负荷，一般治疗时间 ≥ 24 小时，是目前临床治疗中较为常用的模式之一。近年的研究显示，CRRT 治疗并不优于间歇肾脏替代治疗。2021 年脓毒症指南对脓毒症合并急性肾衰竭并有明确肾脏替代治疗指征的患者，推荐给予 CRRT 或者间歇肾脏替代治疗。

临床上对于该治疗的成效仍存在争议。血液净化治疗可以有效清除机体循环中的炎症介质，短期改善临床症状和器官功能，但最终病死率并无显著降低。这可能与血液净化治疗过程中炎症细胞再次被激活有关；也可能与机体内众多的炎症介质常以多聚体的形式存在，导致其不易被清除有关；还可能与过多地清除促炎介质，促炎 - 抗炎仍是失衡状态有关。有关血液净化治疗的模式选择、治疗时机及治疗时间，仍需在进一步高质量的临床研究支持下进行探讨。

四、纠正免疫功能紊乱

人体固有免疫细胞在释放促炎因子的同时，也释放抗炎因子，防止机体促炎 - 抗炎失衡。免疫治疗的目的是主动调节和恢复机体自身的免疫调控能力，阻断或抑制炎症介质的瀑布效应，防治 SIRS/MODS。调节免疫的药物包括：

（1）大剂量多价免疫球蛋白、可溶性补体和受体：可中和循环中的内毒素。然而多数临床试验显示，其对脓毒症的治疗无任何益处，故 2021 年脓毒症指南并不推荐使用免疫球蛋白。

（2）胸腺类激素、γ- 干扰素、粒细胞集落刺激因子、香菇多糖等：他们可增强特异性免疫反应，重建机体细胞免疫功能，以克服损伤后的免疫功能障碍。但 Root 等人的研究显示，重组人粒细胞集落刺激因子用于脓毒症的治疗是无效的。Meisel 等人的研究显示，对有免疫抑制的脓毒症患者，使用重组人粒细胞 - 巨噬细胞集落刺激因子治疗无效。

五、基因治疗

细胞凋亡在 SIRS/MODS 的发病机制中发挥着不容忽视的作用，固有免疫细胞凋亡延迟，获得性免疫细胞凋亡增加，导致机体促炎 - 抗炎失衡，进而发展为 SIRS/MODS。或许通过基因治疗的方法调节细胞凋亡,可防治 SIRS/MODS。

Bcl-2 基因是已知的一种抗凋亡基因,动物实验和离体实验显示,它可阻断多种细胞凋亡途径的最后通路。可否采用 Bcl-2 基因来阻断获得性免疫细胞凋亡,调节炎症介质的平衡和改善细胞损伤,仍有待深入研究。

六、清除氧自由基

正常人体内存在清除自由基的防御系统,包括酶类和非酶类,酶类包括超氧化物歧化酶、过氧化氢酶和谷胱甘肽过氧化物酶,非酶类包括维生素 E、醌类等。如果自由基生成过多,自身防御系统无法维持平衡,过多的自由基会导致蛋白质变性、不饱和脂肪酸氧化,进而损伤自身细胞。此时,可从外界补给清除氧自由基的物质,如:①维生素 E 和 C,维生素 E 是强力自由基清除剂,维生素 C 可在细胞内外发挥作用,并可使维生素 E 自由基恢复原型,从而保护维生素 E,但 2021 年脓毒症指南并不推荐维生素 C 用于脓毒症和脓毒症休克患者的治疗;②酶类,如谷胱甘肽等;③别嘌醇,可抑制黄嘌呤氧化酶,影响氧自由基的释放;④中药大黄、丹参、黄精、酸枣仁、当归、枸杞子、菟丝子、女贞子、白术、灵芝、山楂、茜草等,也具有清除氧自由基的作用,也可以补给含硫氨基酸(L-蛋氨酸、半胱氨酸等)、不饱和脂肪酸、辅酶 Q10 等,对抗氧自由基的损伤。

七、骨髓间充质干细胞的治疗作用

来自骨髓的间充质干细胞(mesenchymal stem cells,MSCs)能分化为多种细胞,包括内皮细胞、肾小管上皮细胞和肺泡上皮细胞等,还能分泌多种旁分泌因子(生长因子、通透性调节因子及抗炎因子),抑制自由基生成和免疫调节,从而减轻炎症反应,修复受损细胞,是防治 SIRS/MODS 较有潜力的治疗措施。

MSCs 防治 SIRS/MODS 的潜在机制主要包括:① MSCs 可降低血清和组织中 TNF-α、IL-1β 等促炎细胞因子的水平,增加抗炎细胞因子的表达,促使巨噬细胞向具有抗炎活性的 M2 型转变,将以 Th1 细胞为基础的炎症反应转变为以 Th2 细胞为基础的抗炎反应,从而调节促炎和抗炎细胞因子之间的平衡;②通过阻断 JNK 信号通路,调控其下游凋亡相关靶基因的转录和凋亡蛋白的表达,具有一定的抗凋亡作用;③受损组织释放基质细胞衍生因子-1(SDF-1)、单核细胞趋化蛋白等信号转导因子,刺激内源性 MSCs 增殖,并诱导其通过 SDF-1α/C-X-C 趋化因子 4 型受体(CXCR4)向损伤部位迁移,促进受损组织的修复和血管生成;④自由基及其产物丙二醛(MDA)均具有细胞毒性,MSCs 可使肾组织内的 MDA 生成减少,并促进具有抗氧化能力的血红素加氧酶-1 表达上调,具有一定抗自由基损伤作用;⑤ MSCs 一方面可通过上调相关基因改善免疫细胞的吞噬功能,抑制细胞凋亡;另一方面,可产生多肽,如 Cathelicidin LL-37,清除细菌。

MSCs 在急性呼吸窘迫综合征、急性胰腺炎、缺血-再灌注肾损伤等疾病的细胞治疗方面,已有较广泛的基础研究,也已开展相关临床试验。目前已完成的 Ⅰ 期和 Ⅱ 期临床试验致力于研究其给药途径、剂量、频次及副作用,其治疗作用尚需大样本、多中心的临床研究来证实。未来,仍需提高 MSCs 的靶向存活力,增强其旁分泌的能力,以进一步改善其修复器官的能力。体外培养的 MSCs 具有一定的凋亡比例,在进入体内后凋亡更为明显。因此,减少其凋亡以保证其在机体内足量存活,对其发挥相关效应意义重大。这也是目前细胞治疗领域的研究热点。另有研究致力于改进 MSCs 靶向组织的趋化能力,使得其迁徙至损伤部位的数量增多,改善其修复效应。促红细胞生成素不仅可以促进 MSCs 增殖,还可增加其向肾小管上皮细胞分化的能力,可能在该研究方向做出一定贡献。

MSCs 来源广泛,可来自自体骨髓、异体骨髓(如脐血、胎盘)和脂肪组织,由于其细胞来源、采集和制备方法不同,其疗效也有差异。因此,有必要建立标准操作程序、指导方针和评价标准,这也是其用于临床治疗的基础。

第五节　中医药在防治 SIRS/MODS 中的应用

多种急腹症,如胃肠道穿孔、重症胆道感染、腹腔脓肿及重症急性胰腺炎等,常导致 SIRS/MODS 发生。其中医辨证多为"阳明腑实证""少阳阳明合病",甚至"阴阳离决、亡阴亡阳"。阳明腑实证源于《伤寒论》,是指外邪入里化热,与大肠的燥热相合,以致津液被耗,燥结成实,阻滞于中,即产生潮热、谵语、便秘、腹满而痛、脉沉实等症,《伤寒论》说"阳明之为病,胃家实是也"。肺与大肠相表里源于《黄帝内经》,《灵枢·本输》言"肺合大肠,大肠者,传导之腑"。肺为水之上源,通调水道,参与水液代谢,同时大肠亦参与水液代谢,能吸收大肠中之水分,使大便成形。肺气的肃降,有助于大肠传导功能的发挥,大肠传导功能正常则有助于肺的肃降。

现代研究发现,在创伤、感染等应激状态下,肠道的屏障功能受到削弱或损害,使大量的细菌和内毒素经过门静脉和肠黏膜淋巴系统侵入循环,造成肠源性内毒素血症和菌群移位,并激发体内细胞因子和其他炎症介质的级联反应,引起全身器官的损害。肺脏是接受全部心输出量的器官,且有着丰富的毛细血管网,首当其冲地受到循环中炎性细胞和介质的损伤,引起急性肺损害/急性呼吸窘迫综合征(ALI/ARDS),是 SIRS 起病的首要受累器官。通里攻下药物荡涤六腑之糟粕,对 ALI/ARDS 有肯定的治疗作用。

一项多中心 RCT 研究的结果表明,通里攻下为主(清肺承气颗粒,组成为大黄、枳实、厚朴、黄连、半夏、瓜蒌)的中西医结合治疗,降低了重症急腹症所致的多器官功能衰竭的并发症发病率和病死率,减少了住院时间和费用。

两组患者的 APACHE-II 评分:入组时,两组患者 APACHE-II 评分无显著差异。入组后,经治疗,两组患者总体病情严重程度均呈下降趋势,但治疗组(清肺承气颗粒)患者下降速度显著高于对照组(安慰剂)。治疗组患者从第 3 天开始,APACHE-II 评分显著低于对照组(表 8-5-1)。

治疗后,治疗组患者的病死率、卫生经济学指标(治疗后治疗组患者的病死率、住院时间、住院费用等),均显著低于对照组。此外,治疗组升压药使用(1.7 ± 4.1)天,抗生素使用(16.6 ± 10.9)天;对照组升压药使用(0.5 ± 2.1)天,抗生素使用(16.9 ± 15.2)天。血液净化次数、手术次数方面,对照组显著高于治疗组,余均无差异(表 8-5-2)。

表 8-5-1　两组患者治疗前后 APACHE-II 评分的比较

分组	例数	第 1 天	第 3 天	第 7 天	第 14 天
对照组	104	13.95 ± 7.06	13.23 ± 6.55	11.23 ± 7.62	8.16 ± 7.08
治疗组	103	13.70 ± 9.25	9.97 ± 6.26*	6.70 ± 5.74**	4.09 ± 6.17**

注:*$P<0.05$,**$P<0.01$。

表 8-5-2　两组患者的预后分析

组别	例数	累及脏器数	病死率	住院天数	住院费用/万元
对照组	104	2.68 ± 1.01	12.50%(13 例)	26.90 ± 12.01	8.16 ± 3.07
治疗组	103	2.75 ± 1.03	7.77%**(8 例)	23.97 ± 10.79*	6.62 ± 2.12*

注:* 与对照组比较,$P<0.05$,** 与对照组比较,$P<0.01$。

研究观察了大肠腑实证、重症腹腔内感染患者入院 48 小时内外周血 Th 亚群、单核细胞 HLA-DR 表达、血清促炎 / 抗炎因子水平及 APS 评分。结果显示,促炎 / 抗炎因子水平明显增高,Th1/Th2 明显降低,HLA-DR 表达仅为正常 32%。休克患者 TNF、PGE$_2$、Th1/Th2 明显增高,死亡组各因子明显高于存活组且 TNF-α/IL-10 比值、Th1/Th2 和 HLA-DR 表达持续降低。说明该类患者早期即同时存在高水平促炎和抗炎反应,IL-10、Th2 细胞和单核细胞功能下降与不良预后相关。

中药组患者早期使用清肺承气颗粒治疗后,促炎 / 抗炎细胞因子水平的恢复明显优于非中药组,其中 IL-10 在入院 48 小时即开始降低,TNF-α/IL-10 比值恢复明显增加。单核细胞 HLA-DR 表达和 Th1/Th2 比值恢复加快(表 8-5-3)。清肺承气颗粒不仅抑制该类患者促炎因子的过度增加,还可对抗炎症因子,促进 Th 细胞漂移和 HLA-DR 表达的恢复。

表 8-5-3　两组患者外周血 HLA-DR、Th1/Th2 及 Treg 水平测定结果比较

组别	时间	HLA-DR	Th1/Th2	Treg
对照组	1 天	44.54 ± 7.79	1.18 ± 0.15	12.02 ± 1.23
	3 天	55.26 ± 9.53	1.29 ± 0.17	16.15 ± 1.42
	7 天	57.26 ± 9.82	0.5 ± 0.05	9.63 ± 1.00
治疗组	1 天	55.50 ± 9.53	3.15 ± 0.35	6.72 ± 0.73
	3 天	75.50 ± 10.29[*]	4.07 ± 0.44[*]	7.67 ± 0.84[*]
	7 天	80.08 ± 12.13[*]	0.97 ± 0.09	4.30 ± 0.58[*]

注: [*] 与对照组比较,$P < 0.05$。

在以通里攻下法治疗同时,可根据临床辨证,对于毒热证可随症重用金银花、连翘、蒲公英、板蓝根、山豆根、黄连、败酱草、鱼腥草等具有清热解毒特性的药物。除方剂外,还有中药注射剂,如血必净、板蓝根注射剂等。刘志峰等对 8 种清热解毒中药注射剂体外抗内毒素效果进行了观察,发现双黄连粉针剂、清开灵注射液和板蓝根注射液的抗内毒素作用最强,稀释 2 500 倍仍能清除 70% 以上的内毒素。动物实验显示,双黄连注射液可明显降低动物体内血浆内毒素的含量,对内毒素所致肝、肺、肾等损害具有防护作用。热入营血(有 DIC 倾向)可用清营汤。在 SIRS/MODS 缓解期,应使用中药益气养阴、健脾和胃、扶正固本等增强体质,从而使患者快速康复,常用方剂为四君子汤、补中益气汤、人参健脾汤、当归补血汤、八珍汤、十全大补汤等。

参考文献

1. HU J, LI Y, HE J, et al. Mesenchymal stromal/stem cells: breaking the deadlock in the treatment of multiple organ dysfunction syndrome [J]. Chin Med J, 2022, 135 (23): 2818-2820.

2. SHARAD P, NITIN P, DELLINGER R P. Sepsis Management for the Nephrologist [J]. Clin J Am Soc Nephrol, 2022, 17 (6): 880-889.

3. LAURA E, ANDREW R, WALEED A, at el. Surviving sepsis campaign: international guidelines for management of sepsis and septic shock 2021 [J]. Intensive Care Med, 2021, 47 (11): 1181-1247.

4. 刘玉新, 向弘利. 脓毒症药物治疗进展 [J]. 创伤外科杂志, 2021, 23 (11): 865-870.

5. HABR B, SALIBA Y, HAJAL J, at el. Hydrocortisone mitigates ICU-AW by fine-tuning of muscle atrophic and hypertrophic signaling pathways in a sepsis model with

limb immobilization [J]. Life Sci, 2020, 15: 261118366.

6. FAHAD M, MUHAMMAD B J, Numan S, at el. Current status of diagnosis and Mesenchymal stem cells therapy for acute pancreatitis [J]. Physiol Rep, 2019, 7 (21): e14170.

7. FAN E, BRODIE D, SLUTSKY A S. Acute respiratory distress syndrome: advances in diagnosis and treatment [J]. JAMA, 2018, 319 (7): 698-710.

8. 张伯礼, 李振吉. 中国中医药重大理论传承创新典藏 [M]. 北京: 中国中医药出版社, 2018.

9. 谢礼波, 卢一平. 骨髓间充质干细胞治疗肾脏缺血-再灌注损伤的研究进展 [J]. 西南医科大学学报, 2017, 40 (5): 511-514.

10. 张瀚元, 张秀英, 施路一. 疾病的炎症本质及其中药干预 [J]. 西北农业学报, 2017, 26 (1): 1-13.

11. 刘大为. 实用重症医学 [M]. 2 版. 北京: 人民卫生出版社, 2017.

12. BITA S, JOSEPH A C, WINN C W, at el. Interleukin-1 receptor blockade is associated with reduced mortality in sepsis patients with features of macrophage activation syndrome: reanalysis of a prior phase Ⅲ trial [J]. Crit Care Med, 2016, 44 (2): 275-281.

13. ZHANG Y M, ZHANG S K, TSUI N Q. Mesenteric lymph duct drainage attenuates acute lung injury in rats with severe intraperitoneal infection [J]. Inflammation, 2015, 38 (3): 1239-1249.

14. ZHANG Y M, ZHANG S K, CUI N Q. Intravenous infusion of mesenteric lymph from severe intraperitoneal infection rats causes lung injury in healthy rats [J]. World J Gastroenterol, 2014, 20 (16): 4771-4777.

15. PAULO A N, MARCELO SA M L, RUI M. Evaluation of simplified acute physiology score 3 performance: a systematic review of external validation studies [J]. Critical Care, 2014, 18 (3): R117.

16. 姚咏明. 急危重症病理生理学 [M]. 北京: 科学出版社, 2013.

17. 杜超, 傅强, 崔乃强, 等. 清肺承气颗粒对 "大肠腑实证" 所致 ALI/ARDS 患者的治疗作用 [J]. 世界中医药, 2014, 9 (4): 404-408.

（郭小云, 余剑波）

第九章
超声诊断在急腹症中的应用

超声检查具有便利、快捷、无创、准确和可重复检查等不可替代的优势,在急腹症的诊断与介入治疗中占有越来越重要的位置,成为急腹症诊断的首选检查项目,也是普通外科医生必须掌握的诊断和治疗手段。

第一节　正常腹部解剖超声特征

一、肝脏的超声解剖及正常声像图

(一)肝脏的分段及肝内血管走行

根据 Couinaud 的肝区分段法,将肝脏分为 8 个叶段,见表 9-1-1、图 9-1-1。

表 9-1-1　肝脏的分段

Couinaud 分段	简语	区域
Segment1	S1	尾状叶
Segment2	S2	左外侧叶上段
Segment3	S3	左外侧叶下段
Segment4	S4	左内侧叶
Segment5	S5	右前叶下段
Segment6	S6	右后叶下段
Segment7	S7	右后叶上段
Segment8	S8	右前叶上段

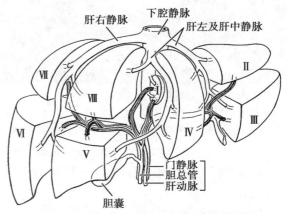

图 9-1-1　肝脏叶段解剖(8 段分段法)

各肝段中央部位都有肝静脉走行(图 9-1-2)。
依据肝脏的超声解剖,可准确地做出血管本身病变及肝内占位性病变的定位。

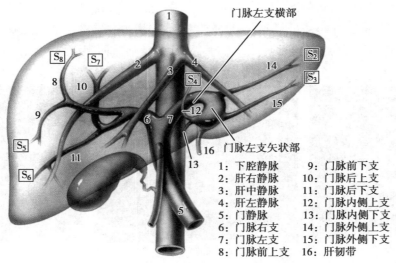

1: 下腔静脉　　　9: 门脉前下支
2: 肝右静脉　　　10: 门脉后上支
3: 肝中静脉　　　11: 门脉后下支
4: 肝左静脉　　　12: 门脉内侧上支
5: 门静脉　　　　13: 门脉内侧下支
6: 门脉右支　　　14: 门脉外侧上支
7: 门脉左支　　　15: 门脉外侧下支
8: 门脉前上支　　16: 肝韧带

图 9-1-2　肝脏的血管走行及分区

扫码观看彩图

（二）正常肝内血管

1. **肝静脉**　主要有肝右、肝中、肝左三支肝静脉，收集门静脉与肝动脉入肝的血流，在第二肝门处注入下腔静脉（图 9-1-3），肝静脉的平均直径为 1cm，当有肝占位病变时，可见受压、移位、中断等改变。

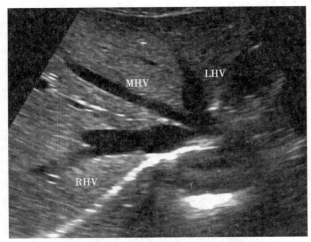

图 9-1-3　肋缘下斜切三支肝静脉声像图

2. **门静脉**　由肠系膜上静脉与脾静脉在胰腺颈部后方汇合而成，主干长 7~8cm，宽约 1.2cm，至肝门部分为左、右两支，入肝后再分支。肝内门静脉分支如下：左支分为横部、角部、矢状部、囊部，角部分出左外叶上段支，囊部分出左外叶下段支及左内叶支；右支分为右前叶支、右后叶支，右后叶支分为右后叶上段支、下段支。门静脉主干的直径为 9~14mm，平均直径为 11.5mm（图 9-1-4）。

3. **肝动脉**　起于肝总动脉，肝内分支不易显示，在肝门部门静脉与胆总管间多可显示。肝动脉峰值速度范围为 65~85cm/s。

此外，超声还可显示肝脏的肝圆韧带、静脉韧带及其裂沟。

（三）正常肝脏声像图及正常值

1. **肝脏的大小**　肝左叶长径 7~11cm，厚径 5~7cm；肝右叶长径 9~16cm，斜径厚 9~13cm。

2. **肝脏的轮廓及角度**　正常肝脏轮廓规则而光滑。右叶下缘角度小于 75°；左半肝纵切及横切均呈三角形，其左侧缘及下缘的角度小于 45°，此角度将临床触诊的变锐或变钝形象化。

3. **肝脏的内部回声**　肝脏内部为密集中等细点状回声，分布均匀，肝内血管影像清晰可见。

（四）肝脏的管状结构

正常肝内管状结构为无回声区，其长轴呈两条平行回声线，短轴呈圆形或椭圆形环状回声。正常可显示肝内的门静脉、肝静脉、左右肝管及肝内胆管的二级分支。

二、胆囊与胆管的超声解剖及正常声像图

（一）胆囊的超声解剖

胆囊位于肝下胆囊窝内，超声可以清楚地将其分为颈部、体部、底部。正常胆囊的长径 7~10cm，宽径 3~5cm，厚径 ≤3mm。但因个体差异，不能单纯依据胆囊的大小判定胆囊肿大。胆囊容量通常为 30~70ml。

（二）正常胆囊声像图

胆囊的形态多呈梨形或长茄形，颈部常呈弯曲状。胆囊壁为光滑、厚度均匀的纤细的强回声环，呈典型的囊状结构。胆囊内腔显示为无回声区。胆囊管纤细并呈螺旋状，常不能显示。可见胆囊壁后方回声增强，即侧声影。

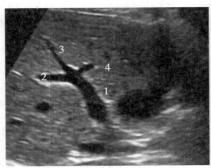

门静脉右支

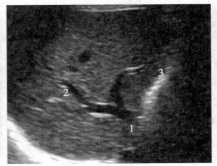

门静脉右前叶支

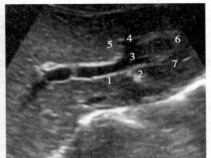

门静脉左支

图 9-1-4　门静脉声像图

（三）肝内胆管

正常肝内胆管多<1mm，超声较难显示，有时仅显示为与肝内门静脉伴行的线状回声。正常左右肝管为较短而纤细的管状结构，肝门部左右肝管借助于门静脉可显示，正常为与门静脉左右支平行的细管状结构，直径为 2~3mm。

（四）肝外胆管

左右肝管向下汇合，可见肝总管及与之相连的胆总管，呈长管状结构，其后方可见伴行的门静脉主干长轴和肝动脉短轴像，胆总管下段走行于胰头背侧或穿行于胰头实质内，胆总管下段多与下腔静脉伴行。当肝外胆管扩张时，形成"平行管"征或"双筒枪"征。胆管呈双线样管状结构，管壁薄、光滑，管腔内为透声好的胆汁，无回声。正常肝外胆管直径为 0.4~0.8cm（胆管压壁测量法），部分老年人和胆囊切除术后的患者，由于胆管的代偿，肝外胆管直径可 ≥1.0cm。

三、胰腺的超声解剖及正常声像图

胰腺的超声检查，应用实时超声仪作胰腺的横切面是重要的。因此要熟悉胰腺的横切面超声解剖。

（一）胰腺的扫查方法

胰腺长轴断面扫查，应从上腹部经过右肾门及脾门的斜断面扫查，呈右低左高位，倾斜角度约

15°~30°（图 9-1-5）。可见胰腺位于肝左叶和胃之后，其后方为门静脉、脾静脉，其次为下腔静脉、腹主动脉及肠系膜上动脉。胰尾位于脊柱左侧，紧贴于脾门，位于左肾纵轴的上方和左肾上腺的前方。当胃腔充盈时，胰腺长轴显示更为清楚。胰腺的短轴像（上下径）测量，分别于下腔静脉纵切前方测量胰头部，腹主动脉及肠系膜上动脉纵切前方测量胰体部，腹主动脉左侧测量胰尾部。肝左叶及充盈的胃腔及胆囊为胰腺的扫查提供较为理想的声窗。

（二）胰腺正常声像图

正常胰腺的轮廓线完整、自然。因胰腺扁而薄，前方有胃遮挡，缺乏致密的包膜，故其轮廓线较肝、肾等模糊。正常胰腺的内部回声均匀、细小而密集，较周围组织稍弱或相似，随年龄增大而回声增强。正常成人胰腺的回声高于或近于正常肝脏的回声。正常胰腺的纵轴断面（长轴）形态可分为以下 3 型：①腊肠型，胰腺的头、颈、体、尾厚度相近；②哑铃型，胰头、胰尾部较厚，胰体部细薄；③蝌蚪型，胰头至胰尾部厚度依次逐渐变薄。

沿下腔静脉作纵切，显示胰头的横切面呈卵圆形，位于下腔静脉之前。经过腹主动脉作纵切，显示胰体的横切面位于肝左叶和胃后壁的后方，呈类三角形。在腹主动脉及脊柱左侧缘纵切，显示胰尾部的横切面呈类圆形。

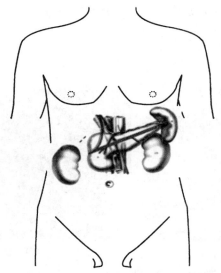
胰腺长轴扫查体标示意图（红线示探头走向）

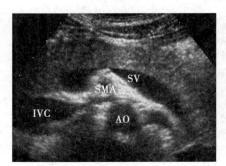
胰腺长轴超声图

图 9-1-5　胰腺长轴声像图

（三）胰腺的超声测值

1. **正常胰腺测值** 胰腺形态不规则，一般以其前后径即胰腺的厚度标志其大小。超声测量的胰腺厚度以胰头不大于 2.5cm、胰体不大于 2.0cm、胰尾不大于 1.5~2.0cm 为正常。

2. **正常胰管测值** 正常人主胰管超声测量近胰头部最大可达 3mm，胰体部一般为 2mm。正常人胰管多数 65% 显示为双线样管状结构，少数为单线状回声。胰管管径与体型无关，而和年龄有关。年轻人管径较小，老年人管径趋于增大。

四、脾脏的正常声像图

正常脾脏的膈面呈弧形，整齐而光滑；脾的脏面略凹陷，有特征性的脾门切迹和脾血管回声。彩色多普勒可以显示脾内血管的走行及脾门动、静脉的血流情况。脾的实质为非常均匀的、弥漫性的中低回声。其回声强度低于肝实质，但强于肾皮质。

脾脏超声的测量方法：脾脏的原发性疾病比较少见，但脾大的有无和脾大的程度往往对损害程度的判断具有重要的临床意义。脾脏厚径测量是较为常用的测量方法，但单纯依据此法测量判断脾脏是否肿大会导致判断失误，因部分患者脾大时脾的厚径不大，而其长径明显增大。目前国内外大多学者都采用脾的面积指数测量法（千叶法）：自脾的前下缘至脾门血管凹陷处为 a，此线相垂直的脾厚度为 b，脾的面积为两者的乘积（S=a×b）。其正常范围约 (12.2 ± 7.6) cm^2（M ± 2SD），超过 20cm^2 为脾大。

五、正常胃肠声像图

（一）正常胃及十二指肠

1. **正常胃及十二指肠壁层结构**

（1）正常胃壁超声图像 5 层结构：胃黏膜层、黏膜肌层、黏膜下层、肌层及浆膜层。浆膜层、黏膜层及黏膜下层呈强回声；黏膜肌层和肌层呈低回声（图 9-1-6）。

（2）正常十二指肠球部壁 3 层结构：由腔内向外依次是黏膜层、肌层和浆膜层，显示为 2 条强回声线及中间 1 条低回声线。

2. **正常胃及十二指肠壁厚度** 正常胃壁各部位的厚度基本一致，正常厚值应小于 5mm。正常幽门部厚度最大值应小于 7mm，十二指肠壁的厚度应小于 3mm。

3. **胃、十二指肠的扫查方法及正常声像图** 上腹部纵断时，于肝左叶后方及腹主动脉左前方，可见腹腔段食管及与其延续的胃贲门部回声。腹腔段食管呈口唇样回声。胃底常于左肋弓、脾的内侧可见低回声，较清晰的胃底断面图呈横断的柑橘样结构，胃底长轴断面呈"蚯蚓样"结构。

于上腹部剑突下横向及矢状扫查，分别可获得胃体的长轴和短轴像，胃体短轴像多显示为椭圆形的假肾征，沿胃体向左侧连续扫查可显示胃角和胃窦部，近似"∞"形（横 8 字）的断面结构，其交界处为胃角部，左侧为胃体部，右侧为胃窦部，体表一般以椎体左缘作为胃体、胃窦部的分界标志。自胃体至胃窦部为自然曲线，无明显隆起。

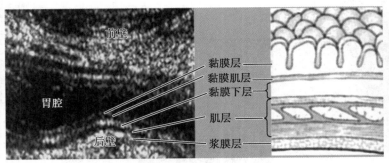
正常胃壁 5 层结构与组织结构对照

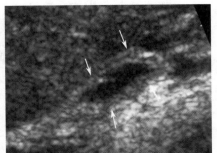
正常十二指肠球部壁 3 层结构

图 9-1-6　正常胃壁、十二指肠球部壁超声图像

当纵向扫查时,可显示胃体和胃窦为卵圆形或圆形。与胃窦相接的为胃幽门部,胃幽门部长轴为类似腊肠样的断面,短轴呈靶环征。右上腹斜向扫查,可见十二指肠球部位于胰头的右上方及胆囊的左侧,显示为卵圆形、三角形或扁平的管腔结构。饮水后,可显示十二指肠第1、2段,如饮水后右侧卧位观察,有时可显示十二指肠乳头部病变。

（二）正常肠管声像图

1. 小肠的扫查方法及正常声像图（图9-1-7） 常规的扫查方法是以腹部分区法进行扫查,当发现异常时,沿扩张的小肠进行追踪扫查,或病变部位多断面多角度扫查。正常空肠及回肠,超声难以定位显示。肠内气体较多时,横断面可见小肠呈多个弧形强回声,气体少时可见到肠内容物的流动,并可衬托出肠黏膜皱襞的线样回声。部分正常人,于右下腹向上方斜形扫查,可见回盲瓣回声。回盲瓣的描出,对于盲肠、回肠末段及阑尾的定位有一定的参考意义。

2. 结肠的扫查方法及正常声像图（图9-1-8） 结肠解剖走行及位置较固定,超声检查结肠时,可按照结肠的走行连续扫查,但横结肠及乙状结肠因其呈弯曲状,有时较难显示。由于结肠内含有粪便及气体,声像图可见与结肠袋相一致的弧形强回声,普通便时强回声后方可伴有轻度声影,便秘时伴有明显的声影,结肠梗阻时可出现气液便相混合的"发酵便"回声,肠炎或痢疾时可显示粥样便或水样便回声。结肠肝曲及脾曲位于肾的上方。直肠在膀胱前列腺（或子宫、阴道）的后方,显示直肠呈双环形结构。

阑尾由于脏器小、走行变异较大,正常时难以显示（高频探头有时可以显示）。

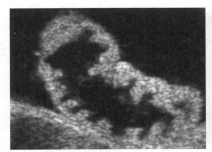
腹水中的小肠

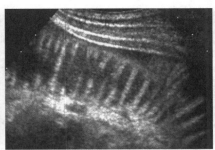
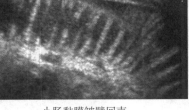
小肠黏膜皱襞回声

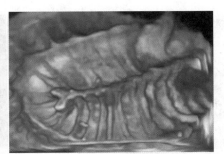
三维小肠黏膜皱襞

图9-1-7 小肠正常声像图

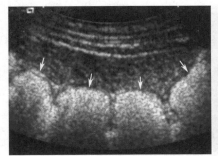
结肠内硬便回声

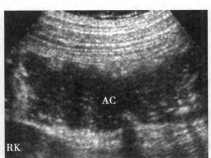
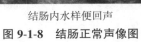
结肠内水样便回声

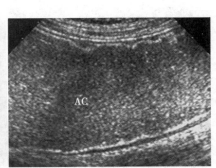
结肠内发酵便回声

图9-1-8 结肠正常声像图

第二节　常见急腹症超声诊断

一、胃及十二指肠急腹症

胃及十二指肠溃疡穿孔、幽门梗阻是常见的外科急腹症。胃溃疡多好发于胃小弯、胃窦部及幽门部,十二指肠溃疡多位于球部。

(一)胃及十二指肠溃疡声像图

溃疡处显示为大小不等的凹陷,凹陷形态规整,底部光滑,部分呈"火山口"样改变。凹陷处可见线状、斑块状、圆形或半圆形强回声,此为溃疡面的白苔和附着的胃肠内容物及气体回声(图9-2-1、图9-2-2)。部分较大溃疡的凹陷周缘可见"黏膜纠集征"。胃或十二指肠壁局限性增厚,一般为0.5~1.5cm,增厚的壁呈低回声。十二指肠球部溃疡若伴有畸形,显示为十二指肠缺乏蠕动。

(二)胃及十二指肠溃疡并发症

1. 胃、十二指肠溃疡急性穿孔　溃疡病急性穿孔是胃、十二指肠溃疡常见的严重并发症。超声检查可以通过以下观察内容及声像图特征为临床提供影像学诊断依据及动态观察。

(1)超声观察的内容:①溃疡部位及穿孔大小;②溃疡及穿孔部位,胃、十二指肠壁的形态与厚度;③腹腔内有无游离气体;④穿孔是否已闭合及闭合的方式;⑤腹腔内积液的部位及积液量。

(2)穿孔的声像图特征(图9-2-3)

1)腹腔内游离气体征:右膈下肝前、右肝下、左膈下、脾前及穿孔周围可见游离气体回声,表现为宽窄不一的"彗星尾"样强回声。

2)腹腔内积液征:积液可积存于穿孔周围、右肝下间隙,渗液可流向肝肾及脾肾间隙、两侧结肠旁沟以及盆腔等。由于积液内混有胃肠内容物,故积液无回声中可见漂浮于液体间的点状、絮状及条索状回声。

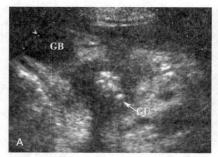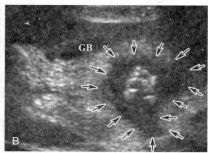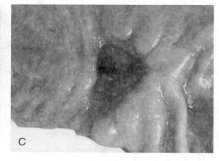

图9-2-1　幽门部溃疡
A、B.超声示幽门管部溃疡呈斑块样回声,周围壁明显水肿增厚;C.手术标本示溃疡面呈较深凹陷。

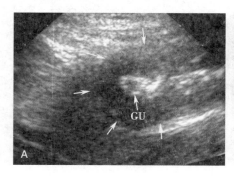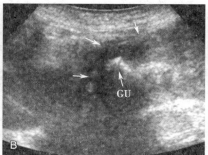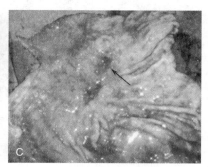

图9-2-2　胃角多发性溃疡
A、B.超声示胃角壁增厚,黏膜面凹陷呈"强圈"征;C.手术标本:箭头示溃疡面;
病理提示胃角多发性溃疡伴周围黏膜肠腺化生及不典型增生。

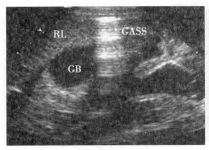
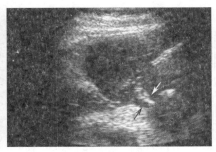
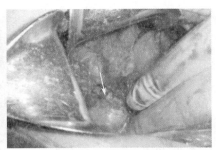

右肝前游离气体   箭头示穿孔处   术中显示十二指肠球穿孔

图 9-2-3 十二指肠球后壁穿孔

3）穿孔部位声像图表现：胃或十二指肠可见与内腔相通并穿通至浆膜外的双线或单线样强回声，较大的未闭合的穿孔在此处可见气液外溢现象，在线样回声旁可见溃疡及壁的增厚。

4）胃肠的继发改变：可见胃潴留，严重腹膜炎可见小肠扩张伴积气积液及肠蠕动的减弱或消失。

2. **幽门梗阻** 声像图表现为幽门管壁增厚，管壁僵硬平直；幽门管内径变窄、变形；胃腔内大量液性回声，并可见呈斑片样漂浮回声的胃内容物及黏液；幽门管通常无开放征象，需观察探头加压后有无液体通过。

二、肠梗阻

肠梗阻是急腹症常见的一种疾患，发病率仅次于急性阑尾炎和胆道系统疾病，居急腹症的第 3 位。不同部位及不同类型的肠梗阻可有不同的声像图表现。当肠梗阻诊断确立之后，超声医生应协助临床医生明确以下 4 点：①是高位梗阻还是低位梗阻；②是完全性梗阻还是不全性梗阻；③是绞窄性还是非绞窄性；④梗阻的具体病因。

（一）小肠梗阻的声像图特征

小肠梗阻的声像图表现为小肠扩张伴肠腔内积气积液；扩张的肠腔内可见明显的气液往返流动；可见肠黏膜皱襞呈琴键或青鱼骨样整齐排列状（图 9-2-4）；有时可见少量腹水无回声区散在于肠间。可能发现梗阻因素，如肿瘤、息肉、肠套叠、结石、异物等。

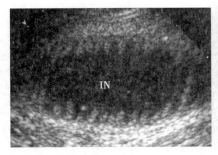
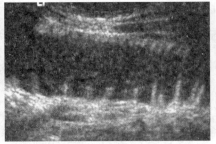
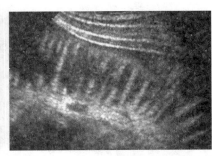

二维超声所显示的小肠黏膜皱襞

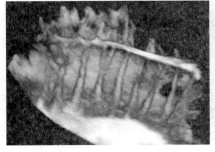
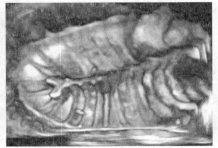
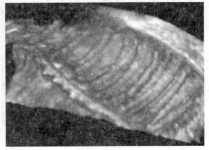

三维超声所显示的小肠黏膜皱襞

图 9-2-4 小肠黏膜皱襞回声

扫码观看彩图

（二）绞窄性肠梗阻的声像图特征

判定梗阻肠段有无绞窄对临床决策有极大指导价值。绞窄性肠梗阻的声像图特征有：①肠管扩张伴积气积液，扩张的肠管最大径超过3cm；②肠腔内气液流动减弱或消失；③肠壁因缺血而增厚，晚期变薄，肠管黏膜皱襞回声消失；④腹水量多而混浊；⑤可发现缺血坏死的肠管、肠扭转的肠袢、内疝等病因。（图9-2-5）

（三）麻痹性肠梗阻的声像图诊断要点

1. 扩张的肠管内无气液流动现象。

2. 超声常可探测到麻痹性肠梗阻的病因，如阑尾炎穿孔合并腹腔脓肿、上消化道穿孔、重型胰腺炎等。

（四）结肠性肠梗阻的声像图特征

1. 小肠及结肠扩张，小肠内可见气液流动。

2. 结肠内可见气便混合的发酵便回声，回声特点为细小点状强回声，结肠后壁回声欠清晰。

3. 结肠肿瘤所致梗阻可见不同部位结肠肿块、肠壁增厚（假肾征）。

4. 乙状结肠扭转时，常于左下腹可见扩张的肠袢，肠袢内为低回声，肠袢的根部可见中强多层条带样回声。

（五）粘连性肠梗阻的声像图特征（图9-2-6）

1. 具有单纯性小肠梗阻的声像图特征。

2. 部分肠壁与肠壁相贴或与腹膜相贴，深吸气或肠蠕动时无分离现象。

3. 粘连的肠壁可增厚、回声增强。

4. 可见粘连性包块回声，特点为包块无明显包膜，包块内及周边可见较为固定的小肠回声，当出现蠕动时仅见腔内气液流动现象，小肠粘连与包块无法分开。

5. 偶可见粘连索带，呈中强纤维带状回声，有时可压迫肠管，致压迫以上肠管明显扩张，形成大的肠袢，腔内气液流动受阻，并可导致局部肠管缺血性改变。

6. 有时因粘连索带形成内疝而导致肠梗阻及肠缺血改变。

（六）肠套叠的超声诊断

肠套叠可以引发急性腹痛和肠梗阻。原发性肠套叠多见于婴儿，成年人肠套叠多继发于肠道肿瘤、息肉等。套叠多是近侧肠管套入远侧肠管，套入的肠管可发生充血、水肿乃至坏死。声像图特征如下（图9-2-7）：

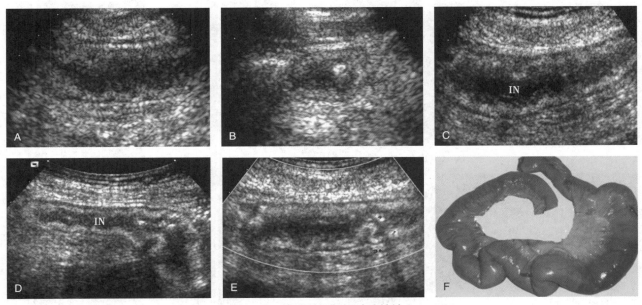

图9-2-5 绞窄性肠梗阻动脉性缺血

A、B、C、D. 肠壁增厚、塌陷，黏膜皱襞部分消失、部分黏膜呈"漂浮"样改变，肠内腔缩窄；E. 壁间血流信号消失；F. 手术标本大体观，示肠管局部缺血、坏死。

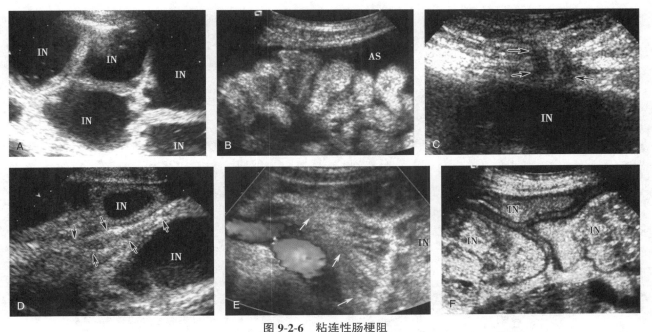

图 9-2-6　粘连性肠梗阻

A. 扩张的小肠及肠壁间粘连；B. 腹水中显示的小肠粘连；C. 肠管与腹壁切口处粘连；D. 粘连带；
E. 因粘连至肠系膜呈牵拉状；F. 粘连成团的包块。

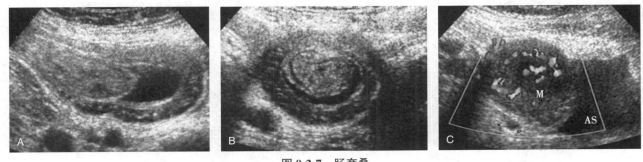

图 9-2-7　肠套叠

A. 长轴断面呈"套筒征"；B. 短轴断面呈"同心圆征"；C. 套入低回声肿块内的血流信号。

1. **长轴断面声像图**　呈"套筒征"，较少表现"假肾征"。由重叠的多层平行肠管形成。套头部常呈椭圆形。

2. **短轴断面声像图**　呈"同心圆征""靶环征"或"年轮征"，由套入部肠管形成反折的浆膜及内层黏膜相互重叠所致。

3. **彩色多普勒**　套入的肠系膜的彩色多普勒常可见星点样动静脉血流信号，通过了解血流的改变，可以判断肠壁血液循环的变化。彩色多普勒常可显示套入肿块内的血流信号。

三、急性阑尾炎

急性阑尾炎是临床最常见的急腹症。超声检查不仅可以对急性阑尾炎做出诊断，还能对其做出病理分期分型，并且能对与急性阑尾炎相似的疾病，如右侧输卵管妊娠破裂、卵巢囊肿蒂扭转、卵巢黄体破裂，以及急性盆腔炎、右侧输尿管结石、升结肠憩室炎等，做出鉴别诊断。

（一）阑尾炎超声观察内容

包括阑尾的直径、内腔回声、阑尾壁层结构；是否合并阑尾粪石及阑尾穿孔；阑尾周围有无脓肿和炎性包块形成；观察腹腔淋巴结是否肿大；观察腹盆腔等部位的积液；确定异位阑尾的位置；根据声像图特征判断急性阑尾炎的病理类型。

（二）基本声像图特征

1. 超声显示具有盲端的管状结构，纵断面呈

扫码观看彩图

腊肠形,横断面呈同心圆或靶环状。阑尾炎时阑尾肿胀,内腔扩大,呈低回声或无回声,化脓性及坏疽性有张力感。

2. 阑尾壁增厚,以黏膜下层增厚更具有病理意义。可显示黏膜下层不规整及黏膜下层回声线消失。

3. 阑尾壁层结构回声特征,显示为强-低-强的3层回声结构,如果使用高频探头,有时能够显示阑尾壁的5层结构。急性阑尾炎分为3个病理类型,即:卡他性炎、蜂窝织炎、坏疽性。(图9-2-8~图9-2-10)

4. 阑尾管径依病变程度的不同而发生相应的改变,管腔直径的大小与阑尾的显示率有关,管径越大显示率越高,还与阑尾炎的病理类型具有相关性。

(三) 其他声像图特征

1. **阑尾粪石** 急性阑尾炎如合并粪石,一般被认为是重症阑尾炎,阑尾粪石嵌顿,阑尾先端部明显肿大,往往可以形成穿孔。约有30%的急性阑尾炎合并有粪石。阑尾粪石为强回声、后方伴声影或不伴声影,多位于阑尾腔内或根部(图9-2-11)。

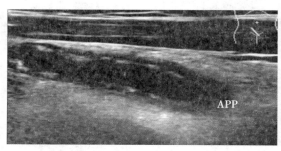
阑尾长轴断面

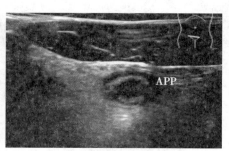
阑尾短轴断面

图 9-2-8 急性单纯性阑尾炎

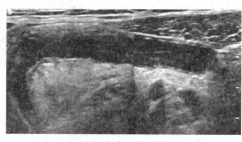
阑尾腔内脓性液体

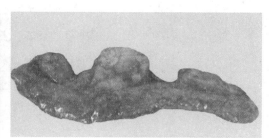
手术标本

图 9-2-9 急性化脓性阑尾炎

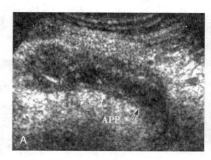

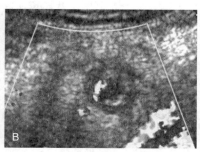

图 9-2-10 急性坏疽性阑尾炎
A.阑尾长轴像显示腔内低回声,部分黏膜下层回声消失,壁层结构紊乱;B.阑尾短轴像;
C.阑尾手术标本剖开面显示黏膜坏疽改变。

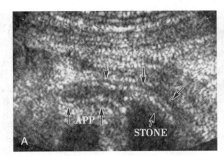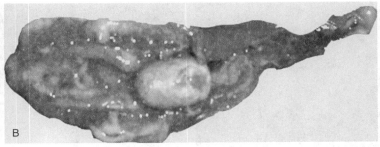

图 9-2-11　急性化脓性阑尾炎

A. 阑尾长轴像伴腔内粪石；B 阑尾手术标本剖开面，其内可见粪石。

2. **阑尾黏液囊肿的超声诊断**　阑尾黏液囊肿偶有发生，超声可明确诊断。当合并有阑尾炎时，可出现阑尾炎的临床症状及体征。阑尾黏液囊肿声像图可分为以下 3 种类型（图 9-2-12）。

（1）局限型：黏液囊肿构成阑尾先端部或在阑尾局部形成囊性腔，内部为无回声，并可见阑尾的部分管腔结构，囊肿与阑尾管腔相连通，此时阑尾可明显肿大，部分壁层结构消失。

（2）管状型：阑尾呈长管状囊状扩张，囊性扩张部分与阑尾根部相通，内部为无回声，囊肿腔无回声内可见斑块状回声，为黏液块。

（3）囊肿型：在阑尾区域仅显示较大囊性肿物回声，其内多数可见囊肿内的黏液块回声，常不能显示出阑尾结构。

3. **阑尾穿孔的声像图特征**　阑尾周围局限性积液或脓肿形成；阑尾黏膜下层消失，阑尾管壁连续性中断，呈"断开征"。

四、胆囊炎、胆囊结石

（一）胆囊炎的超声检查

1. 急性胆囊炎的声像图特征

（1）胆囊肿大，以胆囊长径大于 8cm、宽径大于

4cm 视为肿大，尤以横径增大明显，显示形态饱满，张力增大为肿大。胆囊轮廓模糊，外壁线规则。

（2）胆囊壁异常改变：①胆囊壁弥漫性增厚，厚径>3mm；②囊壁呈不规则的低回声带，可形成胆囊壁"双边影"或"多边影"（图 9-2-13）；③胆囊壁也可呈非对称性增厚，局部囊壁结构显示不清或呈明显的杂乱高回声；④缺血坏死的胆囊壁局部变薄；⑤穿孔时胆囊壁回声连续性中断，胆囊腔与周围积液相通。

（3）胆囊腔内的异常改变：①依据淤积胆汁或脓汁稀稠不同，可显示稀疏或密集、粗大的点状回声，可形成沉积层，也可团聚成不规则的团块，但无声影；②当合并产气细菌感染造成胆囊壁缺血、坏死时，可见胆囊前壁下方的宽带状强回声，随呼吸呈闪烁样移动，为气性坏疽性胆囊炎的超声表现，尤其是多见于胆囊颈部或胆囊管结石嵌顿、阻塞的患者（图 9-2-14）；③胆囊腔内结石征象：绝大多数急性胆囊炎伴有胆囊腔内结石，尤其是胆囊颈部和胆囊管结石嵌顿，这也是急性胆囊炎的主要病因。

（4）当形成胆囊周围炎以及形成积液时，可见到胆囊周围有无回声或低回声带环绕。

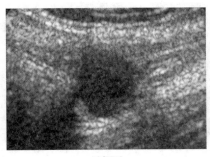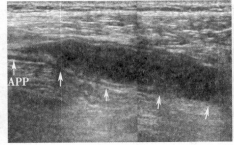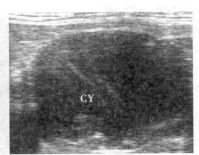

局部型　　　　　　　　　　　管状型　　　　　　　　　　　囊肿型

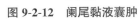

图 9-2-12　阑尾黏液囊肿

扫码观看彩图

第九章　超声诊断在急腹症中的应用　　**109**

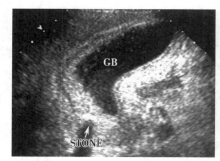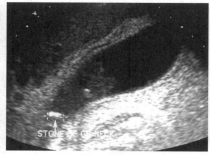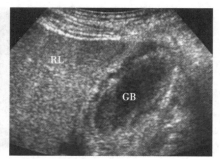

图 9-2-13　胆囊壁增厚呈双边影或多边影

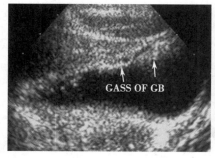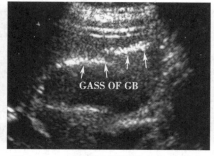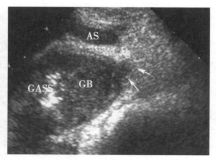

图 9-2-14　胆囊腔及囊壁内气体回声

（5）急性胆囊炎时常可出现超声墨菲征阳性，即在超声检查时用探头按压胆囊的体表区域，患者深吸气时触痛加剧而被迫屏气。此体征对诊断急性胆囊炎具有特异性。

2. 慢性胆囊炎的声像图特征　慢性胆囊炎是比较常见的胆囊疾患，由于胆囊慢性炎性病变或纤维组织增生而导致胆囊壁、胆囊内腔及功能异常（图 9-2-15）。

（1）胆囊壁增厚，增厚囊壁可回声增强或呈双边影。

（2）胆囊黏膜毛糙，有时可见附着于囊壁的彗星样胆固醇结晶和附壁小结石。

（3）胆囊体积缩小，甚至呈萎缩状，使胆囊显示

为"瘢痕样"增强回声，或仅可见胆囊内结石影，胆囊内腔显示不清，多见于萎缩性胆囊炎。

（4）部分患者由于胆囊长期慢性炎症和囊壁肌层纤维组织增生，使胆囊收缩功能减低或消失。

（5）多合并有胆囊结石。

（二）胆囊结石的超声检查

1. 胆囊结石的典型声像图（图 9-2-16）

（1）胆囊内有一个或多个强回声团。

（2）团块影可随患者体位的改变沿重力方向移动（嵌顿者除外）。此点可与肿瘤、胆固醇息肉及血凝块等鉴别。

（3）在强回声团的后方伴有声影，声影的存在对于结石，特别是较小结石的存在有重要诊断意义。

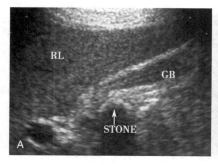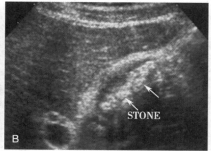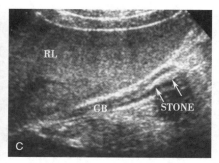

图 9-2-15　慢性胆囊炎伴胆囊结石

A. 胆囊体积缩小伴颈部结石；B. 胆囊壁增厚，回声增强，伴腔内结石；C. 胆囊壁增厚呈双边影，伴腔内小结石。

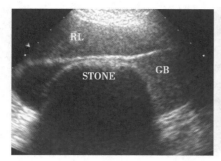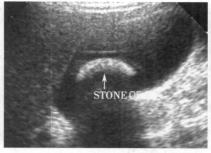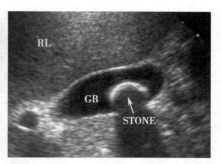

图 9-2-16　典型胆囊结石超声图像表现

2. 不同成分的胆囊结石声像图　超声区分不同成分的胆囊结石较为困难。有经验的医生能观察到胆固醇结石超声表现为表面强回声,向深部逐渐减弱,最后移行为声影,强回声区仅限于结石的前半部;胆色素结石一般为堆积状,超声通过性好,整块结石完全显示,呈不规则形,各层结石全部显示;大部分胆囊结石为混合性结石,表现为典型的强回声伴声影,根据含胆固醇或胆色素成分的高低,而表现出不同的超声特点。

不同结石成分有不同声像图,根据常见胆囊结石成分,可将胆结石划分为胆固醇结石、胆色素结石和混合结石(图 9-2-17)。

3. 米里齐(Mirizzi)综合征的超声表现(图 9-2-18)

(1)胆囊颈部或胆囊管有较大结石,并且后方伴声影;

(2)肝总管受压狭窄,肝总管及肝内胆管扩张,胆总管不扩张;

(3)胆囊体积肿大或萎缩。

4. 胆囊结石的非典型声像图

(1)胆囊内无胆汁时的结石:①胆囊失去正常的轮廓和形态;②胆汁无回声区消失,胆囊呈萎缩状;③胆囊腔充满强回声及声影,多数后壁不能分辨。(图 9-2-19)

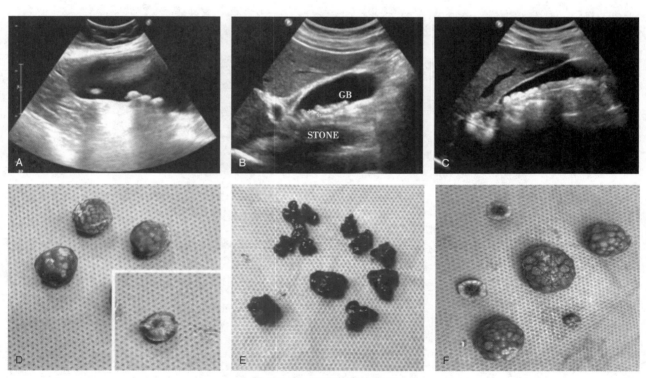

图 9-2-17　不同种类的结石
A、D. 胆固醇结石;B、E. 胆色素结石;C、F. 混合结石。

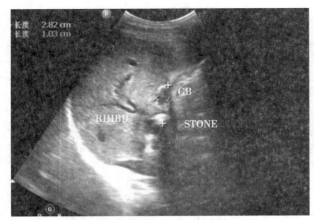

图 9-2-18 米里齐综合征超声显示

胆囊萎缩,胆囊颈部结石,肝内胆管扩张。

（2）无声影结石:①结石直径多为3~5mm或结石密度低;②声束的宽度大于或接近结石直径时,多由于部分容积效应使声影模糊或消失;③后壁增强效应也可掩盖比较弱的声影。（图9-2-20）

（3）泥沙样结石:①泥沙样结石沉积在胆囊最低处,形成沿胆囊后壁分布的强回声带;②结石沉积层较薄时,可无明显的声影,仅为线样强回声;当结石堆积到一定的厚度时,可产生与强回声带一致的宽大而松散的声影;③体位变动时,可以看到强回声带及声影的重新分布。（图9-2-21）

（4）胆囊颈部结石:①由于胆囊颈部管腔狭小,其内缺乏足够的胆汁充盈,故颈部结石很容易被遗漏而产生假阴性结果;②胆囊颈部较厚的黏膜皱襞容易被误诊为结石,导致假阳性结果;③嵌顿的胆囊颈部结石可表现为"WES"征,具有鉴别诊断价值;④未嵌顿的胆囊颈部结石经变换体位,结石可随重力移动至胆囊腔内。（图9-2-22）

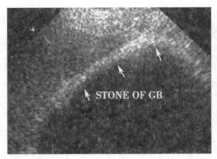
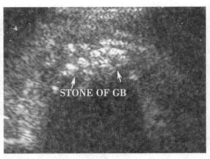
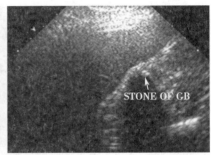

图 9-2-19 胆囊内无胆汁结石超声图像表现

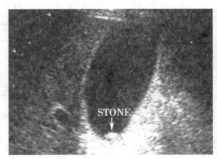
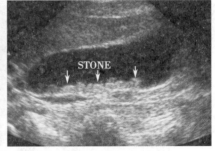

图 9-2-20 胆囊内无声影结石声像图表现

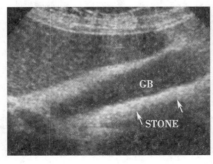
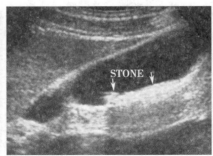
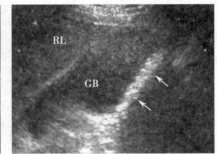

图 9-2-21 胆囊泥沙样结石超声图像表现

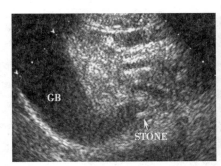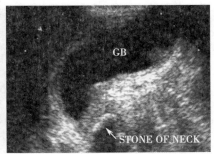

图 9-2-22　胆囊颈部结石超声图像表现

五、胆囊微小病变

1. 胆囊腺肌症　胆囊腺肌症,是胆囊壁内罗-阿窦增殖所致的胆囊壁全周性或局限性增厚。增厚的囊壁内常合并有小结石、胆固醇结晶及小囊肿。声像图显示,增厚的囊壁间可见多个彗星尾样强回声和微小囊样回声。胆囊腺肌症可分为3型(图 9-2-23、图 9-2-24)。

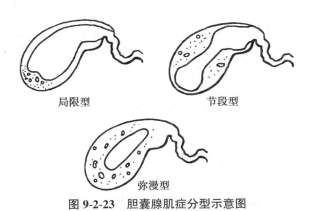

图 9-2-23　胆囊腺肌症分型示意图

(1)局限型:多表现为胆囊底部壁局限性增厚。

(2)节段型:多表现为胆囊颈部、体部或胆囊两侧壁对称性增厚。

(3)弥漫型:胆囊壁弥漫性、一致性增厚。

2. 胆囊息肉　可分为胆固醇性息肉、炎性息肉及少数腺瘤样息肉。大部分位于胆囊体部,少数位于胆囊颈及胆囊底。息肉体积小,多数在1.0cm 以内,当>1.5cm 时,应高度怀疑恶性可能。超声鉴别胆囊息肉的最小直径约为 0.2cm。胆囊息肉典型声像图特征见图 9-2-25。

(1)自胆囊壁局部有一个或数个向胆囊腔内凸起的圆形、椭圆形或条带状中强至强回声肿块,多数可显示与胆囊壁有较窄的蒂相连。胆固醇息肉的回声强度由息肉中的胆固醇含量决定。

(2)不随体位改变而移动,通常不伴声影。有的胆固醇息肉后方可产生彗星尾样强回声,是由受声波作用所产生的多重反射形成的。

(3)可伴有慢性胆囊炎、胆囊结石及胆囊黏膜胆固醇沉着。

(4)彩色多普勒一般无血流信号。

3. 胆囊腺瘤　胆囊腺瘤约占胆囊良性肿瘤的6%~15%,常好发于胆囊颈部和体部,多数为单发,体积多大于胆囊息肉。

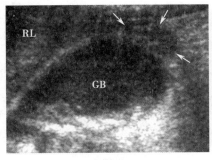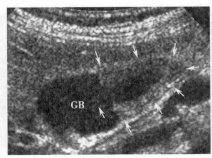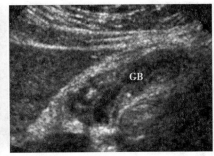

局限型　　　　　　　　　　节段型　　　　　　　　　　弥漫型

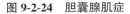

图 9-2-24　胆囊腺肌症

扫码观看彩图

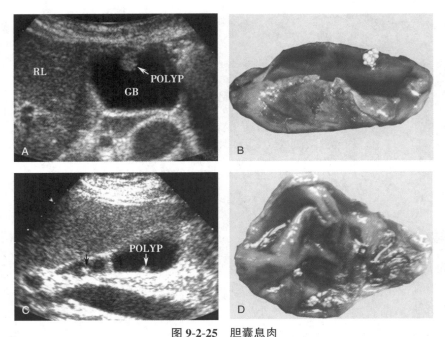

图 9-2-25　胆囊息肉
A. 胆囊附壁中等回声团凸向胆囊腔,可见较窄的蒂与囊壁相连;B. 手术标本;
C. 胆囊附壁多发中强回声团;D. 手术标本。

超声可见自胆囊壁向腔内凸起的中等或中强回声团块,呈圆形或乳头状。肿块基底部较胆囊息肉宽或有蒂,后方不伴声影,不随体位改变移动。高频探头观察,常可在瘤体内显示点状或短线样血流信号。(图 9-2-26)

六、胆管结石与胆管炎

(一) 肝内外胆管结石的超声诊断

1. 肝外胆管结石　其声像图特征见图 9-2-27。

(1) 胆管腔内强回声团伴声影。

(2) 结石梗阻近端胆管扩张,部分管壁增厚,回声增强。

(3) 肝内胆管结石影像与肝内门静脉走行一致。

(4) 结石与胆管壁之间可见胆汁无回声。

(5) 部分改变体位可见结石移动现象。

(6) 超声诊断肝外胆管结石较胆囊结石困难,其正确诊断率为 70%~80%。

2. 肝内胆管结石　其声像图特征见图 9-2-28。

(1) 超声显示局部扩张的肝内胆管或明确强回声团,与胆管密切相关。

(2) 位于扩张胆管内的强回声团伴声影。

(3) 强回声团与门静脉伴行。

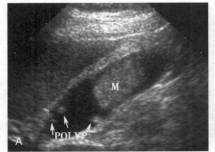
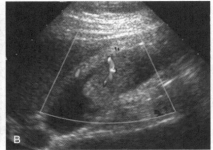
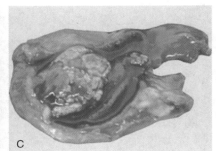

图 9-2-26　胆囊腺瘤
A、B. 胆囊附壁较大中等回声团,基底部宽,其内可见短线样血流信号;C. 手术标本。

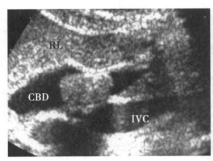
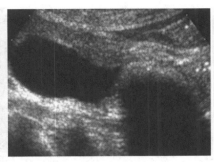
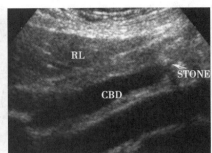

团块状结石　　　　　　　　　　　胆总管结石嵌顿　　　　　　　　　　嵌顿型小结石

图 9-2-27　胆总管结石

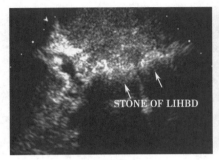
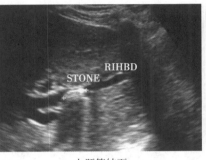
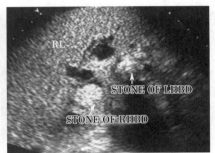

左肝管结石　　　　　　　　　　　右肝管结石　　　　　　　　　　　左右肝结石

图 9-2-28　肝内胆管结石

（二）急性胆道感染的超声诊断

急性化脓性胆管炎或胆管梗阻时间较长，在扩张的胆管腔内可见点状及絮状回声或胆管壁增厚，同时多可见形成梗阻的结石或肿瘤（图9-2-29）。

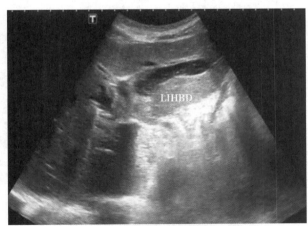

图 9-2-29　急性胆道感染超声表现
（左肝内胆管扩张伴点状回声）

（三）先天性胆管囊性扩张的超声诊断

先天性胆管囊性扩张是一种胆道畸形，中国与日本发病率远高于欧美国家，男女比 = 1∶4。根据国际最常应用的 Todani 分类法，将该病分为 5 型（图 9-2-30、图 9-2-31）。该分类法被临床广泛接受。

1. **Ⅰ型**　肝外胆管囊性扩张，通常肝总管及胆总管均扩张，呈囊状或纺锤形。声像图特征为：①在肝门部可见边界清晰的囊性肿物回声，其后方显示肝门部门静脉及肝固有动脉；②囊肿与胆总管相通；③囊肿以上胆管可有轻度扩张；④合并结石时，囊内可见强回声团，伴声影，并随体位改变有较大的移动；⑤合并感染时，囊肿内可见点状或絮状回声；⑥囊肿恶变时，可见囊肿壁局限性增厚。

2. **Ⅱ型**　憩室型。胆总管走行正常，一侧壁突出胆管壁，扩张部位呈憩室状，大小不一。

3. **Ⅲ型**　又称脱垂型。存在向十二指肠内膨出的胆总管末端囊肿，胆总管与胰管共同经囊肿进入十二指肠。声像图显示，囊肿位于胆总管末段，并向十二指肠腔内突出，此型超声较难检出。

4. **Ⅳ型**　肝内、外胆管囊性扩张。

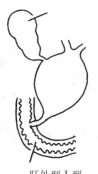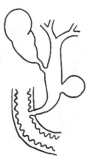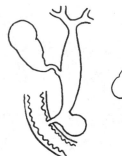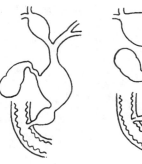

肝外型Ⅰ型　　　　胆总管憩室Ⅱ型　　　　胆总管膨出Ⅲ型　　　肝内外混合型Ⅳ型　　　肝内型Ⅴ型

图 9-2-30　先天性胆管囊性扩张分型示意图

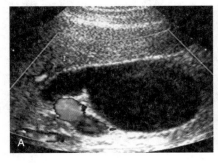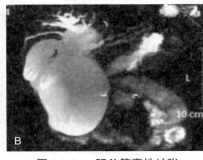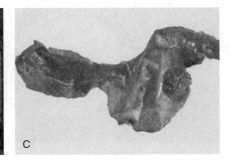

图 9-2-31　胆总管囊性扩张

A.胆总管囊性扩张,其后方可见门静脉血流;B.磁共振胆胰管成像显示胆总管囊性扩张;C.手术标本。

5. **Ⅴ型**　肝内胆管囊性扩张(又称 Caroli 病),是位于左肝管、右肝管或肝内胆管的囊性扩张。声像图特征为:①肝实质内可见多个囊状或长柱状回声,与肝内胆管走行一致,并与肝内门静脉伴行;②囊腔相互连通,断面可呈杵指状或蜂房状;③囊壁薄而光滑、清晰、规整;④合并结石、感染、癌变及肝脏纤维化改变时,可出现相应超声图像特征。

(四)原发性硬化性胆管炎(primary sclerosing cholangitis,PSC)的超声诊断

原发性硬化性胆管炎,也称纤维性胆管炎或狭窄性胆管炎,是一种原因未明的胆管炎性疾病。

1. PSC 超声分型

(1)弥漫型:肝内与肝外胆管均有侵犯。

(2)肝内型:主要侵犯肝内胆管。

(3)肝外型:病变侵犯肝外胆管,可呈弥漫性和节段性,也可累及胆囊。

2. PSC 声像图特征

(1)受累胆管内腔缩窄,甚至闭塞。

(2)受累胆管管壁增厚>2mm,有的可达 4~

5mm,并呈强回声。

(3)管壁呈僵硬的强回声带,肝内胆管受累者可见多个"等号"样强回声。

(4)病变累及胆囊者,可致胆囊萎缩、胆囊壁增厚,甚至囊腔闭塞,胆囊收缩功能减弱或消失。

(5)伴有不同程度的肝脾大。

(6)少量腹水。

本病应与硬化性胆管癌、淤胆型肝炎及继发性胆管炎相鉴别。

七、胰腺炎

(一)急性胰腺炎的超声诊断

1. **急性胰腺炎超声观察内容**　见表 9-2-1。

2. **急性胰腺炎声像图特征**

(1)胰腺体积的变化:胰腺弥漫性或局限性肿大,以弥漫性肿大多见,少数表现为局限性肿大,个别可形成局限性炎性肿块。超声检测胰腺肿大以测量胰腺厚径(即前后径)为基础测值,并以胰腺上下径(胰腺的短轴)的测量作为参考值,对局限性肿大的胰腺更具诊断价值。

表 9-2-1　急性胰腺炎超声观察的内容

◇ 胰腺大小的变化

◇ 形态及边缘变化

◇ 胰腺实质回声变化

◇ 胰管的异常

◇ 胰腺周围异常改变

　　急性期其他异常征象
　　　肠道功能异常
　　　胸腔积液
　　　胃潴留
　　　腹腔积液（量、性状）

　　胰腺炎的病因诊断

（2）胰腺形态及边缘回声改变

1）急性胰腺炎时胰腺肿胀，显示形态饱满。弥漫性肿大的胰腺形状呈弯曲状或粗大"腊肠状"，局限性肿大的胰腺可呈类球形或椭球形。因胰腺肿大的部位及程度不同，可压迫相邻部位的下腔静脉、肠系膜上静脉、脾静脉以及十二指肠降段。

2）急性轻型（水肿型）胰腺炎，胰腺形态饱满、边缘光滑清晰（图 9-2-32）。

3）急性重型（出血坏死型）胰腺炎，大多数边缘不规则、模糊不清，由于胰腺实质内局部出血坏死灶的形成，可致局部边缘隆起（图 9-2-33）。

4）慢性胰腺炎急性发作时，胰腺边缘可因炎性渗出和与周围组织的粘连而导致胰腺边缘呈锯齿样或毛刺样改变（图 9-2-34）。

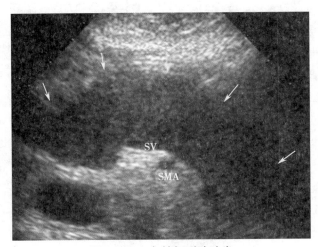

图 9-2-32　急性轻型胰腺炎

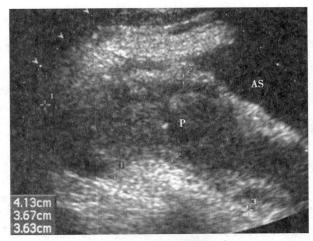

图 9-2-33　急性重型胰腺炎

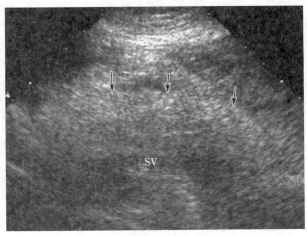

图 9-2-34　慢性胰腺炎急性发作

（3）胰腺实质回声变化

1）急性轻型（水肿型）胰腺炎：超声显示胰腺实质内部弥漫性回声减低，有时后方回声轻度增强。少数水肿较重的胰腺实质可表现为无回声伴有后方回声增强，类似腊肠样囊肿结构。

2）急性重型（出血坏死型）胰腺炎：超声显示胰腺实质内出现不规则片状无回声或低回声区，胰腺边缘大多数模糊不清，后方回声可增强，有些病例可出现胰腺周围坏死灶和积液所形成的界限不清的混合回声包块。

3）慢性胰腺炎急性发作：胰腺实质因弥漫性纤维组织增生或钙化，实质回声可弥漫性增强，也可回声不均匀且伴有强回声的钙化斑，胰管内可见结石影像。少数病例可在胰腺实质内形成瘤样炎性肿块，有时与胰腺癌难以鉴别。

（4）主胰管扩张：急性胰腺炎时，仅少数出现胰管轻度扩张,直径大于 3mm,管壁回声正常,但慢性胰腺炎急性发作型胰管扩张可呈串珠状改变。当主胰管明显一致性扩张,并在胰腺实质内显示肿块图像,且伴血、尿淀粉酶增高时,则应高度怀疑急性胰腺炎伴胰腺癌或肿块型胰腺炎。

3. 超声造影在急性胰腺炎中的应用 超声造影能够较清楚地鉴别急性轻型胰腺炎和急性重型胰腺炎,其灌注时相有明显的差异。急性重型胰腺炎多伴有严重的微循环障碍,组织学上表现为腺泡、小叶内及周围系膜、网膜、脂肪组织不同程度的坏死。基于上述病理改变,超声造影时可以清晰地显示胰腺实质内出血坏死灶 3 个时相均无造影剂灌注,呈不规则无增强区(图 9-2-35)。

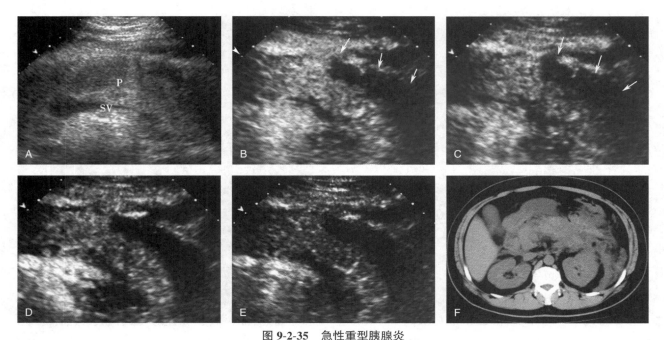

图 9-2-35 急性重型胰腺炎

A. 二维超声显示胰腺体积弥漫性增大,实质回声不均匀,体尾部可见回声减低区;B、C、D. 超声造影动脉期胰腺呈不均匀等增强,随即造影剂快速退出,呈低增强,被膜下可见片状无增强区;E. 静脉期胰腺呈不均匀低 - 无增强;F. CT 显示胰腺体积增大,边缘模糊,胰周脂肪密度增高,可见条片影。

4. 急性胰腺炎继发征象

(1)胰周积液及坏死灶:多发生在腹膜后、胰腺前方、肾周间隙、双侧结肠旁沟、脾周、小网膜囊等,可为无回声或低回声,晚期其内可见分隔、点状回声及中等回声等复杂回声。

(2)胰腺脓肿:急性期脓肿可发生在胰周积液或胰腺坏死区域,内部回声杂乱不一,边缘不规则、模糊不清;随着病变的迁延,脓肿边界逐渐清晰,内部因液化而变成无回声,并形成明显增厚的脓肿壁。脓肿也可发生在远离胰腺的腹膜后间隙、腹腔或盆腔等部位(图 9-2-36)。

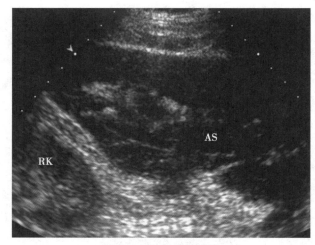

图 9-2-36 急性胰腺炎
右侧腹脓肿,其内可见絮状中等回声。

（3）胰腺假性囊肿：①胰腺假性囊肿多出现在急性胰腺炎发病后6~8周，是胰腺周围积液、坏死组织、陈旧性出血及胰腺分泌物被胰腺周围脏器及网膜包裹而形成的液性假腔，囊壁也可以是因渐进的炎性反应刺激肉芽组织形成导致的纤维膜；②胰腺假性囊肿超声表现为，原胰周渗液区孤立的囊性无回声，边界清楚，后方回声增强，囊壁不光滑，部分囊内可见分隔，以及因感染、出血或坏死组织形成的斑块样杂乱回声（图9-2-37、图9-2-38）。

（4）胃肠道改变：①肠梗阻，急性重型胰腺炎时，由于腹腔渗液和弥漫性腹膜炎可导致肠麻痹，常常引起麻痹性肠梗阻表现；②胃液潴留，由于胰腺肿大、胰头部局限性肿大或炎性肿块的形成，压迫相邻胃及十二指肠，导致胃液排出受阻，超声显示胃腔内大量混有点状及黏液样回声的液体潴留。

（5）腹水与胸腔积液：①急性轻型胰腺炎腹水较少，可在胰腺周围出现条带样积液回声，也可积聚在盆腔；②急性重型胰腺炎，其积液量随着病程进展可逐渐增多，积液范围较为广泛，可位于胰腺周围、小网膜囊、两侧结肠旁沟、膈下、肠间及盆腔，由于是血性积液，超声常在液性无回声内可见点状回声，呈浑浊性积液超声改变；③当膈下存有积液时，尤其是急性重型胰腺炎，由于炎性渗液的刺激，常可导致单侧或双侧胸腔积液，积液量依据病变程度而不同。随着病情的转归，胸腔少量积液可自行吸收。

（6）胰腺周围血管并发症：急性胰腺炎时，炎症可累及胰腺周围血管（最常受累的血管是脾静脉，其次是门静脉），导致血管周围炎症及血栓形成。脾静脉周围炎声像图表现为，脾静脉管壁周围形成窄带样低回声。脾静脉栓塞声像图表现为，脾静脉腔内可见低或中强回声，彩色多普勒显示管腔内血流信号充盈缺失、血流速度异常。

（7）胆道扩张：①急性胰腺炎时，由于胰头部急性炎症水肿、胰头部炎性肿块或胰头区假性囊肿的形成，可压迫胆总管导致肝内外胆管扩张（非胆源性）及胆囊增大，随着病变的好转可逐渐恢复正常；②胆道受压及长时间禁食，可导致胆囊增大、胆囊内胆汁淤积。

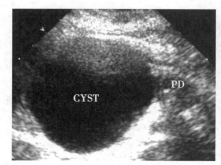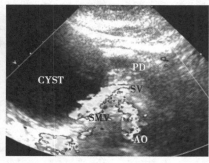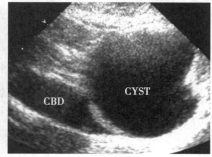

图 9-2-37　胰头部假性囊肿压迫导致胆管及胰管扩张

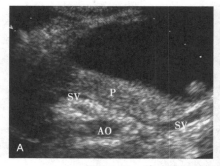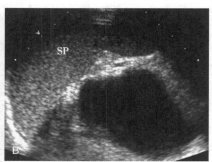

图 9-2-38　胰腺体尾部假性囊肿，胰腺大小恢复正常

A. 上腹部扫查显示胰腺前方囊性无回声；B. 左肋间扫查显示脾内侧胰尾周围囊性无回声。

5. 合并胆系疾患 急性胰腺炎时,超声检查在测量和观察胰腺的影像学征象之外,还应特别注意寻找引起胰腺炎的原发病因,常见合并胆道疾患如下:①胆管结石嵌顿;②胆道感染;③胆道蛔虫;④十二指肠乳头括约肌病变和开口处纤维化(此类病变超声难以显示);⑤十二指肠降段憩室炎;⑥胰管蛔虫(超声显示扩张的胰管腔内可见双线样虫体回声)。

(二) 慢性胰腺炎的超声诊断

慢性胰腺炎是一种比较少见的胰腺实质受损的渐进性胰腺疾病,多数是由于急性胰腺炎反复发作和引起胰腺炎的病因长期得不到有效治疗所致。发病早期胰腺体积可以增大、变硬,病变可局限在胰头、胰尾或整个胰腺,后期胰腺可发生腺体萎缩、胰腺实质细胞纤维化、胰腺钙化等病理改变。

1. 慢性胰腺炎声像图特征 (图 9-2-39)

(1) 胰腺形态的改变:早期可表现为胰腺局限性或弥漫性肿大,其肿大程度较急性胰腺炎为轻,后期显示胰腺萎缩、体积缩小。

(2) 胰腺边缘回声:由于炎症浸润和与周围组织粘连,超声显示胰腺与周围组织分界不清,胰腺轮廓模糊,边缘不规整,局部可有小的突起。

(3) 胰腺实质回声:胰腺实质回声增强或减低,多数伴有实质回声呈粗斑点状且分布不均匀,可合并钙化。

(4) 胰管扩张:由于胰腺实质的纤维化病理改变,扩张的胰管显示粗细不均、迂曲,呈"串珠样",有的局部可呈囊样扩张。

(5) 胰管结石:超声显示扩张胰管内的强回声团,边界清晰,后方伴有声影。

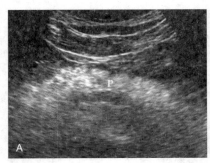 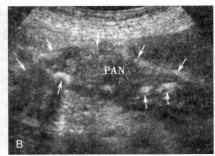 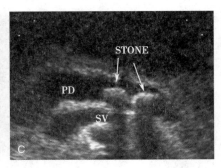

图 9-2-39 慢性胰腺炎

A. 胰腺体积缩小,回声弥漫性增强、不均匀,边缘不规整;B. 胰腺边缘及实质内钙化斑;C. 胰管扩张伴结石。

2. 慢性胰腺炎超声诊断参考标准

(1) 确诊征象:伴有胰管结石及钙化(表 9-2-2)。

(2) 参考征象:未见明显结石及钙化影像(表 9-2-3)。

表 9-2-2 慢性胰腺炎超声确诊征象

胰管结石
胰管扩张>3mm 并伴以下异常回声:
胰管壁不规整或呈断续状,伴回声增强
胰腺萎缩或局限性肿大并伴有钙化影

表 9-2-3 慢性胰腺炎诊断参考征象

◇ 胰腺萎缩或局限性肿大
◇ 胰腺前后径<1cm 可确认为萎缩,>3cm 为肿大
◇ 胰腺实质回声颗粒增粗、增强
◇ 胰腺边缘和胰管壁不规则

第三节　肿瘤性急腹症超声诊断

随着肿瘤发病率增加,由肿瘤引发的急腹症也日趋增加。主要包括肿瘤导致的出血性、穿孔性急腹症,以及肿瘤外压性或阻塞性急腹症、肿瘤引发器官扭转性急腹症等。

一、胃肠肿瘤

(一)胃部肿瘤

胃部肿瘤以胃癌、胃恶性淋巴瘤、胃肠间质瘤为常见。

1. 胃癌 胃癌是消化道常见的恶性肿瘤,以腺癌多见。可分为溃疡型、肿块型、浸润型(局部浸润、弥漫浸润,即"皮革样胃")。胃癌的声像图表现见图9-3-1。

(1)胃壁增厚:胃壁局部增厚或弥漫性增厚,呈不规则状。有时可见肿块形成,向腔内外突出。病灶部位胃壁层次结构部分或完全消失,依据不同的病理类型呈均匀、不均匀和伴有液化坏死征象。胃壁僵硬,管腔狭窄。病灶黏膜面不光滑,可见凹陷样回声。

(2)胃动力异常:幽门部梗阻可导致胃液潴留、胃蠕动减缓或消失。

(3)彩色多普勒血流:增厚的胃壁或肿块内可见较丰富的血流信号,其血管走行可沿病灶边缘呈环状或弧形,也可位于病灶内,走行不规则呈短线样或蚯蚓样。

(4)可见病灶部位浆膜强回声线中断,与周围组织粘连,分界不清,脏器间组织界面回声消失,深吸气或变换体位时胃及周围脏器不能分离,有时可见病灶嵌入邻近组织器官中等周围浸润征象,并可见区域淋巴结肿大。有转移的淋巴结略呈圆形的低回声区,可见孤立或整个融合的形式存在。肝脏与胰腺有转移时可见相应的转移病灶。

2. 胃恶性淋巴瘤 胃恶性淋巴瘤是发生于胃黏膜下淋巴组织的恶性肿瘤,其发病率仅次于胃癌。临床上无特异性表现,上腹部常可触及活动性包块,以青壮年多见。其声像图见图9-3-2。

(1)胃壁自黏膜下局限性增厚、隆起,肿块形成。病灶呈低回声,部分近似无回声,透声性较好。较小肿块呈现黏膜隆起现象,即"拱桥征";巨块型瘤体内可见大小不等多结节融合的征象。胃壁增厚可分为局限型及弥漫型增厚,壁层结构紊乱,超声显示增厚胃壁间多个低回声小结节,也可呈小结节样黏膜隆起,合并溃疡者显示黏膜面凹陷。

(2)有时可见胃周及腹膜后淋巴结肿大或肝脾浸润。彩色多普勒显示病灶内不规则血流信号。

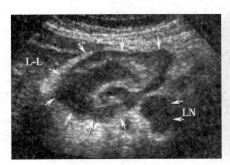
胃小弯溃疡型胃癌

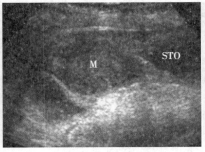
肿块型胃癌

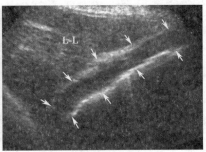
皮革样胃

图 9-3-1 胃癌声像图

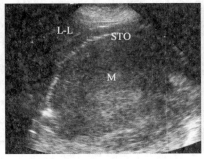
胃巨块型恶性淋巴瘤

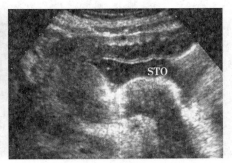
胃体部恶性淋巴瘤("拱桥征")

图 9-3-2 胃恶性淋巴瘤声像图

扫码观看彩图

3. **胃肠间质细胞瘤** 间质细胞瘤是起源于胃肠道的由梭形细胞构成的间叶组织源性肿瘤，10%~30%属高度恶性，易发生肝脏及腹膜转移。其诊断容易与平滑肌及神经源性肿瘤相混淆。与平滑肌瘤或平滑肌肉瘤在免疫组化表型有明显差异。其声像图特征见图9-3-3、图9-3-4。

（1）肿瘤多数为类圆形肿块，少数呈不规则形，大多数肿块内部为低回声，较小肿块回声多均匀。肿瘤内伴液化坏死或囊性变时，内部回声可不均匀，伴有不规则液性回声。肿瘤内部及周边可见较为丰富的血流信号，可呈树枝样、提篮样、星点样及条索样。

（2）肿块与胃肠道相通时，超声可显示肿块内或边缘气体样强回声，偶见气液流动。此征象有助于确定肿瘤来源于胃肠道。

（3）肿块合并溃疡时，超声显示溃疡向肿块内凹陷，边缘规整，基底较平滑。恶性度较高时，溃疡深大而不规则。

（4）有转移时，可见腹腔内脏器及淋巴结转移征象。

超声造影有助于提高对肿瘤恶性度判断的准确率，并且可以使液化坏死区及溃疡凹陷处的显示更清晰。超声分型：可分为腔内型、腔外型、腔内外型、浸润型。

（二）肠道肿瘤

1. **小肠肿瘤** 小肠肿瘤的发病率约占胃肠道全部肿瘤的1.5%，其中约3/4为恶性。良性肿瘤以平滑肌瘤和脂肪瘤多见，恶性肿瘤主要为恶性淋巴瘤和腺癌。

（1）用于小肠肿瘤的声像图可划分为直接和间接两类。

1）直接声像图特征：腹部可见与小肠密切关联的可移动性肿块，肿块可向小肠腔内或腔外突出；也可表现为肠壁增厚，多呈不规则性增厚，偶见黏膜下小结节。肿瘤若位于黏膜下，瘤体表面可见"拱桥样"黏膜皱襞。局限性肿瘤常呈均匀的低回声或等回声。

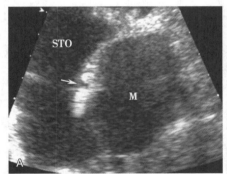
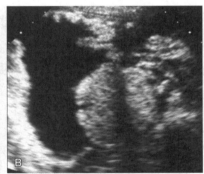
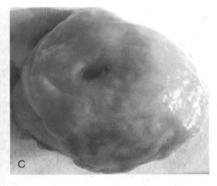

图9-3-3 胃大弯间质细胞瘤伴溃疡
A. 胃壁均匀低回声，肿块向胃腔内凸起，黏膜面可见凹陷性溃疡；B. 超声造影图；
C. 手术标本，病理诊断间质细胞瘤-低度恶性。

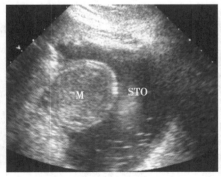
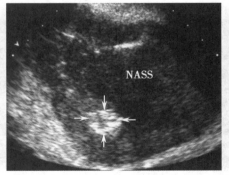
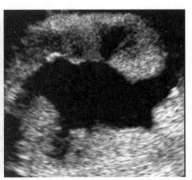

胃腔内型间质细胞瘤　　　　　　　　小肠间质细胞瘤伴溃疡　　　　　　　　小肠间质细胞瘤伴液化坏死
图9-3-4 间质细胞瘤

2)间接声像图特征:病变相应部位的肠腔不同程度狭窄,病变近端的肠管可扩张,甚至出现肠梗阻征象。如合并肠套叠,可显示肠套叠声像图改变。

恶性肿瘤常引起周围淋巴结转移,肿瘤晚期,可见肝脏、腹膜等脏器的转移及腹水。

(2)不同病理类型小肠肿瘤有不同的声像图表现(图9-3-5)。

1)小肠平滑肌瘤及平滑肌肉瘤:小肠平滑肌瘤声像图显示圆形、椭圆形或分叶状的低回声或中等回声肿块,一般小于5cm,边界清楚,包膜完整,内部回声均匀,有一定的移动性,彩色多普勒血流成像(CDFI)可见肿瘤周边或内部血流信号。

小肠平滑肌肉瘤肿瘤体积多大于5cm,形态不规则,内部回声强弱不均,可见伴坏死、液化的无回声区;常见肝内转移性肿块或肿瘤周围淋巴结肿大。

2)小肠脂肪瘤:肿瘤多为内生型,直径多为2~4cm,肠黏膜下可见圆形或椭圆形肿块,呈较均匀的中强回声,边界清楚,容易引起肠梗阻或肠套叠。

3)小肠恶性淋巴瘤:病变部位的小肠壁全周性增厚,为低回声,内部呈多结节样改变,且黏膜面易发生溃疡。横切面及斜切面扫查可呈"靶环征"及"假肾征",肿瘤也可表现为低或中等回声团块,并多数可见血流信号。

2. 结肠癌 结肠癌是胃肠道常见的恶性肿瘤,以中年人发病率较高。近年来发病率有明显上升趋势,在急腹症中是低位肠梗阻的最常见原因。

(1)直接声像图特征:声像图显示肠壁增厚或不均质肿块。多数显示短轴切面呈"靶环征",长轴切面呈"假肾征",即增厚的肠壁为低回声,中心

部为肠腔内气体及粪便形成的不规则带状或斑块状强回声。因肠壁薄厚不均(多数超过1cm),故靶心常有不同程度的偏移。病灶内多数可显示血流信号,并可探及动脉血流频谱。

(2)间接声像图特征:声像图显示梗阻近端小肠扩张及结肠扩张,其内可见稀便或发酵便回声。肠间、腹腔或盆腔可有积液。结肠肿物周围或腹腔淋巴结肿大。可伴有肝脏转移征象和直接侵犯腹膜、膀胱、子宫、输尿管等周围脏器征象。

(3)超声分型:按肿瘤的形态及声像图特征,超声可分为溃疡型、肠壁增厚型、肠内肿块型、肠外肿块型、混合型等(图9-3-6)。

二、肝脏、胆道系统、胰腺、脾脏肿瘤

(一)肝脏肿瘤
1. 肝脏良性肿瘤及含液性病变

(1)肝血管瘤:血管瘤是最常见的肝内良性实性占位性病变,主要是胚胎发育过程中血管发育异常所致。多数患者偶然发现,无明显临床症状。较大的(直径>5cm)、位于肝边缘部或生长速度过快的血管瘤,可以出现上腹部或肝区的不适或隐痛;如果血管瘤破裂出血,可出现急性腹痛等症状,其与肝癌的鉴别诊断有重要意义。

肝血管瘤的超声波表现复杂,声像图特征为:

1)回声类型:肝血管瘤通常可分为3种常见类型,即强回声型、低回声型、混合回声型。较小的血管瘤多为边界清晰的强回声,内可呈筛状,多见于毛细血管瘤;较大的或巨大的血管瘤以混合回声型多见,多为海绵状血管瘤,血管瘤合并感染后也可表现为混合回声;低回声型周边多伴有较高回声环及周边裂隙征(图9-3-7)。

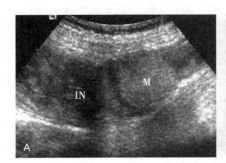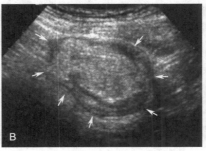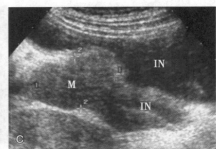

图9-3-5 小肠肿瘤
A.小肠平滑肌瘤;B.小肠黏膜下脂肪瘤伴肠套叠;C.小肠非霍奇金淋巴瘤。

扫码观看彩图

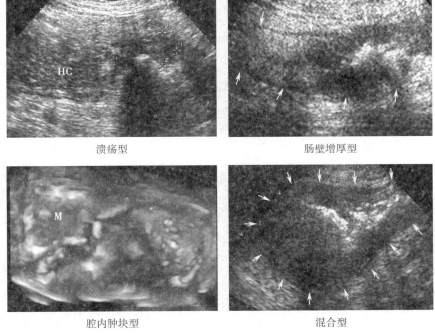

溃疡型　　　　　　　　　　　肠壁增厚型

腔内肿块型　　　　　　　　　　混合型

图 9-3-6　结肠癌

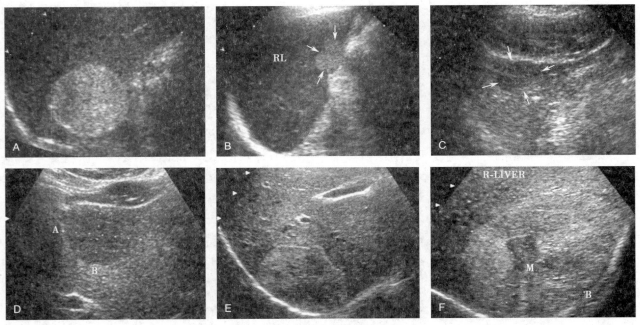

图 9-3-7　肝脏血管瘤回声分型
A、B. 高回声型；C、D. 低回声型；E、F. 混合回声型。

2) 肿块形态：呈圆形、椭圆形或不规则形，边界清晰，边缘回声线样增强，一般不对周围血管及肝包膜产生明显挤压，质软，后方回声稍增强。探头加压后，较大的血管瘤可变形，并且靠近肝被膜的血管瘤边缘可以显示得更为清晰，肿块内也可产生回声强弱的变化。

3) 彩色多普勒：肿瘤内通常无明显血流信号，较小的血管瘤有时周边可见环状静脉血流；儿童肝血管瘤内血流较丰富。

　　肝血管瘤的检出率约为 77%，检出病变的最小直径一般为1cm。漏诊病例多与部位有关,如在膈下或肾上方,会受到周围组织的干扰。凡强回声、边缘清楚、直径小于3cm、临床又无症状者,使用超声波诊断肝血管瘤是可靠的。较大的复杂型伴有临床症状者,需要进一步进行血管造影或CT检查。

4)超声造影在肝血管瘤诊断中的应用:肝血管瘤超声造影动脉期表现为周边结节状高增强,中央无增强,此后增强模式呈向心性填充,至延迟期逐渐呈全瘤均匀高增强(图9-3-8)。周边结节状高增强为肝血管瘤所特有的造影增强模式。

(2)肝囊肿:根据临床与超声声像图可分为单纯性与复杂性肝囊肿。

1)单纯性肝囊肿:肝囊肿可在肝实质内表现为类圆形的无回声区,边缘光滑,和周围肝脏有明显区别。囊肿后方回声显著增强。较大的囊肿可引起肝大、肝局部形态改变或压迫肝实质导致局部肝萎缩,巨大肝囊肿亦可引起右膈抬高或胃肠受压等。(图9-3-9)

2)复杂性囊肿:多见于肝内较大囊肿合并囊内出血、感染等。囊肿出血及感染时,囊内可见密集点状沉积样或漂浮样回声,也可见不规则中强回声,囊壁较单纯性囊肿壁增厚或不规则,壁内无明显血流信号。(图9-3-10)

(3)多囊肝:是一种先天性疾病,有遗传性,多数在中年以后发病,多伴有多囊肾。多囊肝声像图特征为:肝脏弥漫性肿大,形态失常,表面不规则。肝内显示多发的大小不等的无回声区,呈透声暗区。囊间肝实质回声增强。

(4)肝棘球蚴病:肝棘球蚴病是人体感染细粒棘球绦虫引起的疾病,又称肝包虫病。早期无症状,晚期压迫周围脏器可产生相应症状。常见于肝右叶,接近肝脏表面,单发者居多。

声像图在疾病的各个阶段表现不同,特征性表现包括:子囊、孙囊征像,囊壁增厚呈双边,囊壁钙化,囊内出现漂浮的点状或块状回声。应与多发性肝囊肿、多囊肝进行鉴别。(图9-3-11)

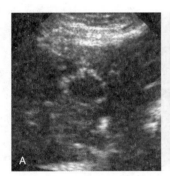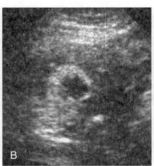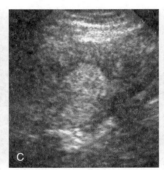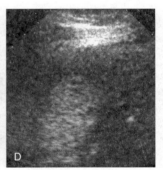

图9-3-8 肝血管瘤
A、B 超声造影动脉期,病灶呈环状结节样高增强,呈向心性填充;C. 门静脉期,病灶呈均匀高增强;
D. 延迟期,病灶呈均匀高增强。

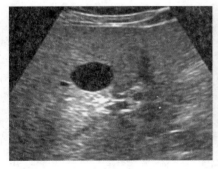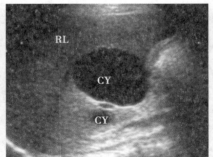

图9-3-9 单纯性肝囊肿

扫码观看彩图

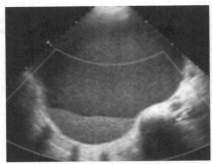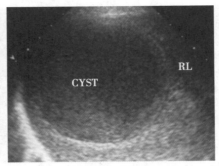

肝囊肿合并出血   肝囊肿合并感染

图 9-3-10 复杂性肝囊肿

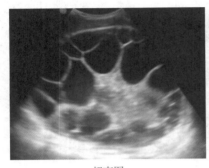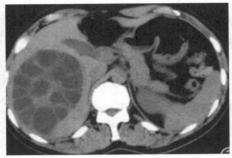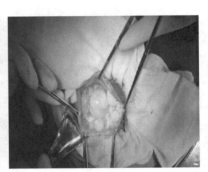

超声图   CT 影像   手术标本

图 9-3-11 肝棘球蚴病囊内漂浮的点状回声

2. 肝脏恶性肿瘤

（1）原发性肝癌：原发性肝癌是我国最常见的恶性肿瘤，超声是首选诊断方法。肝癌超声根据原发性肝癌肿块形态，可分为巨块型、结节型、弥漫型和混合镶嵌型（图 9-3-12）；按照肿块内部回声，可分为回声增强型、回声减低型和靶环征（牛眼征）型（图 9-3-13）。靶环征特征是，肿瘤病灶中心强回声区的周围形成圆形低回声带，有人主张其回声的中心因液化、坏死而出现回声稀少区，极似牛眼，是声像图中最常见的征象。

肝癌声像图的继发征象可见肝大、肝表面隆起前突，亦称为驼峰征，有时可见肝内胆管和血管受到外在压迫征象，甚至有癌栓形成（图 9-3-14）。

（2）转移性肝癌：肝癌的转移途径包括通过门静脉转移（如消化道肿瘤）、肝动脉转移（如骨、乳腺肿瘤）、淋巴转移（如胆囊肿瘤）和直接种植（如卵巢肿瘤）。

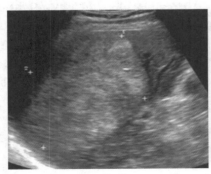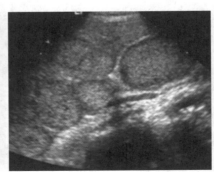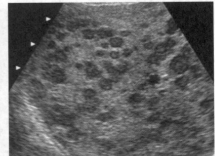

巨块型   结节型   弥漫型

图 9-3-12 肝癌肿块形态

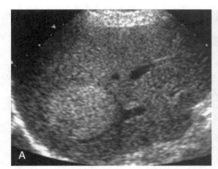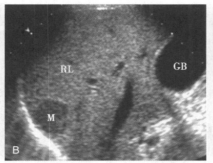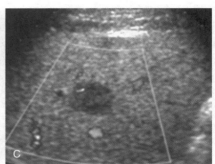

图 9-3-13　肝癌回声分型
A. 回声增强型；B、C. 回声减低型。

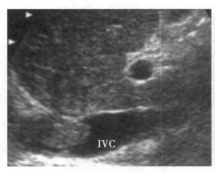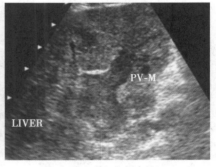

下腔静脉瘤栓　　　　　　　　　门脉左支矢状部瘤栓

图 9-3-14　肝癌瘤栓

转移性肝癌的超声分型（图 9-3-15）：①回声增强型，多为原发于消化道的肿瘤；②回声减低型，多见于小的转移瘤、乳腺癌、小细胞肺癌、淋巴瘤累及等；③无回声型，多见于卵巢囊腺癌、结肠黏液癌；④牛眼征型，多为乳癌、肺癌及结肠腺癌肝转移。

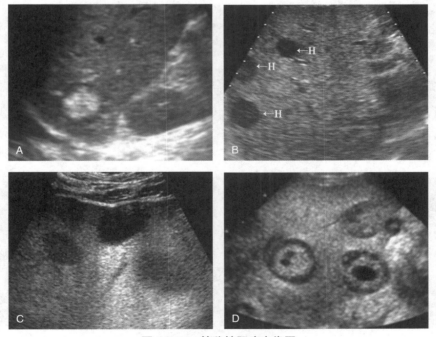

图 9-3-15　转移性肝癌声像图
A. 回声增强型；B. 回声减低型；C. 无回声型；D. 牛眼征型。

原发性与继发性肝癌超声鉴别要点见表 9-3-1。

表 9-3-1　原发性和转移性肝癌的超声鉴别要点

鉴别要点	原发性肝癌	转移性肝癌
类型(多见)	混合镶嵌型	牛眼征型
肿瘤周低声晕	窄	宽
肿瘤坏死部位	不在中心	多为中心
侧声影的有无	多出现	无
病灶数目	多为单发	多为多发
有否钙化	多无	可有

(3) 超声造影在肝癌诊断中的应用:超声造影在肝脏的应用最为广泛,并且造影方法、扫查程序、造影时相的观察与界定都比较成熟。超声造影在肝脏局灶性病变鉴别诊断中的应用,明显提高了其定性诊断的准确性。

肝细胞性肝癌病灶造影的主要特点是动脉早期开始增强,增强水平高,95% 以上为高增强;在门静脉期及延迟期,多数病灶造影剂退出表现为低增强(图 9-3-16、图 9-3-17),即呈现造影剂"快进快出"的模式。较大肿瘤由于瘤内坏死等原因而表现为瘤体内部分造影剂充盈缺损。

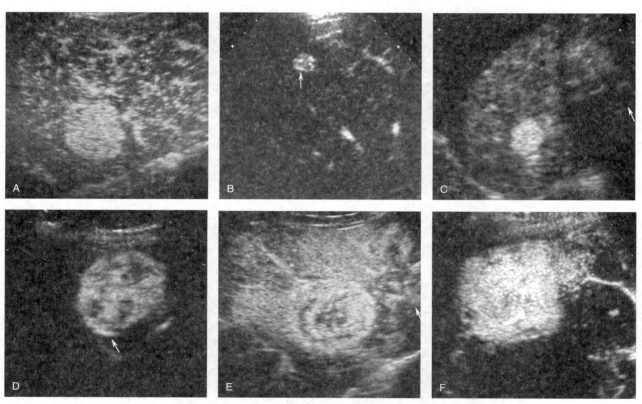

图 9-3-16　肝细胞性肝癌,超声造影动脉期呈高增强
A、B、C. 小病灶多为均匀高增强;D、E、F. 较大肿瘤呈不均匀增强。

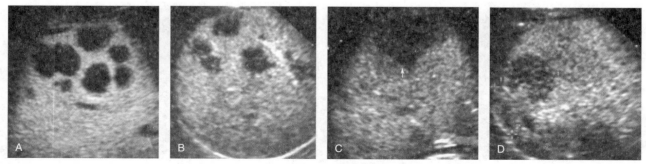

图 9-3-17　肝细胞性肝癌,超声造影静脉期呈低至无增强
A、B. 转移性肝癌;C、D. 原发性肝细胞肝癌。

（二）胆道系统肿瘤

1. 胆囊癌　胆囊癌是胆道系统常见的恶性肿瘤，60%~90%伴有胆囊结石。超声检查可直接显示胆囊壁的增厚、胆囊腔内的肿块及邻近肝实质和淋巴结的转移。胆囊颈部癌肿易侵犯肝门部胆管而出现梗阻性黄疸，胆囊底部癌肿易侵及相邻肝实质而出现肝内浸润灶或肝内转移灶。胆囊癌超声图像可分为5种类型（图9-3-18）。

（1）蕈伞型：胆囊壁局部呈蕈伞状或息肉样向腔内凸起，呈低回声或中等回声，多为多发，基底较宽，边缘不整齐，无声影，不随体位改变而移动，多为胆囊癌早期。

（2）壁厚隆起型：胆囊壁局部增厚并部分向腔内呈肿块样隆起或乳头样突起，局部囊壁结构消失。

（3）阻塞型：病灶较小，位于胆囊颈部阻塞胆囊，呈低至中强回声块，使胆囊增大、胆汁淤积。此型病灶隐匿，易漏诊。

（4）肿块浸润型（实块型）：癌肿充满胆囊腔并向周围浸润，此型胆囊癌最常见，多为胆囊癌晚期表现。声像图特征：①正常胆囊内腔消失或呈不规则团块状，胆囊边缘不规整，囊壁结构消失；②显示为胆囊床的实性低回声或杂乱中等回声团块；③肿块内可见结石强回声伴声影或坏死组织回声团，此型往往因癌肿浸润肝实质而与肝脏分界不清，需与肝内肿瘤相鉴别；④常因癌肿侵及相邻肝实质而与肝脏分界不清，正常胆囊与肝脏界面消失或部分中断，有时也可见肝实质内浸润灶。

（5）厚壁浸润型（厚壁型）：胆囊壁呈弥漫性不均匀增厚，内腔不规则性缩窄，增厚的囊壁呈不均匀低回声，并部分向周围浸润，边缘不整，囊壁结构消失（图9-3-19）。

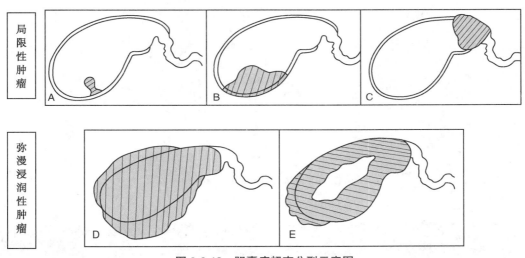

图9-3-18　胆囊癌超声分型示意图
A. 蕈伞型；B. 壁厚隆起型；C. 阻塞型；D. 肿块浸润型；E. 厚壁浸润型。

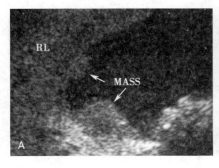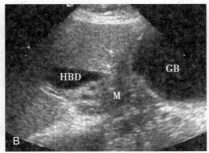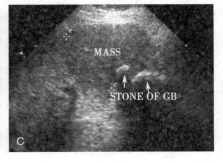

图9-3-19　胆囊癌超声图像
A. 壁厚隆起型胆囊癌，胆囊壁增厚并伴有向腔内凸起的结节状肿块；B. 阻塞型胆囊癌，胆囊颈部肿块侵及肝门部，肝门部以上胆管扩张；C. 肿块型胆囊癌，胆囊床可见实性肿块，其内可见结石强回声团，胆囊内腔消失，肿块侵及肝实质内。

扫码观看彩图

胆囊癌易侵犯肝实质,转移较早。在声像图中较常见并有助于诊断胆囊癌的间接征象有:①肝门部梗阻,肝内胆管扩张;②对肝实质的浸润及转移;③胆囊颈部周围淋巴结肿大;④晚期偶见门静脉和肝静脉癌栓形成。

2. **胆管癌** 胆管癌是指原发于左右肝管、肝门部胆管、胆总管中下段和壶腹部的恶性肿瘤。原发性胆管癌大多数为腺癌,少数为未分化癌和鳞癌。

胆管癌的超声形态可分为狭窄型(管壁增厚型、硬化型)、乳头型(结节型)、阻塞型(截断型)、周围浸润型等。

(1)肝门部胆管癌:是左右肝管及汇合部至胆囊管开口部位的胆管恶性病变。根据 Bismuth 分型,临床将肝门部胆管癌划分为 4 型。Ⅰ 型,肿瘤发生于左右肝管汇合以下的肝总管;Ⅱ 型,肿瘤侵犯左右肝管汇合部;Ⅲ 型,根据肿瘤侵犯右侧或左侧肝胆管,分为 Ⅲa 或 Ⅲb;Ⅳ 型,肿瘤侵犯左右肝管与肝总管(图 9-3-20)。

肝门部胆管癌超声诊断要点如下:①左右肝管及肝内胆管明显扩张,沿扩张的胆管追踪扫查至胆管截断部位,即胆汁回声消失处,并可探及胆管腔内的肿瘤病灶或肝门部的肿块回声,病灶与胆汁界面为胆管梗阻的水平,远端胆管大多无扩张或显示不清;②梗阻早期胆囊可正常或较大,由于胆囊内胆汁排泄受阻,胆囊腔内积存的胆汁呈淤积样改变,随着病程的进展,胆囊逐渐呈萎缩状,腔内可无胆汁充盈;③当肿块位于左右肝管汇合部并侵及肝实质时,在左右肝管间显示不规则肿块,肿块两侧扩张的左右肝管及其分支以及伴行的左右门静脉呈"蝴蝶"征样改变(图 9-3-21)。

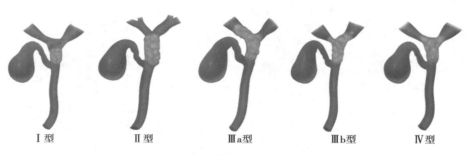

Ⅰ 型　　　　Ⅱ 型　　　　Ⅲa 型　　　　Ⅲb 型　　　　Ⅳ 型

图 9-3-20　肝门部胆管癌的 Bismuth 临床分型

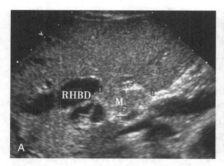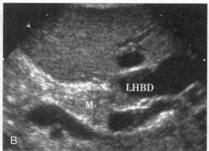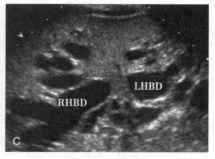

图 9-3-21　高位肝门部胆管癌
A、B. 左右肝管汇合部可见低回声肿块;C. 肝内胆管扩张呈"蝴蝶"征。

(2)胆总管中下段癌:是指发生于胆囊管开口处至胆总管与胰管汇合部之间的肝外胆管癌,胆总管中下段癌超声诊断要点(图 9-3-22):①梗阻部位以上肝内外胆管扩张,胆囊增大,胆道完全性梗阻,且梗阻时间较长时,胆囊及扩张的胆管腔内可见胆汁淤积。②胰腺段胆管癌,尤其是胆管走行于胰头部实质内时,由于胆管与胰腺在解剖上密不可分的关系,使胆管的肿瘤病灶与胰腺实质界限不清,因而易被误诊为胰头部癌。胰腺段胆管癌的鉴别要点是,胰管无扩张及胰头部无明显增大。③注意沿扩张的胆管走行连续追踪扫查至胆汁回声消失处,胆汁与肿瘤病灶可显示"U"形、近似直角或不规则"鼠尾"征。

(3)壶腹部癌:是发生于胆总管与胰管汇合至十二指肠乳头部(胆总管肠壁内段)的肝外胆管恶性肿瘤。壶腹部癌超声诊断要点如下:①胆道系统全程扩张,合并胰管全程一致性扩张;②沿扩张的胆总管追踪扫查至末端,可见中低回声肿块,其下缘多可见十二指肠腔内气液流动(图9-3-23);③肿块直径较小,多1.5~3.0cm,呈圆形或椭圆形;④晚期肿瘤较大时,可见肿块向胆管周围浸润或凸向十二指肠腔。

(三)胰腺肿瘤

1. 胰腺癌

(1)直接声像图表现

1)局限性胰腺癌(图9-3-24):①较大的胰腺癌肿块部位胰腺局限性肿大,形态不规则,边缘可呈"蟹足样"浸润性改变或局部隆起;②小的胰腺

癌多位于胰腺实质内,胰腺形态无明显改变,肿块边缘较规整、清晰;③小肿块内部多呈均匀低回声,较大肿块合并出血坏死时,可呈不均匀的混合回声;④较大肿块后方回声可见声衰减;⑤CDFI:胰腺癌大多肿瘤内乏血供,CDFI较少探及血流信号,少数病例肿块内可见星点样或短线样血流信号,常为动脉频谱,也可见彩色血流信号包绕于肿块周围。

2)弥漫性胰腺癌:①胰腺弥漫性肿大,走行僵硬、形态失常;②胰腺边缘不规整,边缘可呈小的"锯齿"状凸起,也可呈"蟹足样"改变;③实质内弥漫性回声减低,少数可见斑点样强回声。

(2)胰腺癌超声造影:胰腺癌多数为乏血供病灶,超声造影动脉期多呈低增强或不均匀筛状低增强。与正常胰腺实质相比,癌肿内造影剂开始增强时间晚且增强水平低,但消退多早于正常胰腺,造影剂早退后的肿瘤边界显示更为清晰;部分癌灶于动脉晚期即可廓清;少数病灶可至延迟期廓清。肿瘤内出现局部液化、坏死时,超声造影表现为不规则的无增强区。

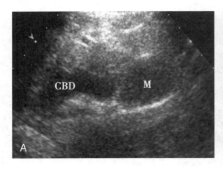
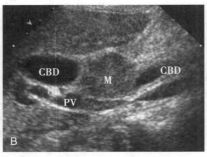
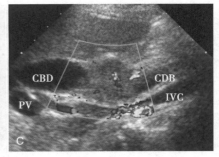

图9-3-22 胆总管中下段癌

A.胆总管下段癌,沿扩张的胆管追踪至胆总管下段肿块部位,显示肿块呈膨胀性生长;
B、C.胆总管中段癌,胆总管内低回声肿块向腔外呈膨胀性生长,其内可见短线样血流信号。

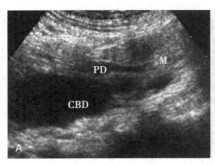
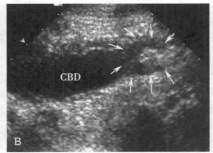
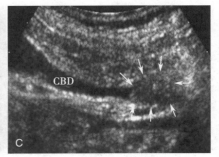

图9-3-23 壶腹部肿肿瘤

A.壶腹部可见低回声肿块,胆总管及胰管扩张;B.壶腹部肿块凸向十二指肠腔;C.壶腹部肿瘤,胆管及胰管扩张。

扫码观看彩图

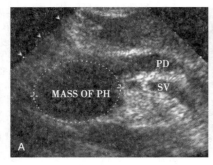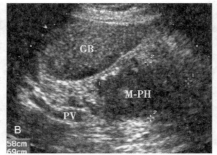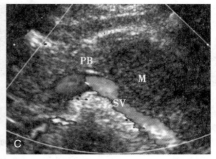

图 9-3-24 胰腺癌

A. 较大胰头癌及胰管扩张；B. 胰头癌，肿块呈低回声，边缘呈"蟹足样"改变；C. 胰尾癌，脾静脉受侵。

（3）间接声像图表现

1）胰头癌可见胰管一致性扩张，胰管壁多光滑。

2）胆道系统扩张。由于胰头部肿瘤压迫、浸润胆管，导致胰腺病变部位以上肝内外胆管扩张、胆囊增大及胆汁淤积。

3）胰腺周围血管受压移位，常见的受累血管包括下腔静脉、门静脉、肠系膜上静脉、脾静脉，常可导致这些血管受压变窄甚至完全闭塞，走行变异。

4）肿瘤可累及周围组织器官，胰头癌可直接侵及相邻部位胆总管及十二指肠，胰体尾癌可侵及胃、横结肠、脾等。

5）肝内转移灶或周围淋巴结转移。周围淋巴结肿大。

6）晚期可见其他脏器转移征象及腹水回声。

（4）鉴别诊断：胰腺癌应与肿块型胰腺炎、胰腺囊肿、腹膜后肿物鉴别，胰头癌应与壶腹肿瘤及下段胆管癌鉴别，胰尾癌应与左肾肿物及胃外生性肿物鉴别。

2. 胰岛细胞瘤　胰岛细胞瘤是比较少见的胰腺肿瘤，多发生于胰腺体、尾部，分为功能性胰岛细胞瘤和非功能性胰岛细胞瘤。功能性胰岛细胞瘤又称胰岛素瘤，瘤细胞可产生大量胰岛素，导致患者出现低血糖综合征。无功能性胰岛细胞瘤患者多因发现腹部包块就诊，肿物直径一般较大。

其声像图表现如下：

（1）肿物边界清晰，边缘光滑，后方回声无明显衰减。

（2）胰岛素瘤多数瘤体较小，非功能性胰岛细胞瘤瘤体较大（图 9-3-25）。

（3）肿瘤多呈圆形或椭圆形，边缘光滑清晰。

（4）瘤内回声多呈均匀低回声，少数较大病例可见囊性变及钙化。

（5）CDFI 多无明显血流信号，偶见星点样血流。

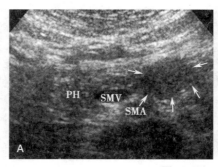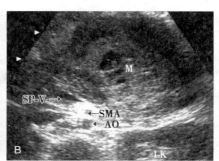

图 9-3-25 胰岛细胞瘤

A. 胰体部功能性胰岛细胞瘤，体积较小；B. 胰尾部非功能性胰岛细胞瘤，体积较大。

3. 胰腺囊性病变 胰腺囊性病变是近年来临床关注的一类疾病。胰腺肿瘤性病变的分类包含实体肿瘤和囊性肿瘤，该分类按肿瘤生物学特点良性、交界性和恶性进行分类。2010年，WHO对胰腺囊性肿瘤在2009年胰腺肿瘤分类基础上重新进行分类，将胰腺囊性肿瘤从整体肿瘤性病变中分出来，单独进行分类（表9-3-2）。2015年，中华医学会外科学分会胰腺外科学组给出了PCLs的定义，PCLs是指由胰腺上皮和/或间质组织形成的肿瘤或非肿瘤性（单发或多发的肿瘤样）含囊腔的病变，主要包括胰腺假性囊肿（pancreatic pseudocysts，PPs）和胰腺囊性肿瘤（pancreatic cystic neoplasms，PCNs）。这些囊性病变的诊断多需要超声（含超声造影和内镜超声）、CT、MR联合检查，以求得术前更准确的诊断。

（1）胰腺浆液性囊腺瘤（serous cystadenoma，SCA）：囊肿呈单发或多发，囊液为清澈液性暗区，可分为微囊型、大囊型或寡囊型等。SCA典型影像表现为蜂窝状囊性病灶，有时可见中心为钙化的中央瘢痕。大囊型SCA需要与其他囊性肿瘤进行鉴别。（图9-3-26A）

（2）胰腺黏液性囊腺瘤（mucinous cystadenoma，MCA）：MCA约占PCNs的23%，中老年女性多见，体尾部多见，恶性病变为黏液性囊腺癌。MCA与胰管无相通，临床表现多种多样。声像图表现为胰腺体尾部单囊、厚壁病灶，有时可见分隔及乳头状实性凸起，囊壁及分隔可以钙化，磁共振胆胰管成像（MRCP）可以观察囊性病灶是否与胰管相通。CT诊断优于超声及MR诊断，CT可观察到小钙化灶。（图9-3-26B）

表 9-3-2　胰腺囊性肿瘤 WHO 分类（2010 年）

良性肿瘤

　腺泡细胞瘤

　浆液性囊腺瘤

潜在恶性肿瘤

　胰腺导管内乳头状黏液性肿瘤（IPMN）伴低或中度不典型增生

　IPMN 伴高级别不典型增生

　导管内管状乳头状肿瘤

　黏液囊性肿瘤伴低或中度不典型增生

　黏液囊性肿瘤伴高级别不典型增生

恶性肿瘤

　腺泡细胞癌

　IPMN 伴侵犯

　胰腺癌

　黏液囊性肿瘤伴侵犯

　浆液性囊腺癌

　实性假乳头状瘤

（3）胰腺导管内乳头状黏液瘤（intraductal papillary mucinous neoplasm，IPMN）：大约2/3的IPMN患者多发生在胰腺头部，也可累及全胰。病理学上增生发生在主胰管内，为主胰管型（MD-IPMN）；发生在分支胰管内，为分支胰管型（BD-IPMN）；主胰管和分支胰管均有增生，为混合型（Mixed-IPMN）。超声在IPMN诊断与鉴别诊断方面具有重要作用。

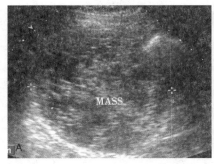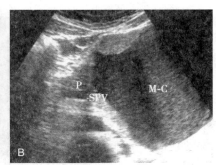

图 9-3-26　胰腺囊腺瘤

A. 胰腺体尾部浆液性囊腺瘤，肿块内呈密集小囊肿回声；B. 胰尾部黏液性乳头状囊腺瘤，
囊腔内乳头状凸起，囊内可见密集点状回声。

影像检查的主要目的：①诊断 IPMN，与其他 PCLs 进行鉴别；②对 IPMN 进行分型；③评估 IPMN 恶性风险及可切除性，对于 MD-IPMN，受影响的分支胰管呈囊状扩张，且与主胰管相通；BD-IPMN 可以多发大小为 5~20mm 的囊性病灶，其图像呈"串珠"状。同时，病灶内部的分隔、碎片、囊壁增厚、乳头状凸起与结节对判定 IPMN 也具有重要意义。(图 9-3-27)

(4) 其他胰腺囊性病变主要分为：

1) 先天性囊肿，多为导管或腺泡发育异常所致，与遗传有关。

2) 潴留性囊肿，多由胰管狭窄、梗阻致分泌液潴留而形成。

3) 黏液非肿瘤性囊肿，其声像图表现为：①胰腺实质内显示圆形或椭圆形无回声区，可单房或多房，边界清晰、规则，后方回声增强；②部分潴留性囊肿可见囊腔与胰管相通，也可合并胰管结石、囊内结石或囊壁钙化灶，以及慢性胰腺炎的声像图改变。(图 9-3-28)

胰腺囊肿应与胰腺假性囊肿、动脉瘤、胰腺囊腺瘤等鉴别。

(四) 脾大及肿瘤性病变

1. 脾大 患者有时因为发现腹部肿物就诊，查体及超声检查发现肿物是脾脏。一般根据脾下极和脾前缘所达到的部位评估脾大的程度：①仰卧位深吸气时扫查，脾下极位于肋缘下 2~3cm 以内，脾脏测值大于正常值，为轻度肿大；②脾脏前缘未超过左侧锁骨中线，下极不超过脐水平，为中度肿大；③脾下极达脐水平以下，脾前缘超过左侧锁骨中线，超声显示脾脏明显肿大，且周围脏器受压、变形、移位，为重度肿大；④脾下极达盆腔，脾前缘超过腹中线，脾脏周围脏器及血管受压，为极重度肿大。

2. 脾囊肿 一般认为脾囊肿是一种先天性或退行性病变。常为单发，也可呈多房或多发。声像图表现：脾实质内可见单个、多房或多个圆形、椭圆形液性无回声，囊壁薄而光滑，后方回声增强；较大囊肿可引起脾实质的受压变形；囊肿合并出血或感染时，无回声区内可见细小点状回声。

3. 脾恶性淋巴瘤 脾恶性淋巴瘤声像图表现为脾大，脾实质回声略减低，脾内可见单发或多发低回声团块，少数可呈无回声，极似囊肿，边界清晰。弥漫型表现为蜂窝状，融合型表现为分叶状。彩色多普勒显示病灶内较少血流信号，并可探及动脉频谱 (图 9-3-29)。其他还可见到脾血管瘤、脾错构瘤、副脾等。

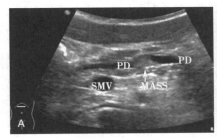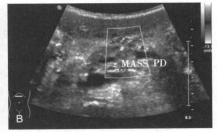

图 9-3-27 MD-IPMN 声像图
A. 主胰管内中等回声团；B. 其内未见血流信号。

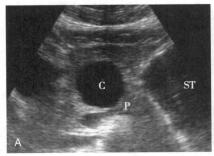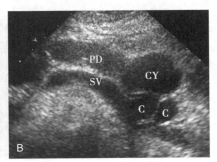

图 9-3-28 胰腺囊肿
A. 胰体囊肿；B. 胰管扩张伴胰尾部多发潴留性囊肿。

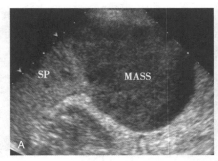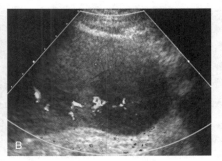

图 9-3-29　脾多发恶性淋巴瘤
A.脾实质内可见多个低回声团；B.彩色多普勒可见血流信号。

第四节　外伤性急腹症及其他腹部疾病超声征象

一、外伤性急腹症超声诊断

腹部受到外来锐器伤或钝挫伤,都可导致腹腔脏器的损伤,其中实质器官(如肝、脾、胰腺)和空腔脏器(如胃、肠、胆)的损伤,都是常见的可形成危害生命的急腹症的损伤。另外,肠系膜、腹后壁的挫裂伤均可造成严重伤害,切勿忽视。

(一)肝外伤

肝外伤时,超声检查可发现明显的声像图特征,诊断较容易。其主要声像图特征如下:

1. 肝脏背膜破裂时,可看到背膜断裂象,并由断裂处可见到伸向肝实质内的楔形缺损,断裂处为与腹腔积血相连的无回声区。

2. 形成被膜下血肿时,早期表现为和周围有明显界限的低回声区,有时伴有月牙状囊状改变。随着血肿的吸收逐渐缩小,回声增强以致消失。

3. 当出现肝内血肿时,肝实质内可出现界限不明的高低混合回声区域(图 9-4-1)。

4. 腹腔内积血,可见到腹水样无回声区,其内可见细小点状回声。

(二)脾外伤

脾破裂可见脾被膜的连续性中断,裂痕中充满低至无回声,可见腹腔内局限性或弥漫性无或低回声区。

脾实质撕裂伤伴有脾内血肿形成时常伴有脾大,局部脾实质回声紊乱,密度不均,可出现不规则的低回声区,也可致脾门结构辨认困难。

脾包膜下血肿时,声像图显示脾大,形态失常,血肿为无回声或低回声区。包膜下血肿通常位于脾被膜面或外侧。随着血肿的机化,回声逐渐增强。(图 9-4-2)

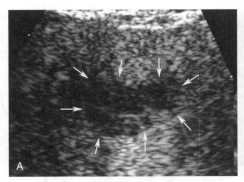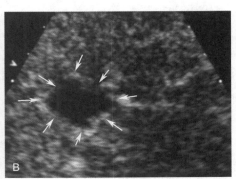

图 9-4-1　肝左叶实质内血肿
A.外伤 3 个月后,超声显示肝左叶不均质低回声区,边界不清,形态不规则;
B.超声造影显示病灶内无造影剂增强。

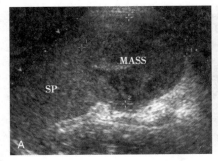 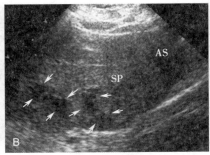 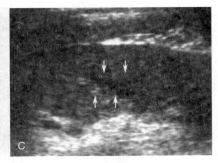

图 9-4-2 脾破裂

A、B. 脾包膜下血肿；C. 中央型脾破裂，箭头示实质内低回声血肿。

二、其他胃肠疾病的超声诊断

（一）胃结石

胃结石，多为食物性结石，是由过多食用的柿子、黑枣、头发、山楂或香蕉等物在胃内积聚，并与胃内黏液凝结所形成的团块。少数病例可以合并溃疡、出血或幽门梗阻。胃结石声像图特征（图 9-4-3）如下：

1. 胃壁层次清晰。

2. 胃腔内见大小不等的圆形或类圆形强回声团，形态欠规则，后方伴声影，可随体位改变或加压而移动。

3. 部分可见幽门梗阻及胃液潴留。

（二）肠结石

肠结石是由胆道结石或食物性胃结石进入肠道所致，常引起机械性肠梗阻（图 9-4-4）。

1. **结石回声**　在扩张的肠管内可见强回声团伴声影，改变体位或探头加压后形态无改变，可单发或多发，结石无嵌顿时，强回声团可在肠腔内漂浮移动。

2. **小肠扩张**　超声显示结石梗阻部位以上小肠呈扩张状，并伴积气积液。

3. **肠间积液**　梗阻时间较长时，肠间可见散在液体。

4. **肠蠕动改变**　肠蠕动正常或逆蠕动。

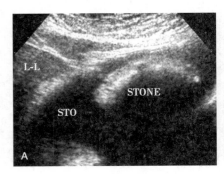 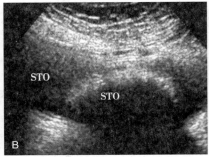 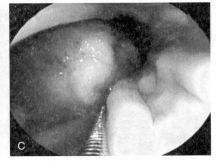

图 9-4-3 胃结石

A、B. 超声显示胃腔内较致密弧形强回声团，后方伴声影；C. 胃镜显示胃腔内胃石。

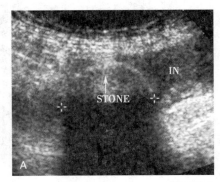 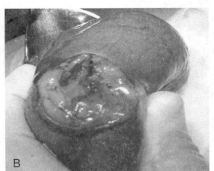

图 9-4-4 小肠结石

A. 小肠内结石影；B. 术中切开肠壁露出结石。

（三）克罗恩病的超声诊断

克罗恩病是一种原因不明的肠道慢性炎性肉芽肿性病变，以回肠末段最常见，病变主要累及肠壁全层，常呈节段分布，相应的肠系膜淋巴结也受累。声像图表现（图9-4-5）：

1. 肠壁增厚。由于肠壁黏膜下层肉芽组织增生而导致末段回肠、回盲部或结肠呈节段性肠壁增厚，肠壁间可见低回声结节，多数可见壁层结构。

2. 病变部位肠腔狭窄、僵硬变形，甚至黏膜相贴呈线状，肠内容物通过不畅，出现近端肠管扩张，或呈狭窄与扩张肠管相间。

3. 病变部位可合并黏膜小溃疡，周围可见肿大淋巴结。

4. 腹腔及盆腔积液，尤其是病变晚期可出现大量腹水。

5. 并发症。可因感染形成肠瘘及肠周围脓肿。

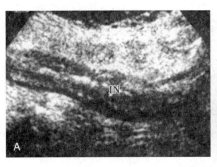
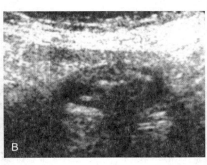
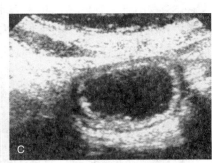
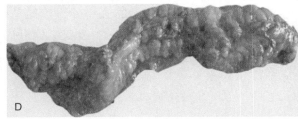
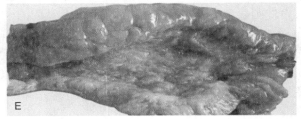

图9-4-5 克罗恩病

A. 长轴断面显示末段回肠壁增厚伴肠腔缩窄、僵硬变形，黏膜相贴呈不规则线状；B. 增厚的肠壁短轴断面；
C. 近端小肠扩张；D. 手术切除小肠标本大体观；E. 标本剖面观显示肠壁增厚及多发小结节。

（四）结肠憩室炎的超声诊断

结肠憩室炎声像图特征：结肠憩室不合并炎症等病变时，超声检查很难发现憩室；当出现明显并发症后，超声可在病变区域寻找到憩室病灶。

1. 结肠外侧可见向外凸出的包块，包块周边呈低回声，中心为无回声，边界欠清晰，此为憩室化脓性炎症和憩室周围脓肿的特征（图9-4-6）。

2. 憩室相邻结肠肠壁局限性增厚，以肌层和浆膜层增厚为主，此为憩室周围结肠的炎症反应。

3. 憩室周围或腹腔其他部位积液。

4. 有时可见小肠肠管轻度扩张，这是由于炎症刺激使肠蠕动减弱所致。

如果能应用高频探头发现阑尾回声，可有助于憩室炎的诊断。经保守治疗临床症状缓解后，

超声动态观察可见肠壁水肿减轻，憩室包块逐渐显示不清。

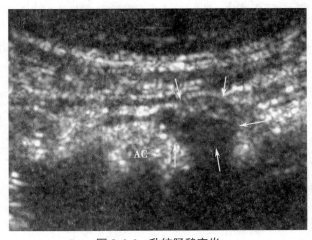

图9-4-6 升结肠憩室炎

箭头示憩室范围，憩室壁与结肠壁相连。

三、肝脓肿

肝脓肿一般分为胆源性和血源性两种。胆源性者多与胆道感染相关,血源性者多与肠道感染或全身感染有关。

1. 声像图特征

(1)脓肿早期(炎症期):病灶部位的肝实质发生急性炎症改变,声像图表现为边界欠清晰的低回声,内可见点片状较高回声,周围可见较强环状回声。随着病情发展,内部可出现不规则液化腔。

(2)脓肿形成期:声像图表现为典型的液性无回声区,边界清楚,当脓汁黏稠伴坏死组织时,无回声区内可见斑点状中强回声。脓肿腔液化坏死不完全时,脓腔可呈分隔样回声或呈蜂房样多个小腔。脓肿后方回声显著增强是脓肿的重要物理学特征。(图 9-4-7)

(3)脓肿吸收期:经治疗脓肿明显缩小或消失后,声像图表现为回声较强的脓肿壁,以及其内间杂的不规则回声。

2. 肝脓肿的继发征象

包括肝大及肝脏炎症引起的右侧膈肌抬高,并可能存有膈下及右侧胸腔积液。

四、弥漫性肝疾病——肝硬化伴门静脉高压

肝硬化是门静脉高压的主要发病原因,而食管及胃底静脉曲张是门静脉高压的严重并发症,同时还可合并脾大、腹水等一系列改变。

(一)肝硬化声像图特征(图 9-4-8)

1. 肝的大小及形态改变

早期肝硬化肝脏肿大,边缘变钝;晚期肝脏萎缩变小,肝左叶增大或无明显改变。肝形态改变可表现为,肝表面不平呈细小的凸凹"锯齿状"改变;如果合并肝表面有较大结节,可表现为"驼峰征"样隆起。

2. 肝内结构改变

①肝正常文理紊乱,肝内管状结构显著减少;②肝内回声增强增粗、不均匀,可呈偏高的细小网状结构,或呈类小结节样回声改变;③有时可见较大的假小叶再生结节,一般<1.5cm,多表现为低回声;④改变了原肝静脉的走行,血管内腔变窄或显示不清。

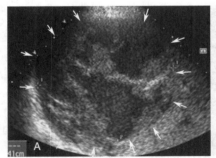
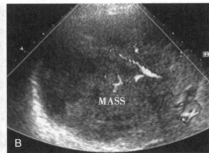
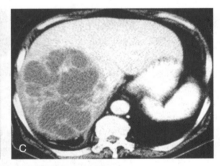
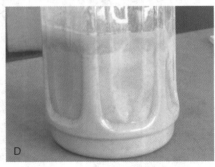
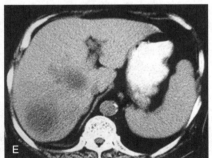

图 9-4-7 肝脓肿

A. 超声显示肝右叶较大脓肿,内部回声杂乱不均;B. 脓肿分隔处可见血流信号;C. 增强 CT 显示肝右叶较大脓腔伴坏死组织;D. 超声导向下穿刺,抽出约 450ml 黄色脓性液体,脓液菌培养为肺炎克雷伯菌;E. 治疗后复查 CT,显示病灶较治疗前明显缩小。

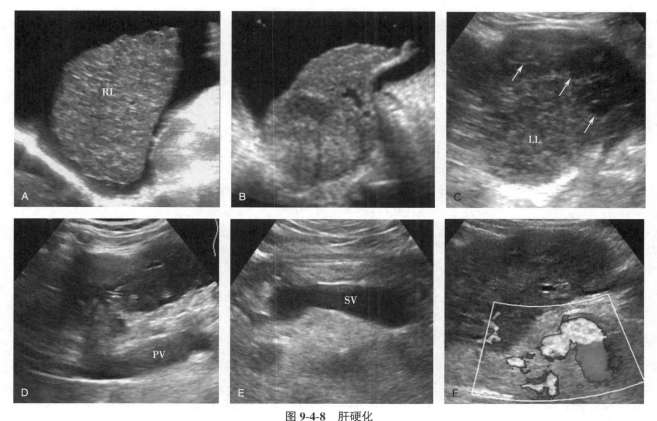

图 9-4-8 肝硬化

A. 肝硬化,肝体积明显缩小,表面呈锯齿状;B. 肝硬化合并较大结节;C. 肝实质内多发小结节;
D. 门静脉扩张;E. 脾静脉扩张;F. 胃左静脉扩张。

3. 门静脉及脾静脉扩张 根据国人正常值测定,门静脉主干直径>1.4cm,脾静脉直径>0.9cm,均被认为扩张。

4. 门静脉系统侧支循环的声像图

(1)脐静脉重开征象:在声像图上显示自门静脉左支脐部至前腹壁脐部增粗的肝圆韧带全长之无回声管腔图像,彩色多普勒显示离肝的持续性静脉血流。

(2)胃左静脉扩张:声像图上可在脾静脉肝端或脾静脉-肠系膜上静脉汇流部见到扩张的胃左静脉,呈蛇形或串珠样,内呈频谱持续性静脉血流。

(3)食管及胃底静脉曲张:食管与贲门连接处以及胃底部胃壁间,可见迂曲扩张的结构,并可显示静脉血流。

5. 门静脉血栓形成的诊断 声像图表现为肝门区门静脉主干管腔闭塞,其内探及长条状实性结构,彩色多普勒显示无血流充盈或血流充盈缺损。

一些患者可见到肿大的脾脏和腹水征象。

（二）诊断价值

门静脉高压症的超声检查敏感性较高,可作为首选筛查方法。超声检查快捷方便,无痛无害,尤其适用于不明原因的上消化道出血的检查。在门静脉分流术前,可用超声了解相关血管的口径及通畅度,以利于选择吻合方式。在分流术后,对于吻合口通畅和侧支循环建立情况的检查,亦可作为随访观察的有用方法。

因此,超声检查是评价门静脉高压、分流术的术前准备及术后观察的首选方法。

扫码观看彩图

第五节　超声介入在急腹症中的应用

从 20 世纪 60 年代超声用于定位穿刺以来，介入性超声在临床逐步推广普及。随着超声设备的快速发展和诊疗技术的不断提高，超声已从过去单纯的辅助性诊断方法，演变为现今的集诊断、治疗于一体的相对独立的诊疗手段。其临床应用价值已经得到公认，成为临床诊疗手段中不可或缺的一部分。

一、超声引导穿刺细胞学及组织学检查

（一）超声引导细针穿刺细胞学及组织学检查

细胞学检查是以摄取人体病变部位的液体、细胞或组织，通过对其细胞形态学检查，对病变性质做出诊断。超声引导穿刺组织学检查分为细针活检及粗针活检，与细胞学检查比较，组织学检查不仅可鉴别病变的良、恶性，还可对病灶进行明确的组织病理学诊断（图 9-5-1）。

1. 适应证和禁忌证

（1）适应证：超声检查能够显示的病变，需要对其性质做出诊断者，原则上皆可施行，包括实性和含液性病变。主要有：①实质脏器良性弥漫性病变需确诊者；②肿瘤与非肿瘤病灶的鉴别，肿瘤的诊断和鉴别诊断；③恶性肿瘤需明确病理组织学类型以确定放疗、化疗方案者；④细胞学活检未能确诊者；⑤移植器官排异反应的诊断。

（2）禁忌证：很少，如有明显出凝血功能障碍、可疑动脉瘤或位于肝脏表面海绵状血管瘤者，应避免穿刺。严重的心、肺功能不全，以及患者不能配合等，为相对禁忌证。无安全穿刺路径者应禁用。

2. 注意事项

（1）穿刺时嘱患者屏气，避免咳嗽和急促呼吸。

（2）应选择病灶距体表最近、能避开周围脏器和大血管的穿刺路径。密切观察针尖位置，当针尖显示不清时，必须调整探头角度，直至显示清楚为止。避免进针过深，针进入肿物后，有阻力感或韧性感即可抽吸。做肝脏肿块穿刺时，宜先通过 1cm 以上正常肝组织；做胰腺和肾脏肿块穿刺时，要求直接进入肿块，对其周围组织损伤越少越好。

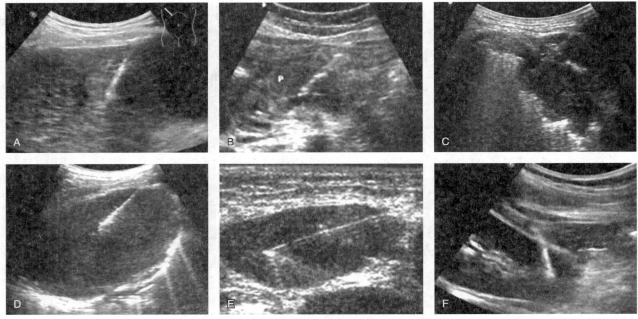

图 9-5-1　有安全穿刺路径条件下，超声引导组织学活检适用于腹部多部位和脏器
A. 肝脏肿物穿刺；B. 胰腺穿刺；C. 结肠肿物穿刺；D. 盆腔肿物穿刺；E. 腹股沟淋巴结穿刺；F. 肾脏穿刺。

（3）应对病灶不同部位穿刺取样 3~4 次，尤其肿块有中心性坏死时，应在其周边取样。

（4）涂片时，用针头轻轻地把吸出物均匀地向同一方向抹在玻片后 2/3 的位置上。可以涂片、拉片，但不要推片，否则，恶性细胞体积大，会被推向一边，且易被推挤变性，影响诊断。

3. 并发症 常见并发症为出血、感染、肿瘤种植、气胸、腹膜炎等。出血占并发症首位。

（二）细胞学材料做特殊检查

医学生物学的进展使组织病理学诊断的新技术不断出现，已经有许多成熟的技术用于穿刺标本的检查，提供非常有价值的诊断信息，使超声引导穿刺活检应用范围更加宽广。

1. 免疫组化技术可研究细胞内特有物质和抗原的表达，以了解恶性肿瘤细胞的组织发生学或分化方向，在鉴别低分化肿瘤类型和确定是否存在转移性肿瘤等方面很有用途。

2. 癌基因检测能根据基因表达判断良、恶性和预后。流式细胞仪测定 DNA 含量、S 期分数和细胞增殖活性 3 种指标，对判断肿瘤恶性程度很有价值。

3. 图像细胞测量技术在肿瘤诊断中，用于细胞形态参数测量、DNA 含量分析及呈色反应产物（包括细胞化学、免疫细胞化学及原位杂交）测量，对判断肿瘤良性恶性、病理组织分级以及预后，均有价值。

二、超声引导下穿刺抽吸术及置管引流术

随着介入性超声技术的发展和人们对介入性超声技术认识的深入，超声引导下穿刺抽吸术及置管引流术在临床治疗中发挥越来越重要的作用。

（一）超声引导下穿刺抽吸术及置管引流术

1. 超声引导下穿刺抽吸术的适应证和禁忌证

（1）适应证：①腹、盆腔囊肿体积较大，有破裂危险或发生扭转者；②较大囊肿有明显症状者；③胸腔、腹腔、盆腔、心包及其他部位积液不能自行吸收，或经保守治疗无显著疗效者。

（2）禁忌证：①无安全穿刺路径者；②有严重出血倾向者；③与胆道、肾盂、胰管等正常管道相

通者。

2. 超声引导下穿刺置管引流术的适应证和禁忌证

（1）适应证：①胸腔、腹腔、盆腔、心包及其他部位的囊肿、脓肿、积液；②各种原因引起的梗阻性病变，且不能手术或不宜立即手术者。

（2）禁忌证：①有严重出血倾向者；②有大量腹水者；③无安全穿刺路径者。

3. 置管引流操作方法

（1）一步法：也称为套管针法，常规消毒铺巾，局部麻醉，超声引导下将套管针刺入靶目标内→拔出针芯→将引流管送入靶目标腔内（图 9-5-2）。

（2）两步法：采用 Seldinger 技术，常规消毒铺巾，局部麻醉，超声引导下用穿刺针（常用 18G）穿刺靶目标→拔出针芯→插入导丝→拔出针鞘→扩张导管扩张针道→插入引流管（图 9-5-3）。估计置管难度较大者，建议采用此方法进行操作。

（二）腹盆腔囊性肿物的超声导向下穿刺抽吸术及置管引流术

1. 操作方法与技巧

（1）患者体位根据囊肿部位和穿刺路径而定。

（2）囊肿硬化治疗前，均应检查囊肿是否与胆道、胰管、肾盂等相通，如与之相通，则是硬化治疗的绝对禁忌证。

（3）囊肿巨大时（直径>10cm），可考虑置管引流及冲洗。

（4）囊肿硬化剂常规使用无水酒精，或使用50% 葡萄糖、冰醋酸、四环素等。

（5）硬化剂应该在囊液完全抽净后注入，也可适当保留少量囊液，然后用硬化剂反复冲洗（图9-5-4）。

2. 注意事项

（1）穿刺胰腺囊肿时，应避免经过正常胰腺组织。

（2）多囊肝、多囊肾一般不提倡硬化治疗。

（3）对酒精过敏者应选择其他硬化剂。

（4）治疗后醉酒样反应严重者，给予补液及纳洛酮治疗。

（5）治疗前怀疑为肝棘球蚴病，应慎行穿刺治疗。

扫码观看彩图

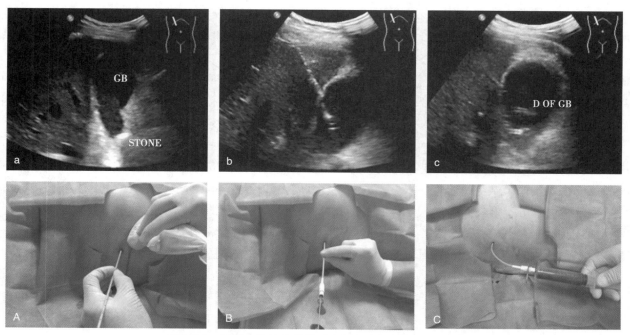

图 9-5-2　采用一步法技术徒手穿刺完成胆囊置管引流术

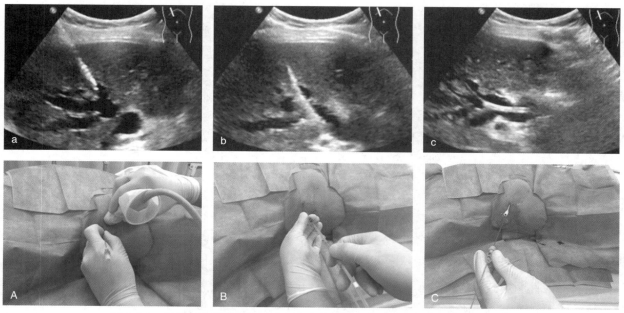

图 9-5-3　采用两步法技术徒手穿刺完成梗阻性黄疸经皮经肝胆管置管引流术

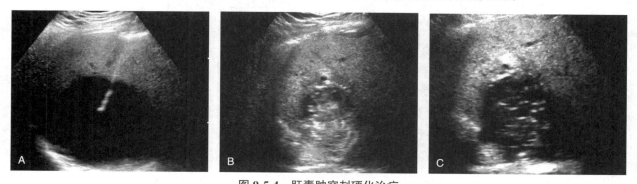

图 9-5-4　肝囊肿穿刺硬化治疗

A. 穿刺针尖达囊肿中心部；B. 抽净囊液后注入硬化剂；C. 硬化剂在囊腔内保留 10~20min。

（三）腹盆腔脓肿、积液的超声引导下穿刺抽吸术及置管引流术

1. 操作方法与技巧

（1）避免污染腹腔、胸腔并可以避开周围重要脏器和血管的路径为最佳穿刺路径。

（2）穿刺针刺入脓肿中心，套上注射器进行抽吸。

（3）需注意的是，脓液因黏稠度和均匀程度不同，应尽可能抽出脓液，再注入冲洗液（庆大霉素加生理盐水、替硝唑、稀释聚维酮碘溶液、无水乙醇等）反复冲洗抽尽，需要时应置管引流，引流管放置应遵循低位引流的原则（图9-5-5～图9-5-9）。

2. 注意事项与并发症

（1）选择脓肿液化比较完全的区域进行穿刺置管。鉴别脓肿是否液化完全，可采用CDFI检查或者超声造影。

（2）穿刺前选择最佳穿刺点和穿刺路径是穿刺成功和减少并发症的关键。如路径尽量避开肋膈隐窝和胸膈角，以免引起脓胸或化脓性心包炎；位于肝表面的脓肿路径，尽量要通过一些正常肝组织进行穿刺。

（3）对于部分肝周包裹性积液（积脓），如果找不到合适的穿刺路径，可以采取经肝穿刺置管引流的方法，但需注意避开肝内正常的管道结构。

（4）结核形成的寒性脓肿不可做任何的脓腔冲洗，除非合并非特异性细菌感染；也不宜做置管引流。

（5）对腹膜后脓肿，不应从前腹壁插管，只能从腹部侧方或腰背部插管，以免污染腹膜腔。

（6）拔管指征：体温及血象正常，超声检查脓腔闭合，引流液清亮且24小时少于10ml。

（7）并发症包括感染扩散、出血、气胸、脓胸、肋膈隐窝损伤等。

（四）超声引导下经皮经肝胆囊引流术（UG-PTGD）

1. 适应证

（1）急性胆囊炎，患者症状危重、年老体弱，或同时合并严重的心、肺、肝、肾等脏器疾病而不能耐受手术者。

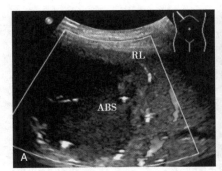
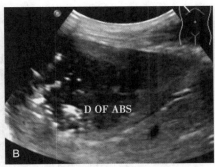
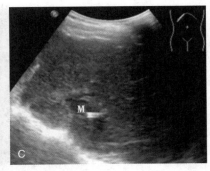

图9-5-5 肝脓肿穿刺置管引流治疗
A. 超声示肝右叶大小约10.1cm×8.9cm脓肿；B. 经皮经肝穿刺并置入引流管；
C. 经引流及脓腔冲洗5天后复查，脓肿体积明显缩小。

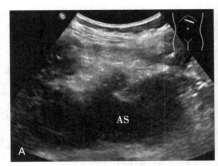
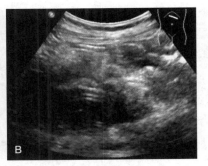

图9-5-6 急性胰腺炎胰周脓肿置管引流（40岁女性患者）
A. 胰周可见10.1cm×5.6cm脓肿；B. 置入10F猪尾引流管。

扫码观看彩图

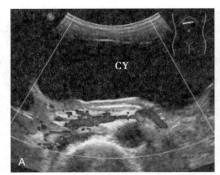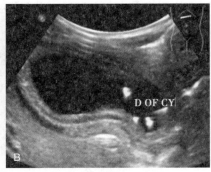

图 9-5-7　胰腺假性囊肿穿刺置管引流（27 岁男性患者）
A. 胰周可见 9.2cm×3.9cm 囊性肿物；B. 置入 8F 猪尾引流管。

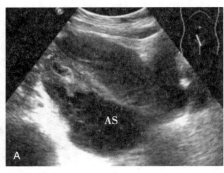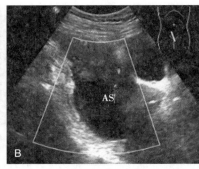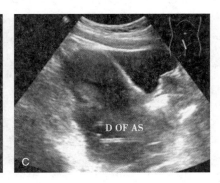

图 9-5-8　盆腔包裹性积液穿刺置管引流
A、B. 阑尾炎术后，盆腔子宫直肠窝可见 7.7cm×5.0cm 包裹性积液；C. 在超声引导下经后穹窿穿刺，脓腔内置入引流管。

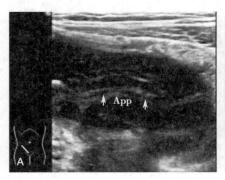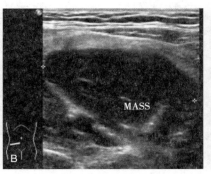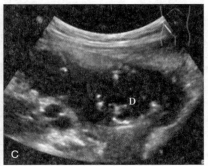

图 9-5-9　阑尾周围脓肿穿刺置管
A. 增粗的阑尾；B. 阑尾周围脓肿；C. 置入 8F 引流管。

（2）胆总管下端梗阻伴胆囊肿大，手术难以切除病灶或解除梗阻，经胆道引流失败者。

（3）妊娠期急性胆囊炎。

（4）急性化脓性胆管炎，肝内胆管扩张不明显而胆囊显著肿大者。

（5）部分急性胆囊炎患者胆囊体积在正常范围内，但患者有持续右上腹疼痛、发热等症状，临床认为有胆囊穿刺引流指征者。

2. 禁忌证

（1）严重出血倾向，出血、凝血机制障碍者。

（2）全身衰竭、不能耐受者。

（3）瓷样胆囊或胆囊壁增厚，胆囊壁无法被穿刺者。

（4）胆囊充满结石或无结石而胆囊腔过小者。

(5)由于胃肠道气体、肋骨干扰，或患者过于肥胖，导致胆囊显示不清者。

(6)无安全穿刺路径者。

(7)有大量腹水者(相对禁忌证)。

3. **操作方法与技巧**　一般选择胆囊体部作为穿刺进针部位。通常于右肋间经右肝右前叶穿刺，位置尽可能靠下，以免误入胸腔。通常选择平卧或左侧卧位，常规皮肤消毒，铺灭菌巾，局部麻醉，在腹壁做 3~5mm 小切口，在超声引导下穿刺置管，一般采用一步法(图 9-5-10)。

4. **注意事项、并发症与拔管指征**

(1)穿刺要经过一定的肝组织，经过的肝组织以 3~5cm 为宜。

(2)置入的引流管在胆囊腔内应留有一定的长度，尽量采用猪尾管或球囊导管以免引流管脱出。

(3)避开肝内重要管腔结构，力求一次置管成功，避免并发症的发生。

(4)并发症主要为出血、胆漏、胆汁性腹膜炎等。

(5)拔管指征：引流管原则上需要 2 周以上才可以拔除，患者胆囊炎症消退，引流胆汁清亮，经闭管两天后无明显不适可拔管。

(五)超声引导下经皮经肝胆管置管引流术(UG-PTBD)

1. **适应证**

(1)各种良性或恶性病变引起梗阻性黄疸，肝内胆管直径在 4mm 以上。

(2)梗阻性化脓性胆管炎，尤其是高龄和休克等危重患者，须紧急胆道减压引流。

(3)原因不明的梗阻性黄疸。

2. **禁忌证**

(1)严重出血倾向，出血、凝血机制障碍者。

(2)全身衰竭、不能耐受者。

(3)超声检查肝内胆管直径小于 4mm，肝外胆管直径小于 10mm 者。

(4)无安全穿刺路径者。

3. **操作方法与技巧**　选择被穿刺胆管的首要条件是扩张显著、有一定的长度、距肝门有一定距离，以便于置管。经常选用的靶胆管为肝内胆管左外下支(S3)和肝内胆管右前下支(S5)。一般采用两步法进行操作(图 9-5-11、图 9-5-12)。

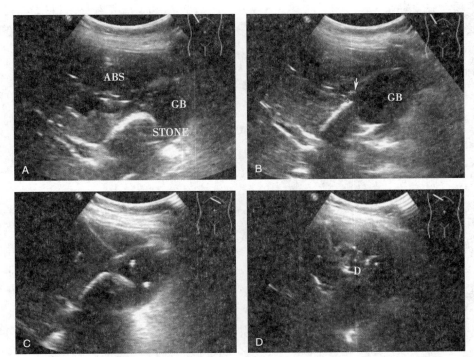

图 9-5-10　此例为合并多器官功能障碍的高龄高危患者，临床表现为腹痛、高热，超声诊断为胆囊穿孔、急性化脓性胆囊炎合并肝右叶脓肿

A. 超声显示胆囊颈部结石，肝右叶脓肿；B. 胆囊壁穿孔；C. 胆囊置入 8F 引流管；
D. 肝右叶脓肿置入 8F 引流管。

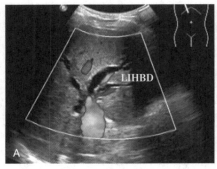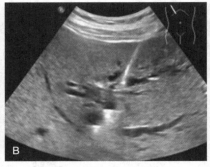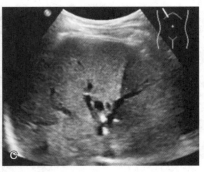

图 9-5-11　患者男性,74 岁,肝门胆管癌行 PTBD 治疗

A. 18G 介入穿刺针穿刺左肝内胆管成功后,置入导丝;B. 置入 8 F 引流管;C. 引流后扩张胆管恢复。

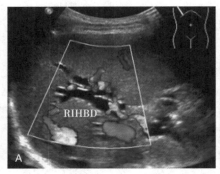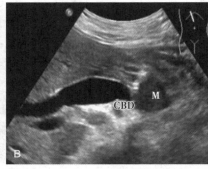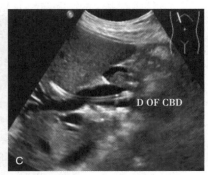

图 9-5-12　患者男性,64 岁,壶腹癌所致梗阻性黄疸,行 PTBD 治疗

A. 右肝胆管扩张;B. 胆管下端肿瘤;C. 胆管内引流管。

4. 注意事项与并发症

(1)容积效应易导致监视器上已显示针尖进入胆管,实际穿刺针并没有真正进入胆管(回抽未见胆汁流出),因此穿刺时针尖进入胆管的突破感非常重要。

(2)应避免反复试穿,以减少并发症的发生。

(3)穿刺针与胆管长轴的夹角要适合,一般60°~70° 为宜。

(4)穿刺针针尖斜面应朝上,便于送入导丝。

(5)穿刺时要求患者平静呼吸,以免深吸气情况下,皮肤与肝实质之间产生错动,使置管困难。

(6)因左、右肝管及肝总管大部分位于肝外,应避免将靶胆管选择在左、右肝管及肝总管部位。

(7)并发症主要为胆汁性腹膜炎、胆漏、胆道内出血及败血症等。

三、介入性超声在肝脏恶性肿瘤治疗中的应用

超声引导下肝脏恶性肿瘤介入性治疗方法大致可分为两类:化学性治疗方法和物理性治疗方法。前者包括无水酒精、醋酸等注射疗法;后者包括射频消融治疗、微波治疗、高强度聚焦超声、激光等热治疗方法和冷冻方法。

(一)经皮无水酒精注射治疗

经皮无水酒精注射治疗(PEIT)的机制是:酒精注入瘤内,使组织脱水、固定、蛋白质变性,产生凝固性坏死。此外,酒精还可破坏肿瘤血管内皮细胞,引起血栓形成和血管闭塞,也可引起肿瘤细胞死亡。

1. 适应证和禁忌证　PEIT 主要适用于直径<3cm、数目不超过 3 个、肝功能在 Child B 级以上的小肝癌患者。而对晚期巨大肝癌、弥漫型肝癌合并门静脉癌栓、肝功能严重损害、凝血功能障碍、顽固性腹水、重度黄疸及广泛肝外转移者,则属禁忌证。

2. 操作步骤　常规消毒,铺巾,局部麻醉,将18G 引导针刺入腹壁,然后穿刺针沿引导针进针至肿物深部边缘,由深至浅逐步推注酒精,超声可实时观察到酒精注入和弥散过程产生的强回声反射(图 9-5-13)。为保证疗效,需多点次、多方位进

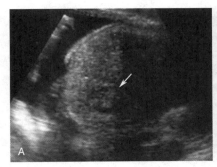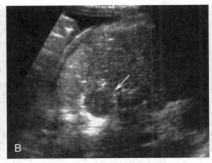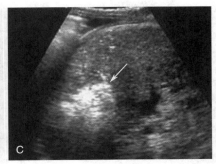

图 9-5-13 乙肝肝硬化，右胸腔积液

A. 箭头示肝右叶近膈顶部直径 2.7cm 的小肝癌，共行 4 次 PEIT 治疗，每次间隔 3 天，每次剂量 2~5ml 不等；
B. 肿物周边在酒精注射早期可见环状增强；C. 治疗后病灶显示为强回声。

针，或一次进针后多方位注射。研究结果表明，直径 ≤3cm 的病灶，每次 2~10ml，共注射 4~6 次；直径 >3cm 的病灶，注射量和注射次数相应增加。治疗后，为防止酒精沿针道外溢而引起腹膜刺激症状，应采取分段退针或一边退针一边推注少量利多卡因等局部麻醉药的退针方法。

3. 并发症 PEIT 的严重并发症，如腹腔内出血、肝脓肿、节段性肝栓塞等，较为少见；常见的并发症，如发热、一过性腹痛、酒精的毒性反应和转氨酶一过性增高等，均可在短期内缓解。

4. 疗效评价 对于 PEIT 疗效的评价，增强 CT、增强 MRI 及超声造影均有较高的准确性。对于小的原发性肝癌，文献报道手术切除和 PEIT 的远期疗效相似，治疗后的复发情况也十分接近；对于大的原发性肝癌，PEIT 的治疗效果不满意，但具有一定的姑息治疗意义。

PEIT 对转移性肝癌的疗效明显低于原发性肝癌，原因有以下两个方面：①大部分肝转移癌肿瘤本身硬度明显高于周围正常肝组织，而原发性肝癌对于硬化的肝组织来说，肿瘤本身相对较软，相比之下，肝转移癌对酒精扩散的相对阻力明显大于原发性肝癌，这会使注入的酒精更易扩散至周围肝组织，从而造成酒精在病灶内弥散的不均匀性和不确定性；②大多数肝转移癌常同时伴有全身广泛转移。

（二）超声引导射频消融技术

射频消融术（radiofrequency ablation，RFA）是将电极针插入肿瘤组织内，通过裸露的电极针，使其周围组织内正负离子在射频磁场中高速振荡和摩擦，继而转化为热能，并使病灶局部组织产生高温，最终凝固和灭活肿瘤组织。

1. 适应证和禁忌证 适应证：主要适用于大小在 5cm 以内、病灶数在 4 个以下的肝脏原发和转移性恶性肿瘤。

禁忌证：肿瘤合并静脉瘤栓、肿瘤累及主要胆管、有肝外转移病灶、有无法纠正的凝血障碍、全身感染及全身功能衰竭。

2. 治疗途径 射频治疗主要有以下 3 条治疗途径：

（1）经皮治疗途径（图 9-5-14）：具有创伤小、痛苦少、易于反复治疗、价廉等优点。

（2）经腹腔镜途径：不仅能发现和治疗术前影像检查未能检测到的小肿瘤，并可对肿瘤进行分期，还可同时应用 Pringle 操作（即暂时阻断肝动脉和门静脉血流方法）增加消融坏死灶的体积。

（3）术中途径：电极针进针更为灵活和准确，可有效避免大血管、横膈、胆囊及胃肠道等脏器的损伤；亦能发现治疗术前未检测到的小肿瘤，对肿瘤进行分期，并采用 Pringle 操作增加消融坏死灶的体积。

3. 并发症 射频消融治疗后，疼痛、恶心是常见的副反应，但这些症状往往很快消失。有 25% 的病例出现延迟性并发症，其典型表现为发热、全身不适等类流感样症状。腹腔出血、肝脓肿、胃肠道损伤等严重并发症较为少见。

4. 疗效评价 在监测、随访方面，常规超声对判断是否有肿瘤残留价值有限，但可发现消融灶旁新生的病灶。临床将增强 CT、MRI 和超声造影作为术后随访的主要手段（图 9-5-15）。

扫码观看彩图

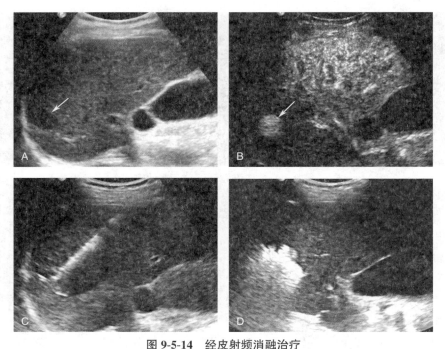

图 9-5-14　经皮射频消融治疗

A. 术前常规超声,肝右叶近膈顶处可见一边界清晰的低回声癌灶;B. 术前超声造影于动脉早期,
病灶迅速完全高增强;C. 穿刺射频消融治疗过程;D. 射频治疗后即刻的声像图表现。

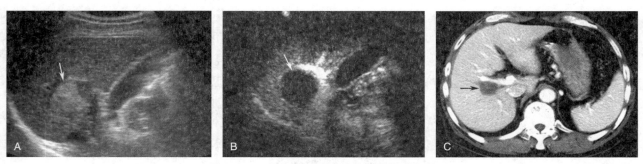

图 9-5-15　肝右叶肿瘤治疗前后影像学表现

A. 治疗前超声图像;B、C. 射频治疗后超声造影及增强 CT 图像表现,两者相似。

(三) 其他介入性治疗方法

1. 经皮微波凝固治疗(PMCT) 适应证、禁忌证同射频治疗。微波致热的原理是:在细胞内外液中,含有大量的离子、水和蛋白质等极性分子,在交变电场的作用下,这些极性分子发生极化旋转或震动,从而产生热效应。研究结果显示,肝组织在 54℃ 1 分钟或 60℃ 即刻发生不可逆坏死,肿瘤细胞耐热性更差。而微波凝固治疗的瘤外 5mm 处温度达 54~60℃,可保证治疗的彻底性。中国人民解放军总医院通过对大量病例进行总结,从肿瘤缩小率、血流消失率、实验室检查、临床表现、测温及再活检等多方面评价,认为微波凝

固治疗的疗效是十分令人满意的。其具有热效率高、操作相对简便、安全可靠、凝固性坏死范围稳定、疗效好等特点,已成为肝癌非手术治疗的重要手段。

2. 激光凝固治疗(ILT) ILT 的优势在于,可以通过 MRI 实时监测肿瘤组织内部的热场分布,与穿刺置入测温电极相比,对深部组织热场的了解更为全面,对于 3cm 以下小肿瘤疗效确切,无痛苦。但 ILT 对较大肿块难以彻底灭活,且价格昂贵,不如射频、微波等治疗更具优势,目前国内使用较少。

3. 高强度聚焦超声(HIFU) 采用计算机控

制技术和彩超成像定位方式，利用超声波对生物组织具有热效应和空化效应及其非射线性、良好的聚焦性和能量的可渗透性，在不损伤正常组织的前提下，将高强度超声聚集于靶组织内，形成一个小的高强度超声聚焦的区域，该焦点区域的高强度超声能在瞬间将组织内的温度提升至65~100℃，致使该区域组织顷刻变性坏死，可治疗较大的肝脏及其他部位肿瘤，在晚期肿瘤的姑息性治疗中，能起到明显缓解症状的作用。

4. 氩氦刀治疗 氩氦刀是一种微创超低温冷冻消融肿瘤的医疗设备，实质是冷冻＋热疗治疗肿瘤，当氩气在针尖内急速释放时，可在十几秒内冷冻病变组织至 -120~-165℃；当氦气在针尖急速释放时，将产生急速复温和升温，快速将冰球解冻，消除肿瘤。

参考文献

1. 王光霞. 腹部外科超声诊断图谱 [M]. 武汉: 华中科技大学出版社, 2010.
2. 中国医师协会超声医师分会. 腹部超声检查指南 [M]. 北京: 人民军医出版社, 2013.
3. 陈晓, 张卫兵, 秦德霞, 等. 彩色多普勒超声诊断原发性肝癌并门静脉癌栓的价值 [J]. 临床医学, 2012, 32 (10): 16-17.
4. CESCON M, CUCCHETTI A, CUCCHETTI A, et al. Value of transient elastography measured with fibroscan in predicting the outcome of hepatic resection for hepatocellular carcinoma [J]. Ann Surg, 2012, 256 (5): 706-713.
5. 张采华, 王光霞. 超声造影和增强 CT 诊断胆囊隆起性病变比较 [J]. 中国中西医结合外科杂志, 2015, 21 (2): 149-152.
6. 张勤勤, 陈菲, 邱少东. 超声和 CT 对胆囊腺肌增生症诊断价值的对照分析 [J]. 临床肝胆病杂志, 2014, 30 (6): 543-545.
7. PISCAGLIA F, NOLSØE C, DIETRICH C F, et al. The EFSUMB guidelines and recommendations on the clinical practice of contrast enhanced ultrasound (CEUS): update 2011 on non-hepatic applications [J]. Ultraschall Med, 2012, 33 (1): 33-59.
8. 杨伟, 司芩, 钱晓莉, 等. 胆囊癌实时灰阶超声造影征象研究 [J]. 中国超声医学杂志, 2012, 28 (8): 741-744.
9. 黄安茜, 许亮, 包凌云, 等. 48 例脾脏恶性淋巴瘤的超声回顾性分析 [J]. 医学影像学杂志, 2010, 20 (6): 854-855.
10. 叶卫东, 王福建. 超声在外伤性脾破裂诊断及随访中的应用 [J]. 临床超声医学杂志, 2015, 17 (4): 282-283.
11. 黄梅, 王光霞. 超声诊断非肿瘤性肠梗阻 205 例病因分析 [J]. 中国临床医学影像杂志, 2011, 22 (3): 174-177.
12. 王光霞. 粘连性肠梗阻的超声诊断 [J]. 中华医学超声杂志, 2011, 8 (4): 696-710.
13. 黄春旺, 王光霞. 肿瘤性肠梗阻的超声诊断价值 [J]. 中国临床医学影像杂志, 2011, 22 (3): 202-204.
14. TROUT A T, SANCHEZ R, LADINO-TORRES M F, et al. A critical evaluation of US for the diagnosis of pediatric acute appendicitis in a real-life setting: how can we improve the diagnostic value of sonography [J]. Pediatr Radiol, 2012, 42 (7): 813-823.
15. 吴国柱, 红华, 南晓彦, 等. 超声对急性阑尾炎的诊断价值 [J]. 中华临床医师杂志, 2015, 9 (12): 2433-2435.
16. DIETRICH C F, NOLSØE C P, BARR R G, et al. Guidelines and good clinical practice recommendations for contrast-enhanced ultrasound (CEUS) in the Liver-Update 2020 WFUMB in cooperation with EFSUMB, AFSUMB, AIUM, and FLAUS [J]. Ultrasound Med Biol, 2020, 46 (10): 2579-2604.
17. RIMOLA J. Heterogeneity of hepatocellular carcinoma on imaging [J]. Semin Liver Dis, 2020, 40 (1): 61-69.
18. 李晨, 刘媛, 许静涌, 等. 基于 Kupffer 细胞特异性摄取的超声造影在肝脏肿瘤性病变诊断中的应用价值 [J]. 中华肝胆外科杂志, 2020, 26 (12): 907-911.
19. 龙运敏, 张卫. 超声技术在肝细胞癌诊疗中的研究进展 [J]. 中国癌症防治杂志, 2022, 14 (2): 224-228.
20. 杨凡, 刘春伟, 忻晓洁, 等. 超微血管成像在肝脏局灶性病变中的应用价值 [J]. 中华肿瘤杂志, 2021, 43 (9): 959-967.
21. 王俊东, 魏达友, 吴绍锋, 等. 超声新技术辅助特殊部位小肝癌微波消融与手术切除的疗效对比研究 [J]. 中国超声医学杂志, 2019, 35 (6): 506-510.
22. DING J M, WANG D, ZHOU Y, et al. A novel mono-modality fusion imaging method based on three-dimensional contrast-enhanced ultrasound for the evaluation of ablation margins after microwave ablation of hepatocellular carcinoma [J]. J Gastrointest Oncol, 2021, 12 (1): 184-195.
23. SUNG H, FERLAY J, SIEGEL R L, et al. Global Cancer Statistics 2020: GLOBOCAN estimates of incidence and mortality worldwide for 36 cancers in 185 countries [J]. CA Cancer J Clin, 2021, 71 (3): 209-249.
24. 陈程, 夏宇, 胡亚, 等. 超声在胰腺囊性疾病中的应用进展 [J]. 中华医学超声杂志, 2021, 18 (2): 212-215.

扫码观看彩图

25. 王敏, 石喻, 郭启勇. 慢性胰腺炎影像学诊断现状及研究进展 [J]. 中国医科大学学报, 2019, 48 (7): 652-656.

26. European study group on cystic tumours of the pancreas. European evidence-based guidelines on pancreatic cystic neoplasms [J]. Gut, 2018, 67 (5): 789-804.

27. PAZIEWSKA A, POLKOWSKI M, GORYCA K, et al. Mutational mosaics of cell-free DNA from pancreatic cyst fluids [J]. Dig Dis Sci, 2020, 65 (8): 2294-2301.

28. ZHANG H, CHEN G Y, XIAO L, et al. Ultrasonic/CT image fusion guidance facilitating percutaneous catheter drainage in treatment of acute pancreatitis complicated with infected walled-off necrosis [J]. Pancreatology, 2018, 18 (6): 635-641.

29. 陆文明, 沈艳, 茹翱. 胃肠超声在急危重症中的应用 [J]. 中华诊断学电子杂志, 2018, 6 (2): 88-91.

30. 郭振枫, 张新华. 胃肠超声造影检查、CT 检查、胃镜检查进展期胃癌 TNM 分期中的诊断价值比较 [J]. 影像研究与医学应用, 2022, 6 (18): 103-108.

31. HU H T, WANG W, CHEN L D, et al. Artificial intelligence assists identifying malignant versus benign liver lesions using contrast-enhanced ultrasound [J]. J Gastroenterol Hepatol, 2021, 36 (10): 2875-2883.

32. 潘雪, 高杰, 王云峰, 等. 谐波造影增强超声内镜在胰腺囊性病变中的诊断价值 [J]. 中华胰腺病杂志, 2021, 21 (2): 103-106.

33. 彭利, 王竞宇, 罗燕, 等. 口服声诺维微泡超声增强剂与胃助显剂混合液对胃食管反流病的诊断效能 [J]. 西部医学, 2020, 32 (4): 562-566.

34. 李少君, 梁彤, 涂滨. 口服声诺维造影剂超声检查对胃部病变的诊断价值 [J]. 山东医药, 2018, 58 (2): 49-51.

35. 邵丽珠. 新型胃肠超声显影剂联合超声诊断消化性溃疡临床价值研究 [J]. 临床军医杂志, 2018, 46 (2): 218-219.

36. 高亚坤, 刘颖, 张玉辉. 胃肠超声造影诊断胃溃疡的临床价值 [J]. 检验医学与临床, 2018, 15 (5): 651-653.

37. 涂佳. 胃肠超声助显剂诊断胃部疾病的可行性研究 [J]. 影像研究与医学应用, 2018, 2 (17): 44-45.

38. 吴昱, 王剑雄, 王巨義, 等. 经皮经肝胆囊穿刺引流治疗高危急性胆囊炎 348 例临床分析 [J]. 中国中西医结合外科杂志, 2019, 25 (4): 594-596.

39. FU Y, YANG W, WU W, et al. Radiofrequency ablation in the management of unresectable intrahepatic cholangiocarcinama [J]. J Vasc Interv Radiol, 2012, 23 (5): 642-649.

40. HUANG H, ZHANG L, MOSER M, et al. A review of antenna designs for percutaneous microwave ablation [J]. Phys Med, 2021, 84 (4): 254-264.

41. HABIBOLLAHI P, SHETH R A, CRESSMAN E N K. Histological correlation for radiofrequency and microwave ablation in the local control of hepatocellular carcinoma (HCC) before liver transplantation: a comprehensive review [J]. Cancers, 2020, 13 (1): 104.

（王光霞, 王剑雄）

第十章
放射影像在急腹症中的应用

放射影像学是急腹症的重要诊断手段。文献报道，95%的外科急腹症可以通过CT、核磁等影像学作出定性、定量和定位诊断。影像学诊断对治疗方法的选择，如手术或非手术、急症手术或择期手术、开放性手术或腹腔镜手术的选择均具有指导价值。

本章将X线检查、CT检查和MRI检查定义为放射影像学检查，对急腹症的影像检查方法、表现特征、诊断及鉴别诊断进行叙述。

第一节　放射影像学检查方法

急腹症常用的放射影像检查技术包括X线检查、CT检查和MRI检查。常用X线检查虽然方便快速，成本较低，但由于是组织重叠图像，除穿孔、肠梗阻类病变外，对于其他病变能提供的诊断信息有限。MRI检查时间较长，费用较高，重症患者的生命辅助设备如心电监护仪、氧气瓶等，禁止带入检查室等要求严格，因此，目前MRI检查对于急腹症患者紧急状态不作为首选手段。CT检查是主要的急腹症检查方法，CT检查的空间分辨力和时间分辨力高、检查速度快，对受检者没有过多限制与禁忌，加之扫描层厚能够达到亚毫米级别，检查后对腹部疾病了解得较全面、精细，可以提供准确而完整的诊断与鉴别诊断信息，特别是CT增强扫描的应用，可以在短时间内提供充分而全面的诊断和鉴别诊断信息，为后续的临床治疗提供明确依据。

一、X线检查

（一）X线平片

X线检查可作为急腹症的影像初查方法，宜在胃肠减压、放置肛管、灌肠及给予解痉、止痛类药物之前进行，以保持腹部原有的病理生理状态。X线照射具有生物效应，应重视防护，避免不必要的照射，对于孕妇和小儿应权衡X线检查的适应证和获益，早孕者禁用。

急腹症X线摄影位置通常为站立后前位，特殊情况下可加侧位摄片辅助诊断胆囊结石，必要时采用仰卧前后位及仰卧水平侧位、侧卧水平正位、倒立侧位等特殊体位。①站立正、侧位，可观察横膈的高低、有无膈下游离气体，肠梗阻时可以了解肠道气液平面和肠襻分布，对胃肠道穿孔和肠梗阻的诊断有较高价值；②仰卧前后位和仰、侧卧水平侧位和正位，用于不能站立的患者，可显示腹腔内游离气体及肠管内气液面，也可以发现胆囊阳性结石和泌尿系阳性结石；③倒立侧位用于检查新生儿先天性直肠肛门闭锁。

（二）胃肠道造影检查

钡剂或空气灌肠检查，主要用于回盲部肠套叠、乙状结肠扭转、结肠癌所致梗阻及先天性肠旋转不良等；对肠套叠和乙状结肠扭转，部分病例还可能通过灌肠进行整复。可疑消化道穿孔和肠梗阻时，禁忌行消化道钡餐造影检查；口服水溶性含碘对比剂可用于肠梗阻检查。

（三）血管造影检查

对不能明确出血部位的急性消化道大出血，需行选择性或超选择性数字减影血管造影（DSA）检查，在明确出血部位后，可滴注加压素或栓塞止血治疗。

二、CT检查

目前在成人急腹症影像学检查中，CT是首选和主要影像检查方法，广泛应用于急性阑尾炎、急性胆囊炎、急性胰腺炎、肠梗阻、肝脾脓肿、憩室炎、腹部血管性病变和腹部外伤等外科急腹症的诊断和鉴别诊断。一些常见疾病（如肠梗阻、胃肠道穿孔等）所致急性腹膜炎，虽然X线平片也有可能作

扫码观看影图

出诊断,但 CT 检查比 X 线平片敏感性高,且可明确病变范围、程度以及病因和预后等诊断信息,应作为首选检查方法。需要注意的是,CT 检查的 X 线辐射剂量较高,是传统 X 线检查的数十乃至上百倍,对于儿童和孕妇等射线敏感人群,应严格掌握 CT 检查的适应证,并在检查中注意敏感部位防护。

(一)平扫检查

为急腹症 CT 检查的常规方法,可发现大多数急腹症所致的异常表现。扫描范围应上自横膈,下达盆腔,以全面了解全腹的异常表现。也可重点检查病变可能累及的解剖部位,以减少患者所受到的电离辐射。应使用恰当的窗宽窗位技术,将腹内气体与脂肪区分开,有利于观察细小游离气体,以及肠壁、系膜与周围脂肪的关系。利用多平面重组技术,有利于全面观察腹部各解剖结构及其异常,能够更直观、更明确显示病变与正常组织间的空间关系。

(二)对比增强检查

对比增强检查,是经静脉注入水溶性有机碘对比剂后再行扫描的方法,简称为增强检查。当平扫显示病变区域可疑异常,或临床和其他检查提示腹部病变而未能明确诊断时,均应行增强检查。增强检查可用于诊断腹部脏器损伤、炎症及腹腔脓肿,也可用于了解肠梗阻或其他血管性急腹症时的血供障碍。急腹症增强检查需行动脉期、静脉期、实质期等多期增强检查,以观察不同时相病变的密度变化。增强检查应注意含碘造影剂的禁忌证,并需要做对比剂的皮试,对可能发生的不良反应有应急处理方案。

三、磁共振检查

MRI 与 CT 都是人体断面的数字化图像,所不同的是,CT 影像对比仅与组织的 X 线吸收系数有关,而 MRI 为多参数成像,即影像对比取决于被检查物质的质子密度和弛豫时间,可通过磁共振扫描的多种不同加权图像、不同参数的多种序列,提供丰富的病灶和正常组织的对比信息。另外,MRI 能够直接进行矢状面、冠状面及任意斜面的多方位扫描,而 CT 是在横断面扫描基础上的不同平面重组图像。磁共振检查的其他优势在于,患者不接受电离辐射,可以进行反复多次扫描;磁共振的软组织分辨力高,在腹部实质脏器及病变的显示上有明显优势;对于病灶内含脂肪、出血、囊变坏死等情况有较高的敏感性,利于病变的诊断及鉴别诊断。磁共振检查的劣势在于,扫描时间相对较长,有体内金属植入物或体外生命支持系统的患者不能进行检查,价格相对昂贵,层厚和 CT 相比有劣势。

因为磁共振检查扫描速度较慢,故其在急腹症的检查中不是主要的影像扫描方法。如遇病情严重或紧急的患者,扫描前去除衣物中金属物,以及问询体内有无金属植入物等扫描前准备就很难做到位。同时,患者也可能不具备较长时间静止配合检查的条件。但在某些涉及疾病鉴别诊断的急腹症中,核磁也发挥了重要作用,比如腹部实质脏器内肿瘤出血掩盖了肿瘤本身,CT 扫描有可能出现误诊或漏诊,这时候核磁检查会对肿瘤本身有明确的显示。

磁共振检查和 CT 一样,也分为平扫和增强检查。磁共振增强检查的对比剂使用最多的是钆对比剂,常用的细胞外间隙对比通过肾脏代谢,和 CT 增强相似;磁共振对比剂还有肝细胞特异性对比剂,可部分经肝脏代谢,在肝脏肿瘤性病变的鉴别诊断中发挥重要作用。

第二节　放射影像正常表现

一、X 线检查

(一)X 线平片

正常情况下,由于腹壁与腹内器官缺乏自然对比,因而腹部平片所能显示的结构较少,且细节有限。

1. 正位片上,在两侧胁腹壁内可见腹膜外窄带样脂肪影,上起第 10 肋骨下端,向下延伸到髂窝而逐渐消失,称胁腹线;肾周脂肪影常可显示,从而勾画出肾脏轮廓;腰大肌、腰方肌位于腹后壁,闭孔内肌、肛提肌等位于盆腹膜外，由于周围脂肪的对比，腹部后前位平片常可将它们的边缘显示出来。

2. 肝、脾、肾等呈中等密度，借助器官周围脂肪组织和相邻充气胃肠道的对比，可显示这些器官的轮廓、大小、形状及位置。肝内下缘与外缘相交形成肝角，肝角一般呈锐角（图10-2-1）；两肾沿腰大肌上部两侧排列。

3. 胃、十二指肠球部及结肠，由于腔内可含气体，于腹部平片可显示部分内腔；小肠，除婴幼儿可有积气外，一般充满食糜及消化液，与肠壁同属中等密度，因缺乏对比而不能显示。

（二）造影

胃肠造影采用口服硫酸钡混悬液方式；对于肠梗阻类患者，可以改用含碘类造影剂，以减轻对梗阻肠道的负担。食管造影正常表现为食管壁规则，粗细均匀，黏膜走行自然，无中断及扭曲。胃形态规则，黏膜连续，可见胃蠕动波。小肠分为空肠和回肠两部分，空肠可见肠壁黏膜环形皱褶，回肠比较光滑。结肠可见均匀肠袋。（图10-2-2）

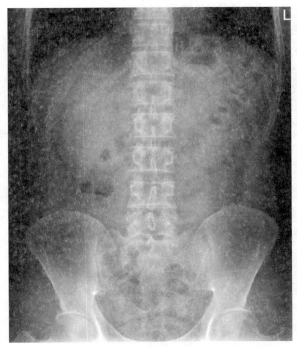

图 10-2-1 正常立位腹平片
显示两侧肋腹线，肝角锐利，左侧膈下胃泡内可见气液平面，结肠少量积气，腹膜外窄带样脂肪影为胁腹线。

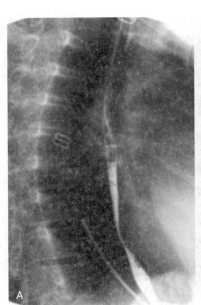
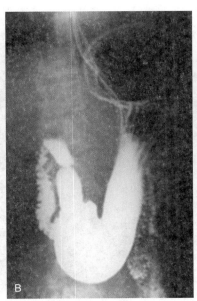
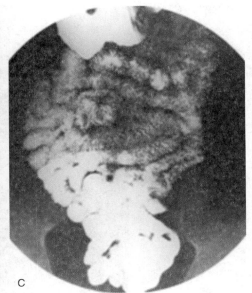

图 10-2-2 正常消化道钡餐造影
A. 食管黏膜皱襞呈纵行，黏膜光整；B. 服钡剂后，站立位胃和十二指肠充盈相，完整显示其形态和轮廓；
C. 空肠位于左侧上腹和中腹，空肠黏膜表现细密皱褶，回肠位于中下腹，肠壁光滑。

二、CT 检查

（一）平扫 CT

能够直接显示肝、脾、肾、胰腺及腹膜腔和腹膜后间隙内各解剖结构的密度和形态。对胃肠道，可以观察其位置、内腔和腔壁的径线、形态及密度。正常腹腔内无积气、积液表现。

（二）增强 CT

多期增强检查可反映肝、脾、胰腺和双肾的大小、形态、轮廓、实质，以及血管、胆管和尿路的正常形态结构。显示空腔脏器（如胃肠道和胆道系统）的管壁以及系膜血管。

三、MR 检查

（一）平扫 MR

能够直接显示腹腔主要脏器形态、信号强度，部分功能成像序列，如弥散加权成像（DWI）等，可以反映出病灶或正常脏器内水分子扩散状况，从而对疾病诊断起到重要作用。压脂序列对于腹部 MR 扫描图像质量和病灶内是否含脂有显著效果。

（二）动态增强 MR 检查

MR 扫描对于复杂、疑难腹部疾病，起到很好的诊断和鉴别诊断作用，是对于使用增强 CT 仍诊断困难的疾病进行鉴别诊断的重要补充。随着 MR 设备软、硬件水平提升，多动脉期增强 MR 对于多血供病变，尤其肝脏血供病变，能提供更多的诊断信息，且无电离辐射，形成特殊优势。

第三节　放射影像学基本病变表现

一、X 线检查

（一）X 线平片

1. 腹腔积气　某种病因导致腹膜腔内积气并随体位改变而游动，称为游离气腹，常见于胃肠道穿孔、肠气囊肿破裂、腹盆部术后或合并感染。立位摄片，气体可上浮至横膈与肝或胃之间，显示为透明的新月形气体影（图 10-3-1）。病变在实质脏器内（如肝内脓肿）、血管内（如肠缺血性坏死的门静脉内积气）、胆管内（如胆肠瘘或吻合术后）以及胃肠壁内（如新生儿坏死性小肠结肠炎），均可有积气征象（图 10-3-2）。

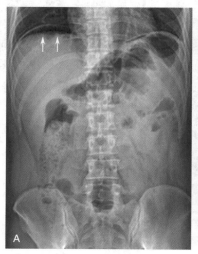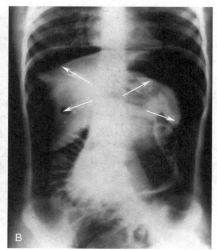

图 10-3-1　上消化道穿孔立位腹平片
A. 双侧膈下新月形透亮影，右侧为著，为膈下游离气体（箭头所示）；
B. 游离气体较多时，腹腔呈大片透亮影，类似充气造影表现，肝、脾轮廓显示清楚。

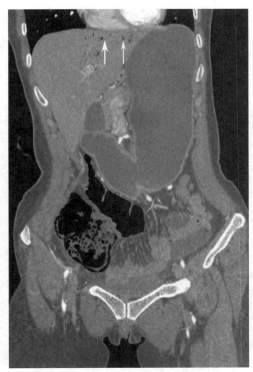

图10-3-2 小肠梗死致肠壁积气和肝内门静脉积气
远段回肠肠壁增厚、分层,肠壁内可见气体,
肝左叶门静脉细小分支内气体。

2. **腹腔积液** X线平片检查时,腹液可致腹部密度增高。因投照位置和腹液量不同,可致腹部相应部位发生不同程度的密度增高。

3. **实质脏器增大** 如肝、脾、肾等增大,则可在轮廓、形状等方面发生改变;同时也可能压迫、推移相邻脏器,尤其是含气的空腔脏器,致使发生受压移位表现。

4. **肠腔扩张** 胃肠道腔内积气、积液和内腔扩大表现,最常见于梗阻性病变,也见于炎症和外伤。在气体衬托下,可通过观察肠黏膜皱襞的形态而将它们区分,有利于判断梗阻位置(图10-3-3)。

5. **腹内肿块影** 肿块在相邻充气肠曲对比下可显示为均匀的软组织肿块影,有较清晰的边界。假性肿块又称"假肿瘤"征,是两端闭锁的绞窄性肠段,即闭袢内充满大量液体的表现,其密度较高,呈肿块影像。

6. **腹内高密度影** 主要为阳性结石、钙斑和异物。阳性结石可为胆结石、泌尿系结石和阑尾粪石等。

7. **腹壁异常** 包括胁腹线异常、腹壁软组织肿胀、组织间积气等。

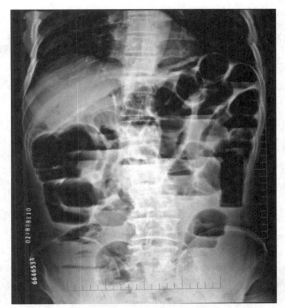

图10-3-3 末段回肠梗阻患者立位腹平片
全腹可见大量扩张积气肠腔和多发阶梯状宽大气液平,扩张肠管分布广泛,既可见上腹部环状肠壁皱襞,也可见右侧中下腹的光滑扩张肠壁,为低位小肠梗阻表现。

8. **下胸部异常** 急腹症时,胸膜、肺底和膈肌可发生改变,例如膈下脓肿,常有同侧胸腔积液、肺底炎症、膈肌上升及活动度减小。

(二)造影检查

依检查方法和病变类型可有不同表现。急性肠套叠,钡剂或空气灌肠可显示套头梗阻端所形成的杯口状或半圆形充盈缺损(图10-3-4);乙状结肠扭转,钡剂或空气灌注时受阻于梗阻处,呈突然削尖样或鸟喙状狭窄,甚至完全阻塞;结肠肿瘤,钡剂可于病变处显示不规则狭窄或环形狭窄,甚至完全阻塞。

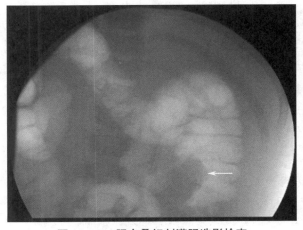

图10-3-4 肠套叠钡剂灌肠造影检查
显示套叠肠管内充盈缺损(箭头所示)。

扫码观看彩图

二、CT 检查

（一）CT 平扫

1. 腹膜腔气体及液体 CT 可准确发现和定位腹膜腔气体及液体，如消化道穿孔所致腹腔积气积液，或急性腹膜炎、急性胰腺炎的炎性渗出液，或其他原因造成的积气、积液，并初步判断积液性质，如渗出液和积血及其病因（图 10-3-5）。积气积液的位置对于胃肠道穿孔部位具有提示作用，胃后壁穿孔气体局限于小网膜囊内；腹膜间位器官向腹膜后间隙穿孔。

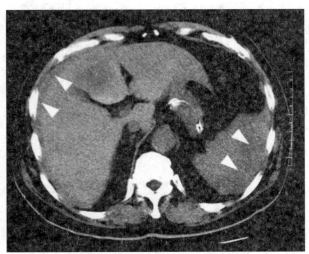

图 10-3-5 肝癌自发破裂 CT 平扫
肝周和脾周较高密度积液（箭头所示），提示为腹腔脏器破裂积血；肝左叶内侧段低密度病变为肝细胞癌。

2. 异常钙化灶 CT 对病灶钙化比 X 线平片敏感，如对腹内部分肿瘤的钙化及结石或异物的检出（图 10-3-6）。

3. 肠腔扩张和肠壁增厚 CT 可显示胃肠道（包括阑尾）和胆道胰管是否存在扩张和狭窄，肠袢的排列是否异常，并评估狭窄段的位置和病因。肠梗阻 CT 检查时可通过发现扩张与狭窄肠管间的移行段确定梗阻部位与病因。判断肠壁增厚需要考虑肠腔的充盈程度，当肠腔处于空虚状态时应谨慎，而当肠腔明显扩张时，肠壁增厚易被忽略。

4. 实质脏器和腹腔内肿块 CT 检查可准确判断肿块的有无、位置及其与周围脏器的关系，对肿块的鉴别常具有重要价值。CT 检查对于腹内脏器

外伤，如肝、脾、胰腺和肾破裂出血，常可有初步情况的定性判断，即可显示有无破裂、血肿及其范围和损伤分级，并可大致判断是否为活动性出血（图10-3-7），而挫裂伤细节仍需进一步增强 CT 检查。

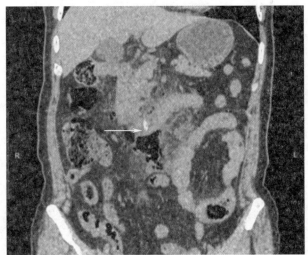

图 10-3-6 枣核嵌顿十二指肠水平段所致穿孔 CT 平扫冠状位重组
十二指肠水平段肠壁增厚，肠壁周围及肠系膜内积气，肠腔内高密度异物为枣核（箭头所示）。

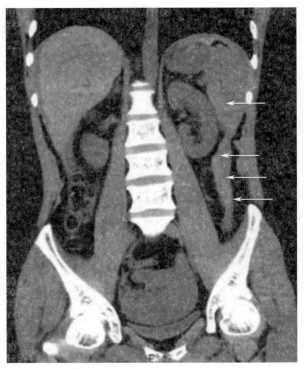

图 10-3-7 脾破裂 CT 平扫冠状位重组
脾破裂出血，脾轮廓不清，脾周高密度液体进入左结肠旁沟（箭头所示）。

（二）增强 CT

在病情需要和患者状态许可情况下，建议对于急腹症患者首先采用 CT 平扫加增强扫描，既可进一步明确实质脏器损伤细节，又能评估腹内肿块性质或疑为肠系膜血管病变、大血管病变的具体情况。

1. 实质脏器　多期增强异常表现：①可以更清楚地显示脏器损伤位置、类型及出血范围；②能够鉴别实质脏器肿瘤破入腹腔导致的出血；③根据肿块的强化表现，可推断其性质，如脏器内脓肿、胃肠道肿瘤等（图 10-3-8）。

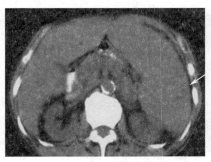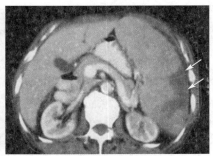

图 10-3-8　脾梗死 CT 平扫及增强检查

脾大，平扫显示脾内小片低密度（↑），增强检查可见楔形无强化区，病变边界和大小显示清晰（↑）。

2. 肠管及肠系膜　①肠壁增厚，强化增高或减低，多见于炎症和肿瘤性病变；②门静脉和肠壁内积气，见于肠坏死；③强化的肠系膜血管迂曲增多、增粗、扭曲（漩涡征）、集中，狭窄甚至闭塞，其中"漩涡征"是肠扭转较特异性表现（图 10-3-9、图 10-3-10）。

动脉夹层。

4. 腹膜腔　当腹膜炎症及脓肿形成时，可显示腹膜强化和脓肿壁强化。

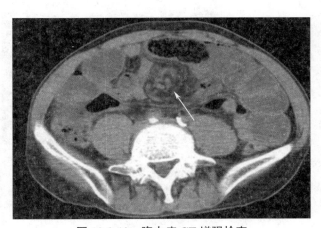

图 10-3-10　腹内疝 CT 增强检查

肠系膜血管沿长轴旋转呈漩涡征（箭头所示），部分小肠扩张积液。

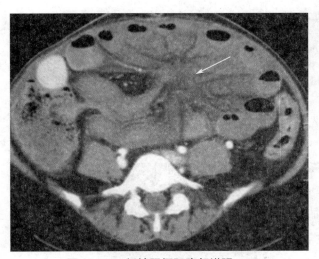

图 10-3-9　闭袢肠梗阻腹部增强 CT

肠管呈放射状排列，肠壁水肿增厚；肠系膜水肿增厚和积液（箭头所示），提示缺血。

3. 腹部大血管　腹主动脉及分支管径异常扩大，见于动脉瘤，并可发现其内低密度血栓。有时还可见对比剂溢入大血管周围的腹膜后间隙内，指示动脉瘤破裂。动脉扩张并分为真、假两腔，为

三、MR 检查

（一）实质脏器

肝、脾、胰腺、肾脏、肾上腺等实质脏器损伤，在 MR 扫描上可以观察到脏器破裂的异常信号影，伴有不同时期的出血改变。出血在 MR 检查中，依据出血时间，会表现出比较复杂的 T_1WI 和 T_2WI 信号组合，但亚急性出血常表现为 T_1WI 上稍高信号影，这是有特征性的（图 10-3-11）。同时

扫码观看彩图

MR增强检查可以鉴别肿瘤破裂出血与外伤或其他原因的实质脏器出血,例如在无明显外伤情况下,出现肾脏及肾周血肿,仅凭CT平扫,甚或是增强CT,有时也不易显示肿瘤性病变,MR增强检查在显示血肿掩盖下的肿瘤方面有优势,可以避免漏诊肿瘤。

（二）腹部脏器或腹腔、腹膜后的钙化灶,气体、含脂病灶、含金属元素铁、铜等情况

钙化灶和气体在MR扫描的T_1WI和T_2WI图像上,均显示低信号,故MR扫描对于较小的钙化灶和少许的游离气体一般不敏感而难以发现;肝、脾内如出现铁过载,会影响其MR信号强度,一般在T_1WI和T_2WI图像上均显示信号减低;肝豆状核变性时,肝内结节含铜较多,在T_2WI上亦会显示信号减低(图10-3-12)。脂肪成分在MR扫描中有特征性表现,无论病灶中含有较多或较少脂肪成分,通过不同的压脂序列,都能够敏感而准确地发现脂肪或脂质的存在,从而对部分病变的性质进行鉴别诊断,尤其涉及良、恶性肿瘤的鉴别方面,同、反相位MR扫描序列通过对少量脂肪成分检出的敏感性发挥很大价值(图10-3-13)。

（三）腹腔或腹膜后脏器、脂肪间隙的炎症

常见炎性急腹症的胆囊炎、胰腺炎、阑尾炎、肠脂垂炎等,虽不以MR扫描为首选检查方法,但它们在MR扫描中的一些共同点,包括脏器周围的脂肪间隙在T_2WI上信号增高、边界模糊,如出现渗出积液改变,则为更高的T_2WI信号,边界会比较清晰;如形成脓肿,脓腔内扩散加权成像序列高亮度信号表现,也是鉴别肿瘤坏死的比较可靠的方法。

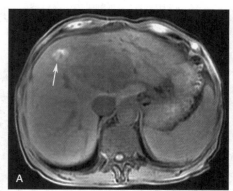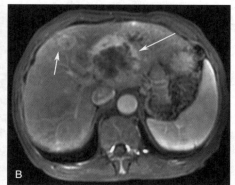

图10-3-11　肝脏肿瘤出血

A. 肝右前叶短T_1信号结节状影,为腹部病变出血的特征性信号表现(箭头所示);B. 上述右前叶结节有强化表现,结合A图,诊断为肿瘤结节伴出血;肝左叶较大增强肿物为恶性肿瘤(长箭头所示)。

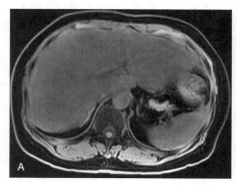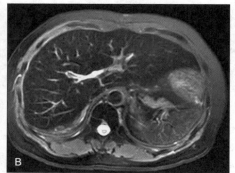

图10-3-12　肝脏铁过载

A. T_1WI显示肝脏信号弥漫性稍减低;B. T_2WI显示肝脏信号弥漫性明显减低,呈"黑肝"表现,提示为肝脏铁过载。由于铁是顺磁性物质,故在磁共振T_1和T_2加权图像上,均显示低信号,用以诊断各种原因的肝脏铁沉积。

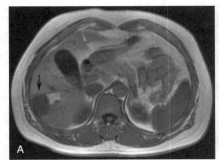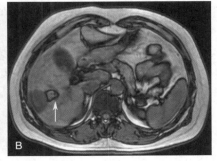

图 10-3-13　肝脏血管平滑肌脂肪瘤

A. 肝脏含脂性结节,在同相位图像上显示高信号结节;B. 反相位图像显示结节边缘及内部不均匀信号减低,提示结节内含脂(白箭头所示),结合增强其他序列,诊断为血管平滑肌脂肪瘤,其右旁较大低信号结节为海绵状血管瘤(黑箭头所示)。

第四节　急腹症影像表现

一、胃肠道急腹症影像表现

(一)胃肠道穿孔

胃肠道穿孔病变为急腹症影像诊断中的危急值。胃肠道穿孔以胃十二指肠穿孔最常见,主要包括胃十二指肠溃疡所致穿孔、胃癌造成的胃穿孔及出血,以及吞食异物所致的穿孔等,外伤所致胃十二指肠穿孔少见。急性穿孔多发生在脏器的前壁,穿孔的同时,胃或肠腔内气体和内容物流入腹腔,引起气腹和急性腹膜炎,如胃后壁溃疡穿孔,气体易局限于小网膜囊内,这也是定位穿孔部位的征象之一。小肠肠曲彼此紧靠,小肠内气体较少,穿孔后很快被封闭,故小肠穿孔时,内容物流出一般较少,较少造成气腹表现;而结肠和胃腔内气体较多,因此穿孔后可形成气腹和腹膜炎。结肠穿孔多由于肿瘤等原发病引起,由于周围已经形成浸润和粘连,进入腹腔气体量常不多,且容易形成包裹,容易被忽略,造成漏诊。文献报道,上消化道穿孔发病 12 小时以内,积气积液局限于穿孔部周围,容易判断穿孔部位,而 12 小时以后,积气积液可由于体位而改变位置,从而不易判断穿孔确切部位。

1. X 线平片检查　当胃肠道穿孔至腹腔时,腹部平片的主要异常表现为气腹、腹液、胁腹线异常和肠麻痹等,还可继发腹腔脓肿。

(1)气腹:胃肠道穿孔时,以发现游离气体是最重要的征象。应注意,由于气体量和穿孔部位不同,X 线平片发现游离气体的敏感性仅约 50%,如立位 X 线片没有发现游离气腹,还需要结合临床症状以及 CT 检查。此外,还要注意游离气腹并非胃肠道穿孔所特有,也可见于输卵管通气检查、腹部手术后等。

(2)腹腔积液、胁腹线异常及肠麻痹:为胃肠穿孔后,胃肠内容物进入腹腔引起的化学性和细菌性腹膜炎表现,除腹液外,还可显示相邻胁腹线变模糊、肠曲反应性淤积和肠麻痹等征象。

(3)腹腔脓肿:主要表现为腹腔内气液空腔或气泡影;脓腔无气体时,表现为组织肿块影;脓肿周围炎性浸润,相邻脂肪线(带)增宽、密度增高或消失;上腹腔淋巴炎性引流,可出现胸腔积液、肺底炎症及下叶肺不张等。

2. CT 检查

(1)腹膜腔内气体、液体和积血:CT 检查能敏感地发现少量气腹或腹膜后积气。CT 可确认积液及其部位和液体量,特别是能显示少量积液。横结肠系膜上方的腹腔积液,最初位于肝右后叶内侧肝肾隐窝,是仰卧位腹腔最低处;横结肠系膜下方的积液,早期位于盆腔的直肠膀胱陷凹或直肠子宫陷凹内,后可延伸至结肠旁沟内。大量积液时,小肠漂浮,集中在前腹部,此时脂肪性低密

扫码观看彩图

度的肠系膜在周围腹水衬托下得以清楚显示。小网膜囊积液表现为胃体后壁与胰腺之间的水样低密度区(图10-4-1)。胃癌患者肿瘤破裂造成的胃穿孔和出血,在CT检查中能够发现穿孔区域旁的稍高密度斑片状出血影。

(2)急性腹膜炎:表现为腹膜壁层局限性或弥漫性增厚,小肠肠壁增厚,麻痹性肠梗阻导致小肠积气积液扩张,肠系膜和大网膜脂肪浑浊,肠系膜淋巴结增大。

(3)腹腔脓肿:腹膜腔内液体和气体被包裹形成腹腔脓肿,CT可明确显示腹腔脓肿位置、数目和大小,常位于腹腔内的间隙、隐窝和穿孔邻近部位,脓肿壁呈环状强化,腔内可见气体,与周围组织器官分界不清(图10-4-2)。

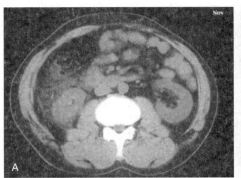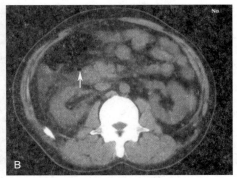

图 10-4-1　十二指肠球后穿孔 CT 平扫
A. 右肾前间隙积液和少量积气;B. 识别右肾前间隙少量气体(↑),
有助于与十二指肠球后穿孔与急性胰腺炎鉴别。

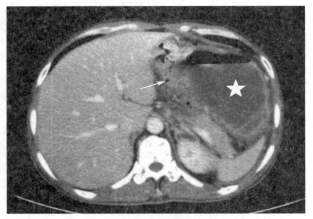

图 10-4-2　胃穿孔继发左膈下脓肿增强 CT 表现
左上腹囊性肿块,腔内较多液体(☆)和气液平面,脓肿壁中度强化,病变周围散在气体,胃体明显受压左移(箭头所示),胃壁增厚。

（二）肠梗阻

肠梗阻,是指各种原因引起的肠内容物运行障碍性疾病,为临床上常见的急腹症。肠梗阻一般分为机械性、动力性和血运性 3 型。影像学检查的目的在于明确有无肠梗阻,若有梗阻则应进一步明确梗阻的类型,并确定梗阻的位置及病因。X 线平片具有简便快速、安全经济的优势,是筛查手段;CT 准确性高,是主要检查方法,可分析梗阻点,判断梗阻性质,增强检查可以对肠管活性、血管及其他邻近脏器做较全面的评价。本节重点介绍机械性肠梗阻和动力性肠梗阻,血运性肠梗阻见本章第五节腹部血管性病变。

1. **单纯性小肠梗阻**　包括完全性梗阻或不完全性梗阻,其病因是小肠内容物通过受阻,包括肿瘤性病变造成肠腔狭窄、闭塞,小肠内容物阻塞(如异物或粪石梗阻),以及炎症、肠粘连造成的梗阻。CT 检查准确性约80%,完全梗阻时可达 95%。

(1)X 线平片显示梗阻近端肠管扩张积气,肠内有高低不等的阶梯状气液面(图 10-4-3);肠壁与肠黏膜皱襞早期无增厚;梗阻端远侧无气体或仅有少许气体。依据胀气增宽肠曲的类型,可估计梗阻的位置:高位小肠梗阻时,仅于上腹部见数目有限含气量少的扩张小肠影;低位小肠梗阻的特征是,扩张的肠腔及液面多,分布范围可占据整个腹部。

(2)CT 检查常见征象包括

1)肠管扩张、肠管内积气积液或其他异常密度影。成人 CT 检查可根据是否出现肠腔扩张判断肠梗阻:小肠直径超过 30mm,结肠超过 50mm,视为肠腔扩张,伴肠管内多发长气液平面,肠袢呈 U 形或 C 形排列。

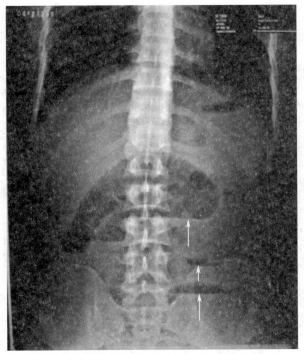

图 10-4-3　高位小肠梗阻立位腹平片
腹部多个阶梯状长短不一气液平面(箭头所示),扩张肠袢
位于中腹部,可见环形黏膜皱襞,提示为空肠。

"假肿瘤"征;如充气闭袢肠管呈"U"形,形态上类似咖啡豆,称为"咖啡豆"征(图 10-4-5)。肠扭转是绞窄性梗阻的常见病因,常见于小肠扭转、乙状结肠扭转和盲肠扭转。肠套叠造影检查时,显示套叠所形成的杯口状充盈缺损。

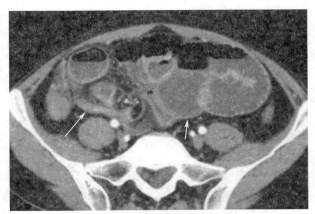

图 10-4-4　粘连性肠梗阻增强 CT 检查
扩张肠管(短箭头所示)与非扩张肠管(长箭头所示)交接
区,即肠梗阻移行部,肠壁增厚,可见肠管成角,但无肿块
显示,提示肠粘连。

2)肠壁增厚:小肠扩张条件下,肠壁厚度超过3~5mm 为增厚,伴有肠壁密度及强化异常,肠壁分层、积气、肠气囊肿等。

3)肠管排列异常,肠管位置固定成角,肠管向心性集中等。

4)肠系膜模糊不清,积气、积液甚至积血。

CT 除可显示小肠扩张及积气、积液外,还可发现扩张肠管与正常肠管之间的"移行带",这是判断梗阻部位和原因的重要依据。如肿瘤性病变,可见"移行带"处肿块影;炎性病变,可见肠壁增厚;肠粘连时,则可见肠管成角,但无肿块显示(图 10-4-4)。

2. 绞窄性小肠梗阻　绞窄性肠梗阻多为闭袢性肠梗阻,常见于肠扭转、内疝、套叠和粘连等。CT 检查对于绞窄性肠梗阻/闭袢性肠梗阻的诊断价值更高,其阳性预测值接近 100%,阴性预测值为 73%。

(1)X 线平片检查:肠曲向某一固定部位聚集,肠壁循环障碍可导致肠壁水肿增厚,黏膜皱襞增粗,肠内积液量多,气液平面减少等改变。当肠腔内充满液体,表现为软组织密度的肿块,称为

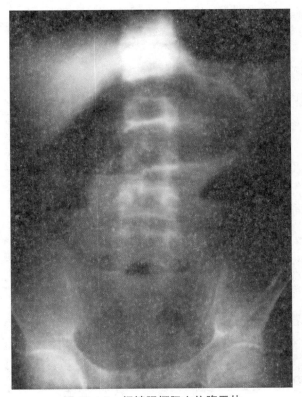

图 10-4-5　闭袢肠梗阻立位腹平片
充气闭袢肠管呈"U"形,中间增厚肠壁形成致密线,
在形态上类似咖啡豆。

扫码观看彩图

（2）CT 检查：CT 对闭袢 / 绞窄性肠梗阻的识别率很高，对判断肠管缺血程度有很大帮助。冠状面重组图像及增强检查能够更好地显示病变全貌和血管情况。闭袢肠梗阻 CT 影像表现为：肠袢呈放射状分布，闭袢肠段相应的肠系膜血管纠集，相邻肠袢呈 W 形或 V 形；扩张肠管呈 C 形或 U 形；相邻两个梗阻点间肠袢受挤压，使肠腔呈三角形的鸟嘴征；肠扭转时，肠系膜血管呈旋涡样改变（图 10-4-6）。

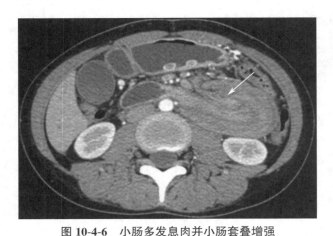

图 10-4-6　小肠多发息肉并小肠套叠增强 CT 检查（箭头所示）
十二指肠空肠曲套入近端空肠，空肠内可见的强化结节为小肠息肉。

绞窄性肠梗阻除了具有闭袢性肠梗阻的表现以外，还可见肠壁增厚，肠壁密度和强化异常，肠系膜渗出积液，腹腔积液等征象，反映肠管缺血；而肠壁积气以及肠系膜出血等征象则指示肠管缺血严重，甚至已缺血坏死；增强检查通过观察肠壁是否出现无强化表现，还可进一步显示缺血程度，判断是否发生肠坏死。

3. **幽门梗阻**　是指胃幽门部位发生的梗阻，造成胃内容物不能进入肠道，从而导致腹胀、腹疼、反复呕吐等急腹症症状。幽门梗阻主要由胃、十二指肠球部溃疡，以及胃或十二指肠恶性肿瘤，甚至周围脏器的晚期恶性肿瘤，因瘤体较大压迫幽门部，或肿瘤侵犯幽门所致。另外，巨大胃息肉、胃结石、慢性胰腺炎导致的十二指肠炎症和纤维化、克罗恩病等，都会导致幽门梗阻（图 10-4-7）。

4. **大肠梗阻**　大肠癌、乙状结肠扭转是大肠梗阻常见的病因。前者为最常见的恶性肿瘤之一，最易造成肠腔局部狭窄、闭塞，继而形成近端

肠道的梗阻；后者为乙状结肠连同系膜扭转，而导致该段肠曲双端闭锁，形成闭袢性肠梗阻。

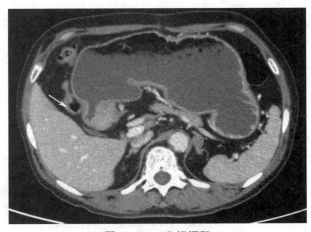

图 10-4-7　幽门梗阻
胃幽门区胃壁不均匀增强，幽门狭窄（箭头所示），胃腔增大，胃内容物排空障碍。

（1）X 线平片显示大肠明显扩张、积气积液。发生乙状结肠扭转时，扩张的乙状结肠形同马蹄状，其圆弧部向上，两肢向下并拢达左下腹梗阻点，这种特征性的表现可在立位 X 线平片上清晰显示；钡剂灌肠表现为钡剂充盈乙状结肠下部，向上逐步变细，并指向一侧，呈鸟嘴状（图 10-4-8）。

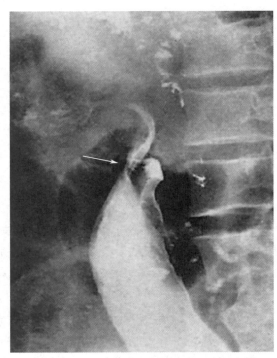

图 10-4-8　乙状结肠肠套叠钡灌肠造影表现
远段结肠充盈，近侧肠腔明显变窄，呈鸟嘴样，钡剂不能通过（箭头所示）。

（2）CT 检查可以二维多平面及三维透明化观察，除可清晰显示大肠梗阻端肿块或乙状结肠扭转处肠管管径的改变，还能对梗阻位置进行准确判断。

5. 动力性肠梗阻 动力性肠梗阻又称麻痹性肠梗阻或肠麻痹。全部肠管均处于麻痹扩张状态，无器质性狭窄。常见于急性腹膜炎、脓毒败血症、腹部术后、低钾血症、严重外伤或外伤性休克，以及腹膜后间隙感染或血肿等。

X 线平片及 CT 表现具有特征性：大、小肠均呈普遍性扩张和积气，可有液面形成；除小肠、大肠扩张外，胃也可以扩张；其中大肠扩张显著，通常以全部大肠充气为诊断本病的重要依据。麻痹性肠梗阻立位影像也可见到液平面，但一般少于机械性肠梗阻。多次检查肠管形态改变不明显是本病的又一重要征象。

（三）急性阑尾炎

最常见急腹症类型，病理上将急性阑尾炎分为急性单纯性阑尾炎、急性化脓性阑尾炎和坏疽性阑尾炎。急性阑尾炎时，X 线平片检查诊断价值有限，CT 诊断准确率达 90% 以上。CT 对于急性右下腹痛具有重要鉴别诊断价值，对于结肠憩室炎、右半结肠肿瘤、阑尾黏液肿瘤、克罗恩病、右卵巢输卵管脓肿和输尿管结石等常见病，均可做出诊断。

正常阑尾位于髂窝外，常见于回盲瓣下 3cm 处，盲肠后内侧，表现为起于盲肠的细条状有盲端的肠腔结构，但位置可多样，直径一般小于 4mm，阑尾壁厚度小于 1~2mm，腔内可见气体（20%）、液体（4%）或混杂密度（58%）。

1. 急性单纯性阑尾炎 病变主要局限于黏膜和黏膜下层，表现为阑尾轻度肿胀，并常因阑尾有少量纤维素样渗出物而充满液体。CT 表现为阑尾增粗，直径大于 6mm，周围脂肪水肿（图 10-4-9）。阑尾周围蜂窝织炎是诊断急性单纯性阑尾炎的敏感征象。

2. 急性化脓性阑尾炎 阑尾周围炎症并累及盲肠、升结肠和回盲部肠管是此型的影像学特征。表现为阑尾明显肿大、阑尾壁强化（直径越大，阑尾炎症程度越重）；阑尾壁模糊，周围脂肪条纹征，盲肠、升结肠和回盲部肠壁增厚；可伴有少量积液、右侧锥筋膜及右肾周筋膜增厚，以及局部淋巴结增大等（图 10-4-10）。

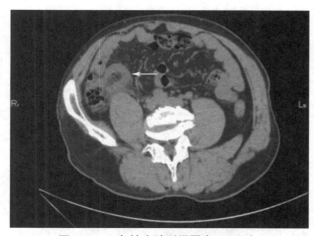

图 10-4-9 急性水肿型阑尾炎 CT 平扫
阑尾增粗迂曲。直径大于 10mm，呈半环形，管壁增厚模糊，周围有蜂窝织炎所致的脂肪间隙密度增高（箭头所示）。

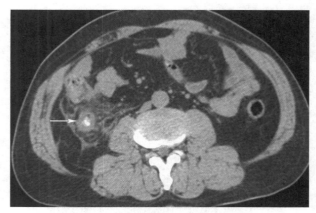

图 10-4-10 急性化脓性阑尾炎 CT 平扫
阑尾增粗较明显，腔内粪石；阑尾周围渗出积液，以及邻近回盲部肠壁水肿（箭头所示）。

3. 坏疽性阑尾炎 阑尾全层坏死，坏死的范围可局限于部分管壁或累及整个阑尾。局部坏死多见于梗阻的远端或粪石嵌顿处，广泛的坏死多为急性化脓性蜂窝织炎性的进展型，阑尾显示不清，阑尾周围通常会有较大范围的包裹性积液或形成环形强化的脓肿，严重时可向盆腔流注（图 10-4-11）。

对于诊断明确的胃肠道急腹症患者，MR 检查无需进行补充扫描。但 CT 平扫，包括增强扫描也无法明确诊断的某些表现不典型的肠道疾病，如克罗恩病、肠结核等，可以通过大范围冠状面增强 MR 扫描，对肠管狭窄和扩张的分布、肠壁异常强化改变的细节，以及肠系膜、系膜血管、邻近腹膜的异常强化改变进行综合评估，为诊断提供重要帮助。

扫码观看彩图

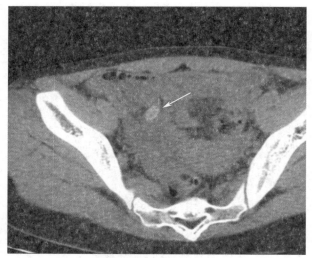

图 10-4-11　急性坏疽性阑尾炎 CT 平扫
阑尾失去正常形态,轮廓显示不清,仅可见阑尾粪石形成的结节状高密度影(箭头所示),周围大量渗出,伴右侧盆腔积液。

(四)肠道憩室和急性憩室炎

憩室是黏膜通过肌性肠壁的薄弱点向外囊袋样疝出形成。以十二指肠和结肠好发,尤其是乙状结肠。多数憩室并不产生症状,仅少数患者出现梗阻、炎症甚至穿孔等并发症。

1. 十二指肠憩室　60%~70% 的十二指肠憩室发生于十二指肠降部内侧壁,尤其是壶腹部周围。X 线造影憩室表现为大小不一且突出肠腔外的类圆形囊袋影,有窄颈,轮廓光滑。发生憩室急性炎症时,憩室增大,壁增厚,周围有渗出液。位于十二指肠降段壶腹部的憩室,可引起胆总管梗

阻,形成十二指肠乳头旁憩室综合征。

2. 结肠憩室　首选 CT 检查,急性炎症期行肠镜或钡剂灌肠检查存在穿孔风险。结肠憩室常多发,表现为突出肠腔外的类圆形囊袋影,轮廓光滑,囊内积粪呈高密度影。结肠憩室炎 CT 上可分两类,包括急性单纯蜂窝织炎性憩室炎和复杂性憩室炎。单纯憩室炎表现为:肠壁增厚,大于 5mm,结肠旁脂肪有炎症渗出现象。复杂憩室炎表现为:结肠旁脓肿、憩室穿孔,结肠憩室轮廓不清,肠腔外气体影(图 10-4-12)。磁共振检查对于含气体的憩室显示欠佳,不作为常用检查手段。

(五)肠脂垂炎

肠脂垂炎是肠脂垂扭转或引流静脉自发性血栓形成,致肠脂垂脂肪坏死及炎症的疾病,为良性自限性疾病。该病是引起腹痛的少见原因之一,发病率无准确报告。影像学检查技术的发展使非手术探查确诊病例逐渐增多。发病高峰 40 岁左右,男性略高于女性,体质肥胖者多见。病变可发生在结肠任何部位,乙状结肠最多见。

CT 表现为结肠壁外戒指样或卵圆形脂肪密度区,围绕有软组织密度环,常位于邻近结肠的对系膜侧,病变中心可见点状、线状或圆形高密度影,代表栓塞的静脉或内部出血(图 10-4-13)。由于病灶一般较小,且与邻近腹、盆腔脂肪信号相似,故磁共振检查有一定限度,不作为常规检查方法。

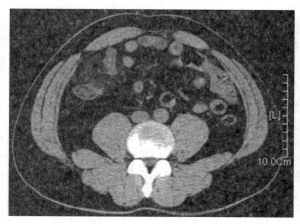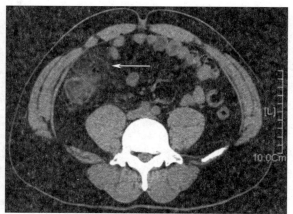

图 10-4-12　结肠憩室炎
升结肠可见突出肠腔外的高密度类圆形囊袋影,结肠壁增厚,前方脂肪间隙内可见气体影和水肿,
憩室轮廓不清,提示憩室穿孔(箭头所示)。

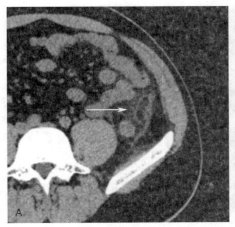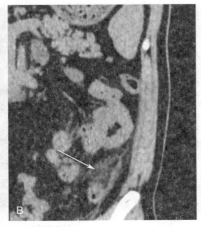

图 10-4-13　肠脂垂炎 CT 平扫
横轴位（A）和冠状位重建（B），为降结肠前外侧壁外卵圆形脂肪密度区，边缘围绕有
软组织密度环和脂肪组织炎症水肿形成的脂肪混浊，伴有邻近左侧锥筋膜增厚（箭头所示）。

二、非胃肠道脏器急腹症

（一）急性胆囊炎，胆囊、胆管结石

胆道感染系胆囊和／或胆管的化脓性炎症，分为急性、亚急性和慢性炎症。本节主要描述急性胆囊炎。急性胆囊炎多继发于胆囊结石，CT 或 MR 检查对胆囊炎的诊断与鉴别诊断有很大帮助。

1. 急性单纯性胆囊炎　CT 上表现为胆囊增大，胆囊壁弥漫性增厚超过 3mm，并水肿呈分层状强化，胆囊壁周围液性渗出，边缘不清。CT 检查约 30% 胆囊结石与胆汁呈等密度而不能显示。MR 检查可明确各种类型胆囊结石，表现为均匀性短 T_2 和短 T_1 信号（图 10-4-14）；磁共振胆胰管成像对于胆囊结石的低信号充盈缺损样改变显示得更加清晰、明确，如出现液平面状的低信号充盈缺损表现，则提示泥沙样结石。

2. 急性化脓性胆囊炎　多由于继发性细菌感染所致，病变累及胆囊全层，胆囊壁增厚，血管扩张，浆膜面炎症，有纤维素或脓性渗出。此时治愈后易产生纤维组织增生、瘢痕化，日后容易再发胆囊炎症。如反复发作呈慢性过程，胆囊可完全瘢痕化而萎缩。CT 上表现为胆囊明显增大，密度不均，可见胆囊壁厚薄不均且境界模糊，胆囊周围多量渗出改变，增强 CT 可显示脓肿壁。MR 对脓肿有显示优势，脓液表现为长 T_2、长 T_1 信号，DWI 序列呈高信号，这一点也是和肿瘤性病变相鉴别的重要特征；脓肿壁 DWI 呈等信号（图 10-4-15）。

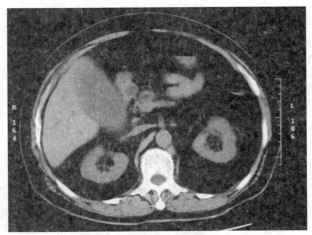

图 10-4-14　急性胆囊炎 CT 平扫
胆囊增大，胆囊壁弥漫均匀增厚、水肿，胆囊腔密度增高。

3. 坏疽性胆囊炎　如胆囊管梗阻未能解除，胆囊内压持续升高，胆囊壁血管受压致血供障碍，继而缺血坏疽，则为坏疽性胆囊炎。胆囊表面呈暗紫色或发黑，胆囊壁薄而脆，胆囊内可出现气体。坏疽性胆囊炎易并发胆囊穿孔，穿孔多在底部和颈部，可引起弥漫性或局限性腹膜炎（图 10-4-16）。

4. 米里齐（Mirizzi）综合征　是指胆囊颈部或胆囊管的结石造成嵌顿，加之局部炎症，导致肝门区胆管狭窄、梗阻，继而出现肝内胆管扩张，临床上出现以发热、皮肤黄染、巩膜黄染、尿色加深等胆管炎症为主要表现的急腹症（图 10-4-17）。

扫码观看彩图

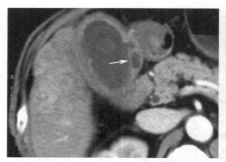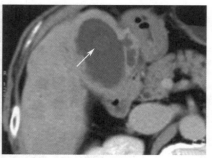

图 10-4-15　急性化脓性胆囊炎并胆囊结石增强 CT
胆囊壁明显增厚,前壁内脓肿(短箭头所示),腔内稍高密度结石(长箭头所示)。

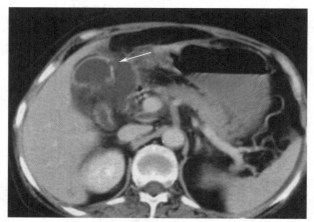

图 10-4-16　急性坏疽性胆囊炎增强 CT
胆囊壁增厚,轮廓不清,前壁穿孔,并胆囊周围积脓。

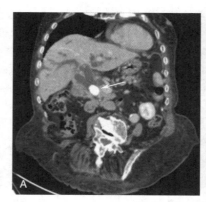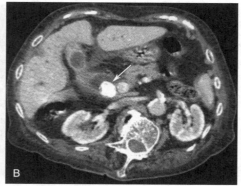

图 10-4-17　米里齐(Mirizzi)综合征
A. 胆囊管较大高密度结石局部嵌顿(箭头所示),局部胆管梗阻;B. 近端肝内及肝门区胆管显著扩张。

5. **胆石症**　X 线平片可显示部分含钙成分较高的胆囊结石,胆管内结石平片上均不易显示。CT 可见肝内、外胆管或胆囊内单发或多发,圆形、多边形或泥沙状的高密度影,密度均一、不均或分层,大约 30% 结石(胆固醇成分为主)在 CT 上与胆汁等密度不能显示。胆总管结石引起上部胆管扩张,在结石部位的层面,可见圆形高密度结石周围环有低密度胆汁,构成"靶征";若部分围绕,则形成"新月征"(图 10-4-18)。

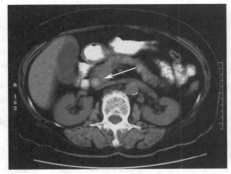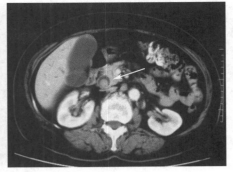

图 10-4-18 急性胆囊炎并胆总管结石
胆囊壁增厚,肝内外胆管扩张,胆总管胰腺段腔内结石呈高密度结节,形成胆总管靶征(箭头所示)。

(二)急性胰腺炎

CT 平扫和增强检查是急性胰腺炎最有价值的影像学诊断方法,它不仅能够显示胰腺本身炎症特征和周围脂肪间隙的炎性改变,还能显示胆道系统的情况,帮助了解胆总管有无扩张、胆总管下段有无结石存在。

1. **急性水肿型胰腺炎** 胰腺局部或弥漫性肿大、增粗,密度减低,可表现为均匀性胰腺实质密度降低,胰腺边缘模糊,增强后表现为均匀强化,但增强幅度减低,没有明显坏死的无强化区。(图 10-4-19)

2. **急性出血坏死性胰腺炎** 在明显肿大的胰腺内,可见密度减低区,为坏死区域,该区域与周围胰腺实质的对比在增强后更为明显。坏死区密度很低,接近液体密度,增强检查时坏死区不强化,早期的胰腺出血区密度会比正常胰腺实质高。胰腺增大程度与病情严重程度呈正比,胰周脂肪间隙模糊、消失,伴多量渗出,分布于网膜囊、结肠旁沟、肠系膜根部,肾前筋膜增厚。胰周急性液体积聚进入慢性期形成假囊肿;胰周急性坏死物积聚,后期形成包裹性坏死。二者均易合并感染,形成胰腺或胰周脓肿,表现环形强化的脓肿壁和腔内气体影(图 10-4-20)。

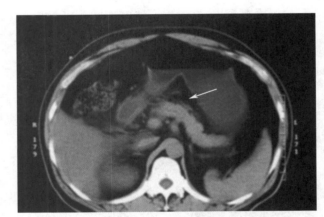

图 10-4-19 急性水肿型胰腺炎 CT 平扫
胰周模糊,肾前筋膜略增厚,未见坏死或低密度改变
(箭头所示)。

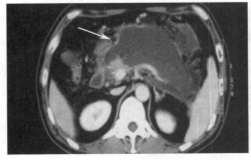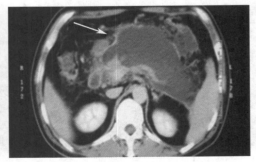

图 10-4-20 急性坏死性胰腺炎 CT 增强
胰腺体尾部坏死,胰腺组织内、外大片不规则低密度坏死,无强化(箭头所示)。

3. **影像学分级** 由于 CT 能明确反映坏死及胰腺外被侵犯的范围,故常作为病情严重程度分级及预后判别的依据。需要注意的是,急性胰腺炎在发病 5~7 天达到高峰,当评估病情分级时,应当根据这个时期的 CT 增强检查表现作为依据。目前临床常用为 Balthazar CT 评级标准:① A 级,胰腺正常;② B 级,胰腺局部或弥漫性肿大,但胰周正常;③ C 级,胰腺局部或弥漫性肿大,胰周脂肪结缔组织炎症性改变;④ D 级,胰腺局部或弥漫性肿大,胰周脂肪结缔组织炎症性改变,胰腺实质内或胰周单发性积液;⑤ E 级,广泛的胰腺内、外积液,包括胰腺和脂肪坏死,胰腺脓肿。

由于 CT 平扫和增强扫描能够快速、准确评估急性胰腺炎的病变范围及程度,故扫描速度更慢、层厚更厚一些的 MR 检查就不作为该病的首选影像学检查方法了。但在一些先天发育异常,如胆胰管合流异常和胰腺分裂症为病因的急性胰腺炎,MR 检查显得尤为重要,MRCP 不仅能够以二维冠状面图像清晰地显示胆胰管的走行和合流局部的解剖关系,同时能够以三维旋转显示的模式,把局部情况展示得非常明确,有利于找出胰腺炎病因的影像学证据(图 10-4-21~图 10-4-23)。

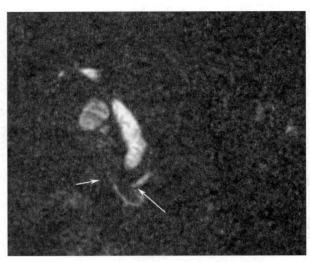

图 10-4-22 胰腺分裂症二维 MRCP
主胰管开口于十二指肠大乳头(长箭头所示),副胰管走行迂曲、汇入十二指肠小乳头(箭头所示)。

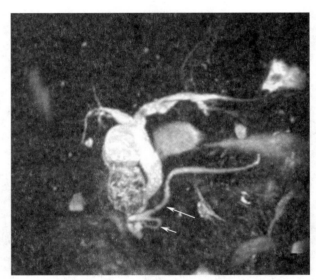

图 10-4-23 胰腺分裂症三维 MRCP
与上图为同一患者,三维 MRCP 显示胰腺分裂症中主、副胰管(长箭头、短箭头所示)走行和汇入十二指肠的情形。

(三)慢性胰腺炎

慢性胰腺炎患者虽然常见症状为间歇性腹痛,但也有少部分患者出现持续性上腹痛、背痛,以及恶心、呕吐等急腹症症状。慢性胰腺炎是一种持续的长时间的胰腺炎症性病变,其特点包括胰腺组织进行性、不可逆性的改变,并导致胰腺内、外分泌功能的永久性丧失。正因为该特点,影像表现上,30%~70% 患者的腹部平片上可见胰腺区域的钙化灶。增强 CT 是诊断慢性胰腺炎的重要方法,常见

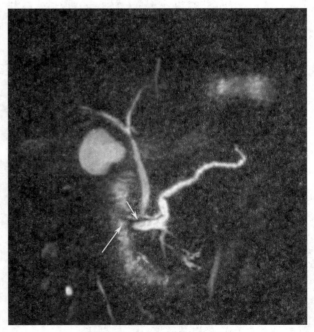

图 10-4-21 胆胰管合流异常
胆总管首先汇入增宽的主胰管(箭头所示),然后主胰管单独开口于十二指肠(箭头所示)。

表现包括胰腺实质萎缩、胰管明显扩张,胰腺实质散在粗大钙化、胰管内钙化及结石等表现。MRCP 亦能清晰显示胰管扩张情况(图 10-4-24、图 10-4-25)。

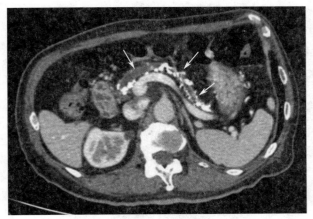

图 10-4-24　慢性胰腺炎增强 CT
门静脉期胰腺实质萎缩,主胰管扩张伴胰管走行区弥漫钙化灶(箭头所示)。

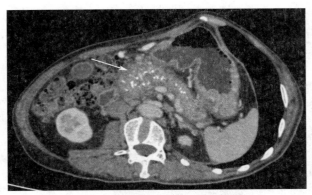

图 10-4-25　慢性胰腺炎急性发作增强 CT
主胰管串珠状增粗,伴胰管弥漫钙化灶,胰头水肿,胰周少许渗出性改变(箭头所示)。

(四)细菌性肝脓肿

影像检查显示肝脓肿部位、大小和分隔十分明确。超声为首选影像学检查方法,CT 能为其诊断与鉴别诊断提供有利信息;MRI 主要用于不典型病例。在超声、CT 引导下,还可进行脓肿穿刺引流治疗。治疗后复查则有助于评估疗效。

1. X 线腹平片检查　诊断价值不大,右叶肝脓肿可使右膈肌抬高,肝脏阴影增大,或有局限性隆起。

2. CT 检查　平扫和增强是诊断肝脓肿的有效方法,敏感性很高。平扫脓腔可表现为肝实质内低密度区,CT 值介于水和肝组织之间,其内可

有分隔,也可有小气泡或气液平面;脓肿壁环绕脓腔周围,密度低于肝而高于脓腔。增强 CT 显示脓肿壁环形强化,分隔也表现明显强化,脓腔无强化,周围水肿带早期不强化,水肿带周围的肝实质可在肝动脉期出现一过性肝段性强化,病变呈现为不同密度(强化)的多个环形强化带,称为"靶征"(图 10-4-26)。

3. MR 检查　敏感性和特异性非常高,脓腔呈长 T_1、长 T_2 不均性信号,水肿带较脓腔信号略低,DWI 序列显示脓液呈明显高信号,脓肿壁因炎症充血及纤维肉芽组织呈等或稍高信号。动态多期增强显示脓肿壁持续性中度强化,脓腔不强化,与 CT 所见相似(图 10-4-27)。

(五)胆道肿瘤、胆囊肿瘤、胰腺肿瘤

最常见的恶性肿瘤是上皮来源的胆管癌、胆囊癌和胰腺导管腺癌,当胆管癌位于肝门区或胆总管时,胆囊癌肿瘤较大累及胆囊管及肝外胆管时,以及胰腺癌出现在胰头区域时,均可引起胆道扩张(图 10-4-28),出现黄疸、腹疼等急腹症症状,部分患者会继发胆管炎,出现疼痛和发热症状。

胰头区其他恶性或交界性肿瘤,如神经内分泌肿瘤、黏液性囊腺癌、导管内乳头状黏液性肿瘤(IPMN)、胰腺实性假乳头状瘤等,亦可压迫胆管造成胆道梗阻。胆管内乳头状肿瘤可为良性、交界性甚至恶性,能够造成复发性和间歇性腹痛,以及胆管炎相关症状。

(六)腹部实质脏器损伤

1. 胸片、腹部 X 线立卧位片和骨盆平片　常用的 X 线检查手段,但对于实质脏器损伤的直接征象多不能显示,通常以发现有无血气胸、肋骨和骨盆骨折等间接征象对实质脏器的损伤做个预估,如出现腹膜后血肿时腰大肌阴影消失,也能对腹部损伤做个简单评估;胸内发现腹腔脏器阴影则提示膈肌破裂。

2. 腹部 CT　腹部 CT 对判断上述实质脏器损伤及其范围和程度有重要的诊断价值;对于伤后血流动力学稳定的腹部闭合性损伤患者,能作为选择治疗方案的重要客观依据(图 10-4-29)。腹部 CT 还能评估有无合并椎体、骨盆等骨折情况,且对腹膜后器官,如十二指肠、胰腺、肾脏也有很高的诊断价值。增强 CT 有时还能发现活动性出血部位。

扫码观看彩图

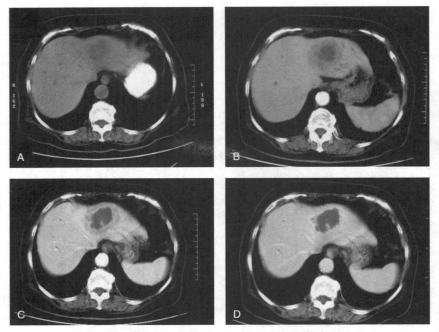

图 10-4-26 细菌性肝脓肿 CT 平扫及增强

平扫病变可表现为肝实质内低密度区,CT 值介于水和肝组织之间,脓肿壁环绕脓腔周围,密度低于肝而高于脓腔(A)。增强 CT(B、C、D)显示脓肿壁环形强化,脓腔无强化,周围水肿带早期不强化,水肿带周围的肝实质可在肝动脉期出现一过性肝段性强化,病变呈现为不同密度多个环形强化带,为"靶征"。

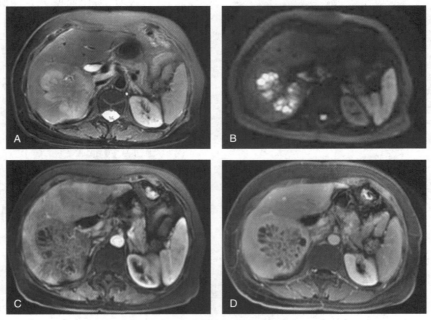

图 10-4-27 细菌性肝脓肿 MRI 表现

A. T_2WI 压脂序列显示肝右叶稍高信号不规则肿物,其内信号不均匀;B. DWI 序列显示肿块内特征性的高信号脓液,提示肝脓肿可能;C. 增强扫描动脉期脓肿内壁强化显著,整体肿物内部呈分房样多发小脓腔;D. 增强扫描门静脉期脓肿壁内、外层均明显强化,亦为肝脓肿特征性表现。

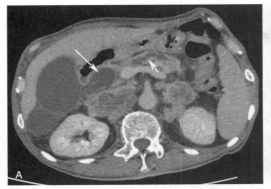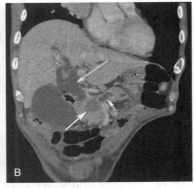

图 10-4-28　胰头癌伴胆系梗阻增强 CT

A. 横断面增强 CT 显示胆总管和主胰管显著扩张,形成典型的"双管征",提示胰头恶性肿瘤造成胆系梗阻(长箭头为增宽的胆总管,短箭头为增粗的主胰管);B. 冠状面增强 CT 显示胰头区低增强肿物,其近端肝内、外胆管及主胰管显著扩张。

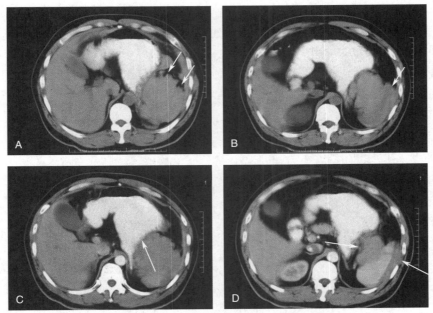

图 10-4-29　腹部非闭合性损伤、脾破裂 CT 检查

平扫可见脾不规则增大,轮廓不清(A),脾周积血(B);增强检查脾前缘撕裂伤呈线状低密度,合并脾包膜下血肿和脾周血肿,对胃大弯形成推压(C、D)。

（七）腹部占位性病变破裂出血所致的急腹症

腹部脏器出现占位性病变,尤其是恶性肿瘤,最常见的包括肝细胞癌、肾脏透明细胞癌、腹膜后恶性肿瘤(如脂肪肉瘤)等,有可能出现肿瘤破裂出血,当出血至肿瘤甚至所在脏器外,形成腹腔内或腹膜后的血肿时,患者常常有剧烈腹疼、血红蛋白减低等情况,形成急腹症表现。

X 线检查不能显示肝周、肾周出血,对于腹膜后出血可能通过腰大肌模糊改变得以间接判断。CT 检查能够清晰辨认肝周、肾周的出血,表现为比这些部位积液密度更高一些,或者与邻近肝、肾密度相似的略高密度影;增强后,由于肝、肾实质强化比较明显,而积血没有增强表现(活动性出血有可能出现),故能够更清晰地显示出。同时,增强 CT 能够显示肿瘤增强情况,从而判断肿瘤性质,但部分体积较小或出血较多的肾癌破裂出血,有可能没有清晰地显示肿瘤;MR 检查能够显示更多的信息,为肿瘤性病变的检出提供更大的帮助,从而利于鉴别肾周出血的病因,为临床治疗提供关键信息。

第五节　腹部血管性病变

腹部血管性病变导致的急腹症,可大致分为腹部大血管病变和肠系膜血管病两大类。大血管病变,主要指主动脉及其属支病变,包括真性动脉瘤、假性动脉瘤、夹层动脉瘤和壁间血肿。肠系膜血管病,指由各种原因引起的肠道急性血流灌注不足,或静脉回流受阻所致肠壁缺血坏死和肠管运动功能障碍的一种综合征。

一、腹主动脉瘤

腹主动脉瘤表现为:主动脉全层局限性瘤样扩张,直径大于3.5cm,或超过上下相邻主动脉横径50%以上,可伴有附壁血栓,瘤壁不规则钙化,常见于动脉硬化老年患者。

腹主动脉CTA是首选检查方法,检查范围包括主动脉弓至腹主动脉分叉部的主动脉全长,可以快捷、准确、全面地提供诊断信息。CTA可以明确动脉瘤种类、大小、形态、范围、部位以及瘤体与周围结构的关系。并能清晰显示瘤壁钙化、附壁血栓、动脉瘤破裂出血等情况。

二、主动脉夹层与壁间血肿

(一)主动脉夹层

主动脉夹层包括两种分型,DeBakey分型和Stanford分型。DeBakey分型主要根据夹层破裂口的位置和累及范围,将主动脉夹层分为Ⅰ、Ⅱ、Ⅲ型,Ⅰ型主要破裂口在升主动脉,可能累及主动脉瓣、主动脉窦部,或者累及冠状动脉,远端可能会累及主动脉弓、降主动脉、腹主动脉,甚至髂动脉;Ⅱ型主要破裂口在升主动脉,没有累及到主动脉弓,病变仅局限于升主动脉;Ⅲ型破裂口主要位于降主动脉或者远端,累及范围主要在降主动脉。Stanford分型主要根据破裂口的位置,其A型即为DeBakey分型的Ⅰ型和Ⅱ型,主要破裂口位于升主动脉,累及范围到升主动脉远端;B型是DeBakey的Ⅲ型,主要累及范围在降主动脉。CT检查可见主动脉增宽和内膜钙化斑移位。CTA检查,主动脉夹层真腔因对比剂浓度高而呈更高密度影,假腔密度相对略低,两者间可见撕裂的内膜瓣。由于假腔内血肿的占位效应,真腔可比假腔小,甚至真腔塌陷呈新月形。撕裂的内膜层可累及上至冠状动脉,中至肋间动脉、腹腔干、肾动脉,下至肠系膜动脉甚至分叉部,应仔细观察,以为临床治疗提供全面信息。

(二)主动脉壁间血肿

传统观点认为,壁内血肿是由于主动脉中层滋养血管破裂所致,不伴有内膜血管的撕裂,但是现在有报道称,影像学或者手术发现,在一些壁内血肿也可以发现小的内膜中层撕裂口。平扫CT上,主动脉或其属支壁间血肿表现为主动脉壁内新月形增厚的高密度影,增强检查壁间血肿无强化,血管腔受压变窄,CTA可显示动脉壁间血肿的范围,为临床治疗和随访提供全面信息(图10-5-1)。

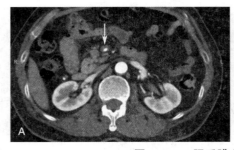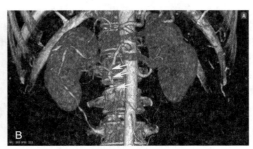

图10-5-1　肠系膜上动脉壁间血肿CT检查
A.肠系膜上动脉稍增粗,管腔内血肿无强化(箭头所示);B.CTA可显示动脉壁间血肿的范围较大,
血管腔受压变窄(箭头所示)。

三、急性肠系膜缺血

急性肠系膜缺血性病变，是指肠系膜动脉或静脉闭塞或血流量锐减，而引起的肠坏死或严重缺血损害，占急腹症1%，病因包括急性肠系膜上动脉栓塞、肠系膜上动脉血栓形成、肠系膜上静脉血栓形成和闭塞性小肠系膜缺血。影像学检查，特别是CT增强检查，对于急性肠系膜缺血具有重要诊断价值。

X线腹部平片显示小肠及结肠扩张、充气、气液平面等非特异性肠梗阻征象。X线血管造影检查被认为是诊断肠系膜缺血的金标准，并可进行

溶栓治疗。CTA无创、快捷，准确性与血管造影相近，在患者病情许可条件下，可先行CTA检查。

（一）急性肠系膜上动脉闭塞

肠系膜上动脉分支闭塞或根部重度狭窄闭塞，是诊断动脉闭塞的可靠征象。受累肠袢肠壁多表现环形增厚，肠腔扩张，可见气液平面，但部分病例肠壁无明显增厚，这可能与肠腔过度扩张有关。受累肠袢的强化程度多减低、黏膜线消失或无强化，也可呈晚期延迟强化和强化程度持续增高（图10-5-2）。肠壁周围渗出和腹水提示肠壁缺血严重，肠壁或门静脉内气体提示肠壁坏死。

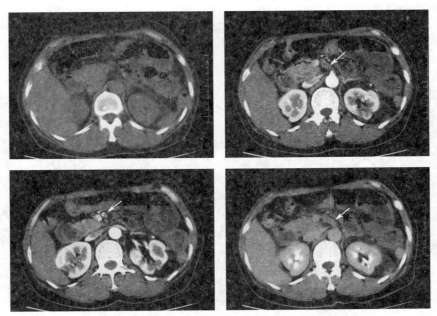

图10-5-2　肠系膜上动脉血栓形成CT平扫及增强检查
肠系膜上动脉主干管腔内充盈缺损和闭塞（箭头所示），小肠广泛肠壁增厚，强化减低，提示缺血。

（二）急性肠系膜静脉血栓形成

可见肠系膜上静脉或门静脉广泛性或局限性闭塞，肠系膜根肿胀，远端血管分支迂曲增粗；肠壁明显增厚，肠壁充血，表现肠壁早期强化程度减低，并明显持续强化，呈现"白色肠管"样改变。腹腔积液常见，但不提示肠管坏死。（图10-5-3）

（三）非梗阻性血流灌注减低

当患者因各种病因出现休克、低血容量、DIC等非梗阻性全身低灌注状态时，和原来存在的肠系膜上动脉（SMA）狭窄因素（如动脉粥样斑块、血管炎等）共同作用，可造成肠道缺血或者坏死。非

闭塞性肠系膜缺血最常发生在肠道供血的分水岭区域，包括结肠左曲、回盲部和直肠乙状结肠交界区。由于患者多病情危重，存在不能或不宜行影像学检查的禁忌，因此诊断困难。

（四）缺血性结肠炎

缺血性结肠炎是年龄超过50岁患者最常见的肠缺血类型和最常见的结肠炎，起病急，临床症状不典型，多表现为腹痛和便血，直肠指诊可见指套染血。大多数会被误诊，正确诊断需依靠内镜检查及活检病理结果。

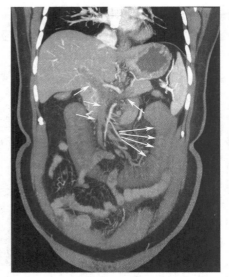

图 10-5-3 肠系膜上静脉急性血栓形成并小肠坏死 CT 增强冠状位重组
肠系膜上静脉和门静脉及属支均闭塞（短箭头所示），
小肠肠壁增厚、水肿，强化减低（长箭头所示）。

缺血性结肠炎呈节段性分布，大多数只累及左半结肠，少数全结肠受累。受累肠壁增厚，肠腔环行狭窄，黏膜下水肿可显示密度减低，黏膜出血则呈高密度，构成靶征。可合并周围渗出和腹腔积液，易被误诊为克罗恩病、溃疡性结肠炎及感染性病变和结肠淋巴瘤（图 10-5-4）。

由于增强 CTA 各种重建图像能够非常清晰地显示腹主动脉及其属支的全貌和细节，故 MR 扫描在这方面不作为必要检查，但对于 CT 对比剂过敏的患者，选择进行增强甚至非增强的 MRA，也可以显示腹主动脉及其较大分支的结构和病理改变（图 10-5-5）。近年来，配合较好的清肠和口服大量水作为肠道对比剂，大范围冠状面增强 MR 检查，也能对结肠及小肠病变做出清晰的显示，对于肠壁缺血、水肿，以及炎性肠病，也能提供良好的诊断信息。

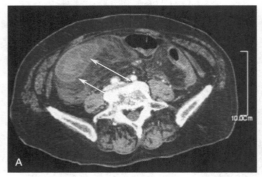
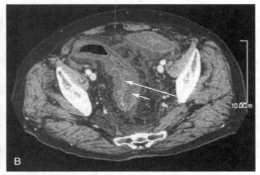

图 10-5-4 急性缺血性结肠炎增强 CT 检查
A. 结肠肠壁弥漫增厚，肠腔环行狭窄，肠壁分层强化，呈靶征；B. 黏膜呈高密度（长箭头所示），
黏膜下层水肿显示密度减低（短箭头所示），固有肌层和浆膜强化呈高密度，肠壁周围渗出和腹腔积液。

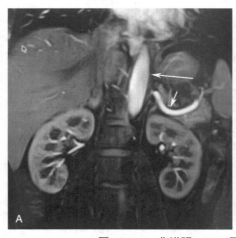
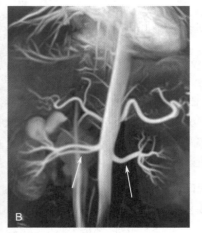

图 10-5-5 非增强 MRA 显示腹部大血管结构
A. 二维显示腹部大血管情况（腹主动脉及脾动脉）；
B. 3D 显示腹主动脉及其主要分支的结构（白箭头显示双肾动脉）。

参考文献

1. 吴咸中, 王鹏志. 腹部外科实践 [M]. 北京: 人民卫生出版社, 2017.

2. 白人驹, 张雪林. 医学影像诊断学 [M]. 3 版. 北京: 人民卫生出版社, 2010.

3. 余建明. 医学影像技术学: X 线造影检查技术卷 [M]. 北京: 人民卫生出版社, 2011.

4. TORNEL-AVELAR A I, VELARDE RUIZ-VELASCO J A, PELAEZ-LUNA M. Pancreatic cancer, autoimmune or chronic pancreatitis, beyond tissue diagnosis: Collateral imaging and clinical characteristics may differentiate them [J]. World J Gastro Oncol, 2023, 15 (6): 925-942.

5. LEE P J, PAPACHRISTOU G I. New insights into acute pancreatitis [J]. Nat Rev Gastro Hepat, 2019, 16 (8): 479-496.

6. SHAH R, MEKAROONKAMOL P, PATEL V A, et al. Performance characteristics of magnetic resonance imaging in patients with pancreas divisum [J]. Pancreas, 2019, 48 (10): 1343-1347.

7. ACOSTA S. Mesenteric ischemia [J]. Curr Opin Crit Care, 2015, 21 (2): 171-178.

8. RAMI REDDY S R, CAPPELL M S. A systematic review of the clinical presentation, diagnosis, and treatment of small bowel obstruction [J]. Curr Gastroenterol Rep, 2017, 19 (6): 28.

9. KIM H C, YANG D M, JIN W, et al. The various manifestations of ruptured hepatocellular carcinoma: CT imaging findings [J]. Abdom Imaging, 2008, 33 (6): 633-642.

10. HERNANZ-SCHULMAN M. Pyloric stenosis: role of imaging [J]. Pediatr Radiol, 2009, 39 (2): 134-139.

11. MADDU K, PHADKE S, HOFF C. Complications of cholecystitis: a comprehensive contemporary imaging review [J]. Emerg Radiol, 2021, 28 (5): 1011-1027.

12. TAOUREL P, AUFORT S, MERIGEAUD S, et al. Imaging of ischemic colitis [J]. Radiol Clin N Am, 2008, 46 (5): 909-924.

（张　翔，吕　剑，孙浩然）

扫码观看彩图

第十一章
经血管介入治疗在急腹症诊治中的应用

第一节　经动脉介入治疗

1984年顾正明教授首次在国内报道选择性支气管动脉造影栓塞治疗大咯血。随后介入治疗在出血性疾病中的应用不断拓展,涉及全身各部位出血疾病。

一、实质脏器创伤出血

腹腔内实质脏器大多质地脆弱,受到创伤时,易发生破裂大出血,继而引起休克和死亡。脾脏切除手术是既往治疗外伤性脾破裂的主要方法,但随着对脾脏功能研究的不断深入,主张保脾的声音逐渐增强。介入治疗与外科手术相比,其最大的优势就是可以使部分患者免于脏器切除。肝脏是腹腔内最大的实质脏器,肝脏外伤出血死亡率高达30%。由于肝脏60%~70%血供来源于门静脉,因此进行肝动脉栓塞仍然可以保留肝脏的功能。

(一)介入诊断

1. 造影剂外溢　造影剂自肝动脉或其分支中溢出,可流向肝实质、被膜下或者腹腔。实质脏器创伤出血凶猛,往往在造影过程中生命体征难以维持(图11-1-1)。

2. 损伤动脉或其分支中断、痉挛、狭窄或血肿压迫导致血管移位　当血管受到外力牵拉撕裂或者挫伤时,可以出现血管痉挛或者走行中断,同时这也是人体对于出血的保护性反应。

3. 肝外侧间隙增大　血肿压迫导致肝脏与腹壁间隙增大,是出血的间接征象,可表现为肝实质部分染色楔形充盈缺损,楔形尖端指向肝门,也可表现为整个肝右叶呈现无血管区。此时,损伤的动脉有可能因为血肿压迫而暂时停止出血,栓塞的靶血管不易确定,可尝试保留导管,次日再次造影检查。术前CT评估肝损伤分级(1994年美国创伤外科协会分级法)为Ⅰ~Ⅲ级时,可能在造影检查时发现肝外侧间隙增大。

4. 肝动脉瘤形成　当肝动脉受损,尤其是动脉肌层受损,但未完全断裂时,动脉管壁强度下降,在动脉压力的反复冲击下,逐渐扩张形成动脉瘤。多数患者无特异性症状,当瘤体急速扩大或破裂时,部分患者可出现上腹部偏右侧的疼痛,可以向右侧肩背部放射,且与饮食无关。瘤体破入胆道时,可出现Quincke三联征,即胆绞痛、梗阻性黄疸和上消化道出血,但三联征同时出现的情况

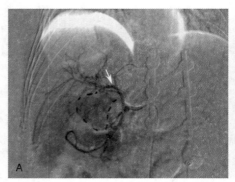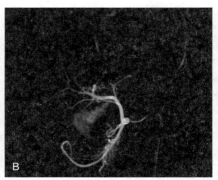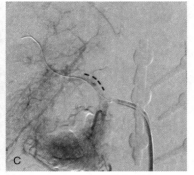

图11-1-1　腹腔实质器官动脉出血的介入诊断
A.造影剂自肝右动脉快速外溢(白色箭头),假性动脉瘤轮廓可见(黑色虚线);B.术中路径图指引治疗;
C.血管覆膜支架(黑色虚线)植入封堵动脉破口,血肿所在区域呈无染色(周围动脉被推挤移位)。

不足 30%。动脉瘤破入十二指肠,可引起急性上消化道大出血。动脉瘤破入门静脉,可引起门静脉高压表现。

5. 肝动脉 - 胆管瘘 多表现为伴随血压波动的消化道出血和上腹部疼痛,CT 可初步评估是否存在动脉瘤形成以及瘤体破入胆道的可能。内镜检查若于十二指肠乳头处观察到活动性出血,可协助诊断。

（二）介入治疗

通常选择 RH 导管、Yashiro 导管、Simmon 导管、Cobra 导管、猪尾导管和 0.035inch 导丝,微导管备用。栓塞材料以弹簧圈或微弹簧圈为主,明胶海绵和 PVA（聚乙烯醇）颗粒辅助,必要时需要用血管覆膜支架。肝固有动脉造影是明确诊断的关键,明确诊断后,微导管进行靶血管的超选择性造影,对于观察造影剂外溢和靶血管迂曲走行很重要。

肝动脉末梢分支的损伤出血,可以使用较大直径的明胶海绵或 PVA 颗粒进行栓塞。栓塞的目标为,动脉末梢分支所供养区域的肝实质无染色,呈现楔形缺损。

肝动脉瘤形成,如果瘤体远端和近端血管均通畅,可以先插管至瘤体远端血管予以栓塞后,再回退导管栓塞瘤体近端血管。栓塞成功的标志为瘤体未显影。

肝动脉 - 胆管瘘、肝动脉 - 门静脉瘘,以及肝动脉主干损伤出血,往往需要用血管覆膜支架封闭瘘口或动脉主干破口,此时弹簧圈栓塞往往难以奏效（图 11-1-1）。

二、肝癌破裂出血

日本学者早在 1986 年就首次报道使用经肝动脉灌注碘油治疗肝癌,此后经导管动脉化疗栓塞术（transcatheter arterial chemoembolization,TACE）成为不能切除肝癌时的首选治疗方法。进入 20 世纪 90 年代,随着肝癌分期以及治疗观念的改变,TACE 逐渐成为中晚期肝癌的主要治疗手段,也是术前降期、无手术切除机会的综合治疗之一,同时也用于围手术期出血等并发症的治疗。

（一）介入诊断

肝癌的肝动脉造影表现特征为:①肿瘤供血血管在动脉早期即可出现,粗细不一、走行迂曲;②瘤体染色,见于实质期,表现为对比剂浓染区,形状大小可反映肿瘤大小;③肿瘤包绕侵蚀动脉,表现为动脉血管走行僵硬、粗细不均,边缘不规则,呈锯齿状或念珠状;④"血管池"或"血管湖",为异常扩张的血窦,染色呈不规则片状,出现于动脉早期,消失较慢;⑤动静脉瘘,肝静脉早期显影,或在肝动脉显影的同时,门静脉也出现;⑥肝动脉移位、扭曲、拉直或扩张;⑦门静脉癌栓或血栓,表现为门静脉内充盈缺损;⑧乏血供肝癌表现为肝内动脉血管纤细,受推挤移位,走行僵直,实质期可见肝内不规则充盈缺损区。

以上造影表现结合 AFP、CT、MRI,在确定肝癌的基础上,若发现造影剂外溢、血肿推挤肝脏等出血表现,以及诊断性腹腔穿刺见到血性腹水,那么肝癌破裂出血的最终诊断相对容易。（图 11-1-2）

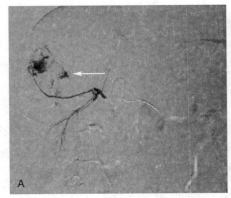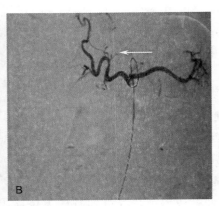

图 11-1-2　超选择性动脉造影及栓塞术
A. 肝动脉造影显示肝动脉分支远端造影剂外溢、出血征象（白色箭头）;
B. 超选择性栓塞肝动脉分支后,局部造影剂外溢消失（白色箭头）。

（二）介入治疗

各期肝癌均是 TACE 治疗的适应证。除了碘过敏以外，无绝对禁忌证。随着超选择性插管造影栓塞的技术日趋成熟，左右肝动脉主干得以保护，肝功能术中损失较前减少，因而肝功能 Child C 级、门静脉阻塞也只是相对禁忌证，尤其是当肝癌合并出血时，患者往往分期较晚，外科手术切除机会丧失，外科手术切除率仅 5%，保守治疗的死亡率几乎达 100%，这时介入治疗成为最后一根救命稻草，即使存在相对禁忌证，经过充分解释，患者和亲属也可以理解和接受。动脉穿刺的入路可以选择桡动脉和股动脉，这些对于介入医生都很熟悉，但是，仍然有以下两个问题需要探讨。

1. 栓塞剂和栓塞方法选择

（1）碘化油：首选碘化油是因为其可以与肝脏肿瘤细胞结合，而非与正常肝细胞结合，可长时间选择性停留在瘤体内。因此，碘油沉积范围可以反映肿瘤大小和形态，并且有可能发现一些术前被忽视的小病灶。目前超液化碘油，黏度较低，易于注射，而且并发症相对较少，应提倡使用。

（2）明胶海绵条：一种中期栓塞剂，约 4 周时间，一般用于伴有动静脉分流的肝癌，使用前将其剪成 1~2mm 大小的颗粒，与对比剂混合注入，对于肿瘤血管床的栓塞具有较好的效果。

（3）聚乙烯醇颗粒：是一种长期栓塞剂。使用前与对比剂混合，经导管缓慢注入，注意其流向；对伴有较大肝动脉 - 肝静脉瘘的患者，有可能导致肺栓塞的发生，故应慎用。

（4）弹簧圈：不能栓塞肿瘤内微小血管和肿瘤血管床，一般不单独使用；可用于动脉瘤或动静脉瘘的封堵。

（5）其他：承载化疗药物微球、放射性微球，以及各种中药乳剂等，可尝试使用。

2. 插管技巧

（1）肝动脉为正常解剖形态：站位于患者右侧操作，采用 RH 导管；将导管推送至主动脉弓，向患者左侧旋转，使其成形。在 X 线监视中下拉导管，使头端约位于 T_{12} 平面，导管"抬头"（导管略有顿挫感并且尖端指向患者头侧）时表明导管尖端可能进入腹腔干，"冒烟"（试注对比剂 2ml）证实；如已进入腹腔干，边缓慢下拉并向患者右侧旋转导管，使其尽深入肝动脉，以便"架线"（送入超滑导丝配合导管深入插至病灶供血动脉分支），导丝进入靶血管后，右手固定导丝尾端，沿导丝将导管跟进至病灶附近。

（2）肝动脉起自肠系膜上动脉或腹腔干动脉过度迂曲：采用 Cobra 导管或 Simmon 导管（在主动脉弓或对侧髂动脉成型），透视下将导管插至肠系膜上动脉或腹腔干动脉，调整导管尖端，使其位于肝动脉开口，随后操作和正常解剖形态肝动脉的选择性插管相同。

（3）肝动脉开口于脾动脉：采用 Cobra 导管，在透视下将导管插至脾动脉，调整导管尖端方向和位置，使其位于肝动脉开口，插入超滑导丝并深入到病灶供血动脉分支内，固定导丝尾端，沿导丝将导管跟进至病灶附近。

（4）肝动脉开口于胃左动脉：先将胃左导管送至主动脉弓复形，透视下将导管头端下拉至 T_{12} 平面，使导管短臂位于腹主动脉左前壁，长臂位于右后壁，导管尖端沿 T_{12} 左下缘上下推拉，使其进入腹腔干动脉，下拉并轻微旋转导管，调整方向，同时反复"冒烟"，当导管进入胃左动脉时，尖端会有"抬头"现象，随后插入超滑导丝跟进导管，或考虑使用微导管。

三、胃癌出血

出血是胃癌较常见的一种并发症。动脉介入治疗对于胃癌患者可以有效减缓肿瘤进展，降低肿瘤出血风险，配合支架植入可以解除梗阻，使带瘤生存患者的生活质量得以提高。

（一）介入诊断

胃癌的诊断仍然主要依靠内镜检查以明确病理类型，并指导外科手术及术后化疗。但动脉造影对胃癌亦有协助诊断作用，因为其血管造影表现与病理类型密切相关，最多见的腺癌、乳头状癌可以观察到肿瘤染色和丰富的肿瘤血管（迂曲、纤细），而溃疡型难以见到肿瘤染色。胃癌进行动脉造影时常见表现有：①供血动脉及其分支增粗、迂曲、扩张，动脉过度拉直、移位；②肿瘤染色；③肿瘤出血等。（图 11-1-3）

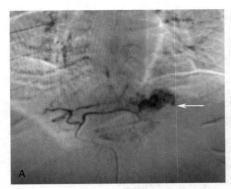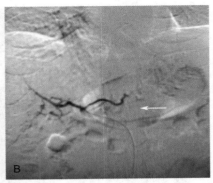

图 11-1-3 胃癌出血的介入诊断与治疗

A. 胃左动脉造影显示远端分支造影剂外溢,出血征象(白色箭头);

B. 超选择性栓塞胃左动脉后,局部造影剂外溢消失(白色箭头)。

(二) 介入治疗

介入治疗成功实施的前提是成功选择性插管进入肿瘤血管。胃的血供丰富,并且各供血动脉的起始位置变异较多,所以往往插管困难,为了更好地完成这个步骤,常规的股动脉穿刺入路后,我们会根据肿瘤的不同供血动脉分别阐述选择性插管经验。

1. **胃左动脉** 胃左动脉一般开口于腹腔动脉干的头侧血管壁,将 4F 或 5F 胃左动脉导管在主动脉弓成形后,在透视下拉至腹腔干动脉,并在导丝导引下插至肝总动脉或脾动脉,然后在透视监视下缓慢回撤,并轻柔地左右旋转导管,当导管进入胃左动脉时,可见其快速上弹。

2. **胃右动脉** 可先行肝总动脉造影,明确胃右动脉的起源位置,然后微导丝配合微导管超选进入胃右动脉。

3. **胃十二指肠动脉 / 胃网膜右动脉** 导管进入肝总动脉后,用导丝向患者足侧引导可直接进入胃十二指肠动脉,必要时可用微导管超选入胃网膜右动脉。

4. **胃网膜左动脉、胃短动脉插管** 因为这两支动脉大多起源于脾动脉,分支角度小,不易超选,建议常规使用微导管和微导丝。调整微导丝和微导管头端形状,可提高插管成功率。

四、肠道肿瘤出血

小肠肿瘤出血较少见,其发生部位距消化道开口较远,胃镜、结肠镜不易观察,钡餐检查常显示阴性,CT 检查因气体及肠内容物干扰而常难以显示出血直接征象。因此,怀疑有小肠、高位的结肠肿瘤及其他原因大出血等情况时,常需急诊经动脉造影进行诊断及栓塞治疗,或标记肿瘤部位,以引导外科手术切除原发病灶段肠管。

(一) 介入诊断

小肠、结肠肿瘤的造影表现各有特征,根据其血供可分为血供丰富型、乏血供型、血管畸形型 3 种,急性出血时均表现为造影剂呈团片状外溢。(图 11-1-4)

1. **血供丰富型** 血管增粗增多,走行紊乱,呈团状,有明显造影剂浓聚、染色,可见静脉回流。

2. **乏血供型** 供血动脉末端血管有移位,肿块周围染色淡或者血管被推挤移位后产生无血管走行区域。

3. **血管畸形型** 供血动脉末端血管呈瘤样扩张。

(二) 介入治疗

为避免介入治疗造成肠缺血坏死,因此栓塞肠道血管以明胶海绵和微弹簧圈为主。

1. **腹腔干动脉造影** 观察胃左动脉,再超选插至胃十二指肠动脉,观察胰十二指肠上动脉、胃网膜右动脉。

2. **肠系膜上动脉造影** 观察各组小肠、升结肠及横结肠血供情况。

3. **肠系膜下动脉造影** 观察降结肠、乙状结肠血供情况,有无占位性改变及出血表现。

扫码观看彩图

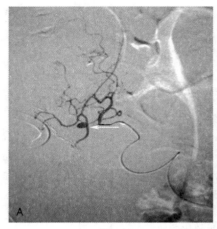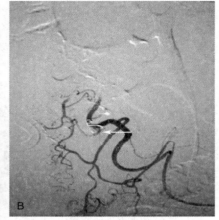

图 11-1-4　右结肠动脉出血的介入诊断与治疗
A. 右结肠动脉造影显示远端分支假性动脉瘤形成(结肠肿瘤合并出血,白色箭头);
B. 超选择栓塞肿瘤供血动脉后,假性动脉瘤显影消失(白色箭头)。

4. **若造影发现肿瘤改变及出血表现**　可以超选择插管至病变部位血管,经导管注入明胶海绵或微弹簧圈进行栓塞止血。若患者病情允许直接行手术切除原发病灶,可不行栓塞止血治疗,将导管或导丝留置在供血动脉中,为外科手术提供肠管切除的标志。

5. **造影结果阴性**　需要考虑出血量小<0.5ml/min、造影时动脉痉挛收缩、造影时刚好为出血间歇期等各种情况。可将动脉鞘保留24小时,若再有出血,可随时再次造影观察,以提高造影的阳性率。术中肠气随肠道蠕动会形成伪影,干扰诊断,可肌内注射消旋山莨菪碱(654-2)减慢肠道蠕动。

五、胃肠道血管畸形出血

胃肠道血管畸形病因可能为先天性血管发育异常,也可能是后天获得性血管退行性变,还可能与慢性肠黏膜缺血有关。大多表现为不明原因的消化道出血(obscure gastrointestinal bleeding,OGIB),与OGIB相关的最著名的先天性疾病是遗传性出血性毛细血管扩张症(又称 Rendu-Osler-Weber syndrome),其次还有蓝色橡皮疱痣综合征。后天获得性因素诸多,目前研究证实和主动脉瓣病变、慢性肾功能不全密切相关,这些合并症对于消化道出血的权重可以参考日本 Ohmiya 合并症指数(表11-1-1)。临床可分为血管扩张型、先天性动脉畸形型和毛细血管瘤型。临床表现除消化

道出血外,肠道血管畸形可无任何症状,病程可以从数天到数年不等。出血方式可呈现慢性少量出血、反复间歇性出血、急性大出血。

表 11-1-1　Ohmiya 合并症指数

权重	疾病
1	心绞痛
1	心律不齐
1	糖尿病
1	充血性心力衰竭
1	无血液透析或腹膜透析的慢性肾脏疾病
2	慢性肾脏疾病伴血液透析或腹膜透析
2	外周血管疾病
2	心脏瓣膜病
3	门静脉高压症
3	遗传性血管疾病,如遗传性出血性毛细血管扩张症

注:累计权重≥2,则胃肠道血管畸形出血可能大于50%。

(一)介入诊断

1. **动静脉瘘**　动脉期静脉提前显影。

2. **造影剂浓聚**　肠壁染色增浓,出现点状、片状造影剂浓聚区。

3. **动脉形态异常**　迂曲扩张,局部血管丛状异常增多、结构紊乱。

4. **出血期**　造影外渗,呈点片状、团状外渗至腹腔,或多量造影剂渗出至肠道而使肠黏膜显影。

（二）介入治疗

1. **腹部血管造影** 在消化道出血得到初步控制后，维持生命体征，患者转介入室行急症腹部血管造影术，以常规经股动脉穿刺入路方式，作选择性或超选择性腹部内脏血管造影，除非临床有明确的出血部位提示，否则一般须先行腹腔动脉造影、选择性胃十二指肠动脉造影，再行选择性肠系膜动脉造影、肠系膜下动脉造影、胃左动脉造影等，务必依次观察左下腹盆腔肠段、空肠、回肠、右半结肠段以及胃十二指肠、胆系血管病变或出血。

2. **靶血管的栓塞** 在造影诊断确立后，即行超选择插管至主要供血靶动脉，必要时选用同轴微导管，首选微弹簧圈作主要供血靶动脉栓塞术。对于单支供血型胃肠血管畸形，可以采用明胶海绵或 PVA 颗粒栓塞；对于多支供血型肠道血管畸形，则在主要供血动脉内行微弹簧圈栓塞。小肠动脉栓塞水平应在弓状吻合以上。栓塞后回病房继续监测生命体征，密切观察栓塞后腹部体征变化，若发生肠坏死，第一时间识别并予以切除。

3. **外科手术定位** 当造影诊断确立，且无法栓塞时，则选择性将导管导丝深入插至供血靶动脉，定位出血肠段，转外科进行畸形血管缝扎/切除术或血管畸形的肠段切除术。

六、肝胆胃肠术后出血

腹部术后出血，如果出血量大，部位不明确，则病情危重，再次手术比较盲目，且患者二次手术风险较大，甚至难以耐受。随着介入技术的进步，采用介入栓塞止血的效果越来越满意，超选择血管造影及栓塞治疗，减少了高危患者再手术的需要。介入成功的关键在于对外科手术的熟悉，这时就需要介入医生和外科医生充分沟通术中情况，为造影提供必要的方向。胃肠道手术（包括胃、十二指肠溃疡手术及创伤后手术、肿瘤手术等）大多出血来自胃肠道的吻合口；肝、胆道系统手术，包括根治性胰十二指肠切除手术、胆管探查或胆肠吻合术后引起的假性动脉瘤破裂出血。

（一）介入诊断

对于腹部手术的术后出血诊断价值大的仍然是术中情况，包括解剖游离的范围、术中的副损伤，以及术后复查的超声、CT、MRI、内镜结果，所以腹部手术的术者或者助手对术后出血进行介入操作是更合理的，而非介入科医生。就介入对术后出血的诊断（图 11-1-5）来说，常见表现有 4 种。

1. **造影剂外溢** 造影剂进入胃肠腔内或者腹腔内，呈团状、片状造影剂外渗，并可见造影剂长时间停留。如果造影剂渗出至胃肠道，可显示黏膜皱襞影。

2. **血管痉挛** 表现为出血动脉的血管痉挛变细、中断。

3. **假性动脉瘤形成** 这是胆胰手术后最常见的出血原因，由于胆汁、胰液对吻合周围的血管有腐蚀作用，管壁强度下降，加之血液压力反复冲击、局部炎症等因素，极易破裂出血。

4. **血肿压迫** 可以见到手术解剖区域或者引流管放置区域的周围血管被推压移位，走行异常。

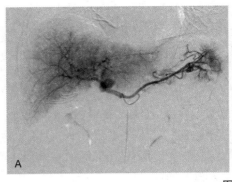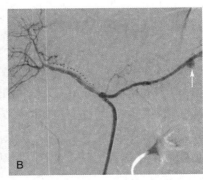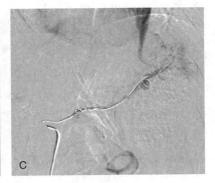

图 11-1-5　术后出血的介入诊断与治疗
A. 根治性胰十二指肠切除术后引流管反复出血，造影可见胃十二指肠动脉残端、脾动脉远端动脉瘤形成；
B. 肝动脉覆膜支架（黑色虚线）植入封堵动脉瘤，脾动脉瘤如白色箭头所示；C. 弹簧圈栓塞脾动脉及远端动脉瘤。

（二）介入治疗

穿刺入路、导管和栓塞剂的选择，都是在开始介入前，根据首次手术的情况，预估出血部位以后，带有倾向性来选择的。从这一点来说，由腹部手术医师进行介入操作更加合理。这就要求外科医生对于传统手术刀、腹腔镜、内窥镜、介入等技术全面掌握，才能更好地为患者提供治疗方案和替代方案，自如应对并发症。总体来讲，RH 导管对于腹腔干、肠系膜上动脉、肠系膜下动脉系统的出血适用度较高，Simmon 导管可以备选。在上述主干动脉插管成功后，微导管进一步超选和栓塞，对于胃肠道的血供影响是最小的，不易出现肠坏死等栓塞并发症。找到出血的靶血管以后，要根据该血管的供应区域对缺血的耐受程度、止血效率，选择合适的栓塞剂。以往在插管成功后，对出血的血管进行血管收缩剂的局部注射是很常见的，但是这只能短暂减慢出血速度。因此，我们提倡在微导管超选的靶血管内注入微弹簧圈进行止血，尤其是假性动脉瘤破裂导致的出血，明胶海绵和 PVA 颗粒可以配合使用。(图 11-1-5)

七、消化道溃疡出血

消化性溃疡仍然是非静脉曲张性上消化道出血和低血容量性休克的主要原因，也是急性上消化道出血死亡的主要原因。虽然内镜检查与治疗可使大部分出血停止，但介入治疗对于内镜检查阴性、内镜下止血后二次出血或无法耐受内镜检查的患者，仍是不可或缺的。

（一）介入诊断

血管造影是诊断消化道出血的一种重要方法，部分患者可达到诊断和治疗的双重目的。选择性血管造影对消化道出血的定位和定性诊断比较准确。消化道出血血管造影的直接征象为造影剂外溢。一般认为，当出血量超过 0.5ml/min 时，可见到造影剂外溢。少量造影剂外渗，多表现为不规则的局限性集聚，呈片状、团状；大量造影剂外渗至胃肠道，可使其黏膜显影，胃肠轮廓显影。如果外渗至胃肠道外，则表现为胃肠道外间隙有不规则形状的造影剂较长时间停留。供血动脉及其分支痉挛、拉直、移位等属于间接征象。

（二）介入治疗

一般能做安全栓塞的血管在胃左动脉、胃十二指肠动脉、胃网膜动脉和胰十二指肠动脉。先行诊断性血管造影，明确了出血部位、范围，以及供血特点、侧支循环、相应血管解剖变异等情况，根据出血部位、血管大小及形态、病变性质、栓塞治疗的安全性等因素，选择适宜的栓塞物质，栓塞剂常用明胶海绵，也可根据情况使用弹簧圈。对于血管造影阴性的急性上消化道出血，而内镜检查已经明确胃溃疡或十二指肠溃疡出血的患者，可进行试验性栓塞，胃溃疡出血可以栓塞胃左动脉，十二指肠出血可栓塞胃十二指肠动脉。

八、急性肠系膜动脉缺血

急性肠系膜缺血(acute mesenteric ischemia，AMI)是"急腹症"的少见病因，其特征是流向肠道的血流受损，继而导致肠管缺血坏死。治疗的主要原理是恢复缺血肠管的血流，并切除任何坏死肠段。AMI 患者的治疗具有挑战性，尽管技术进步，但死亡率仍然很高。手术和血管内干预是治疗肠系膜缺血患者的两种主要方法。1951 年报道的肠系膜动脉栓塞的外科切除术仍然是肠系膜栓塞的标准手术。1983 年报道了第一例成功的经皮血管成形术治疗肠系膜缺血的病例。虽然几十年过去了，但治疗的基本概念并没有改变。广泛应用血管内干预的疾病包括心脑血管、肿瘤学和创伤疾病，这也促进了设备创新和治疗方法发展。因此，在过去几十年中，进行了越来越多的血管内干预。然而，对于手术方法和血管内干预的相互补充使用，尚无明确的共识。所以，我们将不再单纯讨论介入诊断和治疗，而是更系统地介绍这一棘手的疾病，以呈现该病的全貌给大家。

（一）分类和诊断

AMI 通常分为肠系膜动脉栓塞、肠系膜动脉血栓形成、非闭塞性肠系膜缺血(基于心力衰竭等全身疾病或血管收缩剂应用发生，故在此不详细讨论)、肠系膜静脉血栓形成(详见第十一章第二节)。其他不太常见的有动脉夹层，例如主动脉夹层或孤立性肠系膜上动脉夹层。

为了确定诊断，临床表现的细节(例如突然发作的腹痛和腹痛与躯体表现不成比例)在怀疑

AMI 时是重要的。作为一种诊断工具，计算机断层扫描血管造影被推荐用于肠系膜动脉栓塞和血栓形成。与肠系膜动脉栓塞和血栓形成相比，非闭塞性肠系膜缺血更难诊断，因为腹痛的发作通常不是突然的。有时，原因不明的乳酸性酸中毒是怀疑非闭塞性肠系膜缺血的唯一线索。由于这些原因，使用数字减影血管造影或剖腹手术进行诊断和治疗是合理的。(图 11-1-6)

（二）治疗

肠系膜缺血的治疗原则包括：①尽快恢复肠管血液灌注；②切除坏死肠管。手术是肠系膜动脉缺血的首选方法，因为外科医生可以在一次手术中恢复肠系膜的血液循环，并在必要时切除坏死肠管。至关重要的是，要确定患者生命体征是否稳定，明确患者肠系膜缺血的类型，以及判断患者是否存在腹膜炎。

1. 血管内干预 需要针对不同类型的肠系膜缺血，评估血管内干预的有效性。从理论上讲，在确定没有肠坏死的前提下，恢复灌注是治疗的主要目标。血管内干预仅有助于恢复灌注。原则上，血管内治疗在用作初始治疗时没有肠管坏死。血管内干预治疗闭塞性肠系膜缺血（栓塞和血栓形成）患者有多种选择。去除血栓或栓塞以及治疗潜在的动脉狭窄是治疗的主要目标。对于血栓或栓塞的切除，可以选择血管内血栓切除术和血管内保留导管溶栓术。血管内血栓切除术是肠系膜动脉栓塞的一种选择，对血栓形成也很有价值。因为老年患者中存在多种合并症，难以区分栓塞和血栓形成。局部保留导管溶栓，既可以是初始治疗，也可以是血管内血栓切除术未完全血运重建的挽救治疗选择。已经发生肠坏死的患者不适合溶栓，因为与血栓切除术不同，溶栓可导致出血并发症，这类患者需要剖腹探查和肠切除术。应在多学科讨论后，作出进行溶栓治疗的决定。去除血栓或栓塞后，可在同一手术中，用血管成形术或/和支架置入术治疗潜在的狭窄，特别是在血栓形成患者中。潜在的狭窄可以延缓治疗，因为这并不是挽救生命的手术。

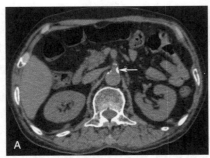
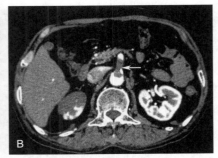
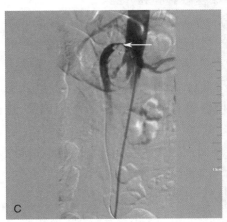
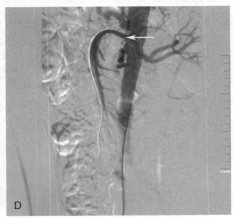
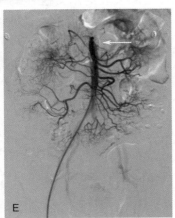

图 11-1-6 肠系膜上动脉血栓

A. 平扫 CT 提示肠系膜上动脉开口处动脉硬化斑块（白色箭头）；B. 强化 CT 提示肠系膜上动脉内栓子（白色箭头）；C. 肠系膜上造影进一步证实诊断（白色箭头）；D. 机械血栓清除、肠系膜上动脉支架植入后血流恢复（白色箭头）；E. 肠系膜上动脉造影可见肠管染色基本正常（白色箭头）。

扫码观看彩图

2. **外科手术** 手术是肠系膜缺血患者的传统治疗方式,手术方法包括恢复血流灌注和切除坏死的肠管。方法选择的优先顺序取决于患者的生理状况。在休克患者中,切除坏死肠管是重中之重,因为肠坏死可引起致命性的脓毒症。在没有肠坏死的患者中,恢复肠管血液灌注是避免肠坏死的首要任务。无论是否进行肠切除术,应考虑在第1次手术后24~48小时内进行第2次探查,以检查肠道活力。手术作为肠系膜动脉栓塞和血栓形成患者的治疗方式有3个目标,包括去除血栓或栓塞、用血管成形术或旁路治疗潜在的狭窄、切除坏死肠管。开放性血栓切除术仍被认为是肠系膜动脉栓塞的首选手术,因为在仅患有肠系膜动脉栓塞的患者中,开放性血栓切除术可以完全恢复肠管血液灌注,而无需额外的手术,如肠切除术、血管成形术或血管旁路术。在肠系膜动脉血栓形成患者中,血管重建是可取的。有几种手术可用于血管重建:主动脉-肠系膜上动脉旁路、髂动脉-回结肠动脉旁路。从再干预率来看,顺行旁路优于逆行旁路。虽然从理论上讲,自体移植物(如大隐静脉)在感染风险方面优于合成移植物(人工血管),但自体移植物的准备可能比合成移植物更耗时。

3. **复合手术(血管内干预和外科手术)** 逆行开放性肠系膜动脉支架置入术(ROMS)包括剖腹手术和肠系膜上动脉的逆行血管内血运重建。该手术的候选者是SMA起始部的狭窄患者。如前所述,血管重建对于这类患者是必要的,但在紧急情况下,进行血管重建需要时间。与血管搭桥相比,ROMS的优点之一是,显著缩短手术时间;优点二是,对于肠系膜上动脉起始部狭窄,往往肠系膜上动脉近端阻断造成斑块破裂脱落的风险很高,而ROMS有效规避了这个风险(图11-1-6)。

第二节　经静脉介入治疗

一、肝硬化门静脉高压、食管胃底静脉曲张破裂出血

食管胃底静脉曲张是肝硬化的常见并发症,其破裂出血也是肝硬化患者死亡的主要原因。随着门静脉高压治疗的进展,在体循环和门静脉循环之间开放的侧支血管中,食管胃底的曲张静脉是具有代表性的侧支,最终可能破裂,可导致反复出血和肝硬化患者死亡。介入治疗作为内镜下治疗的补充,其表现在诊断和治疗两个方面的优势如下。

(一)介入诊断

1. 门静脉及其分支明显扩张、增粗、迂曲。

2. 食管胃底静脉、胃冠状静脉(胃短静脉)迂曲、扩张、增粗。

(二)介入治疗

治疗使用器械包括专用的RUPS-100或TIPS-100穿刺套;直径8mm或10mm,长40mm或60mm的球囊导管;直径8mm或10mm,长60mm、80mm、100mm的自膨式支架和覆膜支架;备有22G穿刺针的经皮肝穿刺套装;栓塞材料以弹簧圈为主(优先选择带有纤毛的10~20cm长弹簧圈)。

1. **经颈静脉肝内门体静脉分流术(TIPS术)** 术前行相关肝肾功能、血常规、凝血功能等实验室检查外,还要做肝、脾B超、CT或DSA间接性门静脉造影,有条件者做肝静脉、门静脉MRI成像,了解肝静脉、门静脉解剖相邻关系,为提高穿刺成功率提供信息。经右颈内静脉将肝穿装置送至肝静脉,常选肝中静脉,根据门脉部位及穿刺点调整穿刺针的位置及方向,从肝中静脉穿向门静脉右支或左支肝内主干,造影确认穿刺针进入门静脉,经穿刺针插入导丝,经门静脉主干到达肠系膜上静脉,经导丝交换插入导管留置门静脉,在门静脉内造影及测压。先行栓塞扩张迂曲的胃冠状静脉及其他分支静脉(多用弹簧圈或者组织胶);再利用球囊导管扩张肝静脉-门静脉分流道;根据患者病情及肝静脉与门静脉距离,选择合适长度、直径的支架置入。(图11-2-1)

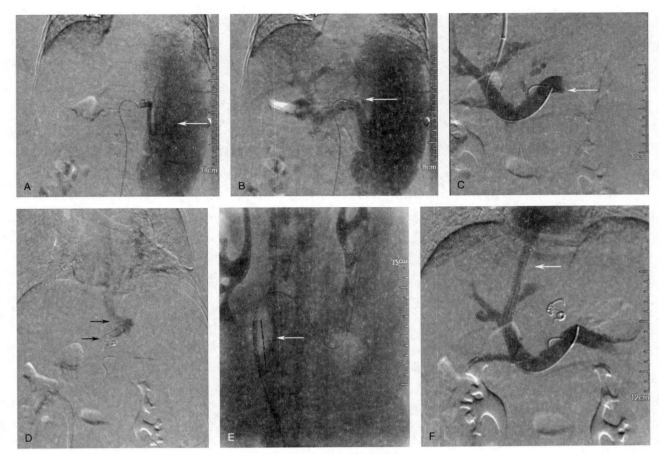

图 11-2-1　TIPS 操作程序

A. 脾动脉造影进行间接门脉造影,动脉期可见脾大及实质染色(白箭头);B. 门静脉及分支回流期,根据骨性标志判断穿刺方向(白箭头);C. 造影证实由肝中静脉穿刺进入门脉左支(白箭头);D. 弹簧圈栓塞胃冠状静脉(黑箭头);E. 球囊导管扩张穿刺通道(白箭头);F. 观察支架分流道通畅并测压(白箭头)。

2. **食管胃底静脉硬化栓塞术**　食管胃底曲张静脉破裂止血时,在透视下右侧腋中线肋膈角下2.0cm 左右,以 22G 千叶针向肝门方向穿刺,进针距脊柱旁 2~3cm 处边退针边推注造影剂,确认进入门静脉后,经导丝交换置入 5F 鞘管,通过鞘管插入导管造影,选择插入胃冠状静脉及胃短静脉进行栓塞,栓塞后复查造影,观察栓塞效果。B 超引导或两者结合可提高穿刺成功率。也可在 TIPS 通道建立后,经分流道插管至胃底的胃冠状静脉、胃短静脉并造影观察,根据曲张的程度等情况选择合适的弹簧圈进行栓塞。

3. **部分脾动脉栓塞术**　术前提前 2~3 天静脉滴注抗生素,检查血常规,以备术后复查对比。对于脾大继发脾功能亢进的患者,或 TIPS 术后需行部分脾动脉栓塞者,经股动脉插管行脾动脉造影,观察脾脏的大小,确定栓塞的部位及范围,栓塞脾中、下部,范围一次约 30%~40%,是相对安全的,可根据效果进行多次栓塞,栓塞剂多用 PVA颗粒,栓塞后复查造影,前后对比估计栓塞部分大小。术前使用抗生素可减少感染的发生,术后复查血常规,观察血小板回升的幅度,决定是否再次栓塞。

二、急性肠系膜静脉血栓形成

急性肠系膜静脉血栓形成(acute mesenteric venous thrombosis, AMVT)占所有急性肠系膜缺血患者的 20%。发病机制有 3 种主要途径:

(1)直接伤害。由于急性胰腺炎或炎症性肠病引起的静脉周围炎症过程。手术创伤,如脾切除术或腹部创伤。

(2)门静脉高压 / 肝硬化引起的局部静脉淤血,或严重充血性心力衰竭引起的淤滞。

扫码观看彩图

（3）易栓症。获得性易栓症，例如胰腺癌、骨髓增殖性癌症，或口服避孕药的使用。遗传性易栓症，如因子 V 莱登突变。

急性肠系膜静脉血栓形成没有准确血浆生物诊断标志物。在门静脉造影剂增强型计算机断层扫描中诊出的频率相对较高，但由于静脉有丰富的侧支，大多患者是无症状的，因此单独抗凝治疗、血管内治疗或手术治疗之间没有高质量的比较研究。目前仅对介入诊断和治疗进行阐述。

（一）介入诊断

症状性的 AMVT 大多在行腹部增强 CT 时发现门静脉、肠系膜上静脉、脾静脉系统内血管管腔阻塞，而非充盈缺损。由于管腔阻塞，造影剂可以在局部滞留较长时间。

（二）治疗

治疗取决于疾病的阶段。对于早期诊断但未发生腹膜炎的患者，应开始非手术方法，包括肠道休息和静脉注射普通肝素进行完全抗凝治疗。低分子量肝素皮下注射，每日 2 次，可用于症状较轻的患者。当症状缓解后，大多数患者可以改用直接口服抗凝剂或维生素 K 拮抗剂。当存在短暂的高凝危险因素时，应给予抗凝治疗 6 个月；而有潜在易栓症的患者，可考虑终身抗凝治疗，因为 AMVT 复发高度致命。开腹探查后，不可逆性和可逆性肠缺血之间的界限确定可能非常困难，可能比急性肠系膜动脉闭塞更困难。不可逆和可逆肠缺血之间的边界可能是弥漫性的，剖腹手术中切除梗死的肠道，用临时敷料保持腹部开放，并在计划内进行第 2 次探查，切除继续发生坏死的肠管后进行肠吻合术可能更明智。这些患者应从剖腹探查术开始接受全剂量肝素注射，直到肠功能恢复正常，但是 1997 年后，就没有过关于门静脉 - 肠系膜静脉系统开放性手术血栓切除术的系列报道。因此，开放手术血栓切除术在现代实践中的作用尚不确定。同样没有高质量的研究表明血管内治疗在 AMVT 治疗中具有既定作用，但对于抗凝治疗反应不理想的特定患者，这可能是一种选择。针对 AMVT 已经开发了许多血管内治疗方案（图 11-2-2）。

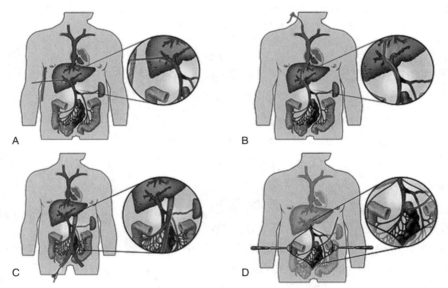

图 11-2-2　AMVT 溶栓入路的示意图

具有多个侧孔的特殊溶栓导管被直接放置在血栓中（A、B、D）。导管尖端端孔处的导丝（未显示）使溶栓剂在侧孔处均匀分布压力。A. 经皮经肝通路；B. 经颈静脉肝内门体分流术，包括将支架移植物放置在分流器中，尤其适用于门静脉高压基础上发生的 AMVT；C. 经股动脉穿刺，将导管放置在肠系膜上动脉间接溶栓；D. 剖腹术中，将导管在直视下置入肠系膜上静脉。

这些技术可以提供快速的血栓溶解和去除途径。通过肠系膜上动脉进行溶栓可能是最无效的，因为它需要使用溶栓剂进行长时间的输注，使出血风险增加。因此进行必要的复合手术（血管腔内机械血栓清除＋剖腹探查坏死肠切除）有一定优势。

参考文献

1. 顾正明, 洪应中, 李景学. 选择性支气管动脉造影和插管术及其临床应用 [J]. 国外医学: 临床放射学分册, 1983 (1): 10-13.

2. BROOKS A, REILLY J-J, HOPE C, et al. Evolution of non-operative management of liver trauma [J]. Trauma Surg Acute Ca, 2020, 5 (1): 000551.

3. HASHIMOTO N, KAWAI S, MIKURIYA S, et al. Effects of transcatheter arterial chemoembolization with oral chemotherapy on hepatic neoplasms [J]. Cancer Chemoth Pharm, 1989, 23: S21-25.

4. OHMIYA N. Management of obscure gastrointestinal bleeding: Comparison of guidelines between Japan and other countries [J]. Digest Endosc, 2020, 32 (2): 204-218.

5. TARASCONI A, COCCOLINI F, BIFFL W L, et al. Perforated and bleeding peptic ulcer: WSES guidelines [J]. World J Emerg Surg, 2020, 15 (1): 3.

6. KLASS A A. Embolectomy in acute mesenteric occlusion [J]. Ann Surg, 1951, 134 (5): 913-917.

7. ROBERTS L JR, WERTMAN D A JR, MILLS S R, et al. Transluminal angioplasty of the superior mesenteric artery: an alternative to surgical revascularization [J]. AJR, 1983, 141 (5): 1039-1042.

8. BEAULIEU R J, ARNAOUTAKIS K D, ABULARRAGE C J, et al. Comparison of open and endovascular treatment of acute mesenteric ischemia [J]. J Vasc Surg, 2014, 59 (1): 159-164.

9. SAKAMOTO T, KUBOTA T, FUNAKOSHI H, et al. Multidisciplinary management of acute mesenteric ischemia: surgery and endovascular intervention [J]. World J Emerg Surg, 2021, 13 (8): 806-813.

10. ACOSTA S, SALIM S. Management of acute mesenteric venous thrombosis: a systematic review of contemporary studies [J]. Scand J Surg, 2021, 110 (2): 123-129.

（张秀军）

扫码观看彩图

第十二章
内镜检查、超声内镜及内镜介入治疗

在急腹症诊断与治疗过程中,消化道内镜起着越来越重要的作用,尤其是近年来内镜的发展使之已不仅仅是诊断性工具,而又发展成为具有微创特征的治疗性手段,使急腹症诊治水平得以大幅度提高。

第一节 消化道内镜检查术

一、上消化道内镜检查

因上消化道内镜可清晰观察到上消化道内部黏膜形态并进行组织活检做病理,胃镜、十二指肠镜均可适用于为明确诊断的检查,胃镜尚可用于定期体检的查体。

（一）上消化道内镜检查的适应证、禁忌证

1. 上消化道内镜检查的适应证

（1）胸骨后疼痛、烧灼感、吞咽困难等疑有食管疾患者。

（2）疑有胃及十二指肠黏膜炎症、溃疡、新生物、肿瘤、畸形等病变者。

（3）不明原因失血,尤其是高度怀疑上消化道出血需要明确诊断或进行止血的患者。

（4）上消化道异物需胃镜检查及取出。

（5）其他影像学检查怀疑上消化道病变,无法明确病变性质者。

（6）术中可通过切开的胃腔或小肠置入胃镜,可以观察十二指肠、空肠及回肠,尤其是对于经口胃镜检查不能到达的小肠肠段的出血性疾病的确诊有重要价值。

（7）上消化道病变手术术后,需对病变位置行定期复查者。

（8）所有需要通过胃镜进行内镜治疗者。

2. 上消化道内镜检查的禁忌证

（1）拒绝内镜治疗、精神异常不能合作者。

（2）严重心血管疾患,伴有心功能不全、主动脉瘤、严重冠心病。

（3）严重的肺部疾病者。

（4）严重的口腔或咽喉部疾患,内镜不能通过者。

（5）急性扁桃体炎、急性咽炎、腐蚀性食管炎急性期者。

（6）疑有胃肠穿孔者。

（7）全身情况极度衰竭者。

（8）传染性疾病属相对禁忌证,必须检查者,可用专用胃镜,并严格消毒、隔离。

（二）上消化道内镜的术前准备与操作技术

1. 术前准备 以胃镜为例介绍上消化道内镜检查的术前准备。

（1）仪器设备准备

1）首先检查胃镜外皮是否有破损,控制旋钮、光源及监视器是否正常工作;调节内镜的白平衡;连接好吸引、注水瓶等,注水瓶中应装有 1/2~2/3 的蒸馏水;检查胃镜注气、注水及吸引等功能是否正常。

2）检查胃镜所采集的图片能否正常传输到相应的图文工作系统中。

3）检查前在胃镜头端涂抹润滑剂,并于治疗车上准备注射器、生理盐水及去泡剂,以备检查过程中所需。

（2）患者准备

1）首先应详细了解病史,有无适应证与禁忌证,掌握必要的体格检查、化验检查及特殊检查情况,必要时须阅读相关影像学检查报告。

2）向患者说明检查目的、所需配合的事项、检查中及检查后可能出现的并发症,签署知情同意书。

3)早晨检查者,检查前1天晚餐宜进食易消化食物,晚9时后禁食、禁水、禁烟;如有幽门梗阻者,应在术前洗胃;下午检查者,早晨摄入清淡半流质食物后禁食禁水。

4)检查前半小时肌内注射解痉药物,对精神紧张者肌内注射镇静药物。

5)口服去泡剂,有助于去除胃内气泡及附着于胃壁上的黏液,利于胃黏膜上微小病变的观察及胃黏膜染色;咽部吸服黏膜表面麻醉剂。

6)检查前取下活动义齿;如加做治疗,需了解患者出血凝血状况,及有无其他存在的禁忌。

7)进一步告慰患者,缓解其紧张情绪,向患者阐明胃镜检查时的配合动作。

8)如做无痛检查,需排除麻醉禁忌证。

2. 操作技术

(1)患者体位:通常取左侧卧位,双下肢屈曲,松开领口及腰带。

(2)胃镜插入:术者左手持内镜操作部,右手持镜身,微向下旋转旋钮,使内镜先端可弯曲部略向下弯曲,沿着硬腭的正中线推进,可见腭垂,继续进镜,通过舌根即可见会厌,可观察到V字形的喉头和白色声带。稍向上旋转旋钮,沿咽后壁进入食管,若遇阻力,可令患者做吞咽动作,同时顺

势插入内镜,不要盲目用力插镜,以防咽部黏膜损伤或撕裂。

(3)胃镜的观察及胃腔内的定位:胃镜进入食管后,依次循食管-贲门-胃底-胃窦-幽门-十二指肠腔进镜。当胃镜插入到距门齿约40cm时,已达到贲门。通过贲门后,应向胃腔内适当注气,此时调节胃镜头端向下向左,找到胃腔后,再继续插入。在远处可见到胃角,调节角度钮,使胃镜先端稍向下方沿胃大弯侧继续插入胃窦,再调节角度钮,寻找幽门。接近幽门并在幽门开放时调节先端,对正幽门并稍用力将胃镜向前推进,进入十二指肠球部,对十二指肠球、降部进行检查,后边退镜边检查胃窦胃体部位,将镜身翻转成J型,观察胃底及贲门图像,最后按胃体大弯、贲门、食管的顺序检查,检查过程中各部位保存图像。需要注意的是,进行胃镜检查时,采取间断点吸法将胃内液体吸干净,防止吸引黏膜对其造成损伤。(图12-1-1)

(4)术后处理:顺利结束检查后,应嘱患者安静休息。为避免咽部麻痹有误咽的危险,患者应于术后1~2小时麻醉作用消失后方可进食;如取活检(图12-1-2),应在检查后2小时内禁止饮食及饮水。检查后当日避免进食咖啡、酒精及不易消化的食物等。若检查后出现剧烈腹痛、黑便等症状,嘱其立即来院就诊。

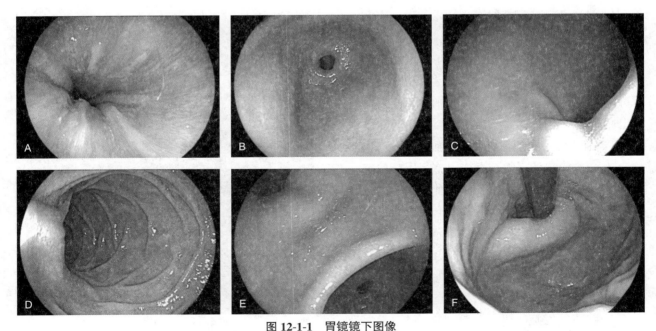

图 12-1-1　胃镜镜下图像
A. 食管下端贲门口;B. 胃窦幽门前区;C. 十二指肠球部;D. 十二指肠降段;E. 胃角;F. 胃底。

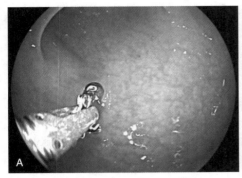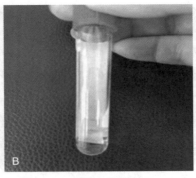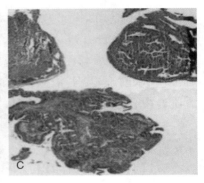

图 12-1-2 胃镜下取活检
A. 咬取活检；B. 将标本置于带有固定液的试管内；C. 标本显微镜下诊断。

（三）上消化道内镜检查的并发症

1. **咽部损伤** 胃镜插入时可能会引起食管入口处擦伤或裂伤,引起咽部出血、水肿,最为严重的可造成穿孔。因此,在检查时如有抵抗感,不要强硬进镜。

2. **食管损伤** 胃镜损伤食管可引起其他损伤,若发生食管穿孔则为严重并发症,患者可有胸痛、纵隔及皮下气肿、心悸、呼吸困难等症状。因此,我们强调在插入胃镜时必须在直视下缓慢插入,遇有肿瘤等食管狭窄病变,以及误入食管憩室时,切忌强力通过。

3. **胃穿孔** 粗暴的操作可能损伤胃壁导致穿孔。另外,在活检时损伤黏膜,对于穿透性病变注气过多,压力过大,也可引起病变处穿孔,患者可出现急性穿孔的临床表现。

4. **食管贲门黏膜撕裂综合征** 若过度充气使胃部过度膨胀,或检查时患者出现剧烈呕吐反应,会使贲门至胃小弯侧沿胃长轴方向形成纺锤形裂伤,造成出血。一般情况下,待患者安静休息后,即可用钛夹或止血钳在内镜下止血,但若裂伤较深出血严重时,还需输血治疗。因此,我们在退镜时,需要确认贲门处是否有裂伤出血。

5. **心血管意外** 曾有报道因施行胃镜检查发生心搏骤停及心肌梗死者。对心血管患者进行胃镜检查时,应随时提高警惕,最好于心电监护下进行胃镜检查,并做好急救治疗的准备。

6. **出血** 多因活检时的黏膜损伤或撕裂所致,一般出血量不多,多能自行停止。如误将曲张的静脉作为肿物进行活检时,可引起大出血。

7. **肺部并发症** 可出现低氧血症,一般为轻度。胃内潴留液反流时,可出现呛咳,严重者可出现吸入性肺炎或窒息。

8. **其他** 包括麻醉药过敏、喉痉挛、内镜嵌顿、急性胃扩张、下颌关节脱臼等。因此,我们强调在术前要详细询问病史,了解有无药物过敏史等;在检查过程中动作要轻柔,避免内镜于胃内结袢;在能明确诊断的前提下,尽量缩短检查时间。这些对于减少和防止并发症的发生均甚为重要。

（四）常见上消化道急腹症相关疾病的内镜下诊断

1. **食管贲门黏膜撕裂综合征** 为上消化道出血的原因之一,本病因剧烈呕吐造成胃内压力骤增,胃壁强力收缩而贲门未开放,导致贲门处黏膜撕裂出血。内镜下裂伤黏膜可自食管下端至胃体上部,以贲门最多见。多为纵行线状的黏膜裂伤,常有血凝块覆盖,其边缘可见新鲜渗出,裂伤周围黏膜充血、水肿。如病变轻,仅见到一条出血性裂痕,周围黏膜炎症不显著。通常于胃底处反向观察较易发现黏膜损伤处。（图 12-1-3）

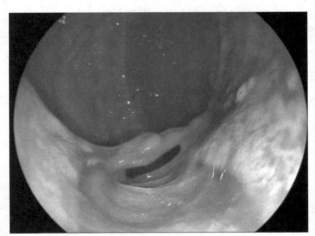

图 12-1-3 贲门撕裂
镜下提示贲门黏膜裂伤,呈纵行线状,伴有出血。

2. 食管静脉曲张 食管和胃底静脉曲张以门静脉高压所致最常见，偶尔可见原因不明的孤立性食管静脉曲张。

内镜下食管静脉曲张的定义是，少量注气使食管正常黏膜皱襞消失后，仍可见显著的静脉。应分别记录其部位、色泽、曲张程度及形态，并观察曲张静脉上有无红色征，以及食管黏膜有无糜烂、溃疡或瘢痕。(图 12-1-4)

3. 消化性溃疡 是指发生在胃和十二指肠的慢性溃疡，溃疡的黏膜缺损超过黏膜肌层，不同于糜烂。

(1) 胃溃疡：胃溃疡常见的部位为胃窦部的胃小弯。溃疡一般为圆形或椭圆形，边缘锐利清晰，与周围黏膜同一平面或微隆起。溃疡底面平滑，呈白色或灰白色，为坏死组织所覆盖；有时基底呈褐色，为陈旧性出血的痕迹。急性出血时，溃疡面有渗血，或为凝血块所覆盖。急性胃溃疡较小，直径常在 1cm 以内，溃疡周围黏膜有充血水肿。慢性溃疡较大，有时直径达数厘米。当溃疡将近愈合时，溃疡面缩小，周围可见带状或线状红晕。胃溃疡多为单发，有时可为多发，如同时伴有十二指肠溃疡，称之为复合溃疡。(图 12-1-5)

(2) 十二指肠溃疡：十二指肠溃疡是最常见的消化性溃疡，也是并发上消化道出血的最主要原因之一。大多数为十二指肠球部溃疡；发生于十二指肠上角以下部位的溃疡，即十二指肠球后溃疡较少见。球部溃疡以前壁最多，其次为后壁及大弯，小弯侧最少。十二指肠溃疡分期与胃溃疡相同，在活动期 A_1、A_2 二期较难区分。溃疡愈合后，由于瘢痕牵缩，可致球部形态变化，如前壁凹陷则形成假性憩室，后壁隆起则形成假性息肉，还可致幽门畸形、降段入口狭窄等变化。(图 12-1-6)

4. 急性胃炎 急性糜烂性胃炎最为常见，在内镜下可以观察到胃黏膜有充血、水肿，红白相间，呈花斑样改变，胃黏膜的损伤一般多发生在胃窦部位的胃黏膜，在水肿、充血的胃黏膜表面，可以看到有一些陈旧的、点状的、咖啡色的出血，可能附有一些点状的血痂或者有一些白苔(图 12-1-7)。

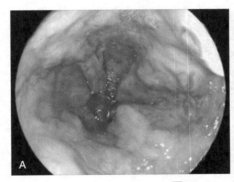
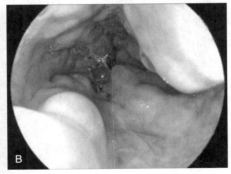

图 12-1-4 食管静脉曲张
A. 食管下端曲张静脉(红色征)；B. 串珠状曲张静脉。

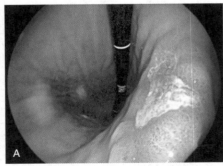
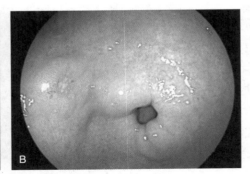

图 12-1-5 胃溃疡
A. 胃角溃疡，表面覆白苔；B. 胃窦幽门前区溃疡，溃疡周边黏膜水肿，呈火山口样改变。

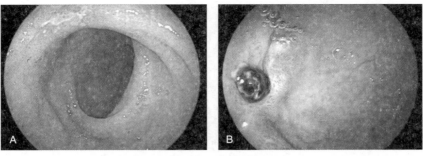

图 12-1-6　十二指肠球部溃疡
A. 球小弯侧前壁霜斑样溃疡；B. 前壁溃疡伴出血斑。

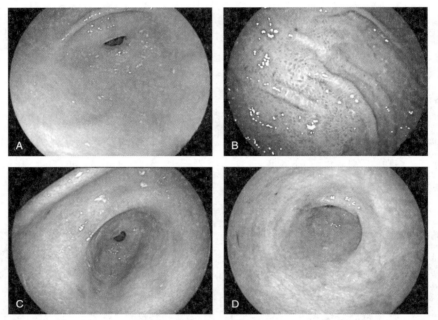

图 12-1-7　胃炎
A. 胃窦条带状充血带；B. 胃体点片状充血；C. 胃窦片状充血；D. 胃窦糜烂灶。

二、下消化道内镜检查

（一）下消化道内镜检查的适应证、禁忌证

1. 适应证

（1）怀疑有结肠病变的，如腹痛、腹泻、便秘、脓血便、腹部包块等。

（2）不明原因的下消化道出血、便血。

（3）不明原因的低位肠梗阻，影像学提示结直肠异常。

（4）针对结肠疾病的结肠镜下治疗。

（5）内镜随访，如结直肠息肉、肿瘤切除术后复查。

（6）高危人群筛查。

2. 禁忌证　结肠镜检查绝对禁忌证很少，多为相对禁忌证。

（1）严重的心肺功能不全。

（2）急性消化道炎症期，高度怀疑肠穿孔者。

（3）各种原因引起的腹腔内粘连，或结肠形成硬性扭曲时，不建议勉强完成全结肠检查。

（4）妊娠期。

（二）下消化道内镜检查的术前准备与操作技术

1. 术前准备　肠道准备：肠道准备是结肠镜检查的重要环节，肠道的清洁度关系着肠镜检查能否顺利进行，清洁的肠道能保证肠镜顺利进行，还能减少受检者的痛苦。

1）饮食指导：指导受检者在检查前3天进食流质或少渣半流质饮食，检查前1天进食全流质饮食，并避免进食水果蔬菜类食物；对于有低血糖倾向的头晕乏力者，可给予输液治疗；检查当天禁食。

2）药物选择：可常规选用复方聚乙二醇电解质溶液、硫酸镁、甘露醇等。也可应用番泻叶30g，加开水500ml，浸泡30min，于检查前日晚服用，间隔50min后，服5%葡萄糖氯化钠溶液1 500~2 000ml，直至排便呈水样便为止。

2. **操作技术**　结肠镜检查的目的是，对全结肠及直肠肛管结构进行内镜下的检查。要求结肠镜由肛门插入，沿肠道逆行，经全程结肠，达回盲部，观察阑尾开口。

（1）操作的基本原则

1）少注气，注气过多可引起腹胀、腹痛，肠管膨胀后移动性差，不易寻找肠腔，而且可使肠管弯曲处更大，增加插镜困难。

2）寻找肠腔，循腔进镜，见腔吸气，是结肠镜的插入原则，尽量避免盲目滑进。若看不到肠腔，可变换体位，或以手在腹部按压辅助寻找肠腔。

3）拉直镜身减少弯曲，消除镜身弯曲有利于进镜。结肠弯曲部是结肠镜通过困难的地方，可采用前进＋钩住＋后拉取直＋伸直镜头再前进的方式，如此反复；钩拉法常用于乙状结肠和降结肠交界处、结肠左曲、横结肠的下垂部和结肠右曲等部位。

（2）检查方法

1）观察方法：结肠镜在插入时，只能做粗略的观察，在发现病变时应立即活检、照相，以免退镜时寻找费时。主要是在退镜过程中，对肠腔做详细的观察，边退镜调节角度钮边观察，一定要看清肠壁四周，结肠弯曲处要仔细观察，退镜速度要缓慢，有时需反复进退观察，以防遗漏病变。

2）活检、照相和细胞学检查，与胃镜基本相同。

（三）下消化道检查的相关并发症及处理方式

尽管结肠镜检查是一项很安全的检查，但临床中仍不乏并发症，这多与操作及镜下手术有关。

1. **穿孔**　肠壁穿孔发生率约占0.2%，最多见于乙状结肠，发生穿孔后，有时可在破口内见到小肠、网膜或脂肪垂等。腹膜内穿孔诊断确立后需立即行剖腹修补、暂时性结肠造瘘术或肠部分切除。

2. **肠道出血**　是息肉切除术后最常见的并发症。息肉切除后的出血，多在术后24小时内发生，少量出血多可自行停止，对出血量多且不能自行停止者，可通过内镜局部喷洒止血药物、内镜下电凝止血，或内镜下止血夹止血。

3. **肠系膜、浆膜撕裂**　一般多发生于检查操作困难者。尽可能循腔进境，避免过多注气及长距离解袢。

4. **肠绞痛**　与操作时间长，注气过多有关。检查时少注气；检查结束后，可吸出肠道内气体。

5. **心脑血管意外**　术前严格评估、术中谨慎操作，可减少相关并发症。

（四）正常大肠的内镜下所见

正常大肠黏膜呈橘红色，光滑湿润，有明显的光泽。黏膜下层血管清楚，呈鲜红色毛细血管网状，边缘光滑，粗细匀称。大肠各段由于解剖特点不同，内镜下各有其特征。（图12-1-8）

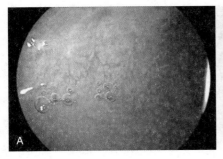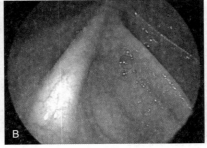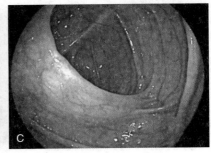

扫码观看彩图

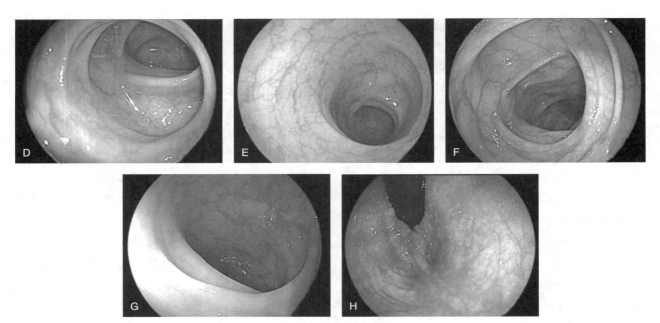

图 12-1-8　正常结肠镜
A. 末端回肠；B. 阑尾开口；C. 升结肠近端回盲部；D. 结肠右曲；E. 横结肠；F. 结肠左曲；G. 乙状结肠；H. 肛门翻镜。

（五）常见下消化道急腹症的内镜下诊断

1. 下消化道出血　下消化道出血常见于溃疡性结肠炎、克罗恩病、缺血性肠病、结肠憩室、结肠肿瘤等，也可见于过敏性紫癜、血管畸形、肠寄生虫病等，或见于结肠术后、内镜治疗后的术后。内镜检查是明确结直肠出血原因和部位的最重要手段，并且可以在内镜直视下进行止血治疗。为了更好地发现出血部位，进镜和退镜过程中均需仔细检查肠黏膜，并需要将肠腔内的粪水和积血冲洗干净。一般内镜下发现表面裸露血管即可明确诊断。（图 12-1-9）

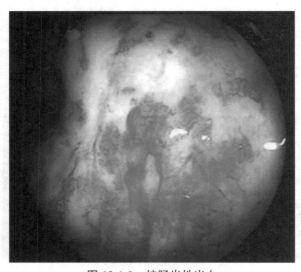

图 12-1-9　结肠炎性出血

2. 结肠癌伴梗阻　大肠癌进展期分为隆起型、浸润型和溃疡型；晚期形成肠道梗阻，是常见的急腹症之一。隆起型以右半结肠多见，肿瘤向肠腔内生长，呈半球状、球状、菜花样，或盘状突起，瘤体较大脆而易出血，生长缓慢，浸润性小，预后较好。浸润型多发于左半结肠，肿瘤环绕肠壁浸润，并沿黏膜下生长，质地较硬，容易引起肠腔狭窄和梗阻，此型结肠癌的细胞分化程度较低，恶性程度高，并且转移发生的时间也较早。溃疡型多见于直肠，貌似火山口状，由不规则的溃疡形成，溃疡呈蝶形，边缘隆起外翻，基底为坏死组织，癌肿向肠壁深层浸润生长，恶性程度高。部分浸润溃疡型肿瘤向肠壁深层生长，与周围界限不清，中央坏死，形成基底宽大的深在溃疡，溃疡边缘黏膜略呈斜坡状抬高，而非肿瘤组织的外翻。（图 12-1-10）

3. 大肠息肉　临床上虽然较多见，但只有出现出血、梗阻才会引起急腹症。目前国内外多采用 Morson 组织分类，即分为肿瘤性、错构瘤性、炎症性和化生性（也称增生性）4 类。息肉根据有蒂和无蒂分为有蒂型、无蒂型和亚蒂型；根据息肉数目分为单发和多发，多发者称为腺瘤病和息肉病。内镜下的表现可参阅相关文献。（图 12-1-11）

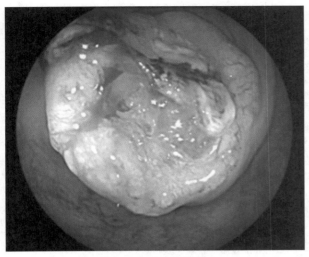

图 12-1-10　结肠癌

4. 结肠炎症性疾患

（1）溃疡性结肠炎：为一种原因不明的直肠和结肠的非特异性炎症，临床上多表现为慢性或亚急性腹泻和黏液脓血便等。病变在活动期时，黏膜充血、水肿，血管纹理紊乱、模糊，肠腔常呈痉挛状态，其后黏膜面变粗糙或呈细颗粒状，组织脆易出血；进一步发展，黏膜有糜烂或表浅细小溃疡，有脓性分泌物，严重者病变部位几乎无正常黏膜。病变缓解后，黏膜充血、水肿消退。如反复发作后，可形成假息肉和黏膜桥。（图 12-1-12）

（2）克罗恩病：为一种原因不明的肠道非特异性炎症，可发生于胃肠道任何部位，但以回肠末端最常见，也常累及升结肠。内镜下早期呈阿弗他溃疡，黏膜面可见散在的白色、表浅、针尖样或小圆形溃疡，相间的黏膜正常；病情发展后，溃疡变大且深，呈圆形或卵圆形，表面覆白苔；病变继续进展，溃疡可更大且深，呈匐行性，相互融合，并沿肠管纵轴分布，形成特征性纵行溃疡。病理检查为确诊的唯一手段，活检病理为非干酪坏死性肉芽肿。病程长或反复发作者，溃疡可纵横交错，间区黏膜呈结节状隆起，形成似"铺路石面"状的所谓卵石征；有时可见散在分布的假性息肉；晚期由于肠壁纤维化致肠腔狭窄。

5. 放射性肠炎
是腹腔、腹膜后和盆腔脏器的恶性肿瘤接受放疗后所引起炎症性病变，结肠的发病率远较小肠为多。大部分的病例是宫颈癌放疗后的并发症，故以直肠最常见，多见于距肛门 7~10cm 的直肠前壁，黏膜呈局限性或弥漫性充血，血管扩张，黏膜脆而易出血；进一步发展，黏膜糜烂、溃疡形成，溃疡边缘平坦，表面附有白苔；严重时可致肠腔狭窄，或伴瘘管形成。

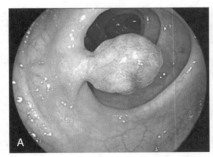
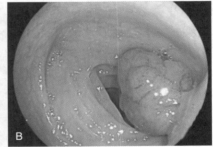

图 12-1-11　结肠息肉
A. 山田Ⅲ型息肉；B. 广基腺瘤。

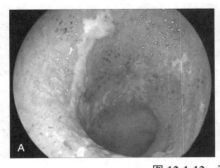
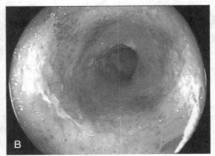

图 12-1-12　溃疡性结肠炎
A. 浅表溃疡糜烂及充血斑；B. 结肠黏膜浅表溃疡糜烂、结肠袋消失。

6. 阿米巴肠病 是溶组织阿米巴侵入结肠后所致的以痢疾症状为主的疾病，病变最常见于盲肠、升结肠，其次为乙状结肠、直肠。内镜下溃疡的特点为底大口小烧瓶样，黏膜表面散在分布针尖样大小溃疡口，可有棕黄色和绿色坏死物附着，溃疡之间黏膜正常。进一步发展，小溃疡可相互融合成大溃疡，较深，形态不规则，边缘隆起呈潜行性，类似火山口样。反复发作，可使局部肉芽组织增生，形成表面不规则肿块，称为阿米巴肉芽肿，可引起肠管狭窄。

7. 肠结核 好发于回盲部，内镜下溃疡沿肠壁淋巴管分布，呈环形发展，大小不等，深浅不一，边缘不规则，潜行性，表面附白苔。由于结核性肉芽肿和纤维组织增生，肠壁可增厚、僵硬，表面有糜烂、小溃疡和大小不等的假息肉或结节，严重者形成较大团块，有时可见肠腔狭窄。回盲瓣变形，表面可有溃疡和假息肉，是诊断肠结核的重要依据。

8. 结肠憩室 是肠壁局部向外膨出形成的袋状物，多见于乙状结肠、降结肠，常是多发。内镜下见肠壁有边缘清楚的圆形或椭圆形洞口，周围黏膜正常，有时可见腔内黏膜和粪渣，如有炎症时，可见洞口周围黏膜充血、水肿，甚至穿孔。

第二节 常见急腹症的内镜下诊断及治疗

一、食管胃底静脉曲张的内镜下治疗

食管胃底静脉曲张出血是消化道出血中最为危险的病症之一，其严重程度要结合临床表现和内镜表现综合判断。在早期纠正低血容量性休克、药物止血、监护生命体征等处理后，可根据患者病情开展急诊内镜下止血治疗。内镜治疗食管胃底静脉曲张，包括硬化剂注射治疗、套扎治疗、组织黏合剂注射治疗及多种方法联合治疗。(图 12-2-1)

（一）内镜下食管胃底静脉曲张注射疗法

1. 硬化剂注射疗法(endoscopic injection sclerotherapy, EIS)

（1）适应证：①急性食管静脉曲张出血；②既往有食管静脉曲张破裂出血史（次级预防）；③外科手术后食管静脉曲张再发者；④不适合手术治疗的食管静脉曲张患者。

（2）禁忌证：①肝性脑病≥2期；②伴有严重的肝肾功能障碍、大量腹水、重度黄疸，出血抢救时根据医生经验及所在医院的情况掌握。

（3）疗程：第1次硬化治疗后，再行第2次、第3次硬化治疗，直至静脉曲张消失或基本消失。每次硬化治疗间隔时间为1周左右。第一疗程一般需3~5次硬化治疗。建议疗程结束后1个月复查胃镜，每隔3个月复查第2、第3次胃镜，6~12个月后再次复查胃镜。如发现静脉再生，必要时行追加治疗。

（4）术后处理：①术后禁食6~8小时，以后可进流质饮食，并注意休息；②适量应用抗生素预防感染；③酌情应用降门脉压力的药物；④术后严密观察出血、穿孔、发热、败血症及异位栓塞等并发症。

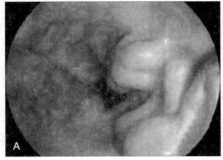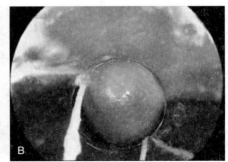

图 12-2-1 食管静脉曲张套扎
A. 食管曲张静脉；B. 曲张静脉套扎。

（5）常用硬化剂：1% 乙氧硬化醇、聚桂醇注射液等。EIS 治疗食管和胃底静脉曲张及其出血疗效确切，应用也最普遍，是食管胃底静脉曲张急诊止血的首选方法之一，止血成功率可达 81%~98%。硬化剂注入后，造成局部血管内皮无菌性损伤，血栓形成、机化、纤维瘢痕形成，阻塞血流，反复治疗可使静脉曲张逐渐减轻或血管闭塞消失。注射方法有血管内、血管旁、血管内及血管旁混合注射 3 种。

（6）注意事项：硬化剂注射部位的选择，应于食管下端开始，各静脉注射点尽量避免在同一平面，以免术后瘢痕造成食管狭窄；注射时应避开食管蠕动波，并嘱患者平静呼吸，避免咳嗽，以免注射针划破血管造成破裂出血。

2. 组织胶注射治疗

（1）适应证：①急性胃静脉曲张出血；②胃静脉曲张有红色征或表面有糜烂，有出血史（次级预防）。

（2）方法：组织胶可有效地使曲张静脉闭塞，从而使早期再出血率明显降低，死亡率下降。医用组织黏合剂包括氰基丙烯酸盐、氰基丙烯酸酯、纤维蛋白胶等。目前推荐使用"三明治"夹心注射法，即将注射针内预留无阴离子的油性物质（常用碘油，也可用聚桂醇），中间推注组织胶，随后推注稍多于针腔容量的油性物质，其中组织胶可用原液或不同浓度的稀释液。组织黏合剂根据静脉的大小经验性确定注射量。经内镜注射的组织胶，通过胶合液与血液接触后快速聚合和硬化，可有效闭塞曲张静脉，从而控制曲张静脉出血，使早期再出血率由 30% 降至 10%，明显降低住院病死率。常用的组织胶是 N- 丁基 -2- 氰基丙烯酸盐。尤其适用于食管胃底静脉曲张，及预示再出血的

食管粗大静脉曲张。主要并发症是脑栓塞以及门静脉、肺静脉栓塞，但发生率很低。（图 12-2-2）

（3）术后处理：同硬化治疗，给予抗生素治疗 5~7 天，酌情应用抑酸药。

（二）内镜下食管静脉曲张套扎术（endoscopic esophageal variceal ligation，EVL）

1. 适应证 ①急性食管静脉曲张出血；②既往有食管静脉曲张破裂出血史（次级预防）；③外科手术后食管静脉曲张再发者；④中重度食管静脉曲张，无出血史，存在出血危险倾向的患者（初级预防）。

2. 禁忌证 ①有上消化道内镜检查禁忌；②出血性休克；③肝性脑病。

3. EVL 是一种安全、有效、简单的食管静脉曲张的治疗方法，其原理类似内痔橡皮圈结扎法（图 12-2-3）。插入内镜后，观察食管静脉曲张情况，一般从食管下端近贲门开始，螺旋向上结扎曲张静脉。注意避免在同一水平做多个结扎，以免引起食管腔狭窄；结扎前必须将需要结扎的静脉完全吸入结扎器内，再释放橡皮圈，否则未将曲张静脉套扎完全，结扎组织脱落后易导致出血；即使结扎完全，术后也应注意结扎橡皮圈脱落时所致的继发性出血。EVL 治疗食管胃底静脉曲张的目的是，使结扎的曲张静脉纤维化，闭塞曲张静脉腔，预防和减少再出血。在紧急止血治疗方面，因内镜安装了皮圈结扎器后视野较小，寻找合适结扎处较为困难，因此，目前主要用于出血后择期治疗。EVL 食管静脉曲张完全根除率为 77.6%，再出血率及病死率分别为 24.1% 和 22.4%。EVL 术后常规给予抗酸药物及抗生素，以防止胃酸反流或继发感染。

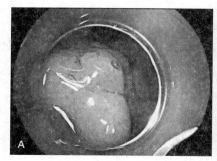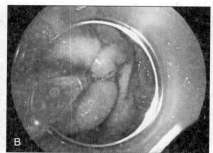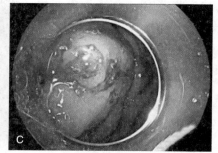

图 12-2-2　胃底静脉曲张 EIS
A. 胃底静脉曲张，表面可见出血头；B. 带组织胶的注射针注射；C. 注射后可见胶体外溢。

扫码观看彩图

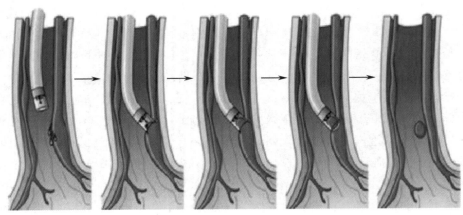

图 12-2-3　EVL 示意图

（1）单环套扎法：每次仅能做 1 次结扎，故需留置内镜外套管于食管近段，以避免内镜反复进出对咽部的刺激和损伤。

（2）多环套扎法：常用 6~8 环，1 次进镜可完成多次结扎，较为方便。

（3）密集套扎法：1 次用 2~3 套多环套扎器，对食管曲张静脉在不同层面纵向密集套扎，将曲张静脉完全阻断，可提高 EVL 的根除率。

4. **疗程**　套扎间隔 10~14 天可行第 2 次套扎，直至静脉曲张消失或基本消失。建议疗程结束后 1 个月复查胃镜，每隔 3 个月复查第 2、第 3 次胃镜，以后每 6~12 个月进行胃镜检查。如发现复发的情况，可在必要时行追加治疗。

5. **术后处理**　术后一般禁食 24 小时。观察有无并发症，如术中出血（曲张静脉套勒割裂出血）、皮圈脱落（早期再发出血）、发热、局部哽噎感等。

（三）联合应用 EVL 与 EVS 治疗

单纯应用 EVL 治疗时，由于只能结扎黏膜及黏膜下层的曲张静脉而留有深层脉及交通静脉，因此，静脉曲张复发早，复发率也高；而单纯应用 EIS 时，则由于每次硬化剂剂量较大，治疗次数相对较多，易引起食管深大溃疡，并可能导致治疗近期溃疡出血及远期食管狭窄，甚至食管穿孔或硬化剂远端脏器浸润栓塞等严重并发症的发生。

EIS 与 EVL 是内镜治疗食管静脉曲张的主要方法，两者可互补使用。一般 EVL 后，用 EIS 对残余的曲张静脉进行治疗；或用 EIS 治疗胃底静脉曲张，EVL 治疗食管静脉曲张。联合应用 EVL 与 EVS，可使两者产生互补协同效应，提高疗效，

减少并发症发生。EVL 联合 EIS 治疗食管胃底静脉曲张，避免了两者的缺点，又产生了优势互补，使疗效更确切，治疗更安全。

（四）联合应用组织胶与 EIS 治疗

组织胶不引起局部炎症和继发的食管纤维化，因此不能阻止产生新的曲张静脉；注射治疗破裂出血的静脉，而其他曲张静脉依然存在，且有并发出血的可能。因此，在应用组织胶治疗曲张静脉及破裂出血的同时，对其余曲张静脉采用硬化剂注射治疗，可有效增加组织黏合剂疗效，减少术后再出血发生率。

二、急性非静脉曲张出血的内镜下治疗

上消化道出血是临床常见的疾病。根据病史、临床表现、体格检查，再结合 X 线钡餐造影，大部分病例可以确诊，但仍有部分有时诊断困难。自从广泛应用内镜检查以来，显著提高了本病的确诊率，并发现不少过去临床难以诊断的出血原因，如出血性胃炎、食管贲门黏膜撕裂综合征等；还可通过内镜对出血部位进行止血。

1. **检查时机**　紧急内镜检查，系指在上消化道出血 24~48 小时内进行的内镜检查。

2. **诊断依据**　内镜检查应以看到活动性出血或近期出血病变，作为判断病位及出血原因的可靠依据。活动性出血指病变处有新鲜出血或渗血；近期出血痕迹包括发现溃疡底有黑褐色着色，附有凝血块，或胃内有褐色潴留液；发现有隆突的小动脉也有助于出血的诊断。

3. **禁忌证**　大量的临床实践已经证明，急症

内镜检查是安全的,但对于有严重出血性休克的患者,对于出血速度很快的大出血,不宜贸然进行急症检查,必须及时补充血容量,待患者情况好转后再进行检查。

4. 注意事项 除极少数患者胃内血液、血块过多影响观察,检查前可考虑置胃管冰水洗胃外,可不必行常规术前洗胃。如发现一处病变,但未见到活动性出血或近期出血征象时,仍应继续做全面细致的观察。尽量采用前向直视式或斜视式内镜,以便对十二指肠以上部位进行全面细致观察,以防误漏。

5. 治疗处理方法

(1)药物局部喷洒:注射常用的内镜喷洒止血药物包括去甲肾上腺素和凝血酶等,去甲肾上腺素可通过刺激毛细血管 α 受体:起到收缩血管、凝聚血小板的作用,进而实现局部止血的效果。凝血酶是血液凝血级联反应中的主要效应蛋白酶,具有促凝和抗凝的特性,患者用药后,药物可直接作用于血浆纤维蛋白原,促使其快速形成纤维蛋白,进而作用于病灶表面的血液,形成稳定的凝血块,当浓度达到一定程度时,可形成局部保护膜,也有助于快速止血。内镜下注射给药,能够有效提高给药精确性,是改善急性非静脉性上消化道出血患者病情的手段之一。

(2)热凝止血:内镜下电凝止血治疗具有止血迅速与效果理想等优势,其操作原理是,通过电凝治疗仪促进出血部位温度的提升,使患者的血管与四周组织凝固性坏死,进而实现止血治疗的目的(图 12-2-4)。

(3)机械止血:急性非静脉曲张性上消化道出血患者病情明确后,可内镜下使用金属钛夹治疗(图 12-2-5)。该治疗方式的原理是,通过金属钛夹产生的物理机械力量,将患者出血血管及四周局部组织血流进行阻断,从而实现止血的治疗目标。

(4)联合方法:研究证实,对于一些高危的消化道出血患者,尤其是憩室出血和息肉切除后出血的患者,两种或多种内镜下止血方法联合应用,能够显著降低再出血、手术及死亡的风险。

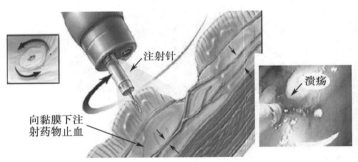

图 12-2-4 十二指肠镜下电凝止血

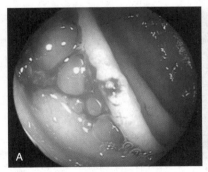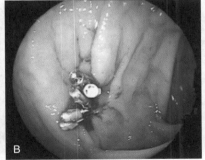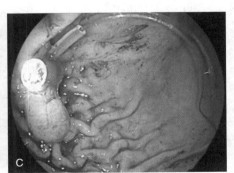

图 12-2-5 机械止血

A. 结肠镜下出血点;B. 止血夹夹闭出血点;C. 胃镜下长蒂腺瘤伴出血,止血夹联合尼龙圈止血。

扫码观看彩图

三、急性消化道穿孔的内镜下治疗

急性上消化道穿孔是常见的急腹症之一，近年来，随着暴饮暴食、饮酒等不良生活习惯的增加，该病的发病率也呈现出明显上升的趋势。该病虽然临床表现比较典型，但是由于存在腹腔污染严重、高龄发病者往往合并其他系统疾病等因素的存在，使得该病的早期诊断与合理的外科治疗显得尤为重要。临床上对于急性上消化道穿孔的治疗仍然以外科手术为主，但随着内镜下闭合技术及器械的迭代更新，部分消化道穿孔，特别是内镜治疗性穿孔，可以在内镜下处理。

（一）金属夹

1. **穿孔闭合**　金属夹闭合术是应用最为广泛的消化道穿孔闭合技术，应用特点是操作简单、方便，但闭合力较弱，一般仅能闭合黏膜层而非全层消化道管壁，对于较大的穿孔，常发生夹闭不全、夹子脱落等情况。在一些病灶难以充分显示的部位，如十二指肠球降交界处的穿孔，操作困难甚至失败，必要时利用透明帽的保护作用，有助于完成操作。

2. **操作要点**　发现穿孔后，在能暴露病灶的基础上，尽量少注气，吸净病灶周围的液体，将金属钛夹安装于可旋式夹闭器上，经内镜钳道插至内镜前端，后轻拉塑料外套管，露出钛夹至白色柄部。缓慢轻轻收紧手柄，以使夹子充分张开至最大角度。调节内镜及钛夹的方向，使夹子与病灶呈垂直接触，确认夹子跨越穿孔部位并接触两侧黏膜后，随即用力收紧钛夹。然后轻拉置放管，取出置放器。

3. **多夹释放装置**　为提高缝合效率，有公司研发了多夹释放装置，可一次性释放多个金属夹作用于目标组织，其具体临床效果有待进一步验证（图 12-2-6）。

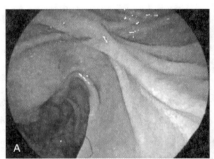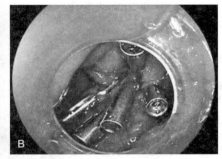

图 12-2-6　十二指肠穿孔
A. 十二指肠降段穿孔（黑色圈）；B. 多个金属夹夹闭穿孔面。

（二）金属夹联合尼龙圈

对于较大的穿孔或瘘管，单独使用经内镜钳道金属夹常不能获得满意闭合，此时可采用金属夹联合尼龙圈治疗方法。将合适规格的尼龙圈放于穿孔处，后续有两种操作方案：方案一，使用两个金属夹将尼龙圈的对称两点固定于穿孔两侧正常黏膜，收拢尼龙圈，使两侧黏膜靠拢，再应用金属夹封闭创面，此过程可应用多个尼龙圈套重复进行，直至完全闭合穿孔；方案二，以多个金属夹等间距地将尼龙圈固定于穿孔周围正常黏膜，收紧尼龙圈，使周围黏膜聚拢，从而覆盖穿孔，该方法常被称为"荷包缝合"，固定过程一般推荐应用 4~6 个金属夹为宜，过多金属夹可能影响收缩后的闭合效果。（图 12-2-7）

（三）其他方法

近年来，随着专业设备的不断研发，出现了由镍钛合金制成的专用缝合器械，它模仿外科缝合技术，与金属夹相比，可提供更为有效、可靠的缝合效果，灵活性欠佳，价格昂贵，目前临床上未广泛应用。当前，尚有多种专用缝合器械处于动物或人体研究阶段（图 12-2-8）。

四、经内镜异物取出术

消化道异物是临床经常遇到的一种紧急情况，内镜下消化道异物取出术是利用内镜将消化道内的异物取出的治疗方法（图 12-2-9）。

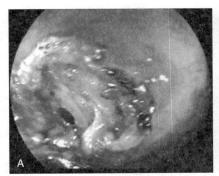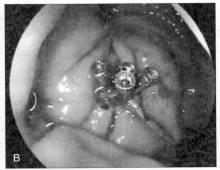

图 12-2-7　金属夹联合尼龙圈关闭穿孔

A. 内镜下看到穿孔点；B. 金属夹联合尼龙圈关闭穿孔。

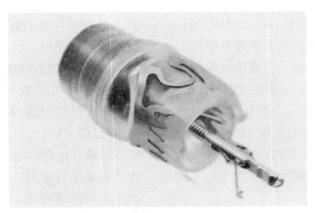

图 12-2-8　OTSC 装置（over-the-scope-clip system）

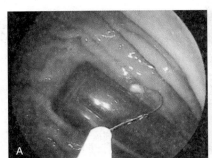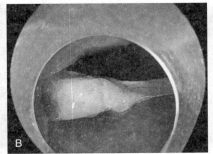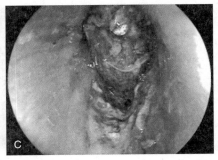

图 12-2-9　消化道异物

A. 打火机；B. 鱼骨；C. 枣核。

完全清醒、有沟通能力的大龄儿童和成人，一般都能确定吞食的异物，指出不适部位。然而，一些患者并不知道他们吞食了异物，而在数小时、数天或数年后出现与并发症有关的症状。幼儿及精神病患者可能对病史陈述不清，如果出现呛咳、拒绝进食、呕吐、流涎、哮鸣、血性唾液或呼吸困难等症状及体征时，应高度怀疑吞食异物的可能。

（一）适应证

上消化道内自然排出有困难的任何异物，尤

其是锐利或毒性异物。

（二）禁忌证

1. 异物已部分或全部穿出消化道外。

2. 长径>2.5cm 的锐利异物及不规则形状的异物。

3. 硬质异物长度>20cm，且有嵌顿者。

4. 估计不能通过贲门取出的胃内巨大异物。

5. 凝血功能障碍及口服抗凝药物未处理者。

6. 患者一般情况差、心肺功能不全不能耐受手术者。

（三）异物的处理

1. **处理原则** 消化道异物一旦确诊，必须决定是否需要治疗、紧急程度、治疗方法。下列因素影响处理方法：患者年龄及临床状况，摄入异物的大小、形状分类，异物存留部位，内镜医师的技术水平。

2. **内镜介入的时机** 取决于发生误吸或穿孔危险的可能性。锋利物体或纽扣电池停留在食管内，异物或食团嵌塞造成高度梗阻，需紧急进行内镜治疗。如果患者症状并不严重，也没有高度梗阻的证据，则很少需要紧急处理，因为异物可能自发地通过。任何情况下，异物或食团在食管内的停留时间都不能超过 24 小时。儿童患者异物存留于食管的持续时间可能并不确定，因此可以发生诸如透壁性糜烂等并发症。

3. **术前准备** 包括心理准备和身体准备。心理准备主要是消除患者紧张情绪，以取得患者的配合，从而达到预期的手术效果。身体准备包括如下方面：

（1）预防感染：为避免交叉感染，凡开放性结核、肝炎、艾滋病患者及病原携带者，应使用专用内镜，并单独进行特殊消毒灭菌处理。

（2）胃肠道准备：择期治疗患者需要禁食禁水 6~8 小时。

（3）镇静与解痉：精神紧张者或不能合作的儿童，可给予安定镇静。必要时，可肌内注射山莨菪碱等解痉药，减少胃肠蠕动。

（4）影像学检查：通过颈部及胸部正侧位片、腹部平片，确定异物的位置、性质、形状、大小及有无穿孔等。消化道异物的患者，不宜行钡剂灌肠影像学检查。

（5）口服去泡剂：去泡剂（如二甲硅油）有去表面张力的作用，可使附于黏膜上的泡沫破裂消失，让视野更加清晰。

特殊患者包括营养不良、高血压、心脏病、肝肾功能障碍及呼吸障碍患者，可选择择期治疗。

4. **器械** 取异物必须准备的器械包括：鼠齿钳鳄嘴钳、息肉圈套器、息肉抓持器、Dormier 篮、取物网、异物保护帽等。在取异物时，使用外套管可以保护气道。取多个异物或食物嵌塞时，允许内镜反复通过。在取尖锐异物时，需注意保护食管黏膜免受损伤。对于儿童，外套管并不常用，因为外套管插入时有损伤食管的危险。为了保护食管，异物保护帽用于取锋利的或尖锐的物体。为了确保气道通畅，气管插管是一备选方法。

5. **特殊情况的处理**

（1）食团嵌塞的处理：成人食管内异物，若异物存留超过 24 小时，并发症发生率增加，内镜的介入不应延迟。操作时可在内镜前端部接一种橡皮圈套装，以便在直视下吸引取出嵌塞的食物。

（2）钝性异物的处理：使用异物钳、鳄嘴钳、圈套器或者取物网，可以轻易取出硬币。光滑的球形物体，最好用取物网或取物篮。食管内不容易抓住的物体，可以推入胃中，更容易被抓住。如果异物进入胃中，大多 4~6 天内排出，如果未自行排出，并且没有症状，可每周进行一次 X 线检查，就足以跟踪其进程。在成人，直径 >2.5cm 的圆形异物不容易通过幽门。如果 3 周后异物仍在胃内，就应进行内镜处理。异物一旦通过胃，停留在某一部位超过 1 周，应当考虑手术治疗。发热，呕吐、腹痛是紧急手术探查的指征。

（3）长形异物的处理：长度超过 6~10cm 的异物，诸如牙刷、汤勺，很难通过十二指肠，有一种较长的（>45cm）外套管，可以通过食管 - 胃连接处，用这种套管以圈套器或取物篮抓住异物，将它放入外套管中，然后，整个装置包括异物、外套管和内镜可以一起拉出。

（4）尖锐异物的处理：停留在食管内的尖锐异物，应当急诊治疗。环咽部或其上的异物，也可用直接喉镜取出。尖锐异物，虽然大多数能够顺利通过胃肠道而不发生意外，但相关的并发症发生率仍可高达 35%。因此，尖锐异物如果已抵达胃或近端十二指肠，尽可能尽早内镜下取出。否则，应每天进行 X 线跟踪检查，确定其位置。必要时应手术取出。

（5）纽扣电池的处理：通常情况下，取石篮或取物网都能成功。另一种方法是，直视下使用带气囊内镜，气囊可以通过内镜工作通道，到达异物的远端，将气囊充气，然后向后拉，固定住电池，一起取出。

(四) 术后处理和注意事项

1. 术后处理

(1) 术后 2 小时禁食禁水。胃、十二指肠、食管无损伤者,可进食流质饮食;胃、十二指肠、食管损伤者,其禁食禁水的时间应延长。

(2) 密切监测患者的生命体征,观察患者神志、排便,有无出血、穿孔、黑便及腹痛等。

2. 常见并发症及处理

(1) 消化道黏膜损伤及出血:多见于较大且锐利的异物。应禁食,给予抑酸剂及胃黏膜保护剂,一般可痊愈。有穿孔应紧急外科手术,出血多者应行内镜下止血。

(2) 消化道化脓性炎症及溃疡:患者出现高热、剧烈疼痛等症状,应禁食,抑酸及减少消化液分泌,并给予广谱抗生素治疗,必要时行手术治疗。

(3) 窒息及吸入性肺炎:一旦发生应紧急处理。

五、肠梗阻导管置入术

肠梗阻是常见的急腹症之一,主要病理生理改变为肠内液体潴留、电解质丢失,以及感染和毒血症。胃肠减压是本病非手术治疗最常应用的方法。一般的胃肠减压管由于长度较短,只在胃腔内吸引,而对于小肠内潴留的液、气体,尤其是低位小肠内的潴留物,不能直接进行吸引,因此,对于位置较低的小肠梗阻,单纯胃管减压无法达到梗阻的部位,从而不能解决梗阻。近几年肠梗阻导管广泛应用于临床,导管的放置需要内镜操作。肠梗阻导管有经鼻型和经肛型。经鼻型能够插入空肠部进行吸引减压,经肛型可以通过狭窄段充分吸引,缓解症状,能使手术减期,甚至可以进行一期吻合。

(一) 适应证与禁忌证

肠梗阻导管置入术适应证比较广泛,如急性小肠梗阻、低位结肠恶性梗阻,尤其是术后粘连性、吻合口水肿等小肠梗阻,左半结肠及直肠肿瘤梗阻。

禁忌证主要为不能耐受内镜检查者:

1. 经鼻型 ①不能耐受内镜检查;②上消化道狭窄、穿孔;③绞窄性肠梗阻;④严重食管胃底静脉曲张、胃十二指肠溃疡。

2. 经肛型 肠腔完全狭窄,导丝不能通过。

(二) 肠梗阻导管作用

1. 肠梗阻导管减压治疗后,可减轻梗阻近端小肠的扩张和水肿,避免急诊手术,减少术中的污染,利于手术操作和术后恢复。

2. 对于粘连严重和反复粘连的肠梗阻,不仅可利用肠导管在术前减压,还可在术中进行肠排列,避免术后梗阻复发。

3. 通过腹部平片,肠梗阻导管可以有助于判断梗阻的具体部位,也可通过肠梗阻导管注射造影剂判断梗阻性质,决定是否应行手术介入,从而为减少肠坏死等并发症提供依据。

4. 可对患者进行营养支持,改善患者状态。经肛型肠梗阻导管置入时,部分患者可行一期切除吻合手术。可避免急症手术造瘘、腹内感染与切口污染等术后并发症。

5. 可通过肠导管注入中药、生植物油等,直接作用于梗阻近端的小肠,利于解决梗阻。术前可应用导管进行肠道灌洗,减少污染,缩短手术时间。

(三) 置入方法

内镜介入下置入肠梗阻导管的方法可靠,效果明显,术前准备同胃肠镜检查,并备好各种相应导丝、造影管及造影剂。

1. 经鼻型肠梗阻导管在胃镜下的操作步骤

(1) 可选择超细胃镜直接经鼻插入,充分吸出胃内容物,防止误吸及呕吐。

(2) 进至十二指肠降部或水平部,最好达到空肠近端。

(3) 由钳道插入导管及导丝,在透视下尽量深插导丝,过十二指肠悬韧带至空肠近端。

(4) 留置导丝于空肠内,慢慢拔出内镜。

(5) 经导丝经鼻插入肠梗阻导管,过十二指肠悬韧带至空肠近端。

(6) 向前气囊内注入蒸馏水 10~15ml。

(7) 拔出导丝,使导管在胃内呈松弛状态。

(8) 注入造影剂,确认肠梗阻导管位置及水囊情况。(图 12-2-10)

2. 经肛型肠梗阻导管插入步骤

(1) 进镜至肿物下极,观察肠腔狭窄状况,造影显示狭窄部位、大小,选择不同导丝。

(2) 透视下经活检孔道插入导管及导丝,通过狭窄段后,造影显示扩张肠管。留置导管导丝于近端扩张肠管内。

扫码观看彩图

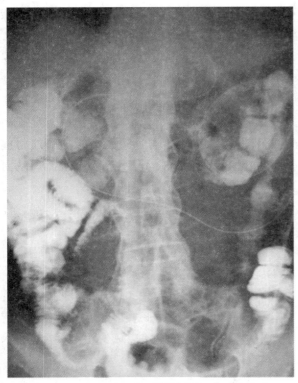

图 12-2-10　经鼻肠梗阻导管置入后 X 线造影

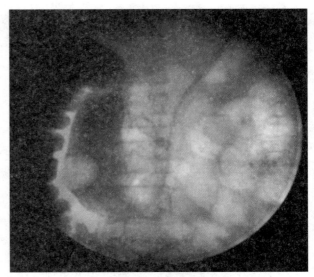

图 12-2-11　经肛肠梗阻导管

（3）经导管导丝置入扩张导管，扩张狭窄段。

（4）扩张后经导管导丝置入肠梗阻导管，通过狭窄段后，注水 25~35ml 使蒸馏水充盈水囊。

（5）撤出导丝导管，注入造影剂，显示导管位置。（图 12-2-11）

（四）并发症

1. 插入过程中的并发症　经鼻型在插入过程中，鼻出血、误吸、导丝前端有可能造成食管、十二指肠、空肠穿孔和损伤。经肛型主要是导丝造成的穿孔、出血等。严重的出血、穿孔需手术治疗。

2. 减压时的并发症　减压时由于吸引负压过大，肠黏膜有可能被吸入肠梗阻导管的侧孔，造成肠管坏死。

（五）术后观察

1. 术后低压持续吸引，密切注意患者腹部症状变化，详细记录引流情况。经肛肠梗阻导管置入后需大量冲洗，防止导管堵塞。

2. 必要时观察腹平片，确定导管位置及肠梗阻缓解情况，以决定拔管时机。

3. 如导管不能前行，肠管扩张无改善，则中转手术治疗。

六、急性阑尾炎的内镜下治疗

急性阑尾炎（acute appendicitis，AA）是急腹症最常见的病因之一。随着经自然腔道内镜手术技术及理念的不断发展，以内镜下逆行性阑尾治疗技术和内镜下阑尾切除术为代表的消化内镜治疗技术开始应用于 AA 的治疗。

（一）内镜下阑尾切除术

经自然腔道内镜手术（nature orifice transluminal endoscopic surgery，NOTES）技术发展伊始，诸多消化内镜医师尝试消化内镜下阑尾切除术，比如经阴道和经胃入路的传统 NOTES 阑尾切除术，但受限于器械设备研发滞后和技术不成熟，操作难度大，且往往需要腹腔镜或宫腔镜设备辅助。目前，随着消化内镜治疗技术的发展成熟，国内诸多学者报道了无腹腔镜设备辅助的纯 NOTES 阑尾切除手术治疗阑尾病变。操作过程中，在内镜直视下可清晰显露阑尾动脉，内镜相关器械设备可有效完成对阑尾血管的电凝烧灼等处理。现阶段，纯 NOTES 阑尾切除术对操作者技术要求很高，临床广泛推广应用面临较大难度，需要进一步完善内镜阑尾切除技术方法和流程。

（二）内镜逆行性阑尾炎治疗（endoscopic retrograde appendicitis therapy，ERAT）

基于 ERCP 治疗急性化脓性胆管炎的启发提出 ERAT 的概念。最早于 1995 年，由奥地利 Said 等首次报道，通过肠镜下阑尾插管、抽吸脓液及冲洗阑尾管腔等方式治疗 AA。2012 年,Liu 等正式提出了 ERAT 概念,并用于治疗非复杂性 AA。随后,少量的病例回顾性研究显示,ERAT 总体治疗成功率 95% 以上,并发症发生率约 3%;随访最长 33 个月,复发率 6.2%~9%,复发患者接受了阑尾切除手术。ERAT 目前主要适用于急性水肿型、化脓性阑尾炎的治疗。

1. **术前准备** 同结肠镜术前,可根据患者情况,选择口服泻药或清洁灌肠的方法进行肠道准备。ERAT 操作需要 X 线辅助,患者一般无须麻醉,术中需要变换体位,以配合造影及操作等。

2. **适应证** 非复杂性 AA。

3. **手术过程**

(1)内镜下阑尾插管。

(2)内镜逆行性阑尾造影术(endoscopic retrograde appendicography,ERA)。

(3)阑尾腔冲洗及阑尾支架置入术。

(4)ERA 检查后,可判断阑尾腔有无狭窄、梗阻。如阑尾腔无明显狭窄及梗阻,则只需行阑尾腔冲洗即可,冲洗液选用无菌生理盐水及抗生素;若发现阑尾狭窄,则需放置支架,并充分冲洗阑尾腔。

(5)阑尾粪石取出术。

(6)ERA 若发现粪石,则行阑尾球囊或网篮粪石取出术。(图 12-2-12)

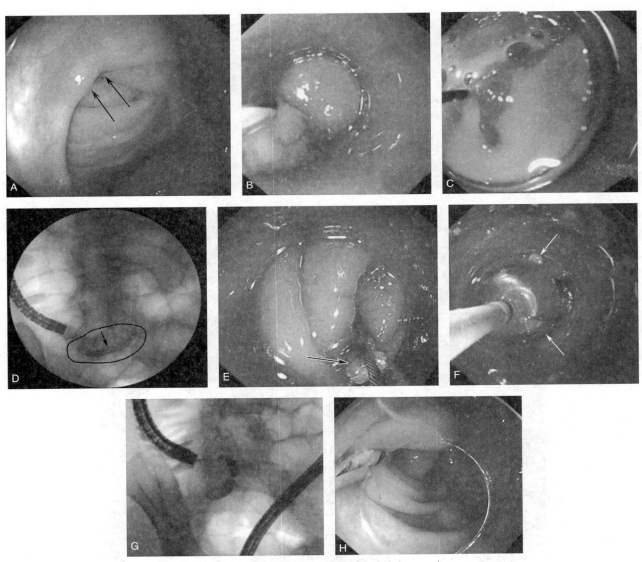

图 12-2-12　内镜逆行性阑尾炎治疗(ERAT)

A. 结肠镜下见阑尾开口;B. 内镜下阑尾插管;C. 插管后见阑尾腔内脓性液涌出;D. 造影下见阑尾腔内粪石;

E. 网篮取出粪石;F. 球囊清除残余粪石及脓液;G. 球囊造影;H. 放置塑料支架。

4. **术后复查** 术后 1~2 周可酌情复查阑尾超声,或以肠镜评估。如术后恢复良好,镜下可见阑尾开口水肿完全消失,无分泌物流出,可根据情况取出支架。

有学者认为,ERA 是诊断阑尾炎的最佳方法,可有效排除阴性阑尾炎(包括肿瘤性阑尾炎等)。插管成功后,在 X 线下向阑尾腔内注入造影剂,并显示阑尾的位置、形状、长度及腔内情况,如见造影剂外溢,可判断阑尾穿孔。

ERAT 优势主要体现在,通过肠镜直视和阑尾造影进一步明确诊断;通过阑尾减压可迅速缓解疼痛,术后即可恢复饮食和活动;保留阑尾及其潜在功能,较外科手术更加微创,腹部无切口 / 瘢痕,创伤小,肠功能影响小;并发症少,可能存在的肠道 / 阑尾穿孔、腹腔脓肿和出血等发生率低;对手术场地和设备器械等要求较外科手术低,无须麻醉,可于门诊开展。但 ERAT 同药物保守治疗一样,存在复发风险,但现有研究显示,ERAT 术后复发率较抗生素药物治疗显著降低。

第三节 十二指肠镜在急腹症中应用

一、内镜逆行胰胆管造影术

内镜逆行性胆胰管造影(ERCP)术是 1968 年由 McCune 氏首次报告的,是在十二指肠镜的直接观察下,进行十二指肠乳头开口插管,并注入造影剂,进行胆胰管造影的一种方法,以此可诊断胰腺和胆道系统的疾病。近年来随着内镜性能的不断改进和临床应用技术的提高,其成功率已达 90% 以上,已成为胆、胰疾病诊断的金方法。(图 12-3-1)

(一)ERCP 的适应证与禁忌证

1. **适应证** 多种胆、胰疾病,以及一些与胆、胰疾病可能有关的反复右上腹痛、长期低热、上腹肿物等,无禁忌证者,均可进行 ERCP。

(1)胆系疾病:①胆石症,了解结石部位、大小、数量及胆系状态;②梗阻性黄疸及胆汁淤积的评价,尤其是对乳头病变、胆管癌、原发硬化性胆管炎等,有较好的鉴别能力,并可同时行组织学检查,可有助于早期诊断;③了解胆管炎的病因,同时进行胆管引流;④对胆系手术后并发症,如胆道残石、胆管狭窄、胆管损伤、胆漏等,进行诊断治疗;⑤对奥狄括约肌狭窄或功能障碍可同时进行括约肌压力测定,以评价奥狄括约肌功能状态;⑥胆道或十二指肠壶腹部肿瘤,可同时做组织细胞学检查和内镜下鼻胆管引流术。

(2)胰腺疾病:①急性胆源性胰腺炎,了解胆道病变,同时解除胆胰管梗阻;②慢性胰腺炎,了解胰管情况,如扩张、狭窄、结石等,必要时进行治疗。③胰腺损伤,了解有无胰漏,针对胰漏进行引

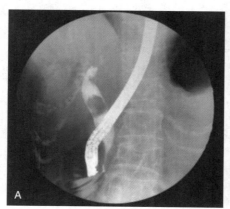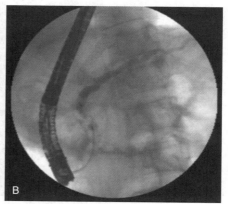

图 12-3-1 内镜逆行性胆胰管造影(ERCP)
A. 胆总管结石;B. 胰管结石。

流;④对有胰管改变的胰头癌、胰腺囊腺癌等胰腺癌协助诊断;⑤不明原因的血清淀粉酶或脂肪酶升高,不能解释的复发性胰腺炎也可进行 ERCP。

2. ERCP 绝对禁忌证

(1)患者拒绝内镜治疗。

(2)上消化道梗阻,十二指肠镜不能达十二指肠乳头处。

(3)急性的未稳定的心脑血管或心肺疾患。

(二) ERCP 的术前准备

1. 设备与准备

(1)十二指肠镜是进行 ERCP 的主要设备,均采用侧视,便于观察乳头,有益于角度的调整和插管。造影剂不仅要求有合适的密度,能清楚地显示胆管、胰管的病变,而且要求制剂稳定,不激活胰蛋白酶,没有毒性。常用的药物有离子型造影剂,如复方泛影葡胺;非离子型造影剂,如碘海醇等,对离子型造影剂过敏患者可选用。

(2)术前准备:术前首先要了解患者的病史、临床检查和其他影像检查情况,发现重要脏器严重疾病时,要认真评价与治疗后再进行造影。向患者讲清配合检查的有关事项,解除顾虑,取得充分的合作,并签署手术知情同意书。检查前一天晚餐不宜过饱,如上午检查则检查前晚 10 时后禁食水。术前做造影剂过敏试验。术前半小时注射山莨菪碱 10mg、丁溴东莨菪碱 10mg、安定 10mg、哌替啶 50~100mg。一般情况较差的患者,应慎重实施。采用利多卡因胶浆或达克罗宁,用作术前口服局部麻醉药物。

(3)ERCP 的镇静与麻醉:由麻醉医师术前评估者情况,并准备所需药品(常用镇静/麻醉药品有丙泊酚、芬太尼、咪达唑仑等)。由麻醉医师及护士具体掌握和实施,术中监测患者血氧饱和度、心电、血压及指标。对一些特殊患者,可采用气管插管、全身麻醉来进行 ERCP 检查及治疗。

2. ERCP 的基本操作

(1)插镜:患者于 X 线检查台上,取左侧卧位或左侧半俯卧位,头偏向右侧,松解腰带,脱去影响影像的衣服。插镜前先嘱患者咬好牙垫,自然呼吸。将十二指肠镜前端稍弯曲,慢慢送至咽部,嘱患者做吞咽动作,一般均可顺利进入食管。通过胃部时,大致观察胃部的情况,若发现病变,可择日行胃镜检查,或 ERCP 诊治完毕后,退镜仔细观察胃部。

(2)寻找乳头和开口:十二指肠乳头多位于十二指肠降部中间的稍内侧。(图 12-3-2)

(3)插管和注药

1)插管:进镜至十二指肠降段后,进行缩短镜身操作,找到十二指肠乳头,并对乳头进行评估以确定类型,首要的应把时间用在调整好乳头的位置上,可以通过转动大小钮、旋转镜身、进镜及拉镜、注气及吸气来调整插管的最佳位置。插管应看清乳头的全貌,通过对胆总管远端十二指肠壁内段的位置和角度的评估,来推断胆总管远端的角度,以确定插管的轴向。通常胆管插管方向为 11—12 点方向,由下向上插管;胰管插管方向在乳头开口垂直方向,沿 1—2 点方位插管。胆总管插管的方法,包括标准造影导管或切开刀、导丝辅助下插管术、留置胰管导丝或胰管支架后进行胆管插管,在插管困难时可应用预切开技术(针状刀预切开或经胰管切开术)、经 PTCD 会合插管技术进行插管。避免暴力插管,以免造成乳头开口损伤不易观察开口,或导管插入黏膜下,注射造影剂引起黏膜下水肿,增加插管难度。

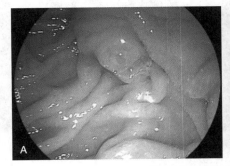
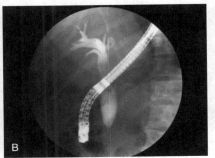

图 12-3-2　ERCP 的基本操作
A. 寻找乳头和开口;B. 胆管造影摄片。

副乳头插管术常用于确诊胰腺分裂,以及胰腺分裂的内镜治疗。

2)插管前将造影导管用造影剂充满,防止造影时气体进入胆胰管,造成伪影,或引起分支胰管机械性损伤。

(4)摄片:X线片是用ERCP诊断疾病时的客观依据,摄片的时间和次序是:

胰管:在显示器上看到胰管显影时即照,不要等待分支胰管显影。

胆管:造影及治疗过程中要在透视下进行,关键步骤应摄片或将图像存入计算机。变换不同体位,如俯卧位、仰卧位、右侧位、右前斜位、左侧位、左前斜位等,来显示不同部位的胆管及胆囊管、胆胰管汇合部,并区别胆胰管外的影响因素,如胃肠道气体及造影剂、肋骨、脊椎及可能显影的肾脏等。条件允许最好变换患者体位,靠重力造影剂可以将不同部位胆管显示清楚,尤其是在造影剂注入不足时更有帮助。利用头低位来显示肝内胆管,足低位可观察造影剂排出情况;二者也可用来作胆管内气泡与结石的鉴别,如胆管内有气体,足低位时气泡上浮,结石因重力向下移动,而头低位时则相反。

3. 并发症及术后处理　ERCP一般比较安全,多数患者能够耐受,但检查过程比较复杂,需要插入十二指肠镜、插导管、注入造影剂、拍片等操作,因此并发症的发生屡见不鲜。主要的并发症是胆道感染和急性胰腺炎。

(1)血、尿胰淀粉酶增高:在胰管显影的病例比较常见,一般无腹部症状,有淀粉酶升高,但低于正常的4倍,无须治疗,可自然下降。

(2)胆道感染:与胆道排空障碍和/或胆道有潜在性感染有关。临床表现有腹痛、发热、脉快、血压下降、白细胞增高等,部分患者可有黄疸出现或加深,甚至可引起败血症,导致死亡。

(3)胰腺炎:患者常出现腹痛、恶心及呕吐,部分患者有发热,尿淀粉酶高于正常的4倍。少数患者无症状。以急性水肿性胰腺炎多见,极少数患者可出现急性重症胰腺炎。术后处理按照急性胰腺炎临床处理方法进行治疗。

二、ERCP 治疗技术

(一)内镜十二指肠乳头括约肌切开术 (endoscopic sphincterotomy,EST)

是ERCP由诊断走向治疗的重大发展。1973年日本和德国首先把ERCP技术与高频电灼手术结合起来,成功地为胆道疾病的非手术治疗开辟了一条新途径。与外科手术相比,EST不用开腹,患者痛苦小,并发症发生率低,有利于患者的恢复,为一种安全可靠的治疗方法。

根据乳头类型及开口情况,常用的有以下几种方法:退刀切开法,推进切开法,乳头开窗法(电针切开法),沿引流导管切开法。(图12-3-3)

EST的并发症早期以出血、急性胆管炎、急性胰腺炎、十二指肠穿孔、急性胆囊炎等多见,后期则主要表现为逆行性胆道感染、逆行性胰腺炎、乳头部再狭窄和结石再发等。

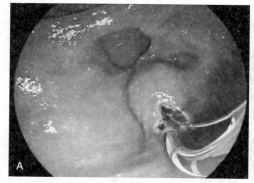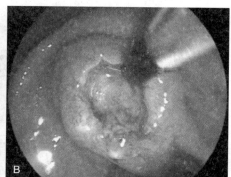

图 12-3-3　内镜十二指肠乳头括约肌切开术(EST)
A. 退刀切开法;B. 电针切开法。

（二）内镜下乳头球囊扩张术（endoscopic papillary balloon dilatation，EPBD）

适用于胆总管结石较小，年龄较轻，需保留奥狄括约肌功能者；结石直径较大，意图完整取石、取石困难或缩短取石时间者；十二指肠乳头位于憩室内或憩室旁，导致 EST 操作困难或 EST 高危患者；有解剖结构改变，如胃大部切除毕Ⅱ式吻合术患者。也可用于 EST 后十二指肠乳头再狭窄的患者。（图 12-3-4）

EPBD 的并发症主要是急性胰腺炎、出血、穿孔等。

（三）内镜下取石技术

包括气囊导管取石术、网篮取石术、机械碎石术、液电或激光碎石术，为使取石成功，最重要的一点是事先评估结石能否通过括约肌切口及胆总管下段。（图 12-3-5）

（四）内镜下鼻胆管引流术（endoscopic nasobiliary drainage，ENBD）

将引流管置入胆管梗阻近端，经鼻引出体外，暂时解除梗阻，治疗胆管炎或预防胆管炎发生，为进一步治疗作准备。其优点是可重复胆道造影而无需插镜，搜集胆汁进行细菌培养、细胞学检查及药物敏感试验，对胆道进行冲洗，且拔管简单无须插镜。其缺点是易脱落及丢失胆汁。可根据不同部位的胆道疾病，选择不同定型的 BD 管（左、右肝管及胆总管型），也可根据胆管的形态定型 BD 管，可延长置入时间。（图 12-3-6）

（五）内镜胆管引流术

内镜下将塑料支架或金属支架置入胆管内（图 12-3-7），起到支撑引流、减少胆汁外漏及继发的胆道狭窄的作用，可用于合并胆道狭窄的胆瘘患者。

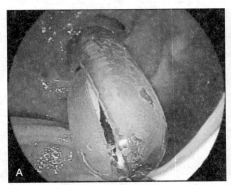
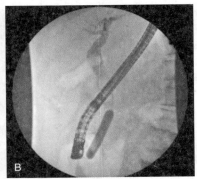

图 12-3-4　内镜下乳头球囊扩张术（EPBD）
A. 镜下见扩张的水囊；B. 带有造影剂的水囊在 X 线下显影。

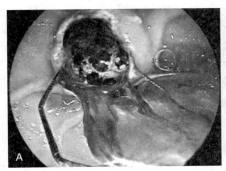
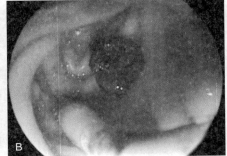
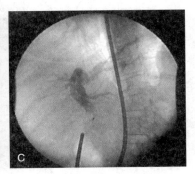

图 12-3-5　取石
A. 网篮取石；B. 气囊取石；C. 应急碎石。

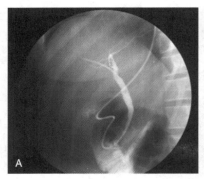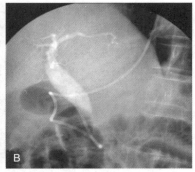

图 12-3-6　内镜下鼻胆管引流术（ENBD）
A. 肝内型鼻胆引流管；B. 猪尾型鼻胆引流管。

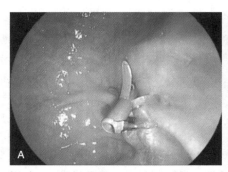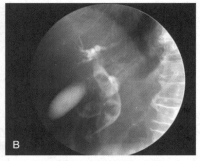

图 12-3-7　内镜胆管引流术
A. 塑料支架镜下图；B. 塑料支架 X 线图。

三、常见急腹症的经十二指肠镜介入治疗

（一）急性胆管炎及胆道梗阻的内镜介入治疗

急性梗阻性化脓性胆管炎（AOSC）是感染最严重的、病情更为凶险且易发生休克的胆道感染，是老人和有伴发病者中死亡率较高的疾病。急诊 ERCP 胆道引流的并发症及病死率也低于经皮肝穿刺胆管引流（PTCD），PTCD 更适合生命体征不稳定，无条件行内镜治疗患者。目前内镜下治疗 AOSC 的病死率已降至 5% 以下，AOSC 诊疗充分体现了 ERCP 技术、基础治疗及护理的整体诊疗水平，是大型医学中心标准微创手术。

AOSC 急诊 ERCP 手术风险高，并发症发生率要高于择期治疗患者，对术前评估、准备、ERCP 实施及术后监测均有较高的要求。

（1）病情评估与术前准备：术前的检查包括密切监测生命体征及尿量等。进行血常规、凝血功能、电解质、心电图及血气分析检查。加强感染控制和液体复苏，积极为进一步内镜治疗做准备。

（2）ERCP 操作：急性胆道感染的治疗过程中，需监测生命体征，吸氧，一旦出现心电异常及呼吸功能衰竭，应及时处理，尽可能缩短操作时间，减少并发症的发生。EST 是急性胆管炎解除梗阻的首选治疗方法，治疗关键在于胆道的紧急解压。若患者生命体征不稳定、凝血功能障碍，可先行胆管引流。鼻胆管引流可实现引流监测和冲洗，为首选引流措施，也可视情况予以胆管支架引流。

急性胆道梗阻的原因包括结石、炎症、异物、肿瘤等。壶腹部结石嵌顿是最常见的造成胆道完全梗阻的良性胆道梗阻。远端胆道的炎性狭窄、奥狄括约肌的功能障碍，也是引起胆道梗阻的病因。恶性胆道梗阻是由胆道、胰腺或其他转移性恶性肿瘤所致的胆道梗阻性疾病，患者肝功能受损，容易合并急性梗阻性化脓性胆管炎及多脏器功能衰竭等病症。（图 12-3-8）

（3）术后处理：术后常规禁食 24 小时，监测生命体征、出入量及鼻胆管引流冲洗情况，积极抗感染治疗。若 24 小时内患者一般状况、体温、症状及血常规等逐渐好转，预示患者才脱离危险。

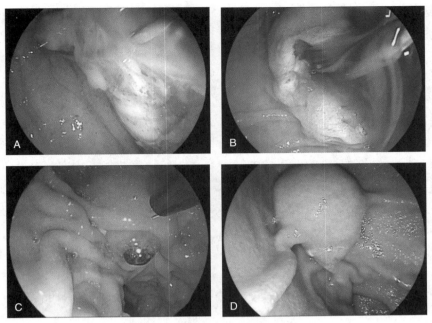

图 12-3-8　急性胆管炎及胆道梗阻
A. 化脓性胆管炎；B. 浑浊性胆汁；C. 结石嵌顿；D. 肿物梗阻。

急性胆道梗阻的治疗方法要结合具体的病因和疾病发展程度。内镜鼻胆管引流术、支架以及胆道射频消融术、内镜下光动力治疗等，作为姑息性微创治疗手段，已在临床上广泛开展，而且与经皮肝穿刺胆管引流术相比，ERCP 具有患者痛苦少、操作相对简单等优点。

（二）急性胆源性胰腺炎的内镜介入治疗

1. **定义**　急性胆源性胰腺炎（acute biliary pancreatitis，ABP）是指由胆道疾病（如炎症、结石、寄生虫、乳头狭窄等）引发的急性胰腺炎。在我国，胆源性是急性胰腺炎最常见的病因，占 55.4%~58.7%。有以下情况可确诊或高度怀疑 ABP：①胆红素、转氨酶、转肽酶升高；②影像学检查发现胆管结石或胆管扩张。

急性胆源性胰腺炎诊断一旦确立，临床判断或预测是否为重症极为重要。APACHE Ⅱ 指数≥8、C 反应蛋白（发病 48~72 小时内）≥150mg/L；Ranson/Imrie 指数≥3（发作 48 小时后）；Balthazar CT 指数≥6；Glasgow 指数≥3。重症急性胆源性胰腺炎（SABP）的早期诊断非常重要，这部分患者需要入监护病房治疗，而且最能从内镜介入治疗中获益。

胆道微结石是引发 ABP 的常见原因，它是一种混悬于胆汁中的颗粒状固体混合物，由胆固醇结晶、胆红素钙颗粒和其他钙盐组成，直径<3mm，临床上常规辅助检查难以发现，易被误诊为特发性胰腺炎。可通过腹部 B 超、超声内镜、ERCP 及胆汁或十二指肠液中查找微结石等来诊断。磁共振胆胰管显影有助于判断胆总管或胆囊结石，超声内镜对于胆源性胰腺炎有较高的诊断价值，有助于发现胆总管泥沙样结石。

2. **内镜治疗**　SABP 强调综合治疗，重症监护，积极液体复苏、营养支持和疼痛控制等。早期内镜治疗在 SABP 治疗中的价值已被较多的随机对照临床试验所证实。一项荟萃分析得出的结论认为，在预测为 SABP 病例中，ERCP+/-EST 可显著降低 SABP 的发病率，但对预测为轻症 ABP 的病例无显著作用。按照最新的急性胰腺炎诊治指南，合并有急性胆管炎的 AP 患者，应在入院后 24~72 小时内行 ERCP 治疗。国内外大量前瞻性研究证明，对胆源性胰腺炎尽早通过内镜逆行胰胆管造影进行内镜下括约肌切开术和鼻胆管引流术的胰腺炎并发症发生率和死亡率，较保守治疗显著下降，并且研究显示该疗法是安全的。内镜治疗实施的关键是指征和时机的掌握。对预测为重症的胆源性胰腺炎，如果存在胆道梗阻和 / 或胆管炎，如合并黄疸（血清总胆红素明显升高）、发热（胆道梗阻引起的感染）、MRCP 或 CT 提示胆总管明确结石者,应及早(入院 48 小时内)进行内镜治疗。具体实施应视术者技术条件和患者的身体状况而定。

3. 特殊情况的 ABP 治疗

(1)对于有影像学证据,以及根据临床症状或实验室检验结果高度可疑的胆管结石患者,可采用内镜治疗。

(2)尚不能确定胆管结石的存在,但患者持续或反复的胆胰酶学水平升高,也属内镜治疗的适应证。在这种情况下,奥狄括约肌功能障碍可能是胆源性胰腺炎的病因之一。ERCP 过程中,不论是否发现结石,一般均应行 EST,如有可能,应尽量清除胆管内结石,尤其是引起梗阻的结石。病情较重或情况复杂的病例,也可先行 ENBD,待病情稳定后再择期介入去除病因。

(3)急性胰腺炎并发胰管破裂或胰漏时,可考虑内镜下胰管括约肌切开术及内镜下经乳头胰管引流术。引流管应尽量越过破裂区域,将断裂的胰管或胰腺组织"桥接"连接起来,以促使破口的愈合及胰管狭窄的扩张。

4. 注意事项 在 ABP 中实施 ERCP 的主要风险在于,可能把细菌带到无菌坏死灶或液体聚积区内,应特别引起注意,避免过多注入造影剂,建议预防性给予抗生素治疗,并严格遵守无菌操作原则。

ERCP 引流失败,液体聚积区不消失且症状持续存在,可考虑超声内镜引导细针穿刺抽吸术(EUS-FNA)介导的经胃肠壁囊腔造瘘引流。

(三)急性胆道出血的内镜介入治疗

胆道出血的临床症状为呕血或便血、上腹部疼痛和黄疸,即 Quikle 三联征,是胆道出血的主要临床表现。病因多与胆管结石、胆道感染、外伤、肿瘤和医源性因素有关。其中,医源性胆道出血主要发生在肝胆手术后、EST 术后(创缘出血)、肝穿刺、经皮经肝胆囊或胆管穿刺引流。肝脏与胆道肿瘤,也是胆道出血的一大原因。

内镜 EST 术后创缘出血的一线治疗,包括药物注射止血、电凝止血、钛夹止血、压迫止血、覆膜支架置入等(图 12-3-9)。如内镜治疗失败,可考虑行经导管动脉栓塞或外科手术治疗。非医源性胆道出血,根据出血原因及症状严重程度,分别采取 ENBD、胆道支架置入术和 RFA 进行治疗。

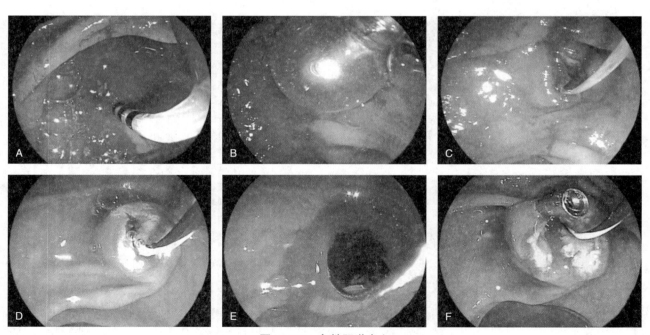

图 12-3-9 急性胆道出血
A. EST 术后创缘出血;B. 球囊压迫止血;C. 止血后;D. EST 术后未见活动性出血;E. 取石后创缘出血;
F. 金属夹夹闭创缘,出血停止。

第四节　胆道镜检查及胆道镜下治疗

一、胆道镜检查术

胆道镜检查是借助胆道镜观察胆道内部的病变,是胆道手术必不可少的辅助检查方法。(图12-4-1)

(一)适应证

1. **术中胆道镜检查**　胆总管结石,肝内胆管结石,疑有胆管内肿瘤,疑有胆总管下端及肝内胆管主要分支开口狭窄,寄生虫、异物,胆道内其他所见如良性肿瘤、息肉等。

2. **术后胆道镜检查**　①术中明确胆道结石残留者;②需要做选择性胆管造影、置管溶石及注药冲洗者;③术后胆管造影显示胆管内有异常影像,需进一步检查和治疗者;④胆道出血,需要及时诊断者。

(二)禁忌证

1. **术中胆道镜检查**　胆道存在急性化脓性炎症时慎用。

2. **术后胆道镜检查**　①引流管周围未形成瘘管或瘘管形成不完善者;②有出血倾向未矫正者,以及房室传导阻滞等心脏病患者;③胆管炎症状尚未完全控制者;④由于其他因素不耐受或不能配合者。

(三)检查前准备

1. 插镜前检查器械是否完整,有无破损。

2. 术后胆道镜检查前,行造影剂过敏试验,检查当日早晨需禁食;术前先做 T 形管造影,了解结石部位及数量;若估计拔除 T 形管后瘘管太细,应先做扩张。

(四)注意事项

1. 胆管镜检查要在直视下进行,动作轻柔,不可使用暴力,以免穿破窦道。

2. 术中胆道镜检查遵循无菌技术操作原则。

3. 术后胆道镜检查应在无菌条件下拔除 T 形管,常规消毒铺巾。

4. 术中避免引起出血、胆漏、十二指肠瘘、肝胆损伤等并发症。如出现并发症,应及时处理。

5. 检查过程中要保持视野清晰。发现可疑病变时,应进行活检;发现异物或结石,可用取石网取出。

二、胆道镜下治疗

(一)胆道结石

无论术中胆道镜取石治疗肝内外胆管结石,还是经 T 管窦道胆道镜取石治疗胆道探查后残余结石,都主要用网篮取石、冲洗、碎石 3 种方法解决。大部分胆道结石通过网篮及冲洗均可处理,而一些复杂的结石,由于嵌顿或体积较大,采用网篮取石方法很难将其取出,此时需采用碎石取石的办法。碎石主要有两种方式,分别为激光碎石和液电碎石。(图 12-4-2)

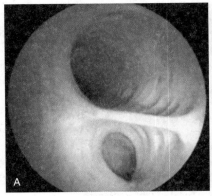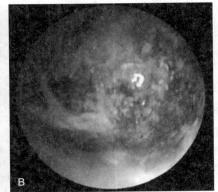

图 12-4-1　胆道镜检查
A. 肝内胆管;B. 胆总管结石。

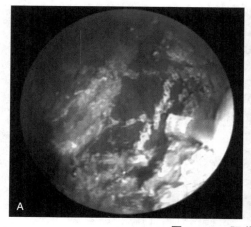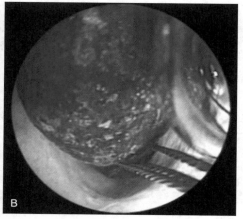

图 12-4-2　胆道镜碎石及取石
A. 激光碎石；B. 网篮取石。

1. 激光碎石

（1）组织穿透较浅，释放热量较少，不易损伤空腔脏器。

（2）瞬时功率高，足以应对各种成分的结石。

（3）具有良好的切割、止血作用。

（4）激光碎石效率高，并发症发生率低，在治疗复杂结石患者的总住院时间及费用方面，优于液电碎石。

（5）光纤较硬，在胆道角度较小的位置，胆道镜及光纤通过较难。

2. 液电碎石

（1）碎石导线质地较软，可深入复杂部位胆管，治疗难取性结石。

（2）高热量和强大冲击，易损伤胆管壁。

（3）处理胆总管末端结石，宜减小功率，防止胆、胰管壁损伤，引起胰腺炎。

（4）多次碎石间隔应至少 1 周，胆管壁炎症较重者间隔时间更应适当延长。

（二）胆肠吻合口狭窄

是胆肠吻合术后常见并发症，其发生原因包括胆管炎、胆肠吻合口瘘、肿瘤复发、吻合方式和缝合材料选择不当等。

胆道镜放置支架治疗胆肠吻合口狭窄是一种有效的、创伤小的治疗方法，具有直视操作和可重复操作的特点。对于良性胆道狭窄和肿瘤复发，以及不适合再次行开腹手术治疗的患者，应首先考虑内镜治疗，前提是存在治疗通道。依据狭窄的病因和定位，有针对性地选择内镜下取石、一个或多个支架植入、用气囊扩张修复胆肠吻合口狭窄等方法。

第五节　超声内镜检查

超声内镜（EUS），是将内镜和超声相结合的消化道检查技术，将微型高频超声探头安置在内镜顶端，当内镜插入体腔后，在内镜下直接观察消化道黏膜病变的同时，可利用内镜下的超声行实时扫描，可以获得胃肠道层次结构的组织学特征及周围邻近脏器的超声图像，从而进一步提高了内镜和超声的诊断水平。

一、超声内镜检查术

（一）适应证及禁忌证

超声内镜检查少有绝对禁忌证，多为相对禁忌证，大致与上消化道内镜检查的禁忌证一致。超声内镜主要适用于 CT 或 MRI 检查后进行肿瘤分期（有潜在的辅助价值）、淋巴结状态的评估（通常与超声内镜引导下细针穿刺术相结合),以及对胰腺疾病和黏膜下肿物的评估。

1. **图像诊断** 超声表现可以对某些特定的病变,如消化道囊肿、脂肪瘤、胆管结石及某些分支胰管乳头状黏液瘤,作出相对确定的诊断,但是没有哪种病变可以靠"典型"的超声图像获得100%准确的诊断。因而,常常需要EUS-FNA(超声内镜引导细针穿刺抽吸术)或EUS-TCB(超声内镜活检术)提供病变的细胞学或组织学诊断。当EUS图像显示为良性病变时,需要对其随访,以便发现病变间断生长或其他恶性病变的征象。(图12-5-1)

2. **肿瘤分期** EUS最初用于消化道肿瘤,对其进行术前风险评估和术前分期。准确分期对确定愈合、指导放化疗都是必需的;适当的时候,对选择理想的切除方法,并确定切除范围,也是有必要的。肿瘤的分期首先选择CT、MRI、PET等非方法,它们在排除肿瘤远处转移方面优于EUS。在排除远处转移后,EUS常用于肿瘤的T和N分期,其对消化道腔内肿瘤分期的准确性为85%;放疗后,EUS分期的准确性大大降低。(图12-5-2)

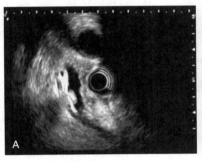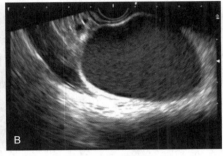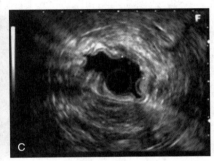

图 12-5-1　超声内镜
A. 胆总管结石;B. 胰腺假性囊肿;C. 胃溃疡。

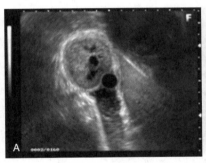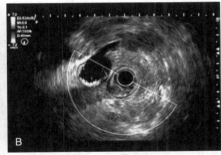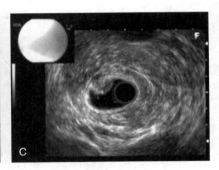

图 12-5-2　超声内镜诊断肿瘤
A. 胃肠道间质瘤;B. 壶腹部占位;C. 结肠血管瘤。

3. **组织活检** 线阵EUS技术发展于20世纪90年代早期,它能对消化道内、外的病变进行细针穿刺活检(EUS-FNA和EUS-TCB)。FNA的适应证包括对胰腺肿瘤的活检及食管癌、胰腺癌及直肠癌淋巴结的分期。EUS是一种创伤最小且成功率很高的获取病变组织标本的方法。(图12-5-3)

(二)EUS术前准备和操作技术

1. **术前准备** 超声内镜检查术前准备基本同内镜检查。上消化道超声内镜检查时,通常患者取左侧卧位,双下肢微屈,解开衣领,放松腰带,头稍后仰;行结肠超声内镜检查者,术前应做清洁肠道准备。

2. **操作技术** 超声内镜插入消化道后,可采用直接接触法、水囊法及水囊法合并无气水充盈法,对胃肠道黏膜下病变、肿瘤及邻近脏器进行扫描检查。结合多普勒,超声内镜尚能够检测血流速度和血流量,并能显示血流方向。

扫码观看彩图

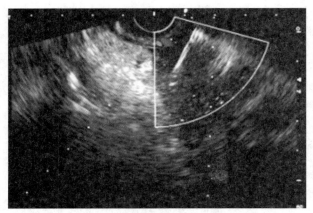

图 12-5-3　超声内镜引导细针穿刺抽吸术

3. **并发症**　消化道超声内镜检查较安全,一般无严重并发症。其可能发生的并发症有误吸、出血、消化道穿孔、心血管意外等。

4. **术后处理**　超声胃镜检查术后处理同普通胃镜检查,无须特殊处理。一般仅要求术后 2 小时内禁食、禁饮即可。

二、超声内镜下介入治疗

近年来,超声内镜技术进展非常迅猛,其在胆、胰系统上的应用更为突出,临床应用范畴逐步延伸,并获得良好结果。主要包括:胰腺假性囊肿 / 胰腺包裹性坏死 EUS 引导治疗进展,急性胆囊炎 EUS 引导治疗进展,EUS 引导下胰管引流进展,EUS 引导下胆管引流进展等。而胰腺肿瘤 EUS 引导治疗中,利用 EUS 技术的射频消融、激光消融、腹腔神经丛阻滞术、放射粒子植入术、光动力疗法等,将胰腺疾病精准治疗推向新的高度。而近年来出现的胰腺囊性病变,在 EUS 下的灌注消融治疗,使这一低度恶性疾病的治疗,可以由单纯手术治疗变为微创替代技术治疗。

(一)胰腺假性囊肿内引流术

1. 内镜下透壁引流。当胰腺假性囊肿较大,靠近胃、十二指肠壁,并对其形成压迫,囊肿与胃或十二指肠壁间距小于 1cm 时,适于内镜下透壁引流。

2. 经十二指肠乳头引流。当胰腺假性囊肿较小,且与胰管相通时,应首先选择经十二指肠乳头引流。

3. 首先行 EST 及 ESP,若有胰管狭窄存在,应对胰管进行扩张,然后置入支架,支架置于胰管内,先端要超过囊肿与胰管交通处。如果囊肿较大,并与胰管的交通较大,导丝可顺利进入囊肿,可通过胰管置鼻囊肿引流管。(图 12-5-4)

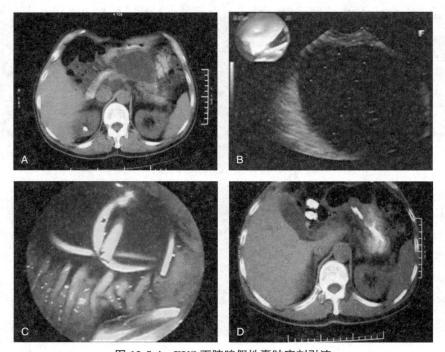

图 12-5-4　EUS 下胰腺假性囊肿穿刺引流
A. CT 下见胰体尾部假性囊肿;B. EUS 下显示胰腺假性囊肿;C. 镜下见两根塑料支架;
D. 术后复查 CT,囊肿变小。

（二）EUS 引导胆管系统引流术

随着线阵式超声设备的开发应用，20 世纪 90 年代中期以后，EUS 和 ERCP 联合正发展成为一种替代外科手术和放射介入治疗的新型治疗方式。EUS 引导下胆胰管引流有两种方式：

1. EUS 引导下，直接放置腔内支架。

2. EUS 引导下，通过旁路引导导丝从十二指肠主乳头出，然后使用会师的方式进行 EUS 联合 ERCP 治疗。主要有两种方式：

（1）经肝途径（肝胃造瘘术）：要进入肝内胆管通路。首先，超声内镜必须插入到胃近端（贲门、胃底或胃体近端）的位置，而且前端贴近小弯侧和后壁，从这个平面可以选择一个超声探头和左肝内胆管分支之间距离最近的位置作为穿刺路径，以便避开包括血管和非理想的胆管中间结构。导丝在 FNA 穿刺针引导下，通过顺行的方式，穿过梗阻部位，进入十二指肠。后可经由侧视或前视内镜，来完成经乳头或吻合口的会师。用圈套器或活检钳抓持住肠腔内的导丝，将导丝沿内镜钳道撤出，导丝先端留置在所需胆管内，尾端由口引出。导丝调控合理，就可以通过标准的方式来进行胆管支架置入和其他介入性治疗。

（2）肝外途径（胆总管十二指肠造瘘术）：此种方法需要超声内镜插入十二指肠，从而穿刺进入肝外胆管（胰腺段或是胰腺上段）。FNA 细针穿刺进入肝外胆管，导丝通过顺行途径留置在十二指肠。其结果是，通过腔内支架置入完成了胆管十二指肠吻合术，无须通过导致梗阻的肿物或乳头，便可达到近端胆管减压的目的。

（三）EUS 引导下胰管穿刺和治疗

适应证包括下列情况：ERCP 技术失败后，需要减压的慢性胰腺炎（继发于狭窄或结石）；既往有胰十二指肠切除术史，怀疑存在胰空肠吻合口

狭窄（表现为复发性胰腺炎、腹痛、脂肪泻，或有肿瘤复发证据）；内镜下圈套法壶腹部切除术（当预防性支架置入失败时）；主胰管被破坏等。

最佳的主胰管穿刺位置取决于胰管梗阻的部位，视情况选择从胃贲门到十二指肠降段之间合适的位置。支架的放置可以通过会师法、逆行法、仅适用超声内镜的顺行法，或者放置从胰管到胃腔的支架引流。

（四）EUS 引导盆腔脓肿引流术

盆腔脓肿的病因主要包括外科手术后或继发于其他疾病（如克罗恩病、憩室炎、缺血性肠炎、性传播疾病或心内膜来源的细菌栓子）。由于骨盆腔、肠袢、膀胱、女性生殖系统、男性前列腺、直肠和其他神经血管结构的影响，导致盆腔脓肿的治疗比较复杂。以往这些治疗需要外科手术、超声引导的经直肠或经阴道介入或 CT 引导下经皮介入来完成。随着介入超声内镜学领域的进展，我们找到了一个治疗盆腔脓肿的新方法，即 EUS 引导下盆腔脓肿引流术。

（五）放射粒子植入术

放射性粒子植入治疗肿瘤始于 1896 年，目前放射性粒子植入治疗胰腺癌，多采用术中或者 CT 引导的方式进行，并取得了满意效果。由于超声内镜具备创伤小、穿刺距离短等巨大优势，使得借助超声内镜进行放射性粒子的植入已成为较为成熟的临床应用。

主要操作方法：首先根据瘤体大小、位置及放射性粒子活性等，计算出放射性粒子在瘤体内的分布，然后运用在 EUS 引导下的穿刺技术，在瘤体内、周围区域及可能转移的部位，永久植入放射性粒子，进行放射性治疗。该治疗的并发症主要包括放射性粒子的丢失、迁移和对正常组织的损伤，如胰瘘、胃肠道反应及感染等。

第六节　小肠镜检查与镜下治疗

一、小肠镜检查术

小肠镜主要用于小肠疾病的检查。小肠长度

在 5~7m。小肠镜分为经口小肠镜和经肛小肠镜，有的患者可能同时做经口和经肛小肠镜，检查前准备及检查方法与胃镜、肠镜的检查一样。但是

扫码观看彩图

由于镜身较长、操作难度比较大，一般在无痛麻醉下进行操作。（图 12-6-1）。

小肠疾病包括炎症、糜烂溃疡、小肠息肉、肿瘤等，可通过小肠镜检查观察，并对组织进行病理学检查，以达到明确诊断的目的。也可以通过不同附件、器械，完成很多内镜下治疗。

二、小肠镜下治疗

小肠镜同普通胃肠镜一样，通过不同附件、器械也可完成很多内镜下治疗术。2018 年 8 月，在中华医学会消化内镜学分会小肠镜和胶囊内镜学组制定的《中国小肠镜临床应用指南》中，介绍了常见的小肠镜治疗方式。

（一）小肠息肉切除术

小肠息肉的类型包括增生性息肉、腺瘤、家族性腺瘤性息肉病、家族性幼年性息肉病以及黑斑息肉综合征，除增生性息肉外，其他息肉都有潜在的恶变风险，需要监测并及时治疗。

多采用内镜下圈套器切除术，如能采用内镜黏膜切除术，则可降低出血和穿孔的发生率。当息肉较大时，可分次分片切除，若息肉无法取出，可取活检并留置息肉在管腔里，或用圈套器将息肉切割成碎块，以防肠梗阻。

（二）小肠异物取出术

小肠镜能够取出小肠内的多种异物，包括胶囊内镜和异物石等，从而使患者免于外科手术治疗。

异物可以用异物钳、圈套器或网篮等附件套住后，连同外套管一同取出。

（三）小肠出血内镜下治疗

小肠出血占整个消化道出血的 5%，其中炎症性病变占 29.9%，血管性病变占 40.4%，肿瘤性病变占 22.2%，憩室占 4.9%，其他病变占 2.7%。内镜下止血主要适用于出血量不大、内镜视野清晰者；出血量大者，小肠镜的吸引很难保持视野清晰，不适合内镜下治疗。常见的治疗方法有：

1. 内镜下烧灼止血或局部注射、喷洒止血剂，多用于以渗血为主的溃疡/糜烂病灶。

2. 内镜下钛夹止血，多用于溃疡表面裸露血管所致的活动性出血。

3. 内镜下套扎术及硬化剂注射，多用于小肠静脉瘤（如蓝色橡皮疱痣综合征）所致的隐匿性出血。

4. 氩离子凝固，广泛用于血管扩张性病变及小肠息肉所致的出血。

5. 激光、微波等，多用于小肠息肉所致的出血。

（四）小肠狭窄扩张术

小肠狭窄是克罗恩病及长期服用非甾体抗炎类药物常见的临床表现，可导致肠梗阻或穿孔等严重后果。既往这些患者需要外科手术切除病变小肠。当患者情况不允许时，可先采用小肠镜下气囊扩张，改善一般状况，再行手术治疗。

治疗型双气囊小肠镜可用于内镜下气囊扩张术，该小肠镜有直径 2.8mm 的器械孔道，能保障扩张气囊的使用。其方法是，内镜发现狭窄病灶时，经活检孔道放置导丝，沿导丝插入扩张气囊，内镜直视下注气扩张，扩张气囊的直径选择依据狭窄直径的大小。内镜下扩张结合药物治疗，多能取得较好的疗效。术后穿孔及出血率分别为 0.8% 及 0.2%。

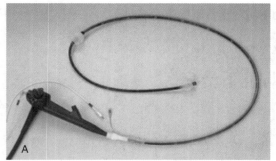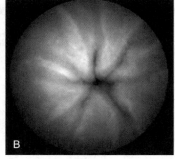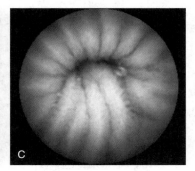

图 12-6-1 小肠镜
A. 双气囊小肠镜；B. 空肠；C. 回肠。

（五）术后消化道解剖结构改变，常规内镜无法完成的 ERCP

毕Ⅱ式胃大部切除术、根治性胰十二指肠切除术、胆管 - 空肠 Roux-en-Y 吻合术、布劳恩吻合术后患者，胃肠道解剖结构改变，行常规 ERCP 颇为困难，但使用较常规十二指肠镜长度加长的双气囊小肠镜、单气囊小肠镜、专用于消化道改道 ERCP 的短小肠镜（镜身长度由 200cm 缩短为 155cm），相对容易到达十二指肠残端，找到乳头或胆胰管空肠吻合口，辅助 ERCP 的成功率可以达到 60%~80%。

参考文献

1. 中国医师协会超声内镜专家委员会. 中国内镜超声引导下细针穿刺抽吸/活检术应用指南 (2021, 上海)[J]. 中华消化内镜杂志, 2021, 38 (5): 337-360.

2. ARDESHNA D R, WOODS E, TSUNG A, et al. An update on EUS-guided ablative techniques for pancreatic cystic lesions [J]. Endosc Ultrasound, 2022, 11 (6): 432-441.

3. SUN L Q, HUANG H J, JIN Z D. Application of EUS-based techniques in the evaluation of pancreatic cystic neoplasms [J]. Endosc Ultrasound, 2021, 10 (4): 230-240.

4. 中华医学会消化内镜学分会食管胃静脉曲张内镜诊断与治疗学组. 肝硬化门静脉高压食管胃静脉曲张内镜下硬化治疗专家共识 (2022, 长沙)[J]. 中华消化内镜杂志, 2023, 40 (1): 1-11.

5. GRALNEK I M, STANLEY A J, MORRIS A J, et al. Endoscopic diagnosis and management of nonvariceal upper gastrointestinal hemorrhage (NVUGIH): European Society of Gastrointestinal Endoscopy (ESGE) Guideline-Update 2021 [J]. Endoscopy, 2021, 53 (3): 300-332.

6. 焦国慧, 郑忠青, 王邦茂. OTSC 吻合夹在消化道疾病内镜治疗临床应用的研究进展 [J]. 中华消化内镜杂志, 2016, 33 (5): 346-348.

7. 中华医学会消化内镜学分会 ERCP 学组, 中国医师协会消化医师分会胆胰学组, 国家消化系统疾病临床医学研究中心. 中国 ERCP 指南 (2018 版)[J]. 中华消化内镜杂志, 2018, 35 (11): 777-813.

8. 周振理, 张楠. 肠梗阻中西医结合研究进展 [M]. 北京: 科学技术文献出版社, 2016.

9. 秦鸣放. 腹部外科腹腔内与内镜治疗学 [M]. 北京: 人民军医出版社, 2010.

10. JOHNSON G, WEBSTER G, BOŠKOSKI I, et al. Curriculum for ERCP and endoscopic ultrasound training in Europe: European Society of Gastrointestinal Endoscopy (ESGE) Position Statement [J]. Endoscopy, 2021, 53 (10): 1071-1087.

11. 王子恺, 杨云生, 李闻, 等. 急性阑尾炎消化内镜治疗现状及展望 [J]. 中华消化内镜杂志, 2021, 38 (12): 976-979.

12. VAN HOOFT J E, VELD J V, ARNOLD D, et al. Self-expandable metal stents for obstructing colonic and extracolonic cancer: European Society of Gastrointestinal Endoscopy (ESGE) Guideline-Update 2020 [J]. Endoscopy, 2020, 52 (5): 389-407.

13. HALLER F, GASCHE C. Endoscopic retrograde appendicitis therapy: new approach in the treatment of stump appendicitis [J]. Endoscopy, 2022, 54 (1): E15-E16.

14. PENNAZIO M, RONDONOTTI E, DESPOTT E J, et al. Small-bowel capsule endoscopy and device-assisted enteroscopy for diagnosis and treatment of small-bowel disorders: European Society of Gastrointestinal Endoscopy (ESGE) Guideline-Update 2022 [J]. Endoscopy, 2023, 55 (1): 58-95.

15. 中华医学会消化内镜学分会小肠镜和胶囊内镜学组. 中国小肠镜临床应用指南 [J]. 中华消化内镜杂志, 2018, 35 (10): 693-702.

（张 莉, 赵卫川, 王震宇）

扫码观看彩图

第十三章
腹腔镜、达芬奇手术与自然腔道内镜探查与治疗

20 世纪末是外科内镜技术高速发展的阶段。腹腔镜技术的诞生,使传统外科手术模式发生了深刻的变革,随后出现的达芬奇机器人操作系统及自然腔道内镜治疗,更使外科进入了"微创"时代。这些技术的问世,是几代人奋斗的结果,它的发生、发展经历了一个漫长的历史过程。

第一节　腹腔镜技术

一、腹腔镜概述

1901 年,俄罗斯圣彼得堡的妇科医师 Ott 首先介绍了在一孕妇腹前壁上作一小切口,插入窥阴器到腹腔内,用头镜将光线反射进入腹腔内来观察腹腔内脏器,并称这种检查为腹腔镜检查,这是腹腔镜产生的萌芽。随后器械、设备和技术不断发展和完善,从无气腹到有气腹,发展到气腹机;气体选择从空气到氧气,最终找到最佳的 CO_2 气体;光源从头镜反光到热光源,再到理想的冷光源和光导纤维。1986 年实现了微型摄像机和腹腔镜的连接。1987 年 3 月 15 日,法国里昂妇科医师 Philipe Mouret 为一位女患者施行腹腔镜盆腔粘连分离后,又切除了有结石的胆囊,完成了世界上首例临床腹腔镜胆囊切除术(LC)。LC 手术的微创效果,使得这一术式迅速风靡全球。这标志着电视腹腔镜时代的到来,开创了 21 世纪外科学高速发展的局面。外科手术微创化时代的到来,使其应用领域不断扩展,相关技术、设备和器械不断发展和改进,腹腔镜技术目前已基本覆盖了传统外科的各种术式。

二、腹腔镜检查

1. **适应证**　腹腔内大部分脏器都可以经腹腔镜进行观察。

2. **麻醉**　常规静脉复合麻醉。

3. **穿刺点**　首先选择的是观察镜插入点,最常见部位是正中线脐下 2cm,也可以在脐上或脐左、右 2cm 处。选择穿刺点的原则是,避开较大腹壁血管(如腹直肌与其后鞘之间的腹壁上与腹壁下血管);避开原有腹壁切口瘢痕(瘢痕下方容易有粘连甚至肠管);与计划重点观察的脏器保持一定距离(因腹腔镜管较长,穿刺点离脏器太近不便于观察)。其他穿刺点是辅助套管针的穿刺点,检查过程中指压腹壁,同时直视腹膜壁层,选择适宜的穿刺点,此时腹腔镜灯光往往照亮此处腹壁,有助于避开较大的腹壁血管。

4. **气腹**　气腹机自动控制腹腔内压力,一般为 $1.33\sim1.60\text{kPa}(10\sim12\text{mmHg})$。

5. **腹腔脏器的观察**　观察镜进入腹腔后,首先要定向,然后按次序有计划地观察腹腔内结构。如需使用辅助器械,可在腹腔内观察刺入辅助穿刺针,插入探针、活检钳或电凝棒等。

6. **并发症**

(1)皮下气肿与纵隔气肿:多由于充气时操作不熟练,或不按操作规程进行而造成。

(2)腹腔出血:腹壁穿刺出血量不多,一般都能控制。咬取活检时,要避开明显血管部位,并做好电凝止血准备。多数肝活检部位出血都能自止,极少数需电凝止血,甚至开腹止血。

(3)呼吸循环障碍:很少见。

三、胆道系统的腹腔镜手术

(一)腹腔镜胆囊切除术

LC 是最早开展、最常应用的胆道系统手术。其手术适应证、手术方法、手术步骤,见第二十六

章第一节。

(二)腹腔镜胆管探查术

胆囊和肝外胆管是腹腔镜最早涉足的手术领域。结合胆管疾病的内镜治疗 ERCP 和胆道镜,多种微创手术方式联合应用,创造出多种微创联合治疗方案,见第二十六章第二节。腹腔镜胆管探查术也伴随着腹腔镜缝合技术和缝线的不断进步,经历了从放置 T 型管引流,到鼻胆管(ENBD 管)引流(三镜联合),直至一期缝合(不放置引流管)的发展过程。

1. 适应证

(1)胆囊结石合并肝外胆管结石,同时施行 LC 及胆管探查取石术。

(2)影像学显示肝外胆管结石,或结石位于肝内胆管一、二级分支,且无肝门部胆管狭窄。

(3)十二指肠镜取石失败,部分患者因结石较大,难以经内镜下取出或需耗时较长而难以耐受。

(4)肝外胆管直径原则上应 ≥8mm,以避免过细胆管缝合后造成胆管狭窄。

2. 禁忌证

(1)胆总管下段狭窄段过长,或诊断为胆总管囊性扩张症,同时存在肝外胆管结石。

(2)存在严重内科合并症,存在腹腔镜手术禁忌。

(3)既往胆道探查手术史,是该方法的相对禁忌证。

3. 手术步骤(图 13-1-1)

(1)操作孔:同腹腔镜胆囊切除术(4 孔法)。对于部分术中操作困难者,在脐与左肋缘下锁骨中点连线中上 1/3 处,建立第 5 个操作孔。

(2)需同时切除胆囊时:先分离出胆囊动脉,夹闭后,电凝离断;胆囊管分离后可先夹闭,不离断,以牵拉帮助显露肝外胆管,同时避免胆囊内结石排入胆管内。

(3)肝外胆管前壁的显露:向右上方牵拉胆囊管,可清楚显露出肝十二指肠韧带,肝外胆管位于肝十二指肠韧带的腹侧右前方,锐 + 钝性分离肝十二指肠前壁浆膜,可显露出肝外胆管。如因粘连、肥胖等因素,肝外胆管显露困难,可用细针沿判断的胆管走行方向穿刺,抽出胆汁,即可判断胆管位置。术前 ERCP 放置 BD 管的患者,在胆总管前壁看到或触及呈圆圈状隆起的 ENBD 导管,

可以帮助辨认胆总管;也可通过鼻胆管注入生理盐水,充盈胆管,帮助辨认。

(4)打开肝外胆管前壁:沿胆管走行,使用切开刀或电钩纵向切开胆管前壁。切开大小根据胆管内结石大小确定。切开部位一般选择在肝总管到十二指肠上段胆管的中部,尽量避开肝门部胆管,以避免术后肝门部胆管狭窄,同时避免过低造成十二指肠损伤和出血。

(5)取石方法:打开胆管后,在显露区域的结石即可突出至切口外,使用器械机械性取出。为避免术后残石,术中应使用胆道镜分别检查近端及远端胆管腔,发现结石,可使用网篮取出。小结石也可使用生理盐水冲洗胆道,将结石冲出后,以胆道镜检查,确定结石取净。

(6)碎石方法:较大结石自胆管壁切口无法取出时,暴露在切口下的结石可使用分离钳等器械夹碎后分块取出。近、远端胆管内的结石,可在胆道镜下激光碎石后取出。碎石过程耗费时间,如手术时间过长,也可放置 16Fr 以上的 T 型管,术后通过 T 管窦道进行胆道镜碎石、取石。

(7)胆道引流方式:胆管探查后,为防止胆漏,一般需放置胆道引流管,再缝合胆管壁。随着胆道缝合技术和缝线的进步,对胆道下端结石排空良好的,也可以不放置引流管一期缝合。

1)不放置引流管条件:胆总管直径 ≥8mm,取尽结石,且下端通畅。也有文献报道,胆总管直径 ≥6mm 即行一期缝合,术后没有发生胆管狭窄。

2)经胆道镜放置胆道支架:如果胆管下端排空不甚通畅,或下端取石操作时间较长,可能出现十二指肠乳头水肿,需短期引流胆道者,可放置较细的塑料胆道支架(或胰管支架),同时可将支架侧翼剪掉,支架保持引流数天后,一般可自行脱入肠腔内排出。

3)鼻胆引流管:术前行 ERCP,因结石较大,行腹腔镜胆管探查者,可内镜下放置鼻胆引流管(BD 管),胆管探查后利用 BD 管引流。这种引流方式可术后通过 BD 管进行胆道造影,了解是否存在残石。

4)T 管:术中无法取尽结石,需术后胆道镜经窦道取石,或者胆管粗大,下端排空不通畅者,可放置 T 管。

扫码观看彩图

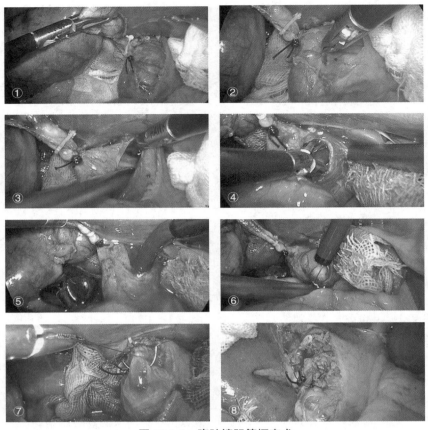

图 13-1-1 腹腔镜胆管探查术
①显露肝外胆管；②③应用剪刀打开肝外胆管前壁；④抓钳直接取出结石；
⑤⑥应用胆道镜取出结石；⑦⑧缝合关闭肝外胆管前壁。

(8) 缝合胆管壁

1) 缝针、线：使用针线比接近 1 : 1 的针线一体的缝线，可减少针孔的渗血和渗液，减少并发症的发生。采用 10mm 和 12mm 的套针时，可以选择 1/3 或＜1/3 圆弧的缝针或雪橇针，以方便进出。根据胆管直径，可选择 3-0 至 6-0 缝线。应使用单股可吸收缝线，以免在缝线部位形成结石。需谨慎应用螺旋倒刺缝线缝合薄壁小直径的胆管，以免形成胆汁漏和胆管狭窄。

2) 缝合方式：连续或间断外翻缝合、螺旋倒刺线连续缝合，针距 2~3mm，边距 1~2mm，胆管腔外打结，以确保管腔内不留异物。T 管的缝合固定一般是在其上下两侧，分别间断或连续缝合胆总管壁，缝合间距 2~3mm 为宜。

3) 放置腹腔引流管：于网膜孔放置腹腔引流管，观察和引流术后胆漏。

4. 术后并发症及防治

(1) 胆漏：原因一是缝合技术不可靠，缝合时针距过大、打结不紧；二是胆道残余结石，残石诱发胆道梗阻，胆道压力增高，胆汁由缝合处渗出。由缝合不严密引起小的胆漏，在通畅引流的条件下（腹腔引流和 ENBD 引流），一般在 2 周内可自愈。胆漏较严重时，可行 ERCP 放置胆道引流，减少胆汁漏出，促进胆壁切口愈合。

(2) 胆道残余结石：熟练掌握腹腔镜下胆道镜技术后应可避免。术中胆道镜应系统观察肝内外胆管，先肝内再肝外。对术中可疑肝内胆管残余结石，改行 T 管引流。若术后经鼻胆管引流管造影证实存在残石后，首选十二指肠镜取石治疗。

(3) 胆总管狭窄：狭窄主要同术前胆总管直径过细有关，术中缝合时边距和针距控制在 1.5~2.0mm，应严格选择病例，并进行精确缝合。

（三）腹腔镜胆管 - 空肠 Roux-en-Y 吻合术

胆管 - 空肠 Roux-en-Y 吻合术，是因各种原因需要胆肠吻合的一种术式，如胆囊癌、胆管癌、先天性胆管囊性扩张、胆管炎性狭窄、胰腺肿瘤等。

手术操作流程如下(图 13-1-2):

1. **胆管断端的处理**　分离肝十二指肠韧带,暴露胆总管十二指肠上段及后段。根据具体术式要求,分别在肝门至胆总管十二指肠上缘之间,以剪刀横向锐性切断胆管。远端胆管以丝线结扎或缝合,也可用 Endo-GIA 腔镜下闭合。保留的胆管断端应血运良好,如血运不佳,应予以剪除并修整。胆管断端游离不宜过长,能满足吻合需要即可。若胆管离断的位置在左右肝管汇合处以上,或存在多个胆管断面时,应尽可能将邻近的胆管拼合成形,以增大胆肠吻合口径。一般用 5-0 或 6-0 单股可吸收缝线,进行胆管成型及胆管外打结。

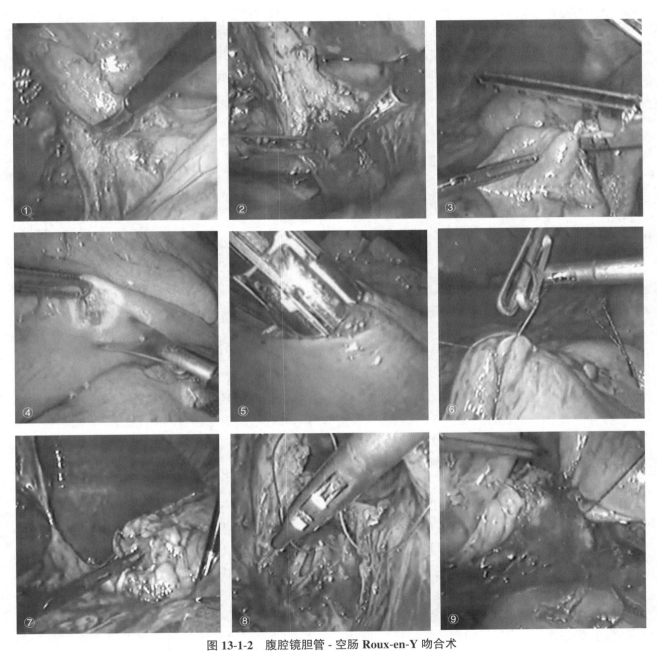

图 13-1-2　腹腔镜胆管 - 空肠 Roux-en-Y 吻合术
①分离显露胆总管;②切开胆总管;③应用 Endo-GIA 横断空肠;④切开空肠壁;⑤插入 Endo-GIA 行空肠吻合;⑥缝合关闭共同开口;⑦牵出空肠袢;⑧⑨行胆管空肠吻合。

2. 肠襻的准备 探查找到十二指肠悬韧带，在距该韧带远端 15~20cm 处，选空肠系膜血管弓良好的部位，应用 Endo-GIA 切断空肠。在近端空肠与距空肠襻 50cm 处行侧侧吻合，形成 Y 型肠襻。在横结肠中动脉左侧肠系膜上的无血管区，分离出一孔隙，将旷置的空肠襻经结肠后提至胆管断端处。

3. 胆肠吻合 在距空肠末端 3~5cm 处的对系膜缘做一切口，与胆管切开长度相当，然后行胆管壁和肠壁全层缝合。胆肠吻合必须保证在无张力情况下行单层间断或连续缝合。间断缝合，包括定点缝合、等分缝合、预置缝线等多种方法。间断缝合虽然较慢，止血效果欠佳，但不易造成吻合口狭窄。连续缝合，包括两点缝合、三点缝合、降落伞缝合等，有利于止血，操作便利，但对缝合间距及松紧度有较高要求，过松可致胆漏，过紧可致狭窄。间断与连续缝合可以结合应用，如胆肠吻合的后壁采用连续缝合，前壁采用间断缝合，可以兼顾两者的优点。腹腔镜下进行胆肠吻合时，同样需遵循黏膜对黏膜的外翻缝合、腔外打结的原则。缝线对吻合质量也非常重要。不可吸收缝线易致产生结石，建议选用合成可吸收缝线。螺旋倒刺线已经广泛应用于临床多种形式的缝合，其兼具抗菌、可吸收和无须打结的特点，适于腹腔镜下胆管口径粗大且胆管壁厚的连续缝合。

4. 常见并发症与防治

（1）术中、术后出血

1）常见原因：①解剖胆囊三角时，游离胆囊管方法不当或胆囊动脉变异，导致术中出血；②显露十二指肠后段胆总管上缘分布细小血管，易招致出血；③胆管和门静脉粘连较重，容易损伤门静脉，导致出血；④该类患者通常合并梗阻性黄疸、胆汁性肝硬化、门静脉高压症，凝血功能较差。

2）防治措施：①对有肝功能损害者，术前 3 天应补充维生素 K，以改善凝血功能；②术中解剖游离胆囊管时，切忌大块切割，分离方向应与胆囊动脉相平行；③术中在显露十二指肠后段胆总管时，应注意电凝止血；④采用钳闭或结扎法横断胆总管远端，较完全切断操作简便，且术中出血少，同时能减少门静脉的损伤；⑤当术中出血时，切勿盲目电凝或钳闭止血，可先应用纱布压迫，然后吸净

积血，明确出血部位后再作进一步处理。

（2）十二指肠损伤

1）常见原因：①剥离显露十二指肠后段胆总管时，推压肠管，可致十二指肠损伤；②分离十二指肠后段胆管时，电凝电切距十二指肠过近，电切产生的热电效应亦可能引起十二指肠或胆总管的损伤。

2）十二指肠损伤防治措施：①术中轻柔操作，避免暴力进行牵拉；②使用电钩电凝、电切时应背向胃肠道，以防电钩误伤；③术中发现解剖关系不清或出血难止时，及时中转开腹手术。

（3）胆肠吻合口瘘

1）常见原因：①胆肠吻合口张力过大，导致局部吻合缺陷；② Endo-GIA 切割闭合后留下的肠壁切口镜下缝合技术不过关；③胃肠功能恢复不佳，导致胆汁引流不畅，胆道内压力升高，进而导致胆肠吻合口瘘。

2）防治措施：①术中行胆肠吻合时，应该在无张力下进行，此时吻合口应距十二指肠悬韧带 30cm 左右；②胆肠吻合时采取侧侧吻合法，降低吻合口张力，并留置经肠胆道引流管，使其先端越过吻合口达肝总管，降低胆道压力，从而降低吻合口瘘的发生率。

（4）胃潴留与肠梗阻：胆肠侧侧吻合时，胆肠吻合口与十二指肠悬韧带的距离过近，使空肠桥襻及其系膜过紧，在其跨过横结肠或十二指肠球部时，易压迫肠道，引起胃潴留、幽门梗阻或肠梗阻。因此，胆肠吻合应该确保无张力，以结肠前侧侧吻合为首选。

四、消化道的腹腔镜手术

腹腔镜外科手术已是一种成熟的外科技术，在腹部外科广为应用。本节就几种常用术式做一介绍。

（一）腹腔镜食管裂孔疝修补术和腹腔镜胃底折叠术

食管裂孔疝，是部分胃囊（全胃甚至一段结肠、小肠）经食管裂孔进入胸腔。食管裂孔疝的患者因食管下端抗反流结构的解剖改变，伴有不同程度的酸反流症状，即反流性食管炎。该病严重影响患者生存质量。腹腔镜胃底折叠术是治疗

中、重度反流性食管炎的"金标准"。目前最常用的是改良的 Nissen 胃底折叠术,即在食管远端建立 360° 2cm 的抗反流活瓣。它不需游离胃短血管,节省手术时间,术后吞咽困难的发生率低。实践证明,此种手术是安全有效的,术后症状可明显缓解,食管测压和 24 小时 pH 监测结果均明显改善。因食管裂孔疝修补后,需要进一步行胃底折叠,抗反流,所以将两个术式一并阐述。

1. **手术适应证**

(1)Ⅰ型食管裂孔疝,经食管测压及 24 小时 pH 监测,达到中、重度反流性食管炎标准者。内科治疗效果不佳。

(2)Ⅱ型、Ⅲ型食管裂孔疝、巨大型食管裂孔疝(有 1/3 以上的胃进入胸腔,包括其他脏器疝入胸腔)。

(3)合并有重度消化性食管炎、食管狭窄、经久不愈的 Barret 食管溃疡及出血,反复发作的吸入性肺炎等。

(4)胃食管反流症状明显,患者愿接受外科治疗者。

2. **手术禁忌证**

(1)有严重的心肺疾病,不能耐受全身麻醉者。

(2)难以纠正的凝血功能障碍者。

(3)有上腹手术史者(相对禁忌证)。

(4)合并严重短食管患者。

(5)估计局部粘连严重者,合并不可复性食管裂孔疝。

3. **手术步骤**(图 13-1-3)

(1)体位:气管插管全身麻醉,患者仰卧位,双下肢外展。术者位于患者两足之间,扶镜者位于患者右侧,第一助手位于患者左侧,第二助手位于患者右侧,器械护士位于患者足侧。

(2)戳孔:上腹部剑突与脐 2/3 稍偏左 10mm 戳孔(观察孔);剑突下肝镰状韧带左缘 5mm 戳孔(辅助操作孔)用来挡住肝脏;右锁骨中线肋缘下 5mm 戳孔(主操作孔);左锁骨中线肋缘下 10mm 戳孔(主操作孔);左腋前线肋缘下 5mm 戳孔(辅助操作孔)。

(3)食管裂孔疝修补

1)暴露、解剖左右膈脚:于胃小弯侧切开肝胃韧带无血管区。分离食管前面的腹膜,充分游离食管的侧壁及后壁,注意不要损伤食管后壁的迷走神经干。确定左右膈脚位置。

2)剥离疝囊:自膈脚内侧切开疝囊,牵拉疝囊壁,并分离疝囊与纵隔间的纤维结缔组织,将疝内容物及疝囊壁完全拉回腹腔内,完全切除疝囊。

3)缝合膈脚,重建食管裂孔:使用器械自食管后面穿过游离完全的食管,并带过引流带,用引流带提起食管,在其下方将两侧膈脚用不可吸收缝线,间断缝合对拢,修补食管裂孔。食管与最上第一针缝线间应有 1cm 的间隙,以保证食管有充分的通畅性。

4)补片的使用:一般情况下不使用补片,以免出现补片嵌入食管等并发症。当食管裂孔较大,关闭膈脚张力大时,间断缝合使两侧膈脚靠近,再用补片作为嵌体增强修补固定于修补处,补片上方固定于膈肌,下方与胃、食管及两侧膈脚固定。可选用的补片通常包括合成材料和生物材料两大类。普通补片可增加内脏粘连和肠瘘的风险,需慎重选择。目前临床常使用抗粘连合成补片(特别是复合补片)和生物补片。

5)重建 HIS 角:HIS 角是指食管左侧与胃底所形成的夹角,正常 HIS 角解剖具有抗反流活瓣的作用。将食管下端左侧与邻近胃底和左膈脚,使用不可吸收缝线,缝合固定 1 针,重建 HIS 解剖。

6)建立食管下端抗反流活瓣:根据术前测酸情况,采用不同的胃底折叠方式(Nissen 胃底折叠术、Toupet 胃底折叠术、Dor 胃底折叠术)。①Nissen 胃底折叠术,在食管后方将胃底自左侧牵拉向右侧,向前 360° 反折,环绕包裹食管下端,使用不可吸收缝线,间断缝合两侧胃底和食管前壁 3~4 针,长度 2cm;②Toupet 胃底折叠术:胃底自食管后方向前 270° 反折完成,两个折叠边分别和食管侧壁缝合,显露食管前壁 1/4 周径;③Dor 胃底折叠术:胃底于食管前方反折 180°,缝合胃底、食管与右侧膈脚,间断缝合 3~4 针,完成胃底前折叠术。

4. **常见的并发症和防治**

(1)术中并发症

1)术中出血:常见原因,分离食管、游离胃大弯、切断胃短血管和周围韧带时操作不慎。

扫码观看彩图

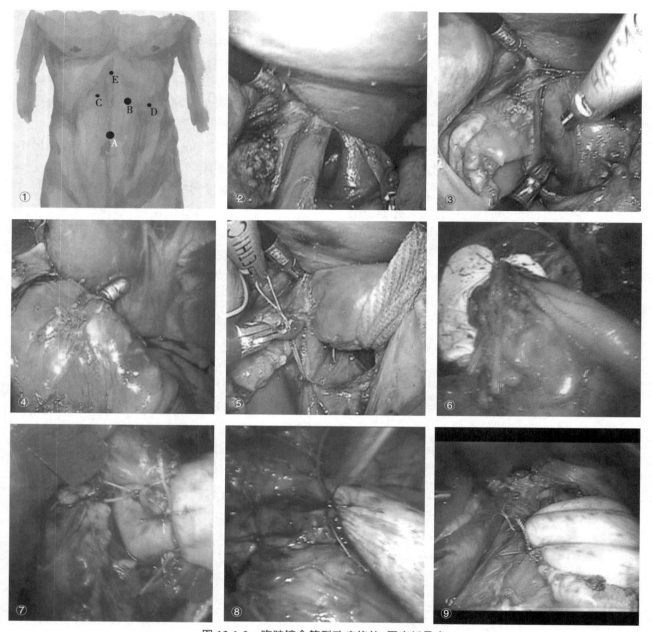

图 13-1-3　腹腔镜食管裂孔疝修补、胃底折叠术

①手术戳孔位置（A 为进境孔，BC 为主操作孔，D 为辅助孔，E 用于抬起肝脏左叶）；②游离食管，显露疝孔；③超声刀分离疝囊及左右膈脚；④金手指穿过食管后方；⑤缝合左右膈脚；⑥放置补片；⑦ Nissen 胃底折叠；⑧ Toupet 胃底折叠；⑨ Dor 胃底折叠。

预防措施：手术中应仔细分离。因为分离食管裂孔周围时容易发生出血，特别是有严重的食管炎时，操作时应注意从两侧结合，避免从一侧分离过深而损伤膈肌或纵隔血管，必要时应夹闭或切断该间隙周围的胃短血管和膈肌血管分支。

治疗措施：遇到血管或组织出血，可使用超声刀或 LigaSure，可达到无血效果，较粗的血管应夹闭或结扎。

2）食管破裂：文献报道，术中食管破裂和胃穿孔的发生率约 1%，是比较严重的并发症。

常见原因：部分长期反流的患者，食管周围炎症较重，难以分清组织层面，或者牵引、分离等操作粗暴或不当。

预防方法：术前积极治疗食管炎，手术操作应在腹腔镜严密监视下置入，避免与胃食管结合部成角及动作粗暴，术中操作应准确、轻柔，应慎重使用电凝等操作。

治疗措施:术中发现食管破裂应及时修补,必要时可以在胃镜的监视下进行。

3)气胸:发生率约在2%~3%。

常见原因:疝囊多与裂孔和纵隔粘连紧密,分离疝囊时易损伤纵隔胸膜。

预防方法:注意在开始分离时围绕膈脚,进一步向上分离时靠近食管。

治疗措施:发生气胸后,通常无须放置闭式引流,因为术后胸腔内的CO_2气体能迅速自行吸收,通常1小时内即可消失。如患者术后有胸闷、呼吸困难等表现,应及时行X线检查,如证实有较大气胸,应插胸腔闭式引流管。

4)迷走神经损伤:常见原因,多是解剖关系不明确,分离过程中造成迷走神经的损伤,容易导致术后出现胃及食管功能障碍。

预防方法:游离食管下段时,应明确迷走神经前、后干的走行,注意保持在原位,不要过分牵拉。

治疗措施:如果术后出现胃食管的排空障碍,应立即禁食禁水,并给予持续胃肠减压,可以考虑通过胃管注入吗丁啉等胃肠动力药物,对胃肠道的恢复也有一定的疗效。

(2)术后并发症

1)吞咽困难:术后暂时性吞咽困难是常见的,但一般会在3个月内消失。吞咽困难超过3个月者仅有10%,且随着时间的延长而逐渐改善。

常见原因:术后早期吞咽困难的原因,可能是食管裂孔闭合过紧、手术创面水肿、食管运动功能障碍;晚期食管裂孔狭窄,一般考虑为瘢痕形成导致。

预防方法:术前常规行食管测压和食管动力学检查,以便手术采用合适的胃底折叠方式。术中游离食管周围时应轻柔,避免食管损伤、血肿形成。可以考虑使用探条和术中食管测压,避免食管裂孔闭合过紧。

治疗措施:建议服软食或流食至术后1个月,若仍有持续性吞咽困难,可行胃镜食管扩张治疗。

2)术后复发:常见原因主要是修补时张力较大,术后裂孔关闭处撕裂。另外,还可能与短食管、膈脚修补失败、胃底部疝入胸腔等有关。

预防方法:如果食管裂孔过大(>5cm),闭合

食管裂孔时可造成膈脚张力过大,应考虑使用补片,防止缝合时造成膈脚撕裂。术后复发多在术后近期内出现,可能与术后咳嗽、呕吐、腹内压增高等有关,应给予相应的对症处理,从而利于降低复发率。

治疗措施:可考虑再次手术。

(二)胃十二指肠溃疡穿孔腹腔镜修补术

1. 适应证

(1)发病后,一般情况较差,甚至发生中毒性休克。

(2)复杂性溃疡穿孔。

(3)腹腔渗液较多者。

(4)进食后穿孔、溃疡较大、一般状况较差者,或经系统的中西医结合治疗12小时无效或加重者。

2. 禁忌证

(1)较大的穿孔或胃后壁或球后溃疡穿孔。

(2)合并溃疡病的其他并发症,如同时有穿孔和出血而情况不稳定、癌变等,应为相对禁忌。

(3)估计腹腔内有广泛粘连,难以选择安全入路的患者。

(4)存在心血管和呼吸系统疾患,不能耐受全身麻醉的患者。

3. 手术步骤(图13-1-4)

(1)建立气腹:患者在全身麻醉下仰卧位,于脐下缘1cm弧形切口,气腹针穿刺造气腹,压力达到12mmHg退出气腹针,戳孔。

(2)探查:探查分两步,第一步为初步判断,插入腹腔镜时,如发现升结肠旁沟及盆腔积液为黄绿色混浊液体,肝方叶下方有较多脓苔而阑尾基本正常,可初步判断为胃十二指肠穿孔。第二步为探查腹腔,彻底清除腹腔内的渗出液及脓苔;明确穿孔部位和大小。穿孔的部位往往污染及粘连较重,有时穿孔较小,难以辨认,可用吸引器按压胃窦部,如见到有气泡或十二指肠内容物流出,即为穿孔部位;也可用闭合的抓钳在十二指肠表面轻轻滑动,刮除脓苔和残物,可帮助发现穿孔部位。

(3)修补:用无损伤抓钳或电凝棒显露术野,剑突下孔置持针器,采用2-0可吸收或不可吸收线距穿孔0.5~1cm,纵向间断全层缝合穿孔,腹腔内器械打结。提一束大网膜覆盖穿孔周围,并用缝线固定于穿孔位置。

扫码观看彩图

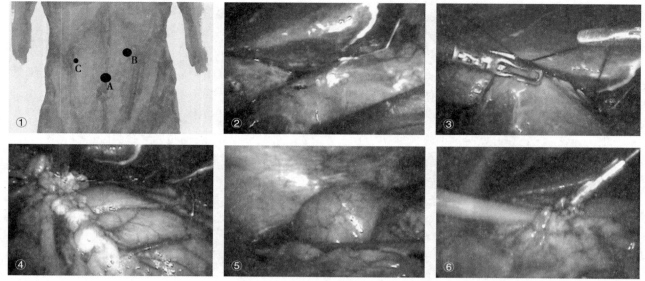

图 13-1-4　腹腔镜胃穿孔修补术

①手术戳孔位置（A 为进镜孔、B 为主操作孔、C 为辅助操作孔）；②确定穿孔部位；③缝合穿孔；
④提一束大网膜覆盖穿孔周围，并将其缝合固定于穿孔位置；⑤彻底冲洗腹腔；⑥放置引流管。

（4）腹腔冲洗：用生理盐水反复冲洗腹腔各部位，一般 3 000~5 000ml，脐孔与主操作孔转换窥镜和吸收器，能达到转换视野彻底冲洗腹腔的目的。

（5）放置腹腔引流管：于小网膜孔附近放置引流管，于右侧腹壁另戳孔引出后固定。

4. 并发症

（1）十二指肠狭窄：腹腔镜肠穿孔的修补应遵守开腹手术缝合的原则，确保缝合后肠管的通畅。

（2）穿孔不愈合：大直径溃疡穿孔、易碎脆弱的溃疡边缘，是腹腔镜溃疡修补术的危险因素，出现上述情况应考虑转开腹手术。

（3）重要脏器功能障碍：休克、穿孔持续 24 小时以上，伴有严重内科疾患、患者年老（特别是年龄大于 75 岁），均为腹腔镜穿孔修补术术后发生重要脏器功能障碍的危险因素。注意术前耐受性评价。

（4）腹腔脓肿：与患者免疫力差（腹腔局限吸收能力差）及腹腔冲洗不彻底有关。术中彻底冲洗腹腔，放置腹腔引流管，术后支持治疗，可减少并发症发生。

参考文献

1. 吕平, 刘芳, 戚昭恩. 腹腔镜外科百年发展史 [J]. 中华医史杂志, 2001, 31 (4): 217-220.

2. 胡明彦. 腹腔镜外科的历史与展望 [J]. 现代医院, 2004, 4 (2): 19-22.

3. 田文, 马冰, 费阳. 食管裂孔疝修补术前评估及适应证合理选择 [J]. 中国实用外科杂志, 2014 (5): 389-391.

4. 张正东, 侯亚峰. 腹腔镜胆总管一期缝合与 T 管引流术安全性的荟萃分析 [J]. 肝胆外科杂志, 2022, 30 (2): 124-129.

5. 韩硕, 杨慧琪, 聂玉胜, 等. 腹腔镜下补片修补食管裂孔疝的研究进展 [J]. 中华疝和腹壁外科杂志, 2022, 16 (1): 8-13.

6. 王伟刚, 屈坤鹏, 唐晓勇, 等. 腹腔镜食管裂孔疝修补术不同手术方式的临床疗效及预后分析 [J]. 中华普通外科杂志, 2022, 37 (11): 830-833.

（王震宇）

第二节　达芬奇手术

一、历史背景

机器人手术一直是外科医师长期以来所梦寐以求的。在过去若干年中有许多"Rube Goldberg"设备问世,给外科医师提供了机械上的协助。第一台电子计算机辅助的机器人"Robo Doc"(机械医师),就是用以在患者股骨干上准确无颤动地钻孔,以完成人工髋关节置换手术的。尽管它在名称上很有吸引力,但它并不能比一个有经验的骨科医师做得更好,并且相当费时。此后,第一批仅有的两个可供商业化的机器人,在加利福尼亚州被研发出来了。Yulun Wang 利用美国国家科学基金研制出了机械臂,叫作"Aesop robot"(伊索机器人),可以掌控和操作腹腔镜,服从于声音指令以及脚(踏开关)或手的操控。在北加州,Philip Green 为国际空间站手术需要研发的主从互动系统机器人,被 Fred Moll 和 Lonnie Smith 购得后,以他们外科医师的思考角度重新设计。

Intuitive Surgical(直观外科)公司制造出了一款异常直观、电子计算机强化的外科手术操作平台,其主要产品达芬奇机器人是目前市场上唯一的专业机器人外科设备。达芬奇机器人操作系统,以麻省理工学院研发的机器人外科手术技术为基础。Intuitive Surgical 随后与 IBM、麻省理工学院和 Heartport 公司联手,对该系统进行了进一步开发。FDA 已经批准,将达芬奇机器人操作系统(以下简称达芬奇系统)用于成人和儿童的普通外科、胸外科、泌尿外科、妇产科、头颈外科以及心脏手术。达芬奇系统现已在众多能熟练掌握使用该系统的外科医师中取得了立足点。这些医师已体会到,以往那些用普通的腹腔镜难以完成的微创手术,使用机器人则可以变得便利起来。达芬奇机器人可以使腹腔镜手术技术的学习曲线缩短,同时可以实现远程操控,还可以根据每一位医生的生理习惯,滤掉部分手的颤抖。

二、达芬奇系统

达芬奇机器人把具有立体视频影像、符合人体工程学的操作台(术者一侧),与装备有量身定做的比单纯腹腔镜具有更多活动自由度的腔镜器械的一组机械臂(患者一侧)结合起来。连接于术者与患者之间的计算机系统可以消除任何操作中手的震颤,并可以按比例放大手术操作,以利于施行精确的显微外科手术。

这种被称作"外科机器人"的设备,因其完全由外科医师掌控以达到改善操作的目的,其实更应恰如其分地被命名为"电脑强化的手术设备"或"机器人辅助腹腔镜手术系统"。第一部电脑强化的手术设备是摄像腹腔镜的扶持臂,它使外科医师能通过手控、脚控或者声控来随意移动腹腔镜。一项对于使用这种摄像内镜扶持臂的随机研究表明,它可以缩短手术时间,使图像更稳定,还可减少需要清洁摄像内镜的次数。这个设备还显示了另一个优点,即可免除术中对一位助手扶镜的需要以解放宝贵的手术室人力。目前,这项技术已被另一款简单的可被动定位的机器臂所替代。

达芬奇机器人使用的是一个特制的有两束光导纤维分列于相对应两侧的内镜,由一个特制的双孔接目镜接收,由两个 CCD 传来输入信号,捕捉每个由两组石英棒透镜系统之一获得的影像,从而产生出真正的三维影像,而不再需要使用那种假 3D 腹腔镜。达芬奇系统由 3 个部分组成:外科医生主控制台、患者床边用于放置手术器械的手术推车和成像处理设备(图 13-2-1~图 13-2-3)。该系统的三维可视化功能可提供深度感知,而其类似手腕状关节的微型化手术器械,提高了外科医生的灵活度和运动范围。该系统还通过减少手的抖动和把外科医生的动作经系统处理之后按比例提供给机械手臂来加强(对手术精度的)控制。相比医生手动的腹腔镜手术,符合人体工程学的仪表 - 手 - 眼结合和直观的器械动作,还可以缩短

扫码观看彩图

外科医生的训练时间。达芬奇高清外科手术系统（Da Vinci si hd surgical system）配置有一个外科医生主控制台、一台患者手术推车和一台用于放置显示手术过程成像设备的推车。通过外科医生的手腕、手和手指的运动来控制主刀的机器手臂，这和典型的开放式手术是一样的。此外，该系统还有一系列全套的 Endo Wrist 手术器械可供选择。这些手术器械可以做 7 度角的旋转，超出了人类手腕的灵巧度。每一类手术器械都有特定的作用，如用于夹紧、缝合手术和组织处理。但由于该系统不适合大范围的手术操作，往往需要重新摆放机器，因此其更适合于局限性精细操作。

达芬奇系统在一开始曾受到腹腔镜外科专家们的怀疑，不仅因其手术时间长、设备贵，还因难以证明它所带来的附加价值。两项随机研究的临床试验对比了机器人与常规方法的胃底折叠术，在两组试验中，机器人手术时间长于常规手术，而最终效果并无差别。同样结果也出现在腹腔镜胆囊切除术的临床试验对比中。尽管如此，达芬奇系统能提高手术灵巧程度，这使许多外科医师乃至医院管理者有理由相信，机器人手术设备是一项值得的投资。

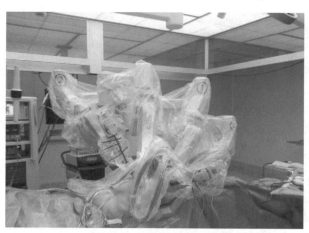

图 13-2-2　达芬奇机器人手术系统操作臂部分

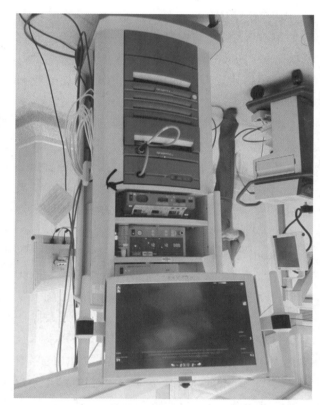

图 13-2-3　达芬奇机器人手术系统显示部分

相较于传统腹腔镜手术，达芬奇系统在以下 3 个方面存在显著的优势：

1. 3D 视野　达芬奇系统最常被提到的一个优势便是其能为术野提供 3D 视野。大多数人都认为，3D 视图是对老式 2D 腹腔镜成像系统的改进，但 Zorn 等人指出，经验丰富的外科医生，即使在失去 3D 视野时，也不会增加开腹的概率。亦有许多医疗中心没有使用达芬奇系统，它们似乎使用了 Endo Eye Flex 3D 可视镜进行补偿，这是一种

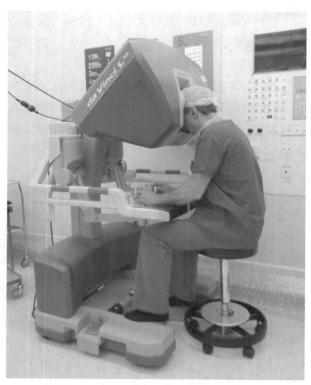

图 13-2-1　达芬奇机器人手术系统操作台部分

可能取代达芬奇系统 3D 优势的工具。Vizzielli 等人讨论了该仪器在腹腔镜盆腔切除术和根治性阴道切除术中的应用，并发现它是可行的，并特别指出，其可降低经验较少者出现失误的可能性。

2. **远程手术** 随着 5G 技术的应用，网络延迟问题逐渐被解决，达芬奇系统与远程手术的结合将越来越广泛，它利用无线网络和机器人技术，将相距遥远的外科医生和患者连接起来。该系统克服了当今外科医生短缺、地理上无法获得即时和高质量的手术护理、巨大的经济负担、潜在的并发症和长途旅行等问题。这项技术不仅使患者受益，而且提供了技术的准确性，确保了外科医生的安全。

3. **震动滤过** 达芬奇系统使技巧手腕又回归到腹腔镜手术中。符合人体力学舒适度的工作平台改善了手术操作的灵活性，配合立体的影像，消除了手震颤，按比例改变手术操作（如：一个大的全手动作可以按比例地缩小到能像显微外科那样精细地缝合）。达芬奇系统操作端的震动滤过作用更促进了显微外科的发展。Chauhan 等人提出了一种标记为 RMF-2DOF 的 2DOF 机器人显微手术钳装置，以改善有限区域内的触觉反馈。

尽管机器人手术具有很多优势，但由于辅助系统成本高、耗材贵，使得其在基层医院乃至更广泛医疗区域的开展仍然受限。但随着经济发展和医疗水平的提高，有望通过这种系统实现远程手术会诊，从而缩小地区间医疗水平差距。

三、达芬奇系统在腹部外科的应用

随着手术机器人辅助系统的发展，该系统在泌尿外科以及妇科展现出很好的应用前景，在很多国家已被列入保险范畴。达芬奇系统在腹部外科发展相对滞后，由于其成本以及耗材费用高，即使在相对发达的日本，也并未被普遍采用。在腹部外科领域，如胃癌手术、结肠癌手术，已有很多中心对达芬奇系统进行了尝试，其在操作灵活性和学习曲线方面，明显优于腹腔镜手术。在肝胆胰外科领域，很多复杂手术，如胰十二指肠切除术，也在机器人辅助系统下安全完成，并积累了很多经验。

机器人仪器手腕和运动范围比人类的手更广泛，运动比例标准设置为 1∶3。机器人可提供一个放大的三维术野。此外，人机工程学得到优化。

因此，外科医生可以在不影响运动能力和可见度的情况下进行微创手术。机器人技术的缺点包括成本显著增加。在机器人时代早期，外科医生认为缺乏触觉反馈是缺点。随着经验的增加，整整一代外科医生已经学会在没有触觉反馈的情况下，以最高水平进行手术。

在肝脏手术中，2018 年一个比较开腹和腹腔镜肝切除治疗结直肠癌肝转移的随机对照试验表明，腹腔镜手术与开腹手术相比有几个好处，包括较少的并发症和较短的住院时间。然而，在后上段肝脏（即包括 I、IVa、VII 和 VIII 在内）的小规模肝切除术中，解剖结构使这些节段难以用常规腹腔镜器械达到。在一些关于常规腹腔镜肝切除的研究中，这些后上段的切除被确定为中转开腹的独立预测因子。因此，这些切除大多数仍然是开放的。相比之下，机器人的关节器械非常适合于弯曲的实质横断，如肝后上段。研究者已经发表了少量关于机器人肝切除的研究报告，这些报告在并发症和转化方面的结果可以接受。（见图 13-2-4、图 13-2-5）。

在高度复杂的手术中，如胰腺切除，也越来越多地进行微创操作。

开放性和微创性系统的荟萃分析显示，与开放性手术相比，微创性胰十二指肠切除术的住院时间缩短，失血减少。机器人器械能够在胰十二指肠切除术吻合过程中，提供最佳的手术灵活性。（图 13-2-6）

在美国 8 个医学中心进行的一项关于机器人与开放式胰十二指肠切除术的回顾性研究显示，与开放式手术相比，机器人胰十二指肠切除术的主要并发症和失血量减少，尽管机器人手术时间相对较长。虽然机器人技术在某些程序中比传统的腹腔镜检查有一些优势，但它可能不适合所有微创手术。

已有大量随机对照试验、综述文章、荟萃分析和病例系列证明，腹腔镜结直肠手术与开放手术相比，术后效果更好。然而，腹腔镜手术存在一些技术上的局限性，如人体工程学差、二维视角、锥形和支点效应等，可能会影响直肠手术中骨盆等狭窄解剖领域的操作。而达芬奇系统经证明，机器人手术在治疗直肠癌方面与传统腹腔镜手术一样可行和安全，唯一的缺点是手术时间较长。

扫码观看彩图

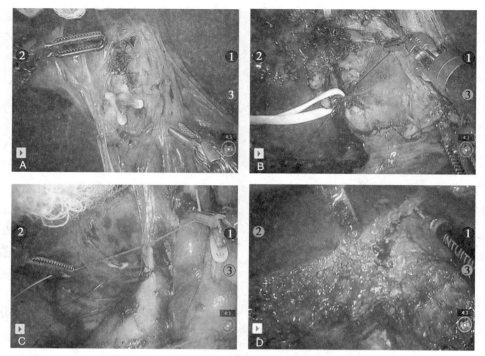

图 13-2-4　术中观察机器人右肝切除术的主要步骤

A. 解剖肝右动脉；B. 解剖门静脉右支；C. 沿下腔静脉解剖副肝静脉；D. 横断肝实质。

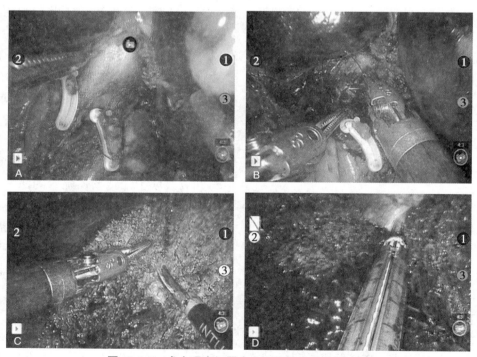

图 13-2-5　术中观察机器人左肝切除术的主要步骤

A. 解剖门静脉左支；B. 左肝管的切开缝合；C. 横断肝实质；D. 左肝静脉实质内横断。

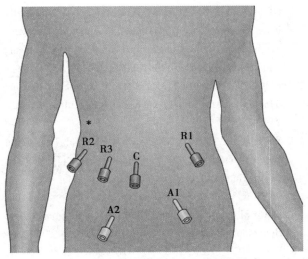

图 13-2-6　机器人辅助胰十二指肠切除术

R1、R2、R3 为机器人端口；A1 和 A2 表示辅助腹腔镜端口；A1 放大作为标本提取部位（4~5cm）；C 表示摄像头（在脐上方偏左侧）；* 代表肝脏牵开器。

四、国产机器人辅助手术系统的发展

随着我国经济及技术的发展，国产手术机器人辅助系统也在不断发展创新。天津大学参与研发的妙手机器人，实现了自主创新的理想，逐步走上了量产化的道路。该项目旨在自主研发，规避达芬奇手术机器人的专利封锁，走一条国产化道路，填补国内该领域空白。同时还有其他主创单位，也在手术机器人领域做出大量的探索，有望在该领域有所突破。随着国产化、量产化步伐的不断深化，未来更多患者将接受机器人辅助手术系统的治疗，未来该技术很可能代替腹腔镜手术而成为微创手术的主流。

参考文献

1. AIONO S, GILBERT J M, SOIN B, et al. Controlled trial of the introduction of a robotic camera assistant (EndoAssist) for laparoscopic cholecystectomy [J]. Surg Endosc, 2002, 16 (9): 1267-1270.

2. MELVIN W S, NEEDLEMAN B J, KRAUSE K R, et al. Computer-enhanced vs. standard laparoscopic antireflux surgery [J]. J Gastrointest Surg, 2002, 6 (1): 11-15.

3. COSTI R, HIMPENS J, BRUYNS J, et al. Robotic fundoplication: From theoretic advantages to real problems [J]. J Am Coll Surg, 2003, 197 (3): 500-507.

4. RUURDA J P, BROEDERS I A, SIMMERMACHER R P, et al. Feasibility of robot-assisted laparoscopic surgery: An evaluation of 35 robot-assisted laparoscopic cholecystectomies [J]. Surg Laparo Endo Per, 2002, 12 (1): 41-45.

5. ZORN K C, GOFRIT O N, ORVIETO M A, et al. Da Vinci robot error and failure rates: single institution experience on a single three-arm robot unit of more than 700 consecutive robot-assisted laparoscopic radical prostatectomies [J]. J Endourol, 2007, 21 (11): 1341-1344.

6. VIZZIELLI G, PERRONE E, PIZZACALLA S, et al. Laparoscopic pelvic exenteration with radical vaginectomy using 3-dimensional vision and multifunction instrument [J]. Int J Gynecol Cancer, 2018, 28 (9): 1805-1806.

7. HOUGEN H Y, LOBO J M, COREY T, et al. Optimizing and validating the technical infrastructure of a novel telecystoscopy system [J]. J Telemed Telecare, 2016, 22 (7): 397-404.

8. CAZAC C, RADU G. Telesurgery——an efficient interdisciplinary approach used to improve the health care system [J]. J Med Life, 2014, 7 (3): 137-141.

9. SATCHER R L, BOGLER O, HYLE L, et al. Telemedicine and telesurgery in cancer care: inaugural conference at MD Anderson Cancer Center [J]. J Surg Oncol, 2014, 110 (4): 353-359.

10. SHENAI M B, TUBBS R S, GUTHRIE B L, et al. Virtual interactive presence for real-time, long-distance surgical collaboration during complex microsurgical procedures [J]. J Neurosurg, 2014, 121 (2): 277-284.

11. CHAUHAN M, DESHPANDE N, Pacchierotti C, et al. A robotic microsurgical forceps for transoral laser microsurgery [J]. Int J Comput Ass Rad, 2019, 14 (2): 321-333.

12. MAGGE D, ZUREIKAT A, HOGG M, et al. Minimally invasive approaches to pancreatic surgery [J]. Surg Oncol Clin N Am, 2016, 25 (2): 273-286.

13. ZUREIKAT A H, POSTLEWAIT L M, LIU Y, et al. A multi-institutional comparison of perioperative outcomes of robotic and open pancreaticoduodenectomy [J]. Ann Surg, 2016, 264 (4): 640-649.

14. ZUREIKAT A H, MOSER A J, BOONE B A, et al. 250 robotic pancreatic resections: safety and feasibility [J]. Ann Surg, 2013, 258 (4): 554-559, 559-562.

15. NOTA C L, RINKES I H B, MOLENAAR I Q, et al. Robot-assisted laparoscopic liver resection: a systematic review and pooled analysis of minor and major hepatectomies [J]. HPB, 2016, 18 (2): 113-20.

16. WOO Y, HYUNG W J, PAK K H, et al. Robotic gastrec-

扫码观看彩图

tomy as an oncologically sound alternative to laparo-scopic resections for the treatment of early-stage gastric cancers [J]. Arch Surg, 2011, 146 (9): 1086-1092.

17. RUURDA J P, VAN DER SLUIS P C, VAN DER HORST S, et al. Robot-assisted minimally invasive esophagec-tomy for esophageal cancer: a systematic review [J]. J Surg Oncol, 2015, 112 (3): 257-265.

18. GIULIANOTTI P C, CORATTI A, SBRANA F, et al. Robotic liver surgery: Results for 70 resections [J]. Surgery, 2011, 149 (1): 29-39.

19. FRETLAND A A, DAGENBORG V J, BJORNELV G M W, et al. Laparoscopic versus open resection for colorectal liver metastases: the OSLO-COMET random-ized controlled trial [J]. Ann Surg, 2018, 267 (2): 199-207.

20. HALLS M C, CIPRIANI F, BERARDI G, et al. Conver-sion for unfavorable intraoperative events results in significantly worst outcomes during laparoscopic liver resection: lessons learned from a multicenter review of 2861 cases [J]. Ann Surg, 2018, 268 (6): 1051-1057.

21. TROISI R I, MONTALTI R, VAN LIMMEN J G, et al. Risk factors and management of conversions to an open approach in laparoscopic liver resection: analysis of 265 consecutive cases [J]. HPB, 2014, 16 (1): 75-82.

22. DE ROOIJ T, LU M Z, STEEN M W, et al. Minimally invasive versus open pancreatoduodenectomy: system-atic review and meta-analysis of comparative cohort and registry studies [J]. Ann Surg, 2016, 264 (2): 257-267.

23. BOGGI U, NAPOLI N, COSTA F, et al. Robotic-assisted pancreatic resections [J]. World J Surg, 2016, 40 (10): 2497-2506.

24. WINER J, CAN M F, BARTLETT D L, et al. The current state of robotic-assisted pancreatic surgery [J]. Nat Rev Gastro Hepat, 2012, 9 (8): 468-476.

25. PARK J S, CHOI G S, PARK S Y, et al. Randomized clin-ical trial of robot-assisted versus standard laparoscopic right colectomy [J]. Brit J Surg, 2012, 99 (9): 1219-1226.

26. SOUCHE R, HERRERO A, BOUREL G, et al. Robotic versus laparoscopic distal pancreatectomy: a French prospective single-center experience and cost-effective-ness analysis [J]. Surg Endosc, 2018, 32 (8): 3562-3569.

27. STADERINI F, FOPPA C, MINUZZO A, et al. Robotic rectal surgery: state of the art [J]. World J Gastro Oncol, 2016, 8 (11): 757-771.

28. NOZAWA H, WATANABE T. Robotic surgery for rectal cancer [J]. Asian J Endosc Surg, 2017, 10 (4): 364-371.

（张大鹏，邱重阳）

第三节　经自然腔道内镜手术

经自然腔道内镜手术（natural orifice transluminal endoscopic surgery，NOTES）是近年来兴起的微创、无瘢痕的新型手术方式。是以软式内镜为治疗工具，经人体空腔脏器的自然腔道进入体内，穿越腔道管壁，对胸腹腔疾病进行诊治的更加微创的手术方式。1994 年，Wilk 在一项专利中首次提出 NOTES 的概念。2000 年，John Hopkins 医院的 Kalloo 等在美国消化病周上报道了经胃内镜下肝脏活检和腹腔探查术的实验研究，并于 2004 年发表最终成果。2003 年，Rao 等报道了首例在人体行经胃阑尾切除术。NOTES 被认为是继腹腔镜之后的第三代微创手术技术。与传统的开腹及腹腔镜手术相比，NOTES 创伤更小、术后恢复时间更短，在取得令人满意的美容及心理微创效果的同时，可以减轻术中及术后疼痛，避免切口感染、切口疝及慢性腹壁疼痛，减少术后腹腔粘连及粘连性肠梗阻的发生等。

一、定义与分类

（一）定义

NOTES 是以内镜经过食管、胃、结（直）肠、阴道、膀胱等自然腔道，进入纵隔、胸腔或腹腔内，进行疾病诊断和治疗的全新微创技术方式。传统意义上的 NOTES 应用软式或硬式内镜。新兴 NOTES 技术包括以内镜下黏膜剥离（endoscopic submucosal dissection，ESD）技术为基础的 NOTES，和以超声内镜（endoscopic ultrasonography，EUS）技术为基础的 NOTES。

（二）分类

1. 按手术目的进行分类　包括 NOTES 诊断

技术和 NOTES 治疗技术。

（1）NOTES 诊断技术：应用内镜以最小的创伤到达胸、腹腔深处，直观观察病灶，并且可进行组织病理学检查，可用于纵隔、胸腔、腹腔、盆腔内疾病，以及胸膜、腹膜病变（包括异常淋巴结、包块或肿瘤）的探查和活检。

（2）NOTES 治疗技术：包括已经开展的巨大肝囊肿开窗术、保胆胆囊结石取石术，及胆囊息肉摘除术、胆囊切除术、阑尾切除术、异位妊娠手术、卵巢囊肿切除术、疝修补术、肠粘连松解术、食管或胃肠道壁外的良性肿瘤切除等一系列手术。

2. 按入路进行分类

（1）经口腔入路

1）经口甲状腺切除术（transoral thyroidectomy, TOTE）：逐渐趋于成熟，TOTE 有 2 种主要入路，其中经口腔前庭入路（transoral endoscopic thyroidectomy vestibular approach, TOETVA）因能避免舌下通路对口腔的损害而被推广。TOTE 具有更短的解剖隧道，创伤小，术后伤口愈合快，没有可见的手术瘢痕等优点。除了 TOETVA，经口腔前庭内镜下甲状旁腺切除术（transoral endoscopic parathyroidectomy vestibular approach, TOEPVA）也已经在临床研究中开展。

2）内镜下黏膜剥离技术为基础的 NOTES：主要表现为经口内镜食管下括约肌切开术（peroral endoscopic myotomy, POEM），以及隧道法内镜黏膜下肿物切除术（submucosal tunnel endoscopic resection, STER）、内镜下全层切除术（endoscopic full-thickness resection, EFTR）等技术的逐步开展及成熟。POEM 是较早应用到临床的经口腔 NOTES 的方法。我国于 2010 年开始临床使用 POEM，经过几年的迅速发展，目前已成为开展该技术最多的国家。

3）胃轻瘫及贲门失弛缓：随着技术的进步，经口内镜技术将目标部位从贲门深入到幽门，主要用于治疗胃轻瘫，2015 年在临床首次完成了经口内镜幽门括约肌切开术（gastric peroral endoscopic myotomy, G-POEM），术后 12 周，患者仍保持良好状态，能够适当地耐受软饮食。对于难治性胃轻瘫，如放置幽门支架、注射肉毒素都失败的患者，采用 G-POEM，手术成功率高，早期

随访有明显的症状改善以及胃排空的客观改变。贲门失弛缓症的治疗目的在于降低食管括约肌压力，使食管下端松弛，以解除括约肌痉挛，缓解症状。治疗方式主要包括药物治疗、内镜治疗及手术治疗 3 方面。内镜治疗措施主要有贲门气囊扩张术、内镜下肉毒素注射、自膨胀型支架置入术以及 POEM。2008 年，POEM 首次用于贲门失弛缓症的治疗。

对于影像学提示纵隔结构不清，行支气管镜检查而未能取得组织学标本的患者，可采用经口内镜纵隔手术（TOEMS）进行纵隔淋巴结活检。TOEMS 相较于传统胸腔镜检查，能减少患者的痛苦，更容易被接受，但目前的技术设备还难以广泛应用于临床，短期及长期并发症也有待验证。

（2）经肛门入路：经肛门内镜微创手术（transanal endoscopic microsurgery, TEM）已有 30 多年的发展历史，在全球各地广泛应用于结直肠手术，适应证也在不断扩展。TEM 为经肛门 NOTES 的发展奠定了较为坚实的基础。经自然孔道标本取出（NOSE），最大限度地利用了腹腔镜平台的优点，同时使用自然孔作为体内吻合和标本递送途径，无须额外的专业仪器。经肛 NOSE 作为一种集内镜、腹腔镜和显微外科 3 种技术特点于一身的微创手术，是成熟和安全有效的。

（3）经尿道入路：经尿道入路的特点是无菌且相对安全。但由于尿路腔道相对狭小，难以使用大直径的内镜，完整取出标本也相对困难，经尿道 NOTES 手术也相对局限。肾囊肿是泌尿外科的常见病，对于位置较深的肾盂旁囊肿，传统腹腔镜去顶减压术风险及难度较大，而利用输尿管软镜经尿道、输尿管进入肾盂，直视下钬激光汽化切开囊壁，从而达到引流目的，可减轻囊肿压迫造成的肾损害，具有无视野盲区的优点，可最大范围切除囊壁薄弱区，保证引流效果，且不受患者身高的限制。经尿道膀胱肿瘤切除术、经内镜辅助置导尿管治疗骑跨伤导致的尿道球部断裂，均有临床开展。经尿道辅助下单孔腹腔镜根治前列腺癌，有效降低了手术难度。

（4）经阴道入路：经阴道是 NOTES 手术最早开展的入路，2007 年报道了世界首例经阴道胆囊切除术，是真正意义上的人类首例 NOTES。因

扫码观看彩图

其易于清洗,可在直视下切开缝合,穿孔等并发症少而成为临床应用最为广泛、技术相对较成熟的入路。前瞻性研究表明,经阴道胆囊切除,无论是在术中还是术后并发症等方面,与传统腹腔镜手术没有差异,也可以成为胆囊手术的经典入路。随着技术及设备的更新,除了经阴道阑尾切除术、胆囊切除术以外,经阴道肾切除术、乙状结肠切除术、腹壁疝修补术、部分胃切除术,也已经在临床陆续开展,国内也报道了经阴道直肠癌根治术。但是许多手术操作仍需要借助腹腔镜行杂交 NOTES 手术,受到器械及技术的限制,难度较大的手术仍未能使用纯粹的 NOTES 来完成,这也是未来经阴道 NOTES 的发展方向。

(5)经胃入路:经胃入路也是较早开展的入路方式,并且对于下腹部手术能够提供良好的视野和操作空间,但是胃周有丰富的脉管系统,胃表面毗邻肝脾等器官,往往需要在腔镜的辅助下进行穿刺。

经胃肝囊肿开窗引流术在临床成功开展,术者使用双通道内窥镜通过胃部时,将球囊同时送达胃部,通过导丝引导扩张球囊,在球囊的协助下切开胃壁,其优点在于扩张的球囊能够阻止气体泄漏,并且通过张力使胃壁切口成线状,容易钳夹及闭合。

经胃入路腹腔探查,钳取组织病理活检,避免了传统剖腹带来的创伤及并发症,值得在临床中推广。

经胃入路与 EUS 相关 NOTES 主要包括,EUS 引导下感染性胰腺坏死引流清创术、胰腺假性囊肿引流术、胆胰管引流术、胆囊引流取石术、胃肠吻合术等。EUS 引导下感染性胰腺坏死引流清创术技术成熟、效果肯定,已在临床广泛应用。EUS 引导下胰腺假性囊肿引流术,已基本取代外科手术,成为胰腺假性囊肿的一线治疗方法。EUS 引导下胰管引流术,对内镜逆行胰胆管造影(ERCP)失败的胰管梗阻患者,疗效确切。EUS 引导下胆管引流术,已成为经皮肝穿刺胆管引流术的有效替代治疗。其中 EUS 引导下顺行胰胆管造影术(EACP)是 ERCP 失败或乳头无法到达情况下的有效治疗手段。EUS 引导下胆囊引流、取石术,具有良好的发展前景。

二、NOTES 的适应证和禁忌证

临床上 NOTES 技术适应证主要包括:腹腔探查并腹膜活检术、保胆胆囊结石取出术、息肉摘除术、胆囊切除术、阑尾切除术、巨大肝囊肿治疗、部分肾脏疾病的治疗、部分妇科手术、部分纵隔良性肿瘤、贲门失弛缓症、适合内镜下切除的消化道早癌或隆起性病变等。随着技术的发展,适应证也将随之不断发展变化。

与常规内镜检查类似,NOTES 禁忌证包括:严重心肺疾患,不能耐受内镜检查者;严重凝血功能障碍,血红蛋白低于 50g/L 或 PT 延长超过 1.5s 以上者;有休克等危重症患者;以及其他各种原因不能行内镜诊疗者。NOTES 的相对禁忌证包括:腹腔广泛粘连;病灶较大,较难从自然腔道取出;进展期恶性肿瘤、腹水等。

三、术前准备

(一)操作技术与设备要求

NOTES 是一类更高级别的内镜治疗技术,开展该项技术的医师应具备更高的内镜治疗技术水平和必要的外科知识储备。建议 NOTES 手术首先在"三甲医院"开展,然后逐步向较低级别医院推广。拟开展 NOTES 技术的团队应向所在医院伦理委员会提出申请,获得伦理委员会批准后,再开展相应临床工作。

内镜下 NOTES 技术依赖的设备主要是现有的内镜治疗的常规器械设备,包括内镜主机、治疗内镜、高频电发生器、内镜附送水泵、CO_2 气体,完成 ESD 及内镜逆行胰胆管造影术所需相关器械、配件等。

(二)人员准备

拟开展 NOTES 技术的医师应具备充分的内镜手术经验。包括:①100 例以上的内镜下黏膜剥离术经验,及 20 例以上的内镜下消化道全层切除术经验;②具备良好的内镜下止血技术及内镜下缝合技术;③具有相关并发症的诊断以及处理经验;④准确判断胸、腹腔内方位和脏器的立体空间结构也是操作医师应该具备的基本知识和技能。建议在开展 NOTES 工作前,非外科出身的内镜医生应进行外科腹腔镜手术或录像的观摩学习；完成 NOTES 的手术医师的资格应为副高及以上职称人员；拟开展 NOTES 的医疗机构应加强内科、外科、影像医学、麻醉科等多学科会诊工作。

（三）设备消毒

1. 内镜的消毒　按照软式内镜清洗消毒规范操作。建议准备两条软式内镜：一条为高洁净度消毒内镜，用于口腔、食管、胃腔或肠腔的清洁，以及经肠入路时置入肠道封堵气囊和肛侧肠腔消毒；另一条为环氧乙烷灭菌内镜，用于进入纵隔和胸腔、腹腔及其后的手术操作。

2. 器械及配件的消毒　推荐均使用一次性器械及配件。对于可重复用器械及配件，需先进行彻底的高洁净度消毒，包括超声清洗及应用水溶性润滑防锈剂保养，再按说明书进行高温高压灭菌或低温环氧乙烷灭菌。

（四）患者准备

1. 术前禁食禁水 6 小时，术前充分告知患者，并对其进行心理疏导。

2. 胃/肠道术前清洗及消毒。经上消化道入路的术前准备，应用生理盐水充分冲洗口腔、食管腔和胃腔，至胃液清亮，黏膜无胆汁和黏液等附着（必要时以 0.2% 聚维酮碘进行黏膜消毒）；经肠道入路先进行肠腔冲洗后，于降结肠或横结肠放置肠道封堵气囊以封堵肠腔。气囊肛侧端肠腔以 0.2% 聚维酮碘进行黏膜消毒。更换灭菌内镜，以生理盐水反复冲洗肠道，至肠道表面完全清洁。

四、术中操作

（一）体位

患者的体位由手术入路决定。经胃入路，患者通常取左侧卧位或仰卧位；经直肠或阴道入路，通常选择截石位。此外，经直肠及经阴道入路患者取头低位，使盆腔内脏器向腹腔方向移动，更利于内镜从入路口进入盆腔后，尽快从肠间穿出，进入腹腔上部。保持头低位，可以使血液、胆汁、冲洗液等大部分存留在膈下，方便进行腹腔冲洗液的抽吸。对于不同的手术，可以根据术中的情况，调整患者的体位，这对于手术的顺利进行可以起至关重要的影响。

（二）腹腔脏器的定位和探查

NOTES 术中对腹腔脏器的定位和探查至关重要。可通过标志性解剖结构，辅助判断内镜在腹腔内定位和前进方向。例如通过腹正中线韧带判断左、右腹腔，通过肝圆韧带判断左右肝叶。此外，还可通过助手动态体外冲击触诊腹壁的方法，判断内镜所在位置以及腹腔内的方向。腹腔内脏器的毗邻和内镜下解剖形态需要术者在实践中不断地去认识。

（三）有效操控内镜

体位的变化可以使内镜到达其他体位无法达到的位置。助手于腹壁合理有效的按压，常常可以使内镜的走向符合术者的需求。以导丝经内镜活检孔道送入术野区域，或将圈套器置于内镜头端的透明帽外侧，将其送入术野区域，对部分容易"迷路"的部位，可以起到导航和辅助定位的作用。还可以用圈套器套扎部分病变进行牵拉或推送，以利于内镜下操作，如 NOTES 保胆或切胆手术中应用圈套器牵拉，可使手术进行得更加顺利和安全。更多的定位及辅助手段需要在工作中进行研究和探索。

（四）出血的预防及处理

术中如果发生活动性出血，首先应迅速以透明帽按压出血部位，防止出血过多影响视野。电凝钳柔和模式电凝止血，或应用止血夹夹闭出血点，绝大多数可有效止血。对于反复尝试仍无法止住的出血，可急请外科医生手术止血。对于难度较大或出血风险较高的手术，术前备血对保证手术安全十分重要。

（五）腹腔注气量和腹腔内压

内镜在腹腔内操作时，应注意避免过度注气。腹腔气体过多会引起患者气道压力增高，也会导致内镜远离术野不易操控。因此，术者及助手术中要密切观察患者腹部是否明显膨隆，并与麻醉医生保持沟通，关注患者气道压是否过高，及时给予内镜吸气，以减轻腹腔内压力，以保证患者安全。

（六）充分腹腔冲洗

手术过程中随时冲洗以保持术野清晰，对精准、顺利完成手术十分重要。内镜退出腹腔前需进行充分的腹腔冲洗，冲洗重点部位为肝周、膈肌下方、上腹部肠管间隙、盆腔，冲洗至腹腔液完全清亮。在内镜退出腹腔前，尽量吸尽腹腔内的液体和气体。

扫码观看彩图

（七）入路切口的闭合

入路切口的闭合是 NOTES 的关键技术，曾经是限制 NOTES 技术临床应用的最大难题。随着内镜下缝合技术的进步，消化道管壁闭合难题已得到解决。但正像外科腹壁缝合已成为常规技术但仍然存在创口感染、撕开等并发症一样，NOTES 入路切口的闭合同样需要手术医生认真对待，以最大限度地减少相关并发症的出现。目前内镜下闭合技术很多，并且新的方法层出不穷，需要所有内镜医生不断探索，使内镜下创面缝合更加安全、简便、快捷、牢固。根据目前的资料和经验，尼龙绳对吻缝合及尼龙绳荷包缝合，对较大切口均可达到良好的临床效果。

五、术后管理

（一）饮食管理

NOTES 术后的饮食管理经验还比较少，需要更多的研究和观察。根据有限的经验，经胃入路患者建议术后 48~72 小时开始流食，经直肠入路患者术后麻醉清醒后（12 小时内）即可以开始流食。饮食应从饮水至清淡流食，1 周后开始过渡到常规饮食。

（二）术后监护

1. 生命体征的观察 包括体温、脉搏、呼吸、血压等指标。确保机体生命体征平稳。

2. 出血相关指标的观察 建议术后定时常规做血常规检查，观察红细胞、血红蛋白水平是否稳定。腹腔内出血者，上述指标均可下降。并根据腹腔引流管（如果有）的引流物的质和量，进行出血量和速度的判定。如引流液为新鲜血液并且不断增加，高度怀疑术后出血，应密切观察和进一步判定出血部位、出血速度、出血量，以确定进一步处理方法和对策。如术中没有放置引流管，在高度疑似存在内出血时，应进行 B 超检查，明确诊断。

3. 感染指标的观察 包括寒战、发热、腹痛症状，以及伴有腹部压痛、反跳痛等体征。要结合白细胞、C 反应蛋白等检验指标，进行炎症反应程度评估。并根据腹腔引流管（如果有）的引流物的性质，判定有无吻合口漏/瘘及腹内感染。应及时进行相关细菌学检测。

4. 消化道出血 包括应激性出血和与手术相关天然操作孔出血。需详细记录出现时间、诊疗方法和疗效，判断是否需要外科手术以及重症监护治疗（包括手术及监护记录）。

（三）术后镇痛

NOTES 术后患者的活动及体位的限制较少，不常规使用镇痛泵及止痛剂。

（四）术后随访

根据疾病种类和手术方式不同，合理选择随访的时间和检查项目。治疗效果的随访和安全性评估是评价可行性的重要参考指标。统一规范的处理和记录是 NOTES 健康发展的保障。

六、NOTES 常见并发症的预防及处理

（一）消化道出血

主要原因是消化道管壁切口裸露血管残端的活动性出血。术中及术后闭合切口时，仔细预防性处理裸露血管是预防术后消化道出血的关键。对于术后出现活动性消化道出血的患者，尽早内镜下治疗十分必要。

（二）腹腔内出血

术后腹腔出血的预防关键亦在于术中仔细认真操作。术后发生的腹腔内出血，可考虑再次经 NOTES 途径进行止血治疗，同时需做好外科手术探查的准备。

（三）腹腔感染

一旦发生腹腔感染需要尽早行腹腔置管（建议于腹部两侧分别留置一枚冲洗引流导管），并通过该冲洗引流管进行持续、足量的生理盐水冲洗（每天可达 6 000~20 000ml）。同时给予足量抗生素治疗。对于入路口漏形成的患者，需进行内镜下处理，以尽快封闭漏口，促进创口愈合。

（四）无菌性腹膜炎

多由胆瘘或术中腹腔内残留胆汁冲洗不充分导致。腹腔置管于左右两侧下腹部，并且持续性腹腔冲洗，是缓解症状的快速、有效手段。最初建议应用生理盐水大量持续冲洗，观察患者症状以及腹膜炎体征的缓解情况，同时应注意引流液的颜色及量。冲洗至引流液持续清亮则可停止冲洗，持续引流腹腔液体，若患者腹部症状消失维持 24 小时，即可拔出腹腔引流管。

（五）肠壁或胃壁切口漏／瘘

发生肠壁或胃壁切口漏（游离穿孔），可导致急性腹膜炎。微小漏口或切口慢性漏，临床上窦道形成最常见。严密缝合消化道管壁入路切口是预防漏／瘘形成的关键。胃内置管减压也能有效降低胃入路后漏／瘘的发生。胃肠入口漏应早期发现、早期治疗，绝大部分不需要外科手术。局部的通畅引流、有效冲洗和控制感染是治疗成功的关键。

七、局限与展望

NOTES 技术已发展了近 20 年，仍面临重重挑战和争议，目前仍处于初级阶段，许多 NOTES 手术缺乏足够的病例数量，以及并发症（如穿越腔道带来的感染、切口闭合不严带来的切口瘘等问题）的随访跟踪。近来，已开发了一些适应 NOTES 的手术器械，如能弯曲的电刀、抓钳和剪刀等；另一方面，也需要术者不断积累临床操作经验，减少或避免并发症的发生。

微创化是未来医学发展的一个必然趋势。NOTES 有着令人期待的前景和广阔的发展空间，在入路的选择及手术方式等方面，都有很大的进展。正像腹腔镜的开展一样，其发展速度超过了许多专家的预期。除目前已经开展的 NOTES 工作外，很多内镜中心都在探索与达芬奇系统、常规腹腔镜技术等杂交手术。大量新的 NOTES 技术正在被研究和探索过程中，相信 NOTES 技术的适应证会越来越广。

参考文献

1. 中国医师协会结直肠肿瘤专业委员会 NOTES 专委会. 经自然腔道内镜手术（NOTES）专家共识 [J]. 中华结直肠疾病电子杂志, 2021, 10 (4): 337-342.
2. ULLAH S, ALI F S, LIU B-R. Advancing flexible endoscopy to natural orifice transluminal endoscopic surgery [J]. Curr Opin Gastroenterol, 2021, 37 (5): 470-477.
3. BANSAL R, DHILLON K S, KAUSHAL G. Hybrid natural orifice transluminal endoscopic surgery splenectomy: A case report [J]. J Minim Access Surg, 2022, 18 (3): 466-468.
4. HAO Y Z, YANG Z Z, YANG H, et al. Gallbladder-preserving cholecystolithotomy [J]. Expert Rev Gastroent, 2022, 16 (3): 265-272.
5. GRANATA A, MARTINO A, LIGRESTI D, et al. Closure techniques in exposed endoscopic full-thickness resection: Overview and future perspectives in the endoscopic suturing era [J]. World J Gastro Surg, 2021, 13 (7): 645-654.
6. 徐佳昕, 李全林, 周平红. 经自然腔道内镜手术的发展与展望 [J]. 中国临床医学, 2018, 25 (2): 161-166.
7. 岑柯楠, 张斌, 李宏. 经自然腔道内镜手术的研究进展 [J]. 基础医学与临床, 2019, 39 (5): 745-749.
8. 李兆申. 经自然腔道内镜手术新技术在胆胰疾病中的应用现状与展望 [J]. 临床肝胆病杂志, 2018, 34 (3): 462-466.

（李 宁，李 明）

第四节　急腹症一站式诊疗体系与一体化杂交手术室

急腹症是急诊外科患者主要病种，具有病情危重、生命体征不稳定、病情变化大、进展快的特征，常常需要紧急抢救。在诊断上，要求急诊外科医生具有敏锐的洞察力、扎实的临床基本功和准确的鉴别能力。同时在救治过程中，需要一支专业的队伍和一个诊断与治疗一体化的服务平台，以保证其治疗上的连续性。

一站式医疗服务模式（one stop medical service）是近年来逐渐倡导的医疗模式。手术室是一站式诊疗的重要环节，一体化杂交手术室（one stop hybrid operating room）集合与兼容多种临床诊断与治疗的技术、装备，可以最大限度地提高诊断与治疗水平，提高工作效率和患者满意度，为医院创造良好的社会效益和经济效益。

一、急腹症一站式诊疗的必要性

（一）急腹症的整体性，需要全面看待问题

外科急腹症主要包括腹部外伤、急性阑尾炎、急性胆囊炎、急性胆管炎、多种原因导致的胆道梗阻、胰腺炎、肠梗阻、消化道穿孔等。当前随着社

扫码观看彩图

会进步,人口老龄化明显,许多患者存在基础性和伴随性疾病,急腹症病谱发生巨大改变,这就要求临床处置上应注重整体化思维。

(二)急腹症的急迫性,对医务人员要求高

急腹症具有突发性、病情变化复杂、常累及多个器官系统的特点,一旦误诊、误治,则可能危及患者生命。目前绝大多数医院的急诊外科医生,还是由外科的各专科医生轮流出诊,这些医生可能对急腹症的认识不足,缺乏对急腹症处理的快速反应能力,甚至引发医疗纠纷。因此,急腹症需要"专科化"对待,同时要求急腹症专科医师在急诊外科、外科各专科、普通外科各亚专科病房轮转,以不断巩固提升诊疗能力和水平。优秀的急诊外科医师应熟知各种常见急腹症的临床表现,洞悉这些复杂临床现象背后所隐含的解剖、病理生理机制。依据详细的病史、典型体征和简单的辅助检查,对常见外科急腹症的病因和病情快速做出尽可能准确的诊断,这样才能在疑难急腹症诊疗中明察秋毫,有的放矢,标本兼治。

(三)急腹症治疗趋于多元化、微创化

外科治疗微创化是当代外科发展的方向之一。近年来,随着微创外科理念的更新,急腹症的外科治疗模式走向微创化和多元化。与传统外科手术相比,若适应证把握得当,微创外科治疗急腹症不仅同样有效,且可降低并发症发生率和病死率,缩短住院时间,减少医疗费用,具有明显的优势。临床上根据实际情况,选择单独或序贯联合应用各种微创治疗技术,使患者利益最大化。

目前,针对急腹症的微创治疗技术主要有以下3类。

1. 内镜外科治疗技术 针对胆胰急腹症,基于内镜逆行胰胆管造影术、内镜奥狄括约肌切开术、内镜鼻胆管引流术和内镜胆管、胰管支架术等。对胰腺疾病,超声内镜既可做超声诊断、活组织检查,还可对感染性胰腺坏死行穿刺引流。针对急性肠梗阻,经胃镜置入肠梗阻导管治疗急性上消化道梗阻、小肠梗阻,还可以放置肠营养管等;DSA下经肠镜肠道支架置入治疗急性大肠梗阻等。对于消化道出血,可采用内镜技术直视下进行诊断和治疗。

2. 介入治疗技术 主要包括超声或X线引

导下经皮肝穿刺胆管引流术、胆囊引流术、肝脓肿和腹腔脓肿引流术等。对于消化道出血,亦可采用DSA技术寻找出血部位,进行定性、定位的诊断,并可以经导管行止血治疗。也可以在CT或超声引导下,进行实体肿物的活组织检查和微波、射频的介入治疗。

3. 腹腔镜治疗技术 包括全腹腔镜手术或腹腔镜辅助手术。目前急诊腹腔镜手术已经越来越成熟,从阑尾切除术、胆囊切除术,逐步扩展到消化道穿孔修补术、胃大部切除术、胆管探查术、小肠切除术、结肠切除术,以及嵌顿疝和肠梗阻手术等。大多数三级甲等医院都开展了腹腔镜肝切除术、远端胰腺切除术、脾切除术等;腹腔镜胰十二指肠切除术等,亦逐渐普及。在急腹症微创诊疗技术不断发展的今天,对一体化手术室的要求也日趋增高。

(四)社会医疗服务的需求

目前大多数医院急腹症诊疗流程烦琐,急腹症专科人员不足,而且急腹症患者的危险性和医疗纠纷远高于其他专科,因此建立急腹症救治绿色通道十分必要,而绿色通道良好运转的基础就是一站式诊疗。一站式诊疗以患者为中心,体现了优质高效的服务精神,既符合患者利益需要,也符合医院发展需要,更符合医疗市场发展需要,最终使患者利益最大化,同时提升医院的社会效益和经济效益,有利于患者满意、社会满意。

二、急腹症诊疗一体化杂交手术室建设

随着外科微创化和医学影像技术的发展,治疗方法从以往单一的外科手术进展到消化道管腔内治疗,进而向融合内镜、腔镜、介入等多种微创技术的"杂交手术"转变。"杂交手术"实现了多种技术的有效联合,充分实现了优势互补,使一些复杂手术简单化,达到了损伤控制性手术的目的,减少了手术创伤,扩大了手术适应证。在杂交手术中,即使在内镜、介入治疗过程中出现失败或者并发症,外科医师也能凭借他们对于人体解剖的熟知和处理意外情况的应急能力,立即行外科手术补救,这也是一站式诊疗的最好体现。"杂交手术"是在最大限度减少创伤和并发症的同时,实现疗效最大化的一种全新治疗模式。

（一）杂交手术室概念

杂交手术室，又称复合手术室（hybrid operating room），传统的杂交手术室是指 DSA、CT、MRI 等设备的 3D 成像技术与外科在手术室中的全面整合，实现微创介入手术与外科手术相结合，从而解决各类复杂手术，降低手术风险，节省手术时间。通常一体化手术室强调的是手术室和手术室其他设备的集成，包括腔镜设备、高频能量设备、手术床、监护仪等常用设备，甚至可以包括超声、CT、DSA、磁共振等大型设备，从而形成复合杂交手术室。而我们这里提到的一体化杂交手术室，则包括各种内镜、腔镜、DSA、超声等微创诊疗设备，是针对普通外科疾病，特别是急腹症，采用内镜、腔镜、DSA、超声介入等微创技术融合一体的微创杂交手术室。

（二）一体化杂交手术室的特征

一体化杂交手术室，是以创造手术室的高效率、高安全性以及提升手术室作为对外交流平台为目的的多个系统的综合运用。按照以患者为中心的原则，一体化杂交手术室除了具备疾病诊疗需要的相关医疗设备外，还集合了数字化技术、计算机技术、光学技术、触控技术、网络技术、多媒体技术等众多技术，为手术室带来了全新数字化和集成化的体验。它通常具有以下几个特征：

1. 能够对手术室集成设备进行集中控制和管理，形成触摸一站式操作控制平台，可以让医护人员更简单地人性化操作手术室内的医疗设备。

2. 能够无损地采集、存储、调取和传输手术室集成医疗设备的医疗数据。

3. 与医院各个信息系统（如医院信息系统、医学影像存储与传输系统、实验室信息系统等）集成，使得医护人员在手术室就可以调阅、存储和传输患者信息。

4. 一体化杂交手术室能通过事先布设的专用光纤与示教室或者转播点进行音视频通信；也可以通过网络传输与全国各地的其他医院的会场或专家进行音视频通信。

5. 一体化杂交手术室的优点在于：①拓宽了治疗指征，解决了过去单纯介入或手术不能解决的问题；②腔内手术与腹腔镜外科手术同期完成，减轻了创伤，减少了费用，降低了风险；③使很多复杂的消化道疾病患者无须在不同专科间多次转科，避免了患者多次麻醉和转运可能带来的风险；④如果腔内技术操作出现并发症，可迅速通过外科手术的手段解决；⑤一些创新的手术设计可以通过这个新平台来完成；⑥尽管一体化杂交手术室为杂交手术而设计，但也可以进行单纯的腔内治疗或常规的腹腔镜外科手术，避免了资源浪费。

（三）急腹症一体化杂交手术室建设要求

1. **足够空间的外科手术室** 在一体化杂交手术室中，不仅有外科手术设备，还有内镜、腹腔镜、DSA、超声等设备，为保障手术顺利进行，建议手术室最好是 $80m^2$ 以上的正方形空间，并达到百级层流标准。手术团队包括外科医生、内镜医生、介入医生及助手、麻醉师、超声医生、手术护士等。DSA 为可移动中 C 型臂，移动距离、工作角度必须适应手术团队的需要，整个手术室要以手术床为中心，并不是以 DSA 中 C 型臂的工作位置为中心。手术床要求是能够适合腹腔镜手术、内镜手术及 DSA 介入治疗的多功能手术床，特别是患者头部附近，由于有麻醉、监护的需要，一定要保持足够的空间。配套的手术设备有腹腔镜系统、内镜系统、超声系统、麻醉机、监护系统、电外科设备、能量平台、高分辨监视器、手术灯、各类吊塔以及多功能手术床等。

2. **一体化杂交手术室** 整合手术室内不同品牌、不同规格的设备和系统，通过控制中心中央站触摸屏界面进行控制；建立与医院信息网络的连接，从医院信息系统、临床信息系统、实验室信息系统、医学影像存储与传输系统等获取、存储患者的电子病历（EPR）、影像及文档，并上传、存储一体化数字手术室生成的 EPR、数字影像信息；通过数字化医院视频会议系统实现远程医疗会诊、教学与学术交流。（图 13-4-1）

三、急腹症一站式诊疗与一体化杂交手术室的经验分享

大连医科大学附属第一医院急腹症外科针对急腹症患者的诊治建立救治绿色通道，形成了"外科急诊 - 一体化手术室 - 急腹症病房 - 急诊 ICU"一站式救治体系，制定涵盖"急症处置 - 微创诊疗 - 围手术期中西医结合治疗 - 术后中西医结合加速康复"疾病全流程的立体化救治策略。

扫码观看彩图

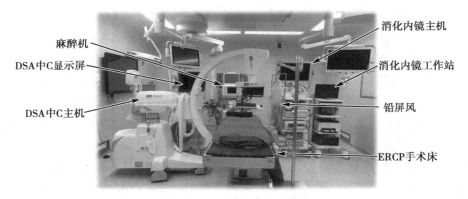

麻醉机　消化内镜主机
DSA中C显示屏　消化内镜工作站
DSA中C主机　铅屏风
ERCP手术床

图 13-4-1　一体化杂交手术室

我们提出了 SELECT 中西医结合微创诊治理念,即基于一体化复合杂交手术室,应用多种软镜及硬镜微创技术,其主要包括胆胰子镜、超声内镜、腹腔镜、胆道镜及激光共聚焦显微内镜,同时围手术期结合中医治疗,中西医结合加速康复。根据胆胰急腹症的不同疾病特点,以患者为中心,由同一团队运用 SELECT 中西医结合微创诊治理念,进行量体裁衣、辨证施治,选择最合适的多镜组合诊治方案,从而达到内外科结合、软硬镜结合、中西医结合,进行精准化、个体化、微创化治疗。

外科急诊由急腹症专科医师出诊,并且定期在急诊外科、急腹症病房轮转,不断加强急腹症诊治训练,以更好地为患者服务。科室不断优化就诊流程,患者就诊于外科急诊,根据病情危重程度可进行急诊留观处置或收入急腹症病房,病情危重者即刻采取微创急诊手术,根据损伤控制原则,急则治标,缓则治本,最后标本兼治,必要时收入急诊 ICU 病房。

针对急腹症病房医护团队,科室着力培养国际上独具鲜明特色的内镜外科医护团队,能熟练掌握腹腔镜及各种软镜技术,倡导内镜医师外科化,外科医师腔镜化,腔镜医师软镜化,内外科医师一体化,最终的宗旨是患者利益最大化。同时打造专科化内镜外科微创手术护理团队,完善全流程的立体化救治策略。同时,借助 5G 信息化手段,在会议室、手术室安装视频会议系统,实现了手术实况转播,为远程诊疗、学术交流提供了信息化平台。

总之,随着科技的发展,建立以患者为中心的一站式服务流程、诊疗体系、一体化杂交手术室、数字化医院,必然是未来医院的发展方向。对于充满风险和挑战的外科急腹症,微创理念和技术的进步将不断推动急腹症诊治策略的演变,使其诊断精准化、治疗微创化。而一体化杂交手术室,以其设备和信息的集成以及数字化管理的优势,将成为未来数字化医院的重要组成部分。

参考文献

1. 孙益红. 微创外科时代外科急腹症诊治策略演变 [J]. 中国实用外科杂志, 2015, 35 (5): 473-475.
2. 种银保, 唐超, 王晴. 一体化复合杂交手术室建设实践与探讨 [J]. 中国医学装备, 2011, 8 (8): 47-49.
3. 曹丹, 金忠新, 张坚. 一体化手术室的应用前景 [J]. 外科研究与新技术, 2017, 6 (3): 212-214, 218.
4. 尚东, 张桂信, 张庆凯. SELECT 中西医结合微创外科理念在肝胆胰疾病诊治中的应用 [J]. 临床肝胆病杂志, 2020, 36 (12): 2641-2645.
5. 陈旭, 李爽, 张桂信, 等. SELECT 中西医结合微创治疗理念在急性胰腺炎治疗中的应用 [J]. 临床肝胆病杂志, 2020, 36 (12): 2646-2650.
6. 尚东, 张桂信, 张庆凯. 基于 SELECT 理念的中西医结合微创治疗肝胆管结石 [J]. 临床肝胆病杂志, 2020, 36 (1): 31-35.

（李　爽,张桂信,尚　东）

第十四章
急腹症剖腹探查术及再手术策略

第一节　急腹症手术探查策略

通常外科急腹症泛指需要手术治疗的急性腹内疾病,因此,急诊手术探查对急腹症的诊断、治疗有十分重要的意义。

一、手术适应证的选择

急腹症作为外科常见疾病,病种涉及广泛,常需要急诊手术治疗,术前明确诊断尤为重要。由于急腹症起病急、发展快、病情重,想要在较短时间内完成全面检查往往会受到病情的限制,尤其一些病情复杂的急腹症,往往需要急诊手术探查才能明确诊断,并给予相应的治疗。

(一) 已明确诊断的急腹症

1. **急诊手术**　根据不同疾病的中西医结合治疗原则,决定治疗方法(详见相关章节)。对于需要急诊手术的患者,应尽快完善必要检查并安排相应的手术治疗。

2. **时机成熟再行手术**　虽然能明确诊断,但患者尚不能耐受手术者,应采用相应中西医结合治疗方法处理,并密切关注病情变化,创造时机再行手术。

(二) 尚未明确诊断的患者

不能明确诊断并具有下列情况的患者,则应当及时行手术探查:

1. 伴有弥漫性腹膜炎而无局限趋势,且不能明确病因的患者。

2. 患者一般状况差,精神萎靡,伴有较多量腹腔积液,同时伴有肠麻痹及明显中毒症状,白细胞明显升高或减低。

3. 怀疑腹腔内伴有活动性出血,出血量较多,出血尚未停止的患者,腹部 CT 检查可见腹腔内积血,穿刺引流血性液体引流量大于 400ml,患者持续血压下降,伴有休克表现及血常规血红蛋白持续性下降。

4. 怀疑伴有局部肠坏死或空腔脏器穿孔的患者,如在腹部 CT 检查及 X 线检查中发现腹腔内伴有游离气体,或在腹部强化 CT 检查及血管造影中发现局限性肠壁增厚或缺血改变,肠系膜动静脉血栓形成。

5. 腹壁开放性损伤,伤口已贯通腹膜者。

6. 急腹症伴有休克,经过积极的抗休克治疗后仍不见好转,或有短暂好转而再次加重的不稳定患者。

7. 疑伴有腹腔内脓肿的患者,感染、中毒症状明显者。

8. 急性腹痛的患者经过密切观察或积极治疗数小时后,患者腹痛症状没有缓解,腹部体征无好转,患者一般状况无好转,甚至加重者。

9. 腹腔穿刺阳性的患者,如穿刺抽出不凝血或消化液、粪汁者。

二、手术时机选择

急腹症患者常同时伴有不同程度的休克、感染、中毒,以及水电解质、酸碱平衡等代谢紊乱,从而增加了病情的复杂性和手术的风险性。因此,对于急腹症患者确定需要手术探查后,应慎重考虑手术探查时机的选择,通常需掌握的原则包括:

1. **有效循环血容量与紧急手术**　内出血的患者,在给予快速补液、输血,以尽快恢复有效循环血容量、纠正酸碱平衡失调的同时,应迅速行急诊手术探查,控制腹腔内出血,或同时切除受损伤的脏器,不可因循等待,进而丧失手术时机。

2. **休克的救治与紧急手术**　感染性急腹症患者需要急诊手术时,原则上应该先纠正休克,待休克状态好转或趋于稳定,及酸中毒基本纠正或改善后,及早行急诊手术探查。但某些特殊类型的感染性休克,如急性肠扭转伴肠绞窄、肠坏死、急性梗阻性化脓性胆管炎、急性出血坏死性胰腺炎伴脓毒血症等情况,病灶不及时处理,患者的休克及酸中毒状态无法纠正,且迅速恶化,此种情况患者的死亡率极高。应尽早行急诊手术治疗,行胆道减压,切除坏死肠段,尽快清除腹腔内脓肿,才有可能挽救患者的生命。临床上伴有严重中毒性休克,急诊医生认为必须待休克基本平稳后再行手术探查,因而失去手术时机导致患者死亡的教训屡见不鲜。

三、手术方式的选择

急腹症手术探查方式分为开放性探查(常规开腹探查术)与腹腔镜探查两种。

(一)常规开腹探查术

开腹探查术在急腹症的治疗中是一项基础性手术操作。其要求是准确、轻巧与迅速。通常术者应具有较丰富的临床诊断与腹部手术经验,熟悉腹腔内脏器的解剖,如各个器官的正常形态与质地、颜色;选择合适的手术切口,使切口的位置、大小适中,不单纯追求小切口与高速度;选择合适的手术麻醉方法,使腹肌充分松弛,以便于探查;探查要有顺序,动作要准确、轻柔,做到不遗漏一个器官,不放弃一个可疑点,不做不必要的重复探查,避免粗暴的手术操作;术中手术组成员应注意对探查发现进行沟通,使每个成员都知悉手术探查结果;探查发现异常时,应尽量设法充分显露,以便于手术处理。

1. 腹部外伤时的探查

(1)原则:手术探查之前,应该结合术前影像学检查,观察致伤的部位与伤道,初步判断有哪些脏器可能损伤。因此,在腹部外伤行剖腹探查时,必须仔细、不遗漏伤情,也不要因为反复探查而加重休克,延长手术的时间。探查时应该按照"先止血,后修补"的原则进行。必须注意腹部闭合性或开放性损伤均可造成腹腔内单个或多个脏器损伤,不要满足于单一部位损伤的发现;实质性器官或大血管损伤引起腹腔内出血,可能同时存在空腔脏器损伤引起腹膜炎。

(2)紧急控制出血:腹腔内出血剖腹探查的首要任务是,发现与控制出血。腹腔内出血最常见的来源是肝、脾、胃、肾及肠系膜等处。更大的血管(如腹主动脉、下腔静脉)伤或胰腺的出血都很猛烈,较少有救治机会。腹腔内积聚大量血凝块的部位常是出血的所在,可以作为寻找出血部位

的指路牌。术者应迅速初步清除腹腔内积血后,判断出血的部位,以手伸入腹腔进行探查,并控制出血。用手指止血是迅速、安全、有效的方法。肝、脾、肾等部位的出血,均可以手指捏住肝十二指肠韧带、脾蒂或肾蒂,控制供应血管以减少出血。肠系膜血管、下腔静脉等出血时,可以手指直接压迫控制,然后清除腹腔内积血,当能够直接观察到出血部位时,再做适当的处理,不做盲目的钳夹。腹膜后血肿,只要腹后壁完整可不做开放手术,或肠系膜的血肿不大或增长速度不快时,可待其他脏器探查后再行处理,否则应做切开,将血肿清除后处理出血点。

(3)探查顺序:可以从胃的贲门部开始,依次检查胃、脾、胰腺、肾脏、肝与胆道。然后是腹膜间位器官,如十二指肠、升结肠、降结肠、膀胱、输尿管,是较难探查的部位,如有疑问,应沿十二指肠曲的外侧缘切开后腹膜(Kocher操作),或切开横结肠系膜进入腹膜后对十二指肠、胰头等进行探查。发现升结肠或降结肠等固定肠段有疑点时,应切开相应部位的后腹膜进行探查。对这些器官进行探查发现异常时,可扩大术野,以便在直视下进行检查与处理。

2. 非创伤性急腹症的探查

(1)方法:对诊断尚未明确的急腹症进行剖腹时,都需先进行探查,以寻找病变。探查时应避免感染扩散。先清除腹腔内的渗液或脓液,然后根据术前的诊断,对可能发生病变的空腔脏器先行探查。纤维素性渗出物聚集的部位,常是炎性病变所在的部位。穿孔、坏死的脏器处理后,还应根据需要探查其他脏器。如无必要,尽量不探查膈下间隙,以免将感染扩散到这些部位。

(2)肠梗阻手术时,先要探明梗阻的部位、原因,肠袢有无坏死、穿孔等。探查时,可先从一段肠袢开始。空瘪的肠段系梗阻部的远端肠段,可循此检查至梗阻部。梗阻部的近端肠段多有明显的膨胀,不便于操作,且易引起肠壁浆膜的撕裂。必要时,可先作切开减压术,再作探查。

(3)急性消化道出血时的探查:急性上消化道出血时,应力争在术前作出诊断。剖腹探查的重点脏器是食管下端、胃、十二指肠。但也应注意对小肠、结肠、肝、脾与胆道的探查,以排除肠道病

变、门静脉高压症及胆道出血。某些病变，如慢性胃、十二指肠溃疡、胃肠道肿瘤或炎性病变等，可在胃肠道的浆肌层上表现出来，或可摸到肠腔内有肿块；如不能从脏器的外部明确病变所在时，可切开胃前壁进行探查，观察有无食管静脉或胃底静脉破裂、胃贲门部黏膜撕裂、胃黏膜糜烂以及其他病变。手术时还可借术者的引导进行纤维内窥镜（胃十二指肠镜、小肠镜或结肠镜）的检查。探查必须仔细。

（4）对于非外伤性的腹腔内出血，应考虑有无肝、脾的自发性破裂。对女性患者，还应探查盆腔器官，排除异位妊娠、卵巢黄体破裂的可能性。

（二）腹腔镜探查术在急腹症中的应用

1. **应用原则** 近年来，随着腹腔镜技术的普及开展，腹腔镜用于外科急腹症探查，使许多临床诊断困难的病例能够得到及时的诊治，同时大大减少了不必要的开腹探查及其所带来的并发症。应该注意，患者必须具有开腹探查指征，且生命体征平稳、血流动力学稳定，同时没有电视腹腔镜手术的禁忌证。在操作过程中，对怀疑有腹腔内出血的病例，需要注意气腹的压力不宜过高，以免在探查的过程中造成气体栓塞。

2. **腹腔镜探查术的应用** 腹腔镜对于急性肠梗阻患者的治疗，不受患者胖瘦、腹壁厚度的限制。腹腔镜的应用，使医生能够迅速做出诊断并解除病因，无论是粘连成角、肠管扭转，还是肠套叠、腹壁疝，都可以迅速处理。对于病情较重的急腹症患者，腹腔镜的操作避免了开腹手术带来的体液丧失和对其他重要器官功能的干扰，一定程度上节省了手术的时间。腹腔镜手术与开腹手术相比，术后肠粘连、胃轻瘫等并发症的发生率也更低。

对于尚不能确定诊断的急腹症患者，可先以腹腔镜经脐戳孔进入腹腔探查，待确定病变部位和性质后，如需开腹操作，可在腹腔镜指引下于病灶上方打开腹壁，减少了直接开腹的盲目性，还相应减小了手术切口。此种杂交手术在急腹症的手术治疗中具有更多的应用。对于可疑腹腔内脏器损伤的患者，推荐应用腹腔镜探查术。腹部外伤腹腔镜探查术诊断的敏感性、特异性和准确率高达75%~100%，文献报道外伤时腹腔镜探查术的漏诊率为0。对于患有不明原因的脓毒症、全身性炎性反应综合征，或者多脏器功能衰竭的重症患者，如怀疑病变源于腹腔时，可考虑使用腹腔镜进行探查。另外，对于腹痛且伴有其他脓毒症征象（如发热或者粒细胞增高），但没有明显的剖腹探查指征（如气腹、小肠梗阻），又不能以其他原因（如肺炎、尿路感染）解释的重症患者，同样适用于腹腔镜探查。

施行腹腔镜探查术时通常采用全身麻醉，然而局部麻醉联合静脉镇痛对于部分患者同样可以起到良好效果，尤其适用于急诊室处理。对于一部分症状相对较轻的患者，在急诊室局部麻醉下行"清醒腹腔镜手术"更为安全。

腹腔镜手术不能完全取代开腹手术在急腹症治疗中的地位。腹腔镜探查术的禁忌证，是失血性休克或脏器切除术所致休克。腹腔内大出血或患者生命体征不稳定的情况下，仍优先选择迅速快捷、直观简易的剖腹手术。需要特别注意的是，膈肌破裂亦应列为腹腔镜探查的禁忌证，因建立气腹时可能导致张力性气胸。对有腹部穿透性损伤的患者，应缝合所有可能漏气的伤口。既往多次腹部手术史、原手术切口形成多处瘢痕，或者近期（如3天内）曾行开腹手术等，可列为腹腔镜探查的相对禁忌证。

由于重症急腹症患者的高病死率，腹腔镜探查疗效无法准确评价，但对于大部分重症患者，无论是在ICU病房，还是在手术室，腹腔镜探查术在技术上仍然是可行的。对怀疑有腹腔内疾患但通过无创检查又不能确诊，且需要开腹探查的重症急腹症患者，使用腹腔镜进行探查仍然是可行的。对于可疑肠缺血的重症急腹症患者，应强烈考虑腹腔镜探查，因其诊断准确性明显优于无创检查。

四、腹部外科常用切口

一般来说，选择腹部切口的原则是能最直接暴露病变器官，同时也在很大程度上依赖术者的经验和习惯。腹部切口的选择应满足以下几点：①切口应长短适度，使术野显露满意，便于操作，容易直接达到病变部位；②切口便于延伸；③尽可能少损伤腹壁各层组织，如肌肉、神经、血管等；④关腹缝合简便，愈合牢靠，不影响腹壁功能。

常用的腹部切口分5种。

（一）纵切口

是腹部外科中最常用的一类切口。常用的纵切口有：脐上或脐下的正中或旁正中切口和经腹直肌切口。

1. **上腹正中切口** 上起自剑突下，下至脐上约1cm处，可适当左或右绕脐向下延长。经皮肤、皮下、白线直达腹膜，进入腹腔。其优点在于，切口出血少，不切断肌纤维，不损伤神经，能提供良好的手术入路，切口便于延长，并可迅速地切开和关闭。其主要缺点是，切口无肌肉保护，承受较大张力而较易发生切口疝。

2. **下腹正中切口** 上起脐下，下至耻骨联合中点上缘。常用于膀胱、前列腺、子宫及其附件的手术，可向上绕脐延长切口。

3. **旁正中切口** 根据病变部位，左、右、上、下腹部均可选用。切口约距中线1cm，纵行切开腹直肌前鞘，游离腹直肌内侧缘并向外牵引，然后切开腹直肌后鞘和腹膜。

4. **经腹直肌切口** 与旁正中切口相似，一般于腹直肌内侧1/3，最好是内侧1/6处，纵行劈开腹直肌后，切开腹直肌鞘及腹膜。

（二）横切口

根据不同脏器手术的要求，可在腹部不同平面做横切口。上腹部横切口可略呈凸弧形，以避免肋缘的限制。下腹部横切口则略呈凹弧形，以避免髂骨的限制。这是显露胰腺或子宫等脏器极好的切口，术后切口疝和切口裂开较少，但施行此切口费时较多。

（三）斜切口

这是显露腹腔两侧固定脏器的一种进路。如右下腹的斜切口（Mc-Burney切口）做阑尾切除术。上腹部的肋缘下切口（即Kocher切口），右侧可做胆囊切除术，左侧可做脾切除术。

（四）复杂切口

主要包括T形与L形或反L形切口等。胸腹联合切口已很少采用。

（五）微切口

是指适于腹腔镜手术的切口，小至5mm，用以插入手术器械和插入腹腔镜观察镜。微切口在手术结束时常不需缝合，术后创痛轻微，瘢痕很小，是其优点。

五、切口选择的原则和方法

（一）切口设计原则

手术切口选择根据疾病诊断和治疗需要确定。上腹正中切口常用于胃、十二指肠疾病的手术。下腹正中切口常用于探查盆腔器官。上腹右旁正中切口和经腹直肌切口常用于胃、十二指肠、肝、胆囊、胆管及胰头等的手术。左上旁正中切口则用于胃癌、胃溃疡等的手术及迷走神经切断术、胰体尾部手术。右下腹经腹直肌切口常用于回盲部、右侧卵巢等的手术。左下腹经腹直肌切口常用于乙状结肠、直肠等的手术，也可用于探查盆腔脏器。在术前诊断尚未肯定，如何选择探查切口尚有犹豫时，一般常选择纵切口，通常选择腹正中切口；若不能肯定上腹部或下腹部的病变时，可先在脐旁做一脐上、下长短相同且可容一手探查的小切口，然后根据探查后的发现，再做适当的延长。

若探查后发现所做切口缺点太多时，宁可关闭原来切口，另做合适的切口，亦不做对腹壁损伤很严重的纵横交错切口。这样能使创口愈合良好。

可能有造瘘手术需要时，切口选择的位置要距离预先设计的造瘘口尽量远些。再次手术时，如选择原切口，为了避开腹腔内粘连，可将切口向上或下延长1~2cm，而不建议在原切口旁再做新切口。

（二）切口的关闭

以往一直强调腹壁切口要分层缝合。动物实验和临床经验显示，愈合口由一个整体的致密瘢痕组织形成连接。缝合所起的作用只是将切口边缘对合，在致密瘢痕组织形成过程中起保护作用。目前提倡用可吸收缝线在腱性或横切口的几层肌性部分作一层缝合。腹膜是否缝合不做强求。缝合间距不要太大，拉拢切口时也不宜过紧，太紧则易造成组织缺血坏死而妨碍愈合，太松则留有空隙而可致愈合不良。皮下脂肪层则不需要缝合，这里牵扯到所谓切口无效腔问题，临床研究结果提示，不缝合皮下脂肪层，患者的切口均对合整齐，愈合良好，且并发症明显少于传统的关腹方式。

六、手术探查分析及处理

剖腹探查在外科急腹症的诊断、治疗中有重

要意义。由于以急性腹痛为主要表现的疾病很多，临床表现十分复杂，有些患者即使经剖腹探查也难以确诊。减少剖腹探查的阴性率，以及出现这一情况时如何进一步处理，是外科医生十分关注的问题。

(一) 全面、细致了解病情以减少术前误诊

一些患者虽有急腹症的表现，但病变不在腹部。术前如能详细询问病史，细致了解发病特点，系统全面检查体格，并选择有针对性的辅助检查，一般可在术前作出初步诊断，从而避免不必要的剖腹探查。

易引起误诊的疾病大致有如下几种：

1. 心肺等胸部疾病 部分心肺疾病，如急性心肌梗死、急性心包炎、右心衰竭、心肌炎、大叶性肺炎、胸膜炎等，可引起急性腹痛。据报道，老年心肌梗死患者中，有 28.8% 可表现为急性腹痛，即所谓的腹痛型心肌梗死，其中有 55.6% 被误诊为急性腹痛。其他的胸部疾病有自发性食管破裂、胸部的大血管损伤及破裂等。

2. 胸腹壁疾病 如带状疱疹引起的肋间神经痛、流行性胸痛、自发性腹直肌断裂或自发性的腹壁深动脉破裂、前皮神经卡压综合征等。

3. 某些全身性或胃肠疾病都表现有急性腹痛，如铅中毒可导致肠痉挛性绞痛，急性胃肠炎、急性肠系膜淋巴结炎、腹型紫癜（Henoch 紫癜）、原发性腹膜炎、肠蛔虫、急性单纯性胰腺炎等，均可导致腹痛而误诊。

4. 有些妇科急腹症，如急性盆腔炎、急性输卵管炎，可导致误诊。

5. 传染性的疾病 ①流行性出血热（EHF）：40%~65% EHF 患者合并有不同程度的腹痛，腹痛多位于脐周及下腹部，常呈弥漫性疼痛，少数呈阵发性绞痛或呈持续性的剧痛，腹部有压痛、反跳痛、腹肌紧张等症状，常被误诊为外科急腹症。②伤寒：约 15% 的成人和 30% 的儿童患者缺乏伤寒典型的临床表现，容易被漏诊、误诊、误治，临床以急腹症就诊的伤寒并不罕见。伤寒也可出现肠穿孔、肠出血等并发症而转变为外科急腹症，即便剖腹探查阳性，也不能单纯从外科角度治疗，否则病情不会好转。

6. 神经系统的疾病 如椎管内神经鞘瘤、颅内肿瘤、脊髓结核危象、癔症性腹痛等。有报道椎管内神经鞘瘤误诊为急腹症者，其中误诊为急性阑尾炎占 57.7%，急性胆囊炎占 7.7%，胃穿孔占 1.2%。

要预防误诊的发生，有赖于对急腹症的发病机制、病理过程、可能涉及的疾病有深入的了解及医生高度的责任心。当有疑问时，应进行科内或科间会诊，不能随意放宽手术指征。

(二) 剖腹探查易引起漏诊的几种常见疾病

1. 急性消化道出血 消化道出血为急腹症常见病，出血原因复杂。尽管电子胃镜、电子肠镜、超声内镜、术中 B 超、数字减影血管造影、放射性同位素等检查已广泛应用，但消化道出血阴性探查的情况仍时有发生。对此，要求术者在术前有明确的定位诊断，为术中提供重点探查目标，减少盲目探查。

进腹后，首先探查胃及十二指肠有无溃疡、瘢痕或肿瘤，有无腹水、肝大、脾大、胆囊积血等。如疑为胆道出血，可采用术中 B 超检查、诊断性的胆囊及胆总管穿刺或术中胆道镜。必要时切开胃结肠韧带，探查胃及十二指肠球部的后壁及胰腺。

上述探查阴性时，可切开胃壁，清理胃内容与积血，向上探查有无胃底门静脉曲张，胃近端有无出血性胃炎表现，胃小弯有无血管畸形；向远端探查有无十二指肠溃疡，全胃有无肿物等。必要时阻断十二指肠球部或幽门，进行灌洗。

上述检查均为阴性时，检查的重点应转移到幽门远侧十二指肠。此时可将十二指肠充分游离（科赫尔切口），采用分段钳夹灌洗法寻找出血部位，必要时切开十二指肠壁以明确病变性质，进行必要的止血。术中行内镜检查也是困难病例寻找出血病因的较佳手段，检查时应封闭相关肠段进行充气，必要时，关闭手术无影灯，利用内镜光源进行内投照来寻找病变。还需注意是否有位于黏膜下的异位胰腺，其在出血停止时易被忽视，需仔细寻找。

如全部探查均为阴性，不要立即结束手术，应升高血压，并观察血压升高后是否重见出血。若探查阴性，不能盲目行胃大部切除术。如怀疑有小肠出血，则应细致地由十二指肠悬韧带开始逐段检查，术中强光照射可发现毛细血管病变，阻断肠管注入空气可显示有无憩室，切开肠管行内镜

检查也有助于发现病变。

2. 闭合性十二指肠损伤 术前诊断较为困难,术中有时仅表现在十二指肠附近横结肠及空肠系膜根部有少量血肿,并无胆汁及气体污染,如不仔细探查易漏诊。术中对可疑者从胃管注入美蓝的稀释液,挤压胃和十二指肠,如十二指肠周围蓝染,提示十二指肠破裂。此时应行科赫尔切口,并松解十二指肠悬韧带,充分游离十二指肠,检查十二指肠全程、胰腺、胆总管及腹膜后大血管。

3. 胰腺损伤 特别是胰头后侧损伤,常由于术者认识不足出现漏诊。剖腹探查术中出现网膜或肠系膜有脂肪坏死皂化斑,以及十二指肠附近、小网膜囊、肠系膜根部、胰周腹膜后积气、积血和血肿等情况时,需切开胃结肠韧带及十二指肠侧腹膜,仔细探查胰腺,以免漏诊胰腺损伤。

4. 胃肠道微小穿孔 尽可能找出原发病灶,不要轻易作出原发性腹膜炎的诊断。胃肠道小穿孔,如部位比较隐蔽,被脓苔覆盖和食物残渣堵塞时,很难被发现,如术者未去除脓苔仔细探查,常导致假阴性的结果。临床上此类情况并不少见,探查时要有序、仔细和耐心,才能不遗漏病变。

5. 伴有腹部症状的骨折 骨盆骨折后出现的腹肌紧张和后腹膜血肿引起的腹膜刺激征,尤其在复合伤患者中,骨折合并腹内脏器损伤,很难鉴别。临床医生常由于情况紧急,无法较长时间观察,而难以界定有无内脏损伤。此时应在决定手术方案前,尽量鉴别有无腹内脏器损伤,结合病史与腹部体征的动态观察和辅助检查进行综合分析。

6. 创伤性膈疝 因腹部的切口对显示膈肌不利,在合并有腹部创伤或血胸时,容易忽视膈肌的损伤而漏诊,并致二次手术。患者如有横膈部位的受伤史及下胸部的创伤,出现腹部症状;或上腹部的创伤,出现胸部的临床表现;或术前胸腹 X 线平片检查显示可疑膈肌损伤;或剖腹探查时发现肠管、大网膜等脏器集聚在横膈处,牵拉复位有困难时,应疑有膈疝,术中必须仔细探查。如胸外伤患者在闭式胸腔引流过程中出现腹部症状,应进一步检查,一旦确诊即应手术修补。

另外,术中探查应注意不能满足于单一病变的诊断,特别是探查的阳性结果不能解释临床表现时,下结论更应谨慎。尤其是存在多发复合伤的情况下,更应注意。如怀疑有妇科、泌尿科或血管病变者,应请相关科室协同术中会诊。如术中探查确为阴性,而术后腹部情况不见好转,应复查血常规、血清淀粉酶、尿淀粉酶、腹部穿刺、B 超、腹部平片等,如有手术指征,果断再次开腹。

漏诊的出现,多由于术者对腹腔脏器的解剖不熟悉、经验不足、警惕性不高、存在侥幸心理,或满足于单一的疾病诊断有关。防治漏诊要求术者不断积累经验,重视科室间的协作,同时也要强调全面、有序、有重点的腹腔内脏器探查。反对对有疑问的脏器盲目切除,这样无助于解决问题,反而可能使病情恶化。另外,术中麻醉不充分引起腹肌紧张时,患者的呕吐反射常使肠管向外膨出,或切口太小和选择不当,以致术野暴露不佳,均影响探查结果。经验不足的年轻医生找不到病灶时,一定要请有经验的上级医生协助手术,以免漏诊。

第二节　急腹症再手术相关问题

急腹症再手术,是指经过手术处理后的急腹症患者,因原发疾病或手术直接并发症,而进行的再次甚至多次腹部手术干预。外科急腹症不仅临床常见,且起病急骤,变化迅速,难以在术前得到充分的检查诊断和完善的病情准备;或因术中病情紧急、术者经验不足、医院设备限制等因素,未能或无法彻底地达到手术治疗效果,皆可能需要

行急腹症再手术。与择期腹部手术相比,急腹症术后再手术问题常常复杂多样,是临床中的一个重要课题。

一、急腹症再手术的分类及原因

导致急腹症再手术的原因众多,情况较为复杂。几乎每个普通外科医生均会有切身的经验和

教训,为方便实用,通常将急腹症再手术按照再次手术的时间、手术的计划性、再手术责任几个方面进行归纳分类。

（一）依据时间性分类

1. **近期再手术** 术后 2 周内需再手术者。原因多为急腹症原发病变处理遗漏及手术并发症。前者如多处腹内脏器损伤剖腹探查时未全部发现;盲目胃次全切除止血却遗漏胃底静脉扩张;解除了上段肠管的梗阻却遗留下部粘连压迫等。后者常见为术后大出血、医源性脏器(如胆总管)损伤、吻合口或残端破裂、内脏还原不当导致梗阻或坏死等。此类再手术时机宜在上次手术创伤愈合期,其中大多数不得在术后 1 周内的水肿、应激期进行。对患者打击重、手术难度大、术后并发症多,是应当重点预防、高度重视的一类问题。

2. **中期再手术** 术后 2~12 周内需再手术者。原因多为病变继续发展或手术并发症所致,如急性坏死性胰腺炎术后继续坏死与感染、应激性胃肠损害穿孔、胆道出血、完全性胆道梗阻、腹内脓肿、粘连性肠梗阻等。此期尚处于腹内粘连广泛、致密状态(引流管所过之处尤为重要),给再次手术分离带来困难,原则上应尽量避免。也有部分因病情本身需要的再次手术在此期进行,如壶腹周围肿瘤所致严重梗阻性黄疸,需先行减黄处理再切除肿瘤;或急诊手术中仅作姑息处理的肿瘤性病变,如结肠癌合并急性肠梗阻而不能一期切除吻合等,此类患者常伴有严重的营养障碍及多脏器受累,改善手术耐受性显得重要而又困难。

3. **远期再手术** 术后 12 周以上需再手术者。主要原因是对上次病变的彻底性治疗,如胆道良性病变,经急诊手术引流后行胆囊切除或胆肠内引流;结肠造口手术后,切除吻合或单纯关瘘等。其次为某些病变的复发或手术并发症,前者如胆道结石残留、粘连性肠梗阻复发,后者如慢性胰腺囊肿、切口疝、腹内异物等。一般情况下,此时期腹内粘连吸收、水肿消退,机体已从上次手术创伤中恢复,故多为择期性再次手术。随着时间的推移,与上次急腹症手术无关的新的腹内病变的手术机会也增多。

（二）依据手术计划性分类

计划性再手术,是指急腹症术前或术中,因病情需要而选择的分期手术。如化脓性梗阻性胆管炎、某些急腹症(如结肠癌并发穿孔),以及肝癌、胆道梗阻、肠道梗阻,无法一期处理时,需计划性再手术。

非计划性再手术,是指因术后出血、穿孔、梗阻、感染等并发症而需再次手术。

（三）依据手术责任性分类

医源性再手术,指因病变遗漏、手术区域脏器损伤、异物遗留等而需再手术。医源性再手术是需要避免的。病源性再手术,指因疾病复杂,如腹腔内粘连、出血、穿孔等而需再手术。

临床上导致急腹症再手术的原因是极为复杂的,尽管可归为病情因素、技术因素、责任因素及设备环境因素等多种,但具体到某个病例则常常是多种因素交织而成。如 1 例复杂的急腹症患者的处理,常可能在非正常工作时间内,由一组经验相对较少的值班医生完成,病情不允许也无法进行周密的术前准备等。从预防的角度看,除了加强全体普外科医师处理急腹症的技术水平和责任心之外,培养一支优秀的急症急救外科队伍,配备高效实用的急诊手术设备,对于提高急腹症手术质量,减少和避免急腹症手术非计划性近期再手术问题具有重要意义。

二、急腹症再手术的指征及术前处理

（一）急腹症再手术的决定

1. **再手术指征的发现** 急腹症和为之进行的手术治疗,均为重大的刺激与创伤,使患者处于应激状态。一般来说,一段时间(48~72 小时不等)后,机体经历一转折点而明显好转。如术后病情持续严重甚至加重,或曾一度好转又再度恶化,则高度提示存在需要再手术处理的因素,此时仔细观察极为重要。尤其是面对近期再手术患者,及时发现其病情变化,确定再手术指征,常常能挽救患者生命或最大限度减轻患者的痛苦。对疑有腹内出血、穿孔等并发症者,宜采用腹腔穿刺抽吸、超声、放射等相应检查后证实。术后近期腹内游离气体尚未完全吸收,分析腹部平片结果时应予注意。有时因血块、网膜等堵塞,腹腔内引流管可无血液流出,不能以此否认腹腔内出血,同时应特别重视生命体征、全身症状及腹部情况变化。

2. 再手术条件评估　中近期再手术患者因全身较衰弱，局部情况复杂，心、肺、肝、肾、脑等重要脏器功能状况对手术的耐受性影响极大，要结合拟行手术的复杂程度评估手术风险。

3. 再手术时机的确定　近期再手术指征一旦确定，尤其是内出血、穿孔等紧急情况时，过久的观望等待常坐失手术良机，宜果断行手术探查。至于医源性胆总管损伤而导致黄疸的患者，有观点认为可以等待胆管明显扩张后再行再手术治疗，但在当前技术条件下，不主张以此而延长梗阻时间。其原因一则是黄疸愈久，肝及全身损害愈重；二则是急性梗阻扩张者引流后胆管易回缩，患者并不能从等待中受益。

（二）急腹症再手术的术前准备

根据再手术的紧迫性，设计术前准备，总的原则是准确评价，果断处理，重点准备。主要有以下几点。

1. 病情准备　迅速评价营养、感染、重要脏器功能状况，迅速建立静脉营养通道，尽量纠正水电解质及酸碱平衡失调，应用抗生素、维生素类药物。对于存在大量失血的患者，应采取立即输血等措施以维持良好循环，防止休克的形成或加重；留置导尿管，注意尿量、尿比重等的观察和分析。

2. 心理准备　医患双方均需有较好的心理调整，对手术的必要性、危险性要准确恰当地通知家属甚至患者本人，以取得其良好配合。由于急腹症术后中近期再手术常暗示着医疗过失，易发生医疗纠纷，病情告知与患方的理解极为重要。故各种会诊、术前讨论及家属谈话记录均需认真核对签字，形成严谨的医疗文件。并对上次手术发现与处理等情况尽可能认真复习与掌握。

（三）急腹症再手术处理的一般原则

1. 患者安全性与手术彻底性的权衡　近、中期再手术常具有更大的风险，要在充分考虑患者安全性的前提下进行手术，并达到彻底处理。

2. 周密计划与灵活应用的统一　术前要对术中可能发生和出现的问题、处理原则和具体措施认真讨论，使手术人员心中有数。手术中应根据具体情况处理，如与术前判断和计划出入差别太大时，宜及时组织会诊，通报情况，共同商议。

3. 情况熟悉者与技术熟练者的配合　确定参加再次手术的医生时，除了上次手术人员因对术中情况熟悉等应当参加外，常常还需安排处理此类问题经验丰富、技术熟练的高年资医生，尤其是可疑有医源性因素在内的中近期再次手术时，原手术人员可能因过重的思想负担和心理压力而影响再次手术时的发挥。

三、常见急腹症再手术问题的处理要点与技巧

（一）大出血

1. 常见的腹腔内大出血，可因腹部外伤或术中粗暴操作致内脏包膜下挫裂伤、腹膜后大血肿又未发现或未处理，术后穿破所致；或者由术中血管结扎线、电凝血痂术后脱落所致。患者常有烦躁不安及心率、血压改变等失血的表现。原有引流管内流出新鲜血液或腹穿抽出不凝血液即可确诊；有时引流管堵塞，而无或仅有少量血液引出，易被忽略，此时腹部检查及腹腔穿刺更为重要。

2. 处理要点　①输血抗休克的同时急送手术室；②气管插管麻醉下经原切口入腹；③找到血凝块堆积处，结合上次手术情况，初步判断出血部位与原因；④快速移去血凝块，控制活动性大出血，如一时有困难，可先用盐水垫压迫暂时控制，清理周围，改善显露、照明，准备相应特定的血管钳、针线等用品，调整手术人员的配合，有时以手伸入腹腔进行探查并控制出血是有效的；⑤在逐渐移去压迫时显露出血部位，准确控制，妥善牢固处理；⑥清理术野及腹腔，确认操作中未对原已处理的损伤部位（如断面、吻合口等）侵扰，以致形成新的损伤；⑦加强围手术期营养支持疗法及抗生素的应用。

（二）空腔脏器梗阻

常见为胆道（术中残留结石、肿瘤等，或医源性胆管损伤）、肠道（粘连、扭转、内疝等）及尿路（如输尿管损伤、肾挫伤出血堵塞）梗阻等。根据特征性的临床表现和影像检查结果不难诊断。再次手术时机的确定较为关键。

1. 胆道误结扎　一般应尽快手术，尽管有人主张等待近肝端胆管扩张以利胆肠吻合，但因其会加重肝脏损害与生理紊乱，并且短期扩张的胆管与肠道吻合后依然回缩，仍会导致吻合口狭窄，

故宜早期再手术。损伤的肝外胆管对端吻合,可选用自体移植物(肝周韧带、大隐静脉或浆肌瓣管)修复。但应用最多、远期效果较好的术式,仍是胆管 - 空肠 Roux-en-Y 吻合术。局部或全身情况太差,或技术条件限制者,亦可先行胆道外引流,以待 3 个月后行计划性再次手术。

2. 肠道梗阻 应先行胃肠减压、支持治疗,争取以非手术疗法获得缓解,同时密切注意腹部及全身情况的变化。如临床症状、体征及影像学检查等提示有肠扭转、肠绞窄等,在可能时则应果断再手术治疗。一般经原手术切口并适当延长,于肠管扩张与塌陷交界处确定梗阻的部位及原因,解除梗阻,必要时在严格保护下对扩张的肠祥行穿刺减压。要认真准确地判断有无坏死,是否必须切除及应予切除的范围。腹部外伤或术后肠系膜血管栓塞导致的大范围小肠坏死,是一种较少见但十分严重的并发症,在急腹症的综合治疗中要注意防治。再手术探查见广泛小肠绞窄坏死,而无系膜根部扭转等机械压迫因素存在时,即多为肠系膜血管栓塞所致。此类情况应尽量扩大切除肠管的范围,以免再次血栓形成。

急腹症,尤其是肠梗阻术后近期肠梗阻,再次手术后肠麻痹等时间更长,再发肠梗阻等并发症的可能性更大,因此术中精心处理十分重要。术中保护外露的肠管,冲洗清除腹内渗出的纤维素类物,按顺序仔细还纳肠管及妥善放置必要的引流管,均可一定程度上减少导致肠梗阻复发的因素。至于术中、术后腹腔内应用旨在防止肠粘连的各种药物,迄今缺乏前瞻性大宗病例研究报告,有待进一步探讨。

(三)消化液漏

指胆汁、胰液、胃肠内容物经破损处漏入腹腔,引起部分或整个腹膜腔炎性改变及全身中毒症状。急腹症术后近期发生的消化液漏,多因损伤或吻合口破裂所致,多需再次手术处理。单纯的胆汁外漏如能沿引流管流出,腹部体征缺失或极轻微,可先观察,保持引流管通畅,精确记录胆汁引流量、颜色、变化规律及大便颜色等,如术后 2 周仍引流量多,则可试行经引流管造影,了解胆系情况,确定手术与否及方法。如术后胆汁漏伴明显的腹膜刺激症状,且从右下腹等处较易抽出胆汁,或伴有梗阻性黄疸,则应尽早果断再手术治疗。肝外伤或胆道手术后胆漏,肝外胆道完整,则可由副肝管或迷走肝管损伤、肝外伤创面肝内胆管断裂所致,清理肝门或创面,以干燥的白色纱布条贴敷观察,找到胆漏处,可予缝扎或结扎;将 II 级以下肝管与肠道吻合常常得不偿失。如主要肝内外胆管断裂伤,而局部或全身情况不允许完成复杂的修复手术,可先行胆道外引流术,3 个月后再行彻底手术处理。

胰液漏多为腹部外伤或术中损伤所致。胰液积聚于小网膜囊内,或从上次手术所置的引流管流出。液体清晰、内含极高的胰酶等特征容易确定为胰液。如脾或胃手术时,胰管尾段破损,近端胰管通畅时,胰液漏常可经外引流而渐渐自行停止。一般胰液外漏积聚形成假性囊肿可待 6 个月左右囊壁成熟时行囊肿空肠吻合;胰管近端断裂,大量胰液流入腹腔,或形成高张力的巨大囊肿者,常需积极再手术处理。选择囊肿较低的部位进行单管或双管引流,后者用于囊内液感染或坏死组织较多,术后需行冲洗治疗的情况。由于解除了巨大囊肿的压迫及囊内感染的影响,全身状况一般迅速好转。术后 3~6 个月时,根据引流胰液的量及局部情况决定是否行空肠囊肿或瘘管吻合术。有人试行早期探查时结扎断端胰管,虽有成功的病例,但因局部水肿严重及继发胰腺炎、胰腺感染可能性大而未受推广。有时经胃前后壁行胰段性囊肿外引流,术后分段拔出引流管,可留下胃后壁与囊的内瘘而不需再次手术。

胃肠道内容物漏与一般消化道穿孔同。由于发生于急腹症手术的恢复期,容易延误诊断。术后一度好转而腹痛腹胀加重,腹腔内出现积液或引流出胃肠内容物,即可临床确诊,多发生于术后 5~8 天。一旦发生,要根据具体情况积极处理,有弥漫性腹膜炎者,应尽快手术探查;胃肠吻合口、肠肠吻合口瘘者,应妥为修补;穿孔者,予修补或切除吻合。以上均需注意其远端是否有梗阻因素存在,如存在当予以清除。如外漏处组织水肿脆弱,不能一期处理者,应考虑外置或直接造瘘,待腹内炎症消退后再行处理。至于形成肠瘘者,则应按"一吸二堵三修补"的原则进行系统治疗。

（四）腹腔内感染

主要指继发于急腹症术后的腹腔脓肿,包括膈下、盆腔和肠间脓肿等,是临床上诊断和处理的难题之一。现因手术技术提高,多种抗生素药物问世,B 超、CT 等检查方法普及,使本病的发生率下降,早期确诊率提高。处理上,超声或 CT 引导下穿刺置管引流,冲洗注药等微创措施,使多数患者得到治愈,少数患者仍需行手术引流。

（五）其他

主要包括术后并发症的手术处理,参考本书第三十五章。

参考文献

1. AFZAL B, CHANGAZI S H, HYIDAR Z, et al. Role of laparoscopy in diagnosing and treating acute nonspecific abdominal pain [J]. Cureus, 2021, 13 (10): 18741.

2. MEJRI A, ARFAOUI K, HEDFI M, et al. Perforated jejunal diverticulum as an unsual cause of acute abdomen: A case report [J]. Int J Surg Case Rep, 2022, 94: 107130.

3. COCCOLINI F, MONTORI G, CERESOLI M, et al. The role of open abdomen in non-trauma patient: WSES Consensus Paper [J]. World J Emerg Surg, 2017, 12: 39.

4. HATA J. Point-of-care ultrasound for acute abdomen: 5W1H (Translated version)[J]. J Med Ultrason, 2022, 49 (4): 609-618.

5. VEGA E A, VINUELA E, OKUNO M, et al. Incidental versus non-incidental gallbladder cancer: index cholecystectomy before oncologic re-resection negatively impacts survival in T2b tumors [J]. HPB, 2019, 21 (8): 1046-1056.

6. WILKINS T, WHEELER B, CARPENTER M. Upper Gastrointestinal Bleeding in Adults: Evaluation and Management [J]. Am Fam Physician, 2020, 101 (5): 294-300.

7. MEJIA D, WARR S P, DELGADO-LÓPEZ C A, et al. Reinterventions after damage control surgery [J]. Colomb Med, 2021, 52 (2): 4154805.

8. FELICIANO D V. Abdominal vascular hemorrhage [J]. Surg Open Sci, 2021, 7: 52-57.

9. HE S, XIA J, ZHANG W, et al. Prophylactic abdominal drainage for pancreatic surgery [J]. Cochrane Database Syst Rev, 2021, 12 (12): CD010583.

10. NIKOUPOUR H, THEODOROU A, ARASTEH P, et al. Update on surgical management of enteroatmospheric fistulae in intestinal failure patients [J]. Curr Opin Organ Transplant, 2022, 27 (2): 137-143.

11. MAEHARA Y, SHIRABE K, KOHNOE S, et al. Impact of intra-abdominal absorbable sutures on surgical site infection in gastrointestinal and hepato-biliary-pancreatic surgery: results of a multicenter, randomized, prospective, phase II clinical trial [J]. Surg Today, 2017, 47 (9): 1060-1071.

12. SARTELLI M, CHICHOM-MEFIRE A, LABRICCIOSA F M, et al. The management of intra-abdominal infections from a global perspective: 2017 WSES guidelines for management of intraabdominal infections [J]. World J Emerg Surg, 2017, 12: 29.

13. GIRARD E, ABBA J, BOUSSAT B, et al. Damage control surgery for non-traumatic abdominal emergencies [J]. World J Surg, 2018, 42 (4): 965-973.

14. ROBERTS D J, BOBROVITZ N, ZYGUN D A, et al. Indications for use of damage control surgery in civilian trauma patients: a content analysis and expert appropriateness rating study [J]. Ann Surg, 2016, 263 (5): 1018-1027.

15. ROBERTS D J, ZYGUN D A, FARIS P D, et al. Opinions of practicing surgeons on the appropriateness of published indications for use of damage control surgery in trauma patients: an international cross-sectional survey [J]. J Am Coll Surg, 2016, 223 (3): 515-529.

16. ERSRYD S, DJAVANI-GIDLUND K, WANHAINEN A, et al. Abdominal compartment syndrome after surgery for abdominal aortic aneurysm: a nationwide population based study [J]. Eur J Vasc Endovasc Surg, 2016, 52 (2): 158-165.

17. BALA M, KASHUK J, MOORE E E, et al. Acute mesenteric ischemia: guidelines of the World Society of Emergency Surgery [J]. World J Emerg Surg, 2017, 12: 38.

18. COCCOLINI F, MONTORI G, CERESOLI M, et al. IROA: International Register of Open Abdomen, preliminary results [J]. World J Emerg Surg, 2017, 12: 10.

19. CHABOT E, NIRULA R. Open abdomen critical care management principles: resuscitation, fluid balance, nutrition, and ventilator management [J]. Trauma Surg Acute Ca, 2017, 2 (1): 000063.

20. SMITH J W, MATHESON P J, FRANKLIN G A, et al. Randomized controlled trial evaluating the efficacy of peritoneal resuscitation in the management of trauma patients undergoing damage control surgery [J]. J Am Coll Surgeons, 2017, 224 (4): 396-404.

（尚海涛,李忠廉）

第十五章
急腹症手术的麻醉及管理

由于急腹症患者不仅需要手术治疗已发生器质与功能障碍的内脏器官,还需治疗因机体应激反应、内环境紊乱造成的远隔器官功能受损,再加上可能并存其他系统和器官疾病,麻醉前又无充足时间进行纠正和综合性治疗,致使麻醉处理困难、风险性大,麻醉意外及并发症发生率高。为此麻醉医师应熟知急腹症的病理生理变化及常用治疗措施,尽可能在术前短时间内对病情做出评估和准备,有效实施麻醉,保证手术进行和患者安全。

第一节　急腹症麻醉

一、急腹症患者手术麻醉特点

(一)急腹症麻醉特点

急腹症因腹腔内器官感染、实质脏器破裂、空腔脏器穿孔、梗阻、损伤等,导致炎症、感染、循环血量减少、水及电解质紊乱、酸碱平衡失调等诸多变化。

1. **腹痛**　常为器官病变所在部位,是最常见症状和重要诊断依据。剧烈腹痛、恐惧和躁动不安,增加交感神经活性和儿茶酚胺释放,引起心动过速、血压升高及心肌氧耗增加,影响呼吸功能,加剧高代谢状态,降低免疫功能,加重原发病和休克发生、发展。因此,麻醉前应给予适量的镇痛药,剂量以不影响呼吸、循环和保持清醒为准。

2. **恶心呕吐**　为反射性或梗阻性恶心呕吐,常在腹痛后出现。急腹症患者多非空腹,腹痛、恐惧等可使胃排空时间延迟,甚至呕吐,胃液、血液、胆汁、肠内容物可能被误吸。一旦发生,可导致急性呼吸道梗阻、吸入性肺炎或肺不张等吸入性并发症。

3. **腹胀及排便异常**　急腹症可导致腹胀,多为局限性或全腹腹胀,并因此会影响心、肺功能。肠梗阻患者停止排气排便还会导致水电解质失调。

4. **发热寒战**　反映腹腔炎症的程度,甚至引发全身炎症反应综合征。

5. **黄疸及其他**　由于肝胆胰腺肿瘤可能造成胆道梗阻引发黄疸,使肝功能进一步受损和凝血功能不全;老年急腹症患者术前病情危重,营养状态恶化,常并存高血压、冠心病、糖尿病等多种疾病,围手术期易发生机体内环境变化,甚至发生心、脑血管意外,以及肺水肿、肝衰竭、肾衰竭等。

(二)体液代谢失调

急腹症患者由于呕吐和体液向第三间隙丢失或水分摄入不足,术前均存在不同程度的脱水,水电解质紊乱和体液代谢失调,麻醉前应根据其病理生理特点、失水电解质紊乱程度与速度、酸碱平衡失调的类型予以纠正。

1. **水、钠代谢失调**　急性腹膜炎、肠梗阻患者,可造成大量细胞外液丢失及消化液潴留,此外,反复呕吐、长期胃肠减压,可使胃肠道消化液持续丢失,引起等渗性脱水。

2. **电解质异常**　肠梗阻患者因呕吐、胃肠减压和肠液淤积,造成水、Na^+和K^+丢失。重症急性胰腺炎丢失大量蛋白质和各种电解质,出现钾、钠、氯、钙、镁、磷降低和低蛋白血症。门静脉高压、食管胃底静脉曲张的肝硬化患者多伴有腹水和水肿,易出现稀释性低钠血症、低钾血症和低氯血症。

3. **酸碱平衡失调**　急腹症患者可因失血性、脓毒症休克引起代谢性酸中毒,甚至乳酸增多性酸中毒。老年患者,由于肺活量降低,残气量增加,肺内气体分布不均匀,及肺泡内气体弥散功能障碍等原因,CO_2 排出受限,引起呼吸性酸中毒;由于疼痛、发热、低氧血症等原因,引起肺泡通气过度,体内生成的 CO_2 排出过多,$PaCO_2$ 降低,导致呼吸性碱中毒。

(三)休克

重症急腹症患者常合并休克,首先应抗休克治疗,恢复有效循环血容量,维持内环境稳定,改善微循环,促进血液重新分布,尽早手术,围手术期保证心、脑、肾等重要器官的血流灌注,防治多器官功能衰竭。

1. 低血容量性休克 胃肠道穿孔、急性胆道感染、急性胰腺炎所致的腹膜炎早期,腹腔浆膜水肿和渗出,或肠梗阻大量细胞外液积存于肠管中,引起低血容量性休克;常见的消化道大出血,如消化道肿瘤、胃十二指肠溃疡出血及门静脉高压症所致的食管胃底静脉曲张破裂等,失血量>全身总血量 20% 时,可引起失血性休克;除呕血、便血外,胃肠道可贮留大量血液,失血量难以估计。麻醉前应根据血红蛋白、血细胞比容、尿量、尿比重、血压、脉率、脉压、中心静脉压等指标,补充血容量和细胞外液量,并作好大量输血准备。

2. 脓毒症休克 急性弥漫性腹膜炎及绞窄性肠梗阻等患者,引起全身性炎症反应,导致脓毒症休克。本病强调"早期强化治疗",即以纠正血流动力学紊乱、改善组织缺氧、防止 MODS 为目的,以 CVP、MAP 和 SvO_2(混合静脉血氧饱和度)为复苏目标,分步采用液体复苏、使用血管活性药物、输注红细胞等措施,同时配合抗生素使用、血糖控制、呼吸支持、肾功能支持、保温和内环境维持等支持措施,力争在尽可能短的时间内达到复苏目标,防止更严重的炎症反应和急性脏器功能衰竭,降低病死率。

(四)其他

胆道疾病多伴有感染,阻塞性黄疸和肝损害,可对多个器官、系统产生影响,常有水电解质紊乱、酸碱平衡紊乱、营养不良、贫血、低蛋白血症等继发性病理生理改变。围手术期易发生多种并发症,如肝肾衰竭、凝血异常等,应加强肝、肾功能保护,预防肝肾综合征发生;麻醉前给予抗胆碱药;术中观察出凝血变化,遇有异常渗血,及时检查纤维蛋白原、血小板,并给予抗纤溶药物或纤维蛋白原处理。治疗肥胖、严重腹胀、大量腹水、巨大腹内肿瘤患者时,当先排出大量腹水,因搬动和摘除巨大肿瘤时,腹内压易骤然下降而发生血流动力学及呼吸的明显变化,因此,应依据病情做好防治,并避免发生缺氧、二氧化碳蓄积和休克。

二、麻醉前评估

急腹症患者病情复杂多变,常需尽快手术,而难以进行系统检查和充分的术前准备与处理。为此,麻醉医师应在短时间内了解病情和疾病诊治过程,对患者全身情况和重要器官功能做出评估,从而为正确处理提供依据。

(一)病史与体检

1. 常规检查 ①术前测定电解质、血糖、血常规、尿常规、粪便隐血、淀粉酶、肝、肾功能等;②常规胸片及腹部平片、B 超、心电图检查,必要时补充超声心动图、动脉血气分析等,为麻醉方法和药物的选择提供参考。

2. 重要器官功能的评估 急腹症患者合并相关慢性疾病(肿瘤、冠心病、糖尿病、慢性阻塞性肺疾病等)时,因患者体能、免疫状况较差,在遭受急腹症打击后,易发生严重的并发症,如脓毒症休克和多器官功能衰竭,增加死亡率。因此,必要时请相关科室会诊,制定应急处理和后续治疗方案,确保围手术期安全。

(1)既往有心血管疾病的急腹症患者(高血压或/和冠心病)更易并发心肌损害。此类患者面临心血管负荷压力,心肌氧的供需存在失衡可能。一旦遭遇手术、应激、休克、感染、缺氧等不利因素,易致心肌收缩力降低,甚至心力衰竭。患者由于水电解质失调或处理不当,可引起低血压或心律失常。如合并脓毒症、肺栓塞、心肌梗死,则病情凶险,预后极差。

(2)常有腹胀、腹压增高、膈肌上升,使肺泡通气不足,肺功能残气量减少,导致通气血流比例失调,引起低氧血症;腹痛引起过度通气,产生低二氧化碳血症;术后麻醉药的残余作用,切口痛或排痰无力等;原有肺部疾患或呼吸功能不全者,易诱发急性呼吸衰竭。

(3)伴有肝、肾疾患者,可明显增加肝、肾功能损害的危险性。

（4）术前已存在休克、间质性肺水肿、脑水肿和水电解质紊乱等多种并发症者，围麻醉期有发生心跳呼吸骤停的危险。

（5）其他。年龄>65 岁，既往有心肺疾病史和中枢神经系统退行性变等，因脏器代偿功能差，易出现多器官损伤，麻醉耐受差。

（二）病情估计

详细评估既往病史、体能状况、是否存在器官功能不全和急腹症病情严重程度等，关注老年患者既往慢性病史、ASA 分级、SOFA 评分、纽约心脏病协会（NYHA）分级等，重点评估组织灌注状态、呼吸与氧合、中枢神经系统、内环境稳态是否受损及其损伤程度，有针对性地进行相应的术前准备和干预治疗，以便选择适当的麻醉方法、药物，防范可能出现的意外和并发症。

三、麻醉前准备

急腹症临床上有 3 个特点：①起病急、病情重；②多有饱胃，常伴有水电解质和酸碱平衡失调，继发低血容量性休克或脓毒症休克；③多需要紧急手术治疗。在时间允许的条件下，针对主要病理生理改变予以相应处理，做好术前准备，减少或避免意外事件发生，降低围手术期并发症和死亡率。

（一）常规准备

1. 急腹症患者疼痛剧烈、恐惧和躁动不安，必然促使儿茶酚胺释放，加重微循环障碍，促进休克发展，完成初步病情评估，排除需紧急处理的高危病因（如心血管源性腹痛等）后，可给予适当的解痉镇痛药物，缓解腹痛，减少不良情绪，配合完成诊断流程。

2. 常规禁食，对有严重腹胀、饱胃、肠梗阻、消化道穿孔、出血或弥漫性腹膜炎患者，麻醉前应行有效的胃肠减压。

3. 患者体温达到 38~39℃，提示炎症疾病或合并感染，应规范使用抗生素联合物理或药物降温（T<38℃），以提高麻醉、手术耐受力。

4. 饱胃的处理。饱胃患者又不能推迟手术时，为避免呕吐误吸，应作如下准备：①放置胃管，充分吸引，排空胃液和空气，麻醉诱导时准备好吸引设备；②抑酸剂，如质子泵抑制剂、H$_2$ 受体阻滞剂等，均可产生强大的抑酸效果，又可预防重症急腹症患者消化道出血；③甲氧氯普胺，可增强食管下端括约肌张力的同时松弛幽门，加快胃排空，但其增强逆行性肠蠕动，肠梗阻患者禁用。

（二）针对性准备

1. **纠正体液代谢失调**

（1）纠正水电解质和酸碱平衡紊乱：急腹症患者术前均存在不同程度的脱水，低血容量比较明显，除血流动力学改变外，还表现为少尿或无尿，尿比重和血细胞比容升高。麻醉前应输入一定量的平衡液、胶体液、白蛋白或血液制品，待尿量增加、尿比重下降后方可手术，否则麻醉诱导后会出现血压下降和心率增快，甚至休克。在补充细胞外液容量的同时，应结合病史及实验室检查，纠正酸碱平衡失调和电解质紊乱，特别应纠正低钾、钙血症和代谢性酸中毒。代谢性酸中毒可引起严重的低血压、心律失常和死亡，着眼于病因处理、容量复苏等干预治疗，在组织灌注恢复过程中，酸中毒状态可逐步纠正，过度的血液碱化使氧解离曲线左移，不利于组织供氧，碳酸氢钠仅限于紧急情况或 pH<6.90 或 BE<−15mmol/L 时使用。

（2）补充血容量：对失血性休克患者，仓促进行麻醉和手术可加重休克。当失血量<全身血量 20% 时，机体外周血管收缩和组织间液进入血管内以补偿丢失的血浆容量，动脉压可暂时维持在正常范围，但由于组织间液减少，机体对失血的敏感性增加，麻醉药的抑制和术中少量失血即可导致血压严重下降。急性失血>全身血量 30% 时，机体难以代偿，即出现低血压和组织灌注不足的体征，术前应加强补液和输血治疗。术前补充一定量的平衡液，有助于麻醉中循环稳定。对活动性出血情况紧急的手术患者，经适当输血、输液，待脉搏增强、减慢及动脉压回升，即可开始麻醉，术中继续抗休克治疗。只有手术止血才能挽救患者生命，需在休克状态下手术，不宜过分强调术前准备。有活动性出血的休克患者，也可延迟复苏，即在彻底止血前只给予少量的平衡盐液维持机体基本需要，手术彻底止血后再行大量容量复苏。

2. **早期适量的液体复苏** 重症急腹症患者（如急性重症胰腺炎、急性梗阻性化脓性胆管炎等）

如合并脓毒症休克，一旦出现低血压，应立即液体复苏，1h内完成晶体液输注（明显低血压或血乳酸≥4mmol/L者，用量需30ml/kg）；肾功能受损、脓毒症或脓毒症休克的老年急腹症患者，不推荐使用羟乙基淀粉；术前有低蛋白血症者，可用白蛋白复苏，维持血清白蛋白≥30g/L。若血压不能维持，应使用血管活性药物，维持MAP≥65mmHg，首选去甲肾上腺素，升压不明显者，可加用肾上腺素、抗利尿激素等。对于经补液和血管活性药物治疗后仍难以纠正者，小剂量糖皮质激素（静脉输注氢化可的松200mg/d）可增加患者对血管活性药物的反应性，有助于纠正休克改善预后。

3. 并存病治疗 有并存病的急腹症患者，除非由于大出血，需紧急手术，否则均应在麻醉前做适当的治疗，尤其一些特殊并存病。

（1）急腹症手术的糖尿病患者，其并发症几乎累及心血管、肾、神经系统等全身器官和组织，对手术创伤耐受低，手术风险大，易引起高血糖反应，甚或出现心血管意外、循环衰竭而死亡。年龄>65岁，病程>5年，空腹血糖>14mmol/L，合并心、脑血管疾病或糖尿病肾病，预期手术时间>90min，需要全身麻醉者，应行眼底、心、肺功能检查，以及深静脉彩色多普勒扫描、凝血功能和D-二聚体等检查，评估心、脑血管疾病风险和麻醉、手术耐受力。控制血糖<10mmol/L、尿酮体消失、酸中毒纠正后方可手术。糖尿病高血糖危象包括糖尿病酮症酸中毒和高血糖高渗状态，是可能危及生命的急性并发症，应积极处理，否则禁忌手术。

（2）心功能不全者，需用正性肌力药物支持。

（3）低氧血症者，及早给予合适的氧供并纠正低氧血症。

总之，麻醉医师应掌握急腹症的临床特点，全面评估术前的全身情况和重要器官功能，根据其病理生理改变及并存疾病的不同，尽可能在术前针对原发病和并存病进行处理，改善全身状况，使其能够在最佳的状态下实施麻醉和手术。

四、急腹症手术的麻醉方案

急腹症患者具有年龄范围广、病情轻重不一及并存病不同等特点，故对麻醉方法与麻醉药物的选择，需根据患者全身状况、重要脏器损害程度及术者要求，结合手术类型、手术时间和手术范围，麻醉设备条件以及麻醉医师技术水平，作综合考虑，选择适宜的麻醉方式，制定个体化的麻醉方案。

（一）麻醉方式

局部浸润麻醉、区域阻滞麻醉、全身麻醉等，均可用于急腹症患者手术。但急腹症具有起病急、病情进展迅速、临床表现不典型、误诊率高等特点，外科医生常会在腹腔镜辅助下或直接开腹进行探查，因此应慎重选择麻醉方式。若术前诊断较为明确，并且准备进行腹腔镜探查术，优先选择气管插管全身麻醉，同时麻醉科医生可以考虑在全身麻醉基础上联合腹壁神经阻滞或切口局部浸润麻醉，推荐常用的局部麻醉药为0.5%~1.0%利多卡因复合0.25%~0.50%罗哌卡因，在此基础上，根据麻醉深度监测调整丙泊酚、瑞芬太尼靶浓度或持续输注速率，不仅可有效地改善镇痛、抗应激措施，还有助于减少阿片类药物用量，减缓阿片类药物对麻醉苏醒以及术后肠功能的不良影响。急腹症患者术前情况较差，针对其腹腔镜辅助手术，如采用全身麻醉复合硬膜外麻醉，会对患者循环功能影响大，故多不推荐使用此麻醉方法；椎管内麻醉，尤其是蛛网膜下腔阻滞，由于阻滞了交感神经，对血流动力学影响大，可加重患者循环衰竭，增加中枢系统感染风险，因此，对血流动力学不稳定的急腹症患者，不建议使用椎管内麻醉。

（二）麻醉药物

镇静药和阿片类镇痛药都有不同程度的心脏抑制、扩张血管作用，其中大部分都要经过肝脏和肾脏代谢和排泄，加之急腹症患者常伴有循环不稳定、肝脏和肾脏损伤，因此，麻醉诱导和维持应重点关注麻醉药物对循环功能的影响，以及药物代谢导致的肝肾负担。麻醉诱导应采用小量、缓慢、多次静脉滴定法给药，尽量减少对血流动力学的影响。

在药物的选择方面尽量选取对肝脏和肾脏功能影响小的药物，避免进一步加重脏器功能的损伤。咪达唑仑具有镇静催眠和顺行性遗忘作用，小剂量可预防患者术中知晓。依托咪酯或氯胺酮对循环功能的抑制作用较轻，适用于麻醉诱导。

中效镇静药物要在麻醉镇静深度监测指导下给予，推荐短效镇静镇痛药物维持麻醉，如丙泊酚和瑞芬太尼。可酌情联合使用 N_2O、七氟醚、地氟醚等吸入麻醉药，根据术中监测和患者反应，酌情适当减少剂量，以减少对循环功能的影响。右美托咪定具有抗应激、镇静、抗炎、免疫保护以及改善肠道微循环等效应，对于创伤大、时间长以及合并缺血 - 再灌注损伤的腹部手术，复合连续输注右美托咪定，以减少咪达唑仑、丙泊酚等用量，减少炎症反应和术后谵妄的发生。肌肉松弛药最好选择不经过肝肾代谢的药物，如顺式阿曲库铵。舒更葡糖钠 + 罗库溴铵，可安全用于麻醉诱导和维持。

五、麻醉期间的监测

1. 麻醉期间监测，对急腹症患者的早期诊断、预后判断，以及治疗过程中效果的观察、方案的反馈与调整，至关重要；早期合理的选择监测指标并正确解读，有助于指导急腹症患者治疗。应常规连续监测心电图、心率、无创血压、SpO_2、$PetCO_2$、FiO_2、麻醉气体吸入和呼出浓度、气道压力、潮气量、呼吸波形、体温和尿量等。

2. 对实施大手术的老年急腹症患者，应增加相关脏器功能、组织灌注和麻醉深度等监测。由于急腹症患者循环功能波动较大，为了实时监测血压和容量变化，对血流动力学不稳定者，需行连续有创动脉血压监测和 CVP 监测，从而指导术中液体治疗。有条件者应予以行 PiCCO、FloTrac、Swan-Ganz 导管和心脏超声等血流动力学监测新技术，不仅能够评估患者外周血管阻力、血容量状况，还能监测心脏功能，必要时以 SVV、PPV、CI 和 FTC 等指标指导液体治疗。为实现个体化麻醉用药，应行麻醉深度监测和肌肉松弛监测。按照临床需求，便于患者的血液、心脏、肝脏和肾脏等功能状况进行评估，应动态监测血糖、血气、血乳酸、血常规、电解质、凝血功能、BNP、肌钙蛋白等。

六、术中麻醉管理

（一）循环管理

应兼顾其容量状况和心脏功能，可行无创、微创心排出量监测及超声心动图评估。根据患者的临床症状、监测指标等，合理输血、输液和应用血

管活性药物，并阶段性评估治疗效果，以达到最佳治疗目标，维持血流动力学稳定。

（二）呼吸管理

多数急腹症患者实施气管插管控制呼吸，诱导插管期间，可经鼻高流量吸氧形式去氮给氧，预防因 CO_2 气腹、特殊体位导致的反流误吸和通气效能降低。

1. **为降低肺部并发症，术中应采用肺保护性通气策略** 低潮气量（6~8ml/kg），PEEP 5~8cmH$_2$O（1cmH$_2$O=0.098kPa），FiO_2<60%，吸呼比 1.0 :（2.0~2.5），COPD 患者调整吸呼比为 1 :（3~4），吸气末平台压 ≤ 30cmH$_2$O，间歇联合肺复张，至少在手术结束、拔管前实施 1 次，测定动脉血气指导通气参数，维持 PaCO$_2$ 35~45mmHg。

2. **肺间质保护** 包括肺保护性通气策略、目标导向液体管理联合预防性缩血管药物，以及抗炎管理等。

3. **心肺协同性管理** 老年及合并心肺脑基础疾病者，围手术期维持基线心率的 ±20%，基线血压的 ±10%。

（三）术中输液、输血与凝血管理

1. **后续液体治疗** 急腹症患者手术可导致细胞外液继续丢失，根据病情、心肺功能、术中出血量、尿量、血压、心率、中心静脉压、动脉血气分析等，并结合 SVV、PPV、PVI 等监测指标（主要用于机械通气下目标导向液体管理，PPV 或 SVV>13%，可能有心脏前负荷不足；SVV、PPV 等指标值<5%，基本可排除容量不足可能），指导后续的液体治疗及晶体、胶体、全血、成分血及电解质的选择，并根据输液后监测结果不断调整液体治疗方案，以维持血流动力学稳定和水电解质、酸碱代谢平衡，保证有效循环血容量和重要器官氧供。

2. **血管活性药物** 术中容量复苏同时，可应用血管活性药物，以提高和保持重要器官的灌注压。首选去甲肾上腺素，升压效果不明显者，可加用肾上腺素、抗利尿激素和多巴酚丁胺等血管活性药物。大剂量去甲肾上腺素 [>4μg/（kg·min）] 可提高平均动脉压力，增加体循环血管阻力，降低乳酸浓度；对容量充足但心输出量低者，可使用多巴酚丁胺 2.5~10μg/（kg·min），增加心输出量，降低

肺毛细血管楔压；若同时有低血压，可在去甲肾上腺素基础上加用抗利尿激素（>0.03~0.04U/min；仅用于抢救）；若充分液体复苏和血管活性药物治疗不能恢复血流动力学稳定，小剂量糖皮质激素可增加患者对血管活性药物的反应性，及时纠正酸中毒，有助于纠正休克，改善预后。

3. 术中输血与凝血管理

（1）HB>10g/dL，无须输入红细胞悬液；HB<7g/dL，应考虑输注红细胞悬液；HB 7~10g/dL，应根据患者心肺代偿能力、机体代谢和耗氧情况及是否存在进行性出血决定是否输入红细胞悬液。

（2）非肿瘤患者大量出血，可采用自体血液回收、快速等容血液稀释等技术；肿瘤患者输血的原则为，维持全身基本氧供需平衡的前提下，尽量减少异体血输注。

（3）抗纤溶药物，如氨甲环酸，可部分减少输血。

（4）在没有活动性出血或有明确的凝血障碍的实验室证据前，不应输注血浆；输注红细胞与输注新鲜冷冻血浆的比例为 2∶1。

（5）输注异体血应监测血红蛋白浓度、实时凝血功能、体温等；并对输血及输液加温处置，维持患者核心体温，使之不低于 36℃。

（6）成分输血应根据不同疾病的不同病理生理特点及临床表现选择血液制品种类及输注时机，严格把握指征，避免不良反应甚至严重并发症。

（四）炎症管理与免疫调理

措施包括：①有效的抗应激措施，包括全身麻醉复合区域神经阻滞或切口局部麻醉药浸润镇痛，并联合给予右美托咪定、氯胺酮和利多卡因等；②提倡精准、微创及损伤控制理念，如采用腹腔镜手术，尽量缩短手术时间，控制出血量等；③优化循环、容量，全身及器官氧供需平衡，并实施低气腹压，避免器官缺血缺氧；④对大型或特大型手术及术中外科操作中可能发生的缺血 - 再灌注损伤过程，需预防性给予相应的炎症管控措施，如糖皮质激素、胰蛋白酶抑制剂（乌司他丁）、非甾体类等抗炎药物，必要时可持续至术后；⑤免疫调节治疗可提升急腹症患者的生存率并改善预后，胸腺素 α_1 可增强机体固有免疫功能，单用或联合乌司他丁可减少继发性感染，降低死亡率；血必净是具有抗炎、中和内毒素、调节免疫细胞功能、平衡机体免疫、保护血管内皮功能等多种生物学作用的中药制剂，单用或联合应用乌司他丁和胸腺素 α_1 可改善预后。

（五）围手术期血糖控制

一些急腹症并存感染，加之麻醉、手术创伤以及术后疼痛等刺激，可导致应激性高血糖，与围手术期死亡率、急性肾功能衰竭、急性脑卒中、术后切口感染及住院时间延长等具有相关性。尤其心血管疾病以及肝、肾功能不全的患者，术中血糖升高预示术后更多不良反应。适度的血糖控制可减轻机体炎症反应，降低急腹症危重患者的病死率，其要点包括：①术前控制糖化血红蛋白<7.0%，血糖浓度<10.0mmol/L；②术中实施有效抗应激管理，监测并调控血糖浓度 ≤8.33mmol/L；③术后尽快恢复经口饮食，严密血糖管理。

（六）防止围手术期低体温

常造成急腹症患者术中、后低体温的原因有：①手术室温度通常在 20~25℃，低于患者体温调节范围；②麻醉造成血管扩张加剧，热量散失；③手术操作时间较长，内脏或伤口暴露时间过长；④大量输入低温液体或血液；⑤保温措施不当等。

围手术期低体温降低了麻醉药物的体内代谢，延长了作用时间，还可抑制免疫，刺激糖皮质激素和儿茶酚胺类物质的分泌，加剧应激反应和凝血功能障碍，增加术中失血量和术后心血管事件等。因此，术中应常规监测体温，直至术中和术后，适当提高室温、使用保温设备和器材，并加温所有静脉输液及腹腔冲洗液，维持患者核心体温不低于 36℃。

（七）术中并发症处理

1. 凝血障碍和 DIC 多见于大量失血、低血容量、脓毒症、低氧血症、高碳酸血症、代谢性酸中毒、低钙血症、低体温以及大量输液、输血等因素的患者，可导致临床难以控制的出血、血栓形成，以及继发器官功能障碍的发生，死亡率骤升，严重影响患者预后。围手术期患者出、凝血功能障碍影响因素颇多，其中休克、酸中毒以及低体温形成所谓"死亡三角"，能够进一步恶化凝血功能障碍。麻醉医师应根据疾病的病理生理过程、临床表现，以及恰当的实验室检查结果（血栓弹力图在凝血病的识别以及指导输血治疗等方面，均优于血浆常规凝血功能试验),综合评估判断和治疗。早期按比例积极补充各种凝血因子,避免过多输注晶体溶液,在充分外科引流及有效抗感染治疗的基础上,早期给予恰当的抗凝等治疗。

2. 心律失常和心功能不全 多见于高龄、术前并存心血管及心律失常疾病、麻醉手术创伤、低氧血症、高碳酸血症、低血温、酸中毒、电解质紊乱等的患者。术前积极治疗原发病,增强心脏贮备功能;术中要严密观察,给予充分保温、氧供及循环支持,减少手术创伤,维持正常血容量和血压,控制输液量,增加能量和纠正水电解质、酸碱平衡失调,有益于心律失常和心功能不全的治疗,对降低麻醉风险,提高手术成功率,具有重要价值。

七、麻醉后注意事项

(一) 一般性处理

对于病情较轻、循环功能稳定,且未合并器官功能损伤的患者,手术结束后可进入麻醉恢复室(PACU)。加强对患者呼吸、血压、中心静脉压、脉搏、尿量、体温、意识、皮肤颜色温度等监测,并给予相应处理,待各项生命体征稳定,咳嗽、吞咽反射恢复及呼之能应答后,再慎重拔除气管导管。让大部分患者在全身麻醉后及早清醒,有利于重要脏器自主调节能力迅速恢复,也有利于患者康复及护理。对于术前合并严重慢性系统性疾病、呼吸和/或循环功能不稳定,以及合并其他重要脏器功能损伤的患者,手术结束后应转入 ICU 继续机械通气,支持并注重心、肺、肝、肾等脏器功能的保护。

(二) 术后早期处理

应进行血常规、电解质、血气分析等检查,以了解术后机体状况,并据检查结果采取以晶体液、白蛋白和血浆为主的液体复苏。合并心、肾脏器功能损害者,应尽早 CRRT 治疗,减少组织水肿,维持内环境稳定。对无肠内营养禁忌证者,给予静脉营养同时,应尽早恢复肠内营养,保证热量及蛋白质的供应。

加强感染指标的监控,应根据感染部位的细菌特点,尽早经验性选择抗生素,或根据已有病原学证据延续使用。腹腔感染者,注意监测腹腔压力和引流,必要时复查影像学检查。动态监测出凝血功能,预防术后深静脉血栓。

(三) 重视和防治术后并发症

急腹症术后并发症的及时发现、处理和预防至关重要。术后最常见的是肺部并发症,其次是心血管并发症,对高血压、冠心病者,术后严密心电监测、吸氧和对症治疗,控制血压,改善心功能和冠脉血供,利于减少术后心血管并发症。急性肾损伤在重症急腹症患者中很常见,其预防措施主要是适当补液、保持适当血容量、维持适当的灌注压和避免使用肾毒性药物等。术后禁食、静脉补液期间,应随时调整胰岛素用量及液体成分,防止血糖过高或过低。参见第三十五章。

第二节　急腹症麻醉后处理

一、术后镇痛

(一) 术后疼痛对人体的影响

术后疼痛可激活交感神经系统,增加全身氧耗,引发术后高凝状态和免疫抑制,导致睡眠障碍、泌尿、消化系统功能恢复延迟,促进深静脉血栓形成,对患者心理情绪和行为产生不良影响。如术后疼痛控制不佳可能发展为慢性疼痛,影响其远期预后和生活质量。

术后镇痛目标:①安全镇痛;②有效镇痛,包括迅速和持续镇痛,以及抑制突发痛;③清醒镇痛;④缓解运动痛;⑤不良反应少;⑥患者满意度高。

(二) 多模式镇痛

术后疼痛产生的机制复杂、环节多,单一药物治疗无法涵盖所有靶点,为提高单一镇痛药物的效能,减少副作用,术后可选用不同镇痛机制的药物以及不同的镇痛方式进行组合,实施多模式镇痛。①在控制切口痛方面,开放大手术,可采用连续中胸段硬膜外患者自控镇痛（PCEA）联合 NSAID 药物；②采用局部麻醉药（罗哌卡因、利多卡因和布比卡因）切口浸润或连续浸润镇痛，外周神经阻滞联合低剂量阿片类药物自控静脉镇痛（PCIA）联合 NSAID 的镇痛方案。激动 κ 受体为主的阿片类药物的肠麻痹及术后恶心呕吐等不良反应较轻，同时可有效减轻手术导致的内脏痛，可以考虑使用。

二、术后恶心呕吐

严重的术后恶心呕吐（PONV）可导致伤口裂开、切口疝形成、水电解质和酸碱平衡紊乱、吸入性肺炎等。其影响因素包括女性、有 PONV 史、术中使用了吸入麻醉药或阿片类镇痛药、手术类型（如腹腔镜、胆道和胃肠道手术等）。PONV 的防治：对中到高危的 PONV 患者，联合应用不同作用机制的止吐药（5-HT$_3$ 受体拮抗剂；糖皮质激素，如地塞米松；多巴胺受体拮抗剂，如氟哌啶等），进行多模式治疗；并尽量避免全身麻醉，采用局部或区域阻滞麻醉；不用或少用吸入麻醉药和阿片类药物；选用丙泊酚等全静脉麻醉；术后硬膜外镇痛及使用非阿片类镇痛药等多模式镇痛方法；减少术后腹胀等不适反应。

三、术后肠麻痹和肠功能紊乱

术后肠麻痹和肠功能紊乱会推迟术后恢复、延长住院时间。预防方法是采用微创手术，减少阿片类药物用量，术后使用选择性外周阿片受体拮抗剂，不插鼻胃管，早期进食和下床活动等。

采用低阿片多模式镇痛策略有利于术后肠功能的快速恢复，包括：①术前 30 分钟给予 NSAID 预防炎性痛；②麻醉或手术开始前实施外周神经阻滞，或者局部麻醉药切口浸润镇痛，控制切口痛；③腹部手术合并内脏痛的强度超过切口痛，切皮前给予 κ 受体激动剂，有助于增强术中及术后内脏痛的镇痛效果；④全身麻醉复合硬膜外阻滞，术后选用硬膜外镇痛。

四、术后谵妄

术后谵妄，是急腹症术后一种以意识、认知障碍及注意力不集中为临床表现的急性综合征，一旦发生会延长住院时间，并增加住院费用及死亡率。其发病由多种易感因素与诱发因素共同作用引起。

（一）易感因素

①年龄 ≥ 75 岁，男性；②基础疾病史，术前房颤、外周血管疾病、心脑血管疾病史、肾功能不全、糖尿病（尤其是血糖控制不良者）；③术前存在认知障碍，如痴呆；④术前听力、视觉损伤；⑤既往谵妄病史；⑥酗酒；⑦术前营养不良及电解质紊乱；⑧术前贫血；⑨抑郁症病史；⑩躁郁症或精神分裂症（是独立危险因素）。

（二）诱发因素

①有创检查或手术；②部分麻醉药物的使用，如术中使用大量、长效阿片类药物比短效制剂风险更大；③苯二氮䓬类药物的使用（是发病的独立因素）；④使用抗胆碱类药物，或具有抗胆碱 / 抗组胺不良反应药物；⑤术中低血压；⑥术后 48 小时内缺氧（是独立危险因素）；⑦术后镇痛不足；⑧术后心输出量低；⑨急性出血性贫血、输血（可增加术后谵妄风险，且发生率、严重程度与输血量呈正相关）；⑩其他，包括术后急性肾衰、感染、睡眠不足、昼夜节律紊乱等。

（三）预防与治疗

1. **多元化介入策略（MIS）** MIS 是一种针对围手术期多项诱因和易感因素进行干预的非药物手段。包括：

（1）护理方面：鼓励患者术前适度锻炼身体，术后尽早活动，尽量避免导尿；帮助恢复定向障碍；给视觉或听觉障碍者佩戴眼镜、助听器；提供单间病房，提高睡眠质量，避免夜间护理和治疗项目等。

（2）治疗方面：有效缓解疼痛；积极纠正贫血、低氧血症、低 / 高血压；保证足够碳水化合物及其他营养物质摄入。

（3）尽量避免精神兴奋药物的使用及有创操作等。

2. **药物性预防和治疗** 褪黑素和右美托咪定持续静脉输注可减少谵妄的持续时间。

第三节 常见急腹症手术麻醉列举

一、急性肠梗阻患者手术麻醉

任何原因引起的肠内容物通过障碍统称肠梗阻,是常见外科急腹症,主要临床表现为腹胀、腹痛、恶心呕吐、肛门停止排气排便等。按肠壁有无血运障碍,分为单纯性和绞窄性。绞窄性肠梗阻应急症手术,如果患者已处于休克状态,必须边抗休克边紧急手术,一旦延误手术时机,纵然手术切除坏死肠段,严重的感染也会使并发症及死亡率增加。

(一)急性肠梗阻病理生理特点

1. **单纯机械性肠梗阻** 常导致水电解质失调和代谢紊乱。高位小肠梗阻,由于肠腔急性扩张引起的反射性呕吐严重,大量水、Na^+、K^+、Cl^-、H^+丢失,引起低氯、低钾、代谢性碱中毒和脱水。低位小肠梗阻,肠腔内大量液体聚集于梗阻的近端肠腔,是第三间隙液的丢失。随着脱水程度加重,患者出现血容量减少、心率增快、中心静脉压降低、心排出量降低和血压下降,甚至影响肺脏的通气和肾脏的排泄功能。

2. **绞窄性肠梗阻** 梗阻的肠壁发生血供障碍,称为绞窄性肠梗阻。除梗阻本身造成水、电解质丢失外,同时存在血运障碍造成毛细血管通透性增加所致的血浆和血细胞丢失,因而其水电解质丢失、代谢障碍和血流动力学变化比单纯机械性肠梗阻更明显。同时,由于肠黏膜受损,毒素吸收和细菌移位致脓毒症,当梗阻肠壁血供严重受阻时,则发生肠壁坏死、破裂和穿孔,大量细菌和毒素进入门静脉系统和体循环系统,最终造成多器官功能障碍或衰竭。

3. **结肠梗阻** 造成的水、电解质丢失较机械性小肠梗阻轻。若回盲瓣正常,较少出现逆流至小肠,但易危及盲肠肠壁血供,引起肠壁坏死,甚至发生穿孔引起弥漫性腹膜炎。若回盲瓣功能不全,可伴低位小肠梗阻的表现。

(二)麻醉前准备

1. **纠正水电解质和酸碱平衡失调** 急性肠梗阻患者由于频繁呕吐及大量消化液积存在肠腔内,可引起急性脱水。所失体液与细胞外液相同,因而血清钠浓度和血浆渗透压仍可在正常范围。细胞内液在脱水初期无明显变化,若体液持续丧失,细胞内液外移,引起细胞脱水,表现为尿少、厌食、恶心、乏力、唇舌干燥、眼球下陷、皮肤干燥松弛等。若短时间内体液丧失达体重 5%(约相当于丢失细胞外液 20%),患者出现脉搏细数、肢端湿冷、血压不稳或下降等血容量不足症状,严重者出现低血容量性休克。高位肠梗阻时,丧失大量含有 Cl^- 的胃液,引起低 Cl^- 性碱中毒。术前应针对细胞外液减少程度,快速补充平衡盐液或等渗盐水,恢复细胞外液容量。慢性肠梗阻者,由于消化液持续性丧失,缺水少于失钠,故血清钠低于正常范围,细胞外液呈低渗状态,又称低渗性脱水,术前应根据细胞外液缺钠多于缺水和血容量不足的程度,采用含盐溶液或高渗盐水治疗。

2. **胃肠减压** 通过胃肠减压,吸出胃肠道内的气体和液体,可减轻腹胀,降低肠腔内压力,改善肠壁血循环,利于改善局部病变,并保护肠屏障。同时,有效的胃肠减压也能减少围麻醉期的呕吐和误吸。

3. **抗生素应用** 绞窄性肠梗阻可引起细菌移位,发生严重多菌混合感染,导致脓毒症、腹膜炎、脓毒症休克、MODS 等,正确应用抗生素可减少并发症,降低病死率。选择抗生素要在采集血培养标本之后开始应用,一般降阶梯给予广谱抗生素或多种抗生素联合应用,被称为抗生素应用的"早、重、广"三原则。

(三)麻醉管理

由于急性肠梗阻多采用腹腔镜辅助下探查手术或中转开腹手术等,不确定因素多,加之患者术前多伴有水电解质和酸碱平衡失调、腹胀明显、呼吸急促、血压下降和心率增快等休克表现,故而选用气管插管全身麻醉较为安全。麻醉诱导和维持过程中应强调预防呕吐误吸,所用药物以不进一步加重循环抑制为宜。对于休克者应继续抗休克治疗，注意输血、输液的速度以及晶体液与胶体液的比例，维持合适的血红蛋白浓度和血细胞比容，必要时在 CVP 和 PCWP 指导下补液，以维持心、肺和肾脏等重要器官功能，预防 ARDS、心力衰竭和肾功能衰竭。对术前应用抗生素的患者，术中应注意抗生素与肌肉松弛药相互作用。麻醉苏醒期应避免呕吐、误吸，待患者神志完全清醒、咳嗽吞咽反射恢复、呼吸循环功能稳定，可慎重拔除气管导管。完善的术后镇痛有利于术后早期胃肠功能恢复，消除腹胀并保护肠黏膜功能，防止细菌移位，促进吻合口愈合。

二、急性胰腺炎患者手术麻醉

（一）急性胰腺炎概述

急性胰腺炎是临床常见的急腹症之一，分为轻型急性胰腺炎（MAP）、中重症急性胰腺炎（MSAP）与重症急性胰腺炎（SAP），3 种类型临床过程及转归各不相同，SAP 与 MSAP 病情进展较快，治疗困难，病死率高达 30%。SAP 的自然病程可分为初期（急性炎性反应期）、进展期（全身感染期）和恢复期。在初期和进展期分别可见一个死亡高峰。第 1 个死亡高峰贯穿疾病早期，是全身炎症反应综合征转变发展为多器官功能障碍综合征的过程，因此，SAP 的早期治疗强调器官功能的监测保护、液体复苏与内环境调节；第 2 个死亡高峰是形成感染性胰腺坏死后继发脓毒症，加之长期慢性消耗，机体免疫力下降，导致死亡率升高，预后不良。对 SAP 局部坏死物聚集或包裹性坏死，多以递进微创干预，即先行经皮穿刺或内镜下置管引流；若病情无改善，采用内镜下坏死组织清除术或视频辅助坏死组织清除等；若病情仍无缓解，则采用常规手术治疗，即开放式坏死组织清创术或引流减压术，包括胰腺包膜切开、胰周及腹膜后的广泛探查。开放手术创伤大，加之 SAP 患者起病急、病情重、易并发 ARDS 和全身多脏器损害，常伴有水电解质和酸碱平衡失调，继发出血性或脓症性休克，因此开放手术对 SAP 患者打击严重，相比之下微创手术更具优势。

（二）麻醉前准备

及时纠正水电解质紊乱及低血容量。对伴休克者，可根据 CVP 和 PCWP 积极扩容，必要时给予糖皮质激素。对伴有 ARDS 者，及早气管插管或气管切开行呼吸机机械通气，以减少肺内动静脉分流；同时给予利尿剂，以减轻肺间质水肿；应用抑肽酶或乌司他丁，以减少胰腺分泌。

（三）麻醉管理

由于 SAP 患者多并存多脏器功能损害和休克，选择全身麻醉便于呼吸循环管理。麻醉诱导和维持尽量选择对循环干扰较小的药物。术前有明显休克的患者，应在麻醉诱导前行有创动脉压及中心静脉压监测，以便实时了解麻醉诱导期循环变化；需联合使用血管活性药物，如去甲肾上腺素，强效 α 效应可增加外周血管阻力，用药剂量从 $0.5\sim1\mu g/min$ 开始，逐渐调节，以维护血压稳定，避免诱导期低血压，纠正脓毒症休克的血管扩张，使心率减慢，尿量和 CI 增加，同时行麻醉深度监测，以避免麻醉过深抑制循环和术后苏醒延迟。术中采用肺保护性通气策略，监测血气，及时调整机械通气参数。在 CVP 或 PCWP 监测下，继续液体复苏，可酌情选用多巴胺、多巴酚丁胺、酚妥拉明，或毛花苷 C、硝酸甘油等心血管活性药物；监测血糖，血糖高者可适量给予胰岛素，以免发生高渗性脱水、高渗性非酮症性高血糖昏迷和酮症酸中毒。应注意如 DIC 发生及早给予治疗。对继发多器官功能不全患者的处理，参考第七、八章。

三、上消化道急性大出血患者手术麻醉

（一）上消化道大出血临床特征

1. **概述** 上消化道急性大出血，是指呕血、大量黑便、便血，导致有效循环血容量急剧减少、休克甚至死亡的一种急腹症。其常见原因主要是胃十二指肠溃疡出血、门静脉高压引起的食管胃底静脉曲张破裂出血、胃及十二指肠肿瘤出血等。经内科治疗或数字减影血管造影止血后 48 小时仍难以控制出血者，常需紧急手术。

2. **临床表现与病理特点** 患者主要表现为有效循环血容量急剧减少，即患者面色苍白、皮肤湿冷、站立时眩晕，表明失血量已达全身总血量的 15%；站立时收缩压下降 20~30mmHg，表明失血量＞25%；平卧时出现休克症状，表明失血 ≥50%。门静脉高压引起的食管胃底静脉曲张破裂出血还

具有以下特点:①均有不同程度的肝硬化;②由于纤维蛋白原缺乏、血小板减少、凝血酶原时间延长、第Ⅴ因子缺乏、纤溶酶活性增强等原因,易发生凝血功能障碍;③腹水造成大量蛋白丢失,加上水钠潴留,易发生低蛋白血症。

(二)麻醉前准备

因为患者术前多有程度不同的出血性休克、严重贫血、低蛋白血症、肝功能不全及代谢性酸中毒等,需在这些情况得到初步纠正后再实施麻醉。急性失血患者必须迅速扩容,以恢复有效循环血容量,选择液体的原则是首先补充血容量,其次提高血红蛋白浓度,最后考虑凝血功能。输液量不应受估计失血量的限制,扩容以能维持动脉压、正常的组织灌注及尿量为依据。失血量<30%,用3倍失血量的醋酸钠林格液,能有效提升血压;失血量>30%,应补充一定量胶体液,如羟乙基淀粉、明胶等。急性失血性休克患者慎用葡萄糖液,以免引起高渗性昏迷,加重缺血、缺氧性脑损伤。大量输液引起的血液稀释有利于改善微循环和保护肾功能,HCT 为 20% 时,大部分患者尚属安全,但孕妇及老年人应予以慎重对待。大量失血>全血量40%,应补充全血或浓缩红细胞,维持 HCT>20%,或 HB>70g/L。大量输入液体或库存血,可引起血小板减少,当 PLT<50×10⁹/L 时,应补充血小板。对严重循环紊乱者,应监测 CVP 以指导输液速度和输液量,既往无明显心脏病者的 CVP 变化能准确反映血容量状态;对心功能受损者,可监测并动态观察 CVP、PCWP 及 CO 变化。放置尿管监测尿量,可作为补充血容量的指标,早期发现肾功能衰竭。动脉血气分析可评估酸碱平衡状态、呼吸功能及组织氧合情况等,对治疗有重要意义。

(三)麻醉管理

为避免反流误吸,宜选用气管插管全身麻醉,麻醉诱导和维持可选用对心肌和循环抑制轻的依托咪酯、氯胺酮、咪哒唑仑、芬太尼、氧化亚氮等,并根据患者血压、CVP 或 PCWP、尿量等变化,继续输血、输液治疗。对低蛋白血症者,可补充白蛋白,使血浆白蛋白>25g/L,以维持血浆胶体渗透压和预防肺间质水肿,维持血压>12kPa、尿量>30ml/h 和 HCT≥30%。对门静脉高压症引起的食管胃底静脉曲张破裂出血患者,还应注意:

①血乳酸持续升高,除需考虑全身组织灌注外,还应排除围手术期急性肝功能损伤;②术中麻醉维持应尽可能选择对肝脏代谢依赖较小的药物,如吸入麻醉药、顺式阿曲库铵、瑞芬太尼等;③避免缺氧和二氧化碳蓄积;④适量给予新鲜冰冻血浆、冷沉淀或血小板,以补充凝血因子;⑤肝硬化患者术中易发生低血糖,长时间手术仍应补充适量葡萄糖[0.1~0.2g/(kg·h)];⑥肝硬化患者常有低血钾,故输入 GIK 溶液较好。

四、上消化道穿孔患者手术麻醉

(一)上消化道穿孔临床特征

1. **概述** 上消化道穿孔包括胃、十二指肠溃疡穿孔及胃癌穿孔。多数患者有长期溃疡病史及营养不良等变化,胃肠道穿孔可发展成严重弥漫性腹膜炎,引起剧烈腹痛、大量失液、高热、严重水电解质和酸碱平衡失调,多发生脓毒症休克,术前应予以相应处理,除补充血容量、纠酸外,对严重营养不良、低蛋白血症或贫血者,宜适量补血或血浆。

2. **病理生理改变** 上消化道穿孔后,大量具有化学腐蚀性的胃、十二指肠内容物(其成分包括食物、酸性胃液、碱性十二指肠液、胆汁、胰液、胰酶及多种细菌等)进入腹腔,迅速引起弥漫性腹膜炎。此期的弥漫性腹膜炎,主要是由强酸、强碱对腹膜的强烈刺激,引起剧烈腹痛和大量渗出所致,也被称为化学性腹膜炎。腹膜大量渗出最终导致低血容量性休克。穿孔数小时后,大量细菌繁殖,逐渐出现细菌性腹膜炎,病情进一步发展,感染加重,细菌毒素吸收,在原有低血容量性休克的基础上出现脓毒症休克,最终导致多器官功能障碍。

(二)麻醉前准备

1. **一般准备** 监测患者体温、脉搏、呼吸、血压、尿量,必要时行中心静脉插管监测 CVP。患者半卧位,行胃肠减压,减少胃、十二指肠内容物继续进入腹腔。根据可能病原菌选择有针对性的广谱抗生素,避免感染加重。

2. **液体复苏** 胃、十二指肠穿孔后,腹腔大量渗液,可出现不同程度的脱水,严重者出现休克。其渗出液的电解质含量与细胞外液相似,故输液应以平衡液为主,并根据血压、脉搏、尿量和 CVP,

调整输液速度和输液量,以纠正电解质及酸碱平衡紊乱。

(三)麻醉管理

临床多采用腹腔镜修补胃、十二指肠溃疡穿孔或行胃大部切除术。患者多伴有内环境紊乱、可能的饱胃、腹胀、呼吸急促甚至脓毒症休克,宜选择气管插管全身麻醉,便于呼吸管理和充分供氧。全面监测呼吸、体温、脉搏、血氧饱和度、尿量和心电图等各种指标,必要时监测有创动脉压和中心静脉压。及时纠正电解质紊乱、酸碱平衡失调和贫血状态,补液以晶体液为主,辅助补充胶体液或血浆,维持胶渗压;对低蛋白血症或贫血患者,适量补充白蛋白或血浆及浓缩红细胞。有休克时,应积极抗休克治疗。

五、急性胆道感染患者手术麻醉

1. **概述** 急性胆道感染包括急性胆囊炎和急性胆管炎。急性胆囊炎是当前仅次于急性阑尾炎的急腹症,95%以上患者合并胆囊结石。本病严重程度不一,轻者对全身影响不大,重者可合并化脓性感染,结石压迫肝总管形成梗阻性黄疸,甚至危及生命。治疗方法和严重程度、预后亦不同。手术风险高者[CCI≥6和/或 ASA 分级≥Ⅲ级],暂时继续保守治疗,或先行经皮经肝胆囊引流术,后择期行腹腔镜胆囊切除术。

急性胆管炎、急性梗阻性化脓性胆管炎由于胆管梗阻和细菌感染,胆管内压升高,肝脏胆血屏障受损,大量细菌和毒素进入血循环,导致多器官损害的全身严重感染,是一类较严重的外科急腹症。有条件行急症手术可一次获得治愈的效果。但情况危急、病情复杂时,采用快速有效的胆管减压,如经皮肝穿刺胆管引流术和内镜鼻胆管引流术,可缓解患者症状,抢救生命。

2. **麻醉前准备** 麻醉前应重点检查心、肺、肝、肾功能,对并存病,特别是高血压、冠心病、肺部感染、肝功能损害、糖尿病等,应进行适当治疗。有凝血功能障碍者,给予维生素 K,使凝血酶原时间恢复正常,必要时输入新鲜血或浓缩血小板。

胆囊和胆道部位迷走神经分布密集,易发生"胆心反射"和"迷走-迷走反射",引起冠状动脉痉挛、心肌缺血,轻者导致心率、血压下降,心律失

常,重者可致心搏骤停。老年及阻塞性黄疸患者术中应警惕"胆心反射"。术前可在 CVP、血气分析及尿量监测的基础上给予补液,纠正水电解质及酸碱平衡紊乱,以恢复内环境稳定,对安全度过手术期有肯定意义。

3. **麻醉管理** 急性胆管炎、急性化脓性胆囊炎、坏疽穿孔性胆囊炎患者,术前已处于休克前期或休克期,血流动力学不稳定,常合并肝肾功能障碍及其他重要脏器功能损害,加之现临床上述手术多在腹腔镜下完成,故以行气管插管全身麻醉为宜,此麻醉方法便于掌握麻醉深度,控制气腹压。积极抗休克治疗,纠正水电解质、酸碱平衡失调及严重心律失常,是保证重要器官有效灌注的重要环节。麻醉的维持尽量选择不经肝脏代谢且不加重循环抑制的麻醉药物,如吸入麻醉药、顺式阿曲库铵、瑞芬太尼等。患者血乳酸持续升高,应排除急性肝损伤,并避免使用肾毒性药物,维持 MAP≥65mmHg 以保障肾脏灌注,监测尿量,纠正高血钾(血钾>5.5mmol/L);严重酸中毒(pH<7.15)合并高血钾者,静脉输注碳酸氢钠,使 K^+ 转移至细胞内。少尿、液体负荷过多伴血钾升高者,可利尿、排钾治疗;严重肾功能不全、肾衰竭者,尽早施行 CRRT。麻醉和手术使凝血因子合成障碍、毛细血管脆性增强,加之胆道手术,可促使纤维蛋白溶酶活性增强,致纤溶增加而发生异常出血。术中应观察出凝血变化,遇有异常出血,应及时检查纤维蛋白原、血小板,并给予抗纤溶药物治疗。危重患者术后送 ICU 进一步监护,继续保肝、保肾治疗,预防肝肾综合征;对老年人、肥胖及并存气管、肺部疾病者,应防治肺部并发症;胆总管引流患者,应计算每日胆汁引流量,注意水、电解质补充及酸碱平衡。

六、外伤性肝脾破裂大出血患者手术麻醉

此类患者由于循环血量急剧减少,呈现不同程度休克,需紧急手术治疗。术前立即建立多条大静脉通道,放置较大口径的中心静脉导管,通过监测 CVP 甚至使用加压输液器快速补液,建立有创动脉血压,及时了解循环状况。为防止饱胃反流、误吸及维持血压稳定,缩短诱导到开始手术时间,可待

消毒铺巾后行快速顺序诱导插管。及时采用自体血液回收、回输；HB<70g/L，应输血；失血量>50%，应补入适量新鲜冷冻血浆，以维持胶体渗透压及部分丢失的凝血因子。失血性休克造成组织灌流不足，多伴代谢性酸中毒；血液过度稀释，可出现低钾血症。监测动脉血气及时了解内环境变化，利于纠正酸中毒、补钾、补钙；还可了解血红蛋白，以指导输血。大出血者可致心肌缺血，同时伴有代谢性酸中毒，且大量输液输血和术野暴露会造成患者低温，抑制心肌收缩力，引起心律失常，甚至心搏骤停。术中保温和纠正代谢性酸中毒，可降低上述风险。

未合并脑损伤的失血性休克者，收缩压控制在80~90mmHg，保证重要脏器的基本灌注，尽快止血，出血控制后再积极容量复苏。应选择对循环影响较小又能满足手术要求的麻醉方法和药物，一般以全身麻醉为宜，是否诱导插管应根据具体病情决定，对于昏迷、垂危及饱胃患者，应充分吸氧后在表面麻醉下行气管插管；对于烦躁不安、不能合作者，可选用对循环影响较小的全身麻醉药，如氯胺酮、依托咪酯或咪达唑仑等，复合小剂量芬太尼和肌肉松弛药行气管插管。吸入全身麻醉药，MAC明显降低，低浓度即可达到较满意麻醉。肌肉松弛药可减少全身麻醉药用量，并降低其对循环的影响，N_2O复合低浓度吸入全身麻醉药和肌肉松弛药较为常用。血压难以维持者，选用氯胺酮复合小剂量芬太尼和肌肉松弛药维持麻醉，但氯胺酮的缩血管及轻度负性心肌力作用对组织灌注也有一定损害。应完善术后镇痛，避免应激反应及低氧血症；应预防感染及心、肺、肾等重要脏器的继发性损害。

参考文献

1. MILLERR D, ERIKSSON LI, FLEISHER L A, et al. Millers Anesthesia [M]. 8th ed. Philadephia: Saunders, Elsevier Inc, 2014.
2. 余剑波, 王国林, 姚尚龙, 等. 实用急腹症麻醉学 [M]. 天津: 天津科学技术出版社, 2010.
3. 邓小明, 姚尚龙, 于布为, 等. 现代麻醉学 [M]. 5 版. 北京: 人民卫生出版社, 2021.
4. 李文硕, 王国林. 急症麻醉学 [M]. 天津: 天津科学技术出版社, 2002.
5. 中华医学会麻醉学分会. 中国麻醉学指南与专家共识 (2017 版)[M]. 北京: 人民卫生出版社, 2017.
6. 中华医学会外科学分会胆道外科学组. 急性胆道系统感染的诊断和治疗指南 (2021 版)[J]. 中华外科杂志, 2021, 59 (6): 422-429.
7. 中华医学会外科学分会, 中华医学会麻醉学分会. 中国加速康复外科临床实践指南 (2021 版)[J]. 中国实用外科杂志, 2021, 41 (9): 961-992.
8. 中华医学会老年医学分会. 老年患者术后谵妄防治中国专家共识 [J]. 中华老年医学杂志, 2016, 35 (12): 1257-1262.
9. 于吉人, 王锷, 王迪芬, 等. 老年脓毒症患者围术期管理专家共识 (2021 年)[J]. 协和医学杂志, 2021, 12 (4): 481-489.
10. 中华医学会外科学分会胰腺外科学组. 中国急性胰腺炎诊治指南 (2021)[J]. 中华外科杂志, 2021, 59 (7): 578-587.
11. 中华医学会麻醉学分会老年人麻醉与围术期管理学组, 国家老年疾病临床医学研究中心, 国家老年麻醉联盟. 中国老年患者围手术期麻醉管理指导意见 (2020 版)(一)[J]. 中华医学杂志, 2020, 100 (31): 2404-2415.

（高宝来，余剑波）

第十六章
急腹症中医药疗法

1959 年，以吴咸中为首的一些外科学家，认真发掘中医学的精髓，根据《黄帝内经》(以下简称《内经》)、《伤寒杂病论》等经典著作，将外科急腹症归纳于六腑病证范畴。从此开始了中西医结合治疗急腹症的尝试和研究，逐渐形成相关理论及治疗体系，并得到国内外医学界认可。

第一节　中医药在急腹症中的应用

一、应用原则

(一)诊断上的中西医结合

西医辨病和中医辨证相结合，是一条公认的中西医结合诊断的原则。所谓"中医辨证"，就是机体在疾病发展中的某一阶段的病理状况，包括病变的部位、病因、病性以及邪正关系，它可比疾病症状更全面、更深刻地揭示疾病的全貌。所谓"西医辨病"，是根据现代科学技术，采用生理、生化、免疫、分子生物学、影像等手段，对疾病作出明确的定位、定性、定量诊断。"病证结合"就是在"中医辨证""西医辨病"基础上，判定疾病的本质，并进行手术与非手术适应证的选择，按照中医辨证论治的要求遣方用药，以获得预期的治疗效果，具体应用如下：

1. **快速西医诊断**　在患者住院后最短时间内，通过病史追溯、症状与体征、常规与针对性实验室检查、B 超、X 线及 CT 检查等方法，先做出西医诊断，并作出病因(定性)、病位(定位)及病理损害的性质与轻重程度(定量)的判断。快速西医诊断能为治疗方法的选择提供参考，此后即可对多数患者进行初步治疗。

2. **全身状况评估**　在前述常规检查的基础上，还需要根据病情进行生化、内镜、影像等检查。尤其对病情较复杂的患者、老年患者，还应对心、肺、肝、肾等重要器官功能进行必要的检查与评估。根据上述结果再确定治疗方法。

3. **缜密地中医辨证**　中医对急腹症的诊断，一般以"望、闻、问、切"的手段，采用脏腑辨证、病因辨证、六经辨证等方法，通过归纳、演绎、推理，对疾病"定阴阳、定表里、定虚实、定寒热"，定脏腑，辨证型、认病期，以此反映疾病全貌。在急腹症中，肝胆、脾胃、大小肠的见证较多，严重者可涉及 2 个以上脏腑。

4. **对急腹症诊断分型分期**　分型，是对同一类疾病的横向区分。由于局部病理损害轻重的不同，及机体反应态势的差异，导致同一类疾病在中医辨证上会有所不同，从而在治疗上也需有所改变。分期，是对同一疾病在不同发展阶段进行的纵向区分。临床准确的分型分期基于对疾病病理变化和病机规律的理解，对中西医结合精准治疗，有重大指导价值。以急性胰腺炎为例，其分型可归纳为肝郁气滞(轻型胰腺炎)、脾胃湿热(胆源性胰腺炎)、脾胃实热(炎症较重的胰腺炎)和蛔虫上扰(胆道蛔虫合并胰腺炎)等。在重症急性胰腺炎的治疗中，也体现了分期诊断指导治疗的优势，在发病早期重用通里攻下药物，对保护肠屏障、减少细菌和内毒素移位、减少器官损害，有积极作用；进展期表现为肠源性感染和脓毒症，需加大清热解毒的力度；恢复期主要表现为气血衰败，需补气养血、健脾养胃。

(二)治疗上的中西医结合

1. **急则治其标，缓则治其本**　急腹症突出特点是"急"，因此治疗中要遵循"快速准确"的原则。一般说来，病状为标，病因为本，消除病因后，症状可随之缓解。但在病情危急时，不得不先以对症治疗为主,待急性症状缓解后,方能进行有效的病因治疗。例如胆管结石引发的急性梗阻性化脓性胆管炎,往往病情笃重,而根治性治疗患者需耐受更大挑战,故宜采用内镜逆行性胆道引流术或经皮肝穿刺胆管引流术将感染胆汁引流,待症状缓解后,再行进一步检查和治疗,以达到"缓则治其本"的目的。

2. 辨证施治 在急腹症临床表现比较复杂的情况下,要结合中医八纲辨证、病因辨证、脏腑辨证、六经辨证、卫气营血辨证、三焦辨证、气血精津辨证等,进行灵活的辨证治疗。

(1)八纲辨证:八纲辨证指对四诊取得的材料进行综合分析,以探求疾病的性质、病变部位、病势的轻重、机体反应的强弱、正邪双方力量的对比等情况,进而将其归纳为阴、阳、表、里、寒、热、虚、实8类证候。八纲辨证是中医辨证的基本方法、各种辨证的总纲,在诊断疾病过程中,起到执简驭繁、提纲挈领的作用。急腹症的表现尽管极其复杂,但基本都可以归纳于八纲之中。急腹症有阴证、阳证两大类,以阳证为主;据病位的深浅,可分在表在里,以里证为主;寒热的偏颇,以热证为多;邪正的盛衰,以实证为主,即以"里、实、热"证为主。这一共性的病理变化,就构成了急性阑尾炎、胰腺炎、肠梗阻等急腹症异病同治的前提,成为通里攻下法的理论依据。

(2)病因辨证:病因辨证是通过对临床资料的分析,识别疾病属于何种因素所致的一种辨证方法。病因辨证的主要内容,概括起来分为六淫、疫疬、七情、饮食劳逸以及外伤5个方面。其中六淫、疫疬属外感性病因,为自然界的致病因素;七情为内伤性病因,常使气机失调而致病;饮食劳逸则是通过影响脏腑功能使人生病;外伤属于人体受到外力侵害而出现的病变。形成急腹症的病因以七情、饮食劳逸及外伤为主,少有六淫侵袭,但也有外感六淫直中脏腑或外邪引动内邪致病者。

(3)脏腑辨证:脏腑辨证是急腹症辨证体系中的重要组成部分,是根据脏腑的生理功能和病理特点,辨别脏腑病位及脏腑阴阳、气血、虚实、寒热等变化,为治疗提供依据的辨证方法。中医辨证最终大多落在脏腑病变之上,即证候的定位是辨证内容组成的基本要素之一。八纲辨证是辨证的

纲领,但其只是分析、归纳各种证候的类别、部位、性质、正邪盛衰等关系的纲领,如要进一步分析疾病的具体病理变化,就必须落实到脏腑上来。

(4)六经辨证及卫气营血辨证:六经辨证主要是将外感疾病演变过程中的各种证候群,进行综合分析,归纳其病变部位、寒热趋向、邪正盛衰,从而区分太阳、阳明、少阳、太阴、少阴、厥阴六经病,是经络、脏腑病理变化和病位的反映。

卫气营血辨证,代表温热邪气侵犯人体引发疾病的深度。表现为"卫分证、气分证、营分证和血分证"4类。卫分证,是温热病邪侵犯肌表,卫气功能失常所表现的证;气分证,是病邪入里、阳热亢盛的里热证;营分证,为病邪内陷营阴的深重阶段,病位多在心与心包络;血分证,为邪热入血引起耗血动血,是卫气营血病变的最后阶段。

《伤寒论》六经辨证、温病学卫气营血辨证,在中西医结合治疗腹部疑难危重急性疾病上取得了成功,特别是在指导治疗急性重症胆管炎、重症急性胰腺炎、肠源性内毒素血症和多器官功能障碍综合征等疾病时,明显降低了病死率。

3. 扶正与祛邪 处理好扶正与祛邪的关系,是中医治疗学的重要原则。在临床治疗中,祛邪要防止伤正,而在扶正时又必须避免留邪。对于正盛邪实的疾病,当以祛邪为主;对于恢复期(和/或围手术期恢复期),则强调中焦脾胃的调理。脾胃为气血生化之源,其机能正常,方能生化气血以营养全身。遵"治病求本"的原则,急腹症康复治疗应以健运脾胃为主,随症加减,扶正固本,宜用益气健脾、温中和胃、滋养胃阴之法。另外,急腹症可为虚实夹杂,即气血虚弱与腑实气滞并存,临床施治当攻补兼施。

4. 内治与外治相结合 中医治疗疾病的方法包括内治法和外治法。外治法可以分为狭义和广义两种。狭义的外治法,指将药物施用于皮肤、孔窍、经络、俞穴等部位,以发挥其疏通经络、调节气血、解毒化瘀、扶正祛邪等作用的治疗方法。广义的外治法,是指除了内服之外的所有采用中药治疗疾病的方法。治疗急腹症甚至危重性急腹症,应用外治法往往能取得更快的疗效。常用的外治法有以下两种:

(1)中药保留灌肠:主要用于急性肠梗阻、重

症腹腔感染、重症急性胰腺炎等。灌肠药物经直肠黏膜吸收，患者无过度不适感和痛苦，并可达到导泄通便、清热解毒及促进炎症局限、吸收的作用。尤其对低位肠梗阻、盆腔脓肿等下焦疾患和频繁呕吐而不宜经口给药的患者，灌肠不失为一种良好的给药途径。

（2）其他外治法：包括中药敷贴、针灸、耳穴按压等，其功效均为改善血液循环，以及促进炎症吸收、肠道功能恢复。将清热类中药外敷于腹部手术切口，可以减少切口渗出，避免细菌繁殖，从而降低切口开裂发生率。应用吴茱萸等药物热熨，可促进术后胃肠功能恢复。将芒硝或如意金黄散外敷于腹部患处，对于腹腔炎症的局限、吸收，均有良好临床疗效，该方法被广泛应用于重症急性胰腺炎、阑尾脓肿、腹腔感染等病症。

临床中，内治与外治机理相同，治疗法则一致，即"外治之理即内治之理，外治之药亦即内治之药，所异者法耳"。

二、常用治法

中西医结合急腹症学建立了"急腹症八法"：通里攻下法、清热解毒法、活血化瘀法、理气开郁法、清热利湿与渗湿利水法、温中散寒法、健脾和胃法、补气养血法。

（一）通里攻下法

1. 适应证 通里攻下法指应用通里攻下药物，使之作用于胃肠道，促进排便或引起腹泻，是针对"里实证"采取的治疗大法。"里实证"是急腹症最常见的证候，根据中医学"六腑以通为用"的原则，在急腹症的早期、中期和后期，凡有可下之证，均可使用。从广义来说，凡下实、下血、下热、攻水逐饮、消积导滞等，均属通里攻下法的范围。常见应用如下：

（1）急性腹腔炎症性疾病：如急性阑尾炎、急性胰腺炎、急性胆囊炎等。这些病情的表现虽然不同，但都是里实热证，都可用下法以下热、下实。热象明显者，应与清热解毒法配合使用。

（2）肠道梗阻性疾病：如单纯性肠梗阻，只要无血运障碍，都可试用。肠梗阻可表现为气机阻滞，由于其病因众多，如宿食滞积、水饮内停、寒气凝聚、虫积阻塞等，故而在治疗方法上也要有所不同。一般说来，病重则药重，宜采用峻下法；病轻或体弱者，宜采用温下、润下或攻补兼施法。

（3）外伤性疾病：包括严重全身性外伤和腹部闭合性损伤。外伤后瘀血作痛，瘀血不去则脏腑气机阻滞。因此，除用泻下药以通调脏腑外，尚需用活血化瘀药配合，以助于消除瘀血残留。

2. 常用的通里攻下药

（1）寒下药：大黄、芒硝、番泻叶、芦荟等。

大黄：味苦性寒，入脾、胃、肝、心包、大肠经。大黄有通便泻热、破积行瘀作用，为荡涤阳明实热积滞、泻血分实热之要药。《伤寒论》中用三承气汤治疗阳明腑实证，都以大黄为主药。为了加强通便泻热作用，常与芒硝、厚朴、枳实配伍，名大承气汤。对湿热重者，可配清热解毒和清热利湿药，如湿热黄疸时，可配茵陈、栀子等；治疗内痈、外痈，可配金银花、连翘、蒲公英、地丁等；治血热吐血、便血，配黄连、黄芩、地榆等。

大黄虽为苦寒药物，但如与附子、干姜、细辛等温热药同用，亦可用于寒实便秘。大黄入血祛瘀，与活血祛瘀药同用，既能化瘀又能攻下，《神农本草经》言其"主下瘀血，血闭，寒热，破癥瘕积聚"。在临床上，常用以治疗腹部包块、瘀血经闭及跌扑损伤等瘀血停滞之症，可与桃仁、水蛭、䗪虫等祛瘀药同用，如《伤寒论》的桃核承气汤及《金匮要略》的大黄䗪虫丸等。

大黄性泄降，善于下达，如邪在上焦，当用酒制。正如李东垣所说"大黄苦峻下走，用之于下必生用，若邪气在上，非酒不至，必用酒浸引上至高之分，驱热而下"。以大黄攻下不宜久煎，久煎则攻下作用减弱，故应后下。大黄除内服外，又可外敷治疗痈肿疮毒，有消肿功效。

大黄的一般用量为3~10g，但里热甚者可每日用30~60g。

芒硝：味咸、苦，性寒，入胃、大肠经。芒硝能润燥软坚，故能通燥结，其性寒降下而能去大热，为肠胃实热结滞、腹痛、胀满、便秘等症常用之品。常与大黄相须为用，即《内经》所述"热淫于内，治以咸寒"之意。大承气汤、大陷胸汤都是芒硝与大黄同用的例子。本品宜冲服，不宜煎煮。芒硝一般用量为10~15g，但燥结甚者可用到30~60g。芒硝外用可治内痈与外痈，有清热消肿的作用。

番泻叶:味甘、苦,性寒,兼有恶臭,入大肠经。番泻叶有泻热通便之功,故用于热结便秘。一般用量为3~6g。过量可引起恶心、呕吐、腹痛等,配伍藿香、香附,可避免上述副作用。番泻叶可以煎煮,但不宜过久,久煎则效力减弱,亦可泡汤代茶饮。泡服5g,无腹痛而排稀便;若用6~10g,可在2~3小时内腹痛水泻。

芦荟:味苦,性寒,入肝、胃、大肠经。芦荟有清热、泻下、凉肝、杀虫之功。主治热结便秘、肝火头痛、目赤惊风、虫积腹痛等。每服1.5~3.0g。

(2)温下药:使用辛温的泻下药,治疗寒实证,代表药为巴豆。

巴豆:味辛,性热,有大毒,入胃、大肠经。巴豆为峻烈之温下药,适用于寒凝积滞、腹痛便秘,或顽痰寒饮、喘咳胸满,又可驱水下行以消除腹水。巴豆与大黄均为急峻的泻下药,一者性热,一者性寒。巴豆适用于寒凝积滞,大黄多用于实热燥结。巴豆的用量为0.03~0.10g,多使用霜剂,以防中毒。巴豆油可致皮肤乳头状瘤及癌,巴豆毒蛋白能溶解红细胞,应慎用之。

(3)峻下逐水药:通过逐水而达到攻下的目的,以甘遂为最常用。

甘遂:味苦,性寒,有毒,入肺、肾、大肠经。甘遂是最猛烈的逐水药,使用少量就能引起剧烈的腹泻,如用生甘遂末1g冲服,即能泻大便5~6次。甘遂通过泻下作用排出大量水液,故能消除腹水、胸腔积液。对重症胰腺炎、重症胆管炎引起的肠麻痹有显著疗效;对急性肠梗阻伴有大量肠腔积液者,可起到攻水逐饮之功效。

(4)润下药:常用火麻仁、郁李仁、桃仁等,用于老年体弱之里实便结者。

3. **常用的通里攻下方** 大承气汤、甘遂通结汤、大黄附子汤、麻子仁丸等。

(1)大承气汤(《伤寒论》)

组成:大黄、芒硝、枳实、厚朴。

大承气汤是寒下法的代表方剂。主治阳明腑实证,症见谵语、潮热、大便不通、腹满且按之硬、舌苔黄燥或焦黑起刺、脉沉实或迟而滑者;亦治热结旁流之泄泻。大承气汤以大黄、芒硝为主药,配伍宽中破气导滞之厚朴、枳实,可增强大黄、芒硝泻下作用。大承气汤为峻下热结之剂,故凡有痞、满、燥、实、坚者,均可使用。在急腹症治疗中,腹腔急性炎症性疾病(如急性腹膜炎、急性阑尾炎、急性肠梗阻,以及急性胆、胰炎症或梗阻性疾患等)引起之阳明腑实证,均可以大承气汤治之。凡热结甚者,可加金银花、连翘、黄芩、黄连等清热解毒药;腹痛甚者,加木香、延胡索、当归等行气活血药。大承气汤衍化方剂甚多,常用者见表16-1-1。

(2)大陷胸汤(《伤寒论》)

组成:大黄、芒硝、甘遂。

大陷胸汤有泻热逐水作用,属峻下剂。在《伤寒论》中治疗大结胸证,症见大便五六日不通、舌燥口渴、日晡潮热、从心下至少腹硬满而痛不可近、短气烦躁、脉沉而紧者。本方甘遂泻水逐饮;大黄、芒硝荡涤邪热,助甘遂以逐水邪。用此方治疗各类腹腔炎症,如重症急性胰腺炎发展到严重阶段而出现的肠麻痹、肠梗阻及相关肺损伤、胸腔积液等,尤为推荐。

表16-1-1 大承气汤衍化方剂

方名	药物	功用	主治
大承气汤	大黄,芒硝,枳实,厚朴	通里泻火,行气除满	阳明腑实,热结旁流,热厥
小承气汤	大黄,枳实,厚朴	通里清热,宽中行气	阳明谵语,潮热,脉滑而疾,大便硬
调胃承气汤	大黄,芒硝,炙甘草	缓下热结,调胃和中	阳明口渴,便秘,腹满拒按
驱蛔承气汤(医院自拟处方)	大黄,芒硝,枳实,厚朴,槟榔,使君子,苦楝皮	驱蛔杀虫,通里攻下	虫结腹痛,腹胀拒按
消导承气汤	大黄,芒硝,枳实,厚朴,当归,鸡内金,陈皮,山楂,神曲,麦芽,炒莱菔子	消导泻下	食积腹痛,腹胀拒按
参归承气汤	大黄,芒硝,枳实,厚朴,人参,当归,甘草	补益泻下	年老体弱之阳明腑实证
增液承气汤	大黄,芒硝,玄参,麦冬,生地黄	增液泻下	心燥口干,舌绛,苔黄而燥之肠结

(3)甘遂通结汤(天津医科大学附属南开医院方)

组成:甘遂末、桃仁、赤芍、牛膝、厚朴、木香、大黄。

本方有通里攻下、行气活血之功,用于重型肠梗阻(无肠绞窄)、肠腔积液较多者,症见剧烈之脘腹胀痛、拒按、恶心、呕吐、肠间漉漉有声、便结等。甘遂通结汤以甘遂为主药,配行气活血药及大黄,更能增加通里攻下作用。

(4)温脾汤(《备急千金要方》)

组成:大黄、附子、干姜、人参、甘草。

温脾汤有温补脾阳、攻逐冷积的作用,属于温下方剂。凡脾阳不足、阳气不行,以致冷积阻于肠胃、大便秘结者,均可用。在急腹症治疗中,多用于肠梗阻,属年老体弱、素有痼疾、新产体虚、大病之后,气血不足,脾肾两虚,运化失职,再因饮食生冷,寒邪客于肠胃者,或属外寒直中太阴而发病者。本方用大黄攻下除积,其性味虽苦寒,但配附子、干姜等大热之品,则寒热并用、攻补兼施,实为妙用。

(5)三物备急丸(《金匮要略》)

组成:大黄、巴豆、干姜。

本方有攻逐冷积之作用,治猝然心腹胀痛,痛如锥刺,气急口噤暴厥者。这是由暴饮暴食、过食生冷或寒滞食积,阻结肠胃升降气机所致。在急腹症治疗中,本方的应用同温脾汤。方中巴豆辛热峻下,能开通闭结;干姜温中散寒、顾护脾阳;大黄性寒,能通便攻积,三药相合,攻逐之力甚捷。

(6)大柴胡汤(《金匮要略》)

组成:柴胡、黄芩、半夏、白芍、枳实、生姜、大枣、大黄。

本方有和解少阳、通里泻热的作用,用于少阳阳明合病者,症见往来寒热、胸闷呕恶、心烦、脘腹胀满、大便干结或下利不畅、舌苔黄、脉弦滑有力等。在临床中,常以大柴胡汤加减治疗多种急腹症。治疗急性胆道感染及胆石症,可加茵陈、金钱草、郁金、栀子等清热利湿利胆之药;治疗急性胰腺炎,可去姜、枣,加延胡索、胡黄连;治疗溃疡病穿孔第二期,可加蒲公英;凡腹痛重者,可加木香、川楝子、延胡索等行气活血之药。方中以柴胡为主药,配伍黄芩以和解少阳,半夏、生姜合用以止呕,白芍配枳实以治气血不和之腹痛,大黄配白芍

以治腹中实痛。

(7)凉膈散(《太平惠民和剂局方》)

组成:大黄、芒硝、甘草、栀子、黄芩、连翘、薄荷。

本方为表里双解之剂,既能疏表散热,又能泻下燥实。原方用于外感热病,肺、胃和胸膈邪热较盛者,但在急腹症治疗中,可用于治疗腹腔急性感染类疾病,如急性腹膜炎、溃疡病穿孔等,表现为表里俱热者。本方大黄、芒硝、甘草为调胃承气汤,有缓下热结之功,栀子、黄芩、连翘可清热泻火解毒,配薄荷、竹叶可清肺、胃、心胸之热。

4. 注意事项 通里攻下法是一种祛邪的治疗方法,用之得当则常能收到速效,但用之不当亦可产生不良反应。在运用通里攻下法时,要注意以下几点:

(1)“下”的适应证与禁忌证:通里攻下法是治疗里实证的方法,故凡非里证均不宜采用,即“邪在表不可下,邪在经不可下,邪在上焦者不可下”。此外,凡病久体弱、年老年幼,以及气血不足、脾肾阳虚,若兼有里实非下不可者,应采用攻补兼施或先补后攻之法治之。

(2)看得准,攻得狠:凡属可下之证,只要认病确切,可大胆攻下,力争1~2次攻之成功,以早日驱除燥结。

(3)正确选用攻下方法:通里攻下法有寒下、温下、逐水、润下之别,故要根据病情选用治法,才能收到良好的效果。

(4)适可而止,防止攻伐太过:古人有“大汗伤阳,过下伤阴”的说法。其实下之太过,阴液必伤,中阳亦损,故应本着“得利则止”的原则,注意水电解质平衡,必要时应予以补液。

(二)清热解毒法

1. 适应证 清热解毒法是针对里热证所采取的治法。在急腹症治疗中,清热解毒法主要用于急性和慢性腹腔炎性疾病,以及因热而迫血妄行之出血性疾病。根据轻重程度,可分以下3种:

(1)气血郁热:在气血郁滞的基础上发展而来,表现为一般的里热证,症见发热、口渴、喜冷饮、面红目赤、腹痛拒按、尿黄、舌尖红、苔黄、脉数等。

(2)毒热炽盛:是气血郁热的进一步发展,其

里热的症状较气血郁热严重,可能有壮热、烦渴、喜冷饮、腹满痛而拒按、大便燥结、小便短赤、舌红、苔黄燥,甚至舌不能伸、脉滑数或洪数等。出现腹腔脓肿者,为热腐成脓的结果。

(3)热入营血:一般见于急腹症的后期,在有些严重的腹腔感染疾病中,毒热深入营血,表现为高热、烦躁不安、神昏谵语、吐衄发斑、舌质红绛、苔灰黑而干、脉细数或洪数,甚者可出现热深厥深或热极生风等危象。

2. 常用的清热解毒药 清热解毒药的种类颇多,凡药性寒凉,具有清里热、泻火解毒作用的药物,统称清热解毒药。根据其作用特点可分清热解毒药、清热泻火药、清热燥湿药、清热凉血药4类。

(1)清热解毒药

金银花(其藤茎名忍冬藤):味甘,性寒,入肺、胃、心经。金银花具有芳香气味,药性和平,能解十二经之毒,故无论风温之热、血中之毒,无论内痈与外痈,皆可应用,是治疗炎症性急腹症的主药。配黄芪、当归、甘草能疗痈疽。最大剂量可用至30g甚至60g。忍冬藤功效同金银花,兼有通络作用。

连翘:味苦,性微寒,入肺、心、小肠经。连翘轻清而浮,善清心而去上焦诸热,常与金银花等清热解毒药相配以治痈疮。

蒲公英:味苦、甘,性寒,入肝、胃经。蒲公英有清热解毒、消肿散结的作用,内服外敷均可,其药性和平,可用至30g甚至60g。

紫花地丁:味苦、辛,性寒,入心、肝经。地丁有凉血消肿、清热解毒作用,内服外敷均可。

金银花、连翘、蒲公英、紫花地丁是清热解毒的主药,作用相近,应用广泛,四药联用对内痈、外痈均有良好效果。常用于治疗腹腔急性感染,如急性腹膜炎、急性阑尾炎、胰腺炎感染期,胆道感染、溃疡病穿孔第二期,以及腹腔脓肿等。

大血藤:又称红藤,味苦,性平,无毒,入大肠、肝经。大血藤有清热解毒和活血化瘀两方面作用,为肠痈腹痛之要药,特别是里热未尽又有瘀血时,用之为最宜。

败酱草:味辛、苦,性微寒,入胃、大肠、肝经。败酱草如同大血藤,也有清热解毒和活血化瘀的

作用,但其特点在于消痈排脓,而活血化瘀力量稍差。现常用以治疗急性腹膜炎和阑尾周围脓肿。

还有一些清热解毒药,如白花蛇舌草、虎杖、三颗针、蛇莓、鸭舌草、板蓝根等,也常用以治疗急性炎症性急腹症。

(2)清热泻火药

石膏:味辛、甘,性大寒,入胃、肺经。石膏质重而降,善清气分之实热,凡肺胃大热,壮热不退、烦渴、神昏、脉洪大等实热极重者,均可使用。石膏为清热泻火之猛将,是《伤寒论》中治疗阳明经证的主药,对急性腹膜炎、急性阑尾炎、急性胆道感染等多种伴有高热的腹腔急性感染有效,但常需与其他清热解毒药配合使用。

石膏内服宜生用,煅石膏则失去清热作用。

知母:味苦、性寒,入肺、胃、肾经。知母有清热、滋阴两方面作用,与石膏相配,治胃经实热。

栀子:味苦,性寒,入心、肺、三焦经。栀子能清三焦郁火,兼凉血止血。配清热解毒药,能治各种腹腔急性感染;配茵陈、大黄等,治疗急性胆道感染及黄疸;配清热利湿药,治热淋尿血、尿频尿痛、血痢;配凉血止血药,治血热妄行之吐血。清热用生栀子,血分病用焦栀子,姜制可和胃止呕,炒炭能止血。

夏枯草:味辛、苦,性寒,入肝、胆经,能清肝火,散郁结。在急腹症治疗中,可用于急性胆道感染与胆石症。

(3)清热燥湿药:用于内热而兼有湿郁者。

黄芩:味苦,性寒,入肺、胆、脾、大肠、小肠经。黄芩除清热燥湿外,还兼有止血安胎的作用。在急腹症中,主要用于治疗胆道、胰腺及胃肠道的感染,也用于血热妄行引起的吐血、便血。

老根体轻中空者,叫枯芩,体轻主浮,善清上焦之火;新根内实者,叫条芩或子芩,质重主降,善泻下焦之火。清热泻火多生用,清上焦火用酒炒。配柴胡退寒热往来,配芍药治泄利,配白术能安胎。

黄连:味苦,性寒,入心、肝、胆、脾、胃、大肠经。黄连有清热解毒、燥湿泻火之助,虽言清三焦之火,但以清肠胃湿热尤为显著,善治湿热呕吐、泻痢后重等。在急腹症治疗中,常用于肠胃实热或湿热,对血热妄行引起之呕血、便血也有一定效

果。配吴茱萸(左金丸)治肝热胁痛,配木香治赤、白痢。清心火,宜生用;治上焦火,用酒炒;治中焦火,用姜汁炒;治下焦火,用盐水炒;清肝胆热,用醋炒或吴茱萸水炒。过量久服则伤脾胃。

黄柏:味苦,性寒,入肾、膀胱经。黄柏有泻实火、清湿热之功,又能治阴虚火旺之证。常与黄芩、黄连配伍,治疗具有里热证之急腹症;配知母,退热除蒸;配栀子(如大黄栀子柏皮汤),治湿热发黄。

黄芩、黄连、黄柏均为清热燥湿之主药,但黄芩偏于泻上焦火,黄连偏于泻中焦火,黄柏偏于泻下焦火。

龙胆:味苦,性寒,入肝、胆经。龙胆有泻肝胆实火、清下焦湿热之功。在急腹症治疗中,主要用于湿热蕴结之胆道感染、胆石症、黄疸等。

龙胆与黄柏均能清下焦湿热,但龙胆偏泻肝胆之火,黄柏偏清相火。

(4)清热凉血药:用于血热妄行或阴虚发热之急腹症。

牡丹皮:味辛、苦,性微寒,入心、肝、肾经,是清热凉血的良药,又有活血作用。凡血热妄行(呕血、尿血)、血热瘀滞(经闭、痛经、月经不调、瘀滞腹痛、跌打损伤)、热毒生脓(内痈)等,均可使用。配大黄治肠痈。清热凉血宜生用,活血化瘀需酒炒,止血宜炒炭。

生地黄:味甘、苦,性寒,入心、肝、肾经,既清热凉血,又养阴生津,用于血热妄行之出血和阴虚发热。

玄参:味甘、苦,性微寒,入肺、肾经。有滋阴降火、清热解毒之功。

此外,清热凉血药还有牛黄、地骨皮、白薇等。

3. 常用的清热解毒方剂

(1)黄连解毒汤(《外台秘要》)

组成:黄芩、黄连、黄柏、栀子。

本方是治疗里热证的主方,凡毒热炽盛而正气未衰者均可使用。在急腹症治疗中,常以本方加味治疗一些严重的腹腔感染,如急性阑尾炎并发急性腹膜炎、腹腔脓肿、中毒性休克、败血症等。黄连解毒汤以三黄配栀子,通泻三焦火热,导热下行,使火由小便而出。临床应用多需加减,如毒热盛者,加金银花、连翘、蒲公英、紫花地丁等清热解毒药;热盛而大便秘结者,加大黄;血热明显者,加生地黄、牡丹皮;黄疸者,加茵陈、六一散;尿急、尿频、尿痛者,加车前子等。本方配伍不宜使用过多的苦寒药,以免伤胃,可加2~3味辛温行气、活血或健脾药。

(2)白虎汤(《伤寒论》)

组成:生石膏、知母、粳米、炙甘草。

本方有清热生津、除烦止渴之功,治阳明气分热盛,症见壮热面赤,大汗出,口干舌燥,烦渴引饮,舌红,苔黄燥,脉洪大有力等。在急腹症治疗中,常用本方治疗一些严重的腹腔感染所引起的里热证。本方以石膏清热泻火,配知母滋阴清热,加粳米、甘草以扶助胃气。在应用本方时,毒热盛者,加金银花、蒲公英等清热解毒药;兼便结者,加大黄、芒硝;有高热吐血者,加其他清热凉血药。

(3)龙胆泻肝汤(《医宗金鉴》)

组成:龙胆、黄芩、栀子、泽泻、木通、车前子、当归、柴胡、生地黄、甘草。

本方为治疗肝胆实火和湿热的有效方剂。在急腹症治疗中,此方可治急、慢性胆道感染和胆石症属肝胆实火或湿热者。本方以龙胆为主,泻肝胆实火,除下焦湿热;黄芩、栀子泻火;木通、车前子、泽泻清热利湿;生地黄、当归滋阴养肝;柴胡条达肝气;甘草和中解毒。

(4)大黄牡丹皮汤(《金匮要略》)

组成:大黄、牡丹皮、冬瓜子、桃仁、芒硝。

本方是治疗肠痈的主方。国内治疗急性阑尾炎的方剂,多由本方衍化而来。方中大黄、芒硝通里攻下,用以泻热破瘀、消痈散结;佐以桃仁活血破瘀,牡丹皮凉血散瘀,冬瓜子祛腐排脓。临床应用时,可随证加减,如毒热盛者,加金银花、连翘、蒲公英、紫花地丁;疼痛重者,加木香、川楝子、当归等行气活血药。

(5)犀角地黄汤(《备急千金要方》)

组成:犀角(水牛角代)、生地黄、赤芍、牡丹皮。

本方的作用重在清热凉血,治温热深入血分之证。在急腹症治疗中,常用于腹腔的严重感染,属壮热面赤、舌绛起刺,或热甚动血、呕血、便血、脉细数等具有血热证候者。

(6)青蒿鳖甲汤(《温病条辨》)

组成:青蒿、鳖甲、生地黄、知母、牡丹皮。

本方为养阴清热之方,常用于急腹症之后期,表现有日晡潮热、五心烦热等证候。

4. 注意事项

(1)清热解毒法是一种祛邪的方法,常与活血通下法联合治疗里热证,故凡体虚中寒无热证表现者,不宜使用。

(2)清热解毒药多为苦寒类药物,易伤阴败胃,不宜久用,对脾胃素虚的患者当慎用。

(三)理气开郁法

"气郁"是急腹症的常见病因,理气开郁法是针对气郁而采取的治疗方法。在急腹症治疗中,理气开郁法有广泛的应用范围,如疏畅气机、宽中解郁、行气止痛、降逆止呕等,都属此类。

1. 适应证　理气开郁法常用于腹部功能性疾病:①包括胃肠和胆道功能紊乱等,临床表现为腹痛,时发时止,但无热象;②各类早期炎性急腹症,临床表现以气滞血瘀为主,无明显热象,或仅有轻微热象,如口干、黄白苔或微黄苔等;③为通里攻下或清热解毒法的后续治疗,用以调理脏腑,疏通气血。

常用的理气开郁药性味多属温,盖因气血得热则行,遇寒则凝之故。

2. 常用的理气开郁药

莱菔子:味辛、甘,性平,入脾、肺、胃经。莱菔子具有下气消积、化痰定喘之功,对气滞腹胀、食积作痛、下痢后重等有良好效果。莱菔子用以下气消积需炒用,若生用则气上行。在治疗急性肠梗阻时,常将用量增大至30g。

枳实、枳壳:有破气散结、化痰消痞之功,对脾失健运、痰湿内阻之脘腹胀满、腹痛、胁痛、便秘或泻痢都有效。枳实与枳壳本是一物,青者为枳实,成熟者为枳壳。两者性味、功能相似,唯枳实作用较猛,用以消坚破积;枳壳作用较缓,功专理气开胸。故有"腹满用枳实,胸满用枳壳"之说。

厚朴:味苦、辛,性温,入脾、胃、肺、大肠经。厚朴有下气除满、健脾燥湿之功,对脾胃气滞和脾胃寒湿引起的脘腹胀满、腹痛、呕吐、泻痢或便秘均有效。

厚朴、枳实都能理气开郁,两者常并用,是治疗急性肠梗阻的主药。厚朴苦温兼辛,善于温中燥湿除满,治寒湿积滞;枳实苦寒,善于清热消痞,治湿热积滞。厚朴、枳实一温一寒,相伍而用则寒证、热证均可。

乌药:味辛,性温,入脾、肺、肾、膀胱经。乌药有开胸散寒、行气止痛之功,用于寒凝气滞引起之胸闷、脘腹胀痛、反胃呕吐、嗳腐吞酸、疝气等证,又善治膀胱虚寒和行经腹痛。

香附:味辛、微苦、微甘,性平,入肝、脾、三焦经。香附有理气解郁、调经止痛之功,治肝郁气滞引起之胸胁胀痛、脘腹疼痛、食欲不振、月经不调、痛经、崩漏等。香附生用上行达表,制用下走足膝,醋炒则消积聚。

木香:味辛、苦,性温,芳香理气,入脾、胃、大肠、三焦、胆经。可理机体一切之气滞,故在急腹症治疗中,无论寒性或热性腹痛,适当配伍均可使用。轻者脘腹胀满、消化不良可用;重者阳明腑实、热深厥深也可用。在治疗胆绞痛时,木香的用量可加至30g。木香含有挥发油成分多,入汤剂不宜久煎。

乌药、香附、木香皆为理气开郁之要药。性味、功能相似,但乌药下通肾与膀胱,可温肾散寒;香附入肝经,功专疏肝解郁;木香入脾胃,善调肠胃之气滞。

川楝子:味苦,性寒,有小毒,入肝、小肠、膀胱经。川楝子有理气止痛、泻湿热、杀虫之功,对脘胁痛、虫积腹痛、疝气、小腹痛偏热或偏湿者,用之最为适当。常配延胡索(名金铃子散),治胆道、胰腺、胃肠疾病引起的顽固性疼痛。

沉香:味辛、苦,性温,入脾、胃、肾经。沉香有行气止痛、温中止呕、纳气平喘之功,对寒凝气滞之脘腹胀痛、呃逆呕吐、肠鸣泄泻有效,并兼化脾胃湿浊。俗称"诸木皆浮,而沉香独沉",即表明了沉香的特点。沉香的用量为1.5~3g,研末冲服,不可过量。

代赭石:味苦,性寒,入肝、心、肺、胃经。代赭石有降逆气、平肝火、凉血止血的作用,对肝阳上亢或肝热犯胃之恶心、呕吐、呃逆嗳气、血热吐血有效。在急腹症治疗中,常用在邪实病进期以降逆止呕。

半夏:味辛,性温,入脾、胃、肺经。半夏有降逆止呕、宽中消痞、燥湿化痰之功,治痰饮阻滞、胃气上逆之胸膈痞满、恶心、呕吐以及痰涎壅滞。半夏虽为温化寒痰、湿痰之主药，但与清热药配伍，也能治热痰引起之胸脘痞闷、恶心、呕吐等症。

半夏生用有毒，多需制用。清半夏偏于燥湿化痰；法半夏性较和缓，偏于燥湿健脾；姜半夏性较温燥，偏于温中化痰、降逆止呕。

代赭石、半夏虽都是降逆止呕的要药，但代赭石性寒，能平肝泻火；半夏性温，能燥湿化痰。

理气开郁药中还有青皮（疏肝止痛、破气散结）、甘松（理气止痛、开郁醒脾）、竹茹（除烦止呕、清热化痰）、旋覆花（降逆止呕、消痰行水）等。

3. 常用的理气开郁方

(1)四逆散（《伤寒论》）

组成：柴胡、白芍、枳实、炙甘草。

本方有和解表里、疏肝理脾的作用，原治少阴病，表现为"四逆，其人或咳或悸，或小便不利，或腹中痛，或泄利下重者"。后世医家逐步扩大了适应范围，对肝气郁结所引起之证候，均可使用。后世疏肝诸方，如逍遥散、柴胡疏肝汤等，都是从四逆散发展而来，可见四逆散是疏肝理气、调和肝脾的基本方剂。柴胡与枳实同用，能升清降浊；白芍与甘草同用，能缓急止痛。

(2)小柴胡汤（《伤寒论》）

组成：柴胡、黄芩、人参、半夏、炙甘草、生姜、大枣。

本方在《伤寒论》中，是治疗邪在少阳的半表半里证，是和解少阳的主方。本方具有调理脏腑、祛除病邪的作用，凡见往来寒热、胸胁苦满、口苦、咽干、目眩、默默不欲食、心烦喜呕者，均可使用。在急腹症治疗中，常以本方加减治疗胆胰疾病。如遇有痛重者，加川楝子、延胡索；湿热黄疸，加茵陈、栀子、金钱草等；里实热盛者，加生石膏或生大黄；食欲不振者，加焦三仙、陈皮等。小柴胡汤以柴胡透达少阳之邪，以黄芩清少阳之热，配生姜、半夏以和胃降逆，人参、炙甘草、大枣以扶正祛邪。

(3)半夏厚朴汤（《金匮要略》）

组成：半夏、厚朴、茯苓、紫苏叶、生姜。

本方具有行气开郁、降逆化痰之功，是治疗梅核气的主方。在急腹症治疗中，凡见有胸满气急、中脘痞痛，以及咽中似有物梗塞，而吐之不出，咽之不下者，可使用本方。这些现象常见于胆道术后综合征、胆道功能紊乱等功能性疾病。半夏散结除痰，厚朴降气除满，紫苏叶行气和胃，茯苓渗湿消饮，生姜降逆散寒。

(4)金铃子散（《太平圣惠方》）

组成：川楝子、延胡索。

本方是理气活血的常用方剂，也是治疗一切气滞腹痛的有效方剂。在急腹症治疗中，常用于气滞血瘀、肝气不舒、肝脾湿热之胆道、胰腺、胃肠疾病的腹痛。川楝子疏肝解郁，延胡索能行血中之气滞、气中之血滞，两药相配，增强理气止痛作用。

(5)旋覆代赭汤（《伤寒论》）

组成：旋覆花、代赭石、人参、生姜、半夏、炙甘草、大枣。

本方是扶脾温胃、降逆化痰的常用方剂，治疗脾虚胃寒、痰浊内阻、胃失和降所引起的恶心、呕吐、呃逆等症。临床应用时，可随证加减。对胃气不虚者，可去人参、炙甘草、大枣；对里实热者，可去半夏、生姜。

(6)肠粘连松解汤（天津医科大学附属南开医院方）

组成：厚朴、木香、乌药、炒莱菔子、赤芍、桃仁、芒硝、番泻叶。

本方有行气活血、通里攻下的作用，适用于气滞血瘀之肠粘连与肠梗阻。本方有芒硝、番泻叶，服药后有轻度腹泻为宜，无便结者可酌减。

4. 注意事项

理气开郁药多辛温走窜，易耗伤阴液，凡年老体弱、久病、胎前产后者，不宜长期或大量使用。药物煎煮不宜过久，以免气味散失，影响疗效。

(四)活血化瘀法

"瘀血"是急腹症常见病因病理，活血化瘀法是针对瘀血而采取的治疗方法。

1. 适应证

在急腹症治疗中，活血化瘀法具有广泛的适应范围，常用于以下情况：

(1)各类急腹症的早期：配合理气药用于各种腹痛，如胆绞痛、肠绞痛等；也可用于腹腔炎症的早期，如急性阑尾炎、急性胆囊炎等。当急腹症发展到一定阶段出现郁久化热时，也常需用活血化瘀药。

(2)某些功能性疾病：如胃肠功能紊乱、胆道功能紊乱，以及某些急腹症的恢复期所表现的胃肠分泌或运动功能失调，在应用活血化瘀法之后，常可取得一定疗效。

(3)出血性病变：对消化道出血、异位妊娠破裂、血尿等病理改变，按照中医的理论与经验亦应注意化瘀。瘀血不去，出血难止，有时还可转为"癥疾"而久治不愈，因而不能单纯应用止血药。

(4)腹部非肿瘤性包块：炎症性包块、出血性包块或腹腔的包裹性积液，在中医辨证上虽有寒热虚实之分，但瘀血凝滞是其主要的病机。因此，应用活血化瘀法可消散肿块，常用于阑尾周围脓肿、腹腔脓肿、胰腺假囊肿、异位妊娠的血肿包块等。

(5)胆道及泌尿系结石：在胆道及泌尿系结石的治疗中，有时需配合使用一些活血化瘀药，以利于炎症的消散与结石的排出。

2. 常用的活血化瘀药 根据"瘀血"的性质与程度，可将活血化瘀药分为以下几类：

(1)活血化瘀药：该类药物偏辛温者居多。

当归：味甘、辛、苦，性温，入心、肝、脾经，是中医治疗血证的要药。按古人的经验，当归头偏于止血，当归身偏于补血，当归尾偏于活血，而全当归则偏于和血(养血活血)的综合作用。临床应用时，要注意配伍和炮制。配活血药治瘀血腹痛，配理气药治气滞腹痛，配助阳药治血虚里寒腹痛，配润下药治大便不通，配清热解毒药治疮疡、内痈。通经活血可用酒炒，补血润肠则宜生用，便溏者土炒，止血宜炒炭。

桃仁：味苦、甘，性平，入心、肝、大肠、肺经。桃仁具有活血化瘀与润燥通便的作用，故瘀血而兼有便秘者用之最为恰当。桃仁的活血化瘀作用比较广泛，凡经闭、痛经、腹痛、胁痛、肠痈、肿块、跌打损伤等皆可应用。桃仁、杏仁在润肠通便中往往同用，一入血分，一入气分。

红花：味辛，性温，入心、肝经。红花有活血化瘀的作用，但多用于活血。配当归、川芎，治气血瘀滞引起的胸胁疼痛；配肉桂，治寒凝血瘀之经闭；配苏木，治跌扑损伤。

川芎：味辛，性温，入肝、胆、心包经。川芎味薄气雄，性喜疏通，能升能散。配理血药，治心胁诸痛；配参、芪补元阳。四物汤中用川芎，并非用以补血，乃取其辛香走散之功，使补血不致有瘀滞之弊。

延胡索：味辛、苦，性温，入肝、脾经。为治疗胸腹两胁瘀血疼痛之要药，既入血分，又入气分，故能行血与行气。延胡索常用于气血凝滞引起的腹痛、胃痛、胁痛、淋痛、疝痛等，李时珍言其"专治一身上下诸痛"。在急腹症治疗中，尤其对各种绞痛效果较好，奏效时间快、药力持久为其优点。延胡索可单独研末冲服，或加用其他行气活血药，更可提高效果。有人将其有效成分制成硫酸延胡索乙素片、罗通定片等，更便于使用。古人称延胡索生用破血，酒炒行血，醋炒止血。

乳香：味辛、苦，性温，入心、肝、脾经。

没药：味辛、苦，性平，入心、肝、脾经。

乳香、没药均为外科和伤科止痛、消肿、生肌的药物，两药常配合使用，治疗血瘀气滞之疾病，如脘腹疼痛、经闭、癥瘕、产后瘀血腹痛、跌扑作痛、痈疽、内痈等。但乳香功专活血而定痛，没药功专散血而消肿。两药均为凝固树脂，有树脂气味，不宜多用。

此外，活血化瘀药还有五灵脂、蒲黄、牛膝、徐长卿、刘寄奴、王不留行等。

(2)凉血活血药：用于血热引起之瘀血，或郁久化热之瘀血证，该类药物的气味多偏寒。

丹参：味苦，性微寒，入心、肝经。丹参有凉血止血、调经止痛的作用，故对血热引起之瘀血最为适用。因其常用于产后诸病，被视为妇科要药。现成为治疗异位妊娠的主药。古人称"一味丹参，功同四物"，说明它既有补血养血之功，又有祛瘀生新之效。

赤芍(附：白芍)：芍药有两种，古人曰白(芍)补而赤(芍)泻，白(芍)收而赤(芍)散。赤芍味苦，性微寒，入肝经；白芍味苦、酸，性微寒，入肝、脾经。白芍有养血敛阴、柔肝止痛之功；赤芍有凉血活血作用，多用于血热而致之血瘀证。二药通过配伍可用于大多数急腹症，如配清热解毒药以治内疽、内痈，配行气活血药以止痛。用量可加至30g。

郁金：味辛、苦，性寒，入心、肝、肺经。郁金既凉血祛瘀，又行气解郁，是治疗心腹诸痛的常用药，气滞血凝之胸脘痞痛、经停经痛尤为常用。在急腹症治疗中，常用于胆胰疾病、溃疡病等，是胆绞痛的主药之一。此外，郁金加入止血药中，可使血止而无留瘀之弊。广郁金行气之力胜于行血，川郁金行血之力胜于行气。用量可加至30~60g。

泽兰：味苦、辛，性微温，入肝、脾经。其性虽微温，但味苦、辛，故偏寒与偏热之血脉瘀滞均可用。常用于妇科月经不调、产后瘀阻等，是治疗妇科疾病之要药。泽兰还具有行水作用，常配防己治小便不利、产后水肿、腹胀等症。泽兰能通经散结而不伤正，用量可加至15~30g。

(3)破血散结类：用于严重瘀血及包块形成者。

穿山甲：性味咸微寒，有毒，入肝、胃经。由于其性善走窜，具有搜风通络、攻坚排脓、散结消肿等作用，故为治疗外科病的常用药。对内、外痈之早期或晚期均可使用，脓未成可消，脓已成可溃。

皂角刺：味辛，性温，入肝、胃经。皂角刺有消肿排脓、祛风杀虫之功，为外科之常用药。对痈疽脓未成者用之可消，脓已成者有助于溃破。

三棱与莪术：三棱，味辛、苦，性平，入肝、脾经；莪术，味辛、苦，性温，入肝、脾经。三棱、莪术的作用很相似，常常同时应用，以加强行气散结的作用。古人有"三棱破血中之气，莪术破气中之血"的说法，三棱破血作用较强，莪术破气作用较强。两药常用于瘀血腹痛、胁痛、腹部包块。

水蛭、虻虫与䗪虫：水蛭，味咸、苦，性平，有小毒，入肝经。虻虫，味苦，性微寒，有毒，入肝经。䗪虫，味咸，性寒，有毒，入肝经。上述三药都属虫类，破血散结的作用较为猛烈，用于妇女经闭、血积癥瘕、跌扑损伤等瘀血证。水蛭性阴而缓，其作用较持久；虻虫性刚而猛，服后可立致泄利，药过即止；䗪虫性亦缓，一般用于治腹中干血，常用于阑尾包块、腹腔肿瘤治疗。

(4)化瘀止血类：用于出血性疾病或出血而兼有瘀血者。

三七：味甘、微苦，性温，入肝、胃经。无论内服外敷，均有化瘀止血、消肿定痛之功。对一切出血而有瘀血者，均可使用。亦用于痈疽肿毒、跌扑损伤等。

大、小蓟：味甘、苦，性凉，入肝、心经。两药均有清热凉血的作用，故常常配伍使用，以治疗血热妄行引起之各种出血，如吐血、尿血、崩漏下血等。大蓟还有消痈肿作用。

降香：味辛，性温，入肝、脾经。降香有活血化瘀、止血定痛消肿作用，并可降气，对肝郁气逆而

引起之出血最为适用。

血余炭：能化瘀止血、利尿生肌，是治疗各种出血之良药。

白及：质极黏腻，性极收涩，止血而泄热，为治肺胃出血之良药。

仙鹤草：止血作用好，还略具养阴之功，不论寒热虚实之各种出血均可使用。

海螵蛸：止血偏于中、下焦，对胃出血及崩漏下血、大便下血、血淋等有效，亦为良好之外用止血药。

地榆与侧柏叶：地榆，炒炭，凉血止血，对胃出血及下焦出血效果较好；生用清热凉血，收涩止血。侧柏叶，凉血止血，用于一切血热妄行引起之出血；生用清热凉血，炒炭收涩止血。

另外茜草、藕节均可凉血止血，治疗多种出血。

3. 常用的活血化瘀方

(1)四物汤(《太平惠民和剂局方》)

组成：当归、川芎、白芍、熟地黄。

四物汤是治疗血证的基本方。方中当归养血止血，川芎行气活血，白芍和营理血，熟地黄滋阴补血。归、芎是血中之气药，芍、地为血中之血药，四药相配，可使补而不滞，营血调和。临床应用加补血药或加补气药，以使有形之血生于无形之气；血瘀者加其他活血化瘀药，出血者加止血或凉血药。

(2)桃核承气汤(《伤寒论》)

组成：桃仁、大黄、桂枝、芒硝、甘草。

本方是攻下逐瘀的方剂。在《伤寒论》中治疗太阳病不解，热结膀胱，其人如狂，少腹急结者。在急腹症治疗中，对于血瘀下焦者最为适用，如跌打损伤而便秘者，妇人血瘀经闭或产后恶露不尽等。本方即调胃承气汤加桃仁、桂枝而成，以桃仁破蓄血为主，桂枝通血脉，配调胃承气汤泻热去实。

(3)失笑散(《太平惠民和剂局方》)

组成：蒲黄、五灵脂。

本方为治疗心腹痛欲死之验方。在急腹症治疗中，对多种腹痛有效，尤其对偏寒腹痛及病后慢性腹痛效果较好。

(4)复元活血汤(《卫生宝鉴》)

组成：大黄、柴胡、瓜蒌根，穿山甲、当归、红

花、桃仁、甘草。

原方治从高坠下,恶血留于胁下,疼痛不可忍。现以该方治疗腹部外伤,但对有空腔脏器穿孔者禁用。方中以柴胡疏肝胆之气,当归养血活血,穿山甲破瘀通络,桃仁、红花祛瘀生新,瓜蒌根润燥散血,甘草缓急止痛,重用大黄荡涤凝瘀败血,使瘀去新生。张秉成云"去者去,生者生,痛自舒而元自复矣",故方以"复元"为名。

(5)膈下逐瘀汤(《医林改错》)

组成:五灵脂、当归、川芎、桃仁、牡丹皮、赤芍、乌药、延胡索、香附、红花、枳壳、甘草。

本方治膈下瘀血,形成积块,小儿痞块,痛不移处,卧则腹坠,肾泻,久泻等。在急腹症治疗中,常用于后期伴有瘀血的腹腔感染。

(6)少腹逐瘀汤(《医林改错》)

组成:小茴香、干姜、延胡索、没药、当归、川芎、官桂、赤芍、蒲黄、五灵脂。

本方治少腹积块疼痛,胀满,妇女经前腰酸、少腹胀,或经水一月三五次,淋漓不断,崩漏,带下等证。对阑尾炎、盆腔脓肿之包块有效。

4. 注意事项 ①正气不足、气血双亏者要慎用;②大量出血时,要注意配伍。

(五) 清热利湿与渗湿利水法

1. 适应证 "湿热"与"水湿内停"也是急腹症常见的一种病理改变,而清热利湿与渗湿利水则是相应的治疗方法。中医学认为,湿自内生者以脏腑气血之病居多,外湿为患者以肌表经络之病居多;热化者当以燥湿化浊或清热利湿之法治之,寒化者当以温化水湿或宣散利水之法治之。在急腹症治疗中,热化者多见于炎症性急腹症;寒化者常见于疾病的后期,是由于病后体虚、阳气衰微所致,也见于门静脉高压症引起的消化道出血后期出现的腹水。

2. 常用清热利湿与渗湿利水药 清热利湿药多苦寒,渗湿利水药多甘平、甘淡。治寒湿证需加其他温阳药。

茵陈:味苦,性微寒,入肝、胆、脾、胃经。茵陈善清肝胆湿热,是治疗各种黄疸之要药,也是治疗胆道感染、胆石症、胆道蛔虫病的常用药。湿热发黄,要配栀子、黄柏、金钱草等;对寒湿发黄,要配附子、干姜;对湿重于热者,配厚朴、猪苓、泽泻。

茯苓:味甘、淡,性平,入心、肺、肾、脾经。茯苓除有渗湿利水作用外,兼有健脾益气的效用。茯苓有赤白之分,有人称白茯苓主渗寒湿而微补,赤茯苓主渗湿热而不补;有人称白通水道,赤化痰涎。其实,茯苓的作用在于配伍,配泽泻、车前子治湿热淋浊,配黄芪、桂枝治阳虚湿饮。

薏苡仁:味甘,性微寒,入脾、胃、肺经。以健脾利湿为特点,但健脾需炒用,利湿宜生用。

冬瓜子:味甘,性微寒,入脾、胃、大肠经。能清热利湿,化痰排脓,因有去腐作用,故为治内痈的常用药。

藿香、佩兰:藿香味辛,性微温,入肺、脾、胃经;佩兰味辛,性平,入脾、胃、肺经。藿香、佩兰功用相似,都是芳香化浊、清暑和中的常用药。但藿香偏于由里达表,止呕兼解表;佩兰偏于走里向内,醒脾而开胃。

金钱草:味微咸,性平,入肝、胆、肾、膀胱经。金钱草有清热通淋、利胆排石作用,是治疗胆道结石和泌尿系结石的主药。据报道,四川产大叶金钱草对胆道结石效果较好,小叶金钱草利水通淋作用强,治泌尿系结石效果较好。

泌尿系结石是泌尿外科常见急腹症,临床常用下列渗湿利尿药物:

猪苓:味甘、淡,性平,入肾、膀胱经。猪苓的性味较茯苓为凉,故有泻热作用,对水湿内停而偏热者,用之最为适当。

车前子:味甘,性寒,入肝、肾、肺、小肠经。车前子偏重利水,车前草偏重清热利湿。

滑石:味苦,性寒,入肺、胃、膀胱经。滑石有清热利水作用,是治疗湿热的常用药。

萹蓄、瞿麦:二药常同时使用,但萹蓄化湿作用胜于清热,瞿麦清热之力胜于化湿,兼有破血通经的作用。

海金沙:味甘、咸,性寒,入小肠、膀胱经。能清热通淋,治湿热蕴结之小便不利、热淋、血淋与砂淋,是治疗泌尿系结石的常用药。

3. 常用的燥湿利水方剂

(1)茵陈蒿汤(《伤寒论》)

组成:茵陈、栀子、大黄。

本方有清热利湿之功,是治疗湿热黄疸的有

效方剂,症见身目明黄,腹微满,口中渴,但头汗出,二便不利,舌苔黄腻,脉象沉实或滑数。在急腹症治疗中,常用于急性胆道感染、胆石症及黄疸。本方在应用时要随证加减。

(2)五苓散(《伤寒论》)

组成:茯苓、猪苓、泽泻、白术、桂枝。

本方常在急腹症的后期用以治疗水饮内停、小便不利、水肿等。方中以桂枝解肌而化膀胱之气,白术健脾利湿,泽泻、二苓以渗湿利水,通畅水道。

(3)三仁汤(《温病条辨》)

组成:杏仁、生薏苡仁、白蔻仁、半夏、厚朴、滑石、通草、竹叶。

本方有清热利湿作用。在急腹症治疗中,常在后期出现午后身热、头痛身重、胸闷纳呆、口不渴、舌苔白腻时使用。本方以杏仁宣通肺气,蔻仁温中化湿,薏苡仁益脾渗湿,半夏、厚朴苦温除湿,通草、滑石、竹叶清热利湿。

(4)八正散(《太平惠民和剂局方》)

组成:萹蓄、瞿麦、车前子、木通、滑石、栀子、大黄、甘草梢。

本方是清热利湿治疗淋症的主方。常用于急腹症中泌尿系结石的治疗。

4. 注意事项

(1)注意阴虚津枯者禁用,否则津液愈伤。

(2)凡属脾虚引起之浮肿,在应用本法时要配伍健脾之剂,以顾正气。

(六) 温中散寒法

1. **适应证** 用于伴有里寒证的病症。"里寒"证在急腹症中较少见,临床上年老体弱或久病者发生急腹症时可以见到。

2. **常用的温中散寒药**

干姜:味辛,性热,入心、肺、脾、胃、肾经。干姜有温中散寒、回阳通脉的作用,治一切脾胃虚寒引起之脘腹冷痛、呃逆吐泻等症。亦常与附子配伍,治疗寒盛阳衰之脉微细欲绝、肢冷汗出等症。干姜守而不走,善温脾阳;生姜走而不守,多用于外感风寒之证;炮姜能引药入血而止血,用于阳虚血证,如呕血、便血及崩漏下血等。

高良姜:味辛,性温,入脾、胃经。高良姜温中散寒而止痛,治脾胃虚寒或寒湿之腹痛、呕吐清水

等症。常与香附相配,名良附丸,治肝胃不和之腹痛。高良姜偏治胃寒;干姜偏治脾寒。急腹症后期脾胃虚寒常可有应用。

吴茱萸:味辛、苦,性热,有小毒,入肝、肾、脾、胃经。吴茱萸为厥阴肝经之主药,有温中开郁、止呕止痛之功,治肝寒犯胃之呕吐吞酸、脘腹胀痛、阴寒胁痛及少腹痛、泄利等。

薤白:味辛、苦,性温,入心、肺、胃、大肠经。薤白有温中通阳、下气散结之功。常与瓜蒌相配,治阴寒或痰浊内阻之胸痹、胸脘痞闷、胸背痛等。

川椒:味辛,性温,有小毒,入脾、胃、肾经。川椒有温中止痛、安蛔杀虫之功,治疗脘腹冷痛、饮食不消、吐泻冷痢、胆道蛔虫病等。

细辛:味辛,性温,入心、肺、肾经。细辛有散寒止痛、解表化痰之功,治风寒偏盛之腹痛。常与川椒相配,治疗胆道蛔虫病。

3. **常用的温中散寒方**

(1)理中丸(《伤寒论》)

组成:人参、白术、干姜、炙甘草。

本方是温中散寒、健脾补气的常用方剂,专治脾胃虚寒引起之脘腹胀痛、呕吐、下痢等。为了加强本方温中散寒作用,常加附子,名附子理中丸。

(2)四逆汤(《伤寒论》)

组成:附子、干姜、炙甘草。

本方为回阳救逆的代表方剂。方中附子补肾回阳祛寒,干姜温中散寒,炙甘草缓和附子、干姜之烈性,又能补中气,故适用于亡阳虚脱之四肢逆冷、恶寒蜷卧、下利清谷、呕吐腹痛、脉沉微欲绝、舌苔白滑,以及真寒假热之证。

(3)良附丸(《良方集腋》)

组成:高良姜、香附。

本方有温中散寒、疏肝理气之功,是治疗胃寒腹痛的常用方剂。常用于溃疡病及其穿孔后期。若胃寒重者,高良姜量可大于香附;若气郁重者,香附量可大于高良姜;两者兼病者,高良姜与香附等量。

(4)吴茱萸汤(《伤寒论》)

组成:吴茱萸、人参、大枣、生姜。

本方具有温中补虚、降逆止呕作用,适用于胃虚寒之呕吐、脘腹作痛、心下痞满等。

4. 注意事项

（1）一切热证及阴虚火旺者禁用。

（2）妊娠有里实者要慎用，尤其干姜、吴茱萸等辛温燥烈之品禁用。

（3）若脾胃虚寒者，可配健脾和胃药。

（七）健脾和胃与补气养血法

1. **适应证**　健脾和胃与补气养血法是在年老体弱、急腹症的后期以及腹部手术后常用的两种治法。由于健脾和胃与补气养血两法的应用范围很广，两者的联系常常不可分割，其药物作用也常常具有健脾和胃与补气养血两种功能，故合并加以介绍。

2. **常用的健脾和胃、补气养血药**　根据其作用可分以下几类：

（1）**健脾补气药**

人参：味甘，微温，入脾、肺经。有补气益血、滋阴生津之功，为治疗虚证之要药。独参汤大量煎服治血脱。

党参：性味，归经同人参，有补气补血，又善理脾胃诸疾之功。兼有外感者，可配解表药；体虚里实者，可与攻下药兼服。

黄芪：味甘，性温，入脾、肺经。有补气固表、托毒生肌作用，并可益气举陷。但补气固表需生用，补中益元需炙用。

白术：味苦、甘，性温，入脾、胃经。有健脾燥湿之功。

甘草：味甘，性平，通行十二经。甘草生用补脾而泻心火，炙用则气温而散寒。甘草能调和诸药，故热药用之缓其热，寒药用之缓其寒，寒热相杂者用之得其平。湿盛中满者忌之。

（2）**养阴补血药**

麦冬：味甘、微苦，性微寒，入心、肺、胃经。有补肺养胃、滋阴生津之功。

石斛：味甘，性平，入胃、肾经。有养胃生津、滋阴除热之功。

熟地黄：味甘，性温，入肝、肾经。有补血益精、滋肾养肝之功，唯其性黏腻碍胃，可与砂仁同用，以解其黏腻之性。

当归、杭芍见本章"活血化瘀法"。

（3）**消食导滞药**

六神曲：味甘、辛，性温，入脾、胃经。六神曲有消食化积、健脾和中的作用，凡胃不纳谷、脾不健运者皆可用。食积属实证者，可与消导、行气药同用；胃弱脾虚者，可与健脾益气药同用。

麦芽：味甘、咸，性微寒，入脾、胃经。麦芽有消食化积之功，又能助胃气。

山楂：味酸、甘，性微温，入脾、胃、肝经。山楂有消积化滞、破气散瘀之功，善治肉食积滞，还有化瘀血作用，治产后瘀阻、月经不行。

鸡内金：性味甘平，入脾经。鸡内金有消食磨积作用，又可健脾止泻。

3. **常用的健脾和胃与补气养血方**

（1）四君子汤（《太平惠民和剂局方》）

组成：人参、白术、茯苓、甘草。

本方是健脾养胃及甘温益气的方剂，用于脾胃气虚、中气不足之证。本方加陈皮，名异功散；加陈皮、半夏，名六味汤；加白扁豆、黄芪、生姜、大枣，名六神散。

（2）补中益气汤（《脾胃论》）

组成：黄芪、人参、白术、升麻、柴胡、当归、陈皮、甘草。

本方有调补脾胃、升阳益气之功，是治疗脾气不升、清阳下陷的常用方，可用于大便泄泻、胃下垂、子宫下垂、脱肛等。

（3）参苓白术散（《太平惠民和剂局方》）

组成：人参、白术、茯苓、山药、白扁豆、莲子肉、桔梗、薏苡仁、砂仁、甘草。

本方为四君子汤加山药、白扁豆、莲子肉、砂仁、薏苡仁、桔梗组成，具有补气健脾、和胃渗湿作用，治脾胃虚弱诸证。

（4）生脉散（《内外伤辨惑论》）

组成：人参、麦冬、五味子。

有益气敛汗、养阴生津之功，多用于热伤元气、津液大耗之证。

（5）当归补血汤（《内外伤辨惑论》）

组成：黄芪、当归。

补益气血。方中重用黄芪，以使有形之血生于无形之气，更用当归益气和营，用于劳倦内伤、元气不足之证。

（6）益胃汤（《温病条辨》）

组成：北沙参、生地黄、麦冬、玉竹、冰糖。

本方有养阴生津的作用，治疗津液亏损，可用于急腹症恢复期。

(7) 一贯煎(《续名医类案》)

组成：沙参、麦冬、当归、生地黄、枸杞子、川楝子。

本方有滋阴疏肝作用，治疗肝肾阴亏、肝失所养、肝气横逆所致的胁肋疼痛之症，常用于久病之胆、胰疾患及胆道术后综合征表现有阴虚者。

另有平胃散(《和剂局方》)、香砂枳术丸(《摄生秘剖》)、保和丸(《丹溪心法》)等方剂，可用于急腹症后期的健脾和胃、益气养阴。

4. 注意事项

(1) 在运用健脾和胃法和补气养血法时，要注意辨别寒热虚实。实邪无虚者，不可用补法。"大实之证，反有羸状"，一味滋补，误补益疾。

(2) 滋补药多守而不走，故常有虚不受补而生气滞现象，应注意在滋补药中配加理气活血药物。

（王 红）

第二节　急腹症常用中药方剂

用中药治疗急腹症在中国有悠久的历史。20世纪60年代以来，以吴咸中为首的中西医结合急腹症工作者，以《内经》《伤寒论》《金匮要略》等经典医籍为基础，进行了大量的理论和临床研究，在经典方剂基础上总结了中医药治疗急腹症的系列方剂，获得了良好疗效，逐渐形成了中西医结合治疗急腹症新体系。以下对常见急腹症的常用方剂做一介绍。

一、溃疡病急性穿孔的常用方剂

溃疡病急性穿孔是中西医结合非手术治疗最初研究的病种之一。中医对溃疡病及其穿孔早已有认识。溃疡病涵盖在"胃脘痛""心腹痛""胃痛"等门类之中。溃疡病穿孔则包括在"厥心痛""心痛""结胸""厥逆"等门类之中。溃疡病急性穿孔的病因病机是，在肝、脾、胃失调的基础上，因情志暴动、饮食失节、劳倦内伤、寒温不适等，突发中焦不运、气血郁闭，继而郁久化热，出现脾胃实热等病象。

按照临床表现，可将本病病程划分3期。第一期是指溃疡病发生急性穿孔至穿孔闭合阶段；第二期是在穿孔闭合后，腹腔炎症局限、渗液吸收期；第三期是原发病溃疡病的修疡期。对本病的分期治疗论述如下：

(一) 第一期（闭孔期）

第一期穿孔尚未闭合，宜采用胃肠减压、禁食禁水。治疗上以针刺为主，以期达到"疏通气血""缓急止痛"和促进穿孔闭合的目的。为促进炎症的局限和吸收，需配合中药外敷。常用方剂为消炎散和如意金黄散。

1. 消炎散

【组成】木芙蓉叶、大黄、黄芩、黄连、黄柏、泽兰叶、冰片。

【功效】清热凉血、消肿。

【方解】方中木芙蓉叶凉血、清热消肿；大黄、黄芩、黄连、黄柏清热泻火；泽兰叶活血祛瘀消肿止痛；冰片消肿止痛。

【适应证】常用于溃疡病急性穿孔的第一期。对急腹症中的急性胰腺炎、急性阑尾炎并发腹膜炎或并发脓肿等，均有较好效果。也可用于浅静脉炎、皮肤蜂窝织炎、带状疱疹和保护肠瘘周围皮肤等。

【剂型、用法】上药共研细末，同时用黄酒、醋或酒精调成糊状，按炎症范围及脓肿大小，摊于油纸上或敷料布上，约0.3~0.4cm厚。敷于患处，每日更换1~2次。

2. 如意金黄散（金黄散）

【组成】大黄、黄柏、姜黄、白芷、陈皮、苍术、厚朴、甘草、天南星、天花粉。

【功效】清热解毒，散瘀，消肿止痛。

【方解】本方为治阳证、热证的常用方剂。方中大黄、黄柏、天花粉清热消肿；姜黄、白芷活血疏风；天南星、厚朴、陈皮、苍术、甘草行气祛湿。

【适应证】腹膜炎、急性胰腺炎、急性阑尾炎、阑尾脓肿等。

【剂型、用法】上药共研细末,用酒或醋调敷,每日 2 次。本方清热力强,常用于腹膜炎、肠痈等。本方还可应用于手术后伤口感染、炎性包块等。

(二)第二期(炎症吸收期)

病机的特点是在气血郁闭的基础上开始化热。腹痛虽减,但仍觉胀满而拒按,发热、口干、舌质红,苔黄燥或黄腻,脉洪数或弦滑而数。此期一般从发病 24 小时后开始,为腹腔感染的表现。方取大柴胡汤或大柴胡汤加减方。

1. 大柴胡汤

【组成】柴胡 15g,黄芩、半夏、杭芍、枳实各 10g,大黄 10~15g(后下)。

【功效】和解少阳,内泻热结。

【方解】方中柴胡、黄芩和解少阳,杭芍缓急止痛,半夏配生姜、大枣和胃止呕,大黄配枳实以泻热通便。

【适应证】少阳、阳明合病。常用于溃疡病急性穿孔第二期。在急腹症范畴中,也用于急性胆囊炎、胆石症、急性胰腺炎、黄疸等。

【剂型、用法】水煎服,每日 1 剂,每日分 2 次服;严重者每日 2 剂,每日分 4 次服。天津医科大学附属南开医院在此基础上加川楝子、延胡索,以行肝胆之气滞;加蒲公英,以清解阳明毒热。

2. 黄连解毒汤加味

【组成】黄连、黄芩、黄柏、栀子、木香、赤芍各 10g,大黄 10g(后下)。

【功效】泻火解毒,通里攻下。

【方解】方中以黄连为君,既入上焦以清泻心火,又入中焦以泻中焦之火。臣以黄芩清上焦之火,黄柏泻下焦之火。栀子清泻三焦之火,赤芍凉血活血,大黄荡涤胃肠,导热下行,用为佐使。诸药相伍,共奏清热、泻火、解毒之效。

【适应证】三焦火毒热盛,阳明腑实证。

【剂型、用法】每日 1 剂,水煎服,早晚分服。

3. 凉膈散加减方

【组成】金银花 15g、连翘 10g、炒栀子 10g、黄芩 10g、大黄 10g(后下)、枳实 6g、杭芍 10g、甘草 6g、海螵蛸粉 12g。

【功效】清热解毒,缓急止痛。

【方解】方中黄芩、金银花、连翘清热于上;栀子、大黄泻热于下;白芍、甘草、枳实缓急、理气、止痛;海螵蛸生肌敛疮、制酸。

【适应证】清热解毒、理气止痛、生肌敛疮、制酸修疡,适用于溃疡病急性穿孔第二期。

【剂型、用法】每日 1 剂,水煎服,早晚分服。

(三)第三期(修疡期)

修疡期,是经过治疗后,热象消退,进入到修复溃疡阶段。根据辨证可有肝气郁结、胃脘血瘀、脾胃虚寒等表现,给予质子泵抑制剂或 H$_2$ 受体拮抗剂,可配合中药治疗。

1. 乌贝散(经验方)

【组成】海螵蛸、浙贝母各等量。

【剂型、用法】共研末,每服 3~6g,每日 3 次。

2. 溃疡颗粒(经验方)

【组成】海螵蛸 10g、甘草 6g、干姜 6g、吴茱萸 6g、砂仁 10g、乌药 10g、延胡索 10g、肉桂 3g。

【适应证】脾胃虚寒型之溃疡病患者。

二、上消化道出血的常用方剂

上消化道出血系指食管、胃和十二指肠等部位的出血。其基础疾病多为肝硬化、胃及十二指肠溃疡、消化道肿瘤、急性胃黏膜出血等。临床表现为呕血、黑便和贫血。呕血在祖国医学文献中早有记载,属于"血不循经""血流外溢"。黑便在中医辨证中属于体内有"瘀血"的一个表现。

(一)病因病机与治疗原则

呕血为脏腑损伤、脉络破损的结果,血溢入胃而胃实,胃气上逆而呕出。属肝气上逆者,当镇肝降逆;属胃火过盛者,当清胃泻火;属血分有热,迫血妄行而出血者,当凉血宁血;属瘀血阻于经络,血不循经而溢出脉外者,当行血祛瘀。大量出血和中等量出血,主要矛盾在于止血,先以治标为主,重在止血;小量出血者,可根据辨证标、本兼治;出血已停止者,其应重在治本。

(二)临床分期与分期施治

可将上消化道出血分为出血期、调血理气期和恢复期 3 期。

1. 第一期(出血期)

出血期治疗以止血为主。可分为胃热型、肝郁型、脾虚型和休克型。

(1)胃热型:临床表现为胃脘胀闷,口干渴,呕血鲜红或暗紫,便结或便黑而臭,舌质红苔黄,脉象弦数或洪数。多为溃疡病出血或出血性胃炎。常用泻心汤加减或清热止血汤。

1)泻心汤加减

【组成】黄芩 10g、知母 10g、大黄 10g^(后下)、芦根 30g、地榆 15g、侧柏叶 30g、生地黄 12g。

【功效】清热止血。

【方解】方中以黄芩、知母、大黄泻胃热;知母、生地黄清热凉血;重用侧柏叶、地榆,以清热止血。

【适应证】胃热型上消化道出血,包括溃疡病出血或出血性胃炎。

【剂型、用法】水煎后待冷,徐徐口服,或由胃管注入。

2)清热止血汤

【组成】生地黄 30g、黄芩 9g、牡丹皮 9g、地骨皮 15g、地榆 30g、棕榈炭 30g、阿胶 15g、甘草 9g。

【功效】清热养阴止血。

【方解】方中生地黄、地骨皮清热养阴,使热去而不伤津;黄芩、地榆、牡丹皮清热凉血;阿胶补血止血;棕榈炭收敛止血。诸药配合,共奏清热养阴、凉血止血之功。

【适应证】胃热型上消化道出血,溃疡病出血或出血性胃炎。

【剂型、用法】水煎服、每日两剂,分两次口服。

3)洗胃止血方

【组成】降香 10~15g,乌药 10~15g,五倍子 10g。

【功效】收涩,止血,降气。

【方解】方中降香活血止血;乌药理气;五倍子收涩止血。上述 3 药均有接触止血作用。

【适应证】适应于幽门前溃疡病出血、出血性胃炎、胃吻合口出血等。

【剂型、用法】水煎,取 500ml,置冰箱中冷却后加入 10% 葡萄糖酸钙 40ml,从胃管分次灌洗。

(2)肝郁型:临床表现为胁肋胀痛,嗳气吞酸,胸闷而烦,口苦或干,呕血成块而鲜红或紫黑,舌苔黄,脉象弦紧。常见于溃疡病出血和食管胃底静脉曲张出血。常用方剂有疏肝止血汤、龙胆泻肝汤。

1)疏肝止血汤

【组成】柴胡 6g,黄芩 6g,白芍 10g,焦栀子

10g,牡丹皮 10g,川楝子 10g,侧柏叶 60g,地榆 15g,枳壳 5g,萸黄连 3g。

【功效】疏肝解郁,凉血止血。

【方解】方中柴胡疏肝解郁,黄芩、焦栀子、牡丹皮、地榆、侧柏叶清热凉血止血;川楝子、枳壳、白芍行气缓急止痛;萸黄连疏肝和胃。

【适应证】溃疡病出血和食管胃底静脉曲张出血。

【剂型、用法】水煎服,每日两剂,分两次口服。

2)龙胆泻肝汤

【组成】龙胆 6g,柴胡 6g,泽泻 12g,车前子 9g,川木通 9g,生地黄 9g,当归尾 3g,栀子 9g,黄芩 9g,甘草 6g。

【功效】泻肝胆实火,清三焦湿热。

【方解】龙胆苦寒,既能泻肝胆实火,又能利肝胆湿热,泻火除湿;黄芩、栀子苦寒泻火;泽泻、木通、车前子渗湿泄热,导肝经湿热从水道而去;当归、生地黄养血滋阴,使邪去而阴血不伤;柴胡疏畅肝胆之气,与生地黄、当归相伍,以适肝体阴用阳之性,并能引药归于肝胆之经;甘草调和诸药。

【适应证】溃疡病出血和食管胃底静脉曲张出血。也用于急性胆道感染、胆石症等。

【剂型、用法】水煎服,每日两剂,分两次口服。

(3)脾虚型:临床表现为胃脘隐痛,面色发白,神疲乏力,手足不温,腹胀或有腹泻,大便色黑而稀,舌质胖苔白薄,脉象细弱。相当于胃及十二指肠溃疡出血。常用归脾汤加减或益气止血汤。

1)归脾汤加减

【组成】党参 15g,白术 10g,炙甘草 10g,炙黄芪 12g,当归 10g,阿胶 10g,炮姜炭 2g,炙艾炭 10g。

【功效】补气养血,止血。

【方解】方中以党参、白术、炙黄芪、炙甘草、当归、阿胶补气养血为主;兼用炮姜炭、炙艾炭以止血。

【适应证】脾虚型上消化道出血偏寒者。

【剂型、用法】水煎待冷后,分次口服,或由胃管注入。

2)益气止血汤

【组成】党参 15g,炙黄芪 15g,木香 3g,熟地

黄 10g,当归 5g,白术 10g,地榆 15g,侧柏叶 6g。

【功效】补气,养血,止血。

【方解】方中以党参、白术、炙黄芪、当归补气养血为主;兼用地榆、侧柏叶以止血。

【适应证】脾虚型溃疡病出血偏热者。

【剂型、用法】水煎服,每日两剂,分两次口服。

(4)休克型:气随血脱。应以紧急固脱敛气为主,常用生脉散或独参汤加减。

1)生脉散

【组成】人参 10g、麦冬 15g、五味子 6g。

【功效】益气生津,敛阴止汗。

【方解】人参甘温,既大补肺脾之气,又生津液;麦冬甘寒,养阴清热,润肺生津,与人参相合,则气阴双补;五味子酸敛,既敛阴止汗,又能收敛耗散之肺气而止咳。三药相合,一补一润一敛,既补气阴之虚,又敛气阴之散,使气复津生,汗止阴存,脉气得充。

【适应证】气阴两虚证。急腹症感染性休克。

【剂型、用法】水煎服。

2)独参汤

【组成】人参 10~30g。

【功效】大补元气,复脉固脱,补脾。

【适应证】气虚脱证。休克。

【剂型、用法】水煎服。

(5)其他方剂

1)乌白汤

【组成】海螵蛸 15g、白及 15g、地榆 30g、金银花 30g、大青叶 30g、黄芩 12g、厚朴 15g、延胡索 12g。

【功效】清热凉血,止血定痛。

【方解】方中海螵蛸、白及、地榆止血;金银花、大青叶、黄芩三药清热解毒凉血;厚朴、延胡索理气止痛。全方以止血为主,配以清热行气药物。

【适应证】溃疡病出血,属胃火血热,症见呕血、便血者。

【剂型、用法】水煎服,配合输血、输液。此方可配三七粉,以加强止血作用。

2)白及生军粉(经验方)

【组成】白及粉 3g,大黄粉 1.5g。

【功效】收敛,止血,泻火。

【方解】方中白及止血生肌,配大黄以泻火祛瘀,有止有行,药少而功全。

【适应证】适用于胃及十二指肠溃疡病出血。

【剂型、用法】上方为 1 次量,用冷开水或温水调成糊状口服,出血量大者,每日可服 4~6 次。

2. 第二期(调血理气期)

(1)治法:活血化瘀、调血理气。

(2)方药:理气以降逆为主,主要应用丹栀逍遥散、泻心汤加减。调血以化瘀为主,如血府逐瘀汤加减。

1)丹栀逍遥散

【组成】当归、芍药、茯苓、炒白术、柴胡各 3g,牡丹皮、炒栀子、炙甘草各 1.5g。

【功效】养血健脾,疏肝清热。

【方解】柴胡疏肝解郁,使肝气得以条达;当归甘辛苦、温,养血和血,且其味辛散;白芍酸苦、微寒,养血敛阴,柔肝缓急;白术、茯苓、甘草健脾益气;牡丹皮、炒栀子清热凉血;柴胡引药入肝,甘草调和药性,二者兼使药之用。

【适应证】肝郁血虚内热出血证。

【剂型、用法】水煎服,每日两剂,分两次口服。

2)泻心汤加减

方剂组成、功效、方解、剂型及用法同上文(见本节消化道出血之出血期)。

【适应证】胃热型上消化道出血,出血停止后仍需调血理气者。

3)血府逐瘀汤

【组成】桃仁 12g、红花 9g、当归 9g、生地黄 9g、川芎 5g、赤芍 6g、牛膝 9g、桔梗 5g、柴胡 3g、枳壳 6g、甘草 3g。

【功效】活血化瘀,行气止痛。

【方解】桃仁破血行滞而润燥;红花活血祛瘀以止痛;赤芍、川芎活血祛瘀;牛膝入血分,性善下行,能祛瘀血,通血脉;生地黄甘、寒,清热凉血,养阴;当归养血,使祛瘀不伤正;赤芍清热凉血,以清瘀热。桔梗、枳壳,一升一降,宽胸行气,桔梗并能载药上行;柴胡疏肝解郁,升达清阳,与桔梗、枳壳同用,尤善理气行滞;甘草调和诸药。合而用之,使血活瘀化气行,诸症可愈。

【适应证】急性上消化道出血止血后以活血化瘀、行气止痛。

【剂型、用法】水煎服。

3. 第三期（恢复期）

以调理脏腑、补益虚损为主。根据不同病因和部位，按中医辨证选用不同的方剂。如气虚血亏者，用当归补血汤加减；气血两亏者，用八珍汤加减。

(1) 当归补血汤

【组成】酒当归 6~10g、黄芪 20~30g。

【功效】补气生血。

【方解】黄芪量大力宏，补气固表，以急固浮阳而使热退，且补气又助生血，使阳生阴长，气旺血生，故以之为君。配以少量当归，养血和营，并得黄芪生血之助，使阴血渐充，则浮阳秘敛，虚热自退。

【适应证】大失血后诸症，消化道出血的后期。

【剂型、用法】水煎服。

(2) 八珍汤

【组成】人参 6g、白术 9g、茯苓 10g、当归 10g、川芎 6g、白芍 10g、熟地黄 9g、炙甘草 5g、生姜 6g、大枣 3 枚。

【功效】益气补血。

【方解】方中人参与熟地黄相配，益气养血，共为君药。白术、茯苓健脾渗湿，助人参益气补脾；当归、白芍养血和营，助熟地黄滋养心肝，均为臣药。川芎为佐，活血行气，使熟地黄、当归、白芍补而不滞。炙甘草为使，益气和中，调和诸药。

【适应证】气血两亏证。腹腔手术后或感染后期气血俱虚者。

【剂型、用法】水煎服。

三、急性肠梗阻的常用方剂

急性肠梗阻以"痛、呕、胀、闭"为主要临床症状，以肠腑阻结为主要病机。临床上根据局部的病理改变将其分为 3 型：痞结型、瘀结型和疽结型，与现代医学的分型基本上相对应（即单纯性肠梗阻、有绞窄趋势的肠梗阻和坏疽性肠梗阻），因而有明显的临床指导意义。

（一）治则

肠梗阻痞结型采用非手术治疗效果最好，瘀结型的部分病种可在严密观察下行非手术治疗，而疽结型应尽快手术治疗。非手术治疗中，中药的应用起着主要作用。治疗肠梗阻的方剂众多，均以"下法"为主。根据药物性味与功效，分为寒下法、温下法、峻下法、润下法。其他尚有攻水逐饮法、攻补兼施法等。

（二）方药

1. 寒下法

(1) 大承气汤

【组成】大黄 12g^(后下)、厚朴 15g、枳实 12g、芒硝 9g^(冲服)。

【功效】通里泻热，荡涤胃肠积滞。

【方解】方中大黄通里泻热，荡涤积滞，以缓解腹中实痛；用芒硝咸寒软坚润燥，以缓解肠中热结、屎结，配同大黄泻下；枳实破结行气，导滞消痞；厚朴宽中行气，除满解胀。四药配合，前二者着重于攻积泻热，驱除燥屎，以使热实去而阴液存；后二者着重于破结行气，排除肠中蓄积的气体，以使气结散而痞满消。

【适应证】单纯性机械性肠梗阻、堵塞性肠梗阻、麻痹性肠梗阻。

【剂型、用法】水煎 200ml，每日 2 剂，可口服或经胃管注入。

(2) 桃核承气汤

【组成】桃仁 10g、当归 15g、赤芍 15g、红花 10g、厚朴 15g、大黄 10g^(后下)、芒硝 10g^(冲服)。

【功效】祛瘀通下，行气消胀。

【方解】桃仁、当归、赤芍、红花祛瘀润燥；厚朴行气消痞满；大黄、芒硝攻结通下。

【适应证】血运性肠梗阻，也可用于腹部外伤引起的腹膜后血肿引发麻痹性肠梗阻而无空腔脏器穿孔者，和妇科异位妊娠有肠麻痹者。

【剂型、用法】加水 500ml，煎成 200ml，每日 1~2 剂，分 2~4 次服。

(3) 肠粘连缓解汤（天津医科大学附属南开医院方）

【组成】厚朴 10~15g、木香 10g、乌药 10g、炒莱菔子 15g、桃仁 10g、赤芍 10g、芒硝 10g^(冲服)、番泻叶 10g^(泡服)。

【功效】行气祛瘀，通里消胀。

【方解】厚朴、木香、乌药、炒莱菔子理气消痞；桃仁、赤芍祛瘀润燥；芒硝、番泻叶泻下通肠。

【适应证】轻型粘连性或不全性肠梗阻。用于胃肠道术后调整胃肠功能。

【剂型、用法】加水 500ml，煎至 200ml。每日

1剂,分2次服。

2. 温下法

(1)三物备急丸

【组成】生大黄、生巴豆、干姜。

【功效】攻逐冷积。

【方解】方中巴豆辛热大毒,有开结逐水之功,为泻寒结、逐水饮之猛药;大黄能涤荡肠胃积滞,可助巴豆之泻力而减其毒;干姜能治寒凝腹痛。三药合而为攻逐冷积之峻剂,实为温下法的代表方剂。

【适应证】适用于有寒实证的急性单纯性肠梗阻。

【剂型、用法】生大黄、生巴豆(去皮、膜)、干姜各等分,研细末,装入胶囊。每囊含生药300mg,每次口服2~3粒。

(2)大黄附子汤

【组成】大黄10~15g、附子3~6g、细辛1~3g。

【功效】温通攻下,散寒止痛。

【方解】附子温里助阳,散寒止痛;大黄通导大便,荡涤肠道积滞。附子、大黄并用,前者散寒助阳,后者通积导滞,是温下法的常用配伍。佐以细辛,辛温宣通,既散寒结以止痛,又助附子温里祛寒。三药并用,共奏温里散寒,攻下寒积之效。

【适应证】寒凝型肠梗阻,老年肠梗阻。

【剂型、用法】汤剂,日1剂,水煎,早晚分服。

3. 峻下法

(1)大陷胸汤

【组成】大黄10g、芒硝10g、甘遂1g^(冲服)。

【功效】泻热逐水。

【方解】方中甘遂苦寒逐水,与硝、黄同用,则能泻除肠胃中的积水、痰热。

【适应证】阳明腑实证,症见痰饮内结,胸腹积水,大便秘结,心胸大烦,日晡小有潮热,心下至少腹满痛而不可近者。肠梗阻胃肠道积液多者。常用于重型急性胰腺炎所致的麻痹性肠梗阻。

【剂型、用法】口服。大黄水煎,溶芒硝,冲甘遂末服。每日1剂,必要时每日2剂。平素虚弱者慎用,如非正实、邪实者,绝对不可误投。

(2)甘遂通结汤(南开医院方)

【组成】甘遂末0.6~1g^(冲服)、桃仁10g、赤芍15g、牛膝10g、川厚朴15g、大黄10~24g、木香10g。

【功效】行气祛瘀,逐水通下。

【方解】方中甘遂有泻水逐饮、消肿散结之功;桃仁、赤芍、牛膝活血祛瘀;川厚朴、木香消痞满;大黄通下。合而为行气祛瘀、逐水通下之峻剂。

【适应证】适用于肠梗阻肠腔积液较多者。

【剂型、用法】加水500ml,煎至200ml,口服,每日1~2剂。

4. 润下法

麻子仁丸

【组成】麻子仁500g、芍药250g、枳实250g、大黄500g、厚朴250g、杏仁250g。

【功效】润肠泄热,行气通便。

【方解】麻子仁性味甘平,质润多脂,功能润肠通便;杏仁上肃肺气,下润大肠;白芍养血敛阴,缓急止痛;大黄、枳实、厚朴即小承气汤,以轻下热结,除胃肠燥热;蜂蜜甘缓,既助麻子仁润肠通便,又可缓和小承气汤攻下之力。

【适应证】脾约证。肠梗阻、习惯性便秘。

【剂型、用法】上药为末,炼蜜为丸,每次9g,每日1~2次,温开水送服。

5. 其他常用肠梗阻方剂

(1)小承气汤

【组成】大黄12g、厚朴6g、枳实9g。

【功效】通便去积。

【方解】小承气汤只有"痞、满、实"三症,而比大承气汤少一"燥"证;不用芒硝,其适应证中大便还尚未达到燥而坚的程度。同时小承气汤中的厚朴只及大承气汤的四分之一,枳实用量也少于大承气汤。小承气汤将大黄与枳、朴二药同煎,减弱了其攻下之力。仲景所谓"微和胃气"用小承气汤,指本方之功用只在轻下而已。

【适应证】病情不重的肠梗阻,检查、手术的肠道预洁。

【剂型、用法】水煎服,每日2剂。

(2)增液承气汤

【组成】生地黄25g、玄参25g、麦冬20g、大黄15g^(后下)、芒硝10g^(冲服)。

【功效】增液通下。用于肠梗阻脱水,或久攻不下而阴液伤耗者。

【方解】方中玄参、麦冬、生地名增液汤,治热病损耗津液所引起的大便秘结。其中玄参增液,麦冬养胃,生地凉血清热生津,因而对于肠燥液枯所致的便秘能起润肠通便作用;大黄攻积导滞,芒硝泻热通便,与增液汤合用既有增水行舟之利,又收急下存阴之功。

【适应证】适用于急性单纯性肠梗阻之体弱、津液耗损者。

【剂型、用法】用水 500ml,煎至 200ml,每日服 1 剂。

(3)四磨汤

【组成】人参 3g、沉香 3g、槟榔 9g、乌药 9g。

【功效】行气降逆,宽胸郁结。

【方解】乌药行气疏肝解郁,沉香下气降逆以平喘,槟榔行气导滞以除心下痞满。然而人以气为本,为防三药耗伤正气,故又配以人参益气扶正,以冀行气降气而不伤气。四药合用,共奏行气降逆,宽胸散结之功。

【适应证】七情所伤,肝气郁结型肠梗阻。

【剂型、用法】用水磨取浓汁,煎服。

四、急性阑尾炎的常用方剂

急性阑尾炎属中医的"肠痈"范畴。根据急性阑尾炎病机,临床多将其分成 3 期,即瘀滞期、蕴热期和毒热期,与现代医学的急性单纯性阑尾炎、急性化脓性阑尾炎、坏疽性阑尾炎分型基本对应。

中医疗法的立法原则为通里攻下、清热解毒、活血化瘀,三者在治疗过程中相辅相成。阑尾炎治疗为分期论治,随证加减。如瘀滞期,以行气活血为主,辅以清热解毒、通里攻下的药物;蕴热期,以清热解毒、行气活血为主,辅以通里攻下的药物;毒热期,以通里攻下、清热解毒为主,辅以行气活血的药物。也可以通用方为基础,随证加减。

1. 瘀滞期

(1)阑尾化瘀汤(天津医科大学附属南开医院方)

【组成】金银花 15g、川楝子 15g、延胡索 10g、牡丹皮 10g、桃仁 10g、木香 10g、大黄 10g(后下)。

【功效】行气活血,清热解毒,泻下散结。

【方解】方中川楝子、木香、延胡索、桃仁,行气止痛,祛瘀活血,为主药。配大黄、金银花、牡丹皮,清热解毒,凉血散结。方中大黄仅 10g,但此药走而不守,散结力强,并能泻热;配金银花、牡丹

皮,清里热,散瘀结,而痛自止。

【适应证】瘀滞期阑尾炎。

【剂型、用法】水煎服,每日 1 剂,每剂两煎,上、下午分服。

(2)大黄牡丹汤

【组成】大黄 10~20g、牡丹皮 6~10g、桃仁 10~15g、冬瓜子 15~30g、芒硝 10g(冲服)。

【功效】通里攻下,清热凉血,活血化瘀。

【方解】方中大黄善攻下散结,清胃肠积热;牡丹皮清热,凉血散瘀;芒硝软坚,助大黄泻下;桃仁助牡丹皮活血破瘀;冬瓜子排脓。

【适应证】急性单纯性或化脓性阑尾炎。

【剂型、用法】水煎服,每日 1 剂,每剂 2 煎。

2. 蕴热期

(1)阑尾清化汤(天津医科大学附属南开医院方)

【组成】金银花 30g、蒲公英 30g、牡丹皮 15g、赤芍 12g、川楝子 10g、桃仁 10g、生甘草 10g、大黄 15g(后下)。

【功效】清热解毒,行气活血,泻下散结。

【方解】方中金银花、蒲公英剂量较大,合甘草以清热解毒;大黄、牡丹皮,清胃肠积滞,泄血气实热;川楝子、赤芍、桃仁行气活血,以祛除瘀滞。

【适应证】蕴热期阑尾炎,包括急性化脓性阑尾炎、阑尾穿孔,或阑尾周围脓肿,或合并局限性腹膜炎、腹腔残余感染等。

【剂型、用法】水煎服,每日 2 剂,每剂 2 煎,每日分 4 次服用。

(2)大黄牡丹汤合黄连解毒汤

【组成】大黄 9g(后下)、赤芍 9g、生地黄 9g、牡丹皮 9g、黄连 6g、连翘 12g、蒲公英 60g、栀子 9g、桃仁 9g、甘草 4g。

【功效】清热解毒,祛瘀凉血。

【方解】方中大黄、牡丹皮能泻热、散瘀、凉血;连翘、蒲公英、黄连、栀子、甘草能清热解毒;桃仁、赤芍能活血化瘀;生地黄能养阴凉血。

【适应证】化脓性阑尾炎、阑尾周围脓肿。

【剂型、用法】水煎服,每日 1 剂或 2 剂,每剂 2 煎。

3. 毒热期

(1)阑尾清解汤(天津医科大学附属南开医院方)

【组成】金银花 60g、蒲公英 30g、冬瓜子 30g、

牡丹皮 15g、赤芍 15g、木香 10g、川楝子 10g、生甘草 10g、大黄 30g^(后下)。

【功效】清热解毒,攻下散结,排脓,理气散瘀。

【方解】本方以重剂大黄为主药,能泻血分实热,荡涤胃肠积滞;配重剂金银花、甘草、牡丹皮来清热解毒,凉血活血;加用蒲公英、冬瓜子,取其清热解毒与消肿排脓之功;用川楝子、木香行气止痛,消除胀满。

【适应证】急性化脓性阑尾炎,急性坏疽性阑尾炎伴有局限性、弥漫性腹膜炎或阑尾周围脓肿者,肝脓肿、盆腔或膈下脓肿等。

【剂型、用法】水煎服,每日 2 剂,每剂 2 煎,每日分 4 次服用。

(2)消脓汤

【组成】金银花 30g、冬瓜子 30g、败酱草 30g、蒲公英 20g、紫花地丁 20g、大黄 15g、当归 15g、黄芩 10g、黄连 10g、黄柏 10g、赤芍 10g、香附 10g。

【功效】清热解毒,泻下散结,消肿排脓。

【方解】本期病机以毒热炽盛、热腐成脓为主,因此取五味消毒饮加减,以清其毒热。方中金银花、蒲公英、紫花地丁能清热解毒、消肿。因热结胃肠,流于三焦,故取四黄汤中的大黄来荡涤胃肠积滞,泻血分实热,用黄芩、黄连、黄柏泻三焦实火。本期常伴有腹腔渗液与脓汁,因此加用排脓要药冬瓜子、败酱草,配赤芍、香附行气活血。

【适应证】急性阑尾炎合并局限性腹膜炎或弥漫性腹膜炎、阑尾周围脓肿、腹腔残余脓肿、膈下脓肿、肝脓肿、原发性腹膜炎、急性盆腔炎、严重伤口感染等。

【剂型、用法】水煎服,每日 2 剂,每剂 2 煎,每日分 4 次服。

4. 脓肿包块型

(1)大血藤煎剂(天津医科大学总医院方)

【组成】大血藤 60g、紫花地丁 30g、金银花 12g、连翘 12g、牡丹皮 10g、没药 10g、延胡索 6g、大黄 5g、甘草 3g。

【功效】清热解毒,消肿泻下,活血化瘀。

【方解】方中以大血藤、金银花、连翘、紫花地丁、甘草清热解毒消肿,用大黄通下泻热,牡丹皮清热凉血,没药活血化瘀,延胡索行气止痛。

【适应证】急性轻型化脓性阑尾炎、阑尾周围脓肿。

【剂型、用法】水煎服,每剂 2 煎,每日 1 剂或 2 剂。

(2)加味薏苡附子败酱汤

【组成】金银花 30g、蒲公英 30g、牡丹皮 10g、大黄 10g、冬瓜仁 30g、败酱草 30~60g、桃仁 10g、红花 6g、薏苡仁 30g、附子 10g。

【功效】清热解毒,祛瘀排脓。

【方解】方中以排脓要药冬瓜子、败酱草、薏苡仁各 30g 为主药;以金银花、蒲公英、牡丹皮清热解毒,凉血;以大黄泻热散结,辅以桃仁破瘀活血,能加速瘀血吸收;少佐辛热之附子,以行郁滞之气。

【适应证】阑尾周围脓肿或伴有局限性腹膜炎。

【剂型、用法】水煎服,每日 2 剂,每剂 2 煎,每日分 4 次服。

5. 其他

(1)锦红新片(上海中医药大学附属龙华医院方)

【组成】大血藤、蒲公英、生大黄、厚朴。

【功效】清热解毒,通里攻下。

【方解】本方以大血藤、蒲公英为主药,剂量较大,取其清热、解毒、消肿的作用。大黄生用,以加强泻下作用,荡涤胃肠实热积聚。佐少量厚朴,能行气消胀。

【适应证】急性单纯性或轻型化脓性阑尾炎,急性阑尾炎合并局限性腹膜炎,阑尾周围脓肿。各型急性胆道感染。

【剂型、用法】片剂。每日 3 次,每次 3~5 片。

(2)"阑尾三片":由活血化瘀片、清热解毒片、精制大黄片组成。

1)活血化瘀片

【组成】大血藤、牡丹皮、赤芍、延胡索、川楝子。

【功效】活血化瘀,行气止痛。

2)清热解毒片

【组成】金银花、野菊花、败酱草、白花蛇舌草、黄连、黄芩、甘草。

【功效】清热解毒,燥湿泻火。

3)精制大黄片

【组成】生大黄。

【功效】通里攻下,泻热散结。

【"阑尾三片"适应证】急性阑尾炎,可根据不同证型适量给予三种药片的剂量,以达活血化瘀、清热解毒和通里攻下之功效。也可用于腹部手术前后调整胃肠功能,去除积热,排出燥屎。

【"阑尾三片"用法用量】一次各4~6片,一日2~4次,口服。可根据症状、体征和大便次数(少于4次为宜)酌减精制大黄片用量。

五、急性胆道感染、胆石症的常用方剂

(一)病机病因

按照中医学的归类,急性胆道感染和胆石症包括在胁痛、黄疸、癖黄、癖石、结胸发黄等门类中。胆道感染早期多表现为肝郁气滞,疏泄失常;若病情进一步发展,可出现郁久化热,热与脾湿蕴结而成肝胆湿热;若湿热积聚太甚,出现热胜于湿的局面,成为热毒,热毒积聚则热腐成脓,或深入营血,发展为亡阴、亡阳之证。

从中医的病机来分析,胆石的形成多因长期肝气郁结,进而化湿蕴热,湿热交阻,致使胆液蒸熬、凝结成石。从中医辨证分型上看,若胆石处于静止状态,可表现为"有病无症",在胆绞痛发作时表现为肝郁气滞,如并发感染则表现为湿热或毒热。可分为气滞型(或郁滞型)、湿热型和毒热型(或脓毒型)3型。

(二)分型施治

1. 气滞型

(1)清胆行气汤(天津医科大学附属南开医院方)

【组成】柴胡10g、黄芩10g、半夏10g、木香12g、白芍15g、香附10g、郁金10g、延胡索10g、枳壳10g、大黄10g(后下)。

【功效】疏肝理气,活血止痛。

【方解】方中柴胡、黄芩疏肝清热;半夏和胃止呕;木香、白芍、香附、枳壳理气止痛;郁金、延胡索活血止痛;大黄泻下散结。

【适应证】气滞型胆道感染。

【剂型、用法】水煎服,一般每日1剂,分2次服。

(2)大柴胡汤

【组成】柴胡15g、黄芩10g、半夏10g、杭芍10g、枳实10g、生姜6g、大枣4枚、大黄10~15g(后下)。

【功效】和解少阳,内泻热结。

【方解】方中柴胡、黄芩和解少阳;杭芍缓急止痛;半夏配生姜、大枣,和胃止呕;大黄配枳实,以泻热通便。

【适应证】少阳、阳明合病。急性胆囊炎、胆石症、梗阻性黄疸。

【剂型、用法】水煎服,每日1剂,每日分2次服,严重病例每日2剂,每日分4次服。

2. 湿热型

(1)茵陈蒿汤

【组成】茵陈30g、栀子15g、大黄9g。

【功效】清热、利湿、退黄。

【适应证】湿热黄疸(阳黄)。胆囊炎、胆管结石症、传染性肝炎、中毒性肝炎等。

【剂型、用法】水煎服,日1剂,早晚分服。

(2)胆宁片(上海中医药大学附属龙华医院方)

【组成】茵陈、虎杖、大黄、青皮、陈皮、生山楂、郁金等。

【功效】疏肝利胆,清热利湿,通里攻下。

【方解】方中茵陈、虎杖清热利湿,为君。大黄合茵陈加强清热利胆,并有通下作用,为臣。青皮、陈皮、郁金疏肝理气,为佐。加生山楂,消食导滞,为使。

【适应证】气郁型的慢性胆道感染,胆石症(包括无明显感染的肝胆管结石、胆囊结石)。

【剂型、用法】片剂。每日3次,每次4~6片。

3. 脓毒型

(1)清胆泻火汤(天津医科大学附属南开医院方)

【组成】柴胡15g、黄芩15g、半夏10g、金银花15g、蒲公英30g、茵陈30g、栀子10g、龙胆15g、大黄10g(后下)、芒硝10g(冲服)。

【功效】清热泻火,疏肝利胆。

【方解】柴胡、黄芩和解少阳,茵陈、栀子利胆清热,龙胆泄肝胆湿热,芒硝润燥软坚、荡涤肠胃实热。

【适应证】重型胆道感染。

【剂型、用法】水煎服,每日1~2剂,每日分2~4次服。

(2)活血清解灵(吴咸中院士方)

【组成】茵陈、丹参、大黄、白头翁、败酱草、甘草。

【功效】清热利湿,凉血活血,解毒通里。

【方解】方中茵陈清热利湿,为清黄要药;丹参养血活血,祛瘀止痛,二者共为君药。白头翁、败酱草清热解毒,消痈排脓,同为臣药。大黄通里攻下,为佐。甘草调和诸药,为使。六药合用,具有清热凉血、利湿消黄及解毒通里等作用。

【适应证】本方适用于具有湿热见证的胆道系统感染,如胆囊炎、胆管炎。与内镜鼻胆管引流术和/或内镜十二指肠乳头括约肌切开术配合应用,治疗急性梗阻性化脓性胆管炎,可取得良好疗效。

【剂型、用法】可用冲剂或水煎剂。冲剂每日2次,每次1袋,病情重者可加至每次2袋。水煎剂可根据湿重还是热重,调整药物剂量,每日1~2剂,每剂两煎分服。

六、急性胰腺炎的常用方剂

(一) 病因病机

急性胰腺炎属中医的胰瘅、结胸、胁痛等范畴。根据中医的认识,急性胰腺炎是由于情志不舒、饮食不节、烟酒无度、外感六淫、蛔虫上扰,致使肝郁气滞,进而肝气横逆犯脾,并在此基础上发展为湿热、实热,甚至发生危重变证。

西医将急性胰腺炎划分为轻型急性胰腺炎和重型急性胰腺炎。前者只表现为上腹疼痛及轻度上腹部压痛;后者是以胰腺本身和/或胰周围组织坏死、出血、感染为主要病理变化,其病变累及周身重要的器官,如肺、心、肾等。

SAP从病程划分为初期、进展期、恢复期3期。初期为急性反应期,表现为严重的全身炎症反应综合征和多器官功能障碍综合征,可出现休克、肠麻痹、腹膜炎等,中医见证为结胸里实证和少阳阳明合病。进展期为感染期,胰腺和腹腔内存在着严重的感染,甚至可出现中毒性休克,多在发病后7~10天出现,主要表现为脾胃湿热、实热或热入营血导致热深厥深。恢复期临床症状往往为热去湿留和邪去正伤所致,该期机体免疫力低下、胰腺外分泌功能不足。

(二) 分期分型治疗

1. 轻型急性胰腺炎

(1) 清胰汤 (天津医科大学附属南开医院方)

【组成】柴胡15g、黄芩10g、胡黄连10g、白芍15g、木香10g、延胡索10g、大黄15g(后下)、芒硝10g(冲服)。

【功效】理气开郁,清热解毒,通里攻下。

【方解】方中柴胡、白芍、木香调气疏肝、缓急止痛;延胡索理气活血;黄芩、胡黄连清肝胃之热;大黄、芒硝通里攻下,以泻中焦之实热。

【适应证】凡表现为肝郁气滞、脾胃实热及脾胃湿热之急性胰腺炎,均可应用。

【剂型、用法】水煎服,每日1剂,分2次服。重症患者可每日2剂,分4次服。本方去芒硝制成片剂,称清胰片,每次2~4片,每日3~4次。

(2) 柴芩承气汤 (四川大学华西医院方)

【组成】忍冬藤30g、蒲公英30g、柴胡15g、黄芩15g、青香藤10g、川楝子10g、陈皮10g、大黄10g、芒硝10g(冲服)。

【功效】清肝解郁,通腑行气。

【方解】忍冬藤、蒲公英、黄芩清热燥湿;柴胡、青香藤、川楝子、陈皮行气止痛;大黄、芒硝通里攻下。

【适应证】轻型急性胰腺炎。

【剂型、用法】水煎服,每日1~2剂。

(3) 温胰汤

【组成】吴茱萸10g、干姜6g、厚朴10g、枳壳10g、柴胡10g、川楝子12g、延胡索15g、桃仁10g、红花10g、大黄10g(后下)。

【功效】疏肝理气,温中通下。

【方解】方中吴茱萸、干姜温中散寒、降逆止痛,厚朴、枳壳、柴胡、川楝子理气破郁,延胡索、桃仁、红花活血止痛。

【适应证】脾胃寒实型急性胰腺炎。

【剂型、用法】水煎服,每日1剂,分2次服。

临床上还应用大柴胡汤、大承气汤等方剂,获得了良好结果,详见本节肠梗阻、胆道感染部分。

常用方剂随症加减原则:热重者,加金银花、连翘;湿热重,加栀子、茵陈、龙胆;呕吐重者,加代赭石、竹茹;食积者,加炒莱菔子、焦三仙;胸满者,加厚朴、枳实;有瘀块者,加穿山甲、皂角刺,甚者加三棱、莪术;肩背痛者,加全瓜蒌、薤白;体虚中寒者,加附子、干姜。

2. 重型急性胰腺炎

(1) 初期

1) 大陷胸汤

【组成】大黄10g、芒硝10g、甘遂1g(冲服)。

【功效】泻热逐水。

【方解】方中甘遂苦寒逐水,与硝、黄同用,则能泻除肠胃中的积水、痰热。

【适应证】小陷胸汤证兼见阳明腑实,症见痰饮内结,胸腹积水,大便秘结,心胸大烦,日晡潮热,心下至少腹满痛而不可近者。重型急性胰腺炎肠道及腹腔积液多者。

【剂型、用法】口服。大黄水煎,溶芒硝,冲甘遂末服。每日1剂,必要时每日2剂。平素虚弱者慎用。非正胜邪实者,绝不可误用。

2)清胰陷胸汤(天津医科大学附属南开医院方)

【组成】柴胡10~15g、黄芩15g、胡黄连15g、木香10g、延胡索10g,大黄15~30g^(后下)、芒硝10~15g^(冲服)、甘遂粉1g^(冲服)。

【功效】疏肝理气,下热逐水。

【方解】方中柴胡、木香调气疏肝、缓急止痛,黄芩、胡黄连清肝胃之热,大黄、芒硝、甘遂下热逐水。

【适应证】重症急性胰腺炎。

【剂型、用法】水煎服,每日2剂,分4次服。

(2)进展期

进展期是在胰腺组织出血坏死基础上,发生细菌感染的腹腔脓毒症。此期病情极为凶险。主要治法是重用清热解毒、活血化瘀、托里排脓、通里攻下。

1)大柴胡汤加减方

【组成】金银花30g、蒲公英30g、柴胡15g、黄芩12g、赤芍15g、牡丹皮15g、败酱草30g、黄连10g、黄柏15g、大黄10~15g。

【功效】清热解毒,活血化瘀。

【方解】方中金银花、蒲公英、败酱草清热解毒,消肿散结;柴胡缓急止痛;黄芩、黄连、黄柏泻火解毒;赤芍、牡丹皮活血散瘀止痛;大黄泄热排脓。

【适应证】重症急性胰腺炎感染期、腹腔脓毒症。

【剂型、用法】水煎服。日1~2剂,每剂2煎。

2)透脓散加减方

【组成】黄芪30g、穿山甲3g、川芎12g、当归15g、皂角刺6g、金银花30g、紫花地丁30g、玄参15g、柴胡15g、大黄10g。

【功效】清热解毒,托里排脓。

【方解】黄芪托毒消肿;当归、川芎养血和血,行气止痛;穿山甲、皂角刺活血消痈、软坚散结;金银花、紫花地丁、大黄清热解毒,凉血消肿;玄参滋阴降火,解毒散结;柴胡疏肝解郁,升举阳气。

【适应证】重症急性胰腺炎感染期、腹腔脓毒症。

【剂型、用法】水煎服。日1~2剂,每剂2煎。

(3)恢复期

本期大病之后,气血亏损,胰腺内、外分泌功能低下,机体免疫功能受损。宜补气养血、调理脾胃。

1)补中益气汤

【组成】黄芪15g、炙甘草5g、人参10g、当归10g、陈皮6g、升麻3g、柴胡3g、白术10g。

【功效】益气升阳,调补脾胃。

【方解】方中黄芪味甘微温,入脾肺经,补中益气,升阳固表,故为君药。配伍人参、炙甘草、白术,补气健脾,为臣药。当归养血和营,协人参、黄芪补气养血;陈皮理气和胃,使诸药补而不滞,共为佐药。少量升麻、柴胡升阳举陷,协助君药以升提下陷之中气,共为佐使。炙甘草调和诸药,为使药。

【适应证】用于急性重型胰腺炎后期元气亏损、中气不足之证。

【剂型、用法】日1剂,水煎服。

2)人参健脾丸

【组成】人参、麸炒白术、茯苓、山药、陈皮、木香、砂仁、炙黄芪、当归、炒酸枣仁、制远志。

【功效】健脾益气,和胃止泻。

【方解】人参、白术补中益气,健脾和胃;茯苓健脾渗湿止泻;山药补脾益气止泻;黄芪甘温,能补脾肺之气,且能升阳益胃;木香行气止痛,陈皮理气和胃,砂仁和中开胃,三药芳香化湿,和胃醒脾止泻;当归补血活血,行气止痛;酸枣仁、远志宁心安神。

【适应证】用于脾胃虚弱所致的饮食不化、脘闷嘈杂、恶心、呕吐、腹痛便溏、不思饮食、体弱倦怠。

【剂型、用法】蜜丸,一日2次,一次1~2丸。

3)八珍汤:组成、方解、功效详见第二节上消化道出血第三期。

【适应证】气血两亏证。急性胰腺炎恢复期、手术后或感染后期气血俱虚者。

【剂型、用法】日 1~2 剂,水煎服。

(阎 姝)

第三节 针 灸 疗 法

针灸疗法有着悠久的历史,历代医家通过长期实践及不断探索,积累了宝贵经验。在腹部外科疾病的治疗中,针灸或作为辅助疗法,或作为独立疗法,应用于某些疾病或某些疾病的某一治疗环节,取得了较为满意的疗效。因此,了解有关针灸的基本理论,掌握常用的针灸处方及操作手法,对于外科医生来说是十分有益的。

一、经络学说

经络学说是中医基础理论中的重要组成部分,一直在医疗实践中起着重要的作用。尽管经络学说的实质至今尚未完全阐明,但经络现象的客观存在,已越来越为人们所重视。根据中医理论,经络是人体气、血、津液循行的通路,并由此而濡养全身。由于经络的沟通和联系,将人体的内脏器官、孔窍、骨骼、筋肉、皮毛等组织,紧密地联系起来,构成一个统一的有机整体。

(一)经络系统的组成

经络系统包括:十二经脉(十二正经)、奇经八脉、十二经别、十五别络、浮络、孙络以及十二经筋和皮部等(图 16-3-1)。

1. **十二经脉** 十二经脉的命名是根据手足、阴阳、脏腑来命名的,譬如足阳明大肠经,其名称中包含了上述命名的三要素。在十二条经脉中,分布于四肢外侧的经脉为阳经,属于六腑;分布于四肢内侧的经脉为阴经,属于五脏和心包。根据阴阳消长规律的变化,阴阳又分为三阴三阳,三阳分别是太阳、阳明、少阳,三阴分别是太阴、厥阴、少阴。根据以上命名规律,十二经脉的名称分别为手太阴肺经、手阳明大肠经、足阳明胃经、足太阴脾经、手少阴心经、手太阳小肠经、足太阳膀胱经、足少阴肾经、手厥阴心包经、手少阳三焦经、足少阳胆经、足厥阴肝经。

十二经脉中,以肝、胆、脾、胃、大肠、小肠诸经

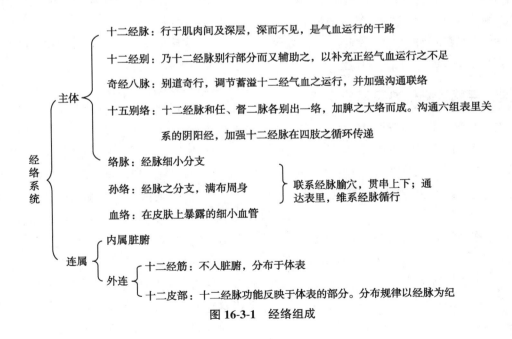

图 16-3-1　经络组成

与腹部疾病的关系最为密切。这些经脉既有与对应脏腑的直接联系（属于），又通过表里经脉等加强了不同脏腑之间的联系（络于），比如足厥阴经与肝脏有直接经脉联系，又络于胆，这样通过经脉渠道加强了肝、胆的联系；其他类似的还有肝与胃在经脉分支上的联系等。这些体系为认识临床问题，提供了不同的视角。

2. **奇经八脉** 奇经八脉即督脉、任脉、冲脉、带脉、阴维脉、阳维脉、阴跷脉、阳跷脉。此八脉之中，任脉行于腹部正中，督脉行于后背部正中，且有固定腧穴，并与十二经脉联系紧密，与之合称为十四经。元代滑寿《十四经发挥》有专门介绍。

奇经八脉中的任脉与督脉、冲脉皆起源于胞中，同出会阴，称为"一源三歧"。任脉循行于腹部正中，与胃、大肠、小肠、膀胱等有密切联系，任脉部分腧穴也是针灸治疗急腹症的常用取穴，如上脘、中脘、下脘、关元、气海、中极等。

（二）十二经脉流注次序

十二经脉按照固定方式进行循行。手三阴经（手太阴肺经、手少阴心经及手厥阴心包经）从胸部走行至手，循行于人体体表；手三阳经（手太阳小肠经、手少阳三焦经及手阳明大肠经）从手部接续相表里的阴经后，走行到头；足三阳经（足太阳膀胱经、足少阳胆经及足阳明胃经）从头部与同名的手阳经接续后，下行到足；足三阴经（足太阴脾经、足少阴肾经及足厥阴肝经）在足部与相表里的阳经接续后，上行至腹部。

十二经脉流注按一定次序：十二经脉起于中焦（中脘穴），从肺经开始，止于肝经，再由肝经返回上注于肺，它流注于体内脏腑，又浅出于体表肢节，由里出表，从表入里，一经接一经在人体环流（图16-3-2）。

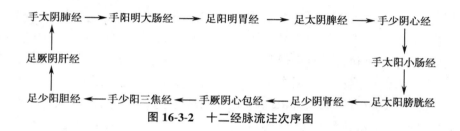

图16-3-2 十二经脉流注次序图

经络既是气血运行的通道，又是邪气传变的途径。机体的异常变化，部分可以在经络穴位上有所反映，如颜色变化、痛觉过敏、条索结节等，对疾病的诊断和治疗有重要的作用，故自古即有"治病不明脏腑经络，开口动手便错"的说法。

二、腹部疾病针刺处方及腧穴选择

针灸是以物理刺激作用于体表的特定穴位，以疏通气血、平衡阴阳、调整脏腑功能等，从而起到防病治病的作用。因此，在疾病的治疗中，合理地选择针刺处方、针刺手法，是十分重要的问题。

人体穴位可分为3类：归属于十二经脉及任脉、督脉的穴位称为经穴；十四经以外有明确定位及主治的腧穴称为经外奇穴；另外，还有患病部位的敏感压痛点，称之为阿是穴。

（一）针刺选穴原则

1. 根据疾病所涉及的脏腑选穴。

2. 根据患者的体质强弱，疾病的轻重缓急，以"急则治其标，缓则治其本"为原则，针对主要临床问题选穴。

3. 临床安全、疗效确切、操作方便，选穴尽量少而精，以减轻痛苦。

（二）常用取穴方法

1. **就近取穴** 在患病的局部、周围或其邻近部位来取穴。

2. **循经取穴** 取患病脏器相应经络的腧穴，比如急性胆囊炎，可以在足少阳胆经选取适当的腧穴。

3. **相配取穴** 在辨病论治和辨证论治基础上，结合临床实践经验和经络学说配伍理论灵活配方，比如俞募配穴法、五行补泻配穴法等。

（三）腹部外科疾病常用穴位及处方

腹部外科疾病常用穴位的位置、所属经络、主治及针刺方法，见表16-3-1；腹部外科疾病常见症状及针灸处方，见表16-3-2。

表 16-3-1　腹部疾病常用穴位及针法

穴位	位置	所属经络	主治	针法
四白	眼平视,瞳孔直下1寸,正当眶下孔处	足阳明胃经	胆绞痛、胆道蛔虫病	直刺0.3~0.5寸
迎香	鼻翼旁0.5寸,鼻唇沟中	手阳明大肠经	胆绞痛、胆道蛔虫病	横刺,针尖透向四白,深0.5~1寸
素髎	鼻尖端正中	督脉	休克,低血压,心动过缓	向上斜刺0.5~1寸
水沟	人中沟上1/3与下2/3交界处	督脉	休克,昏迷(配内关、足三里、涌泉)	从下向上横向刺0.5~1寸
人迎	喉结旁开1.5寸	足阳明胃经	低血压(与水沟、太冲、内关、素髎交替使用)	直刺或斜刺0.5~1寸
巨阙	鸠尾穴下1寸,相当于脐上6寸处	任脉	膈肌痉挛,胆道蛔虫病	直刺1.5~2寸
上脘	前正中线脐上5寸	任脉	胃扩张、胃痉挛、胃炎	直刺1~2寸
中脘	前正中线脐上4寸	任脉	溃疡病、胃炎、肠梗阻、胃痛、呕吐、腹胀、腹泻、便秘、消化不良	直刺1~2寸
下脘	前正中线脐上2寸	任脉	胃痛、腹痛、呕吐、腹胀、溃疡病	直刺1~2寸
梁门	脐上4寸中脘穴旁开2寸	足阳明胃经	胃痛、溃疡病、胃炎、胃肠神经症	直刺1~2寸
期门	仰卧位,在乳中线上,乳头下2肋,于第6肋间隙	足厥阴肝经	胆囊炎、胃肠神经症、肝肿大	斜刺0.5寸
章门	腋中线,当第十一浮肋前端	足厥阴肝经	胸胁痛、呕吐、腹胀、肝大、脾大	直刺或斜刺0.8~1寸
神阙	脐窝正中	任脉	肠粘连,休克,急、慢性肠炎	隔盐、隔姜灸7~14壮
天枢	脐旁开2寸	足阳明胃经	肠麻痹,腹膜炎,胃炎,肠炎,肠道蛔虫病,便秘	直刺1.5~2.5寸
大横	脐旁开3.5寸	足太阴脾经	腹胀,腹泻,便秘,肠麻痹,肠寄生虫	直刺1~1.5寸,治蛔虫时向脐中方向横刺2~2.5寸
气海	前正中线脐下5寸	任脉	腹胀,腹痛,肠麻痹,尿频,尿潴留	斜刺向下2~3寸
关元	前正中线脐下3寸	任脉	腹痛,腹泻,尿路感染,肠道蛔虫病	向下斜刺1.5~2寸
水道	脐下3寸,关元旁开2寸	足阳明胃经	膀胱炎,尿潴留,肾炎	直刺1~1.5寸
足三里	外膝眼下3寸,胫骨外侧缘约一横指处	足阳明胃经	溃疡病,急性胰腺炎,小便不利,急慢性胃炎,急慢性肠炎,肠梗阻	稍偏向胫骨,直刺1~2寸
合谷	拇食指伸张1~2掌骨之中点	手阳明大肠经	各种疼痛	直刺0.5~1寸
曲池	屈肘成直角肘窝桡侧横纹头至肱骨外上髁之中点	手阳明大肠经	高热,贫血,过敏性疾患	直刺1~2寸
手三里	曲池穴下2寸	手阳明大肠经	溃疡病,胃痛,腹痛,腹泻	直刺1~2寸

穴位	位置	所属经络	主治	针法
阳陵泉	屈膝,腓骨小头前下方凹陷处	足少阳胆经	胆囊炎,胆道蛔虫症,胆石症,习惯性便秘	直刺,向胫骨后缘斜下深1~3寸
内关	仰掌,腕横纹正中直上2寸,两筋之间	手厥阴心包经	休克,呕吐,胃痛,腹痛,膈肌痉挛,各种手术痛	针直刺1~2寸,可透外关
上巨虚	足三里穴下3寸	足阳明胃经	腹痛,腹胀,腹泻,阑尾炎,肠炎,胃炎,胰腺炎	稍偏向胫骨方向直刺1~2寸
至阳	第7~8胸椎棘突之间	督脉	胆囊炎,胆道蛔虫症,胃痛	斜刺0.7~1寸
膈俞	第7胸椎棘突旁开1.5寸	足太阳膀胱经	膈肌痉挛,神经性呕吐,慢性出血性疾病	微斜向脊柱0.5~1寸
肝俞	第9胸椎棘突旁开1.5寸	足太阳膀胱经	胆囊炎,胃病	微斜向脊柱0.5~1寸
胆俞	第10胸椎棘突旁开1.5寸	足太阳膀胱经	胆囊炎,胆道蛔虫症,腹胀	微斜向脊柱0.5~1寸
脾俞	第11胸椎棘突旁开1.5寸	足太阳膀胱经	溃疡病,神经性呕吐,肝、脾大,胃下垂,肢体乏力	微斜向椎体1~1.5寸
胃俞	第12胸椎棘突旁开1.5寸	足太阳膀胱经	胃痛,胃扩张,胃下垂,溃疡病,胰腺炎,肠炎,食欲不佳	微斜向椎体1~1.5寸
大肠俞	第4腰椎棘突旁开1.5寸	足太阳膀胱经	肠炎,痢疾,便秘,腹胀	直刺1~1.5寸

注:位置之寸系指针灸学的同身寸,下同。

表 16-3-2 腹部外科疾病常见症状及针刺处方

症状		针刺处方		
呕吐		足三里 内关 中脘 胃俞		
呃逆		足三里 内关 天突 巨阙 膈俞		
吐血	胃火	合谷 内庭 大陵 不容		
	脾虚	足三里 隐白 脾俞 膈俞		
	肝逆	太冲 期门 肝俞		
胁痛		章门 期门 支沟 阳陵泉 丘墟		
胃痛		足三里 内关 中脘 胃俞		
腹胀		膻中 中脘 气海 足三里 天枢		
腹痛	脐上痛	下脘 滑肉门	配足三里 三阴交	
	当脐痛	神阙(灸)		
	脐旁痛	天枢 大横		
	脐下痛	气海 大巨		
	少腹痛	中极 府舍		
腰痛		肾俞 委中 腰阳关		
肾绞痛		肾俞 三阴交 志室 太溪		
便秘		大肠俞 天枢 支沟		

症状		针刺处方
尿闭		膀胱俞　中极　太冲
尿血	实证	小肠俞　中极　太冲
	虚证	肾俞　膀胱俞　气海　三阴交
尿潴留		①三阴交　肾俞　中髎；②次髎　委中　中极；③三阴交　阳陵泉
尿路感染		肾俞　膀胱俞　中极　三阴交
黄疸	阳黄	阳陵泉　胆俞　至阳　阳纲　中封　腕骨
	阴黄	肝俞　脾俞　中脘　足三里　商丘
高热		曲池　合谷　大椎
低血红蛋白		素髎　内关　水沟　中冲　涌泉　足三里　百会（灸）　神阙（灸）
肠寄生虫病		大横　四缝　足三里

三、针刺操作及意外情况处置

针刺前医生应先做好手的消毒，清水、肥皂洗手，再用 75% 酒精擦拭。然后将要针刺的穴位及周围皮肤也用 75% 酒精消毒。施针时迅速点刺进针后，轻微捻转直插入穴。肌肉丰满处和四肢穴位，多采用直刺及深刺；胸背部穴位，宜斜刺及浅刺。针刺以有针感（酸、麻、重、胀感等）效果为好。

腹部外科疾病若系里实热证，多用强刺激。对恢复期、重症患者或体质虚弱者，针刺多用中强刺激或弱刺激，即提插、捻转的幅度与频率均中等或较小、较慢。针刺治疗腹部疾病一般多留针，约 15~30 分钟，或更长一些。功能性或梗阻性疾病留针时间较短，炎症性疾病留针宜长。在留针期间，每隔 5~10 分钟捻转 1 次。每日可针 1 次或多次，7~10 日为 1 疗程，或视具体病情而定。

施针时，在胆囊肿大或严重肿胀时，应注意相应区域不宜针刺过深，以免损伤内脏。

在施针过程中，偶可发生一些意外情况，需及时进行相应的处理。

1. **晕针**　经常于饥饿、劳累、体弱、精神过度紧张或针刺强度较大时发生。可表现为恶心、头晕、眼花、心慌、面色苍白等症状，严重者发生短暂性晕厥，出现大小便失禁。晕针后，需要及时出针，让患者平卧片刻，并予以饮温水等，即可恢复；严重者应予以监测血压、心率，必要时予以吸氧等，也可以苏醒。由于晕针引起原基础疾病加重者，规范治疗基础疾病。

2. **弯针**　多因针刺后体位改变所致，处理时宜避免用力捻转，缓慢将针取出；弯曲严重者，须轻微摇动针体，顺着弯曲的方向退出。

3. **滞针**　因患者局部肌肉过于紧张或弯针所引起的出针困难，可在针体的周围轻捏或者弹击几次，使肌肉松弛；必要时在附近再刺 1 针，即可拔出。

4. **断针**　多数是由于针的质量不佳，或留针过程中患者体位移动所造成。针端外露者，可用钳子夹出；断端不露出于体表者，需要手术取出。

四、电针疗法

电针疗法系在手法针刺的基础上，利用电流的刺激来代替手法的机械刺激，在腹部疾病中常常使用。它不仅节省人力，还可以比较准确地调节刺激量，以达到适度的刺激，故其止痛、解痉的作用比单纯针刺为强。电针疗法也常用于针刺麻醉。常用电针类型有：①蜂鸣式电针仪；②电子管电针仪；③半导体电针仪。在治疗中应选择能控制输出电压、电流强度者为宜。

1. **电针治疗方法**　电针选穴规律，基本上同针刺选穴，但取穴少。在选主穴的同时，必须选双穴以便连接电极。操作方法：选好穴位，皮肤消毒，进针后提插捻转，待有针感后，即可将电针仪上的输出线夹夹在针柄上，然后开放电针仪的电源开关，调好频率，并逐步调高输出电流至患者能够耐受的程度为止。治疗完毕应先将输出电位器调到"0"，然后关闭电源开关，取下输出线夹，起针。电针治疗时间一般 10 分钟左右，如系疼痛患者，可延长至 1 小时以上。

2. **联接导线的原则** 一般为负极接病体后侧、上侧的穴位，正极接前侧、下侧的穴位；但应注意，正负极应接在身体的同一侧穴位上，否则电流越过脊柱，能够引起脊髓休克；近延脑部的穴位，电刺激的强度不宜过强，因有发生心跳、呼吸停止的危险；还应避免电流回路经过心脏。

五、穴位注射

穴位注射，又名水针疗法，是根据疾病特点，选用某些药物注射于部分腧穴或局部痛点内，以充分发挥针刺与药物治疗疾病的协同作用。穴位注射适应证非常广泛，除腹部外科疾病外，还可治疗多系统疾病。

腹部外科常用的药物有阿托品、新斯的明、普鲁卡因、10% 葡萄糖液以及活血化瘀中成药等。

操作要点：按常规针刺治疗取穴的原则选穴，规范消毒后，快速进针法进针，有针感后，对于急性腹痛患者可快速推药，以加强刺激。每穴注入的药液量应根据部位或病情而定。四肢及腰背肌肉丰富处，可予 2~15ml；小剂量穴位注射，可为药物一般剂量的 1/5~1/2。一般每日 1 次；应注意无菌操作，并掌握药物性能、药理作用及每次注药总量、副作用及过敏反应等；药液一般不宜注入关节腔内。

六、耳针疗法

按照中医理论，耳部与人体脏腑存在着经络联系。除手阳明大肠经通过络脉入耳外，其他五条阳经均直接循行于耳部，由于阳经与阴经相通，因此，理论上十二经脉与耳部皆有相应的联系。

研究发现，当人体患病时，在耳郭上的相应部位可出现敏感点（耳穴），刺激这些特定的敏感点，就可以达到治疗疾病的目的。耳穴在耳郭的分布有一定的规律性，好比一个在子宫内倒置的胎儿，头在下，脚在上。耳针疗法具有适应证广、起效较快、副作用少、操作简便等优点。在腹部疾病治疗中，多用以解痉、镇痛、消炎、升压及排石等。腹部疾病常用的耳穴见表 16-3-3。

表 16-3-3　腹部疾病常用耳穴

耳穴名	部位	主治
膈	耳轮脚	膈肌痉挛，止血
阑尾₁	趾与指穴连线中点	阑尾炎
阑尾₂	在肩与肘之间	阑尾炎
阑尾₃	锁骨穴内下方	阑尾炎
下腹	膝穴外下方	小腹痛
腹外	肩穴上方，对耳轮与耳舟交界处	腹痛，季肋疼痛，肾绞痛
腹₁	肩关节穴上方	胆石症，胸胁痛
腹₂	与对耳轮下脚下缘同水平的对耳轮部	中、下腹部疼痛
胃	在耳轮脚消失处	消化不良，急慢性胃炎，溃疡病，胃扩张，嗳气，吞酸，失眠
十二指肠	下垂点与小肠穴之间	十二指肠溃疡，幽门痉挛，胃酸缺乏症
小肠	在耳轮脚上方偏外侧 1/2 处的耳甲艇部	消化不良，肠炎，肠胀气及心脏病
大肠	在耳轮脚上方偏内侧 1/2 处的耳甲艇部	肠炎，腹泻，便秘，肠麻痹及呼吸系统疾病
阑尾	在大肠穴与小肠穴之间	急慢性阑尾炎
腹水点	小肠穴上方	电解质平衡紊乱，腹水，肠粘连
胰腺点	十二指肠穴上方	急慢性阑尾炎，消化不良，胰腺性腹泻
胆胰	肾与左肝肿大区划为二等分的 1/2 段（左为胰、右为胆）	消化不良，胰腺炎，胆囊炎，胆石症，胆道蛔虫，胸肋痛

七、激光针灸

用激光照射穴位或穴区治疗腹部疾病,使用的激光器多数为二氧化碳激光器(30W,用凹面反射镜发散照射,功率密度为230mW/cm²),或氦氖激光器(1.7mW 密度分别为 9 600mW/cm² 及 1.53mW/cm²),照射时间为 10~20min/ 次。

根据天津市中西医结合急腹症研究所的初步探索,在腹部外科疾病中,激光针灸主要适用于阑尾炎及阑尾周围脓肿后期所形成的炎性包块或硬结,腹腔手术或腹膜炎后的腹腔粘连(伴有部分性肠梗阻症状者),以及慢性阑尾炎及慢性胆囊炎等。

八、灸疗

灸疗是针灸学的主要内容之一,我国古人使用艾灸治疗疾病有非常悠久的历史。灸疗使用的主要材料是艾条、艾炷等,基本操作是通过燃烧艾绒、艾条后的温热之力,来温通经络、调和气血,以达到防治疾病的目的。

灸疗因受到很多禁忌证的限制,在急性腹部外科疾病应用较少,但对于中医辨证归属于里虚寒证的慢性腹部疾病,如慢性胰腺炎、胆囊炎、部分肝病以及术后排气等,有一定的疗效。腹部疾病常用的灸疗穴区有神阙穴区、足三里穴区,以及肝俞、胆俞、脾俞、胃俞等背俞穴穴区。

灸疗操作时要注意避免烫伤,尤其是老年患者、糖尿病患者等,要特别小心。灸疗操作后要保暖,适当饮用温热水,避免受凉。

(孟凡征,吴咸中)

第十七章
妊娠急腹症

妊娠期急腹症是临床棘手的问题。通常因妊娠增加急腹症治疗难度,同时也因急腹症导致孕产风险。据统计,约 0.5%~2% 的孕产妇需要手术治疗非妇产科急腹症,其中以急性阑尾炎与急性胆囊炎最为常见。

由于妊娠期机体本身解剖结构与生理变化,妊娠合并外科急腹症病因复杂,且临床表现多不典型,主要问题包括:①增大的子宫使腹腔内其他脏器解剖位置发生改变,给腹部查体和诊断带来较大困难;②正常妊娠期多伴有恶心、呕吐、腹痛等症状,容易混淆诊断;③对 X 线、CT 等放射性诊断方法存在顾虑;④即使在没有感染的情况下,妊娠期白细胞计数也可波动在 $(6{\sim}30) \times 10^9/L$ 之间;⑤患者、家属及医生一般都不愿意对妊娠期患者进行手术。

妊娠期急腹症患者的临床表现、体格检查与实验室检查结果往往存在隐匿性,选择合适的影像学检查显得尤为重要,往往需要外科医生、影像科医生与妇产科医生的紧密合作,实现妊娠急腹症快速、准确、及时的诊断与治疗,尽可能降低孕产妇与胎儿的死亡风险。

第一节　妊娠期解剖结构与生理变化

一、腹腔内脏器解剖结构的改变

子宫是盆腔器官,在妊娠 12 周左右成为腹腔内器官。妊娠期间,子宫重量可从 70g 增加到 1 110g,宫内体积可达到 5L 以上。妊娠早期,这种增长是由于肌纤维增生和肥大,使得子宫转变成为一个厚壁的肌肉器官。妊娠第 20 周,宫底可达到平脐水平。

随后,由于胎儿生长时肌肉纤维的膨胀和机械拉伸,导致子宫体积的进一步增大。妊娠第 36 周,子宫可达肋缘。为了适应日益增长的需求,子宫血管也随之发生明显的肥大。邻近的腹内脏器容易从正常位置移位,以适应子宫的增大。胃、大网膜和小肠向上和侧向移位,结肠因机械压迫而变窄。

移位的大网膜及松弛、拉伸后的腹壁,可能遮挡腹膜而对腹膜炎形成"保护",进而导致潜在腹膜炎的漏诊。增大的子宫同时会压迫输尿管,导致输尿管积水和肾积水,临床症状类似尿石症表现。

因妊娠导致的腹腔内脏器解剖结构的改变,增加了急腹症的诊断难度。详细了解妊娠期腹腔内器官解剖结构变化,有助于急腹症的早期诊断;而及时的诊断和手术干预,有助于获得更好的围产期结局。

二、生理学改变

妊娠期生理功能的改变,主要是由于激素特别是孕激素的变化引起的,几乎涉及每一个器官系统,包括内分泌、代谢、心血管、胃肠道、肾脏、肌肉骨骼、呼吸功能以及行为的改变。50%~80% 的妊娠期女性可发生胃肠道功能的变化,如胃排空延迟、肠转运时间增加、胃食管反流、腹胀、恶心和呕吐等。孕晚期发生的便秘,多是由于结肠的机械受压以及醛固酮水平增加,导致水钠吸收增加而引起的。Lawson 等发现,妊娠期平均小肠转运时间均显著增加(妊娠早期,125min ± 48min;妊娠中期,137min ± 58min;晚期妊娠,75min ± 33min)。

妊娠期生理性白细胞增多,可以干扰急性腹腔内炎症的诊断。白细胞计数通常在产后第 6 天恢复到孕前水平。血容量与红细胞体积成比例的增加,导致生理性贫血表现,而生理性贫血和心率加快,给出血的评估带来挑战性。妊娠期,由于胎盘作用,肝脏氨基转移酶和血清胆红素水平降低,而血清碱性磷酸酶水平升高。此外,由于妊娠期胃肠道转运时间的变化,导致药物的药代动力学发生改变。

第二节　妊娠期急性阑尾炎

妊娠合并急性阑尾炎是妊娠期间最常见的外科合并症。相比非怀孕女性,妊娠期急性阑尾炎发生率相当。妊娠期由于子宫增大导致阑尾位置变化,合并急性阑尾炎时,临床表现常不典型,易导致诊断与治疗的延迟,更易发生穿孔、腹膜炎、腹腔感染和肠梗阻,并增加胎儿流产、早产等风险,可能导致不良母胎结局。此外,在术前怀疑急性阑尾炎的孕妇中,25%~50%患者经术中探查及术后病理证实为正常阑尾或非急诊断性,而相关的胎儿早产、流产风险也分别高达10%、4%。因此,了解妊娠期急性阑尾炎的临床特点,早期、准确和及时诊治,对于改善母胎结局是十分关键的。

一、临床特点

急性阑尾炎可发生于整个妊娠期,以孕中期多见,而阑尾穿孔多发生于孕晚期。孕早期阑尾位置基本同非孕期,多表现为典型的转移性右下腹痛,疼痛多为钝性,可伴有恶心、呕吐、发热、腹泻、便秘、腹胀等不适,腹部查体可及右下腹压痛、反跳痛和肌紧张。而孕中、晚期通常无明显的转移痛,而疼痛位置也可能发生变化。孕中期阑尾上移至骨盆边缘,出现右侧腰部疼痛;孕晚期阑尾进一步上移至右上腹,出现右上腹的疼痛。孕中、晚期,子宫增大推开腹膜,腹部压痛、反跳痛和肌紧张通常不明显。当出现弥漫性腹膜炎或腹肌紧张时,应高度怀疑阑尾穿孔。

二、诊断

孕早期由于患者临床症状较为典型,容易诊断。但孕中、晚期,阑尾的位置多变,常无明显的转移痛,疼痛的位置及性质也因阑尾位置不同而表现不一,仅依据临床症状往往很难做出诊断,往往需要外周血白细胞计数、C反应蛋白、降钙素原等炎症指标和B超、磁共振成像等辅助检查。B超检查具有价格实惠、应用广泛、可携带性、没有辐射等优点,对妊娠合并急性阑尾炎诊断敏感性可达67%~100%,特异性可达83%~96%,是妊娠合并急性阑尾炎首选的影像学检查手段。MRI和CT对妊娠合并急性阑尾炎诊断敏感度与特异度相当,由于MRI不具有辐射性,可作为妊娠期急性阑尾炎的常规二线影像学检查手段。当无法进行MRI检查时,小辐射吸收剂量(<100mGy)通常不会对胎儿生长发育造成影响,在患者知情同意前提下,也可考虑低辐射剂量的CT检查(胎儿辐射吸收剂量<2.5mGy)。

使用放射影像学检查辅助诊断妊娠期急性阑尾炎时应注意以下几点:①临床高度怀疑,但B超检查结果阴性或不确定者,应考虑其他影像学检查方法;②尽管MRI诊断急性阑尾炎有较高的准确性,但对于临床高度怀疑急性阑尾炎而MRI结果阴性的,仍需进行剖腹探查,以明确诊断;③影像学结果正常者,保守治疗后右下腹痛持续存在甚至加重者,推荐腹腔镜探查,也利于同时进行手术治疗。

三、治疗

(一)传统西医治疗

2020年世界急诊外科学会(World Society of Emergency Surgery,WSES)临床实践指南建议,抗生素治疗急性单纯性阑尾炎是安全有效的。有报道显示了抗菌药物治疗妊娠期急性阑尾炎的安全性及有效性。但迄今为止,尚无充足证据支持妊娠合并急性阑尾炎的非手术治疗。

1. **手术选择**　妊娠期急性阑尾炎建议在24小时内尽快手术治疗,延迟诊断与手术可增加穿孔、腹膜炎、脓毒症、胎儿早产、流产风险。据报道,未穿孔的急性阑尾炎发生胎儿流产风险为

3%~5%,对孕妇死亡率无显著影响;一旦发生穿孔,胎儿早产发生率可高达 20%~25%,孕妇死亡率可达 4%。

2. **手术方式** 手术治疗首先需要考虑手术方式的选择,首选腹腔镜手术,但可根据患者的情况、术者的经验、患者的意见等多方面综合评估,来选择合适的手术方式。其次,需要考虑手术时间及不同孕期的手术风险。孕中期被认为是妊娠期间进行手术的最佳时间,但由于妊娠合并急性阑尾炎更易出现阑尾穿孔等并发症,可增加不良母胎结局风险,一旦高度怀疑或诊断急性阑尾炎,各个孕期均需尽快手术。腹腔镜手术在各个孕期均可进行,而且手术并发症风险与开腹手术相当。在孕中晚期,手术体位应调整为侧卧位,以减轻对下腔静脉的压迫,并根据子宫大小调整戳孔位置。首个戳孔可定位于右锁骨中线肋缘下 1~2cm,或者脐上 3~6cm,其余戳孔位置应放置在右侧,避免器械横跨子宫。

手术尤其是腹腔镜手术时,应注意以下问题:①避免母体低血压,保证子宫 - 胎盘血流灌注;②控制孕妇动脉血 CO_2 分压,避免孕妇和胎儿酸碱失衡;③全身麻醉更有利于保证良好的手术条件,包括控制通气、避免倾斜体位导致的不适等;④术中禁止宫腔操作,尽量不要接触子宫。

3. **术后处理** 术后抗生素尽量选用青霉素、头孢菌素类药物,并控制用药时间与剂量。术后有先兆流产或早产征象者,可使用保胎药物或宫缩抑制剂,不推荐术后预防性使用保胎药物或宫缩抑制剂。术后止痛首先考虑对乙酰氨基酚,但该药物在孕 32 周后使用超过 48 小时,会增加胎儿动脉导管过早闭合风险,应避免应用,可考虑使用吗啡、芬太尼等 FDA 推荐的 B 类药物。

（二）中西医结合治疗

尽管目前尚缺乏大样本、多中心、对照、盲法等循证医学的证据支持,但几十年来的临床研究提示,对于急性单纯性阑尾炎,无论在妊娠早期、中期,还是晚期,采用中西医结合非手术疗法,均有较好疗效。中药以清热安胎为主,不宜使用通下尤其是峻下药。如果经治疗 1~2 天未有好转,则应考虑转为手术治疗为好。

第三节　妊娠期急性胆囊炎

妊娠合并急性胆囊炎是第二大妊娠期外科并发症,发病率仅次于急性阑尾炎,约为 1/10 000~1/1 600。急性胆囊炎在妊娠各期均可发生,以孕晚期多见,诊断较普通人群困难,更易发生胆囊周围脓肿、胆囊穿孔、胆总管结石、胆源性胰腺炎及胆汁性腹膜炎等,还可诱发宫缩,导致胎儿窘迫、先兆流产、先兆早产,威胁母胎生命。因此,临床上应早期识别与诊断妊娠期急性胆囊炎,积极治疗,预防并发症。

一、病因及发病机制

胆囊结石是妊娠期急性胆囊炎的主要病因。妊娠期间激素水平的改变,使胆囊发生一系列生理变化,如胆囊运动减弱、胆汁成分改变、胆汁淤积等,进而形成胆囊结石,继发细菌繁殖而导致胆道感染。

可能机制包括:①妊娠期腹腔压力增高、迷走神经兴奋性增强以及孕酮分泌增加,导致胆囊排空延迟,从而导致奥狄括约肌痉挛;②妊娠期雌激素分泌增加,减轻胆囊对胆囊收缩素的反应,从而使胆囊排空能力减弱,胆汁残余量增加,胆汁淤积;③雌激素可降低胆囊黏膜上钠泵的活性,从而导致胆囊黏膜吸收水分的能力下降,胆汁内胆固醇浓度增加,胆汁中胆汁酸盐、胆固醇和磷脂的比例降低,使胆固醇易析出结晶。

二、临床特点与诊断

（一）症状

典型三联征,即腹痛、发热、黄疸。

1. **腹痛** 突发右上腹、上腹正中或剑突下剧烈绞痛,常在饱餐或进食油腻食物后诱发,阵发性加剧,可放射至后背、右肩。如炎症波及壁腹膜,可出现剧烈腹痛,患者深呼吸时疼痛加剧。

2. **发热** 大部分患者伴轻到中度发热、恶心、呕吐,体温一般在 37.5~38.5℃,如体温大于 39℃,需警惕进展为急性化脓性胆囊炎或急性胆管炎的可能。

3. **黄疸** 25% 的患者出现黄疸,大多与胆囊结石的排石造成胆道梗阻有关。伴有严重感染时,可出现脓毒症、脓毒症休克等。

（二）体征

患者呈急性痛苦面容,严重呕吐者可有脱水征象。腹部检查时,可见右上腹稍膨隆,上腹部或右上腹部压痛。右肋下缘可触到随呼吸运动触痛的肿大胆囊(墨菲征阳性),是胆囊炎的典型体征,但仅有大约 5% 的妊娠患者有此阳性体征。并发胆囊穿孔或腹膜炎时,可有腹肌紧张和反跳痛。

（三）辅助检查

1. **实验室检查** 妊娠期实验室检查不具有特异性,只能为诊断提供参考,而且妊娠的生理性变化可能对其造成干扰。

(1)外周血白细胞计数及分类:白细胞计数升高,分类见中性粒细胞增多。发生胆囊坏疽穿孔时,白细胞计数可显著升高。

(2)血清学检查:常见谷丙转氨酶和谷草转氨酶轻度升高。胆总管梗阻时,血清胆红素明显升高,还应行淀粉酶、尿常规的检测。

(3)细菌学检查:血培养和药敏试验便于鉴定致病菌,利于指导临床抗生素的选择。

2. **影像学检查** 常用的检查有腹部超声检查,必要时可选择 CT 及 MRI 检查。

(1)超声:超声检查具有无创、高效、安全、可重复进行等特点,是诊断妊娠期胆道疾病的首选方法,其诊断胆囊结石的敏感性>95%。可观察胆囊大小、胆囊壁厚情况,胆囊及胆管的结石数量、大小及部位,肝内外胆管有无扩张,胎儿发育、胎盘及羊水等。

(2)CT:不建议妊娠期常规行 CT 检查,以避免不必要的胎儿辐射吸收。但 CT 检查并非孕期绝对禁忌,检查前需注意是否有必要的临床使用指征,且需取得孕妇及家属的知情同意。

(3)MRI:是一种安全有效的妊娠期检查方法,在显示胆囊结石、胆管结石的部位、数量以及胆道梗阻部位、胆管扩张情况等方面优势明显。对于超声检查结果阴性但临床不能排除胆囊病变的妊娠期女性,可行 MRI 检查,以进一步明确诊断。

（四）诊断

根据病史、临床症状与体征、辅助检查等,不难对妊娠期急性胆囊炎做出诊断。但由于妊娠期解剖学和生理学方面的变化,部分患者临床症状不典型,需与其他急腹症相鉴别,如急性阑尾炎、胃十二指肠溃疡穿孔、肾绞痛、妊娠呕吐、流产、早产、胎盘早剥、妊娠期急性脂肪肝等。

三、治疗

（一）治疗原则

对妊娠期胆囊结石伴急性胆囊炎患者,2020 版 WSES 指南建议手术治疗,首选腹腔镜下胆囊切除术。一项回顾性研究表明,10% 左右胆囊结石孕妇会发作急性胰腺炎或复发急性胆囊炎,10%~20% 患者会导致流产。对于胆绞痛的孕妇,在大多数情况下,支持治疗可使症状缓解,而复杂的胆囊疾病需要更加积极的治疗方法。

（二）手术时机

孕早期流产风险较高,且麻醉药物对胎儿毒副作用较大,而孕晚期子宫体积过大妨碍手术操作,孕中期是最佳腹腔镜手术时机。如病情危及孕妇生命,则无论任何孕周,均应急诊手术。

（三）手术方式

越来越多的证据表明,妊娠期腹腔镜下胆囊切除术是安全、有效的治疗方法。2017 年一项系统综述研究显示,相比开腹胆囊切除术,腹腔镜胆囊切除术后母胎综合结局更好,手术相关并发症更少,住院时间更短,二者手术时间无显著差异。

腹腔镜手术的注意事项如下:①如果病情允许,最佳手术时机为孕中期;②术前知情同意谈话中,要谈及早产、流产和胎儿死亡的可能性;③由经验丰富的外科医生手术操作(进腹及建立气腹是重要步骤);④腹内压不可过高,满足手术视野的暴露需要即可,推荐气腹压力在 9~10mmHg;⑤调整手术台的倾斜度,以缓解子宫对下腔静脉的压迫,如孕周适当,推荐在术前、术后监测胎儿和宫缩;⑥如在孕 24~34 周进行手术,推荐在术前 48 小时应用糖皮质激素促进胎肺成熟。

（四）非手术治疗

1. 经皮经肝胆囊穿刺引流术 该手术创伤小，缓解症状快，对胎儿影响小，尤其针对耐受差、行胆囊切除术有较大风险且急需引流的危重急性胆囊炎患者。该手术操作简单、并发症少、安全性高，为择期腹腔镜下胆囊切除术争取治疗窗口。

2. 非手术治疗 主要原则为限制饮食、缓解症状、控制感染和预防并发症。主要措施包括：

（1）限制饮食：少吃油腻食品、动物内脏等，适量进食水果、蔬菜。发作期胃肠减压、禁食，缓解期高蛋白、低脂肪、低胆固醇饮食。

（2）对症治疗：解痉、镇痛，必要时给予镇痛剂（哌替啶）控制疼痛。

（3）控制感染：应用高效广谱抗生素，一般选用头孢菌素、碳青霉烯类等。

3. 中西医结合非手术治疗 中药大柴胡汤对急性胆囊炎有肯定疗效，但应注意大柴胡汤中大黄具有泻下作用，可能导致孕妇发生流产。因此，在处方时应慎用大黄，另外宜增加黄芩用量，可起到安胎之用。方中宜增加清热药物，如金银花、蒲公英；增加郁金、延胡索用量，以解痉止痛。应用非手术治疗未见好转时，应及时转向经皮肝胆囊穿刺引流术或手术切除发病之胆囊。

（五）产科处理

妊娠合并急性胆囊炎和胆囊结石，无论采取保守治疗还是手术治疗，均应兼顾母胎，尽量避免对胎儿损害，如果病情危重，则应以挽救孕产妇生命为第一原则。应及时进行包括外科、妇产科、影像学科等多学科会诊，以决定治疗方案。

第四节　妊娠期急性胰腺炎

妊娠合并急性胰腺炎（acute pancreatitis in pregnancy，APIP）是发生于妊娠期或产褥期的一种急腹症，主要是由于多种病因引发胰腺内胰酶异常激活，导致胰腺及周围组织自身消化，进而出现胰腺局部水肿、出血和坏死的炎症反应，严重者可继发全身炎症反应综合征，并可伴有多器官功能障碍，对母婴健康构成极大威胁。当前我国APIP的患病率呈上升趋势。APIP在妊娠各个阶段皆可发生，以中晚期和产后短期内发生的急性胰腺炎居多。近年来，通过早期诊断、早期治疗，该病导致的孕产妇和围生期胎儿死亡率已显著下降。

一、病因

胆道疾病和高脂血症是普通人群中胰腺炎发作的常见原因。据统计，胆道疾病是APIP的最常见原因，占所有病例的65%以上，其次是高脂血症。针对病因预防，能减少妊娠期急性胰腺炎的发生。

（一）胆源性APIP

妊娠期间体内雌孕激素、糖皮质激素、胰高血糖素等分泌增多，导致肝脏内胆固醇分泌增加、胆囊排空能力减弱，同时子宫增大使胆道阻力增加，胆汁淤积，加速胆道结石的形成。若结石嵌顿或滑动通过胆总管下段，胆汁逆流导致胰腺自身消化，可诱导APIP的发生。

（二）高甘油三酯血症性APIP

由于人们生活水平的提高和饮食结构的改变，高甘油三酯血症已成为急性胰腺炎的第二大病因。妊娠期受多种激素影响，血甘油三酯可升高至正常水平的2倍以上，并在孕晚期达到高峰。血甘油三酯在胰腺中被脂肪酶分解后，大量的游离脂肪酸会对胰腺毛细血管内皮造成损伤，导致胰腺微循环障碍，这可能也是导致高脂血症性APIP更易重症化的原因。

（三）酒精性APIP

酒精性APIP在国外较为常见，酒精可以刺激胰腺分泌胰液，促进胰酶的激活，并且可以诱发奥狄括约肌水肿、痉挛，导致胰腺炎发生。我国女性，尤其是妊娠期女性饮酒率低，因此酒精性APIP的发病率亦较低。

（四）其他

妊娠合并甲状旁腺功能亢进、妊娠期高血压、妊娠期糖尿病、妊娠期服用糖皮质激素、非甾体类药物等,均可导致急性胰腺炎的发生。

二、诊断

(一)临床表现

APIP 最常见的症状是孕妇在饱餐、进食油腻食物后突发腹痛和呕吐,具体表现为腹痛位于上腹或左上腹,属钝痛或者锐痛,呈持续性,可向腰背部放射,再次进食后往往加重,且呕吐后症状无缓解,同时,可伴有腹胀、黄疸、发热等。轻症 APIP 可仅表现为上腹部轻压痛,无明显肌紧张。重症 APIP 可出现压痛、反跳痛、肌紧张等腹膜刺激症状。发生胰腺坏死出血时,可出现腰肋部皮肤青紫(格雷-特纳征)和脐周皮肤青紫(卡伦征)。部分胆源性 APIP 可有皮肤、巩膜黄染。当妊娠晚期子宫增大,加上炎症刺激诱发宫缩、临产等因素影响,孕妇腹痛的部位、性质及腹膜炎体征往往不典型,容易造成误诊。

(二)辅助检查

1. 实验室血清淀粉酶和/或脂肪酶>正常上限值 3 倍,可协助诊断 APIP,但二者水平的高低与病情严重程度无相关性。血清淀粉酶多在发病后的 6~12 小时内升高,24~48 小时达峰值,3~5 天恢复正常。血清脂肪酶多在起病 4 小时后升高,7~10 天恢复正常。

2. 对于高脂血症性 APIP,部分血清淀粉酶升高不明显,可联合测定血清脂肪酶,以提高诊断的准确性与敏感性。

3. 根据疾病严重情况进行重症度评分,见第二十八章第一节。

4. 影像学检查主要包括超声、MRI 和 CT 检查。超声检查是最常用的方法,在可疑胆源性 APIP 时,可发现胆囊、胆管内结石。急性胰腺炎在超声下表现为胰腺弥漫性增大、内部回声减低、周围界限不清、液体聚集等。超声可同时判定宫内胎儿及胎盘情况,但容易受肠道积气影响。当诊断存疑时,应选择 MRI 或 CT 检查。MRI 检查对胎儿无明显影响,适用于妊娠期。MRCP 可筛查隐匿性胆总管结石。妊娠期 CT 检查应根据病情决定,妊娠早期应尽量避免 CT 检查,妊娠中晚期在患者知情同意基础上,可酌情选择。

(三)诊断分类

1. 临床上符合下述 3 项标准中的 2 项,即可确诊:①急性、突发、持续、剧烈的上腹部疼痛,可向腰背部放射;②血清淀粉酶和/或脂肪酶>正常上限值 3 倍;③腹部影像学检查符合急性胰腺炎影像学改变。

2. 参照急性胰腺炎的严重程度分级,临床上将 APIP 分为 4 类:轻症 APIP、中度重症 APIP、重症 APIP 和危重 APIP。

(1)轻症 APIP:孕产妇具备急性胰腺炎的临床表现和生化改变,不伴有器官功能衰竭及局部或全身并发症。

(2)中度重症 APIP:孕产妇具备急性胰腺炎的临床表现和生化改变,伴有一过性的器官功能衰竭(48h 内可以恢复),或伴有局部或全身并发症。

(3)重症 APIP:孕产妇具备急性胰腺炎的临床表现和生化改变,伴有持续性(>48 小时)器官功能衰竭。

(4)危重 APIP:孕产妇具备急性胰腺炎的临床表现和生化改变,伴有持续性(>48 小时)器官功能衰竭和胰腺/全身感染。

(四)重症 APIP 的预测

不同严重程度的 APIP 病死率有明显差异,早期积极的有效处理对预后有明显改善。早期预测 APIP 患者病情严重程度,进而对可疑重症 APIP 进行早期积极的救治,预防与阻断 APIP 的重症化更有意义。

临床上有多种评分系统来预测 SAP 的发生,如急性生理与慢性健康评分(APACHE Ⅱ)、Ranson 评分、CT 严重程度指数(CTSI)、急性胰腺炎严重程度床旁指数(BISAP)、日本 AP 严重程度评分(JSS)等。参照中国医疗保健国际交流促进会急诊医学分会、脓毒症预防与阻断联盟的诊断标准,符合以下的第①项和第②~⑧中任意 1 项,即可诊断可疑重症 APIP:①孕产妇具备急性胰腺炎的诊断标准;②血清甘油三酯 ≥11.3mmol/L(1 000mg/dl);③NEWS ≥4 分;④BISAP ≥3 分;⑤BMI ≥30,异常腹围增大或者腹压升高;⑥CRP ≥150mg/L 和/或 PCT ≥2.0ng/ml;⑦血气分析 ≥ Ⅱ级;⑧MCTSI ≥2 分。

三、治疗

APIP 一经确诊,应由产科、消化内科、普外科、重症医学科、麻醉科、新生儿科等组成的多学科团队进行综合评估及救治。治疗原则主要包括：液体治疗、营养支持、病因治疗、并发症治疗及产科处理。强调根据病因、病情分类及孕周对孕妇进行个体化的治疗。

（一）非手术治疗

1. 一般性治疗 主要包括一般治疗、抑制胃酸、抑制胰液及胰酶、早期液体治疗、营养支持、抗菌药物使用和镇痛等。对于明显腹痛、呕吐的孕妇，应予以禁食、胃肠减压，以减少胰液的分泌。若无恶心、呕吐，腹痛缓解伴饥饿感，可经口给予少量低脂流质饮食，同时关注胎心监测情况和孕妇生命体征。质子泵抑制剂能否用于 APIP 患者目前尚有争议，西咪替丁、生长抑素对中晚期孕妇的危险尚无证据，乌司他丁孕期给药安全性尚未确定。止痛是治疗 APIP 的重要环节，一般推荐盐酸哌替啶 50~100mg，肌内注射，不推荐吗啡和胆碱能受体拮抗剂。

2. 液体复苏 液体复苏、维持水电解质平衡和加强监护是早期治疗的重点。由于 SIRS 引起毛细血管渗漏综合征，导致血液成分大量渗出，造成血容量减少与血液浓缩。早期大量补液既能预防孕妇发生低血容量性休克，又能预防血容量减少导致的胎盘灌注不足。在复苏液体选择方面，晶体液推荐生理盐水和乳酸林格液。扩容时注意晶体液和胶体液比例，注意控制输液速度，在保证液体充足的同时，避免过度补液、预防肺水肿。在早期快速扩容阶段，补液速度为 5~10ml/(kg·h)。液体复苏需设立复苏终点，液体治疗成功指标主要包括：尿量>0.5ml/(kg·h)，平均动脉压>65mmHg，中心静脉压为 8~12mmHg，中心静脉血氧饱和度 ≥70%，心率<120 次/min，动脉血乳酸、血清尿素氮及血细胞比容下降。

3. 病因治疗

（1）胆源性 APIP：对于胆源性 APIP 患者，孕早期根据病情，原则上尽量保守治疗。孕中期，建议尽早手术解除胆道梗阻。对于胆囊结石、胆囊炎的 APIP 孕妇，可行腹腔镜下胆囊切除术；对于胆管结石的 APIP 孕妇，可选择行胆总管探查术或 ERCP。孕晚期，可在行剖宫产术同时解除胆道梗阻，或者产后择期行相关手术。

（2）高脂血症性 APIP：因高脂血症性 APIP 发病急、并发症多，故易重症化。去除病因是治疗本病的关键，需要短时间内降低血甘油三酯水平，争取控制在 5.65mmol/L 以下。主要的治疗措施包括低脂饮食、口服苯氧酸类药物、小剂量低分子肝素、胰岛素治疗和血浆置换。关于孕妇是否可行血浆置换，目前尚存争议。

4. 营养支持 轻症 APIP 孕妇在可耐受情况下，根据病情逐步开放饮食，推荐流质、低脂饮食。中度重症及重症 APIP 孕妇多无法经口进食，推荐鼻空肠营养管为主要进食方式的低脂肠内营养支持。肠内营养支持时间根据病情及胃肠道功能恢复情况，酌情实施，多建议在入院后 24~72 小时。

5. 抗生素应用 对于 APIP 患者，考虑孕妇为特殊人群，感染风险较高，在评估病情的基础上，可先酌情经验性预防使用抗菌药物，后根据血培养或其他病原学依据制定个体化抗感染方案。

6. 中医药应用 对 APIP 可配合上述方法采用中药治疗。方剂应为大柴胡汤加减。对重症 APIP 患者，应在妇产科医师协助下处理好胎儿问题。如需终止妊娠，应参照第二十八章方法对 APIP 进行治疗。如尚可保胎，应减少峻下剂应用剂量，加大清热药物应用，并给予大剂量黄芩。

（二）外科治疗

外科治疗主要针对胰腺局部并发症继发感染或产生压迫症状的情况，如消化道梗阻、胆道梗阻、胰瘘、消化道瘘、假性动脉瘤破裂出血等。手术治疗指征主要包括：①经内科治疗 48 小时以上病情无好转；②重症 APIP 伴壶腹部结石嵌顿，合并胆道梗阻感染；③出血胰腺严重坏死、腹腔大量液体渗出，影响多器官功能。

手术可分为 B 超或 CT 引导下经皮穿刺引流、内镜手术、微创手术和开放手术，各种手术方式必须遵循个体化原则单独或联合应用。

（三）产科处理

1. 终止妊娠 APIP 不是终止妊娠的指征，终止妊娠的时机需综合考虑。若出现以下情况，建议及时终止妊娠：①重症 APIP 孕妇或者经治疗病情无明显好转；②胎儿窘迫；③胎儿已足月；④伴难免流产、早产临产症状。关于终止妊娠的方式，对非重症孕妇，如已临产、宫颈已经成熟或短期内能经阴道分娩者,可阴道试产,除此以外,建议剖宫产尽快终止妊娠。

2. **预防早产** APIP 的早产率较高,在治疗急性胰腺炎的同时,产科医生必须严密监测胎心,注意宫缩情况,预防早产发生。若出现早产征象,可用吲哚美辛、利托君、阿托西班等抑制宫缩,尽量延长孕龄。对妊娠 28~34 周先兆早产的 APIP 患者,应当给予 1 个疗程糖皮质激素(地塞米松 6mg,肌内注射,间隔 12 小时,共 4 次),以促进胎肺成熟。对妊娠 32 周早产的 APIP 患者,可用硫酸镁保护胎儿中枢神经系统。

参考文献

1. AUGUSTIN G, MAJEROVIC M. Non-obstetrical acute abdomen during pregnancy [J]. Eur J Obstet Gynecol Reprod Biol, 2007, 131 (1): 4-12.
2. 鞠捷, 曹佳晨, 徐金金, 等. 妊娠合并外科急腹症的治疗研究进展 [J]. 国际医药卫生导报, 2020, 26 (20): 3035-3038.
3. ZACHARIAH S K, FENN M, JACOB K, et al. Management of acute abdomen in pregnancy: current perspectives [J]. Int J Womens Health, 2019, 11: 119-134.
4. KAVE M, PAROOIE F, SALARZAEI M. Pregnancy and appendicitis: a systematic review and meta-analysis on the clinical use of MRI in diagnosis of appendicitis in pregnant women [J]. World J Emerg Surg, 2019, 14 (1): 1-14.
5. WEINSTEIN M S, FEUERWERKER S, BAXTER J K. Appendicitis and cholecystitis in pregnancy [J]. Clin Obstet Gynecol, 2020, 63 (2): 405-415.
6. 谭虎, 陈敦金. 妊娠合并急性阑尾炎的临床特点及治疗方案 [J]. 实用妇产科杂志, 2021, 37 (5): 321-323.
7. SAVERIO S D, PODDA M, DE SIMONE B, et al. Diagnosis and treatment of acute appendicitis: 2020 update of the WSES Jerusalem guidelines [J]. World J Emerg Surg, 2020, 15 (1): 27-69.
8. LIU J W, AHMADM, WU J W. Antibiotic is a safe and feasible option for uncomplicated appendicitis in pregnancy-A retrospective cohort study [J]. Asian J Endosc Surg, 2021, 14 (2): 207-212.
9. DOBERNECK R C. Appendectomy during pregnancy [J]. Am Surg, 1985, 51 (5): 265-268.
10. 段雅萍, 史阳阳, 詹瑞玺, 等. 腹腔镜在妊娠期妇科急腹症中的应用 [J]. 中华围产医学杂志, 2020, 20 (1): 52-53.
11. PISANO M, ALLIEVI N, GURUSAMY K, et al. 2020 World Society of Emergency Surgery updated guidelines for the diagnosis and treatment of acute calculus cholecystitis [J]. World J Emerg Surg, 2020, 15 (1): 61-87.
12. SCOTT L D. Gallstone disease and pancreatitis in pregnancy [J]. Gastroenterol Clin N Am, 1992, 21 (4): 803-815.
13. BALL E, WATERS N, COOPER N, et al. Evidence-based guideline on laparoscopy in pregnancy: commissioned by the British Society for Gynaecological Endoscopy (BSGE) endorsed by the Royal College of Obstetricians & Gynaecologists (RCOG)[J]. Facts Views Vis Obgyn, 2019, 11 (1): 5-25.
14. SEDAGHAT N, CAO A M, ESLICK G D, et al. Laparoscopic versus open cholecystectomy in pregnancy: a systematic review and meta-analysis [J]. Surg Endosc, 2017, 31 (2): 673-679.
15. SHIGEMI D, ASO S, MATSUI H, et al. Safety of laparoscopic surgery for benigndiseases during pregnancy: a nationwide retrospective cohort study [J]. J Minim Invasive Gynecol, 2019, 26 (3): 501-506.
16. 刘燕燕, 冯玲. 妊娠合并急性胆囊炎和胆石病的诊治 [J]. 实用妇产科杂志, 2021, 37 (5): 323-325.
17. 王晨虹, 苟文丽, 刘昌, 等. 妊娠合并急性胰腺炎诊治专家共识 (2022)[J]. 中国优生与遗传杂志, 2022, 30 (3): 349-356.
18. TANG S J, RODRIGUEZ-FRIAS E, SINGH S, et al. Acute pancreatitis during pregnancy [J]. Clin Gastroenterol Hepatol, 2009, 8 (1): 85-90.
19. 陈雨晴, 李佩玲, 张璐, 等. 妊娠合并高甘油三酯血症性急性胰腺炎的临床特征及预后分析 [J]. 临床肝胆病杂志, 2021, 37 (5): 1164-1168.
20. 李媛媛, 王春晖, 乔宠. 妊娠合并急性胰腺炎的策略 [J]. 实用妇产科杂志, 2021, 37 (5): 326-328.
21. 中华医学会外科学分会胰腺外科学组. 中国急性胰腺炎诊治指南 (2021)[J]. 中国实用外科杂志, 2021, 41 (7): 735-746.
22. 郭喆, 关键. 重症急性胰腺炎预防与阻断急诊专家共识 [J]. 中国急救医学, 2022, 42 (5): 369-379.

(许大辉)

第十八章
急腹症中西医结合围手术期处理

急腹症是以手术为主要治疗手段的常见腹部外科疾病。由于急腹症病情紧急,疾病对机体内环境产生影响较大,又无充分时间做系统全面的检查及纠正患者失血、失液及酸碱失衡状态,加之急腹症手术存在若干不确定性,使得中西医结合围手术期处理显得尤为重要。中西医结合围手术期处理主要包括,在术前要对疾病及患者状况进行评估,并做出必要的干预和处理,以尽可能地降低手术风险;术后采用中西医结合方法,减少并发症发生,使患者早日康复。

第一节　急腹症手术前的评估

一、急腹症的定性、定量和定位的再诊断

(一) 急腹症的定性诊断

可将急腹症划分为以下几个类别,并予以再确认:

1. **炎性急腹症**　腹腔脏器的急性感染和腹膜的炎症是最多见的一类,具有以下特点:①起病由轻到重;②持续性腹痛,多进行性加重,疼痛多发生于病变部位;③当炎症波及脏器浆膜和壁腹膜时,则呈典型的局限性或弥漫性腹膜刺激征,尤其是以病变部位最明显;④早期可出现发热、寒战、白细胞增高等全身感染征象;⑤腹腔穿刺或灌洗可抽出腹腔炎性渗出物。

2. **穿孔性急腹症**　由外伤、炎症或癌肿等导致空腔脏器破裂所致,具有以下特征:①发病突然,剧烈腹痛,呈持续性,迅速波及全腹,如在炎症基础上发生穿孔,则原来的腹痛可能突然加重,范围迅速扩大;②有明显腹膜刺激征,一般多为全腹压痛、反跳痛、腹肌紧张、肠鸣音消失,常伴有休克;③常见膈下游离气体和腹部移动性浊音。

3. **梗阻性急腹症**　空腔器官因结石、肿瘤梗阻或位置改变,可引起平滑肌强烈收缩,血运障碍,继发缺血、坏死等变化,而发生梗阻性腹痛。梗阻性急腹症具有以下特征:①起病急骤,突发阵发性腹部剧烈绞痛,当梗阻器官合并炎症或血运障碍时,常呈持续性腹痛伴阵发性加重;②恶心、呕吐,早期为反射性,后期为梗阻近端逆蠕动所致;③胃肠道梗阻,如幽门梗阻时可见上腹胀、震水音、胃型及蠕动波,肠梗阻时可见腹胀、肠型、蠕动波、停止排气排便等;④多伴有水电解质和酸碱平衡失调,甚至休克;⑤绞窄时有腹膜刺激征,腹腔内有血性渗出。

4. **出血性急腹症**　腹内实质脏器或血管因外伤或病变发生破裂,引起腹腔内出血。具有以下特征:①由于腹内积血刺激导致急性腹膜炎,腹痛较轻微,而有急性失血症状,甚至有失血性休克征象;②腹膜刺激征较轻,伴有移动性浊音;③B超可探及腹腔内液性暗区及受损伤的脏器;④腹腔穿刺可见不凝固血液。

5. **缺血性急腹症**　腹腔脏器缺血可产生剧烈腹痛。一是由于血管闭塞,常见于肠系膜血管栓塞;再者是内脏急性扭转导致缺血,其中小肠或乙状结肠扭转、卵巢囊肿蒂扭转较常见。缺血性急腹症特征有:①肠系膜血管栓塞为基本病理变化,多见于60岁以上,且既往有房颤、动脉硬化或冠心病等病史的患者;②突发剧烈腹痛,而腹部体征轻微,甚或没有阳性体征;③酸中毒;④可有频繁干呕、消化道排空症状(如频繁便意、排气,也可排出肠道黏液等),但早期没有便血;⑤当肠管缺血坏死时,有急性弥漫性腹膜炎表现,但在此之前常有黏液血便或便血,此为肠黏膜缺血、坏死之

表现。

6. 损伤性急腹症　损伤性急腹症的特征是：①有外伤史；②呈急性持续性剧烈腹痛，伴有恶心、呕吐；③内出血征象，如烦躁不安、面色苍白、出冷汗、口渴、脉搏细快、血压进行性下降等休克症状；④腹膜炎综合征；⑤X线检查可见腹内脏器移位、阴影扩大或消失、膈下游离气体、腹内积液或积气。

7. 肿瘤性急腹症　腹腔肿瘤患者的腹痛是恶性肿瘤的晚期症状。包括肿瘤导致的空腔脏器穿孔、出血、扭转、腔内梗阻等。临床可出现相应的腹部体征。

（二）急腹症的定量诊断

应再次明确急腹症的严重程度。主要包括疾病对机体全身与局部影响。

1. 对全身影响可分为　①无显著影响；②经一般抗休克治疗可以纠正；③需要积极抢救。无显著影响者无须特殊准备，后两种情况应酌情认真处理。

2. 对局部影响可分为　①不影响手术操作；②增加手术难度，经努力可一期完成；③严重增加手术难度，不能一期完成。

（三）急腹症的定位诊断

结合病史、临床症状，不难对急腹症做出明确定位诊断。

1. 按照腹腔不同区位的脏器进行定位是最常用方法，发病时最先疼痛的部位，多半是病灶的部位。如胆囊炎疼痛在右上腹，胰腺炎疼痛在上腹或左上腹。

2. 阑尾炎常有转移性右下腹痛；某些溃疡病穿孔的胃肠内容物沿右结肠旁沟流至右髂窝，可引起类似阑尾炎的临床表现。

3. 影像学图像在定位诊断中有非常重要的位置。

急腹症定性、定量和定位的再诊断非常重要，对手术实施有指导意义。

二、对全身情况与各重要器官功能的评估及处理

对患者术前全面评估，是手术和麻醉安全性不可或缺的重要环节。

（一）全身情况评估

包括精神状况是否稳定、生命体征是否平稳，以及心、肺、肝、肾、中枢神经等重要器官有无功能不全甚至衰竭；是否合并严重神经内分泌系统疾病（脑垂体、甲状腺、肾上腺病变，糖尿病等）；是否合并血液系统疾病；是否有某些药物（如激素、止痛剂、高血压药等）依赖。上述情况可能对麻醉、手术构成影响，必要时应尽快进行多学科会诊，提出解决方案。

（二）呼吸系统功能评估及处理

据统计，非心脏手术后呼吸系统并发症发生率为 3.1%~9.0%。术前有呼吸道感染的患者的并发症发生率较无感染者高 4 倍。手术患者并存呼吸系统慢性感染和肺通气功能不全并不罕见，其中以哮喘和慢性支气管炎合并肺气肿为常见。

为减少并发症，术前应做充分准备：①检测肺功能；②中止吸烟；③应用抗生素治疗肺部感染；④控制气管和支气管痉挛，如应用拟交感神经药、甲基黄嘌呤或色甘酸钠治疗哮喘，应用肾上腺皮质激素，还应准备处理可能出现的危象；⑤患者在护理人员指导下，进行呼吸功能锻炼，胸部叩击和体位引流，雾化吸入，促使痰液排出；⑥纠正营养不良，提高肺的代偿能力。

（三）心血管系统功能评估及处理

心脏病患者能否承担手术，主要取决于心血管病变的严重程度和患者的代偿能力，以及其他器官受累情况和需手术治疗的疾病等。术前应了解详细的病史，并进行体格检查、相应的特殊检查及心功能检查。因为心脏病的严重程度不同，对麻醉和手术的耐受也各异。如房间隔缺损和不伴肺动脉高压的室间隔缺损，心功能为Ⅰ、Ⅱ级者，对麻醉和手术的耐受与无心脏病者并无明显差别；而有些心脏病患者，则难以耐受血流动力学的波动，须先行心内科、麻醉科、ICU 与外科医生会诊，以确保围手术期安全。

1. 心律失常

（1）一般性窦性心律不齐、窦性心动过缓、窦性心动过速无须特殊处理，对症状严重、发作频繁或有器质性心脏病的室上性心动过速者，除病因治疗外，还应在麻醉前控制其急性发作，控制后定时服药预防其发作。

（2）一过性或偶发性房性期前收缩或室性期前收缩不一定是病理性的，一般不影响麻醉的实施。如果室性期前收缩系频发（>5 次 /min）或呈二联律、三联律或成对出现，或系多源性；或室性期前收缩提前出现，落在前一心搏的 T 波上（R-on-T），易演变成室性心动过速和室颤，需与麻醉医生一起进行麻醉、手术风险评估，并对患者进行治疗。

（3）阵发性室性心动过速常伴有器质性心脏病。如药物治疗不佳，在急诊手术时需有电复律和电除颤准备。

（4）心房颤动最常见于风湿性心脏病、冠心病、高血压心脏病、肺心病等，可致血流动力学紊乱、心绞痛、昏厥、体循环栓塞和心悸不适等。如果不宜进行或尚未进行药物复律或电复律治疗，麻醉前宜将心室率控制在 80 次 /min 左右，至少不宜>100 次 /min。

（5）右束支传导阻滞，一般无心肌病变，手术与麻醉可无顾虑。左束支传导阻滞，多提示有心肌损害，常见于冠状动脉硬化、高血压、冠心病患者，一般不致产生血流动力学紊乱。双分支传导阻滞，术前宜有心脏起搏准备，不宜单纯依靠药物。

（6）Ⅰ度房室传导阻滞一般不增加麻醉与手术的风险。Ⅱ度房室传导阻滞Ⅰ型（莫氏Ⅰ型）HR<50 次 /min，宜有心脏起搏的准备；Ⅱ度房室传导阻滞Ⅱ型（莫氏Ⅱ型），几乎等同器质性病变，易引起心脏血流动力学紊乱和阿 - 斯综合征，术前应有心脏起搏的准备。Ⅲ度房室传导阻滞施行手术，应考虑安装起搏器或做心脏起搏的准备。

2. 先天性心脏病的术前估计和准备 心功能Ⅰ、Ⅱ级或无心力衰竭的房间隔缺损、室间隔缺损患者，可耐受一般手术麻醉；房间隔缺损、室间隔缺损伴肺动脉高压，死亡率高，不宜择期手术，对不可避免的急症手术须充分交代风险；房间隔缺损、室间隔缺损伴轻度肺动脉狭窄，不是择期手术的禁忌，但重度者术中易发生急性心衰，禁忌择期手术；法洛四联症，择期手术危险性极大，禁忌择期手术。

3. 缺血性心脏病和心肌梗死 围手术期发作心肌梗死风险高，必须手术者，应在合理的监测和治疗下进行手术。一般认为手术不宜在梗死后 6 个月以内实施。近期（2 个月内）有充血性心力衰竭以及正处于心衰中的患者，不应行择期手术，急症手术应充分告知。

4. 心脏瓣膜病 麻醉危险主要取决于病变的性质及其心功能的损害程度。重度主动脉瓣狭窄或二尖瓣狭窄极易并发严重心肌缺血、心律失常（心房扑动或心房颤动）和左心衰竭，心腔亦易形成血栓，发生栓子脱落，危险性极高，禁忌施行择期手术。

对各类心脏瓣膜患者，术前常规应用抗生素，以预防细菌性心内膜炎。

（四）高血压功能评估及处理

心、脑、肺、肾等重要器官功能良好的高血压患者的手术与麻醉危险与一般人无异。一般高血压患者，择期手术一般应在血压得到控制后施行，治疗目标为血压<140/90mmHg，伴有糖尿病或肾病的患者血压应<130/80mmHg。未经治疗的高血压，术中血压不稳，波动大，急剧增高时可致脑卒中；伴左心室肥大的高血压患者本身已存在心肌缺血的基础，严重低血压易致心肌梗死。抗高血压药物，一般用至手术当日清晨，术前 2 小时饮少量的清淡液对麻醉和手术没多大影响。

（五）糖尿病功能评估及处理

对于糖尿病患者，麻醉和手术可促使其病情加重，若术前适当治疗，所有轻型和多数重型患者都可以控制血糖，纠正代谢紊乱，改善或消除并发症，使麻醉和手术顺利进行。急腹症择期手术术前血糖控制标准为：①尽量纠正酮症酸中毒；②空腹血糖 8.3mmol/L 以下，以 6.1~7.2mmol/L 为准，最高勿超过 11.1mmol/L；手术前将口服降糖药改为短效胰岛素。

（六）肝脏功能评估及处理

1. 多数麻醉药物对肝功能都有暂时性影响。手术创伤和失血，低血压和低氧血症，长时间使用缩血管药等，均使肝血流量减少和供氧不足，严重可引起肝细胞功能损害，尤其对原已有肝病的患者，其影响更加明显。

2. 肝功能不全评估分级 目前以表 18-1-1 为标准，对患者肝功能进行分级判定。

表 18-1-1　肝功能分级判定

项目得分 (异常程度)	1 分	2 分	3 分
血清胆红素 / ($\mu mol \cdot L^{-1}$)	<34.2	34.2~51.3	>51.3
血清白蛋白 / ($g \cdot L^{-1}$)	>35	28~35	<28
凝血酶原延长 时间 /s	<4	4~6	>6
腹水	无	轻度、易控制	中重度、难 控制
肝性脑病（期）	无	1~2	3~4

注：① A 级（5~6 分）为适宜手术，B 级（7~9 分）为创造条件可手术，C 级（≥10 分）为不宜手术；②急性肝炎，除紧急抢救手术外，禁忌施行手术；③有 DIC 存在时，原则上禁忌任何手术。

（七）肾脏功能的术前评估

1. 任何麻醉药、手术创伤和失血、低血压、输血反应、脱水、感染，甚至抗生素等因素，都可以导致肾血流减少，产生肾毒物，加重对肾功能的损害。

2. 慢性肾衰或急性肾病，禁忌行任何择期手术；慢性肾衰人工肾透析后，可以手术，但对于麻醉手术的耐受仍差。

3. 术前准备原则是维持正常肾血流量和肾小球滤过率。主要包括：①补足血容量，纠正酸碱、电解质平衡紊乱；②避免用缩血管药，必要时可选多巴胺；③保持充沛尿量，必要时使用利尿剂；④避免应用通过肾排泄的药物和对肾有明显毒性的药物；⑤必要时术前进行透析治疗。

（八）内环境

补充有效循环血量，纠正水电解质失调。

（九）饱胃患者

原则上 6 小时内进食的患者应尽量避免麻醉和急诊手术。在紧急情况下，如腹腔出血不能控制、伴有休克的腹内感染等，可以除外，术前应放置胃管，并尽量人工抽吸胃腔，减少胃内潴留，以防误吸。

（十）术前用药

见第十五章，急腹症麻醉。

第二节　急腹症与损伤控制外科

由于急腹症患者麻醉前无充裕准备时间，其麻醉危险性、意外及并发症发生率远比择期手术为高。需要麻醉科医生和外科医生尽量在术前较短时间内对病情做出全面评估，并选择适合于患者的麻醉方法和手术，以保证患者安全和手术顺利进行。

一、急腹症与损伤控制外科

危重急腹症（含严重腹部外伤）往往合并血流动力学紊乱、凝血异常、低温和酸中毒等内环境紊乱，易发生多器官功能不全综合征。急诊施行彻底手术将进一步加重内环境紊乱，造成致命性的二次打击，甚至导致患者死亡。

1993 年 Rotondo 等提出来损伤控制外科（damage control surgery，DCS）的理念，认为创伤早期施行简单快捷的外科手术，可以挽救原认为不可挽救的危重患者。DCS 仅限于控制大出血或处理直接影响患者生命的病变器官，避免长时间的复杂手术超出患者生理潜能极限，以改善患者预后，降低死亡率。这与中医的"急则治其标，缓则治其本"的理念是一致的。

（一）急性胆道系统感染

在胆道急症中，梗阻性胆囊炎和急性胆管炎最为常见，且多见于老年人，占胆道疾病的 20% 左右。急性胆管炎病情危重，变化快，是良性胆道疾病导致患者死亡最常见的原因之一，解除胆道梗阻是救治急性胆管炎患者的关键。治疗方法以简单有效为原则，以引流、解除胆道梗阻为目的，病情危急时不宜做更多的彻底性手术。损伤控制外科的应用使治疗更加有效，可明显降低病死率。

急性梗阻性化脓性胆管炎（AOSC）绝大部分已不再做急症胆管探查术，而是做十二指肠镜逆行鼻胆管引流术（ENBD）和经皮肝穿刺胆管引流术（PTCD）。高位胆道梗阻合并急性胆管炎、胆管下端解剖关系改变或 ENBD 失败的患者,则需行 PTCD。病情稳定后再经详细检查,判明确切病因,做根治性处理。

对高龄且有严重合并症不能耐受急症手术的梗阻性胆囊炎患者,尤其是在患者同时伴有发热、严重腹痛、胆囊横径大于 4cm 的情况下,可采用经皮经肝胆囊引流术(PTGD),以使患者平稳度过急症期。在 AOSC 患者中,不能耐受十二指肠镜治疗或十二指肠镜治疗不成功者,或患者曾行胃次全切除毕Ⅱ式吻合而不能行十二指肠镜治疗,同时伴有胆囊增大者,通过 PTCD 也可暂时缓解症状。临床上可通过 PTCD 做窦道扩张术,并通过此窦道做胆道镜取石术。

(二)急性肠梗阻

肠梗阻是腹部外科常见的急腹症之一,按病因不同可分为机械性、动力性、血运性肠梗阻,以及原因不明的假性肠梗阻(炎性肠梗阻)。机械性肠梗阻主要见于粘连性肠梗阻和肿瘤性肠梗阻。

伴腹膜炎、肠扭转、嵌顿疝的绞窄性肠梗阻患者,需行急症手术。粘连性肠梗阻中有 60% 左右可经非手术治愈。一般早期治疗为禁食、胃肠减压、纠正水电解质紊乱伴酸碱失衡,及应用抗生素和中药。

对无手术史且高度怀疑肿瘤性肠梗阻的患者,应先行肠梗阻导管减压。对左半结肠肿瘤,可用经肛肠梗阻导管减压、冲洗,并可给予中药治疗;对右半结肠肿瘤,可用经口肠梗阻导管治疗。经肠梗阻导管可行泛影葡胺造影,以了解梗阻部位;经肛肠梗阻导管需通过结肠镜放置,同时可取病理,以明确诊断。

临床上,对右半结肠行一期切除吻合术目前无争议,对左半结肠手术是否行一期切除吻合术的意见尚不统一,但大部分学者认为应采用个体化治疗。在全国各大医疗单位,左半结肠行一期切除吻合术后出现肠瘘并发症,导致严重感染甚至死亡的情况都不是罕见的。

(三)重症急性胰腺炎(SAP)

SAP 占急性胰腺炎的 10% 左右,病情凶险,进展迅速,病理上可见胰腺炎性渗出、肿胀、坏死,并常累及多个脏器,早期即出现休克,或者成人呼吸窘迫综合征(ARDS)、急性胃肠功能障碍、腹腔间隙综合征、腹腔脓毒症、SIRS、MODS,乃至死亡。20 世纪 80 年代末期,对 SAP 的治疗,多主张早期手术、胰腺松动、背膜切开、多管引流、开放蝶形手术等,然而积极的手术治疗并没有改变患者的病死率,相反一定程度上增加了患者痛苦和费用。2000 年以来,中西医结合在 SAP 治疗中获得很大进展,早期(全身炎症反应期)积极通里攻下,辅以微创导向穿刺置管、清除胰性腹水;进展期(全身感染期)给予清热解毒、托里排脓,并行经皮肾镜清除坏死组织、引流脓肿,减少了开放性腹膜后坏死组织清除术的实施,大大改善了患者预后。这样从根本上改变了 SAP 的治疗模式。

(四)消化性溃疡穿孔

消化性急性溃疡穿孔是最早应用"急则治其标,缓则治其本"理念的急腹症。由于疾病的性质,患者无法服用中药进行治疗。此时应针刺中脘、梁门、足三里、天枢等穴位缓急止痛,并促进穿孔闭合和腹腔炎症的吸收消散。其后,根据患者具有阳明腑实证的见症给予大柴胡汤,推荡而下,荡涤六腑,以达到腹腔炎症消散的临床效果。再结合胃镜及其他相关检查决定治疗方案,使可能不能彻底治疗的疾病得以根治,从而达到治本的效果。随着质子泵抑制剂等抑酸药物的问世和发展,消化道溃疡的治疗也可服用抑酸药物根治,从而极大地减少了手术率,改善了患者生存质量。

(五)外伤性急腹症和 DCS

外伤性急腹症逐年增多,常伴随有身体其他部位的损伤。临床上经常遇到顾此失彼而导致患者死亡的惨痛教训。最容易漏诊和发生严重后果的是伴有意识障碍的腹部出血性休克患者,对此类患者,必须请神经科医生协助诊断和处理;有严重胸腹联合伤时,也涉及手术处理先后顺序及麻醉方法等问题,需要多学科会诊,以保证患者救治。迅速判明直接影响生命的外伤并加以处理,是抢救关键。

1. 有无快速出血 大血管出血、肝脾破裂是外科医生首先要处理的急症,而十二指肠断裂、胰腺挫裂、肠破裂、肠系膜损伤等由于出血速度缓于血管损伤和富血实质器官破裂,可以充分补充血容量、纠正内环境紊乱后再行手术探查。

2. 控制出血 大多数多发伤可按常规手术方

式处理,并不需要采取损伤控制外科 - 复苏 - 计划再手术模式处理。低温可引起凝血功能障碍和酸中毒,而酸中毒又导致凝血障碍,三者互为因果,恶性循环,甚至引起全身炎症反应综合征和全身多器官功能衰竭,使生理机能严重受损。DCS 的主要步骤是控制出血,据情况结扎,缝合出血部位,做侧壁修补;对合并有门静脉和 / 或肠系膜上动、静脉出血的患者,亦可考虑结扎门静脉、肠系膜上静脉,但应建立暂时性血管转流。当合并大血管出血的患者不能通过结扎、压迫或血管修补技术止血时,可选择临时性的血管架桥技术置入支架;腹腔填塞止血既省时又有效,几乎已用于所有腹腔内脏和腹膜后出血,但应注意避免过度填塞而导致的下腔静脉压迫、腹腔间室综合征。

3. 减少腹腔污染 空腔器官破裂会导致消化液或粪便污染腹腔。小的胃肠道破损可一次性修补,而复杂的肠道损伤,尤其是结肠损伤,应避免单纯一期切除吻合,可选择减压性造口术,以利于吻合口的愈合。腹部严重创伤后出现器官水肿、腹内压增高等,可应用简单的连续缝合临时关闭腹腔,甚至可采用将 3L 塑料输液袋剪开覆盖等方法临时关腹。

4. DCS 后的复苏治疗主要包括以下内容

(1)复温:纠正凝血障碍和酸中毒的前提是患者体温恢复正常。通常使用空气加温、铺电热毯、复温输液装置等方法,使伤员恢复体温。

(2)恢复血容量:及时恢复血容量,维持血流动力学稳定。在中心静脉压及动脉压监测下,迅速补液 1~2L,根据患者的血红蛋白量及红细胞数输全血、洗涤红细胞,使血细胞比容>0.35,心脏指数(cardiac index,CI)>3.5L/(min·m^2),动脉血氧饱和度(SaO$_2$)>90%。

(3)纠正凝血机制紊乱:输新鲜冰冻血浆是关键。通常认为,严重损害患者的凝血功能紊乱是因凝血因子消耗或大量补液后凝血因子被稀释所引起。新鲜冰冻血浆中各种凝血因子的活性能维持较长一段时间。

(4)纠正酸中毒:缺氧时细胞代谢由有氧代谢转换为乏氧代谢,产生乳酸、酮体堆积,引起代谢性酸中毒。组织氧供和血清乳酸水平恢复正常,

成为休克复苏成功的标志。(参考第七章急腹症休克)

(5)确定性手术的时机:临床上常以碳酸氢根 –4mmol/L、中心体温>35℃、凝血酶原时间国际标准化比值(INR)<1.25 作为复苏的终点。此时行确定性手术,可有效降低患者的死亡率。确定性手术主要是去除填塞、实施血管和胃肠道的重建。

损伤控制外科理念为救治严重多发伤提供了新的思路。DCS 理念更加符合多发伤患者的病理生理,既把重症急腹症和创伤对患者的损害降到最低程度,又最大程度地保存机体的生理机能,降低了病死率。

二、急腹症精准外科的 DCS 处理

精准外科是一种基于高度确定性的外科实践,它追求病灶清除、脏器保护和损伤控制 3 个要素的精确平衡,致力于外科治疗的安全、高效和微创的多目标优化,最后达到病患康复最大化的目标。中西医结合急腹症要遵循精准外科的原则,做到中医辨证与西医辨病相结合,手术治疗与非手术治疗相结合,开放性手术与微创手术相结合,手术治疗与介入治疗相结合,患者康复治疗与驱邪扶正相结合。

(一)精准清除病灶,递减化处理

通过病史、临床和影像学检查做到急腹症定性、定量和定位诊断之后,精准清除病灶成为治疗的首要任务。手术是清除病灶的一种方法,而精准的意义在于"驱邪而不伤正"或"少伤正"。中西医结合 DCS 理念通过"递减化处理"将一次性手术打击拆分为不同阶段,以中西医结合方法缓解(重症)急腹症的急危重过程,待机体度过急性期再行根治性手术,从而保证了手术安全。如前文所述,重症急性胆管炎的中西医结合 DCS 处理即是将急症手术降期为择期手术。再如,左半结直肠癌行肠梗阻支架植入术后,采用通里攻下法解除梗阻和热结旁流,然后限期行腹腔镜结直肠癌根治术的应用,是中西医结合介入治疗和手术根治的完美结合。

(二)器官保护

重要器官的功能和结构完整,是决定术后器

官功能代偿和手术安全的关键因素。中西医结合急腹症 DCS 突出的特征是能最大限度地保护器官功能，无论是病变器官还是远隔器官。其中最具代表性的是重症急性胰腺炎（SAP）。SAP 可分为全身炎症反应期、全身感染期和恢复期。在第一期时，如采用手术，其病死率几近半数，而积极采用通里攻下进行治疗，保护肠屏障，阻止及减少肺、肝肾、外周循环的损伤，可使患者较平安渡过全身炎症反应期，其中部分患者可不通过全身感染期直接进入恢复期，称之为"跨期治疗"。

（三）损伤控制

手术是一种医源性定量打击，尽量减少手术打击"量"是中西医结合 DCS 的重要内容。微创技术在急腹症领域得到长足的发展。诸如对左半结肠癌患者行梗阻急诊手术，术中灌洗并一期切除吻合，又如用经鼻型肠梗阻导管行术中肠排列治疗复杂性肠梗阻（如腹茧症），即可将手术创伤减到最小并获得最大收益。

第三节　急腹症手术后的中西医结合治疗

急腹症手术后对患者进行恰当的处理，是提高手术成功率及改善预后的有效方式。手术后处理的目的在于减少患者的痛苦，预防和及时处理各种并发症，使患者早日恢复健康。快速康复外科（enhanced recovery after surgery，ERAS）理念逐渐被广泛使用，旨在通过优化围手术期管理路径，以减少患者的手术应激反应及并发症，加速术后康复。ERAS 包括：①对患者的术前教育及处理；②优化麻醉，减少应激反应，实施术中保温及深静脉血栓预防，有效镇痛；③术后康复治疗，包括早期下床活动及早期肠内营养。ERAS 的核心强调以服务患者为中心的诊疗理念。快速康复涉及医师、麻醉师、手术护士等人员，以及护理、营养、康复、医院管理等多个环节，同时离不开患者及其家属的配合。

一、基于 ERAS 的术后管理

围手术期液体管理促进早期快速康复的重要性，在 10 多年前就已被提出，其管理内容包括晶体液的选择、胶体液的使用、容器管理和目标导向的液体治疗。多余的液体治疗不利于早日康复，甚至可能会阻碍康复进程。

（一）一般性处理

患者回病房前，准备好床位和术后所需的用具，并按照 ERAS 术后常规进行处理（见第十九章）。手术后的早期，要特别注意呼吸道梗阻、窒息，以及伤口出血和休克等表现，如发现异常，应找出原因并及时处理。腹部大手术至少要监测 24 小时，术前有心脑血管及肺部疾患等病史或并发症时，术后监测时间要延长。

（二）活动与下床

术后早期活动不仅能改善患者精神状况，还能影响患者进食时间和术后恢复速度。手术当日在床上活动，包括床上做深呼吸、翻身、屈伸膝关节、抬臀运动、下肢踝泵运动等；术后第一天起床站在旁边、在病房或病区行走等，每天步行活动量逐渐增加，并根据患者自身情况进行调整，锻炼时以出现轻微气促和心率增快为限。术后早期活动有利于减少肺不张、肺炎、下肢静脉血栓形成等并发症，加速胃肠道功能的恢复，增加患者术后康复的信心，促进患者快速康复。

（三）饮食和输液

与传统胃肠道手术通常要在术后 3~5 天、肛门排气后才能喝水进食不同，快速康复外科理念要求患者术后 6 小时就可以开始少量喝温开水，术后第 1 天开始进食流质饮食和肠内营养，以后逐步增加进食量，术后第 3~4 天即可以开始喝粥、吃面片等。早期进食可以明显减少静脉补液，缩短住院时间，降低术后并发症发生率，减少住院费用。但术后恢复饮食时间一定要根据手术类型，特别是消化道吻合情况、手术过程、腹腔感染情况等，做出个性化调整。

手术后输液的目的是提供营养和维持水与电解质代谢平衡。在手术后禁食期间，应给予全胃肠外营养（TPN）。给予适量的碳水化合物，可节省体内蛋白质的消耗，因血中葡萄糖浓度的增加，可诱发胰岛 β 细胞分泌胰岛素，而抑制蛋白质水解成氨基酸，同时也可抑制肝脏氧化游离脂肪酸产生能量，减少酮体的生成。一般给予 5% 葡萄糖 2 000ml 或 10% 葡萄糖 1 000ml，可节约 50g 蛋白质，约为日需量的 2/3。但给予大量碳水化合物并不能完全阻止蛋白质的消耗，所以在大手术后，还需补充氨基酸。对术后较长时间禁食的患者，给予静脉内营养，可以节省内源性能量和蛋白质消耗。

二、术后常见症状及处理

（一）疼痛

疼痛是手术后最为常见的临床症状。疼痛的程度与手术部位、手术切口大小及患者对疼痛的耐受能力有关，但一般的规律都是随着时间的延长而逐渐减轻。如在术后 4~5 天患者仍感腹部剧痛，或疼痛一度减轻，又重复加重，应仔细检查伤口，注意有无血肿及感染，还应配合必要的化验检查，以期早期发现问题并作出及时的处理。

疼痛可以增强手术应激反应，加重器官功能紊乱，并延迟康复。术后止痛治疗是早期康复无可争辩的先决条件，是有利于早期下床活动及早期经口进食的必要前提。ERAS 理念的止痛原是多种止痛技术的联合应用，它提倡在术后以持续硬膜外置管止痛联合小剂量的阿片类药物为基础，在止痛不充分的情况下，还可以补充非阿片类药物，包括 NSAID、COX-2 抑制剂、氯胺酮、加巴喷丁、糖皮质激素和利多卡因等。

（二）恶心、呕吐

恶心、呕吐为常见的麻醉反应，也可能因注射吗啡等药物所导致。此类恶心呕吐主要见于手术后的早期。使用 5-羟色胺受体拮抗剂、达哌啶醇、地塞米松等是有效的治疗方法，而使用甲氧氯普胺则常无效，而多途径地控制比单一使用止吐药更有效。去除或减少阿片类药物的使用，有利于减少术后恶心、呕吐的发生。如在手术 3~4 天后出现恶心、呕吐，应考虑到急性胃扩张和肠梗阻等术后并发症，并查明原因进行妥善的处理；若一时原因不明，可持续胃肠减压，并给予阿托品等药物对症治疗。

（三）腹胀

腹胀是腹部手术后最常见的临床表现，其原因多为胃肠道被暴露过久或手术操作刺激，一般在术后 3~4 天肛门排气后可自行缓解。如术后数日仍未排气，腹胀明显，应考虑腹腔内感染或水电解质平衡紊乱，若伴有呕吐则应考虑急性胃扩张，若伴有绞痛则应考虑肠梗阻等术后并发症。腹胀严重可使膈肌升高，肺活动受限，影响呼吸功能；下腔静脉受压，影响静脉血液回流；对胃肠吻合口和腹壁切口的愈合影响很大。总之，严重腹胀可产生很多并发症，必须给予处理，一般在肠功能未完全恢复前应持续胃肠减压，必要时给予中药理气，放置肛管排气，如无效则应针对病因进行处理。

（四）呃逆

呃逆是由膈肌不规则痉挛性收缩和声门反射性关闭所引起，术后发生此现象者并不少见，但以暂时性者居多。持续不断的呃逆，可妨碍患者的睡眠，增加伤口疼痛，影响切口的愈合。术后出现呃逆应及时给予处理。如压迫眼眶上缘，短时间吸入二氧化碳，针刺天突、鸠尾、内关、足三里等穴位，或给予镇静和解痉药物，多能奏效。对上述治疗无效的顽固性呃逆，应考虑术后膈下积液、积血或伴有感染；在呃逆的同时伴有频繁的呕吐，应考虑急性肝衰；尿毒症也常伴有顽固性呃逆。对于上述顽固性呃逆，针对病因治疗方能有效。

（五）尿潴留

尿潴留为腹部手术后较常遇到的问题，尤其是在肛门、直肠手术后更易发生。全身麻醉或椎管内麻醉后排尿反射受到抑制，切口疼痛引起膀胱括约肌的反射性痉挛，以及患者不习惯于卧床排尿等，都可成为尿潴留的原因。对于下腹部及盆腔手术及费时较长的大手术，术前应留置尿管，预防尿潴留的发生。如术后 6~8 小时仍未排尿，应检查下腹部，经证实有尿潴留而患者又不能自解时，可针刺关元、中极、足三里等穴位，或下腹部冷、热敷交替使用，或皮下注射拟胆碱药物卡巴胆碱 0.1~0.5mg；无效时可导尿，若导出尿量超过 500ml 时，须留置尿管 1~2 天，以利于膀胱壁张力的恢复。

（六）特殊处理

术前患者并发呼吸、循环、泌尿等系统严重疾病，术中经过很不平稳，且术后病情危重，仅做一般的监测和处理已不能满足病情的需要，必须进入外科监护病房（SICU）进行多项目监测，并给予特殊的处理。

呼吸功能障碍主要表现在肺通气功能和肺循环的改变，一般用呼吸监测仪和血气分析来进行监测，治疗则涉及呼吸道管理、氧吸入和机械通气等。

循环系统障碍主要表现在血流动力学的改变，一般用附有警报和血压、脉搏监测装置的心电图机和中心静脉压测定为常规的监测；脉搏轮廓温度稀释连续心排血量监测（PICCO）技术监测血流动力学，根据参数动态变化，及时调整治疗方案，使危重患者得到及时有效的救治。

对肾功能障碍，则应观察每小时尿量，定时测尿比重，这是最有效、最简单的监测；血中尿素氮和肌酐的测定，也有助于了解肾功能。营养、代谢的异常可影响病情的发展和治疗的疗效，测定血糖、血浆蛋白、血尿素氮、肌酐、钠、钾、氯化物，以及尿中电解质、尿素氮、尿肌酐、尿糖等，是对营养与代谢的监测。

（七）中医中药治疗

1. 传统针刺 可促进术后胃肠功能恢复，防治恶心、呕吐，减轻术后腹痛，具有减轻患者手术应激并使其快速康复的特点，符合 ERAS 理念。常用针刺穴位为手三里、合谷、关元、天枢、足三里及上巨虚等。无论手术方式为开腹还是腔镜，ERAS 联合针灸在术后胃肠功能恢复中，都具有独特的作用，值得在临床上推广。

2. 电针 电刺激足三里可以促进胃动素和胃泌素的分泌，抑制内皮素的产生，进而促进胃肠功能的恢复，降低腹痛、腹胀的发生率。

3. 中药 中药热熨具有温经通络、活血行气、散热止痛、祛瘀消肿等功效，又因其具有价格低廉、毒副作用少、实施方便、适应证广等优势，在临床上已被广泛应用于治疗多种疾病。中药外敷法是指选取不同的中草药，做成各种剂型（以糊状多见），敷于患处或穴位的方法。该方法通过皮肤的吸收，来调节人体气血津液、经络脏腑，以起到防病治病的作用。中药外敷、热熨联合快速康复外科，对术后胃肠功能的恢复有较好效果。应用承气类方剂在术后早期保留灌肠，可促进患者术后肠功能恢复，显著缩短住院天数。大柴胡汤有助于肝胆胰系统疾病术后肝胆、胃肠功能恢复，可降低术后并发症发生率，具有较高的临床价值。

参考文献

1. CANET J, SABATÉ S, MAZO V, et al. Development and validation of a score to predict postoperative respiratory failure in a multicentre European cohort: a prospective, observational study [J]. Eur J Anaesthesiol, 2015, 32 (7): 458-470.

2. GAO L G, CHEN L, HE J, et al. Perioperative myocardial injury/infarction after non-cardiac surgery in elderly patients [J]. Front Cardiovasc Med, 2022, 9: 910879.

3. BOTTO F, ALONSO-COELLO P, CHAN M T V, et al. Myocardial injury after noncardiac surgery: A large, international, prospective cohort study establishing diagnostic criteria, characteristics, predictors, and 30-day outcomes [J]. Anesthesiology, 2014, 120 (3): 564-578.

4. PUELACHER C, LURATI BUSE G, SEEBERGER D, et al. Perioperative myocardial injury after noncardiac surgery incidence, mortality, and characterization [J]. Circulation, 2018, 137 (12): 1221-1232.

5. SMILOWITZ N R, GUPTA N, GUO Y, et al. Perioperative acute myocardial infarction associated with non-cardiac surgery [J]. Eur Heart J, 2017, 38 (31): 2409-2417.

6. JANSSON TIMAN T, HAGBERG G, SERNERT N, et al. Mortality following emergency laparotomy: a Swedish cohort study [J]. BMC Surg, 2021, 21 (1): 322.

7. COCCOLINI F, IMPROTA M, SARTELLI M, et al. Acute abdomen in the immunocompromised patient: WSES, SIS-E, WSIS, AAST, and GAIS guidelines [J]. World J Emerg Surg, 2021, 16 (1): 40.

8. 潘业, 王姗姗, 白杨. 电刺激双侧足三里对分娩后孕妇胃肠功能恢复的影响及机制研究 [J]. 中华中医药学刊, 2019, 37 (2): 502-505.

9. 陈敏捷, 许云帆, 曹扶胜, 等. 小承气汤保留灌肠对胃癌术后胃肠功能恢复的影响 [J]. 湖北中医药大学学报, 2018, 20 (3): 60-62.

10. 张伯礼, 李振吉. 中国中医药重大理论传承创新典藏 [M]. 北京: 中国中医药出版社, 2018.

11. HIROSE M, OKUTANI H, HASHIMOTO K, et al. Intraoperative assessment of surgical stress response using nociception monitor under general anesthesia and postoperative complications: a narrative review [J]. J Clin Med, 2022, 11 (20): 6080.

12. GILRON I, CARR D B, DESJARDINS P J, et al. Current methods and challenges for acute pain clinical trials [J]. Pain Rep, 2018, 4 (3): 647.

13. PENG W Y, LU W, JIANG X F, et al. Current progress on neuroinflammation-mediated postoperative cognitive dysfunction: An update [J]. Curr Mol Med, 2023, 23 (10): 1077-1086.

14. SUBRAMANIYAN S, TERRANDO N. Neuroinflammation and perioperative neurocognitive disorders [J]. Anesth Analg, 2019, 128 (4): 781-788.

15. HEDRICK T L, MCEVOY M D, MYTHEN M M G, et al. American society for enhanced recovery and perioperative quality initiative joint consensus statement on postoperative gastrointestinal dysfunction within an enhanced recovery pathway for elective colorectal surgery [J]. Anesth Analg, 2018, 126 (6): 1896-1907.

16. KLEIN A, AGARWAL S, CHOLLEY B, et al. A review of European guidelines for patient blood management with a particular emphasis on antifibrinolytic drug administration for cardiac surgery [J]. J Clin Anesth, 2022, 78: 110654.

17. JANS Ø, KEHLET H. Postoperative orthostatic intolerance: a common perioperative problem with few available solutions [J]. Can J Anaesth, 2017, 64 (1): 10-15.

18. 李雪飞, 邹蓉, 郑曼, 等. 电针预处理对老年全身麻醉患者丙泊酚诱导剂量及麻醉诱导期血流动力学的影响研究: 附 30 例临床资料 [J]. 江苏中医药, 2021, 53 (5): 66-68.

19. 王明山, 王玲, 马福国, 等. 经皮穴位电刺激对上腹部手术病人七氟烷麻醉的影响 [J]. 中国疼痛医学杂志, 2011, 17 (7): 420-422.

20. 姚新宇, 杨华, 田小林, 等. 不同时机针刺经穴对直肠癌根治术患者术后恶心、呕吐发生的影响: 血浆胃泌素浓度的测定 [J]. 中华麻醉学杂志, 2012, 32 (7): 820-823.

21. PEDEN C J, STEPHENS T, MARTIN G, et al. Effectiveness of a national quality improvement programme to improve survival after emergency abdominal surgery (EPOCH): a stepped-wedge cluster-randomised trial [J]. Lancet, 2019, 393 (10187): 2213-2221.

（张 晖, 高 原）

第十九章
中西医结合急腹症护理

中西医结合急腹症护理是中西医结合急腹症学的重要组成部分,是直接关系到急腹症诊断与治疗成功与否的重要因素。中西医结合护理是从中、西医两个视角、两种方法,对病患进行人文、医学、情志和生活的护理,更贴近中国患者在医疗、康复、保健的护理要求。在日常工作中,护理工作者要先于医生接触患者、观察患者;要落实治疗方案、反馈患者治疗反应和瞬息万变的病情变化;沟通医患之间信息、融洽医患之间感情,以期患者得到最完美的治疗。这些都确定了护理工作的重要性。本章将从护理角度,阐述中西医结合急腹症护理的原则、方法,以利推广应用。

第一节   中西医结合急腹症护理概论

中西医结合护理是在现代护理学的基础上,融入中医护理理念,而建立的具有中国传统医学文化特色的护理体系。它以整体观思想和辨证施护为特点,以中医哲学为指导思想,以中医脏腑经络、气血津液和现代医学的生理与病理为基础,因时、因人、因地实施个体化、多元化的护理干预,协调患者生理心理状态,明确患者所患的疾病、疾病的症状以及疾病各个阶段的主要特征,将“病、症、证”三者有机结合,实行具有中医特点和特色的整体护理方式,使患者获取最佳的护理效果。

一、常规护理

中西医结合急腹症常规护理包括每日病房巡诊、治疗、观察、病情与数据记录等。虽然各医疗单位的工作程序有所差异,但护理程序大致相同。

(一)护理查房

每天由值班护士进行交班,汇报前 1 天病区患者情况,包括患者一般情况、中西医诊断、证候、治疗护理措施。

1. 每日巡诊   在护士长带领下进行患者巡诊查房。巡诊内容包括西医的体温、脉搏、呼吸、血压等生命体征是否正常,胃肠减压管是否通畅,胃液成分是否正常,各种外科引流管道是否通畅,引流物的质和量有无变化,各种输液入路(包括外周静脉和中心静脉)是否畅通,速度是否适宜,液体计划是否如期完成,切口辅料是否干洁等。

2. 病情资料收集   应该在每日晨起之时,从中医角度搜集病情资料,诊查病情。主要包括“望、闻、问、切”四诊。护理四诊与医生四诊相同,但每日记录更加具体,可以为医生提供决定治疗方案的证据。有条件的医疗单位可备象仪和脉诊仪,对辨证施护和临床治疗有指导价值,也可为科学研究提供客观依据。

(二)辨证施护

八纲辨证、病因辨证、脏腑辨证是中西医结合护理的辨证基础,其他辨证方法还有三焦辨证、卫气营血辨证等。临床根据病情证候相兼,采用不同方法相互补充,详见第十七章。

1. 八纲辨证   八纲辨证是指“阴阳、表里、寒热、虚实”四对相互联系相互对立的基本纲领性证候。“阴阳”是疾病证候的基本总纲,并可概括其他六纲。黄帝曰“阴阳者,天地之道也,万物之纲纪,变化之父母,生杀之本始,神明之府也。治病必求于本”,又曰“察色按脉先辨阴阳”,说明了“阴阳”的重要性。“表里”是辨别疾病病位内外深浅的两个纲领;寒热是辨别疾病性质的两个纲领;虚实是辨别邪正盛衰的纲领。它们分别反映疾病某一方面的病理本质。通过八纲,可以找出疾病要领、规律、确定证型、测其趋势,从而为治疗指明方向。(表 19-1-1)

表 19-1-1　急腹症八纲鉴别

证候	寒热	其他症状	舌象		脉象举要
表	恶寒发热	头身疼痛、鼻塞流涕	薄白		浮
里	但寒不热,但热不寒	内脏症状突出,如心悸、咳嗽、腹痛、呕吐	有明显变化		沉
寒	恶寒喜热	面色白、口不渴、四肢冷、小便清长、便溏	舌淡苔白		迟或紧
热	恶热喜冷	面红、口渴喜冷饮、尿短赤、便干结	舌红苔黄		数
虚	形体虚弱	萎靡不振、声低气微、疼痛喜按	舌质淡嫩少苔或无苔		无力
实	形体健强	精神亢奋、声高息粗、腹痛拒按	舌质苍老舌苔厚腻		滑、弦,
阴	形寒肢冷	精神萎靡、面色暗淡、口淡不渴、声低、尿清长、便溏	舌胖嫩苔白滑		沉、细、迟、弱,无力
阳	壮热	烦躁不安、面色赤红、口干渴饮、尿短赤、便干结	舌红绛苔黄黑		洪、大、滑、数,有力

2. 病因辨证　病因辨证是指以中医病因、病机为指导,对疾病的症状、体征、病史等进行综合分析,推求疾病证候、病因的方法,是临床最实用的辨证方法,既有辨证求因之意,也有证候归类之意,根据临床表现推断病理病机,也能把相同的证候归为某种病因(表 19-1-2、表 19-1-3)。

表 19-1-2　急腹症病因辨证

病因类别	临床证候	舌象	脉象举要
气	以腹痛为主,兼有其他症状	苔薄白或白腻	弦紧或沉弦
气滞	腹痛时发时止,痛无定处		
气郁	胀痛或郁闷不舒		
气逆	痛连胸胁,恶心、呕吐		
血(以血瘀为主)	痛有定处,胀无休止,或可触及包块	舌质暗,有瘀斑	沉涩
寒			
外寒	发病急,腹痛剧烈,拒按,多为实证	苔白	弦紧或沉弦
内寒	发病缓,腹痛缠绵,喜按,多为虚证	舌质淡苔白	沉迟或沉细
热			
实热	喜寒恶热,腹痛拒按,身热,尿短赤,便秘结	舌红苔黄	洪、滑数
湿热	腹胀闷,身重,尿黄浊,便稀而不爽,身目黄	舌红苔黄腻	滑数
湿	痛胀绵绵,身重纳呆,便而不爽	舌胖嫩苔白腻	滑或缓
食	饱嗳吞酸,恶心、呕吐,腹满便结	苔垢腻	滑实
虫	时痛时止,恶心吐蛔	红花舌	乍迟乍数

表 19-1-3　六淫辨证

证候	病因	临床特点	辨证要点
风	外感风邪	恶风,微发热,流清涕,皮疹,肢痛	恶风,汗出,肢痛,苔薄白,脉浮缓
寒	外感寒邪	恶寒重发热轻,头痛鼻塞,流清涕,咳白痰	恶寒,无汗,头身痛,舌白苔,脉浮紧
暑	外感暑邪	发热,口干渴,体乏,尿黄 中暑则胸闷气短、呕吐腹痛	发热,汗出,呕恶,疲乏胸闷、猝然昏仆,舌红苔黄少津,脉虚数
湿	感受湿邪	头重如裹,胸闷满痞,口腻纳呆,恶心、呕吐,肢沉身困	头困重,身酸楚,腹痞满闷,便溏,舌胖有齿痕,苔白腻,脉濡缓
燥	外感燥邪	唇鼻咽干,干咳少痰,咽喉不利,口渴,尿少,恶风发热	秋季干咳,唇鼻咽干,皮肤干燥,舌苔干,薄黄或白,脉浮
火	外感热邪	发热恶热,面红目赤,渴喜冷饮,尿短便秘,或心烦,谵语惊厥	发热,口渴,烦躁,出血,疮疡舌红绛,苔黄干,脉洪数有力

二、急腹症常见证候

不同类别的急腹症证候多有差异,并与所患急腹症种类和病程分期密切相关。一般认为,急腹症的证候以里实热证为多见,而表证、虚寒证为少见。胃肠类急腹症,如急性阑尾炎、急性肠梗阻,多具有阳明实证;而胆道胰腺类急腹症,多为少阳证和少阳阳明合病。根据病机、病位证型确定治疗方案。(表 19-1-4)

表 19-1-4　常见急腹症的病位、病机和辨证

病名	辨病位	辨病机	辨证型
急性腹膜炎	脾、胃、大肠、小肠	气滞、血瘀、实热	热结阳明、六腑实热
上消化道穿孔	胃、脾	气血郁闭、实热湿热	气滞型、郁热型、虚寒型
急性肠梗阻	大肠、小肠	气滞血瘀、寒凝热结、湿阻食积	痞结型、瘀结型、疽结型
急性阑尾炎	大肠、小肠	气滞血瘀、毒热	气滞型、蕴热型、毒热型
胆道感染、胆管结石	肝、胆	气滞血瘀、湿热、毒热	气滞型、湿热型、毒热型
胆囊结石	肝、胆	气滞、湿热、毒热	气滞型、湿热型、毒热型
急性胰腺炎	肝、胆、脾、胃	气滞血瘀、湿热实热	气滞型、湿热型、毒热型
腹部外伤	肝、胆、脾、胃、大肠、小肠	出血、淤血气滞	血虚型、血瘀型、毒热型

(李金亭,王玉玲)

第二节　中西医结合胃肠急腹症护理

一、常见胃肠急腹症证型要点

(一)急性上消化道穿孔

1. 气滞型　胃脘胀满或胀痛,胁肋胀痛,症状因情绪因素诱发或加重,嗳气频作,胸闷不舒。舌苔薄白,脉弦。

2. 郁热型　胃脘饥嘈不适或灼痛,心烦易怒,嘈杂反酸,口干口苦,大便干燥。舌质红苔黄,脉

弦或弦数。

3. **虚寒型** 胃痛隐隐,绵绵不休,喜温喜按,劳累或受凉后发作或加重,泛吐清水,神疲纳呆,四肢倦怠,手足不温,大便溏薄。舌淡苔白,脉虚弱。

(二)急性肠梗阻

1. **痞结型** 腹痛阵作,痛无定处,叩之如鼓,伴有肠鸣音亢进,腹部可见肠型或蠕动波或持续性胀痛,腹稍胀,恶心呕吐。无排气排便,腹软,无腹膜刺激征,舌苔白薄,脉弦细。

2. **瘀结型** 腹痛剧烈,痛有定处,腹胀明显,可见明显肠型,有定位的压痛、反跳痛、轻度肌紧张,可扪及腹部痛性包块,肠鸣音亢进,可闻及气过水声或金属音,伴有胸闷、气促、呕吐,无大便无排气,发热,小便短赤,舌质红,甚或绛紫,苔黄腻,脉弦数或滑数。

3. **疽结型** 脘腹胀痛、痞满,腹如鼓,全腹压痛、反跳痛,腹肌紧张,肠鸣音减弱或消失,呕吐剧烈,有呕血或自肛门排出血性液体,全身情况差,伴发热自汗,四肢厥冷,口干舌燥,苔黄腻或燥,脉细数无力。

(三)急性阑尾炎

1. **气滞型** 上腹部和脐周疼痛,转移至右下腹且痛处固定,呈持续隐痛,时有轻度阵发性加剧,局部压痛拒按,一般无反跳痛及腹肌紧张。伴有轻度发热、恶心欲吐、嗳气纳呆、大便秘结、小便清或黄。苔腻,脉弦滑或稍数。

2. **蕴热型** 腹痛及右下腹压痛加剧,拒按,反跳痛明显,范围稍扩大,但仍局限于右下腹部,腹肌紧张加重,右下腹可扪及肿块。伴高热不退,恶心、呕吐,纳呆,便秘或腹泻,小便短赤。舌苔黄腻而厚或黄燥,脉洪数或滑数。

3. **毒热型** 腹痛剧烈,扩展到全腹,腹肌紧张更甚,全腹压痛、反跳痛、拒按、腹胀;高热持续,时有谵语,恶心、呕吐,大便次数增多,似痢不爽,臭秽,小便频数似淋;甚则腹部膨胀,转侧闻水声,时时汗出,身皮甲错,两目凹陷,口干而臭。舌质红,苔黄燥,脉细数。

二、胃肠急腹症常见症状及证候施护

(一)腹部疼痛

1. 观察疼痛的部位、性质、程度、持续时间、诱发因素及伴随症状。出现疼痛加剧伴呕吐、寒热或出现厥脱先兆症状时,应立即报告医师,以便采取应急处理措施。

2. 急性发作时宜卧床休息,给予精神安慰;伴有呕吐或便血时,立即报告医师,指导患者暂禁饮食,避免活动及精神紧张。可调摄精神,指导患者采用有效的情志转移方法,如深呼吸、全身肌肉放松、听音乐等。

3. 穴位治疗。遵医嘱穴位贴敷,TDP电磁波治疗,穴位艾灸。取穴中脘、胃俞、足三里、梁丘等。耳穴贴压,可选择脾、胃、交感、神门、肝胆、内分泌等穴位按压。

4. 遵医嘱中药外敷、腹部药熨、中药灌肠、肛管排气等。

(二)腹部胀满

观察胀满的部位、性质、程度、时间、诱发因素及伴随症状。并且遵医嘱采取下列措施:穴位注射双侧足三里、合谷;艾灸神阙、中脘、下脘、建里、天枢等;腹部按摩,顺时针按摩,每日2~3次,每次15~20分钟;穴位贴敷,取穴脾俞、胃俞、肾俞、天枢、神阙、中脘、关元等;鼓励患者饭后适当运动,保持大便通畅。

(三)嗳气反酸、恶心呕吐

观察嗳气、反酸的频率、程度、伴随症状及与饮食的关系。指导患者饭后不宜立即平卧,发作时宜取坐位,可饮用温开水;若空腹时出现,应立即进食以缓解不适。指导患者慎起居,适寒温,畅情志,避免恼怒、抑郁。遵医嘱艾灸,取穴肝俞、胃俞、足三里、中脘、神阙等。遵医嘱低频脉冲电针治疗,取穴中脘、天枢、梁门、足三里等。

(四)纳呆

观察患者饮食状况、口腔气味、口中感觉、伴随症状及舌质舌苔的变化,保持口腔清洁。定期测量体重,监测有关营养指标的变化,并做好记录。遵医嘱耳穴贴压,可选择脾、胃、肝、小肠、心、交感等穴位。

(五)停止排气排便

遵医嘱给予0.2%肥皂水灌肠,对足三里进行按摩、穴位注射,给予肠梗阻导管置入,降低肠道压力。

三、胃肠急腹症中西医结合围手术期护理

(一) 术前护理

1. 饮食护理 严格掌握饮食宜忌,急诊入院有手术指征的患者在无医嘱前应禁食水。合理饮食,少食多餐,饮食宜清淡、软、烂,切忌饥饱不一,冷热不均。忌食辛辣、油腻、刺激热燥制品,应荤素、粗细搭配且富含维生素。

溃疡病穿孔未闭合前严格禁食禁水。穿孔闭合后及恢复期,遵医嘱可给予患者少量水或清流质(果汁、米汤、菜汁等)饮食,以后逐渐向半流质饮食过渡(藕粉、稀饭、面汤)等。患者肠梗阻症状未缓解前,应禁食禁水;肠梗阻症状缓解后,可遵医嘱给予流质或半流质饮食。急性阑尾炎瘀滞、蕴热期,可给予患者清淡易消化的流质或半流质饮食。毒热炽盛,呕吐频繁者,暂禁食。

2. 体位与活动 采取舒适卧位,体位可取低坡卧位,减轻腹肌紧张,有利于患者的呼吸。合并腹膜炎时,采取半坐位。危重伴休克患者,取平卧位或中凹位。

发病初期应卧床休息,恢复期可适量活动。

3. 手术适应训练 指导患者掌握床上大、小便技巧;掌握术前有效咳嗽、咳痰方法,并告知术前戒烟;掌握踝泵运动的方法,并嘱其进行练习,以防血栓形成。

4. 专科护理

(1)依据分级护理要求按时巡视病房,严密观察生命体征,记录舌苔、脉象、大便次数、腹部疼痛部位及程度等腹部情况。根据病情给予患者有效的胃肠减压,以利于中焦运化功能的恢复。

(2)急腹症患者,诊断未明确之前禁用止痛剂或热敷。可取耳穴之神门、皮质下、肾上腺,进行埋豆按压,以适量缓解腹痛。

(3)对腹膜炎及消化道穿孔患者,可采用电针治疗,取穴中脘、梁门、天枢,以达到疏通气血,促进穿孔闭合的目的。

(4)调护腹腔高压的诱因,如治疗支气管炎、上呼吸道感染(引起剧烈频繁的咳嗽)及前列腺疾病、便秘等可导致腹压增高的疾病。

(5)术前准备:术前1日进行肠道准备,术前8小时禁食、4小时禁饮,手术日早晨备皮,尤其注意清洗脐部。如遇疝病患者,需准备盐袋和弹力腹带,以备术后使用。

5. 用药护理

(1)遵医嘱补充液体,纠正水电解质紊乱和酸碱平衡。合理安排输液顺序和速度。

(2)中药汤剂宜温服频服,若使用胃管注入则应分次,注入后闭管1~2小时。

(3)中药灌肠时,肛管插入深度不少于20~25cm,压力不宜过高,一般低于30cmH2O,采取边灌边退法,使药液能够均匀地分布于肠管内,以利于吸收,从而提高灌肠效果。

(4)攻下治疗后出现频繁排便者,应注意保持肛周皮肤清洁。

(5)对于服药过程中出现恶心、呕吐的患者,服药方式宜少量频服,在服药前指导其口服少许姜汁或嚼少许陈皮,也可服药后含一片生姜于舌下,以减轻症状。在服药前针刺双侧内关穴,也可在双侧内关穴贴敷中药。

6. 心理护理 教患者保持心情舒畅,从而使肝气调达,以助胃气下降,消除紧张恐惧心理。应用耳穴埋豆、中药足浴的方法,安神益智,通经活络,以达到镇静安神、疏导情志的目的。

7. 健康指导 针对不同疾病、不同手术方式、麻醉方式进行相关知识的护理指导,使患者理解手术治疗的目的及必要性,配合手术顺利完成。

(二) 术后护理

1. 饮食与营养

(1)术后暂禁食,禁食期间静脉补液;待肠蠕动恢复、肛门排气后,可进少量流质;如无不适,可逐渐过渡到半流质饮食。

(2)注意少食多餐,避免进食刺激性食物,1周内忌牛奶或豆制品等易致产气、腹胀食物,避免食用易引起便秘的食物,禁食生冷之品。恢复期可进食高蛋白、新鲜蔬菜及水果。

(3)肠内营养支持应注意控制营养液的温度、浓度、速度。如需连续输注,宜用营养泵保持恒定速度,并在12~24小时内持续滴注。宜用加温器使营养液温度保持在37~40℃。输注速度从慢到快,逐步增加。

(4)完全胃肠外营养时,应选用中心静脉。输

液速度以 40~60 滴 /min 为宜,TPN 输注不超过 200ml/h,并保持连续性,以避免肺水肿的发生。

2. 体位与活动

(1)体位:根据手术类型、麻醉方式及神志情况取恰当体位。患者未清醒时,给予平卧位,头偏向一侧。患者清醒、血压平稳后,给予半卧位,以缓解腹部张力,减轻疼痛,利于呼吸和循环。肠造瘘术后,指导患者取患侧卧位,以防止造口袋渗漏引起切口污染,影响切口愈合。疝手术应注意术后 6 小时抬高床头,取半卧位,膝下垫软枕,使髋关节微屈,以松弛腹股沟切口的张力,同时减轻腹壁切口疼痛。

(2)活动:术后当日未下床活动期间,指导患者在麻醉清醒后便开始床上活动,以促进血液循环,防止血流速度减慢及形成深静脉血栓。观察远端动脉搏动情况、皮色皮温、下肢感觉、运动恢复情况。一旦出现胸痛、呼吸困难、血压下降、咯血甚至晕厥等肺栓塞症状,立即通知医生,同时配合医生做好紧急抢救。

1)对手术后无禁忌的患者,应鼓励其早期下床活动,以促进肠蠕动恢复,防止肠粘连发生。术后第 1 日可离床活动,下床时采用"下床三部曲",即先床上坐起,再沿床边坐住,最后站立起身绕床活动。

2)开放或腹腔镜腹股沟疝修补术后,可用盐袋、弹力腹带包扎,盐袋置于手术部位,包扎不宜过紧。年老体弱、复发疝、绞窄疝、巨大疝手术后,卧床时间宜延长至术后 2~3 天。

3. 专科护理

(1)密切观察患者生命体征、意识状态、瞳孔及神志等情况。使患者保持呼吸道通畅,及时清理患者呼吸道分泌物。遵医嘱给予患者氧气吸入、心电监护。嘱患者注意保暖,并保护患者安全。

(2)观察手术切口有无渗血、红肿等征象,保持切口部位清洁干燥。如敷料有污染或脱落,及时报告医生,给予患者换药。

(3)妥善固定各种引流管,如胃肠减压管、腹腔引流管和尿管等,并保持其通畅,防止扭曲、弯折、受压及脱落。

(4)注意观察引流液的质和量,并准确记录,出现异常及时通知医生。对置胃肠减压管的患者,应经常检查负压吸引效果,如有阻塞,应以少量生理盐水冲洗。注意间断开放及夹闭尿管,以锻炼膀胱功能,一般术后 24 小时即可拔除。

(5)造瘘口观察与护理:①术后密切观察造瘘口的色泽、血运、水肿、分泌物情况,注意有无肠管回缩、出血、坏死等;②注意患者肠蠕动恢复情况,排气排便后及时清洗,清理后,可涂护肤粉、皮肤保护膜、防漏膏等,以减少粪便对造瘘口黏膜和周围皮肤的刺激;③造瘘口袋底座环裁剪要适当(一般比造口大 1~3cm 为妥),粘贴时动作轻柔,避免损伤。

4. 中西医结合特色护理

(1)术后胃肠功能障碍:采用吴茱萸药熨,取吴茱萸 30g、粗盐 500g,置于布袋混匀,微波炉加热至 45℃左右,每天 3 次,每次 60 分钟,有助于行气活血,促进胃肠功能恢复,并可缓解患者的局部疼痛。灸双侧内关、足三里穴,以调理胃肠气机。运用穴位贴敷,将药膏贴于双侧天枢、中脘穴,以疏调肠腑、理气行滞。

(2)术后尿潴留:预防和治疗术后尿潴留,灸关元穴,以达到温补下元、宣导气血、促进膀胱气化、通利小便的作用。

(3)对恶心、呕吐者,遵医嘱给予止吐药物或穴位注射。

5. 健康指导

(1)指导患者饮食有节、避免暴饮暴食,多食蔬菜水果及富含纤维素的食物。适当运动、保持心情舒畅,提高机体抵抗力。避免剧烈运动和突然改变体位,以减少因肠扭转、肠套叠引起的肠梗阻。

(2)养成良好的排便习惯,保持大便通畅。老年便秘者应注意通过调整饮食、腹部按摩等方法保持大便通畅;无效者,可适当给予缓泻剂,避免用力排便。

(3)指导肠造瘘患者自我护理与监测,包括肛门排便训练、造瘘口扩张、造瘘口黏膜及周围皮肤护理、人工肛袋除臭以及造口灌洗等。

(4)疝病患者出院后 3 个月内避免重体力劳动。避免提举重物、咳嗽、用力排便等增加腹压的动作,防止疝复发。

(5)指导患者自我监测病情,出现腹痛、腹胀、呕吐、停止排便、疝复发等,应及时就诊。

(傅友雯,王建茹)

第三节　中西医结合肝胆急腹症护理

一、肝胆急腹症证型要点

(一) 急性胆囊炎、胆囊结石

1. **气滞型**　右肋胀满疼痛，痛引右肩，遇怒加重，胸闷脘胀，善太息，苔白腻，脉弦大。

2. **湿热型**　右肋痛，往来寒热，身黄，尿黄浊或赤涩，舌质红，苔黄腻或厚，脉弦滑。

3. **毒热型**　右肋灼痛，口干渴，寒战高热，腹胀而满，尿短赤，大便燥，舌红，苔黄燥或有芒刺，脉弦滑数或细数。

(二) 胆总管结石

1. **肝郁气滞型**　此型为胆总管结石的非发作期，主要表现为胃脘部隐痛、舌苔薄白、舌质红、脉弦紧。

2. **肝胆湿热型**　此型为胆总管结石急性发作期合并感染。主要表现为剧烈的右上腹痛，伴有寒战、发热、黄疸、舌苔黄腻、舌质红绛、脉弦数。

3. **脓毒型**　此型患者病情重，相当于重型化脓性胆管炎。表现为肋脘痛重，高热、口干唇燥、身黄目黄、舌质红绛、舌苔黄燥、脉弦数。

二、肝胆急腹症常见症状及证候施护

(一) 右肋疼痛及胀满不适

1. 观察疼痛的部位、性质、程度、持续时间、诱发及缓解因素与饮食、体位、睡眠的关系。做好疼痛评分，可应用疼痛自评工具"数字评分法(NRS)"评分，记录具体分值。如患者出现剧烈绞痛、腹膜炎或出现厥脱先兆，应立即报告医师，协助处理。患者疼痛发作时，宜卧床休息，取屈膝仰卧位或右侧卧位，平稳呼吸。给予患者精神安慰，嘱其禁饮食，密切观察其病情变化。

2. 经穴施护：在医嘱下取穴日月、章门、期门、中脘、梁门、天枢、足三里及右侧肝俞、右侧胆俞、太冲、侠溪等穴针刺治疗。对胆管结石的患者，取足三里、内关、合谷、中脘等穴位按摩；可取耳穴肝、胆、交感、神门、皮质下等做按压。

(二) 嗳气、恶心、呕吐

1. 观察嗳气、恶心、呕吐的频率、程度与饮食的关系。观察呕吐物的色、质、量。患者呕吐时，使其取半卧位，并协助患者从上至下按摩胃部，以降胃气。保持口腔清洁，可使用水或中药含漱液漱口。

2. 指导患者服汤药时宜少量呷服，药前可用生姜汁数滴滴于舌面或姜片含于舌下，以减轻呕吐。进食及服药后，不宜立即平卧。可做双侧足三里、内关和耳穴胃、神门、交感等穴位按压。

(三) 纳呆

观察患者饮食状况、口腔气味及舌质、舌苔的变化。取脾俞、胃俞、中脘、阳陵泉等穴按压或行穴位贴敷。使患者保持口腔清洁，可取金银花、麦冬、生地黄、板蓝根等中药含漱。

(四) 发热

观察患者体温变化及汗出情况，使其保持皮肤清洁，及时更换患者汗湿的衣被。高热者，宜卧床休息，恶寒时注意保暖，根据需要对患者物理降温。使患者保持口腔清洁。可取曲池穴放血。取双侧太阳穴穴位贴敷、按压。

(五) 黄疸

观察并记录巩膜、皮肤的色泽、黄染程度、大便颜色及伴随症状。皮肤瘙痒时，告知患者勿搔抓，修剪指甲，用温水清洗，禁用肥皂水擦洗。

三、中西医结合肝胆急腹症围手术期护理

(一) 术前护理

1. **饮食护理**　宜食清淡、易消化、低脂、高维生素食物，忌辛辣、刺激、甘甜及产气食物。气滞型患者宜食疏肝利胆的食品，如苦瓜、芹菜、白菜、丝瓜等。湿热型患者宜食清热利胆、化湿通下的食品，如薏苡仁、黄瓜、芹菜、冬瓜、绿豆等。

2. **体位与活动**　协助患者取半卧位，为其提供良好的休息环境，以保证其睡眠充足。胆总管

结石脓毒型患者病情重，应绝对卧床休息，加床挡保护患者，以防坠跌。对高热患者，密切观察其的汗出、肢温和神志变化。如果患者大汗淋漓、四肢厥冷、脉微细弱、神志恍惚，则有虚脱甚至休克可能，应取休克体位，并立即报告医生，进行积极的抢救，做好术前准备。

3. 手术适应训练　指导患者使用便器，以适应术后床上排尿、排便。指导患者自行调整卧位和床上翻身，以适应术后体位的变化。指导患者正确深呼吸、咳嗽、咳痰、踝泵运动，并嘱其进行练习。

4. 常规护理

(1)呼吸道准备：嘱吸烟患者术前2周戒烟，防止呼吸道分泌物过多引起窒息；教会患者深呼吸、有效咳痰的方法；嘱患者注意保暖，预防呼吸道感染；对已有呼吸道感染的患者，术前给予有效治疗。

(2)术前准备：遵医嘱合血、备血，行药物过敏试验；指导患者准备尿垫、便器、量杯；嘱患者保证充足的睡眠；术前给予患者中药足浴、耳穴压豆。

(3)术日晨准备：备皮；测量生命体征；取下假牙及配饰；术前遵医嘱留置胃管、尿管，给予麻醉前用药；备好手术需要的病历、X线片及药品等，与手术室接诊人员仔细核对患者信息、手术部位及手术名称等，做好交接。

5. 专科护理

(1)胃肠道准备：术前1日晚进清淡流质饮食；术前8~12小时禁食，4小时禁饮；术前1日进行常规肠道准备。

(2)备皮：上自乳头水平，下至耻骨联合，两侧至腋后线；对腹腔镜手术者，尤其要做好脐部的清洁，用液状石蜡擦洗脐部至清洁无污垢，再以聚维酮碘消毒。

(二)术后护理

1. 体位与活动

(1)体位：全身麻醉的患者未清醒前，取侧卧或仰卧位，头偏向一侧；麻醉清醒、生命体征平稳后，如患者伴有休克，应取休克体位；腹部手术后，多取低半坐位卧式或斜坡卧位，以减少腹壁张力。

(2)活动：鼓励患者早期活动。术后第1日，半卧位为主，增加床上活动，可在搀扶下适当下床沿床边活动；术后第2日，半卧位为主，可在搀扶下适当室内活动；术后第3日起，适当增加活动度。活动能力应当根据患者个体化情况，遵循"下床三部曲"，循序渐进。对于年老体弱或病情危重者，应当相应推后活动进度。

2. 饮食护理　术后早期禁食、胃肠减压，准确记录24小时出入量；48~72小时，肛门排气、拔除胃管后，可进少许温开水，若无腹胀、恶心、呕吐等不良反应，可进流质饮食，术后1周改少渣半流质饮食。不涉及肠道准备手术的患者，术后6小时可少量进流质饮食。也可根据麻醉情况，适当延长禁食时间。

3. 专科护理

(1)生命体征的观察：大手术后，一般每15~30分钟测量脉搏、血压、呼吸一次，至少连续测4次，直至生命体征平稳。后可改为每60分钟测量一次。

(2)呼吸道护理：给予患者氧气吸入，使其保持呼吸道通畅，协助其翻身叩背，嘱患者深呼吸和咳嗽，定时给予雾化吸入。

(3)维持患者有效循环血量和水电解质平衡：对患者给予静脉补液，记每小时出入液量，保持各种管道通畅，记录尿液的颜色、性质和量，检查皮肤的温度、湿度和颜色，观察敷料渗血情况，准确记录24小时出入液量。

(4)疼痛护理：术后有效的镇痛有利于患者休息和恢复。应评估患者疼痛的性质、程度，对患者给予心理疏导。当患者咳嗽咳痰时，协助或指导患者及家属用双手按压切口，以减轻疼痛。对疼痛剧烈者，遵医嘱给予止痛剂。中医护理操作包括穴位贴敷、穴位按摩、耳穴压豆。

(5)术后腹胀的护理：观察胀满的部位、性质、程度、时间、诱发因素及伴随症状。鼓励患者饭后适当运动，保持大便通畅，腹部行顺时针方向按摩。遵医嘱对患者行穴位贴敷、穴位按摩、中药热熨敷。

(6)恶心、呕吐护理：观察嗳气、恶心、呕吐的频率、程度与饮食的关系。指导患者饭后不宜立即平卧。呕吐患者服汤药时宜少量频服，服药前用生姜汁数滴滴于舌面或姜片含于舌下，以减轻呕吐。遵医嘱对患者行穴位贴敷、穴位按摩、耳穴压豆、中药口护、中药热熨敷。

4. 引流管护理 对患者宣教腹腔引流管的重要性,如腹腔引流管应妥善固定,翻身活动时防止牵拉,不可自行拔出;定时挤捏腹腔引流管,使其保持通畅;勿折叠、扭曲、压迫管道。保持引流袋位置低于引流管口 60~70cm 的有效引流距离,以防引流液逆流感染。

观察引流液颜色、性状及量,并准确记录。当引流液颜色及性状发生改变时,应立即报告医生,警惕出血和漏液的发生;腹腔引流管周围如有渗出,应及时更换敷料。定期更换引流袋,操作时注意使用无菌技术,以避免感染,在引流袋上标注管道安置时间及引流袋更换时间。

5. T管护理 "T"形管引流是胆总管探查或切开取石术后,为引流胆汁、胆道减压,于胆总管切开处放置的"T"形乳胶或硅胶管道。妥善固定保持通畅,防止扭曲、脱落。不可固定在床上,以防翻身活动时牵拉造成导管脱出。密切观察"T"形管内引流出胆汁的颜色、量和性状。一般正常成人胆汁量 24 小时为 800~1 200ml,黄绿色清亮无沉渣液体;术后 24 小时内胆汁引流量一般为 300~500ml,进食后胆汁量可增至 600~700ml,随着胆管梗阻的解除,胆汁量逐渐减至 200ml 左右。严格无菌操作,保持"T"形管引流通畅,定时更换引流袋。下床活动时,引流袋低于引流口水平,避免胆汁回流;平卧时,引流管远端应低于腋中线,防止胆汁淤积引起感染。

6. 胃管护理 观察胃液的颜色、性状及量,并准确记录。如胃液为褐色、咖啡色或血性液体,应警惕应激性溃疡或胃黏膜溃烂出血。告知患者安置胃管的重要性,防止牵拉,切勿自行拔管;若胃管不慎脱出,应通知医生查看患者后,遵医嘱重置应妥善固定。要保持胃管通畅,勿折叠、扭曲、压迫管道,定时冲洗,及时倾倒胃液。拔管需根据胃肠功能恢复情况及症状消退情况综合判断。

7. 尿管护理 放置尿管应严格无菌操作、妥善固定、正确连接收集管路。注意维护尿管畅通、密闭、无菌和完整。尿管一般在术后 24 小时内可拔除。需留置尿管者,应注意保持导尿管通畅、会阴部清洁,观察尿液的颜色、性状和量,定时排空袋内尿液(尿量不超过集尿袋 3/4),定期更换尿袋,预防泌尿道及上行感染。若出现脓尿、血尿、尿少等,应及时报告医师予以处理。拔管前先试行夹管,以训练膀胱舒缩功能,防止排尿障碍。

8. 心理护理和健康教育 多关心体贴患者,多巡视病房,治疗过程中注意营造轻松愉快的休养环境,讲解疾病康复知识,促进患者身心康复,鼓励患者适当活动和锻炼,增强活力,提高其自信心。

告知患者注意饮食卫生,不吃不洁的食物,避免暴饮暴食。指导患者选择低脂、高蛋白、高维生素、易消化的饮食,忌食油腻食物及饱餐,养成良好的生活习惯,避免劳累及精神紧张,保持大便通畅。出院后若有发热、腹痛、腹胀等腹部不适,及时就诊。

(陈 颖,姜 萌)

第四节　中西医结合胰腺急腹症护理

一、胰腺炎证候要点

(一) 气滞型
腹痛时作,腹中阵痛或窜痛,有恶心或呕吐,无腹胀,舌质淡红,苔薄白或黄白,脉弦或紧,相当于水肿型胰腺炎。

(二) 湿热型
腹痛发热,上腹胀痛、拒按,口苦,尿黄、尿短赤,便结,多有黄疸,舌质红,苔黄腻,脉滑数,相当于合并胆道疾病的急性胰腺炎。

(三) 毒热型
脘腹胀满,腹满痛拒按,持续不解,腹肌强直,有痞满燥湿结征象,高热不退,口干渴,尿短赤,面目红赤或全身深黄,大便秘结,小便黄赤,舌质红,舌苔黄腻或燥,脉洪数或弦数。相当于重型胰腺炎和重症急性胰腺炎。

二、常见症状及证候施护

(一)腹痛

1. 密切观察生命体征,注意呼吸频率、次数,观察腹痛的性质、持续时间、部位。按照APACHE-Ⅱ系统对胰腺炎进行重症度评分,超过8分为重症,应做好记录,及时报告给医生。

2. 急性发作时,患者宜卧床休息,应协助其变换体位,可取弯腰抱膝侧卧位。护理人员可安抚患者焦虑恐惧情绪,必要时给予镇痛药物缓解患者疼痛。疼痛剧烈,辗转不安时,注意安全,防止坠床。

3. 对腹痛严重者,遵医嘱禁食禁水,给予患者胃肠减压,并保持胃肠减压的有效吸引。保持口腔清洁,给予患者每日两次口腔护理。

4. 针刺足三里、内关、阳陵泉等穴,留针30分钟。可耳穴贴压胰胆、胃、肝等穴。

5. 芒硝外敷。对实热积滞、腹满胀痛、大便燥结者,可遵医嘱给予芒硝外敷,以吸湿蓄冷、散结消肿。用芒硝300~500g外敷,每日2次,每次2~3小时,如有结晶需及时更换。

(二)腹胀

观察腹胀的部位、性质、程度、持续时间、诱发因素及伴随症状。患者卧床休息,取半坐位。遵医嘱针刺或穴位按摩,选取双侧足三里、支沟、上巨虚、阳陵泉,以促进肠蠕动。穴位按摩临床常规为每天两次,足三里、上巨虚为足阳明胃经的穴位,是治疗腹胀的主要穴位,根据"子午流注"理论,手阳明大肠经之穴位按摩选在早晨7—9点为宜。也可用新斯的明0.5mg(每侧0.25mg)于双侧足三里行穴位注射,以缓解腹胀。遵医嘱给予患者大柴胡汤加减方,中药首煎200ml,口服或胃管注入;恶心、呕吐严重者,可采用频服法(每次50ml,30分钟1次)或先按摩内关后服药。胃管注入中药后,胃管夹闭2小时,二煎中药400ml保留灌肠,每日3~4次。

(三)恶心、呕吐

保持病室安静整洁,每天定时开窗通风两次,避免异味刺激。呕吐时取侧卧位,吐后用温开水或盐水漱口。观察和记录呕吐物颜色、性质及量。如有胃管,要保证胃肠减压顺畅,观察胃液的颜色、性质及量,并准确记录。选取内关、合谷;呕吐重者,加攒竹穴做穴位按摩,以防呕吐。

(四)发热

病室宜凉爽,光线明亮,空气保持湿润。观察患者生命体征变化及汗出情况,体温37.5℃以上者,每4小时监测体温、脉搏、呼吸1次,准确记录,及时反馈给医生,并遵医嘱给予患者退热针剂治疗,嘱其注意保暖。体温38℃以上者,可采用冰袋、温水擦浴等物理降温措施;对汗出者,应及时擦拭和更换被服,保持床单及衣物干洁,保持皮肤清洁,减少患者的不适感。可穴位按摩合谷、曲池、大椎及耳尖放血治疗。操作时取耳轮顶端耳尖穴,使用拇指指腹反复按摩耳尖穴使其发红充血;用75%酒精消毒耳尖穴部位皮肤及周围皮肤,左手固定耳廓,右手持三棱针快速刺入耳尖穴,针刺深度约为2mm;使用双手拇指、食指压住针眼周围,放血5~10滴,最后用干棉球压迫止血,每日1次,两耳交替放血,连续放血治疗5日。

三、中西医结合胰腺急腹症护理

(一)初期护理

1. 饮食护理

(1)在急性期,需要禁止进食和饮水,此时的水分和营养主要依靠静脉输给,以减少胰液分泌,减轻胰腺自身消化程度,有利于病情好转。

(2)腹胀严重者,应行胃肠减压,妥善固定胃管,保持胃肠减压的有效吸引,指导患者及家属学习胃管的注意事项,随时观察胃内容物的颜色、性质、量。

(3)患者饮食宜清淡、易消化,以低脂饮食为主,忌暴饮暴食,戒烟酒。

2. 体位与活动

采取舒适卧位,体位可取低坡卧位,以减轻腹肌紧张,有利于患者的呼吸。患者可取弯腰抱膝侧卧位。疼痛剧烈,辗转不安时,注意安全,防止坠床,遵医嘱给予患者止痛药物。腹胀时,可取半坐位。恶心、呕吐时,可取平卧位,头偏向一侧,并抬高床头30°。

3. 手术适应训练

指导患者掌握床上大、小便技巧;掌握术前有效咳嗽、咳痰方法,进行呼吸功能锻炼。指导患者掌握床上踝泵运动、桥式运动的方法,并嘱其进行练习。

4. 专科护理

（1）依据分级护理要求，按时巡视病房，定时监测患者生命体征；对重症患者，应注意观察其神志、面色，注意其呼吸频率等，及时进行APACHE-Ⅱ评分。

（2）对腹痛患者，注意观察其腹痛的性质、部位、持续时间、程度，并做好记录，及时报告医生。

（3）遵医嘱监测患者血电解质、血糖变化，教会患者和家属自测血糖的方法，嘱其每天定时测量并做好记录，如患者出现心慌出汗、颤抖、面色苍白等，应立即测量血糖，并遵医嘱对症处理。

（4）中医特色序贯疗法，主要分为3步，每步间隔2小时：①芒硝外敷，以缓解腹痛腹胀；②于双侧足三里行穴位贴敷，以子午流注为指导，通过按摩和药物对穴位的双重刺激，促进肠道动力恢复；③通过鼻肠营养管泵入清胰汤至肠内（所用中药温度应为37℃，热毒炽盛期中药温度宜低），以达到辨证施治目的。

（5）恶心、呕吐患者、胃肠减压需禁食者，应保持口腔清洁，每日中药口腔护理两次。也可用中药漱口茶泡水，每4~6小时漱口1次，预防口腔感染。

（6）对发热者，每4小时监测体温，并准确记录。可采用温水擦浴等物理降温措施；对高热者，遵医嘱给予退热针剂治疗。患者汗出后，及时擦拭和更换被服，保持床单及衣物干洁，保持皮肤清洁，减少患者的不适感。

5. 营养支持

（1）对短期禁食患者，需要采用完全胃肠外营养，注意无菌配制静脉营养液，正确维护深静脉导管，有效预防导管相关性血流感染，并且密切监测患者血糖变化。

（2）对长期禁食患者，还需要行肠内营养支持。营养液的起始输注速度宜慢，可使用营养泵控制营养液的输注速度，患者无不良反应即可逐渐增加输注速度。鼻饲时，床头抬高30°或更高，并在鼻饲后30分钟内仍保持半卧位，以防误吸。每日输注肠内营养前后都要用温开水脉冲式冲洗导管。连续输注时，每2~4小时用20~30ml温开水脉冲式冲管1次，预防堵管。营养液应现用现配，开启后的营养液应在24小时内输完。

6. 用药护理

（1）遵嘱补液，纠正水电解质紊乱，合理安排输液顺序和速度。

（2）中药汤剂宜温服频服。对服药过程中出现恶心、呕吐者的护理同本章第二节"用药护理"。

（3）对留置胃管者，给予胃管注入中药护理。胃管注入中药温度为37~38℃。胃管注入过程中，随时观察患者的反应。胃管注入后，为患者取半卧位，嘱其减少活动，注意观察患者用药后的排气排便情况。

（4）对已置入肠内营养管者，中药可经肠内营养管泵入。中药颗粒每日1剂，加水200ml，充分溶解过滤后，经鼻肠营养管空肠内泵入。泵入速度为80ml/h，中药温度37℃左右。用药后注意观察患者排便情况。

7. 心理护理

（1）消除患者紧张、恐惧心理，使其保持情志舒畅及乐观情绪。

（2）针对患者焦虑或抑郁的情绪变化，可采用暗示疗法或顺情从欲疗法。

（3）鼓励家属多陪伴患者，给予患者心理支持。鼓励病友间多沟通，交流疾病防治经验，提高认识，增强治疗信心。

（4）应用耳穴贴压、中药足浴的方法，安神益智，通经活络，以达到镇静安神、疏导情志的目的。

8. 健康指导　同本章第二节"健康指导"。

（二）术后护理

1. 体位与活动

（1）体位：根据手术类型、麻醉方式及神志情况取恰当体位。胰腺术后，以平卧位为宜，可抬高床头30°，以防坠积性肺炎。待病情稳定，切口逐渐愈合后，可取半卧位，有利于缓解腹部张力和术后引流。患者改变体位时，应注意保持引流管通畅，避免引流管牵拉、受压、弯折。

（2）活动：卧床期间，可在床上通过练习缩唇呼吸，锻炼呼吸功能。并通过手握弹力圈、踝泵运动、床上桥式运动等，进行肢体的功能锻炼。鼓励术后早期下床活动，以促进肠功能恢复，防止肠粘连发生。改变体位时，动作宜慢，避免发生体位性低血压。早期离床活动及病室外活动时，应有人搀扶或使用助行工具，活动强度以患者能耐受为宜。对于胰腺坏死组织清除术后需持续腹腔冲洗的患者,受管路及治疗因素影响,需长期卧床,可通过自主锻炼来减轻肢体废用性萎缩;但应避免按摩双下肢,以免发生血栓栓塞。

2. 饮食与营养

(1)术后留置胃管期间需禁食,待肠蠕动恢复、肛门排气、拔除胃管后,可进食少量流质饮食,如藕粉、米汤等,原则是少量多餐,每日5~6餐,每次大约50ml,无不适症状可逐渐过渡至100ml。

(2)无不适症状,可逐渐转变为清淡、易消化的无脂半流质饮食,如稀面条、稀饭、蔬菜汁和少量青菜,少量多餐;后过渡至低脂、含少量蛋白的半流质饮食,除面条、稀饭、馒头等,还可适量进食植物油炒的青菜,以及少量的脱脂牛奶、鸡蛋、豆制品及肉松等含蛋白质的食物,饭后可食少量新鲜水果,逐渐过渡至正常饮食。

(3)禁食脂肪高的食物,如肥肉、花生、油酥、点心等。禁食含胆固醇高的食物,如动物肝、肾、脑等内脏及蟹黄等。

3. 专科护理

(1)妥善固定各引流管,引流管标识清晰,每日更换引流袋时应注意无菌操作。注意观察引流液的颜色、性质和量,保持引流通畅,引流液不畅或引流出鲜红色血性液体时,应及时通知医生。

(2)胰腺坏死组织清除术后需持续腹腔冲洗的患者,应做好双套管腹腔冲洗的护理。

1)正确连接固定冲洗管,负压桶的入口接患者,出口接中心负压吸引装置,防止负压桶过满。

2)根据引流的目的、引流液的性质和负压的大小,调节冲洗液滴速。

3)保持有效负压,保持引流通畅有效。

4)严密观察冲洗情况,应观察并记录每小时冲洗管冲入量和引流管流出量,严密观察引流液颜色(如出现血性液,及时通知医生)、性质、黏稠度。

5)保护引流管周围皮肤。

(3)遵医嘱给予患者每日两次循经拍背,即通过双手沿着背部经络的循行方向拍打,以促使体内血液循环加快,增强机体免疫力。

(4)遵医嘱选取双侧足三里、支沟、上巨虚、阳陵泉对患者进行穴位按摩,以促进术后肠蠕动恢复。腹胀、便秘时,可遵医嘱取用新斯的明0.5mg(每侧0.25mg)于双侧足三里行穴位注射,以缓解

腹胀、促进排便。

4. 营养支持
遵医嘱给予患者必要的营养支持,做好肠内营养及肠外营养的护理。

5. 用药护理

(1)中药每日1剂,宜温服。

(2)热毒炽盛证,口服中药温度应偏低,饭后服;气阴两虚证,口服中药应热服,饭前服。

(3)对毒热型患者,宜通里攻下,可选用清胰汤、大承气汤加减,温度宜偏低。注意观察用药后大便次数、性质和量,并做好记录。

(三)健康指导

1. 生活起居

(1)保持空气清新,定时通风换气。

(2)居室应保持充足而柔和的适宜光线,避免日光直射到患者的面部。患者休息时,光线宜暗,应用窗帘遮挡。实热证患者常燥热难耐,病室应阴凉、通风。

(3)环境调摄:室内摆放绿色植物,可改善和调节人生理功能,有益于眸明眼亮。

(4)生活起居有规律,保证睡眠,劳逸结合,加强体育锻炼,如散步、打太极拳、练习八段锦养生操、按摩足三里等。

(5)积极治疗原发病,如肥胖者应减轻体重,高血脂者应降低血脂。

2. 饮食

(1)养成良好的饮食习惯,忌暴饮暴食,戒烟酒。

(2)出院半年内,以低脂软食为主,如稠稀饭、软面条、馒头等,可吃些用植物油炒的青菜,并可少量吃点鸡蛋、豆制品及肉松等含蛋白质食物,饭后可吃上几片新鲜水果。但动物油要加以限制,饮食总量也要加以控制。

(3)出院半年后,转为普通饮食,但仍要避免进食辣椒、浓茶、咖啡等刺激性食物,少吃可致产气或引起腹胀的食物,如大豆、红薯、韭菜等。烹调选烧、煮、烩、卤、焖等方法,少用荤油。

(4)可选择含脂肪少、优质蛋白多的食物,如鸡蛋白、鱼豆腐、瘦牛肉等。多食新鲜的蔬菜、水果,以供给充足的维生素。

3. 用药

(1)遵医嘱服药,观察服药后反应。

(2)服用含有甘遂成分的中药后,要注意观察

患者大便的次数及性质,尤其对年老体弱患者。

(3)避免长期使用口服避孕药、雌激素和维生素A、利尿剂、吲哚美辛、硫唑嘌呤等,这些药物均可诱发本病。

(4)腮腺炎病毒、肝炎病毒感染时,易累及胰腺,如未有抗体者,应及时接种疫苗。

4. 情志调护　患者宜保持情志舒畅及乐观情绪,避免大悲、大喜、大怒等不良情志刺激。精神情绪激动时,可使奥狄括约肌功能失常,从而引发本病。可采用音乐疗法调理情志。

(艾晨阳,边祥博)

第五节　中西医结合急腹症危重病护理

一、一般护理

1. 严密观察患者病情变化,监测生命体征,准确记录出入量。

2. 根据病情对患者进行各项风险评估,并制定护理计划或护理重点。有完整的护理记录详细记录患者病情变化。

3. 根据医嘱,正确实施治疗、给药措施,严密观察患者用药后反应,及时准确做好记录。

4. 根据患者病情,遵医嘱执行分级护理,正确实施基础护理和专科护理,如口腔护理、压力性损伤护理、气道护理及管路护理等,实施安全措施。

(1)根据患者病情,遵医嘱进行口腔护理,去除口腔异味,保持口腔清洁,使患者舒适。

(2)危重患者每日进行压力性损伤评估,并根据评估情况给予相应的护理措施。

(3)对高危患者,保持气道通畅,及时吸除呼吸道分泌物,给予气道湿化和适当吸氧,持续监测血氧饱和度。对人工气道患者的护理,按气管插管和气管切开护理常规执行。

(4)保持各种管路的通畅及正确位置,观察引流管引流液的颜色、性状及量,妥善固定,防脱落、扭曲、堵塞,同时注意无菌操作,防止逆行感染。

(5)保持患者卧位舒适和功能体位。

5. 关心患者,多与患者交流沟通,消除患者恐惧、焦虑等不良情绪,以树立患者战胜疾病的信心。

6. 保持各种医疗设备及抢救设备的完好状态。

7. 突发紧急抢救时,应做到分工明确、紧密配合、有条不紊。

二、中西医结合特色护理

(一)常见危重证候的观察

1. 神志　危重患者如出现昏迷、抽搐、谵语、表情呆滞、反应迟钝、抓空摸床、反射逐渐消失、大小便失禁,为濒死征象。

2. 体温　体温由高而低,全身汗出如油,四肢末梢逐渐变冷,常为濒死征象,中医称为阴阳离决。

3. 脉搏　脉微而数,成人超过130次/min,小儿超过160次/min,见于循环血压下降、心输出量下降等,中医认为是正气衰微、脉道不充或阴血不足之证;脉似隐似现、似有似无,常见于休克,此时伴有烦躁、神情呆滞、面色苍白、肢冷等周围循环衰竭征象;脉微细欲绝,收缩压常在7.5kPa以下,舒张压测不到,多为濒危征象。

4. 血压及脉压　收缩压下降,如收缩压降至10.7kPa以下,应考虑休克,晚期收缩压、舒张压测不到;血压突然升高,伴剧烈头痛、恶心、气喘、呕吐、视力模糊,甚至昏迷、抽搐、气喘、心悸,以致出现肺水肿,为"高血压危象"。

5. 呼吸

(1)周围性呼吸困难:端坐呼吸,出现三凹征,频率浅快而有节律,伴咳嗽咳痰。

(2)中枢性呼吸困难:多为卧位,呼气、吸气困难或见周期性呼吸(潮式呼吸、叹气样呼吸和抽泣样呼吸),常不伴咳嗽咳痰。

(3)濒死患者的呼吸:呼吸浅表或深长,时断时续,如潮式呼吸。用口呼吸时,下颌张开。

6. 舌象

(1)舌苍白:为气血大伤或严重失血后血红蛋

白减少,或舌组织水肿致微循环障碍所致。

(2)舌红绛:多为热入营血,见于败血症及重症感染。

(3)蓝舌:主危重疫疠,为气血俱亏重症。可见于循环衰竭、呼吸衰竭或严重缺氧和窒息时。

(4)舌颤抖:多为热极生风或肝风内动。

(5)舌苔:①黑苔,指由白而灰,由灰而黑,多为重症,见于高热脱水、毒素刺激、胃肠功能紊乱;②无苔,指舌苔突退或完全消失,亦为危重证候。

(6)舌象的辨病:铜绿假单胞菌所致的败血症,以光剥苔较多;链球菌、金黄色葡萄球菌性败血症,多为黄苔;癌症患者晚期出现舌光亮而无苔,可见浅表溃疡。

7. 体液失调

(1)脱水:症见口渴、口干唇燥,尿少,眼窝下陷,皮肤弹性减弱;严重时烦躁不安,体温上升,血压下降,甚至昏迷。

(2)低钠:神志淡漠,极度疲乏无力,纳呆,恶心、呕吐,肌肉抽搐;重者血压下降,休克。

(3)缺水、缺钠:以上两种症状兼有,见于严重呕吐、腹泻、腹膜炎、烧伤等。

(4)低钾:精神萎靡,疲乏,四肢无力,肌腱反射下降,肠麻痹,呼吸肌麻痹。常见于手术后长期禁食、严重腹泻、呕吐或行胃肠减压的患者。

(5)肺水肿:常因输液过快所致。患者突感呼吸困难,胸前压迫感和疼痛,烦躁不安,阵发性咳嗽,吐白色或粉红色泡沫样痰,肺部有湿啰音。

(二)常见危重症的护理

1. 高热 对发热恶寒重、头痛、四肢酸痛、无汗者,遵医嘱给予背部刮痧,以助退热。对壮热者,遵医嘱给予物理降温、药物降温或针刺降温,嘱其保持心情舒畅,怡养情操,保持病愈初期的休养,避免过劳,适当劳动,以利于康复。患者应注意保暖,慎风寒,以免复感外邪。汤剂一般温服,高热、有汗、烦渴者可凉服。服解表药后,宜少量服饮温热开水或热粥,以助汗出。

2. 神昏 使患者保持呼吸道畅通,取仰卧位,去枕,举颌仰额位。有呕吐者,头偏向一侧,以防窒息。随时吸出咽喉部分泌物及痰涎。对气息急促、面色青紫、肢体抽搐者,应遵医嘱给予吸氧,随时吸出气道内分泌物。

3. 便血 如出现柏油样大便、血压下降、面色苍白、呼吸急促、脉细微而数、头晕、心慌、汗出、面色苍白、四肢厥冷时,应及时报告医师,并配合抢救。

4. 腹痛 虚寒型腹痛,注意保暖避寒,腹部用腹带,或置热水袋,忌生冷饮食。对腹痛剧烈者,遵医嘱针刺、艾灸或中药热熨腹部止痛。对腹胀痛者,遵医嘱采用耳穴埋豆或肛管排气。对腹痛伴大便秘结者,遵医嘱保留灌肠或中药泡水代茶饮。

5. 脱证 患者取平卧位,头偏向一侧,保持气道通畅。对尿失禁者,遵医嘱留置导尿管,并定时冲洗膀胱,保持外阴清洁。对大便失禁者,应使其保持肛周皮肤清洁、干燥。准确记录液体出入量,如患者 6 小时无尿,或 24 小时尿量少于 500ml 时,注意检查是否尿潴留,尿闭者应及时报告医师。密切观察患者生命体征,出现四肢厥冷、大汗淋漓,立即报告医师,配合处理。

(三)针药护理

对神昏高热者,遵医嘱给予针刺治疗,可取曲池、十宣放血。对脱证亡阳者,注意保暖。对四肢不温、汗出者,可予四肢放置热水袋等以保暖,遵医嘱给予参附汤或艾灸。对突然昏迷、口噤手握、牙关紧闭、不省人事者,针刺水沟、内关等穴。对谵语狂躁者、大便秘结者,鼻饲中药通便,必要时灌肠。对尿潴留者,可按摩膀胱区,或遵医嘱行导尿术。对喉中痰鸣、喘促痰厥者,及时吸痰,遵医嘱立即吸氧。

(四)生活起居

1. 平素起居有常,作息定时,避免过劳。根据自身的具体情况,采取适当的体育锻炼。

2. 久病初愈,应注意随气候变化增减衣被,注意保暖,防止正虚邪袭,变生他证。

(五)饮食指导

1. 注意饮食调摄,做到饮食有节,养成良好的饮食卫生习惯。宜进食清淡、营养丰富、易消化之食物,忌食肥甘、油腻、生冷、烟酒之品,忌暴饮暴食。应保持大便通畅。

2. 外感高热者,宜进热汤,多饮温开水,以助汗出。

(六)情志调护

保持情绪稳定乐观,心情舒畅,避免各种诱发因素所致的情志过激。患者元气已弱,劝慰患者安定情绪,注意静养。做好患者家属的劝慰工作,关心患者。

（七）其他康复指导

1. 防治有关的感染性疾病；加强原发性疾病如高血压、动脉粥样硬化、糖尿病等的治疗；避免药物中毒,预防中暑、烫伤等意外。

2. 积极治疗原发病,按时服药,定期复查。

（卢 丽,苗 茜）

参考文献

1. 周娴. 基于中国传统医学文化视角的中西医结合护理 [J]. 中国继续医学教育, 2019, 11 (13): 168-169.

2. 王玉玲, 王丽, 王文锐. 中西医结合护理在急腹症患者中的应用体会 [J]. 天津护理, 2015, 23 (5): 426-427.

3. 马苏朋. 循证护理在急性阑尾炎患者中的应用效果 [J]. 中国医药科学, 2021, 11 (22): 115-117.

4. 赵国森. 中西医结合治疗急性阑尾炎临床观察 [J]. 实用中医药杂志, 2022, 38 (8): 1333-1334.

5. 张澍漾, 赵雄碧, 支飞虎, 等. 中药胃肠灌注联合耳穴压豆治疗急性肠梗阻的疗效观察 [J]. 中国中医药科技, 2022, 29 (5): 896-898.

6. 高燕, 金琳. 彩色多普勒超声在腹外疝鉴别诊断中的研究 [J]. 中华疝和腹壁外科杂志 (电子版), 2021, 15 (1): 40-43.

7. 喻丹, 罗萍, 张霖. 综合性预防护理措施对腹部腹腔镜手术患者术后下肢深静脉血栓的影响 [J]. 中国当代医药, 2017, 24 (26): 184-186.

8. 李丽. 中医护理在肝胆胰外科手术后疲劳综合征患者中的应用 [J]. 光明中医, 2020, 35 (8): 1254-1256.

9. 范梦婷. 中医药适宜技术联合人文理念在促进肝胆外科患者快速康复中的作用 [J]. 中医药管理杂志, 2022, 30 (23): 175-177.

10. 傅友雯, 王玉玲, 于向阳. 吴茱萸热熨对腹腔镜结肠癌术后胃肠功能恢复的影响 [J]. 中国中西医结合外科杂志, 2017, 23 (6): 649-650.

11. 林小平, 李祥清, 汪春燕, 等. 重症急性胰腺炎的中医护理 [J]. 现代中西医结合杂志, 2021, 20 (30): 3867-3868.

12. 金雪妹, 冯文明. 集束化治疗护理措施对胰腺癌患者围术期生活质量的影响 [J]. 中国现代医生, 2021, 59 (4): 173-175.

13. 黄品芳, 林敏, 刘靖, 等. 加速康复外科理念结合护理路径在胰腺癌术后患者中的应用 [J]. 护理实践与研究, 2022, 19 (4): 588-592.

14. 田娜. 疼痛护理联合音乐护理在胰腺癌术后患者中的效果观察 [J]. 航空航天医学杂志, 2022, 33 (6): 766-768.

15. 裴晓璐, 王桂倩, 龙鹏侬, 等. 中医特色护理方法在急危重症护理中的应用现状 [J]. 北京中医药, 2021, 40 (9): 1049-1052.

16. 吕志窕, 李华芳. 重症监护室呼吸机相关性肺炎患者的中西医结合综合护理管理方案 [J]. 中医药管理杂志, 2020, 28 (8): 146-148.

17. 袁冰华, 张丽平, 李婧. 中西医结合护理对重症肺炎的干预效果 [J]. 西部中医药, 2019, 32 (6): 127-129.

18. 葛云霞, 刘晓蓉, 顾莎莎. 重症病人失禁性皮炎的中西医结合护理 [J]. 全科护理, 2014, 12 (27): 2558-2559.

19. 卢俊梅, 吴霞云, 徐芳芳. 穴位贴敷在重症监护室无创通气患者护理中的应用 [J]. 新中医, 2021, 53 (6): 169-171.

20. 王玉玲. 中西医结合护理与康复指南 [M]. 天津: 天津科技翻译出版有限公司, 2021.

第二十章
腹壁蜂窝织炎和坏死性筋膜炎

腹壁组织包括皮肤皮下、肌筋膜层和腹膜壁层等结构，腹壁的创伤和感染也可能出现急腹症样临床表现，在临床实践中应予以认真鉴别，分类治疗。

第一节　腹壁浅层急性蜂窝织炎

蜂窝织炎是一种累及真皮深部和皮下组织的急性感染，可以分为单纯性和化脓性，其中化脓性蜂窝织炎也被认为是脓肿（如疖、痈）周围的炎症反应。丹毒在传统上被认为是浅表淋巴管网的感染，在临床上与蜂窝织炎不易区分，二者在治疗上也大体相似，在抗生素问世前，蜂窝织炎的病死率曾一度高达 10%。

一、流行病学

蜂窝织炎是门诊、急诊的常见病，发病率高于肺感染和泌尿系统感染二者的总和，但确切数据很难统计。任何年龄皆可发病，更多见于中年及以上人群，有些研究提示男性更易患病。危险因素包括蚊虫叮咬、伤口、足癣、慢性水肿、静脉功能不全、糖尿病以及肥胖。

在蜂窝织炎中，发生于下肢、颌面及上肢的蜂窝织炎占比分别是 76%、7% 和 6%，而发生于腹壁的蜂窝织炎鲜有报道。绝大多数的腹部病例都与术后伤口感染相关。尤其是近年来腹腔镜手术逐渐普及，Trocar 孔感染时，较传统手术大切口症状轻微而隐匿，更易表现为蜂窝织炎。接受盆腔放疗或妇科根治手术的患者易发生下腹部、会阴及腹股沟的蜂窝织炎，这可能与手术破坏了盆腔的淋巴系统有关。糖尿病患者腹壁胰岛素注射部位感染所致蜂窝织炎也不鲜见。另外，腹壁疝修补术后切口蜂窝织炎也有大量报道，此类往往需要再次手术取出补片，才能控制感染。

二、病原学

乙型溶血性链球菌和金黄色葡萄球菌是绝大多数蜂窝织炎的致病菌。溶血性链球菌由于链激酶和透明质酸酶的作用，感染不易局限，有向更深部组织扩散或向全身脓毒症发展的倾向。金黄色葡萄球菌由于凝固酶的作用，较前者更易局限为脓肿。一项近期的血培养及药敏研究显示，96% 的丹毒及 73% 的蜂窝织炎都对 β 内酰胺抗生素有着良好的反应，表明耐甲氧西林的金黄色葡萄球菌（MRSA）并不是常见的致病菌。值得一提的是，革兰氏阴性菌（如大肠杆菌等）占据了蜂窝织炎相关菌血症致病菌的很大比例，高于金黄色葡萄球菌（14% 比 11%），这显示了免疫力受损的患者更易罹患革兰氏阴性菌蜂窝织炎。此外，某些由于蚊虫叮咬或动物咬伤后继发的蜂窝织炎，致病菌也有其特殊性，一般菌种杂、菌量大，包括多种厌氧菌，如破伤风梭菌、产气荚膜梭菌等。

三、临床表现和诊断

（一）临床表现及诊断

蜂窝织炎的诊断主要依靠病史和查体，影像学检查主要用于鉴别诊断。要详细询问患者的手术外伤史，是否有牧区或热带旅游史，是否为糖尿病患者注射胰岛素或血液病患者腹壁注射抗凝药物等。蜂窝织炎的典型表现包括局部皮肤的红、肿、热、痛。水肿明显的患者，由于毛囊周围的凹陷，会呈现出典型的"橘皮征"。红肿区域指压后可褪色，但红肿的边缘界限不清楚。病变邻近部位的淋巴结常伴有肿痛。如果致病菌沿淋巴管迅速蔓延，可表现为网状或单一的"红线"，也就是丹毒。当局部感染严重时，还会出现水疱、皮肤破

扫码观看彩图

溃及肤色晦暗。如感染局限化,病灶内的组织坏死并液化,则形成脓肿,查体可见病变界限变得清楚,局部可以触及波动感。化脓性病变累及毛囊或皮脂腺时,就是所谓的疖或痈。当患者出现高热、寒战、乏力等全身症状时,提示感染严重。

腹壁蜂窝织炎所致腹痛还需与腹部内脏痛相鉴别。成年人慢性腹痛中,由腹壁因素所导致的约占 2%~3%。但在急性腹痛相关方面,尚未见确切数据。查体时进行卡内特试验(Carnett's test),有助于鉴别腹壁源性疼痛。具体方法为:嘱患者平卧后抬高双下肢,或不借助手臂抬高上半身,使腹肌紧张,如腹部压痛加重,则为 Carnett 征阳性,提示腹痛可能来自腹壁;反之,如腹部压痛减轻,则为 Carnett 征阴性,倾向腹痛来自内脏。此外,腹壁源性腹痛常具有以下特点:①疼痛常常是持续或波动的,且腹内疼痛轻微;②疼痛强度与姿势有关;③疼痛与进食、肠道功能无关;④压痛范围小;⑤触痛点常发生在腹直肌外侧缘或肌肉或筋膜的附着处,疼痛范围比较明确;⑥刺激触痛点引起疼痛或可使疼痛范围扩大。

(二)鉴别诊断

由于某些严重的深在感染在皮肤表面有着与蜂窝织炎完全相同的表现,易致误诊,有报道称高达 30% 首诊为蜂窝织炎的病例最终被修改了诊断。故评估的重点在于鉴别诊断,以防延误手术治疗的最佳时机。

腹壁蜂窝织炎病变区内或邻近有明确手术切口或隆起的病例,建议无论症状轻重,均应积极进行影像学评估,以明确是否存在深在的感染,或腹腔内脏器疝出。切勿盲目切开引流,也不应单纯嘱患者居家口服抗生素治疗。

与腹壁较表浅的急性蜂窝织炎相比,坏死性筋膜炎广泛累及深部软组织及筋膜,患者往往伴有严重的中毒症状,但在疾病早期,局部表现与蜂窝织炎无异,在鉴别诊断中也需要重点排除。坏死性筋膜炎在体征方面表现为皮肤受累范围迅速增大,患者表现出与查体不相称的严重疼痛。此外,捻发音、大水疱及感染性休克所致的低血压也并不罕见。但上述体征并不敏感,出现时已是疾病晚期。对怀疑有坏死性筋膜炎的患者,都需要立即进行腹部 CT 或 MRI,如证实诊断,应立即进行手术干预。该内容会在下一章节中详细介绍。

此外,对会阴部及肛周的蜂窝织炎,也要积极排除是否存在盆腔深部脓肿的可能性。指肛检查触及痛性包块,或初期的抗感染疗效不明显、患者中毒症状持续加重,都提示需加行盆腔 CT 或 MRI,应立即手术予以切开引流。

实验室检查有利于评估感染的严重程度。30%~50% 的患者均存在不同程度的白细胞升高。坏死性筋膜炎实验室指标危险预测(laboratory risk indicator for necrotizing fasciitis,LRINEC)评分系统(表 20-1-1)有助于鉴别蜂窝织炎和坏死性筋膜炎,同时该评分系统可评估患者预后,对于临床有较好的指导意义。

表 20-1-1　坏死性筋膜炎实验室指标危险预测(LRINEC)

危险因素	数值	分数
C 反应蛋白(mg/L)	≤ 150	0
	> 150	4
白细胞计数(细胞数 /mm³)	< 15	0
	15~25	1
	> 25	2
血红蛋白水平(g/L)	> 135	0
	110~135	1
	< 110	2
血钠水平(mmol/L)	≥ 135	0
	< 135	1
血肌酐(mg/L)	≤ 16	0
	> 16	1
血糖水平(mg/L)	≤ 1 800	0
	> 1 800	1

NF:坏死性筋膜炎;实验室指标危险预测(LRINEC):分数 6~< 8 分应怀疑 NF,分数 ≥ 8 分高度预示 NF

四、治疗

外科感染治疗的总原则可以概括为的 5 "D",具体来说,包括 Drainage(引流)、Debridement(清创)、Diversion(转流)、Diet(饮食,营养支持)、Drugs(药物治疗)。

(一)局部治疗

炎症早期可以局部做物理治疗,如远红外治

疗、热敷等,可以增加炎症区域的血液和淋巴回流,促进炎症吸收。也可以局部外敷 50% 的硫酸镁、如意金黄散等,以起到收敛作用。

(二)支持治疗

合并严重的贫血、低蛋白或白细胞减少的患者,需要输入相应的血制品补充血液成分。体温过高时,可以使用冰袋物理降温,或适当使用解热镇痛药。纠正脱水、电解质紊乱,补充因为感染和纳差消耗的营养物质。糖尿病患者应严格控制血糖,避免并发高渗性昏迷或酮症酸中毒。对病情危重、已出现感染性休克的患者,建议转入 ICU 进行密切监护治疗,防治多器官功能不全。

(三)抗生素治疗

因为蜂窝织炎的病例很少进行细菌培养及药敏试验,所以初始治疗一般是经验性的。绝大多数患者可以通过居家口服抗生素治疗而痊愈。由于致病菌一般为乙型溶血性链球菌或金黄色葡萄球菌,因此轻症病例的治疗应针对这类病原菌,常选用青霉素或阿莫西林,通常无须覆盖 MRSA。对于合并化脓性感染(如脓肿、疖和痈)的患者,应选择可覆盖 MRSA 的药物,包括甲氧苄啶 - 磺胺甲噁唑、多西环素、克林霉素和利奈唑胺等,并积极

予以外科引流。有蚊虫叮咬或动物咬伤的患者,根据致病微生物的不同,经验性治疗方案应作出相应调整。

蜂窝织炎的治疗持续时间通常为 5 天;对合并中性粒细胞减少的患者,推荐治疗时间延长至 7~14 天。患者的症状一般会在治疗开始后的 48 小时改善。如果病情未见好转,应考虑病原体耐药,或并非单纯的蜂窝织炎,需要进一步评估。

(四)手术治疗

感染是一个病原体与机体相互作用、由表及里、由浅入深的过程。浅表蜂窝织炎的患者仅仅口服抗生素治疗,就能很好地控制病情。但当病原体毒力增加、机体免疫力受损,或因外伤、手术使得皮肤、筋膜等天然屏障出现破坏时,病原体得以向躯体更深部蔓延。由于深部的感染灶内病原体大量繁殖,加之受周围组织限制,灶内具有张力,致使细菌、毒素进一步向全身扩散。这一过程因疾病严重程度不同,具体表现为疖、痈等脓肿、坏死性筋膜炎或脓毒症。疾病发展至此时,就是狭义上的外科感染。设法通过手术清创、引流以降低感染灶内的压力,才是治疗的重中之重,这是任何抗生素都取代不了的。

第二节　腹壁坏死性筋膜炎

坏死性筋膜炎是一种起病急骤、进展迅速的感染性疾病,以筋膜坏死脱落、灰败洗肉水样渗出及缺乏脓液为主要特征。无论是病因还是危险因素以及感染部位都是多种多样的,但这种感染都会导致大量组织破坏,破坏范围自表皮乃至深部肌肉。感染常伴有感染性休克及多脏器功能衰竭等,如不及时治疗,病情往往迅速恶化乃至死亡。

历史上曾有许多名称描述这一疾病,包括进行性细菌协同性坏疽、协同性坏死性蜂窝织炎、链球菌性坏疽、气性坏疽(梭状芽孢杆菌性肌坏死)和非梭状芽孢杆菌厌氧性蜂窝织炎。这些定义间只有细微的差别,它们都有着相似的临床过程,治疗也基本相同。

病变多发生于腹部、肛周和四肢,头颈面部的发病亦有少数报道。腹部坏死性筋膜炎的感染源主要为阑尾炎、憩室炎、肾盂肾炎、肛周脓肿、结肠癌、胃肠道穿孔,或腹部手术后并发症,以及严重的创伤。但并不是所有病例都能找到感染源,有的甚至没有明确的伤口;感染可以仅仅继发于皮肤和黏膜的微小损伤、蚊虫叮咬、肌肉挫伤等。

发生于肛周的坏死性筋膜炎于 1883 年由法国的性病学家 Fournier 首先报道,故又称 Fournier 坏疽(Fournier gangrene);他描述了此病的 3 个特征:①好发于年轻男性,突然起病;②快速进展为坏疽;③病因隐匿。

扫码观看彩图

一、病原学

坏死性筋膜炎依据病原学可以分为 2 型,二者区别在于,Ⅰ型为多重菌感染,而Ⅱ型为单一菌感染。Ⅰ型坏死性筋膜炎感染的致病菌同时包含需氧菌和厌氧菌。多见于老年人和合并多种疾病的人群。常见的诱因有糖尿病、褥疮、痔、肛裂以及结直肠、泌尿和妇科手术后。Ⅰ型坏死性筋膜炎的患者组织间常有积气,这点与气性坏疽相似。尽管糖尿病患者更易罹患蜂窝织炎,但当患者具有脓毒症表现(心动过速、白细胞增多、酸中毒和显著的血糖升高)时,一定要考虑到坏死性筋膜炎的可能。

Ⅱ型坏死性筋膜炎是单一菌引起的感染。一般为革兰氏阳性菌,以 A 型链球菌和梭状芽孢杆菌最为常见。与Ⅰ型不同,Ⅱ型坏死性筋膜炎可发生于任意年龄,且无潜在疾病的人群。

A 型链球菌造成的坏死性筋膜炎似乎更为凶险,死亡率更高。患者于 2~3 天内出现水疱及瘀斑,深部肌肉组织受累也更为常见。鉴于病变可以同时累及表皮、真皮、皮下组织、筋膜及肌肉,将本病命名为"坏死性软组织感染"较坏死性筋膜炎更为准确。1980 年,非甾体抗炎药和 A 型链球菌坏死性筋膜炎之间存在联系被首次提出。有学者指出,非甾体抗炎药可能抑制了中性粒细胞的功能,同时增加了 TNF-α 的释放,后者是脓毒症休克的主要介质。但也有学者认为,非甾体抗炎药只是单纯地掩盖了坏死性筋膜炎的症状,从而延误了诊治。二者间的关系至今没有定论。有限的证据表明,非甾体抗炎药(如酮咯酸、布洛芬等)加速了疾病进程,使预后更差。此外,在小鼠实验中证实,酮咯酸增加了循环中 A 型链球菌定植于挫伤肌肉组织的概率。

梭状芽孢杆菌是一种革兰氏阳性厌氧或微需氧的粗大芽孢杆菌。其感染所致的坏死性筋膜炎又被称为"气性坏疽"。外伤后继发气性坏疽的病例报道,集中于第一次和第二次世界大战期间。1915 年,Fleming 报道,约 60.4% 的战伤合并梭状芽孢杆菌感染。MacLennan 的记录也显示,每 1 000 名外伤患者里,就有 10 名同时合并了气性坏疽或所谓"厌氧性蜂窝织炎"。1941 年,Qvist 提出,厌氧性蜂窝织炎的患者只需对外伤损毁组织进行清创;而对气性坏疽的患者,截肢往往是治疗成功的关键——此理念至今仍被沿用。

二、解剖学基础

腹壁坏死性筋膜炎之所以发展迅速,与其解剖有重大关系。除前腹壁浅、深筋膜各层肌肉在感染时构成潜在的间隙外,与之相延续并且结构更为复杂的腹膜后间隙和盆腔腹膜外间隙,也在疾病的发生、发展中具有重要的作用。

腹膜后间隙,是腹膜壁层与腹横筋膜之间的间隙及其内解剖结构的总称,上达膈顶,下至盆口。位于其内的脏器有胰腺、部分十二指肠、肾上腺、肾脏及输尿管等。分为 3 个间隙:肾前间隙、肾周间隙及肾后间隙。

盆腔腹膜外间隙,指位于耻骨联合和骶骨间、盆腔腹膜与盆壁筋膜之间的区域。并由骨盆内筋膜、韧带将之分为富含疏松结缔组织和脂肪组织的多个潜在间隙(图 20-2-1、图 20-2-2)。它们之间存在潜在的交通,任何一个间隙的病变皆可波及其他间隙。

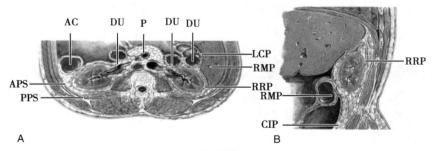

图 20-2-1 腹膜后间隙和筋膜

腹膜后间隙的水平面(A)和矢状面(B)。anterior pararenal space(APS),肾前间隙;pancreas(P),胰腺;ascending colon(AC),升结肠;duodenum(DU),十二指肠;posterior pararenal space(PPS),肾后间隙;retromesenteric plane(RMP),肠系膜后平面;retrorenal plane(RRP),肾后平面;lateral colonal plane(LCP),结肠旁平面;interfascial plane(CIP),筋膜间平面。

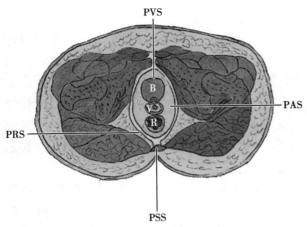

图 20-2-2 盆腔腹膜外间隙

盆腔腹膜外间隙的水平面。prevesicular space（PVS），膀胱前间隙；paravesicular space（PAS），膀胱旁间隙；perirectal space（PRS），直肠周围间隙；presacral space（PSS），骶前间隙；bladder（B），膀胱；vagina（V），阴道；rectum（R），直肠。

三、发病机制

致病菌通过伤口或血行侵入皮下及筋膜组织后，需氧菌消耗组织中的氧气，分解组织中的过氧化氢，这样就同时营造出有利于厌氧菌生存的缺氧环境。细菌产生的氢气、氮气、硫化氢及甲烷等刺激性气体聚集在软组织中，同时释放透明质酸酶、肝素酶等活性物质，分解破坏组织，引起水肿、缺血坏死。由于皮下组织相对疏松以及筋膜间潜在腔隙的打开，气体、渗出液得以迅速播散。有研究称，感染的扩散速度高达2~3cm/h。因大量炎症细胞浸润，导致感染区域内广泛的血管内血栓形成。患处筋膜坏死，而表面的皮肤症状往往表现相对较轻。

本病的病变范围常常被严重低估。病原菌产生的M蛋白等外源性毒素以及菌体死亡后崩解产生的各种内毒素释放入血，进一步引起全身炎症反应综合征、败血症和多器官功能障碍综合征。多器官功能障碍综合征常发生在感染后24小时内，如果未能及时诊断治疗，患者将很快出现死亡征象。

坏死性筋膜炎的病理学表现为皮下纤维、脂肪组织、深部的筋膜及肌肉组织广泛坏死，同时可见大量中性粒细胞浸润（图20-2-3）。气性坏疽也有相似的病理学特征，并且伴有更明显的组织水肿和积气。

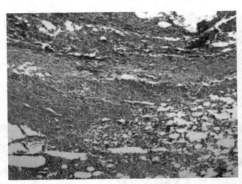
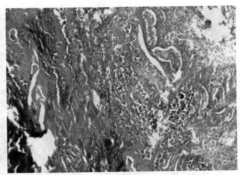

图 20-2-3 坏死性筋膜炎HE染色下的病理学表现

四、临床表现和诊断

（一）临床表现

腹壁坏死性筋膜炎典型的临床表现包括软组织水肿（75%的病例具有）、皮肤红斑（72%）、严重的疼痛（72%）、发热（60%）、皮肤血疱或坏死（38%）。其中能区别于蜂窝织炎的特征有，与体征不相符的严重疼痛、低血压、皮肤坏死或血疱。当患者有近期手术或外伤史，或年老体衰患有多种内科疾病，具有以上表现时，要想到该病的诊断。

经典的Fournier坏疽常起病于阴囊，而后迅速扩展至阴茎、会阴及大腿内侧。其早期表现与肛周蜂窝织炎及肛周脓肿的症状相似，仅表现为肛周或会阴区局部皮肤红肿疼痛；男性患者伴有阴囊肿胀，继而出现张力性水疱、表皮坏死而呈紫黑色，破溃后有恶臭的洗肉水样稀薄液体。脓液稀少或没有脓液。女性患者较少见，临床表现类似。

扫码观看彩图

查体方面，触诊患处，患者感觉减退甚至消失，典型病例会有握雪感或捻发音，但这并不是必要的诊断依据。随着感染症状的加重，患者多可伴有高热寒战，甚至出现神志不清、烦躁嗜睡、意识模糊等脓毒血症症状。对于疑诊病例，动态评估患者皮肤受累面积非常重要，可用记号笔标记病变区域的外缘，建议每2~3小时评估1次。显而易见，坏死性筋膜炎患者的体表面积受累越大，扩散越快，预后越差。

隐匿的A型链球菌感染所致的坏死性筋膜炎，没有明显伤口，患者可能仅有上呼吸道或轻微皮肤感染史，致病菌经血行定殖于深部组织，逐渐加重的疼痛可能是早期仅有的也是最为特征性的表现，而后患者会快速发生休克和器官功能不全。这类感染在各类ICU中较社区更为高发。如果致病菌定殖于会阴部，导致Fournier坏疽，由于患病部位隐匿或远离腹部手术切口，而更容易被忽视；加之患者常有呼吸机辅助呼吸，处在完全麻醉或镇静中，术后患者也会常规止痛治疗，给疾病的早期发现和治疗带来更大的困难。所以，当患者出现难以用原发病解释的感染指标升高（如WBC或PCT）时，要积极借助影像学手段寻找感染灶。

（二）影像学检查

影像学检查在坏死性筋膜炎的评估中有以下3个作用：①对于临床的疑诊病例起到明确诊断的作用；②找到感染来源；③评估疾病的严重程度。

当考虑为腹膜后坏死性筋膜炎时，CT检查优于X线平片和B超，常作为首选。对于坏死性软组织感染，CT敏感性100%，特异性81%。MRI虽然对于软组织有着更高的分辨能力，但因为其相对缓慢的检查速度，及血管流空效应易与积气影混淆，所以只能在CT也不能确定的病例中，起到一定辅助作用。

检查时，CT的扫描范围建议要包括全部腹部、盆腔及会阴，男性患者要包括阴囊，以便于更全面地评估感染范围，找到感染源头，如消化道瘘、盆腔的深部脓肿等。典型的表现包括皮肤及筋膜的不对称增厚、脂肪组织内的条索影。软组织内可见游离气体，并可沿浅筋膜和深筋膜向腹膜后、腹壁乃至胸壁大范围蔓延（图20-2-4）。气性坏疽或 I 型坏死性筋膜炎的病例，更易检出组织间积气。一旦影像学检查报告组织间积气或查体发现捻发音，都应该立即进行积极的外科干预。对于外伤、术后的患者，单纯的软组织水肿意义有限，因为这无法鉴别炎症或是感染，需要结合临床表现和实验室指标评估。MRI上的T2加权象还可以发现肌间筋膜的增厚及高信号，对诊断有一定的敏感性，但特异性不高。另外一项研究显示，坏死性筋膜炎会在强化CT上表现为筋膜强化的缺失，这有助于与其他肌肉骨骼组织感染相鉴别。

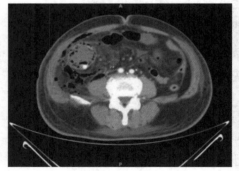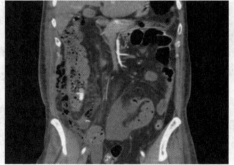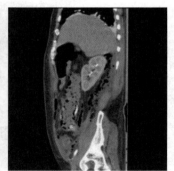

图20-2-4　坏死性筋膜炎CT的表现

（三）实验室检查

C反应蛋白升高（>200mg/L），白细胞计数升高并伴有核左移，以及非休克下血清肌酐值升高，都提示严重的A型链球菌感染。显著的类白

血病反应（WBC 50 000~150 000/mm³）和重度血液浓缩，是索氏梭状芽孢杆菌感染的特征。白细胞计数>15 400/mm³，并且血钠<135mmol/L，可用于鉴别坏死性筋膜炎与其他软组织感染，此项

指标有99%的阴性预测值，但只有26%的阳性预测值。升高的血清肌酸激酶和谷草转氨酶，提示感染累及深部的肌肉或筋膜组织（相较于蜂窝织炎）。

坏死性筋膜炎实验室指标危险预测（见表20-1-1），该评分系统利用白细胞计数、血红蛋白、血钠、血糖、肌酐及C反应蛋白水平来诊断坏死性筋膜炎，以区别于普通的软组织感染（分值0~13，评分越高，坏死性筋膜炎的可能性越大）。成人LRINEC评分≥5.8，提示坏死性筋膜炎的阳性预测值达57%~92%。

（四）诊断流程（图20-2-5）

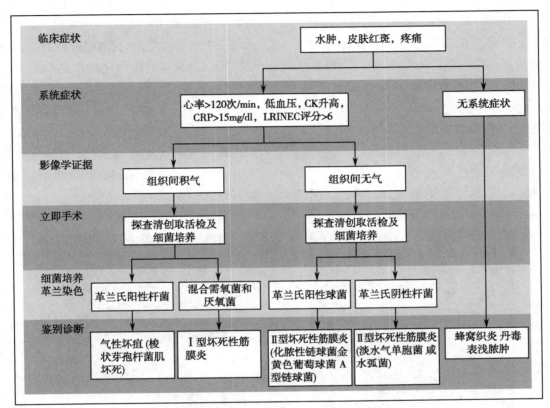

图20-2-5 坏死性筋膜炎的诊断流程

五、治疗

本病治疗的关键在于早期诊断，及时治疗。主要的治疗原则包括：早期彻底清创引流，使用广谱抗生素，予以营养支持治疗，监测生命体征，反复评估病情。

（一）患者优化

在不延迟初次清创时间的前提下，术前应优化患者生理状况。对脓毒症患者，应给予积极的液体复苏和正性肌力或血管活性药物支持；对于危重患者，应开放中心静脉通路，放置导尿管和鼻饲管，给予肠内营养；气管插管和机械通气也是必要的；请麻醉科医师会诊，首选全身麻醉；检查血型和交叉配血，备血液制品。

（二）外科治疗

对于侵袭性软组织感染或轻度感染，但合并全身中毒症状的患者，积极地进行手术探查非常重要，原因有三：①确定感染程度；②评估是否需要清创或肠道转流；③获取用于革兰氏染色和致病菌培养的标本。当感染靠近颈部的重要结构时，需要进行手术干预，以防止气道阻塞。已在一些小样本研究中得到证实，负压封闭引流装置有助于此种复杂伤口的愈合。早期积极地手术清创对于治疗困难病例至关重要。与手术延迟超过

24 小时的患者相比,入院后 24 小时内接受手术的患者存活率显著增加,而 24 小时后清创可导致病死率增加 9 倍。

1. 清创手术 对于疑诊的患者,可沿皮纹作一小的皮肤切口,并先分离至筋膜层,术中有以下表现支持坏死性筋膜炎的诊断:①脓液不多,仅有少量稀薄洗肉水样渗液流出,且伴有特殊的恶臭气味;②皮下组织与筋膜层分离,用手指可以轻易分开;③电刀刺激后肌肉组织不再收缩,或组织不再出血,提示深部组织坏死。

清创范围往往远超皮肤表面红肿的范围,CT 提示的范围更有参考价值。从最严重的区域逐渐向外扩展,直到健康的软组织出血为止。多数出血可使用电刀烧灼止血,但某些较粗的穿支血管仍需要确切结扎后离断,以方便后续的负压封闭引流。术中可使用稀聚维酮碘水、生理盐水及过氧化氢反复冲洗伤口。肛周大范围感染、累及直肠、盆腔和腹膜后的患者,可从消化道转流性造口术中受益,以减少肠道细菌对继发性伤口污染的风险,也利于术后尽快给予肠内营养支持。

除了横向的彻底清创,纵深上也要考虑在内。参照前述的腹壁解剖学基础,术者心中要有立体的膜解剖概念,腹壁不是二维平面对内脏囊的包裹,而是三维的如同拿破仑蛋糕般的结构(图 20-2-6),该结构在腹膜后间隙和盆腔尤为明显。必须找到每层间的"奶油",然后清除干净,才能达到彻底清创的目标。筋膜形同"信封"般包裹肌肉和内脏,感染时造成类似四肢筋膜室综合征的局部高压,加速深部组织的坏死;而同时,"信封"间又相互连通,可以出人意料地导致肛周感染,沿深筋膜间隙一路直达膈顶。

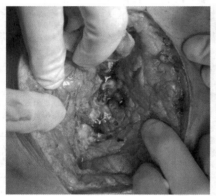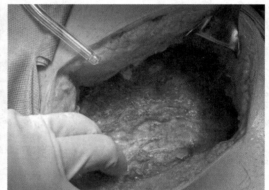

图 20-2-6 坏死性筋膜炎手术探查所见

初次手术便彻底清创并不现实,但应尽量在有限的手术次数内完成目标。这对提高患者生存率极为重要。另一方面,由于有了负压封闭引流技术的出现,应该摒弃"大切口、多切口"的陈旧观念。深部间隙的彻底引流才是关键,皮肤切口仅仅是入路,仍有生机的皮肤、皮下组织要尽量保护,以免后续大范围植皮,增加患者的痛苦和治疗费用。对于男性 Fournier 坏疽的患者,应注意保护睾丸,必要时可将其植入股窝内,待二期修复重建。

在清创过程中,应从多处切取组织标本,以明确病理诊断,同时进行细菌培养和药敏试验,指导初期经验用药后的抗生素选择。除了标准的术后血液检查和定期临床评估(患者生命体征及皮肤受累范围)外,建议每 6~8 小时检测 1 次降钙素原、C 反应蛋白和乳酸水平,这些实验室感染指标有助于确定再次清创的时机。其中降钙素原与感染严重程度和器官功能障碍密切相关,也有助于指导抗生素的使用时间及疗效评估。此外,根据病情发展,反复进行 CT 评估,寻找可能残存的感染灶,也是必要的。

2. 负压封闭引流技术在坏死性筋膜炎治疗中的应用 坏死性筋膜炎的传统治疗方法基本类似于脓肿的切开引流。但相较于后者,坏死性筋膜炎的感染不易局限,病变范围往往非常大。如果依照以往的原则,必须要做一条足够长的切口,或者变为做多条相互连通的切口。之后,放置足够多的引流管,依赖重力和虹吸实现引流。但往往这种引流是被动的,效果不令人满意。只能通过每天多次的大换药加以弥补。虽然也能挽救生命,但由于换药没有麻醉辅助,患者非常痛苦。另外,患者多需要输液治疗,即使医护再小心翼翼地执行无菌原则,这种换药方式在客观上仍会增加静脉通道污染的概率。整个治疗周期可以长达2个月或更久,对医疗人力资源的消耗,也是要考虑的问题。

负压封闭引流(vacuum sealing drainage,VSD)技术的出现,彻底改变了这一治疗模式。VSD是指用内含有引流管的聚乙烯酒精水化海藻盐泡沫敷料,来覆盖或填充皮肤、软组织缺损的创面,再用生物半透膜对之进行封闭,使其成为一个密闭空间,最后把引流管接通负压源,通过可控制的负压来促进创面愈合的一种全新的治疗方法。该技术于1992年由德国ULM大学创伤外科Fleischmann博士首创,最先用于骨科领域治疗软组织缺损和感染性创面。1994年后,在我国开始逐步应用VSD技术。可以说,VSD是近30年来,外科引流领域最大的进步。

应用VSD治疗坏死性筋膜炎具有以下优点:①VSD能够持续、均匀地负压吸引,从而不会因局部压力过高而出现组织缺血;②持续有效地清除致病菌及毒性产物,并且因其具有全方位引流的作用,避免了形成无效腔所导致的引流不畅;③生物半透膜封闭下使创面不再开放,更类似生理环境,可促进组织微循环的再建立,改善局部营养状况,加速肉芽组织生长;④VSD的植入无需传统的大切口,另外负压收缩效应使创口呈持续收缩状态,可以大大降低因创口较大、皮肤缺损较多而加行植皮手术的概率;⑤VSD术的管理较为方便,大幅减轻医护人员的工作量;⑥无需每日换药,应用VSD期间患者基本没有痛苦。

笔者所在中心应用VSD治疗腹壁坏死性筋膜炎有如下经验:

(1)只要创面止血确实,可以早期应用VSD。无须因为坏死性筋膜炎含有厌氧的致病菌而对"封闭"产生顾虑,VSD的重点在于"负压"。

(2)对于腹壁复杂的多层筋膜结构要有充分理解,每层都应插入泡沫辅料。多条引流管可以多级并联,既符合现有的病房墙壁负压吸引接口条件,也不会影响治疗效果(图20-2-7)。

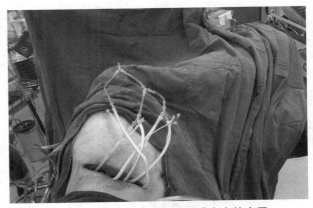

图 20-2-7　VSD 在坏死性筋膜炎中的应用

(3)切口只是放置VSD的入路,无须过大,也无须考虑低位。某些需要进行肠道转流性造口的患者,可以根据腹壁造口位置进行调整。如二者无法避免交叉,泡沫敷料要距离拖出肠管一定距离。

(4)根据创面的生长情况,一般一周更换一次VSD装置。初期由于创面深在,可在喉罩全身麻醉下进行。后期创面缩小,无须麻醉,在床旁就可完成;可以适当拉长换药间期。考虑到卫生经济学和患者负担,泡沫敷料如堵塞不严重,在使用生理盐水充分清洗后,并非不能反复利用。

(5)敷料的填塞,初期要尽量达到病变的边缘,不留无效腔;后期,待创面洁净,要稍后再撤敷料,并作适形剪裁,为组织生长留出足够的空间。

(6)应用VSD期间,只需少量而持续地滴入生理盐水,以保持封闭环境内的湿度;所需负压为带动引流管内液面抖动的最小负压,这点对早期应用或凝血功能障碍的患者避免创面出血有帮助,患者主观体验也较为舒适。

(7)患者一般情况转好后,可以将VSD与墙吸接口间的连接管延长,鼓励患者床旁活动,避免深静脉血栓形成。

(8)对于Fournier坏疽的患者,肛周的覆膜范围要足够大,为患者下肢活动留出余地。需要作肠道转流造口的患者,常须配合带气囊的肛管,以引导残余的少量肠内容物由VSD范围外另行引出。

（9）VSD治疗成功后的伤口，完全可以尝试二期缝合关闭，以进一步减少住院时间。

（三）药物治疗

在未确定致病菌之前，早期应经验性、足量、规范地使用广谱抗生素。必要时可予碳青霉烯类抗生素；根据病情轻重，使用疗程在1~2周。根据细菌培养及药敏试验，及时更换敏感的抗生素。

1. 多重菌坏死性感染　对于腹部、会阴部的需氧、厌氧菌混合感染，治疗应基于致病菌的培养、革兰氏染色和药敏信息。由于革兰氏阳性菌和肠杆菌的耐药性，多重菌坏死性感染的治疗可能需要更广泛的抗生素覆盖范围，特别是对最近有住院史或接受抗生素治疗的患者。治疗方案也应参考当地的抗菌谱，因为耐药性的出现存在地方特异性。目前，美国传染病学会（IDSA）发布的皮肤软组织感染指南推荐方案为万古霉素或利奈唑胺联合以下药物之一：哌拉西林、他唑巴坦、碳青霉烯类或头孢曲松 - 甲硝唑。

2. A型链球菌感染　对于A型链球菌感染，建议使用克林霉素联合青霉素治疗10~14天。由于A型链球菌的耐药性在国内已高达95.5%，因此，只有在确定致病菌的抗生素敏感性后，才应考虑单独使用克林霉素治疗。此外，在一项针对克林霉素耐药的A型链球菌所致肌坏死的研究中，特地唑胺作为一种二代噁唑烷酮类抗生素，也具有非常好的疗效。

3. 其他 II 型坏死性筋膜炎　目前，指南建议使用多西环素加环丙沙星或头孢曲松治疗嗜水气单胞菌感染。对于创伤弧菌感染，建议使用多西环素加头孢曲松或头孢噻肟。对于MRSA感染，万古霉素、利奈唑胺、达托霉素或头孢洛林可能有效，尽管此类治疗尚未得到充分的证据支持。

4. 外伤性或自发性气性坏疽　对于外伤性或自发性气性坏疽，建议使用青霉素加克林霉素治疗10~14天。青霉素的推荐是基于体外药敏试验的数据。克林霉素的推荐，则是基于在产气荚膜梭菌引起的气性坏疽动物模型中，克林霉素较青霉素更有效；但克林霉素的临床试验尚未进行。

（四）重症患者的治疗

坏死性筋膜炎的患者常同时合并以下危急重症。

1. 毛细血管渗漏综合征　循环内细菌毒素和宿主介质引起弥漫性血管内皮损伤。患者需求的静脉输液量可能非常高（每天 10~12L 生理盐水）。严重的低白蛋白血症（0.5~1g/dl）也很常见，需要使用胶体液（如白蛋白）治疗，以维持血压。

2. 血管内溶血　在没有弥散性血管内凝血的情况下，细菌溶血素也会引起血细胞比容的急剧降低。因此，血细胞比容可能比血红蛋白水平能更好地指示是否需要输血。

3. 心肌病　在一些链球菌中毒性休克综合征患者中，超声心动图和心输出量提示心脏整体运动功能减退。在幸存者中，这种心肌病是可逆的，在感染后 3~24 个月内完全消退。一些患者在使用心脏辅助装置后幸存下来。但本病治疗很困难，因为使用血管加压药会增加后负荷，导致外周灌注减少和心输出量减少。导致患者失去 1~4 个肢体的对称坏疽可见于报道。尽管尚未有临床研究支持，但仍建议严密监测患者的平均动脉压并使其维持不超过 65mmHg。

（五）其他治疗

1. 高压氧治疗　对 1997—2003 年间的 57 项研究进行回顾性分析得出结论，高压氧对治疗坏死性筋膜炎没有确切作用。然而，也有报道提示高压氧在气性坏疽的治疗中具有一定作用，尽管在动物实验中没有得到证实。总之，高压氧的疗效仍存在争议。手术清创仍是治疗坏死性筋膜炎的基石，不应为高压氧治疗而延误。

2. 静脉免疫球蛋白治疗　在坏死性筋膜炎患者的治疗中应用静脉注射免疫球蛋白（IVIG）的基本原理，是基于 IVIG 能够中和细菌外毒素的能力。但支持 IVIG 具有疗效的临床研究具有一定局限性，包括：治疗组和对照组之间的手术干预或克林霉素使用上存在差异，研究的样本量偏小而缺乏效力，未接受 IVIG 组患者的死亡率更低等。此外，中和毒素抗体的数量和质量因 IVIG 生产批次的不同而不同。鉴于以上原因，以及缺乏严格的随机对照双盲研究数据，IDSA 并不推荐将 IVIG 用于坏死性 A 型链球菌感染的治疗。2017年，一项来自美国 130 家医院，包含 4 127 名坏死性筋膜炎患者的研究证实，IVIG 对死亡率或住院时间没有影响。因此，尽管 IVIG 有其拥护者，但尚未达成支持其广泛应用的共识。

六、总结

腹壁坏死性筋膜炎,是一种相对少见但病死率较高的急腹症。对患者而言,时间就是生命。坏死性软组织感染是一个疾病谱,临床和病理特征多种多样。早期缺乏明显特异性表现,但病情发展迅速,最终导致广泛的组织破坏。早期诊断、积极手术干预,以及选择合适的抗生素,对降低该疾病的死亡率和改善预后至关重要。

参考文献

1. BYSTRITSKY R J. Cellulitis [J]. Infect Dis Clin North Am, 2021, 35 (1): 49-60.

2. RRAPI R, CHAND S, KROSHINSKY D. Cellulitis: a review of pathogenesis, diagnosis, and management [J]. Med Clin North Am, 2021, 105 (4): 723-735.

3. YAMAGUCHI H, KOBAYASHI H, NAGASAKI K. Abdominal wall cellulitis in acute abdomen [J]. Intern Med, 2020, 59 (4): 595.

4. LEIBLEIN M, MARZI I, SANDER A L, et al. Necrotizing fasciitis: treatment concepts and clinical results [J]. Eur J Trauma Emerg Surg, 2018, 44 (2): 279-290.

5. STEVENS D L, BRYANT A E. Necrotizing soft-tissue infections [J]. N Engl J Med, 2017, 377 (23): 2253-2265.

6. BONNE S L, KADRI S S. Evaluation and management of necrotizing soft tissue infections [J]. Infect Dis Clin North Am, 2017, 31 (3): 497-511.

7. WONGWAISAYAWAN S, KRISHNA S, HAROON M, et al. Fournier gangrene: pictorial review [J]. Abdom Radiol, 2020, 45 (11): 3838-3848.

8. BALLARD D H, MAZAHERI P, RAPTIS C A, et al. Fournier gangrene in men and women: appearance on CT, ultrasound, and MRI and what the surgeon wants to know [J]. Can Assoc Radiol J, 2020, 71 (1): 30-39.

9. REBAI L, DAGHMOURI A, BOUSSAIDI I. Necrotizing fasciitis of chest and right abdominal wall caused by acute perforated appendicitis: Case report [J]. Int J Surg Case Rep, 2018, 53: 32-34.

10. ZHAO H L, ZHAO X H, YANG B, et al. Comprehensive treatment of 25 cases of acute necrotizing fasciitis [J]. Zhonghua Shao Shang Za Zhi, 2021, 37 (4): 382-385.

11. XU LQ, ZHAO X X, WANG P X, et al. Multidisciplinary treatment of a patient with necrotizing fasciitis caused by staphylococcus aureus: A case report [J]. World J Clin Cases, 2019, 7 (21): 3595-3602.

(赵智成,刘 彤)

扫码观看彩图

第二十一章
腹腔感染

腹腔感染是腹部外科尤其急腹症中常见的病理生理改变之一。这种病理生理改变是诱发其他脏器功能损害的主要原因,脏器功能损害又是导致患者死亡的主要原因。近年来腹腔感染的发病率逐步上升,受到越来越多的关注,尤其是术后腹腔感染、第三类腹膜炎和老年腹腔感染。

第一节　病因和病理

腹腔感染的原发病很多,导致腹腔内感染的主要原因都与病原菌的侵入和增殖有关,通常是由各种革兰氏阴性和革兰氏阳性需氧菌和厌氧菌引起的多种细菌感染,其对全身的影响几乎都同内毒素的作用分不开。近15年来,腹腔感染患者细菌感染谱的最大特点:一是肠球菌尤其是多重耐药肠球菌在革兰氏阳性球菌中的构成逐年增高;二是在革兰氏阴性杆菌中,产广谱 β- 内酰胺酶大肠埃希氏菌和克雷伯菌属的出现。

(一)细菌的协同作用

细菌的协同作用不是单指混合感染,也不等于各种细菌各自致病作用的累加,而是病菌各种致病作用的相互加强,最典型的例子是厌氧菌之间的协同机制。大量临床研究显示,腹腔感染的主要病原菌包括厌氧菌和需氧菌两大类,主要代表为脆弱拟杆菌和大肠杆菌;它们的检出率分别为40% 和 60% 左右。动物实验证实,大肠杆菌主要导致弥漫性腹膜炎、全身败血症和早期死亡,而厌氧菌则易导致腹腔脓肿。

协同的机制目前认为有 3 种:①破坏机体防御机能,从而有利于其他细菌繁殖;②为其他菌种提供营养物;③为其他菌种提供适合生长的环境。一般认为第一种作用最为重要。

(二)细菌的黏附作用

某些细菌对上皮组织具有特殊亲和力,这使之免除机体或人为的清除。已知大肠杆菌对肠上皮、脆弱拟杆菌对腹膜间皮有黏附作用。Edmison 等在动物实验中观察到:①大量盐水灌洗对附着在间皮上的细菌无明显清除作用;②抗生素溶液的灌洗也只能暂时降低组织中含菌量,并不能防止含菌量的迅速回升。由此可见,目前已知的疗法对具有黏附作用的病菌几乎无任何效果。曾有人报道某些 β- 内酰胺族的抗生素在静脉注射后,能保持较高的腹腔渗液浓度,可能对黏附的细菌有较好的抑制作用。

(三)炎性介质和内毒素血症

腹腔感染发生后(包括早期的非感染性炎症),很快出现发热、心率增快、呼吸频率增快和外周血白细胞计数升高等全身性炎症反应,又称为全身炎症反应综合征(SIRS)。SIRS 本质上是机体对外来致病因素的一种保护性反应,但同时也会对机体造成一定程度的损害。

SIRS 的发生主要是由于机体各种免疫细胞、内皮细胞和单核巨噬细胞系统释放出大量的炎症介质和细胞因子,如过敏毒素、肿瘤坏死因子、白介素、血小板活化因子和集落刺激因子等等。这些炎症介质和细胞因子之间也可互相激活,共同造成多种损害,从而导致多器官功能障碍综合征(MODS)或多器官功能衰竭(MOF)。机体对这种反应也存在自身调节机制,表现为细胞因子作用的明显分界,已知具有促炎作用的有 IL-1、IL-6 和 TNF-α 等,而有抗炎作用的是 IL-1、IL-4 和 IL-10 等。两者作用相互抵制,有时可达到内在平衡,即代偿性 SIRS。

当机体损害程度较重时,由于致病因子过多、过强,炎症介质和细胞因子的释放呈现瀑布效应,SIRS 会发展成为 MODS。MODS 是感染进程中的一个关键阶段，积极而适当的医疗手段介入，常可使处于该状态的患者转向康复。反之，如果诊治不当或原发致病因素过强，MODS 则进展为 MOF。MOF 的治疗将十分困难，其死亡率在 30% 以上，并随着受累器官数量的增加而显著升高。

内毒素的作用一直被人们重视，不仅仅因为它可介导多种炎症介质和细胞因子的释放，同时它也是造成腹腔感染时机体受到第 2 次或第 3 次打击的主要原因。由于肠道内存在巨大的细菌库和内毒素库，腹腔感染时的细菌和内毒素的移位常在 SIRS 阶段就发生，并随着病情的加重而激化，这种改变常常和手术打击一起构成了对机体的第 2 次或第 3 次打击，加速了 MODS 或 MOF 的发生。适当的非手术治疗或 / 和中药通里攻下法应用的意义，就在于避免或减轻了第 2 次和第 3 次打击。

（四）肠源性菌血症和毒血症

正常人肠道内细菌可达数百种，但由于机体的多种防御功能被感染后，胃肠道的防御功能明显受损，表现如下：

1. **胃酸减少**　由于胃肠减压或药物的作用导致胃酸减少，破坏了"酸屏障"，胃液内含菌量可剧增至原有数千倍以上。小肠运动的减弱或消失，使其失去了有力的机械性清除作用，也使菌量大增和菌群分布异常。

2. **肠壁损害**　这可能是最严重的病理改变。重度感染所引起的胃肠壁水肿、缺血、肠麻痹和肠内高压，破坏了肠黏膜的屏障功能，使细菌和毒素很容易侵入血循环系统。

3. **肝功能受损**　伴有肝功能受损或梗阻性黄疸时，由于胆汁分泌量明显减少，也就减少了其中所含的免疫球蛋白的分泌。后者有一定的抗菌、抗毒作用。而且，肝功能损害所导致的网状内皮系统功能损害，又极大地影响了对来自肠道的细菌、毒素的吞噬和清除，加重了菌血症和毒血症。

总之，在严重腹膜炎条件下，胃肠道成为细菌大量繁殖、细菌和毒素大量吸收的场所，成为导致 MODS 和 MOF 的动力部位和靶器官。

（五）腹膜炎的防御机制和佐剂作用

腹腔感染后，腹膜的急性炎症反应主要表现为充血、血肿和大量渗出，以及腹膜本身具有的纤溶系统的严重损害（达 50% 以上）。腹腔对病原体的防御机制包括 3 种。

1. **吸收清除**　腹膜下存在着广大的淋巴管系统，有强大的吸收能力。腹内渗液和其中的细菌、小颗粒物质（直径小于 $10\mu m$）很容易通过淋巴管的小孔而被吸收（主要通过膈腹膜）。被吸收的病菌和有害物质由全身的网状内皮系统处理，从而达到清除病菌和有害物质的作用。由于这种内吸收主要依赖于横膈腹膜，所以腹腔内保持一个通畅的液体流动环境很重要。

2. **直接吞噬**　腹腔渗液中含有大量的中性粒细胞和吞噬细胞。它们在渗出液中的补体和调理素的协同下，能吞噬细菌和颗粒物质。吞噬细菌后的细胞仍然要经淋巴管系统吸收。

3. **包裹局限**　腹腔渗液中含有大量纤维蛋白原，进入腹腔后很快转变为纤维蛋白。纤维蛋白大量沉积，形成纤维素性粘连，并将细菌和有害物质包裹，使感染局限化。

研究表明，机体的防御机制也存在着一定的不利影响。当感染程度超过一定限度后，腹腔的吸收清除作用将导致菌血症和毒血症。尤其有争议的是粘连局限的作用。大量实验资料证实，纤维蛋白的包裹阻碍了吞噬作用和抗生素的作用，并有利于病菌的繁殖，从而造成腹腔脓肿，提高了远期死亡率。Toni Hau 等人的实验显示，在向动物腹腔注入一定量大肠杆菌的同时，混合注入纤维蛋白量的多少将决定腹腔感染的程度。具有增强病菌致病力的物质还有血红蛋白、胆盐、胃黏液和硫酸钡等。人们把这些本身几乎不引起病理损害，但能明显增强病菌致病力的物质，统称为佐剂。目前认为，佐剂的作用机制包括：①抑制白细胞的化学趋向性、吞噬能力和杀菌力；②妨碍吞噬细胞和抗生素的作用；③对抗补体等作用；等等。同时还应指出，纤维蛋白的沉积和机化又成为后期肠粘连的主要原因。

基于上述发现，逐渐形成了以肝素为主要手段的"抑制纤维蛋白沉积、促进其吸收"的疗法，简称为"促进吸收疗法"，其目的在于加强对腹腔内感染灶的内在清除能力。这种疗法在理论上同传统观点（抑制吸收、促进局限）截然相反。在动物实验获得大量成功经验之后，临床上已开始试用。

如果感染程度不严重或处理及时恰当,上述病理生理过程可以得到逆转,患者逐步康复。反之,病情继续进展,则必然发生下列改变:

(1)腹腔渗液(基本上为脓性液体)持续存在和增加,使腹腔转变成为病原菌和各种毒素的产生源和扩散基地。而且,此类患者由于住院时间较长,并且多次应用各种抗生素治疗,非常容易继发耐药菌感染,甚至为多药耐药菌感染。不仅常见的革兰氏阴性菌和厌氧菌会产生耐药现象,而且菌类比例也发生了变化,其中耐碳青霉烯类的肺炎克雷伯菌所占比例逐步上升,并导致很高死亡率。

(2)腹腔积液和逐步扩张的肠管(肠麻痹的直接后果)必然产生腹腔高压,进而演变为腹腔间室综合征。随着腹腔压力的升高,越来越多的病菌和毒素通过静脉和淋巴的渠道进入血液循环,进而损害其他脏器,最终导致 MODS。

（六）腹膜炎的全身反应

腹腔感染后,大量的腹腔渗液和肠腔积液的产生导致水、电解质和蛋白质的大量丢失。由于代谢率和氧耗量的增强,很容易导致代谢性酸中毒。正常进食的限制,加重了上述两种改变。因而,低血容量和代谢性酸中毒成为腹膜炎影响全身的主要病理生理改变。这两种改变在各种毒性介质的作用下明显加重,并且又共同导致了主要脏器功能的损害。表现为:①心率加快,心输出量下降,心肌受损;②呼吸加快,肺表面活性物质减少,通气灌流失衡;③肝糖原储备下降,解毒功能下降;④肾血流量减少,肾血分流,尿量减少;⑤肠麻痹、扩张、黏膜屏障受损等等。

第二节　腹膜炎分类

广义的腹膜炎包括了一大类腹腔炎性疾病。为了提高疗效和便于比较,需要有新的、统一的分类方法和临床评价指标。

一、Wittmann 腹膜炎分类法

腹膜炎传统上一直被分成 3 大类,即原发性腹膜炎、继发性腹膜炎和腹腔脓肿。随着人们对腹膜炎了解的深入,3 类分法显得过于简单。Rosfein 和 Meakins 提出了"第 3 腹膜炎"的概念,并将伴有严重免疫功能不全的腹膜炎单独划为一类。

这种免疫功能抑制同腹膜炎的关系早就被人们所关注,但从未以此另划一个种类。在众多的新分类方法中,Wittmann 的 4 类分法(表 21-2-1)似乎更为合理。这种 4 类分法基本上以腹膜炎的病因为依据,其实用程度还有待于今后的临床验证。

二、感染程度的估价

目前有多种评价方法用于临床,主要依据年龄、合并症、发病时间、多脏器功能损害、腹腔感染

表 21-2-1　Wittmann 的腹膜炎分类方法

Ⅰ原发性腹膜炎

　A. 儿童自发性原发性腹膜炎

　B. 成人自发性原发性腹膜炎

　C. 持续携带式腹膜透析患者的腹膜炎

　D. 结核性腹膜炎

Ⅱ继发性腹膜炎(急性、化脓性)

　A. 穿孔性腹膜炎

　B. 手术后腹膜炎

Ⅲ第 3 类腹膜炎

　A. 无病原菌的腹膜炎

　B. 真菌性腹膜炎

　C. 致病性弱病原菌所致腹膜炎

Ⅳ腹腔脓肿(IAA)

　A. 原发性腹膜炎的 IAA

　B. 继发性腹膜炎的 IAA

　C. 第 3 腹膜炎的 IAA

的范围和初始感染控制程度等诸多因素进行分析综合。我们长期临床实践发现,APACHE Ⅱ评分应用最广,被认为是最合理的评分标准,可用于大宗病例的前瞻性调查。Poenaru 更在 APACHE-Ⅱ

评分系统增加了延迟型超敏反应的免疫学评分，使死亡率的预测更为精确。

APACHE 是"急性生理与慢性健康评分"计分系统的英文缩写。该系统实际上由 3 部分组成：①急性生理计分，包括 12 项最常用的生理学指标；②年龄计分；③慢性健康状况计分，包括心血管、呼吸系统，以及肝、肾和免疫系统功能等。

APACHE Ⅱ 评分备受国际众多学者的推崇，被认为是评估腹腔感染患者病情的最佳指标。研究发现，医院死亡率与评分呈线性正相关(图 21-2-1)。

Nystrom 等用 APACHE Ⅱ 系统对 5 030 例外科感染患者进行了病情评估，根据计分结果，对死亡率作了预测，其结果与实际死亡率相关良好(r=0.995)。

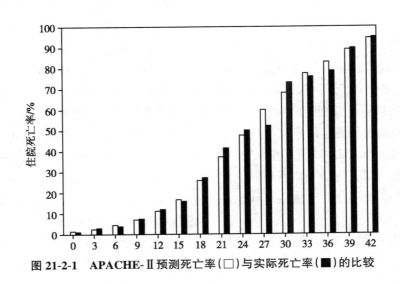

图 21-2-1　APACHE-Ⅱ 预测死亡率(□)与实际死亡率(■)的比较

第三节　临 床 表 现

一、原发性腹膜炎

本病在磺胺药和抗生素问世以前是常见疾病，现偶见于年幼女性。病原菌在 1/3 病例中为溶血性链球菌，1/3 为肺炎球菌。每一患者仅有一种致病菌，与继发性腹膜炎的多种细菌感染不同。致病菌侵入人体途径有二：①经阴道、输卵管侵入，见于女童阴道内 pH 呈碱性和患儿卫生条件不佳者；②经血行感染，这类患儿常有体内感染灶，有的患儿合并肾病。

1. 症状与体征　腹腔链球菌感染呈暴发型，腹膜产生稀薄无臭味的渗出液。肺炎球菌感染发病稍缓，渗出液为胶冻样、黏性、淡绿色、无臭味、伴大量纤维蛋白形成。好发年龄为 2~10 岁，多在 5 岁以下。如先有上呼吸道感染、中耳炎或肺炎，则腹膜炎的发病常被掩盖。主要症状为突发全腹痛、高热，常有发冷、不安、急躁、呕吐，半数有腹泻、呕血或便血及其他中毒症状；体温常高达 40℃，显著脱水、眼球深陷、唇舌干燥。腹部膨胀、有弥漫性压痛。腹内有大量渗液、常可测及移动性浊音。婴儿腹部呈柔韧感，较大小儿可呈板状腹。肠鸣音早期增加，不久即转为麻痹；肺炎球菌性腹膜炎可能有发绀及口唇疱疹。

白细胞计数可高达 $(20\sim50)\times10^9/L$，中性多形核白细胞也增多。原有肾病者，蛋白尿也加重，血培养常有阳性结果(链球菌或肺炎球菌)。

2. 鉴别诊断　考虑本病时应排除肺炎(呼吸增快、腹部无压痛)，但两病可同时存在。本病须与继发性腹膜炎(如阑尾穿孔)鉴别。除根据临床特征外，局部麻醉下腹腔穿刺抽吸渗出液涂片检查，有助于鉴别诊断（菌种不同）。

二、继发性腹膜炎

继发性腹膜炎由腹内器官病灶的细菌感染腹膜而造成，根据感染范围的大小，可分为局限性腹膜炎和弥漫性腹膜炎。前者指范围不超过腹部的两个象限，后者指炎症累及两个象限以上，范围广泛的也称全腹膜炎。

（一）感染来源

1. **空腔脏器穿孔** 最常见的是急性阑尾炎穿孔，其次是胃、十二指肠溃疡穿孔，回肠结核或伤寒穿孔，急性胆囊炎穿孔，胃肠外伤破裂，膀胱、输尿管或肾脏的外伤破裂穿孔，回肠憩室炎穿孔，溃疡性结肠炎穿孔及局限性肠炎穿孔等。

2. **腹内脏器缺血** 如小肠绞窄（肠扭转、绞窄疝）、肠系膜血管阻塞、结肠（盲肠及结肠）扭转、卵巢囊肿蒂扭转、胆囊扭转及急性出血性坏死性胰腺炎等。

3. **腹内脏器感染扩散** 如肝脓肿、输卵管积脓、子宫积脓等。

（二）病理

引起继发性腹膜炎的细菌以肠道细菌为主，常见的是以大肠杆菌为主的混合感染。近年报告厌氧菌、产气荚膜杆菌的感染也占相当一部分。

急性继发性腹膜炎的病理改变，因原发病灶、致病菌和机体抵抗力不同而有很大差异。普遍存在的病理改变为腹膜充血、水肿、粗糙、失去光泽、炎性渗出。腹膜渗出起着稀释刺激液与中和毒素的作用，并通过大单核细胞吞噬细菌与异物，纤维蛋白原变成纤维蛋白，使内脏与内脏或与大网膜粘连，阻止感染的扩散。链球菌感染毒力较强、脓液稀薄，很少形成粘连；大肠杆菌感染脓液黏稠，容易形成纤维蛋白粘连。抵抗力强的患者感染多能局限，渗出液吸收较快；体弱患者感染容易扩散，渗出液大量增加。因腹膜的总面积和皮肤的总面积接近，有人将急性全腹膜炎的渗液量比作全身 100% 面积烧伤的渗液量，这应引起临床重视。但腹膜吸收等渗液的能力和速度远超过皮肤。不同部位的腹膜吸收能力不同，膈腹膜由于淋巴组织丰富吸收能力很强，在腹膜炎早期，能将大量渗出液迅速吸收。此后因白细胞失活，组织坏死脱落，细菌和纤维蛋白凝固，渗出物变为脓液，吸收速度减慢，脓液被炎症过程局限而成脓肿。除膈下区外，盆腔腹膜因吸收速度较慢，亦常发生脓肿。如果机体免疫能力低下，腹膜炎不能局限，大量脓液产生，腹膜炎呈弥漫性，肠管充血、水肿、膨胀，肠腔内积聚大量气体与液体，肠蠕动消失，形成麻痹性肠梗阻。另一方面，由于大量细菌、毒素被吸收，造成毒血症或败血症，甚至中毒性休克。

（三）症状与体征

腹痛是急性腹膜炎的恒定症状，在此症状出现之前，患者多有原发病（如急性阑尾炎、溃疡病急性穿孔、急性胆囊炎等）的临床表现。恶心、呕吐是常见的早期症状，膈腹膜受刺激时，可发生呃逆；全身中毒患者发热、寒战、心率增快等症状常较显著。经常出现的体征为压痛、反跳痛和腹肌紧张。压痛常为弥漫性，压痛最明显的区域常为原发病灶所在部位。肌紧张程度视刺激物和反应性不同而异，轻则肌紧张不明显（如老、幼或孕妇），重则腹肌板状强直（如胃液刺激）。腹胀及肠鸣音消失，提示已发生肠麻痹。腹腔内大量渗液时，可测出移动性浊音。

白细胞计数和中性粒细胞比增高，腹部 X 线平片可见密度增高、腹膜外脂肪线模糊和腹腔渗液表现，肠间距离增宽、胃肠积气和肠腔多发气液平面等肠麻痹的间接表现亦很常见。不同原发病的 X 线征象（如消化道穿孔者可见膈下游离气体等）也常能显示。B 型超声检查对于病灶定位和腹腔渗液的估计有重大意义。检查腹腔穿刺抽出的液体，有助于对原发病的诊断。

（四）诊断

继发性腹膜炎的诊断不难，但需进一步明确其原发病，以便进行有针对性的治疗。腹部 B 型超声和 CT、MRI 的及时检查，可提示腹腔渗液的位置和体积，对于原发病的诊断和穿刺引流都有重大意义。另一方面，还需在治疗过程中及时察觉各种并发症（如麻痹性肠梗阻、门静脉炎、消化道瘘、败血症、脓毒症休克、腹腔脓肿等）的发生。

按中医辨证，急性腹膜炎患者多属于里、实、热证，脏腑辨证则多属六腑之证，六经辨证和卫气营血辨证则视病期之早晚，可有少阳、阳明、厥阴，以及营血证候。

三、第 3 类腹膜炎

第 3 类腹膜炎（tertiary peritonitis，PT）的概念已提出 30 余年，但人们对其发生机制、病理生理、治疗转归等尚存争议。有的学者把 PT 归入复杂腹腔感染的范畴。我们从其本意和临床实践考虑，仍然认为以免疫功能低下为要点进行界定，比较容易掌握。这种第 3 类腹膜炎的表现为：

（1）伴有明显的免疫功能低下状态。

（2）临床表现不典型。

（3）腹腔内感染很少形成脓肿，而表现为血清样渗液。

（4）病原菌的来源不清，而且多为少见菌种，如表皮葡萄球菌、念珠菌等。

（5）即使采取积极外科治疗，MODS 的发生率和死亡率仍然很高。

一些有关第 3 类腹膜炎临床报道，说明了其临床特点多与免疫低下相关。吕少诚等观察了 289 例肝移植患者，发现术前白细胞计数和中性粒细胞比是导致术后腹腔感染的单因素之一。黎倍伶等在总结近年来的研究时，认为免疫系统功能紊乱和营养不良（继而导致大量腹水）是发生腹腔感染的主要原因。张宇等观察 132 例腹膜透析患者，其中发生腹膜炎的 69 例均有营养不良，其血浆白蛋白、前白蛋白、胆固醇及钙、磷、镁水平明显低于对照组。而且，此类感染的病原菌多为革兰氏阳性杆菌或真菌，明显有别于继发性腹腔感染。

四、腹腔脓肿

腹腔脓肿是急性局限性腹膜炎的一种类型。据统计，腹腔脓肿的部位以右下腹占半数，另半数分布在左下腹、盆腔、膈下等处。

（一）病因

腹腔脓肿的来源：①脏器炎症，如急性阑尾炎穿孔、急性胆囊炎、肝脓肿、急性盆腔炎；②消化道穿孔，如胃、十二指肠溃疡穿孔及小肠及结肠穿孔、回肠或结肠憩室炎穿孔；③腹部手术后，如胃肠手术后及肝胆、脾脏、胰腺切除手术后；④腹部外伤后感染。

（二）诊断

1. 全身症状　一般均有发热，呈弛张型，常伴

有寒战、多汗、心率增快。全身中毒症状的程度取决于毒素吸收的多少及机体抵抗力的强弱。脉象多为弦数或滑数，舌质红或有瘀斑，舌苔黄燥或厚腻，不少患者呈现黑苔或猪肝舌。局部症状与体征因脓肿部位不同而有很大差异。

2. 肠间脓肿与盆腔脓肿　肠间脓肿为急性腹膜炎的渗液聚集在肠间引发的感染。由于位置隐蔽，周围有肠管包被，虽腹痛症状不似急性腹膜炎严重，但常有严重的高热、寒战和全身中毒症状。盆腔脓肿为急性腹膜炎常见的并发症。多继发于急性阑尾炎或盆腔炎，因盆腔腹膜面积较小，吸收毒素少，故全身症状较轻。直肠和膀胱激惹症状为盆腔脓肿最常见的症状，如大便频数增加、黏液便并伴有里急后重，尿频与排尿困难也很常见。肛门指检可查及肛门括约肌松弛。直肠前壁膨隆，有明显触痛或波动感。肠间与盆腔脓肿采用 CT、超声检查有助于诊断。

3. 膈下脓肿　当发生膈下脓肿时，患者多有上腹部或下胸部钝痛，有时放射至背部，有不同程度的呼吸受限，常有呃逆，咳嗽时疼痛加重。下胸部可见膨胀，延误诊断的后期病例还可见下胸部皮肤水肿、充血。局部有深压痛或叩痛。肝浊音界向下移，晚期可查出同侧肺底呼吸音减弱及啰音（肺底感染），甚或呼吸音消失及叩诊浊音（胸腔反应性积液）。X 线检查可见患侧膈肌升高及活动减弱，肋膈角或心膈角模糊。如在 CT 或超声指导下穿刺抽出脓液，则可以确诊膈下脓肿。

五、术后腹腔感染

术后腹腔感染是腹腔感染的重要组成部分，诊治困难，死亡率较高（严重者可达到 50% 以上），因此也是临床难题，常常诱发社会问题。

（一）诱发因素

严重的原发病，如弥漫性腹膜炎、重型胰腺炎、进展期肿瘤根治术等等，是常见原因；其次，患者多存在营养不良、免疫功能低下、水电解质失衡及合并内科疾病；最后也是最值得重视的原因，就是医方因素，首先是围手术期特别是术前准备不充分，其次是术式或操作不当、手术时间过长、出血过多等。

（二）临床表现

手术后早期（一般多在 1 周之内）出现原因不

明的发热,患者可感觉腹痛或腹胀,查体有固定部位的压痛,如果切口或引流管流出脓液或消化液,诊断即可明确。早期的炎性指标异常具有强烈提示意义,如白细胞计数或分类、血清降钙素原及C反应蛋白等异常。必要时行腹部的影像学检查,可以提供新的证据。对于病情较重者,可以使用床旁的超声检查。总之,术后腹腔感染的早期发现,具有非常重要的意义,早期确诊和及时正确处理,可以明显降低并发症发生率和死亡率。

六、老年腹腔感染

近年来我国人口老龄化日趋明显,根据 2021 年的官方资料,中国人女性平均寿命已经达到 80 岁,男性也接近 78 岁。老年人是一个越来越大的群体,同时产生了越来越多的老年腹腔感染患者。

老年人群由于生理功能退化,机体抵抗力必然下降,对于腹腔感染的反应程度明显有别于青壮年;另一方面,老年患者常常伴有各种不同的慢性疾病,因而对于有创性治疗方法(包括麻醉)的耐受能力下降,容易继发各种并发症;第三,也是不容忽视的一点,养老已成为重大社会问题。如果处理不当,可能造成不良影响。

1. 临床表现不典型 老年患者大多伴发各种不同慢性腹部疾病,如慢性胃炎、便秘、胆石症、肠粘连等,平常就有一些腹部症状,但是都为程度较轻的一过性发作。一旦出现急性腹腔感染,容易同原有慢性疾病相联系,延迟明确诊断时间。

2. 病情进展较快 由于老年患者所特有的上述问题,腹腔感染不容易被局限,反而更容易扩展。并可能造成较高的漏诊率。一般认为早期诊断、早期治疗是提高疗效的关键。老年患者,尤其是高龄体健患者,往往都自认为身体状态很好,如此时突发急症,治疗结果不顺利,患方一般难以理解,容易引发医患矛盾。因此,仔细的术前评估、慎重的疗法选择和充分的医患沟通,是当前的社会需要。

第四节 腹腔感染的治疗方法

传统的腹膜炎治疗方法可分成 3 大类,即非手术疗法、手术疗法和中西医结合疗法。治疗目的在于清除腹腔内感染灶、对抗病原菌、维持机体基本生理需要和提高抵抗力。随着腹膜炎病生理基础的研究进展和新的诊治技术的出现,传统的治疗方案近年来得到了较大的延伸和发展。

一、非手术治疗

(一)液体疗法

对于腹腔感染患者,液体支持都是必不可少的。首先,尽快建立静脉通道,以便各种药物治疗方法得以落实;其次,较快地纠正水电解质紊乱,并保证后续治疗的需要。对于较为复杂或严重的患者,最好放置深静脉导管,这既方便强度较大的静脉支持(包括营养支持)的落实,也利于随时检测中心静脉压。CVP 的正常值在 10cmH$_2$O 左右,它反映了正常血容量水平,有很重要的临床意义。如果患者 CVP 水平降到 3cmH$_2$O 以下,则强烈提示有效血容量严重不足,一旦出现突发事件就会发生休克。有效血容量不足最常见的原因是胶体液入量持续偏少,出现这种现象有 2 个因素:①一些医生更多关注输入液体的数量,而较少关注质量;②临床血液制品及白蛋白的供给有一定实际困难。静脉支持疗法的落实,不仅要考虑补液总量,还要考虑电解质、酸碱平衡、胶体液和晶体液比例等多个因素。另外,患者伴随的内科疾患也不可忽视。

对于液体支持恰当与否的结果判定有以下 3 点:① CVP 在 6cmH$_2$O 以上;②尿量在 1 000ml/24h 左右;③血液的生化检测基本正常。如果伴发明显的心、肺、肾等内科疾患,应该尽快请相关学科医师协助诊疗。

(二)营养支持疗法

部分腹腔感染患者由于原发病(如弥漫性腹膜炎、重型胰腺炎等)较严重或是出现并发症(如腹腔多发脓肿、肠瘘等),普通的静脉支持疗法必然转为完全肠外营养支持疗法。目前,营养支持的理论和技术已日渐取得成熟,这对于腹腔感染治疗水平的提高,无疑有极大促进作用。以下3点值得临床医师关注。

1. **腹腔感染营养学临床特点** 腹腔感染临床上具有纳入少、消耗大和丢失多3个营养学特征。腹腔感染存在胃肠道功能损害,大部分患者无法正常进食;局部或全身炎症反应,机体能量消耗和分解代谢增加,而合成代谢同时减少。这不仅带来越来越明显的营养问题,而且必然伴随免疫功能紊乱,进而造成抵抗力逐步下降,严重影响感染的局限和消散。同时,使用胃肠减压和/或并发肠瘘,又加重了消化液的丢失,使得营养状态进一步恶化。

2. **营养状态动态评估** 腹腔感染发生后,患者的营养状态往往处于动态变化之中。主要的影响因素为病情转归方向、营养支持有效程度、针对性治疗(如手术治疗或介入疗法)的效果和附加损伤程度等。临床上已有一些公式应用于计算患者的能量和蛋白质的需求量,可提供给主管医师使用。较长时间使用TPN时,还要注意各种维生素和微量元素的补充。如何维持恰当的TPN,需要动态观察和较为准确地计算,临床经验也很重要。要关注生化检查、尿量、CVP这3个指标,以满足日常的判定需求。如果使用呼吸机,则要考虑其对CVP的影响程度。

长时间应用肠外营养疗法,可致胃肠道黏膜萎缩、肠道菌群移位和代谢功能紊乱,有时还会出现静脉导管相关并发症,如继发感染、静脉炎等。医疗费用的影响,也是值得考虑的因素之一。

3. **肠内营养支持** 从20世纪70年代起,肠内营养(enteral nutrition,EN)逐步得到重视并在临床应用。EN更符合生理状态,也更安全。避免了TPN的诸多并发症(尤其是预防胃肠屏障功能损害),价格也较便宜。EN的主要临床用药首先来自"太空饮食"(要素膳),后来衍生出众多产品,如能全力、百普素等。其特点是营养完善和均衡、生物利用度高、副作用极少和操作方便,即使在胃肠手术后的患者也可早期(术后24小时)使用,并可采用特制的胃肠管和胃肠造瘘管注入,同时用输液泵控制输入速度。一般从10ml/h开始,逐步加量,同时逐步减少静脉支持量。有文献报道,腹部手术后胃、结肠蠕动受抑制,小肠吸收功能依然存在。在发达国家,有人在手术台上就开始EN支持。有在手术后6~8小时开始经鼻胃管EN支持。建议在大手术后进行空肠造瘘(细管),有利于早期肠内营养。早期应用肠道的目的,不在于单纯进行营养支持,主要在于改善EN功能,保护肠黏膜屏障,避免因肠功能衰竭而启动的MODS。

(三) 抗生素疗法

腹腔感染本质上是病原菌在腹腔内繁殖、生长所导致一系列的病生理改变的结果。应用抗生素是常规疗法之一,而合理使用抗生素则是一个重要课题。

1. **经验性使用** 目前已知大部分腹腔感染的病原菌以革兰氏阴性杆菌(主要为大肠杆菌)和厌氧菌为主,因此,首诊时应该给予可以覆盖上述菌群的抗生素,如甲硝唑与头孢菌素类,或者甲硝唑与环丙沙星等联合用药。也可单独用药,如头孢西丁、莫西沙星、厄他培南等。同时尽可能获取细菌培养的标本,以备不时之需。一般的腹腔感染病例比较简单,如急性胆囊炎、急性阑尾炎、早期的上消化道穿孔等,经过及时有效处理,病情很快稳定,炎症消退,抗生素的使用随之停止。需要强调的是,目前对自发性或第3类腹膜炎使用抗生素,仍然以经验性用药为主。这是因为此类病例的病原体诊断率相对较低,而致病菌又多为耐药菌,用药较为困难。在进行诊断性治疗的同时,多学科联合诊治应该有所帮助。

2. **针对性使用** 如果经过临床处理,腹腔感染持续存在或加重,则需要根据细菌培养结果,选用针对性药物。复杂病例常常伴有少见病原菌的感染。有人观察了80例复杂性腹腔感染患者,其中有57.14%的患者感染革兰氏阳性杆菌,25.00%的患者感染真菌,17.86%的患者感染革兰氏阳性球菌。同时,越来越多的耐药菌被检出,如铜绿假单胞菌、鲍曼不动杆菌、耐甲氧西林金黄色葡萄球菌等。此时,原则上应该结合培养采用联合用药,或者使用单一的广谱抗生素,通常使用7~10天。常用美罗培南、亚胺培南、哌拉西林等。也可联合用药,如甲硝唑加上头孢他啶或注射用头孢哌酮钠舒巴坦钠等。如果疗效不明显,则应该换药,同时再次获取合适的标本进行病原菌培养和药敏检测，为选择合适的抗生素提供依据。

第 3 类腹膜炎的病原菌与上述有明显差别。它们多是院内感染的常见细菌，如肠球菌、白念珠菌、表皮葡萄球菌及一些耐药菌。因此，使用抗生素更要坚持针对原则。

3. 复杂情况的鉴别 使用抗生素虽然是一种有效疗法，但并非万能。腹腔感染的根本治疗原则是找出病灶、及时处理。如果患者的感染始终难以消退，应该尝试寻找其他原因。如①腹腔内深部小脓肿，多位于膈下、肠间或盆底，有效的影像学检查应该有助于确诊；②长期使用的深静脉导管、尿管也容易成为感染病灶，可以拔除原有导管，并作细菌培养；③腹腔内多发、散在的积液也可能导致感染，但是此时腹腔穿刺引流比较困难，具体病灶又难以确定，如果可能，采用中药通里攻下和清热解毒为主的疗法，可能使病灶得以控制；④遇到难以解决的腹腔感染，应尽快进行感染科、内科、影像科专家会诊，无论从诊断方面还是治疗方面，他们总会从不同角度提出有意义的建议，而且对于抗生素的使用，他们比外科医生更有经验。

（四）免疫疗法与中医药疗法

免疫疗法主要用于两类情况：①急性腹腔感染发生后诱发的免疫功能紊乱；②由于其他疾病已存在免疫功能紊乱，然后又出现了腹腔感染。这两类免疫功能损害发生机制明显不同，治疗方法也有较大差别。

1. 腹腔感染引发免疫功能损害

（1）发生机制：腹腔感染发生后，可能由于病情严重或是个体反应差异，机体释放出大量炎性介质，甚至导致瀑布效应。这一过程虽然对机体的抗炎作用有很大帮助，但也会因机体过度免疫反应而造成正常细胞、组织的损伤，进而形成 MODS。这种损害往往表现为体液免疫功能低下，多种促炎因子（如 TNF-α、IL-6、IL-8 等）明显升高；细胞免疫主要表现为 CD4 水平及 CD4/CD8 比值持续下降，血清 IgA、IgM、IgG 持续升高。

（2）治疗方法：糖皮质激素用于腹腔感染导致的急性肾衰竭、急性呼吸衰竭及 MODS 已被报道均有一定疗效。有报道，小剂量激素和人免疫

球蛋白、乌司他丁、重组 IFN-γ、重组人 IL-3、IL-7、IL-15 等免疫制剂，可能减轻炎性反应，改善免疫功能，进而减少重要脏器损伤。本疗法目前还处于探索之中。

2. 免疫功能低下患者的腹腔感染

（1）临床特点

1）明确的既往病史，如已经或正在患有重大疾患，如肿瘤、重要脏器功能损害（肝功能衰竭、肾功能衰竭等）；曾经接受大型手术治疗，包括肿瘤根治术、器官移植术等；已经或者正在接受放疗、化疗、血液透析、腹膜透析等特殊治疗。

2）患者就医时即伴有明显的免疫功能低下。此种免疫功能紊乱同上述的炎症反应综合征极为不同，无急性、暴发性特点，诊疗相对容易。

3）此类患者基本属于原发性腹膜炎和第 3 类腹膜炎范畴，虽然占临床总体腹腔感染比例不高（3% 左右），但是处理困难，并发症和死亡率都远远高于继发性腹膜炎。

（2）治疗方法

1）注重整体观念：整体观念是中医学的基本原则之一，中西医结合治疗急腹症的长期临床实践一直坚持并且发扬了这一原则。在治疗免疫低下腹腔感染时，既关注腹部状况，也充分了解患者的全身状况等。使此类腹腔感染的治疗更加全面，有助于医患之间的有效沟通。

2）严格手术适应证：对免疫低下的腹腔感染患者，应尽量采用创伤较小的疗法。首先考虑非手术治疗，如静脉支持疗法、抗生素疗法、免疫疗法及中医疗法等。如果原发病较重，可以使用介入疗法（见后文）。手术治疗原则上仅用于少数原发病严重的病例，如介入无法控制的腹腔内大出血、绞窄性肠梗阻、胃肠道穿孔等。

3）免疫治疗方法：轻度的免疫功能紊乱，原则上不需临床干预。当临床症状和实验室指标均很明显时，应使用免疫疗法。中医扶正祛邪、补气养血对增强机体免疫功能有巨大裨益。另据报道，胸腺素 α₁、免疫球蛋白、乌司他丁等免疫治疗，可使白细胞总数、中性粒细胞数量升高，CD3、CD4 水平和 CD4/CD8 比值上升。

值得强调一点，由于此类病例的治疗以非手术疗法为主，中西医结合疗法有其独特优势。在

诊治过程中,要兼顾腹腔感染和全身状态,详见前文。

（五）介入疗法

（1）历史演变:腹腔感染的非手术治疗方法一直以经皮腹腔穿刺引流术为主。该方法大部分的操作都是根据临床经验和腹部症状、体征而实施,影像学导向性差,成功率较低,操作副损伤及中转手术率高。近30年来,随着影像学技术的快速发展,经皮腹腔穿刺引流器械及操作技术水平也同步提高,明显降低了开腹引流手术率。经皮腹腔穿刺引流术的名称已逐步被"介入疗法"所替代。

（2）适应证

1）绝对适应证:大部分的局限性腹腔感染灶都应该首先使用介入疗法,如腹腔脓肿、腹腔积液、腹腔积血、重型胰腺炎继发感染等。一些特殊部位(如腹膜后、肠间、膈下)或哑铃状脓肿的治疗,则需要更精准的影像学定位,应由经验丰富的医师操作。大部分的原发性腹膜炎和第3类腹膜炎,也应该首选介入疗法。

2）相对适应证:一些应该手术治疗的病例,如梗阻性胆囊炎、穿孔性阑尾炎、肠穿孔性腹膜炎等,由于患者高龄、体弱多病而导致手术风险较大时,可选用介入治疗。

（3）操作方法

1）术前准备:介入治疗是一种有创性疗法,可能出现各种不测情况,应做好术前准备。

A. 镇静、止痛与麻醉:要尽量禁食禁水,常规在术前给予镇静药物,一般选择局部麻醉,特殊情况需麻醉甚至ICU医生协助。

B. 诊断和定位明确:简单的病例通过超声和CT影像获得穿刺的准确定位。但复杂病灶需要更精准的影像学检查,包括CT的三维重建图像检查。必要时应该进行多学科讨论,以明确诊断、定位及操作方法。多数情况(如术后感染的解剖不清、气体干扰、脓肿与周围脏器血管关系紧密等)下,CT检查优于超声检查。

C. 排除及禁忌:除了常规检查外,介入治疗更要关注出血、凝血方面的指标,并作相应处理。另外,治疗伴有严重心、脑血管疾患的患者时,容易在操作过程中出现突发事件,也需特别关注。

D. 做好医患沟通:同开腹手术相比,很多患者和家属常常把介入治疗看作一种简单的操作,既容易又安全。有时,年轻医师也会具有类似的想法。必须避免类似情况出现,并且要通过书面形式完成相应的知情同意沟通。

2）熟练操作:操作熟练意味术者有足够的临床经验。但介入治疗腹腔感染的相应指南还没形成,尚处在逐步完善的过程之中。

A. 善于应对复杂情况:简单病例容易处理,但是复杂的腹腔感染必然需要更丰富的经验。准确选择适合的穿刺管路、穿刺路线,避开重要脏器,穿刺后能成功抽尽脓性液体,将引流导管置入分隔脓腔等,是成功穿刺的保证。

B. 注重后续管理:介入治疗完成后,要防止导管的意外脱出;保持引流通畅,并酌情进行脓腔冲洗;必要时更换引流导管。当临床症状和体征消失,影像学检查无异常,确认导管通畅且导管连续48小时无引流液时,可考虑拔除引流管。

C. 常见并发症:首先是操作失败,由于病灶复杂或者患者状态欠佳,继续操作有较大风险,明智的选择是中止治疗;其次是出血,常见原因与穿刺误伤血管有关,经皮肝穿刺引流也是导致出血的常见因素,因为肝脏血管丰富;再次是误伤其他器官,多发生在病灶周围解剖情况复杂病例。要防止导管意外脱出,将猪尾巴管做成环状、内固定是最好的预防。外固定应该更容易,除了局部双固定外,应告知患方注意事项。

二、手术治疗

20世纪,传统的开腹手术是治疗腹腔感染的主要方法,其中包括开腹探查术、胆囊切除术、阑尾切除术、消化道穿孔修补术、脓肿切开引流术等等。近20年来,随着影像学水平的提高和微创疗法的快速进展,传统的开腹手术逐步演变成辅助治疗。大量的临床实践证实,腹腔镜手术具有操作简单、创伤小、安全有效、术后康复快等优点。不仅提高了腹腔感染的疗效,还带来观念方面的改变。目前,无论是患者还是医生,都普遍选择微创手术,这一趋势越来越明显。

（一）传统手术与微创手术的选择

1. **原则** 大多数需要手术治疗的腹腔感染病例都应该首先选择腹腔镜手术,需要传统开腹手术的患者仅仅是很少部分。微创手术需要医师具有较高的技术水平和丰富经验。操作时间较短是创伤小的基础，也是其相对传统手术的主要优势。

2. 全身情况与局部条件的判定 如果患者全身情况不稳定、心肺功能低下，不能接受较长时间的气腹，均不予考虑腹腔镜手术。正常的腹膜具有较强的防御能力，患者免疫功能低下，在弥漫性腹膜炎时，病原菌和毒素比较容易从腹壁上的多个小缺损处进入腹壁（戳卡进入腹腔处），进而演变成为蜂窝织炎。本病早期不易被察觉，后期不易被治疗，容易导致脓毒血症。如果是开腹手术，脓液常常从切口渗出，则本病容易被发现和处理。

腹腔内局部病灶附近的血管和器官容易发生损伤，可能造成内出血和胆漏、肠瘘。大出血常常使得中转开腹变得十分突然，并具有一定风险。容易被忽视的并发症是感染扩散。因此经验丰富的医师，应通过仔细询问病史、查体和阅读影像学报告，正确选择开腹手术或腹腔镜手术，如选择腹腔镜手术还应同时做好随时中转开腹的准备。

3. 开放手术与腹腔镜手术选择 一般腹腔感染患者的治疗率先选择腹腔镜手术。伴有以下疾患的患者则优先选择开腹手术。

（1）全身情况不稳定，心肺功能差，不能耐受腹腔镜诊断与治疗者。

（2）腹腔粘连明显、病灶局部解剖结构改变，如多次腹部手术、既往或正在进行的腹腔化疗放疗、子宫内膜异位症、腹茧症等情况，腹腔镜进入腹腔困难，分离组织结构坚韧、耗时长，也容易造成副损伤，故以开放手术为宜。

（3）弥漫性腹膜炎。此时腹腔镜手术因腹腔高压和腹部多处缺损，使病原菌和毒素容易扩散，而开腹手术相对更安全。

（4）腹胀明显。有部分急性腹腔感染患者同时伴有明显腹胀，可能是由于腹膜炎导致了肠麻痹，也可能患者有其他胃肠道疾病，如严重便秘等，此时腹腔镜进腹比较困难。

（二）腹腔造口术

1. 历史演变 严重腹腔感染若不及时诊断处理，会发展为腹腔脓毒症，并可引起 MODS，此时经手术引流者的死亡率仍高达 30%，未经手术引流者几乎 100% 死亡。1975 年，Pujol 首先提出利用腹腔开放技术治疗腹腔感染的概念，即常规手术处理腹腔感染后不关闭腹腔，将后续治疗视为一般开放的伤口。此后，经过诸如计划性多次剖腹探查术、敞腹手术、暂时性关腹术等多种改进。至 1986 年，Mughal 将腹腔开放技术称为"腹腔造口术"。用于治疗腹腔感染的措施有多种，包括手术清除腹腔感染灶、术后腹腔灌洗、各种影像技术导向下的介入疗法。然而，仍存在病灶清除不彻底、术后腹腔脓肿复发、导管引流不畅致使介入疗法失败、腹壁切口坏死裂开、引流管长期接触压迫肠壁引起肠坏死、肠瘘形成等一系列问题。

2. 治疗 首次剖腹以常规手术措施处理腹腔感染的病因为主，如穿孔修补、肠切除肠吻合，肠外置术，再行腹腔灌洗。由于将腹腔开放或行暂时性腹腔闭合（temporary abdominal closure，TAC），腹壁常使用减张装置，故首次入腹多采用较长的、术野易于显露的横切口或纵切口。腹腔造口的方法根据病因、病灶所在部位而定。腹壁减张装置行 TAC、腹腔造口术结合间断性腹腔灌洗治疗重症弥漫性腹膜炎治疗效果见表 21-4-1。

上腹部引流采用横切口或"屋顶"式切口，此切口特别适于坏死性胰腺炎与胰腺脓肿患者。以大量林格氏乳酸液或温生理盐水冲洗腹腔，直至冲洗液变清亮。对吻合口瘘形成的单腔脓肿，入腹后尽量不干扰腹腔的其他部分，但对多发脓肿或弥漫性腹膜炎体征明显者，应行全腹探查，尤其注意小网膜囊、结肠旁沟、结肠曲处、小肠襻间、腹膜后或肾周间隙。探查完毕，将一大小形状适宜的异体减张网片缝合于腹膜壁层上，覆盖腹壁缺损。切口敞开，仅以盐水纱布或聚乙烯吡咯烷酮碘纱布置于网片之上，保护切口。

（三）预防性腹腔造口术

1. 操作方法 上述这些术式基本是治疗性腹腔造口术，其目的就是在出现严重腹腔感染时采用它来进行治疗，起到了使再入腹过程简单、便于探查和冲洗等作用，但仅在出现了严重的腹腔感染之后才发挥作用。为了在严重腹腔感染出现前就在手术中采取相应措施加以预防，周振理等对复杂性腹部手术采用了预防性腹腔造口术。具体操作是：凡腹部手术较大或较复杂，预计术后出现严重腹腔感染可能性较大并导致再次开腹的

表 21-4-1　腹壁减张装置行 TAC、腹腔造口术结合间断性腹腔灌洗治疗重症弥漫性腹膜炎

作者	年份	TAC 应用装置	腹腔冲洗间隔时间	死亡率 /%
Hay	1979	Marlex 网	24h	35
Fagniez	1979	聚尿烷膜	不定	30
Goris	1980	Marlex 网	不定	50
Teichmann	1982	减张线	24h	19
Wouter	1983	Marlex 网	不定	20
Stone	1984	拉链	不定	19
Muhrer	1985	Vicryl 网	不定	41
Heddrich	1986	Marlex 网 + 拉链	48h	20
Schein	1988	Marlex 网与 Opsite 粘合网	48~72h	32
Garcia-Sabrido	1988	拉链网	24h	23
Wittmann	1990	Velcro 粘合网	24h	24
Nagy	1996	Dexon	不定	19
Sherck	1998	硅胶	不定	21
Chinenton	2000	聚乙烯	不定	16
Navsaria	2003	Polyglactin 和 3L 袋	24h	17
Miller	2004	Polyethylene	不定	16
Olejnik J	2007	Polyurethane	24h	14

病例,在手术关腹时,用双面聚四氟乙烯补片覆盖在整个切口下方,四周与腹膜和后鞘固定。然后用减张线一层关腹,并打活结。术后常规处理,如无腹部并发症出现,则在 8~10 天拆线。如果术后出现腹部并发症的表现,如高热、腹腔引流管流出脓、血或肠液等情况,便及时进腹。这种剖腹探查不需要麻醉,给予少量镇静剂、止痛剂后,在 ICU 即可操作。根据病情需要,可以每日操作数次,术中可以冲洗、调整、重新放置腹腔引流管,术后可行持续腹腔冲洗,直到病情稳定。

腹腔造口后期,由于腹腔内粘连形成,如果仍有感染灶需要清理而操作较困难时,可以利用内镜协助操作,胆道镜直径较小,可通过较小的缝隙进入到深部组织,并且具有局部冲洗的效果,可达到清除腹腔感染的目的。

2. **临床效果**　杨强等报告了采用预防性腹腔造口术治疗 30 例复杂腹腔感染患者。治疗组中,有 8 例需要术后再次或多次进腹清创和冲洗感染灶。在 ICU 条件下,有麻醉师协助镇静、止痛。然后在床旁进腹、处理感染灶。由于是床旁换药,原则上不需要医患沟通、知情同意等程序。对照组术后需要再次开腹清创 6 例,按照常规处理。治疗组的术后并发症的诊断和处理时间分别为 0.83 小时和 0.68 小时,明显短于对照组的 20.67 小时和 20.34 小时;治疗组的治愈率为 76.67%,高于对照组的 46.67%;治疗组的死亡率为 3.33%,明显低于对照组的 16.67%。

因此,他们认为该术式操作相对简单,能够及时发现并处理术后腹腔感染,降低了死亡率,适用于复杂病例。

(四)计划性经腹腔镜腹腔脓肿清除术

应用腹腔镜技术对复杂性腹腔脓肿进行清除,是 21 世纪腹部外科治疗学的一大发展。在腹腔脓肿导向穿刺引流之后,由于坏死组织不断形成、脓

液黏稠,引流不彻底而反复发生腹腔脓毒症。此时利用和扩张原引流管窦道,通过内镜(包括肾镜、腹腔镜、胆道镜)进行坏死组织清除、局部灌洗和大管径引流管引流。这一方法最常用于坏死性胰腺炎、胰十二指肠切除术后胰漏、胆漏等。可多次、计划性进行手术。具有微创、直视、安全、骚扰范围小等特点。是一种值得推广的手术方式。

三、中西医结合疗法

中西医结合治疗腹腔感染已有 60 多年历史,积累了丰富的临床经验。中药制剂也从单一的汤剂演变为有效成分提取的颗粒剂和静脉制剂,便利了临床应用。

中医治疗腹腔脓毒症以辨证论治为原则,以通里攻下、清热解毒、活血化瘀和补气养血 4 种大法为治疗主线。

(一)中药应用大法

1. **通里攻下法** 根据中医"六腑以通为用,通降下行为顺"和"肺与大肠相表里""脏腑相关"等理论,通里攻下法一直是治疗急腹症,尤其是伴有重症腹腔感染的急腹症的主要方法。通里攻下法具有"荡涤六腑之糟粕""软坚散结"之功效。现代科学研究证实,通里攻下法具有促进胃肠道蠕动、加快肠道内容物排出、降低腹腔内压、改善肠道血液循环、保护肠屏障、维持抗炎/促炎多种细胞因子的免疫平衡等多种药理作用,可阻止或减轻肠源性内毒素血症、缓解腹腔高压。这对于预防和治疗 MODS 有重要作用。

2. **清热解毒法** 尤其在脓毒症早期,患者处于正盛邪实阶段,清热解毒中药可以拮抗内毒素、清除炎性介质和细胞因子,进而调整炎症导致的内环境紊乱,避免免疫功能紊乱进一步加重。当脓毒症存在时,清热解毒法具有增强网状内皮系统的功能,特别是肝巨噬细胞的吞噬功能,可促进对内毒素的吸收;稳定溶酶体膜,减少溶酶体释放,保护肝线粒体;抑制氧自由基产生,并促进清除氧自由基;抑制炎性细胞因子生成与释放,遏制全身炎症反应等。

3. **活血化瘀法** 活血化瘀法可以增加组织血液灌流,疏浚微循环,稳定肝溶酶体膜,增强腹腔内巨噬细胞功能,保护肠屏障,从而使腹腔内环境得以改善。近年的研究提示,该法还可以调整脓毒症患者的免疫功能,提升免疫球蛋白水平。

4. **补气养血法** 中医理论认为,"邪之所凑,其气必虚"。大量的研究证实,扶正的中药可以提高机体免疫能力,表现为体液免疫和细胞免疫指标的改善、炎性因子(如 CD8、NK 细胞、IL-6)水平下降等。其实,很多危重症患者都处于中医的虚实并存状态,因此,应该根据辨证论治原则联合使用补气养血法。

(二)腹腔感染的中药应用

中医药的应用适用于腹腔感染治疗的全过程。早期,中药主要以通里攻下法和清热解毒法为主治疗腹膜炎,同其他非手术疗法起到相辅相成的作用;中期,主要指全身炎症反应综合征或脓毒症阶段,中药主要以清热解毒法和活血化瘀法为主,起到抗炎、调节免疫功能、保护重要组织器官等作用;后期,在患者康复阶段,包括手术后恢复期,中药可以渗湿利水、调理脾胃、补气养血等,可辨证施治以促进康复。

1. **继发性腹膜炎** 继发性腹膜炎是腹腔感染的主要组成部分,如急性阑尾炎、急性胆囊炎或消化道穿孔引发的局限性或弥漫性腹膜炎。中西医结合疗法明显优于单纯西医疗法。米占广等人采用通里攻下为主、活血化瘀为辅的中药治疗了 43 例急性化脓性腹膜炎患者,有效率为 93.02%(40/43),优于对照组(单纯西医疗法)的 74.42%(32/43);中药治疗组的术后康复时间也同步减少,治疗后的内毒素、IL-6、TNF-α 等水平也低于对照组。

脓毒症是腹腔感染的重要并发症之一,死亡率较高。研究证实中药治疗脓毒症有明显效果,可使各种炎性指标下降,APACHE Ⅱ 评分降低,死亡率也降低。

2. **第 3 类腹膜炎** 第 3 类腹膜炎最明显的特征是伴有免疫功能低下,诊治比较困难。有人报告,采用大承气冲剂、参附注射液或血必净注射液等治疗第 3 类腹膜炎患者,结果显示,MODS 发生率与对照组相似,但病死率明显下降。从中医的整体观念出发,以全身综合性治疗为主,辅以有限度的手术干预和有节制的抗生素治疗,从而发挥中药多组分、多途径、多靶点的协同作用。

参考文献

1. HU H, JIANG J Y, YAO N. Comparison of different versions of the quick sequential organ failure assessment for predicting in hospital mortality of sepsis patients: A retrospective observational study [J]. World J Emerg Med, 2022, 13 (2): 114-119.

2. SHANKAR-HARI M, PHILLIPS G S, LEVY M L, et al. Developing a new definition and assessing new clinical criteria for septic shock: for the third international consensus definitions for sepsis and septic shock (Sepsis-3) [J]. JAMA, 2016, 23: 315-787.

3. EVANS1 L, RHODES A, ALHAZZAN W, et al. Surviving sepsis campaign: international guidelines for management of sepsis and septic shock 2021 [J]. Intensive Care Med, 2021, 47 (11): 1181-1247.

4. 王革非, 任建安, 黎介寿. 术后腹腔感染的挑战和治疗对策 [J]. 中国实用外科杂志, 2021, 41 (3): 348-352.

5. 任建安, 黎介寿. 重视第三类型腹膜炎的诊治 [J]. 中国实用外科杂志, 2009, 29 (6): 457-458.

6. 吕少诚, 王苑, 潘冰, 等. 肝移植术后腹腔感染的相关危险因素分析 [J]. 解放军医学院学报, 2019, 40 (1): 16-19.

7. 黎倍伶, 陈军金. 肝硬化腹腔感染的诊疗进展及挑战 [J]. 临床肝胆病杂志, 2021, 37 (4): 757-760.

8. 周振理, 马军宏, 邹常林. 腹腔造口术治疗腹部复杂疾病体会 [J]. 中国实用外科杂志, 2006, 26 (2): 89.

9. 张宇, 史健. 单中心腹膜透析相关性腹膜炎的临床分析 [J]. 临床医学研究与实践, 2021, 6 (35): 17-19.

10. 夏冬, 夏国栋, 刘庆, 等. 第三型腹膜炎的中西医结合治疗与预后评估 [J]. 实用医学杂志, 2014, 30 (7): 1164-1167.

11. MILLER P R, MEREDITH J W, JOHNSON J C, et al. Prospective evaluation of vacuum-assisted fascial closure after open abdomen [J]. Ann of Surg, 2004, 239 (5): 608-614.

12. 胡知齐, 梁山, 尹明明. POSSUM 对老年腹部大手术的风险评估 [J]. 中国老年学杂志, 2020, 40 (11): 2324-2326.

13. 程俊, 李贺, 高明. 老年外科急腹症的围手术期治疗探讨 [J]. 临床急诊杂志, 2020, 21 (2): 165-167.

14. 吴国豪, 谈善军. 严重腹腔感染病人营养支持策略 [J]. 中国实用外科杂志, 2019, 39 (6): 571-575.

15. 唐凯, 陈群, 钟金瑞. 营养管理对腹腔感染患者肠道屏障功能及免疫功能的保护作用研究 [J]. 中华医院感染学杂志, 2017, 27 (9): 2039-2042.

16. 苑昭奖, 冯雪亮, 尹兆强, 等. 乌司他丁对严重腹腔感染患者免疫状态及肠屏障功能的影响 [J]. 疑难病杂志, 2018, 17 (4): 382-386.

17. 费迎明, 兰少波, 吴新娟, 等. 胸腺肽 α_1 联合抗菌药物治疗自发性细菌性腹膜炎疗效观察 [J]. 中华医院感染学杂志, 2010, 20 (5): 705-707.

18. 孙玉景, 吴建华, 陈照家, 等. 基于脓毒症患者免疫功能状态个体化应用免疫调节剂的疗效研究 [J]. 中国临床研究, 2021, 34 (9): 1199-1203.

19. 王双, 刘毅. 中医药对脓毒症免疫失衡的治疗研究进展 [J]. 医学理论与实践, 2021, 34 (11): 1839-1841.

20. 孙广庆. 不同时机腹腔镜胆囊切除术对老年急性胆囊炎患者免疫功能的影响 [J]. 世界最新医学信息文摘, 2019, 19 (97): 89-90.

21. 张虎, 曹登科, 张先林, 等. 彩超引导下经皮穿刺置管冲洗引流治疗腹腔脓肿 (附 124 例报道)[J]. 中国普外基础与临床杂志, 2014, 21 (2): 234-235.

22. 熊诗萌, 余稳稳, 刘志昌, 等. CT 引导下经腹腔穿刺器放置黎氏管引流术治疗腹腔脓肿的疗效观察 [J]. 华南国防医学杂志, 2022, 36 (1): 28-32.

23. 张昆鹏, 李少一, 甄品, 等. 经皮穿刺置管引流术治疗重症急性胰腺炎合并胰腺坏死感染临床研究 [J]. 中华医院感染学杂志, 2021, 31 (8): 1205-1210.

24. 杨强, 郝文立, 周振理, 等. 预防性腹腔造口术临床应用研究 [J]. 中国中西医结合外科杂志, 2011, 17 (4): 362-364.

25. 周波, 任建安. 腹腔开放疗法研究进展 [J]. 中国实用外科杂志, 2016, 36 (2): 248-251.

26. 陈为凯, 王菲, 于建平, 等. 腹腔开放疗法治疗腹部创伤及术后并发严重腹腔感染 17 例临床分析 [J]. 中国普外基础与临床杂志, 2020, 27 (8): 1012-1015.

27. 米占广, 张阿龙. 中药方剂内服灌肠辅助 FTS 治疗急性化脓性腹膜炎术后患者疗效观察 [J]. 中国中医急症, 2019, 28 (4): 685-687.

28. 李帅, 鹿兴, 徐磊. 血必净注射液治疗 ICU 脓毒症患者的临床观察 [J]. 中草药, 2021, 52 (12): 3656-3660.

（周振理，于向阳）

第二十二章
消化性溃疡急性穿孔

第一节　胃十二指肠的解剖与生理

胚胎期的原肠分为前肠、中肠及后肠。前肠最后发育而成为食管、胃及近端十二指肠。从胚胎发育第4周开始，前肠开始呈梭形膨胀呈囊状，囊状的胃后壁生长较快，形成胃大弯，并转向左侧，顶部向上突出形成胃底，腹侧壁发育较慢，形成胃小弯，连同与其相连的十二指肠一起逐渐转向右侧，最终发育成胃，并下移至上腹部的恒定位置。原来之腹肠系膜缘形成小弯，腹肠系膜形成小网膜，原来之背肠系膜缘形成胃的大弯，背肠系膜即形成大网膜。

一、胃的解剖

（一）胃的毗邻与形态

胃位于上腹部，是整个胃肠道最为膨大的部分，上端在膈肌食管裂孔以下，与食管下端纵向相连，下端在上腹偏右，通过幽门和十二指肠球部横向相连，呈倒C形。胃前壁右侧部与肝左叶和方叶相邻，左侧部与膈相邻，被左肋弓覆盖。胃前壁的中间部分位于剑突下方，直接与腹前壁相贴。胃后壁与胰、横结肠、左肾上部和左肾上腺相邻，胃底与膈和脾相邻。胃大弯下缘凭借由脏腹膜发出的大网膜覆盖并贴近横结肠，胃后壁为小网膜腔，隔潜在腔隙与后腹膜覆盖的胰腺贴近。

胃可分为贲门部、胃底部、胃体部和幽门部4个部分（图22-1-1）。与其他胃部腺体的分泌液不同，贲门部有分泌碱性黏液的贲门腺。贲门切迹平面以上，胃壁向贲门左上方形成半球形凸向横膈的部分称胃底部，毗邻膈左穹隆下面胃底部内腔常有约50ml空气，称之为胃泡。贲门部与幽门部之间宽大的中间部分称为胃体部，其长轴向右下前方。胃体部的进口侧与胃底相连，远口侧在胃小弯以角切迹为界，在胃大弯则无明显标志，通常在胃大弯开始横向走行处，作与角切迹的连线，

视为胃体部与幽门部的分界线。胃壁邻近幽门的部分，称幽门部，又称胃窦，占全胃8%~17.7%。在钡餐造影时，胃小弯上2/3与下1/3交界处可见一凹陷，称胃角。胃角以远的部分为胃窦，胃角与贲门部之间为胃体部。幽门部的长轴向右上方，其近口侧较为宽大，称幽门窦，也称为幽门前庭，内腔较为宽敞。幽门窦通常是胃最低的部分。幽门部远口侧的环形肌层逐渐增厚，管腔变窄、呈管状，长2~3cm，称幽门管，其增厚的环形肌层在幽门管终末处形成幽门括约肌，围绕幽门口，并向管腔突出为幽门瓣。幽门窦和幽门管是溃疡病的好发部位。

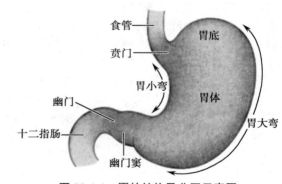

图22-1-1　胃的结构及分区示意图

（二）胃的韧带

胃周围有一些由脏腹膜形成的韧带，使胃与其他脏器或组织相连，以保持胃的位置相对稳定。多数韧带内均有相应脏器的血管走行，是上腹部手术必须准确辨认的组织结构。

（1）胃膈韧带：位于胃贲门部右侧，和膈相连接，向右转折覆盖食管裂孔，成为膈食管韧带。

（2）胃脾韧带：连接位于胃和脾之间，向左移行于胃膈韧带。

（3）肝胃韧带：连接于胃小弯和肝的脏面之

间,其右侧移行为肝十二指肠韧带,此韧带内有肝动脉、门静脉和胆总管通过,是极为重要的解剖部位。

(4)胃结肠韧带:位于胃大弯和横结肠之间,但向前向下折叠为大网膜。

(5)胃胰韧带:指贲门、胃底、胃体向后移行至胰腺上缘的腹膜连续,是一些腹膜皱襞。在胃小弯贲门处至胰腺的腹膜皱襞内,胃左静脉在其中走行。

(三)胃的血管

胃的血液循环极为丰富,彼此交通形成血管弓。

1. **胃左动脉** 绝大多数发自腹腔动脉,但也有少数来自腹主动脉。胃左动脉发出后,向左上方左行,位于胃胰皱襞内,至贲门下方发出食管支,然后转向右下,靠近胃小弯,走行于肝胃韧带中,沿途向胃的前后壁发出分支。

2. **胃右动脉** 多数来源于肝固有动脉,少数来源于肝总、肝左或肝右动脉,向胃壁提供少量分支。

3. **胃网膜左动脉** 源于脾动脉,经过胃脾韧带和胃结肠韧带,同时向胃前后壁发出多数分支,终端与胃网膜右动脉吻合。

4. **胃网膜右动脉** 是胃十二指肠动脉的主要分支,在胃结肠韧带内沿着胃大弯向左侧走行,也向胃前后壁发出多数分支,具有广泛的供血范围,终端与胃网膜左动脉连接交通,形成胃大弯动脉弓。

5. **胃短动脉** 起始于脾动脉主干或者其主要分支,一般有4~6支,在胃脾韧带内走行,分支进入胃底外侧。该动脉很短,几乎贴近胃壁。

6. **胃后动脉** 由脾动脉中1/3段的上缘或脾动脉上级支分出,经胃膈韧带进入胃底部后壁。

胃的静脉与动脉伴行,最终均进入门静脉系统。胃网膜左右静脉及胃短静脉引流胃大弯血液,胃右静脉及幽门静脉和胃左静脉引流小弯侧血液,胃左静脉经冠状静脉入门静脉,胃左静脉上行支在胃黏膜下与贲门、胃底和食管下端黏膜下及食管外小静脉相连。门静脉高压时,门静脉血流通过冠状静脉、胃左静脉、胃底静脉及食管下端静脉,经奇静脉流入上腔静脉。

(四)胃的淋巴

胃淋巴循环丰富。黏膜的淋巴液经淋巴管引流至黏膜下层,形成致密的淋巴网,再经肌层和浆膜层,汇合成淋巴输出管流入胃周围淋巴结。其走行方向和胃的主要动脉相一致,可分为4组:①胃上组,又称胃小弯组,胃小弯淋巴液流入此组淋巴结,伴同胃左、右动脉排列,以胃左动脉为主,最上方为贲门旁淋巴结,与食管旁淋巴结相连通;②胃下组,又称胃大弯组,胃大弯侧下半部及大网膜淋巴液流入此组,伴同胃网膜左、右血管排列;③幽门组,胃幽门部、十二指肠球部和胰头部淋巴液均流入此组,又分上下两组,在胃右动静脉旁和胃网膜右血管旁;④脾门组,收纳胃大弯上部及胰腺体尾部淋巴液,位于脾动、静脉旁。淋巴液最终汇入腹腔淋巴结,再进入乳糜池,经胸导管回流入左颈静脉。

随着胃癌根治术的广泛开展,根据胃癌淋巴结转移特点,淋巴结被进一步分组为第一站、第二站和第三站,以利于淋巴结清扫的进行。临床上,把胃周围淋巴结分为16组,把幽门组分为幽门上、幽门下淋巴结2组;把胃上组分为贲门右组、贲门左组、胃左动脉干组和胃小弯侧组;把脾门组分为脾门组、脾动脉干组。又通过扩大范围,包括肝总动脉周围组、肝十二指肠韧带内组、结肠中动脉周围组、腹腔动脉周围组、胰腺后方组、肠系膜根部组,直至主动脉旁组(图22-1-2)。多数外科医生认为,广泛细致的淋巴结清扫术已成为胃癌手术的一个不可缺少的组成部分。

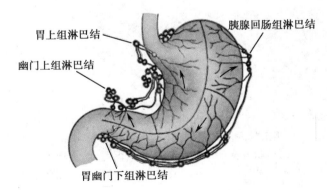

图 22-1-2 胃的淋巴引流

(五)胃的神经分布

胃与十二指肠受自主神经支配,自主神经分

为交感神经和副交感神经系统两大部分。交感神经源于下胸段脊髓的灰质侧角，由 $T_5 \sim T_{12}$ 发出节前纤维，经椎旁的交感干组组成大、小内脏神经元，再进入腹腔神经。在此处经突触更换神经元，形成节后纤维，经腹腔神经丛，然后与动脉一起进入胃壁及十二指肠壁。一部分直接支配胃及十二指肠的活动，一部分和壁内神经丛中的神经节细胞发生联系。当交感神经收到信号后，血流减少，降低胃和十二指肠壁的张力，抑制其活动。副交感神经对内脏的支配，靠迷走神经来传递，在相当于气管分叉处，左右迷走神经在食管的两侧下行，在下胸部食管周围有分支相连，形成食管丛。此食管丛在食管裂孔下又重新组成前（左）迷走神经干和后（右）迷走神经干（图 22-1-3），沿着胃小弯向下分成前胃支和肝支，后迷走神经干单独分出后胃支和腹腔支。前后胃支在小网膜内沿着胃小弯下行，直达胃窦，呈鸦爪状进入胃壁。鸦爪的上缘，角切迹处，即胃窦与胃体交界处，此处距离幽门约 6~7cm。

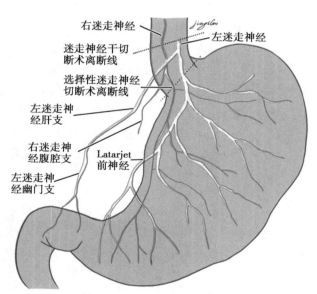

图 22-1-3　胃的迷走神经

迷走神经前后胃支在小网膜内沿着胃小弯下行，直达胃窦，呈鸦爪状进入胃壁。手术时，对距幽门 5~7cm 的胃小弯处的扇状分支的 Latajet 神经加以保留，而将食管下端 5~7cm 范围内的进入胃底、胃体的迷走神经一一切断。

（六）胃壁组织学结构

胃壁分为 4 层，由内向外依次为：

（1）黏膜层：覆盖整个胃腔表面，呈淡红色。

胃窦部黏膜增厚，胃底变薄。胃空虚时，黏膜沿纵轴出现 7~10 条纵行皱襞，突入胃腔，胃扩张时即不明显。临床常通过 X 线钡餐造影检查黏膜病变。

（2）黏膜下层：为疏松结缔组织构成，含有大量血管丛、淋巴管丛和自主神经丛。由于此层存在，黏膜可以在肌层上滑动，手术时也可以比较容易地将黏膜层由肌层上剥离。幽门部的黏膜下层比较致密，血管、淋巴和神经组织也较少。

（3）肌层：由 3 层不同方向的肌纤维组成，内层为斜行纤维，和食管的环行纤维相连，在贲门部最厚，逐渐变薄，在胃体部消失；中层是环行纤维，在幽门部最厚，向远端逐渐形成幽门括约肌；外层是纵行纤维，与食管和十二指肠的纵行肌相连，在胃大、小弯处最厚。胃的 3 层肌肉均为平滑肌，难以分开。胃肌层内也有自主神经丛。

（4）浆膜层：即脏腹膜，在胃大、小弯处分别和大小网膜相连接。

（七）胃黏膜组织学

胃黏膜由单层柱状上皮组成，表面有许多密集的小凹陷，称胃小凹，是黏膜大量腺体汇集的腺管开口，彼此间距约 0.1mm，约占黏膜厚度的一半，在贲门与胃体部较浅，至幽门部逐渐加深，平均约 200 微米。每个腺体结构都如同一个细颈瓶，瓶底和瓶体由腺上皮细胞构成。管状腺体主要有 3 种细胞：①壁细胞，能分泌胃酸，胃酸中氢离子浓度可达 150mmol/L，远高于血液或体液的氢离子浓度，还能分泌一种被称为内因子的糖蛋白；②主细胞，分泌胃蛋白酶原；③内分泌细胞，散在分布于壁、主细胞之间，其中 G 细胞分泌胃泌素，D 细胞分泌生长抑素，靠近瓶颈部的杯状细胞分泌偏酸性的黏液，腺体开口处的柱状上皮细胞分泌略呈碱性的黏液。胃各部腺体分泌功能存在差异，贲门主要分泌黏液，无壁细胞和主细胞；胃底和体部富含壁细胞和主细胞，是分泌胃酸和胃蛋白酶原的主要部位；幽门部的腺体主要是主细胞和黏蛋白原分泌细胞，基本上无壁细胞，故其分泌液偏碱性。幽门黏膜还存在较多的内分泌细胞。此外，胃黏膜表面单层柱状上皮细胞分泌含有多聚糖黏蛋白的黏液，为碱性或偏中性。

胃、十二指肠交界以下至肝胰壶腹部之十二

指肠黏膜中,可见十二指肠腺,它可分泌碱性黏液,以中和胃酸,有助于防止消化性溃疡的产生。空肠则无此腺体,故胃空肠吻合术后易发生空肠溃疡。

二、胃的生理

胃的生理功能主要有3种,即运动功能、消化功能及分泌功能。在胃内虽然也存在吸收作用,如对酒精、水、葡萄糖等的吸收,但吸收量较少,速度较慢。

(一)胃的运动

胃的运动功能包括贮存食物,使食物与消化液充分混合,以适宜的速度将食物推入十二指肠。胃的肌肉十分丰富,具有强有力的收缩功能。当咽部、食管等处的感受器受咀嚼和吞咽食物刺激时,即可反射性地通过迷走神经引起近端胃部肌肉的舒张。胃的容受性舒张现象,可使之贮存食物。胃平时保持轻度张力,但对食物及水的容纳又有很大的顺应性,可容纳1~2L的食物而不会产生过度膨胀。在空腹时,胃有短暂的节律性蠕动,间断出现剧烈收缩,即所谓饥饿收缩。当胃被充满后,开始缓慢而紧张地收缩,这种收缩能调节胃壁的张力,使胃的容积能适应食量的增减,而胃内压力不至于有较大的变动。胃的这种特性称为紧张性收缩,又称慢收缩。在消化过程中,紧张性收缩逐渐加强,使胃内具有一定的压力,帮助胃液渗入食物,并能协助食物不断向幽门及十二指肠方向移动。进食后数分钟,蠕动波由胃体部上端开始向幽门方向进行,这种蠕动波以每分钟3次的频率向前推进,约1分钟到达幽门。如此时幽门开放,则可有一小部分食物进入十二指肠,每一蠕动波一般可使3ml的胃内容物进入十二指肠,这种作用称之为幽门泵。如幽门关闭,胃的蠕动和终末胃窦收缩,二者共同作用,完成胃内容物的混合,以助于消化。

胃的运动受神经、体液和胃肌肉本身电活动的共同作用调节。中枢神经系统通过迷走神经和交感神经来调节胃的活动。交感神经可使胃基本电节律的频率和传导速度减低并减少其收缩力;迷走神经对胃的影响较大,具有兴奋和抑制两种作用。在大多数情况下,胃在迷走神经兴奋的影响下,可使胃的基本电节律传播加快,收缩增强。如迷走神经受到抑制或双侧迷走神经被切断后,胃的蠕动减弱,排空减慢。除了吞咽和排便受意识控制之外,几乎所有的消化系统活动都在我们的意识控制之外,且几乎不被感知。体液因素对胃的运动也能产生一定影响。目前已知有多种胃肠道激素能影响胃的收缩和电活动。胃泌素可增加胃收缩的频率和强度,而促胰液素和抑胃肽则能抑制胃的收缩。胃壁肌肉本身也具有一定的电活动,被称为胃的基本电节律。这种电节律起源于胃大弯的上部,以每分钟3次的频率沿胃的纵行肌方向,朝着幽门方向传播。基本电节律并不能导致胃肌肉收缩,但在基本电节律的基础上产生动作电位能够导致胃肌肉收缩。目前认为,这种基本电节律可能是决定胃蠕动频率、速度和方向的重要因素。

胃内容物经幽门排入十二指肠的过程称为胃排空。胃排空的动力是胃的收缩运动,只有胃内压力超过十二指肠内压,且压差足以克服幽门阻力时,才发生排空。食物的物理性状及化学组成能够影响胃排空。所进食物越是稀薄,胃排空越快。颗粒小的食物排空较快,碳水化合物类食物排空最快,脂肪类食物排空最慢。就一般混合食物而言,约6小时能完全排空。进食后胃运动增加,可使胃的压力加大,促使胃排空,胃内容物的体积对胃壁是一种机械性刺激,通过胃壁神经反射或者迷走神经-迷走神经反射,引起胃的运动加强。当胃内容物进入十二指肠后,可反射性地引起胃排空减慢。十二指肠壁上存在酸、脂肪和渗透压感受器。这种反射称为胃肠反射。此外,在胃内容物的刺激下,小肠黏膜释放的促胰液素和肠抑胃素等都有延缓胃排空的作用。幽门括约肌能够限制每次胃蠕动排出的食物量,并防止十二指肠内容物反流入胃。幽门括约肌的活动除受神经支配外,还受胃肠道激素的调节,如胃泌素可抑制其紧张性,而促胰液素和缩胆囊素可增加其压力。胃、十二指肠连接部的协调运动是胃排空的生理基础,如出现运动失调,则胃排空就不能正常进行。

(二)胃液分泌

胃液的分泌可分为消化期、夜间的基础分泌

和进食后的餐后分泌。食物是胃液分泌的自然刺激物,进食后胃液分泌即刻增多。在整个消化过程中,胃液的分泌受到神经、体液的调控,根据调控的程序,大致分为3个时期:

(1)头期:食物通过视觉、嗅觉和味觉产生刺激,兴奋大脑皮质,通过迷走神经将冲动传导至胃黏膜和腺体,神经终端释放乙酰胆碱,引起富含盐酸和胃蛋白酶原的胃液大量分泌。血糖低于2.8mmol/L的时候,也可刺激迷走神经中枢,导致胃酸分泌。当迷走神经被切断后,头期引起的胃液分泌也随之消失。

(2)胃期:食物进入胃内,直接刺激胃窦部腺体的G细胞,分泌促胃液素,通过血液循环传递至胃黏膜壁细胞,促使胃酸分泌进一步增加。但是,酸性环境反过来又可以抑制促胃液素分泌,引起负反馈调节。切除胃窦后,胃液分泌明显减少。进食后,胃壁膨胀的机械刺激和食物的化学刺激,也能兴奋迷走神经终端,释放乙酰胆碱,促进胃液分泌。

(3)肠期:食物进入十二指肠和近端空肠后,可刺激该段的肠黏膜产生类似促胃液素的物质,称肠泌酸素,对胃酸的分泌有促进作用。十二指肠内的酸性食物环境,还能刺激促胰液素、缩胆囊素、糖依赖性胰岛素释放肽等消化道激素的分泌,完善消化道的消化功能。

(三)消化功能

胃是重要的消化器官。食物经过咀嚼并混合唾液后,被吞咽入胃,再与胃液混合。食物通过胃的蠕动,搅拌碾磨,成为半液状,分次小量经幽门进入十二指肠及小肠,进一步被消化吸收。胃的吸收功能有限,仅仅能够吸收少量水、盐和葡萄糖。胃的消化功能主要靠其所分泌的消化性极强的胃液。胃液由黏液、胃酸和胃蛋白酶原组成,含有90%以上的水分,还有少量电解质、碳酸氢根和内因子等。胃酸是消化液的重要组分,由壁细胞产生,胃蛋白酶原接触胃酸后,其肽链即被裂解而成为具有活性的胃蛋白酶,可消化食物中的蛋白质。胃蛋白酶生存最适宜的pH为2,如pH超过6,即被灭活而失效。食物中的碳水化合物由唾液中的淀粉酶进行消化。脂肪在胃内只能被研磨搅拌,基本上不被分解。胃液中的内因子能与食

物中的维生素B_{12}结合成复合物,使之不致遭到破坏,被运送至回肠末端被吸收。胃表面上皮细胞分泌的黏液不溶于水,广泛覆盖于胃黏膜表面,形成厚约500μm的胶状黏液层,可以保护胃黏膜免受酸性胃液及蛋白酶的消化和固体食物的损害。表面上皮细胞还能分泌碳酸氢根,从黏液层的深部向表面弥散,如遇到向黏膜内扩散的氢离子,可以中和,从而维持黏液层的pH梯度。黏液层表面pH为2.25~2.31,深部靠近黏膜表面上皮的pH为6.96~7.28,呈中性或偏碱性。这种碳酸氢根和氢离子的中和,不但防止了氢离子的损害,而且使胃蛋白酶灭活,不致消化胃黏膜。胃的这种自我保护机制,称之为胃黏膜屏障,一旦被破坏,黏膜就会受到严重损害。

三、十二指肠的解剖和生理

十二指肠近端连接幽门,远端连接空肠,呈C形,成人长约25~30cm。在解剖学上,十二指肠被分为4部分:

第一部,较短,长约3~4cm,但是较粗,管径可达4~5cm,故呈球形,又称为球部,其体表投影位置相当于剑突和脐之间连线的中点偏右。自幽门起向右并稍向后向上走行,大部分被腹膜覆盖,其上方与肝十二指肠韧带连接,后方为胆总管下段和胰头部。

第二部,沿第一部远端垂直转向下行,又称之为降部,长约10cm,基本上位于腹膜后,其内侧与胰头紧密相连,胆总管下端和胰腺导管开口位于其内侧壁十二指肠乳头处,在乳头上方2cm处,一定概率存在一个副胰管开口,其后方为下腔静脉和右肾,其间为疏松结缔组织,易被分离。

第三部,为降部转向左横行,又称水平部,完全位于腹膜后,长约7.5cm,其上方邻近胰头沟部,其后为第3腰椎椎体,肠系膜上动静脉在其远侧的前方纵行跨过。

第四部,自横部远端转向上行,又称为升部,长约3~5cm不等,继而转向前向下,在横结肠下方与空肠相连接,称为十二指肠空肠曲。有纤维束连于膈肌右脚与十二指肠空肠曲及升部之间,称十二指肠悬肌,或十二指肠悬韧带,是辨认近端空肠的重要解剖学标志。

十二指肠的动脉血供来自胰十二指肠上、下动脉。胰十二指肠上动脉是由肝总动脉发出的胃十二指肠动脉的分支，位于十二指肠降部与胰头部之间的沟内，呈弓形，同时供应十二指肠和胰头的血运。胰十二指肠下动脉是为肠系膜上动脉的分支，位于十二指肠横部和胰腺之间的沟内。胰十二指肠上、下动脉分成前、后支，在胰腺前、后分别吻合成动脉环。

十二指肠黏膜在球部表面光滑，自降部以下出现横行皱襞，和小肠一样，表面绒毛突出，表面有杯状细胞组成的腺体，分泌黏稠的碱性黏液，被称为十二指肠腺，还有分泌十二指肠液的上皮细胞。此外，有多种内分泌细胞散布在黏膜内，分泌缩胆囊素、促胰液素、促胃液素、抑胃肽等消化道激素。十二指肠黏膜分泌碱性肠液，含有肠蛋白酶、麦芽糖酶、乳糖酶、脂肪酶等，再加上胆汁和胰液也直接流入十二指肠内，故对来自胃内的食物有进一步消化的作用。同时，十二指肠黏膜上皮也能够吸收水、电解质和葡萄糖，但较小肠功能差一些。

第二节　消化性溃疡急性穿孔

消化性溃疡是指在各种致病因子作用下，黏膜的炎性反应和坏死性病变，病变可深达或超过黏膜肌层，局部表现为位于胃或十二指肠壁的局限性圆形或椭圆形的缺损。溃疡的形成因素很多，其中酸性胃液对黏膜的消化作用是溃疡形成的基本原因，故称为消化性溃疡，可发生在能够与酸性胃液接触的任何部位，如食管下段、胃、十二指肠、空肠，以及胃 - 空肠吻合术后的吻合口、有异位黏膜的梅克尔憩室等。

消化性溃疡急性穿孔是消化性溃疡最为常见的严重并发症。溃疡穿孔的发生率在文献报告中差异很大，在 1%~8% 之间。十二指肠溃疡穿孔发生率远远高于胃穿孔。诱发消化性溃疡急性穿孔的因素很多，其中消化性溃疡活动期是最危险的因素，其次是高龄、应用免疫抑制剂、幽门螺杆菌阳性，以及长期服用非甾体抗炎药。本病多发生在 9 月到次年 3 月的秋末至初春季节，我国北方省份的发病率高于气候偏暖的南方地区。

一、病因与发病机制

消化性溃疡的发病机制主要与胃十二指肠黏膜的损害因素和黏膜自身防御 - 修复因素之间失衡有关。损害因素包括胃酸、胃蛋白酶、幽门螺杆菌感染、非甾体类药物、酒精、烟、反流的胆汁和炎性介质等；其防御 - 修复因素主要指胃黏膜屏障、碳酸氢盐、细胞更新、磷脂、黏膜血流、前列腺素和表皮生长因子等。其中，胃酸分泌增多、幽门螺杆菌感染、非甾体类药物的使用，是引起消化性溃疡的最常见病因。

（一）胃酸分泌过多

消化性溃疡的发病机制中，胃酸分泌过程起重要作用，早在 1910 年，Schwartz 提出"无酸就无溃疡"的观点。至 1963 年，Shay 和 Sun 提出胃黏膜攻击 - 防御因子平衡理论。以上基本奠定了消化性溃疡发病机制的理论框架。

胃内的主要攻击因子是胃酸和胃蛋白酶。胃酸主要由壁细胞所分泌。迷走神经兴奋时释放的乙酰胆碱，胃窦部的胃泌素分泌细胞受刺激时释放的胃泌素，均能刺激壁细胞释放胃酸。胃蛋白酶主要由主细胞分泌的胃蛋白酶原在酸中活化产生并发挥作用。胃内的主要防御因子包括黏液、黏膜抵抗力、黏膜血流和抑制胃酸分泌的各种内在因子。黏液由表面上皮的柱状细胞、胃体部腺体的颈黏液细胞、贲门及幽门腺细胞分泌。黏液覆盖在黏膜细胞表面，防止细胞受到胃蛋白酶的消化。当黏液分泌减少或被胆汁或其他有机溶剂破坏后，黏膜上皮细胞会受到胃蛋白酶的消化破坏。胃肠道黏膜上皮细胞生存周期很短，一般在数天内即可完全更新，但这个过程需要充分的血流供应。体内产生的去甲肾上腺素、多巴胺等通过肾上腺素能和多巴胺能神经使胃黏膜血管收缩，使供血受阻。胃内源性产生前列腺素 E_2，能够

扫码观看彩图

扩张黏膜下小动脉，调节其他激素引起的血管收缩，以维持黏膜必要的血供。这种对血管调节的动态平衡，保证了黏膜的及时更新，以防止消化性溃疡的发生。

胃溃疡与十二指肠溃疡的发病机制并不完全相同。目前认为，胃溃疡的主要病理生理变化是幽门括约肌的功能不良及胃排空迟缓。幽门括约肌的功能失调，可使胆汁及十二指肠的碱性液体反流至胃内。胃的排空迟缓，导致碱性的十二指肠液在胃内潴留，从而损害胃的黏膜屏障，同时胃潴留刺激胃窦 G 细胞分泌胃泌素，降低迷走神经活动，导致胃蠕动减少，潴留加剧，从而发生胃溃疡。十二指肠溃疡发病与球部的酸性过高有关，其主要原因有胃酸分泌过度、胃排空过速和十二指肠内胃酸中和机制缺陷。胃溃疡患者往往存在胃排空障碍，食物在胃内潴留，促进胃窦部分泌胃泌素，从而引起胃酸分泌增加。十二指肠溃疡患者的基础胃酸分泌、夜间胃酸分泌、十二指肠酸负荷均高于正常人群。此外，一些神经内分泌肿瘤，如胃泌素瘤，能够大量分泌胃泌素，导致高胃酸分泌状态，过多的胃酸为溃疡形成的起始因素。

（二）幽门螺杆菌感染

幽门螺杆菌是消化性溃疡的重要发病原因和复发因素之一。在 1982 年，Warren 和 Marshall 发现幽门螺杆菌，并在 1983 年成功地从人胃黏膜组织中分离出来。目前已经明确的是，幽门螺杆菌的感染与慢性胃炎、消化性溃疡、淋巴瘤的发生、发展和复发密切相关。幽门螺杆菌是一种微需氧革兰氏阴性杆菌，呈螺旋形，有鞭毛，能够在酸性环境中生存。幽门螺杆菌的酶能够破坏胃黏膜屏障，同时产生炎症反应，促进胃泌素的分泌。

幽门螺杆菌感染引发消化性溃疡的机制包括：

（1）漏屋顶学说：幽门螺杆菌感染破坏了胃黏膜屏障，导致黏膜层出现漏洞，胃酸分泌就会导致溃疡局部形成，胃酸不分泌时溃疡愈合。

（2）胃泌素相关学说：幽门螺杆菌感染促进胃窦部 G 细胞释放胃泌素，进而使胃酸增加。幽门螺杆菌通过产生尿素酶水解尿素，形成氨气，使胃窦局部 pH 升高，破坏了胃酸对于胃泌素分泌的反馈性抑制作用。

（3）胃上皮化生学说：幽门螺杆菌仅定植于胃黏膜上皮，十二指肠溃疡患者，由于长期高胃酸状态，导致十二指肠上皮出现胃上皮化生。幽门螺杆菌进一步在此定植，释放毒素，导致局部炎症，组织坏死溃疡。

（4）介质冲洗学说：幽门螺杆菌感染导致炎性介质释放，这些炎症介质在胃排空时到达十二指肠，引起十二指肠炎症反应，进而导致溃疡。

（5）免疫损伤学说：幽门螺杆菌在胃内定植可刺激机体产生特异性免疫反应，通过免疫细胞局部浸润，造成组织损伤，进而导致溃疡形成。

（三）非甾体抗炎药的使用

非甾体抗炎药被广泛用于抗炎镇痛、心脑血管疾病中。1986 年，Roth 提出非甾体抗炎药相关性溃疡的概念。非甾体抗炎药导致胃黏膜病变的发病机制主要为非甾体抗炎药的直接损伤作用和抑制前列腺素合成，导致上皮细胞受损增多，修复减少，导致糜烂、溃疡形成。非甾体抗炎药相关性溃疡常存在一定的高危因素，如高龄、溃疡病史、服用剂量过大、同时服用类固醇和抗凝药物、吸烟、饮酒以及幽门螺杆菌感染。连续服用非甾体抗炎药发生溃疡的高峰时间为一个月，长期服用可增加机体耐受性。

（四）其他因素

如吸烟、饮食因素、遗传、胃十二指肠运动异常、应激与心理因素等，在消化性溃疡病的发生中也起一定作用。

胃溃疡和十二指肠溃疡在发病机制上有许多相同之处，但也存在着明显差异。防御因素的削弱在胃溃疡中占主导地位，而损害因素的增强是十二指肠溃疡的主要病因。消化性溃疡与慢性胃炎几乎都合并存在，而且在消化性溃疡发生之前，大多先有慢性胃炎，进而才转为消化性溃疡。

二、病理与病理生理学

（一）胃溃疡

胃溃疡是一种慢性病，多发生于胃小弯的角切迹附近，此处位于胃体与幽门窦黏膜的交界处，其他部位较少见，胃大弯或胃底很少发生溃疡，一旦发生，则多为恶性肿瘤。溃疡数目多为单发，少数可见两个或两个以上的溃疡。溃疡直径一般在

0.5~2.0cm 左右，很少超过 2.5cm。溃疡多呈圆形或椭圆形，为一种贯穿性病变。溃疡自黏膜起，向黏膜下层、肌层侵蚀，穿孔时突破浆膜层。溃疡边缘整齐，分界清楚，溃疡底部光滑，呈白色或灰白色缺损，深浅不均，由内至外依次分为脓性渗出、纤维样坏死、肉芽组织及瘢痕组织。溃疡的周围多有炎症存在，周围充血水肿，质脆，有时存在突起的结缔组织包围在四周。当溃疡向深部扩展接近浆膜时，可引起穿孔，同时浆膜面出现纤维素性炎反应，与网膜或局部组织发生粘连，可避免穿孔破向游离腹腔而形成弥漫性腹膜炎。有时溃疡底部、边缘与附近组织因结缔组织增生、粘连，形成与溃疡融合的胼胝体型溃疡。如溃疡反复发作，侵入胃黏膜下层，侵犯较大血管时，可导致大出血。如溃疡发生在幽门附近或在幽门管，由于炎症刺激，可引起幽门痉挛，进而产生幽门梗阻的症状。少数胃溃疡反复发作，可发生癌变。

（二）十二指肠溃疡

十二指肠溃疡绝大多数发生在球部，距离幽门 3~4cm 以内；降段、水平段发生概率较小，称为球后溃疡。十二指肠球部溃疡多位于前壁，后壁少见，也可前后两侧同时发生。十二指肠溃疡多为单发，约 1/4 为多发。约 15%~53% 的胃溃疡合并十二指肠溃疡，称为复合性溃疡。十二指肠溃疡直径一般在 0.2~1.5cm 左右，多呈椭圆形，溃疡侵及深部组织，在前壁可导致穿孔，在后壁可侵及胃十二指肠动脉等较大血管，可引起大出血。溃疡经周围炎症刺激，进而与周围脏器（如胰腺、胆囊、肝十二指肠韧带、肝及结肠等）粘连。球部溃疡由于炎症、瘢痕可引起幽门痉挛或瘢痕性梗阻。

（三）消化性溃疡急性穿孔

消化性溃疡急性穿孔的大多数患者近期存在消化性溃疡症状加重的情况。消化性溃疡急性穿孔的诱因包括过度劳累、强烈精神刺激、创伤刺激、寒冷等。发生穿孔的溃疡绝大多数位于胃或十二指肠前壁。据统计，十二指肠溃疡穿孔数量占 70%，胃溃疡穿孔数量占 20%。绝大多数为单发性穿孔，多处穿孔者较为罕见。幽门前后为穿孔的好发部位，胃底溃疡穿孔、空肠溃疡穿孔、胃肠吻合口溃疡穿孔均很少见。70% 的穿孔直径小于 5mm，大于 1cm 的穿孔仅仅占 5%。

消化性溃疡急性穿孔后，胃、十二指肠内容物漏出，进入腹膜腔，对腹膜产生强烈的化学刺激，可产生剧烈腹痛、休克等症状。穿孔后数小时，由于胃肠分泌的抑制，漏出液减少，穿孔处粘连闭合，腹膜渗出液稀释，化学性腹膜炎症状逐渐缓解。另一方面，由于穿孔难以闭合，渗出液继发细菌感染，出现化脓性腹膜炎，导致病情变化。

穿孔后病情的转归多取决于人体抗病能力与病邪之间斗争的强度变化。一般言之，病情的进退取决于穿孔前胃内容物的情况、穿孔的大小和部位、腹膜渗出液的多少，全身健康状态、穿孔粘连闭合的条件和能力、腹膜吸收能力，以及治疗方法是否得当。穿孔后腹膜炎可以诱发脓毒症、SIRS 或 MODS 等，是导致临床死亡的主要原因。因此，无论采取手术治疗或非手术治疗，都需要其他疗法的配合。

三、中医病因病机

（一）中医对消化性溃疡的认识

胃为多气多血之腑，以气血调畅为贵。胃属六腑，生理特点为"降"。胃为水谷之海，"传化物而不藏"。脾胃互为表里，"脾宜升则健，胃宜降则和"。消化性溃疡属"胃痛""嘈杂"范畴。以胃脘部疼痛为主症，其疼痛有胀痛、刺痛、隐痛、剧痛及喜按、拒按之不同。可伴有脘腹胀满、嗳腐吞酸、反酸嘈杂、恶心、呕吐或便溏、神疲乏力等症状。胃之为病的主因乃"滞"，胃病之滞主要有气滞、湿阻、食积、痰结、火郁、血瘀，有气机闭塞、郁于中焦的实滞，亦有脾胃虚弱、传化失司、升降失常、湿浊相干、郁滞中生的虚滞。

（二）病因与病机

《内经》首次记载"胃脘痛"病名，历代对胃痛的病因病机进行了广泛的论述，其病因主要有外邪犯胃、饮食不节、情志失调、脾胃素虚等，其病机主要为不荣则痛和不通则痛。

不荣则痛的原因包括气血生化无源，胃腑不荣；胃阴受损，胃失濡养；脾阳不足，胃失温养。《素问·五脏别论》曰："胃者，水谷之海，六腑之大源也。五味入口，藏于胃，以养五脏气。"脾与胃同属中焦，有"后天之本"之称。胃主受纳、腐熟水谷，与脾共同完成饮食的消化吸收，同时将水谷精

扫码观看彩图

微输布全身,营养五脏六腑、四肢百骸。若脾胃虚弱,失于运化,则气血生化无源,脏腑失于濡养,胃腑不荣则痛。若人体外感六淫,脾胃受损,脾气伤则清阳不升,胃阴伤则热盛津亏。脾胃相互影响,阳郁不达,阴火乘中,灼烧胃阴;胃阴不足,影响脾脏升清,加重脾阳郁滞;脾阳不升,胃阴不足,以致胃腑不荣则痛,日久或发展为脾胃虚寒、胃阴不足之证。

《景岳全书》记载"胃脘痛证,多有因食、因寒、因气不顺者,然因食因寒,亦无不皆关于气,盖食停则气滞,寒留则气凝。所以治痛之要,但察其果属实邪,皆当以理气为主"。《济生方·心腹痛门·心痛论治》言:"而其所致皆因外感六淫,内伤七情,或饮啖生冷果实之类,使邪气搏于正气,邪正交击,气道闭塞,郁于中焦,遂成心痛。"饮食不节,情绪波动,也能够导致肝气郁结,横犯脾胃。《医述》曰:"胃痛有食、痰、死血、气、寒、火、中气虚之别,方书所载甚明。独有一种肝胆之火,移入于胃。"提出肝胆之火入胃也是胃痛常见的病因。

清叶天士《临证指南医案·胃脘痛》中记载:"阳明乃十二经脉之长,其作痛之因甚多……初病在经,久痛入络,以经主气,络主血。则可知其治气治血之当然。凡气既久阻,血亦应病,循行之脉络自痹,而辛香理气、辛柔和血之法,实为对待必然之理。"从气血辨证的角度阐述胃痛的机制,如久病入络入血。《临证指南医案》提出"胃痛久而屡发,必有凝痰聚瘀"。痰湿凝滞,是胃痛屡次复发的原因,气血失调,水湿内停,聚而成痰,久而成瘀。

四、临床表现与检查

(一)临床表现

消化性溃疡急性穿孔发生后的自然病程具有3个特征性阶段,其临床表现也各有特点。

1. **第一期(穿孔期)** 消化性溃疡急性穿孔发生后,患者立即感到骤然腹痛。腹痛极为剧烈,如刀割、烧灼样疼痛,患者通过蜷曲卧位或者蹲位减轻疼痛,并且不敢活动。疼痛一般为持续性。典型的腹痛多数起自上腹或者右上腹,瞬间波及全腹,但是仍以上腹为著,少数患者疼痛可放射至右肩背部,此为膈肌或腹后壁腹膜受刺激所致。少

数患者有恶心或者呕吐。早期为反射性呕吐,一般不剧烈,呕出物为食物及胃液。由于剧烈腹痛可引起血管收缩,患者常有颜面苍白、四肢厥冷、气促、脉数无力、血压降低等类似休克的表现。患者舌苔白或白腻或微黄,脉沉细或弦细而紧。发病3~5小时后,上述症状可有不同程度的缓解;如果给予恰当的积极治疗,10小时内多可以得到进一步缓解。

2. **第二期(闭孔期)** 溃疡穿孔后8~12小时,穿孔小、渗液少、感染轻的患者穿孔闭合,腹痛症状基本缓解。查体仅在上腹或右上腹部局部出现压痛,其余部位压痛消失、肌肉变软,肠鸣音恢复,腹壁呼吸运动也逐步恢复正常。但也有少数病例,由于少量漏出液流出,积聚于右下腹,仅存在右下腹压痛,临床体征与急性阑尾炎相似。随着渗出液的吸收或者继发感染的出现,患者可表现出体温升高、脉搏变快、大便干燥、小便赤黄、舌苔由白转黄等感染的现象。

对于穿孔大、渗液多、感染严重的患者,应积极采用手术治疗。如未能及时手术,会引发严重腹膜炎,出现脉快、发热、舌苔转黄、白细胞计数上升等明显全身感染症状,甚至出现不同程度的腹胀、肠鸣音消失和麻痹性肠梗阻。感染严重及年老体弱的患者,可出现血压降低、脉搏加快等感染性休克症状。

此期病机的特点是在气血郁闭的基础上开始化热。腹痛虽减,但仍觉胀满而拒按,发热、口干、大便燥结、小便短赤、舌质红、苔黄燥或黄腻、脉洪数或弦滑而数。此期一般从发病24小时后开始有腹腔感染的表现。若正不胜邪,则出现热深厥深,此为候,应尽早手术治疗。

3. **第三期(修疡期)** 是经过治疗后,热象消退,进入到修复溃疡阶段。根据辨证可有肝气郁结、胃腑血瘀、脾胃虚寒等表现。患者自觉症状减轻,腹膜炎得到控制,腹部体征逐步消失。伴随大便通下,热象减退,舌苔由黄转白,脉象由"弦数"变为"弦脉"或"弦细脉"。患者遗留疡病症状和体征或消化不良等胃肠功能失调的症状,再经过一段时间调理休息即可康复。

第二期治疗不顺利,腹腔感染严重的患者,各种症状体征进一步加重,形成腹腔脓肿。腹腔脓

肿多在膈下形成，以右膈下和右肝下区最为常见，左膈下次之，再次为盆腔和肠间。一旦出现上述情况，除局部炎症或脓肿体征外，全身也会出现脓毒症的征象，严重者出现高热、肠麻痹、脉快、血压低、脏器功能异常，发展为中毒性休克，导致死亡。此时临床上可出现阳明腑实证，形成腹部的"痞、满、燥、实"，舌红，苔黄厚、干或光绛无苔，脉象洪数或弦滑。

（二）诊断

1. **典型的病史和体征**　70% 以上的溃疡病急性穿孔患者过去有胃、十二指肠溃疡的病史，并有近期溃疡病加重现象。有些患者有发病诱因，也有少数患者无明确的溃疡病病史而突然发生穿孔。该病的临床特点是突然发生的剧烈腹痛，瞬间即延及全腹。典型的体征是腹壁呼吸运动受限，腹部肌肉强直，呈板状腹，全腹有压痛，以上腹及右半腹为重，肠鸣音消失，呈"安静腹"。因胃内气体游溢腹腔积于膈下，肝脏浊音界缩小或消失。

2. **X 线检查和 CT 检查**　腹部立位 X 线片有助于该病的诊断。溃疡病穿孔后胃内气体游离进入腹腔，此时患者立位 X 线片表现为膈下或肝下新月形透明气带，称之为气腹（图 22-2-1）。但气腹阳性率在 70% 左右，故气腹阴性并不能完全排除

溃疡病穿孔。由于腹膜炎症水肿，在腹部 X 线片上可看到腹膜外脂肪线的影像模糊或消失。如果在膈下区出现较大气液平面，表明该区域有积液。右肝下局限的密度增高阴影，也是该部位有积液的可疑征象。腹部 CT 检查可以明显提高诊断率，其主要表现为腹腔游离气体、腹腔积液和穿孔处周围的炎性改变（图 22-2-2）。CT 检查诊断正确率超过 90%。

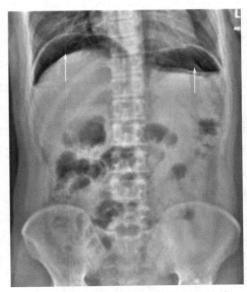

图 22-2-1　消化道穿孔立位腹部 X 线片

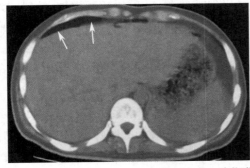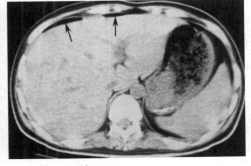

图 22-2-2　消化道穿孔腹部 CT 平扫

3. **超声检查**　超声检查的直接表现为病变处胃肠壁增厚、连续性中断或塌陷。动态观察可见到胃肠内液体流出过程，呈现"漏斗征"或"通道征"。间接影像多为腹腔积气、腹腔积液、周围组织增厚等。穿孔后就诊时间较晚者可出现炎性包块，如"包裹征"或"填塞征"。大多数病例表现为胃肠蠕动减弱或消失。超声检查的优势之一是便

于动态观察，这有助于提高诊断的正确率，同时便于医生对病情改变趋势做出及时判断。

4. **腹腔穿刺检查**　目的在于抽取腹腔液体，通过对腹腔液的性状观察，以推断腹腔渗液的多少及腹腔污染的轻重。穿刺部位可取右下或左下腹部，原则上应在影像学协助下进行。对穿刺所获液体，可进行肉眼及镜下观察，同时做化验

扫码观看彩图

检查。

5. 内镜检查 诊断疑难病例可选用急症内镜检查。内镜检查在确定诊断和鉴别是否有出血、幽门梗阻或胃癌穿孔时较有价值,但因操作过程中患者有一定痛苦,不宜常规采用。

（三）鉴别诊断

临床工作中,消化性溃疡穿孔应与下列疾病鉴别:

1. 急性胰腺炎 急性发病的重型胰腺炎需要和溃疡病穿孔相鉴别。急性胰腺炎病变在腹膜后,因此腰背部存在牵涉痛,腹痛多为持续性痛,可伴有阵发性加重,恶心、呕吐较为剧烈,腹痛和压痛以左上腹为重,同时血、尿淀粉酶均明显升高。必要时可通过腹腔穿刺检查进一步鉴别,也可通过超声检查协助鉴别。约 85% 以上的急性胰腺炎患者存在胰腺肿大增厚,超声波反射减弱等征象。

2. 急性阑尾炎 急性阑尾炎的腹痛多开始于脐上,数小时后转移至右下腹。阑尾穿孔后的腹膜炎,有时与溃疡病穿孔的中后期体征相似,详细询问病史、腹部立位 X 线检查及腹腔穿刺有助于鉴别诊断。

3. 急性胆囊炎 重症胆囊炎伴有腹膜炎,有时需要和溃疡病穿孔相鉴别。急性胆囊炎除在发病上和溃疡穿孔不同,一般炎症反应较重,再配合 X 线和超声检查,一般可鉴别。

4. 胃癌穿孔 胃癌的胃病史一般较短,多在 1 年内,胃痛为持续性隐痛,反酸不明显,全身情况迅速恶化。对年龄大的可疑病例,可通过内镜检查进行鉴别。

5. 其他 溃疡病穿孔症状不典型时,需要同某些内科病(如大叶性肺炎、急性胸膜炎、心肌梗死等)相鉴别,其方法主要是询问既往病史,同时实验室检查,如痰培养、胸部 CT、心肌酶等。

五、治疗

（一）治疗原则和适应证选择

消化性溃疡急性穿孔的治疗目的是闭合穿孔、消除腹腔感染、治疗溃疡。但是采用手术治疗方法,还是采用中西医结合非手术治疗？是采用腹腔镜微创方式进行手术,还是采用传统开放性手术？是对穿孔进行单纯修补,还是一次实施根治性手术？这些问题目前尚有争论。基于当前临床具有良好疗效的溃疡病治疗药物(质子泵抑制剂和 H_2 受体拮抗剂)和消化性溃疡急性穿孔发生率的显著减少,成功的非手术治疗疗效可以与穿孔单纯缝合手术相当。在手术与非手术方法的选择上,可遵循以下原则:

1. 凡经非手术疗法能促使溃疡穿孔闭合者,优先采用中西医结合非手术疗法。根据我们的经验,适合于非手术治疗者有下列 4 类:①同意接受中西医结合非手术治疗;②一般情况较好,年龄<60 岁,主要脏器无明显病变者;③空腹穿孔,腹腔渗出液较少者;④估计穿孔较小,对非手术治疗反应良好。

2. 凡溃疡病病史长、症状重,需要外科手术治疗。主要包括以下 4 类:①患者有手术要求;②全身情况不稳定,有休克或早期休克征象;③穿孔伴有出血、幽门梗阻,或有癌变可能;④高热、明显腹胀、大量腹腔渗液;⑤穿孔后中西医结合非手术治疗效果不佳。

3. 消化性溃疡急性穿孔的术式选择可依照下列原则:①患者自愿接受手术治疗;②一般情况较好,年龄<60 岁,主要脏器无明显病变、空腹穿孔、腹腔渗出液较少者,可行开放性或腹腔镜下穿孔单纯修补术;③溃疡病病史长、高热、明显腹胀、大量腹腔渗液,全身情况不稳定,有休克或早期休克征象,适宜行单纯修补术;④复杂穿孔,伴有出血、幽门梗阻,可疑或已有癌变者,应创造条件力争行根治性胃大部切除术。

（二）非手术治疗

非手术治疗的临床效果与病例的选择有关,影响疗效的主要因素有就诊时间、进食状态、腹腔感染程度、年龄和全身状态等。

1. 非手术治疗适应证 年龄小于 60 岁,空腹穿孔,所造成的腹腔感染程度较轻;就诊时间较早,一般不超过 12 小时;腹腔感染程度较轻,主要表现为全身状态较好,腹膜炎比较局限;单纯穿孔,不合并幽门梗阻、消化道出血和癌变。

2. 治疗方法 按照中医病机与病理发展过程,可将消化性溃疡急性穿孔的非手术疗法分为 3 期。

（1）第一期：从患者入院到穿孔闭合、腹膜炎局限为第一期。该期是治疗的关键，要给予患者半坐位，禁食禁水，胃肠减压，静脉输液补充水与电解质，纠正酸碱失衡。为达到促进穿孔闭合的目的，本着"急则治其标"的原则，针刺是本期治疗的核心，以期达到疏通气血、缓急止痛、促进穿孔闭合的目的。

1）针灸穴位：循经取穴与局部取穴相结合。主要穴位有中脘、梁门、天枢、内关、足三里。其中中脘、内关、足三里是重点穴位。

2）针刺方法：手法捻转，用强刺激，有针感后留针 30~60 分钟，在留针期间每 15 分钟捻转刺激 1 次。如果用电刺激则在有针感后接电针仪，效果较手法为佳。

3）针刺次数：每日 3~4 次，如症状缓解，则逐渐减少次数。

天津医科大学附属南开医院报告，用电生理方法，通过对腹式呼吸和腹直肌复合肌电的观察，见到在非手术治疗成功的病例中，第 1 次针刺后，腹直肌肌电发放开始明显减弱。多数患者在第 1 次针刺后 2 小时，到第 2 次针后 1 小时，腹式呼吸完全恢复，腹直肌肌电完全消失（溃疡病急性穿孔后未接受针刺治疗前，表现为腹式呼吸运动明显抑制或消失；腹直肌肌电发放强而频率高的肌电曲线）。在临床观察到，约 80% 的患者经 1~3 次针刺，腹痛即明显缓解，腹部肌肉紧张消失。故该期一般需要 12~24 小时，当达到以下指标时，即可转入第 2 期治疗：①腹痛明显减轻；②腹壁肌肉紧张消失或局限在右上腹；③压痛局限在上腹或右上腹部；④肠蠕动恢复，有排气排便。

（2）第二期：从穿孔闭合到腹腔渗液完全吸收为治疗的第二期。在辨证上，此期系由第一期的中焦气血郁闭变为郁久化热的阶段。临床可见舌苔转黄、脉数、便燥、发热、尿黄等一派热象。根据由"郁"转"热"的特点，该期治疗目的在于清内热，消除腹腔的渗液和感染，促进胃肠道功能的恢复。

1）胃肠减压：第二期开始的标志是肠蠕动的恢复，出现了自主排气排便。此时即可停止胃肠减压。较为慎重的医生主张保留胃管，并利用胃管将中药（详见下文）滴注胃内，观察 2~4 小时，如

无不适反应，即可停止减压拔除胃管，开始进少量温水。

2）抗生素：配合应用抗生素，以选用广谱抗生素为宜。

3）中药：内服中药是本期主要疗法。

处方：复方大柴胡汤

柴胡、黄芩、枳壳、川楝子、延胡索、蒲公英、大黄[后下]、生甘草。

服法：日 1~2 剂，每剂 2 煎，口服或由胃管注入，早、晚分服。

加减：热象重者，加金银花、连翘等；大便燥结不下者，重用大黄 30g，或加用芒硝 10~15g 冲服；有瘀血者，加桃仁、红花、赤芍等；气滞重者，加郁金、香附等；湿热蕴结中焦者，加黄连、栀子、龙胆等。

动物实验研究表明，本方诸药分别具有恢复胃肠功能、抑菌减毒和促进腹腔渗液吸收等积极作用。一般治疗 3~5 天，达到下列指标，即可转入第三期：①食欲恢复，大便通畅；②自觉症状基本消失，或仅遗留溃疡病症状；③腹肌紧张及压痛消失，或仅在剑突下、右上腹有轻压痛；④体温及白细胞计数恢复正常。

（3）第三期：此期为溃疡病治疗期，方法从略，可参阅消化内科相关内容。

（三）非手术疗法的并发症与防治

溃疡病穿孔非手术疗法的并发症发生率约为 5%~7%，常见并发症为腹腔脓肿和胃潴留。

1. 腹腔脓肿　溃疡病穿孔残留的腹腔脓肿以膈下脓肿最多，肠间脓肿和盆腔脓肿较少见。形成脓肿的原因是非手术疗法的适应证选择不当（如炎症较重、存在幽门梗阻等），有胃排空障碍，或胃管未保持通畅，治疗过程中发生病情反复加重，胃内容物经穿孔部位流入腹膜腔较低部位，如膈下、盆腔或肠间，形成包裹性积液甚至脓肿。预防的方法是恰当地选择适应证，治疗中保证胃管通畅，避免激烈活动和突然增加腹压。对腹腔脓肿的治疗，一般应考虑早期引流为佳。根据脓肿的部位和脓液清稀的特点，应采用穿刺吸脓或穿刺放置引流管的方法。穿刺点的选择，首先通过 CT 或 B 型超声检查确定脓腔所在部位，再用超声检查指导定点穿刺。一些脓液稀、感染轻、脓量少、

扫码观看彩图

穿孔已闭合的病例,经1~2次穿刺多可治愈。对需要置管引流者,则可在穿刺地经穿刺针插入塑料管,可起持续引流作用,并可通过该管做脓腔冲洗,待脓液逐渐减少以至消失后,可经该管造影,造影证实无脓腔后即可拔管。

2. 胃潴留 在非手术治疗1周左右时,常可出现胃排空障碍,其原因为炎性水肿、粘连、胃蠕动不良及幽门开闭失调所致,同时也与溃疡病本身相关。经非手术疗法治疗大都可以缓解,只有极少数形成长久的幽门狭窄,终需手术治疗。胃潴留的治疗方法除常规给予制酸药物(质子泵抑制剂、H_2受体拮抗剂)外,中药疗法可根据辨证选用逍遥散、四逆散、苓桂术甘汤、二陈汤等。

(四)手术治疗

需要手术的患者,在消化性溃疡急性穿孔发病后应立刻手术,如治疗晚于发病24小时,将增加病死率、并发症率和延长住院时间。凡是不适合非手术治疗的病例都应接受急症手术治疗,主要包括腹腔感染较重、复杂性穿孔、全身状态较差等情况。非手术治疗无效或病情加重者,应立即中转手术。具有溃疡病并发症反复发作史的患者,原则上在患者认可手术风险的情况下,应采取手术治疗。主要手术方式包括以下几种:

1. 单纯修补术 单纯修补术是治疗消化性溃疡急性穿孔的主要术式,具有操作简单、手术风险小和术后恢复快的优点。

常用的修补方法是,用细丝线作3针缝合,缝线穿过一侧的黏膜下层,越过溃疡,再由溃疡另一侧的相应位置穿出。从溃疡的顶端开始结扎缝线,要十分轻柔,防止撕裂脆弱的组织。保留较长的线尾。用网膜加固关闭处的方法是,将一小部分网膜放置在向两侧分开的3个已打结的线尾之间,然后宽松地打结,将网膜固定在溃疡处。溃疡周围组织可能十分坚硬,以致无法成功地关闭,因而必须用网膜直接固定在溃疡上,以闭合其穿孔。

术中需要注意修补效果应当十分确切。建议将大网膜固定在穿孔部位。应当进行充分腹腔冲洗,放置足够的腹腔引流管,尤其在膈下部位需引流时。

术后应当坚持严格的内科治疗。单纯修补术的远期疗效明显不如胃大部切除术,其溃疡

复发率高达60%以上,并发症发生率也比较高(3.5%~35.3%)。如果术后能够坚持严格的内科治疗,则溃疡复发率可降低至5%左右,而且很少出现并发症。

2. 胃大部切除术

(1)适应证:原则上对于穿孔时间不超过12小时,同时符合以下3个条件之一者,就应该实施胃大部切除术:①复杂性穿孔;②不能除外肿瘤穿孔;③近期多次出现消化性溃疡并发症。该术式可治疗急性穿孔,同时可根治消化性溃疡,其术后溃疡复发率低于3%。如果同时坚持内科治疗,可达到完全根治的效果。

(2)术式选择:胃大部切除术的切除范围为远端2/3甚至更多的胃。影响切除范围的主要因素包括溃疡的位置、患者的年龄和身体状态。胃肠道重建方式原则上首选毕Ⅰ式吻合,该术式更符合生理状态;如毕Ⅰ式吻合困难,可选择毕Ⅱ式吻合或鲁氏Y形吻合术(图22-2-3)。对于高龄或病情危重的患者,可以同时在空肠内放入肠内营养导管,以便在术后出现胃瘫或腹腔感染时,进行肠内营养或中药治疗。

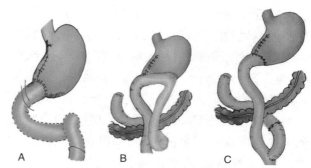

图 22-2-3 胃大部切除消化道重建示意图
A.毕Ⅰ式吻合;B.毕Ⅱ式吻合;
C.鲁氏Y形吻合术。

(3)主要步骤:上腹部正中切口,探查腹腔,鉴别幽门前静脉,评估瘢痕溃疡程度。连续夹、扎和剥离胃网膜右血管及分支,从胃大弯开始切除大网膜,提起胃,并分离胃胰皱襞,通过分离胃左动静脉进行简单清除胃小弯区域,用两把直钳将胃钳起,用4.8mm的线性切割闭合器闭合,分离幽门后和游离的十二指肠。根据患者病情,选择重建方式。毕Ⅰ式重建术,即缝合十二指肠末端与胃

切口。毕Ⅱ式重建术,即用钉或缝合线关闭十二指肠残端,确定近端空肠的循环(超过 Treitz 韧带 20~30cm),通过结肠前或横结肠系膜的孔(结肠后)行胃空肠吻合,确定空肠到残胃吻合一侧的循环。用传统方式关腹。

3. 腹腔镜修补术(图 22-2-4) 腹腔镜修补术(laparoscopic repair,LR)与传统的开腹修补术相比,具有微创外科普遍的优势,即创伤小、恢复快。大样本 meta 分析显示,LR 的主要优点在于术后排气时间更早、切口感染率更低、住院时间更短和围手术期死亡率更低。但两种术式的手术时间、腹腔感染发生率、修补处瘘发生率和脓毒症发生率,无明显差别。具体操作步骤与开放修补术相似。

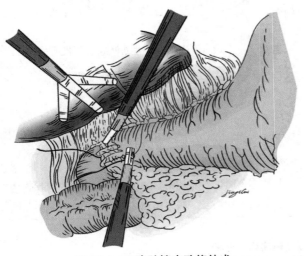

图 22-2-4　腹腔镜穿孔修补术

4. 腹腔镜胃大部切除术 腹腔镜胃大部切除术在择期手术中开展较为成熟。但是,急性上消化道穿孔的腹腔镜胃大部切除术,尚无疗效满意的大宗病例报道。多数学者认为,在腹腔急性炎症状态下,进行腹腔镜胃大部切除术的手术难度较大,手术时间延长,容易发生比较严重的并发症。因此,腹腔镜胃大部切除术当前不是治疗急性上消化道穿孔的首选术式。

参考文献

1. LANAS A, CHAN F K L. Peptic ulcer disease [J]. Lancet, 2017, 390 (10094): 613-624.
2. YOUNG P J, PEPTIC I. Stress ulcer prophylaxis for ICU patients-reply [J]. JAMA, 2020, 324 (1): 102-103.
3. PETERSON W L. Helicobacter pylori and peptic ulcer disease [J]. N Engl J Med, 1991, 324 (15): 1043-1048.
4. BARKUN A N, ALMADI M, KUIPERS E J, et al. Management of nonvariceal upper gastrointestinal bleeding: guideline recommendations from the international consensus group [J]. Ann Intern Med, 2019, 171 (11): 805-822.
5. KAMADA T, SATOH K, ITOH T, et al. Evidence-based clinical practice guidelines for peptic ulcer disease 2020 [J]. J Gastroenterol, 2021, 56 (4): 303-322.
6. WU Y, MURRAY G K, BYRNE E M, et al. GWAS of peptic ulcer disease implicates Helicobacter pylori infection, other gastrointestinal disorders and depression [J]. Nat Commun, 2021, 12 (1): 1146.
7. ARDALANI H, HADIPANAH A, SAHEBKAR A. Medicinal plants in the treatment of peptic ulcer disease: a review [J]. Mini Rev Med Chem, 2020, 20 (8): 662-702.
8. TARASCONI A, COCCOLINI F, BIFFL W L, et al. Perforated and bleeding peptic ulcer: WSES guidelines [J]. World J Emerg Surg, 2020, 15 (1): 3.
9. 李军祥, 陈誩, 肖冰, 等. 消化性溃疡中西医结合诊疗共识意见 (2017 年)[J]. 中国中西医结合消化杂志, 2018, 26 (2): 112-120.
10. 张声生, 王垂杰, 李玉锋, 等. 消化性溃疡中医诊疗专家共识意见 (2017)[J]. 中华中医药杂志, 2017, 32 (9): 4089-4093.
11. 刘文忠. 日本《消化性溃疡循证临床实践指南 (2015 年)》解读 [J]. 胃肠病学, 2016, 21 (3): 129-137.
12. 刘允怡. 腹腔镜检查在急腹症中的应用 [J]. 中国实用外科杂志, 2001 (1): 12-14.
13. 丁杰, 廖国庆, 张忠民, 等. 腹腔镜与开腹消化性溃疡穿孔修补术比较的 Meta 分析 [J]. 中华胃肠外科杂志, 2011, 14 (10): 785-789.

(马　涛,尤胜义)

第二十三章
急性肠梗阻

第一节　概　　述

肠梗阻是一种常见的外科急腹症,凡肠内容物不能正常运行或通过障碍时,称之为肠梗阻。一旦肠管发生梗阻,不但可以引起肠管本身解剖和功能上的改变,还可导致全身性生理紊乱。在临床上以腹痛、呕吐、腹胀及便闭为主要表现。我国较早记载类似肠梗阻症状的古典名著是《内经》及《金匮要略》。中医将其归属于"关格""肠结""积聚"等门类之中。《医贯》记载"关者下不得出也,格者上不得而入也"。《医学入门》中载"关格死在旦夕,但治下焦可愈",可用大承气汤下之。肠梗阻是我国中西医结合研究开展较早、效果较好的病种之一。

一、病因及分类

肠梗阻致病原因多种多样。根据肠梗阻和小肠壁的解剖关系,可以将肠梗阻分为以下几种:①肠内型,如小肠异物、胆结石、胎粪等;②壁内型,如肿瘤、克罗恩病形成的炎症性肠腔狭窄等;③肠外型,如粘连、疝、癌转移等。(表23-1-1)

天津医科大学附属南开医院先后对本院肠梗阻临床现状进行了3次调查研究工作。调查研究总病例数5 923例,结果详见表23-1-2。

表23-1-1　小肠梗阻常见病因

病因	疾病
粘连	
肿瘤	原发性小肠肿瘤、转移性肿瘤
疝	腹外疝、内疝
炎症性疾病	克罗恩病、放射性炎症
憩室	梅克尔憩室及小肠憩室
肠套叠与扭转	
缺血性肠病	
肠腔内梗阻	结石(胃结石、胆结石)、腔内异物
先天畸形	肠闭锁、肠旋转不良、双管畸形

表23-1-2　不同时间段肠梗阻病因的分析

时间	总例数	肠粘连	肿瘤	疝
1965—1978年	2 419	1 409(58.3%)	67(2.8%)	71(2.9%)
1979—2000年	1 484	767(51.7%)	443(29.85%)	96(6.46%)
2001—2008年	2 020	970(48%)	646(32%)	149(7.4%)

结果表明,粘连性肠梗阻始终占据发病原因的第1位,但是近年来引起肠粘连的原因更为复杂,包括腹部多次手术、腹腔炎症、腹部放射治疗和腹腔内化疗等。发病原因的第二位是肿瘤,而且所占比例逐步增高,从第1次普查的2.8%持续升高到第3次普查的32%。嵌顿疝诱发肠梗阻的比例始终位于第3位(7.4%),与第1次普查相比有明显上升(2.9%)。

二、病理及病理生理

肠梗阻发病时,在梗阻近端有大量的气体和胃、肠液积聚。为克服肠道通过障碍,机体将加强胃、肠蠕动,以推动潴留物突破梗阻。蠕动增强造成腹部的绞痛和反射性排便,某些完全性肠梗阻的患者,在梗阻发生的初始阶段也有腹泻发生。潴留的肠气大部分源于吞咽的空气,较少部分是由肠道产生的气体。液体包括饮入水、胃肠道分泌液（梗阻刺激肠道上皮的水分泌）。随着肠气和肠液的蓄积，肠内和肠壁内的压力上升，肠蠕动开始减少。当梗阻加重时，肠道内原本存在的菌群开始发生变化，大量微生物繁殖，肠周淋巴结内开始看到移位的细菌，并且这些细菌可能随着血流和淋巴液进入血液循环。肠壁内压力上升至一定程度，会导致肠壁血供减少、肠缺血，出现绞窄性肠梗阻。绞窄性肠梗阻发生的肠管黏膜屏障功能

受到破坏，通透性增加，肠道内的细菌及内毒素经体循环和门静脉系统引发菌血症、毒血症；也可经肠黏膜淋巴结、肠淋巴干，再经乳糜池、胸导管进入体循环，引起严重的菌血症及内毒素血症。

中西医结合根据肠梗阻病理变化的不同阶段及有无瘀血阻滞的形成，可将肠梗阻分为3型（或3期），即痞结型、瘀结型和疽结型，与西医学单纯性、绞窄性、坏疽型肠梗阻相对应，现将其病因病机概括为图23-1-1。

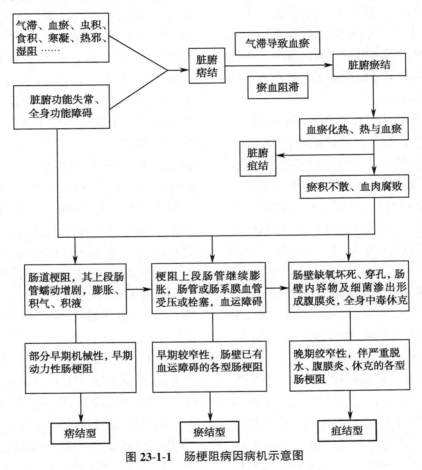

图 23-1-1　肠梗阻病因病机示意图

三、临床表现

（一）症状

"痛、呕、胀、闭"是肠梗阻最典型和最常见的4个临床症状，即：

1. **腹痛**　腹痛的特点是脐周阵发性绞痛、腹痛发作时甚至患者自己可以听到腹内"辘辘有声"。若腹痛变为持续性，一般解痉药不能控制时，应考虑有肠绞窄的可能。

2. **恶心、呕吐**　患者多具有恶心、呕吐，早期

为反射性呕吐，呕出物为所进食物和胃液。其后的呕吐与梗阻部位及程度有密切的关系，空肠梗阻的呕出物主要为胃、十二指肠液和胆汁，回肠梗阻的呕出物有臭味，结肠梗阻呕吐出现较晚且不明显。

3. **腹胀**　腹胀程度与梗阻部位有关。高位梗阻腹胀不明显，低位梗阻和麻痹性梗阻腹胀明显，而闭袢性梗阻可出现不对称的腹胀。

4. **停止排气和排便**　这是由于肠道梗阻所致。但高位梗阻或部分性梗阻，以及某些绞窄性

肠梗阻,如肠套叠、肠系膜血管栓塞等,可出现少量排气或排便或血性黏液便。

（二）体征

1. 全身情况 早期单纯性肠梗阻和一般动力性肠梗阻,对机体的全身影响较小,患者多无明显异常,但由于恶心、呕吐可出现不同程度的脱水。若发生肠绞窄或肠坏死穿孔,出现细菌性腹膜炎时,则出现发热、畏寒等表现。

2. 腹部体征 急性肠梗阻的患者,多有不同程度的腹部膨隆,高位梗阻多在上腹部,低位小肠梗阻多在中腹部,低位结肠梗阻时常有腹两侧及上腹部膨隆。麻痹性肠梗阻呈全腹性膨胀。闭袢性肠梗阻可出现腹部不对称性膨胀。机械性肠梗阻多可见肠型及肠蠕动波。

腹部触诊时,在梗阻部位有程度不同的压痛。一般为腹痛拒按。在绞窄性肠梗阻时,可有明显的压痛、反跳痛和腹肌紧张。在下列情况下,可有腹部肿块:①肠扭转(范围为较大、有囊性感的压痛性肿块);②肠套叠(但成人因腹壁各层较为坚强,不容易被扪及);③癌肿(多为无痛性、坚硬的肿块);④腹外疝嵌顿(多为圆形的、突出腹壁的压痛性肿块)。

腹部叩诊对肠梗阻的诊断也有帮助。一般肠管胀气为鼓音,当肠管绞窄,腹腔出现渗液时,则呈浊音,或当腹腔出现渗液,可发现移动性浊音,多提示肠管可能出现血运障碍。

腹部听诊主要是了解肠蠕动的改变。最好要在腹部的右上、左上、右下、左下和脐周5个部位进行听诊,这样可以了解梗阻的部位。在机械性肠梗阻发生后,肠鸣音亢进。随着肠腔积液增加,可出现气过水声或叮当样金属声。麻痹性或机械性肠梗阻的晚期(当出现肠坏死时),肠鸣音减弱或消失,即出现所谓的"安静腹"。

3. 肠梗阻中医见证 急性肠梗阻患者具有不同程度的"痞、满、燥、实"的阳明腑实证表现,即腹部胀满、按之坚实、大便燥结不下。伴有感染时,热象愈重,甚至出现厥症(休克),可发生毒热炽盛、热深厥深之证。在发病早期,舌质多无明显变化,舌苔薄白或白腻;病情进一步发展,可见舌质变红,舌苔黄腻或黄燥,甚至黑苔。发病早期的脉象,多为洪脉或弦脉,痛重者可有弦紧脉;病情进一步发展,脉象出现弦滑、滑数等,发生中毒性休克时,脉象多为细而数。

（三）影像

急性肠梗阻常用的检查方法包括X线立位与卧位腹平片、CT、B超等。

1. X线平片 肠管的气液平面是肠梗阻特有的X线表现。这是由梗阻近端肠腔内积存大量气体和液体而扩张所形成,一般认为小肠扩张在3cm以上,结肠扩张在6cm以上方有意义。平片中可根据小肠分布的位置,将小肠分为5组:第1组为空肠上段,位于左上腹;第2组为空肠下段,在左下腹;第3组为回肠上段,在脐周;第4组为回肠中段,在右上腹;第5组为回肠下段,在右下腹。这样可以判断梗阻是在小肠的上段、中段还是下段。由于肠腔内充水充气,X线平片可显示肠黏膜皱襞的形态,用以估计梗阻的位置。如空肠梗阻时,黏膜皱襞明显,呈"青鱼骨刺"样;回肠梗阻时,黏膜皱襞较平滑;结肠梗阻时,黏膜皱襞呈半月状,伸向肠腔内。若回肠黏膜皱襞出现在左上腹,或空肠黏膜皱襞出现在左下腹或右下腹时,表示位置颠倒,可能为肠扭转或内疝。腹膜外脂肪线的消失,常提示腹膜炎存在。立位与平卧位照片时,肠段固定在同一位置,以及出现"咖啡豆"样气液平面等,都是绞窄性肠梗阻的特征。(图23-1-2)

2. CT CT在腹部疾病中应用广泛。CT分辨力高,可显示肠梗阻时引起的异常密度变化,如肠壁水肿、肠壁缺血、肠管分布、腹腔肿瘤、腹腔积液、肠系膜血管分布走行异常等。相较于腹平片,CT更有诊断及判断病情程度的意义。(图23-1-3)

3. 超声 超声难以对正常空肠及回肠定位显示,但对单纯性、绞窄性、麻痹性、粘连性、结肠性等肠梗阻,均有特征性声像图(图23-1-4、图23-1-5)。在此不详细展开。

（四）诊断

根据典型临床症状与体征,不难做出肠梗阻的诊断。值得注意的是,诊断时要明确回答以下5个问题:①是机械性肠梗阻,还是肠麻痹?②是完全性肠梗阻,还是不完全性肠梗阻?③是单纯肠梗阻,还是绞窄性肠梗阻?④是高位肠梗阻,还是低位肠梗阻?⑤引起肠梗阻病因是什么?这对于

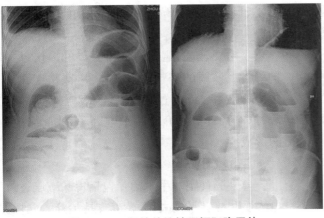

图 23-1-2　急性单纯性肠梗阻腹平片

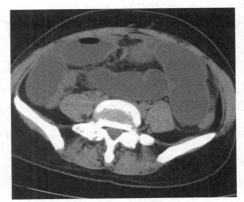

图 23-1-3　单纯性肠梗阻腹部 CT

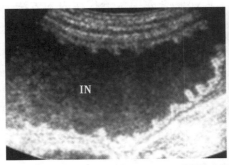
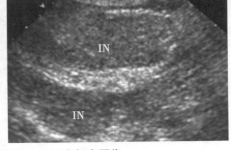

图 23-1-4　不同程度肠梗阻小肠扩张超声图像

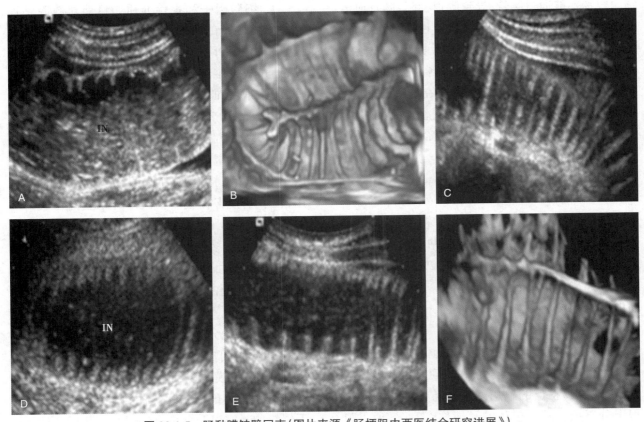

图 23-1-5　肠黏膜皱襞回声（图片来源：《肠梗阻中西医结合研究进展》）

A.“鱼刺状”黏膜皱襞；B、C.“平行线条状”黏膜皱襞；D、E.“琴键状”黏膜皱襞；F.三维显示小肠黏膜皱襞。

扫码观看彩图

肠梗阻治疗的临床决策有指导意义。尤其是问题③,生命攸关,而且对于判断采用紧急手术还是其他方式治疗,起决定作用。

既往手术史、伴随的腹部疾病(如腹腔内肿瘤、炎症性肠病),均有助于肠梗阻的病因诊断。在体格检查中,应仔细检查可能存在的疝(特别是腹股沟区和股部)。

四、治疗原则

(一)手术

目前肠梗阻手术治疗以腹腔镜微创手术为主。腹腔镜可以充分探查腹腔,明确梗阻原因。根据不同病因采用不同术式,以恢复肠道通畅,具体术式包括粘连松解术、扭转复位术、异物取出术、肠切除术、肠短路术、造口转流术、肠排列术等。

手术要轻柔,避免造成不必要的损伤,尽量保护肠管及浆膜的完整性,为防止再次粘连,可采用腹腔冲洗和 / 或放置膜状或液状防粘连制剂的方法,抑制稀释炎性介质或细胞因子,从而减少粘连的形成。

(二)非手术

急性肠梗阻非手术治疗包括胃肠减压、纠正水电解质和酸碱平衡失调、营养支持治疗。并根据梗阻部位、原因、程度、有无肠管血运障碍决定包括中西医结合非手术治疗在内的方法。基于肠梗阻情况下可能发生肠道细菌移位,一些医生主张使用广谱抗生素,但目前尚无对照研究数据支持。

第二节　急性单纯性肠梗阻

急性单纯性肠梗阻,是指由各种原因引起的肠内容物不能通过肠管,导致肠道梗阻,肠管血运正常,属于机械性梗阻范畴。病因包括粘连性、神经性、肠腔内堵塞及肠外压迫等因素,其中粘连性因素最为常见。粘连性肠梗阻占各种类型肠梗阻40%~60%,病死率为 8%~13%,多在腹部手术、炎症及创伤后等形成,本病病情轻重差异性大,经常反复发作,处理困难,如何防治是普外科的难题之一。本节重点讨论粘连性肠梗阻。

一、病因

腹腔内粘连形成的原因很复杂,总体上可分为先天性腹膜粘连和后天性腹膜粘连两大类。先天性粘连占粘连性肠梗阻病因的 2%~3%,多由胚胎发育异常和胎粪性腹膜炎所致。后天性粘连主要由于损伤或炎症引起。

(一)炎症与损伤

腹膜的防御与修复功能是防止粘连的内在因素。任何导致腹腔脏器浆膜和腹膜完整性破坏的因素,即为肠粘连的致病因素。肠粘连的形成过程十分复杂。较为公认的是损伤、炎症学说。腹腔粘连形成是多种细胞、炎性介质和细胞因子参与的复杂过程。

1. 细胞因子和炎性介质　目前对腹腔粘连相关细胞因子的研究比较深入,如 IL-1 可调节纤维蛋白沉积和降解,增加成纤维细胞胶原酶的分泌,通过成纤维细胞和上皮细胞使 I、IV 型胶原沉积,刺激成纤维细胞增殖。IL-6 能调节上皮细胞增殖,促进损伤部位炎症细胞和纤维沉积。TNF-α 能调节多种细胞因子活性,使腹膜间皮细胞增加 I 型纤溶酶原激活剂、抑制剂的合成。转化生长因子 β 可能在损伤、炎症及纤维化之间起桥梁作用,在手术损害腹膜后会破坏纤维蛋白合成与降解的平衡,同时还导致细胞外基质的沉积,为粘连的形成提供更多的基础。血管内皮生长因子可增强血管通透性,并参与随后的细胞迁移和增殖所必需的纤维蛋白性基质的形成,促成术后腹腔粘连的形成。

2. 细胞成分

(1)腹膜间皮细胞:在腹膜损伤修复及粘连形成过程中,腹膜间皮细胞都发挥重要的作用。间皮细胞是机体的一道机械防御屏障,可避免间皮下组织的暴露以及微生物的侵袭,同时具有润滑、小分子溶质及液体的转运、调节腹膜的纤维蛋白降解、促凝血活性、产生和重塑细胞外基质、参与宿主的防御功能等多种生理功能。

（2）成纤维细胞：在腹膜损伤后粘连组织的形成和成熟中起着关键作用。一个近期的研究观察了腹膜成纤维细胞在粘连形成过程中基因表达模型的变化，证明正常的和粘连组织中的成纤维细胞基因表达不同，编码分子涉及细胞黏附、增殖、分化、迁移，以及起调节作用的细胞因子的转录、翻译和转输。

（3）肌成纤维细胞：它是一种特殊类型的成纤维细胞，目前研究表明，该细胞在皮肤瘢痕形成及实质器官的纤维化疾病中发挥作用。有研究应用大鼠十二指肠钳夹致术后腹腔粘连模型，也证明肌成纤维细胞在粘连的形成过程中，可能起重要作用。

3. 纤维蛋白的生成及降解 术后手术部位产生的富含纤维蛋白的渗出液，是粘连形成的必要物质基础。在实验条件下，间皮细胞的脱落，是粘连形成的关键因素；而粘连也只形成于两个间皮层剥脱的创面之间。因此，粘连形成与否的关键在于纤维连接是被吸收还是持续并机化。实验显示，干燥部位的血浆可以产生纤维蛋白性黏附，纤维蛋白在两个创面间形成初始桥接。当连接仅由纤维蛋白组成时，很容易被纤溶酶等溶解；但如含有细胞成分（红细胞、白细胞、血小板）时，则可能通过机化形成粘连。

（二）手术操作

手术操作可形成腹腔粘连。利器切割切除、破坏的组织最少，并且不产生炭化组织。手术烧灼对腹膜造成的损伤，比其他类型的损伤更为严重。研究发现，在腹膜被烧灼后，间皮层存在深部瘀血和坏死，烧灼损害的部位在术后3周仍然含有粒细胞浸润、组织坏死和肉芽组织，胶原沉积增加。与传统手术相比，腹腔镜手术较少会产生术后粘连。腹腔残留异物，包括缝线、纱布、橡胶手套上的滑石粉末、天然或者合成材料的碎片、止血海绵、组织碎片等，与周围的正常腹膜相互作用，可以诱发或直接导致粘连形成。

（三）腹腔放疗

放疗可引起肠道的全层损害。损伤肠黏膜，即为放射性肠黏膜炎；损伤肠管浆膜层，则引起肠壁的炎症反应与瘢痕增生。由于放射性损伤可在长达数年后才表现出来，故而放疗引起的腹腔粘连常表现为炎性粘连、膜性粘连和瘢痕性粘连相混。

（四）腹腔化疗

腹腔化疗后，化疗药物可引起腹壁与盆腔壁的剧烈炎性反应，引起较为严重的腹腔粘连。这种粘连发生的范围广，化疗药物所到之处，均可形成粘连。这种粘连以瘢痕增生为主，触诊腹部质硬。肠管粘连紧密，有明显的肠运动障碍。

二、病理及病理生理

肠梗阻发生后，肠管局部和机体全身会出现一系列复杂的病理生理变化。

（一）肠道血液循环的改变

随着肠梗阻的发展，肠管不断扩张，肠内容物不断积聚，肠腔内压力逐渐增加。这首先使肠壁的静脉回流受阻，肠黏膜瘀血。肠壁静脉回流障碍时，不仅导致动脉有反射性痉挛，还可导致毛细血管、淋巴管回流障碍，使肠壁水肿加重，肠壁渗透性和毛细血管的通透性增强，大量血液成分、组织间液漏出，逸入肠壁、肠腔和腹腔。肠管扩张的加重，逐渐影响肠壁动脉供血，使肠壁缺氧、肠绒毛脱落、变性坏死。又因患者处于禁食状态，肠黏膜绒毛不能及时从食物中获得作为主要燃料的谷氨酰胺，进一步加重了绒毛的损害，增加了肠腔内渗液和出血。

（二）肠道分泌与吸收功能的改变

正常的消化道有很强的分泌与再吸收液体和电解质的能力，80%肠腔内液体在小肠吸收。肠梗阻时间越长，肠道血液循环障碍程度越重，肠道吸收能力越低，且梗阻近端严重扩张的肠管可引起肠道分泌增加，造成肠腔内液体大量积聚。肠道梗阻时，肠内气体的吸收也有不同程度的障碍。

（三）水、电解质丢失，酸碱平衡失调

肠梗阻时，肠道吸收功能明显下降而渗出分泌增加，且肠壁水肿、肠壁和毛细血管通透性增加，大量组织间液溢入肠壁、肠腔和腹腔，这些液体含有大量电解质，不能参加血液循环，等同于液体的丢失。加之呕吐、禁食和胃肠减压，可引起脱水和电解质紊乱。胆汁、胰液和小肠液等碱性液

扫码观看彩图

体的丢失和组织灌注不良,使酸性代谢产物增加,可引起代谢性酸中毒。

(四)肠道运动的改变

在肠梗阻的早期,肠道收缩频率和强度增加。绞窄性肠梗阻时,收缩频率更高,并可在通常收缩强度基础上出现更强烈的收缩,导致腹痛发作急骤、剧烈,呈持续性并有阵发性加重的临床表现。一旦强力收缩消失,往往提示肠管失去活性。

(五)肠道菌群的变化及肠源性感染

正常情况下,小肠蠕动有清除肠内致病菌的能力。肠梗阻时,肠内容物滞留,并使调节肠内细菌的机制遭到破坏,细菌还可从淋巴和血液循环扩散到梗阻的近端,加速了从口腔摄入或从远端回肠和结肠逆流的细菌繁殖。其繁殖速度与梗阻时间和肠扩张范围成正比。绞窄性肠梗阻时,细菌将大量繁殖。肠壁血运障碍或失去活力,肠壁通透性增加,肠道细菌移位及细菌产生的大量毒素渗透至腹腔内,引起严重的腹膜炎和感染、中毒,并经腹膜吸收,引起全身中毒。

三、临床表现

(一)症状

肠粘连所致的急性完全性肠梗阻的临床表现,与其他原因引起的肠梗阻临床征象相同,即有痛、呕、胀、闭四大特征。肠粘连所致的不完全性肠梗阻的临床表现,与慢性肠梗阻相同,即间断性发作的腹胀或腹部胀痛,伴有排气排便不畅。术后反复的切口周围慢性牵扯痛、慢性腹盆腔疼痛、饮食不当或胃肠炎症等引起的胃肠蠕动功能紊乱,以及餐后剧烈体力活动或突然改变体位引起的呕吐腹胀等肠梗阻症状,均需警惕肠粘连的可能。发生肠粘连并非一定会导致肠梗阻,发生肠梗阻后还可表现为不完全性肠梗阻、完全性肠梗阻、绞窄性肠梗阻。

(二)体征

望诊腹部膨隆,可不对称,常可见肠型及蠕动波;触诊可有压痛、柔韧感,可触及胀大的肠襻;叩诊鼓音;听诊肠鸣音亢进,有高调肠鸣、气过水声或金属音。

(三)影像学检查

1. **X线平片** 可见阶梯状气液平面。连续动态观察腹部X线片,以观察肠管液平面及肠管扩张程度,若肠管液平面增多,肠管扩张逐步加重,或出现孤立肿大的肠襻且固定,则为手术指征。

2. **腹部CT检查** 多层螺旋CT检查是目前诊断粘连性肠梗阻的最佳影像检查方法。多层螺旋CT不仅能清楚地显示梗阻的存在部位及梗阻性质,而且可及时准确发现绞窄性肠梗阻病例。典型CT表现,如梗阻近段肠管扩张、远段肠管塌陷,梗阻部位可见移行带光滑、"鸟嘴征"等。

3. **泛影葡胺造影** 对于不完全性粘连性肠梗阻患者,可直接口服76%泛影葡胺造影;对于完全性粘连性肠梗阻患者,可行肠梗阻导管减压后造影。梗阻近端肠管扩张造影剂充盈,愈近梗阻部位愈明显,即可作出诊断。可鉴别完全性或不完全性肠梗阻——完全性梗阻远端无造影剂通过,不完全性梗阻远端则有造影剂通过。

4. **腹部超声检查** 可以动态观察肠管内径、蠕动情况、肠内容物流动情况及腹腔积液情况。蠕动反映肠管的活力,明显减慢比加快更提示病情的严重程度,如果在某个部位出现明显的逆流,也表明梗阻程度严重,保守治疗难以缓解。

四、治疗

单纯性肠梗阻的治疗包括基础治疗与针对性治疗。针对性治疗分为非手术治疗及手术治疗,其中手术时机的把握至关重要。

(一)基础治疗

1. **矫正水电解质紊乱和酸碱平衡失调** 不论采用何种方法治疗,纠正水电解质紊乱和酸碱平衡失调,是极为重要的基础治疗措施。最常用的是静脉输液葡萄糖等渗盐水。补充液体的总量和种类,需根据呕吐情况、脱水类型、血液浓缩程度、尿排出量和比重,并结合血清钾、钠、氯和二氧化碳结合力监测结果而定。

2. **胃肠减压** 它是治疗肠梗阻的重要手段。具体指征及方法详见相关内容。

3. **防治感染和毒血症** 应用肠道菌敏感的抗生素给予抗感染治疗,应用甲硝唑控制肠道内厌氧菌生长,减少毒素吸收。

(二)解除梗阻的针对性治疗

1. **非手术治疗** 非手术治疗的目的既是为了

缓解患者的梗阻症状，又是在为可能实施的手术做准备。内容主要包括减轻肠管内的压力、减少肠道内容物、消除肠道水肿、维持内环境的稳定，以及改善患者的症状及营养状况。在治疗期间，必须严密观察，严格把握手术时机，若症状体征不见好转反而加重，即应中转手术治疗。

(1)肠梗阻导管治疗：对于完全性低位小肠粘连性梗阻，简单的胃肠减压常不能达到良好的效果，目前使用经鼻型肠梗阻导管治疗效果较好。经鼻型肠梗阻导管与传统较短的胃肠减压管相比，有许多优势：①可插至梗阻部位的近段肠管，减压后可吸引排出肠内潴留物，直接降低膨胀肠管的压力；②能同时进行影像学检查，判断梗阻部位、原因和程度；③还可作为小肠内排列的支撑管。

(2)中药治疗：中医认为肠腑阻结是肠梗阻的主要病机。肠腑气机痞塞，肠道不通，气阻于中。临床上根据局部的病理改变将其分为3型：痞结型(气滞为主，不伴血液循环障碍)、瘀结型(有一定血液循环障碍)和疸结型(有血液循环障碍)。粘连性肠梗阻的中医辨证以痞结型为主，瘀结型次之。在有效地进行胃肠减压3~7天，梗阻症状已完全缓解后，可酌情经胃管或肠梗阻导管小量、多次注入中药汤剂。大承气汤是中西医结合治疗肠梗阻的主方。由大承气汤衍生出的2个常用类方，分别适用于不同情况的肠梗阻。

1)肠粘连松解汤：厚朴10g、枳壳10g、木香10g、乌药10g、炒莱菔子15g、桃仁10g、赤芍10g、芒硝10g(冲)、大黄10g(后下)。本方以理气药为主，兼顾活血化瘀，通里消胀，适用于痞结型肠梗阻(轻型粘连性或不全性肠梗阻)。

2)复方大承气汤：大黄15g~30g(后下)、厚朴10g、枳实10g、芒硝10g(冲)、炒莱菔子30g、赤芍10g、桃仁10g。本方主要作用为泻热通下，行气祛瘀。适用于瘀结型肠梗阻(较重的粘连性肠梗阻)。

(3)灌肠治疗：可用中药复方承气汤或肠粘连缓解汤200~500ml做保留灌肠，亦可用温肥皂水500ml灌肠。

(4)针刺治疗：选取中脘、天枢、内关、合谷、足三里、大肠俞、脾俞、次髎等。进针得气后，留针30分钟。可用电针。如症状不缓解，4~6小时重复治疗。

(5)颠簸疗法：颠簸疗法最早见于晋代葛洪《肘后备急方》，颠簸可引起扭转系膜的系膜回转，使扭结过紧的系膜松解，改善肠管的血运，促进自身调整复位，但临床已较少应用。

(6)中西医结合综合疗法(即总攻疗法)：主要用于粘连性肠梗阻、堵塞性肠梗阻及麻痹性肠梗阻。治疗前要进行充分的胃肠减压，使梗阻近端消化道保持空虚。经肠梗阻导管灌入加温到30℃左右的液体石蜡或植物油100~200ml，1小时后，再经胃管灌入通里攻下中药(例如复方大承气汤等)。灌注中药后2小时左右，中药的作用达高峰，肠蠕动加快，亦可频繁出现阵发性腹痛。此时再行穴位注射，选用足三里穴，注射新斯的明0.25~0.50mg。最后，用中药复方大承气汤200ml加温水300ml灌肠，或用温肥皂水灌肠。灌服中药时，也可加用颠簸疗法。(表23-2-1)

表 23-2-1 肠梗阻综合治疗方案

治疗阶段	假定时间	治疗措施
准备阶段		胃肠减压，补充水分、电解质，纠正酸碱平衡失调
综合治疗阶段	7：00	经胃管灌注液体石蜡或植物油100~200ml
	8：00	经胃管注入通里攻下中药1剂(200ml)，闭管
		必要时行腹部颠簸疗法
	10：00	于足三里处注射新斯的明0.25~0.50mg
	10：15	中药或温肥皂水灌肠

2. **手术治疗** 肠粘连的多种性，也就决定了术式的多种性。手术治疗的目的是解除肠梗阻，治疗肠绞窄，预防复发和最大限度保证患者术后生活质量。手术方式有开腹和微创腹腔镜手术。近年来，微创手术的广泛应用，缩短了术后恢复时间，使术后出现再次梗阻的概率大大降低。小肠排列术是在粘连性肠梗阻反复发生且无有效方法时使用的一种终极治疗手段，不宜作为首选及广泛应用。具体的手术方法详见相关内容。

3. **粘连性肠梗阻的预防** 预防肠粘连主要通

过以下 3 方面：①改进外科手术技术；②腹腔内应用生物屏障物质；③药物抗凝、促纤溶或抑制胶原纤维形成。

（1）手术操作技术的改进：主要是术中操作时，轻柔地对待组织，避免反复揉搓挤压，并减少不必要的分离。手术结束后，使用生理盐水进行大量反复多次的腹腔冲洗，是迄今为止唯一有效地减轻腹腔粘连范围与程度的方法。通过冲洗，明显减少了腹腔内残存的异物、破碎坏死的组织、细菌与细菌产物、脓液与纤维斑片（块）、炎性介质及细胞因子，减少了这些物质刺激腹膜形成的纤维组织增生。腹腔镜手术可降低肠粘连发生率。

（2）术中腹腔内应用生物屏障物质：防粘连膜或胶无毒、无免疫原性、生物兼容性好，且保持一周以上才被吸收，可无粘连愈合。

（3）抗凝、促纤溶或抑制胶原纤维形成及促进肠蠕动恢复：中药活血化瘀有抗凝、促纤溶或抑制胶原纤维形成的作用。胃肠动力药可使肠管间在形成粘连之前恢复自然通畅状态，使创面无粘连愈合。

（4）术后恢复：术后鼓励患者早期翻身，改变体位，早期下床活动。

第三节　急性绞窄性肠梗阻

绞窄性肠梗阻指梗阻并伴有肠壁血运障碍，可由肠系膜血管受压、血栓形成或栓塞等引起。

一、病因

病因与单纯性肠梗阻相似。因单纯性机械性肠梗阻治疗不善或不及时等原因，导致肠壁血运发生障碍，在此基础之上，常继发绞窄性肠梗阻。

二、病理及病理生理

单纯性机械性肠梗阻演变的绞窄性肠梗阻的基本病理生理改变，有神经体液的影响，还有压力因素。肠内压力由收缩力和阻力两者结合形成。肠腔内压力升高，肠壁静脉回流受阻，肠黏膜淤血、缺血。肠壁静脉回流障碍时，伴有动脉反射性痉挛，静脉回流障碍还可导致毛细血管、淋巴管回流障碍，这些都可使肠壁水肿，肠壁渗透性和毛细血管的通透性增强，大量血浆、血液成分、组织间液漏出，逸入肠壁、肠腔和腹腔。绞窄性肠梗阻的肠腔扩张、肠内压力升高、肠壁缺血、肠壁水肿程度更重，这些都使肠壁缺氧、肠绒毛脱落、变性坏死，又因患者处于禁食状态，肠黏膜绒毛不能及时从食物中获得作为主要燃料的谷氨酰胺，进一步加重了绒毛的损害。肠壁缺氧和肠黏膜绒毛的改变，增加了肠腔内渗液和出血。绞窄性肠梗阻所在肠管的黏膜屏障功能受到破坏，通透性增加，使得肠道内的细菌及其内毒素和某些有毒物质可漏入腹腔而被吸收入血，引起全身中毒，或直接侵入门静脉系统，引起菌血症、毒血症，产生某些有毒物质（包括组胺、乙酰胆碱等）。肠梗阻可使肠道细菌移位。移位的细菌并未局限于肠黏膜淋巴结，而是进一步扩散进入血液循环，引起严重的菌血症及内毒素血症。

三、临床表现

绞窄性肠梗阻除伴有完全性肠梗阻症状外，还可出现腹部局部明显压痛、肌紧张，同时伴有腹部剧烈疼痛，如果处理不及时，会造成严重后果，因此鉴别诊断异常重要。

腹平片及腹部 CT 对绞窄性肠梗阻有重要的辅助诊断意义。（见图 23-3-1、图 23-3-2）

四、治疗

（一）手术治疗

1. **手术适应证**　出现以下情况，应考虑为绞窄性肠梗阻，应尽早手术探查：①腹痛性质为持续性疼痛阵发性加重，急骤、剧烈；②腹膜刺激症状严重，出现明显的压痛、反跳痛及肌紧张；③病情变化急骤，很快出现休克征象，且经液体复苏后仍无明显改善；④腹胀不对称，可触及孤立胀大的肠袢；⑤呕吐物、胃肠减压液、肛门排出物为血性，或

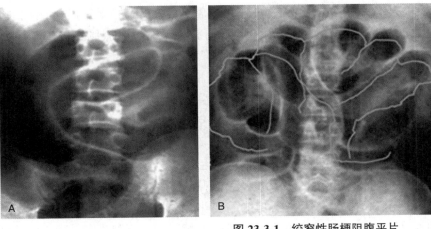

图 23-3-1　绞窄性肠梗阻腹平片

A. 咖啡豆征；B. 花瓣征；C. 孤立肠袢。

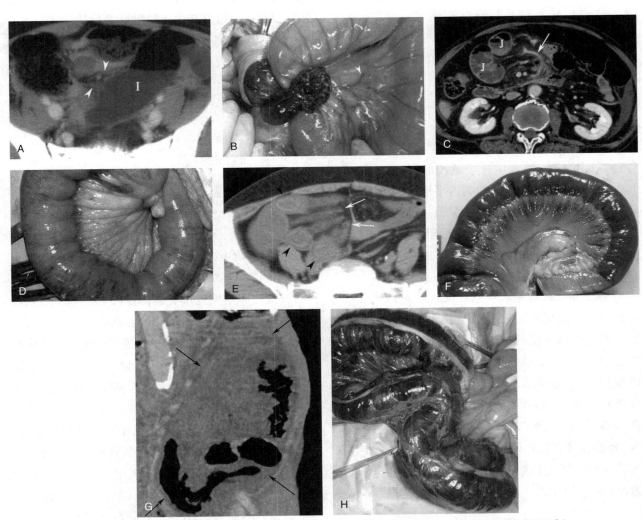

图 23-3-2　绞窄性肠梗阻 CT 影像图与术中照片（图片来源：《肠梗阻中西医结合研究进展》）

A. 40 岁，女性。增强后 CT 表现为闭环内的轻度肠系膜静脉扩张（箭头）；B. 术中照片显示，肠系膜已有充血改变（颜色变化），受累的肠系膜上静脉轻度扩张（箭头）；C. 78 岁，男性，增强后 CT 显示肠系膜静脉（箭头）局部扩张，受累的空肠（J）与肠系膜肿胀；D. 术中照片显示的肿胀的肠系膜。受影响的环壁也充血并有斑点状出血；E. 59 岁，女性，CT 平扫显示肠系膜弥漫性增大，密度减低，肠壁扩张、壁内密度减低的闭环（箭头）提示壁内血肿，肠系膜静脉密度减低（箭头），提示肠系膜静脉血栓形成；F. 切除的小肠照片显示肠系膜内部和壁内血肿；G. 85 岁，女性，增强后 CT 斜冠状 MPR 显示无显著增强的肠系膜静脉或受累的肠环（箭头）；H：照片显示完全坏死的盲肠。

扫码观看彩图

腹腔穿刺抽出血性液体；⑥X线检查腹平片可见孤立胀大的肠袢，且不因时间推移而改变位置，或肠间隙增宽（提示有腹腔积液），或有假肿瘤状阴影，或门静脉内有气体；⑦血白细胞计数、磷、乳酸、淀粉酶等水平升高；⑧B超或CT检查提示腹腔渗液快速积聚；⑨经积极的非手术治疗，患者症状、体征始终无明显改善。另外，对于老年人及小儿的急性肠梗阻的手术指征，应适当放宽。因老年人机体反应能力差，病史不典型，腹部体征不明显；小儿不能准确描述病史、查体不配合、病情变化快、体征不典型，容易错过最佳手术时机。

2. **手术原则** 最好争取在肠坏死以前，行粘连松解或扭转复位或切断粘连索带，解除梗阻，以尽快恢复肠管血运循环，并根据肠管颜色、肠壁光泽度、肠管弹性、肠管蠕动、肠系膜内动脉搏动等，判断肠管有无活力。为稳妥起见，根据情况可在肠系膜根部注射0.25%~0.50%普鲁卡因60~80ml，再用温热等渗盐水纱布覆盖肠管，或将其暂时还纳腹腔，10~20分钟后再行观察，如果肠管已发生坏死，则需要进行局部切除。

（二）术后治疗

术后密切观察患者生命体征，尤其关注重要脏器功能的变化，及时给予相应处理。其他与胃肠术后处理原则相同。术后早期起床活动，可增加肺活量，易于排痰，减少肺部合并症的发生，改善全身血循环，并减少下肢静脉血栓的形成。

第四节 麻痹性肠梗阻

麻痹性肠梗阻，亦称无动力性肠麻痹，是因各种原因影响肠道自主神经系统的平衡，或影响肠道局部神经传导，或影响肠道平滑肌收缩，使肠管扩张、蠕动消失。患者腹胀显著，无阵发性绞痛等，肠蠕动减弱或消失，罕有引起肠穿孔者。

一、病因

神经、体液、代谢和毒素等因素均可造成麻痹性肠梗阻。常见原因如下：①腹部大手术后，病变发生率与严重程度往往与手术大小与副损伤程度呈正相关，多见于结肠手术、外伤手术后；②脊椎、脊髓损伤；③各类急性腹膜炎；④空腔脏器穿孔，如溃疡病穿孔、阑尾穿孔、小肠及结肠穿孔；⑤外伤性胃肠破裂、膀胱破裂、输尿管断裂、腹膜后血肿、胰腺损伤、肾输尿管损伤；⑥感染，如急性肾盂肾炎、肺炎、肠炎和脓毒血症；⑦尿毒症；⑧电解质紊乱；⑨某些药物。

二、病理及病理生理

麻痹性肠梗阻以肠运动障碍为主，除有引起肠麻痹的因素本身导致的病理生理改变外，同时还具有单纯性肠梗阻的部分病理生理改变，极少出现严重的血运障碍。

三、临床表现

（一）症状及体征

麻痹性肠梗阻的病程短则几天，多则数周。患者有明显的腹胀，常累及全腹。腹痛较轻，一般为胀痛。呕吐物无粪味。停止排气、排便。如为手术后持续胃肠减压的患者，可没有腹痛和呕吐的表现。体格检查可有腹部膨隆，可见肠型，肠鸣音减弱或消失，这是本病的主要临床特征。因腹膜炎诱发的麻痹性肠梗阻可同时有腹膜炎的症状和体征。麻痹性肠梗阻一般少有肠绞窄或坏死，但治疗不当可出现脱水、休克、肠穿孔和腹膜炎。

（二）影像学检查

1. **X线平片** 表现为胃、小肠和结肠有充气，呈轻度至重度扩张。小肠充气可轻可重，结肠充气多数较显著，常表现为腹周全结肠框充气。立位结肠肝、脾曲处气体最明显；卧位气体多见于横结肠及乙状结肠。小肠充气分布多在结肠框以内的中腹部，鉴别困难时侧位透视见其位于前腹部，扩张重时，肠袢呈连续的管状；扩张轻时，表现为分隔状充气肠管。腹部立位平片中，扩张的胃和小肠、结肠内出现宽窄不一的液平面，这些液平面可高低不等、静止不动。一般液平面数量少于机械性肠梗阻。急性腹膜炎者常于腹平片中出现腹腔积液征,严重者还可出现腹脂线模糊。肠壁因水肿、充血而增厚,甚至出现横膈动作受限,胸腔积液征象。常常发生于同一患者不同肠段,通常以全结肠充气作为诊断依据。(图23-4-1)

2. **胃肠造影** 多用60%泛影葡胺(这种高渗性碘液对肠道有刺激作用,能使肠内液量增多,并促进胃肠蠕动)60ml口服或经胃管注入。当麻痹性肠梗阻较轻时,在服药3~6小时后复查,碘剂多可进入结肠,从而排除小肠机械性肠梗阻。麻痹性肠梗阻较严重时,造影剂也可下行极为缓慢,在服药3~6小时后仍停留胃和十二指肠、上段空肠内。

3. **腹部CT检查** 腹部CT检查可见胃、小肠、结肠均有充气扩张,以结肠改变较为明显,可见液平面。与机械性肠梗阻比较,动力性肠梗阻肠腔扩张广泛,但程度较轻。如同时合并肠壁水肿、腹腔积液、气腹等,多提示并发于腹膜炎,需继续观察原发病因,为临床治疗提供依据。

四、治疗

(一)原发病因的处理

针对麻痹性肠梗阻的致病原因进行相应的处理。如腹部手术后或腹膜炎等所致的肠麻痹,给予胃肠减压后,可明显缓解症状;肾绞痛者,给予解痉和肾囊周围封闭,可使肠麻痹减轻;卵巢囊肿蒂扭转等病因消除后,肠麻痹能自行痊愈。

(二)非手术疗法

1. **药物治疗** 应用各种副交感神经兴奋剂,如毒扁豆碱、新斯的明等,对预防和治疗麻痹性肠梗性肠梗阻有一定疗效。乙酰胆碱为副交感神经的递质,能有效地刺激蠕动。有人应用交感神经抑制剂氯丙嗪等治疗麻痹性肠梗阻,有效率达90%。常用剂量氯丙嗪0.5mg/kg,肌内注射。如在用药后30~60分钟再行灌肠,可提高疗效。

2. **胃肠减压** 使用中、西药刺激肠蠕动疗效不显著,或未能阻止肠麻痹的发生和发展,如患者腹胀明显,影响到呼吸和循环,则此时需行胃肠减压,并维持到肛门能自动排气,肠蠕动正常为止。至腹胀消退,肠蠕动恢复,有自主排气排便时,胃肠减压导管即可拔除。

3. **脊髓麻醉或腰交感神经阻滞的应用** 肠麻痹若经胃肠减压和药物治疗无效时,可试用腰椎麻醉阻滞法,通过抑制内脏交感神经而治疗麻痹性肠梗阻,大多可取得一定疗效,但这种自主神经

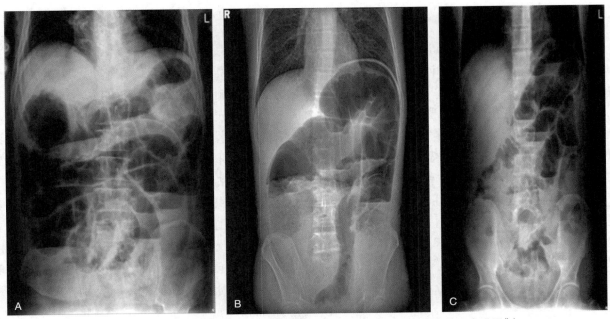

图23-4-1 麻痹性肠梗阻X线影像图(图片来源:《肠梗阻中西医结合研究进展》)
A.男,82岁,低位小肠肠梗阻,显示扩张小肠肠管并见较大气液平面;B.男,58岁,低位小肠及结肠梗阻,显示左上腹扩张充气的肠管,结肠内充气扩张,并见肠管内积便;C.男,50岁,小肠不全性肠梗阻,左中上腹肠管扩张、积气,肠腔内可见较大气液平面,结肠内积气、积便。

扫码观看彩图

的抑制是暂时性的,无持久的疗效。

4. 其他可刺激肠蠕动的方法 10%高渗盐水溶液75~100ml静脉滴注,或10%的高渗盐水300ml保留灌肠,均有刺激肠蠕动的作用。口服热水对刺激肠蠕动有一定的作用。腹壁的冷敷也能引起较强烈的肠蠕动。

此外,还应注意血浆离子的补充,钾离子缺乏可使肠壁肌肉松弛,氯离子的缺乏可使肠壁对新斯的明一类刺激肠平滑肌的药物反应低下,因此应注意纠正肠麻痹患者的电解质和酸碱平衡失调。

(三)手术疗法

麻痹性肠梗阻患者一般进行非手术治疗,大多都可获得痊愈。但在经胃肠减压等非手术疗法失败,或不能排除机械性或绞窄性肠梗阻的情况下,必要时可以行手术治疗。

(四)中医治疗

1. 中药治疗 中医认为,肠为传化之腑,位于腹中,司饮食之传化,取其精华,去其糟粕,其特点为传化物而不藏,实而不满。肠腑气机以降为顺,以通为用。某些原因(腹部手术、腹腔感染或电解质紊乱等)导致脏腑气机运化功能失调,传化功能停滞,进而导致肠腑气滞血瘀,腑气闭塞不通。其治疗用中药复方大承气汤加减,利用大黄、芒硝之峻泻,下肠胃积滞;枳实、厚朴理气破气,消积滞;炒莱菔子降气,消积,理气,除胀,可理气降逆,消积导泻;同时辅以活血化瘀药物,改善微循环,促进肠蠕动,抑制肠道细菌移位及内毒素吸收。

有些术后麻痹性肠梗阻主要病机是气虚失运,证属真虚假实。治病求本,此时之治当以补虚为要,以益气健脾为主,佐以行气通腑,方选四君子汤加味(党参15~30g,生白术15g,茯苓15g,陈皮6g,枳壳6g,姜厚朴5g,甘草3g),随症加减。

2. 针灸治疗

(1)常用双侧足三里注射新斯的明0.25mg穴位封闭治疗。

(2)取穴足三里、三阴交、天枢、合谷、阳陵泉、中脘、下脘、大肠俞、上巨虚、下巨虚治疗麻痹性肠梗阻。

第五节　术后早期炎症性肠梗阻

术后早期炎性肠梗阻(early postoperative inflammatory small bowel obstruction,EPISBO)系在腹部手术后早期(一般指术后2周),由于腹部手术创伤或腹腔内炎症等,导致肠壁水肿和渗出而形成的一种机械性与动力性同时存在的粘连性肠梗阻。腹部手术创伤,指广泛分离肠管粘连、长时间的肠管暴露,以及其他由于手术操作所造成的肠管损伤。腹腔内炎症指无菌性炎症,如腹腔内积血、积液或其他能够导致腹腔内无菌性炎症的残留。这种肠梗阻既有机械性因素,又有肠动力障碍性因素,但无绞窄的情况。

一、病因

在EPISBO中,炎症介质可能也起重要作用,但对其作用机制了解较少。众所公认,组织创伤可造成细胞因子及其他炎症介质的释放,从而抑制胃肠动力。在严重感染持续存在的状态下,如化脓性腹膜炎的患者,其术后胃肠动力功能会受到明显抑制;减轻炎性刺激的手术,如腹腔镜手术,则可促进术后胃肠动力的恢复。某些抗炎药物可减少术后肠麻痹的发生,但是其确切疗效尚需进一步研究。总之,目前认为,手术广泛分离导致的肠管粘连、长时间的肠管暴露、肠管手术,以及腹腔内积血、积液等,引起的腹腔内无菌性炎症、肠系膜血运减少等,均为导致EPISBO的主要原因。因此,EPISBO主要发生于手术操作范围广、腹腔内创面大、创伤重、炎性渗出多、肠管浆膜面广泛受损或坏死组织残留,特别是曾多次经历手术的病例。

有很多手术操作复杂的病例,却并未出现术后早期炎性肠梗阻,而有的病例手术操作比较简单,腹腔粘连程度轻微,仍然出现术后早期炎性肠梗阻。因此,术后早期炎性肠梗阻的发生与手术的复杂与否无关,而与特定的手术方式及既往手术次数有关,同时与某一特定个体对创伤性炎症反应过于强烈有关。

二、病理及病理生理

手术操作破坏了腹膜和肠管的完整性。术后小肠浆膜受到损伤后,会诱发一系列反应:①正常的纤溶系统平衡被破坏;②间皮细胞释放大量纤维蛋白原,但是渗出增加,而吸收减少,其结果是大量纤维蛋白沉积,形成严重粘连;③纤溶酶原需要组织型纤溶酶原激活物(t-PA)或尿激酶型纤溶酶原激活物(u-PA)的作用,才可转化为纤溶酶,进而使沉积的纤维蛋白被分解、吸收,但在应激状态下,机体可产生多种 t-PA 和 u-PA 的拮抗物,使上述病理生理过程减慢或停止,进而加重粘连状态。

腹腔内异物或坏死组织的存在和炎性渗出,使机体处于应激防御状态,神经及体液、细胞因子作用于病灶及周围肠管,引起腹膜及肠管产生免疫反应,刺激腹膜单核巨噬细胞系统,释放大量细胞因子和炎症介质,包括白细胞介素 -1、黏附分子(ICAM-1 和 VCAM-1)、转化生长因子(TGF-β)、白三烯等,这些炎症介质引起肠道交感神经反射性兴奋,迷走神经反射性抑制,致使肠管蠕动减弱或消失,从而引起胃肠道动力障碍;同时这些细胞因子和炎症介质引起肠壁充血水肿,肠腔狭窄,纤维蛋白渗出,形成广泛的无菌性炎症,炎症抑制了纤溶活性,因此纤维蛋白形成与降解之间出现平衡失调,形成手术后肠粘连,导致肠管机械性梗阻。另外,麻醉和止痛药作用等,也参与了术后早期炎性肠梗阻的形成。

三、临床表现

(一) 发病时间

发病常在术后 3~7 日,大部分的病例发生于术后 2 周之内,术后肠蠕动曾经一度恢复,并有排气、排便。部分患者在已恢复饮食后,出现恶心、呕吐等肠梗阻症状,且逐渐加重。

(二) 症状

以腹胀为主,腹痛相对较轻或无腹痛,部分患者有少量肛门排气。腹部膨隆,多呈对称性,但腹胀程度不如机械性或麻痹性肠梗阻严重。腹部触诊有不均匀的柔韧感,最显著的部位通常是梗阻最重的部位,多位于脐周或切口下方;通常触不到明显的肠袢或包块。可伴有腹膜炎体征、低热和白细胞增高,但通常无高热。

1. **腹胀** 一般最先出现。腹胀程度与梗阻部位有关,高位小肠梗阻时,腹胀不明显;低位梗阻则表现为全腹膨胀,常伴有肠型,叩诊鼓音。

2. **呕吐** 在梗阻后很快即可发生,在早期为反射性的,呕吐物为食物或胃液。然后即进入一段静止期,再发呕吐时间视梗阻部位而定,如为高位小肠梗阻,静止期短,呕吐较频繁,呕吐物为胃液、十二指肠液和胆汁;如为低位小肠梗阻,呕吐物为带臭味的粪样物。

3. **腹痛** 一般为阵发性剧烈绞痛,并且持续性加重,这主要是由于梗阻以上部位的肠管强烈蠕动所致。这类疼痛呈波浪式由轻而重,然后又减轻,经过一平静期而再次发作。腹痛发作时,可感有气体下降,到某一部位时突然停止,此时腹痛最为剧烈,然后有暂时缓解;可出现肠型或肠蠕动,患者自觉似有包块移动;可听诊肠鸣音亢进,有时患者自己可以听到。呕吐不能使腹痛腹胀缓解。

4. **停止排气、排便** 在早期由于肠蠕动增加,梗阻以下部位残留的气体和粪便仍可排出,所以早期少量的排气、排便不能排除肠梗阻的诊断。

5. **全身中毒症状和休克** 一般很少出现,但是,当术后早期炎性肠梗阻进展为绞窄性肠梗阻,而出现肠管血运障碍、肠管壁缺血坏死、肠屏障功能缺失时,大量毒素、细菌入血,很快即会出现体温升高、脉搏加快、血压下降、意识障碍等感染性休克表现,肠鸣音从亢进转为减弱。

(三) 体征

主要表现为腹胀,可见肠型和蠕动波。全腹散在压痛,当出现绞窄时,可有反跳痛和肌紧张。肠鸣音亢进,有气过水声、金属音。而后肠鸣音由亢进逐渐减弱或消失。

(四) 实验室检查

血常规检查早期一般表现为白细胞计数和中性粒细胞正常,后期合并感染可高于正常;因脱水、血液浓缩可导致血红蛋白和血细胞比容升高。

扫码观看彩图

电解质检查表现为二氧化碳结合力和血清 Na^+、K^+、Cl^- 的变化,可反映酸碱平衡失调和电解质紊乱的情况。

(五)影像学检查

1. X 线平片 一般表现为多个气液平面和胀气肠袢。由于肠梗阻的部位不同,X 线表现也各有特点:高位小肠梗阻时,空肠黏膜环状皱襞可显示出"鱼肋骨刺状",回肠黏膜无此表现;结肠胀气位于腹部周边,显示结肠袋影。在小肠梗阻时,

可选用泛影葡胺进行胃肠造影,以了解梗阻部位,且不会加重梗阻。

2. CT 检查 肠管扩张,肠壁增厚水肿,肠系膜渗出积液,肠管粘连等。增强扫描表现为肠壁强化,增厚水肿的肠壁在动脉期或静脉期 CT 图像上,表现为一层高密度和一层低密度的"同心圆环"样改变。同时 CT 可显示粘连带,并且其粘连带较细小,呈细而短小的线条状,同时可见肠壁水肿、肠系膜炎症和渗出。(图 23-5-1)

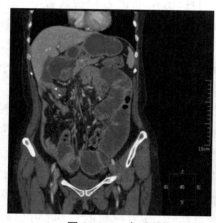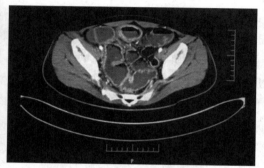

图 23-5-1 术后早期炎性肠梗阻影像学改变(强化后肠壁水肿表现)

3. 超声检查 B 超可用来动态观察肠管扩张程度、肠壁厚度、气液平面的存在与否、环状襞的厚度、肠蠕动的情况、肠腔外液体的回声等指标,一般表现为肠管积气、积液、扩张伴有蠕动亢进。

四、治疗

(一)西医治疗

1. 非手术治疗 术后早期肠梗阻 90% 以上为粘连性肠梗阻,而由肠扭转、内疝和脓肿压迫所致者不足 10%,因此,术后早期炎性肠梗阻应以非手术治疗为主。腹部手术后都会发生不同程度的腹腔内粘连,而腹腔内粘连有其发生、发展、吸收、部分以至完全消退的过程,故术后早期粘连性肠梗阻的患者中,必然有一部分随粘连的消退而自愈。如果对此无明确认识,一味强调早期手术治疗,势必造成大量不必要的手术。EPISBO 的出现表明肠粘连及炎症正处于较严重的阶段,此时手术难度很大,不仅难以确定梗阻部位,手术时还易导致肠管损伤、手术范围扩大,造成术后出血、感染、肠瘘等并发症,甚至再次发生肠梗阻,反而

加重病情、延长病程。EPISBO 治疗方法主要是肠外营养,同时辅助生长抑素,必要时加用糖皮质激素;在肠蠕动恢复阶段,还可应用肠动力药,以促进梗阻肠道运动功能的恢复。以禁食、全胃肠外营养支持为重点的保守治疗,是非手术治疗的精髓。

(1)胃肠减压:传统的胃肠减压是治疗肠梗阻的主要措施之一,其目的是减轻胃肠道潴留的气体、液体,减轻肠腔膨胀,从而有利于肠壁血液循环的恢复,减少肠壁水肿,使某些原有部分梗阻的肠袢因肠壁肿胀而致的完全性梗阻得以缓解,也可使某些扭曲不重的肠袢得以复位,缓解症状。胃肠减压还可以减轻腹内压,改善因膈肌抬高而导致的呼吸与循环障碍。

(2)肠梗阻导管:经鼻型肠梗阻导管应用广泛(详见本章第六节)。

(3)支持治疗:既要补充丢失的水、电解质,纠正酸碱平衡失调,还要有效预防休克出现。必要时需要补充全血或血浆。治疗过程中以肠外营养为主,在实施肠外营养时,采用配制"全合一"肠

外营养液的方法,适当输注白蛋白,以提高胶体渗透压及利尿,能够减轻肠壁水肿,使肠道功能得以尽早恢复。当需要使用肠内营养支持治疗时,应在开始肠内营养前,先经鼻胃管或鼻空肠管给予患者5%葡萄糖溶液500ml,如无腹部不适,即换以肠内营养混悬液,采取小剂量、低浓度、匀速输注的方式进行输注,直至接受全量肠内营养治疗。

(4)对症治疗:根据患者表现,可酌情使用解痉镇痛剂,以缓解患者症状。

(5)抗感染治疗:当术后早期炎性肠梗阻合并感染时,应选择广谱抗生素控制感染,这对降低患者的病死率和减少并发症都有十分重要的意义。

(6)抑制胃肠道消化腺分泌治疗:生长抑素能够抑制消化液的分泌,减轻肠管扩张,对治疗术后早期炎性肠梗阻有明显作用。同时有利于肠壁血液循环恢复,加速炎症吸收,促进肠壁水肿消退。奥曲肽与生长抑素作用类似,已证实其可减少90%的消化液分泌。

(7)激素治疗:肾上腺皮质激素可有效地减轻腹腔内炎性反应,减少肠壁的炎性渗出。在EPISBO治疗中,使用地塞米松磷酸钠注射液10mg静脉滴注,连用3日,如症状不缓解,可连用5~7日后逐渐停药,该药的疗效被证实是确切的。

2. 手术治疗 EPISBO可以说是手术的禁忌证。手术治疗EPISBO易导致多发性肠瘘的危险,且因肠管浆膜广泛损伤,可进一步加重二次术后肠粘连、肠梗阻的发生。治疗上,多数学者主张保守治疗。在有效的治疗措施下,这种粘连容易被吸收,采用非手术治疗疗效满意。

但是非手术治疗过程中,如出现以下情况,应中转手术治疗:①非手术治疗2周以上,肠梗阻症状无好转,出现进行性加剧,甚至出现肠绞窄征象,应中转手术治疗;②腹胀、腹痛进行性加重,出现明显腹膜炎体征,体温及白细胞计数持续上升者。而手术治疗应尽量简单,以解除梗阻为原则。

(二)中医治疗

中医学认为,"六腑以通为用,以降为顺"。肠梗阻属于"气滞""肠结"范畴,因外邪阻闭,瘀血内停,肠腑气机阻滞,升降失调,腑气郁结,不通则痛,且郁久化热,属"里实热证"。患者元气为手术所伤,脏腑气机受损,瘀血败精留滞腹腔,加之余毒未清,湿热内生,诸邪阻于中焦,肠腑气机升降失调,脾气不升,胃气不降,糟粕滞留,表现为湿热蕴结、气滞血瘀之证。治疗原则应以泻下攻积、清热泻火、凉血解毒、逐瘀通经为主。

1. 中药口服、胃管注入及灌肠

(1)复方大承气汤:组方见前。

(2)增液承气汤:玄参30g、麦冬20g、生地20g、大黄10g(后下),芒硝6g(冲服)。

方中生大黄味苦性寒,长于泻下攻积,能荡涤肠胃;芒硝咸寒泄热,助大黄清热通便;枳实味苦微寒,行气导滞除痞,与厚朴同用,增强行气、降气、除胀之功;莱菔子味苦性甘平,消食化滞;桃仁味苦性甘平,赤芍味苦性微寒,行气活血化瘀,润肠通便。大承气汤能加强胃肠道蠕动功能,增加肠道血流量,控制感染,具有抑菌、抗炎作用。活血行气药物可以扩张血管,改善肠壁血管通透性,加速血流,改善肠壁血液循环,促进肠壁组织新陈代谢,减轻肠管炎性渗出,促进肠管炎症水肿吸收。综观全方,具有行气消胀、活血止痛、通里攻下、清热解毒之功效。临床实践证明,经胃管注入中药及保留灌肠,可使药物迅速被肠黏膜吸收。由于早期炎症性肠梗阻发生在术后、外伤之后,已经存在津液及气血亏损,增液承气汤将更加有助于患者内环境康复。

2. 电针及针灸治疗

(1)取穴:足三里、上巨虚、太冲、公孙、悬钟。

(2)操作:嘱患者仰卧位,穴位皮肤常规消毒后,取长40mm毫针,直刺,行平补平泻法得气后,留针30分钟,每日1次。或者在足三里、上巨虚穴接电针仪,采用连续波电刺激,频率20Hz,强度以患者双下肢明显抖动、无疼痛感为度。每日1次,每次30分钟。

3. 中药外敷 中药大黄100g,用米醋100g调成糊状,持续外敷于前腹壁(上至肋弓,下至耻骨联合,两侧至腋前线),24小时更换。切口使用护皮膜保护。当发现腹壁皮肤红肿时,间断停用大黄,但每日治疗时间不低于16小时。

扫码观看彩图

第六节　复杂性肠梗阻

少数病例(5%左右)采用常规的西医疗法或中西医结合疗法均告失败,部分得到缓解的病例(16%左右)中仍有将近半数处于慢性反复发作状态。我们称这类难治性肠梗阻为复杂性肠梗阻(complicated intestinal obstruction,CIO)。

一、病因

本病病因复杂。由于腹部多次手术、炎性肠病、子宫内膜异位症、腹腔结核、腹腔盆腔放疗、术中腹腔温热灌注化疗、粒子植入化疗、腹茧症等,导致严重的小肠粘连。

二、病理及病理生理

长期反复发作或/和急症发作的肠梗阻,尤其是手术治疗失败者,除有肠梗阻常见病理生理改变外,通常还伴有以下改变。

(一)肠源性内毒素血症

肠道黏膜的血流量为肌层的2~4倍,因此,其对血流量减少感受最明显,易受损害。肠道严重膨胀时,肠腔内压力增高,肠壁静脉回流受阻,毛细血管及淋巴管淤积,小动脉血流受阻,组织缺氧,细胞能量代谢障碍,加重肠组织的损伤,使肠腔中内毒素不仅可以通过扩张的毛细血管及淋巴管进入血循环和淋巴管系统,而且可以通过生理结构被破坏了的肠壁组织进入腹腔,经腹膜再吸收后,进入血循环,导致严重的肠源性内毒素血症。此时,肠道及其他重要脏器的形态和功能,都有明显的损害。

(二)腹腔间室综合征

严重的肠梗阻直接导致腹腔内压力升高,继而造成腹腔内器官循环受阻,引发多器官功能不全。尤其是肠道有效循环血量不足,肠黏膜上皮细胞缺血、坏死,肠黏膜通透性增加、修复能力降低,肠黏膜屏障受损,进一步导致肠源性内毒素血症。

(三)肠功能障碍

以往临床上对于肠梗阻的关注点仍习惯性集中在手术时机的把握上,而对于肠功能障碍的程度、周围器官的损害程度、梗阻解除后肠功能改善等问题关注较少。我们在临床观察到,复杂性肠梗阻患者,尤其是手术治疗失败者,由于长期反复发作和/或急症发作,常伴有肠功能障碍。肠道长期失用,患者免疫功能低下、营养状态差、肠道病理损伤严重、微循环障碍等,或者术后出现严重并发症,如肠瘘、腹腔感染、重要脏器损伤、低血容量性休克等,是导致肠功能障碍的主要原因。肠梗阻后肠屏障功能的破坏、肠道菌群移位及内毒素血症,是内源性感染难以控制的原因。而肠梗阻解除后,肠屏障功能并不能立即修复。肠黏膜机械屏障的修复,牵涉到肠黏膜上皮细胞的再生、绒毛上皮完整性以及黏液层的修复等。肠梗阻解除后,肠内化学环境的紊乱、肠内微生态失调等损害因素并不能立即消失,致病菌及有害大分子物质等仍可以继续进入循环系统,进而导致MODS。

(四)急性肺损伤

严重肠梗阻导致腹腔高压,膈肌升高,腹式呼吸减弱,可直接影响肺功能,导致肺顺应性下降,气道阻力增加,使肺通气量、功能残气量、残气量进行性下降。同时腹腔压力上升,引起的胸膜腔内压升高及肺泡张力下降,也可导致肺血管阻力升高,诱发肺水肿,最终导致PaO_2下降,$PaCO_2$升高,出现急性呼吸功能衰竭。同时,在机体出现过度炎症反应时,被激活的中性粒细胞、肺泡上皮细胞、单核巨噬细胞和血小板等效应细胞,释放大量细胞因子和炎性介质,引起中性粒细胞、单核巨噬细胞、血小板等向炎症区域趋化、游走、聚集,故肺脏细胞引起呼吸爆发,出现肺不张、动静脉分流和难以纠正的低血氧。以上均是导致急性肺损伤的重要原因。

(五)营养不良

由于长期或反复发作肠梗阻,进食差及消耗严重,多数患者合并严重营养不良,进而导致有效循环血容量的不足,临床表现为极度消瘦、血浆白蛋白极低、严重贫血、血压偏低、脉搏偏快偏弱和中心静脉压偏低，而且患者很容易出现休克倾向。

（六）免疫功能障碍

复杂性肠梗阻患者肠道内 SIgA 含量下降，肠黏膜内 CD3+ 淋巴细胞、CD4+ 淋巴细胞及 CD4+/CD8+ 比值均有显著性下降，肝细胞被破坏，肠道免疫屏障严重受损。同时合并血浆 CD3+、CD4+ 下降，导致机体免疫功能出现障碍。

三、临床表现

（一）症状

复杂性肠梗阻有明确的急性机械性肠梗阻的临床表现。由于本病发病时间长、病情程度重，因此患者全身消耗严重，表现为身体虚弱、脉搏细数、眼眶深陷、四肢冰冷等，病情严重者甚至可出现恶病质。

（二）体征

望诊时通常可见肠型及蠕动波出现，听诊时可有高调肠鸣及气过水声，严重者可有金属音。

（三）影像学检查

1. **X 线平片**　直立位腹平片可见扩张肠管，肠腔内可见多发气液平面。根据肠管扩张情况，可大致判断梗阻的严重程度，平卧位腹平片可以显示出胀气肠袢的分布情况和扩张程度，有助于判断梗阻的部位。复杂性肠梗阻患者肠管内可能已完全被液体充满，因此腹平片上并没有明显的气液平面，但透视显示腹部密度升高，应予鉴别。

2. **腹部 CT**　可显示肠管扩张的程度和范围，因此在判断梗阻病因、部位和判断有无绞窄等方面，具有显著的优越性，还有助于排除内疝、肠扭转、肠套叠、腹腔晚期肿瘤等。

3. **肠梗阻导管造影**　选择肠梗阻导管治疗的患者，经过充分减压后，可通过导管择期进行消化道造影。向后气囊注入空气，使其膨胀至与肠管内径相仿，经减压口注入 76% 泛影葡胺。通过肠梗阻导管造影，医生能够比较清晰地对肠管的形态、蠕动及肠腔的变化情况进行观察，可以对梗阻的部位、程度、性质有较清晰的认识。

4. **腹部超声检查**　具有以下几项优势：

（1）确定梗阻的部位，了解梗阻近、远段肠管运动情况，以及梗阻段肠腔的直径、肠腔液体流动情况。

（2）基本可以确定梗阻的病因。

（3）B 超可探测腹腔内有无渗液，如有渗液，可在 B 超导向下进行穿刺抽液，分辨渗液的性质，从而为疗法的选择提供可靠的依据。

（4）在采用非手术疗法时，可观察攻下后肠管的运动情况，如肠蠕动在攻下前后的运动频率和节律。但在腹胀明显、肠腔内积气较多时，B 超受干扰较明显，因此应在经肠梗阻导管治疗且腹部情况好转后，再行 B 超检查，可大幅提高诊断的准确性。

5. **下消化道造影**　复杂性肠梗阻患者多数有过腹部大手术史和粘连性肠梗阻病史，因此就诊时医生常常容易忽略其他病因。下消化道造影作为复杂性肠梗阻术前常规检查项目，可以排除结肠梗阻因素。

四、治疗

复杂性肠梗阻是一类因为原发病复杂而导致腹腔粘连严重的机械性肠梗阻，与一般的粘连性肠梗阻不同，常规的非手术或手术治疗效果很差（近期失败或远期反复发作）。而且急症病例术后常伴有较高的并发症发生率和死亡率，根据天津医科大学附属南开医院的早期临床研究，复杂性肠梗阻的并发症发生率达 28.6%，死亡率达 5.7%，现临床已摸索出一套适合于复杂性肠梗阻的治疗方案——"复杂性肠梗阻中西医结合三阶段治疗方案"。该方案包括非手术治疗、手术治疗和术后康复 3 个阶段，详见流程图（图 23-6-1）。

（一）第一阶段

首先采用非手术治疗，可使绝大部分患者的病情得到缓解，为下一步的诊断和治疗创造条件。如非手术治疗失败，则按照损伤控制理论，通过尽量小的手术（如肠造瘘减压）缓解急症状况。

1. **常规治疗**　主要原则服从普外诊疗常规，但应关注下列几个方面：

（1）有效的胃肠减压：对所有的患者先用普通胃管行常规的胃肠减压，如果减压效果不明显，立即更换为经鼻型肠梗阻导管减压。减压的目的是通过吸出胃肠道内潴留的气体和液体，以减轻腹胀，降低肠腔内压力，减少肠腔对细菌和毒素的吸

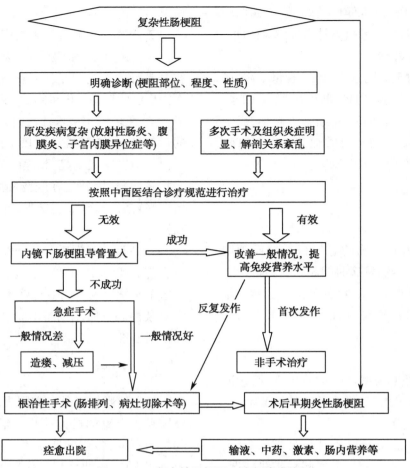

图 23-6-1　复杂性肠梗阻三阶段诊疗流程

收。同时有效的胃肠减压有利于肠壁血液循环的恢复,减少肠壁水肿。

经鼻型肠梗阻导管适应证包括常规胃管引流无效、小肠扩张明显(小肠直径≥3cm)的下列疾病:①单纯性粘连性肠梗阻,尤其是术后早期的肠梗阻;②不完全性梗阻术前准备;③准备行肠道内支撑肠排列术(复杂性肠梗阻);④术后炎性梗阻;⑤假性梗阻。禁忌证包括:①绞窄性肠梗阻;②肠系膜血栓形成等血运障碍性肠梗阻;③上消化道狭窄;④多点位肠梗阻。

经鼻型肠梗阻导管置入方法(图23-6-2):①操作在X线下进行;②内镜进入十二指肠水平段或更远,将导丝置入空肠上段,退出内镜;③导丝自鼻导出(经鼻胃镜免除此步骤);④通过导丝轻柔地经鼻孔将导管送入空肠上段;⑤利用手法逐步将肠梗阻导管送达小肠远端;⑥通过泛影葡胺造影,确定留置位置满意后,向前气囊内注入灭菌蒸馏水4~10ml,拔除导丝;⑦将肠梗阻导管继

续向胃内送入,使其在胃内呈松弛状态,鼻旁固定;⑧将肠梗阻导管的主管与减压器连接,并间断注入少量生理盐水,然后抽出,确保导管通畅;⑨部分患者术后出现头痛或鼻部不适,对症处理即可。

经鼻型肠梗阻导管置管后管理:①尽可能对膨胀的肠管进行减压,并观察引流效果;②在颊部用胶带固定,使鼻腔到颊部的导管留有足够长度,让其缓慢进入;③每日记录导管进入刻度、患者腹围、引流量的数据;④1周后可摄X线片,观察导管及梗阻解决情况;⑤球囊管理应注意平均1~2周给前气球囊更换等量灭菌蒸馏水。

(2)纠正电解质紊乱和酸碱平衡失调:补充液体的总量和种类须根据呕吐情况、脱水类型、血液浓缩程度、尿排出量和比重,并结合血清钾、钠、氯和二氧化碳结合力监测结果而定。

(3)防治感染和毒血症:肠梗阻后,由于肠壁循环障碍,肠黏膜屏障功能受到损伤而导致肠道

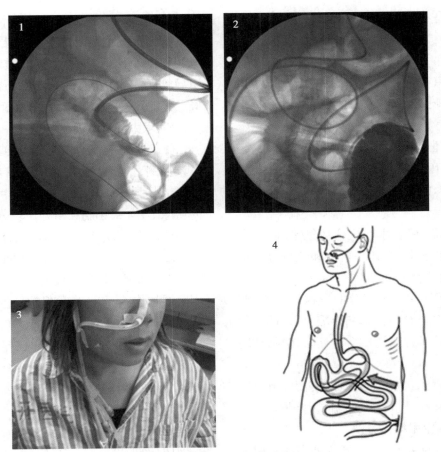

图 23-6-2　经鼻型肠梗阻导管置入示意图

细菌移位。肠道内细菌和毒素亦可直接穿透肠壁，直达腹腔而产生感染和中毒。肠梗阻因腹胀而致膈肌升高，对肺部气体交换和分泌物的排出有影响，容易发生肺感染。故应给予抗生素类药物来防治感染和减毒，临床常选用广谱抗生素，如广谱头孢菌素或氨基糖苷类抗生素等，以及抗厌氧菌的甲硝唑等。

（4）利用肠梗阻导管行全消化道造影：了解肠管的形态、蠕动及肠腔的变化情况，还可以对梗阻的部位、程度、性质有较清晰的认识，提高术前诊断水平。

2. 中药治疗　详见本章相关内容。

3. 针刺疗法　详见本章第二节。

4. 早期肠内营养治疗　经保守治疗后，由于梗阻尚未解除或仍存在不完全性肠梗阻，因此患者尚不能正常进食。肠内营养制剂易被消化吸收，能够保持肠道清洁。早期给予少量肠内营养，可以明显增加肠道血循环量，促进蠕动，并可维持 SIgA 的产生，减少肠道菌群的移位。此外，肠内营养的底物通过神经内分泌机制促进胆囊收缩素-促胰酶素等激素的分泌，改善胆道的引流，尽早恢复肝肠循环，从而有利于消化道功能的早期恢复。

通过第一阶段的治疗，可以使大部分病例的病情得到缓解，将急症手术转化为择期或限期手术，同时为进一步明确诊断和治疗方案创造了条件。

（二）第二阶段

CIO 患者术后主要问题是复发率较高，原则上应采用小肠内置管排列术（intestinal intubation plication，IIP），又称为改良的 White 手术，我们简称为小肠排列术。其原理是通过在小肠内放置导管，进而避免新的成角畸形、扭转等。术后 20~30 天拔除导管。新的粘连已将肠管的位置固定，所以又称之为"小肠内固定术"。部分病例因肠粘连局限于腹腔某两个象限，术后其他象限的小肠还可能出现成角畸形、扭转或内疝，所以应采用 IIP+小肠外固定术，保证全部小肠都得到有效固定，我们称之为小肠双排列术。

肠排列术是在粘连性肠梗阻反复发生,而无有效的治疗手段时,最后使用的一种治疗手段,但不是首选的手段,仅对复杂性肠梗阻的患者才宜施行。尤其是患者在经历了广泛的肠管分离后,肠壁粗糙,肠浆膜层大量破损,预测粘连性肠梗阻将不可避免地发生,亦可行肠排列术。

1. 手术前准备 小肠排列术治疗 CIO 是一项复杂的工作,因此要有充分的术前准备。除了临床腹部大手术的常规准备外,还应特别注意以下几个方面:

(1)一般状况:患者术前生命体征平稳,主要化验室指标基本正常,尤其是营养和免疫方面指标应得到明显改善。

(2)肠梗阻部位:经过充分的影像学检查,明确梗阻的原因,符合 CIO 的诊断标准;同时明确梗阻的部位,尤其应关注肠道的多处梗阻(包括结肠梗阻)。

(3)肠梗阻原因:通过详细询问病史,结合影像学检查结果,基本可明确肠梗阻的发病原因。

2. 小肠排列手术操作方法

(1)小肠顺行排列术:为小肠排列术的常用术式,在空肠近段 10~15cm 处造瘘或经胃造瘘,置入内支撑管,按顺序由空肠至回盲部,通过回盲瓣进入升结肠。将排列管前端气囊充气或注水充起,以防支撑管回缩。在空肠造瘘或胃造瘘处做荷包缝合,外加肠壁浆肌层间断缝合成隧道包埋支撑管。空肠造瘘或胃造瘘在导管穿出腹壁后,将肠壁或胃壁与腹壁缝合固定。

(2)小肠逆行排列术:该术式主要适用于肠粘连以上腹部为重的病例。常规切除阑尾,经其残口造瘘逆行插入导管,经回盲瓣进入小肠,末端插至十二指肠水平段。阑尾已被切除者,可直接行盲肠造瘘术。为防止小肠蠕动的恢复而导致的导管近段移位,应将导管前端放入十二指肠,同时用可吸收缝线将导管与肠壁固定。盲肠造口处应与腹壁缝合固定。

(3)小肠双排列术:在小肠内置管排列术的基础上,自十二指肠悬韧带或回盲部开始,每间隔 20~25cm 间断缝合相邻小肠浆肌层,进行外固定。

(4)术前已放置的导管的处理(此法作为常用):部分患者术前已安放了经鼻型肠梗阻导管(第一阶段治疗),行小肠排列手术时可继续使用,无需再另放置小肠内导管。如果术中发现剩余小肠的长度较长(>300cm),提前放置的经鼻型肠梗阻导管因为长度有限(300cm),不能内支撑全部小肠。此时可拔除该导管,重新放置新导管。

3. 术中注意事项

(1)小肠多发环形狭窄:此种情况多见于小肠结核病例,置管过程中,发现导管前端的水囊通过困难。如果小肠狭窄处比较集中,可行该段肠管的切除术;如果小肠狭窄处比较分散,则行狭窄部位的成形术,以避免出现短肠综合征。

(2)肠管与重要器官粘连严重:由于 CIO 的粘连广泛而紧密,分离时很困难,强行分离易造成周围脏器损伤。因此,尽量保护周围重要脏器(如膀胱、结肠等)。

(3)小肠排列管的固定:在导管引出腹壁后,用可吸收缝线将导管与胃壁或肠壁缝合固定,防止术后意外脱落。

4. 术后主要并发症及预防

(1)肠瘘:多发生在术后 7~10 天,一般外漏量较小,很少超过 300ml/d,在保持引流通畅的情况下,多数在 10 天内治愈。如果肠瘘经非手术方法处理无效,待患者全身条件改善(一般 4~6 个月及以上),明确肠瘘窦道情况后,再行确切性手术治疗。

(2)腹腔感染:主要是由于术中分离粘连的肠管时,出现肠管破损,造成肠内容物污染腹腔,及术后腹腔内炎性渗出继发感染,与手术暴露、操作时间长也有一定的关系。因此,术中分离粘连要操作轻柔,避免肠管破损,如局部粘连致密,分离困难,可行局部切除。术后通过加强抗炎、B 超导向下穿刺或置管引流加局部冲洗,多能使感染得到控制。

肠排列术的主要不足是增加手术操作的面积,延长手术的时间。要完成肠排列,需要反复多次挤捏肠管,增加了肠管充血水肿。因此临床医生需要根据手术经验、分离范围与程度和患者全身状况,权衡利弊,决定取舍。

(三)第三阶段

由于病史较长或近期手术打击(有时近期接受 2 次手术治疗),通常合并营养、免疫和肠功能障碍。复杂性肠梗阻致病因素作用时间较长、作用强度较大,更为关键的是,上述病理生理改变不会因为手术解除了肠梗阻而自行消失,而是在手术后继续影响局部和全身,成为术后 MODS 发生或加重的主要因素。因此为促进患者早日康复,必须结合患者情况给予综合治疗。

1. 术后营养支持 CIO 术前多合并有严重的营养障碍,主要是长期经口进食量不足、肠道吸收功能减低、机体消耗增加和肠外营养支持不利等原因造成的。因此,术后营养支持会严重影响患者的预后。

(1)肠外营养支持(parenteral nutrition,PN):由于术后早期胃肠功能尚未恢复,主要通过肠外营养给机体补充各种营养素。常用途径包括锁骨下静脉穿刺置管、经外周静脉中心静脉置管、完全植入式静脉输液港、静脉切开置管等。根据每日监测的生命体征、CVP 及尿量等指标,计算每日输液量及输液种类,并补充相应的胶体液,如血浆、人血白蛋白、羟乙基淀粉等。

(2)肠内营养支持(enteral nutrition,EN):为了尽快改善肠屏障功能,应该尽早开始 EN。只要胃肠道功能恢复,如术后已排气排便,即可给予 EN,减少 PN 支持,并过渡到完全 EN。常用途径包括鼻胃管、鼻肠管、术中胃或空肠造口等。肠内营养制剂按氮源可分为氨基酸型、短肽型和整蛋白型等 3 类,选择肠内营养制剂的顺序为整蛋白型制剂、短肽型制剂、氨基酸型制剂。建议以每日热量需要(25~30kcal/kg)计算用量。起始输注速度为 20ml/h、500ml/d,根据患者情况逐渐增加,5~7 天达到正常输注量。

2. 营养免疫治疗 术后机体处于高分解代谢状态,易造成机体营养不良及非特异性免疫功能缺陷,术前的病理生理改变和手术的打击,加重了免疫功能损害。术后营养免疫治疗可以上调损伤后机体免疫反应、控制炎性反应、改善氮平衡和蛋白质合成。营养免疫制剂主要包括谷氨酰胺、精氨酸、ω-3 脂肪酸、核苷和核苷酸、中链三酰甘油、膳食纤维等。必要时可给予胸腺素等免疫制剂。

3. 中药治疗 CIO 术后由于肠梗阻已被解除,肠功能障碍的特点更为突出。临床上治疗肠功能障碍的中医药方法很多,并获得一定效果,其中以通里攻下法应用得最为广泛。但是,肠功能障碍不一定都属于"里实热证"。

(1)中医辨证:由于 CIO 术前病程持续时间长,消耗严重,手术规模大,对机体打击较大,根据中医"大病必虚""久病必虚"的观点,术后的主要问题已经不再是肠梗阻,而是严重的营养不良和免疫功能损害,所以此时的中医证候应属于"脾虚证"。脾虚证主要损害在于:①脾失健运,影响了营养物质的消化、吸收和运输,进而导致营养不良等病生理改变;②"脾为之卫"的功能受到损害,"内伤脾胃,百病由生",机体整体和局部免疫功能受到损害。显而易见,此时使用健脾法比通里攻下法更符合中医辨证论治原则。

(2)常用方剂:①四君子汤,组成为党参 10g、白术 10g、茯苓 10g、甘草 10g,本方主要作用为益气健脾,常用于术后脾胃虚弱者;②补中益气汤,组成为黄芪 15g、当归 10g、党参 10g、柴胡 3g、白术 10g、甘草 5g、升麻 3g,本方主要作用为益气升阳,调补脾胃,常用于术后元气亏损、中气不足、脾胃虚弱者。

术后首先采用复方大承气汤 200ml 口服或经胃管注入,一旦恢复排气排便,则给予健脾方剂,随证加减,尽快改善脾虚状态,促进胃肠功能恢复。

4. 肠排列管拔除注意事项 肠排列管一般于术后 20 日左右拔除。也可延迟拔除(术后 1~2 个月),但要注意局部护理。拔管前可由排列管注入液体石蜡,以利导管拔除。拔管过程中如有阻力或患者腹痛明显时,可等待 1~2 天再拔除,必要时在基础麻醉状态下拔除。

参考文献

1. 布朗尼卡迪. 施瓦兹外科学 [M]. 陈孝平, 崔乃强, 邱贵兴, 等译. 9 版. 北京: 人民卫生出版社, 2018.
2. 吴咸中, 王鹏志. 腹部外科实践 [M]. 北京: 人民卫生出版社, 2017.
3. 周振理, 张楠. 肠梗阻中西医结合研究进展 [M]. 北京: 科学技术文献出版社, 2016.
4. 金纳. Maingot 腹部手术学 [M]. 王西墨, 金中奎, 译. 12 版. 北京: 北京大学医学出版社, 2017.

扫码观看彩图

5. 刘亮, 张楠. 继发性假性肠梗阻 26 例 [J]. 中国中西医结合外科杂志, 2015, 21 (4): 387-389.

6. LICATA A, EL MOUDDEN I, BANDY N, et al. Diatrizoate (Gastrograffin®) small bowel follow through for small bowel obstructions: timing and outcomes [J]. Am Surg, 2022, 88 (4): 722-727.

7. BATEBO M, LORISO B, BEYENE T, et al. Magnitude and determinants of treatment outcome among surgically treated patients with intestinal obstruction at public hospitals of wolayita zone, Southern Ethiopia: a cross sectional study, 2021 [J]. BMC Surg, 2022, 22 (1): 121.

8. BILLIAUWS L, COHEN M, CAZALS-HATEM D, et al. Small intestine motility disorders: Chronic intestinal pseudo-obstruction [J]. J Visc Surg, 2022, 159 (1S): S22-S27.

9. 刘想德, 郑志杰, 苟尕虎. 腹腔镜与开腹手术治疗粘连性肠梗阻的效果及对前白蛋白和降钙素原的影响 [J]. 中国肛肠病杂志, 2022, 42 (1): 8-10.

10. 吴铁, 杨寅熙, 董晟, 等. 腹腔镜探查肠粘连松解术治疗粘连性肠梗阻临床效果及对胃肠功能恢复和并发症的影响 [J]. 解放军医药杂志, 2021, 33 (12): 76-78.

11. 马军宏, 周振理. 复杂性肠梗阻 49 例分析 [J]. 天津医药, 2007, 35 (4): 308-309.

12. 王彤彤, 解基良. 小肠内排列术与开腹黏连松解术对广泛黏连性肠梗阻患者的疗效及 IL-4、TNF-α 的影响 [J]. 海南医学, 2017, 28 (22): 3651-3653.

13. 杨士民. 恶性肠梗阻的外科治疗进展 [J]. 山东医药, 2015, 55 (34): 99-101.

14. 杨士民, 周振理, 陈鄢津. 中西医结合三阶段治疗急性粘连性小肠梗阻临床观察 [J]. 中国中西医结合杂志, 2010, 30 (12): 1329-1331.

15. 张楠, 周振理, 徐斌, 等. 5923 例急性肠梗阻的病因学变迁及中西医结合诊治 [J]. 中国中西医结合外科杂志, 2013, 19 (6): 615-618.

16. 徐斌, 马洪, 周振理. 大承气汤配合肠梗阻导管治疗术后早期炎性肠梗阻 55 例 [J]. 中国中西医结合外科杂志, 2013, 19 (3): 226-229.

17. 张居元, 周振理, 张楠, 等. 经鼻型肠梗阻导管联合复方大承气汤治疗粘连性肠梗阻 56 例 [J]. 江西中医药, 2015, 46 (10): 42-43.

(李 琳)

第七节　腹部疝的急腹症问题

一、腹外疝的急诊外科治疗

腹外疝一般不属于急腹症范畴,只有在特定情况下——疝内容不能还纳甚至嵌顿,方导致腹部急症。

根据临床表现,腹外疝可分为可复性疝、难复性疝、嵌顿疝和绞窄疝。可复性疝,指疝块常在站立或活动时出现,平卧休息或用手推送后可回纳腹腔。难复性疝,指疝不能完全回纳,但疝内容物未发生器质性病理改变,也无严重症状。由于疝内容物(多数是大网膜)在反复疝出和回纳过程中,使疝囊颈部受到摩擦而损伤,从而出现粘连,使疝内容物不能顺利回纳,或不能完全回纳至腹腔内。嵌顿疝,多由于突发的腹压增加,导致疝内容物迅速、大量地进入疝囊,并在疝环处受压,不能还纳,随即出现特定的临床症状(如腹痛和消化道梗阻的表现),但尚未发生血运障碍。绞窄疝,是

嵌顿疝病程的延续,疝内容物出现了血运障碍,若不及时处理可发生严重的并发症,甚至因肠穿孔、腹膜炎而危及生命。嵌顿疝或绞窄疝是腹部外科急腹症常见病之一,嵌顿疝和绞窄疝实际上是同一病理过程的两个阶段,多数患者需要急诊就诊。该病的诊断与其潜在的病理生理学变化,使得围手术期风险增加,并发症发生率和死亡率明显增高。

(一)病因

腹壁疝发生的原因有许多,腹壁疝可由先天性的缺损、腹部切口或创伤导致的腹壁薄弱而造成。脐疝和腹股沟疝可在出生时出现,并可随时间逐渐增大。切口疝由之前手术导致的医源性腹壁薄弱而形成,同时,患者因素也可影响疝的形成,患有胶原代谢异常和结缔组织疾病(马方综合征,埃勒斯 - 当洛综合征)的患者组织强度较弱,腹壁疝形成风险增加。腹壁疝形成的外因主要为

腹压升高,包括妊娠、便秘、慢性阻塞性肺疾病或慢性咳嗽引起的腹压增加。腹壁疝在自然人群中发病率约为5%,男性腹股沟疝的发病率大约是女性的9倍。腹壁疝嵌顿主要是在原有疝的基础上,突发的腹压急剧增加,疝内容物疝出后,出现疝环卡压而不能还纳,其发生率在1%~3%之间。股疝嵌顿发生率比其他疝要高,约30%,因此,股疝一经发现,均需要积极手术治疗。

（二）临床表现

1. **腹痛** 当疝内容物不能还纳腹腔时,会表现为强烈或局灶性的疼痛,最典型的症状为腹部不可复肿物伴有腹股沟区疼痛,腹股沟区疝可伴向大腿内侧或阴囊放射性疼痛。

2. **疝源性肠梗阻** 如疝内容物为空腔脏器,如小肠、乙状结肠等,被卡压后可出现肠梗阻症状,表现为腹痛、腹胀、恶心、呕吐、停止排气排便,称之为疝源性肠梗阻。天津医科大学附属南开医院针对肠梗阻病因的第3次普查发现,疝源性肠梗阻位列所有肠梗阻第3位,约占比例为7.4%,如在急诊诊断过程中未能仔细查体,有可能会出现误诊或者漏诊情况,需特别注意。

3. **腹部感染症状** 患者可出现发热、腹膜炎、血流动力学不稳定等情况,严重时可出现感染性休克、血性腹水、疝囊内大量积液积气等情况,这些均提示有发生绞窄疝的可能。

（三）实验室检查

1. **血常规** 当出现绞窄疝时,白细胞计数和中性粒细胞可高于正常。

2. **乳酸** 在肠道缺血情况下,乳酸可在8小时内出现异常,这对于嵌顿疝及绞窄疝的判断有帮助。

3. **血浆 D- 二聚体（D-dimer）** 对血管血栓形成性疾病有早期快速诊断意义。绞窄性肠梗阻患者比单纯性肠梗阻患者的血清 D-dimer 升高明显。D-dimer 被认为是急性肠缺血的早期诊断标志。

（四）影像学检查

腹外疝的诊断一般通过体格检查,但出现腹外疝嵌顿时,患者可出现弥漫性腹痛及肠梗阻症状,通常需要腹部影像学检查排除其他腹内的病变。CT 在显示腹壁缺损方面非常重要,同时能够提供疝内容物相关信息,如疝内容物为何、是否伴有肠梗阻、肠管活力情况,以及疝囊内积液、腹腔积液、是否存在游离气体等情况。术前的 CT 扫描能够预测腹壁疝术中是否需要进行组织结构分离,以及围手术期全身并发症发生率情况,这就意味着,术前术者需要详细地向患者及家属说明手术后相关风险,包括切口感染、裂开以及复发等情况。MRI 可以避免电离辐射,并可对组织平面进行精细的成像,但评估 MRI 在诊断嵌顿疝方面的研究较少,同时,MRI 检查时间较长,操作的巨大声响会给有幽闭恐惧症的患者造成不适。不仅如此,对于大部分外科医生,MRI 图像晦涩难解,并不像 CT 图像那样轻易被解读,因此,CT 扫描应作为腹外疝发生急诊情况时的首选影像学检查。

（五）治疗

腹外疝嵌顿的急诊处理关键是要鉴别疝是否存在绞窄的情况,所有患者都需要进行积极的液体复苏、电解质补充、胃肠减压等,同时需疝外科专科医生会诊,依据具体情况进行手术治疗或非手术治疗。

1. **手法还纳** 嵌顿疝的急诊手法复位可避免进一步严重并发症,对于嵌顿时间较短的患者,可尝试体位被动复位,恰当的体位可通过重力作用而使患者疝的压力降低而感到舒适,头低屈膝仰卧位可应用于腹股沟疝,腹壁疝常采用仰卧位。疝囊外冷敷也可以减轻水肿情况。如果被动复位没有成功,且嵌顿未超过4小时,可尝试手法复位。

手法复位需要患者的良好配合。良好的镇痛及镇静是手法复位的关键。术者应先确定疝环的位置,一手放于疝环防止疝内容进一步向外扩展,另一手给予疝囊轻柔而恒定的压力,切勿在手术复位过程中给予粗暴过激的压力,避免疝内容物损伤。如手法复位成功,需要进行一段时间的临床密切观察,若症状仍然存在或加重,则应考虑局部复位或疝内容物绞窄,需急诊外科干预,以降低严重并发症发生。

2. **手术治疗** 腹外疝的手术治疗通常是择期手术,那么对于嵌顿疝的手术治疗,需要考虑以下两个问题:开放手术还是腹腔镜手术? 是否放置补片?

扫码观看彩图

（1）手术方式的选择：对于嵌顿疝最佳的治疗方式，目前并没有专家共识或指南可循，如何选择手术方式，也是依据术者的相关经验而定。世界急诊外科学会（WSES）2020年在急诊修补腹壁疝指南中，提出腹腔镜探查是诊断性腹腔镜的一种方式，能够有效判断嵌顿肠管活力，在无绞窄或不需要切除肠管的情况下，可采用腹腔镜完成疝修补，也可以采用开放术式完成疝修补，对于需要肠切除的病例，往往需要比较大的切口取出标本，但腹腔镜技术可以帮助松解粘连、还纳疝内容物及精准定位，这样能够缩小腹部切口的范围，避免相关切口并发症发生。

1）腹股沟疝：与择期腹股沟疝修补手术相比，急诊手术具有更高的并发症发生率及死亡率，主要原因为肠管坏死或缺血引起的严重腹腔感染。开放式手术在某些特定的病例中具有优势，对高龄患者，或在腹腔镜经验并不丰富的医学中心，开放式腹股沟疝修补术仍然作为首选方案。开放式修补切口选择有两种，即经腹股沟和经腹剖腹探查。如肠管不能还纳、嵌顿时间长，考虑存在肠坏死需进行肠切除时，腹股沟切口存在操作上的困难，这时应采用经腹剖腹探查切口，以便肠切除和吻合。如疝内容物被内环卡住，可通过切开内环方式还纳疝内容物；如疝内容物被外环卡住，此时可采用腹股沟切口，松解外环来还纳疝内容物。

随着腹腔镜技术的发展与探索，近年有大量文献报道嵌顿性腹股沟疝采用腹腔镜方式修补是安全、有效的。相关文献报道，腹腔镜完全腹膜外腹股沟疝修补术（TEP）与经腹腹膜前腹股沟疝修补术（TAPP），均可作为嵌顿疝腹腔镜修补术术式，暂时没有相关的循证医学证据表明孰优孰劣，仅有一项低质量队列研究提及TAPP更适用于嵌顿疝和绞窄疝，TEP需要更加丰富的经验，相反，TAPP具有更强的探查功能，术者可以通过体外手法还纳联合腹腔镜下还纳，这种方法更有利于疝内容物保护，由于腹腔镜下重要解剖结构更加清晰，对于松解嵌顿疝环更加安全，同时，腹腔内有利的环境更有利于肠管活力恢复，以及肠管活力的观察评价。另外，TAPP对于疝内容物还纳后疝囊的处理更加有利，相关研究表明，疝囊内积液是手术部位相关感染的风险因素，我们的经验是在

还纳疝内容物后，应用温生理盐水冲洗疝囊，减少细菌定植，降低术后感染相关并发症的发生，也为一期修补提供良好的环境。

2）股疝：股疝是腹盆腔内容物通过股环突入股管形成的腹壁疝。由于股疝倾向于向上移动到腹股沟韧带上方的位置，因此有时可能被误认为是腹股沟疝。股疝占腹股沟区疝的2%~4%，但其嵌顿及绞窄的发生率高，主要原因为股疝疝环狭小，且疝环的构成为骨性及韧带结构。股疝在女性中的发病率是男性的8~10倍，且多发生于老年女性，对于嵌顿或绞窄股疝，误诊率、急诊手术的并发症发生率及死亡率高。手术方式可选择开放手术或腹腔镜手术，腹股沟韧带上方入路是最常见的股疝手术入路方式。相关文献报道，腹股沟下入路与腹股沟上入路具有相同的临床效果，腹股沟下入路操作更简单，但对于嵌顿股疝，腹股沟上入路往往更适合，尤其是伴有肠坏死需要进行肠切除手术时。对于女性腹股沟区疝，腹腔镜术式往往更具有优势。腹腔镜术式具有诊断其他腹股沟疝的优势，这些腹股沟区疝可能在术前未被明确诊断，腹腔镜术式可避免漏诊及早期复发。对于嵌顿股疝，腹腔镜术式可确定疝环大小，同时在腹腔镜监视下，松解股疝疝环往往更加安全便利，还纳疝内容物更加容易。如果在麻醉诱导期间疝内容物自行还纳，腹腔镜术式更具优势，该术式可使医生通过小切口来探查还纳的疝内容物的情况。腹腔镜术式可使患者的恢复时间更短、慢性疼痛和并发症发生风险更低。

3）脐疝：脐疝是指与手术切口无关的脐环周围肌筋膜缺损所形成的腹壁疝。在非肥胖患者中，脐疝往往容易还纳；但对于肥胖或肝硬化患者，脐疝往往不易还纳，这也是急诊手术风险增加的相关因素。脐疝急诊手术的主要目的是解除嵌顿疝内容物缺血问题，避免绞窄疝发生，患者的年龄、身体状况、术中血流动力学状态、污染程度以及预后，都影响着术式的选择。目前没有前瞻性的随机对照试验评价腹腔镜术式与开放术式之间的疗效差异，但对于感染风险及复发风险较高的患者，建议采用腹腔镜腹壁疝修补术。对于肝硬化合并脐疝嵌顿患者，可在使用镇静剂后尝试还纳，还纳的目的是缓解急诊情况、健康优化，以便

择期疝修补；如不能手法还纳，建议急诊手术还纳，手术方式根据患者的临床情况定夺，如诊断为肠坏死，并且存在腹腔污染，需要行肠切除术及腹腔引流术，放置腹腔引流管，控制腹水量。

4) 腹壁切口疝：腹壁切口疝修补通常为择期手术，对于腹壁切口疝嵌顿的急诊情况，在制定手术方案时，需要考虑两个方面，即切口疝情况及切口疝相关肠梗阻及肠管活力情况。手术方式可以选择腹腔镜术式或开放术式，腹腔镜术式并不被大多数人认可，虽然腹腔镜术式术后短期并发症发生率较低，但其严重并发症发生率较高，嵌顿切口疝患者一般都伴有肠梗阻，腹腔镜手术可能因为肠袢扩张而引发肠损伤。腹腔镜术式的优势在于对腹腔粘连的松解，如腹腔镜空间建立成功，那么对于疝内容物还纳及腹腔粘连松解时的暴露是有帮助的。对于粘连严重且难以还纳的嵌顿切口疝，开放术式仍然为主要治疗手段，该术式可以有效地分离疝囊并将疝内容物还纳腹腔，当发生肠坏死时，也可以快速地切除坏死肠管。笔者中心的经验是结合腹腔镜与开放术式的优势进行杂交手术，首选采用腹腔镜术式探查，了解嵌顿疝及嵌顿疝内容物情况，松解疝环周围之粘连，然后在腹腔镜监视下进行开放手术，进一步松解粘连和疝环，可避免开放术中疝相关粘连肠管的损伤。

目前在手术方式选择方面，临床已发表的研究并不能确定腹腔镜与开放术式之间何者更有优势。有诸多因素可以决定哪种方法更合适，因此，当为这些复杂嵌顿腹壁疝制定治疗方案时，外科医生必须要综合考虑临床诊断、临床经验、机构设施以及患者情况等诸多因素。

(2) 是否放置补片：对于嵌顿性腹壁疝修补是否放置补片仍存在争议。理论上，在可能存在污染的区域放置补片，会增加补片感染风险，但最近的国内外研究均趋向于支持在嵌顿疝修补中放置补片，即便需要行肠切除时，放置补片亦是安全的。

2019 年，陈杰团队发表了一项关于开放腹膜前术式治疗嵌顿性腹股沟疝的回顾性研究，他收集了 2013—2016 年共 146 例应用开放腹膜前术式治疗嵌顿性腹股沟疝患者的临床资料，其中 20 例患者进行了肠切除，所有患者均使用人工补片，

但通过随访并未发现补片感染情况，作者的结论是，对于嵌顿或绞窄性腹股沟疝患者，在无腹腔污染的情况下，开放式腹膜前人工补片修补术是安全有效的，肠切除并非应用补片修补的禁忌证。

2020 年，Yu-Te Lin 发表了一篇关于补片修补治疗嵌顿或绞窄疝的安全性的 Meta 分析论文。该论文通过在 PubMed、Embase 和 Cochrane 数据库中搜索 2019 年 11 月之前发表的研究，包括随机对照试验和前瞻性研究，应用随机效应模型进行 Meta 分析，结果评价指标为手术部位感染（SSI）发生率、血清肿发生率和术后疝复发的发生率。他共纳入 2 项随机对照试验和 6 项前瞻性研究，共 978 例患者，结果提示，补片组和组织修补组的手术部位感染发生率无明显差异，共有 2 例患者发生补片感染。同时，值得注意的是，在肠切除的情况下，应用补片修补发生 SSI 的概率更高，作者的结论是补片修补对于嵌顿或绞窄疝是可行的，但对于肠切除情况下使用补片修补的循证医学证据不足，需要通过进一步的临床试验数据证实。

2021 年，Kamer Tomaoglu 发表了一项关于嵌顿性腹壁疝应用补片修补的安全性的回顾性研究，研究结果显示，补片组与非补片组手术部位感染发生率并无差异，且无补片感染发生，手术部位感染并不一定导致补片感染，在治疗嵌顿或绞窄疝时，无论是否需要进行肠切除，均可考虑使用补片。同时，最近的一项研究表明，嵌顿疝急诊手术情况下应用补片并未增加感染相关并发症发生率，但未使用补片，疝复发的发生率会增加 3 倍以上。尽管目前的大多研究都提示急诊手术状态下可放置人工合成补片，但大多数研究并没有包含严重腹膜炎或严重结肠穿孔的情况。我们的临床经验是，在存在结肠穿孔或者严重腹腔感染时，不放置人工补片是更加安全的，在这种情况下，疝的处理可有两种方法，一种方法是，对于植入人工补片感染风险较大且疝复发风险较大患者，可以进行分期修补手术，以降低急诊手术相关风险，择期手术可获得更高收益；第二种方法是，对于复发风险不大的患者，可选择生物补片，这被认为是一种合适的选择。虽然生物补片应用于腹壁疝修补的远期效果暂时并不清楚，但是其近期效果仍是可

扫码观看彩图

以接受。

在污染的情况下,使用永久性人工合成补片存在争议,是否应用补片,应用何种补片,仍然需要根据术中具体情况、术者的临床经验而定,目前并没有一个明确的专家共识或指南规定,仍需要大量的临床资料进一步佐证。

二、腹外疝术后常见并发症的中西医结合防治

(一) 术后血清肿的中西医结合治疗

血清肿,指局部脂肪液化、血清液以及淋巴液等聚集在封闭的组织间隙中形成的无菌性液体团块,液体周围由无或有分泌性纤维软组织包膜包裹。腹壁疝术后出现的血清肿,是指在补片和前腹壁之间或者原腹壁疝部位出现的无菌炎性积液团块,形态差异较大,是腹壁疝修补术后常见的并发症之一。术后血清肿的发生率在各疝中高低不等,高者可达 30% 左右,据统计,笔者所在中心血清肿发生率低于 5%,这有赖于其中西医结合防治理念。

1. 血清肿形成机制 血清肿的发生机制目前尚不完全清楚,文献报道,其发生原因可能为手术区域急性炎症反应,导致组织液渗出聚集;疝囊较大情况下存在潜在的腔隙,电器械使用过多,游离创面大,有渗血或者浆液渗出;手术操作时破坏附近的淋巴管,致使淋巴回流受阻碍,导致淋巴液集聚形成血清肿。其发生的风险因素包括凝血功能障碍、阴囊疝、充血性肝衰竭、肥胖、补片选择等。

2. 血清肿的中医病机 中医认为,足厥阴肝经在循行时绕阴器一周后继续上行,后至巅顶和督脉汇合。手术破坏了肝经的正常气血循环,导致足厥阴肝经气血循环的障碍,造成局部水肿。气行则血行,气滞则血瘀。局部水肿都是气血运行不利的表现。

3. 血清肿的中医辨证及防治

(1) 气虚证:病因:形成气虚证的原因主要为高龄、手术后元气耗伤太过,致元气生成匮乏,或年老体弱,脏腑机能减退而元气自衰。

辨证要点:病体虚弱,以神疲、乏力、气短、脉虚为主要表现。舌苔白腻,舌有齿痕。

治法:益气补虚,利水消肿。

方剂:益气消肿汤(补中益气汤加减),方剂组成为黄芪、党参、白术、甘草、陈皮、当归、升麻、柴胡、防己、吴茱萸、荔枝核。方中黄芪补中益气、升阳固表,为君;党参、白术、甘草甘温益气,补益脾胃,为臣;陈皮调理气机,当归补血和营,为佐;升麻、柴胡协同参、芪升举清阳,为使。综合全方,一则补气健脾,使后天生化有源,脾胃气虚诸证自可痊愈;一则升提中气,恢复中焦升降之功能,使下脱、下垂之证自复其位。

(2) 寒凝证:病因:寒客肝脉,气机郁滞所致。寒为阴邪,其性收引凝滞,若肝肾不足,则寒易客之,使肝脉失和,气机不畅,可见睾丸冷痛,或少腹疼痛,或疝气痛诸症。舌苔白滑。

治法:暖肝散寒,利水消肿。

方剂:暖肝消肿汤(天台乌药散加减),方剂组成为乌药、川楝子、小茴香、延胡索、陈皮、桂枝、白术、泽泻、甘草、木香、高良姜。方中乌药辛温,入厥阴肝经,行气疏肝,散寒止痛,为君药;陈皮疏肝理气,小茴香暖肝散寒,高良姜散寒止痛,木香行气止痛,四药辛温芳香,合而用之,加强乌药行气疏肝,散寒止痛之功,共为臣药。诸药合用,使寒凝得散,气滞得疏,肝络调和,则疝痛自愈。

4. 血清肿的西医防治 血清肿的形成有时难以避免,早期的血清肿常被误认为复发而引起患者的紧张,因此,对于血清肿的预防更加重要。

(1) 有效地关闭直疝、假疝囊能够降低术后血清肿发生率。

(2) 对于Ⅲ型以上的腹股沟疝,放置腹膜前或阴囊负压引流管,能够降低术后血清肿发生率。

(3) 轻量大网孔补片透过性好,不易产生液体集聚,血清肿发生率低;

(4) 手术进入正确的膜解剖层面进行操作,可减少出血及渗出,同时术后局部加压,减少组织与补片的间隙,可降低血清肿发生率。

血清肿多数可自行吸收,不需要特殊治疗,少数情况下血清肿可引发临床症状,西医治疗主要是针对血清肿形成的临床问题。血清肿超过 6 月仍未自行吸收,可进行超声引导下的血清肿穿刺抽吸。需要注意的是,这种方法有可能会带来血清肿的感染,因此,笔者建议针刺抽吸前应提前备皮,并严格把握手术区域消毒及无菌原则。血清

肿机化引起疼痛,或是血清肿引起手术部位相关感染,建议再次手术以切除血清肿。

(二)术后复发的中西医结合预防

腹壁疝形成的因素包括两个方面,即腹壁强度的减弱、腹内压的增高。因腹壁疝修补增强了腹壁的强度,那么对于术后复发的预防,则主要侧重于如何降低腹内压力。

1. 减重 肥胖是腹壁疝修补术后复发的独立危险因素,与腹壁疝术后近期及远期的复发均相关。相关研究表明,与 BMI 低于 30 的患者相比,BMI 高于 30 的患者具有更高的并发症发生率和复发率。对于病理性肥胖患者,部分专家认同采取两阶段手术方案,即首先进行减重手术治疗病理性肥胖,当体重控制理想后,再进行腹壁疝修补术,如此能够有效降低复发率;部分专家认为,两种手术可同步实施,但这种方式术后并发症发生率更高,仅专业性较强的减重中心和疝中心能够完成。对于单纯性肥胖患者,术后适当的体重减轻,特别是对于内脏脂肪量的控制,能够有效降低复发风险。

2. 治疗便秘 腹壁疝患者合并便秘或排便不畅的情况并不少见。相关研究表明,便秘是腹股沟疝发生的危险因素,因此,生活方式的改变和健康的饮食,可能会减少疝的发生。手术修补增强了腹壁的强度,但如不及时治疗便秘,复发的风险将大大增加,因此,术后对于便秘的治疗成为预防疝术后复发的重要措施之一。

(1)西医治疗:总的治疗原则包括①改变生活饮食习惯,增加膳食纤维及饮水量;②调整心理状态,保证良好充足的睡眠,缓解焦虑状态;③应用胃肠动力药物;④生物反馈治疗。泻下剂(包括硫酸镁、乳果糖、聚乙二醇电解质散等等)一直是治疗便秘的主要手段。药物治疗能够增加大便次数,加速大便通过结肠,疗效较为明显。

联合药物治疗、饮食调节及生物反馈调节,便秘多能缓解。对于药物治疗无效的顽固性便秘,外科手术可作为一种选择,但目前并无腹股沟疝术后再次行次全结肠切除术或结肠切除术的临床数据,患者是否能够获益无法评估,因此,应慎重选择手术。

(2)中医治疗:便秘症状单纯,但中医病机复杂。便秘多由大肠传导失常所致,临床当虚实论治。实证以驱邪为主,燥热则清热润下,气滞则顺气导滞;虚证以养为主,气虚则益气润肠,血虚则养血润燥。

1)虚秘

A. 气虚:多有便意,临厕乏力,神疲乏力,汗出气短,面色㿠白,大便非干硬,舌淡苔薄,脉虚。治以益气润肠,方取黄芪汤。方剂组成为黄芪、麻仁、白蜜、陈皮。本方重在益气润下,方中黄芪为补益脾、肺之要药,麻仁、白蜜润肠通便,陈皮理气,使脾、肺之气得以内充,则传送有利,大便通畅。

B. 血虚:面色无华,头晕目眩,失眠多梦,口唇色淡,心悸气短,大便秘结,舌淡苔薄,脉细涩。治以养血润燥,方取润肠丸。方剂组成为当归、生地、麻仁、桃仁、枳壳。本方重在补血润下,方中当归、生地滋阴养血,麻仁、桃仁活血润肠,枳壳引气下行。

2)实秘

A. 热秘:大便干结,小便赤黄,口干口臭,舌红苔黄腻,脉滑数。治以清热润肠,方取麻子仁丸。方剂组成为麻子仁、芍药、大黄、枳实、厚朴、杏仁。方中麻子仁、大黄清热润肠,芍药养阴和里,杏仁降气润肠,枳实、厚朴行气除满。

B. 气秘:胸胁痞满,嗳气频发,腹中胀痛,大便秘结,舌苔薄腻,脉弦。治以顺气导滞,方取六磨汤。方剂组成为沉香、木香、槟榔、乌药、大黄、枳实。方中木香调气,乌药行气,沉香降气,三药以解郁调气;大黄、枳实、槟榔破气行滞。

三、特殊腹壁疝的急腹症情况

(一)闭孔疝

闭孔疝是腹壁疝的一种特殊类型,发病率为 0.05%~0.70%(多数文献报道发病率低于 1%),常见于老年瘦弱的女性。本病术前误诊率高,病死率可高达 70%。有 73% 以上的疝内容物为小肠,其中肠壁疝占 61%~70%,其他类型疝内容物包括梅克尔憩室、输尿管、输卵管、膀胱、阑尾等。

1. 病因 闭孔是由坐骨和耻骨在骨盆上形成的开口。闭孔本身被闭孔膜所覆盖。神经血管束(闭孔动脉、静脉和神经)从前上方穿过该膜,然

扫码观看彩图

后穿过闭孔管。闭孔管起始于闭孔沟，通过附着于闭孔后结节和前结节的韧带形成闭孔管。该管将骨盆连接到大腿内侧隔室。闭孔管由上向下斜行，长2~3cm，宽0.2~0.5cm。

闭孔疝的形成因素与盆底肌肉、盆底筋膜松弛有关，包括：①闭孔的形状因性别而异，女性闭孔横径更大，女性易发，男女比例约1：6~1：9；②老年患者盆底各种肌肉及筋膜薄弱、松弛，多合并有慢性阻塞性肺气肿或者便秘等可使腹内压增高的疾病；③多次妊娠女性可导致腹内压间歇性长时间增加，在分娩后腹内压又急剧下降，盆底腹膜紧张及松弛交替出现，易形成闭孔疝。

2. **临床表现** 闭孔疝很少无症状，大多数病例表现为腹痛或急性肠梗阻，对于出现肠梗阻的瘦弱老年女性，闭孔疝的诊断方向不应被忽略。同时，闭孔疝有其特有的体征：

(1) 闭孔神经痛，自腹股沟皱襞处扩展至大腿前侧，呈持续或间歇性。

(2) Howship-Romber征，主要表现为患侧大腿、膝关节内侧的局部刺痛及麻木，可伴有感觉异常，增加腹压时疼痛加剧。文献报道Howship-Romber征阳性率为15%~50%。

(3) Hannington-Kiff征，表现为患侧大腿内收肌反射消失，特异性更强，但临床更加少见。

(4) 腹股沟韧带内侧下方的股三角处有青紫。这是由于肠梗阻的血性渗出液扩展至大腿上侧。

3. **影像学检查** 目前闭孔疝的诊断主要依靠CT检查，有文献报道，腹部CT检查对该病诊断的准确率可高达90%~100%。腹部CT能够明确疝内容物情况，以及是否合并肠梗阻，能够为下一步手术治疗提供诊断依据。

4. **治疗** 由于闭孔疝复位困难，且存在嵌顿或绞窄的风险，因此，闭孔疝通常需要急诊手术治疗。闭孔疝的手术治疗方案可以采取开放手术和腹腔镜手术。

腹腔镜疝修补术目前越来越普遍，有许多关于微创方法修补闭孔疝的临床病例报道。闭孔疝位于骨盆深处，腹腔镜手术可以清晰地显示疝内容物并进行修补治疗，同时，几乎所有已报道的病例都采用了经腹腹膜前入路，其优势在于可在直视下探查疝内容物，并评估肠管活力，如果需要进

行肠切除，可以通过腹腔镜或中转开腹手术进行，而具体方案取决于手术医生的经验。开放式手术多采用下腹部正中切口，然后进行探查是否需要肠切除，或一期缝合修复，或补片修补，其他入路包括耻骨后入路和腹股沟入路。这些手术应该由有经验的外科医生进行。

国内大多文献报道的闭孔疝手术以开放式为主，或为部分腹腔镜下的一期缝合修补，国外文献近年来多为腹腔镜闭孔疝修补的报道。笔者认为，由于闭孔的解剖结构，单纯缝合修补显然是不适合的，同时，相关文献报道，单纯缝合的复发率可达22%，因此，不管腹腔镜手术或开放术式，均建议应用补片修补。

(二) 食管裂孔疝

食管裂孔疝的定义为部分胃伴或不伴有腹腔其他脏器经膈肌食管裂孔进入胸腔。一般认为，本病的发病率东方人低于西方人，女性略多于男性。发患者群多集中于中、老年患者，而且发病率会随着年龄的增长逐渐增加。食管裂孔疝患者可无症状或有轻微症状，其症状表现主要与疝的大小相关。Ⅰ型裂孔疝主要表现为反流症状，是否需手术治疗取决于症状及食管炎的严重程度；Ⅱ型、Ⅲ型和Ⅳ型裂孔疝主要为胃或者伴有其他腹腔脏器疝入胸腔，有可能会出现腹痛、呕吐等机械性梗阻症状，如胃绞窄、穿孔、梗阻、出血和呼吸方面的并发症。

1. **临床表现** 食管裂孔疝症状主要与疝囊的大小、食管炎的严重程度相关。Ⅰ型疝主要表现为反流性食管炎症状，如胸骨后或剑突下烧灼感、胸骨后疼痛、反酸、烧心等，一般症状轻，可通过药物治疗，仅有药物治疗无效时需要行手术治疗。Ⅱ型至Ⅳ型可出现相关胸腔占位症状，表现为气促、心悸、咳嗽、呼吸困难等类似于心脏病的症状，需要鉴别诊断，同时，巨大食管裂孔疝也可伴发腹部症状，严重时可伴发急腹症情况。

(1) 出血：食管裂孔疝有时可出现出血，并发贫血，多为慢性少量渗血，文献报道与疝入的胃发生溃疡 (Cameron溃疡) 相关。

(2) 疝内容物嵌顿：一般见于Ⅱ型，特别是巨大食管裂孔疝，伴随全胃或结肠、小肠等腹腔器官进入胸腔，可能会出现疝内容物嵌顿，表现为突发

上腹部疼痛伴呕吐等症状。

2. 影像学检查

(1)X线检查:目前仍是诊断食管裂孔疝的主要方法,包括上消化道造影检查及CT检查。典型的影像学表现为:胃、食管结合部位置改变;膈上疝囊,疝囊内有迂曲的胃黏膜皱襞,或巨大的疝囊伴有倒置胃。

(2)胃镜检查:胃镜检查对食管裂孔疝的诊断率逐年提高,可与X线检查互补佐证。其典型表现为:食管下段齿状线升高,贲门口扩大或松弛,His角变钝,翻转镜身可见胃疝入。

(3)食管测压:食管裂孔疝食管测压可有异常图像,可以协助诊断并指导治疗。主要表现为:食管下段括约肌测压时出现双压力带;食管下段括约肌压力下降,低于正常。

3. 治疗

(1)一般治疗:生活方式的改变,包括减少食量,避免进食高糖食物及咖啡、巧克力,避免饮酒,避免餐后平卧及睡前进食。肥胖患者,应减轻体重。有慢性咳嗽、便秘患者,应积极治疗,控制症状。

药物治疗仅适用于伴有轻度反流的小型疝。药物不能控制的食管裂孔疝,或巨大食管裂孔疝出现急性嵌顿、出血等情况时,应积极手术治疗,术前放置胃管,积极调整营养状态及水电解质平衡,以适应手术。

(2)手术治疗:手术治疗的原则为复位疝内容物,修补薄弱的食管裂孔,建立抗反流瓣以防治胃食管反流。手术的方式很多,传统手术治疗食管裂孔疝修补术大体分为经胸或经腹两种入路方式。但由于食管裂孔疝发病的特殊位置,导致采用传统手术方式会造成手术视野难以暴露,手术创伤较大,并且容易损伤膈肌,影响呼吸循环功能。随着微创治疗概念的出现,腹腔镜技术逐渐应用于治疗各种食管良性疾病,逐渐发挥出微创治疗的优势,即视野清晰、创伤小、恢复快、术后并发症少。

腹腔镜食管裂孔疝修补术主要出现于20世纪中后期,该手术的基本原则与开腹手术相似,包括修补食管裂孔疝、切除疝囊,以及建立抗反流屏障等。随着手术技术的不断成熟,腹腔镜食管裂

孔疝修补术+胃底折叠术因有良好的治疗效果,正逐渐被广大手术医师和患者接受。对于巨大的食管裂孔疝,应综合考虑患者(特别是高龄患者)术中的一般状况,如无法行胃底折叠术,也可用胃固定术代替。总而言之,复杂的、巨大的食管裂孔疝的治疗,对于外科医生仍然是挑战。相关文献表明,巨大食管裂孔疝术后影像学复发率可高达42%,理想的手术方案可能涉及所讨论的各种术式的组合。笔者认为,术中评估食管长度和两侧膈肌脚闭合张力是最重要的,在个体化治疗的基础上,增加外科辅助手段可以降低术后复发率,提高诊疗效果。

四、腹内疝的急腹症情况

腹腔内容物、肠管自其原来的位置,经过腹腔内一个正常或异常的孔道或裂隙,脱位到一个异常的腔隙者,称为腹内疝。本病在临床上较为少见,尚未出现症状的腹内疝在临床上多难以确诊。其发病率为0.2%~0.9%,腹内疝可造成胃肠道梗阻,甚至发生绞窄性肠梗阻,如不能及时诊断和处理,可造成严重后果。

(一)病因

腹内疝分为先天性腹内疝和后天性腹内疝。先天性腹内疝是指内脏经腹腔内先天存在的生理性或病理性孔隙疝入导致的,后天性腹内疝多由手术或外伤导致腹内出现异常孔隙,内脏器官疝入而形成。

先天性腹内疝病因主要包括胎儿时期的血管形成不良、肠旋转不良、腹内炎症等等,先天性腹内疝男女发病比例约为2:1。发育缺陷多位于十二指肠悬韧带附近或回盲肠邻近区域。按解剖部位将先天性腹内疝分为十二指肠旁疝、盲肠旁疝、Winslow孔疝、系膜裂孔疝、乙状结肠周围疝、阑尾系膜疝、阔韧带疝等等,其中十二指肠旁疝最为常见。

后天性腹内疝为腹内疝的主要类型,患者多有腹部手术史。近年来广泛开展的鲁式Y形吻合术、减重手术相关的胃肠道重建手术、移植手术、结直肠手术,导致腹内疝发病率逐渐上升。相关研究表明,腹腔粘连是导致腹内疝的重要原因,腹部术后腹腔脏器之间、腹腔脏器与腹壁之间形成

扫码观看彩图

粘连带,进而形成间隙,一旦肠管进入,即形成腹内疝。腹部手术后的腹内疝已得到外科医师的普遍重视。

(二)临床表现

在临床上,腹内疝多以肠梗阻为主要表现,文献报道,腹内疝占肠梗阻病因的 5.8% 左右。相应的临床表现为腹痛、腹胀、恶心、呕吐、停止排气排便,如不及时解决梗阻,继续发展,可出现血运障碍,表现为绞窄疝,出现发热、腹膜炎、感染性休克等。先天性腹内疝大都伴有消化功能紊乱症状,如间歇性腹痛或进食后腹痛,典型表现为童年时期即已开始的慢性间歇性腹痛,如十二指肠旁疝。Winslow 孔疝常伴急性发作的进展性腹痛。瘦弱患者体格检查有时可见孤立扩张的肠祥;听诊多有肠鸣音亢进、气过水声等肠梗阻表现。当发生绞窄疝时,可出现腹膜炎体征,甚至感染性休克的表现,腹腔穿刺为血性腹水常提示出现肠坏死。

(三)实验室检查

1. **血常规** 当出现绞窄时,白细胞计数和中性粒细胞可高于正常。

2. **肌酸激酶(CK)及其同工酶(CK-MB)** CK 及 CK-MB 检测诊断早期绞窄性肠梗阻极有意义,特异性高。

3. **血浆 D- 二聚体(D-dimer)** 对血管血栓形成性疾病有早期快速诊断意义。绞窄性肠梗阻患者比单纯性肠梗阻患者的血清 D-dimer 明显升高。D-dimer 被认为是急性肠缺血的早期诊断标志。

(四)影像学检查

B 超检查可动态观察肠管情况,但受气体干扰较明显,检查可发现肠管扩张、蠕动增强、扩张和非扩张肠管间卡压区等,但其诊断率较低,干扰因素较多,临床使用价值有限,仅作为初步检查手段。腹部立位腹平片是诊断肠梗阻的常规手段,多次腹部立位腹平片检查均显示同一部位孤立肠祥扩张积气、积液,则具有一定的提示意义。但由于腹平片的诊断率低,目前急诊首要的检查方法为腹部 CT 检查,文献报道腹部 CT 对于腹内疝的分级诊断准确率可达 90% 以上,其主要表现为:

(1)肠管位置异常征象:连续观察肠管、肠系膜及相应血管走行异常,扩张肠管至某处突然狭窄,呈鸟嘴样改变,当两个以上鸟嘴征对吻时,多提示闭祥,此处即为肠管疝入部位,有时可见明确的卡压带,即可确定梗阻平面及疝环位置,梗阻近端肠扩张,远端空虚。

(2)肠系膜血管相应表现:肠祥因绞窄缺血缺氧,肠壁向内渗出,导致肠腔积液、明显扩张,肠壁因缺血而水肿、增厚,肠壁密度增高或减低,出现"圆心靶征"。梗阻卡压带附近肠系膜血管聚集或移位扭曲,称之为"血管聚集征",如腹内疝伴肠扭转,可出现肠管和血管的"漩涡征"。

(3)肠绞窄的表现

1)肠壁强化异常。CT 增强扫描可反映肠壁的血供情况,是判断肠壁是否缺血和 / 或坏死的重要标准,对临床意义重大。肠壁异常强化可表现强化减弱、延迟强化和无强化。强化减弱主要见于肠壁缺血的早期阶段,说明肠管已经开始坏死。

2)当发生绞窄性肠梗阻时,肠系膜缺血水肿,密度增高,呈"云雾征"。

3)肠壁及腹腔积气,说明肠管已经坏死。

4)腹水的特异性虽然不高,但是一旦出现,说明肠梗阻已有绞窄的可能。CT 能鉴别粘连、肿瘤、炎性狭窄、粪石嵌顿等不同原因所致的肠梗阻,也能鉴别肠壁血管病变、肠系膜血管病变,以及肠间隙病变所致的肠绞窄缺血,在绞窄性肠梗阻的诊断中,CT 价值高于腹部平片和 B 超。

(五)治疗

一旦腹内疝确诊,均应积极手术治疗,手术延误或保守治疗有可能会出现严重并发症,甚或死亡。因此,急腹症情况下更宜尽早手术治疗。无论是腔镜手术还是传统开腹手术,手术的原则皆为疝环松解、病变肠段切除。

腹腔镜手术下,医生可通过微小切口,对腹腔内全貌得到清晰的探查。与传统开腹手术相比,其视野范围更大,诊断的同时还可能提供手术治疗。相关研究表明,腹腔镜手术后,术后切口并发症明显少于传统开腹手术,术后住院时间明显缩短。在腹腔镜定位下,需要肠管切除时,可就近做小辅助切口,完成直视下肠管切除吻合术。因此,在条件许可的情况下,可首选腹腔镜探查、治疗。

与此同时,腹腔镜在技术和安全方面的问题也存有争议。腹内疝常存在肠梗阻,如低位梗阻,肠管扩张明显时,腹腔空间明显不足,可能难以完成探查,而且对于复杂性粘连性肠梗阻,如肠间粘连或大段的肠管坏死,需要完成的操作较为复杂,腹腔镜下手术完成较困难,此时应果断行开放手术。

总而言之,腹内疝的发病率虽然不高,但呈现逐年上升趋势,医生应提高对其临床表现的早期识别能力,早期精确诊断,及时手术,并辅以恰当的术后综合措施,以提高治愈率,减少死亡率。

参考文献

1. WELLS A, GERMANOS G J, SALEMI J L, et al. Laparoscopic surgeons' perspectives on risk factors for and prophylaxis of trocar site hernias: a multispecialty national survey [J]. JSLS, 2019, 23 (2): e201900013.

2. BURCHARTH J. The epidemiology and risk factors for recurrence after inguinal hernia surgery [J]. Dan Med J, 2014, 61 (5): B4846.

3. CHEN P, YANG W M, ZHANG J H, et al. Analysis of risk factors associated bowel resection in patients with incarcerated groin hernia [J]. Medicine (Baltimore), 2020, 99 (23): 20629.

4. 张楠, 周振理, 徐斌, 等. 5923 例急性肠梗阻的病因学变迁及中西医结合诊治 [J]. 中国中西医结合外科杂志, 2013, 19 (6): 615-618.

5. KROESE L F, SNEIDERS D, KLEINRENSINK G J, et al. Comparing different modalities for the diagnosis of incisional hernia: a systematic review [J]. Hernia, 2018, 22 (2): 229-242.

6. DE SIMONE B, BIRINDELLI A, ANSALONI L, et al. Emergency repair of complicated abdominal wall hernias: WSES guidelines [J]. Hernia, 2020, 24 (2): 359-368.

7. LIU J, SHEN Y M, NIE Y S, et al. If laparoscopic technique can be used for treatment of acutely incarcerated/strangulated inguinal hernia? [J]. World J Emerg Surg, 2021, 16 (1): 5.

8. YANG L, WANG H, LIANG X, et al. Bacteria in hernia sac: an important risk fact for surgical site infection after incarcerated hernia repair [J]. Hernia, 2015, 19 (2): 279-83.

9. XIE Y Y, SONG Y H, MA D Y, et al. A prospective study on femoral hernia repair: is the inguinal better than the infrainguinal approach? [J]. J Surg Res, 2019, 233: 420-425.

10. LIU J, CHEN J, SHEN Y M. The results of open preperitoneal prosthetic mesh repair for acutely incarcerated or strangulated inguinal hernia: a retrospective study of 146 cases [J]. Surg Endosc, 2020, 34 (1): 47-52.

11. LIN Y T, WENG T Y, TAM K W. Effectiveness and safety of mesh repair for incarcerated or strangulated hernias: a systematic review and meta-analysis [J]. World J Surg, 2020, 44 (7): 2176-2184.

12. TOMAOGLU K, OKMEN H. Prosthetic mesh hernioplasty versus primary repair in incarcerated and strangulated groin and abdominal wall hernias with or without organ resection. Retrospective study [J]. Langenbecks Arch Surg, 2021, 406 (5): 1651-1657.

13. WHITTAKER R, LEWIS Z, PLYMALE M A, et al. Emergent and urgent ventral hernia repair: comparing recurrence rates amongst procedures utilizing mesh versus no mesh [J]. Surg Endosc, 2022, 36 (10): 7731-7737.

14. HE C, LU J, ONG M W, et al. Seroma prevention strategies in laparoscopic ventral hernia repair: a systematic review [J]. Hernia, 2020, 24 (4): 717-731.

15. LI J S, ZHANG W Y. Closure of a direct inguinal hernia defect in laparoscopic repair with barbed suture: a simple method to prevent seroma formation? [J]. Surg Endosc, 2018, 32 (2): 1082-1086.

16. FANG H Z, LIN R G, LIN X C, et al. Drainage decreases the seroma incidence in laparoscopic transabdominal preperitoneal (TAPP) hernia repair for large inguinoscrotal hernias [J]. Asian J Surg, 2021, 44 (3): 544-548.

17. VAN SILFHOUT L, LEENDERS L A M, HEISTERKAMP J, et al. Recurrent incisional hernia repair: surgical outcomes in correlation with body-mass index [J]. Hernia, 2021, 25 (1): 77-83.

18. SCHROEDER A D, MUKHERJEE T, TASHJIAN N, et al. Staged complex abdominal wall hernia repair in morbidly obese patients [J]. Hernia, 2021, 25 (2): 383-387.

19. KRIVAN M S, GIORGA A, BARRECA M, et al. Concomitant ventral hernia repair and bariatric surgery: a retrospective analysis from a UK-based bariatric center [J]. Surg Endosc, 2019, 33 (3): 705-710.

20. CRAIN N, TEJIRIAN T. An analysis of early postoperative returns after inguinal hernia surgery [J]. Am Surg, 2018, 84 (10): 1613-1616.

21. DURGAKERI P, STRAUSS P, JONES B. Obturator hernia: the 'little old lady's hernia'[J]. ANZ J Surg, 2017, 87 (5): 412-414.

22. HISAMATSU Y, YAMAGATA M MIYAZAKI M, et al.

扫码观看彩图

Impact of bowel resection on postoperative mortality in patients with obturator hernias [J]. Hernia, 2019, 23 (2): 317-322.

23. XU Y H, QIAO Z G, YIN S N, et al. The diagnostic value analysis of MSCT multidirectional imaging in obturator hernia [J]. Asian J Surg, 2022, 46 (5): 2064-2066.

24. KARASAKI T, NOMURA Y, TANAKA N. Long-term outcomes after obturator hernia repair: retrospective analysis of 80 operations at a single institution [J]. Hernia, 2014, 18 (3): 393-397.

25. VERHOEFF K, DANG J T, DEPRATO A, et al. Surgical management of hiatal hernia vs medical therapy to treat bleeding Cameron lesions: a systematic review and meta-analysis [J]. Surg Endosc, 2021, 35 (12): 7154-7162.

26. BHARGAVA A, ANDRADE R. Giant paraesophageal hernia: What do we really know? [J]. JTCVS Tech, 2020, 3: 367-372.

27. ROCHEFORT M, WEE J O. Management of the difficult hiatal hernia [J]. Thorac Surg Clin, 2018, 28 (4): 533-539.

28. POELMANN F B, JUTTE E H, PIERIE J P E N. Intestinal obstruction caused by pericecal internal herniation [J]. J Surg Case Rep, 2020, 2020 (2): 3.

29. 王小永, 姚杰, 张逸, 等. 腹内疝与腹部手术史的相关性分析 [J]. 中华疝和腹壁外科杂志 (电子版), 2018, 12 (3): 165-169.

30. 孟令宽, 傅鑫, 陈东风, 等. 2011 年至 2021 年我国 416 例腹内疝性肠梗阻患者临床特征及相关因素的分析 [J]. 胃肠病学和肝病学杂志, 2022, 31 (1): 22-27.

31. 彭诚初, 陈焕群, 钟桥维. 多层螺旋 CT 在腹内疝分型、分级中的应用研究 [J]. 现代医用影像学, 2021, 30 (7): 1217-1220.

32. PLUA-MUÑIZ K, SANCHEZ-GONZALEZ J, BAILON-CUADRADO M, et al. Small bowel obstruction caused by pericaecal hernia resolved with a laparoscopic approach [J]. Ann R Coll Surg Engl, 2020, 102 (7): 155-157.

（张　楠，董国强，崔凌志）

第二十四章
肠　瘘

第一节　概　述

　　肠瘘，是指胃肠道与其他空腔脏器、体腔或体腔外有异常的通道，肠内容物循此通道进入其他脏器、体腔或体外，并引起腹腔感染、体液丢失、内部稳态失衡、免疫与营养障碍等改变的一种疾病。肠瘘是腹部外科较严重的疾患，由于其独特的病理过程，以及临床医生的认知不足，使其在20世纪70年代以前病死率高达50%~60%，目前仍在15%~20%。

　　临床上常见到"漏"与"瘘"的称谓。"漏"是一种对病理过程的动态描述，强调物质在病理状态下流向其本不该出现的区域，引起或不引起病理改变。从时间上讲，一般吻合口术后早期发生的破裂应称为"漏"。"瘘"为器官管道与体表皮肤之间、器官管道与器官管道之间的通道，病灶内分泌物经此流出，一般由瘘口（内口、外口）和瘘管构成。吻合口瘘是一种对病理状态下形态的静态描述，强调形态学可见的异常交通，及其导致的病理结局。从时间上讲，吻合口瘘多指消化道漏并发症发生以后的继发事件。

　　手术导致的肠外瘘，由于治疗周期长、治疗费用高、患者及家属不理解和潜在医疗纠纷等，对大多数腹部外科医生来讲，是一个极为棘手的问题。肠瘘涉及大量基础理论问题及处理原则，需要医生对这些基础理论问题有深层次的理解，并具有熟练的处置能力。

一、肠道的解剖与生理

（一）胃肠道组织学特征

　　胃肠管壁由内向外一般分为黏膜、黏膜下层、肌层和外膜4层。黏膜是管壁的最内层，由上皮、固有层和黏膜肌组成，是胃肠道消化吸收的部分。其余消化道黏膜上皮均为单层柱状上皮。黏膜层常与黏膜下层一起向管腔内突出，形成环行或纵

行的黏膜皱襞。固有层内有腺体，可分泌消化液和黏液，帮助消化食物、润滑和保护消化管壁。黏膜下层由疏松的结缔组织组成，使黏膜具有一定的活动性。其内含有丰富的血管、淋巴管、淋巴组织、腺体和神经丛。消化管肌层除食管上段和肛门周围为骨骼肌外，其余部分为平滑肌。肌层一般可分为内环行肌、外纵行肌2层，而胃壁还有最内一斜行肌层。在肌纤维周围含有丰富的与肌纤维走行方向一致的毛细血管网，在两肌层之间的间隙内有肌间神经丛、结缔组织、血管、淋巴管。肌层的收缩和舒张，导致消化管的蠕动和管腔容积的变化。外膜为消化管最外面的一层结缔组织，为纤维膜，若其表面覆以间皮则称为浆膜，浆膜表面光滑，可减少消化管蠕动时的摩擦，该层内常有血管、淋巴管和神经纤维等通过。

（二）小肠的解剖与生理

　　1. **小肠的解剖特征**　小肠上端始于胃的幽门，下端经回盲瓣接大肠，分为十二指肠、空肠和回肠，是消化管中最长的肠段。成人小肠平均长5~7m，其中除十二指肠长25~30cm外，空肠占全长的2/5，回肠占3/5。十二指肠呈C形，分上部、降部、横部及升部。上部又称球部，长4~5cm，位于第12胸椎与第1腰椎处，几乎为腹膜所覆盖，活动性较大，上为网膜孔，下为胰头，前为肝右叶及胆囊，后为胆总管及胃十二指肠动脉。降部长7~8cm，沿第1~3腰椎右侧下行。胆总管和胰管汇合，穿过十二指肠降部，开口于十二指肠乳头。横部长5~10cm，从右向左行越过第3或第4腰椎前面，在腹主动脉处移行升部。升部再沿腹主动脉左行，向上至第2腰椎上缘左侧，然后向前下方弯曲形成十二指肠空肠曲与空肠相连，长约2.5~5cm。空肠和回肠间无明显界限，为腹膜内器官，表面覆有腹膜，有肠系膜附着于腹后壁，活动

度大,故又称系膜小肠。空肠多位于左腹部和脐部,管径较粗,肠壁厚而血管丰富。回肠位于脐部和右下腹部,管径细且壁薄,色较苍白。在回肠末端,距回盲瓣 30~100cm 处,常有一个约 5cm 长的囊状凸起,称梅克尔憩室。

十二指肠上段的血液,是由胃右动脉、肝动脉发出的胃十二指肠动脉,和胃网膜右动脉发出的胰十二指肠上动脉供应;十二指肠下段的血液,主要由肠系膜上动脉发出的胰十二指肠下动脉供应。空回肠动脉是由肠系膜上动脉发出的 10~15 支肠动脉,肠动脉反复分支、相互吻合成动脉弓,再发出小分支,到达空肠和回肠肌层,由此再发出分支后,进入黏膜下层,组成黏膜下动脉和微动脉,穿过肌层至固有层,管壁变薄、内径变细,移行成毛细血管网。肠壁血运的 50%~90% 供应黏膜、黏膜下层,10%~15% 供应肌层和浆膜层,21%~27% 分布于绒毛和隐窝部分,充分反映小肠各层不同的代谢需要。

2. 小肠的生理功能

(1)分泌功能:十二指肠液是十二指肠腺分泌的富含黏液和水的碱性液体,其主要作用是保护十二指肠黏膜免受消化液的消化,以及与胰液、肝胆汁一起中和进入十二指肠的胃酸。

小肠液是一种弱碱性液体,pH 约为 7.6,渗透压与血浆相等,每日分泌量约为 1~3L,小肠液可稀释消化产物,有利于吸收的进行。

(2)吸收功能:小肠吸收的物质种类多、量大,是吸收的主要部位。吸收机制主要是被动转运,包括单纯扩散、易化扩散和渗透;主动转运,包括原发性主动转运和继发性主动转运;入胞和出胞。在正常情况下,人每日由胃肠吸收的液体量约为 8L,小肠每日吸收数百克糖、100g 或更多的脂肪、50~100g 氨基酸、250~300mmol 钠等,同时还吸收钙、磷、镁、铁等微量元素和各种水溶性、脂溶性维生素。由于不同物质在小肠的吸收部位不同,如十二指肠和空肠吸收糖类、蛋白质和脂肪的消化产物的大部分,回肠吸收胆盐和维生素 B_{12},部分小肠切除或功能性旷置小肠,可能会导致机体内某种物质的缺乏。

(3)小肠黏膜的屏障作用

1)机械屏障:由黏膜上皮细胞、细胞间紧密连接与菌膜三者构成。生理状态下,肠道的黏液形成一种弹性凝胶层,被覆在肠黏膜表面,组成一道肠道细菌不能自由逾越的物理屏障。其基本功能是保护肠黏膜免受化学和机械性损伤,阻止机会致病菌在肠黏膜表面的黏附和定植。

2)生物屏障:正常机体的肠道内栖居着大量细菌,在 400 种以上,其中绝大部分是厌氧菌。在正常情况下,肠道常驻菌与宿主的微空间结构形成一个相互依赖又相互作用的微生态系统,它们与肠道黏膜或结合,或黏附,或嵌合,形成有一定规律的菌膜群,构成了肠道的生物屏障。

3)化学屏障:由消化道分泌的胃酸、胆汁、溶菌酶、糖胺聚糖和蛋白分解酶等,具有一定的杀菌及溶菌的作用,构成了消化道的化学屏障。

4)免疫屏障:是指肠黏膜抗感染免疫性防御系统,由肠相关淋巴组织构成,包括派尔集合淋巴结、肠系膜淋巴结、浆细胞、B 淋巴细胞和辅助性 T 细胞。

(三)大肠的解剖与生理

1. 位置与形态 大肠分为盲肠、结肠和直肠,长约 1.5m。盲肠附有阑尾。结肠又分为升结肠、横结肠、降结肠和乙状结肠。盲肠及升结肠位于腹腔右侧,长约 15cm,在肝右叶下方。升结肠上部向下、向前并向左接续横结肠,该处称结肠右曲(肝曲)。横结肠最长约 50cm,在右季肋区起始于结肠右曲,先向左下前方,再延向左上后方,中部呈弓形下垂,再沿左季肋部脾的下缘,从后向前下弯曲形成结肠左曲(脾曲),续于降结肠。降结肠由脾曲沿腹腔左侧向下,至左髂嵴水平移行乙状结肠,长约 20cm。乙状结肠呈乙字形弯曲,在左髂嵴续于降结肠,至第 3 骶椎处接直肠,长 40~45cm。直肠为大肠末端,始于第 3 骶椎上缘水平,续于乙状结肠,沿骶椎和尾骨前面下行,穿过由肛提肌及其筋膜构成的盆膈,移行于肛管,至会阴部终于肛门。

右半结肠的血液供应来自肠系膜上动脉的分支回肠动脉,左半结肠和直肠上段的血液靠肠系膜下动脉的分支直肠上动脉供血。直肠中下段和肛周血管来自髂内动脉的分支,即阴部内动脉发出的直肠中、下动脉,左右两侧在直肠肛管周围相互吻合成网络状血管。

2. 生理功能

(1) 分泌功能：大肠液是一种碱性的黏液，pH 为 8.3~8.4，内含有许多大肠腺分泌的大量黏液和大肠上皮细胞分泌的水、K^+、HCO_3^-。大肠黏液可润滑粪便，减少食物残渣对肠黏膜的摩擦；粘连结肠的内容物，有助于粪便的形成；还可中和粪便内细菌活动产生的酸，保护大肠壁不受酸侵害。

(2) 吸收功能：大肠主要吸收水和无机盐。绝大部分水分在盲肠和横结肠被吸收；钠是结肠吸收最多的阳离子，其 99% 可被吸收；有 5%~20% 的胆汁酸被吸收；结肠内每天产生 200~300mmol/L 的氨，其中 90% 可被吸收。

(3) 肠道菌群调节：胃肠道中的细菌总数是人体细胞数量的 100 倍，大肠是细菌最多的器官，粪便中的细菌占粪便固体总量的 20%~30%。大便中细菌种类繁多，主要是厌氧菌，大约占 90%。正常情况下，大肠中的菌群包括定植菌群和过路菌群，其中包括许多有益菌，这些细菌能够合成人体所需要的维生素，如维生素 B 族和维生素 K 等，同时还能消化残存的糖类和脂肪。

二、肠瘘病因及病理生理变化

(一) 病因

肠瘘发生的原因大体上可概括为创伤性和非创伤性两大类。创伤性，如外伤、手术、穿刺、内镜治疗及人工流产等；非创伤性，如先天因素、腹腔脏器感染、重性胰腺炎、肿瘤及肠梗阻等。

1. 先天因素 这种原因很少见，仅见个案报道。Zaki 报告了 1 例脐卵黄囊肠管未闭，导致梅克尔憩室与脐之间无连接，肠侧未完全退化，从而形成先天性肠瘘的病例。

2. 外伤性因素 分为开放性外伤和闭合性外伤。

(1) 开放性外伤：主要包括冷兵器伤(如刺伤或刀刃伤)和热兵器伤(如火器伤、弹道伤)。冷兵器伤特点为伤口小，刺入组织深，可能造成深部脏器切割伤，但沿刀刺方向容易找到损伤的肠管，且肠管损伤边缘整齐，处理比较容易。当手术探查遗漏损伤肠管时，就会形成肠瘘。热兵器伤更容易造成肠瘘，主要是火器伤造成特殊伤道、伤口污染、异物存留、二次弹片伤、热损伤及弹片残留等，造成的肠道损伤更难处理，很容易导致腹腔感染和肠瘘。

(2) 闭合性损伤：钝性暴力作用在腹部常常导致腹部闭合性损伤，如交通事故、矿难、高处跌落等。其特点一是挤压伤，多为实质脏器损伤；二是运动伤，导致腹腔内较为固定的空腔脏器损伤，如十二指肠、升结肠、降结肠等。在探查时如出现遗漏，最终会形成肠瘘。

3. 放射损伤 随着腹部肿瘤(如膀胱癌、宫颈癌、直肠癌等)发病率的逐年增加，更多的患者接受了放射性治疗。由于放疗的治疗窗口非常窄，放疗有效剂量要超过 50Gy，而 60Gy 的放疗剂量就可以导致大部分患者的肠管损伤，出现放射性肠炎。放射性损伤会导致进行性肠管的血管炎、广泛胶原蛋白沉积及纤维化，进行性血管炎可导致肠壁缺血、变性坏死、溃疡和内瘘(如直肠阴道瘘、直肠膀胱瘘等)。

新一代放射治疗(如高强度聚集超声治疗)出现后，治疗过程中可能损伤周围的肠壁，或肠壁上的肿瘤凋亡，最终也可导致迟发性肠瘘。

4. 手术因素 有文献报道，手术并发症导致的肠瘘占所有肠瘘患者的 75%~85%，其中手术误伤、吻合口愈合不良以及腹腔感染是手术后并发肠瘘的主要因素。在大型医疗中心和肠瘘治疗中心，每年均有相当数量肠瘘患者就诊与治疗。

腹腔内粘连严重及手术术野暴露不良，是误伤肠壁及肠系膜血管的常见因素。术中容易导致肠壁损伤或肠壁缺血，这在术后常发展为肠瘘。当合并有严重腹腔感染(如结肠穿孔、阑尾脓肿、严重腹膜炎等)时行吻合术，常导致吻合口水肿、浆膜破裂、吻合口脓肿，进而导致术后肠瘘，因此，在腹腔感染的情况下，不建议行一期肠吻合，尤其是结肠手术后。胃肠道切除吻合术后产生肠瘘的原因比较多，主要包括感染、肠壁组织不健康、吻合口缺血、吻合口张力大、吻合技术错误等。结直肠手术后吻合口瘘的发生率较高，多认为肠瘘的发生与肥胖、男性、急症手术、年龄 65 岁以上及糖尿病有关，同时还与克罗恩病、肠粘连松解和再次手术有关。而直肠癌骶前切除术后吻合口瘘的发生率更高，有报道高达 4%~20%。

当然，还有其他一些原因：如当腹壁切口破裂，肠管外露而保护措施不当，肠壁损伤坏死导致肠瘘；腹壁减张线穿破腹膜，割破肠管导致肠瘘；腹腔脓肿溃破导致肠壁穿孔，最终导致肠瘘。

手术后肠瘘多发生在术后 7~10 天，分别经过局限性腹膜炎、弥漫性腹膜炎、腹腔内脓肿等过程，肠液经腹壁薄弱部位（如切口、引流口部位）突破腹壁，形成肠外瘘。如吻合技术缺陷、肠壁坏死，术后 1~3 天就会因肠破裂出现肠瘘。

5. 腹腔穿刺置管因素 腹腔穿刺也是肠瘘重要的医源性因素。由于微创技术的发展，许多疾病的治疗不再需要开腹手术，取而代之的是腹腔穿刺技术。如重症胰腺炎、阑尾炎伴周围脓肿、盆腔脓肿等，超声引导或 CT 引导下穿刺可能会误伤肠管导致肠瘘，或放置的"猪尾巴管"压迫肠管，导致肠壁坏死引起肠瘘。

6. 炎症性肠病 炎症性肠病（IBD）本身或并发症处理不当导致的肠瘘并不少见。IBD 在西方国家为多，在我国的发病率也正呈逐年增加的趋势。在导致肠瘘的 IBD 中，以克罗恩病（CD）的发病率最高。因 CD 可发生于消化道任何部位，肠壁损害是慢性进展性过程，CD 常会侵及肠壁浆膜层，形成肠间粘连或肠间脓肿，穿透相邻肠管的肠壁形成肠内瘘，穿透腹壁则形成肠空气瘘。

7. 肠梗阻 肠梗阻既是一种常见的外科急腹症，也是导致肠瘘的重要原因。当出现绞窄性肠梗阻时，极易发生肠破裂、坏死和严重腹腔感染，并发肠瘘的机会甚高。肠梗阻手术如果处理不当，术后发生肠瘘的机会更高，肠瘘常发生在吻合口或肠减压口缝合部位。

8. 其他 胃肠道肿瘤也是造成肠瘘的原因，肠道肿瘤破溃或肿瘤导致肠梗阻，肠管缺血导致破溃，最终会发展为肠瘘。

聚丙烯补片被大量应用于腹壁疝及腹股沟疝的修补手术，当补片放置不当或补片移位，导致聚丙烯补片直接接触肠管，也会形成肠瘘。

另外，肠瘘发生除了局部因素，也与全身情况密切相关，如长期应用激素、营养不良、免疫功能紊乱、内稳态失衡等，都可能在客观上增加肠瘘发生的机会。

（二）病理生理变化

肠瘘是一种腹部外科常见的并发症，轻者只是有少量肠液自瘘口流出，重者则会引起全身性病理生理学改变，包含内稳态失衡、营养不良、腹腔感染及器官功能障碍，这些病理生理改变互相影响，形成恶性循环。

1. 内稳态失衡 肠瘘所造成的水、电解质、酸碱平衡失调与大量消化液丢失密切相关。消化液主要包括唾液、胃液、肠液、胆汁和胰液等，所含电解质浓度与血浆相似，肠液的丢失常造成水、钠、钾、氢等电解质的失衡。

不同部位的肠瘘，常能导致酸碱失衡。如胃瘘导致大量胃液丢失，可能会造成代谢性碱中毒；小肠瘘导致大量碱性小肠液丢失，可能会造成代谢性酸中毒。

2. 营养不良 肠瘘患者的营养不良是由多方面因素造成的，主要包括：

（1）摄入障碍：肠瘘患者因消化道瘘，肠液丢失导致患者不能经口摄入营养物质，或摄入后消化吸收障碍，导致肠瘘患者营养不良。

（2）需求增加：肠瘘患者常常继发急性感染或发热，使体内呈高代谢状态，体温每增加 1℃，代谢增加约 12%，导致机体对营养底物的需求增加。

（3）丢失增加：肠液的大量丢失，导致体内白蛋白的丢失，每丢失 1 000ml 肠液，相当于机体丢失 10g 白蛋白。如果丢失量不能由增加摄入来补偿，则导致营养缺乏最常见的因素是机体白蛋白的慢性丧失。

（4）合成减少：白蛋白主要是由肝脏合成。肝脏每日合成白蛋白约 15g，以维持白蛋白平衡。肠瘘患者因创伤、感染等应激状态，致肝脏合成的白蛋白随之减少。

营养不良常常造成机体免疫能力障碍，导致感染或多脏器功能衰竭，最终患者会因恶病质而死亡。

1. 感染 肠道是体内的细菌库，尤其是结肠内细菌，数量大、种类繁多、致病性强、毒性强，当发生肠瘘时，细菌进入腹腔并在体内聚集和生长，是感染发展的先决条件。肠液外溢腐蚀周围组织，继而肠道内细菌尤其是大肠杆菌、粪球菌及厌氧菌感染侵入，形成局部脓肿。肠瘘患者长期患病、营养状况差,机体防御机制出现障碍,感染严重者可发生全身性感染、DIC甚至多器官功能障碍综合征(MODS)。

2. 多器官功能障碍

(1)感染:脓毒症和MODS是肠瘘患者的主要死亡原因。肠瘘引发脓毒症休克见于腹内感染导致的全身炎症反应综合征(SIRS)产生的内毒素引起微小血管损害,引起感染性休克甚至MODS。

(2)急性肺损害:肠瘘患者因脓毒血症导致血内毒素大量产生,进而损害肺组织,导致急性肺损伤,使得机体缺氧,病理生理变化表现为呼吸窘迫、顺应性降低、肺泡无效腔样通气增加、氧分压下降,甚至发生急性呼吸窘迫综合征;肺循环阻力增加,肺动脉压升高。

(3)肝功能障碍和非结石性胆囊炎:细菌和毒素通过门静脉系统进入肝脏,直接或间接刺激肝巨噬细胞产生细胞因子,造成损害,导致肝脏的物质代谢出现障碍,血清酶升高,生物转化和排泄功能降低,甚至肝功能不全。肠瘘患者在漫长的治疗过程中,由于长期不能进食,导致胆囊内胆汁淤积,发生非结石性胆囊炎,但其发病机制尚不十分明确,可能与脓毒血症损害和缺血有关。

(4)急性胃黏膜病变:肠瘘患者处于严重的应激状态,胃黏膜下血流减少,引起胃黏膜缺血缺氧及胃酸分泌增加,H^+逆行弥散至黏膜内,使得肥大细胞释放组胺增加,毛细血管通透性增加,黏膜充血、水肿,组胺释放使得胃酸分泌进一步增加,形成恶性循环。此过程持续发展,黏膜糜烂可扩展至黏膜肌层,甚至黏膜下层,形成急性溃疡。

(5)其他器官功能损伤:包括心、肾功能、中枢神经系统损伤等。肠瘘患者合并脓毒症时,全身炎症反应综合征导致心肌细胞代谢障碍,使得心肌受损,心肌收缩性减弱,代偿性心率加快,出现心功能损害。

肠瘘患者由于长期消化液丢失,机体内血容量不足,出现肾前性少尿,大部分为急性肾功能障碍。在脓毒血症导致的MODS中,由于肾脏巨大的代偿能力,肾功能损害或衰竭比其他器官障碍出现得晚。

中枢神经系统功能损伤,多继发于其他因素,如全身性缺血缺氧导致脑组织缺氧,出现中枢神经系统功能障碍;肝功能衰竭导致肝性脑病;长期肠外营养支持,维生素B缺乏,导致韦-科综合征等。

三、临床表现与检查

(一)肠瘘的类型与吻合口瘘的分级

肠瘘常根据瘘口位置、形状、数量、肠液流量进行分型,而肠瘘类型不同,其临床表现和治疗也不尽相同,理解肠瘘的类型对制订治疗方案十分有利。

1. 内瘘与外瘘 肠瘘分为内瘘和外瘘。肠瘘穿透腹壁与外界相通,被称为肠外瘘;与腹腔内其他空腔脏器相通,或肠与肠相通,肠内容物不流出肠腔外者,被称为肠内瘘,如胆囊十二指肠瘘、胃结肠瘘、直肠阴道瘘等。有时肠瘘情况比较复杂,内瘘和外瘘可能同时存在。

外瘘按照其数量、形态、部位分为不同类型:

(1)管状瘘:肠壁瘘口与腹壁外口之间有一段直径不同、长短不一、或曲或直的瘘管,瘘管附近可能存有感染的脓腔。管状瘘是肠外瘘中最常见的一种类型,多发生在术后吻合口破裂或肠道炎性疾病。若无特殊原因,如瘘口远端肠梗阻、引流不畅的脓腔或异物、特异性感染或癌肿、瘘管上皮化或瘢痕化等,大多数情况下肠瘘可以自愈。其机制是瘘管内肉芽组织生长,使瘘管逐渐收缩,肠黏膜无法外翻,瘘管被肉芽组织所闭合,而后肠瘘愈合。

(2)唇状瘘:多系腹壁切口裂开或有缺损,肠袢暴露在外,瘘形成后肠黏膜外翻,逐渐与皮肤愈合形成唇状,因而瘘外口可见肠黏膜,可直接进入肠腔。与管状瘘不同,唇状瘘的肠壁瘘口与腹壁瘘口之间无瘘管形成,肠液流出量较管状瘘多,可同时存在多个瘘。正是因为唇状瘘的这个特点,几乎所有的唇状瘘都无法自愈,需要手术治疗。仅有极少数经非手术治疗自愈,可能是外翻的肠黏膜逐渐内缩,肠黏膜边缘部分出现新鲜的肉芽组织,而后肉芽组织对合,并被上皮组织覆盖,因而肠瘘愈合。

(3)残端瘘:由于手术原因使肠管残端出现瘘,如胃大部切除后十二指肠残端瘘、阑尾残端瘘等。大部分情况下,残端瘘可转化为管状瘘,如处理恰当可自愈。

（4）断端瘘：肠管完全或接近完全断裂，肠内容物全部从瘘口流出体外，因此也称之为完全瘘。这种肠瘘多是由于手术或外伤造成的，外伤或肠吻合口破裂造成肠管完全断裂。断端瘘并不像唇状瘘那样肠断端暴露在腹壁外，而是在腹腔内，外形酷似管状瘘，实际上腹腔内的肠管已经完全断裂，必须手术方可治愈。

2. **单个瘘与多发瘘** 肠管上的内口一般是单个，也可以是多个；腹壁上的瘘外口也可以是单个或多个。肠结核、克罗恩病导致的肠瘘，肠壁上是单个瘘口，腹壁上是多个瘘口，但因肠壁上只有一个瘘口，因此属于单个瘘。若手术或外伤导致肠壁上多个瘘口，这种情况很复杂，可能同时存在管状瘘和唇状瘘。临床上单个瘘多见，多可自愈；多发瘘就比较复杂，多需手术治疗，甚至需要分期手术治疗。

3. **高位瘘与低位瘘** 根据瘘口所在肠段的位置，将肠瘘分为高位瘘和低位瘘。高位瘘与低位瘘之间没有一个明确的分界线，黎介寿院士按照肠液损失的量和性质以及对内稳态的影响，将高位瘘定义为包括胃、十二指肠和十二指肠悬韧带100cm以内的空肠肠瘘；在其以下的小肠瘘和结肠瘘，均称为低位瘘。

高位瘘的病生理变化较大，水、电解质及营养物质丢失严重，容易出现水电解质紊乱、酸碱平衡失调，处理困难，死亡率高于低位瘘；低位瘘主要以腹腔感染为主，感染要高于高位瘘。不同部位的肠瘘，有其各自的病生理特点。胃瘘以胃液漏出为主，有部分电解质丢失，严重性不及十二指肠瘘；十二指肠瘘以胆汁及胰液漏出为主，水及电解质丧失较多；高位空肠瘘发生初期，漏出的肠液中含有大量的电解质和消化酶，肠液对周围组织具有严重腐蚀性，可能造成腹腔出血，营养丢失也不亚于十二指肠瘘。如果能够得到及时有效而恰当的处理，高位管状瘘在自愈率和愈合时间方面均优于低位瘘。而低位瘘以含有大量细菌的肠液漏出为主，腐蚀性和刺激性不及高位瘘漏出液；低位瘘以腹腔感染为首要表现，如能得到有效引流和治疗，也有自愈的可能。

4. **高流量瘘与低流量瘘** 一般将每天空腹肠瘘肠液流出量超过500ml的称为高流量瘘，500ml及500ml以下的称为低流量瘘。肠瘘每日空腹的肠液流出量与瘘口的位置及大小有关，位置高且瘘口大，肠液流出量越多，所引起的全身病理生理改变越严重，并发症越复杂，死亡率越高。高流量瘘的主要死亡原因是感染，因为大量肠液流出，严重扰乱机体生理，机体免疫力下降，体内感染难于控制。因此，肠瘘流量的大小对维护内稳态平衡、并发症的防治，以及瘘口处理方法的治疗计划，有着重要的参考价值。

5. **吻合口瘘的分级** 国际直肠癌研究委员会按照所需临床干预程度的不同，将吻合口瘘分为3级：A级，引流管中出现肠内容物，或影像学检查发现吻合口瘘，但患者一般情况良好，无明显自觉症状，实验室检查也均正常，可以继续原有治疗方案，密切观察；B级，患者出现轻至中度症状及局限性腹膜炎体征，白细胞和CRP均升高，需要抗生素和营养支持、加强冲洗或引流等，但是不需要手术干预；C级，患者出现急性弥漫性腹膜炎或感染性休克的表现，应尽快行手术治疗。

（二）肠瘘的临床表现

肠内瘘患者是否出现症状，须看内瘘发生的部位。邻近的小肠-小肠内瘘可没有症状；高位小肠-结肠内瘘可导致患者营养不良及腹泻；肠管与胆囊、膀胱、阴道等空腔脏器的内瘘，都有相应的临床表现（以感染为主）。由于内瘘在临床肠瘘中所占比例低，症状缺乏一致性，危害低，治疗方法也随内瘘部位不同而不同，因此，本章主要介绍肠外瘘的临床表现。

肠外瘘临床表现也是各异。轻的肠外瘘患者仅表现为腹壁上有一难愈合的窦道，窦道口间断有肠内容物或脓液溢出，常可自愈；严重的肠外瘘患者则腹壁上有多个瘘口，甚至腹壁缺损溃烂，存在经久不愈的腹腔或腹壁感染，合并严重营养不良、消化道出血、多脏器功能障碍等，严重者可死亡。

1. **肠外瘘的腹部表现**

（1）瘘口及漏出物：腹壁有单个或多个瘘口，有肠液、胆汁、气体或食物残渣经瘘口排出，是肠外瘘的临床表现。手术导致的肠瘘多于术后3~5天出现腹痛、腹胀、体温升高，继而出现局限性或弥漫性腹膜炎征象或腹腔脓肿，引流管流出肠液或食物残渣；如引流不畅，脓液常于术后1周左右向腹部切口或原腹腔镜戳孔处溃破，有脓液、消化液及气体排出。阑尾术后残端瘘可于术后3~7天出现切口感染和腹腔感染，引流管中流出粪臭液体。有时腹部深部肠外瘘也会通过腹腔内脓肿，向腰部或臀部穿透，建立脓性窦道，出现微型瘘口。低位结直肠损伤后造成深部小瘘，在小瘘外部瘘口仅可见有气体或少量脓性分泌物排出，而无肠液流出。较小的小肠瘘，可演化为经久不愈的感染性窦道，偶有气体、脓液或肠液排出；严重肠瘘可直接在伤口上看到破裂的肠管及外翻的肠黏膜；或者虽不能直接看到肠管，但可见大量肠内容物涌出。由于高位肠瘘流出的肠液对周围组织有严重消化和腐蚀作用，再加上感染的存在，可造成瘘口或瘘管出血。因此，有经验的医生通过瘘口流出液体的性状、流出量，就可判断出肠瘘发生的部位。

（2）腹壁：高位瘘时，瘘口周围腹壁皮肤可出现潮红、肿胀、糜烂，患者常感觉疼痛难忍，部分患者会出现腹壁伤口感染、裂开、溃疡、出血等。即使肠瘘愈合，也会因腹壁感染、腹壁缺损或营养不良，出现切口疝。

（3）腹腔感染：大多数肠瘘患者会出现腹腔感染。肠瘘发生早期，肠内容物经肠壁瘘口流入腹腔，随着肠瘘的发展，由于肠内容物含有大量细菌，在肠瘘周围、肠袢间、膈下间隙、肝下、盆腔等部位会出现脓肿。由于感染隐匿，早期仅表现为间断发热、腹痛腹胀，部分患者血象升高，常被认为与原发病或围手术期有关，而肠瘘则被掩盖，因此肠瘘早期很难被准确诊断，此时为吻合口瘘。腹腔感染是导致肠瘘患者死亡的主要原因。

2. 全身表现

（1）由于肠瘘对患者造成生理和心理的打击，患者常常精神低迷，需要医生治疗和心理疏导。

（2）肠瘘导致大量胃肠液丢失，严重者会造成患者出现严重脱水、电解质紊乱、酸碱平衡失调。由于分解代谢增强、白蛋白合成能力下降、摄入不足、吸收障碍，肠瘘患者常合并低蛋白血症。肠瘘患者可表现为明显的体重下降、皮下脂肪消失、骨骼肌萎缩，同时血清白蛋白下降，被称为混合性营养不良。

（3）合并腹腔脓毒症，可出现寒战、高热、呼吸急促、心率加快，甚至血压下降，若不能得到有效治疗，可影响到患者心、肺、肝、肾等重要器官功能，严重者可引发休克、MODS。见本章本节"肠瘘病因及病理生理变化"。

（三）实验室及影像学检查

1. 实验室检查

（1）常规化验检查

1）血常规：当合并急性感染或严重腹腔感染时，白细胞计数一般在 $10 \times 10^9/L$ 以上，中性粒细胞比率升高；当合并消化道出血或肠瘘出血，可表现为贫血、红细胞计数下降。当出血严重时，血小板计数进行性下降。

2）肝功能：血清白蛋白值下降和肝脏氨基转移酶升高。肠外营养给予时间过长，可出现总胆红素和胆酸升高。

3）电解质及微量元素：根据肠瘘的性质，可出现水电解质和酸碱平衡失调及微量元素下降。

（2）其他实验室检查指标

1）腹腔引流液脂肪酶肠瘘时漏出的肠液，尤其是高位肠瘘时，肠液中含有大量的胰液，此时检测，腹腔引流液淀粉酶明显升高。这对诊断更有重要意义，并可便于医生判断是否存在肠瘘和肠瘘的大概位置。

2）血清炎症反应标志物C反应蛋白（CRP）是组织损伤和炎症的非特异性标志物，肠瘘早期或腹腔感染时，CRP升高且与疾病的严重程度相关。同时腹腔感染时，降钙素原和白介素-6即可升高，动态监测以上指标，有助于识别肠瘘和腹腔感染。

2. 影像学检查

（1）瘘管造影：将稀释的造影剂（如30%的泛影葡胺或碘佛醇）通过肠外瘘的腹壁外口注入瘘管，显示瘘管及周围情况，是首选的影像学检查方法。该方法适用于瘘管已经形成的患者，有助于医生明确肠瘘的位置、大小、瘘管长度、走行及肠瘘周围感染状况，以及了解肠瘘周围肠管情况及脓肿有无局限。

（2）B超检查：因肠瘘患者往往伴有肠粘连、肠腔积气，而使B超检查不清，但B超检查对腹腔内积液的诊断有帮助，特别是在脓肿定位穿刺方面，是其他影像学检查所无法代替的。

(3)消化道造影：依据具体情况选用全消化道造影，或结合腹部 CT 检查，可以协助诊断，尤其适用于早期肠瘘或小肠阴道瘘。

(4)腹部 CT：螺旋 CT 检查对于瘘口瘘管大小、位置，以及胸腹腔积液、吻合口及其周围情况，都有较好的显示。而且选择适当造影剂量，可以显示血管及周围情况，并可以获得连续层面的信息数据，进行多方位、多层次的三维重建，从而提供更多、更全面的信息。CT 检查对复杂肠瘘患者的手术前指导也很重要，通过复查腹部 CT，可以了解腹腔肠粘连的轻重、范围及具体部位，是否存在"冰冻腹"，指导医生判断手术时机、选择手术切口，辅助术中肠管分离。

(5)瘘管造影联合腹部 CT：诊断肠瘘时，X 线造影具有较高的特异性，腹部 CT 具有较高的敏感性，两种检查方法联合能明显提高胃肠吻合口瘘的检出率。

(6)消化道造影联合腹部 CT：CT 与消化道泛影葡胺造影，是早期明确肠外瘘的最有效手段。CT 检查前 2 小时开始口服 3% 泛影葡胺 500~1 000ml。阅 CT 片时，注意吻合口（金属缝合钉）附近、腹腔的各潜在间隙有无积液。如 CT 不能明确肠瘘的发生，还可使用 60% 的泛影葡胺（不要稀释）经口、胃管、空肠造口管甚至是引流管造影，以明确有无肠瘘。

四、诊断与鉴别诊断

1. **诊断**　大部分肠瘘的诊断并不困难。发现手术切口、引流管或腹腔镜戳孔有肠液、食物残渣、粪渣或气体溢出，甚至可以看到肠黏膜外露，即可做出肠外瘘的诊断。肠瘘早期有其隐蔽性，早期的肠瘘多在腹腔深处，既没有形成窦道，也没有外露于切口处形成唇状瘘，此即为腔内瘘，亦可称之为"未控制瘘"。低位肠瘘，尤其结肠瘘，腹腔感染重，肠内容物黏稠不易排出，导致肠外瘘的早期诊断比较困难。应引起注意的是，部分患者在肠瘘发生的瞬间，肠液强烈刺激腹膜，引发 SIRS，甚至急性肺损伤，成为高位肠瘘的首发症候群。

为达到快速治疗的目的，在腔内瘘阶段即应明确瘘的诊断。同时，还应判定肠瘘发生的原因、发生的部位及类型、瘘管形成的情况、肠道的连续性（是断端瘘还是侧瘘）、肠瘘远端肠管有无梗阻、有无残余的腹腔脓肿等。

2. **鉴别诊断**　临床工作中，肠漏应与下列疾病鉴别。

(1)术后腹腔感染：尤其阑尾炎或消化道穿孔术后腹腔感染，常表现为腹痛腹胀、发热、麻痹性肠梗阻等，但本病腹腔引流液淀粉酶正常，消化道造影联合腹部 CT 未见造影剂外溢。

(2)急性肠梗阻：常有腹部阵发性绞痛，疼痛位于脐周，伴呕吐、腹胀、肛门排气和/或排便停止；肠鸣音高亢，可见肠型。X 线腹部立位平片显示气液平面等肠梗阻征象。

(3)消化性溃疡穿孔：多有消化性溃疡病史，起病突然，腹痛剧烈，腹肌紧张呈板状腹，肝浊音界消失。X 线腹部立位平片可见膈下游离气体，血淀粉酶可升高，但一般不超过正常值的 2 倍。

五、治疗

(一)治疗原则

肠外瘘多为手术并发症，在原发病基础上又增加了肠瘘的病理生理改变，因而增加了治疗困难。20 世纪 70 年代以前，人们在发现肠瘘后，总是尝试再次手术切除肠瘘，行肠吻合术，但术后吻合口难以愈合，肠瘘再次发生。反复的手术与失败导致术后并发症的发生率与死亡率居高不下。于是人们发现，在肠外瘘发生后，只能引流、等待；当感染消除、炎症消退、营养状态改善和腹腔粘连松解后，再行确定性手术，切除肠瘘，重建消化道。经过治疗策略的改变，肠瘘治疗失败率也从 50%~60%，下降到现在的 10%~20%。

肠外瘘治疗的目的是闭合肠瘘，恢复肠管的连续性。治疗原则为纠正内稳态失衡、控制感染、加强瘘口的管理、重视营养支持、维护重要器官的功能、防治并发症及设法关闭瘘口。

(二)肠外瘘的阶段性治疗策略

肠外瘘的治疗大致分为 3 个阶段，即复苏与评价阶段、防治并发症和维持阶段、确定性手术阶段。

1. **第一阶段**　通过复苏与脏器功能支持，使患者病情稳定；再通过临床症状与体征和各种影像学检查,明确肠瘘诊断,了解肠瘘的部位与引流情况,决定肠瘘患者的具体治疗策略。

2. 第二阶段 主要是处理各种并发症,包括感染、出血、水电解质紊乱、瘘口管理、脏器功能障碍和营养不良。其中,营养支持是重要环节,早期主要采用肠外营养。部分患者通过有效的引流、肠外营养支持与生长抑素的使用,肠外瘘可自行愈合。

3. 第三阶段 肠外瘘确定性手术及围手术期阶段。所谓肠外瘘的确定性手术,即针对肠瘘肠段的肠切除、肠吻合手术,如患者有腹壁缺损,还包括腹壁的重建手术。

(三)非手术治疗

1. 复苏与脏器功能支持 这是早期治疗肠瘘患者的重点。早期肠瘘还处于腔内瘘,患者可能合并有严重的休克、急性呼吸窘迫综合征和肾脏功能障碍等多脏器功能障碍。这一阶段多在ICU中完成,要非常重视合理的液体治疗与血管活性药物的使用。必要时应用呼吸机支持及肾替代治疗,可使肠瘘患者在第一次打击中存活下来。

2. 控制感染源和腹腔开放疗法

(1)感染源控制:腹腔感染是肠外瘘最常见的并发症,也是肠外瘘治疗失败和患者死亡的主要原因。应选择并采取合理的感染源控制措施,包括更改引流方式(更换黎式双套管,将引流从被动引流变成主动引流),CT或B超引导下经皮脓肿穿刺引流,再次手术清创、引流坏死组织,控制感染源。如腹内压较高,感染源一次无法清除,或患者合并有明确的腹腔间室综合征,还可采取腹腔开放疗法。针对严重腹腔感染,腹腔内压升高,腹腔灌注压降低,腹部脏器灌流不足和多脏器功能障碍的难题,外科医生主动将腹腔敞开,此即为腹腔开放疗法。腹腔开放后,腹内压迅速下降,腹腔灌注压迅速上升,胃肠道、肝肾等有效灌注恢复,腹腔内脏器血供与氧供改善,脏器功能也随之改善。

(2)肠空气瘘:腹腔开放疗法继发的肠空气瘘,是肠瘘治疗过程的一大难题。腹腔开放,裸露的肠管暴露在空气中,表面覆盖的敷料会不断摩擦肠壁,导致肠浆膜层、肌层和黏膜层的磨损,最终导致肠外瘘的发生。由于此时破裂的肠管周围无皮肤粘着,没有任何依托,完全暴露在空气中,故称之肠空气瘘,这也是一种肠外瘘的类型。接受腹腔开放疗法的患者一般需要经过早期开放与临时关腹阶段,中期创面植皮与维持阶段,和后期消化道重建与腹壁重建阶段。研究表明,使用各种特制的合成材料有助于减少肠空气瘘的发生。这些材料包括涤纶布、聚丙烯网片和各种可吸收生物网片等。可配合负压吸引技术,以减少并发症发生。

3. 生长抑素与生长激素 控制肠瘘流量是肠外瘘非手术治疗的主要步骤。生长抑素或生长抑素类似物(如奥曲肽)均可有效抑制胃肠液分泌。它们主要是通过分布在胃肠道的生长抑素受体抑制肠液的分泌,从而减少肠液的漏出量。生长抑素长期使用后,由于胆汁分泌量减少,胆道内胆汁流动缓慢,最终导致胆道内胆汁淤积。此时,应停止使用生长抑素,甚至暂停以肠外瘘为主的治疗,逐渐恢复肠内营养,患者胆汁淤积的症状多可逆转。待患者胆汁淤积症状减轻后,如瘘口仍有自行愈合的可能,可停用肠内营养,再次使用肠外营养与生长抑素,促进瘘口的愈合。

在肠外瘘早期,生长激素会增加肠液的分泌量,放大感染患者的应激程度,加重糖、脂肪与蛋白质的代谢紊乱。故不推荐在肠瘘早期给急危重肠瘘患者使用生长激素。在肠外瘘的后期,患者组织愈合缓慢,瘘口迁延不愈;同时,患者的内脏蛋白水平较低,全身情况较差,行确定性手术的风险也较大。为逆转这一现象,可应用生长激素。生长激素具有促进蛋白质合成,促进生长发育的作用。对迁延不愈的慢性肠外瘘患者,在进行营养支持的同时,加用生长激素,确可促进肠外瘘的自愈。使用生长激素同时要配合肠内营养、甲状腺功能替代和运动康复疗法。

4. 出血的诊治 出血是肠瘘的常见并发症,其常见原因有急性胃黏膜出血、肠瘘口处黏膜出血、腹腔内血管受消化液腐蚀出血。另外,凝血机制的障碍可加重出血症状。

(1)减少消化液对瘘口周围组织的消化与腐蚀,具体方法有:

1)分流消化液:将胃液、胆液和胰液进行分流,是预防与治疗肠瘘出血的有效方法。肠外瘘出血的主要原因是漏出肠液中的胰酶,特别是胰蛋白酶,对肠黏膜及周围组织的消化所致。

2)引流消化液:引流不畅是肠外瘘出血的常见原因。将被动的乳胶管引流改为主动的负压引流后,可有效控制出血。必须指出的是,这种主动负压引流应是采用滴水双腔负压吸引管(黎氏双套管)。

3)减少消化液的分泌:消化液的大量分泌与外漏是肠外瘘出血的根本原因。可通过使用生长抑素达到减少肠液分泌的目的。

(2)通过血管介入、内镜或手术等手段止血:如果快速出血,可选用血管介入技术寻找出血点,并进行栓塞止血治疗;如果是胃或结肠出血,首选胃镜或结肠镜下电凝、夹闭及喷洒凝血酶止血;如腹腔内出血,而以上止血措施无效,可行再次剖腹手术缝扎出血点。

(3)促进凝血与血管收缩:包括全身使用冷沉淀、血小板、纤维蛋白原、凝血酶、卡络磺钠、质子泵抑制剂,局部使用凝血酶,使用去甲肾上腺素溶液冲洗、碱化胃液、洗胃等。

5. **肠外与肠内营养** 全肠外营养(TPN)的出现,使得肠外瘘的病死率有了明显的下降,也改变了肠外瘘的治疗策略。TPN 在提供营养底物的同时,可减少肠液分泌量,从而减少肠液漏出量。单纯使用 TPN 即可促进肠外瘘的自行愈合。但TPN 使用后出现的胆汁淤积和感染等并发症,常影响肠外瘘的连续治疗。而肠内营养(EN)可解决 TPN 所致的感染与肝功能损害的难题。近十几年的研究已经证实,肠内营养的效果优于肠外营养,因此更应重视肠外瘘患者的肠内营养支持。在肠瘘得到控制,溢出肠液能有效地引流至腹腔外时,即应开启肠内营养,部分肠黏膜可以吸收营养,简称之为"边吃边漏"。此时肠内营养的药理作用高于其营养价值,有研究证实,实施肠内营养对于长期禁食的肠外瘘患者的肠道黏膜具有保护作用,并可增强肠黏膜的免疫功能。

肠外瘘患者实施 EN 支持是有难度的。针对肠外瘘患者肠道完整性与连续性丧失及肠液丢失的特点,EN 的目标就是"如果肠道有功能,就应使用肠道"。这一原则被称为中心法则,具体可以理解为"如果肠道功能正常,就应该使用肠道;如果有一段肠道功能正常,就利用这一段肠道,即肠道营养给予途径的艺术;如果肠道有一部分消化功能,就利用这一部分消化功能,即肠道营养的配方艺术;如果一段肠道有部分功能,也要使用这一段有部分功能的肠道,即肠道营养给予途径与配方的完美结合"。

肠外瘘患者 EN 的途径包括经鼻胃管、鼻肠管、胃造口管、空肠造口管、收集与回输法,不建议经口进食肠内营养;还可通过水压、片堵等方法,暂时恢复肠道的完整与连续性,实施 EN。根据肠液丢失的情况,可选择素膳、预消化的短肽和整蛋白的肠内营养液。还应根据需要适当补充组织特异性营养因子,如丙氨酰谷氨酰胺、ω-3 鱼油、膳食纤维等。

对肠瘘患者开展 EN,是对临床营养的一个挑战,需反复尝试,一旦成功则受益无穷。毫不夸张地说,如果一个肠外瘘患者能够成功恢复 EN,这个患者就得救了。这也是肠外瘘治疗中针对营养不良所采取的极为成功的对策,但同时也必须承认,TPN 仍然是肠外瘘患者营养支持的重要手段,在 EN 不能完全满足能量与蛋白质需要时,可通过肠外营养补充,即"PPN+PEN"的模式,这也是重危患者营养支持的成功模式。

6. **肠外瘘的自愈** "争取肠瘘自愈,确定性手术是最后措施"是当前肠外瘘的治疗策略,促进肠瘘自愈是治疗根本。肠瘘自愈与以下因素有关:①医生对肠瘘的认知程度;②对患者的心理疏导效果,是否取得患者的理解和配合;③肠瘘的发现时间(发现越早,治疗越早,自愈的机会越大)。影响瘘口愈合的因素包括瘘口类型、瘘口局部条件、肠瘘的漏出量、瘘口远端是否通畅、营养状态,以及有无全身疾病与脏器功能障碍。

如果瘘口远端肠管通畅,肠外瘘为管状瘘,加之各种治疗消除了其他致病因素,患者的肠外瘘多可愈合。促进瘘口愈合的首要措施是确保瘘口引流通畅,瘘口的引流要避免使用被动的乳胶管引流,更不能使用太细的引流管,应使用可滴水冲洗的黎式双套管负压吸引瘘口周围渗出的肠液。要实施有效合理的营养支持,使用 TPN;还可加用生长抑素或生长抑素类似物,以减少肠液的分泌,达到促进瘘口愈合的目的。

7. 肠外瘘的介入治疗 内镜技术的发展,使通过非手术的介入性治疗手段修复肠瘘成为可能。介入性治疗在患者全身情况稳定、感染得到控制、营养不良纠正之后方可实施。

(1)内镜下真空负压引流:可在肠瘘早期应用,将海绵缝于引流管前端,置于脓腔内,促进肠瘘自愈。

(2)胶堵联合内镜:适用于每日肠瘘引流量小于200ml,瘘管长度大于2cm的胃肠或结肠吻合口单纯管状瘘,且排除全身或局部感染、瘘口和瘘管有脓腔或异物、肠道远端有梗阻的情况。在瘘管形成之后,对于瘘管较长的肠瘘,可使用猪源性纤维蛋白黏合剂封堵瘘管;对于瘘管短的肠瘘,可使用医用胶或502胶水封堵瘘管,达到促进瘘管闭合,瘘口自行愈合的目的。

(3)内镜下放置支架:支架植入跨过瘘口,可促进瘘口愈合,防止狭窄形成。自膨式支架包括塑料支架和金属支架,各有优缺点。塑料支架容易移位,金属支架可有组织长入,取出更加困难。

(4)瘘管栓:瘘管内插入生物组织,可促进瘘管愈合或暂时恢复肠道连续性。蒋运罡等应用3D打印技术制作肠瘘支架,对腹腔开放合并肠空气瘘进行瘘口封堵治疗,研究发现,该技术可减少肠空气瘘口处肠内容物的流出,并可促进患者恢复肠内营养和康复锻炼。

(5)内镜下缝合:适用于胃肠道瘘和食管瘘。内镜下缝合装置需固定在双钳孔的内镜上,缝合器不需要反复取出,缝合成功与否与瘘口最大直径有关,直径小于1cm的瘘口更容易缝合成功。

(6)吻合夹(OTSC夹):采用超弹性形状记忆合金制成。利用内镜夹在内镜下夹闭瘘口,操作时根据瘘口大小选择内镜夹的型号。该技术对于直径<2cm的瘘口有很好的效果。内镜OTSC夹治疗吻合口瘘安全有效,可以减少创伤,避免再次手术。术前评估吻合口瘘病程、白蛋白水平,有助于治疗成功。

8. 肠瘘的其他治疗方法 还有学者提出,通过微生态营养改善菌群失调,通过免疫营养的方式改善肠道的免疫屏障和全身的免疫功能。还应提供结肠黏膜的特异能源物质,如短链脂肪酸或膳食纤维。必要时提供正常细菌,如乳酸杆菌,通过微生态营养调节,改善结肠的菌群屏障功能,减少或消除肠道菌群移位的发生。

(四)手术治疗

1. 早期确定性手术 现代医学技术的飞跃式发展、肠道吻合器的普及、复苏与脏器功能支持水平的提高、腹腔感染治疗水平的提高,都为肠瘘早期确定性手术提供了理论基础与技术条件。对于早期发生的肠外瘘、明确吻合技术所致的肠瘘、年轻的创伤患者,如果能明确致瘘原因,而且能在短期内消除这些致瘘因素,可尝试切除瘘口,早期尝试确定性手术,重新行肠吻合。但手术一定要在腹腔广泛粘连形成前,一般是在术后的14d以内,最好是术后的7d左右,对于此时形成的粘连,普通外科医生应有一定能力完成粘连分离。早期确定性手术完成后,围手术期处理对脏器功能支持、液体治疗和营养支持水平尤为重要。对于合并有重度糖尿病、长期使用激素、慢性脏器功能障碍如肝硬化、慢性阻塞性通气障碍的患者及高龄或二次手术失败的患者,不建议实施早期确定性手术。早期确定性手术多由上级医生或上级医院完成,原有的不当操作也可避免。即使再失败,由于术中肯定会增加内外引流等措施,瘘也会变得易于控制。

2. 确定性手术 不能自愈的肠瘘:①大的唇状肠瘘;②远端有肠梗阻的肠瘘;③瘘管周围结缔组织过多,或瘘管内已有内皮生长;④腹腔内存在脓腔或异物;⑤有两个以上的多发肠瘘;⑥继发于癌肿、结核、放射性、克罗恩病的肠瘘;⑦瘘在30~40天仍未愈合的不自愈瘘,如黏膜外翻、大于肠周径1/3的瘘。对于以上肠漏,应在充分准备后,实施确定性手术治疗。

(1)确定性手术治疗时机:手术时机选择非常重要,20世纪70年代前,对肠瘘的治疗多提倡早期手术,以期控制肠内容物的继续漏出,但早期手术往往形成"漏了补,补了漏"的恶性循环。现在认识到,早期确定性手术仅可在少数年轻、脏器功能良好的患者中施行。对大多数患者,需要在术后3个月考虑确定性手术。肠外瘘患者在剖腹术后的2周至3个月内,腹腔内肠管会形成广泛的粘连,早期为炎性粘连,后期为瘢痕性粘连。在此期间,入腹极为困难,如强行分离,可能会导致更多的肠破裂与肠外瘘。在3个月以后,这些炎性瘢痕粘连慢慢地就可演化成可以分离的纤维膜状粘连。这时,患者多具备了再次手术的条件。再次确定性手术前,患者营养状态与脏器功能均应尽可能恢复至正常,这样才能使得确定性手术有最大的成功把握。

(2)手术方式选择:应考虑行"肠粘连松解+肠瘘切除+消化道重建"式手术,吻合方式推荐为近端肠管为端、远端肠管为侧的端侧吻合或者侧侧吻合,这样更加符合生理,可减少再次肠瘘的风险。患者如有腹壁缺损,还需进行腹壁的重建,多采用皮下组织游离技术,并于腹直肌前鞘前放置生物补片。

第二节　中医治疗肠瘘

我国中医理论博大精深,对胃肠道及肠瘘都有自己的独特认识。在西医治疗的基础之上,加用中医治疗,使中医治疗和西医治疗相辅相成,取长补短,减轻了机体对感染的应激,加快了肠瘘愈合,缩短了治疗时间。

一、胃肠道的中医理论

祖国医学在肠的解剖形态和生理功能等方面都有较为系统的认识,这些认识和经验经过长时期的历史发展,和历代医家不断地深入研究,逐渐形成一种系统的理论,这就是中医胃肠病学。它是中医学理论的重要组成部分,对整个中医学理论的发展,起到了极大的推动作用。

《内经》为中医胃肠病学奠定了理论基础,书中有很多专篇对胃肠的形态、生理功能等方面都做了论述。《内经》对胃肠的基本形态作了粗略的记载,其中《灵枢·肠胃》提到"小肠后附脊,左环回周迭积,其注于回肠者,外附于脐上,回运环反十六曲,大二寸半,径八分分之少半,长三丈二尺。回肠当脐,右环回周叶积而下,回运环反十六曲,大四寸,径一寸寸之少半,长二丈一尺。广肠傅脊,以受回肠,左环叶积,上下辟,大八寸,径二寸寸之大半,长二尺八寸。肠胃所入至所出,长六丈四寸四分,回曲环反三十二曲也"。中医对肠的形态、大小均有大致的记述,还提到了肠的总长度。

在《内经》对脾、胃、肠生理功能的论述中,关于脾、胃的论述较多,肠的相对较少。小肠的生理功能主要是受盛和化物,大肠主要是传化糟粕,《素问·灵兰秘典论》云"大肠者,传道之官,变化出焉。小肠者,受盛之官,化物出焉",这是现存最早的有关大、小肠生理功能的认识。

二、肠瘘的中医基础理论

祖国医学认为,术后胃肠受阻,出现气滞血瘀、热结、寒凝等,使胃肠气机不利,气滞于中而出现胃肠功能障碍。小肠瘘主要是因为疮痛发于小肠,或内流或外溃,侵蚀肠壁、腹壁、肌表等组织,久不愈合,形成异常的通道,而疮痛产生的脓毒和体内的分泌物甚至饮食循瘘口而流布。此类患者经外科手术、抗感染、局部换药等治疗,加上创口久不愈合,脓液不止,导致内亡津液,气血虚耗,不能荣润脏腑。辨证属于气血亏虚,热毒未尽,痰瘀互结。

三、肠瘘的中医治疗理论

肠瘘的中医治疗采用托里排毒法,补益气血,调理脾胃,生肌敛疮,结合清热解毒排脓,化痰逐瘀,标本并治。《外科正宗·痈疽治法》云"托里则气血壮而脾胃盛,使脓秽自排,毒气自解,死肉自溃,新肉自生,饮食自进,疮口自敛"。前贤云"腐不尽不可以言生肌",又云"毒尽则肌自生",是知有腐不可不速去也。

肠瘘发生时,患者刚刚经历外科手术,气血虚耗,不能荣润脏腑,肠腑内痰瘀互结,腐肉内生。

1. 四君子汤加承气汤为基础的方剂

(1)方剂:党参 10g、茯苓 15g、白术 15g、甘草 6g、大黄 9g、枳实 15g、厚朴 12g、桃仁 10g、红花 6g。

根据肠瘘患者舌苔、脉象及临床症状,选用连翘、蒲公英、薏苡仁、冬瓜子、芦根、郁金、白芥子、浙贝母、夏枯草、莱菔子、女贞子、墨旱莲、延胡索等。

(2)方解：方中党参、茯苓、白术、甘草扶助正气,健旺脾胃,使气血生化有源;大黄泻热通肠,凉血解毒,逐瘀通经。大黄主要成分为大黄素、大黄酸和鞣酸等,主要靶器官是胃肠,可促进胃肠蠕动,加速细菌和毒素的排出,改善黏膜的血流灌注,并能抑制循环血内 TNF-α 的基因表达,减轻系统炎症反应。桃仁、红花活血化瘀通络,能降低血液黏滞度,改善血循环,改善肠道血供,从而促进肠道循环功能;连翘、蒲公英等清热解毒,消肿散结;白芥子、浙贝母、莱菔子除湿化痰;夏枯草解毒散结;女贞子、墨旱莲养阴生津;郁金、延胡索活血行气止痛。四君子汤加承气汤同用,扶正托里、祛邪排毒二法并用,能固其本元之气,拔其邪毒之根,使气畅血活,腐去新生口敛。达到了内补、解毒、化痰逐瘀之目的。

(3)使用方法：水煎 200ml,胃管注入,每次 50ml,每天 4 次。患者进食后,继续口服中药汤剂至肠瘘愈合。

四君子加承气汤随症加减治疗小肠瘘,可提高患者机体免疫力,并根据患者情况,适时采取营养支持疗法,可缩短疗程,降低中转手术率,减少并发症。

2. 扶正加活血化瘀方剂 适用于食管癌术后吻合口瘘患者。

(1)方剂：①脓胸显著,用黄芪 20g、党参 30g、白芍 10g、当归 10g、白术 10g、川芎 10g、茯苓 10g、皂角刺 10g、蒲公英 15g、桔梗 10g、甘草 10g;②无脓液或量少,用黄芪 30g、党参 20g、白芍 10g、当归 10g、熟地黄 10g、茯苓 10g、白术 10g、川芎 10g、远志 10g、枸杞子 10g、陈皮 10g、大枣 10g。

痰多胸闷,加瓜蒌仁 15g、葶苈子 9g;咳嗽,加半夏 9g、杏仁 10g;胸痛,加郁金香 9g;郁结热毒,加半枝莲 20g、鱼腥草 20g。

(2)方解：中医治疗可促进机体血运恢复正常,使新肉易生,气血旺盛,有利于疮口愈合、收敛。桔梗属强效祛痰药物,感染时加用桔梗能有效消除炎症、消除脓肿;半枝莲、鱼腥草等药物在患者脓胸症状得到有效控制后能加强枸杞子、白术、黄芪、党参等药物的疗效,起到养阴润肺、补气养血之功效。

(3)使用方法：水煎取汁,沿患者空肠造瘘管注入,120ml/次,4 次/d,连续治疗 15 天。

第三节 肠瘘的护理

护理在肠瘘整个治疗过程中占有很大比重。要求护士具有高度责任心、掌握肠瘘基础理论知识,辨证施护。另外,对肠瘘患者进行心理疏导,在患者的康复过程中起着重要的作用。

一、心理护理

肠瘘患者病程长、多次的手术打击、长期卧床与不能经口进食,以及肠外瘘患者因肠液外溢造成的皮肤蚀损、身体表面管道多和瘘口异味,常导致患者情绪不稳,生存欲望减弱,容易使患者产生恐惧、焦虑和抑郁等多种负面情绪,不利于患者的身心健康及疾病的康复。因此,护士在配合医生积极治疗的同时,应及时有效地对患者进行心理疏导,加强和患者及家属的沟通,并实施同类疾病患者支持的方法,消除患者的不良情绪。有研究发现,与配偶、家庭及同事在内的其他支持者相比,同类疾病患者的支持更能使患者感同身受,更能得到患者信任。让同类疾病患者将自己成功的经验分享出来,使患者产生共鸣,从而改善自我照护能力,缓解痛苦,减轻负面情绪,并以积极的心态面对疾病。

二、肠瘘的局部护理

1. 瘘口周围皮肤护理

(1)护理及时、有效地引流是最重要的护理措施。保持瘘口引流通畅,及时更换渗湿敷料。

(2)部分患者因治疗需要,采用人工肠造瘘口,同时还应注意观察肠造瘘口处肠黏膜的血液循环,有无出血及坏死;术后早期勤换药,肠管周围用凡士林纱布保护,直至切口完全愈合。

(3)及时清除漏出的消化液及食物残渣,保持瘘口周围皮肤清洁、干燥,避免漏出液外溢侵蚀周围皮肤。瘘口周围皮肤用温水洗净后,局部以鱼肝油氧化锌膏或防漏膏涂抹保护。聚维酮碘棉球消毒外漏肠管周围皮肤,待皮肤晾干后,在距离皮肤15cm处,将无痛皮肤保护膜喷洒在瘘口周围皮肤,以保护皮肤。

(4)若瘘口周围皮肤发生糜烂,可行超短波或红外线等理疗处理,以促进其愈合。

加强瘘口管理,保证漏出液及时有效引流,同时避免漏出液对瘘口周围组织腐蚀,改善局部环境,有利于瘘口的早期愈合。

2. 腹腔双套管的护理 "腹腔双套管"以主动冲洗和负压引流取代被动引流,能更有效地清除漏出的肠液及坏死组织。在腹腔双套管护理中,需注意以下几点:

(1)在腹腔双套管管路上标记并悬挂标识,以示区别。

(2)正确妥善固定腹腔双套管。采用交叉螺旋的方法以胶布将双套管妥善固定在皮肤上,以防止管路滑脱。

(3)维持有效负压。根据瘘口溢出的消化液性状,合理调节负压大小及冲洗水的滴速。滴速过快,冲洗液积聚在腹腔内,会增加感染概率;滴速过慢,会造成负压损伤周围组织,甚至导致出血。

(4)保持管道的通畅。腹腔双套管极易堵塞,需经常检查管道,使用支被架,防止衣被压折管道。

3. 负压封闭引流管的护理 负压封闭引流管是一个新型的医疗装置,起初该装置主要用于慢性腿部溃疡、糖尿病足和压疮,近年来,该装置逐渐应用于肠瘘患者中。该装置利用负压原理,对消化液及坏死组织进行抽吸,并将其排出体外,以维持创面的清洁,促进愈合。护理负压封闭引流管与腹腔双套管相似:①根据创面的大小及消化液的性状调节负压,负压范围为110~140mmHg;②创面积液、敷料解除真空状态提示管路堵塞或弯折,应去除原因,维持有效负压;③及时倾倒引流液,防止反流;④每日更换、消毒引流瓶;⑤每周更换敷料。

4. 腹腔开放的护理 目前临床上采用暂时性腹腔关闭技术(TAC),保护腹腔内脏器及创面。避免腹腔内脏器尤其是肠管损伤,避免腹壁巨大缺损患者在被强行关腹后发生腹腔间室综合征。有效的TAC有利于回纳腹腔脏器,防止肠管干燥,降低腹腔内压力,有利于肠功能的恢复和EN的实施,便于进行计划性再进腹手术。

在患者咳嗽等情况下,腹内压瞬间急剧上升,容易导致TAC技术失效。应给予患者腹带加压包扎,以协助保护,减少和适应腹壁切口牵拉张力。同时护士也可通过双手保护腹部,以达到患者咳嗽时减轻腹部切口张力。创面尽量保持湿润,护理肠管创面时,动作应轻柔,先用温盐水浸湿纱垫,或用凡士林油纱布覆盖,可通过不间断缓慢地注入生理盐水,在敷料与创面之间形成一个湿润的环境,防止肠管干燥引发肠瘘。针对创面下放置引流管的患者,要保证引流通畅,真空负压密闭引流,要检查连接管有无漏气、接头有无血凝块堵塞、创面封闭等情况。开放创面上方用一个支撑架保护,以免被子压迫创面,也便于引流和观察创面。

三、营养支持护理

1. 肠外营养 肠瘘患者在未能恢复肠内营养的情况下,应早期使用TPN来改善患者的营养状况。TPN可通过中心静脉导管和外周静脉导管输注。由于TPN液为高渗液体,经外周静脉输注时,对血管刺激性较大,往往导致静脉炎的发生。护士在穿刺时,应尽量选择避开关节、易于固定的部位,选择粗直、充盈且弹性好的血管,双上肢交替使用等,以预防静脉炎的发生。经中心静脉导管输注时,要注意无菌操作,采取积极的措施,预防导管相关性感染及血栓的发生。

2. 肠内营养 肠瘘治疗的关键是患者能顺利从TPN过渡到EN治疗。在护理过程中需注意:

(1)在无菌环境下配制营养液,配制好的营养液在常温下存放时间不超过24小时。

(2)所配制的营养液浓度需由低到高、容量逐渐增加、输注速度先慢后快。输注过程中需加热至37℃,可减少胃肠道的不良反应。

（3）预防管道堵塞，喂养前后需要冲洗管道，可用 20~30ml 的温开水或生理盐水脉冲式冲洗。持续滴注时，每 2~4 小时冲洗管道 1 次。

（4）预防消化道并发症，主要措施是胃残留量的监测。若胃内潴留量超过 100ml 时应减量，必要时暂停肠内营养；抬高床头至 30°，并嘱患者侧卧，以防止误吸的发生。

3. 消化液回输的护理 肠瘘患者瘘口每天都有大量消化液溢出，患者丢失了大量的消化酶及电解质，导致营养物质不能被充分消化吸收，使得患者出现酸碱平衡失调、电解质紊乱、严重的营养不良等症状。消化液回输能充分地利用肠道功能，有效地改善营养状况。消化液回输的条件是每日消化液引流量约在 1 000ml 以上，同时对消化液进行多次细菌培养，结果均为阴性，提示肠道的菌群未见异常，此时，为了维持患者内环境稳态，尽可能将消化液回输。有研究表明，4 小时后消化液中的有效成分将减少而细菌数量将增加，故消化液离开机体 4 小时后仍未回输者，应果断丢弃。

收集方法：将收集到的消化液放置在无菌治疗碗内，用双层无菌纱布过滤后，转移至肠内营养瓶中，经肠内营养泵管回输到肠道内。

回输过程中应注意：①严格执行无菌操作，同时进行细菌培养；②消化液回输时，需从小剂量开始，缓慢输注，逐渐增加速度和剂量，若消化液较黏稠时，可以利用生理盐水稀释后输入；③每 3 天取消化液进行培养，如有细菌污染则停止回输；④严密观察患者有无出现腹胀、腹泻等消化道并发症，若出现，可以先行减缓速度，如患者无缓解，应停止输入；⑤每日清洁消毒收集消化液的引流管和引流瓶。

四、功能锻炼

长期卧床不利于肠瘘患者的康复，容易出现压疮、坠积性肺炎在内的多种并发症。加强肠瘘患者的功能锻炼，可促进营养物质的消化吸收，有助于全身肌力的恢复，还可预防长期卧床带来的并发症。责任护士需结合患者病情及治疗方案制定出科学有效的功能锻炼计划，协助患者循序渐进地进行锻炼。前期指导患者床上锻炼，包括上半身抬起、双上肢的拉力、双下肢弯曲运动的锻炼；待病情允许且患者能耐受时，可在 2 名护士搀扶下，床边走动，逐渐增加到科室内走动。在锻炼过程中，患者需要佩戴移动脉氧仪器，护士要时刻观察患者生命体征的变化，当患者心率变化超出基础心率的 70% 或低于 20%，呼吸急促，血氧饱和度低于 90% 时，应立即休息，次日再行锻炼。

总之，为了确保肠瘘患者能够得到最佳的治疗效果，需要建立专业的医护团队，其中应包括经验丰富的治疗医师、造口专科护士、营养师等多学科专家，为肠瘘患者制订最佳的治疗方案，缩短患者病程，使其顺利进入康复期，并预防并发症的发生。

参考文献

1. 黎介寿. 肠外瘘 [M]. 2 版. 北京: 人民军医出版社, 2003.
2. 任建安. 重视肠瘘的综合治疗 [J]. 腹部外科, 2015, 28 (3): 145-147.
3. 任建安, 黎介寿. 重视肠瘘的早期诊断与快速治疗 [J]. 中华胃肠外科杂志, 2006, 9 (4): 279-280.
4. 任建安, 黎介寿. 肠瘘治疗的现状及发展趋势 [J]. 中国实用外科杂志, 2002, 22 (1): 32-33.
5. 吴秀文, 任建安, 黎介寿. 肠瘘内镜下介入性治疗的研究进展 [J]. 中华外科杂志, 2016, 54 (3): 233-237.
6. 江方正, 叶向红. 肠瘘护理研究进展 [J]. 中华现代护理杂志, 2013, 19 (7): 865-868.
7. 海容, 高祖梅, 梁欣, 等. 肠瘘的护理进展 [J]. 当代护士, 2020, 27 (9): 20-23.
8. METCALF C. Considerations for the management of enterocutaneous fistula [J]. Br J Nurs, 2019, 28 (5): S24-S31.
9. POLK T M, SCHWAB C W. Metabolic and nutritional support of the enterocutaneous fistula patient: a three-phase approach [J]. World J Surg, 2012, 36 (3): 524-533.

（杨士民，卢 丽）

第二十五章
急性阑尾炎及阑尾周围脓肿

急性阑尾炎是外科最常见的急腹症,发病急、进展快,个人终生患病率为7%~8%。急性阑尾炎患者占普通外科收治患者总数的10%左右。及时诊断和早期治疗有利于预后。对于单纯性阑尾炎非复杂腹腔感染,可以选择抗生素替代治疗方案,早期抗感染治疗,抗生素应选择兼顾厌氧菌和需氧菌感染的有效药物。阑尾切除术是急性阑尾炎最有效的治疗方案。当今阑尾切除术进入微创时代,与传统手术相比,腹腔镜手术更符合当代医学"微创精准""快速康复"的理念,成为首选术式,但妊娠期阑尾炎应当慎重。急性穿孔性阑尾炎需要紧急手术时,需注意术中腹腔冲洗和充分引流。阑尾周围脓肿立即手术治疗可能存在风险,应早期抗生素治疗,必要时行经皮脓肿穿刺引流。

1554年,法国医生Jean Fernel首先报道了急性阑尾炎。1736年,Claudius Amyand在英国进行了第1例阑尾切除术。1827年,Meher首先在临床诊断阑尾炎。1889年,McBurney指出阑尾炎症时腹部压痛点。据1916—1949年间统计,阑尾炎平均死亡率高达14.5%。曾有统计指出,我国急性阑尾炎的误诊率高达20%,死亡率为0.1%~0.5%。急性阑尾炎的西医治疗方法,以手术为主,但组织损伤、术后感染、腹腔粘连等术后不良反应难以避免。1949年后,尤其是自1960年以来,吴咸中等人对急性阑尾炎开展了中西医结合治疗研究,在手术与非手术疗法的选择、手术时机的确定、中医辨证论治的规律、并发症的防治等方面,都获得良好临床疗效。同时,吴咸中等人对该病的发病机制研究和中药剂型改革,也进行了深入探讨。早期应用中药保守治疗,可显著减少手术率,从而避免手术给患者造成的机体损害,在有效缓解临床症状同时,明显缩短住院时间,不良反应显著减少,复发率显著降低,安全性更高。

第一节　阑尾的解剖

(一)阑尾的位置

阑尾位于右髂窝内,外形呈蚯蚓状,长度2~20cm不等,一般为6~8cm,直径0.5~0.7cm。阑尾附于盲肠内后方3条结肠带的会合点,起于盲肠末端,阑尾末端游离。阑尾体表投影通常为脐与右髂前上棘连线的中外1/3交界处,临床称之为麦氏点(见图25-1-1),但也有阑尾的位置随盲肠部位变异而改变(见图25-1-2、图25-1-3)。

1. **回肠前位**　相当于0—3点位,尖端指向左上。

2. **盆腔位**　相当于3—6点位,尖端指向盆腔。

3. **盲肠后位**　相当于9—12点位,在盲肠后方、髂肌前,尖端向上,位于腹膜后。

4. **盲肠下位**　相当于6—9点位,尖端向右下。

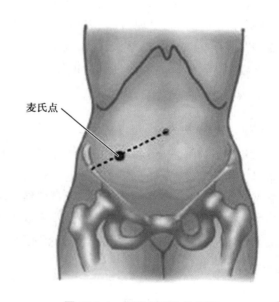

图 25-1-1　正常阑尾体表投影

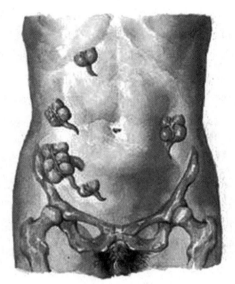

图 25-1-2　阑尾位置随盲肠部位而异

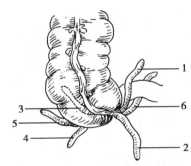

图 25-1-3　阑尾不同位置示意图

5. 盲肠外侧位　相当于 9—10 点位,位于腹腔内,盲肠外侧。

6. 回肠后位　相当于 0—3 点位,但在回肠后方。

(二)阑尾的血液供应

阑尾系膜内的血管由阑尾动、静脉组成。阑尾的动脉是回结肠动脉的终末分支,无交通支,当血运障碍时,容易引起阑尾缺血坏死。阑尾的静脉与阑尾动脉伴行,回流入回结肠静脉,最后回流入门静脉。阑尾炎的细菌脓栓可以引起化脓性门静脉炎;也可以进入肝脏,形成细菌性肝脓肿。

(三)阑尾的神经和淋巴

阑尾的神经由交感神经纤维经腹腔丛和内脏小神经传入,由于其传入的脊神经节段为第 10、11 胸段,因此,在阑尾炎发病初期常表现为上腹部与脐周牵扯性痛,为内脏性疼痛。

阑尾壁有丰富的淋巴网,淋巴管沿阑尾系膜内血管方向,回流入回结肠淋巴结。

(四)阑尾组织学特征

阑尾的组织结构和结肠相似,有黏膜层、黏膜下层、肌肉层、浆膜层。黏膜上皮有杯状细胞,分泌黏液。阑尾在儿童和青年时期具有发达的淋巴组织,在淋巴组织内有许多滤泡,能分化、转输具有免疫活性的淋巴细胞,因而阑尾在这个时期是机体体液免疫有关的重要器官。但到成人后,此种具有免疫活性的淋巴细胞已在全身淋巴结和脾脏定居,其免疫功能已代替阑尾淋巴滤泡的功能,故一般阑尾切除后对人体影响不大。

第二节　急性阑尾炎

Fitz 首先正确地描述了急性阑尾炎的病史、临床表现和病理所见,并提出阑尾切除术是本病的合理治疗方式。急性阑尾炎任何年龄均可发病,以 10~40 岁年龄组发病为多。接近 70% 的急性阑尾炎患者年龄小于 30 岁。男性发病率较女性为高,二者比例约为 1.4:1。

急性阑尾炎属于中医学"肠痈"范畴。肠痈病名最早见于《素问·厥论》,文曰"少阳厥逆……发肠痈不可治,惊者死"。《金匮要略》总结了肠痈辨证论治的基本规律,对汉以前治疗肠痈的经验从理、法、方、药诸方面进行了总结概括,书中所列大黄牡丹皮汤至今仍被后世医家应用。

一、病因病理及发病机制

(一)病因

急性阑尾炎的病因与下列因素有关:

1. 神经反射因素　阑尾炎的发病和神经系统活动有着密切关系。神经调节的失调,以及胃肠道机能活动障碍时,导致阑尾壁肌肉和血管的反射性痉挛,使阑尾管腔梗阻,供血障碍,甚至形成

扫码观看彩图

血栓,易造成细菌感染。

2. 阑尾管腔梗阻　正常阑尾为一盲管,管腔细长,极易梗阻。常见的原因有:①粪石梗阻;②阑尾的曲折、扭转,使阑尾引流不畅;③因阑尾腔炎症导致淋巴增生,进而导致阑尾管腔狭窄;④寄生虫及其虫卵堵塞管腔;⑤异物的刺激等。上述因素的存在,可引起阑尾梗阻,有利于细菌的繁殖及炎症的发生。阑尾腔发生完全或不完全性梗阻,阑尾内压力增高,阑尾壁血运障碍,以致继发细菌感染,导致阑尾炎。

3. 细菌感染　阑尾腔内存在致病菌,当黏膜受损时,细菌由损害处浸入阑尾壁而发生炎症;或当上呼吸道感染,以及机体存在某些细菌感染病灶时,细菌可经血液循环到达阑尾而引起阑尾炎。细菌感染多为肠道内的革兰氏阴性杆菌和厌氧菌的混合感染。

中医认为,因饮食不节、饱食后急剧奔走,或跌仆损伤、寒温不适、外感六淫、情志不畅,或败血留滞等原因,引发胃肠传化失司,损伤脾胃,糟粕停滞,气滞血瘀,瘀久化热,热胜肉腐而成痈肿。

（二）病理

根据临床过程和病理解剖学变化,急性阑尾炎在病理上可分为3种类型。

1. 急性单纯性阑尾炎　属轻型阑尾炎或病变早期。临床症状和体征均较轻。镜下可见阑尾壁各层水肿,血管扩张充血,一般黏膜下层较明显,血管周围有中性多核白细胞浸润。

2. 急性化脓性阑尾炎　亦称急性蜂窝织炎性阑尾炎,常由单纯性阑尾炎发展而来。临床症状和体征较重。阑尾肿胀,浆膜面失去光泽,浆膜层高度充血,附着脓性渗出物的渗出,阑尾各层因炎症浸润变脆,黏膜有明显坏死灶及溃疡,阑尾腔内积脓,其病变可累及全阑尾或局限于远端,并可发生局限性坏死、穿孔。镜下除一般炎症改变较剧外,阑尾壁中可见小脓肿形成,黏膜被破坏而有溃疡。

3. 坏疽性及穿孔性阑尾炎　是一种重型的阑尾炎。阑尾壁因坏死而呈暗紫色或灰黑色,阑尾变粗,阑尾壁变薄并失去光泽和组织弹性,腔内蓄积黑褐或黑红色臭脓,腔内压力大,很容易穿孔破裂。其病变多累及全阑尾,包括系膜,少数患者坏疽病变亦可局限在梗阻的远端。穿孔部位多在阑尾根部和尖端,穿孔如未被包裹,感染继续扩散,则可引起急性弥漫性腹膜炎。镜下可见阑尾各层坏死、炎症、栓塞、出血等相兼的病变。

在急性化脓性、坏疽性阑尾炎或阑尾穿孔时,如果出现阑尾周围组织和器官将阑尾包裹并粘连,会形成阑尾包块或阑尾周围脓肿。

二、临床表现

（一）症状

1. 腹痛　腹痛是急性阑尾炎的主要症状。典型的腹痛多起始于上腹或脐周围,逐渐移向脐部,数小时至24小时左右转移,并局限在右下腹。这是由于阑尾的炎症穿透浆膜,引起腹膜炎症所致。这种转移性腹痛是急性阑尾炎的特点。约有70%~80%的患者有此典型症状。

少数患者无典型的转移性腹痛,或腹痛部位开始于腰部、会阴部、腹股沟部、大腿部等,这些患者虽然开始腹痛部位不同,但最后一般都出现右下腹的定位性腹痛。

2. 胃肠道症状　发病早期可能有厌食,恶心、呕吐也可发生,但程度较轻。有的病例可能发生腹泻。盆腔位阑尾炎,炎症刺激直肠和膀胱,引起排便、里急后重。弥漫性腹膜炎时,可致麻痹性肠梗阻,出现腹胀、排气排便减少。

3. 全身症状　发病初期可有头晕、头痛、身倦、四肢无力等营卫不和、气血失调的先驱症状。炎症明显后,可出现发热、脉数、尿黄、口渴等内热的征象。单纯性阑尾炎体温一般在37~38℃之间;化脓性或坏疽性阑尾炎可在38~39℃之间;少数坏疽性阑尾炎可有寒战高热,体温可达40℃以上。合并腹腔广泛感染时,并发弥漫性腹膜炎,可出现血容量不足及败血症表现,甚至合并其他脏器功能障碍。

（二）体征

1. 一般征象　体温正常或升高;急性阑尾炎早期气滞血瘀阶段,舌苔白薄,脉弦或弦紧;化热以后舌苔转黄,热甚者可出现黑燥苔,脉象转数(弦数、滑数或洪数)。

2. 局部征象

（1）右下腹压痛:是急性阑尾炎的最重要体

征,压痛以阑尾所在部位最明显,一般位于右下腹髂前上棘的内侧,临床常用的体表标志定位点有二:一为右髂前上棘与脐孔连线中外 1/3 交界点,名为麦氏点;一为左右髂前上棘连线的右 1/3 与中 1/3 交界点,为兰氏点。

(2)腹膜刺激征:腹膜壁层受刺激后可出现防御性肌紧张,但在阑尾未穿孔前,一般不出现腹肌紧张,而呈现腹壁肌肉的敏感现象。敏感现象表现为开始检查触及右下腹时有抵抗感觉,经适应以后或改以轻柔操作后,腹肌仍可松软下来。这个特点可和真性腹肌紧张做出鉴别。单纯性阑尾炎一般不出现腹肌过敏和抵抗,而重型阑尾炎则可能出现明显的腹肌抵抗。

(3)反跳痛:用手指在阑尾部位渐次施压,然后突然抬手放松,此时患者感到该区腹内剧痛,为阳性体征。

(4)腰大肌试验:将左手按在患者右下腹,适当加压后,抬高患者右下肢,如果产生右下腹痛或腹痛较原来加重,为阳性体征,表示阑尾位于腰大肌前方,盲肠后位或腹膜后位。

(5)闭孔内肌试验:患者平卧,右腿屈曲并内旋髋关节,如能引起腹痛加剧,为阳性体征,表示盆腔位阑尾炎,阑尾靠近闭孔内肌。

(6)结肠充气试验:用手按压患者左下腹,挤压结肠,如出现右下腹疼痛,为阳性体征。当按压左下腹的手突然放松时,很多患者也可出现右下腹疼痛。

(7)直肠指检:指肠指检可引起炎症阑尾所在位置压痛。压痛常在直肠右前方。当阑尾穿孔时,直肠前壁压痛广泛。当形成阑尾周围脓肿时,有时可触及痛性肿块。

(8)经穴触诊:急性阑尾炎患者中,60%~80% 在足三里穴附近有压痛,两侧均可出现,以右侧明显而多见,压痛部位多在足三里和上巨虚两穴之间,该部位被称为"阑尾"穴。

三、实验室及影像学检查

(一)实验室检查

1. **血常规检查** 大多数急性阑尾炎患者的白细胞计数及中性粒细胞比例增高。约有 70% 的患者白细胞计数$>10\times10^9$/L,但也有 10% 左右的患者白细胞计数$<10\times10^9$/L。部分患者白细胞可无明显升高,多见于单纯性阑尾炎或老年患者。因此,白细胞计数不高亦不能否定阑尾炎的诊断。

2. **C 反应蛋白** 是一种非特异性急性时相蛋白质,可刺激细胞介导的免疫和趋化。反应蛋白在急性阑尾炎时会增高,且增高程度与疾病的严重性成一定的比例,一般来说,炎症越重,C 反应蛋白值越高。

3. **降钙素原** 机体对炎症和手术状态的应答,随着感染的严重性而增高。有研究表明,降钙素原更有助于诊断细菌性感染。相比于化脓性阑尾炎,穿孔性阑尾炎和坏疽性阑尾炎时,降钙素原值会明显增高。

(二)影像学检查

1. **腹部 X 线平片** 可见盲肠扩张和气液平面,偶尔可见钙化的肠石和异物影,可帮助诊断。

2. **腹部彩色多普勒检查** 目前最常用的检查手段,超声检查常可有以下几种表现:①显示阑尾管壁层,横断面可见"靶环征";②明显肿大的管状结构;③浆膜层增厚,欠规整,长轴呈手指状偏低回声,横切仍可显示"靶环征";④阑尾正常结构消失,阑尾明显肿大,阑尾壁增厚,厚度不一、层次不清,管壁连续性中断;⑤周围较多积液。

3. **腹部 CT** CT 的敏感性优于超声。CT 检查对急性阑尾炎的诊断是一种敏感准确的手段,其关键是寻找阑尾,当阅片时发现回盲部周围管状结构,中心可见气体、钙化灶、根部与"回盲部"相连、直径>0.6cm 时,应高度怀疑急性阑尾炎的存在。一项 Meta 分析表明,CT 诊断阑尾炎的敏感性为 0.94,特异性为 0.95。因此 CT 有很高的阴性诊断价值,尤其有助于为诊断不清的患者排除阑尾炎。不过阑尾炎早期的 CT 检查可能看不到典型的影像学表现,在鉴别困难时,经过 24 小时观察,可复查 CT。

四、鉴别诊断

许多急腹症的症状和体征与急性阑尾炎很相似,其中 20% 阑尾炎表现不典型,需认真鉴别。急性阑尾炎诊断不但要防止延误,更要避免误诊。尤其当阑尾穿孔发生弥漫性腹膜炎时,鉴别诊断更加困难。

扫码观看彩图

(一)急性胃肠炎

急性胃肠炎往往有饮食不当的病史,且多以吐泻为主,吐泻先于腹痛,腹部压痛范围较广,多在脐周围,压痛的程度不恒定。大便化验检查可有脓细胞及未消化的食物残渣。

(二)急性肠系膜淋巴结炎

本病多见于儿童,常有上呼吸道感染病史。腹部压痛部位偏内侧,范围不太固定且较广,可随体位变更。如超声或CT检查发现腹腔淋巴结肿大,有助于鉴别诊断。

(三)胃十二指肠溃疡穿孔

穿孔溢出的胃内容物可沿升结肠旁沟流至右下腹部,容易被误认为是急性阑尾炎的转移性腹痛。患者多有溃疡病史,表现为突然发作的剧烈腹痛。体征除右下腹压痛外,上腹仍具疼痛和压痛,腹壁板状强直等腹膜刺激症状也较明显。如胸腹部X线检查或CT发现膈下游离气体,有助于鉴别诊断。

(四)右侧输尿管结石

一般输尿管结石有腹绞痛,并常向会阴部及大腿内侧放射,腹部体征不明显,叩击肾区可引起剧烈疼痛。此外,可伴有尿频、尿痛或肉眼可见血尿等症状。尿液检查,急性阑尾炎以白细胞增多为主,而尿路结石多以红细胞增多为主。X线检查,约有90%可发现阳性结石。

(五)急性盆腔炎

多发生在已婚妇女,病起于下腹,可逐渐向上扩延,往往牵及腰骶部,腹痛以下腹为主,尤以两侧耻骨联合上方最明显。白带增多或变为脓性,臭味大,镜检有脓细胞,盆腔检查多有阳性发现。

(六)卵巢囊肿蒂扭转

卵巢囊肿蒂扭转引起的腹痛位置偏低,腹痛为阵发性,早期就可出现脉速或轻度休克现象。一般疼痛重而体征相对较轻,盆腔检查可发现右侧与卵巢相连的囊性肿物,超声检查也可为鉴别诊断提供有价值的结果。

(七)克罗恩病

克罗恩病的腹痛多为阵发性绞痛,走窜不定,无典型的转移性腹痛,可伴有腹泻,大便内可有红细胞、白细胞及脓细胞,体征也较广泛,有时可触及肿胀、痉挛或粘连的肠管。

(八)溃疡性结肠炎

盲肠区域的溃疡早期一般不如急性阑尾炎起病急,恶心、呕吐也不明显,患者常有腹泻病史。

(九)其他

胆道系统感染性疾病,易与高位阑尾炎相混淆,但有明显绞痛、高热,甚至出现黄疸,常有反复右上腹痛病史。右侧肺炎、胸膜炎时,可出现反射性右下腹痛,但有呼吸系统的症状和体征。此外,回盲部肿瘤、梅克尔憩室炎或穿孔、小儿肠套叠等,亦需与急性阑尾炎进行临床鉴别。

上述疾病有其各自特点,应仔细鉴别。如患者有持续性右下腹痛,不能用其他诊断解释以排除急性阑尾炎时,应密切观察或根据病情及时手术探查。

五、治疗

(一)手术治疗

(1)适应证:①急性化脓性、坏疽性阑尾炎,临床表现严重者;②急性阑尾炎穿孔并发弥漫性腹膜炎,并有休克现象;③梗阻性阑尾炎;④经非手术治疗症状未见缓解,甚至病情恶化者。

(2)手术方法:手术治疗急性阑尾炎的主要方法是阑尾切除术,腹腔渗液较多者,应放置腹腔引流管。伴有弥漫性腹膜炎时,应行腹腔冲洗,吸净脓液后关腹。也可采用腹腔镜阑尾切除术。

1)开腹阑尾切除术:一般选择右下腹麦氏切口、经腹直肌切口或腹直肌旁切口入腹,沿结肠带找到阑尾,结扎阑尾动脉,切除阑尾,根部双重结扎,在距根部0.5cm处荷包缝合,将阑尾根部埋入盲肠,擦拭腹、盆腔;如果腹腔感染严重,则放置引流管,而后缝合伤口。

2)腹腔镜阑尾切除术:20世纪80年代,德国妇科医生Semm完成首例腹腔镜阑尾切除术。至20世纪90年代,腹腔镜阑尾切除术已被众多临床医生所接受,目前已被广泛应用于临床。

腹腔镜阑尾切除术一般采用3孔法,于脐上做1cm弧形切口,气腹针穿刺入腹腔注入CO_2,10mm Torcar由此穿入腹腔,腹腔镜由此进入;另一10mm Torcar由左下腹穿入;于耻骨上四指位置戳孔,5mm Torcar由此穿入腹腔。沿右侧结肠带找到阑尾,解剖阑尾系膜,可吸收夹夹闭阑尾动脉,游离系膜至阑尾根部,圈套器在距盲肠0.5cm处结扎根部,切除阑尾,并电灼阑尾残端,擦拭腹、盆腔,如果腹腔感染严重,则放置引流管,而后缝合伤口。具体步骤如图25-2-1所示。

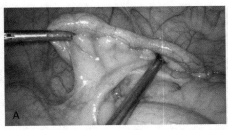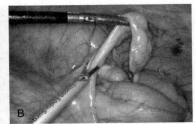
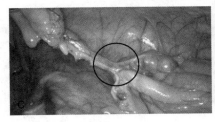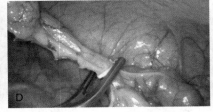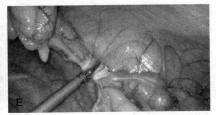

图25-2-1 腹腔镜阑尾切除术

A. 找见并提起阑尾,辨别阑尾三角形系膜;B. 超声刀处理阑尾系膜;C. 超声刀离断阑尾系膜;
D. 扎锁或丝线结扎阑尾;E. 超声刀切断阑尾。

腹腔镜阑尾切除有下列优点:①损伤小;②术后疼痛轻,恢复快;③腹腔干扰小,胃肠功能恢复快;④更加便于探查阑尾以外脏器;⑤更容易鉴别阑尾炎诊断不明确者,并且可以在腹腔镜下完成治疗。因切口小、感染率低、美观、术后肠粘连机会减少,腹腔镜阑尾切除术备受欢迎。

缺点:①对设备要求高;②术者需经过训练有一定经验;③费用昂贵;④阑尾周围脓肿、腹腔严重粘连、内脏损伤及大出血者,常需中转开腹行常规手术。

(3)术后处理:麻醉恢复即可鼓励患者早期下床活动,术后可用理气消胀、活血通便中药或针刺,以促使胃肠功能早日恢复;胃肠功能恢复后,可根据食欲情况逐步给予饮食。因急性单纯性阑尾炎行阑尾切除术者,术后可不用抗生素。而术前体温高,腹腔已有粘连和渗液的重型阑尾炎,术后仍应给予抗生素治疗。抗生素的选择以对革兰氏阴性杆菌有效的广谱抗生素为佳,足量应用,待体温正常,胃肠功能恢复即可停止使用,不宜无原则久用。

(4)阑尾切除术后并发症:阑尾切除术后常见切口感染、出血、阑尾残株炎、肠瘘、肠粘连、腹腔脓肿等并发症,参见第三十五章。

(二)非手术治疗

1. 常规非手术治疗

(1)适应证:急性单纯性阑尾炎、轻型化脓性阑尾炎、妊娠早期和后期急性阑尾炎,均可采用非手术疗法。高龄合并有重要脏器病变的阑尾炎患者,有强烈非手术意愿,在与患方充分沟通条件下,可试行非手术治疗。

(2)治疗方法:①清淡饮食或半流质;②静脉支持,纠正水电解质紊乱;③使用广谱抗生素,包括抗厌氧菌药物,广谱抗生素一般应用原则为早期、有效、足量、安全;④有肠麻痹时,可行胃肠减压。

2. 中医药疗法 急性阑尾炎在中医中属肠痈范畴。辨证分期中可分为瘀滞期、蕴热期和毒热期,分别相当于急性轻型化脓性阑尾炎、急性化脓性阑尾炎和急性坏疽性阑尾炎。根据急性阑尾炎临床见证,将急性阑尾炎分为3期进行辨证论治:

(1)瘀滞期

1)证候:此期病机特点主要是气血瘀滞,气滞重则腹痛绕脐走窜,腹胀便结;血瘀重则痛有定处,痛处拒按或出现包块。虽可有化热,但热象不很显著。尿清或黄,脉象弦紧或涩或细,舌苔白,舌质正常或有紫斑。此期属急性单纯性阑尾炎,或在阑尾炎进行非手术治疗时的后期出现。在辨证时应注意是气滞重,还是血瘀重,以便在用药时有所侧重。

2)治法:以通里攻下、行气活血为主,清热解毒为辅。

3)方药

阑尾化瘀汤

【组成】金银花 15g、川楝子 15g、延胡索 10g、牡丹皮 10g、桃仁 10g、木香 10g、大黄 15g^(后下)。

血瘀重者,加大血藤 20~30g。

【方解】方中川楝子、木香疏肝理气;延胡索、牡丹皮、桃仁活血化瘀。金银花清热解毒,大黄泻下通腑、荡热行滞,这一组药在于泻热通腑。两组药物合用,共奏行气活血、泻热通腑功效。全方以行气活血为主,清热解毒为辅。

大黄牡丹皮汤

【组成】大黄 9g、牡丹皮 12g、桃仁 9g、冬瓜子 30g、芒硝 6g。

气滞重者,加青皮、枳实、厚朴;瘀血重者,加丹参、赤芍;恶心者,加姜半夏、竹茹。

【方解】方中大黄泻肠中湿热瘀结之毒,芒硝软坚散结,助大黄荡涤瘀热;桃仁,牡丹皮清热凉血;冬瓜子清湿热,排脓,散结消痈。全方苦寒泻下,清热除湿,破血散瘀。

(2)蕴热期

1)证候:此期病机特点是在气血瘀滞的基础上逐渐化热,故气血瘀滞与化热并见。症见发热、口干、口渴、大便秘结、尿赤,腹痛较重而拒按,舌质红,舌苔黄或黄腻,脉弦数或滑数或滑大。此期属化脓性阑尾炎,或症状较轻的阑尾脓肿。在辨证时应注意是热重于湿,还是湿重于热,以便在立法时有所区别。

2)治法:以清热解毒和行气活血并举,辅以通里攻下或渗湿利尿。

3)方药

阑尾清化汤

【组成】金银花 30g、蒲公英 30g、牡丹皮 15g、赤芍 12g、川楝子 10g、桃仁 10g、甘草 10g、大黄 15g^(后下)。

湿热重者,可加黄连、黄芩各 9g;湿重者,可加豆蔻、藿香、滑石等。

【方解】气滞血瘀,进而化热,治宜行气活血、清热解毒并举。阑尾清化汤方用川楝子疏肝理气;牡丹皮、赤芍、桃仁凉血行瘀,通调气血;金银花、蒲公英、大黄、甘草清热解毒;大黄泻下通腑,泻其壅滞。

若见精神委顿,肢冷自汗,或体温不升反降,舌质淡,苔薄白,脉沉细等,此为阴损及阳,治宜温阳健脾,化毒排脓,方用薏苡附子败酱散合参附汤加减。

薏苡附子败酱散

【组成】薏苡仁 30g、附子 10~15g、败酱草 30~60g(鲜者连根用 100g)。

【方解】薏苡附子败酱散排脓消痈,振奋阳气。方中重用薏苡仁,以其甘淡微寒,清热消痈,排脓开壅,利胃肠,并能顾护正气;败酱辛苦微寒,以清热解毒,消痈排脓,祛瘀止痛。薏苡仁、败酱草排脓消痈,是治疗痈病之要药。

(3)毒热期

1)证候:此期病机特点是毒热炽盛,发热或恶寒发热,少数可有寒战高热,口干渴、口臭、面红目赤,唇干舌燥,呕吐恶心而不能食,腹胀痛拒按,甚者腹皮硬,大便秘结,小便赤涩,尿少或有尿痛,脉洪滑数或弦数,舌苔黄燥或黑苔,舌质红绛或舌尖红。

2)治法:以清热解毒、通里攻下为主,行气止痛为辅。

3)方药

阑尾清解汤

【组成】金银花 30g、蒲公英 30g、冬瓜子 30g、牡丹皮 15g、赤芍 15g、木香 10g、川楝子 10g、生甘草 10g、大黄 30g^(后下)。

【方解】毒热期为热邪炽盛阶段,急当清热解毒,挫其鸱张之势。故本方重用金银花、蒲公英、大黄、牡丹皮、生甘草,以清热解毒,通腑行瘀;稍佐木香、川楝子调畅气机。体现以清热解毒为主、行气活血为辅的配伍形式。

此期治疗不当,容易出现变证。较常见的变证有以下 3 种:

A. 阳明实热:因毒热未能及时得到控制,而出现高热或壮热、不恶寒、口干渴、喜冷饮、脉洪大。该变证相当于重症腹内感染,需重用清热解毒和通里攻下,详见第二十一章"腹腔感染"。

B.阳明腑实:是由于毒热影响胃腑所致。患者出现腹胀满、拒按、便结尿赤、脉弦滑或数等症状。该变证相当于麻痹性梗阻,需重用通里攻下,清热解毒,详见第二十三章"急性肠梗阻"。

C.湿热下注:由于湿热相搏,而出现下腹坠痛、腹泻、里急后重等症状。相当于盆腔脓肿,多需要在 B 超导向下穿刺引流。

3. 针灸疗法 针刺疗法可作为单纯性阑尾炎的主要治法。对其他各类阑尾炎,针灸可作为辅助疗法。针灸具有促进肠蠕动、促使停滞物排泄、改善血运、止痛、退热、提高人体免疫机能等作用。

主穴:急性单纯性阑尾炎可取双侧足三里、上巨虚或阑尾穴。

配穴:右下腹压痛最明显处即为阿是穴。恶心、呕吐重者,可加中脘、内关。发热者,可加曲池、合谷或尺泽放血。痛剧者,加大肠俞、次髎。伴急性腹膜炎者,可加取中脘、天枢。阑尾周围脓肿者,可取肿块正中处阿是穴,配足三里或阑尾穴;也可取肿块周围围刺,一般可针刺三四点。均取泻法,每次留针 0.5~1 小时,每隔 15 分钟强刺激 1 次,每日 2 次。可加用电针提高疗效。

4. 外敷药疗法 外敷药主要用于配合治疗,一般适用于腹膜炎、阑尾脓肿、包块患者。常用外敷药物有消炎散或双柏散或如意金黄散等。

消炎散:木芙蓉叶、大黄各 120g,黄芩、黄连、黄柏、泽兰叶、冰片等,共研细末备用,用时用黄酒或 75% 酒精调成糊状,按照炎症范围大小敷于患处,每日更换 1~2 次。

双柏散:大黄、侧柏叶各 2 份,黄柏、泽兰、薄荷各 1 份。共研细末,以水、蜜调煮成糊状,外敷于患处的腹壁上,外敷范围要超越病变范围,间或可配合热敷。

木芙蓉叶具有清热凉血、消肿排脓之功效;黄芩清热燥湿,泻火解毒;黄柏清热燥湿。起到软坚下结,清湿热,攻坚破结,荡涤三焦胃肠湿热、活血、消肿排脓的功效。有报道,单味药芒硝外敷,对于阑尾包块也有奇效。外敷消炎散,配以局部微波理疗,因微波作用部位较深,故其促进血液循环和炎症物质吸收效果更好。

5. 注意事项

(1)密切观察病情变化:要密切观察临床症状、体征的变化,一旦非手术治疗无效,则应及时改为手术治疗。

(2)灵活用药:不要拘泥于临床的分期分型,应在基础方上随证加减。

第三节 几种特殊情况下的急性阑尾炎

一、小儿急性阑尾炎

(一) 解剖生理特征

新生儿阑尾呈漏斗状,不易发生阑尾管腔阻塞引发阑尾炎症的情况,一旦发生,由于新生儿不能提供病史,其早期临床表现又无特殊性,仅有厌食、呕吐、腹泻和脱水等,早期诊断较难,穿孔率可高达 80%,病死率也高。

6~12 岁小儿急性阑尾炎发病率较高,以春秋季节多发。大网膜在小儿时期发育不全,不能起到足够的保护作用。病儿也不能清楚地提供病史。其临床特点有:①病情发展较快且较重,炎症反应剧烈,早期即出现高热、呕吐等症状,中毒症状常较严重;②右下腹体征不明显、不典型,但有局部压痛和肌紧张,是小儿阑尾炎的重要体征,此类患儿的急性阑尾炎误诊率高;③小儿阑尾淋巴组织丰富,阑尾壁很薄,阑尾炎症容易出现淋巴水肿,合并阑尾管腔梗阻时,容易导致穿孔。并发症和死亡率也较高。

这些病理的特殊性,决定了小儿阑尾炎的病程和预后不同于成人,病死率略高于成人,为 0.7%~2.4%。

(二) 临床表现

6 岁以上儿童与成人相似,但在幼儿的临床表现变异较大。

1. 腹痛 有时腹痛不是首发症状,腹痛范围

扫码观看彩图

常较广泛。

2. 消化道症状 消化道症状明显而且突出，呕吐可为首发症状，呕吐程度较重且持续时间长，因呕吐量大，不能进饮食，容易导致脱水和酸中毒。有时可出现腹泻，大便秘结者少见。

3. 全身症状 全身症状较剧烈，发热出现得早，可高达 39~40℃，甚至出现寒战发热，热甚惊厥抽搐。

（三）诊断要点

1. 高度重视 小儿出现右下腹痛，应先考虑阑尾炎之可能。腹部体征在诊断上有较大价值。检查要耐心，取得病儿的信赖和配合，再经轻柔地检查，左、右下腹对比检查，仔细观察病儿对检查的反应，作出判断。如果反复检查发现右下腹存在明显压痛，则对确定诊断很有价值。肛门指检对鉴别肠炎、痢疾、肠套叠等疾病有实际价值，在诊断中不能从简。

2. 辅助检查 腹部 B 超和 CT 为临床诊断常用的影像学检查。腹部 B 超速度快、无辐射、可动态观察病情、重复性好，是首选常规检查。在病史和体检不能明确诊断时，CT 对诊断的准确性很有帮助。一项研究显示，对疑似阑尾炎的病例，CT 比超声更灵敏（CT 为 97%，超声为 44%）、更特异（CT 为 94%，超声为 93%）、更准确（CT 为 94%，超声为 76%）。但是，为了让患儿尽量不接受 CT 照射，可采用腹部超声检查，必要时可以动态观察。

（四）鉴别诊断

需特别注意与急性胃肠炎、肠蛔虫症、肠套叠、痢疾、急性肠系膜淋巴结炎、肠脂垂炎、原发性腹膜炎等相鉴别。

（五）治疗

无确切证据证实应用抗生素保守治疗替代手术治疗能够获益。治疗原则是早期手术，并配合输液，纠正脱水，应用广谱抗生素。诊断一经明确，如出现穿孔、坏疽，手术应控制在 8 小时之内。腹腔镜阑尾切除术较开腹手术具有优势。个别病例由于各种原因不能接受手术治疗，可行中西医结合非手术治疗。

二、老年急性阑尾炎

随着社会老龄人口增多，老年人急性阑尾炎的发病率也相应升高。因老年人对疼痛感觉迟钝，腹肌薄弱、防御功能减退，所以主诉不强烈，体征不典型，临床表现轻而病理改变却很重，体温和白细胞升高均不明显，容易被延误诊断和治疗。

（一）解剖生理特征

1. 病理变化较重 60 岁以上的老年人血管、淋巴常有退行性改变，常合并动脉硬化，出现急性阑尾炎后，容易发生缺血、坏死、穿孔。

2. 免疫功能低下 老年人反应力低下，临床症状、体征常和病理改变不一致。症状和体征常较病理改变为轻，症状持续时间长。老年人往往就诊较晚，就诊时多数已有坏疽、穿孔或已形成脓肿，65 岁以上患者阑尾穿孔的发生率高达 50%。

3. 基础疾病较多 老年人常常合并有其他重要脏器的病理改变或潜在疾病，如心血管病、糖尿病、肾功能不全等，而这些疾病又常是致死的原因。

（二）临床表现

起病症状常不突出，腹痛可逐渐发生而较轻，呕吐也可不发生，甚至发热也不明显。有时缺乏恶心、呕吐和转移性右下腹痛等典型病史。阑尾穿孔后，能局限形成肿块者，一般预后较好，但穿孔后形成腹膜炎，甚至出现肠麻痹或中毒症状者，则表示炎症加剧，病情凶险，预后差。

（三）诊断与鉴别诊断

一般诊断不难，但个别病期晚，症状不典型的老年患者容易被误诊或难确诊，应提高警惕。鉴别诊断中，有腹膜炎时常需和溃疡病穿孔、中毒性炎性肠病等鉴别；有肠梗阻时，则需区别动力性肠梗阻和机械性肠梗阻；有右下腹包块时，需警惕盲肠癌、肠套叠等。除阑尾炎的诊断问题外，对患者的一般情况需给予特别注意，如水电解质紊乱，及心脑血管、肺、肾等脏器是否有其他病变，并在治疗中予以充分重视。

（四）治疗

急性阑尾炎的一般治疗原则适用于老年患者，一旦确诊应及时手术。只是在治疗中，对全身状态与其他重要脏器功能，必须给以足够重视和必要治疗，这是降低老年人急性阑尾炎死亡率的重要环节。

三、妊娠期急性阑尾炎

妊娠期急性阑尾炎较常见,炎症发展易致流产或早产,严重影响妇女和胎儿的安全。死亡率为 2% 左右,胎儿死亡率约为 20%。

(一)解剖生理特征

1. 阑尾位置改变 随着妊娠期子宫逐渐增大,盲肠和阑尾被增大的子宫推挤向右上腹移位,压痛部位也随之上移,腹壁被抬高,炎症阑尾刺激不到壁腹膜,所以压痛、肌紧张和反跳痛均不明显。妊娠初期阑尾位置与非妊娠期相似,在右髂前上棘至脐连线中外 1/3 处(麦氏点),随子宫的不断增大,阑尾的位置逐渐向后上、向外移位。大约在妊娠 3 个月,阑尾根部在髂嵴下两横指;妊娠 5 个月后,相当于髂嵴高度;妊娠 8 个月后,上升到髂嵴上两横指;分娩后 10 天开始恢复原位。(图 25-3-1)

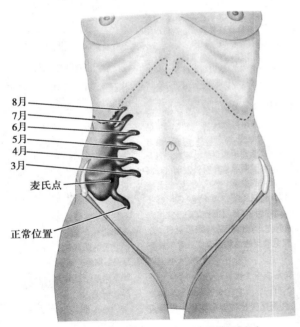

图 25-3-1　妊娠阑尾炎的不同孕期压痛点

8月
7月
6月
5月
4月
3月
麦氏点
正常位置

2. 体征不典型 妊娠期发生急性阑尾炎时,大网膜难以包裹炎症阑尾,炎症不容易局限,形成腹膜炎,并容易沿子宫周边在腹腔内扩散。这些因素致使诊断妊娠中期急性阑尾炎有一定困难。

3. 感染不易局限 ①子宫胀大及大网膜游动受限,阑尾化脓穿孔后不易局限;②容易发生腹腔

脓肿;③再因为腹腔脓液被子宫遮挡等因素,B 超可能出现漏诊,导致延误治疗;④因为妊娠全身抵抗力低下、盆腔充血,容易出现脓毒症等全身炎症扩散的严重并发症。

(二)诊断与鉴别诊断

妊娠期急性阑尾炎的诊断具有很大的挑战性,因为恶心、食欲不振和腹痛可能是阑尾炎和正常妊娠的共同表现,而且阑尾位置发生改变,给查体增加了很多困难。及时诊断和积极恰当的治疗,是降低妊娠期阑尾炎死亡率的关键。

1. 症状 有恶心、呕吐和腹痛的妊娠妇女,应首先考虑阑尾炎的可能,如果孕前曾有阑尾炎病史者,更应怀疑此病。不要轻易以"妊吐"忽略了阑尾炎的早期症状。

2. 体征 查体时应仔细反复检查,并应想到妊娠期阑尾炎的特点。如在右下腹或右侧腹有明显固定的压痛点,则急性阑尾炎的可能性很大。

3. 会诊 当怀疑急性阑尾炎诊断时,应留院观察,和妇产科医生一起会诊观察,以期明确诊断。

4. 其他措施 如疑有腹膜炎时,可做腹腔穿刺检查;右下腹有包块时,可做超声检查,以判明肿块性质及其和子宫的关系。

在鉴别诊断中,除一般急性阑尾炎诊断中需鉴别的疾病外,在妊娠初期,当子宫不太大时,需和异位妊娠相鉴别。当子宫胀大后,原有子宫附属器官因病变可发生扭转而引起急腹症,这些情况需和急性阑尾炎相鉴别。在以上妇科疾病鉴别中,B 型超声检查具有重要价值。

(三)治疗

妊娠期急性阑尾炎应及时诊断和积极治疗,以避免病情进展。急性单纯性阑尾炎,无论在妊娠初、中、后期,均可应用非手术疗法。中药黄芩有清热安胎作用,可酌情使用,不宜过多应用破血药和峻下药。如果经药物非手术治疗,病情加重或 1~2 天无好转时,则应考虑手术治疗。其他病理类型的急性阑尾炎,则应以手术治疗为好。妊娠后期的腹腔感染难以控制,更应早期手术。治疗过程应与妇产科、麻醉科密切配合。详见第十七章"妊娠急腹症"。

扫码观看彩图

第四节　阑尾周围脓肿

一、阑尾周围脓肿的概念

阑尾周围脓肿指急性阑尾炎化脓、坏疽或穿孔时,穿孔的阑尾被大网膜、肠管、盆壁包裹,在阑尾周围形成的炎性肿块或阑尾周围脓肿。由于阑尾位置多变,其脓肿位置可能在盆腔、肝下或膈下。

阑尾周围脓肿的形成有两种:①阑尾在穿孔前形成炎性粘连包裹,随着炎症继续进展,出现阑尾坏死而形成进展型阑尾周围脓肿,临床症状、体征也往往较明显,这类脓肿多见于盲肠后位、盲肠侧位或回肠后位的坏疽性阑尾炎;②阑尾坏疽穿孔后,局部粘连局限,在炎症局限过程中,出现的阑尾周围脓肿,多见于回肠前位、盲肠端位的化脓性阑尾炎。

临床上有一部分阑尾周围脓肿脓液不多,主要为炎性粘连团块,经过积极非手术治疗,多恢复较快,应称之为"阑尾炎性包块"。

二、临床表现

(一) 病史

一般多有典型的阑尾炎病史,形成脓肿后,腹痛较开始时期可有不同程度的减缓。

(二) 发热

发热明显,轻者为炎性包块,重者为脓肿形成,可伴有全身中毒症状。

(三) 腹部肿块

在右下腹近髂窝处多可触及肿块。根据阑尾和包裹位置,少数肿块出现在右侧腹股沟区、右侧腹或右上腹。有压痛,肿块固定,无明显边缘,多呈半岛形。脓液较多的脓肿多呈圆形、表面平滑、张力较大,有囊性感。脓液少的炎性包块则为质地较硬、实性、表面不平的肿块。脓肿大小不一,小者如鸡卵大,大者可超过腹部一个象限,如为腹膜后或盆腔脓肿,则难以触及包块,但应有相应部位的深压痛。

三、诊断与鉴别诊断

具有典型急性阑尾炎病史,在右下腹部可触及典型肿块,一般不难诊断。早期诊断和鉴别脓肿与包块,以及了解脓肿大小范围和脓肿液体多少,可采用超声或腹部 CT 检查以协助诊断。同时注意与以下疾病相鉴别:

(一) 盲肠结核

盲肠结核可在右下腹出现肿块,但盲肠结核多有较长病史,大便不规则,腹泻和便秘交替,便中有黏液,并有午后潮热、夜间盗汗、食欲不振等症状。钡灌肠检查可发现不规则充盈缺损。结肠镜检查多发现结核样变化,病理可以证实诊断。

(二) 阑尾类癌

本病常可并发阑尾炎,检查时右下腹有肿块,鉴别上较困难。凡遇右下腹实质性肿物,逐渐长大,无脓或少脓者,应提高警惕,必要时可手术做病理检查。

(三) 盲肠癌

虽然右下腹有肿块,但多无急性阑尾炎病史,其他炎症表现也不明显,钡餐或钡灌肠检查多能确诊,结肠镜检查多可见肿瘤样变化,病理检查可以证实诊断。

(四) 右侧卵巢囊肿蒂扭转

囊性感明显,有向下或向左的移动性。一般炎症表现轻微,盆腔检查多有阳性发现,腹部超声检查很有价值。

(五) 肠套叠

肠套叠肿块多有一定移动性,其软硬度也随肠蠕动而有软硬不同的变化,局部一般无腹膜炎体征,肠镜和钡剂灌肠检查可以确诊。

四、治疗

阑尾周围脓肿应以非手术疗法为主。中医中药疗法对阑尾周围脓肿有较满意疗效,近期治愈好转率达 98.5%,远期疗效属于良好和尚好者也在

85% 以上。从治疗过程及住院天数看,中西医结合的治疗方法明显优于手术疗法和抗生素疗法。

(一) 中医治疗

患者应绝对卧床休息,取半卧位。一般可给予患者流质或半流质饮食,而炎症较重有腹胀者,则应禁食;凡发热和进饮食不足者,可适当补液。抗生素的应用,可根据具体情况决定,一般血象不高可以不应用抗生素。

1. 外敷中药疗法 阑尾周围脓肿早期,炎症表现较明显时,可配合外敷芙蓉散。芙蓉散(木芙蓉叶、泽兰、黄柏、黄芩、大黄、冰片)以黄酒为引,调成糊状,敷于患处。其中木芙蓉叶具有清热凉血、消肿排脓之功效;黄芩清热燥湿,泻火解毒;黄柏清热燥湿。全方起到软坚下结、攻坚破结、荡涤三焦胃肠湿热、活血、消肿排脓的功效。

2. 针刺疗法 针刺主要作为配合疗法。局限良好的阑尾周围脓肿或包块,可配合使用针刺。围绕肿块周边取 2~4 穴,炎性包块也可在肿块中央取 1 穴。针刺捻转得气即止,不留针,每周两次。

3. 中药治疗 阑尾脓肿的中医病机为热血相搏、聚腐成脓。早期在阑尾炎三期辨证治疗基础上,当重用清热解毒,辅以清热凉血、活血化瘀。清热解毒药为金银花、蒲公英、败酱草、冬瓜子等,活血药物如大血藤、牡丹皮、赤芍等。当热象消散,体温渐渐恢复正常,则可逐步减少清热解毒药物,分级加用活血化瘀、消肿块的药物,一般用大血藤、牡丹皮、桃仁、红花、赤芍等,即可很快使肿块缩小。当病程后期,炎症已不明显,体温、白细胞正常,局部仅残存条索样肿块时,则可加用三棱、莪术、穿山甲、皂角刺、水蛭等,以加强破血消块的力量。有气血虚弱表现者,可加生黄芪、当归等补气养血药物。辨证加减可加快肿块消散过程。

(二) 西医疗法

1. 穿刺抽脓及穿刺置管引流术 非手术药物疗法对脓肿大、脓液多、张力大的脓肿疗效较差。经过抽脓减压后,则能更好地发挥中药治疗效果。经引流管可以进行冲洗,或局部应用抗生素。引流脓液减少后,可经管造影,脓腔消失,即可拔管。内服中药,再配合穿刺抽脓或置管引流,绝大多数

脓肿均可治愈。

2. 手术疗法 阑尾脓肿反复发作,不能除外阑尾占位或盲肠占位性病变,在完成充分术前准备后,应行手术探查。

参考文献

1. 吴孟超, 吴在德. 黄家驷外科学 [M]. 北京: 人民卫生出版社, 2008.
2. 周振理, 袁红霞. 中西医结合胃肠病学 [M]. 武汉: 华中科技大学出版社, 2009.
3. 李曰庆. 中医外科学 [M]. 北京: 中国中医药出版社, 2014.
4. BHANGU A, SØREIDE K, DI SAVERIO S, et al. Acute appendicitis: modern understanding of pathogenesis, diagnosis, and management [J]. Lancet, 2015, 386 (10000): 1278-1287.
5. SARTELLI M, BAIOCCHI G L, DI SAVERIO S, et al. Prospective observational study on acute appendicitis worldwide (POSAW)[J]. World J Emerg Surg, 2018, 13 (1): 19.
6. DI SAVERIO S, PODDA M, DE SIMONE B, et al. Diagnosis and treatment of acute appendicitis: 2020 update of the WSES Jerusalem guideline [J]. World J Emerg Surg, 2020, 15 (1): 27.
7. ENG K A, ABADEH A, LIGOCKI C, et al. Acute appendicitis: A meta-analysis of the diagnostic accuracy of US, CT, and MRI as second-line imaging tests after an initial US [J]. Radiology, 2018, 288 (3): 717-727.
8. SAILLANT N N, KILCOYNE A, FAGENHOLZ P J, et al. Case 25-2019: A 41-Year-old pregnant woman with abdominal pain [J]. N Engl J Med, 2019, 381 (7): 656-664.
9. SCHELLEKENS DH, HULSEWÉ KW, VAN ACKER BA, et al. Evaluation of the diagnostic accuracy of plasma markers for early diagnosis in patients suspected for acute appendicitis [J]. Acad Emerg Med, 2013, 20 (7): 703-710.
10. CASAROTTO A, ZARANTONELLO F R, REBONATO M. Appendectomy in women. Is the laparoscopic approach always better than the "open" approach in uncomplicated appendicitis? [J]. Surg Laparosc Endosc Percutan Tech, 2014, 24 (5): 406-409.
11. VASILEIOU G, EID A I, QIAN S, et al. Appendicitis in pregnancy: a post-hoc analysis of an EAST multicenter study [J]. Surg Infect (Larchmt), 2020, 21 (3): 205-211.

扫码观看彩图

12. RUSHING A, BUGAEV N, JONES C, et al. Management of acute appendicitis in adults: A practive management guideline from the eastern association for the surgery of trauma [J]. J Trauma Acute Care Surg, 2019, 87 (1): 214-224.

13. PODDA M, GERARDI C, CILLARA N, et al. Antibiotic treatment and appendectomy for uncomplicated acute appendicitis in adults and children: a systematic review and meta-analysis [J]. Ann Surg, 2019, 270 (6): 1028-1040.

14. CHWAT C, TERRES M, DUARTE M R, et al. Laparoscopic treatment for appendicitis during pregnancy: Retrospective cohort study [J]. Annals of Medicine and Surgery, 2021, 68: 102668.

（马军宏）

第二十六章
胆道感染及胆石症

第一节　胆囊炎、胆囊结石、胆囊微小病变

一、胆囊的解剖及生理功能

（一）胆囊解剖

胆囊是梨形的囊腔，长为 5~8cm，宽 2~3cm，容量 30~50ml，借助于疏松的结缔组织附着于肝右叶底面的胆囊窝内。在体表投影上，相当于右侧锁骨中线与右侧第 6 或第 10 肋软骨交叉处，或相当于右侧腹直肌外缘交界处。胆囊通常分为底、体、颈、管 4 个部分，它们之间没有明确的分界线。底部呈球状，一般是游离的；体部是胆汁的主要储存部位，紧靠在肝表面的胆囊床上，仅有少数情况胆囊大部分游离，悬垂而下，称为游离胆囊或"系膜"胆囊；胆囊体与颈部连接处呈漏斗状，由于部分囊壁向外突出而形成一个囊袋，称之为哈特曼囊。这一囊袋为胆囊结石最易滞留处。颈部下段变细与胆囊管相接。胆囊管长约 2~4cm，内径约

0.2~0.4cm，胆囊管的黏膜为螺旋样皱襞，称之为螺旋襞。胆囊管的肌纤维构成环状带，称之为胆囊颈部括约肌，有助于胆汁的流通和调控。胆囊管向下汇入肝总管，按照其汇合方式的不同，可分为 3 种类型：①角型，常见，约占 2/3，即胆囊管与肝总管以锐角的形式汇合；②平行型，胆囊管与肝总管并行一段距离，再汇合；③螺旋型，胆总管可由前方或后方绕至肝总管左侧开口。胆囊管与肝总管的汇合处可有变异，在手术中应予注意，避免误伤。（图 26-1-1）

后两种类型在手术中易致误伤胆总管或肝总管。由胆囊管、肝总管及胆囊动脉三者形成的三角区称为胆囊三角（图 26-1-2），此三角是一个较小的范围；后有些研究者将此三角范围扩大，上界为肝下缘、内侧为肝总管、外侧为胆囊管。可以看出，胆囊三角的意义在于警示外科医生，在此范围

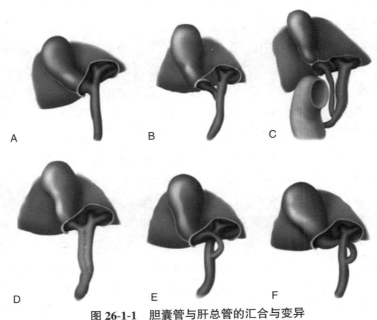

图 26-1-1　胆囊管与肝总管的汇合与变异
A、B 为角型；C、D 为平行型；E、F 为螺旋型。

扫码观看彩图

手术时勿损伤胆总管。胆囊三角则说明在该区域有肝右动脉、胆囊动脉、副右肝管、肝总管等,是肝胆手术的关键部位,应仔细解剖,避免误伤。

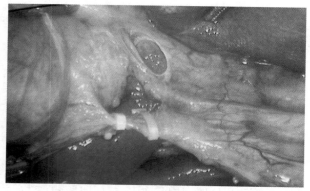

图 26-1-2　胆囊三角

胆囊静脉回流通过胆囊床内小静脉直接流入肝脏。胆囊淋巴管流入胆囊颈部淋巴结。胆囊神经由迷走神经和腹腔神经丛的交感神经支配。

胆囊由浆膜、浆膜下、肌肉、黏膜下和黏膜5层组成。胆囊底部与体部的平滑肌较为丰富。底部与体部含有椭圆形的黏膜腺,腺体位于肌层之外,腺管能过肌层开口于黏膜。在慢性胆囊炎时,由于腺体增生,使整个肌层下出现各种形状的腺窦,称之为罗-阿窦,当胆囊压力升高时,可发生穿孔,引起胆汁性腹膜炎。

（二）胆囊的生理功能

胆囊具有储存、浓缩、分泌和排泄胆汁的功能。在空腹状态,肝脏分泌的胆汁大约80%储存在胆囊里,胆囊黏膜可以迅速吸收胆汁中的钠、氯和水,使胆汁浓缩6~10倍。胆囊上皮细胞每天可分泌约20ml稠厚的黏液,其成分主要为黏多糖,可保护胆囊的黏膜不受胆汁侵蚀,也有利于胆汁的排出。当胆囊管完全阻塞,胆囊内充满无色透明液体,临床上称之为"白胆汁"。胆汁的排空是在胆囊收缩素(CCK)和奥狄括约肌的协调配合下完成的。CCK是来自上消化道上皮细胞的一种多肽,可直接作用于胆囊平滑肌受体,使胆囊收缩,同时舒张奥狄括约肌,帮助胆汁排空。

二、急性胆囊炎

（一）病因与发病机制

胆囊形如盲袋,有迂曲细长的胆囊管与胆管相连,因而容易发生梗阻并引起急性胆囊炎。本病最常见的原因是胆囊结石,80%~95%的急性胆囊炎患者合并胆囊结石;其他原因尚有胆道蛔虫、胆囊肿瘤、胆囊扭转、胆囊管狭窄。由于细菌感染或高浓度胆汁刺激,引起胆囊颈部黏膜充血水肿,胆汁排空受阻,导致的急性胆囊炎,被称为急性无结石性胆囊炎,应与急性结石性胆囊炎相区别。引起急性胆囊炎的主要原因有:

1. **梗阻因素**　由于胆囊结石,或胆囊管过长、迂曲、狭窄、粘连、纤维化,或胆囊颈部淋巴结发炎肿大,造成胆囊管阻塞,胆囊内胆汁淤积浓缩,高浓度胆汁损伤胆囊黏膜,引起急性炎症性改变。

2. **感染因素**　细菌可通过血液循环或胆道进入胆囊,胆道是急性胆囊炎时细菌感染的主要途径。胆囊结石患者的胆囊胆汁、胆囊黏膜、胆囊淋巴结中,可培养出细菌,多为肠道菌属,其中以大肠杆菌最为常见,其次如链球菌、梭状芽孢杆菌、产气杆菌、沙门菌、肺炎球菌、葡萄球菌、厌氧菌等。另外,因合并产气厌氧菌感染,腹部X线平片上可见胆囊内和胆囊壁积气现象,临床上称之为"急性气肿性胆囊炎"。

3. **化学因素**　胆囊内胆汁淤积致胆盐浓度增高,由于细菌作用,非结合胆汁酸盐,对组织的损伤更大,这可能是导致严重创伤、其他脏器手术后的急性非结石性胆囊炎的原因。临床上常见急性胆囊炎患者胆汁中淀粉酶含量升高,提示胰液反流至胆道,此亦可能是引起急性胆囊炎的原因。

4. **血管因素**　当严重创伤、大量失血、休克或多器官功能障碍时,因血管痉挛,胆囊黏膜出现缺血、缺氧损伤,导致胆囊黏膜坏死脱落,甚至穿孔,病情发展迅速,并发症发生率和死亡率较高。

（二）临床表现

腹痛、恶心呕吐及发热是急性胆囊炎的三大主要症状。

腹痛常位于右上腹胆囊区,常向腰背部放射,为持续性,常有阵发性加重,但腹痛的强度则因人而异。腹痛剧烈,呈持续性,表示为梗阻性或化脓性胆囊炎;老年人则因痛阈差异,病理特征与临床症状不一致。腹痛发生不久,常有恶心、呕吐,吐出物为胃与十二指肠内容物,如频繁呕吐则提示病变严重。发热为胆囊炎引起的全身反应;高热寒战见于坏疽性胆囊炎或胆囊积脓。

(三) 体格检查

1. 全身检查 要注意黄疸与血压、脉搏、体温。黄疸在急性胆囊炎中也较常见。当胆囊管发生梗阻或影响胆总管时，可出现轻度一过性黄疸。当胆囊炎症发展到一定程度时，可影响全身功能，如出现体温明显升高、脉搏加快、呼吸加快、血压下降时，表示病变严重，为胆囊严重化脓、坏疽甚至伴有肝脓肿的征象。

2. 腹部检查 通常上腹部的呼吸运动常有不同程度的限制，有时可见到胀大的胆囊。腹部触诊在右上腹可出现压痛、反跳痛及肌紧张；当病变严重时，"腹膜炎三联征"可扩大至上腹或全腹部。墨菲征呈阳性。

(四) 诊断与鉴别诊断

1. 诊断 详细了解病史、病程，结合症状与体征，即可做出初步诊断。其特征性表现为右上腹痛，查体可触及肿大胆囊。实验室检查有助于确诊：

（1）血液检查：多有白细胞和中性粒细胞计数增多。血清谷丙转氨酶可有轻度增加；血清胆红素和碱性磷酸酶增高，提示胆总管结石；血清淀粉酶不同程度增高，这是由于部分患者同时伴有急性胰腺炎或奥狄括约肌痉挛、炎症、水肿。中、老年患者常伴有血糖升高。

（2）超声检查：可清楚看到胆囊的轮廓、增厚的胆囊壁，以及胆囊结石所显示的光团与声影。若发现胆囊周围有渗液，则是坏疽性胆囊炎的特征。

（3）X线检查：胆囊区平片可见到胀大胆囊阴影和/或胆囊内有阳性结石。

（4）CT：腹部CT扫描诊断胆囊炎、胆囊结石不如超声检查，CT主要用于了解肝外胆道系统，并判断是否存在肿瘤性病变。

（5）其他检查方法：腹腔镜检查对急性胆囊炎的诊断有很大意义。在腹腔镜的直视下，可见到充血、胀大的胆囊，严重病例可见胆囊壁的坏死及腹腔渗液。还可同时行腹腔镜胆囊切除术，也可行胆囊穿刺胆囊造影，了解胆道内部的病变。

2. 鉴别诊断 急性胆囊炎需与下列疾病相鉴别：

（1）先天性胆总管囊性扩张：该病由于胆总管远端尚有狭窄并继发感染，出现右上腹痛、恶心、呕吐、发热，甚至黄疸，极类似急性胆囊炎。超声检查即可诊断。内镜逆行胰胆管造影术或磁共振胆胰管成像，更易显出扩张的胆总管。

（2）胃十二指肠溃疡穿孔：穿孔早期，可表现为右上腹剧烈疼痛，类似急性胆囊炎，但腹痛范围可迅速扩大，出现上腹或全腹痛。腹部平片和腹腔穿刺术有明显的诊断意义。

（3）急性胰腺炎：该病多有上腹痛、恶心、呕吐，有时伴有黄疸，极似急性胆囊炎。然而，胰腺炎可有淀粉酶升高。超声检查有助于这两种病的鉴别。

（4）急性肠梗阻：该病可有腹痛、恶心、呕吐、便秘等，有时类似急性胆囊炎，但急性肠梗阻可有腹胀、高调肠音或气过水音，腹平片可见有肠管积气及气液平面。

（5）高位急性阑尾炎：位于肝下的急性阑尾炎，腹痛位于右上腹，有恶心、呕吐、发热等，类似急性胆囊炎，但高位急性阑尾炎的腹痛可能先始于上腹或脐周围，右下腹也常有压痛。超声检查有助于鉴别。

（6）肝脓肿：肝脓肿，特别是位于胆囊床附近的肝脓肿，可有右上腹痛、发热及消化道症状，类似急性胆囊炎。然而，肝脓肿的发热寒战较为突出，全身消耗较明显。CT、MRI及超声检查有助于鉴别。

（7）其他：需与急性胆囊炎相鉴别的疾病尚有许多内科性疾病，如右侧肺炎及胸膜炎、传染性肝炎、右肾绞痛、急性胃炎等。

(五) 治疗

急性胆囊炎病因并非单一，其治疗方法和手术时机的选择，应根据患者的具体情况区别对待。以中草药为主的中西医结合方法，是行之有效的疗法。

1. 非手术疗法

（1）一般疗法：轻度患者可进食流质，严重者要禁食，并予全身支持治疗，纠正水电解质和酸碱平衡紊乱，解痉止痛，应用抗生素，严密观察病情变化。

（2）中药疗法：根据中医辨证，我们将急性胆囊炎分为气滞、湿热和毒热（或脓毒）3型（表26-1-1）。

扫码观看彩图

表 26-1-1　急性胆囊炎的中医辨证分型

分型	主症	舌苔及脉象	病理
气滞型	右胁酸痛或窜痛,不发热,腹软	舌质淡红或微红,脉弦细或弦紧	相当于急性单纯性胆囊炎
湿热型	右胁痛,多发冷发热、身黄目黄,尿黄浊或赤涩,便结	舌质红,苔黄腻或厚,脉弦滑或洪数	相当于急性化脓性胆囊炎
毒热型(脓毒型)	右胁灼痛,口干渴,寒战,高热,腹胀而满,尿短赤,大便燥结	舌红或绛,苔黄燥或有芒刺,脉弦滑数或细数	相当于急性坏疽性胆囊炎

1)清胆行气汤:用于气滞型急性胆囊炎。

组成:柴胡、黄芩、半夏、枳壳、香附、郁金、延胡索、木香各 10g,杭芍 15g,大黄 10g^(后下)。

2)清热利湿汤:用于湿热型急性胆囊炎。

组成:柴胡 15g,黄芩、半夏、木香、郁金、猪苓、泽泻各 10g,茵陈 30g,大黄 15~30g^(后下)。

3)清胆泻火汤:用于毒热型急性胆囊炎。

组成:柴胡 15~30g,黄芩 15g,半夏、木香、郁金各 10g,板蓝根 30g,龙胆 10g,生大黄 15~30g^(后下),芒硝 15~30g^(冲服)。

(3)针刺疗法:可选用阳陵泉、足三里、内关、期门、日月、章门、胆俞、中脘。

(4)经皮经肝胆囊引流术:适用于高龄且全身情况较差无法耐受手术的患者。

2. **手术疗法**　因胆囊急性炎症和可能存在的解剖变异,有时会给手术增加难度,因此要认真对待。常用术式有:

(1)开腹胆囊切除术:是急性胆囊炎的基本术式。周身情况较好、局部病变允许时,争取行胆囊切除术。对胆囊切除有困难者,可行胆囊部分切除术。若手术中发现有胆总管增粗,或胆总管内有结石或蛔虫,以及胰头增大者,宜行胆总管探查术。

(2)腹腔镜胆囊切除术:一般认为急性胆囊炎发病 72 小时内,胆囊壁只有充血水肿,局部粘连疏松,胆囊三角结构易于分离显露,故急性胆囊炎在早期(72 小时内)首选腹腔镜胆囊切除术。

(3)胆囊造瘘术:胆囊炎症及粘连严重,或周围解剖关系不清、难以完整切除时,或患者的身体情况极差,不能耐受手术,或预期存活时间很短,可行胆囊造瘘术或部分切除术。

三、慢性胆囊炎

慢性胆囊炎是常见的胆囊慢性炎症性疾病,除胆囊壁有慢性改变外,尚有功能障碍,因而在诊断与治疗上存在一定分歧。

(一)分类与病因

根据慢性胆囊炎的病因与病理,可将其分为以下两大类:

1. **结石性胆囊炎**　慢性胆囊炎常合并胆囊结石,胆囊的病理改变可以从轻度胆囊壁的慢性炎性细胞浸润,到胆囊的组织结构被破坏、纤维瘢痕增生、萎缩,致丧失生理功能。与急性结石性胆囊炎是同一疾病不同阶段的表现。

2. **非结石性胆囊炎**　这类胆囊炎多由细菌或病毒感染导致,其次是由胆盐或胰液消化酶引起。胆囊管或胆总管的梗阻常是慢性胆囊炎的发病基础。当胆道发生梗阻时,胆囊内压力升高,胆囊体积增大。由于胆囊的反复慢性炎症,胆囊壁有纤维组织增生,出现萎缩性胆囊炎。有一种非结石性胆囊炎,出现在危重病伴器官衰竭时,表现为胆囊增大,胆囊壁变厚(可达 1cm),B 超下可有明显"双边影",有人认为这是多脏器功能衰竭中的肝胆系统衰竭所致。

(二)临床表现

慢性胆囊炎没有特异的症状与体征,大致可归纳为以下几种综合征:

1. **慢性胆囊炎急性发作**　这类患者诊断较易,可有长短不同的胆囊炎病史,发作时与急性胆囊炎无明显差别。

2. **间歇性胆囊炎**　可表现为间断性右上腹痛,并常被误诊为慢性肝炎、胃炎、消化性溃疡等。

3. **消化障碍性胆囊炎**　表现为餐后上腹饱胀感、腹胀、嗳气或呃逆等,也常被误诊为其他慢性消化道疾病。

4. **隐性胆囊炎**　无临床症状,在手术或尸检时偶然发现,并经组织学检查得以证实。

（三）诊断与鉴别诊断

慢性胆囊炎病史常不典型，往往需结合病史加以诊断。在非发作期的病例中，实验室检查常无帮助。

胆道影像学检查有决定性的诊断价值。超声检查对胆囊病变的准确率达 90% 以上，且是非侵入性检查方法，应作为首选。超声图像上可显示胆囊的大小、胆囊壁的厚度、胆囊功能，以及其中是否有结石等。考虑合并胆管疾患时，可进行 ERCP。

慢性胆囊炎需要与胆囊功能紊乱、溃疡病、十二指肠炎或憩室、结肠炎、慢性阑尾炎、慢性胰腺炎等相鉴别。

（四）治疗

1. 非手术疗法 非手术疗法对于控制急性症状、改善胆囊和消化功能有一定的作用。

（1）饮食调节：可根据患者饮食习惯，进食低脂肪、高维生素类易消化的食物。

（2）利胆药物：熊去氧胆酸等。

（3）解痉药物：颠茄、阿托品、溴丙胺太林等。

（4）中药疗法：以疏肝解郁、和胃止痛为主，可应用清胆行气汤；有热者，酌加清热之药；有湿者，可用清胆利湿汤加减方。

（5）针刺疗法：主穴取阳陵泉、足三里、内关、中脘等。

2. 手术疗法 对于症状较明显，或反复发作，伴有胆囊结石者，应考虑手术治疗。胆囊切除术是标准术式，效果较好。对非结石性慢性胆囊炎，以及不能排除胆道功能紊乱者，则手术治疗要慎重。对于因肝病、胃肠疾病引起的胆囊功能不良，有慢性胆囊炎表现者，应以药物治疗为首选。

四、胆囊结石

胆囊结石是消化系统常见疾病，形成机制尚不完全清楚。发病率在不同地区、国家及种族差异较大。在发达国家的白种人中，胆囊结石的发病率为 10%~15%；印第安人发病率更高，可达 60%~70%。在亚洲东部人群中发病率较低，撒哈拉以南的非洲人很少患有胆囊结石。我国胆囊结石发病率在 8% 左右，女性多于男性，40 岁以上肥胖者多见。胆囊结石成因复杂，按结石成分可为胆固醇结石、胆色素结石和黑色素结石 3 类，其形

成机制各不相同。

（一）病因与发病机制

1. 胆固醇结石 该类结石与胆固醇代谢障碍有关。种种原因使胆汁内胆固醇含量增多和 / 或胆盐、卵磷脂减少，胆固醇浓度相对增高，则胆固醇就会从胆汁中析出而形成结石。

造成过饱和胆固醇沉积的原因与以下因素有关：①肝脏胆固醇代谢异常；②肝肠循环障碍，使胆酸池缩小；③饮食因素；④胆囊黏膜上皮脱落、雌性激素的影响等。

然而，近年来许多学者的研究发现，不但胆固醇结石患者胆囊胆汁中的胆固醇多呈过饱和状态，而且约有 40%~80% 的正常人胆囊胆汁中的胆固醇也常是过饱和的。

（1）胆汁动力学平衡体系的研究：胆固醇在胆汁中主要以微胶粒和泡两种形式维持其溶解状态。微胶粒由胆固醇、磷脂、胆盐组成。泡是胆固醇、磷脂组成的复合体，两者相互联系，并相互转化，在胆汁中维持动力学平衡，对胆固醇的溶解和析出起调节作用。泡可以溶解 80% 以上的肝胆汁中的胆固醇，是胆汁中胆固醇溶解及转运的主要形式。薄片是新发现的胆固醇、磷脂组成的聚合体，可以溶解一部分胆固醇，其作用机制尚待进一步研究。胆盐通过转运蛋白所产生电化学梯度分泌进入毛细胆管，而胆固醇与磷脂结合，以泡的形式由细胞支架（微管、微丝等）跨过细胞膜转运进入毛细胆管，两个过程在一定程度上相互独立。当泡进入肝胆汁后，才与胆盐相互作用，形成微胶粒，在成石性胆汁中泡与微胶粒同时存在。在某些情况下，如胆汁胆固醇分泌增加，胆盐分泌减少，以及某些促成核因子作用下等，胆固醇可以从微胶粒向泡转移，并使泡体积增大、不稳定，并容易发生聚集融合，从单层小泡到大泡，进而形成复层大泡，析出胆固醇晶体，并可进一步形成胆固醇单水结晶，而单水结晶的生长和聚集，是胆固醇结石的雏形。各种研究表明，由胆汁胆固醇动力学平衡体系被破坏而产生的胆固醇过饱和，是结石形成的基础。

（2）胆固醇过饱和胆汁产生的机制：过饱和胆汁是胆固醇结石产生的先决条件。80% 的胆固醇在肝脏代谢，而胆固醇结石患者肝胆汁成核时间

扫码观看彩图

比胆囊胆汁短,故而肝脏是胆固醇过饱和胆汁的主要产生场所。过饱和胆汁产生的机制很复杂,主要有以下几个途径:

1)胆固醇分泌增加:目前认为造成胆固醇分泌增加的因素主要有:① HMG-辅酶 A 还原酶活性增高,导致肝细胞合成分泌胆固醇增多。②酰基辅酶 A-胆固醇酰基转移酶(acyl coenzyme A-cholesterol acyltransferase,ACAT)活性降低,使胆固醇转化为胆固醇酯减少。ACAT 是胆固醇酯化过程中的限速酶,广泛存在于肝脏及胆囊黏膜中,ACAT 在胆固醇结石患者的肝脏中活性降低,使游离胆固醇分泌增加,促结石形成;③脂类代谢紊乱:胆固醇结石患者存在脂类代谢紊乱,主要是:低密度脂蛋白及乳糜微粒(chylomicron,CM)含量和 / 或具有活性的受体数目增加;极低密度脂蛋白胆固醇含量增加;胆固醇逆向转运的载体高密度脂蛋白含量和 / 或其在肝细胞膜上的受体数目减少;④ 7α-羟化酶活性降低,导致胆固醇合成胆酸减少,胆固醇分泌过多。年龄是一个重要因素。

2)胆酸代谢障碍:胆汁酸是胆汁的主要成分,也是胆固醇体内代谢的最终产物。在肝细胞内质网微粒体酶系统作用下,胆固醇可逐步衍化为胆酸,胆固醇 7α-羟化酶是这一过程的限速酶。大部分胆固醇结石患者存在胆酸代谢障碍,主要表现在:

A. 肝脏合成胆酸能力下降:胆酸合成主要受限速酶胆固醇 7α-羟化酶,及另外两个关键酶 12α-羟化酶、27-羟胆固醇 7α-羟化酶的调节,也受胆固醇以及肝脏胆酸流量的反馈调节。胆固醇 7α-羟化酶、12α-羟化酶等都是细胞色素 P450 家族成员(CYP7A),在胆固醇结石患者中活性降低。

B. 胆盐肠肝循环被破坏:对胆汁酸代谢动力学变化与胆固醇结石发病关系的研究表明,胆盐肠肝循环被破坏,可使体内胆酸池含量下降,从而导致结石形成。

C. 胆盐成分改变:近年来,国内外学者对胆盐成分变化对成石的影响进行了详细研究,发现胆固醇结石患者胆汁中脱氧胆酸的比例增加,胆酸、鹅脱氧胆酸比例升高,甘氨胆酸增多而牛磺胆酸减少(G/T 比例升高)。

3)促、抗成核因子:肝胆汁的胆固醇饱和度比胆囊胆汁高,但胆固醇结石很少在肝胆管内形成,说明在胆囊胆汁中存在促成核因子,而 40%~80% 正常人胆囊胆汁为过饱和胆汁,却未形成结石,表明胆囊胆汁中还存在抗成核因子。

4)胆囊动力学异常:早在 1856 年,Meckel von、Hensbach 就已提出胆汁淤滞是胆囊结石的一个重要发病因素。胆囊结石患者的胆囊充盈与排空功能较正常人均有减弱,餐后会出现胆囊排空障碍的现象,胆汁在胆囊中的时间延长,造成胆固醇过饱和并析出结晶,胆固醇结晶可刺激胆囊黏膜分泌黏蛋白,促使胆固醇成核。Cong 等体外实验发现,胆汁中胆固醇含量升高,可抑制胆囊收缩功能,其机制与胆囊黏膜和肌层中过多的小窝蛋白 3 和 CCK-1R 结合,进而影响 CCK 功能有关。疏水性胆汁酸盐可以和胆囊平滑肌细胞膜上的 G 蛋白胆汁酸盐受体结合,激活 Gs-cAMP-PKA 信号通路,引起钾离子通道开放,从而使胆囊平滑肌细胞膜超极化,导致胆囊运动功能受损。

5)胆固醇结石的免疫学研究:胆固醇结石患者往往伴有急、慢性胆囊炎,这提示感染也可能是胆结石形成的重要因素。在炎症反应中,细胞因子充当了一个重要角色。TNF-α 可以使肝细胞摄取胆酸,特别是牛磺胆酸减少。IL-6 可抑制体外原代培养的肝细胞摄取胆盐,还可抑制牛磺胆酸的转运蛋白以及 Na$^+$/K$^+$ ATP 酶的活性,TNF、IL-2、IL-4 等可降低细胞色素 P450(如 CYP2A、CYP3A 等)的活性,而胆酸合成的限速酶 7α-羟化酶就是 CYP7A。

6)胆固醇结石的分子遗传病因学研究:胆固醇结石患者有明显的家族聚集倾向。多数学者认为,胆固醇结石是具有遗传背景的多基因疾病。流行病学研究表明,胆固醇胆石具有家族性的特点,胆石症家系研究支持存在人类胆石基因。与胆固醇结石成因关系密切的 7α-羟化酶、载脂蛋白、胆固醇转运蛋白等,均被发现存在基因多态性。寻找胆固醇结石成因的独立候选基因,已成为当前的一个研究热点。

2. **胆色素结石** 胆色素结石多呈棕色或橘色,不定形,大小不一,易碎,切面呈层状,常遍布于肝内、外胆管系统。胆管结石的成分以胆色素钙为主,胆固醇的含量一般不超过20%。胆色素结石的形成机制与胆道的慢性炎症、细菌感染、胆汁淤滞、营养因素等有关。常见的致病因素有复发性化脓性胆管炎、胆道阻塞、胆道寄生虫病(最常见的是胆道蛔虫病和中华分支睾吸虫感染)。感染是导致结石形成的首要因素,感染的细菌主要是肠道菌属,大多数患者的胆汁培养均有细菌生长,其中最主要的是大肠杆菌,厌氧性细菌亦较常见。胆汁淤滞是原发性胆管结石形成的必要条件。引起胆汁淤滞的原因是多方面的,其中胆总管下端炎症、狭窄是常见的原因。有时胆总管下端可能并无机械性梗阻,但并不排除由胆管炎所引起的胆管下端水肿和奥狄括约肌痉挛所致的功能性梗阻,在梗阻的近端,胆道内压力升高,胆管扩张,胆汁流动缓慢,涡流形成,有利于结石形成。胆道寄生虫病能促使结石形成,此类患者中可见到以虫体或虫卵为核心所形成的结石。

正常胆汁中,胆红素主要是水溶性的胆红素二葡萄糖醛酸酯的结合型胆红素,胆结石中的胆红素主要是不溶于水的游离胆红素。因而,胆汁中结合型胆红素的去结合化,是形成结石的原因。胆道感染时,大肠杆菌属和一些厌氧菌感染,能产生 β-葡糖醛酸酶,此酶在 pH 为 7.0 条件下,能将结合型胆红素水解生成游离胆红素,游离胆红素与钙离子结合,形成不溶于水的胆红素钙,形成胆色素结石。另外,胆汁中有来自组织的内源性葡糖醛酸苷酶,它的最适 pH 为 4.6,在适宜情况下,亦能水解胆汁中的结合型胆红素。此外,胆汁中的黏蛋白、酸性黏多糖、免疫球蛋白等大分子物质,炎性渗出物及脱落的上皮细胞、细菌、寄生虫、胆汁中的金属离子等,均参与结石的形成。

3. 黑色结石 近年来黑色结石受到普遍的重视,有人称之为第 3 类结石。根据日本东北大学第一外科的报告,在 20 世纪六七十年代,黑色素结石仅占 10% 以下,但到 20 世纪 80 年代已增加到 22%。现在已知,黑色素结石的形成往往与并存的疾病背景和施行过某些特定的手术有关。

(1)肝硬化与胆石:根据佐藤寿雄的报告,在肝硬化的患者中并发胆结石者为 13.3%,约为一般成年人的两倍;在这些结石中,黑色素结石占半数以上。在推论肝功能障碍与黑色素结石形成的关系时,作者认为,肝硬化患者常有高胆红素血症,有利于结石的形成;另外,由于充血性脾大及脾功能亢进,可增加红细胞的破坏及溶血,或为黑色素结石的来源。

(2)溶血性黄疸与胆石:溶血性黄疸的患者,由于高胆红素血症的存在,常并发胆囊黑色素结石。在佐藤寿雄报告的因溶血性黄疸而施行脾切除术的 58 例患者中,有 28 例(48%)已发生胆囊结石,其中黑色素结石 23 例,占 82%。

(3)胃切除术后的胆囊结石:许多报告证实,在胃次全切除术后,胆石的发病率明显增高。有报道发现,随访半年以上的 43 例患者中,有 11 例发生了结石,发生率为 26%,说明在术后短期内即开始有结石形成。从结石的部位来看,仍以胆囊结石为主。从结石种类来分析,黑色素结石约占 40%,其次为胆固醇结石,胆色素钙结石约占 17.4%。研究认为,胃大部切除术后发生胆囊结石,可能与术后粘连、消化道内分泌改变(如胃泌素、CCK 的分泌)等相关。

(4)心脏瓣膜置换术后的结石:人工心脏瓣膜置换术后,胆结石的发生率明显增高。因机械瓣对红细胞破坏产生溶血更为严重,故机械瓣膜的胆结石发生率高于生物瓣。结石以黑色素结石为主。

除上述 4 种特殊情况外,Ⅳ型高脂血症的胆结石发生率增高。此类患者肝 HMG-CoA 还原酶的活性增高,约为正常人的两倍,故此类患者的胆汁多属于胆固醇超饱和胆汁,这可能是胆结石发生率高的主要原因。糖尿病患者胆结石发生率亦较高,有人认为这与糖尿病患者胆囊收缩功能低下有关,还有人报告糖尿病患者胆汁酸浓度下降,从而引起胆固醇的超饱和。

(二)结石分类

1. 根据结石成分和结石表面、剖面的特点分类 胆囊结石的主要成分是胆固醇、胆色素、钙,其他含量较少的有脂肪酸、甘油三酯、蛋白质、黏蛋白。用红外吸收光谱分析,可分为:①胆固醇结石;②胆色素结石;③混合性结石,含胆固醇、胆色素钙、碳酸钙的混合结石(图 26-1-3)。

扫码观看彩图

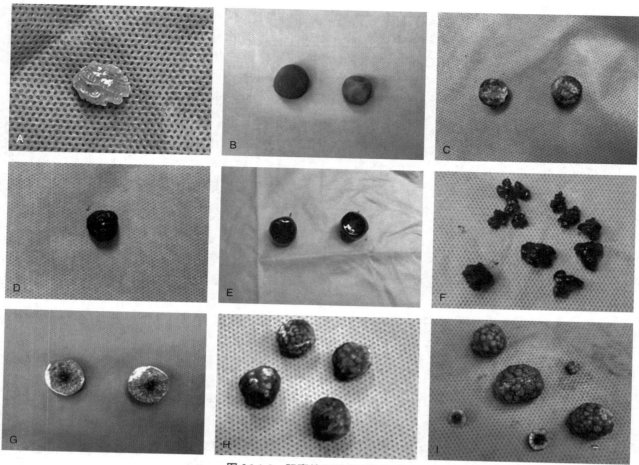

图 26-1-3　胆囊结石的类型和外观
A、B、C 为胆固醇结石；D、E、F 为胆色素结石；G、H、I 为混合性结石。

另一种分类方法由上海瑞金医院提出，根据结石表面及剖面特点分成 8 类：①放射状石；②年轮状石；③岩层状叠层石；④铸形无定形石；⑤沙层状叠层石；⑥泥沙状石；⑦黑色结石；⑧复合结石。第 1~3 类结石的主要成分为胆固醇，多发生于胆囊内。第 4~6 类结石主要成分为胆红素钙结石，可以发生在胆道的任何部位，但以肝胆管为多见，结石无一定形状，有时呈泥沙或胆泥状，硬度不一，常易压碎。

2. 根据中医辨证特点分类　胆囊结石的中医临床症状与胆囊炎一致，也分为气滞型、湿热型、毒热型（脓毒型），详见表 26-1-1。

3. 根据 B 型超声分型　CT 和 B 型超声检查均能够初步满足这种分类的要求。由于 B 型超声费用低廉，且可进行多次重复检查，故更受到医学界的重视。

日本千叶大学第一内科土屋幸浩等提出了如下的分类方法，具有参考价值。

（1）大结石：直径在 1cm 以上的结石为大结石，根据其超声影像的特点分为 3 型：

1）Ⅰ型结石：胆石表面呈现较浊回声的光团影像，向内部逐渐减弱，结石下面可出现声影。此类结石为胆固醇结石，无钙化。

2）Ⅱ型结石：在结石的浅部出现一个狭窄的强回声光团，伴有一个强声影。多为伴有钙化的混合结石，呈层状结构。

3）Ⅲ型结石：结石虽可显示，但光团较弱，声影亦较模糊不清。此类结石为胆色素结石，多容易伴有细菌感染。

（2）小结石：直径在 1cm 以下的结石属于小结石，多发性为主。根据其占据胆囊容积的大小及结石群体结构，又可分为充满型结石、堆积型结石、游离型结石、浮游型结石及块状型结石 5 类。充满型结石及堆积型结石除表示结石数量多以外,也反映胆囊运动功能已经丧失或严重障碍。小结石容易引起胆囊管的梗阻,容易引发胰腺炎。

（三）病理生理

胆囊结石发生后可引起胆道系统、肝脏以及全身一系列病理改变。

（1）由于胆囊结石的长期刺激及继发感染,可引起急性或慢性胆囊炎;胆囊管发生梗阻后,可导致胆囊积水,若继发细菌感染,则可形成胆囊积脓。胆囊坏死穿孔后,则出现胆汁性腹膜炎。胆囊颈部结石可对肝总管形成压迫,甚至导致肝总管梗阻、坏死、穿孔,临床上可发生感染、黄疸,称为米里齐综合征。

（2）胆囊结石排出到胆管内,可能会造成胆管梗阻、胆汁流通不畅,出现胆道压力增高,临床上表现为梗阻性黄疸,也可造成胰腺炎。若有继发性细菌感染,则可出现程度轻重不同的胆管炎。

（3）胆囊结石还会引起继发性肝损害,据临床肝脏活体组织检查所见,有70%以上的胆囊结石患者肝脏形态学改变,病变程度可由轻微的炎细胞浸润,直至胆源性肝脓肿、间质性肝炎、局灶性肝萎缩和胆汁性肝硬化。

（4）当胆囊结石并发梗阻性黄疸及严重感染时,可引起败血症等一系列全身性损害,甚至导致多器官功能衰竭。

（四）临床表现

胆囊结石的症状和体征,与结石的部位、大小、胆管梗阻的程度,以及并发症的有无等因素有关,现将主要临床表现分述如下。

1. 腹痛　腹痛是胆囊结石的主要临床表现之一。胆囊结石发作时多有典型的胆绞痛,为上腹和右上腹阵发性痉挛性疼痛,伴有持续性加重,常向右肩部或肩胛部放射。胆囊内结石（尤其是较大结石）不一定均产生绞痛,有的可以终生无症状,称之为静息胆囊结石。胆囊颈部结石极易引起急性梗阻性胆囊炎。哈特曼囊,是胆囊颈部一个袋状结构,极易堆积结石而产生胆绞痛。

2. 胃肠道症状　胆囊结石急性发作时,继腹痛后常有恶心、呕吐。呕吐内容物为胃和十二指肠的内容物,此后腹痛并不缓解。急性发作后,常有厌油腻食物、腹胀和消化不良等症状。

3. 寒战与发热　与胆道感染的程度有关。胆囊炎多继发于胆囊结石,它们之间有互为因果的关系,可出现不同程度的发热。坏疽性胆囊炎可有寒战及高热;胆管结石常并发急性胆管炎,而出现腹痛、寒战高热和黄疸三联征。当胆总管或肝内胆管由于结石、蛔虫和胆管狭窄等,造成胆管急性完全梗阻时,胆管扩张,胆管内压升高,管腔内充满脓性胆汁,大量细菌和内毒素滞留于肝内,通过肝窦状隙进入血液循环,而导致败血症和感染性休克,此种病变被称为急性梗阻性化脓性胆管炎（AOSC）。典型的 AOSC 除上述三联征外,还可出现血压降低（四联征）;如再出现神志障碍,则称之为雷诺五联征。

4. 黄疸　胆囊结石一般不出现黄疸,但约有10%的患者可以出现一过性黄疸。发生黄疸的原因可有以下几种:①胆囊炎同时并发胆管炎,或结石排出至胆总管;②肿大的胆囊压迫胆总管,引起部分性梗阻（即米里齐综合征）;③由于感染引起肝细胞一过性损害,在合并胆总管结石时,约70%以上的患者可以出现黄疸,黄疸呈波动性,如不清除结石或解除梗阻,虽经各种药物治疗,亦消退很慢,迁延日久,可引起胆汁性肝硬化。

（五）体格检查

1. 全身检查　在发作期呈急性病容,感染严重者有体温升高及感染中毒征象。如伴有呕吐或进食困难,可有脱水、酸中毒表现。当引起胆道梗阻时,巩膜与皮肤有黄染。

2. 腹部检查　胆囊结石的腹部压痛多局限于剑突偏右侧和 / 或右上腹胆囊区。胆囊管梗阻时,可触及胀大的胆囊,随着炎症的加重,也可出现反跳痛与肌紧张。墨菲征在胆囊结石引起的胆囊炎中多呈阳性。

（六）诊断与鉴别诊断

1. 诊断　根据病史、体检及必要的特殊检查,胆囊结石的诊断多无困难。对于少数缺乏明确病史及典型症状的病例,特别是老年患者,确诊需借助于超声或 X 线检查。在出现梗阻性黄疸时,确诊要结合实验室和其他胆道图像检查。对胆囊结石的诊断,不能仅仅满足于是否有结石的初级层次诊断,还应对结石的部位、结石的大小及数目、胆囊的形态与功能改变、胆总管下端（包括奥狄括约肌）有无梗阻,以及是否合并有其他并发症等,

扫码观看彩图

作出明确的判断。

(1)病史与临床表现:除无症状的胆囊结石外,70%以上的患者有典型的胆绞痛或胆道感染的病史,部分患者可有胆道手术史。为了能全面明确胆囊结石的诊断,必须仔细询问胆绞痛发作的情况,以及胆绞痛与其他症状(如恶心、呕吐、发热寒战、黄疸等)之间的关系。腹部检查要注意压痛点的位置、右上腹是否饱满和胆囊是否胀大。

(2)实验室检查

1)在胆囊结石的发作间歇期,实验室检查多无阳性发现。

2)发作期的检查所见与急性胆囊炎、急性胆管炎或 AOSC 相同。

3)如出现梗阻性黄疸,可见血清胆红素增高,及血清碱性磷酸酶和 γ- 谷氨酰转移酶升高。黄疸持续时间较长,可有不同程度的肝功能损害,严重者可出现凝血机制障碍。对梗阻性黄疸患者,应尽可能在较短时间完成各项检查,并采取有效的治疗措施。

(3)十二指肠引流液检查:十二指肠液中查到胆沙或胆固醇结晶,有助于诊断;若查到细菌或寄生虫卵,则有参考价值。胆汁缺乏说明胆囊管有梗阻或者胆囊功能已经丧失。

(4)超声检查:该方法因无创且准确率高,是胆囊结石的首选诊断方法。超声检查除能发现胆结石的光团和声影外,还能了解胆管扩张的程度、胆囊的大小和炎症程度,能对疾病做出定性定量的诊断,对选择治疗方法很有帮助。

在具有并发症(如黄疸、胰腺炎等)的胆囊结石患者中,MRCP、PTC、术中胆道镜检查,都是非常重要的检查与治疗手段。对于提高胆囊结石的手术效果,有十分重要的实用价值。

2. 鉴别诊断

(1)发作期需要鉴别的疾病:先天性胆总管囊性扩张、胆道蛔虫病、胆道运动障碍、溃疡病穿孔、胰腺炎、肠梗阻、右侧肾结石、右下肺炎或胸膜炎等。

(2)非发作期需要鉴别的疾病:肝炎、肝硬化、肝或胆囊癌、胆管癌、壶腹周围癌、慢性胰腺炎、胰腺癌等。

值得提出的是,胆囊结石常常伴发或继发于许多其他消化道疾病,如肝硬化、溃疡病、先天性胆总管囊性扩张、胆囊癌等。这些都增加了胆囊结石诊断与鉴别诊断上的困难。

(七)治疗

回顾我们治疗胆囊结石的历史不难发现,20世纪 50 年代以前基本上是采用外科手术治疗,20世纪 60 年代在中草药治疗的基础上出现了排石疗法,20 世纪 70 年代许多单位开展了溶石疗法。20 世纪 80 年代以来,随着现代化诊断设备与技术的引进,人们发现原来采用的中药治疗对某些病例存在较大的盲目性,疗效也不肯定,而对于胆道感染、胆道功能性疾患疗效甚佳,因此,中药在中西医结合围手术期、胆道感染、胆道术后防止结石再生等方面,有着广泛应用,并获良好临床疗效。

1. 治疗方法的选择 胆囊结石治疗方法的选择,要根据患者的周身情况、发病原因,以及结石的位置、大小、伴随的病变等,进行合理的选择,有时还需要几种治疗方法配合使用。

胆囊结石原则上宜采用手术治疗,但要区分不同情况,灵活对待:

(1)无症状胆囊结石:对这类结石是否需要施行预防性胆囊切除术,目前意见尚不统一。主张不做胆囊切除术的理由是,这类患者术前无症状或仅有轻微上腹部疼痛,手术创伤或术后症状加重会增加患者痛苦。多数外科医生认为,凡确属在查体中发现的无症状结石,均可采用定期随诊的方法进行观察,待有明确的手术指征时,再考虑手术。部分肝胆外科医生尝试采用腹腔镜下胆囊切开取石术,取得尚满意效果。患者术后需要长期服用胆酸药物和利胆中药,因结石成因复杂,术后结石复发仍是目前治疗难点。如有急性发作,应立即进行手术治疗,切除胆囊。口服溶石药物对肝功能有一定损害,一般不主张采用。

(2)症状性胆囊结石

1)伴急性胆囊炎的胆囊结石:除并发急性梗阻性坏疽性胆囊炎的胆囊结石需采用急性期手术治疗外,多数病例均先采用中西医结合非手术治疗,以控制急性症状。然后进行胆道系统的全面检查,根据检查结果,再决定进一步治疗方案。

2)伴慢性胆囊炎的胆囊结石:若患者已有反复发作,胆道系统检查有多发或较大结石者,宜采用手术治疗。有人认为3mm以下的微小结石、直径小于0.5cm的小结石是一种危险结石，因游动性大，容易嵌顿在胆囊管内，或引起胰腺炎等严重并发症，宜早期手术。

3) 胆囊结石伴有继发性胆总管结石：这类结石原则上宜采用手术治疗，但在具备较好内窥镜条件的单位，应先行内窥镜括约肌切开术，先取出胆总管结石，然后再行腹腔镜胆囊切除术，同时进行术中胆道镜取石，一期缝合胆总管，可缩小手术范围，减少住院时间。

4) 伴有严重并发症的胆囊结石：如伴发化脓性胆囊炎、坏疽性胆囊炎、瓷化胆囊或米里齐综合征等，应及时手术治疗，术前应尽量将病变的性质和程度判定清楚，以便选用合理的手术术式，并最大限度地避免手术并发症的发生。

2. 手术疗法 胆囊切除术是针对胆囊结石较成熟的治疗方法，科学掌握手术指征、把握手术时机、选择适当手术方式、加强围手术期管理、防治并发症，是外科治疗的基本原则。随着外科快速康复理念的发展，越来越多的医疗机构开展胆囊结石的日间手术。

(1) 手术指征：胆囊结石伴急性化脓性、坏疽性胆囊炎；慢性胆囊炎反复发作，经非手术治疗无效者；胆囊充满型结石；胆囊颈部结石嵌顿；同时伴慢性萎缩性胆囊炎、瓷化胆囊、胆囊肿瘤，建议早期手术治疗。

(2) 手术时机：胆囊结石的手术时机，应根据胆囊病变严重程度和患者身体基本情况综合判断。应尽量选择择期手术，避免急症手术。只有在胆囊出现严重急性病变、难以用非手术疗法控制时，方考虑急症或早期手术，如胆囊结石伴急性坏疽性胆囊炎，胆囊颈部结石嵌顿。若患者周身情况较差，或伴有其他重要器官严重并发症，或因胆囊周围解剖关系不清，难于采用胆囊切除术时，可行经皮经肝胆囊引流术或胆囊造瘘术，待病情好转（一般为术后3个月左右），进行第2次手术。

3. 几种手术方法 腹腔镜胆囊切除术目前作为治疗胆囊结石的首选术式，但对于胆囊炎症粘连严重、胆囊解剖关系不清，或术中遇到难以控制的出血，可考虑中转开腹手术。由于患者全身条件差，存在严重心肺疾患、肝脏疾病、凝血障碍等，无法耐受手术打击或全身麻醉；或局部原因，如炎症或粘连严重所致解剖结构不清，无法切除胆囊时，可行胆囊部分切除、引流术或造口取石术。

(1) 腹腔镜胆囊切除术：腹腔镜胆囊切除术为首选术式。

1) 采用气管插管全身麻醉。

2) 患者取头高脚低位，左倾15°。切开脐部皮肤1.5cm，用气腹针穿刺腹腔建立气腹，CO_2气腹压力1.6~1.9kPa（12~14mmHg）。手术采用三孔或四孔法（图26-1-4）。经脐部切口放置10mm套管及腹腔镜，先全面探查腹腔，了解肝脏位置高低后，再在剑突下镰状韧带的右侧，做垂直或稍低于肝脏下缘的戳孔，剑突下戳孔与右锁骨中线戳孔相距要在10cm左右，锁骨中线和腋前线肋缘下戳孔，应稍低于肝脏下缘（图26-1-5A）。

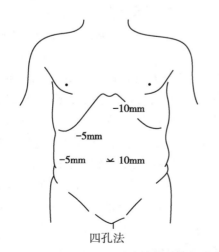
四孔法

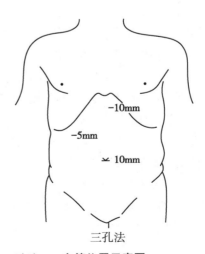
三孔法

图 26-1-4　腹腔镜胆囊切除术四孔法、三孔法 LC 套管位置示意图

扫码观看彩图

四孔法除脐部套管外,再分别于剑突下5cm置入10mm套管,右锁骨中线脐水平和腋前线肋缘下5cm各置入5mm套管,三孔法则减少右锁骨中线脐水平套管。

3)探查胆囊:观察胆囊大小、形态、囊壁炎症水肿程度,与毗邻的网膜、肝脏、十二指肠与结肠有无粘连和包裹。可用吸引器结合电钩分离胆囊周围粘连。如需胆囊减压,在胆囊底部做一小切口,吸出胆汁减压。

4)手术关键操作要点和技巧

A. 显露胆囊三角:对于体型较瘦者,腋前线抓钳提起胆囊底/体部向头侧推移,锁骨中线抓钳提起胆囊颈部向右下方牵拉,胆囊三角可以得到良好显露。对于腹腔脂肪较多者,两把抓钳可分别向头侧提拉胆囊颈部和向足侧下移三角区组织,显露胆囊三角(图26-1-5B)。

B. 解剖胆囊三角:用分离钳钝性撕开或电凝钩勾开胆囊三角区浆膜,游离胆囊管和胆囊动脉(图26-1-5C)。若胆囊三角区粘连严重,或组织明显充血水肿时,可增加抓钳牵拉张力,并使用冲洗器头端边吸引边钝性分离三角区组织,避免盲目电切、电凝误伤胆囊三角区内变异的肝右动脉和肝外胆管。若胆总管、肝总管、右肝管与胆囊颈部间形成无间隙粘连,可采用逆行切除胆囊的方法,或从粘连相对疏松的胆囊后三角入路分离辨认胆囊管和胆囊动脉。

C. 处理胆囊管和胆囊动脉:靠近肝总管约0.5cm处夹闭胆囊管,同时再夹闭远端近胆囊颈部,在两枚组织夹间剪断胆囊管。此时胆囊三角被完全显露,可清晰辨认胆囊动脉,夹闭胆囊动脉后,在动脉远端近胆囊处电灼切断(图26-1-5D)。处理胆囊动脉时,不宜骨骼化显露,以免血管组织少,夹闭不牢固。因胆囊动脉变异较多,碰到可疑索条状结构,均应紧贴胆囊颈部予以夹闭切断。对于增粗的胆囊管,可用阶梯施夹法或圈套器处理。胆囊管里有结石嵌顿,则需剪开胆囊管大半周,用无创伤钳向切口方向挤压,尝试将结石挤出,不能直接钳夹结石,以避免结石碎裂进入胆总管。确认结石完整挤出,有胆汁排出后方可夹闭胆囊管近端。

D. 分离、切除胆囊:胆囊管和胆囊动脉处理妥当后,腋前线抓钳提起胆囊底部向患者头侧推移,锁骨中线抓钳将胆囊颈部向上翻,使胆囊和胆囊床之间保持一定张力,使用电凝钩沿该间隙切除胆囊,注意对创面妥善止血(图26-1-5E)。有些术者倾向在胆囊底部切开其与胆囊床间浆膜,逆行分离胆囊,该方法可以清晰辨认表浅的肝血管或小胆管分支,并予以保护。若胆囊炎症较重波及肝脏,在损伤肝脏时,易出现难以控制的出血,应"宁破胆囊,勿损肝脏",允许部分胆囊黏膜残留于胆囊床,电凝烧灼即可。剥离胆囊后,胆囊床渗血广泛,可用纱块压迫稍许时候,然后改为喷凝模式止血。如单极电凝无效,可改用双极电凝。

E. 取出胆囊标本、缝合切口:将胆囊标本自剑突下孔道取出,必要时扩大切口(图26-1-5F)。若为老年、合并糖尿病、腹腔组织较多且腹壁较厚者,可使用钩针间断缝合,关闭腹膜及肌层,避免出现术后切口疝。

术中遇到下列情况应中转开腹:①不能排除胆囊组织癌变的可能;②胆囊三角呈冰冻状,组织致密,难以分离,或稍做分离即出现难以控制的出血;③胆囊壶腹内侧粘连紧密,分离后出现胆汁漏,怀疑肝总管、左右肝管损伤;④胆囊管-肝总管汇合部存在巨大结石嵌顿,有米里齐综合征可能;⑤胆肠内瘘;⑥胆管解剖变异,难以识别,如异常副肝管等。

部分胆囊切除术:术中胆囊床分离困难,或可能出现大出血者,可采取胆囊部分切除术,残留的胆囊黏膜应彻底电凝烧灼或化学损毁,防止残留上皮恶变、形成胆漏或包裹性脓肿等。

(2)经胆囊取石术:是19世纪在胆囊切除术尚不成熟下的一种治疗胆石的方法。2009年,张宝善报告了腹腔镜微创保胆取石的新思路,引发了国内外科界的争论,大多数专家因其高复发率而持反对意见。值得探讨和关注的是,中西医结合疗法在取石后治疗胆囊炎、预防结石再生中的价值。苗彬等研究发现,利胆中药陈皮、丹参可以降低肝细胞胆固醇比例以及胆固醇饱和指数,通过抑制胆固醇合成限速酶HMG-CoA还原酶的活性,使胆固醇合成分泌减少。有学者采用升清胶囊(大黄、虎杖、陈皮等)对胆固醇结石小鼠进行干预,8周后发现,经升清胶囊灌胃的小鼠,血清总胆

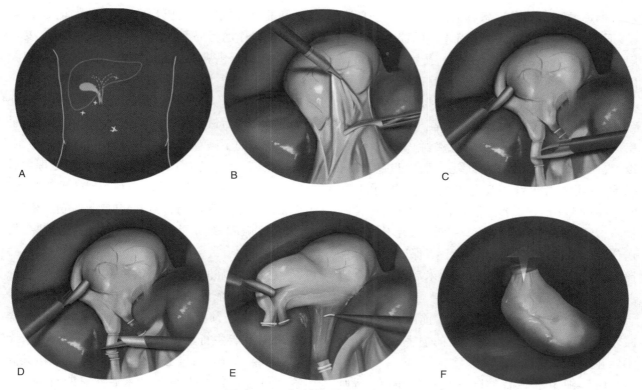

图 26-1-5　腹腔镜胆囊切除术示意图
A. 四孔法戳孔位置；B. 解剖胆囊三角；C. 夹闭胆囊动脉；D. 切断胆囊管；E. 从胆囊床上剥离胆囊；F. 取出胆囊。

固醇明显下降，胆囊结石成石率降低。这些将为保胆取石术后，减少结石复发提供依据。

（3）局部并发症防治：局部并发症发生率在5%左右，包括胆道损伤、胆瘘、术后出血及伤口感染，其中最严重的是胆道损伤。造成胆道损伤的因素有很多，如肥胖影响术野暴露、胆囊三角区严重粘连、出血影响手术视野、胆囊管或右肝管走行变异，或术者经验不足；且腹腔镜手术造成胆道损伤的发生率高于开腹手术，有经验的外科医师应适时中转开腹手术，避免胆道损伤。

治疗胆囊切除术后胆道损伤的最佳时机是术中发现。术中如果发现在胆管区域有胆汁渗漏，即应警惕胆道损伤的存在。此时尚无明显组织水肿、感染与粘连。术后胆管损伤导致胆瘘，患者会出现腹痛、发热或黄疸，超声或 CT 检查可见腹腔内液体积聚。ERCP 和 MRCP 可作为首选方法，用于判断胆管损伤及类型。一般手术后1周内发现胆道损伤者，可考虑紧急手术进行胆道重建；而超过1周，有炎症与感染、组织水肿和粘连等因素，应考虑在 B 超引导下穿刺造影和引流，3个月后全身情况稳定、局部具备再手术条件，方可进行

手术。手术方式以胆管端端吻合为宜。术中应对损伤的胆管进行修剪，形成新鲜创面。吻合时应遵照黏膜对黏膜、单层、可吸收线的原则，胆管内可放置 T 型管支撑，原则上应另打孔引出胆管。手术中精细解剖，确切止血，必要时放置引流管。T 型管一般需要支撑6个月以上，如有必要可通过 ERCP 改为内支撑，以巩固疗效。

4. 胆囊结石日间手术　日间手术是指患者在一个工作日内完成入院、手术和出院的一种手术模式，不包括在诊所或医院开展的门诊手术。它具有缩短住院时间、减少费用负担、节约医疗资源、减少损伤、加速康复等特点。

胆囊结石的日间手术流程一般分为术前评估、实施手术、术后康复、离院指导4个步骤。首先患者在门诊或住院后，由主管医师和麻醉医师配合完成术前各项检查，筛选符合日间手术条件的患者安排日间手术，不适合的安排择期手术。日间手术要求经验丰富的外科医生和麻醉医生密切协作，术中精细解剖，控制手术时间，减少出血量，麻醉师控制麻药用量，给予患者良好术后镇痛治疗；还需要专业沟通能力较强的护士做好术前、

扫码观看彩图

术后护理及随访。术后患者清醒后，尽早进食流质、下床活动，主管医师对患者术后的饮食、作息、门诊复查等事项，进行详细讲解，待病情平稳后，即可出院。全部住院时间控制在 1~2 天。

（1）患者选择：身体状况按美国麻醉科医师协会（ASA）标准，选择Ⅰ~Ⅱ级患者，无明显心、肺疾病。但目前认为，只要并存疾病稳定在 3 个月以上，在密切监测下，ASA Ⅲ级患者亦可接受日间手术，此类患者年龄一般应在 65 岁以内，手术时间不超过 3 小时，估计术后不发生大出血、呼吸道梗阻，及术后疼痛不剧烈等。另外，患者不能独自居住，手术后必须有成人陪同回家，保证家中有人照看，并有完善的通信设备，以便术后出现紧急情况时，能及时与医生取得联系。

（2）术前准备：做好充分的术前准备，可有效减轻手术对患者心理及生理上的损害，并可减少术后并发症的发生。

应详细了解患者的既往慢性病史：①高血压患者持续口服降压药到术晨，血压控制在正常高值水平（收缩压 130~139mmHg，舒张压 85~89mmHg；1mmHg=0.133kPa）以下；②糖尿病患者在围手术期的心脏并发症、呼吸系统并发症及术后伤口感染率均有所增加，应在术前 3~4 天测尿糖、尿酮体、监测空腹及三餐后血糖，术后应激状况下血糖偏高，仍要定时监测，术前空腹血糖保持在 8.9mmol/L 以下，无酮症和酸中毒；③冠心病患者根据具体情况服药，使心率维持在 70 次/min 左右，并控制期前收缩，改善心脏功能；④对肺部疾病患者，应做血气分析及肺功能检查，如结果异常，应予以吸氧或雾化治疗，待症状改善，复查结果正常，方可手术；⑤术前用阿司匹林、双嘧达莫或华法林者，应至少停药 7 天。

（3）疼痛的控制：日间手术的成功，取决于术后疼痛的处理。患者在院期间，应对其开展疼痛评估，一般采用视觉模拟分量表（VAS 评分）。疼痛处理可以多种模式联合镇痛，包括局部麻醉、非甾体抗炎药、对乙酰氨基酚、短效阿片类药物（如芬太尼），尽可能避免使用长效阿片类药物（如吗啡）。

腹腔镜手术的疼痛，可以通过以下途径来控制：①术前口服镇痛药，如非甾体抗炎药、对乙酰氨基酚，可提供更好、更长效的术后镇痛；②穿刺孔部位操作前行局部浸润麻醉，是一种简单、安全的方法，可提供满意的术后镇痛；③尽量排尽腹腔内 CO_2；④术后用生理盐水反复冲洗腹腔。

（4）术后恶心、呕吐的预防及处理：恶心、呕吐是麻醉和术后最常见的并发症之一。在对日间手术患者做的不满意调查问卷中显示，术后恶心、呕吐排在第 2 位，仅次于术后疼痛。因此，处理术后恶心、呕吐是保证日间手术顺利开展的重要因素。临床比较常用的药物有：甲氧氯普胺、异丙嗪/奋乃静、氟哌利多、东莨菪碱/阿托品、赛克力嗪、昂丹司琼等。

（5）离院标准：可参考 Aldrete 与 Marshal Chung 评分法，还可依据以下标准：①生命体征平稳至少 1h；②患者必须能够辨认人员、地点和时间，能穿衣、避让和自主行走；③患者必须无恶心、呕吐，无剧烈疼痛，无出血；④必须由麻醉和手术医生共同签字同意出院，并告知患者术后回家期间注意事项，及需要帮助时的联系人；⑤患者必须由有负责能力的成人护送，并在家中照看。

5. 非手术治疗方法

（1）中药排石疗法：由于胆囊管和胆管下端的解剖学特征，中药排石疗法几乎不能安全和完全地将胆囊内结石排到肠道，而且还面临胆囊管梗阻和发生急性胆源性胰腺炎的危险。

（2）溶石疗法：溶石疗法是基于口服胆酸制剂增加胆汁内胆汁酸浓度实现的。常用熊去氧胆酸和鹅去氧胆酸。此药物联合应用 6 个月，对胆石直径<1.5cm 的患者，溶石率接近 50%。但由于服药时间长，药物对肝脏负荷较大，约 1/3 患者在治疗过程中不能坚持服药，另有部分患者治疗中有急性发作。结石完全溶解者，也有超过 50% 的结石复发率。

（3）体外冲击波碎石：起初用于泌尿系统结石的碎石方法。由于胆囊结石成分与泌尿系结石成分大不相同，一般功率的体外震波碎石不能满足胆囊结石的碎石要求。加之碎石后，结石碎片可能造成胰腺炎和胆道梗阻，风险较大，故不宜实施。

（八）特殊类型的胆囊结石

认识不足可能延误诊断造成不良后果，有代

表性者为以下几种：

1. 米里齐综合征（Mirizzi syndrome） 是一种较少见的良性胆道梗阻性疾病，多指胆囊结石在胆囊颈或胆囊管嵌顿，及其炎症压迫肝总管所引起的胆道狭窄、穿孔甚至梗阻等病理损害。米里齐综合征占同期胆囊切除术术后不良后果的 1.0%~2.7%。

形成米里齐综合征必须具备 3 个条件：①较大的胆囊结石嵌顿于胆囊哈特曼囊内；②胆囊管与肝总管并行；③由于胆石的压迫及胆石部位的长期慢性炎症，致使肝总管狭窄、内瘘等继发病理损害。根据病理改变，选择外科治疗方法。

Csendes 等给米里齐综合征进行了分型：Ⅰ型，胆囊颈部或胆囊管结石嵌顿压迫肝总管；Ⅱ型，胆囊胆管瘘形成，瘘口直径小于胆管周径的 1/3；Ⅲ型，瘘口直径不超过胆管周径的 2/3，胆囊结石可部分进入胆管；Ⅳ型，胆囊胆管瘘损及胆管全周，胆结石可部分甚至全部进入胆管，形成梗阻（图 26-1-6）。

近年也有学者将米里齐综合征分为两型，即Ⅰ型为无瘘型，Ⅱ型为有瘘型，他们认为这样更有利于手术方法的选择。

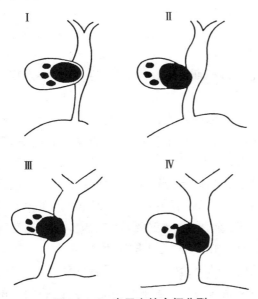

图 26-1-6 米里齐综合征分型

米里齐综合征有以下特点：患者年龄较大，多有反复发作的胆管炎；腹痛多为隐痛，黄疸常为轻度一过性；血清胆红素、谷丙转氨酶、碱性磷酸酶升高。B 超不能详尽地显示胆道的解剖，而且过多依赖操作者的经验，一般多可见胆囊颈部解

剖关系不清，胆囊腔变小，胆囊壁增厚，有较大结石于胆囊颈部，多提示本病存在。ERCP 被认为是描述胆系的最佳检查手段，但有潜在的并发症。MRCP 能很好地显示胆系的正常及异常解剖，故诊断价值亦较高。

米里齐综合征胆囊常萎缩，胆囊三角与肝、十二指肠韧带严重粘连，解剖关系不清。对于无胆囊胆管瘘的Ⅰ型患者，采用单纯胆囊切除术即可；对于已经发生胆囊胆管瘘者，手术原则为切除病变的胆囊，取尽结石，解除胆道梗阻，修复胆道损伤及胆管引流。从胆囊底开始分离胆囊，直至胆囊颈或结石嵌顿部上方。切开胆囊，取出结石，术中尽量保留胆囊颈部与胆管连接的部分，并用此部分胆囊壁组织修补胆总管瘘口缺损。该方法安全可靠，并发症少。缺损过大、远端胆道直径较小，端吻合困难者，亦可行胆总管 - 空肠鲁式 Y 形吻合术。

2. 并发胆内瘘的胆囊结石 包括胆囊十二指肠瘘、胆囊结肠瘘及胆总管十二指肠瘘等。

胆囊十二指肠瘘约占胆肠内瘘的 80%，结石性胆囊炎的存在是其发病的基础。在胆囊管梗阻时，胆囊周围纤维素性渗出或脓性渗出，造成其与邻近的十二指肠粘连。炎症反复发作，使胆囊内压增高、局部血循环障碍，继之胆囊壁与粘连的十二指肠壁之间坏死、穿孔，形成内瘘。瘘口多位于乳头部上方，为圆形或椭圆形的瘘口，结石可由该瘘口排至十二指肠，并可能导致梗阻。胆囊十二指肠瘘的临床表现无特异性，多表现为结石性胆囊炎的症状，即间断性右上腹和上腹部疼痛。对于反复出现胆管感染症状的胆囊结石患者，以及并发结石性肠梗阻的患者，应警惕胆瘘特别是胆囊十二指肠瘘的存在。胆囊十二指肠瘘多发生在胆囊底部与十二指肠第 1 段之间，需进行手术处理。胆囊十二指肠瘘手术治疗的原则是切除胆囊、清除结石、切断瘘管、修补十二指肠瘘口。

胆囊结肠瘘主要见于结肠右曲部，主要表现是胆道感染，经常出现难于解释的发冷发热，本病可在胃镜、十二指肠镜、ERCP 或钡餐造影时得到证实。胆囊结肠瘘的手术治疗原则是切除胆囊、清除结石、切断瘘管、修补结肠瘘口。

3. 胆石性肠梗阻与布弗雷综合征 胆石性肠

扫码观看彩图

梗阻,是指胆道结石进入肠道所引起的机械性肠梗阻,临床表现多变,在各类肠梗阻中最为隐蔽。女性多于男性,年长者多见。胆石性肠梗阻可表现为急性或慢性、高位或低位、完全或不完全性肠梗阻。较小的胆石可随肠蠕动推进,随肠内容物自行排出体外,不引起梗阻。只有最小直径大于2.5cm的胆石,才可能造成阻塞。据文献统计,胆结石梗阻部位以末端回肠占多数,为70%;其次为空肠,占27%;十二指肠占1%~3%。

布弗雷综合征,是胆石性十二指肠梗阻,也是胆石性肠梗阻中较多见的一种类型。本征由布弗雷于1896年首先报道。本综合征也以老年人多见,症状常不典型,通常是在胆囊结石长期发作的基础上,先发生胆道十二指肠瘘,结石排出后,又堵塞十二指肠,引发十二指肠梗阻症状,如腹痛、呕吐、脱水、电解质紊乱和氮质血症等。

Rigler描述了胆石性肠梗阻X线腹平片的4点特征,即胆道积气、肠梗阻、肠腔内有结石影像、既往发现的胆道结石消失。超声检查不但可诊断胆石性肠梗阻,而且可精确显示结石的部位,比腹部平片敏感。典型的超声检查结果包括积液的肠腔内结石的位置、胆囊病变严重、胆道积气。很多情况下,超声检查即可对结石性肠梗阻做出明确诊断,而不需要更多的检查。CT扫描在急腹症辅助检查中的应用越来越广泛,Rigler标准对该项检查同样适用。螺旋CT扫描可以显示扩张、积液、积气的肠管和积气的胆道,及肠道内结石(尤其是阴性结石)影,诊断胆石性肠梗阻的敏感度、特异度及准确度分别可达93%、100%和99%。

胆石性肠梗阻手术治疗的目的包括去除异位结石、解除肠梗阻和修补胆肠内瘘。长期以来,人们对该病的具体手术治疗方法存在争议。一般有两种手术方案:一种是肠管切开取石的同时,行胆囊切除、胆肠瘘修补,即所谓一期手术;另一种是手术分二期进行,一期解除梗阻,二期修补内瘘、切除胆囊。

4. 老年人结石性胆囊炎 我国进入老龄化社会阶段,老年急性胆囊炎患者逐年增多,老年患者急性胆囊炎主要是由胆囊结石导致的胆囊管或胆囊壶腹梗阻所致,而胆囊结石的发病率随着年龄的增长而增加,70岁以上老人发病率为13%~50%,80岁以上老人发病率为38%~53%,而且老年人胆囊穿孔的危险性高达40%~70%,老年人急性胆囊炎急症手术死亡率高达14%~19%,因此老年人将会成为今后临床治疗的重点和难点。

老年人胆囊结石合并急性胆囊炎病情发展快、并发症多,大多数老年患者同时存在两种以上的内科合并症,增加了围手术期病情的复杂性和手术的风险。老年人症状、体征不符,往往症状较轻,可能与老年患者对疼痛的反应性降低有关。胆囊动脉为终末动脉,而老年人常伴有动脉粥样硬化、血管壁狭窄甚至闭塞,加之血液黏滞度增加,在梗阻性胆囊炎时就会加重胆囊壁血运障碍,在胆囊急性炎症时就容易发生胆囊化脓、坏疽,甚至穿孔。因此老年结石性胆囊炎容易被误诊,国内报道本病误诊率可高达22.3%。

由于老年人通常合并重要脏器功能衰退,一旦患病或发生应激状况时,重要器官的代偿功能不足,容易发展成危重状态,甚至危及生命,手术后并发症的发病率也更高。因此,老年结石性胆囊炎应早期诊断,并积极早期手术治疗。老年急性结石性胆囊炎患者,在纠正患者全身情况的基础上,首选早期(发病时间<72小时)手术,而不是急症手术,可有效降低病死率,缩短平均住院时间。对发作间歇期的老年结石性胆囊炎,应尽可能施行择期手术,不应以年龄作为手术指征或禁忌证。

对于急性发作的老年结石性胆囊炎,处理原则是简单、快速、解决问题。如发生胆囊壁坏疽、穿孔,粘连严重、解剖不清,加之患者全身状况,尤其是心肺功能不能耐受长时间手术时,可取出胆囊结石后,行胆囊造口术。如患者存在休克等严重情况,或心、肺等重要器官功能障碍,无法耐受手术及麻醉打击,无法接受手术,可在超声引导下行经皮经肝胆囊引流术,以尽快缓解胆囊内压力,减轻炎症,改善血运,避免坏疽、穿孔、腹膜炎的发生。待3个月后,胆囊炎症减轻、脏器功能好转,再施行手术。手术方式选择应遵循黎介寿的"腹部损伤控制性手术"的理念,根据患者全身状况和胆囊局部条件,采取符合病情的"个体化"手术方式,包括腹腔镜胆囊切除术、开腹胆囊切除术、部分胆囊切除术、胆囊造瘘术及胆囊穿刺引流术等。

由于老年患者多有病情反复发作史,因此胆囊局部粘连较为严重,特别是胆囊三角可能辨别不清,因此手术难度明显增大。术中要仔细分离粘连,一定要辨明"三管一壶腹"的关系,离断胆囊管的原则是"宁伤胆囊,勿伤胆管"。传统开腹胆囊切除术时,对于胆囊炎症严重、粘连或萎缩的情况,不强求完整切除胆囊,可采取胆囊大部切除术,残余胆囊黏膜可用电凝或超声刀破坏,文献显示,该术式的疗效及安全性、可行性是肯定的。

5. 其他少见病变 临床上还有一种少见的胆囊疾病,称为黄色肉芽肿。由载有脂肪的巨噬细胞引起胆囊壁局部或弥漫性的炎症破坏。病变肉眼可见,胆囊壁内形成黄色肉芽肿斑块。常见胆囊壁增厚,常常合并胆囊结石。发病机制尚不清楚。目前可以确定的是,该病是对胆汁外溢的炎症性反应,最大的可能性是从罗-阿窦中溢出。症状常由急性胆囊炎的持续性上腹痛开始。黄色组织会侵犯邻近器官。超声和/或CT检查提示低回声,或低密度区域,或胆囊壁上的条带。建议采用胆囊切除术,若炎症已侵及邻近肝组织,或不能排除胆囊癌时,可切除包括胆囊床的部分肝组织,术中快速冰冻病理检查,可帮助确定病变性质及切除范围。本病多为良性疾病,切除后不易复发。

五、胆囊微小病变

胆囊微小病变,又称胆囊息肉样病变,也称胆囊隆起样病变,是由胆囊壁向腔内局限性隆起的一类病变的总称。本病介于炎症与肿瘤之间,其性质有良性与恶性之分。

(一)病因病理

本病的病因目前尚不清楚,可能与胆固醇代谢障碍、胆囊炎症关系最为密切。本病的分类尚未统一,多采用1984年Weedon提出的分类方法:

1. 胆固醇性息肉 此类息肉最为常见,占全部胆囊息肉样病变的60%以上。特征是胆囊黏膜面有淡黄色小结节突起,大小以3~6mm为多见,常有一个纤细的蒂与黏膜相连,触之易脱落。可为单发或多发,伴有或不伴有胆囊结石。镜检特征为黏膜皱襞固有膜内有大量泡沫细胞积聚,突

出的表面覆盖有柱状上皮。

2. 炎性息肉 亦为良性息肉,表面光滑,多为单发,约5~8mm大小。镜检见由新生的毛细血管或纤维细胞和慢性炎症细胞组成的息肉状物。肉芽组织表面覆盖腺上皮。可同时伴有慢性胆囊炎及结石。

3. 腺瘤样息肉 包括乳头状腺瘤和单纯性腺瘤,前者在胆囊黏膜表面出现乳头状赘生物,镜检可见赘生物呈树枝样分支结构,表面覆以单层立方上皮或柱状上皮,在丰富的间质结缔组织内,分布着较多的囊性腺体;后者基底较宽,没有明显的蒂,隆起部分呈颗粒状,多为单个发生,镜下隆起部分系由密集的衬以柱状上皮或立方上皮的腺腔所构成,部分腺体可见黏液分泌。

4. 胆囊肌腺病与肌腺瘤 肌腺病,也称肌腺体增生性胆囊炎,病变多位于胆囊底部,局部囊壁增厚,一般为5~12mm,切面呈蜂窝状。镜下见病变区罗-阿窦深达黏膜下层及肌层;窦腺内衬以柱状上皮,呈腺样结构;周围为增厚的平滑肌纤维包裹。如本病病变范围广、弥漫,则称之为肌腺病;如病变较局限,形成结节,则称之为肌腺瘤。

5. 混合性息肉 具有上述两种以上病变的息肉。至于胆囊微小病变与慢性胆囊炎、胆囊癌的关系,尚有不同意见。由于本病多伴有慢性胆囊炎,故有些病变很可能是由胆囊炎发展而来的。腺瘤样息肉和肌腺病发生癌变的机会较多。

(二)临床表现

本病以女性为多,男女之比为1:(4~9)。年龄以中年为多见。临床上一般无症状,多在体检或因其他疾病进行超声检查时发现。本病的症状多较轻微,表现有右上腹不适或微痛,可有胀痛或胀气、厌油、消化不良等。合并胆囊炎或接近胆囊颈部者,则可出现胆绞痛或胆囊炎的临床表现。偶有息肉脱落,可导致一过性黄疸和急性胰腺炎。发生恶变时,症状逐渐加重,晚期可有消瘦、体重减轻,或右上腹肿块等,如扩展到胆管,则可能出现梗阻性黄疸。

(三)诊断与鉴别诊断

1. 诊断

(1)超声检查:是本病最理想的检查方法,其

扫码观看彩图

阳性率可达 90% 以上,可以了解病变的大小、形态、数量以及所在部位,对于手术前诊断有重要的指导意义。B 型超声波的图像特征通常是胆囊大小正常,囊壁可稍增厚,有乳头状或结节状小光团与囊壁紧贴,不移动,不伴声影。由于 B 型超声可反复进行检查,故可作为动态观察的手段。

(2)CT 检查:虽也可显示胆囊息肉的位置、大小等,但由于检查费用高,阳性率不如 B 型超声,故只在临床诊断有困难时,才考虑使用。

2. 鉴别诊断

(1)胆囊结石:微小的胆囊结石,也可显示胆囊壁上的小光团,但单发者少。是否可随体位而移动,是两者鉴别要点。

(2)胆囊癌:胆囊微小病变依靠 B 型超声诊断较容易,但病理性质难以鉴别。目前超声造影、增强 CT、内镜超声,对胆囊癌诊断的准确性和敏感性均高于普通超声。

(四)治疗

业内人士对待胆囊微小病变的治疗态度尚不一致。主张积极手术者认为,本病有恶性变之可能,故一旦发现,应手术切除胆囊为宜。多数人认为,应针对不同情况选择手术与非手术疗法。

1. 非手术治疗　对无症状、息肉直径小于 1cm、基底部呈蒂状之息肉样病变、胆囊壁无增厚、不合并胆囊结石者,可定期做 B 型超声复查,同时采用中药治疗,清热利湿、活血化瘀之剂对炎性息肉可能有效。抗生素无使用必要。

2. 手术治疗

(1)手术适应证:①息肉较大,>1cm 和 / 或基底较宽;②伴有胆囊其他病变,如胆囊功能不良、胆囊壁厚,尤其是局部增厚、伴有胆囊有结石等;③观察期息肉增长速度快,患者的年龄偏大,手术切除以防恶变。

(2)手术方式:视息肉性质、部位与范围而定。

1)胆囊切除术:适用于病变局限在胆囊的息肉,首选腹腔镜胆囊切除术。

2)胆囊扩大切除术:适用于经术中病理证实有恶变之息肉。应依照胆囊癌处理方式进行手术,如胆囊切除加肝门淋巴结清扫,以及胆囊切除加部分肝脏或部分胆管切除术等。

参考文献

1. 李月廷. 胆囊结石的成因及中西医结合治疗 [J]. 中华腔镜外科杂志 (电子版), 2012, 5 (3): 176-179.
2. SUN H, WARREN J, YIP J, et al. Factors influencing gallstone formation: a review of the literature [J]. Biomolecules, 2022, 12 (4): 550.
3. HUBACEK J A, BOBKOVA D. Role of cholesterol 7alpha-hydroxylase (CYP7A1) in nutrigenetics and pharmacogenetics of cholesterol lowering [J]. Mol Diagn Ther, 2006, 10 (2): 93-100.
4. CONG P, PRICOLO V, BIANCANI P, et al. Effects of cholesterol on CCK-1 receptors and caveolin-3 proteins recycling in human gallbladder muscle [J]. Am J Physiol Gastrointest Liver Physiol, 2010, 299 (3): G742-750.
5. JIAO J Y, ZHU X J, ZHOU C, et al. Research progress on the immune microenvironment of the gallbladder in patients with cholesterol gallstones [J]. World J Gastrointest Surg, 2022, 14 (9): 887-895.
6. 詹磊, 孙诚谊. 贵州地区汉族人群 BChE 基因单核苷酸多态性与胆囊结石发病风险相关性分析 [J]. 中华普通外科杂志, 2021, 30 (2): 125-132.
7. 李哲夫, 陈孝平. 胆固醇胆石成因的研究进展 [J]. 中国普通外科杂志, 2007, 16 (2): 170-172.
8. QIAO T, MA R H, LUO X B, et al. The systematic classification of gallbladder stones [J]. PLoS One, 2013, 8 (10): 74887.
9. 张宝善. 腹腔镜微创保胆取石的新思维新概念 [J]. 肝胆胰外科杂志, 2009, 21 (5): 337-339.
10. 苗彬, 崔乃强, 赵二鹏, 等. 中药对犬肝细胞脂质分泌的影响 [J]. 中西医结合外科杂志, 2004, 10 (3): 203-205.
11. 章学林, 梁晓强, 顾宏刚, 等. 升清胶囊对胆囊胆固醇结石小鼠模型生化学指标的影响 [J]. 中西医结合学报, 2008, 6 (10): 1045-1048.
12. WHITE P F, KEHLET H, NEAL J M, et al. The role of the anesthesiologist in fast-track surgery: from multimodal analgesia to perioperative medical care [J]. Anesth Analg, 2007, 104 (6): 1380-1396.
13. AWAD I T, CHUNG F. Factors affecting recovery and discharge following ambulatory surgery [J]. Can J Anest, 2006, 53 (9): 858-872.
14. SMITH I, COOKE T, JACKSON I, et al. Rising to the challenges of achieving day surgery targets [J]. Anaesthesia, 2006, 61 (12): 1191-1199.
15. 冯健, 崔乃强. 中西医结合治疗胆石病的现状与展望 [J]. 临床肝胆病杂志, 2018, 34 (4): 704-709.
16. ONUCHINA E V. Gallbladder polyps: modern approaches to diagnostics and treatment [J]. Ter Arkh,

2021, 93 (1): 100-107.

17. AZIZ H, HEWITT D B, PAWLIK T M. Critical analysis of the updated guidelines for management of gallbladder polyps [J]. Ann Surg Oncol, 2022, 29 (6): 3363-3365.

18. 钱能, 陈文超, 陈海华, 等. 胆囊息肉样病变 748 例分析 [J]. 中华肝胆外科杂志, 2014, 20 (9): 655-658.

19. VALIBOUZE C, EL AMRANI M, TRUANT S, et al. The management of gallbladder polyps [J]. J Visc Surg, 2020, 157 (5): 410-417.

20. RIDDELL ZC, CORALLO C, ALBAZAZ R, et al. Gallbladder polyps and adenomyomatosis [J]. Br J Radiol, 2023, 96 (1142): 20220115.

（冯　健）

第二节　急性胆道感染

急性胆道感染是肝胆外科常见的一类危重疾病, 主要包括急性胆囊炎与急性胆管炎, 可导致脓毒症, 严重时可引起多脏器功能严重损害甚至衰竭, 进而危及生命。胆石症是引起急性胆道感染最常见的病因, 本节主要介绍"急性胆管炎", "急性胆囊炎"详见本章第一节。

一、急性胆道感染

（一）常见病因

急性胆道感染的病理生理过程主要是各种原因引起胆道梗阻、胆汁淤积, 进而出现胆汁感染。本病常见病因大致包括:

1. 胆道梗阻

（1）胆管结石: 结石是胆道梗阻最常见的原因。根据结石在胆道内的位置, 可分为肝内胆管结石、肝外胆管结石。结石多为胆色素钙结石。

（2）胆管狭窄: 各种原因导致的胆道狭窄, 可因胆汁排泄不畅而引起胆道完全性或不完全性梗阻。根据病变性质, 可分为良性狭窄及恶性狭窄。

良性狭窄常见病因: ①胆管炎反复发作, 胆道慢性炎症刺激, 胆道上皮细胞增生, 从而导致管腔内局部狭窄; ②继发于原发性硬化性胆管炎、IgG4相关性硬化性胆管炎、自身免疫性胰腺炎等疾病; ③良性肿瘤（如胆管腺瘤等）在胆道腔内生长, 或向外压迫等, 引起胆管相对性狭窄; ④胆道系统结构异常, 引起管腔绝对或相对狭窄, 可见于胆胰管汇合异常、先天性胆管囊性扩张症等, 也可见于米里齐综合征等; ⑤胆管损伤引起的管壁瘢痕性狭窄, 常见于医源性胆管损伤（如胆囊切除术中损伤胆总管等）、肝移植术后的胆管吻合口等; ⑥原发性或继发性血管损伤, 如肝移植术后肝动脉血栓等, 可能导致胆管血供障碍, 缺血区胆管发生狭窄。

恶性狭窄常见于肿瘤外在压迫, 如肝门部胆管癌、胆囊癌、胰头癌、壶腹部周围恶性肿瘤等, 随着肝、胆、胰恶性肿瘤发病率的升高, 恶性胆道狭窄的发病率也随之升高。

（3）寄生虫: 以蛔虫最为多见。其致病原因主要包括: ①虫体阻塞胆道; ②寄生虫虫体长期刺激胆道, 引起胆管慢性炎症, 进而出现胆管狭窄, 尤其是肝内胆管狭窄; ③肝内胆管结石的形成常与寄生虫有关。目前我国因卫生状况不断改善, 肠道蛔虫发病率已降至很低, 胆道蛔虫发病已极为少见。

2. 细菌感染　正常情况下, 胆汁为无菌性体液, 或存在少量细菌但不发病。胆管梗阻引起胆汁排泄不畅, 淤积于胆管, 继而滋生细菌, 导致胆道感染。另外, 胆管与十二指肠相通, 当胆管功能异常或奥狄括约肌功能障碍、损伤（如胆管十二指肠瘘、EST后胆肠反流等）时, 肠道内细菌可逆行进入胆管, 诱发急性胆道感染。

急性胆道感染的细菌种类主要以革兰氏阴性菌为主, 根据全国细菌耐药监测网 2014—2019 年胆汁细菌耐药监测数据显示, 革兰氏阴性菌约占67.5%, 前 5 位分别是大肠埃希菌（30.90%）、肺炎克雷伯菌（12.70%）、铜绿假单胞菌（4.90%）、阴沟肠杆菌（4.50%）和鲍曼不动杆菌（2.20%）; 革兰氏阳性菌约占 32.5%, 其中肠球菌属所占比率有所上升, 而且在肠球菌属中, 有粪肠球菌逐年减少, 而屎肠球菌逐年增多的趋势。

扫码观看彩图

（二）发病机制

细菌感染、胆道梗阻互为因果，二者构成了急性胆道感染发病的主要因素。解剖上，肝细胞以中央静脉为中心，向四周略呈放射状排列，形成肝板，肝板之间是肝血窦，相邻两肝细胞之间有胆小管。因此，当胆道发生梗阻时，其内压力升高，当压力大于 $30cmH_2O$（$1cmH_2O=0.098kPa$）时，胆管和肝血窦间的自然屏障会被破坏，大量细菌和细菌产生的内毒素可通过肝血窦和淋巴管等，进入循环系统，这种胆管-静脉反流进一步引起全身性感染，可诱发肝脓肿、菌血症、脓毒血症，严重时可发展出现感染性休克、肝肾功能衰竭，或弥散性血管内凝血等多器官功能衰竭的并发症，甚至导致患者死亡。

（三）中医病因病机

急性胆道感染可归于中医"胁痛""黄疸""热厥"等病证，病位多涉及肝、胆等脏腑。病因病机多与"湿热""血瘀""气郁"有关。肝主疏泄，促进血液与津液的运行输布，及脾胃运化、胆汁的分泌排泄。胆为"奇恒之腑"，主贮藏和排泄胆汁。肝与胆相表里，共司疏泄功能，并调畅脏腑气机。因此，诸邪引起肝气郁滞，疏泄不利，致胆汁输泄失常，胆液不循常道，外溢于肌肤，发为胁痛、黄疸；脾胃失于健运，湿浊内生，郁久发热，蕴热化毒而入营血，可见神昏谵妄、痉厥等急症。本病内因多为肝胆气机失调及功能紊乱；外因多为饮食失节、感受外邪、虫石阻滞、情志不畅等。常见病因包括：

（1）饮食失节：嗜食肥甘厚味，或饮酒过度，则损伤脾胃，致使中焦运化失职，升降失常，湿浊内生，同时土壅木郁，肝胆疏泄不畅，气郁化热。

（2）感受外邪：外感湿热毒邪，由表入里，内蕴中焦，或外感寒邪，邪入少阳，寒邪凝滞，导致肝胆疏泄失职，脏腑气机不畅。

（3）虫石阻滞：蛔虫上扰，或结石阻滞，导致胆汁郁积，排泄受阻，致肝胆气机不畅。

（4）情志不畅：肝性喜条达，主疏泄、调畅情志，胆合于肝，助肝之疏泄，以调畅气机。暴怒伤肝，抑郁不舒，情志所伤，致肝气郁结，胆失通降。

二、急性胆管炎

急性胆管炎，指发生于肝内外胆管的急性炎症。早在 1897 年，Charcot 便描述了急性胆管炎腹痛、发热寒战及黄疸的症状。此病发病急、进展快、并发症多，病情严重时，可进展为急性梗阻性化脓性胆管炎（acute obstructive suppurative cholangitis，AOSC）。近年来，业内人士认识到，AOSC 为多器官功能不全综合征或多器官衰竭的原因，其累及的器官愈多，死亡率愈高。

（一）病理

急性胆管炎的病理变化主要包括以下几方面：

1. **胆管**　胆管病理损害的轻重与梗阻、感染的程度相关。早期胆管直径多增粗，甚者可达 3cm 以上；而晚期，胆管炎症反复发作，胆管管壁及肝组织纤维增生，呈硬化性改变，也称之为继发性硬化性胆管炎。胆道梗阻导致胆管内压增高，肝脏分泌胆汁逐渐受阻，胆管内胆汁淤积，甚者为胆管积脓。胆管黏膜充血、水肿、炎性细胞浸润。在原发性胆管结石的患者中，由于主要病变在胆管，胆囊大多正常，因此胆囊多显著增大，且有急性胆囊炎的改变。严重胆管感染可引起胆道出血，是一种严重并发症。

2. **肝脏**　肝脏可肿大，色紫红、暗红或褐绿，表现有充血、水肿。感染严重时，可有胆小管破裂，出现肝内多发性肝脓肿。肝脏显微镜检查可见肝细胞肿胀，大小不一，胞浆疏松，肝细胞索紊乱，肝窦扩张，胆管内及周围有中性粒细胞及淋巴细胞浸润。

3. **胆源性休克**　由于胆道压力增高和大量细菌繁殖，细菌及其毒素可通过胆管-静脉反流，进入血液循环，引起败血症和中毒性休克，随之可出现一系列病变，如肝、肾功能衰竭，以及弥散性血管内凝血、中毒性脑病等。

（二）临床表现

急性胆管炎的临床表现可有很大差异，主要表现为上腹疼痛、高热寒战和黄疸，统称为沙尔科三联征；严重者可伴发感染性休克及神志改变，称雷诺五联征。

1. **腹痛**　腹痛是急性胆管炎的主要症状，多位于剑突下偏右侧。肝胆管梗阻引起之胆管炎，其腹痛位于肝区或右上腹。腹痛的性质多为持续性，伴有阵发性加重。常向背部或右肩部放射。

2. **恶心、呕吐**　腹痛发生后不久即可发生恶心、呕吐，但呕吐后不能使腹痛缓解。呕吐的内容物为胃液或十二指肠液；若由蛔虫引起者，可呕吐蛔虫,或在呕吐物中查到蛔虫卵。

3. 寒战发热　急性胆管炎基本会出现寒战、高热,热型多为弛张热,常是多峰型,为细菌及内毒素入血的表现。

4. 黄疸　黄疸为胆管炎的重要表现。大约有70%的患者可有程度不同的黄疸存在。

5. 其他　急性梗阻性化脓性胆管炎的患者,可出现中毒性休克,表现为烦躁不安、脉搏加快、呼吸急促、四肢及口唇发绀,随之血压下降,同时可伴有电解质紊乱、酸中毒、尿少或无尿等。在休克前后可出现嗜睡、谵妄、神志不清,以及昏迷等中枢神经系统症状。病情进展可出现凝血功能障碍、弥散性血管内凝血、肝肾功能不全等。

(三) 体格检查

患者常为急性病容,或因急性腹痛而呻吟不已,或因高热寒战而蜷缩颤抖,巩膜与皮肤可有黄染,剑突下或上腹部多有明显压痛,当出现胆管周围炎时,可有肌紧张及反跳痛。但老年人和较肥胖患者,其腹部体征常不十分明显。腹壁较薄的患者,有时能触到胀大的胆囊,肝脏多肿大,有触痛。

(四) 辅助检查

1. 实验室检查　血白细胞计数及中性粒细胞增加,C反应蛋白升高。若白细胞或血小板计数低于正常时,表明感染极度严重、机体抗病能力极差,预后更为不良;尿胆红素可呈阳性;存在黄疸时,可出现血总胆红素升高,以直接胆红素为主,血清碱性磷酸酶和γ-谷氨酰转移酶多有升高。血气分析多存在酸中毒。

2. 影像学检查　影像学检查多存在胆道系统扩张,若发现结石、肿瘤、胆管局部狭窄等,可明确急性胆管炎的病因。影像学检查主要包括B超、CT、MRCP、ERCP等方法。B型超声检查为首选的非侵入性诊断方法,具有经济、安全、多切面等优点,但受胃肠气体、检查者经验等因素影响;CT分辨率高,不受胃肠道气体等因素干扰,可发现阳性胆道结石、多数的胆管或胰腺肿瘤;MRCP能够多方位多角度地显示胆道系统,具有较高的敏感性及特异性;ERCP作为检查及治疗相结合的一种方式,能够进行直接胆管造影和介入治疗。

(五) 诊断与分级标准

急性胆管炎发展迅速,可发展为全身炎症反应综合征和/或脓毒血症,因此,及时明确诊断与评估严重程度非常重要。

目前,对急性胆管炎没有统一的诊断、分级方法,但从临床实践中来看,大致可分为以下3类:

1. 急性胆管炎或急性单纯性胆管炎(acute or simple cholangitis,AC)　临床上有胆道梗阻与感染表现。胆汁非脓性、清亮,细菌计数在$10 \times 10^3/ml$以下。

2. 急性化脓性胆管炎(acute suppurative cholangitis,ASC)　除胆道梗阻与感染外,胆汁为脓性,细菌计数在$10 \times 10^5/ml$以上。

3. 急性梗阻性化脓性胆管炎或重型急性胆管炎(acute obstructive suppurative cholangitis,AOSC; acute cholangitis of severe type,ACST)　除ASC的特征外,还有休克或神智障碍。

2021年,中华医学会外科学分会胆道外科学组公布了《急性胆道系统感染的诊断和治疗指南》,其诊断标准及分级标准,见表26-2-1、表26-2-2。

鉴于AOSC发展迅速、病情重,四川大学华西医学中心冉瑞图等对AOSC提出以下分类(表26-2-3)。

表 26-2-1　急性胆管炎的诊断标准

诊断标准	内容
A. 全身炎症	1. 发热(体温>38℃)和/或寒战 2. 实验室检查:白细胞计数$<4 \times 10^9/L$ 或$>10 \times 10^9/L$,C反应蛋白≥1g/L
B. 胆汁淤积	1. 黄疸(总胆红素≥34.2μmol/L) 2. 实验室检查:碱性磷酸酶(U/L)>1.5×正常值上限,γ-谷氨酰转移酶(U/L)>1.5×正常值上限,AST(U/L)>1.5×正常值上限,ALT(U/L)>1.5×正常值上限
C. 影像学检查	1. 胆道扩张 2. 影像学发现病因(狭窄、结石、肿瘤、支架等)
怀疑诊断:A1项+B或C1项 确切诊断:A、B、C各1项	

扫码观看彩图

表 26-2-2　急性胆管炎严重程度分级

严重程度	内容
Grade Ⅲ（重度）急性胆管炎	急性胆管炎合并以下 1 个及以上器官功能不全 1. 心血管功能障碍：低血压，需要多巴胺 ≥5μg/（kg·min），或使用去甲肾上腺素 2. 神经系统功能障碍：意识障碍 3. 呼吸功能障碍：氧合指数<300mmHg 4. 肾功能障碍：少尿，血肌酐>176.8μmol/L 5. 肝功能不全：PT-INR>1.5 6. 凝血功能障碍：血小板计数<100×10⁹/L
Grade Ⅱ（中度）急性胆管炎	急性胆管炎合并以下 2 项可诊断 1. 白细胞计数（>12×10⁹/L 或<4×10⁹/L） 2. 高热（≥39 ℃） 3. 年龄（≥75 岁） 4. 黄疸（总胆红素≥85.5μmol/L） 5. 低蛋白（<0.7× 正常值上限）
Grade Ⅰ（轻度）急性胆管炎	急性胆管炎不符合 Grade Ⅱ 和 Grade Ⅲ 诊断标准

注：PT-INR 示凝血酶原时间-国际标准化比值；1mmHg=0.133kPa。

表 26-2-3　AOSC 的分类

临床分型	临床表现	治疗原则
Ⅰ（单纯）	1. 感染症状 2. 明确的病史 3. 右上腹剧痛（区别其他上腹部） 4. 肝大，叩痛 5. 黄疸或 AKP 增高 6. B 型超声显示胆管扩大，有蛔虫或结石 7. ERCP 或 PTCD 或手术发现胆管高压或脓性胆汁	非手术治疗 中西医结合 注意观察休克，及时有效减压 Ⅰ=1/2+（3~6 任 1 项） Ⅰ=7+1
Ⅱ（休克）	8. 低血压，血压<10.7kPa（80mmHg），或脉压>2.67kPa（20mmHg） 9. 皮肤色泽，甲皱变化 10. 神志变化 11. 脉搏快 12. 电解质紊乱，酸碱平衡失调等	及时减压，PTCD，手术引流 注意肝内胆管梗阻 Ⅱ=1+8/9+（10~12 任 1 项）
Ⅲ（肝脓肿）	13. 弛张热，体温>39℃，WBC>20×10⁹/L，中性粒细胞>90% 14. 败血症 15. 难纠正的内环境紊乱 16. 胆道减压引流后症状不好转 17. 超声波导向穿刺吸脓 18. 手术中穿刺可疑脓肿及脓，或活检证明	口服药，门静脉插管滴药切开 引流，穿刺抽脓，滴药，肝切除 Ⅲ=Ⅰ/Ⅱ+（13~15 任 1 项） Ⅲ=17/18
Ⅳ（多器官衰竭）	19. ECG 心肌损害，血压脉搏不稳 20. 呼吸窘迫>30 次 /min，面罩给氧不改善，PaO₂<8.00kPa（60mmHg） 21. BUN、Cr 等增高 22. DIC 23. 肝功能减退 24. 消化道出血，应激溃疡 25. 内环境紊乱，不能改善或稳定	监护治疗 Ⅳ=Ⅰ/Ⅱ/Ⅲ+（19~25 任 1 项）

（六）中西医结合治疗

急性胆管炎的治疗应根据患者病情的严重程度，制定相应的治疗策略，其总的治疗原则是，优先解除胆道梗阻、通畅引流，在此基础上采用清热利胆和通里攻下中药治疗。中西医结合治疗急性胆管炎可分为急性期治疗及缓解期治疗。急性期解除胆道梗阻，是各种治疗的前提，同时联合全身器官功能支持及抗感染治疗；缓解期主要针对原发病因进行处理，以取得更为满意的远期疗效。

1. 急性期治疗

（1）胆道引流方法

1）ERCP技术：随着医疗技术的进步和内镜器械的发展，在有条件的医疗单位，ERCP技术已成为急性胆道感染的首选治疗方式，具有创伤小、治疗时间短、术中出血量少、恢复快及可重复性等优势。主要包括内镜十二指肠乳头括约肌切开术（endoscopic sphincterectomy，EST）、内镜逆行性胆道引流术（endoscopic retrograde biliary drainage，ERBD）和内镜下鼻胆管引流术（endoscopic nasobiliary drainage，ENBD）。该方式在胆道感染急性期，主要以ENBD治疗为主，患者条件允许时，可同时取出胆管结石；相反，可在病情稳定后行二次取石治疗。对于胆管良、恶性狭窄引起的胆管梗阻，ERBD能起到较好的治疗效果。

A. 内镜下乳头括约肌切开术：先行ERCP确定结石的大小、数目及胆管狭窄程度，于内镜下利用高频弓形或针形切开刀，将十二指肠乳头括约肌部分切开，开放末端胆总管，同时联合碎石、取石、支架置入等技术，使胆管引流通畅。该方法主要适用于十二指肠乳头嵌顿结石及胆管远端狭窄等。

B. 内镜下鼻胆管引流术：在ERCP取石结束、确定胆管狭窄部位后，内镜下将鼻胆引流管前端放置于胆管内，或越过狭窄段，经过十二指肠、胃、食管等，最后经鼻腔引至体外固定，并连接无菌引流袋，进行胆管减压、外引流。该方法主要适用于胆管结石引起的胆道梗阻，及胆管良、恶性狭窄的早期引流。

C. 内镜逆行性胆道引流术：常规行ERCP，确定胆管病变位置、梗阻及狭窄的范围，根据具体情况在导丝的引导下放置胆管支架，前端越过狭窄段，尾端位于十二指肠腔内。与ENBD相比，ERBD更舒适，可避免滑脱，且胆汁内引流、不丢失，可有效保持水电解质平衡；但ERBD易发生阻塞，需定期更换，不能观察引流胆汁的性状。该方法主要适用于：①良、恶性胆道梗阻引起胆管炎的早期引流，或恶性胆道梗阻的姑息性治疗；②胆管结石内镜取石失败，或高龄、风险高，不适于手术取石的患者。

2）经皮肝穿刺胆管引流术或经皮经肝胆囊引流术：在超声或CT导向下，将特制的套管针经经皮经肝刺入胆管或胆囊内，然后置入引流管，行胆汁持续引流。该方法可有效解除胆道梗阻，降低胆管内高压，以改善肝功能，迅速控制胆道感染；其操作简便，疗效确切，在基层易于开展。主要适应于高龄、体质差、病情危重但手术耐受性低的患者。对于肝门部及其以上位置的肿瘤、结石，或狭窄引起胆道梗阻所致的急性胆管炎，PTCD尤为适宜。

3）手术：急性期手术的治疗原则是尽量缩短手术时间，以最小的创伤充分解除胆道梗阻，主要用于无条件行ERCP或PTCD治疗的患者，手术方式包括胆囊造瘘术、胆总管探查与T管引流术等。

（2）全身治疗

1）补液、抗休克：及时抢救休克、维持生命体征稳定，是重症患者能否进行下一步治疗的前提。首先要建立静脉通路，快速补液，以补充有效循环血容量，同时积极纠正酸中毒（给予5%碳酸氢钠溶液），改善微循环，必要时可给激素、升压等药物，及丹参注射液、参麦注射液等。

2）抗生素选择及应用：抗菌药物的规范应用，是非常重要的措施，对改善病情、防止并发症的出现，都十分重要。在患者进行抗菌药物治疗前，推荐进行血培养检查，同时在有创治疗过程中，留取胆汁标本，进行细菌培养及药敏试验。抗生素的使用原则是，选用在胆道和血液中浓度较高，同时又对肝、肾功能无损害的品种，在药敏培养结果得出之前，经验性地选用以抗革兰氏阴性杆菌为主的抗生素进行治疗。

如前所述，引起急性胆道感染的细菌多为革兰氏阴性菌，其药敏情况从总体上看，对头孢类、

扫码观看彩图

青霉素类和喹诺酮类都有很高的耐药率,对碳青霉烯类、阿米卡星、β-内酰胺酶抑制剂、氨基糖苷类抗菌药物的耐药率,保持在较低的水平。革兰氏阳性菌对替考拉宁、万古霉素、利奈唑胺等药物的敏感率较高,而对红霉素、呋喃妥因、氨基糖苷类、喹诺酮类的敏感率较低。胆道感染通常合并厌氧菌感染,因此,临床治疗多选择广谱抗革兰氏阴性菌药物＋抗厌氧菌药物,同时避免选用喹诺酮等耐药率较高的药物。

我国《急性胆道系统感染的诊断和治疗指南(2021版)》推荐,在有效胆汁引流基础上,急性胆管炎的抗菌治疗,应持续至达到停药指征。

停药指征:①体温正常72小时以上;②腹痛及腹部压痛、反跳痛等临床表现缓解或消失;③血常规白细胞计数正常;④降钙素原<0.05μg/L;⑤重度以上急性胆道感染患者,血流动力学指标及重要器官功能恢复正常。

(3)中医辨证论治:中医药治疗急性胆道感染在临床上取得了良好的疗效,尤其在缓解症状、减少并发症和加速康复等方面的作用显著。据文献报道,其有效率可达80%以上。

1)急性胆管炎的中医辨证分型主要包括:

A. 气滞型

证候:右胁酸痛或窜痛,无发热,口苦咽干,腹胀纳呆,舌质淡红或微红,脉弦细或弦紧。

治法:疏肝利胆,行气止痛。

方药:清胆行气汤。

组成:柴胡10g、清半夏10g、黄芩10g、木香10g、郁金10g、延胡索10g、香附10g、白芍15g、枳壳10g、大黄10g。

服法:颗粒剂,开水冲服,1袋颗粒加水100ml,每日1剂(2袋),早晚各1袋;饮片,水煎复渣,两煎混合后早晚分服。

B. 湿热型

证候:右胁疼痛,多发冷发热,身目俱黄,口苦咽干,不思饮食,尿黄浊或赤涩,大便干结,舌质红,苔黄腻或厚腻,脉弦滑或洪数。

治法:清胆利湿,通气通腑。

方药:清热利湿汤。

组成:柴胡10g、清半夏10g、黄芩10g、木香10g、延胡索10g、郁金10g、蒲公英30g、茵陈15g、栀子10g、大黄15g。

服法:颗粒剂,开水冲服,1袋颗粒加水100ml,每日1剂(2袋),早晚各1袋;饮片,水煎复渣,两煎混合后早晚分服。

C. 肝胆毒热证

证候:右胁灼痛,痛引肩背,身目俱黄,口干渴,寒战,高热,腹胀而满,大便干燥,尿短赤,甚者谵语,四肢湿冷;舌红或绛,苔黄燥或有芒刺,脉弦细数,或脉微欲绝。

治法:清热解毒凉血。

方药:清胆泻火汤加减。

组成:柴胡10g、黄芩10g、木香10g、郁金10g、清半夏10g、金银花15g、龙胆10g、茵陈15g、栀子10g、厚朴10g、枳实10g、大黄10g~30g(后下)、芒硝10g(冲)。

服法:颗粒剂,开水冲服,1袋颗粒加水100ml,每日1剂(2袋),早晚各1袋;饮片,水煎复渣,两煎混合后早晚分服。

2)在中药的应用上,要注意以下几点:

A. 常用加减:气滞重者,加川楝子10g,乌药10g;热重者,加蒲公英、金银花、连翘各15g,或金钱草、生石膏各15g;腹胀便秘者,重用大黄、芒硝,或加用甘遂1g;呕吐者,加生赭石15g,旋覆花10g,竹茹10g;瘀血者,加当归、川芎、赤芍、桃仁各10g,丹参15g。

重用清热解毒药:常用药如金银花、连翘、蒲公英、紫花地丁、野菊花、夏枯草、黄芩、黄连、龙胆等。

B. 对于AOSC患者,重用清热解毒药,同时需要保证患者大便通畅,以每日3~4次为宜,因此通里攻下药亦需重用,如大黄用量可加大至30~60g。

C. 在驱邪的同时注意扶正:除依靠输液及西药外,中药扶正对抗休克有较好作用,常用生脉散、参附汤或四逆汤。

2. 缓解期治疗 在急性症状消退后,需对原发病因进行手术,主要以彻底清除结石、通畅引流、解决胆管狭窄为目标,包括传统剖腹手术、腹腔镜、内镜等多种术式。

1)肝外胆管结石的微创治疗:以内镜、腹腔镜为代表的胆道微创手术,目前已成为胆道疾病治疗的首选方案,特别是胆石症的内镜、腹腔镜联合治疗,已形成多种治疗方案。我国秦鸣放、王震宇等教授,在国内率先形成了胆石症阶梯性治疗方案,使肝外胆管结石的微创治疗成功率达到95%以上。

A. 一镜方案:即单纯选择腹腔镜或十二指肠镜治疗,主要适应于单纯肝外胆管结石、胆囊切除术后的早期胆管结石、单纯胆囊结石等患者。目前腹腔镜下胆囊切除术是单纯胆囊结石患者治疗的首选方式。对于肝外胆管结石不伴胆囊结石的患者,首选在十二指肠镜下行 ERCP 取石手术。

B. 二镜方案:包括腹腔镜 + 十二指肠镜及腹腔镜 + 胆道镜两种方式,主要适应于肝外胆管结石合并胆囊结石的患者。

该方案以腹腔镜 + 十二指肠镜为首选治疗方式,即先行 ERCP 结石手术,再行 LC 术,不仅保持了胆道系统的完整性,而且能在 LC 术前发现一些胆道变异,提高手术的安全性,尤其适应于存在胆管远端狭窄、胆管直径较细或急性期仅行 ENBD 的患者。

腹腔镜 + 胆道镜联合治疗方案,即行腹腔镜下胆囊切除、胆管探查、胆道镜取石术,原则上要求胆总管直径≥8mm,且远端胆管无狭窄。胆管探查的方式可分为腹腔镜胆总管探查术(laparoscopic common bile duct exploration,LCBDE)和经胆囊管探查术(laparoscopic transcystic common bile duct exploration,LTCBDE),由于 LTCBDE 对胆囊管、结石大小等存在诸多限制,因此,LCBDE 为首选术式,主要包括 LCBDE+T 管引流术及 LCBDE+一期缝合术。因为留置 T 管会给患者带来不适及发生诸多并发症,如出血、电解质紊乱、胆管畸形、远期胆管狭窄等,因此,目前多主张行胆管壁一期缝合,具有恢复快、痛苦少的优点,但也存在术后胆汁漏、腹腔感染、胆管残石二次手术等风险。

C. 三镜方案:即腹腔镜、胆道镜、十二指肠镜的联合应用,主要适应于 ERCP 插管成功但取石失败的患者。该类患者先行 ERCP+ENBD 术,再行 LC+LCBDE 术,术中行胆道镜取石、胆管壁一期缝合,术后经 ENBD 导管造影,若无异常即可拔除导管;若存在胆管残石,可再次行 ERCP 取石术。该方案不仅可避免留置 T 管,同时能有效减少胆管壁一期缝合术后胆漏、二次手术等并发症的发生。

D. 一体化杂交手术室:是指在同一时间、同一手术室空间内,同时行内镜、腹腔镜手术,过程中实时行影像学检查,即在一次麻醉状态下,行 LC 联合术中 ERCP 手术。该方法可避免患者来回移动,并有效节约手术时间、降低手术风险。主要适应于肝外胆管结石合并胆囊结石的患者。

2)肝内胆管结石的治疗:肝内胆管结石治疗的核心原则是,去除病灶,取尽结石,矫正狭窄,通畅引流,防止复发。手术方式包括胆管取石术、胆肠吻合术、解剖性肝切除术。对于结石数量少、位置靠近肝门的患者,也可行 ERCP 术取出结石。近年来,随着医疗技术的进步及经验的积累,腹腔镜手术、机器人手术系统逐步成为手术方式的新选择。

3)药物治疗:缓解期药物治疗的原则是预防病因再次出现,主要以预防结石复发为主,可选择熊去氧胆酸等药物,并可联合中医中药治疗。

参考文献

1. MIURA F, OKAMOTO K, TAKADA T, et al. Tokyo guidelines 2018: initial management of acute biliary infection and flowchart for acute cholangitis [J]. J Hepatobiliary Pancreat, 2018, 25 (1): 31-40.
2. 中华医学会外科学分会胆道外科学组. 急性胆道系统感染的诊断和治疗指南 (2021 版)[J]. 中华外科杂志, 2021, 59 (6): 422-429.
3. 刘昌, 孟凡迪, 王瑞涛. 胆石症基础研究现状与展望 [J]. 中国实用外科杂志, 2021, 41 (1): 48-51.
4. 中华医学会外科学分会胆道外科学组, 中国研究型医院学会加速康复外科专业委员会, 中华外科杂志编辑部. 胆道外科抗菌药物规范化应用专家共识 (2019 版)[J]. 中华外科杂志, 2019, 57 (7): 481-487.
5. 吴自友, 吴向嵩, 姚文衍, 等. 急性胆道感染患者胆汁病原菌分布及耐药率变迁 [J]. 中华外科杂志, 2021, 59 (1): 24-31.
6. 中华医学会外科学分会, 中国研究型医院学会感染性疾病循证与转化专业委员会, 中华外科杂志编辑部. 外科常见腹腔感染多学科诊治专家共识 [J]. 中华外科杂志, 2021, 59 (3): 161-178.
7. 孙向宇, 秦鸣放. 内镜腹腔镜联合治疗急性重症胆管炎

扫码观看彩图

系列性方案研究 [J]. 中国实用外科杂志, 2008, 28 (6): 470-473.

8. 秦鸣放. 肝内、外胆管结石治疗方案的选择 [J]. 腹腔镜外科杂志, 2010, 15 (11): 820-822.

9. TANASE A, DHANDA A, CRAMP M, et al. A UK survey on variation in the practice of management of choledocholithiasis and laparoscopic common bile duct exploration (ALiCE Survey)[J]. Surg Endosc, 2022, 36 (8): 5882-5869.

10. MUKAI S, ITOI T, TSUCHIYA T, et al. Urgent and emergency endoscopic retrograde cholangiopancreatography for gallstone-induced acute cholangitis and pancreatitis [J]. Dig Endosc, 2023, 35 (1): 47-57.

11. 张声生, 赵文霞. 胆囊炎中医诊疗专家共识意见 (2017) [J]. 中国中西医结合消化杂志, 2017, 25 (4): 241-246.

12. 李军祥, 陈誩, 杨胜兰. 急性胆囊炎中西医结合诊疗共识意见 [J]. 中国中西医结合消化杂志, 2018, 26 (10): 805-811.

13. 中华医学会消化内镜学分会 ERCP 学组, 中国医师协会消化医师分会胆胰学组, 国家消化系统疾病临床医学研究中心. 中国 ERCP 指南 (2018 版)[J]. 中华消化内镜杂志, 2018, 35 (11): 777-813.

14. 冯健, 崔乃强. 中西医结合治疗胆石病的现状与展望 [J]. 临床肝胆病杂志, 2018, 34 (4): 708-709.

（王震宇，栾鑫源）

第三节　胆囊切除术后综合征及其中西医结合治疗

一、概述

胆囊切除术后综合征（post-cholecystectomy syndrome，PCS）是指胆囊切除术后原有的症状没有消失，或在此基础上又出现新的症状的一组症候群。PCS 的临床表现主要为：特异性的胆道症状，如右上腹剧痛、胆绞痛、发热、黄疸等；轻度非特异性的消化道症状，如上腹胀满不适、腹痛、肩背部疼痛不适、消化不良、食欲减退、恶心或伴呕吐、嗳气、大便次数增多等。PCS 又有广义及狭义之分：广义上的 PCS，是指各种原因所致的包括胆道系统和胆道系统以外的器质性病变，以及无器质性原因的 PCS；狭义上的 PCS，仅指目前检查手段不能发现胆系内外有器质性病变，而临床症状又持续存在的非器质性的 PCS。

PCS 在临床较常见，发生率高达 40%，女性发病率（43%）高于男性（28%）。症状可由精神刺激、酒精、进食油腻性食物等因素所诱发。多数 PCS 患者症状比较轻，但部分病例诊断较困难，且治疗较为棘手。

二、病因

胆囊切除术后综合征的病因包括胆道系统的器质性病变，和胆道系统以外的器质性病变和非器质性因素。

（一）胆道系统原因

1. **胆囊管留置过长及残余胆囊**　胆囊切除术中对于胆囊管长度的保留，通常建议为 0.3~0.5cm，残留的胆囊管残端一般不会引起临床症状。如胆囊管残留过长，超过 1.0cm，则可能出现炎症、结石并引起相应的症状。有时过长的残余胆囊管逐渐扩张，可形成"小胆囊"，会造成日后继发感染和结石再生。胆囊管残留过长及残留结石的因素较多，包括先天或后天因素造成的局部解剖变异；炎症粘连及瘢痕形成，导致胆囊管结构显示不清；手术者的操作能力等。在某些复杂的胆囊切除术中，常因局部炎症、水肿、粘连等因素，使得胆囊三角区结构无法辨清，术者为避免误伤胆管而被迫选择施行胆囊部分切除术，由于残余胆囊内黏膜仍具有分泌功能，从而形成继发感染及结石复发的基础。此外，即使对黏膜进行烧灼，术后仍有可能再发结石而引起症状，并有恶变可能。

2. **胆总管结石**　胆总管结石是 PCS 的最常见原因，其发生率约为 1.2%~14.0%。胆总管结石包括残余结石或复发结石。残余结石多因术前诊断遗漏，或术中未取尽胆总管结石，也可能由术中牵拉胆囊，迫使小结石通过扩张的胆囊管掉入胆总管所致。有学者认为，胆囊切除术后两年以上出现症状者,可定为再发结石;而在术后两年之内发现胆总管结石者,多为残余结石。临床上主要表现为急性胆管炎的症状,包括上腹部疼痛,或伴有黄疸、高热等。部分患者可诱发急性胆源性胰腺炎。

3. 胆管损伤 自 1987 年 Mouret 成功开展首例腹腔镜胆囊切除术(LC)以来,LC 已成为胆囊结石治疗的金标准。然而无论是传统开腹胆囊切除术,抑或腹腔镜胆囊切除术,术后都存在一定比例的并发症,其中胆管损伤是最严重的并发症之一。多数严重的胆管损伤都在术中或术后数天内被发现,通常需再次或多次手术治疗,包括采用修补、引流、胆管空肠吻合等手术方式,术后会有相应症状,部分患者还会留有后遗症。另一部分损伤为术中未能即时发现的微小胆漏、胆管灼伤、胆管部分夹闭或缝扎等,继而因局部胆汁聚集、胆汁瘤、继发性胆管周围感染、脓肿、胆管狭窄、闭塞性胆管炎等,会出现相应的临床症状。

4. 奥狄括约肌功能障碍(Oddi sphincter dysfunction,SOD) SOD 主要由十二指肠乳头奥狄括约肌真性或相对狭窄所致,它包括器质性狭窄和功能性狭窄两类。器质性狭窄多源于奥狄括约肌的慢性炎性狭窄、纤维化、平滑肌肥大或黏膜增生。手术损伤、结石刺激或反复感染,均会造成十二指肠乳头局部炎症、水肿、增生,长期发展则导致乳头部组织纤维化,形成良性器质性狭窄。

有学者认为,奥狄括约肌功能性狭窄,从某种意义上说,是 SOD 的真正病因。正常情况下,机体通过胆囊与奥狄括约肌间相互协调作用,维持胆总管和胰管内一定的腔内压力,并控制胆汁和胰液向十二指肠有节律地排放。胆囊缺失会导致胆汁直接进入十二指肠,引起胆总管扩张、胆胰管反流,并逐渐导致奥狄括约肌功能障碍。由此,还会造成十二指肠 - 胃反流、碱性反流性胃炎、反流性胆管炎、胆汁淤积性肝炎,以及慢性胆源性胰腺炎等。解剖学和免疫组织化学研究表明,奥狄括约肌由丰富的胆碱能、肾上腺素能和肽能神经元支配。此外,奥狄括约肌、胆囊和近端胃肠道之间也有神经联系。除了激素,这些神经在调控奥狄括约肌的运动和功能方面也很重要。有学者根据胆道分泌和动力情况,将功能性狭窄分为低动力

型、高张力型、高张低动力型、高动力型及高张高动力型 5 种。

5. 十二指肠乳头憩室及乳头旁憩室 十二指肠乳头憩室是导致 PCS 的病因之一,发生率约为 10%,多数发生于十二指肠降段,大多位于乳头或乳头周围 2cm 以内。乳头旁的小憩室一般无特殊症状,大憩室由于靠近乳头,长期炎症刺激,在憩室内可合并溃疡或感染,则可出现上腹部疼痛甚至呈典型胆绞痛等症状,临床表现与溃疡病、胆石症相似。大的憩室易对胆总管和胆、胰管共同开口部直接压迫,造成胆总管下端狭窄或乳头部炎症肿胀,引发胆管炎,可表现出腹痛、黄疸等症状,且术前常规检查较难发现。

6. 胆道解剖变异及其他胆道疾病 有少数患者因胆道解剖变异,术后残留症状而形成 PCS。如术中副肝管鉴别困难、处理不当,双胆囊切除不完整等。其他胆道系统疾病,如胆总管囊肿、肝胆管结石、胆道蛔虫、米里齐综合征、胆胰管合流异常、胆道肿瘤等,也是造成 PCS 的原因。

(二)非胆道系统原因

1. 胆系外疾病 部分 PCS 患者在胆囊切除术前已经同时存在胆道系统以外疾病的症状,由于胆囊病变的症状相对较严重、突出或重叠,掩盖了胆系以外症状;也可能由于临床医生仅满足胆囊病变的诊断,忽视了伴随的胆道系统以外的疾病,其中就包括:肠易激综合征、胃食管反流性疾病、消化不良、冠心病、食管裂孔疝、消化性溃疡、胰腺炎症及肿瘤、胃肠道肿瘤、阑尾炎、缺血性肠病、术后肠粘连、慢性肝炎以及内分泌功能紊乱等。因此,这部分患者临床症状不会因切除胆囊而缓解。

2. 消化液反流 奥狄括约肌处于胆道与肠道连接的特殊位置,对于防止十二指肠内消化液反流起着重要作用。胆囊切除术后奥狄括约肌功能异常引起的 PCS 在上述胆道系统原因中已提及。

除此之外,胆囊切除术后还会引起上消化道的病理生理变化。因胆囊 - 胃窦反射、胆囊 - 食管反射全部中断,许多上消化道激素也在胆囊切除术后发生变化。在巴雷特食管和腺癌发生过程中,由于胆囊功能削弱、胆囊功能障碍,可增加十二指肠胃反流,致使下部食管黏膜暴露于改变

的化学环境而发生化生,进而发育不良乃至瘤变。因此,当胆囊切除术后发生了胃炎、十二指肠胃碱性反流和胃食管反流变化,就可以出现临床症状。

3. 矿物质缺乏　微量元素镁缺乏,在PCS发生中的作用已引起业内的关注。一些与胆道生理密切相关的消化道多肽类激素(如胰泌素、胆囊收缩素等)的合成,均需要镁离子参与。因此,镁缺乏或镁的自稳态遭破坏,就会导致胆道及胃肠道功能障碍,表现为PCS的症状。对PCS合并镁缺乏患者进行补充镁剂治疗,可使症状消失。

4. 肠道微生物代谢异常　肠道微生物代谢异常,可能是PCS的病因之一。研究发现,PCS患者与健康人粪便中肠道菌群有明显差异,胆囊切除术后会造成少量胆汁的持续排泄,因此而破坏肠道微生物群的微生态环境,降低肠道中有益类杆菌和益生菌的丰度。与健康组相比,PCS患者粪便中肠道微生态以变形杆菌为主,类杆菌较少。变形杆菌的高丰度可能是PCS患者慢性腹痛和腹泻的高致病性危险因素。肠道中病理性变形杆菌数量的显著增加,可损害肠道的正常消化功能。

5. 精神心理因素　一些学者注意到,PCS的发生与精神心理因素相关。术前既有的精神焦虑,是PCS发生的危险因素。精神焦虑可能会导致内分泌紊乱、胃肠激素调节机制异常,从而影响胃肠道的功能。此类患者切除胆囊后,机体正常的神经体液等调节机制受到影响,引起胆囊收缩素、血管活性肠肽、5-羟色胺等内源性激素分泌紊乱,影响胃肠道运动,产生腹痛、腹胀、腹泻以及便秘等PCS症状。精神因素还可直接影响奥狄括约肌功能,导致消化液反流,而产生腹部胀痛等症状。

三、中医病因病机

中医学认为,肝胆互为表里,肝化生和排泄胆汁,胆贮存和排泄胆汁,肝胆相和,共同促进消化和吸收功能,从而完成重要的生理功能。而胆既是六腑之一,又属奇恒之腑。《素问·灵兰秘典论》曰:"肝者,将军之官,谋虑出焉。胆者,中正之官,决断出焉。"《类经》曰:"胆附于肝,相为表里,肝气虽强,非胆不断,肝胆相济,勇敢乃成。"

患者在行胆囊切除术时,因精神紧张、情志不和,可使脏腑气机逆乱,而不能行使其正常功能。胆囊切除术后则正气受损,脉络受伤,致肝胆疏泄失常,中焦气滞血瘀,从而出现诸多病症。PCS的病因以脉络损伤、情志不合、饮食失节为主,病位主要在中焦肝胆脾胃,病机多为肝胆疏泄失常,脾胃运化不健。本病辨病性多为虚实夹杂之证,偏以实证者多见于湿热、气滞、血瘀;偏以虚证者多见肝阴不足、脾胃虚弱。

因肝胆脉络紧密相连,手术损伤直接累及肝脏的形质和经络气血,正气受损,则生津不足,阴液匮乏,津血同源,血亏必致阴虚。胆汁为人体阴液,若引出体外而不得回,阴津进一步损伤,又添新创。虽手术位于肝胆,然肝郁则脾虚,木土失和,造成脾失运化,肠失疏导,故见食欲下降、腹胀、腹泻诸症。

四、诊断

胆囊切除术病史及术后出现的临床症状,是PCS诊断的先决条件。因病因复杂,临床表现多样化,PCS目前仍无统一诊断标准。对于PCS的诊断,最先应采取排除性诊断。临床医生需仔细询问病史,完善各项检查,首先需要排除胆道系统的病因,继而排除胆道系统以外的病因;只有尽可能地明确病因,才能给予正确的治疗。

以下多种检查有助于明确病因。临床上在选择各种检查方法时,应遵循从简单到复杂、由无创过渡到有创的递进式原则。

(一)实验室检查

血常规、CRP、肝功能、血清淀粉酶和脂肪酶、肿瘤标志物(CEA、AFP、CA199)等的检查,对诊断有一定的价值。血常规和CRP有助于判断炎症状况;胆红素、碱性磷酸酶等肝功能指标,有助于鉴别和判断胆管阻塞状况;肿瘤标志物可用于排除相关的恶性肿瘤。

(二)B型超声检查

B超检查是肝胆系统首选的检查方法,可发现残余胆囊、残余胆囊管结石、胆管扩张、胰腺疾病等。当B超检查时,发现胆总管扩张,直径>12mm时,应考虑术后胆总管结石残留、结石复发或SOD可能。根据胆管有无扩张,以及扩张的部位和程度,可对梗阻性黄疸进行诊断。梗阻部位病变的回声影像可鉴别梗阻的原因,结石呈强光团伴声影,肿瘤呈不均匀增强回声或低回声、不伴声影。

(三) 腹部 CT

腹部增强 CT 可显示胆道系统不同层面的图像,对肝内外胆管结石的诊断效果优于超声,能够更准确地发现肝胆系统肿瘤、结石以及胰腺疾病等,并可判断肝内外胆管扩张程度,与超声检查互补,同样可作为基础检查之一。增强 CT 对于胆道系统肿瘤的诊断、术前和术后评估及分期有重要作用。平扫 CT 对 PCS 的诊断价值不大。

(四) 磁共振胆胰成像

磁共振胆胰管成像(MRCP)无创并且没有辐射,能直观显示胆管分支形态,对胆管狭窄、胆管损伤、肝内外胆管结石、胆道系统变异,以及胆道梗阻的定位,均有重要意义。MRCP 是明确 PCS 病因的重要手段,与 ERCP 相比,其优势是无创、能够显示梗阻近端胆管或胰管的病变。

(五) 消化道钡剂造影和内镜检查

消化道钡剂造影(包括上消化道钡剂造影和钡剂灌肠造影)和内镜(包括胃镜、十二指肠镜、小肠镜和结肠镜)检查,主要用于排除胃肠道疾病,对于非胆道系统原因所致的 PCS 之诊断,具有一定的参考价值。

(六) 超声内镜

超声内镜是诊断胆道及胰腺疾病的重要方法。超声内镜能够发现胆总管远端、壶腹部及胰腺的结石等病变。对于怀疑胆总管远端、壶腹部及胰腺部位的肿瘤性病变,可行穿刺活检,以明确病理,诊断成功率较高。此外,超声内镜还能对上述部位恶性肿瘤的分期判断提供重要依据。

(七) 内镜逆行胰胆管造影术(ERCP)

内镜逆行胰胆管造影术不仅能观察胰、胆管的结石、狭窄、扩张、占位等病变(包括形态、大小、位置和数量等),还可观察到胆囊管残端的长度、残余胆囊及合并的结石,是一种可以确诊部分 PCS 病因的有效检查手段。对于病因已明确为胆总管下段残余结石、奥狄括约肌狭窄等的 PCS 患者,也可以通过 ERCP 技术进行同步或分期治疗。因此,ERCP 既能起到诊断作用,又能发挥治疗作用。但 ERCP 属有创检查,可能诱发急性胰腺炎、胆管

炎等并发症,故不作为 PCS 首选的检查方法。

(八) 经皮肝穿刺胆管造影术与引流术(PTC 和 PTCD)

PTC 是在 X 线、B 超引导下,将导管针经皮经肝穿刺入肝内胆管,直接注入造影剂,可以了解肝内外胆管的通畅情况,有助于胆道疾病特别是梗阻性黄疸的诊断和鉴别诊断。另外,还可以通过留置导管,行胆管引流(PTCD)或放置胆管内支架做减黄治疗。PTC 属于有创检查,可发生胆汁漏、出血、胆道感染等并发症,须慎重选择。

(九) 奥狄括约肌测压

对怀疑有奥狄括约肌功能障碍的 PCS,内镜下奥狄括约肌测压是最好的诊断选择,该方法被认为是诊断奥狄括约肌功能障碍的金标准。测压结果为阳性,是下一步选择括约肌扩张或切开治疗的明确指征。但是,奥狄括约肌测压存在一定比例的假阴性结果,部分患者需要进行多次测压才能明确诊断。此技术临床上操作比较困难,并有并发急性胰腺炎、胆管炎的风险,因此,同样不能作为 PCS 常规检查手段。

五、治疗

PCS 的治疗主要包括非手术和手术治疗。

(一) 非手术治疗

1. **基础治疗** 采用包括合理调整膳食、注重劳逸结合、舒缓情志,以及避免情绪激动和紧张等生活管理措施。有研究发现,LC 术后 3 个月,PCS 的风险与动物蛋白、胆固醇和鸡蛋的摄入呈正相关,与蔬菜摄入呈负相关,推测膳食在 PCS 的发生中起到了一定的作用。没有遵循低脂饮食的患者临床症状出现比例更高,时间更早。这类患者的临床症状以进食后腹泻为主,可能系高脂饮食造成粪便中胆汁酸的含量增加,刺激肠道而致腹泻。对于此类患者,临床上宜嘱其减少脂肪的摄入。

2. **药物治疗** 针对不同的 PCS 病因,采取相应的药物治疗。药物治疗主要包括抑酸、促进胃动力、利胆、止泻、解痉止痛、应用抗生素、补充微量元素、保肝治疗等方法。对消化液反流患者,可采用抑酸治疗,常用药物包括质子泵抑制剂和 H_2 受体拮抗剂,如奥美拉唑、雷尼替丁等。对消化功能紊乱相关性腹胀、腹泻,可使用促进胆汁分泌和

扫码观看彩图

消化酶类药物治疗,常用的有复方阿嗪米特肠溶片等。针对 SOD 患者,可运用钙通道阻滞剂、胃肠动力调节药物,如匹维溴铵等。

3. 心理治疗 胆囊切除术对患者是一种应激刺激,患者会产生不同程度的心理障碍,如精神紧张、恐惧、焦虑甚至抑郁等,这同时可加重患者自主神经功能及体内激素水平的紊乱。部分患者可能术前即存在相关心理问题,术后躯体不适感加重了心理症状,或者使被掩盖的心理问题突显出来。因此,在围手术期对患者进行适当的心理疏导,从某种程度上能够减少甚至避免术后 PCS 的发生。紧张焦虑明显的患者,可以适当使用镇静安眠药,如阿普唑仑等;症状严重者,可选用氟哌噻吨美利曲辛片或选择性 5- 羟色胺再摄取抑制药这一类抗抑郁药治疗。

4. 中医药治疗

(1)中医内治法:对于临床上主要表现为"胁痛"的 PCS 患者,中医辨证大致归纳为肝胆气郁证和肝阴不足证,可据此采取分型论治。

1)肝阴不足证:症见右胸胁胀满不适或隐隐作痛,可牵及右肩背,头目眩晕,腰楚溶溶,口苦,口干欲饮,纳食不馨,食入作胀,午后可有潮热,大便干结,舌尖红起刺、有裂纹或见光剥,脉细弦。治以养肝柔肝,疏肝利胆,常用中药可选生地黄、何首乌、枸杞子、茵陈、生山楂、鸡内金、玫瑰花、佛手、绿萼梅、虎杖、生大黄等。"善补阴者,必于阳中求阴,则阴得阳升而泉源不竭",可酌情加太子参、黄芪,以补气生津升阳,以助阴生;肝阴不足严重者,重用养阴益气之品,可加南沙参、北沙参、石斛等。

2)肝胆气郁证:症见右胸胁隐痛或胀痛,时有加重(与情绪有关),牵掣肩背,食入作胀,纳谷不馨,嗳气便秘,口不干,舌苔薄腻、质淡红,脉弦。治以疏肝利胆,健脾和胃,常用中药可选茵陈、虎杖、生大黄、青皮、陈皮、生山楂、鸡内金等。其中青皮、陈皮两味药辛温苦燥,易耗气伤阴,故用量宜小。

有学者将本病分为肝郁脾虚、肝气郁结、肝胃郁热、肝胆湿热、肝阴不足 5 个证型,并分型辨证论治。

1)肝郁脾虚证:症见不思饮食,稍进油腻即排稀便,大便次数增多,肠鸣,腹胀腹痛,泻后痛止,舌淡苔薄,脉弦缓。治以抑肝扶脾,方选《景岳全书》二术煎。

2)肝气郁结证:症见胁肋胀痛,走窜不定,胸闷气短,饮食减少,嗳气,女子经前乳胀、少腹坠胀,舌淡、苔薄,脉弦。治以疏肝理气,方选柴胡疏肝散。

3)肝胃郁热证:症见胃脘灼痛,餐后更甚,嗳气泛酸,口干口苦,舌红、苔黄,脉弦数。治以疏肝泄热和胃,方选化肝煎合左金丸。

4)肝胆湿热证:症见胁痛口苦,胸闷纳呆,上腹饱胀,恶心、呕吐,或厌油,目赤或目黄、身黄、小便黄,大便秘结,舌质红、苔黄腻,脉弦滑数。治以清肝利湿,方选龙胆泻肝汤。

5)肝阴不足证:症见胁肋隐痛,绵绵不休,遇劳加重,或见灼痛,嘈杂泛酸,口干咽燥,头晕目眩,舌红少苔,脉细弦数。治以养阴柔肝,方选一贯煎。

有学者总结分析了 300 例 PCS 患者的临床中医辨证论治资料。其中气滞型 105 例、湿热型 89 例、脾虚型 70 例、阴虚型 36 例。

1)气滞型:症见胁肋胀痛或窜痛,胸脘胀满,得矢气则胀减,善叹息,纳呆或呃逆嗳气,心烦易怒,舌淡苔白,脉弦;多见于胆总管炎性狭窄患者。治以疏肝理气止痛,方用柴胡疏肝散加味,药用柴胡、陈皮、白芍、枳壳、佛手、香附、郁金、延胡索、甘草;伴胆管炎症者,加黄芩、金钱草、虎杖。

2)湿热型:症见胁肋疼痛,呕恶,口苦,纳呆,便干或稀,头重身重,胸闷,或伴有黄疸、尿黄,舌苔白腻或黄腻,脉濡数;多见于肝内胆管结石,胆总管探查取石、T 型管引流、胆囊造瘘术及残余结石者。治以清热利湿为主,方用大柴胡汤加味。药用柴胡、生大黄、枳实、半夏、厚朴、藿香、黄芩、白芍、金钱草、茵陈;结石未尽者,加郁金、鸡内金;黄疸者,加虎杖、黄柏;湿重者,加薏苡仁。

3)脾虚型:症见精神倦怠,乏力,纳差,便溏次多或胃脘胀满不舒,完谷不化,舌苔白,脉弱;多见于胆囊术后体质差、食欲不振及消化不良者。治以健脾和胃,方用香砂六君子汤加味。药用木香、砂仁、党参、白术、茯苓、陈皮、半夏、炒山药、炙黄芪、大枣、生姜、炙甘草;伴消化不良者,加服保和丸;肝郁脾虚者,加柴芍六君子汤加味。

4)阴虚型:症见胁痛隐隐,口干,便干,尿黄少,五心烦热,头晕失眠,舌质红无苔,脉细数,多见于素体阴虚者。治以滋阴养肝为主,方用一贯煎加味。药用生地黄、沙参、麦冬、当归、枸杞子、川楝子、延胡索、酸枣仁、山楂。

(2)中医外治法:除了中药内治外,不少医家同时运用了针灸、灌肠、外敷等外治方法,也取得了较好的疗效。

有学者在口服中药同时配合针灸,分别选取胆俞、阳陵泉、期门、太冲、丘墟、足三里等穴,进行针刺或电针治疗,以疏通经络气血。也有用针刺配合耳穴贴压治疗者,此法让患者取俯卧位,皮肤常规消毒,取膈俞、肝俞、胆俞、脾俞、胃俞、三焦俞、肾俞。针刺时针尖与皮肤呈45º,斜对脊柱,快速进针,采用提插捻转法,酸胀得气后,留针30min。每天针刺1次,10天为1个疗程,休息3~5天再进行第2疗程。

耳穴贴压法操作为:将耳廓皮肤常规消毒,用王不留行籽贴压于肝、胰胆、脾、胃、十二指肠、大肠、小肠、神门、交感等耳穴上,两耳交替贴压。嘱患者每日按压耳穴数次,至耳廓发热,稍感疼痛为止,每次按压约3~5min。每周2次,20d为1疗程。

也有学者在PCS患者的治疗中,加入针刺夹脊穴、阳陵泉穴等,其疗效优于单纯西医对症治疗。

(二)内镜及手术治疗

对于PCS,必须在非手术治疗无效、存在明确的器质性病变、有确切的手术适应证前提下,才考虑选择有创伤的内镜与外科手术治疗。临床上,医生通常依据PCS的不同病因与病理,合理选择以下内镜操作、手术治疗方式。

1. 胆总管结石的治疗 无论是胆总管残余结石,还是复发结石,一般首选内镜下ERCP取石术。若ERCP取石失败,可行开腹或腹腔镜下胆总管切开探查加取石术,术中可运用电子胆道镜辅助探查及取石。

2. 胆囊管残端过长、胆囊管残余结石、残余胆囊的治疗 通常首选腹腔镜下手术治疗。由于术后腹腔内粘连等因素,再次胆道手术的难度和风险必然增加,这也会给患者的心理增加负担,故术前应制定周密的手术计划,并做好细致的医患沟通。对于腹腔镜下手术困难的患者,应考虑及时中转开腹或行直接的开腹手术,以减少胆管损伤的可能性。

3. 经保守治疗无效的轻度SOD和严重的SOD的治疗 一般首选内镜下奥狄括约肌切开术处理。如内镜治疗无效,应慎用奥狄括约肌成形术或胆肠吻合术。

4. 胆胰流出通道,受十二指肠乳头旁憩室压迫,形成胆汁、胰液排出不畅者的治疗 可行内镜下奥狄括约肌球囊扩张术或切开术解除梗阻。对严重的憩室炎患者,可行部分胃切除、胃-空肠吻合术,旷置憩室。

5. 胆管损伤的治疗 胆管损伤既是PCS的病因之一,也是胆囊切除术最为严重的术后并发症。胆管损伤一般在胆囊切除术中或术后数天内被发现,大多需要再次甚至多次手术治疗。手术方式包括修补、引流、胆管空肠吻合等。对于胆道损伤后期出现胆管炎性狭窄的患者,可行狭窄段切除、胆管对端吻合术、胆肠吻合术等。

参考文献

1. JAUNOO S S, MOHANDAS S, ALMOND L M. Postcholecystectomy syndrome (PCS)[J]. Int J Surg, 2010, 8 (1): 15-17.

2. KANG Z C, LU M L, JIANG M Y, et al. Proteobacteria acts as a pathogenic risk-factor for chronic abdominal pain and diarrhea in post-cholecystectomy syndrome patients: a gut microbiome metabolomics study [J]. Med Sci Monit, 2019, 25: 7312-7320.

3. 冯其贞, 武菲, 李建军. 胆囊切除术后综合征现状调查及危险因素分析 [J]. 天津医药, 2017, 45 (8): 865-868.

4. SHIN Y J, CHOI D, LEE K G, et al. Association between dietary intake and postlaparoscopic cholecystectomic symptoms in patients with gallbladder disease [J]. Korean J Intern Med, 2018, 33 (4): 829-836.

5. 胡义亭, 许玉芳, 赵娜, 等. 胆囊切除术后综合征的研究现状 [J]. 临床消化病杂志, 2021, 33 (2): 144-147.

6. 刘磊, 王建华, 徐泽彪, 等. 金钱大柴胡汤联合西药对改善单纯胆囊切除术后胆总管蠕动的临床观察 [J]. 中西医结合研究, 2013, 5 (3): 121-124.

(顾宏刚,张静喆)

扫码观看彩图

第二十七章
急性胰腺炎

第一节　胰腺的解剖与生理

　　胰腺是人体内具有内、外两种分泌功能的最大腺体。在人体解剖上,胰腺是一个质地较软、微带黄色的长形腺体,位于上腹腹膜后间隙,横行于第1、2腰椎平面。成人胰腺长17~20cm,胰头部宽3~4cm,厚1.5~2.5cm,向胰尾部逐渐变细,重量82~117g。胰腺前面有腹膜覆盖,构成小网膜囊的后壁。胰腺分头、颈、体、尾4部,各部之间无明显界限。胰头被十二指肠环绕,两者之间有大量小血管通过。胆总管下端穿过胰头或紧贴其后面进入十二指肠。胰头后部向下方突出部分称为钩突,肠系膜上动、静脉从钩突通过。胰腺颈部短而窄,其后与门静脉相依。体与尾部延长至脾门处,被脾动、静脉包绕,与脾、左肾上极及肾上腺相邻。(图27-1-1)

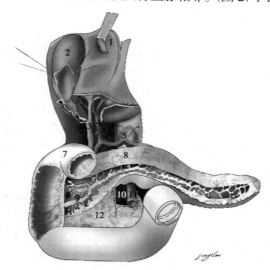

图 27-1-1　胰腺及其比邻器官
1. 肝脏;2. 胆囊;3. 胆总管;4. 肝总动脉;5. 腹腔动脉;6. 门静脉;7. 十二指肠;8. 胰腺;9. 胰管;10. 肠系膜上静脉;11. 肠系膜上动脉;12. 胰腺钩突。

一、胰腺解剖学

(一)胰管系统
　　在胰实质内有主胰管与副胰管。主胰管在胰实质内靠近后面并贯通胰腺全长,引流大部分胰液;副胰管引流胰头腹侧的胰液。80%以上的胆总管与主胰管汇合后形成一段共同通路,共同开口于十二指肠降段内侧。日本学者对胆、胰管汇合方式进行了深入的研究。凡共同通路较短,胆、胰管汇合于十二指肠肠壁以内,能够受到括约肌控制者,称之为正常汇合;共同通路过长,胆、胰汇合于十二指肠肠壁以外者,称之为异常汇合。其中又可分为胆管汇入胰管中(B-P型)和胰管汇入胆管中(P-B型)两种。并因此易发胰腺炎,甚至导致胆道系统上皮突变引发肿瘤。

(二)血液供给
　　胰腺的动脉有2支,分别来自胃十二指肠动脉和肠系膜上动脉。来自前者的动脉称为胰十二指肠上动脉,沿胰头上缘分布在胰前面和后面,分别命名为胰十二指肠上前动脉和胰十二指肠上后动脉;来自后者的动脉称为胰十二指肠下动脉,沿胰头下缘分布在胰头前面和后面,分别命名为胰十二指肠下前动脉和胰十二指肠下后动脉。这些血管在十二指肠内侧壁与胰头间相互吻合,包绕胰头。胰体及胰尾部是由腹腔动脉或脾动脉分出的胰背动脉及其分支胰横动脉双血管供应,还有从脾动脉分出的胰支、胰大动脉和胰尾动脉。上述动脉的起点,走行和分支变异甚多。在急性胰腺炎中,这些血管受到胰酶消化可引发大出血,甚至危及生命。胰腺的静脉与上述同名动脉并行,分别汇入脾静脉、肠系膜上静脉,最终至门静脉。

(三)淋巴
　　胰腺的淋巴管和淋巴结非常丰富,其头、颈部引流至肠系膜上动脉根部的胰、十二指肠淋巴结群,体与尾部引流至胰腺淋巴结群,然后注入腹腔淋巴结。

（四）神经

胰腺的感觉神经为腹腔神经丛的分支,其外分泌功能受迷走神经的支配。

（五）组织学

胰腺为多数被疏松结缔组织包围的小叶所构成,每个小叶由胰腺细胞构成。腺细胞由数个至数十个腺泡细胞和腺细胞中心细胞所构成。胰液中的水和电解质主要由泡心细胞和闰管的导管细胞分泌。这些细胞形成腺泡腔与胰毛细管相通,胰毛细管汇集成小叶间胰管,小叶间胰管再汇集成胰管,以引流胰液。

在腺细胞之间,有一些小细胞群,称为胰岛细胞,由 α、β、δ 等 8 种以上不同功能的细胞组成。

胰腺外分泌的主要功能是分泌消化酶,参与食物的消化。当胰腺外分泌功能受到损害时,食物的消化吸收将受到严重的影响。胰腺还能分泌多种生物活性物质,参与代谢及调节消化功能,当出现异常时,也会引起相应的疾病。

二、胰腺生理

（一）胰腺的外分泌

胰液为无色、无臭、透明的液体。黏稠度低,由于碳酸氢盐浓度较高,故呈碱性,pH 为 8.2~8.5,比重 1.010~1.015,健康成人每日分泌 500~800ml。

1. **水**　约占 94%~98%。

2. **电解质**　主要的阳离子是 Na^+ 和 K^+,其浓度与血浆相似,其他阳离子尚有 Ca^{2+} 和 Mg^{2+}。主要阴离子是 Cl^-、HCO_3^-。

3. **酶类**　胰腺的腺泡细胞可分泌多种酶进入胰液内(图 27-1-2)。按其所作用的物质可分为以下 3 大类:

(1)蛋白分解酶:包括胰蛋白酶原、糜蛋白酶原、弹性蛋白酶、核糖核酸酶、羟基肽酶。

(2)碳水化合物分解酶:包括淀粉酶、麦芽糖酶、乳糖酶等。

(3)脂肪分解酶:包括脂肪酶、酯酶、卵磷脂酶、磷脂酶 A。

4. **碳酸氢盐**　泡心细胞位于腺泡近中央处并分泌液体及电解质。这些细胞内含有与 HCO_3^- 分泌相关的碳酸酐酶。HCO_3^- 的分泌量因胰液分

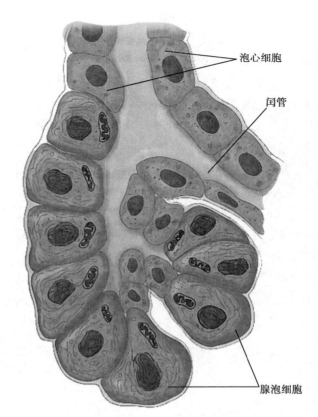

图 27-1-2　胰腺的腺泡细胞

腺泡细胞中酶原粒与尖端细胞膜融合后释放多种消化酶,包括淀粉酶、蛋白酶和脂肪酶等。这些酶以酶原形式经闰管排出至各级胰腺导管,最终进入十二指肠并被激活。

泌速度的不同而不同,胰液分泌增快时,HCO_3^- 的分泌浓度可随之增加。Cl^- 的分泌与此相反,因此二者在胰液中的总和保持恒定。Na^+ 和 K^+ 两者的分泌浓度甚为稳定,与胰液的分泌速度无关。(图 27-1-3)

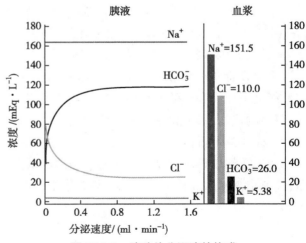

图 27-1-3　胰腺外分泌液的构成

（二）胰腺外分泌的调节

胰腺外分泌的调节受神经和激素的双重控制，两者也是相互联系的。

1. **神经调节** 按照引起分泌的刺激作用，分为头、胃、肠 3 相。

（1）头相：食物的色、香、味和所伴随的声音等，通过非条件性和条件性反射引起迷走神经兴奋，促使胰腺分泌。此期分泌主要是胰酶从腺细胞排入腺腔或管腔。

（2）胃相：食物进入胃后，使胃腔膨胀，刺激迷走神经，并通过幽门黏膜的反射释放胃泌素，从而加强了头相的反射作用。

（3）肠相：胃的酸性食糜进入十二指肠后，刺激十二指肠黏膜分泌促胰液素和促胰酶素，增加胰液的分泌。

2. **激素调节** 十二指肠黏膜所分泌的促胰液素和促胰酶素吸收到血液中，引起胰液分泌的内容不同。促胰液素主要是使胰腺分泌水和电解质，促胰酶素主要是促进腺细胞分泌胰酶和小量的电解质，也能引起胆囊收缩。此外，胰腺的外分泌还可直接或间接受其他一些激素的影响，如血管活性肠肽可使胰液分泌增加，而肠抑胃肽、胰高血糖素及胰多肽则显示为抑制作用。

（三）胰腺的内分泌

正常成人约有 100 万个胰岛，分泌胰高血糖素的 α 细胞、分泌胰岛素的 β 细胞、分泌生长抑素的 δ 细胞、分泌生长激素释放多肽的 ε 细胞及分泌胰多肽的 PP 细胞。（表 27-1-1）

表 27-1-1 胰岛肽类产物

激素	胰岛细胞	功能
胰岛素	β 细胞	抑制糖异生、糖原分解、脂肪分解及酮体生成；促进糖原生成、蛋白合成
胰高血糖素	α 细胞	与胰岛素作用相反，促进肝脏糖原分解及糖异生
生长抑素	δ 细胞	抑制胃肠分泌 抑制所有胃肠内分泌肽的活性，抑制细胞生长
胰多肽	PP 细胞	抑制胰腺外分泌及胰岛素释放
淀粉不溶素（IAPP）	β 细胞	协同抑制胰岛素的释放及功能
胰抑制素	β 细胞	抑制胰岛素及生长抑素的释放，促进胰高血糖素释放
生长激素释放多肽	ε 细胞	抑制胰岛素的释放及活性

注：IAPP= 胰岛淀粉多肽。

1. **胰岛素** 1889 年 Mehring 等首先发现，并在 1921 年提取成功，是由胰岛 β 细胞所分泌。胰岛素是调节机体各种营养物质代谢的主要激素之一，主要是促进各种供能物质——糖和脂肪的贮存，促进蛋白质和核酸的合成。胰岛素缺乏时，引起明显的代谢障碍，血糖水平升高，大量糖从尿中排出，称为糖尿病。

2. **胰高血糖素** 1923 年 Collip 等提取成功，后又证实为胰腺 α 细胞所分泌。该激素能使肝糖原分解和异生，升高血糖水平。

3. **胃泌素** 1905 年由 Edkins 所发现，是胰岛素 G 细胞所分泌，主要能促进胃酸的分泌，也有增加胰腺外分泌和肠道分泌的作用。

4. **其他** 胰岛细胞还可分泌一些其他物质，如血管活性肠肽、生长抑素、胰多肽、神经降压素等。

（哈 良）

第二节　急性胰腺炎概论

急性胰腺炎（acute pancreatitis，AP）是临床上常见的一类急腹症，其发病率仅次于急性阑尾炎、急性胆囊炎、肠梗阻。近30年来，随着人们生活水平的提高和饮食习惯的改变，本病发病率亦随之增加。AP多发生在20~50岁的青壮年，女性略多于男性，男：女=1：1.7。该病病因多样，病理变化复杂，轻重程度不一。轻者经禁食、给予抑制胰液分泌药物和对症处理即可临床治愈；而重症者则出现全身炎症反应综合征，甚至多器官功能障碍综合征，临床治疗困难，病死率高居各类急腹症之首，是腹部外科中公认的难治性疾病。

一、病因学

急性胰腺炎的病因比较复杂，确切的病因至今未被阐明，已知多种危险因素参与急性胰腺炎的发生，而且在不同的国家和地区这些危险因素也不相同。急性胰腺炎的发生多与酗酒、高脂血症相关，2000年前胆道疾病引起的胰腺炎为最多见，但在2000年后饮食西化及生活快节奏，胆道疾病、酗酒及高脂血症构成了急性胰腺炎危险因素的70%~80%，其他的则与胰管狭窄、ERCP术后、感染、创伤、高钙、药物、妊娠等有关。尚有

5%~10%的患者找不到明确的致病危险因素，我们称之为特发性胰腺炎（表27-2-1）。有作者将急性胰腺炎的致病危险因素概括为机械性、代谢性、缺血性、感染性、遗传性、混合性和特发性等几类。

1. **胆道疾患**　胆胰管"共同通路学说"是胆源性急性胰腺炎发生的解剖基础。早在1901年，Opie即发现结石嵌顿胆管下端造成感染性胆汁反流到胰管里，从而引起急性胰腺炎。1974年，Acosta等的临床研究发现，在近90%的胆石性急性胰腺炎患者的粪便中淘出胆石，提示急性胰腺炎的发生和胆石通过肝胰壶腹有关。胆道疾病是我国急性胰腺炎发生最常见的病因，约占50%以上。胆管炎症、结石、寄生虫、水肿、痉挛等病变使壶腹部发生梗阻，加之胆囊收缩，胆管内压力升高，胆汁通过共同通道反流入胰管，激活胰酶原，导致胰腺自身消化而引起胰腺炎。临床观察发现，直径2~3mm"胆道微小结石"更容易引起急性胰腺炎发作，当结石移动经过肝胰壶腹，刺激壶腹黏膜引起乳头水肿和奥狄括约肌痉挛，致使胆汁反流入胰管而引起急性胰腺炎，称之为"胆石游走学说"。并且大部分患者的胆道微结石利用B超、ERCP及MRCP难以发现，常被误诊为特发性

表27-2-1　急性胰腺炎病因

类别	内容
胆道疾病	胆石症、胆囊炎、胆道蛔虫病
酒精中毒	急性与慢性
代谢、物理性因素	高脂血症、高钙血症（维生素D中毒、甲状腺功能亢进、多发性骨髓瘤、乳腺癌、胰岛细胞癌转移等）、甲状旁腺功能亢进、低温
胰腺疾病	胰腺癌、胰腺转移癌、胰管蛔虫、内窥镜逆行胰管造影术后
十二指肠疾病	十二指肠狭窄、克罗恩病、十二指肠乳头旁憩室、狭窄性乳头炎、十二指肠溃疡、输入袢综合征
手术及创伤	胰、胆、胃手术后、腹部穿透伤、钝器伤
先天畸形与遗传	环状胰腺、胰腺分裂、胆胰管合流异常、PRSS1突变等
药物	肾上腺皮质类固醇、雌激素、避孕药、噻嗪类利尿剂、胆碱酯酶抑制剂、门冬酰胺酶、水杨酸盐、硫唑嘌呤、对乙酰氨基酚等
其他	蝎毒、病毒性感染（柯萨奇B病毒、腮腺炎病毒、埃可病毒等感染）

胰腺炎。奥狄括约肌功能障碍是一种造成奥狄括约肌痉挛的良性疾病，常导致急性胰腺炎。这类疾病常发生在年轻女性，多由于情绪变化而诱发。

2. **酒精** 尽管酒精介导的急性胰腺炎的机制尚不完全清楚，但毫无疑问，酗酒和急性胰腺炎的发生有明确的关系。酒精性胰腺炎可以是急性发作，但大多数有慢性过程。但酒精导致的急性胰腺炎更常见于大量饮酒 2 年甚至 10 年以上的患者。这些患者继续饮酒有可能导致胰腺炎反复发作。每日 100~150g 的酒精摄入量比饮用酒的种类（啤酒、白酒、烈性酒等）更重要。长期饮酒达上述剂量的患者，发生胰腺炎和肝硬化的概率都为 10%~15%。

实验研究和临床观察发现，酒精可能通过以下途径引起急性胰腺炎：

（1）刺激胃窦部 G 细胞分泌胃泌素，增加胃酸分泌，进而引起十二指肠内酸化，促使促胰液素和促胰酶素分泌增加。

（2）奥狄括约肌痉挛，乳头水肿，导致胰管内压升高。

（3）影响胰腺外分泌功能，在胰管内产生蛋白沉淀物，阻塞胰管而引起胰腺炎发生。

3. **代谢异常** 主要包括高脂血症和钙代谢异常。

（1）脂肪酶可催化释放大量有毒的脂肪酸进入胰腺微循环，引起内皮细胞损伤、红细胞聚集，引起局部微栓塞形成及毛细血管内膜损害，最终导致胰腺缺血。Ⅰ型和Ⅴ型高脂血症的患者出现腹痛，常是发生急性胰腺炎的征象。此类型的胰腺炎常伴有显著的高甘油三酯血症和乳糜样血清，可通过饮食控制降低血清甘油三酯水平预防胰腺炎的发作。我国很多地区，如四川、东北、西北、华北等地，由于饮食结构的变化，高脂血症性胰腺炎已经成为胰腺炎的主要类型。一些患者在进食大量高脂饮食的同时也大量饮酒，酒精性与高脂血症性胰腺炎在病因上难以区分，因此，我国高脂血症性胰腺炎的发生在病因学上是不可忽视的。

（2）高钙血症，如甲状旁腺功能亢进、多发性骨髓瘤、妊娠期或维生素 D 中毒时，钙离子可刺激胰腺分泌、激活胰酶，在碱性胰液中易形成结石、钙化，阻塞胰管；肾细胞癌因甲状旁腺素样多肽物质

水平增高亦可诱发急性胰腺炎。

4. **缺血** 胰腺对缺血极为敏感，各种原因引起的胰腺缺血性损伤是急性胰腺炎发生的直接因素。除严重低血容量性休克引起胰腺缺血外，胰腺动脉栓塞和血管炎引发的微小栓子也可导致胰腺缺血、梗死和急性胰腺炎。缺血引起的急性胰腺炎在临床上诊断较难，常易误诊，在特发性胰腺炎的鉴别诊断时应重视。

5. **感染** 有些病毒如腮腺炎病毒、柯萨奇病毒及巨细胞病毒等，也可引起急性胰腺炎。据报道，某些急性传染病，如伤寒、猩红热、败血症等，可能成为急性胰腺炎的病因。

6. **手术和创伤** 腹部钝伤挤压胰腺实质或胰腺穿透伤、腹腔手术操作损伤胰腺，均有可能引起胰液外溢或胆液肠液反流而引起急性胰腺炎。

内镜逆行胰胆管造影与经内镜十二指肠乳头括约肌切开术（EST）所引发的胰腺炎在临床上占 2%~10%，多由注射造影剂过多、压力过高或 EST 时产生热效应引起。多数患者属于轻型胰腺炎而可自愈；但有少部分患者可发展为重型胰腺炎，甚则引起死亡，应引起重视。

7. **药物** 药物引发的急性胰腺炎近年来在临床报道越来越多，常用药物如氢氯噻嗪、糖皮质激素、磺胺类、硫唑嘌呤、华法林、拉米夫定、司他夫定、茚地那韦、丙戊酸，甚至他汀类药物等，可导致急性胰腺炎。

8. **肿瘤或寄生虫梗阻** 胰腺或十二指肠乳头附近的良恶性肿瘤压迫胆胰管致梗阻、缺血或直接浸润，激活胰酶，可诱发急性胰腺炎。有些寄生虫如蛔虫、华支睾吸虫感染引起胆胰管梗阻，也是胰腺炎发生的原因。

9. **自身免疫性胰腺炎**

10. **遗传性** 遗传性急性胰腺炎临床比较少见，最早于 1952 年报道。通常为常染色体显性遗传，已证实为阳离子胰蛋白酶原 N21 和 R117H 基因突变所致。

11. **其他** 约 10% 的急性胰腺炎未能明确病因者，临床上称为"特发性胰腺炎"。其发生率国内外报道差异较大，但其中部分经进一步检查能够发现明确病因，如胆道或胰管小结石、胰腺分裂或其他少见病因，如遗传性胰腺炎、胰腺囊性纤维

化、胆总管囊肿及环状胰腺、胰胆管合流异常等。

二、病理生理学

（一）急性胰腺炎早期启动

普遍认为，腺泡细胞内胰酶的早期异常激活是胰腺炎的始发因素，引发了腺泡细胞的损伤。正常情况下胰腺可合成大量蛋白，其中大部分为消化酶。胰酶都以无活性的酶原形式在细胞内进行组装，从而防止胰腺的自我消化。胰酶到达十二指肠后，刷状缘的肠激酶可激活胰蛋白酶原形成胰蛋白酶，进而引起其他酶原的级联激活。胰蛋白酶原的激活是由于胰蛋白酶原与组织蛋白酶 B 错误地共定位于细胞质的囊泡中。胰酶的过早激活为自我消化提供了可能，但是其导致腺泡细胞损伤、死亡的具体机制还未完全明了。最近的研究表明，在共定位囊泡（与近年来提出的自噬泡相似）中活化的胰蛋白酶，可改变囊泡的通透性，导致其内容物释放进入细胞质。组织蛋白酶 B 是胰腺炎时释放入细胞质的酶类之一，它一旦进入细胞质中，便可通过改变线粒体膜的通透性引起细胞色素 C 的释放，使细胞凋亡的级联反应被启动，导致腺泡细胞出现凋亡。

胰腺细胞的坏死又增加了消化酶释出，形成恶性循环，这就是急性胰腺炎发生的"自身消化"学说机制。引起组织损伤的主要活化酶是磷脂酶 A_2、激肽释放酶、胰激肽原酶、脂肪酶和弹性蛋白酶等，它们能导致胰腺及其邻近组织炎症、水肿、出血、坏死等改变。消化液和坏死组织液经血循环、淋巴途径输送到全身则可引起全身多脏器损害。急性胰腺炎时这些消化酶的水平升高，并与疾病严重程度密切相关。

（二）急性胰腺炎重症化因素

1. 胰腺微循环障碍学说 作为急性胰腺炎的启动、持续和加剧损害的因素，胰腺微循环障碍的作用近年来已越来越受到重视。胰腺的解剖学特点决定了胰腺易发生缺血和坏死。胰腺小叶是胰腺循环形态学的基本单位，其血供进入小叶后呈树枝状分支，相邻小叶内动脉之间及其分支之间无吻合支存在，属终末动脉。所以，小叶内微动脉易因高脂血症、动脉粥样硬化、胰动脉血栓、结节

性多动脉炎、系统性红斑狼疮和恶性高血压等疾病引起痉挛、栓塞、血栓形成或间质水肿，从而出现所支配区组织供血不足，这可能是急性胰腺炎发病的始动因子。而胰腺持续缺血则是急性胰腺炎持续恶化的重要因素，大量的血管活性物质，如缓激肽、血小板活化因子、内皮素、一氧化氮等，均在胰腺微循环障碍中起重要作用。目前临床上通过使用低分子右旋糖酐、复方丹参等药物来改善胰腺微循环灌流、抗血栓形成以治疗急性胰腺炎的理论依据就在于此。

2. 炎症介质 1988 年 Ringerknecht 等首次质疑胰蛋白酶激活引起急性胰腺炎全身表现的传统观点，并提出吞噬细胞过度刺激中性粒细胞导致毒性物质，如氧自由基、白三烯和肿瘤坏死因子的产生，能造成不同程度的全身炎症反应，进而导致多器官功能衰竭。随后大量研究阐明，急性胰腺炎的发病不仅局限于胰腺本身，还累及全身，这些改变可使体内单核巨噬细胞、中性粒细胞和淋巴细胞产生多种细胞因子，加剧了胰腺和全身反应，这就是白细胞过度激活学说的基本内容。参与这个病理病程的主要炎症介质和细胞因子包括氧自由基、前列腺素 / 环氧合酶、NO/NOS、胰血管舒缓素 - 激肽系统、白三烯、补体、黏附因子、单核细胞趋化蛋白 -1、白细胞介素（IL-1、IL-2、IL-6、IL-8、IL-10、IL-18）、PAF、TNF 及其受体、NF-κB 等。在众多的细胞因子中，由单核细胞、巨噬细胞、T 细胞和肥大细胞所产生的 TNF-α 是胰腺炎最早升高的因子，起核心作用。低浓度的 TNF-α 主要作为白细胞和内皮细胞的调节物调节炎症反应和促进组织修复；过量的 TNF-α 进入血循环，不仅自身激活，还能促其他细胞因子的产生，引起连锁和放大反应，即所谓的瀑布样级联反应。

3. 肠屏障破坏和内毒素移位 我们大量工作发现，急性胰腺炎导致机体肠屏障损害，进一步促进了内毒素、细菌和炎性介质移位，造成机体靶器官损害。其中最先受到损伤的是肺，肺损伤又加重了组织缺氧和循环障碍，并加重炎性细胞因子的瀑布样级联反应，临床上出现胰腺病变进一步加重、肠麻痹、腹腔积液甚至腹膜炎，同时腹腔炎症也由无菌性炎症发生细菌感染。

4. 其他诱发胰腺炎和使其重症化因素 磷脂

扫码观看彩图

酶 A_2（PLA_2）在胰腺自身消化和胰腺组织出血坏死过程中起重要作用。PLA_2 可使胆汁中的卵磷脂和脑磷脂变为具有细胞毒性的溶血卵磷脂和溶血脑磷脂，破坏细胞膜的磷脂成分，使细胞坏死而导致胰腺组织破坏。氧自由基在重症急性胰腺炎发病机制和疾病进展中也起重要作用。急性胰腺炎时，氧自由基产生增加且清除系统功能下降，胰腺组织内氧自由基增多，机体处于严重的氧化应激状态而产生一系列病理生理变化。这些体内病理改变被认为是急性胰腺炎变为重症急性胰腺炎的关键因素。

综上所述，重症急性胰腺炎是由多种因素参与的复杂的病理生理过程，各因素之间既相互独立又相互渗透，共同促使疾病的发生发展。详见第二十八章。

三、中医病因病机

（一）中医对胰腺和胰腺炎的认识

1. **中医对胰腺认识** 在中医学文献中无"胰腺"的名词，但对胰腺的解剖位置、形态及功能早有记载，多将其描述或记录为"脾""总提"等。如《脾胃论》中载："脾长一尺，掩太仓。"《十四经发挥》载："脾广三寸，长五寸，掩乎太仓，附着于脊之第十一椎。"《医学入门》载："脾居中脘一寸二分，上去心三寸六分，下去肾三寸六分。"《难经·第四十二难》："脾重二斤三两，扁广三寸，长五寸，有散膏半斤。"以上所指的"脾"，实际上的解剖位置和形状与胰腺相符。至清代，王清任已对胰腺有了较深入的认识，他在《医林改错》中描述"津管一物，最难查看，因上有总提遮盖，总提俗名胰子，其体长，于贲门之右，幽门之左，正盖津门"，又论"脾中有一管，体象玲珑，易于出水，故名珑管"，此处之珑管即相当于主胰管，所谓"易于出水"即分泌胰液；王清任还描述了胰腺组织的外观结构，即"中是珑管……出水道，中有回血管，其余皆系水管"，此处之"回血管"类似于胰腺的动、静脉结构。可见，胰腺的解剖位置及功能在中医学中归于脾的范畴。

2. **古代医家对胰腺炎的认识** 历代医家对于胰腺炎的认识有所不同。

（1）胃心痛、脾心痛与胁痛：古代医家有胃心痛与脾心痛的记载。《张氏医通·诸痛门》记载"胃心痛者，多由停滞……滞则通之"。《杂病源流犀烛·心病源流》记载"腹胀胸满，胃脘当心痛，上支两胁，咽膈不通，胃心痛也"。《灵枢·厥病》记载"厥心痛，腹胀胸满，心尤痛甚，胃心痛也""厥心痛，痛如以锥针刺其心，心痛甚者，脾心痛也"。《三因极一病证方论》记载"脾心痛者，如针锥刺其心腹，蕴蕴然气满"。"胃心痛""脾心痛"都属于"厥心痛"范畴，似乎"脾心痛"疼痛的程度甚于"胃心痛"。这些症状与急性胰腺炎常出现的上腹部剧烈疼痛相吻合。

（2）胰瘅：中医发展至明清时代即有"胰子"之称，其功能与《难经》之"脾"一致。"瘅"，是为湿热之称谓，"胰瘅"则提示为胰脏因湿热而引发的疾患。这种把疾病病因与涉及的脏腑命名的方法与现代西医胰腺炎较为贴近。

（3）结胸与厥脱：《伤寒论》中记载"结胸热实，脉沉而紧，心下痛，按之石硬者"，其"心下痛，按之石硬"，以及冷汗淋漓、脉微肢厥等病象，又与中医之"结胸""厥脱"等病相似，更与现代西医重症急性胰腺炎表现一致。《伤寒论》还提出本病的病理病机、辨证特点与治疗方药。《伤寒论·辨太阳病脉证并治》记载"太阳病，脉浮而动数……医反下之……心下因硬，则为结胸，大陷胸汤主之""太阳少阳并病，而反下之，成结胸，心下硬，下利不止，水浆不下，其人心烦""太阳病，重发汗，而复下之……从心下至少腹满，而痛不可近者，大陷胸汤主之"。

因此，根据历代医书记载，结合胰腺炎腹痛、腹胀、恶心、呕吐的主要临床表现及其腹痛的部位和性质，一般认为本病属中医"胁痛""胃心痛""脾心痛""胰瘅"等病范畴。

（二）病因

1. **饮食不节** 凡嗜食油腻，过饮酒浆、生冷，易克伤脾胃而发为本病。

2. **精神因素** 凡情志不畅，暴怒伤肝，均可致肝失疏泄，而肝气郁结，横克脾胃，致胃气不降，脾失健运，脾胃功能失调而诱致本病。

3. **蛔虫上扰、胆道石阻** 因虫扰、石阻胆道，致肝胆气滞血瘀，脾胃运化失司而发病。

4. **创伤、手术、妊娠** 上述诸因素均可导致肝胆气郁,脾胃气机升降失常,郁而化热,湿热阻于中焦。

(三)病机

急性胰腺炎的主要病理过程为肝胆气滞。肝胆气滞不但可以横克脾胃,亦能化热传脾。胃失和降,脾失运化,则湿从内生,湿阻蒸热,湿热阻于脾胃而呈脾胃湿热或脾胃实热之候。若病进,正虚邪陷,则呈现气血败乱之厥脱证;脾胃热盛,化火传入营血,可致热深厥深;胃热化火,可迫血妄行;热水相结,则结胸里实;热血相搏,瘀血腐脓或血瘀成块;热去湿留,则湿邪困脾;邪去正伤,脾阳虚衰。(图 27-2-1)

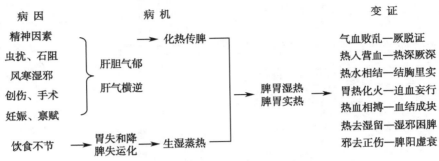

病 因	病 机		变 证

精神因素
虫扰、石阻
风寒湿邪
创伤、手术
妊娠、禀赋 } 肝胆气郁
肝气横逆 → 化热传脾 → 脾胃湿热
脾胃实热 → 气血败乱—厥脱证
热入营血—热深厥深
热水相结—结胸里实
胃热化火—迫血妄行
热血相搏—血结成块
热去湿留—湿邪困脾
邪去正伤—脾阳虚衰

饮食不节 → 胃失和降
脾失运化 → 生湿蒸热

图 27-2-1 急性胰腺炎的中医病机

从六经辨证看,本病多属少阳病、少阳阳明合病或阳明腑实证。若少阳之邪传入阳明之腑,可出现燥热与糟粕互结的腑实证;少阳枢机不利,三焦水液代谢失职,水湿内生与阳明之燥热相合,则致湿热蕴结,从而出现肝胆湿热证;阳明腑实,燥热之邪与瘀血搏结,则出现热毒血瘀证;少阳枢机不利,三焦水液代谢失职,水饮之邪与阳明燥热之邪互结,则出现水热互结于胸膈之热实结胸证。

(四)中医辨证分型与分期

根据中医学病因辨证和脏腑辨证,可分为以下常见类型:

1. **肝郁气滞** 症见腹中阵痛或窜痛,恶心或呕吐,无腹胀。舌质淡红,舌苔薄白或薄黄,脉细或紧。治以疏肝理气、通里攻下。相当于现代医学的水肿型胰腺炎或轻型胰腺炎。

2. **脾胃实热** 症见腹满痛拒按,口干渴,小便短赤,腹部痞实而硬。舌质红,舌苔黄厚而腻或燥,脉洪数或弦数。治以通里攻下、清热解毒。相当于现代医学的出血性胰腺炎或重症胰腺炎。

3. **脾胃湿热** 症见上腹胀满拒按,小便短赤,多有黄疸。舌质红,舌苔黄,脉弦滑或数。治以通里攻下、清热理湿。相当于现代医学的急性胆源性胰腺炎。

4. **蛔虫上扰** 症见阵发性上腹部钻顶样疼痛,痛后如常,多有吐蛔。舌质红、花,舌苔微黄而腻,脉弦紧或弦细。治以理气攻下、通里安蛔。相当于现代医学胆道蛔虫所致的胰腺炎。我国在近三十年来基本消除了蛔虫,胆道蛔虫在临床上已基本绝迹。

我们归纳了胰腺炎西医病理病因与中医辨证对照情况,详见图 27-2-2。

急性胰腺炎的病程可分为早、中、后期 3 个阶段:早期正盛邪浅,多为枢机不利与燥热内郁相兼;中期正盛邪实,常以结、热、瘀兼夹转化为主;晚期邪去正虚,余热不尽,气阴亏虚。重症急性胰腺炎并发多器官功能障碍综合征,其发病机制强调器官功能损害的"序贯性",这与中医理论中脏腑疾病的"传变"有着相似之处。

通过临床观察与实验研究,提出了重症急性胰腺炎按病程可划分为初期(全身炎症反应期)、进展期(全身感染期)和恢复期 3 期 3 个阶段,其间体现了少阳病、少阳阳明合病、阳明腑实证之间传变的理论,详见第二十八章重症急性胰腺炎。

四、临床表现与检查

急性胰腺炎因病理变化不同而临床表现差异很大,腹痛、腹胀、恶心、呕吐是多数患者表现的症状。上腹部或左上腹部压痛、反跳痛及肌紧张也是常见的体征。

(一)临床表现

1. **腹痛** 腹痛是急性胰腺炎最主要的症状。其发生主要与胰管梗阻、胰腺肿胀所致的胰腺包

扫码观看彩图

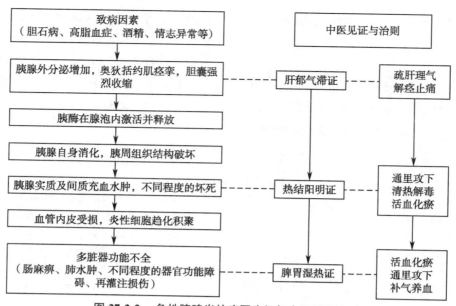

图 27-2-2　急性胰腺炎的病因病机与中医辨证治则

膜牵扯或渗液刺激有关。腹痛多突然发生,呈持续剧烈痛,并可逐渐加重。腹痛的位置与病变的部位有关,如病变主要在胰体、尾部,则腹痛以上腹部偏左为主,并向左肩部放射;若病变在胰头部,或为胆源性胰腺炎,则以右上腹痛为主,并向右肩部放射;若病变累及全胰,则腹痛范围较广,患者常感上腹部及腰背部束带状疼痛,并向背部放射。

　　一般水肿性胰腺炎的腹痛程度较轻,针刺或解痉药物即可缓解;而出血坏死性胰腺炎的腹痛十分剧烈,一般止痛方法不能奏效。

　　2. **腹胀**　腹胀多与腹痛同时存在。水肿性胰腺炎腹胀较轻或无明显腹胀;而坏死性胰腺炎由于组织坏死、腹腔渗液、炎性渗出物刺激腹膜产生炎性反应或腹膜后炎症、出血,造成肠麻痹,致肠道积气、积液,而发生严重腹胀,甚至引起腹腔间室综合征。腹膜后炎症越严重,腹胀越明显,腹腔渗液增多则加重腹胀。位于胰头部的急性炎症可造成十二指肠梗阻,横结肠也会因炎症刺激而麻痹。腹胀发生后,患者多停止排气排便。

　　3. **恶心、呕吐**　2/3 的患者有此症状,发病初期为反射性呕吐,呕吐物多为食物和胆汁。与胃肠道疾病不同,本病呕吐后腹痛不能缓解。晚期的呕吐多由于麻痹性肠梗阻引起,酒精性胰腺炎患者的呕吐常于腹痛时出现,胆源性胰腺炎患者的呕吐常在腹痛发生之后。水肿性胰腺炎患者多

有恶心,呕吐不严重;而坏死性胰腺炎呕吐频繁、剧烈,有消化道出血时呕吐物常为咖啡色物。

　　4. **发热**　通常水肿性胰腺炎无明显发热。早期发热并非由于感染,而是由组织损伤的产物所引起的机体炎症应激反应所致。但胆源性胰腺炎伴有胆道梗阻者,出现寒战、高热,可能是胆道感染引发。胰腺坏死伴有感染时,高热为主要症状之一,患者体温多在 38.5℃以上。出现稽留热时,提示胰腺坏死,组织感染,有脓肿形成。

　　5. **黄疸**　约 20% 的急性胰腺炎患者可出现不同程度的黄疸。黄疸的发生可因胰头部水肿压迫胆总管引起,但大多数情况下,是由胆总管结石和胆道感染引起胆汁排泄受阻所致。肝功能受损时也可出现黄疸,且黄疸深提示病情重,预后不良。

　　6. **腹膜炎**　急性胰腺炎的腹膜炎体征与病变程度相一致。水肿性胰腺炎一般仅有上腹部压痛,常无明显反跳痛和肌紧张;急性出血坏死性胰腺炎腹部压痛明显,伴有反跳痛和肌紧张。压痛部位也与病变部位一致,胰头部位炎症者,压痛主要在上腹及剑突下;炎症在胰尾时,压痛在左上腹;炎症累及全腹时,全腹均有压痛。坏死性胰腺炎腹腔渗液较多时,全腹有压痛、反跳痛及肌紧张,肠鸣音减弱或消失。一侧或双侧腰肋部压痛或肿胀也是急性胰腺炎较为特异的体征。

　　7. **腹部瘀斑**　急性出血坏死性胰腺炎患者,

可因含胰酶的渗出液经腹膜后途径进入腹壁肌间隙、腰肋部皮下,或通过镰状韧带到达脐周皮下,溶解脂肪组织,造成皮下出血,在腰部、季肋部出现蓝色瘀斑(格雷-特纳征)或在脐周出现瘀斑(卡伦征)。这些患者多有血性腹水。这些征象的出现提示病情笃重。

8. 全身表现 水肿性胰腺炎不出现严重全身反应,而出血坏死性胰腺炎可出现心率增快、呼吸频数、血压下降等循环不稳的表现,严重者可因大量液体外渗、肠麻痹肠腔内积液、大量呕吐等致循环血量不足而出现休克。伴急性肺功能损害时可出现呼吸困难和发绀;肾功能受损时可出现少尿或无尿;有胰性脑病者可出现抽搐、感觉迟钝、意识障碍乃至昏迷等精神症状。急性胰腺炎患者的手足抽搐多是由脂肪酶消化腹内脂肪组织产生大量游离脂肪酸,而游离脂肪酸与钙离子结合生成脂肪酸钙,而使血钙降低引起。血钙下降提示病变严重。

急性胰腺炎病情变化快,临床表现复杂多样,有的临床上无典型症状,只在尸检时发现;有的呈爆发性发作,发病后数分钟或数小时内死亡,临床上很难得到确诊,更得不到及时抢救;更有的一开始就表现为肺、心、肾、脑等重要脏器功能衰竭,故许多作者认为,急性胰腺炎是一种可以危及生命的全身性疾病。

(二)实验室及影像学检查

急性胰腺炎的临床诊断主要根据是骤起的上腹痛或左上腹痛,疼痛向左肩背部放散。伴有消化道症状(如恶心、呕吐等),实验室检查可有血、尿淀粉酶升高,血清脂肪酶升高,即可诊断为急性胰腺炎;根据急性胰腺炎的严重程度,血清C反应蛋白呈不同程度升高;腹部CT显示胰腺肿大及可能有坏死的区域、胰周组织的炎性反应(如水肿、坏死、液体积存)等改变可判断出急性胰腺炎的严重程度。

1. 实验室检查

(1)常规化验检查

1)白细胞计数一般在$(10\sim20)\times10^9/L$之间,核左移。因呕吐或大量腹腔渗液,血液可有浓缩。出血坏死性胰腺炎可有血红蛋白降低。病情严重时,尿常规化验可见蛋白、红细胞和管型。

2)酶学检查:胰酶测定是诊断急性胰腺炎最主要的手段。

A. 血、尿淀粉酶测定:90%的急性胰腺炎患者血清淀粉酶升高,一般在发病1~3小时即开始升高,24小时达峰值,持续4~5天后降至正常。尿淀粉酶在24小时后才开始升高,48小时达峰值,下降缓慢,一般可持续1~2周。如淀粉酶持续不降,或下降后复升,提示已有并发症出现。有时淀粉酶升高的幅度与疾病的严重程度不一致,有些坏死性胰腺炎因胰腺组织大量破坏,淀粉酶反而不升高。

B. 淀粉酶同工酶:血清中的淀粉酶有3个等电点同工酶峰值,胰腺来源的淀粉酶为P型同工酶,通常情况下只占循环血中的40%,但诊断急性胰腺炎的特异性和敏感性均高于一般血淀粉酶的检测。如果血清淀粉酶升高,而P型同工酶不升高,则基本可以排除急性胰腺炎。

C. 淀粉酶-肌酐清除率比值(amylase-creatinine clearance ratio,ACCR):正常情况下,肾脏的淀粉酶清除率和肌酐清除率大致平行,ACCR约为2%~4%。急性胰腺炎时,肾脏对淀粉酶的清除率增加,ACCR增高,当大于6%时有诊断价值;如果ACCR>20%,提示可能是重症。但最近资料表明,ACCR特异性差,肾功能不全、糖尿病酮症、心脏手术等情况时,ACCR亦可升高,因而认为其实用价值不大,需与其他指标结合起来才能提高诊断价值。

D. 血清脂肪酶:血清脂肪酶主要来源于胰腺,在急性胰腺炎时升高,针对急性胰腺炎的敏感性和特异性均高于血清淀粉酶。血清脂肪酶在急性胰腺炎发病24小时后升高,但持续时间长,对病程较长的患者更有诊断意义。

(2)其他实验室检查指标

1)血清炎症反应标志物:C反应蛋白(CRP)是组织损伤和炎症的非特异性标志物,急性胰腺炎时CRP升高且与疾病的严重程度相关,是急性胰腺炎预后的独立影响因素。CRP>150mg/L对于诊断胰腺坏死的敏感性达67%~100%。IL-6在急性胰腺炎早期即可升高,动态监测有助于识别重症急性胰腺炎,并可判定预后。

2)生化检测:低血钙有助于急性胰腺炎的诊断,并可用以判定病情严重程度和预后。高血糖与急性胰腺炎关系密切,也有助于临床诊断急性胰腺炎。肝功能异常,包括氨基转移酶升高、胆红素升高等,对急性胰腺炎的诊断有帮助。

3)正铁血红蛋白、胰腺炎相关蛋白、胰蛋白酶原活性肽:三者是实验室研究发现的与急性胰腺炎发生有关的一些多肽,对诊断急性胰腺炎、评估病情严重度有帮助,但尚未证实这些指标在诊断急性胰腺炎方面优于临床常用的酶学指标。

(3)诊断性腹腔穿刺与手术探查:腹腔穿刺抽出渗出液并检测淀粉酶含量,对诊断急性胰腺炎有辅助确诊意义,特别是对出血坏死性胰腺炎。若抽出血性混浊液体,淀粉酶含量明显升高,再结合临床症状和体征,一般可确诊。在临床诊断出现困难时,可采用腹腔镜探查以明确诊断,同时可视情况采取标本活检,进行胆囊、小网膜囊及腹腔引流。

2. 影像学检查

(1)腹部B超:是首选的影像学检查方法。B超检查可见胰腺肿大和胰内及胰周回声减低,有时可见胰管扩张;出现粗大的强回声提示有出血坏死的可能(图27-2-3)。若B超发现胆道结石或胆总管扩张,提示急性胰腺炎可能为胆源性。另外,B超在发现腹水及对急性胰腺炎后期局部并发症(如胰腺脓肿、胰腺假性囊肿)的诊断上亦有价值。

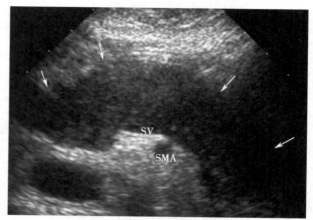

图27-2-3 急性胰腺炎B超(轻型)
图中箭头提示胰腺一致性肿胀,回声尚均匀,呈低回声。

(2)胸、腹部X线检查:胸片可见膈肌抬高、胸腔积液、肺下叶不张等征象。(图27-2-4)

腹平片可发现一段小肠或横结肠扩大充气、十二指肠环扩大、结肠中断征等。

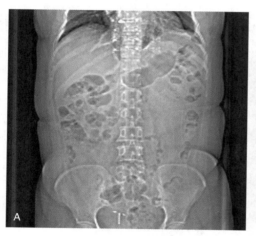 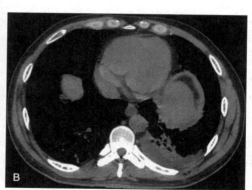

图27-2-4 急性胰腺炎的胸、腹部表现
A.可见左胸腔积液伴肺不张;B.结肠扩大充气,散在小肠积气。

(3)CT检查:迄今,CT扫描仍然是诊断急性胰腺炎并区别轻、重型胰腺炎的金标准。增强CT(尤其是增强薄层多排CT)是排除疑似胰腺炎病例、判断急性胰腺炎严重程度及确认胰腺炎并发症的最佳影像学检查。胰腺炎的CT表现包括胰腺肿大伴弥漫性水肿、胰腺实质密度不均、胰腺边缘模糊及胰周积液。通过静脉注射造影剂,可确诊胰腺坏死(见图27-2-5)。此外,增强CT可提供病因诊断线索,如偶尔直接观察到胆总管结石,胰腺钙化提示饮酒或其他原因所致的慢性胰腺炎。

(4)磁共振成像和MRCP:诊断胰腺炎和判断病情轻重的价值并不优于CT,在显示胰管解剖结构和检测胆总管结石方面优于CT。

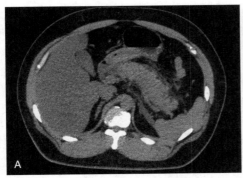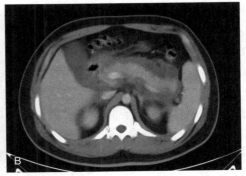

图 27-2-5　胰腺炎的 CT 表现

A. 胰腺弥漫性水肿,实质密度不均,边缘模糊,胰周脂肪密度增高,可见索条影,肾筋膜增厚;

B. 胰腺轮廓模糊,实质密度不均匀,周围有渗出趋于包裹,增强 CT 提示胰腺部分坏死。

(三)鉴别诊断

轻型急性胰腺炎一般不难诊断,在临床工作中,急性胰腺炎应与下列疾病鉴别。

(1) 胆石症、急性胆囊炎或胆道蛔虫:常有绞痛发作史,疼痛多位于右上腹,多有右肩牵涉痛;发作时可伴黄疸,墨菲征阳性;可有右上腹压痛、反跳痛和肌紧张。影像学检查可见胆囊炎和胆结石征象,若血淀粉酶超过正常值的 3 倍,则提示同时合并急性胰腺炎。

(2) 急性肠梗阻:常有腹部阵发性绞痛,疼痛位于脐周,伴呕吐、腹胀、肛门排气和 / 或排便停止;肠鸣音高亢,可见肠形。X 线腹部立位平片显示气液平面等肠梗阻征象。

(3) 消化性溃疡穿孔:多有消化性溃疡病史,起病突然,腹痛剧烈,腹肌紧张,呈板状腹,肝浊音界消失。X 线腹部立位平片可见膈下游离气体,血淀粉酶可升高,但一般不超过正常值的 2 倍。

(4) 心绞痛或心肌梗死:常有冠心病史,疼痛多在心前区,或有压迫感;疼痛也可位于上腹部,酷似急性胰腺炎,但血、尿淀粉酶正常;而心电图显示心肌缺血或心肌梗死改变,心肌酶(如 CPK、AST、LDH)在心肌梗死时升高。

(5) 肠系膜血管栓塞:多见于老年人,常有高脂血症或心脏病等基础疾病。起病急骤,有剧烈腹痛、腹胀、发热、便血、血性腹水、休克和腹膜刺激征,肠系膜血管造影可显示血管阻塞征象。

(6) 其他:尚需与肾绞痛、脾破裂、异位妊娠破裂及伴有急性腹痛的糖尿病酮症酸中毒、尿毒症等相鉴别。

五、治疗

(一)治疗原则

急性胰腺炎的治疗手段随着对本病认识的深入而改变。在 20 世纪 50 年代前,急性胰腺炎的手术率较高,死亡率也高。20 世纪 90 年代以后,随着对急性胰腺炎发病机制的不断了解,急性胰腺炎的治疗理念发生了转变,业内人士逐渐认识到外科治疗对重型胰腺炎的贡献是有限的,绝大多数胰腺炎患者可接受内科治疗,只有少数病情严重、诊断不清或有并发症者才施行手术治疗,这期间的手术率降低,而且病死率也有所下降。20 世纪 90 年代以后,以内科保守治疗为主的综合治疗成为治疗急性胰腺炎的主体,特别是采用辨证分期、分期论治的中西医结合治疗,使急性胰腺炎总的病死率降为 1%~2%,远低于同期国外报道的 10%。

国际胰腺病学会(International Association of Pancreatology,IPA)于 2002 年 6 月在德国召开会议对急性胰腺炎的外科治疗原则进行了讨论,并根据循证医学的方法得出如下 11 项建议:

1. 轻型急性胰腺炎不是外科手术治疗的适应证。

2. 预防性应用广谱抗生素可以减少 CT 证实的坏死性胰腺炎感染发生率,但不能提高患者存活率。

3. 对于有脓毒综合征的患者应该采用细针抽吸细菌学检查(FNA)来鉴别无菌性胰腺坏死和感染性胰腺坏死。

扫码观看彩图

4. 在有感染临床症状和体征的患者中,感染性胰腺坏死是手术或介入引流的适应证。

5. FNA 检查阴性的无菌性胰腺坏死患者应该采用保守治疗方法,仅在有选择的患者中进行介入治疗。

6. 对坏死性胰腺炎患者,除非有特别指征,不建议在发病后 14 天内进行早期手术。

7. 手术和各种介入治疗方法选择上,以在清创或坏死灶切除的同时能够最大程度保留存活胰腺组织的方法为好,加强术后处理从而尽可能引流出腹膜后渗液和坏死碎片。

8. 为了避免胆囊结石相关急性胰腺炎的复发,应该进行胆囊切除术。

9. 对胆囊结石相关的轻型急性胰腺炎患者,胆囊切除术应该在患者恢复后尽早进行,最好在同次住院期间完成。

10. 对胆囊结石相关的重症急性胰腺炎患者,胆囊切除术应该延期至胰腺炎症反应充分消退和完全临床恢复后进行。

11. 对不适合进行胆囊切除术的患者,为了降低胆囊结石相关急性胰腺炎复发的危险性,可以采用经皮肝胆囊引流术(PTGD)或选择内镜下括约肌切开术及胆管引流术(EST+ENBD)。

(二)非手术治疗

1. **非手术治疗适应证** 对轻型急性胰腺炎、急性胆源性急性胰腺炎,重要生命体征平稳、腹腔渗液局限、年龄小于 70 岁的患者,应尽可能采用非手术治疗,待急性炎症消退后,明确胆道、胰腺的病理变化,再施行择期手术。

2. **一般性治疗**

(1)发病初期的监护和处理:目的是纠正水电解质紊乱,支持治疗,防止局部及全身并发症。常规禁食,对有严重腹胀、麻痹性肠梗阻者,应进行胃肠减压。在患者腹痛、腹胀减轻或消失,肠道动力恢复或部分恢复时,可以考虑开放饮食,开始以碳水化合物为主,逐步过渡至低脂饮食,不以血清淀粉酶活性高低作为开放饮食的必要条件。

(2)补液:补液量包括基础需要量和流入组织间隙的液体量。应注意输注胶体物质和补充微量元素、维生素。积极的静脉液体补充对于纠正低血容量至关重要。

低血容量可累及胰腺微循环,也是发生胰腺坏死的主要原因。血容量减少导致血液浓缩、心动过速、低血压、尿量减少和肾前性氮质血症。大量实验证据显示,早期的积极补液和改善氧供,可防止或最大程度减少胰腺坏死并提高生存率。尽管缺乏对比性临床研究,但急性胰腺炎时积极补液的重要性已被广为接受。临床上液体补充是否充分,应通过监测生命体征、尿量、入院后 12 小时和 24 小时 Hct(尤其是针对入院时血液浓缩者)判断。中心静脉压检测通常并非必需。低血容量的另一不良后果是肠缺血和胰腺缺血。有证据显示,肠缺血导致肠道对细菌、细菌产物和内毒素的通透性增加。细菌移位是继发胰腺感染的重要原因。细菌产物和内毒素移位也是细胞因子释放的强效刺激因子,并升高 NO,而 NO 可加重胰腺损伤和器官衰竭(尤其是呼吸衰竭)。

(3)止痛:急性胰腺炎时的疼痛刺激致呼吸频率加快、缺氧,增加非显性的体液丢失,肺通气量减少,阻碍肺功能,并增加静脉血栓形成的危险;而且剧烈疼痛可诱使奥狄括约肌痉挛,因此,止痛治疗是急性胰腺炎治疗的重要措施之一。在严密观察病情下,可注射盐酸哌替啶。不推荐应用吗啡或胆碱能受体拮抗剂,如阿托品、消旋山莨菪碱等,因前者会收缩壶腹乳头括约肌,后者会诱发或加重肠麻痹。针刺日月、期门、内关、足三里等穴位有良好止痛作用。

(4)抑制胰腺外分泌和应用胰酶抑制剂:生长抑素及其类似物(如奥曲肽)可以通过直接抑制胰腺外分泌而发挥作用,主张在重症急性胰腺炎治疗中中短期应用。H_2 受体拮抗剂或质子泵抑制剂可通过抑制胃酸分泌而间接抑制胰腺分泌,还可以预防应激性溃疡的发生,主张在重症急性胰腺炎时使用。蛋白酶抑制剂主张早期、足量应用,可选用加贝酯等制剂。

(5)血管活性物质的应用:由于微循环障碍在急性胰腺炎发病中起重要作用,推荐应用改善胰腺和其他器官微循环的药物,如前列腺素 E_1 制剂、血小板活化因子拮抗剂、活血化瘀中药制剂等。

(6)预防性抗生素使用:急性胰腺炎发病早期,继发感染的发病率高,即使没有明确的细菌感染,也应给予抗生素以预防感染。抗生素的应用应遵循抗菌谱为革兰氏阴性菌和厌氧菌为主、脂溶性强、有效通过血胰屏障等3大原则。临床上多将甲硝唑联合喹诺酮类药物作为一线用药。日本的胰腺炎指南推荐,有胰腺坏死者应使用亚胺培南(泰能)。国内指南推荐应用抗生素的时间为7~14天,特殊情况下可延长。由于在接受预防性应用抗生素治疗的患者有时发生真菌二重感染,国外资料推荐将抗生素应用时间限制在5~7天内以避免该并发症的发生。要注意真菌感染的诊断,临床上无法用细菌感染来解释发热等表现时,应考虑到真菌感染的可能,可经验性应用抗真菌药,同时进行血液或体液真菌培养。

(7)营养支持:轻型胰腺炎患者只需短期禁食,一般于住院3~7天内可恢复进食,并不需要静脉及经肠营养支持。对于高脂血症患者,应减少脂肪类物质的补充。

3. 中医中药治疗 本病的病机主要是肝郁气滞、脾胃湿热或脾胃实热,故治疗上应以通为用,分别采用疏肝理气、清热燥湿、通里攻下、活血化瘀等法,根据疾病的不同类型和不同发展阶段选方用药。

(1)肝郁气滞证(轻型急性胰腺炎)

证候:腹中阵痛或窜痛,恶心、呕吐,无腹胀,上腹仅有压痛,无明显腹肌紧张,舌质淡红,舌苔薄白或黄白,脉细或紧。

治则:疏肝理气,兼以清热燥湿通便。

方药:柴胡疏肝饮、大柴胡汤、清胰汤。

(2)脾胃实热证(轻重型急性胰腺炎)

证候:上腹满痛拒按,痞寒腹坚,呕吐频繁,吐后腹痛不减,大便干结,气、便不通,小便短赤,身热口渴,舌质红,苔黄腻或燥,脉弦滑或洪数,重者厥、脱。

治则:清热泻火,通里逐积,活血化瘀。

方药:大陷胸汤、大柴胡汤、清胰汤。

(3)脾胃湿热证(胆道疾患并发胰腺炎)

证候:脘胁疼痛,胸脘痞满、拒按,气痛阵作,口苦咽干,泛恶不止,或有身目俱黄,便干溲赤,舌红绛,苔黄腻,脉弦滑数。

治则:清热利湿,行气通下。

方药:龙胆泻肝汤、大柴胡汤加减方、清胰汤。

(4)蛔虫上扰证(胆道蛔虫引起的急性胰腺炎)

证候:持续性上腹疼痛,剑突下阵发性钻顶样剧痛,或伴吐蛔,舌苔白或微黄而腻,脉弦紧或弦细。

治则:清热通里,制蛔驱虫。

方药:大柴胡汤合乌梅汤。

4. 针灸疗法

(1)体针:常用穴有足三里、下巨虚、内关,中脘、日月、期门、阳陵泉、地机、脾俞、胃俞、中脘等。可任选一组,或几组交替选用。强刺激手法,留针30分钟,每天3次;也可埋针。

(2)穴位注射:选用足三里或下巨虚,每穴用10%葡萄糖注射液5~10ml,每天1~2次。

(3)耳针:选穴胆区、交感、神门、胰区、内分泌,于上述穴位压痛明显处选2~3穴重刺激,留针30分钟,每天2次。

(三)手术治疗

尽管中西医结合非手术治疗已经成为治疗轻型急性胰腺炎的主要手段,但手术干预在某些特定条件下仍具有不可替代的作用。

1. 适应证

(1)胆源性急性胰腺炎,伴有结石嵌顿、急性胆道感染等。

(2)轻重型急性胰腺炎,胆道及胰腺周围有较多渗出。

2. 手术时机

(1)急诊手术:患者情况危急,或高龄,病情仍不断加重,同时伴有胆道梗阻及急性化脓性胆管炎时,应及早外科干预;当不能排除腹部其他病因所致的急腹症时,也是急诊外科治疗的指征。

(2)早期手术:对胆源性胰腺炎,早期手术没有严格的时间限制,可在胰腺炎病情稳定后,行胆囊切除术。非手术治疗不见好转或坏死性胰腺炎有发展趋势者,在重要脏器功能紊乱得到基本纠正后进行为宜,尽量不在发病4周内手术治疗。

(3)后期手术:主要用于胰腺炎后期出现的各种并发症,如胰腺脓肿、胰腺囊肿、消化道瘘等,多在疾病后期,发病4~6周以后。

3. 手术方式 急性胰腺炎的手术常无固定形式,往往需要根据患者的病情及术中情况决定。单纯胆囊疾病导致的胰腺炎,切除胆囊即可。因

扫码观看彩图

胆道疾病引发的急性胰腺炎,凡伴有胆道梗阻者,应该行急诊手术或早期手术,解除胆道梗阻。手术方法可做经纤维十二指肠镜行奥狄括约肌切开取石及鼻胆管引流(EST+ENBD);也可在B超、CT导向下行经皮经肝胆囊引流术(PTGD)。待病情稳定后,再施行根治性手术。一般采用腹腔镜胆囊切除术,如考虑粘连严重或行开腹胆囊切除术,发现或怀疑有胆总管内结石者,应探查胆总管,以免复发。

参考文献

1. ACOSTA J M, LEDESMA C L. Gallstone migration as a cause of acute pancreatitis [J]. N Engl J Med, 1974, 290 (9): 484-487.
2. ACKER, SALUJIA AK, BHAGAT L, et. al. Cathepsin B inhibition provents trypsinogen activation and reduces pancreatitis severity [J]. Am J Physiol Gastrointest Liver Physiol, 2002, 283 (3): 794-800.
3. HASHIMODO D, OHMURAYA M, HIROTA M, et al. Imvolvement of autophagy in trypsinogen activation within the pancreatic acinar cell [J]. J Cell Bio1, 2008, 181 (7): 1065-1072.
4. WHITCOMB D C, GORRY M C, PRESTON R A, et al. Hereditary pancreatitis is caused by a mutation in the cationic trypsinogen gene [J]. Nat Genet, 1996, 14 (2): 141-145.
5. 苗彬, 崔乃强, 赵二鹏, 等. 重症急性胰腺炎自然病程与中医辨证 [J]. 中国中西医结合外科杂志, 2010, 16 (2): 141-148.
6. 崔乃强, 崔云峰, 张淑坤. 中西医结合治疗胰腺炎的现况与展望 [J]. 临床肝胆病杂志, 2017, 33 (5): 843-848.
7. 中华医学会外科学分会胰腺外科学组. 急性胰腺炎诊治指南 (2014)[J]. 中华外科杂志, 2015, 53 (1): 50-53.
8. 曲鹏飞, 王红, 刘鸿泽, 等. 急性胰腺炎的诊治共识解读 [J]. 中国中西医结合外科杂志, 2015, 21 (2): 207-211.

(哈 良)

第三节　奥狄括约肌功能障碍及胰胆管汇合异常中西医结合治疗

奥狄括约肌(sphincter of Oddi,SO),是非常精细的连接胆管、胰管的解剖部位,具有调控胆汁与胰液压力和排泌的作用。由于胚胎学因素和后天某些因素,如手术、精神神经等影响,导致胰胆管汇合异常及奥狄括约肌功能障碍,并可引发胆道扩张、胆道感染、胰腺炎、胆道结石、胰腺结石,甚至胆道系统肿瘤。

一、奥狄括约肌与胰胆管汇合部解剖生理

(一)奥狄括约肌解剖生理

1654年,医学家Glisson首先描述了胆胰管括约肌的结构,但是直到1889年,意大利解剖学家Ruggero Oddi才较详细地阐述了位于胆管、胰管和十二指肠结合部位的这个神经肌肉复合体的解剖、生理和功能,因而得名,称为Oddi括约肌。

SO是指围绕在胆总管末端、主胰管和肝胰壶腹周围的一组结构,其起源于前肠腹侧基底部的肌群,由4~10mm长的平滑肌组成的复合体。SO由胆管括约肌、胰管括约肌和壶腹部括约肌构成。胆总管括约肌为环行肌,位于并包绕胆总管末端,是胆总管最有力的肌纤维;胰管括约肌,处于且包绕胰腺管末端,肌纤维较少或缺如;壶腹括约肌,由十二指肠纵行肌纤维的延续部分和环形肌纤维所组成,在乳头处包绕壶腹部,有收缩与舒张的功能,可调节胆汁与胰液的排出,是控制胆、胰管通道的"阀门",对于维护胆、胰管正常的生理功能具有不可替代的作用。壶腹平滑肌层内及肌层间有大量类似于胃肠道的卡哈尔(Cajal)间质细胞,以此整合神经冲动,调节SO运动。在SO中存在胆碱能神经、非胆碱能神经和肾上腺能神经、非肾上腺能神经支配,胆碱能神经对SO具有兴奋作用,肾上腺能神经则是抑制作用,非肾上腺能、非胆碱能神经也有抑制作用,并由一氧化氮所介导。

胆总管直径 0.6~0.8cm，其末端与胰管末端汇合形成肝胰壶腹，长不超过 1.5cm，壶腹直径不超过 1cm，并斜行穿过十二指肠壁，进入十二指肠。（图 27-3-1）

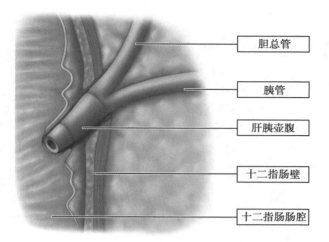

图 27-3-1 奥狄括约肌解剖示意图

胆总管
胰管
肝胰壶腹
十二指肠壁
十二指肠肠腔

奥狄括约肌调节胆汁、胰液流入十二指肠，防止十二指肠内容物反流到胆道与胰管，并将胆汁转移到胆囊。它是一个复杂的结构，在功能上独立于十二指肠肌肉组织，并在胆管和十二指肠之间形成一个高压区。奥狄壶腹括约肌长度约为 4~6mm，其基础静息压力高于十二指肠压力约 13mmHg。测压时，括约肌显示相位收缩，频率约为每分钟 4 次，幅度为 50~150mmHg。奥狄括约肌的自发运动是由卡哈尔间质细胞通过作用于平滑肌细胞的激素和神经元的内在和外在输入来调节的，CCK 升高时括约肌舒张，导致相位收缩幅度减小和基础压降低，允许胆汁更通顺地流入十二指肠。在禁食期间，奥狄括约肌与周期性的部分胆囊排空协调，最终导致消化间期移行性复合运动 II 期胆汁流量的增加。

（二）奥狄括约肌运动的神经、体液及局部反射调节

1. 神经调节　SO 受交感神经和副交感神经调节。交感神经源于胸椎 7~10 水平的交感神经节，副交感神经来自迷走神经，这两种自主神经系统分布于 SO 表面和肌间的肠神经元及神经节细胞，并与中枢神经系统连接，从而构成完整的神经网络系统。正常情况下，交感神经调节对 SO 不起主要作用，因为使用交感神经阻断剂并不影响 SO

的活动。刺激迷走神经可以使 SO 蠕动频率增加，阿托品、钙通道拮抗剂等可以消除这种效应，而刺激交感神经则诱发蠕动抑制。SO 同时有 α、β 肾上腺素能和胆碱能受体，α 受体和胆碱能受体介导 SO 收缩，β 受体介导 SO 舒张。支配 SO 的胆碱能和肾上腺素能神经将中枢神经系统与存在于 SO 肌层间以及其表面的肠肌层神经元和神经节细胞连接成致密的体内神经网络，外科手术如胃大部切除、迷走神经切断、电刺激或切断支配 SO 的神经时，都能够通过扰乱固有的神经支配而影响括约肌功能。在将犬腹部迷走神经切断后，其 SO 压力增高，SO 运动处于抑制状态。

2. 体液调节　奥狄括约肌除了受迷走神经和交感神经调节外，更重要的是受多种胃肠激素和肽类激素调节，其中主要的胃肠激素有胆囊收缩素、促胰液素、胃动素、生长抑素等。

（1）胆囊收缩素（cholecystokinin，CCK）：CCK 是含 33 个氨基酸的多肽激素，在进食后，由脂肪、氨基酸等刺激小肠黏膜细胞所分泌，是调节胆道运动最主要的激素，其中 CCK-8 作用明显，但十二指肠的胰酶和胆盐可以抑制其分泌。在胆囊平滑肌和 SO 中存在 CCK 受体，CCK 通过与神经通路相互作用，产生直接或间接的激素作用，导致胆囊收缩和胰酶分泌，其中对胆囊具有强烈收缩作用是通过与胆囊平滑肌的受体结合后发挥作用的。离体试验证实，胆囊的收缩作用具有剂量依赖性，随剂量增加致胆囊压力增高；胆汁排出增多的作用具有钙依赖性，使用钙通道阻滞剂可对抗胆囊收缩作用，相反高钙血症不仅能促进胰液分泌，而且能增强胆囊的收缩作用。

CCK 对 SO 具有松弛作用，可直接作用于括约肌或间接通过神经机制而调节 SO 功能。CCK 受体广泛分布于括约肌及副交感神节后的神经纤维，通过胆碱能机制，使 SO 松弛，显著降低 SO 基础压力和峰压，促进胆汁从胆管流入十二指肠，但并不能缓解 SO 痉挛。有研究发现，SO 痉挛患者在使用 CCK 后，胆囊收缩，胆汁反流入肝内外胆管；而停止注射时，胆汁反流入胆囊。此外，CCK 还能抑制胆囊阶段性收缩，餐后生理剂量的 CCK 通过胆碱能神经传出纤维，间接作用于胆囊壁，使胆囊收缩，并通过非肾上腺素能神经 - 非胆碱能神

扫码观看彩图

经抑制性神经元介导,抑制 SO 的周期性收缩,降低 SO 基础压,促使胆囊排空,从而促进胆汁从胆管流入十二指肠。CCK 对胆囊壁及 SO 平滑肌纤维的这种作用,需要迷走神经的支配和十二指肠与 SO 之间的神经肌肉完整,如有神经纤维损伤或缺失,使 CCK 直接作用于 SO 平滑肌纤维,也可引起强烈的兴奋作用,引起基础压升高,收缩频率加快,出现"CCK 矛盾反应"。

(2)促胰液素:促胰液素由 27 个氨基酸残基组成,含 11 种不同氨基酸,产生促胰液素的细胞为"S"细胞,主要分布在十二指肠黏膜,少量分布在空肠、回肠和胃窦。促胰液素在进食高蛋白或高脂肪食物后产生,可刺激胰液、胃液分泌,使胆囊收缩和 SO 松弛,但大剂量的促胰液素可以升高 SO 压力,而生理剂量的促胰液素可以降低胰管括约肌的压力和收缩幅度。

(3)胃动素:胃动素,由 22 个氨基酸组成的多肽类激素,分布在全部小肠,由 Mo 细胞分泌。其作用除了促进和影响胃肠运动及胃肠道对水、电解质的运输外,还能刺激胆囊平滑肌收缩及胆汁分泌,同时引起 SO 收缩。上述效应与胃动素剂量呈相关性,研究发现,切断患者迷走神经或内脏神经时,普萘洛尔不能阻断胃动素对 SO 的收缩作用,而阿托品可以部分阻断胃动素对 SO 的收缩作用,可见其通过阿片肽、5- 羟色胺及胆碱能神经元途径调节 SO 的周期性活动。

(4)生长抑素(SS):SS 在胃肠道内主要由黏膜内的 D 细胞释放,为 14 肽激素。其可以调节 SO 运动,对括约肌的作用表现为双相性,即小剂量时有兴奋作用,大剂量时则表现为抑制作用,但这还存在争议。

此外,一氧化氮是 SO 主要的非肾上腺素能神经 - 非胆碱能神经抑制性介质,如给予负鼠一氧化氮可以引起 SO 松弛,而用 L- 精氨酸抑制一氧化氮合成酶,可以减少由电刺激导致的 SO 松弛。胰高血糖素可以抑制 SO 运动。神经肽 Y 能刺激 SO 运动,增加胆囊压,这种作用呈剂量依赖关系。

3. 局部反射的调节 在奥狄括约肌与胆囊、胆总管之间,可能存在局部反射调节,这对 SO 可能具有重要的调节作用。内窥镜测压发现了胆囊与胆总管、SO 之间的关系,在胆囊收缩时,可引起

胆总管内压升高,当胆管压力超过 SO 开放压时,SO 紧张性收缩受到抑制而松弛,胆汁即进入十二指肠;当胆囊内胆汁大部分排出胆囊,胆囊停止收缩后,胆总管内压随之下降,当胆总管内压降至 SO 开放压以下时,SO 收缩而关闭。胆囊在低压下贮存肝细胞分泌的胆汁。SO 的这种开放压可代表 SO 张力。在静息状态下,胆总管压力保持相对稳定,其基础压力主要与 SO 的紧张性有关。胆囊内压升高后,SO 基础压降低,收缩频率下降;在胆囊内压恢复后,SO 基础压迅速恢复。通过向胆总管内注入 CO_2 致胆总管扩张,使胆总管内压力增高时,SO 压力明显降低;在分别用利多卡因封闭胆总管和 SO 后,该反射被阻断。因此胆囊与 SO、胆总管与 SO 之间,可能存在局部的反射调节,胆囊和胆总管的张力状态可能直接影响 SO 的运动功能。

(三)奥狄括约肌对胆道与胰腺系统的影响

1. 奥狄括约肌对胆道运动的调节作用 正常情况下,进食后,尤其是进食高脂肪或高蛋白食物后,在神经、体液和局部反射调节下,胆囊收缩,胆总管压力上升,奥狄括约肌舒张开放,胆汁排入十二指肠,以帮助消化;在禁食状态下,SO 处于紧张性收缩状态,维持胆道正常压力,使肝脏分泌的胆汁进入胆囊,胆汁在胆囊浓缩存储备用。

胆囊与 SO 之间存在反射性调节的认识尚不一致。胆囊切除后,对胆总管直径、SO 功能没有明显影响,但观察到部分患者稍有胆总管直径扩张,扩张程度大多数在 1cm 以内,并有胆总管压力增高;然而有少数发现,胆囊切除者 SO 基础压力明显降低,造影显示 SO 段管腔在排胆时管径增大,排胆开放时间延长。SO 功能与形态的这种改变利于胆汁的排出,但因其基础压降低,收缩时间缩短,提示阀门作用减弱,当十二指肠环肌与纵形肌收缩失调时,由于液体的不可压缩性,肠液逆流入胆道的机会增大,因此,有人认为,这可能是胆囊切除后发生胆道逆行感染的原因之一。

胆总管功能与 SO 功能的关系没有完全阐明。临床观察到,肝外胆管结石者,SO 松弛占 40%;肝外胆管结石复发者,SO 松弛占 76.9%;SO 松弛者,SO 基础压力、峰压、收缩频率、收缩持续时间均明显低。有人对 1 272 例行奥狄括约肌切开

术后的患者随访 13 年发现,有 25% 发生胆管炎, 8.6% 发生胆囊炎,10.5% 发生胰腺炎,提示奥狄括约肌切开后,SO 功能障碍、张力下降,使 SO "闸门"作用降低,肠液容易反流入胆管,引起胆管、胆囊感染而诱发结石形成,这可能是肝外胆管结石复发率高的原因之一。当胆总管有结石梗阻时,SO 功能紊乱,并且在胆总管压明显超过 SO 压时,SO 开放;胆总管压明显低于 SO 压时,SO 关闭,提示 SO 与胆总管之间可能存在局部反射调节的关系。

2. 奥狄括约肌对胰腺分泌的影响 胰腺与奥狄括约肌存在密切的关系,我国急性胰腺炎的病因约 50% 为胆道疾病,这可能与胆道疾病影响 SO 功能有关。临床观察发现,在难以解释的急性胰腺炎患者中,SO 功能障碍占 31%,胆管小结石仅占 20%;对特发性、复发性胰腺炎患者进行 SO 测压发现,32% 的患者胰管括约肌压力高于正常。这些说明 SO 功能异常是引起急性胰腺炎的重要原因之一。酒精可以增加十二指肠内压和 SO 收缩压,使 SO 痉挛,壶腹部充血水肿,同时促使胰液分泌增加,导致胰液排出不畅而诱发胰腺炎。有临床观察发现,对奥狄括约肌功能障碍患者进行奥狄括约肌切开,对防止胰腺炎复发的效果为 50%~80%;若对奥狄括约肌障碍胰管型进行奥狄括约肌切开并扩张,明显效果为 67%,有效率可以达到 100%,提示奥狄括约肌功能与胰腺密切相关。

二、奥狄括约肌功能障碍(SOD)

奥狄括约肌功能障碍(Sphincter of Oddi dysfunction,SOD)是一系列引发括约肌活动异常,导致间歇性或确定性无结石性梗阻,阻碍胆汁或胰液自由流动的临床综合征,早年也被称为"胆道运动障碍"。它表现为胆道和/或胰腺间歇性不完全梗阻疾病的症状和体征,通常包括胆道型疼痛,其他体征和症状包括氨基转移酶或胰酶升高,胆总管(CBD)或胰管扩张,以及复发性胰腺炎。

(一)病因及临床特征

SOD 在一般人群中的患病率约为 1.5%,但在特发性复发性胰腺炎患者中高达 72%。1% 的胆囊切除术后患者出现 SOD,高达 23% 的胆囊切

除术后综合征患者出现氨基转移酶升高和胆道疼痛。SOD 最常见于 20 岁至 50 岁的女性。大约 10%~20% 的胆囊切除术患者经历胆道绞痛,其中 9%~51% 的患者符合 SOD 的诊断标准。胆囊是胆汁的回流库,可以缓冲 SOD 压力的突然升高。胆囊切除术患者可能发生奥狄括约肌压力基线升高、收缩频率及逆向收缩增加的情况。通常可将 SOD 的临床表现分为胆道型和胰腺型。胆道型的患者多有上腹或右上腹疼痛,常有放射性肩部或背部疼痛,多为隐痛,也有表现为绞痛(类似胆绞痛),每次持续至少 30 分钟,也可能持续 3~4 小时,使用解痉剂(如东莨菪碱)可以缓解症状,常常在进食油腻、情绪波动或大便秘时发作,夜间多发,间歇期可以是数周或数月,也有每天发作者,可以伴有恶心、呕吐,一般无发热。女性多见,女、男之比是 7:1。检查时可能有上腹或右上腹轻度压痛,也可能无压痛,无腹膜炎体征。胰腺型的患者主要表现出特发性胰腺炎的特征,即有上腹或左上腹疼痛,可以伴有恶心、呕吐,上腹或左上腹轻度压痛,无其他引起胰腺炎的原因,如饮酒、胆囊结石、胆道结石等。

有胆囊存在时是否也存在 SOD 仍然有争论。Ruffolo 等观察特发性胆绞痛的患者发现,70% 的患者有异常的胆囊排空和 SO 压,但两者之间并无关联,提示在有胆囊存在时也可以有 SOD,有胆囊功能失调时也可以有正常的 SO 功能,这需要进一步研究。在我国,一些年轻女性在剧烈情绪波动时发生的上腹部疼痛可能与 SO 功能失调有关。但是在评价胆绞痛患者时,应该同时注意胆囊排空功能和 SO 功能。

SOD 可表现为间歇性胆绞痛、复发性胰腺炎、肝功能检查异常和/或胰腺导管扩张,这也被认为是胆囊切除术后综合征的原因之一。SOD 通常表现为间歇性或偶发性上腹或右上腹疼痛,持续 30 分钟至数小时。这种疼痛不一定是餐后出现的,可能伴有恶心和呕吐。胰腺型 SOD 通常表现为更长时间的疼痛,可能辐射到背部,并与胰腺炎的复发有关。与胆道 SOD 不同,胰腺型 SOD 的疼痛通常出现在饭后,详见 ROME Ⅲ 标准。

Milwaukee 根据临床症状、生化和 X 线检查结果对 SOD 的分型(表 27-3-1)被广泛采用。

扫码观看彩图

表 27-3-1　　SOD 的 Milwaukee 分型

SOD	腹痛	生化异常和 / 或胆道扩张、胰管扩张
Ⅰ型	存在	两者均有
Ⅱ型	存在	其中 1 项
Ⅲ型	存在	不存在

上述 3 种类型患者通常都有疼痛，但 Ⅰ 型 SOD 表现为生化指标异常和胆管、胰管扩张，Ⅱ 型 SOD 表现为生化指标异常或影像学异常（胆道扩张、胰管扩张），Ⅲ 型 SOD 两者均无，且无梗阻客观表现。高达 35% 的 Ⅰ 型 SOD 患者 SO 测压正常，测压显示，55%~65% 的患者有括约肌高压。3 种类型患者通常都有疼痛。

国内程海超、彭利等根据内镜下奥狄括约肌测压，将奥狄括约肌功能失调归纳为两类，即奥狄括约肌狭窄（器质性）、奥狄括约肌运动障碍（功能性）。后者的发生有 4 种原因：①奥狄括约肌运动过速；②收缩间期基础压升高；③逆行收缩过多；④奥狄括约肌对 CCK 的异常反应。

（二）诊断性评价

如果怀疑 SOD，必须通过内窥镜超声、腹部超声、CT 或磁共振胰胆管造影等影像学检查，排除结构异常和恶性病变；必要时应进行奥狄括约肌壶腹部活检以排除壶腹肿瘤；可采用括约肌测压以明确 SOD 的诊断。

1. 血液检查

（1）血白细胞检查：疼痛发作期间白细胞检查多数正常。

（2）肝功能检查：疼痛发作期间，尤其发作 3~4 小时后，10%~20% 的患者氨基转移酶升高，有时伴有血胆红素和碱性磷酸酶升高；部分患者仅有血淀粉酶升高，或同时有氨基转移酶升高。淀粉酶的升高多数发生在疼痛发作后 6~12 小时，提示可能是 SOD 的胰管型。

2. 影像学检查

（1）超声检查：可以发现胆囊有无结石或炎症、胆管和胰管有无结石和扩张。该方法的敏感性和特异性分别为 21%~88%、82%~100%。因其方便简单，而且无创伤，故常常作为检查的首选筛查项。但易受肠道气体的影响，检查结果稳定性不够，无法检测 SO 功能是否不足。也有使用脂肪

餐超声检查、胆囊收缩刺激试验和超声胰泌素试验作检查，以为 SOD 的诊断提供一定价值。这些方法具有非侵入性和操作方便等特点，但受操作者检查技术的影响，检查时间较长。

（2）磁共振胆胰管成像：可以发现胆囊有无结石或炎症，以及胆管和胰管有无扩张、狭窄或结石、肿瘤等。此方法对显示 SO 是否狭窄有较大价值，其正确率接近 100%，而且无创伤，缺点是很难区分狭窄是正常收缩所致还是 SOD 所致，有一定的假阳性率。MRCP 有可能取代经内镜逆行胰胆管造影术和肝胆动态显像对胆胰管系统的检测，而胰泌素激发磁共振胆胰管成像在测量胆、胰管内径的同时，还可观察胆管和胰管的动态变化，尤其适合有 ERCP 禁忌或失败患者。

（3）经内镜逆行胰胆管造影术：优点是可提供较精确的胆管和胰管影像，在操作时可以取出结石、测量胆管直径和计算造影剂排出时间，并且可以发现乳头有否异常，以确定是否需要做病理活检。但是，该操作可引起急性胰腺炎，发生率约为 9.7%~14.7%。ERCP 操作相对复杂，因此，对没有证据表明可能存在胆管梗阻的患者，一般不推荐 ERCP。SOD 患者的 ERCP 可有如下改变：①十二指肠乳头开放及关闭运动减弱或消失；②乳头狭窄致插管较困难；③平卧摄片时，胆总管直径大于 12mm、胰头部胰管直径大于 6mm、体部胰管直径大于 5mm；④平卧造影剂排空时间延长，胆总管排空时间超过 45min，胰管排空时间超过 9min；⑤胆总管下端狭窄。

（4）超声内镜检查：可以发现胆管结石和乳头状隆起样病变，诊断肝外胆管梗阻病因的准确性与 MRCP 相似，优于腹部超声检查。若结合胰泌素激发磁共振胆胰管成像，可动态测量胆管和胰管内径变化，对间接了解括约肌收缩功能有帮助。本法操作相对复杂，一般不作为首选检查。

3. 奥狄括约肌测压（sphincter of Oddi manometry，SOM）　尽管直接测压的结果因患者和操作者经验而异，测压仍被认为是诊断 SOD 的金标准。一些药物如莨菪碱、咪达唑仑、钙通道阻滞剂、抗胆碱能药物、胆碱能药物、硝酸盐和阿片类药物，会影响测压结果，因此在测压前不应使用。SOD 括约肌测压的正常值为 40mmHg，高于正常

压力的 3 倍,或是奥狄括约肌收缩频率增加>8 次/min,SO 相位收缩的逆行传播数量增加>50%,对 CCK 有矛盾反应。但有测压术后发生胰腺炎的报道,因此测压并不是没有风险。有观察显示,SOD Ⅰ型、Ⅱ型、Ⅲ型 SOM 异常的发生率分别为 85.7%、55.1% 和 28.1%,因此,即使是大多数在临床上认为是 Ⅰ型者,其中 15% 达不界定的 SOM 数值,说明仅用 SOM 评价 SOD 是不够的。目前多数认为,对 SOD 有明显狭窄者,不需要做 SOM;对可疑 Ⅱ型或Ⅲ型 SOD 患者,首先选择其他无创方法检查并治疗,只有效果不好才选择做 SOM。

4. 肝胆放射核素成像 肝胆显像(hepatobiliary scintigraphy,HBS)使用放射性核素示踪剂定量胆流,辅助静脉输注 CCK,并测定示踪剂在十二指肠的出现时间和肝门至十二指肠的过境时间。有人研究发现,使用吗啡可提高检测 SO 压力升高的敏感性和特异度,吗啡的使用激发闪烁造影可能有助于诊断和治疗的指导。肝胆放射核素成像虽然在临床已有应用,但干扰因素较多,在临床广泛应用较难。

5. 脂肪餐超声检查(fatty meal sonography,FMS) 脂肪餐后 CCK 诱导的胆汁流量增加,胆汁流动受阻时,与 CBD 原始基线相比直径增加。Rosenblatt 等比较了 304 例采用测压法、FMS 和 HBS 的诊断价值。该研究以胆囊切除术后 SOD 患者摄入脂肪餐 45 分钟后如果 CBD 的直径增加 2mm 以上则考虑 SOD 为标准,结果显示,在 304 名患者中,有 73 例其测定基础压力 ≥40mmHg,86 例 HBS 异常,22 例 FMS 异常,58 例为 FMS 假阴性结果。脂肪餐超声和肝胆放射核素成像敏感性和特异性分别为 21%、49% 和 97%、78%;HBS 和 FMS 联合检查,SOD 阳性的敏感性和特异性分别为 53% 与 77%,两者都异常,该联合检查的阳性率在 SOD Ⅰ型为 90%、Ⅱ型为 50%、Ⅲ型为 44%。因此,联合这两种无创检查对是否选择括约肌切开术有一定帮助。FMS 和 HBS 同时异常的患者可能是括约肌切开术有效的预测因素,但需要进一步了解哪些患者同时存在 HBS 和 FMS 异常,以确定临床应用或未来研究的需要。

(三)治疗措施

1. 药物治疗 虽然对 SOD 的药物治疗进行了许多研究,但是迄今为止仍然没有发现一种特效、可长期使用的药物。下列药物虽可以抑制 SO 痉挛或收缩,降低 SO 基础压力,缓解患者的腹痛症状,然而多数不能长期使用。这些药物主要适应证是 SOD 的 Ⅱ型、Ⅲ型或可疑奥狄括约肌功能障碍者,也可为部分狭窄较轻的 SOD Ⅰ型患者发作的暂时性治疗。

(1)钙通道拮抗剂:①硝苯地平 5~10mg,痛时或发作期间口服,每日 3 次,使平滑肌松弛,抑制 SO 痉挛或收缩,需注意此药可能引起血压下降,有心力衰竭者慎用,妊娠 20 周内禁用;②匹维溴铵 50mg,痛时或发作期间口服,每日 3 次,高选择性钙通道拮抗剂,妊娠期禁用。

(2)硝酸酯类药物:单硝酸异山梨酯 5~10mg,痛时口含,需注意此药可引起血压下降,有心力衰竭、青光眼、心肌梗死、妊娠 3 月内等禁用。

(3)胃肠动力调节药物:曲美布汀 0.1g,痛时或发作期间口服,每日 3 次,可降低 SO 基础压力,需注意妊娠期、哺乳期禁用。

钙通道阻滞剂如硝苯地平和尼卡地平引起平滑肌松弛。在 Khuroo 等人的一项研究中,与服用安慰剂的患者相比,服用硝苯地平的患者在疼痛发作次数、急诊次数和止痛药的使用方面均有显著减少。其中,改善的患者主要是相期收缩的顺行性传导,而未改善的患者主要是逆行性收缩。Staritz 等研究表明,随着 GTN 的使用,SO 压力降低了。但需要对 SOD 患者进一步进行临床试验,以评估硝酸盐的副作用和长期疗效。其他药物如奥曲肽、前列地尔,蛋白酶抑制剂如加贝特甲磺酸盐,已被证明对 SO 压力有影响,但其临床应用尚有待探索。

2. 内镜治疗 SOD Ⅰ型患者通常对内镜干预反应良好。研究表明,无论 SO 压力如何,Ⅰ型 SOD 对括约肌切开术有效。这些患者经过了中位 26 个月的随访,除 1 例患者因再狭窄需要再次干预,且在 5 个月随访时仍无症状外,其余患者均无症状。Ⅱ型及Ⅲ型患者对内镜介入治疗反应不一,大约 60%~94% 的 Ⅱ型 SOD 患者在胆道括约肌切开术后病情有所改善,Ⅲ型 SOD 的临床有效率在 8%~62%。因此对Ⅱ型及Ⅲ型患者括约肌切开术的应用要严加选择。

扫码观看彩图

3. 肉毒杆菌毒素注射 肉毒杆菌毒素（butulinum toxin，BTX）注射是一种近年来的治疗手段。Wehrmann 等研究了 21 名胆囊切除后通过测压（SO 压力均大于 40mmHg）诊为Ⅲ型 SOD 的患者。这些人接受了 Vater 乳头部位 100U（鼠单位）单一剂量 BTX 注射，并在 6 周后观察治疗反应，6 周后评估症状反应。结果显示，注射 BTX 后，12 例患者（其中 11 例 SO 基础压升高）无症状，10 例仍有症状。在 10 例有症状的患者中，5

例基线 SO 压力正常的患者没有从随后的括约肌切开术中获益，2 例 SO 压力升高的患者在手术后症状缓解；在注射 BTX 后改善的 12 例患者中，有 11 例在中位期 6 个月后症状复发，并进一步进行了括约肌切开术。该研究表明，注射 BTX 对 SO 压力升高的患者有短期疗效。这种治疗方法尚需进一步观察。

Bistritz 等提出 SOD 治疗策略，临床上有指导价值（图 27-3-2）。

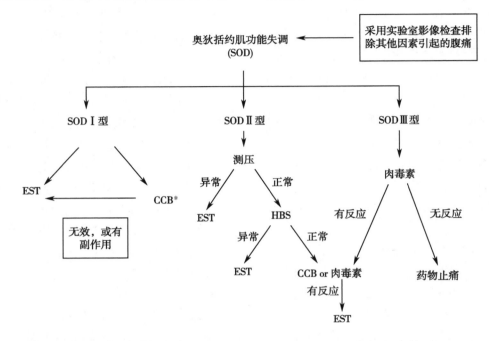

※如果病人愿意非侵入性治疗，CCB：钙通道阻滞剂，HBS：肝胆核素成像，EST：内镜括约肌切开术

图 27-3-2　奥狄括约肌功能失调治疗路线图（Bistritz，2006）

4. 中西医结合治疗 中医无 SOD 这一疾病名称，但是根据其右或左上腹痛，放射至背部或肩部等临床表现，将其归属于中医的"结胸""胁痛""腹痛""胃脘痛"等范围。中医认为，"胁痛之病，本属肝、胆二经，以二经之脉皆循胁肋故也"，肝胆互为表里，胆为中清之府，主贮藏和排泄胆汁，以疏泄为顺；胃气以降为和。因饮食不节、情志所伤等，致肝郁气滞，胆失疏泄；或郁塞不通，胃气失降，阻于中焦，因而发病。若因胆道手术，切除胆囊、胆肠吻合，则胆汁疏泄失司。或排泌过甚而腹痛泄泻，或胆汁瘀阻而大便秘结。因此，证多为肝郁气滞，表现为上腹或胁痛，或口苦咽干，食欲不振，腹泻或便干，可伴恶心、呕吐，舌质淡或淡红，苔薄白，脉平或弦；少数肝郁日久，湿邪内

积，苔可白腻，脉滑。药方可用小柴胡汤、半夏厚朴汤。

在 SOD 治疗中，常以小柴胡汤加减获得良好效果。如遇有痛重者，加川楝子、延胡索；湿热黄疸者，加茵陈、栀子、金钱草等；里实热盛者，加生石膏或生大黄；食欲不振者，加焦三仙、陈皮等。凡见有胸满气急、中脘痞痛、咽中似有物梗而吐之不出、咽之不下者，可使用半夏厚朴汤。

三、胰胆管汇合异常

（一）概念、分类及病理

胰胆管汇合异常（pancreaticobiliary maljunction，PBM）是一种胆管与胰管在十二指肠壁外汇合的先天畸形。2012 年，日本发表全球首个如何处理

PBM 的临床实践指南。在正常情况下,奥狄括约肌位于胆胰管的末端,调节胆汁和胰液的排泌。在 PBM 中共同管道很长,奥狄括约肌不能控制胰胆管交汇部位,因此可能发生胰液和胆汁的相互反流。由于胰管内压通常高于胆管压力,在 PBM 中更常见胰液反流进入胆道。持续反流可引发胆管上皮损伤、胆石症甚至癌变倾向。胆汁反流到胰管则可能导致胰腺炎。(图 27-3-3)

1. **常用分类** 根据解剖学特征 PBM 一般分为 3 型:Ⅰ 型(B-P 型),即胆总管在十二指肠壁外汇入主胰管;Ⅱ 型(P-B 型),即主胰管汇入胆总管。其中 Ⅰ、Ⅱ 型根据胆胰管共同通道是否扩张又分为 a、b 两种亚型,扩张为 a 亚型,无扩张为 b 亚型。Ⅲ 型为复杂型,即在胆胰管异常合流的同时有副胰管存在,并同时在 MRCP 显影,形态不定。(图 27-3-4)

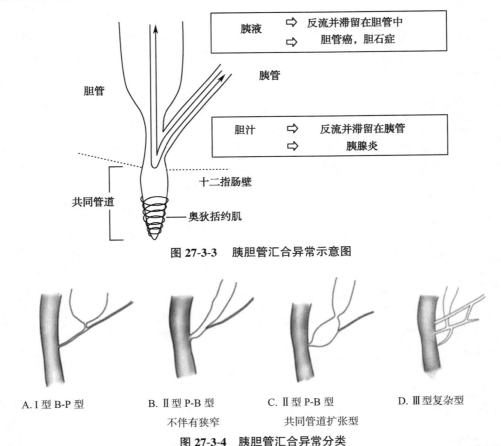

图 27-3-3　胰胆管汇合异常示意图

A.Ⅰ型 B-P 型　　B.Ⅱ型 P-B 型　　C.Ⅱ型 P-B 型　　D.Ⅲ型复杂型
　　　　　　　　　不伴有狭窄　　　共同管道扩张型

图 27-3-4　胰胆管汇合异常分类
A. 胆管 - 胰管型,胆管以直角连接胰管;B. 胰管 - 胆管型,胰管连接胆管,呈锐角;C. 胰管 - 胆管共同管道扩张;
D. 复杂型,两个管道以复杂方式连接,不被归类为前两型中的任何一个类型。

2. **病理及病生理**

(1)胆道扩张与 PBM 相关性:近年来,随着影像学与病理学研究的不断深入,人们发现先天性胆管囊性扩张症与 PBM 之间有极为密切的关系。从广义上讲,先天性胆道扩张是一种先天性胆管异常,伴有胆管不同部位有不同程度的胆道畸形。Todani 分类法将其分为 5 种类型,见图 27-3-5。

先天性胆道扩张与胰胆管汇合异常的情况相对应的胆管局限于肝外胆管,包括胆总管(Todani

分型为 Ⅰa 型或 Ⅰc 型)或伴有肝内胆管扩张者(Todani 分型为 Ⅳa)。在这些所有病例中几乎都存在 PBM。(图 27-3-6)

(2)PBM 伴有结石与胆道感染:临床观察发现,患有 PBM 的患者比没有这种疾病的人更容易形成胆道结石。据报道,先天性胆管囊性扩张症患者胆石症发生率可达 17.9%,高于无胆管扩张人群;胆管结石更多见于胆管扩张 PBM 患者,胆囊结石更多见于不伴有胆管扩张的 PBM 患者(图 27-3-7)。

扫码观看彩图

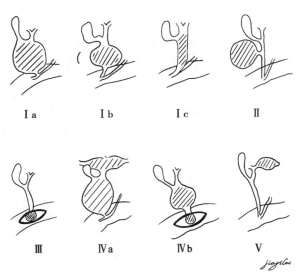

图 27-3-5　先天性胆管囊性扩张症 Todani 分型

Ⅰ为纺锤型，Ⅰa 为胆管扩张，伴有 B-P 型合流异常；Ⅰb 为胆管扩张，不伴有合流异常；Ⅰc 为胆管不扩张，伴有 P-B 型合流异常；Ⅱ为憩室型；Ⅲ为脱垂型；Ⅳ为肝内外胆管扩张；Ⅳa 伴有合流异常；Ⅳb 胆总管囊性扩张伴有末端脱垂，不伴有合流异常；Ⅴ为肝内型，不伴有合流异常。Ⅰa、Ⅰc、Ⅳa3 型有合流异常。

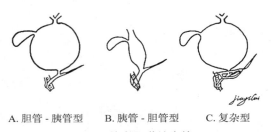

A. 胆管 - 胰管型　　B. 胰管 - 胆管型　　C. 复杂型

图 27-3-6　伴有胆道扩张的 PBM

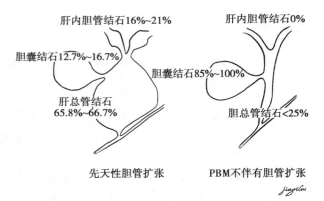

先天性胆管扩张　　　　PBM 不伴有胆管扩张

肝内胆管结石16%～21%　　　　肝内胆管结石0%
胆囊结石12.7%～16.7%　　　　胆囊结石85%～100%
肝总管结石65.8%～66.7%　　　　胆总管结石<25%

图 27-3-7　PBM 胆系结石分布（日本 PBM 协会）

先天性胆管囊性扩张症的胆石多为胆色素结石，可能与胆汁淤滞和 / 或感染有关。根据以往研究结果分析，胆色素结石与胆汁内 β- 葡糖醛酸酶（β-Gase）活性增加相关，多种细菌如大肠杆菌产

生 β-Gase，而炎症状态时也能在肝内形成内源性β-Gase，使能溶于水的结合胆红素水解为游离胆红素（UCB）和葡糖醛酸，UCB 再与钙离子结合成为不溶于水的胆色素钙而析出，成为胆色素结石。因此在 PBM 合并炎症和胆道感染时，胆色素结石可能不断形成。而在没有胆道扩张的 PBM 中观察到的胆结石的不同成分，结果尚不完全一致。这些发现仍需进一步研究。

（3）胆 - 胰反流与癌变：正常情况下，胰管的导管内压力高于胆管的导管内压力，因此，胰液回流到胆道的观点是毋庸置疑的。由于乳头括约肌无法控制胰胆交界处，导致胰液和胆汁的相互反流，从 PBM 患者胆囊或胆管的胆汁样本中发现，胰酶（如淀粉酶和脂肪酶）含量异常高。胰液回流胆道，胆汁中胰酶含量异常增高，可能是胆道癌变的原因之一。反流至胆道的胰液可导致胆道黏膜持续炎症和增生。这一情况在扩张的胆管和胆囊中更为明显。由于持续的炎症和细胞增殖，细胞周期更新加快，并可能最终导致过度增生和恶性肿瘤的发展。在先天性胆道扩张症的扩张胆管管壁观察到胆管黏膜腺胶原纤维沉积增多、管壁增厚、炎性细胞浸润、假性幽门腺化生等也基于此。在胆囊，回流的胰液与胆汁混合，弥漫性黏膜增生是非常常见的。胆囊黏膜上皮细胞可能出现癌前病变和 / 或癌变，即在 PBM 患者的胆囊中发生了一系列被称为增生 - 癌前病变 - 癌的事件。也有一些作者观察到，PBM 患者的胆囊黏膜细胞 K-ras 和 p53 基因突变。胰液通过一条长的公共管道回流到胆道。胆汁和胰液的混合物会产生危险物质，这些物质会在扩张的胆管和胆囊中停滞。这些有害物质刺激上皮细胞，导致增生，并通过多分子变化发展为癌。（图 27-3-8）

（4）胰腺炎：PBM 通常伴有急、慢性胰腺炎，约 9% 的成人患者发生，儿童患者的比例更高（28%～43.6%）。共同管道扩张、胰管扩张、胰头胰管形态复杂异常、蛋白栓被认为是与 PBM 相关的急性胰腺炎的病因。在合并有 PBM 急性胰腺炎患者中，常可见扩张的共同管道、扩张的胰管和在胰头部结构复杂且畸形的胰管。伴随 PBM 的急性胰腺炎，临床症状通常短暂或症状轻，但具有临床病程反复的特点。有报道表明，当急性胰腺炎

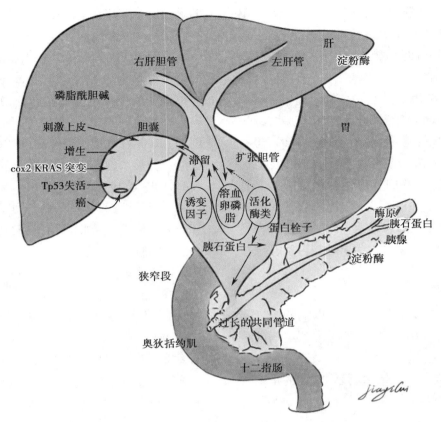

图 27-3-8　胰胆管汇合异常症状与癌变的病理生理

样症状复发时,应考虑胰胆系统异常。一些临床研究证明,PBM 患者也会发生胰腺炎,推测是由胆汁反流到胰管引发。应用直接胆管造影,如通过 T 型管造影,可能看到显影的胰管。由于该操作是一种人工施压的过程,因而不能确定反流是否为生理性的。事实上,即使在没有 PBM 的患者中,在 T 管胆管造影时,也有 13.3%~27% 的病例中存在胰管显影。

慢性胰腺炎在 PBM 患者中多常见。在治疗慢性胰腺炎的专科医院,PBM 患者中慢性胰腺炎的发生率为 5%~8%。慢性胰腺炎病程中,被激活的胰蛋白酶裂解成不溶形式,聚集形成梗阻性蛋白栓子。胆管压力增加会引起腹痛、呕吐等症状及胆静脉反流(胆道压力超过胆血屏障压力),导致高淀粉酶血症。在 PBM 行扩张胆道手术切除的患者中,慢性胰腺炎尤其常见于未切除胆管的胆肠吻合术患者。慢性胰腺炎伴发 PBM 的平均发病年龄相对年轻(30~36 岁)。这种疾病的诊断图像通常仅在扩张的共同通道和 / 或在靠近共同通道的主胰管中显示有胰腺结石,只有极少数的结

石弥漫性分布在胰管的分支。开始的胰腺结石具有放射可透性、富含蛋白质的特性,而后钙盐逐步沉积,形成坚硬的铸型胰腺结石。

（二）临床表现

1. 临床症状　PBM 临床表现因类型不同而有所区别。先天性胆管囊性扩张症的典型表现是腹痛、黄疸和腹部包块。而胆道未扩张型 PBM 患者,临床表现相对较为隐匿,一般只表现为不规律的上腹部不适和背痛。可有反复发生的胆管炎、胆管结石、胰腺炎。由于临床症状不甚显著,一些患者延误治疗,增加了胆道系统肿瘤的风险。

2. 并发症引发的症状

（1）胆道感染与胆石症症状:PBM 合并胆石的患者,发病时可出现寒战、发热、右季肋部及右上腹痛,并可向右肩背部放射。可伴随恶心、呕吐等消化道症状。查体时有右上腹痛,部分患者可出现黄疸。

（2）急慢性胰腺炎症状:PBM 伴有急性胰腺炎临床并不少见,此类急性胰腺炎的一个特点是倾向于短暂或轻微,但复发的临床过程。患者可

扫码观看彩图

出现上腹痛或左上腹痛,发作时可伴有恶心、呕吐。查体时可见上腹部及左上腹压痛,一般上腹部压痛较为明显,可能与PBM自身病变部位位于胰头部和胰钩突部有关。

慢性胰腺炎在PBM患者中也常见,症状不甚明显,可有上腹部隐痛与慢性消化不良,少有脂肪泻。

(3)胆道系统肿瘤症状:在50~65岁时,患有PBM的成年患者最容易发生胆管癌和胆囊癌。PBM患者胆结石合并胆囊癌的发生率较低。凡PBM患者身体不适、厌食、上腹部胀满甚至背部疼痛等临床症状加重,出现短期内体重明显下降时,应考虑有恶变可能。如在上腹部扪及包块,更提示癌变可能。

(三)PBM诊断

有人提出,当出现胰腺炎2次以上的患者无明显引起胰腺炎的病因时,必须考虑到本病的可能,并进行下列检查。

1. **影像学检查** 影像诊断是PBM的重要诊断依据,影像检查需具备的条件有:①胰腺和胆管的解剖连接部位在十二指肠壁外;②成人胆、胰管共同管道≥9mm。

超声和CT诊断PBM的阳性率较低,MRCP仍是目前诊断PBM的首选诊断方法。胆、胰管汇合位置较低或接近十二指肠壁,共同通道内液体容积率较低时,MRCP难以清晰地显示PBM。有创的ERCP及直接胆道造影,可以清晰显示胆、胰管汇合的关系、共同管道长度及胰管形态,可发现大部分PBM,应视之为金标准。

一般认为,直接胆管造影如内镜逆行性胰胆管造影、经皮肝穿刺胆管引流术或术中胆管造影,必须证实胰、胆管共同管道异常长度和/或连接异常。近年来随着磁共振胆胰管成像水平的提升,已经将其纳入无创性检查范畴。

(1)超声:在PBM检查中,超声可准确发现胆总管和/或肝内胆管形态、有无扩张,是诊断有无先天性胆道扩张的首选方法。如果胆管扩张,则胆总管为囊性或梭状。在无胆道扩张的PBM中,可见到胆囊壁低回声内层增厚,见图27-3-9。

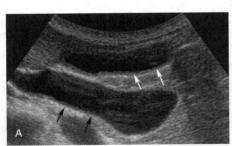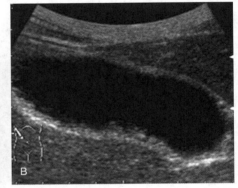

图 27-3-9 腹部超声检查
A. 先天性胆道扩张可见胆总管扩张(白色箭头),以及胆囊壁内层增厚(黑色箭头);
B. PBM 胆囊壁内层增厚,无胆道扩张。

(2)超声内镜(EUS):EUS不受气体及腹壁脂肪层衰减的干扰,同时可对黏膜层、黏膜下层、肌层形态作出判断,对胆道与胰腺疾病尤其是胆道胰腺结合部位的病变作出诊断。还可清晰地反映奥狄括约肌的结构和功能状态。相比ERCP侵袭性更小,同时检测十二指肠壁各层组织结构。在本病的诊断上具有不可替代的价值。

(3)磁共振胆胰管成像(MRCP):一般在B超检查后可用于补充检查。影像学可见胰腺和胆管汇合形成一条异常长的共同管道,汇合部位在十二指肠壁外。在肝外胆管扩张的PBM患者中,MRCP显示胆管为囊性或圆柱形/梭状扩张。但MRCP不具备X线检查的高空间分辨率,对于复杂型的PBM尚不能清晰显示胆胰管管道走行,因而不能取代ERCP。(图27-3-10)

(4)内镜逆行性胰胆管造影(ERCP):ERCP可直接观察到胆胰系统图像,能准确显示解剖异常,能对PBM进行清楚的描绘而成为PBM诊断的金

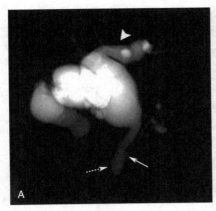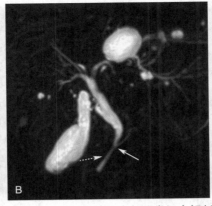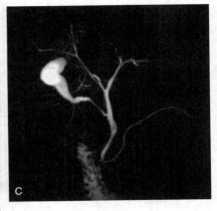

图 27-3-10　胰胆管正常与异常汇合解剖

A. 53 岁女性,PBM 伴胆道扩张的冠状面二维(2D)MR 胰胆管图显示,胰胆管汇合异常(实线箭头),公共通道相对较长(虚线箭头),肝外和肝内胆管扩张(短箭头);B. 64 岁男性,PBM 无胆道扩张,三维(3D)MR 胰胆管造影冠状面最大强度投影(MIP)图像显示,PBJ 异常(实线箭头),共有长通道(虚线箭头),胆总管没有明显扩张;C. 60 岁患者,无 PBM,胆囊管低位左开口(Ayako Ono,et al.2020)。

标准。同时 ERCP 可进行活检、十二指肠乳头括约肌切开、内镜鼻胆管引流、内镜网篮取石、胆胰管支架植入等操作,很大程度上取代或暂缓了外科手术操作。应该注意,ERCP 是一种有创性操作,有发生胰腺炎风险,操作者需要具有较高技能技巧和丰富的临床经验。因此将其列为二线检查手段。

2. **生化检查**　PBM 患者的胰液会反流到胆管和/或胆囊之中,故测定胆汁内胰酶特别是淀粉酶水平,对 PBM 诊断有较大临床价值。但目前对胆汁内淀粉酶测定标准值尚不确定,有报道,PBM 中的胆道淀粉酶水平通常至少为 10 000IU/L。

血清异常高胰酶水平可作为辅助诊断的参数。在大多数情况下,无症状期间,血液检查不会出现异常结果,当患者出现相应胆道症状时,血清淀粉酶、胆红素和胆汁内胰酶水平可能升高。

(四) **治疗**

1. **手术治疗**　关于 PBM 患者何时应该接受何种手术,目前还没有明确的循证建议。然而,由于 PBM 增加了胆道癌的发病机会,故对于儿童患者,国内专家共识指出:无论是产前检查发现或有症状来就诊的 PBM 儿童患者,应尽早手术以防并发症的发生。根据患儿病情,采取个体化治疗,对于胆管扩张型 PBM,推荐扩张胆总管切除、胆囊切除、肝管空肠 Roux-en-Y 吻合;对于胆管未扩张型 PBM,应进行预防性胆囊切除。

针对 PBM 患者是否行预防性外科手术治疗的问题,日本胆道肿瘤临床实践指南推荐:PBM 未合并胆道扩张的患者推荐行预防性胆囊切除术,原因可能是不合并胆管扩张的 PBM 患者,其胆囊癌的发病率高,甚至达 88.1%;不合并胆管扩张的 PBM 患者是否需要预防性胆总管切除仍有争议;PBM 合并胆道扩张的患者推荐行预防性胆囊切除联合胆总管切除术,因为合并胆管扩张的 PBM 患者,其胆囊癌和胆管癌的发病率分别为 62.3% 和 2.1%。

无临床症状患者的手术指征问题:据报道,大约有 15% 的成人 PBM 无明显临床症状,而当年龄增加到 40 岁以后,无症状的比例达 33%。在 40 岁以上无症状成年人中,62.5% 发现了胆道癌等并发症。值得注意的是,只有低于 2% 的 PBM 患儿一直无症状。通常认为,PBM 患者首先经历无症状期,然后是有症状期,在此期间疾病被检测和诊断。53.7% 的儿童在 3 岁时症状明显,到 6 岁时接受了 PBM 治疗,91.7% 的儿童在 6 岁时接受了治疗,这意味着在儿童时期发病的病例中,无症状期相对较短。因此,一旦诊断为 PBM,无论是否有症状,都需要手术治疗。

一般而言,PBM 和先天性胆管囊性扩张均具有很高的癌变率。因此,在实施肝外胆管切除术时,必须切除最有可能发生癌变的组织,在肝脏侧,应切除到左右肝管汇合处,因为扩张的胆管常常是癌变发生的部位。胰腺一侧的胆管应在其与胰管交界处上方切除,并尽可能少地保留未切除的胆管。

肝外胆管切除术后,肝内胆管狭窄可引起肝

扫码观看彩图

内胆管病变,应在根治术中予以处理。胆管狭窄主要位于肝门,手术应予成形术。治疗肝内胆管狭窄有 2 种方法,即扩张与切除。但考虑远期临床效果,一期进行扩张胆管部分的肝切除是一种好的选择,但目前对此尚无统一意见。

在手术治疗 PBM 时,胆道最常用的重建方法是 Roux-en-Y 式肝 - 空肠吻合。

2. 非手术治疗 本病多数患者或同时伴有胆石和胆道感染,临床症状与胆石症、胆道感染相似。但应注意本病有较高的癌肿发生率,因此一定要坚持一旦发现应尽早手术的原则。在急性胆道感染时,可采用中西医结合方法缓解症状,再改为择期手术。急性胆道感染时,可同时应用 PTCD、ERBD 等介入治疗。中药方剂以复方大柴胡汤为主方,可以随症加减(详见第二十六章)。

参考文献

1. AFGHANI E, LO S K, COVINGTON P S, et al. Sphincter of Oddi Function and Risk Factors for Dysfunction [J]. Front Nutr, 2017, 44: 1.

2. THOMAS P D, TURNER J G, DOBBS B R, et al. Use of ^{99m}Tc-DISIDA biliary scanning with morphine provocation for the detection of elevated sphincter of Oddi basal pressure [J]. Gut, 2000, 46 (6): 838-841.

3. KAMISAWA T, KANEKO K, ITOI T, et al. Pancreaticobiliary maljunction and congenital biliary dilatation [J]. Lancet Gastroenterol Hepatol, 2017, 2 (8): 610-618.

4. ROSENBLATT M L, CATALANO M F, ALCOCER E, et al. Comparison of sphincter of Oddi manometry, fatty meal sonography, and hepatobiliary scintigraphy in the diagnosis of sphincter of Oddi dysfunction [J]. Gastrointest Endosc, 2001, 54 (6): 697-704.

5. WILCOX C M. Sphincter of Oddi dysfunction type Ⅲ: New studies suggest new approaches are needed [J]. World J Gastroenterol, 2015, 21 (19): 5755-5761.

6. COTTON P B, DURKALSKI V, ROMAGNUOLO J, et al. Effect of endoscopic sphincterotomy for suspected sphincter of Oddi dysfunction on pain-related disability following cholecystectomy: the EPISOD randomized clinical trial [J]. JAMA, 2014, 311 (20): 2101-2109.

7. BISTRITZ L, BAIN V G. Sphincter of Oddi dysfunction: Managing the patient with chronic biliary pain [J]. World J Gastroenterol, 2006, 12 (24): 3793-3802.

8. Kamisawa T, Ando H, Suyama M, et al. Japanese clinical practice guidelines for pancreaticobiliary maljunction [J]. J Gastroenterol, 2012, 47 (7): 731-759.

9. VILLAVICENCIO KIM J, WU G Y. Update on Sphincter of Oddi Dysfunction: A Review [J]. J Clin Transl Hepatol, 2022, 10 (3): 515-521.

10. SUN B J, CUI N Q, LI D H, et al. Effects Of cholereticson bile compositions drained from patients with pigment gallstone [J]. Chin J Integr Med, 2006, 12 (2): 101-106.

11. HAN X, GENG J, ZHANG X X, et al. Using machine learning models to predict acute pancreatitis in children with pancreaticobiliary maljunction [J]. Surg Today, 2023, 53 (3): 316-321.

12. ONO A, ARIZONO S, ISODA H, et al. Imaging of pancreaticobiliary maljunction [J]. Radiographics, 2020, 40 (2): 378-392.

13. 石承先, CHEN J W, TOOULI J. 缩胆囊素和胰泌素对负鼠胰管压力和胰腺血流量的影响 [J]. 世界华人消化杂志, 2007, 15 (6): 638-640.

14. 石承先, 李杨, 宋志, 等. 猫实验性胰腺炎肠内压变化与胰胆管压力的关系及大黄的影响 [J]. 中华消化杂志, 2008, 28 (6): 414-416.

15. 徐贤刚, 石承先, 汤可立, 等. 豚鼠不全胆道梗阻早期 Oddi 括约肌功能的变化 [J]. 中国普通外科杂志, 2015, 24 (2): 221-225.

16. 边国梁, 石承先. 豚鼠急性胆囊炎对 Oddi 括约肌的影响 [J]. 中国中西医结合外科杂志, 2013, 19 (5): 534-536.

17. MELDRUM1 J T, Tabak B D, ROBERT C A, et al. Complex pancreaticobiliary maljunction with pancreas divisum and obstructive pseudocyst [J]. J Clin Imaging Sci, 2020, 10 (31): 1-4.

18. HORIIKE M, MOROTOMI Y, TAKEMURA S, et al. Association between the confluent form of pancreatic and bile duct and histopathological findings in pancreaticobiliary maljunction: A case series study [J]. Ann Med Surg (Lond), 2021, 63: 102180.

19. 程海超, 贾聿明, 彭利. 胆囊切除术对 Oddi 括约肌功能临床影响的研究进展 [J]. 肝胆胰外科杂志, 2021, 33 (3): 189-193.

20. NAGINO M, HIRANO S, YOSHITOMI H, et al. Clinical practice guidelines for the management of biliary tract cancers 2019: The 3rd English edition [J]. J Hepatobiliary Pancreat Sci, 2021, 28 (1): 26-54.

(石承先)

第二十八章
重症急性胰腺炎

重症急性胰腺炎（severe acute pancreatitis，SAP）中医称之为"脾心痛"，是一种病情凶险，进展迅速，可累及多个脏器的外科急腹症。在 SAP 病程的发展过程中，通常伴随着全身和局部各种各样的复杂演化，如全身炎症反应综合征、多器官功能障碍综合征、重症腹腔感染、胰瘘、肠瘘、胰腺脓肿、假性囊肿形成甚至死亡等。因此，研究 SAP 的自然病程、掌握疾病规律，以提高 SAP 的治愈率、降低病死率，具有重要意义。

第一节　重症急性胰腺炎及自然病程

在急性胰腺炎发病过程中，一些胰腺炎的重症化致病因素使急性胰腺炎病情迅速加剧，常常诱发全身和局部并发症，演化为重症急性胰腺炎。目前临床应用的分类系统为 2012 年发布的《亚特兰大分类标准（修订版）》（Revised Atlanta Classification，RAC）。RAC 根据器官功能衰竭的有无和持续时间、并发症情况，将胰腺炎分为轻症急性胰腺炎（mild acute pancreatitis，MAP）、中重症胰腺炎（moderate severe acute pancreatitis，MSAP）和重症急性胰腺炎（severe acute pancreatitis，SAP）3 种，临床上 20%~30% 的急性胰腺炎患者为重症急性胰腺炎。

一、SAP 定义与特征

（一）定义

重症急性胰腺炎：指急性胰腺炎伴有脏器衰竭和 / 或局部并发症，如坏死、脓肿及假性囊肿等。腹部体征包括明显的腹痛、反跳痛、腹胀、肠鸣音减弱或缺失，上腹部可触及肿块。少数情况下可见胁腹部皮肤青紫色斑，或脐周皮肤青紫。SAP 需符合 Ranson 诊断指标 ≥3 项，或符合 APACHE Ⅱ 诊断标准 ≥8 分。

（二）SAP 的病理生理与病理解剖

1. SAP 病理生理　急性胰腺炎的自然病程与病理生理变化相关，轻型急性胰腺炎多为自限性疾病，而重症者常表现为局部的和全身的炎症反应，并能导致多脏器功能障碍。

2. SAP 病理解剖　急性胰腺炎发生的基本病理过程是胰腺腺泡细胞破裂、胰酶外溢、酶原被激活而引起胰腺及胰周组织被消化，从而导致局部乃至全身炎症反应，出现水肿、出血和坏死。急性胰腺炎的病理改变差异较大，由腺叶间质水肿到胰腺实质和胰周组织的广泛坏死，且病理变化的严重程度往往反映了临床过程的严重程度，并与预后关系密切。

急性出血坏死性胰腺炎病理显示，胰腺明显肿大变硬，呈深红或紫黑色，被膜下有出血斑或血肿；胰腺周围组织水肿明显，常有胰腺及周围组织的广泛坏死，坏死的胰腺组织呈棕褐色、发软，小网膜囊和腹膜后可形成含有坏死组织的液体积聚；腹腔内可有血性渗液，大网膜和肠系膜增厚，并形成皂化斑、坏死。（图 28-1-1）

镜检：胰腺组织呈大片出血坏死，腺泡和小叶结构模糊不清；坏死灶附近的胰腺腺泡和导管呈不同程度的扩张，偶有囊肿形成。坏死灶周边有一定数量的白细胞和单核细胞浸润；血管坏死，弹力纤维崩解，可见血栓形成。胰腺内、外脂肪灶性坏死，分解出的脂肪酸与钙结合，形成局部钙化；脂肪坏死灶内可见中性粒细胞浸润，这些细胞最终将被泡沫细胞所取代。胰腺坏死灶可继发感染，称之为感染性胰腺坏死，肉眼表现为胰腺腺体增大、肥厚，呈暗紫色；坏死灶呈散在或片

扫码观看彩图

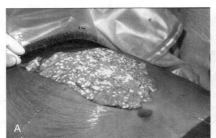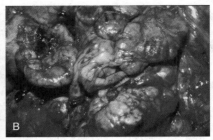

图 28-1-1　重症急性胰腺炎

A. 大网膜大量皂化斑；B. 胰腺周围组织水肿、出血，有胰腺及周围组织的广泛坏死。

状分布，大小不等，呈灰黑色。镜下可见脂肪坏死和腺泡严重破坏，血管被消化，大片状出血，腺泡及小叶结构模糊不清，坏死分布呈灶状。小叶间隙处破坏最大，终致整个小叶被破坏，胰腺导管扩张，动脉有血栓形成，坏死灶外有炎性细胞围绕。

（三）临床特征

根据中医基本理论和 SAP 的临床表现，将 SAP 病变过程划分为初期、全身感染期和后期（恢复期）。

1. **初期**　发病 1~2 周，由于炎症与应激的作用，患者以全身炎症反应综合征和多器官功能障碍综合征为主要表现。张大鹏、李岩等系统观察了 302 例 SAP 患者发病的自然病程。在发病 1~3 天出现 SIRS 甚至 MODS，APACHE Ⅱ 评分迅速上升，从入院时的（10.6 ± 3.1）分到发病后 1 天的（13.2 ± 2.9）分，至第 3 天上升达（15.3 ± 4.1）分，并形成了第一个死亡高峰。发病 3 天内，最先出现的并发症为 SIRS、ALI、代谢性酸中毒、高血糖和腹腔间室综合征。受累最多的为胃肠道（肠麻痹）、肺、外周循环系统和肾脏。在上述资料中，脏器功能障碍持续 48 小时以上的患者病死率、局部并发症发生率和感染率都较一时性脏器功能障碍者明显升高。SAP 早期出现的脏器功能障碍对治疗敏感，脏器损害呈进行性加重，对治疗反应较差的患者病死率较高。（图 28-1-2）

RAC 指南指出，48 小时内一时性器官功能障碍可得到恢复的胰腺炎患者被定义为 MSAP。持续性脏器功能障碍引起机体缺氧、胰腺局部血流灌注和氧供减少，促进胰腺坏死发生或坏死范围扩大，最终导致胰腺局部并发症，包括胰腺感染率增加，死亡风险升高。

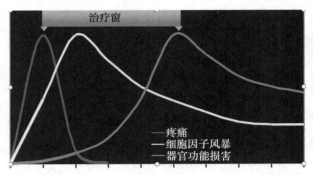

图 28-1-2　重症急性胰腺炎的治疗窗

对 SAP 有效治疗时限为发病后不超出 60 小时，否则将出现器官损害高峰。（Norman J.Am J Surg，1998）

SAP 早期常伴肺损伤和低氧血症。低氧血症加重了低灌流量下的组织缺氧，加速多器官功能的损害。早期及时给予机械通气，有效纠正 SAP 的低氧血症，是防止 SAP 病情恶化至关重要的一步。由于组织低灌注和低氧血症，组织无氧代谢，造成代谢性酸中毒，而酸中毒可以进一步加重器官损害，加大复苏的难度，使病情向多器官功能衰竭发展。快速、充分的液体复苏和及时纠正内环境紊乱，是早期治疗的关键（详见本章第二节）。

2. **全身感染期**　随着 SAP 病程的进展，在胰腺局部及周围发生炎性渗出和坏死病灶。依据有无液体积聚和组织坏死，将局部并发症分为急性胰周液体积聚（acute peripancreatic fluid collection，APFC）、急性坏死物积聚（acute necrotic collection，ANC）、胰腺假性囊肿（pancreatic pseudocyst，PP）和包裹性坏死（walled-off necrosis，WON）。其中，发病 4 周后持续存在的 APFC，在形成包膜后则称之为 PP；而 ANC 被包膜完整包裹后则称之为 WON。由于在炎症状态下的细菌移位、腹腔内的液体聚集、包裹性坏死，甚至发生血运障碍的胰腺组织会发生继发性细菌感染，并可由此再度引发胰腺坏死（感染性坏死）。临床以全身性细菌感染（败血症）、重症腹腔脓肿、深部真菌感染、多重细菌感染为主要表现，甚至可引发感染性 MODS。上述临床资料中第 7~14 天后，部分患者因发生感染，再度出现感染性 MODS，APACHE Ⅱ 评分由第 7 天的(7.8±3.6)分，渐渐上升至 10 分以上。再次引发第二死亡高峰，形成 SAP 死亡率的"双峰"形态。

3. 恢复期（后期） 发病 2~3 个月，主要临床表现为全身营养不良，存在后腹膜或腹腔内残余感染，以及肠瘘、胰瘘、胰源性门静脉高压等并发症。有时病期可迁延到半年以上。这些并发症需要认真、耐心处理。

须注意，SAP 病程各期之间的临床特征可能存在一定交叉，在初期可出现胰腺（胰周）坏死感染，而后期也可能再度发生严重并发症，如肠瘘、胰瘘、腹腔内大出血，而导致患者死亡。临床中也有部分患者不经过全身感染期，直接进入恢复期。此类患者器官衰竭发生率低，病死率也低，病程相对缩短。

二、AP 重症化病理基础

急性胰腺炎严重程度不同，轻者仅表现为胰腺间质水肿，重者可有胰腺、胰周及腹膜后组织坏死。而诱发急性胰腺炎重症化的因素至今尚未完全阐明，仍是临床关注热点。主要包括以下几方面：

（一）炎症介质和细胞因子及免疫失衡

1988 年，Rinderknecht 等首次质疑胰蛋白酶激活引起急性胰腺炎全身表现的传统观点，并提出吞噬细胞过度刺激中性粒细胞导致毒性物质如氧自由基、白三烯和肿瘤坏死因子的释放能造成不同程度的全身炎症反应，进而导致多器官衰竭。随后大量研究阐明，急性胰腺炎的发病不仅局限于胰腺本身，还累及全身，这些改变可使体内单核巨噬细胞、中性粒细胞和淋巴细胞产生多种细胞因子，加剧了胰腺和全身反应，这就是白细胞过度激活学说的基本内容。参与这个病理病程的主要炎症介质和细胞因子包括：氧自由基、前列腺素 /

环氧合酶、NO/NOS、胰血管舒缓素 / 激肽系统、白三烯、补体、黏附因子、单核细胞趋化蛋白 -1、IL-1、IL-2、IL-6、IL-8、IL-10、IL-18、血小板活化因子、肿瘤坏死因子及其受体、NF-κB 等。

中性粒细胞和内皮的相互作用导致缺血再灌注现象，诱导前列腺素和血小板活化因子的合成，后者是一种强力的炎性介质，可引起血小板和中性粒细胞聚集、毛细血管通透性增加等损害。在众多的细胞因子中，由单核细胞、巨噬细胞、T 细胞和肥大细胞所产生的 TNF-α 是胰腺炎最早升高的因子，起核心作用。过量的 TNF-α 进入血循环，不仅被自身激活，还能促进其他细胞因子的产生，引起连锁和放大反应，即所谓的瀑布样级联反应。

IL-1 是一种由胰腺产生的前炎症细胞因子，在疾病早期起重要作用。在重症急性胰腺炎动物模型中，使用 IL-1 受体拮抗剂可使病死率下降 30%，而且使用 IL-1 受体拮抗剂亦可明显降低 IL-6 和 TNF-α 的浓度。IL-1 由前 IL-1 经 IL-1 转换酶作用产生，它和 TNF-α 具有许多相同的生物活性，如致热作用、促进细胞分解代谢、产生急性反应期的蛋白，以及使内皮细胞分泌 PGI$_2$ 和血小板活化因子等，这将导致炎症面积的扩大以及炎性介质、破坏性酶类、氧自由基分泌的增加。可协同 TNF-α 加重诱发器官损伤，它对粒细胞具有趋化和激活作用，还可通过自分泌或旁分泌刺激其他炎性介质如 IL-8 和 IL-6 等的产生。

IL-6 主要由单核巨噬细胞产生，有广泛的促炎作用，如促进 B 细胞活化、增生并最终分化为浆细胞，增加免疫球蛋白合成，并能促进 T 细胞分化增生，促进急性期反应，导致组织损伤。血清中的 IL-6 水平可反映急性胰腺炎的严重程度，无并发症的急性胰腺炎患者 IL-6 水平与有并发症者相比，有显著性差异。IL-6 水平大于 140U/L 时，可视为重症急性胰腺炎的指标。

IL-8 是一种主要由中性粒细胞产生的强有力的中性粒细胞趋化因子和活化因子，它由单核巨噬细胞、内皮细胞产生，具有激活诱导 T、B 细胞分化，增强 NK 细胞杀伤靶细胞，促进吞噬等功能，在中性粒细胞介导的组织损伤中起重要作用。目前认为，TNF-α、IL-1、IL-6 诱发的炎症反应很大程度上是通过诱导以 IL-8 为代表的趋化因子的产生

扫码观看彩图

而实现的。

与急性胰腺炎关系较密切的 TNF-α、IL-1、IL-6 及 IL-8 等炎性因子的基因启动子上都有 NF-κB 的结合位点，因此其表达在基因水平上受到 NF-κB 的调控。NF-κB 是一个广泛存在于细胞中，具有多向性转录调节作用的蛋白质因子，它能与多种细胞因子、黏附分子基因启动子部位的 κB 位点发生结合，增强这些基因的转录和表达，导致 TNF-α、IL-1、IL-6、IL-8、ICAM-1 和 P-选择素等基因的过度表达。因此，NF-κB 在重症急性胰腺炎发病中的作用也引起人们的关注。

（二）胰腺微循环障碍

胰腺的解剖学特点决定了胰腺易发生缺血和坏死。胰腺微循环障碍作为急性胰腺炎的启动、持续和加重损伤的因素，已越来越受到重视。胰腺小叶是胰腺循环形态学的基本单位，其血供进入小叶后呈树枝状分支，相邻小叶内动脉之间及其分支之间无吻合支存在，属终末动脉。所以，小叶内微动脉易因高脂血症、动脉粥样硬化、胰动脉血栓、结节性多动脉炎、系统性红斑狼疮和恶性高血压等疾病引起痉挛、栓塞、血栓形成或间质水肿而出现所支配区组织供血不足，这可能是急性胰腺炎发病的始动因子。

而胰腺持续缺血可能是急性胰腺炎恶化的重要因素，大量的血管活性物质如缓激肽、PAF（血小板活化因子）、内皮素、一氧化氮等，均在胰腺微循环障碍中起重要作用。

缓激肽是在激肽释放酶作用下由激肽原生成的血管活性介质，它与微血管内皮细胞上 BK 受体（B_1、B_2 受体）结合而发生作用。其对胰腺微循环的影响仍不十分清楚。

PAF 可通过影响微血管管径、通透性和白细胞滚动、黏附与游走而加剧胰腺微循环障碍。急性胰腺炎动物模型观察到，使用 PAF 受体拮抗剂来昔帕泛既能减轻胰腺组织水肿，抑制血浆白蛋白渗入间质，也能抑制胰腺白细胞浸润和血清 IL-1 水平升高。

内皮素（ET）是内皮素前体原水解而成的多肽，是一种极强的缩血管介质。ET 有 ET-1、ET-2、ET-3 和 VIC 4 种异性肽形式。有研究发现，ET-1、ET-2 和 ET-3 均可导致微循环损害、组织损伤和炎症。ET-3 所致损害较轻，ET-1 对微循环的损害最重，而 ET-2 更倾向于导致白细胞介导的炎症。临床观察发现，重症胰腺炎患者血浆 ET-1 浓度异常升高，而动物模型也可检测到胰腺中有 ET-1mRNA 表达，因此认为 ET-1 会加剧内脏微循环障碍，并可使胰腺和肠道因持续缺血而最终坏死。

NO 是在 NOS 催化下，由 L-精氨酸生成的一种最强的舒血管介质。目前大多数学者认为，低水平的 NO 通过舒张血管平滑肌降低外周阻力，维持正常血压，减少血小板聚集，改善微循环的途径，对胰腺起保护作用；而 NO 合成释放过多，就会通过多种机制使重症胰腺炎病变加重。临床观察发现，重症急性胰腺炎患者早期血清 NO 水平升高，而随着血清 NO 水平升高幅度加大，患者患败血症的比例和死亡率均显著上升。目前临床上通过使用低分子右旋糖酐、复方丹参等药物来改善胰腺微循环灌流、降低血黏度、抗血栓形成以治疗急性胰腺炎的理论依据就在于此。

（三）胃肠道功能恢复对 SAP 预后的影响

近年来越来越多研究表明，肠道细菌移位是急性胰腺炎感染的主要原因，认为在重症急性胰腺炎发生后，由于组织缺血、损伤、坏死、内毒素血症等原因，造成循环中 TNF-α 和 IL-1β 等水平升高，进一步刺激 IL-6 和 IL-8 等细胞因子产生，造成体内第一次细胞因子风暴。此时激活的嗜中性粒细胞聚集于肺、肝脏等器官。随着病情恶化，机体大量水分丢失，心输出量和肠血流量减少，肠黏膜缺血再灌注损伤，黏膜屏障功能减退，以及肠道菌群紊乱，在这样的条件下，肠道细菌就易于穿越黏膜屏障进入组织而发生定植。如果发生细菌移位、感染等并发症，则可刺激巨噬细胞产生致炎症细胞因子，引起循环中第二次细胞因子高峰，对胰腺等脏器构成"第二次打击"，进一步刺激已活化的单核和巨噬细胞，释放过量的细胞因子和炎性介质，促使 SIRS 的加重，最终导致 MODS。

我们研究发现，胃肠功能恢复早的 SAP 患者，病情也很快得到控制。胃肠动力的恢复可以降低肠腔内压，增加胃肠道供血，改善组织微循环，减轻缺血、缺氧对胃肠壁黏膜的机械性损伤，同时减少缺血再灌注时产生的大量氧自由基的损伤；可以抑制菌群失调，维持正常的肠道内微生态环境；

保持良好的血液和淋巴循环,促进肠道 IgA 的合成和 sIgA 的释放,黏膜免疫力增强。通过上述机制改善了胃肠道屏障功能,防止了细菌及内毒素的移位,可防止 SAP 后期的胰腺及胰周感染的发生。因此,促进胃肠动力早日恢复对 SAP 患者具有积极的治疗意义。

(四)腹腔间室综合征(ACS)

2022 年,Mancilla Asencio 等讨论了 SAP 的 ACS 使 SAP 预后恶化,IAH(腹腔高压)是 SAP 的常见后果。世界腹腔间室综合征协会(WSACS)在 2013 年将腹内压持续达 12mmHg 定义为 IAH,而腹内压超过 20mmHg 定义为 ACS。SAP 常见表现如疼痛、腹胀和麻痹性肠梗阻会增加腹压。IAH 的大幅增长可发展为腹腔间室综合征,并导致新发器官衰竭。腹腔间室综合征是 IAH 最严重的形式,如果没有得到有效治疗,将伴有极高的器官衰竭发生率和病死率。在 SAP 中,IAH 发病率是 60% 左右,ACS 是 10%~30%。这在轻型胰腺炎中几乎没有出现。IAH 是一个腹内压逐渐增加的过程,主要与以下 3 种原因有关:①腹壁顺应性降低;②腹腔内容物增加;③毛细血管漏出增加及液体输入超负荷。这些会导致多种病生理后果,包括肾功能障碍、内脏灌注不足、心脏功能下降、呼吸系统顺应性降低,最终发生 MODS。Verma 等比较了中度重症急性胰腺炎和重症急性胰腺炎伴有或不伴有 IAH 的 CT 表现。IAH 患者胰腺坏死范围 >50%、中度腹水、"圆腹征",腹部前后径 / 横径之比大于 0.8。

值得重视的是,肥胖是 SAP 预后不良的指标。脂肪组织在溶解、感染、坏死过程中可产生促炎细胞因子,并且脂肪组织,特别是腹部脂肪组织,也是 IAH 机械性危险因素。

ACS 可通过全身和局部机制对 AP 产生损伤。内脏血管区域最容易受到腹内压(IAP)增加的影响。IAH 可进一步损害胰腺灌注,导致胰腺坏死。肠道灌流不足可能导致细菌移位,导致第二次损伤,随后产生器官功能障碍,最终导致早期死亡。细菌移位也可能提示胰腺坏死感染。Al-Bahrani 等人在 SAP 和腹腔败血症患者中发现了升高的 IAP、高水平的降钙素原和低水平的抗内毒素免疫球蛋白(肠道屏障功能障碍的标志)之间的相关性,随着 IAH 的消退而正常化。在动物模型中,IAH 已被证明产生与急性胰腺炎相似的胰腺组织学损伤,包括白细胞浸润、线粒体损伤和坏死。

(五)其他因素

1. **细胞凋亡** 在急性胰腺炎的发展过程中,如细胞以坏死方式死亡,则会伴随剧烈的炎症反应,易产生瀑布样级联反应,病情严重,并向重症胰腺炎发展;如果胰腺腺泡细胞以凋亡方式死亡,伴随炎症反应轻微,甚至不伴有炎症反应,病情向轻症胰腺炎发展。可见,细胞凋亡程度与胰腺炎的病情呈负相关,不少动物实验已证实,用诱导细胞凋亡的方法可以减轻急性胰腺炎的病情。

细胞凋亡受多基因调控,其信号转导途径也是多样性的,其中以 TNF 诱导作用的研究为最多,现已知其信号转导主要是通过 Fas/FasL 途径,其次是通过神经酰胺,其中细胞线粒体功能的改变可诱发细胞凋亡,可见细胞线粒体在凋亡细胞中的重要作用。有关 Bax 促凋亡基因和 Bcl-2 抑凋亡基因的临床应用及其价值正在研究中。

2. **胰腺腺泡内钙超载** 近年来,一些学者把研究的重点放在胰腺细胞内变化,尤其是细胞内 Ca^{2+} 超负荷在重症急性胰腺炎病理生理中的作用受到普遍重视。

在静息状态下,胰腺腺泡细胞内 Ca^{2+} 稳定在 150mmol/L 水平左右;刺激状态时,Ca^{2+} 呈波动性变化。腺泡细胞依赖 Ca^{2+} 稳态的各种调节机制(环磷酸鸟苷、磷脂酶 C、三磷酸肌醇、细胞膜及内质网膜的钙 - 镁 ATP 酶),维持细胞膜内外 Ca^{2+} 的电化学梯度差(细胞外 Ca^{2+} 是细胞内的 104 倍)。急性胰腺炎时,腺泡细胞内钙浓度急骤持续升高(即钙超载),已为大量实验研究证实,但其机制尚不完全清楚。目前认为,一方面由于细胞膜完整性受到损害,细胞外 Ca^{2+} 可在电化学梯度作用下经异常开放的 Ca^{2+} 通道大量流入细胞,造成细胞内的钙超载;另一方面是,急性胰腺炎时细胞外的分泌因子(乙酰胆碱、CCK)激活细胞膜表面的相应受体使鸟苷酸环化,释放能量,活化效应器磷脂酶 C,促使细胞内 PIP2 转化为 IP₃ 和二酰基甘油,IP₃ 可激活内质网上的 IP₃ 受体,促使钙库内 Ca^{2+} 大量释放,细胞内 Ca^{2+} 浓度急骤增高。此外,急

扫码观看彩图

性胰腺炎时,各种原因引起的 ATP 减少及生物膜的损伤均可影响钙 - 镁 ATP 酶活性,使之无法有效地将细胞内的游离钙泵回到钙库及泵出到细胞外,进一步加重细胞内 Ca^{2+} 增高。腺泡细胞内异常的 Ca^{2+} 升高干扰正常细胞信号,破坏细胞骨架,导致线粒体功能的紊乱;腺泡细胞脱水,抑制胰酶分泌,导致胰蛋白酶原激活,造成腺泡细胞损伤。钙通道阻滞剂维拉帕米可以减轻小鼠重症胰腺炎的病变程度,提高动物的生存率。因此,进一步研究急性胰腺炎早期细胞活动中 Ca^{2+} 稳态的异常对胰腺细胞结构和功能的作用,可为重症急性胰腺炎的发病机制提供客观依据,也为预防和治疗胰腺炎提供方向。

3. **磷脂酶 A_2** 磷脂酶 A_2(PLA_2)在胰腺自身消化和胰腺组织出血坏死过程中也起重要作用。PLA_2 可使胆汁中的卵磷脂和脑磷脂变为具有细胞毒性的溶血卵磷脂和溶血脑磷脂,破坏细胞膜的磷脂成分,使细胞坏死而导致胰腺组织破坏。重症急性胰腺炎患者可检测到血 PLA_2 异常升高,最初人们认为 PLA_2 来源于胰腺外;现在普遍的观点是,其 I 型和 II 型两种异构酶主要参与 AP 中 PLA_2 水平的升高。I 型 PLA_2 来源于胰腺,而 II 型 PLA_2 产自胰腺外。与 II 型 PLA_2 不同的是,I 型 PLA_2 可耐 60℃ 高温达 1 小时。未活化的 I 型 PLA_2 可被胰蛋白酶激活。临床观察表明,血清中活化的 I 型 PLA_2 与 AP 的严重并发症相关;与血清总 PLA_2 相比,活化的 I 型 PLA_2 浓度可作为判断重症胰腺炎预后的一个指标。

4. **氧自由基** 氧自由基在重症急性胰腺炎发病机制和疾病进展中也起重要作用。急性胰腺炎时,氧自由基产生增加,且清除系统功能下降,胰腺组织内氧自由基增多,机体处于严重的氧化应激状态而产生一系列病理生理变化。动物实验研究发现,尽管氧自由基是导致组织损害的主要介质,但仅在细胞外生成的氧自由基本身并不能明显加重胰腺炎的酶学和形态学改变,因此,体内的其他因子也一定参与了触发急性胰腺炎的发病过程。

综上所述,重症急性胰腺炎是由多种因素参与的复杂的病理生理过程,各因素之间既相互独立又相互渗透,共同促进疾病的发生发展。但目前仍缺乏对重症急性胰腺炎发病机制和病理变化的足够认识,因此,应不断深入研究重症急性胰腺炎病变发生发展中的启动因子和恶化因子,以及它们之间的相互影响和制约关系,这对于急性胰腺炎的治疗有着深远的意义。

三、SAP 中医病机及中医分期

自 20 世纪 90 年代开始,我们较系统地研究了 SAP 自然病程及病机病理,并根据中医脏腑辨证、病因病机辨证,将 SAP 的临床病期分为 3 期:初期(结胸里实期 / 全身炎症反应期)、进展期(热毒炽盛期 / 全身感染期)和恢复期(邪去正虚和残余感染期)。根据每期病理变化的不同,分别采用通里攻下、活血化瘀、清热解毒、益气养阴、健脾和胃等治法,再适时配合手术治疗,使 SAP 的病死率逐年降低,体现出中西医结合治疗 SAP 的优势。重症急性胰腺炎的中医辨证分期见表 28-1-1。

表 28-1-1 重症急性胰腺炎的中医辨证分期

病程分期	病期	病理改变	临床表现	中医见证	中医治疗要点
初期(结胸里实期 / 全身炎症反应期)	7 天左右	高胰酶血症,缺血再灌注,炎症反应,胰腺坏死	腹膜炎,肠麻痹,SIRS/MODS	少阳阳明合病或阳明腑实证	清胰陷胸汤
进展期(热毒炽盛期 / 全身感染期)	4~6 周	胰腺或胰周坏死组织感染	败血症,MODS/MOF	毒热炽盛,气营同病,气血同病、热结腑实	清胰汤或清胰承气汤
恢复期(邪去正虚期 / 残余感染期)	感染控制后	内分泌紊乱,外分泌不足,残留胆、胰系统疾病	体质虚弱,残留胆胰疾病	邪去正虚	辨证选方

1. **初期病变规律**　急性胰腺炎多由六淫之邪、饮食不节、情志失畅、胆石、虫积、创伤等因素,引起邪阻气滞,肝胆不利,湿热蕴结于中焦,气机升降失调。初期正盛邪实,多为枢机不运与燥热内郁相兼,大多数患者邪气居气分,尚未入血分。严重者可出现变证。其西医病理改变为高胰酶血症、缺血再灌注、炎症反应、胰腺坏死,临床表现为腹膜炎、肠麻痹、SIRS/MODS。常可出现休克、ARDS、急性胃肠功能衰竭、急性肾衰竭、胰性脑病等并发症。

中医辨证多为少阳阳明合病或阳明腑实证。少阳病,邪在少阳,经气不利,郁而化热,出现少阳半表半里证。主症见寒热往来,胸胁苦满,默默不欲饮食,心烦喜呕,口苦咽干,目眩,舌苔薄白,脉弦。治宜和解少阳。少阳阳明合病,少阳之邪传入阳明之腑,出现燥热与糟粕互结的腑实证。主证见往来寒热,胸胁苦满,兼有腹胀、便秘或大便硬结。治宜和解少阳,泻下热结,方用大柴胡汤。阳明腑实,燥热阻结,气机不通。主症见痞、满、燥、实、坚。治宜通里攻下,理气活血,方用大承气汤。初期主要为少阳之邪逐渐传入阳明之腑,出现燥热与糟粕互结的腑实证,故初期治疗应重用活血理气、通里攻下、泻热通结。如热血相搏,可用大陷胸汤加减。

2. **进展期病变规律**　在各种诱因作用下,最初出现肝胆脾胃功能失调,疏泄不利,升降失和,而致气机不畅,继而气滞血瘀,生湿郁热,导致有形之邪壅塞,表现为脾胃湿热或实热蕴结为主的证候。如正不胜邪,可发生厥脱、血证等危象。进展期正气渐虚,邪气盛实,常以结、热、瘀兼夹转化为变证。

发病后1周左右开始,2~3周最明显,可持续1~2个月左右。其病理改变为肠屏障破坏、细菌与热毒移位,可致胰腺或胰周坏死组织感染,并常引发全身性细菌感染、深部真菌感染或二重感染、败血症、感染性MODS。

中医辨证多为毒热炽盛,气营同病,气血同病、热结腑实。阳明腑实,热与湿合,湿热蕴结。主症腹痛拒按,发热,口苦咽干,便秘溲赤,舌红苔黄腻,脉滑数。治宜通里攻下,清热利湿,方用清胰汤。阳明腑实,热与血结,热毒血瘀。主症见壮

热,烦躁失眠甚或神昏,胁腹部发斑,渴甚,尿黄,甚或吐衄,便血,尿血,舌质深绛或紫,脉沉数或沉细而数。根据卫气营血辨证,此证属气血两燔证。治宜通里攻下,清热解毒,方用大承气汤合黄连解毒汤。阳明腑实,燥热与水饮互结于胸胁,发生热实结胸。主证见胸腹硬满疼痛,大便秘结,日晡潮热,口干舌燥,舌质红,苔黄少津,脉沉紧。治宜通里攻下,泻热破结,方用大柴胡汤合黄连解毒汤加减方。

3. **恢复期病变规律**　疾病迁延日久,邪去正虚,余热不尽,气阴亏虚或脾胃不和,或脾虚湿困,或余邪未尽,湿热留恋,或热血相结而遗留癥瘕积聚之证。病期迁延,发病后2~4个月左右。其病理改变为内分泌紊乱,外分泌不足。主要临床表现为体质虚弱,残留胆胰系统疾病,内分泌紊乱、外分泌不足、全身营养不良,存在后腹膜或腹腔内残腔,常引流不畅,窦道经久不愈,有时伴有消化道瘘。

中医辨证为邪去正虚,余热不尽,气阴亏虚。主症见面色苍白或萎黄,头晕目眩,四肢倦怠,气短懒言,神疲食少,舌淡苔薄白,脉细弱或虚大无力。治宜益气养阴,清热通便,方用增液承气汤合八珍汤。

参考文献

1. BANKS P A, BOLLEN T L, DERVENIS C, et al. Classification of acute pancreatitis-2012: revision of the Atlanta classification and definitions by international consensus [J]. Gut, 2013, 62 (1): 102-111.
2. 崔乃强, 清会, 孔棣, 等. 重型急性胰腺炎的中西医结合治疗——附145例报告 [J]. 中国中西医结合外科杂志, 1999, 5 (3): 129-132.
3. 中国中西医结合普通外科专业委员会. 重症急性胰腺炎中西医结合诊治常规 (草案)[J]. 中国中西医结合外科杂志, 2007, 13 (3): 232-237.
4. 傅强, 崔乃强. 重症急性胰腺炎早期器官损害的特征及防治 [J]. 中国中西医结合外科杂志, 2010, 16 (2): 151-154.
5. NORMAN J. The role of cytokines in the pathogenesis of acute pancreatitis [J]. Am J Surg, 1998, 175 (1): 76-83.

扫码观看彩图

6. AL-BAHRANI A Z, ABID G H, HOLT A, et al. Clinical relevance of intra-abdominal hypertension in patients with severe acute pancreatitis [J]. Pancreas, 2008, 36 (1): 39-43.

7. 苗彬, 崔乃强, 李忠廉, 等. 早期通里攻下法对重症急性胰腺炎结局影响的系统评价 [J]. 世界华人消化杂志, 2009, 17 (10): 1042-1047.

8. MANCILLA ASENCIO C, BERGER FLEISZIG Z. Intra-Abdominal hypertension: a systemic complication of severe acute pancreatitis [J]. Medicina, 2022, 58 (6): 785.

9. VIPPERLA K, SOMERVILLE C, FURLAN A, et al. Clinical profile and natural course in a large cohort of patients with hypertriglyceridemia and pancreatitis [J]. J Clin Gastroenterol, 2017, 51 (1): 77-85.:

10. PURSCHKE B, BOLM L, MEYER M N, et al. Interventional strategies in infected necrotizing pancreatitis: Indications, timing, and outcomes [J]. World J Gastroenterol, 2022, 28 (27): 3383-3397.

11. WANG Z J, LI F, LIU J, et al. Intestinal microbiota-an unmissable bridge to severe acute pancreatitis-associated acute lung injury [J]. Front Immunol, 2022, 13: 913178.

12. GAO L, ZHANG H, LI G, et al. Chinese Acute Pancreatitis Clinical Trials Group (CAPCTG). The clinical outcome from early versus delayed minimally invasive intervention for infected pancreatic necrosis: a systematic review and meta-analysis [J]. J Gastroenterol, 2022, 57 (6): 397-406.

13. PATEL B K, PATEL K H, BHATIA M, et al. Gut microbiome in acute pancreatitis: A review based on current literature [J]. World J Gastroenterol, 2021, 27 (30): 5019-5036.

（张大鹏，李 岩）

第二节　重症急性胰腺炎初期中西医结合治疗

急性胰腺炎是临床上常见的一类急腹症,常常诱发全身和局部并发症,可见胰腺病变、胰外器官功能障碍或衰竭。积极有效的 SAP 初期治疗,有利于脏器功能早期恢复。有效的通里攻下治疗可保护肠屏障,减少细菌与内毒素移位,明显缩短 SAP 的病程。据观察,经以上方法治疗的患者,约半数未发生坏死组织感染,直接进入恢复期。这是中西医结合治疗降低病死率的关键环节,对降低死亡率有着重要的作用。本节对重症急性胰腺炎的初期治疗进行介绍。

一、SAP 初期(全身炎症反应 / 结胸里实)的病生理变化

SAP 常常以局部非感染性炎症开始,在数分钟到数小时内就可能出现全身炎症反应,并逐渐影响全身多个器官的功能。炎症反应期从病程的开始到 7~10 天左右,可表现为发热、心动过速、白细胞增多等。

(一) 有效循环血容量不足

SAP 时循环功能的改变以有效循环血容量不足和血液的分布异常为特征。有效循环血容量不仅因为局部渗出、腹水、呕吐、麻痹性肠梗阻等产生绝对不足;同时血管床的异常扩张又会加重容量相对不足。

SAP 时心脏可出现明显的损伤,具体原因尚不甚明了,现今认为系胰酶进入血循环,引起冠状动脉痉挛,胰蛋白酶及多肽类物质直接损害心肌;胰腺炎渗出液积存于后腹膜,刺激腹腔神经丛,反射性广泛性血管痉挛等。也有学者发现,将胰腺制成匀浆,注入动脉内,可抑制心肌用氧,因此认为病变胰腺内含有某种心肌抑制因子。另外,急性胰腺炎时,机体释放某种物质,使心肌传导系统兴奋而致心律失常。SAP 时,尽管内源性儿茶酚胺增多,但心肌收缩力不增加,提示心肌 β 受体功能减弱。

(二) 呼吸功能的变化

SAP 是 ARDS 的强烈刺激诱因,随着病程的延续,可在 ARDS 基础上出现肺部感染,甚至成为主要的感染源。SAP 时肺容积会发生改变,腹胀致膈肌上抬、胸腔积液、压迫性肺不张等,均可能导致患者的肺有效通气容积下降。在 SAP 初期,患者可表现为轻度呼吸频率增快,多无明显的呼吸困难,双肺呼吸音多清,无啰音。血气检查仅仅表现为过度通气,$PaCO_2$ 下降,但在正常范围。随

着病情的进展,呼吸困难可能会进一步加重,可出现发绀、双肺啰音增多,胸部X线片可表现为双肺弥漫性、对称性密度增高,以间质水肿为主。有时由于合并肺部感染,可使胸部X线表现不典型。如果病情进一步恶化,肺部感染加重,可出现大片肺实变、肺不张,低氧血症与高碳酸血症并存。

（三）腹腔高压（IAH）

由于SAP常造成局部渗出、腹水、呕吐、麻痹性肠梗阻等,导致腹腔内容物增多,同时炎症和疼痛刺激导致腹壁顺应性降低,故而SAP常常伴发腹腔高压,甚至进一步发展为腹腔间室综合征,对多脏器产生损害。

1. **腹腔高压对肠道的影响** 肠道是对腹内压升高最敏感、受影响最早的器官。采用有创性的近红外分光镜对猪IAH和ACS动物模型进行连续性观察发现,当腹内压（IAP）达10mmHg时,小肠黏膜血流灌注即减少17%;达20mmHg时,血流灌注减少36%;达40mmHg时,血流灌注减少69%,而此时肠系膜上动脉血流减少69%,胃组织血流减少45%。在维持平均动脉压正常的情况下,IAP升高至25mmHg并持续60分钟,可导致肠黏膜血流量减少63%,还可引起细菌移位至肠系膜淋巴结。当IAP>20mmHg时,肠道通透性显著增加,门静脉血内毒素含量可显著升高,肠道细菌可移位至肠系膜淋巴结及肝。而且,IAP升高,除了降低动脉血流之外,还直接压迫肠系膜静脉,从而造成门静脉高压。IAP增高可使肠壁淋巴回流明显下降,组织间隙水肿和肠壁毛细血管压力增加,使内脏水肿进一步加剧,从而进一步加重IAP,因而导致恶性循环,以致胃肠血流灌注减少,组织缺血,肠黏膜屏障受损,发生细菌移位,造成远隔脏器的功能衰竭。这也是重症急性胰腺炎后期腹腔感染的诱因。

2. **腹腔高压对呼吸系统的影响** 胸腔和腹腔是相连的两个腔隙,压力通过膈肌直接传导给胸腔,使胸腔内压升高,肺实质被压缩,肺容积减少,肺泡膨胀不全,肺毛细血管氧输送减少,肺血管阻力增加,肺内通气/血流比值失调,二氧化碳呼出减少,肺泡无效腔增加,气道峰压及平均气道压明显增加。主要表现为高通气阻力、低氧血症及高碳酸血症。同时机械通气及呼气末正

压>10cmH$_2$O,还有可能进一步加重腹腔内高压。

3. **腹腔高压对循环系统的影响** IAH和ACS对循环的直接影响,一方面,腹压增高导致膈肌抬高,可使胸腔内压显著升高,回心血量及心输出量减少,前负荷下降,心脏顺应性下降,收缩力减弱;另一方面,由于压力传递至心脏和中心静脉系统,导致中心静脉压肺动脉楔压升高,心脏后负荷增加,心输出量进一步降低,心率代偿性地增快。

当IAP增高到40mmHg时,腹腔动脉肠系膜上动脉和肾动脉血流量也明显减少。IAP的升高,可直接压迫下腔静脉和门静脉,使下肢回心血量明显减少,促使四肢水肿、静脉血栓形成的危险性增加。

4. **腹腔高压对肾的影响** ACS可导致肾功能障碍,主要表现为少尿或无尿、氮质血症。当IAP升高至15~20mmHg时即可出现少尿;达30mmHg时可出现无尿。腹腔高压对肾功能损害的机制目前尚未完全明了,通常认为,IAH时肾灌注压明显减少,而肾静脉压及肾血管阻力明显增加,引起肾皮质、肾小球血流减少,肾小球滤过率下降,出现少尿。此外,IAH影响肾功能的机制可能还包括输尿管、肾实质、肾静脉的直接受压,肾素/血管紧张素和醛固酮等分泌增加,导致水钠潴留等。

5. **腹腔高压对肝的影响** IAH时,由于心输出量下降,使肝动脉血流减少;肝机械性受压及肝静脉穿过膈肌处的解剖性狭窄,使肝静脉和门脉血流降低。采用近红外分静脉等间接压力的光镜法测定血流,发现IAH时肝动脉、门静脉和肝静脉血流量均下降,而肝血管和门脉血管的阻力却显著增加。肝血流减少导致肝线粒体功能障碍,能量物质产生减少,乳酸清除率下降,因而血清乳酸浓度可作为反映IAH/ACS病情及液体复苏疗效的有效指标。最近的研究还发现,腹内高压会影响肝部分切除术后肝细胞的再生。

6. **腹腔高压对机体炎症介质的影响** IAP急剧升高后,与单纯休克相比,机体应激反应加重,导致全身炎症反应进一步加重,炎症介质大量释放是导致ACS后多器官功能障碍的重要原因,包括IL-1、IL-6、TNF等浓度明显升高,进而加重了多脏器损伤。

二、重症急性胰腺炎的早期识别

SAP 病情变化迅速,预后凶险,一旦发病,病变不仅局限于胰腺,且很快波及全身器官。因此,SAP 严重度评估有利于全面了解病情,指导临床治疗。其中 SAP 的急性反应期治疗是重中之重。早期识别 SAP 并尽早尽快将患者转入 ICU 治疗,能降低 SAP 的早期病死率,可最大程度减少胰腺炎症对机体的损伤,缩短病程,改善预后。甚至有些 SAP 经过早期的规范化治疗可能不进入感染期而直接进入康复期,这将大大改善重症胰腺炎的预后。

SAP 的评估方法包括全身评分、局部评估以及多脏器功能评分。

(一)全身评分

(1) Ranson 评分: Ranson 评分是急性胰腺炎严重程度的评价标准(表 28-2-1)。

表 28-2-1　急性胰腺炎 Ranson 评分

时间	监测项目	分值	
		0	1
入院时	年龄	≤55 岁	>55 岁
	白细胞计数 /($\times 10^9 \cdot L^{-1}$)	≤16.00	>16.0
	血糖 /($mmol \cdot L^{-1}$)	≤11.1	>11.1
	血清 LDH/($U \cdot L^{-1}$)	≤350	>350
	血清 AST/($U \cdot L^{-1}$)	≤250	>250
入院后 48 小时	血清钙 /($mmol \cdot L^{-1}$)	≥2	<2
	血细胞比容	无下降或比入院时下降 ≤10%	无下降或比入院时下降 >10%
	尿素氮	无上升或上升 ≤1.79mmol/L	上升 >1.79mmol/L
	动脉 PO_2/mmHg	≥60	<60
	酸碱平衡	代谢性酸中毒,碱缺失 ≤4mmol/L;正常或代谢性碱中毒	代谢性酸中毒,碱缺失 >4mmol/L
	液体潴留(入 - 出)	≤6L	>6L

Ranson 评分系统在重症胰腺炎的诊疗过程中曾发挥了很大的作用,但由于其评分是根据患者入院至 48 小时的病情的变化,不能动态观察并估计严重度,而且评分无患者的以往健康状况,并且对比 CT 等影像学检查发现,其特异性、敏感性均较差,故已逐渐被放弃。

(2) APACHE Ⅱ 评分: APACHE Ⅱ 评分有 12 个急性生理指数,加年龄因素、慢性健康评分和 Glasgow 昏迷评分,共 15 项(表 28-2-2)。APACHE Ⅱ 评分能对急性胰腺炎的严重程度进行临床评估。1992 年,美国亚特兰大急性胰腺炎会议将 Ranson 评分 3 分及 3 分以上或 APACHE Ⅱ 评分在 8 分及 8 分以上规定为重症胰腺炎。同时指出,在发病 48 小时后不能应用 Ranson,而 APACHE Ⅱ 评分则可以在任意时间使用。

(3) BISAP 评分:该评分系统于 21 世纪初建立后,显示出对重症急性胰腺炎预后较好的敏感性和特异性。BISAP ≥2 分提示为重症(表 28-2-3)。

(二)局部严重度评估

CT 评分:20 世纪 80 年代中期,CT 检查的无创性和可重复性有利于多次观察,动态增强 CT 扫描已经是临床上诊断胰腺有无坏死和坏死程度的金标准。Balthazar 的 CT 评分系统在全世界范围影响较广,已经被广泛应用于科研和临床工作中。

SAP 的 CT 分级 Balthazar 评分法根据胰腺实质的坏死程度及胰腺周围侵犯的 CT 征象分为 5 级:① A 级为正常胰腺;② B 级为胰腺局部或弥漫的腺体增大,无胰周侵犯;③ C 级为除 B 级改变以外,还有胰周组织炎症改变;④ D 级为除 C

表 28-2-2　APACHE Ⅱ评分表

A. 生理学变量	0 分	1 分	2 分	3 分	4 分
体温 /℃	36.0~38.4	34.0~35.9 38.5~38.9	32.0~33.9	30.0~31.9 39.0~40.9	≤29.9 ≥41.0
平均动脉压 /mmHg（kpa）	70~109 (9.3~14.5)		50~69(6.7~9.2) 110~129(14.6~17.2)	130~159 (17.3~21.2)	≤49(6.6) ≥160(21.3)
心率 /(次·min⁻¹)	70~109		55~69 110~139	40~54 140~179	≤39 ≥180
呼吸率 /(次·min⁻¹)	12~24	10~11 25~34	6~9	35~49	≤5 ≥50
GCS 评分			（得分 =15– 结果）		
氧合作用 /mmHg FiO₂<0.5 时, 测 PaO₂; FiO₂>0.5 时, 测 A-aDO₂	>70 <200	61~70	200~349	55~60 350~499	<55 ≥500
动脉血 pH	7.33~7.49	7.50~7.59	7.25~7.32	7.15~7.24 7.60~7.69	<7.15 ≥7.70
静脉血 HCO⁻/(mmol·L⁻¹) （无动脉血气分析时填写）	22.0~31.9	32.0~40.9	18.0~21.9	15.0~17.9 41.0~51.9	<15 ≥52
血清钠 /(mmol·L⁻¹)	130~149	150~154	120~129 155~159	111~119 160~179	≤110 ≥180
血清钾 /(mmol·L⁻¹)	3.5~5.4	3.0~3.4 5.5~5.9	2.5~2.9	6.0~6.9	<2.5 ≥7
血清肌酐 /(μmol·L⁻¹) （有急性肾衰加倍记分）	53~123.8		<53 123.9~176.7	176.8~309.3	≥309.4
血细胞压积	0.3~0.459	0.46~0.499	0.2~0.299 0.50~0.599		<0.2 ≥0.6
白细胞计数 /(×10⁹·L⁻¹)	3.0~14.9	15.0~19.9	1.0~2.9 20.0~39.9		<1 ≥40
B. 年龄因素评分	0 分 ≤ 44 岁	2 分 45~54 岁	3 分 55~64 岁	5 分 65~74 岁	6 分 ≥75 岁
C. 慢性健康状况评分	慢性器官系统功能障碍或免疫障碍 无 有且择期手术 有且非手术或急诊手术				0 分 2 分 5 分

APACHE Ⅱ评分系统附件:

鼻导管吸氧时, FiO₂ 的计算方法: $FiO_2(\%) = 21 + 鼻导管吸氧流速(L/min) \times 4$。

肺泡 - 动脉氧分压差（A-aDO₂）的计算方法: $A\text{-}aDO_2 = (713 \times FiO_2 - PaCO_2/0.8) - PaO_2$。

慢性健康状况评分: 有下列器官系统功能障碍, 非手术或急诊手术者, 记 5 分; 择期手术者, 记 2 分。

肝脏: 活检证实肝硬化, 伴门静脉高压, 以往有上消化道出血、肝功能衰竭、肝性脑病。心血管: 休息或轻微活动时出现心绞痛或心功能不全。呼吸系统: 慢性限制性、梗阻性或血管性疾病, 活动严重受限, 不能上楼梯或做家务, 或慢性缺氧、高碳酸血症、继发性红细胞增多症、严重肺动脉高压（>40mmHg）, 或需要呼吸机支持。肾脏: 长期接受透析。免疫障碍: 接受免疫抑制剂、化疗、放疗、长期类固醇激素治疗, 或近期使用大剂量激素, 或患有白血病、淋巴瘤或艾滋病等抗感染能力低下者。

扫码观看彩图

级改变外,胰周渗出显著,胰腺实质内或胰周单个液体积聚;⑤E 级为广泛的超过 2 个的胰周积液积气区(表 28-2-4)。

(三)多脏器功能障碍的评价

全身评价系统和局部估计对急性胰腺炎严重程度的评分和预测不能代替对伴发 MODS 者病死率的评估和预测,唯有 MODS 评分系统能够全面系统地评估器官功能的变化。关于器官功能衰竭评分系统非常多,目前多用改良 MarshaⅡ的 MODS 评分系统(表 28-2-5)评估器官功能。3 个器官系统用于评价 AP 患者的器官功能障碍状况,呼吸、心血管和肾脏。单一器官系统的改良 MarshaⅡ评价 ≥2 分,可诊断为器官功能衰竭;患者存在两个或两个以上的器官功能障碍,可诊断为 MODS。

表 28-2-3 BISAP 评分

参数	结果	评分
血尿素氮	≤25mg/dl	0
	>25mg/dl	1
意识障碍(glasgow 评分)	15 分	0
	<15 分	1
SIRS	无	0
	有	1
年龄	≤60 岁	0
	>60 岁	1
胸膜渗出	无	0
	有	1

注:以上 5 项,24 小时内出现 1 项记 1 分,BISAP 总分为 5 项参数得分之和。

表 28-2-4 Bathazar 的 CT 严重程度指数

CT 分级	评分	胰腺坏死程度	评分	CT 严重程度指数
A 级	0	无坏死	0	0
B 级	1	无坏死	0	1
C 级	2	≤30%	2	4
D 级	3	30%~50%	4	7
E 级	4	>50%	6	10

CT 严重程度指数 =CT 分级 + 胰腺坏死程度
严重度分为 3 级:Ⅰ级,0~3 分;Ⅱ级,4~6 分;Ⅲ级,7~10 分。Ⅱ级以上为重症。

表 28-2-5 改良 MarshaⅡ评分系统

器官系统	评分				
	0	1	2	3	4
呼吸(PaO_2/FiO_2)	>400	301~400	201~300	101~200	<101
肾脏[血肌酐 /($\mu mol \cdot L^{-1}$)]	<134	134~169	170~310	311~439	>439
循环(收缩压)	>90mmHg	<90mmHg,补液可纠正	<90mmHg,补液不能纠正	<90mmHg,pH<7.3	<90mmHg,pH<7.2

注:FiO_2 为吸入氧浓度,按照空气(21%)、纯氧 2L/min(25%)、纯氧 4L/min(30%)、纯氧 6~8L/min(40%)、纯氧 9~10L/min(50%)计算。

三、影像学及相关化验室检查

(一)影像学检查

患者入院时应行超声检查,以确定急性胰腺炎的病因。当诊断存疑时,计算机断层扫描可为胰腺炎的诊断提供良好依据。所有重症急性胰腺炎患者都需进行增强 CT(CECT)或磁共振成像(MRI)检查。首次 CECT 检查的最佳时间为症状出现后的 72~96 小时。CECT 对胰腺坏死的早期检出率为 90%,4 天后的敏感度接近 100%。对CT 增强剂(碘剂)过敏的患者、肾功能不全的患者、需减少辐射的年轻患者或孕妇,可进行 MRI(非增强)识别非液化成分(例如残余胰腺或坏死组织),但是 MRI 对气体和液体聚集的检测敏感性不如 CT。对不明病因的患者可应用磁共振胰胆管成像或超声内镜筛查隐匿性胆总管结石。CT 严重指数 ≥3 的重症急性胰腺炎患者,在第 1 次 CECT 后,每 7~10 天进行 1 次 CECT 扫描。只有当临床状况恶化或病情没有持续改善时,或考虑进行侵入性干预时,才再次进行 CECT。但是,需注意的是,CT 表现常滞后于临床病情的改善。

(二)实验室检查

血清淀粉酶和脂肪酶为正常上限值的 3 倍则具有诊断价值,发病后第 3 天 C 反应蛋白≥150mg/L 可作为重症急性胰腺炎的预后因子,血细胞比容>44% 是胰腺坏死的独立危险因素。尿素氮>20mg/dL 是死亡的独立预测因子。降钙素原是检测胰腺炎症最敏感的实验室检测方法,降钙素原在正常范围值以内则提示没有发生感染性坏死。症状出现后 96h 内降钙素原升高至 3.8ng/ml 或更高,提示胰腺坏死,该指标的敏感性和特异性分别为 93% 和 79%。在没有胆结石或酒精史的情况下,应测量血清甘油三酯和钙水平。血清甘油三酯水平超过 11.3mmol/L(1 000mg/dL),提示为胰腺炎病因。

《WSES 重症急性胰腺炎管理指南(2019)》认为,胰腺炎严重程度床边评分(BISAP)具有与 APACHE Ⅱ 评分一样可以预测严重程度、死亡、器官衰竭的能力,且更为简单,是临床中最准确、最适用的评分系统之一。在几个常用的重症急性胰腺炎的评分系统中,Ranson≥3、BISAP≥2、APACHE Ⅱ≥8、CTSI≥3,都提示患者为 SAP。患者入院后,应立即对其进行血流动力学状况评估,并根据需要开始施行复苏措施。实施风险评估以区分患者高危和低危类别,用于协助分诊,器官功能衰竭的患者应尽可能进入重症监护病房。近来有学者主张,入院后可不立即评分而进行初始风险评估。

四、重症急性胰腺炎的初期治疗

根据中医辨证分期标准,重症急性胰腺炎初期又称急性反应期、结胸里实期。自发病至 1 周左右,此阶段患者常出现 SIRS、休克、成人呼吸窘迫综合征、腹腔间室综合征、急性肾功能衰竭、急性胃肠功能衰竭、胰性脑病等并发症,甚至出现多器官功能障碍综合征。此期中医辨证以少阳阳明合病或阳明腑实证为主,严重者则表现为结胸里实证。

少阳阳明合病:少阳枢机不利,阳明胃肠结热,少阳与阳明同病,出现以往来寒热、胃脘疼痛、呕吐不止为主症的症状。本证多为少阳病不解、

邪热内传阳明而成。主症为往来寒热,胸胁苦满,呕吐不止,胃脘拘急疼痛,郁郁而烦,便秘,或热结旁流。次症为发热,口苦,咽干,目眩,黄疸,潮热。苔黄而干,脉弦有力。

阳明腑实证:邪热内传阳明之腑,化燥伤津,燥实内结,以致腑气壅滞不通,而见痞、满、燥、实、坚。主症为潮热,谵语,腹满痛拒按,烦躁,手足濈然汗出,大便硬。次症为或见腹胀满,大便秘结,或见心下急痛,烦闷欲吐,大便难。舌苔黄燥,脉沉实有力。SAP 是涉及全身多系统多器官的重症,传统单一学科管理模式难以满足重症胰腺炎的治疗。2018 年,美国胃肠病学会急性胰腺炎的初期管理指南明确建议,SAP 的初始复苏必须在 ICU 内进行,并由多专业小组来治疗,小组人员应当包括掌握内镜、ERCP 技能的内科医师、外科医师和介入放射科医师。

(一)常规治疗

1. 早期液体治疗及循环支持 《WSES 重症急性胰腺炎管理指南(2019)》指出,早期液体复苏是为了优化组织灌注目标,无须等待血流动力学恶化,由于液体过负荷会产生有害的影响,因此应通过频繁重新评估血流动力学的状态来指导液体治疗。过去 10 年重症急性胰腺炎病死率的下降可能得益于更广泛的液体复苏,通过维持微循环来预防胰腺坏死。预防坏死和改善预后所需液体量不一致,必须根据患者年龄、体重和既往肾功能和 / 或心脏状况调整。血细胞比容、血尿素氮、肌酐和乳酸是判断血量和组织灌注是否充分的实验室指标,应加以监测。

SAP 早期液体治疗目标遵循下述休克分阶段处理原则:营救、优化、稳定、减退。早期液体复苏首选等渗晶体液,有研究显示,乳酸林格液较生理盐水对抑制全身炎症反应有更好的效果,合并低蛋白血症应当辅以白蛋白,人工胶体液的应用目前仍存在争议。SAP 患者补液量的个体化差异极大,对于 SAP 早期阶段合并休克或脱水的患者应予短暂的快速补液,补液速度可达 150~600ml/h,过快补液可发生急性肺水肿和腹腔间室综合征,因此需严密监测容量负荷情况。总之,应在有经验的临床医师严密的监测和监护下,采用滴定式疗法,随时关注指标动态变化,防止肺水肿、腹内

扫码观看彩图

高压的产生。

2. 预防性使用抗感染治疗 预防性使用抗生素也不能降低胰外感染的发生率和患者的病死率。最近的荟萃分析结果不支持常规预防性使用抗生素以避免胰腺坏死感染的发生。但对于胰腺坏死范围大于 50% 的患者，鉴于其较高的感染风险，可以考虑根据患者的具体情况预防性使用抗生素。至于预防性抗生素的选择，碳青霉烯类抗生素仍是首选。对可疑的感染性胰腺坏死患者，碳青霉烯类抗生素可作为一线的经验性药物。

有感染性坏死的重症急性胰腺炎在胰腺炎发病后的第 2~4 周感染达到高峰。腹膜后气泡征被认为是重症急性胰腺炎有感染性坏死的表现，但仅在部分患者中存在。血清降钙素原对预测感染性胰腺坏死有一定价值。CT 引导下的细针穿刺进行革兰氏染色和培养可以证实重症急性胰腺炎有感染性坏死，从而进行抗生素调整。重度胰腺炎胰腺坏死伴全身性感染是 SAP 最严重的并发症，死亡率高。2015 年日本肝胆胰外科协会推荐在 SAP 发病后 48~72 小时内预防性使用抗生素，可以降低死亡率，药物选择应能有效穿透血胰屏障，首选碳青霉烯类。目前不推荐常规预防应用抗真菌治疗。

3. 抑制胰酶和血小板活化对于 SAP 的作用 胰蛋白酶及血小板活化因子的激活被认为是胰腺坏死的重要步骤。因此，对于确诊的急性胰腺炎患者给予蛋白酶抑制剂、抗胰酶分泌药物生长抑素及血小板活化因子拮抗剂，被认为是特异性的治疗，在一些临床研究中显示出一定的疗效。但近年的循证医学未发现支持这类药物作为常规治疗的证据。

4. 镇静镇痛 疼痛是 AP 的主要临床表现，没有任何证据或推荐限制镇痛药物的使用，所有 AP 患者在入院 24 小时内都应该接受某种形式的镇痛治疗。对于非机械通气的 AP 患者，盐酸氢吗啡酮优于吗啡或芬太尼。对于长时间需要大剂量阿片类药物治疗的重症和急危重症胰腺炎患者可以考虑行硬膜外镇痛。非人工气道患者不推荐常规镇静，有气管插管和气管切开患者可以评估后使用镇静治疗。

5. 器官功能保护 通过呼吸频率、呼吸形态、血气分析和氧合指数了解呼吸功能；通过尿量、血肌酐和尿素氮的监测了解肾功能情况。一旦出现脏器功能障碍，则要给予相应的器官支持治疗；如一旦有 ARDS 存在就要考虑呼吸机治疗，一旦肾功能障碍就要考虑血液滤过治疗。同时，在治疗策略上应考虑如何使脏器功能障碍逆转，要观察是否存在腹内高压和腹内感染等。

(1) 呼吸支持：所有的 SAP 都应当接受氧疗，常用的方法有鼻导管法、普通面罩、储氧面罩、可调式通气面罩等。如果经鼻高流量吸氧或持续气道正压通气都无法有效纠正呼吸衰竭，就必须行机械通气治疗。无创或有创技术均可使用，但当患者无法有效清除支气管分泌物和 / 或患者已经或即将疲劳时，应强制使用有创通气。在患者行有创通气时，应注意采用肺保护通气策略。低氧血症是导致不同程度的呼吸急促和呼吸困难的部分原因，但需要注意的是，有些患者尽管有足够的动脉氧合，仍可由于疼痛、腹内高压和胸腔积液导致呼吸困难。

(2) 血液净化在急性胰腺炎的早期应用：重症急性胰腺炎发生早期以非感染性炎症反应为主，随着疾病的进展，可继发感染性炎症反应。炎症反应刺激机体大量炎症因子释放，进一步加重机体炎症反应，形成"瀑布效应"，对机体器官功能造成严重损害，并可引起多器官功能衰竭、休克等，导致患者死亡。

抑制炎症反应为临床中治疗重症急性胰腺炎合并脓毒血症的主要辅助治疗方法，持续血液净化（CRRT）可快速清除机体内炎症因子，并调节机体水电解质、酸碱平衡。在治疗过程中，结合 SAP 的病理特点，CRRT 的有效作用包括：

1) 对促炎因子的清除作用：一方面，通过减少炎性介质浓度，从而清除主要的炎性细胞因子，最终改善 SAP 患者的预后。另一方面，从自身消化学说的角度出发，CRRT 可清除淀粉酶、胰蛋白酶、脂肪酶及弹性蛋白酶等多种胰酶，从而减少胰酶对自身组织的破坏及继发炎症改变。

2) 对机体免疫系统的调节作用：Yekebas 等的研究发现，CRRT 可以削弱初始的 TNF-α 高峰，预防 SAP 相关的免疫麻痹状态，由此显著降低胰腺炎时细菌移位和内毒素血症的发生率。

3）对器官的保护作用：组织间歇的水肿往往会加重器官损害，CRRT可以清除第三间隙过多的积液，改善微循环和实质细胞的携氧能力，同时可能清除抑制组织细胞携氧的介质，改善组织的氧利用。

4）调节容量负荷，改善电解质、酸碱平衡，可显著提高SAP的存活时间。

CRRT治疗时机的选择：尽管CRRT技术治疗SAP的优势已经得到了理论和实践的肯定，但临床上仍缺乏起始治疗的指征，器官衰竭的替代治疗，需要针对个体差异对每个患者区别对待。2001年，Bellomo提出了在ICU中开始CRRT治疗的更新的指征，达到其中一项标准的基线即可以开始CRRT治疗：①少尿（尿量>200ml/12h）；②无尿（尿量<50ml/12h）；③由于代谢性酸中毒导致的严重酸血症（pH<7.1）；④氮质血症（尿素氮>30mmol/L）；⑤高钾血症（血钾>6.5mmol/L，或血钾快速上升）；⑥怀疑有与尿毒症相关的疾病（心包炎、脑病、神经病、肌病）；⑦严重的钠离子紊乱（血钠>160mmol/L或<115mmol/L）；⑧高热（体温>39.5℃）；⑨临床上明显的器官水肿（尤其是肺）；⑩可透析毒物导致的中毒或药物过量。而在SAP患者中，何时开始CRRT治疗，到目前为止尚无定论。大多数学者认为，治疗时间越早，疗效越好，一般应在确诊48~72小时内进行。CRRT应用于SAP建议遵循以下原则：①患者已存在急性肾功能衰竭或严重酸中毒及水负荷过重需积极进行；②当患者存在高脂血症时可考虑进行；③当患者全身炎症反应特别强烈时建议尽早短期进行。但CRRT在清除毒素和炎性介质的同时，也使机体丢失了许多有益的大、中分子物质，比如蛋白、激素、抗生素等，应引起重视，权衡利弊。

总之，CRRT是ICU"呼吸机治疗"和"营养支持治疗"之后的第三大有利治疗支持手段，CRRT在一定程度上可以清除各种有害物质，纠正免疫紊乱，重建内环境稳态，改善各脏器功能，已成为伴有MODS的SAP重要辅助治疗措施。

（3）腹腔内压的监测和腹腔间室综合征的防治：腹内高压在一定程度上反映SAP患者的病情严重程度，因此，在监护治疗中，要注意腹内压的监测，目前临床上多采用经膀胱间接腹内压测定

法，一旦发现患者出现IAP升高，应当4~6小时或持续监测IAP，治疗的目标是使IAP逐渐下降至≤15mmHg。一方面，腹内压的进行性升高，预示腹部情况未得到有效的控制；另一方面，液体复苏同样可以导致腹腔压力的增高。腹内高压还会引起或加重脏器功能障碍，影响心、肺和肾功能，还可以引起肝、肠道和神经系统的功能紊乱。少尿时应当考虑是否存在腹腔间室综合征，并加强相关监测，积极有效地处理。

（4）几个治疗上的注意事项

1）增加腹壁顺应性：镇静/镇痛，甚至使用神经肌肉阻滞药，同时注意避免床头抬高大于30°。

2）减少腹腔内容物：胃肠减压、导泻、肛管减压可以显著降低某些患者腹腔压力，如中药清胰汤的持续滴注；应用胃动力药物，如甲氧氯普胺、莫沙必利，有助于胃肠道功能的恢复。生长抑素可以减少胃肠道消化液分泌从而降低IAP，可以通过抑制中性粒细胞浸润而减少消化液分泌，从而降低IAP，还可以通过抑制中性粒细胞浸润而减轻腹内脏器再灌注时的氧化损伤。

3）减少腹腔内液体聚集：评估患者腹腔及腹膜后液体聚集情况，CT或超声引导下经皮穿刺引流腹水和腹膜后液体聚集可显著降低腹腔内压力。减少机体液体负荷，纠正液体正平衡：在维持循环有效灌注的前提下，限制液体，使用人工或天然胶体以及利尿剂，纠正或减轻液体的正平衡，有助于减轻腹腔压力。CRRT也可通过对流或者吸附降低炎性介质浓度，减轻机体炎性反应，同时通过超滤作用促进液体负平衡来减轻腹内脏器和腹壁水肿，从而降低IAP。

4）器官功能支持：优化通气，肺泡复张；在监测中，应当注意腹内压升高对于监测指标的影响。监测跨壁气道压（$Pplat_{tm}=Plat-0.5\times IAP$）；监测容量性前负荷指标，如果使用肺动脉阻塞压/中心静脉压（PAOP/CVP）则应监测跨壁压，$PAOP_{tm}=PAOP-0.5\times IAP$，$CVP_{tm}=CAP-0.5\times IAP$。

（二）中医中药治疗

此期中医见证以少阳阳明合病或阳明腑实证为主，严重者则表现为结胸里实证。以通里攻下、理气开郁、活血化瘀、益气救阴为主要治则，推荐方剂为大柴胡汤合大陷胸汤加减。首煎200ml胃

管灌注,二煎 400ml 灌肠,3~4 次 /d。依照病情随证加减,并增加或减少给药次数。可静脉给予益气救阴和活血化瘀药物。同时给予芒硝全腹外敷,1~2 次 /d。采用中西医结合的方法治疗 SAP 能够进一步减少并发症,降低病死率。

在一组 302 例 SAP 患者的临床研究中,初期是器官功能障碍发病的第一个高峰。出现单一脏器功能障碍 119 例,出现 MODS 者 61 例;无脏器功能障碍者 122 例。通常在 SAP 初期出现的器官功能障碍以呼吸功能障碍为多见,其次,依次为外周循环障碍、肾功能障碍、胃肠道功能障碍、中枢神经系统障碍、肝功能障碍、心功能障碍、代谢功能障碍。根据中医学“肺与大肠相表里”的理论,SAP 出现大肠腑实证需要积极通里攻下,荡涤六腑之糟粕。上述临床研究结果提示,302 例中有 150 例 SAP 患者胃肠动力恢复时间(有自主排气排便,并可闻及肠鸣音)<3 天,111 例 SAP 患者胃肠动力恢复时间为 3~5 天,41 例 SAP 患者胃肠动力恢复时间>5 天。比较 3 组患者资料发现:胃肠动力恢复时间>5 天患者的 MODS 发生率较胃肠动力恢复时间<3 天组明显增高(表 28-2-6)。在初期治疗中,通里攻下法显著降低器官损伤,尤其是保护肠屏障、减少肺损伤,为降低病死率起到非常重要的作用。

表 28-2-6　SAP 胃肠动力恢复时间与
MODS 发生率的关系

组别	例数	胃肠动力恢复时间<3 天(n,%)	胃肠动力恢复时间 3~5 天(n,%)	胃肠动力恢复时间>5 天(n,%)
MODS 组	61	21,14%	24,21.6%	16,39%*
无 MODS 组	241	129,86%	87,78.4%	25,61%

* 同<3 天组相比,$P<0.05$。

胰腺缺血是急性胰腺炎重症化的重要机制,胰腺微循环的缺血在重症急性胰腺炎的整个发病过程中持续存在。应用清胰汤、复方大承气汤,不仅能够通里攻下、促进肠蠕动,同时能够改善微循环,并对肠黏膜屏障有保护作用,阻止细菌及其内毒素的移位,从而减少了腹腔感染的机会,使部分患者不经过全身感染的进展期,直接进入恢复期。

缩短 SAP 病程,降低病死率和并发症发生率,缩短住院时间。

(三)早期空肠营养在 SAP 的应用

通过肠道休息来抑制胰腺外分泌一直被认为是控制 SAP 进展的重要手段,因此,早年提倡采用全静脉营养支持。动物实验和临床研究发现,禁食期间,肠道黏膜会发生萎缩,肠内营养(EN)可以保持肠道黏膜的正常结构。同时,近年研究显示,导致胰腺坏死继发感染的病原菌源于肠道,EN 可以减少这种严重并发症的发生。EN 除了提供营养外,还能进一步改善肠黏膜屏障功能,调节全身炎症反应,预防肠源性感染,降低 MODS 发生率、外科干预率和病死率。

1. 营养治疗的时机　一般认为,在液体复苏后,若患者血流动力学相对稳定,没有严重酸中毒及重度低氧血症的情况下可早期开始营养治疗,通常于发病后 48 小时内开始。根据患者腹部体征及胃肠功能状态,尽量开始早期肠内营养。多项回顾性研究、RCT 以及荟萃分析均显示,入院 24~48 小时内开始肠内营养不仅优于肠外营养,而且优于 48 小时后开展肠内营养。这一“时间窗”的重要性也被美国肠外肠内营养协会(ASPEN)指南(2019 年)推荐。发病一周内,经口不能达到总量喂养量的,可加用肠外营养。

2. 早期 EN 的实施方法　SAP 病程的不同阶段能量需求不同。起病早期的营养支持原则是提供最低需要的代谢底物,维持最基本的代谢需求,纠正代谢紊乱,尽可能将蛋白的丢失减少到合理水平,热卡提供在 20~25kcal/(kg·d)。随着病情进展,营养支持的重点是逐渐增加营养摄入,获得正氮平衡,以弥补前期的营养物质消耗,改善患者的营养状况,促进患者进一步康复。总热量摄入可达到 30~40kcal/(kg·d)。

3. 早期 EN 的途径　空肠营养比较安全,多个指南也明确指出,应将喂养管放置到十二指肠悬韧带下方。目前最常用的方式是留置空肠营养管,或者经皮内镜下空肠造口。在内镜或 X 线引导下放置鼻空肠管是当前比较实用且成熟的操作。意大利胰腺研究协会(AISP)发布的重症急性胰腺炎共识指南(2015)中指出,在效果和安全性上,鼻胃管和鼻空肠管两种途径效果相当,两者在病死率、气管误吸、腹泻、加重腹痛和满足能量需求等方面，均无统计学差异。鼻胃管途径的优点是简便和便宜。使用要素配方或者整蛋白配方的耐受性皆可，且效果相当，而包括精氨酸、谷胱甘肽、核苷酸以及鱼油等免疫增强成分的配方，虽然近年备受关注，但效果尚未能得到证实。

参考文献

1. TUO H F, JI J Y. Current status of incidence and management of acute pancreatitis in Japan [J]. Chin J Pancreatol, 2004, 4 (4): 254.
2. TENNER S, BAILLIE J, DEWITT J, et al. American College of Gastroenterology guideline: management of acute pancreatitis [J]. Am J Gastroenterol, 2013, 108 (9): 1400-1416.
3. BALTHAZAR E J. Acute pancreatitis: assessment of severity with clinical and CT evaluation [J]. Radiology, 2002, 223 (3): 603-613.
4. MCPHERSON S J, O'REILLY D A, SINCLAIR M T, et al. The use of imaging in acute pancreatitis in United Kingdom hospitals: findings from a national quality of care study [J]. Br J Radiol, 2017, 90 (1080): 20170224.
5. STAUBLI S M, OERTLI D, NEBIKER C A. Laboratory markers predicting severity of acute pancreatitis [J]. Crit Rev Clin Lab Sci, 2015, 52 (6): 273-283.
6. YANG C J, CHEN J, PHILLIPS A R, et al. Predictors of severe and critical acute pancreatitis: a systematic review [J]. Dig Liver Dis, 2014, 46 (5): 446-451.
7. YOKOE M, TAKADA T, MAYUMI T, et al. Japanese guidelines for the management of acute pancreatitis: Japanese Guidelines 2015 [J]. J Hepatobiliary Pancreat Sci, 2015, 22 (6): 405-432.

（王　蓓，余剑波）

第三节　重症急性胰腺炎坏死组织清除及中药托里排脓

急性胰腺炎是临床上最常见的胃肠道疾病之一，大多数病例是轻微的、自限性的，其中10%~20% 的患者发生胰腺、胰腺周围组织坏死，并可能导致全身炎症反应综合征甚至多器官功能障碍综合征，而被称为重症急性胰腺炎（SAP）。这部分患者可能面临复杂的、漫长的临床病程，如果胰腺和胰周的坏死组织中发生感染，相关死亡率可高达 20%~30%。

一、重症急性胰腺炎坏死组织清除

SAP 坏死组织清除经历了几十年的实践，其间尝试了非手术、手术清创引流、规则性坏死胰腺切除，最终形成了目前较为常用的序贯微创化胰腺坏死组织清除体系，使病死率大大降低，得到临床认可。

（一）重症急性胰腺炎坏死组织清除的指征、时机、策略

1. 时机　一般认为，在 SAP 早期（前 2 周）应尽量避免进行胰腺清创，因为它可能增加重症率和死亡率。清创术应尽量延迟到 4 周后，只有在高度怀疑坏死组织感染和超强的适应证时（出现腹腔大出血、腹腔间室综合征、临床症状恶化等急需抢救情况）才能更早进行。将干预推迟到发病后至少 4 周，坏死的胰腺组织与存活的胰腺界限更加清晰，从而更容易清除坏死组织和保留存活的胰腺组织，降低手术风险。

2. 指征　随着对胰腺及周围病变的深入认识、定义和再分类，坏死性胰腺炎治疗的具体方法也有了新的发展。手术干预的最重要指征是是否出现坏死组织感染。在组织坏死的初始阶段，大约 1/3 的患者发生感染，需要手术引流和 / 或清创，因为这一部分患者死亡风险最高；2/3 的患者坏死胰腺组织是无菌的，对于无菌性胰腺和 / 或周围坏死的患者，在下列情况下需要进行引流和 / 或清创术：①出现持续不适，包括寒战、发热等脓毒症表现，伴有腹痛、恶心、呕吐、营养不良等情况；②或伴有相关并发症，包括胃肠梗阻、胆道梗阻、出血、复发性急性胰腺炎、瘘管或持续性全身

炎症反应综合征、腹腔高压、器官功能持续恶化；③如果超声、CT 影像提示在坏死组织中出现"气泡征"，表明发生细菌感染、产生气体聚集在组织之中，应早期行外科干预，以减少重症脓毒症及 MODS 的发生。

3. **策略** 针对坏死胰腺和胰周组织清除，有 3 种公认的引流方法，分别是开放性手术、超声与放射介入、内镜治疗。在过去的 20 年里，开放性手术干预逐渐被后两种方法所取代，治疗方式更加强调微创化。传统开放手术行坏死组织清除效果并不十分理想，对全身骚扰大、关腹困难，可能出现胰瘘、肠瘘、腹腔出血等严重并发症，死亡率较高。经皮引流和 / 或内镜引流或清创为重点的微创方法更受青睐。目前多数学者推荐采取升阶梯、跨阶梯、杂交、按需要、按计划（"step-up approach"，"step-jump approach"，"HYBRID"，"on demand"，"on schedule"）的个体化程序框架，遵循微创外科理念及损伤控制外科理念，通过经皮穿刺引流、腹腔镜、内镜等微创技术手段，结合患者病情制定个体化治疗方案，用相对最小的创伤手段恰当地解决问题，以达到腹部清创的目的。

"step-up"策略是基于荷兰胰腺炎研究小组于 2010 年发表在《新英格兰医学杂志》上的 PANTER 试验。将微创技术包括经皮引流、内镜（经胃）引流和微创腹膜后坏死切除术，开放坏死切除术通过升级的方法来实施。第一步是经皮或内镜下经胃引流术。首选的途径是通过左侧腹膜后，如有必要，可在后期进行微创腹膜后坏死清除术。如果 72 小时后没有临床改善，考虑引流管的位置不佳，或存在其他液体可以引流，则进行第二次引流。即采用视频辅助腹膜后清创和术后灌洗。"step-up"方法通过减少危重患者的手术打击（即组织损伤和全身炎症反应）来降低并发症和死亡率。

"step-jump"跨越式外科干预治疗策略，即超越常规的"step-up"循序渐进模式，对一部分患者提前进行外科干预，以降低患者病死率，改善预后。过分强调使用升阶梯可能会导致错过手术治疗的最佳时机，可能会导致不可逆的脓毒症。相比之下，手术坏死清除术允许在单一手术中进行彻底的清创，尤其在广泛坏死的情况下，这样做

获益更多。因此，在特定的病例中，应采取"step-jump"、手术优先的方法，而不需要 PCD 提升治疗。手术优先的方法首选微创治疗方式，可采用经上腹部小切口和 / 或两侧腹膜后小切口清创（分别在上腹部或腰肋部行 3~5cm 小切口入路）。

（二）重症急性胰腺炎坏死组织清除术

1. **经皮穿刺置管引流术（PCD）** 可在超声或 CT 引导下进行，采用局部麻醉，根据病灶的位置选择不同的经腹腔或腹膜后路径。腹膜后入路通常更受青睐，因为它避免了腹腔污染，并且根据进入途径，可以减少肠损伤的风险。左前肾旁入路用于胰尾区域，胃结肠韧带入路用于胰头和胰体区域，也可经右肾旁间隙或经结肠系膜途径进入胰头和下方区域等。CT 引导下的方式更可取，因为在整个手术过程中都可以看到附近的肠道和其他关键结构，还可以在术后立即评估是否需要进一步的穿刺引流。

采用一步法或 Seldinger 技术进行猪尾管放置。一步法是按照测量好的角度和深度，直接刺入病灶，拔除针芯。Seldinger 技术包括放置介入穿刺针，然后将导丝植入病灶中，顺序以扩张导管将窦道扩张至所需要的直径，将与窦道相匹配的导管置于脓腔进行引流（图 28-3-1）。术后定期进行引流管的冲洗以保持引流通畅。在治疗过程中，通常需要多次放置额外的导管或更换更粗的导管，直到治疗结束。对于胰腺坏死合并胰周积液，PCD 作为坏死性胰腺炎的主要治疗手段是十分有效的，使部分患者能够避免进一步的手术治

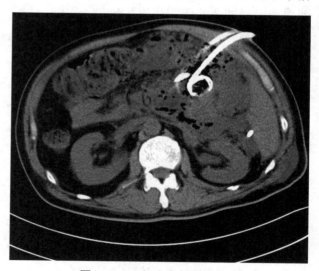

图 28-3-1　经皮穿刺置管引流

疗。对于早期急性坏死性胰腺炎（<2~4周）的患者，怀疑或确诊感染坏死，但没有坏死包裹，且保守治疗失败，经皮引流可提供安全有效的引流和源头控制，可以延缓脓毒症发生及延迟行坏死组织清除术的时间，还能为以后的进一步手术清除坏死组织搭建通路，如视频辅助腹膜后清创或内镜下窦道清创。

PCD通常作为SAP患者创伤升阶梯治疗策略的第一步，而当患者病灶固体成分较多，单纯PCD治疗无效，则需进一步微创手术治疗。经皮引流可为病情严重而不能行内镜下透壁引流的感染性胰腺坏死患者提供一种快速有效的源头控制手段。PCD也可以用于内镜或手术坏死清除术后的残余感染的引流。如果坏死延伸到一个或两个结肠旁沟和/或骨盆，经皮导管置入腹膜后和/或骨盆，不仅可以促进这些依赖区域的引流，还可以在床边冲洗和清除坏死物质。多个大型系列研究已经证明，在接受内镜下引流和清创术的患者中，辅助使用经皮引流导管可以改善预后。PCD促进病灶脓腔壁的成熟，从而缩短了从PCD到手术的时间，增加了手术安全性，减少手术次数，缩短病程；形成对冲环路，强化术后冲洗引流效果。

使用经皮引流的一个主要潜在缺点是胰腺皮瘘形成的风险，可以通过结合经皮引流和内镜下同时使用两个双猪尾支架进行引流来预防。绝大多数的经皮瘘通过控制感染、清除坏死、长时间保留引流管可自愈。另外，PCD需要多次CT扫描，有大约50%的失败率。其原因是胰腺的非液化物质不能经PCD排出。较大胰管破裂的患者，需要长时间引流，最终可能需要内镜支架或手术修复胰瘘。

2. **微创化胰腺坏死组织清除术** 即借助腹腔镜、内镜等可视方法，建立通路到达感染灶，在视频导向下行胰腺坏死组织清除、引流、灌洗等治疗。由于病死率较低、并发症的发生率低、住院时间短，急性坏死性胰腺炎清创术的微创手术方法优于开放手术坏死切除术。多种微创手术技术是可行和有效的，包括影像学引导下经皮大导管（>10Fr）引流、视频辅助腹膜后清创、腹腔镜经胃清创和开放经胃清创、腹腔镜下坏死切除术、视频辅助腹膜后清创和杂交技术。方法的选择取决于疾病的严重程度、病理变化、多学科团队的经验和专业知识，以及可用的资源。

（1）微创腹膜后胰腺坏死组织清除术：Fagniez等于1989年首次报道了采取腹膜后入路行胰腺坏死组织清除术。2000年，Carter等报道了经皮窦道内镜技术。在PCD的基础上，利用扩张器将导管扩张至30Fr，置入鞘管后伸入肾镜，在肾镜直视下，通过肾镜的操作孔，应用内镜器械行坏死组织清除，最后置入冲洗引流管，对坏死腔持续冲洗引流。这一技术随后被Connor等命名为微创腹后壁胰腺坏死组织清除术（minimally invasive retroperitoneal pancreatic necrosectomy，MIRP；或minimal access retroperitoneal pancreatic necrosectomy，MARPN），也有称之为经窦道坏死组织清除术。2001年，Horvath等报道了6例通过视频辅助行腹膜后坏死组织清除术治疗SAP继发感染坏死患者的经验。采用后腹膜镜进入坏死区域，或通过PCD管道进入病灶，以PCD穿刺点为中心（通常在腰部），纵向或横向切开长3~6cm的小切口，逐层进入腹膜后坏死感染腔隙。以常规手术器械（如卵圆钳、取石钳、组织钳等），在直视下清除坏死组织，通过此方法建立通道，然后置入肾镜、腹腔镜或胆道镜，在视频辅助下进一步清除坏死组织及进行坏死腔灌洗（图28-3-2）。坏死组织清理时应注意开放早期以脓肿减压为主，不建议清理过于彻底，否则容易出现肠瘘、出血等并发症。

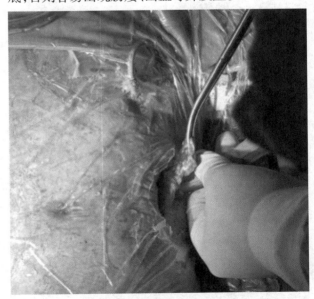

图28-3-2 微创腹膜后胰腺坏死组织清除术
以PCD穿刺点为中心，纵向或横向做长3~6cm的小切口，逐层进入腹膜后坏死感染腔隙。

扫码观看彩图

MARPN 是一种开放与微创方式结合的手术,优势在于创伤小,效率高(有助于降低再次手术率),且对腹腔影响小,可定期、多次进行。超过90%的患者可以避免开放手术坏死切除术。与腹腔镜方法相比,其优点包括避免气腹和可能避免感染腹膜腔。但 MARPN 要求脓腔病灶位置靠近体表,若脓腔位置较深时,小切口可能无法到达病灶,而且存在出血、肠瘘等风险。

(2)腹腔镜胰腺坏死组织清除术:1996 年,Gagner 首次报道了利用腹腔镜治疗坏死性胰腺炎。腹腔镜手术主要包括经腹腔和经腹膜后路径两种方式。经腹腔的腹腔镜胰腺坏死组织清除术(图 28-3-3)与传统开腹手术类似:建立气腹后,经腹腔进入坏死区,根据坏死感染组织的位置,经胃结肠韧带、肝胃韧带、横结肠系膜或结肠旁沟进入脓腔,清除坏死组织,坏死腔内放置多根引流管,用于术后灌洗。经腹膜后路径在上文 MARPN 方式中已有描述,即经 PCD 穿刺口窦道处切开腹壁进入脓腔,置入腹腔镜套管,建立操作空间探查,也可采用胆道镜探查。目前已有报

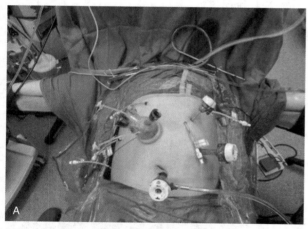
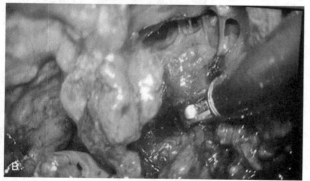

图 28-3-3 腹腔镜下坏死组织清除术
A. 单孔腹腔镜胰腺坏死清除;B. 视频辅助下坏死清除术。

道,有作者行腹腔镜经胃途径坏死组织清除术:建立气腹,经腹腔进入小网膜囊的坏死区,在胃后壁沿皱襞方向做一切口,插入器械进行清创,坏死组织可直接引流到胃内,通过肠道排出。与MARPN 法和内镜法相比,坏死物质更有可能在一次手术中被完全切除。在选定的伴有包裹性坏死和胰管断开的患者中,单次经胃坏死切除术是一种选择。胆石性胰腺炎患者可同时进行腹腔镜胆囊切除术。

腹腔镜手术方法的缺点主要是气腹使静脉回流减少、肺基底受压、肾灌注减少,腹膜后感染扩散机会增加。

(3)内镜下胰腺坏死组织引流、清除术:2000年,Seifert 首次报道了直接在内镜下的胰腺坏死组织清除。内镜下胰腺坏死组织清除术是通过经口内镜(胃镜或十二指肠镜),到达胃、十二指肠,通过观察胃/肠壁的凸起,并使用内镜超声判断病灶位置,行内镜下坏死组织引流术(endoscopic transluminal drainage,ETD),引流紧贴胃或十二指肠壁的胰腺及胰周感染性坏死组织,甚至可以直接进入胰腺坏死灶,行胰腺坏死组织清除术(ETN)。通常先行 ETD 术,患者镇静状态即可,无须全身麻醉,在 EUS 指引下,经胃或十二指肠后壁穿刺胰腺脓肿后置入导丝,扩张引流通道后放置经胃肠道的引流管(内引流)及经鼻的引流管(外引流),通过内/外引流管可持续反复引流和冲洗,亦可留置支架行内引流。若 ETD 引流效果不佳,可在后期(通常为发病 4 周后)进一步行 ETN术。ETN 可通过内镜器械(包括套管、网篮、抓钳等)将坏死组织移入消化道,术后继续放置引流管冲洗/引流。可根据患者病情反复多次行 ETN 治疗(图 28-3-4)。

经皮引流或经壁内镜引流治疗包裹性胰腺坏死,都是常用的非手术方法。内镜治疗因避免了形成胰腺皮瘘的风险可作为首选。内镜下胰腺坏死组织引流/清除术具有创伤小、避免腹腔感染和出血、可重复操作等优点。与传统坏死组织清除术相比,内镜下的胰腺坏死组织清除术可显著降低病死率及严重并发症发生率,缩短住院时间。虽然内镜下胰腺坏死组织引流/清除术优点很多,但也有其不足或缺点。病灶位置仅限于清除比邻

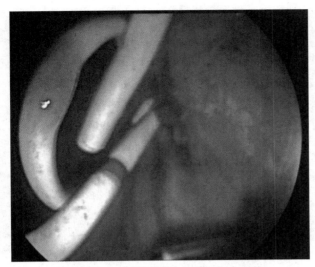

图 28-3-4　内镜下脓肿与胃支架内引流

胃、十二指肠壁的胰头部感染性病灶；术者须能熟练操作十二指肠镜、EUS，并拥有相关设备器械，因此该治疗方式存在局限性。可能需要多次（多达 6 次）清创治疗来完全清除坏死组织。术后出血、支架移位、腹膜炎、空气栓塞和肠穿孔等并发症都可能发生。

总之，坏死性胰腺炎及其并发症的处理，通常需要多学科协作，需要手术、内窥镜检查和介入放射学的组合。上述多种方法的联合应用，已被证明可以改善预后。

3. 开放手术治疗　开放手术行坏死切除术是几十年来治疗胰腺坏死感染的标准治疗方法。经典开放手术方法通常选择肋缘下切口、正中切口、腹膜后切口中的某一种途径，经胃结肠韧带、肝胃韧带、横结肠系膜、结肠左区、结肠右区等路径逐层进入到达病灶，以钝性解剖分离，并行胰腺及胰周坏死组织清除，术中尽可能保存健康的胰腺组织以减少术后出血或胰瘘的风险，术后需放置引流管用于灌洗引流。近年来，随着对重症急性胰腺炎治疗理念的变化及微创技术的不断发展，传统开放手术逐渐被微创手术所取代，但开放手术仍是治疗清除胰腺坏死感染的主要治疗方式之一。在急性坏死性胰腺炎的现代治疗中，对于不能使用微创内镜和/或外科手术的患者，开放手术清创占有重要的位置。然而，当对急性疾病患者进行开放式坏死切除术时，已观察到较高的手术发病率（34%~95%）和死亡率（10%~25%），这主要是由于全身反应和出血风险的增加。因此，手术坏死组织清除术现在通常被推迟到急性期之后，坏死已经被包裹。开放式手术坏死切除术的优点包括完全切除坏死组织的最佳机会和在单一手术中治疗多个相关并发症的可能性。由于其侵袭性，开放手术坏死切除术通常保留给那些用微创方法治疗失败的患者。

（三）未来发展走向

SAP 的救治涉及多个学科，传统的单一专科收治重症胰腺炎的诊疗模式已不再适应当前发展需求，需要急诊科、重症医学科、消化内科、胰腺外科、影像、药学和介入等多学科协作共同参与，即多学科诊疗（multi-disciplinary treatment，MDT）模式，有助提高 SAP 的救治成功率。坏死性胰腺炎的治疗取决于几个因素，包括疾病的严重程度、分期和并发症的存在。多学科专家组应具有足够的专业知识来进行个体化治疗。这种以一个学科为主导、多学科协作、一站式、一体化、全程管理的诊疗模式，显著提高了 SAP 患者的救治效率和成功率。其优势体现在：① SAP 患者入院后能在第一时间获得规范和最优的诊疗方案；②病情变化或出现并发症时，由主导科室组织 MDT 讨论，共同决定处理措施，患者无须转科就能得到及时的处理；③在不同的病程阶段均由主导科室与家属进行谈话沟通，容易得到家属的信任和理解，避免医疗纠纷；④可培养一支具有高度责任心和良好协作精神的优秀团队。

虽然各中心的专家专业知识和治疗方法总是存在差异，但对于患有因胰腺坏死引起的感染或严重症状的患者，经皮引流在疾病早期仍然是一种重要的辅助或最终治疗方法。EUS 引导的引流和 DEN，以及利用微创和开放手术方法进行清创是胰腺坏死清除的重要且有效的手段。

二、中医药在重症急性胰腺炎感染期的治疗价值

根据重症急性胰腺炎的自然病程，在度过疾病第一期（初期、全身炎症反应期）之后，部分患者进入第二期，即重症急性胰腺炎感染期（进展期、全身感染期、热毒炽盛期）。一般在发病后 7~10 天开始，2~3 周最明显，可持续 1~2 个月左右甚至更

扫码观看彩图

长时间。此期中医辨证多为毒热炽盛,气营同病,气血同病,津液亏损,热结腑实。舌绛甚则舌肿,干黑无苔,或焦黑起刺。脉浮大而数,或沉数,或沉,或乱。临床以胰腺、胰周或相关部位感染所致的全身性细菌感染、深部真菌感染或二重感染为其主要临床表现。此时以"内痈"论治,配合西医微创清创引流,可获得良好疗效。

《灵枢·痈疽》《金匮要略》将营卫不和、气血凝滞、化火为毒、热盛肉腐作为痈的基本病机,与急性胰腺炎的气滞、湿热、火毒、瘀血等蕴结中焦而致脾胃升降失常的病机相符。痈的内治遵循"消、托、补"3大治则。

(一)消法

SAP 由于肠屏障损害,细菌移位导致胰腺化学性炎症变为细菌性炎症。如胰腺及胰周组织炎性浸润、充血水肿,病理学角度并未形成脓肿,古代医家称之为"未成脓"。邪毒蕴结、经络阻塞、气血凝滞,"以消为贵",采用消法消散痈毒,不使毒邪结聚成脓,从而截断病程。常用清热解毒之法,方取败毒散、仙方活命饮、黄连汤等。常用清热药物为金银花、连翘、蒲公英、地丁、黄连等,可配合活血化瘀药物,如桃仁、赤芍、败酱草、大血藤等,以达增加清热的效果。如肿疡弥漫而不成脓者多提示气血虚,应在清热解毒过程中重用参、芪、芎、归。

(二)托法

是以补益气血和透脓药物扶助正气、托脓外出,以免毒邪扩散和内陷之法。急性胰腺炎的感染期,出现局部并发症如液体积聚、坏死物积聚、假性囊肿、胰腺坏死等,或继发细菌感染,病理表现为混合液体、坏死物、脓液积聚在腹腔,提示进入了成脓期。因胰腺痈疡部位深在腹腔及腹膜后腔,不能在体表自行破溃引流,必采用中西医结合微创技术方可将脓肿引出。该期瘀热内盛,肉腐成脓,采用托法来托脓外透,毒随脓泄。又由于坏死的胰腺及胰周组织不断发生感染,以及感染的胰腺组织不断出现坏死,痈疡迁延不断,气血亏损,感染得不到有效控制和局限。明代王肯堂在《证治准绳》一书中指出,"痈疽已成,气血虚者、邪气深者、邪气散漫者,不能突起,亦难溃脓,或破后脓少,或脓清稀,或坚硬不软,或虽得脓而跟脚开大,或毒气不出,创口不合,聚肿不赤,结核无脓者,皆气血虚。气血既虚,兼以六淫之邪而变生诸证,必用内托,令其毒热出于肌表,则可愈也。"托法可分为补托法和透托法。补托法用于正虚毒盛,不能托毒外达,疮形平塌,根脚散漫不收,难溃难腐之虚证;透托法用于毒气虽气盛而正气未衰者,可用透脓的药物,促其早日脓出毒泄,肿消痛减,以免脓毒旁窜深溃。如有毒邪炽盛者,尚需加用清热解毒药物。

透脓散出自明代医家陈实功的《外科正宗》,为托毒溃脓之剂,主治正虚不能托毒、内已成脓、外不易溃、漫肿无头之痈疡,为外科托法中的著名方剂。方剂组成为黄芪、当归、川芎、穿山甲、皂角刺。功效为补益气血,托毒透脓。特点为祛邪中兼扶正,并能祛腐生新。方中生黄芪益气托毒,鼓动血行,为疮家圣药,生用能益气托毒,炙用则能补元气而无托毒之力,且有助火益毒之弊,故本方黄芪必须生用、重用。当归和血补血,除积血内塞;川芎活血补血,养新血而破宿血,畅血中之元气,二者常合用活血和营。穿山甲气腥而窜,无微不至,贯彻经络而搜风,并能治癥瘕积聚与周身麻痹。皂角刺搜风化痰引药上行,与穿山甲同助黄芪消散穿透,直达病所,软坚溃脓,以达消散脉络中之积、祛除陈腐之气之功。对透脓散及其组成药物的实验研究结果进行归纳发现,透脓散与机体免疫功能、血液循环及物质代谢、抗菌和抗炎存在联系。

托里消毒散同样出自《外科正宗》,在《校注妇人良方》卷二十四也有详细记载,主治痈疽已成,不得内消者。组方为人参、川芎、白芍、黄芪、当归、白术、茯苓、金银花各一钱,白芷、甘草、皂角刺针、桔梗各五分。水二盏,煎至八分,食远服。托法(黄芪、当归)流通气血,防止毒邪内陷;透法(白芷、皂角刺)透脓而载毒外泄,是中医治疗"疮疡"的代表性方剂,临床应用取得了良好的疗效。有研究显示,托里消毒散具有抗菌抗炎,促细胞分化、迁移,促血管生成,调节免疫等作用。托里消毒散全方效果优于拆方。实验研究结果表明,托法改善糖尿病创面的血管生成和血管成熟,其机制与当归和白芷增加 $HIF-1\alpha$ 的表达和转录功能,上调促血管生成因子的表达有关;黄芪和白芷提取物促血管生成作用明显,与其激活 ERK1/2、PI3K-Akt 和 eNOS/NO 信号通路有关;透法可促进创面炎症消散,减少炎症因子表达,增加基质沉积。其抗炎作用可能与白芷通过减少 ROS 的产生和降低 TXNIP 的表达,抑制糖尿病条件下 NLRP3 炎症复合体的过度活化,进而减少 IL-1β 的成熟释放有关。在重症急性胰腺炎感染期,托法应用十分重要,多数情况下清热解毒、活血化瘀、补气养血中药配合应用,临床方可获得满意收效。

(三) 补法

当 SAP 病程迁延,脓毒外泄,正气耗损,中气下陷,当用补法。西医学表现为临床恢复期全身各重要脏器功能紊乱,机体内外分泌不足,此时可能还残存未平复的胰腺窦道残腔、尚未修复的消化道瘘、后期出现的胰腺假性囊肿等。此时补法首先是辨证施治,在调理脾胃过程中注重补气养血,在有残存感染时适当清热解毒,使其恢复正气,助养新生,残症早日愈合。

参考文献

1. BARON T H, DIMAIO C J, WANG A Y, et al. American gastroenterological association clinical practice update: management of pancreatic necrosis [J]. Gastroenterology, 2020, 158 (1): 67-75.

2. LEPPÄNIEMI A, TOLONEN M, TARASCONI A, et al. 2019 WSES guidelines for the management of severe acute pancreatitis [J]. World J Emerg Surg, 2019, 14 (1): 1-20.

3. HUANG D H, LI Q, LU Z P, et al. From "step-up" to "step-jump": a leap-forward intervention for infected necrotizing pancreatitis [J]. Chin Med J, 2022, 135 (3): 285-287.

4. VAN SANTVOORT H C, BESSELINK M G, BAKKER O J, et al. A step-up approach or open necrosectomy for necrotizing pancreatitis [J]. N Engl J Med, 2010, 362 (16): 1491-1502.

5. 王鹏飞, 杨世忠, 刘志伟, 等. 优化经皮穿刺置管引流术在重症急性胰腺炎治疗中的应用 [J]. 肝胆胰外科杂志, 2019, 31 (1): 10-12.

6. 刘翔宇, 崔云峰. 重症急性胰腺炎的个体化外科干预 [J]. 肝胆外科杂志, 2019, 27 (6): 474-478.

7. SHYU J Y, SAINANI N I, SAHNI V A, et al. Necrotizing pancreatitis: diagnosis, imaging, and intervention [J]. Radiographics, 2014, 34 (5): 1218-1239.

8. VAN SANTVOORT H C, BAKKER O J, BOLLEN T L, et al. A conservative and minimally invasive approach to necrotizing pancreatitis improves outcome [J]. Gastroenterology, 2011, 141 (4): 1254-1263.

9. NEMOTO Y, ATTAM R, ARAIN M A, et al. Interventions for walled off necrosis using an algorithm based endoscopic step-up approach: Outcomes in a large cohort of patients [J]. Pancreatology, 2017, 17 (5): 663-668.

10. VAN BRUNSCHOT S, VAN GRINSVEN J, VAN SANTVOORT H C, et al. Endoscopic or surgical step-up approach for infected necrotising pancreatitis: a multicentre randomised trial [J]. Lancet, 2018, 391 (10115): 51-58.

11. 冯健, 蔡守旺. 重症急性胰腺炎感染性胰腺坏死经皮肾镜微创治疗进展 [J]. 医学与哲学, 2017, 38 (12): 11-12, 24.

12. FREEMAN M L, WERNER J, VAN SANTVOORT H C, et al. Interventions for necrotizing pancreatitis: summary of a multidisciplinary consensus conference [J]. Pancreas, 2012, 41 (8): 1176-1194.

13. TRAVERSO L W, KOZAREK R A. Pancreatic Necrosectomy: Definitions and Technique [J]. J Gastrointest Surg, 2005, 9 (3): 436-439.

14. 赵亮, 尚东, 张桂信, 等. 从"痈"论治急性胰腺炎 [J]. 中医杂志, 2020, 61 (18): 1639-1642.

15. 顾红, 陈红锦. 透脓散作用机制与药理研究 [J]. 吉林中医药, 2013, 33 (3): 283-285.

16. 王秋平, 应光耀, 张少军, 等. 托里消毒散源流探讨 [J]. 环球中医药, 2017, 10 (5): 590-592.

(闫瑞鹏, 崔云峰)

扫码观看彩图

第四节　重症急性胰腺炎的营养支持

营养支持是重症急性胰腺炎（SAP）治疗的核心问题之一，其目标不仅是预防和治疗营养不良，还包括调节和减少异常的炎症反应，目前已经证实，合适的营养可以显著降低 SAP 患者的死亡率和感染性并发症的发生率，改善预后，因此，合理的营养支持在 SAP 治疗中的地位也越来越重要。

一、重症急性胰腺炎所致的代谢紊乱

SAP 是一种严重的急性疾病，此类患者由于炎症诱导的高代谢和／或感染并发症，静息能量消耗增加。胰腺损伤和感染并发症与高血糖有关，而高血糖是由胰岛 B 细胞损伤、胰岛素抵抗和感染性并发症引起的，因此，在 SAP 患者的营养支持中应考虑胰岛素治疗；在 SAP 中，炎症介质的释放也可能导致脂质代谢发生重大变化，这些变化可以包括从脂肪组织中动员甘油三酸酯，脂解的增加以及游离脂肪酸（FFA）释放到循环中，导致血液中 FFA 增加，SAP 患者需密切监测血脂水平，应用肠外营养支持的患者尤其需要关注；SAP 患者蛋白质分解代谢和能量需求增加，已经注意到，80% 的 SAP 患者因蛋白质损失而出现负氮平衡，氮量丢失可达 20~40g/d，负氮平衡与死亡率增加有关，所以，SAP 患者对能量和蛋白质的需求更高；急性胰腺炎通常会发生多种维生素和微量营养素缺乏，如维生素 B_1、维生素 B_2、维生素 B_3、维生素 B_{12} 及维生素 C、维生素 A，叶酸和锌；SAP 中还存在水／电解质和酸碱平衡失调，40%~60% 的患者因钙皂化而出现低钙血症；由于口服摄入减少、吸收不良和营养流失增加，SAP 可导致营养不良，营养不良会进一步加剧代谢紊乱并延迟恢复。其他障碍还有：低镁血症、甲状旁腺激素释放减少、降钙素水平升高、高甘油三酯血症等。综上所述，SAP 可引起一系列代谢紊乱，包括糖脂代谢紊乱、蛋白质代谢紊乱、电解质失衡、代谢性酸中毒和营养不良等，这些代谢紊乱的管理是 SAP 治疗的重要环节，需要多学科的方法。

二、重症急性胰腺炎的营养风险筛查与评定

目前并无针对 AP 或者 SAP 特异的营养筛查工具。营养风险筛查 2002（nutritional risk screening 2002，NRS 2002）是国内外指南一致推荐的筛查工具，轻中度 AP 可以用其进行营养风险筛查。NRS 2002 建立于包括重症患者的各类型患者人群的临床数据之上，根据 NRS 2002 评分标准，入住重症监护室的 SAP 患者的疾病严重程度均可评为 3 分，认为存在营养风险。因此对于预计为重度 AP 的患者，鉴于其分解代谢特征，即可认为存在营养风险。对 SAP 进行营养评定，有助于确定营养干预的时机和方案。重症营养风险（the nutrition risk in critically ill，NUTRIC）评分或改良 NUTRIC 评分适用于危重症患者的营养评定。NUTRIC 评分 ≥6 分（无 IL-6 者 ≥5 分）为高营养风险，预示临床预后较差（包括死亡率增高、机械通气时间延长），此类患者可能从积极的营养支持策略上获益；NUTRIC 评分 ≤5 分（无 IL-6 者 ≤4 分）为低营养风险。

三、重症急性胰腺炎营养方式

目前临床上广泛应用的营养支持方式包括肠内营养（EN）和肠外营养（PN）。基于经典的胰腺自身消化学说提出了很多针对重症胰腺炎的治疗理念，主要目的是减少和抑制自身消化，其中肠道休息是重要一环，包括禁食、胃肠减压、早期全胃肠外营养（TPN），以减少胰腺外分泌。然而最新研究表明，在 AP 患者中，胰腺外分泌功能的恶化与疾病的严重程度呈正比，无论是哪种途径的肠内营养，都不增加胰腺分泌，这一现象的发现成为 SAP 患者营养管理的突破。同时，越来越多的研究显示，EN 与 PN 不仅仅是营养通路的不同，EN 同时具有保护肠道免疫和胃肠黏膜屏障、维持肠道菌群、预防应激性溃疡及通过肠 - 肺轴保护远端

器官等优势。

目前较为统一的观点是 EN 是 SAP 患者的最佳营养途径，其对于不同严重程度的急性胰腺炎患者是安全、可耐受的，可降低感染性并发症、多器官功能障碍的发生率和病死率，对于肠道功能障碍无法施行 EN 或单纯 EN 无法满足机体营养需求的 SAP 患者，应酌情选用 PN。

四、营养支持的启动时机

1. EN 启动时机　已知 SAP 患者存在继发于细胞因子风暴的免疫失调。因此，目前有观点认为，早期肠内营养（EEN）可以增加抗氧化活性，调节炎症反应，降低 MODS 的风险；针对重症患者采用 EEN 与延迟 EN 的研究显示，EEN 可降低重症患者的病死率以及感染率；同样针对 AP 的研究显示，延迟喂养与早期进食比较，显著增加胰腺坏死风险，并可能增加感染性胰周坏死、多器官功能衰竭、坏死性胰腺炎等并发症风险。当前国内外指南一致推荐早期实施 EN，但由于不同研究的 EN 启动时间不一，并且未就具体的启动时间点得出一致推荐，通常认为，对于 PSAP 和 SAP 患者，EEN 应在入院后 48 小时内开始。尽管强调早期启动 EN，SAP 早期往往合并低血容量和分布性休克，对于血液动力学不稳定的 SAP 患者，早期治疗重点需关注复苏与循环与呼吸支持，应在复苏后 24~48 小时内，或血液动力学稳定后，早期启动 EN。

2. PN 启动时机　EN 不足时可采用 PN 进行补充〔补充性肠外营养（supplementary parenteral nutrition，SPN）或者 TPN〕，如 EN 不能满足目标需要量的 60%，一般在 7 天以后添加 SPN，针对高营养风险患者可适当提前。国内推荐，对于 NRS 2002 ≥ 5 分或 NUTRIC 评分 ≥ 6 分的高营养风险患者，如 EN 在 48~72 小时内无法达到 60% 的目标能量和蛋白质需要量时，早期实施 SPN。

五、肠内营养的通路及制剂选择

基于当前的证据，经胃和幽门后喂养均可选，在大多数患者中，我们倾向于通过鼻胃管（NGT）进行肠内喂养，因为与鼻肠管（NJT）相比，插入鼻胃管更容易，并且不需要内镜辅助。对于存在误吸风险、胃出口梗阻及胃轻瘫的患者，鼻肠管优于

鼻胃管。需要补充的是，持续时间较长的 NGT 或 NTJ 可能会导致其他并发症，如患者鼻咽部不适、意外拔管、误吸、鼻窦炎和鼻腔损伤等。因此，对于需要长时间（大于 30 天）肠道喂养的患者，可考虑经皮胃造口术或胃空肠造口术。

临床常用的肠内营养制剂主要分为要素型、半要素型和非要素型。对于 SAP 患者，整蛋白型和要素型营养制剂的选择存在争议，但可以肯定的是，预消化的短肽型 EN 制剂有助于改善喂养不耐受现象，有利于早期启用 EN。对于 SAP 患者，根据病情、胃肠道功能和喂养途径，遵循序贯原则选择营养制剂，即先要素型，逐渐向整蛋白型过渡。

六、重症急性胰腺炎的免疫调节营养

众所周知，SAP 患者中的细胞因子风暴可导致全身炎症反应的加剧。因此，理论上讲，对 SAP 患者改变的免疫功能进行调节是有意义的。免疫调节营养（immunomodulating nutrition，IN）包括以下 4 种主要免疫营养素：谷氨酰胺（Gln）、精氨酸（Arg）、ω-3 多不饱和脂肪酸（PUFA）和核苷酸。IN 广泛应用于外科和肿瘤患者，其在这些患者群体中的作用已得到充分证明。在 SAP 患者中使用 IN 存在争议。

1. 免疫营养素　Gln 是一种条件必需氨基酸，它是肠细胞、淋巴细胞和中性粒细胞的首选供能物质，对肠道相关淋巴组织的功能和呼吸道免疫功能也有重要作用，另外，它是谷胱甘肽合成的底物，也增加了热激蛋白的表达，因此其对 SAP 患者免疫功能改变和肠道屏障功能障碍的调节至关重要；精氨酸是第二种免疫营养素，是一种在蛋白质合成中起重要作用的半必需氨基酸，它可以刺激 T 淋巴细胞的活性和中性粒细胞的吞噬作用；ω-3 脂肪酸可降低高炎症反应和改善免疫抑制；核苷酸对免疫细胞的增殖很重要，也是组织愈合所必需的。在 EN 中添加免疫营养素并没有取得更好的效果，但与不添加免疫营养素的对照 PN 相比，肠外营养添加 Gln 和 PUFA 可获得更好的预后。因此，IN 在 SAP 营养支持中的作用仍需要进一步研究证实。

2. 益生菌　AP 患者肠道屏障功能、肠道微生

扫码观看彩图

态和肠道运动功能的恶化,会增加细菌移位和感染的风险。因此,学者们为了评估益生菌对改善肠道功能的作用进行了大量研究,一些学者已经证明了益生菌的优势,但结果并不一致,需要进一步研究。目前,不建议在 SAP 患者的营养支持中使用益生菌。

七、营养支持的实践方法

EN 和 PN 中使用的配方应包含蛋白质、碳水化合物和脂肪。在 TPN 中,应添加维生素和微量营养素。通过 NGT 实施 EN 可间断输注(200~300ml,每天 5~6 次,受胃残余容量控制)或持续输注(30~50ml/h);而通过 NJT 实施 EN 可持续输注,流速应逐渐增加,即从 20~30ml/h 增加到 100~125ml/h。为了避免 NGT 相关并发症,如反流、误吸等,应在胃残余容量>200ml 时中断经 NGT 的 EN。在腹泻等 EN 不耐受的情况下,应降低喂养速度。仍无法施行 EN 时,应考虑 PN:EN 应至少达到 60% 的能量需求,当无法达到或不能耐受 EN 时,应添加 PN,第 1 天的 PN 量应为预计营养需求量的 50%,第 2 天的 PN 量应为 75%,第 3 天的 PN 量应为 100%。在开始营养之前,应控制血流动力学稳定,并对水电解质和酸碱平衡紊乱进行干预,以避免再喂养综合征。应至少每周进行 1 次营养需求评估和实验室检查监测,以获得最佳营养支持方案,并适时调整。此外,营养管(在 EE 中)或静脉导管(在 PN 中)的护理对于避免感染和其他导管相关并发症具有重要作用。

参考文献

1. 中华医学会外科学分会胰腺外科学组. 中国急性胰腺炎诊治指南 (2021)[J]. 中华消化外科杂志, 2021, 20 (7): 730-739.
2. 崔云峰, 屈振亮, 齐清会, 等. 重症急性胰腺炎中西医结合诊治指南 (2014 年, 天津)[J]. 中国中西医结合外科杂志, 2014, 20 (4): 460-464.
3. GOMES C A, DI SAVERIO S, SEGALLINI M, et al. Severe acute pancreatitis: Eight fundamental steps evised according to the 'PANCREAS' acronym [J]. Ann R Coll Surg Engl, 2020, 102 (8), 555-559.
4. RAMANATHAN M, AADAM A A. Nutrition management in acute pancreatitis [J]. Nutr Clin Pract, 2019, 34 (S1): S7-S12.
5. LAKANANURAK N, GRAMLICH L. Nutrition management in acute pancreatitis: Clinical practice consideration [J]. World J Clin Cases, 2020, 8 (9): 1561-1573.
6. MURPHY A E, CODNER P A. Acute pancreatitis: Exploring nutrition implications [J]. Nutr Clin Pract, 2020, 35 (5): 807-817.
7. ARVANITAKIS M, OCKENGA J, BEZMAREVIC M, et al. ESPEN guideline on clinical nutrition in acute and chronic pancreatitis [J]. Clin Nutr, 2020, 39 (3): 612-631.
8. HOLLEMANS R A, HALLENSLEBEN N D L, MAGER D J, et al. Dutch Pancreatitis Study Group. Pancreatic exocrine insufficiency following acute pancreatitis: Systematic review and study level meta-analysis [J]. Pancreatology, 2018, 18 (3): 253-262.
9. CROCKETT S D, WANI S, GARDNER T B, et al. American gastroenterological association institute guideline on initial management of acute pancreatitis [J]. Gastroenterology, 2018, 154 (4): 1096-1101.
10. LIANG H Y, HUANG Z, WANG T. Abdominal paracentesis drainage improves tolerance of enteral nutrition in acute pancreatitis: A randomized controlled trial [J]. Scand J Gastroenterol, 2017, 52 (4): 389-395.
11. TENNER S, BAILLIE J, DEWITT J, et al. American College of Gastroenterology guideline: Management of acute pancreatitis [J]. Am J Gastroenterol, 2013, 108 (9): 1400-1415.
12. MCCLAVE S A, TAYLOR B E, MARTINDALE R G, et al. Guidelines for the provision and assessment of nutrition support therapy in the adult critically Ill Patient: Society of Critical Care Medicine (SCCM) and American Society for Parenteral and Enteral Nutrition (A. S. P. E. N.)[J]. J Parenter Enteral Nutr, 2016, 40 (2): 390-438.

(崔云峰,张 坤)

第五节　重症急性胰腺炎液体积聚及后期假性囊肿的中西医结合治疗

一、概述

胰腺液体积聚(pancreatic fluid collections, PFCs),是由急慢性胰腺炎、胰腺肿瘤、胰腺创伤、外科手术等引起的并发症,表现为胰腺实质及周围异常液体聚集。PFCs形成的典型机制是胰管破裂导致胰腺分泌物进入腹膜后或者胰周组织而形成富含酶的积液,这些破裂可继发于炎症(胰腺炎、胰腺坏死)、胰管内压升高(梗阻性胰腺炎)或外伤(手术、枪伤、腹部钝性外伤)。

PFCs最早由Ranson等在1985年提出。1992年亚特兰大胰腺国际学术研讨会上对PFCs予以统一命名及分类,将其分为急性液体积聚和慢性液体积聚,其中慢性液体积聚进一步分为胰腺坏死、假性囊肿和胰腺脓肿。2012年新修订的亚特兰大分类将其分为急性胰周液体积聚(APFC)、急性坏死物积聚(ANC)、胰腺假性囊肿(PP)和包裹性坏死(WON)4大类。一般间质水肿性胰腺炎形成APFC和PP,坏死性胰腺炎形成ANC和WON。

(一) 急性胰周液体积聚

APFC是间质性水肿性胰腺炎发病4周内出现的胰腺胰周积液,不伴有胰腺坏死。APFC大多能自行吸收,较少发生感染。主要为单发或多发的缺乏囊壁包裹的均质积液,常位于胰腺体尾部、左侧肾旁前间隙,为游离性、无菌性、且积液性质单一,内富含蛋白质,常含有较高浓度胰酶,亦可合并出血,但无坏死组织。

1. 临床表现　大多数APFC无临床症状,亦不需特殊处理。当积液量进行性增多时,可引起腹腔高压甚至腹腔间室综合征,患者会有腹胀、腹痛、恶心、呕吐等胃肠道压迫表现。

2. 影像学检查

(1)超声:是廉价、即时可用的首选影像学检查,特别对于检测腹腔或胸腔的游离液体,是无可争议的金标准。胰腺水肿表现为不均质的低回声和边界不清,主胰管通常不可见。通过回声有无增强或超声造影可更好地区别有灌注或无灌注的组织。但超声检查常因胃肠道气体的干扰、腹腔胀气存在、肠管的阻挡而影响检查质量。

(2)CT:表现为胰周积聚的液体,密度均匀的低密度影,积液局限在正常的胰周筋膜内,无囊壁对积液形成包裹,积液与胰腺相邻。但APFC和ANC在急性胰腺炎发病的早期(尤其是起病3天内)在CT图像上有时仍难以准确鉴别。部分原因是CT对于软组织分辨力较低,难以察觉积液内少量的"不均质内容物"。鉴于此,新版亚特兰大指南建议,此类患者在发病后5~7天复查CT予以鉴别。

(3)MRI:表现为胰腺体积可正常也可肿大,实质信号均匀,平扫及增强图像上胰腺本身及胰周没有坏死灶;胰腺周围可见条带状、片状长T1、长T2液体信号影,T1WI呈均匀低信号,T2WI呈均匀高信号,增强后通常无强化;积液可位于胰周、左侧肾旁前间隙、网膜囊等部位,呈"单纯的液体征象";在鉴别诊断方面,MRI(尤其是MRCP)对积液内少量"非均质内容物"的检出与CT比更敏感,对早期坏死性胰腺炎的识别更佳,故对APFC/ANC的早期鉴别更有帮助。MRI的不足之处在于对胰周感染积气的显示不及CT,对胰周液性渗出或积聚物内的少量脂肪组织的显示也不及CT。另外,MRI扫描时间较长,需要患者呼吸屏气密切配合,对部分不能配合的患者行此检查存在一定困难。

3. 治疗　一般APFC积液量少只需要保守治疗,后期随访即可。只有考虑感染或有症状的APFC才考虑积极有创操作处理。对于积液量多者,目前的指南和共识亦不建议早期进行穿刺引

扫码观看彩图

流,因为过早干预可能导致胰瘘或逆行感染。胰周渗出的大量液体和坏死物尚未形成包裹,也有导致血管破裂出血的风险。如果经积极治疗临床症状改善不明显,影像学动态评估APFC进行性增加,且出现以下情况,即腹腔高压液体过负荷、进行性加重的腹腔间室综合征和早期持续性或新发器官功能障碍、坏死范围增加、影响进食,则宜早行超声引导下、经皮大口径穿刺管充分引流,降低腹压。有研究表明,通过连续性血液滤过等方式治疗CRRT,亦可减少APFC的发生。

有症状的PFCs引流方式包括手术、经皮穿刺引流或内镜操作。因创伤小、操作方便快捷,作为早期预判必要的单纯胰周积液处理,临床上首选超声引导下经皮穿刺引流。手术引流虽然有效,但因创伤风险大,一般不推荐。经皮穿刺引流可能与瘘管形成、较高的再干预率及较长的住院时间相关。而超声内镜EUS可同时评估PFCs和周围血管情况,甚至可直接进行跨壁引流。

(二)胰腺假性囊肿

胰腺假性囊肿(PP),间质水肿性胰腺炎发生4周后积液未吸收,胰腺外纤维组织或肉芽组织包裹形成囊肿,囊壁缺少上皮细胞,常无坏死或有轻微坏死。在急性胰腺炎中,PP的发病率为6%~18.5%;在慢性胰腺炎性中,PP的发病率20%~40%。Pan等依据2012版亚特兰大标准又提出将PP分为5类。对假性囊肿的分型有助于选择合适的治疗方案及手术方式。囊内液为棕褐色,主要成分为胰腺分泌物、炎性渗出、组织碎片、具有活性的蛋白酶和胰淀粉酶、坏死组织残渣、陈旧性血液等。

1. 临床表现及体征 多数PP无明显症状,少数因囊肿压迫周围脏器可出现恶心、呕吐、腹痛腹胀、黄疸等症状,囊肿发生感染可引起发热,囊肿破裂可引起弥漫性腹膜炎。假性囊肿还可以侵蚀脾血管而导致囊内大出血。体征:小的囊肿不能在体表触及,但囊肿较大时,触诊到囊性、活动差的肿块,可有压痛。

2. 影像学检查

(1)超声:超声检查因廉价、无创、即时,是诊断和复查PP的首选,其敏感性和特异性都较高。超声主要表现为胰腺或胰周边界清晰的无回声暗区,有时可见囊内分隔,但无气体或固体组织;多普勒超声可显示囊壁上的血流信号。

(2)CT:较超声更能清楚地反映囊肿大小、形状、囊内容物、囊壁厚度,多次动态检查可了解病情变化,增强CT是评估胰腺炎病情进展的首选检查。CT下PP表现为边界清楚的圆形或椭圆形密度均匀的低密度影,有明确的囊壁完全包裹,囊壁薄而清楚,增强扫描囊壁可见轻中度强化(图28-5-1)。胰腺增强CT可以评估液体积聚或坏死组织的范围、形态及体积等。

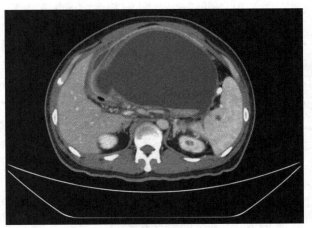

图 28-5-1 胰腺假性囊肿 CT 影像
上中腹腔巨大囊状低密度团块影,与胰腺界限不清。

(3)MRI和磁共振胰胆管成像(MRCP):在评估囊内坏死碎片、液体积聚和主胰管周围影像学改变情况等方面优于CT,能更准确地对胰腺坏死的严重程度和预后转归作出评价。此外,MRI在评估急性液体积聚内固体成分方面更为敏感,因而在鉴别单纯液体积聚、假性囊肿、坏死性积聚、包裹性坏死方面更具临床价值。PP在MRI上的表现为囊壁较薄、边界清楚且囊内为均匀的长T1、T2信号;囊液在T2WI呈高信号,增强无强化,显示囊内积液情况要优于CT;在T1WI呈低信号,部分PP于T1WI上可呈均匀高信号,这与囊液含蛋白成分多或合并囊内出血有关。PP的影像学特征与1992年亚特兰大分类中的定义并没有发生变化。但按照2012年新分类标准,"假性囊肿"这一诊断术语在急性胰腺炎领域的使用将变得罕见。有学者统计,既往由MRI诊断为"胰腺假性囊肿"的病灶共计170例,按新亚特兰大分类标准有167个(98.2%)应改称为WON,仅3个(1.8%)

真正满足 PP 的新分类要求,故有学者质疑"假性囊肿"这一术语在 2012 年新亚特兰大分类系统中的解释是否合理。

(4)超声内镜(EUS):EUS 是内镜与超声的结合,可实现在胃肠道内对胰腺进行全面的超声检查,不但可以在内镜下直视囊肿压迫胃肠壁而形成的突起,还可以评估囊壁的厚度、血管走行以及囊内液体的情况,既可辅诊,又可在其引导下进行胰腺占位及囊性病变穿刺活检、囊肿内引流。

3. 鉴别诊断 临床上发现胰腺囊肿时,需要考虑良、恶性,是否有合并实体肿瘤的可能。PP 主要与胰腺肿瘤如囊腺瘤、胰腺囊性病变、胰腺癌等鉴别。有急性胰腺炎病史的 PP 更需注意与胰腺肿瘤鉴别,但部分慢性胰腺炎引起的 PP 不易被鉴别。增强 CT 和 MRI 能发现囊壁强化、结节,有助于鉴别诊断。EUS 抽取囊液行肿瘤标志物、细胞学、病理学检查也可鉴别。

4. 治疗

(1)非手术治疗:假性囊肿是否与胰管相通及近侧胰管本身的通畅性影响到其转归,与胰管无交通且胰管无狭窄或梗阻者,向外引流后囊肿多可吸收。有研究表明,40%~50% 的 PP 通过对症支持治疗可在 6 周内自行吸收。也有 6 周至 1 年仍可见部分 PP 自然消退的报道。因此,如患者无并发症,可以随访观察更长时间。不过在延长 PP 的观察时限时,应密切进行超声或 CT 随访,了解囊肿变化。

(2)介入治疗:大多数体积较小的胰腺假性囊肿不需特定干预,可自行吸收。当患者出现感染或持续压迫等症状时需要有创干预治疗。引流的指征是有出现临床症状、感染或积聚体积变大。根据 Johnson 等的总结,PP 采取有创干预的绝对指征为:①出现囊肿压迫胃肠道、胆道症状,如腹痛腹胀、恶心、呕吐、黄疸等;②囊内出血、感染或消化道出血;③胰胸瘘。Holt 等认为,有创治疗的相对指征为囊肿形成时间持续超过 6 周,直径大于 4cm,形态不变或逐渐变大。介入治疗主要有以下几种:经皮穿刺置管引流术、内镜引流、外引流术(囊肿-腹壁引流)、内引流术(囊肿-消化道引流)、囊肿切除术、腹腔镜治疗。总的治疗策略为"step-up"方案——分阶段、微创、阶梯式递增治

疗。总之,假性囊肿需要手术的比例不高,应有足够的观察时间,并根据情况选用创伤较小的方式。治疗失败才考虑中转手术治疗。

1)经皮穿刺置管引流(PCD):PCD 是在 B 超或 CT 引导下,经过皮肤用导丝引导置入 8-12F 猪尾管穿刺插入囊肿,将囊液引流至体外。这种操作简便、创伤小,成功率高,可多次重复穿刺,能快速改善症状,患者耐受性好,尤其适用于全身状况差不能耐受手术或手术风险极高的患者,与手术治疗相比,PCD 在减少出血、降低病死率、缩短住院时间、减少胰瘘等方面均有优势,已逐渐取代传统开腹手术,成为治疗 PP 的优先选择手段(图 28-5-2)。Akshintala 等研究显示,PCD 治疗的有效率为 72.5%,不良事件发生率为 15%。PCD 适用于大部分 PP 患者且疗效确切,对于治疗胰周积液持续存在、临床表现无缓解的重症急性胰腺炎患者,早期行 PCD 的意义更大。通常在积液完全包裹形成囊壁后(通常 4 周以后)再行 PCD,但近来一些观察性研究表明,不等到完全性包裹后的引流也是安全有效的,参见本章第三节。

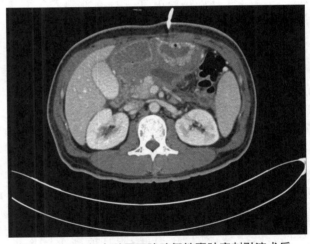

图 28-5-2 超声引导下胰腺假性囊肿穿刺引流术后

PCD 应根据 PP 的位置、数量和囊液的黏稠度选择引流管的口径、种类和数量。选用大口径引流管(>12F)引流效果更好。塑料支架对无并发症的 PP 治疗有效,但合并感染时容易堵塞,不便于冲洗操作。金属支架放置简便、内径大,引流迅速充分,但容易移位。新型双蘑菇头自膨胀金属支架可降低移位风险。有研究表明,金属支架与塑料支架相比治愈率更高(93.8% vs 86.2%)、不良

事件更少(10.2% vs 25.0%)。PCD 操作过程中囊肿可能发生出血和引起外源性感染,术后引流管堵塞,需反复冲洗或反复穿刺置管调整位置;恢复期复发率较高;远期易形成瘘管、出血等。

2) 内镜引流(ED):内镜治疗 PP 是通过内镜建立囊肿与胃肠道之间的通道,并放置支架,使囊液通过该通道流入胃肠道而被吸收和排出。1975年 Rogers 首次应用内镜治疗 PP,后得以推广。目前内镜治疗 PP 成功率可达 97%,并且具有并发症少、复发率低、创伤小、住院时间短、治疗成本低等优点,已成为治疗 PP 的首选方法。ED 主要适用于与胃或十二指肠距离不超过 1cm 的 PP,或有严重并发症存在开腹手术禁忌证的患者。内镜引流术可分为经胃或十二指肠透壁引流术和经十二指肠乳头囊肿引流术。

A. 内镜下经胃或十二指肠透壁引流术:PP 与胰管不相通者,当囊肿与胃肠壁距离小于 1cm 时,可进行囊肿胃、囊肿十二指肠或囊肿空肠透壁穿刺引流术。在内镜下找到 PP 突向胃或十二指肠壁隆起位置,穿刺进入囊腔,先抽取囊液送检,再放入导丝,气囊扩张后沿导丝置入适当大小的支架。但这种盲穿易误穿血管或误致穿孔。1992年,Grimm 提出超声内镜(EUS)引导下透壁引流术,EUS 可评估囊壁的厚度、确定有无大血管,选择最佳穿刺点,从而减少出血、穿孔等风险。EUS引导下的透壁引流术是目前 PP 治疗的一线方案。值得一提的是,也有研究表明,使用 EUS 穿刺成功率高于传统内镜,但在并发症上两者无明显区别。

B. 内镜下经十二指肠乳头囊肿引流术(ETCD):是治疗与胰管相通 PP 的首选方法,早期成功率为96%。该法是在内镜逆行胰胆管造影术(ERCP)的引导下,向胰管内放置支架,将囊液经支架引流到十二指肠。需要注意的是,置入的支架须跨过胰管断裂处,末端放至囊腔内,起到支撑和修复胰管的作用,在不改变原有解剖结构的情况下引流。其遵循自然解剖通道置入胰管支架,对消化系统功能影响较小,无须造瘘,降低了手术风险,减少了并发症,但对术者要求较高。因 ERCP 为有创性检查和治疗,易引起囊肿感染,应予抗生素预防感染。ERCP 术后胰腺炎是术后较常见的并发症,术中应尽可能减少插管次数,尽量避免导丝反复进入胰管。另外,有研究表明,因为胰管完全中断、管腔阻塞、手术改变胰管解剖结构等原因,在 PP 患者中成功置入胰管支架的仅有 40.2%。

囊肿内引流后,可预防性使用抗生素及对症处理,引流 4~6 周后复查 CT 或超声评估 PP 是否消失,确定消失后可以移除支架。对于胰管中断的患者应推迟移除支架的时间,以防复发。

C. 内镜治疗相关并发症:并发症主要有出血、感染、支架移位、支架嵌入胃肠壁甚至肠穿孔、引发急性胰腺炎等。有研究表明,支架相关的并发症发生率可达 17.7%。支架移位是最常见的并发症,发生率可达 20%。支架可移位至胃肠道或者囊腔。支架移位一般需取出后重新放置。

出血可发生在操作的任何一个步骤,如内镜操作穿刺、扩张窦道、取出支架等过程中,术后形成假性动脉瘤时也可发生出血。少量出血可行电凝、钳夹、注射肾上腺素、球囊压迫止血,当出现动脉破裂引起的大出血时,需立即 DSA 血管栓塞或急诊剖腹探查。

穿孔的发生率不足 4%。穿孔常出现在术中胃肠壁与囊壁分离时,向囊腔内进入导丝时也易因操作失误穿破囊腔。在应用大直径球囊、非同轴针刀扩张窦道时也易发生穿孔。由于 PFCs 在术前常已引起腹痛,因此穿孔引起的腹痛常被忽视,术后复查 CT 有助于早期发现穿孔。对于穿孔的处理,当支架末端位于腹膜后,或者穿孔合并腹膜炎时,需外科手术;而其他情况,患者病情稳定时,可予禁食、补液、静脉应用抗生素保守治疗。

(3) 外科治疗:开放性手术是治疗 PP 的标准方式。Guenther 等统计,外科手术治疗 PP 成功率可达 83%,略低于内镜治疗的 85%,明显高于 PCD 的 67%。但其并发症发生率高(45%)、恢复慢、创伤大、短期内生活质量差、费用高,有研究显示,术后死亡率可达 26.9%。目前微创手术引流几乎取代了开放手术,但外科手术作为 PCD 或 ED 治疗失败的补救措施、复杂性 PP 和严重并发症(破裂、出血等)的治疗方法,是不可或缺的。目前 PP 的外科手术治疗主要有外引流术、内引流术、手术切除(囊肿切除或胰体尾部切除)等几种方式,其中,内引流是最常用的术式。

1）外引流术：手术方法简单，便于操作，能迅速缓解症状，但术后并发症较多，如电解质紊乱、胰瘘、继发感染等，且复发率高，所以单纯以引流为目的的外引流已极少使用。

外引流适应证：患者全身基础情况差，不能耐受其他手术，囊壁不成熟不宜行内引流术、坏死性胰腺炎的清创引流、联合内引流处理复杂性囊肿，以及囊肿破裂出血等紧急情况。

2）内引流术：内引流术是将 PP 内囊液引流至胃肠道而被吸收、排出。其适用于囊壁成熟、一般情况佳的患者。根据与 PP 吻合的不同器官分为囊肿胃吻合术、囊肿十二指肠吻合术、囊肿空肠 Roux-en-Y 吻合术。囊肿胃吻合术容易引起吻合口出血；囊肿十二指肠吻合术容易损伤胆总管、胃十二指肠动脉，术后十二指肠瘘等并发症较多，所以极少采用；囊肿空肠 Roux-en-Y 吻合术可适用于各种 PP 类型，是最常用、最合理的方法，术后出血、感染、瘘等并发症较少。

内引流术的原则包括：①吻合口应在囊肿最低位置；②根据囊肿部位就近引流；③需剪除部分囊壁，以确保吻合口足够大（大于 3cm）；④消除囊肿内分隔；⑤对囊肿行病理学检查，以排除胰腺肿瘤。

囊肿和部分胰腺切除术，主要用于不能彻底引流的胰体尾部多发囊肿、可疑胰腺囊性肿瘤、累及脾静脉或引起上消化道出血的位于胰头钩突部的囊肿。胰尾部 PP 10%~20% 伴上消化道出血或者侵犯脾静脉，术中常需一并切除周边胰腺或脾脏。具体术式如下：当胰尾部囊肿与胃肠道间隔 >1cm，应考虑手术切除胰尾、囊肿及脾；当 <1cm 时，可选择内镜囊-胃或囊-十二指肠内引流。由于内镜逆行胰胆管造影较难进入胰尾部的主胰管内，因此一般不采用内镜经乳头囊肿引流术。若切除位于胰头部囊肿，需注意勿损伤周围胰管、血管、胆管，手术难度较大。

随着腹腔镜技术和设备的不断发展，胰腺囊肿内引流术、囊肿胰腺切除术均可在腹腔镜下进行。与开腹手术相比，腹腔镜手术具有创伤小、术野清晰、出血少、手术时间短、术后恢复快和感染率低等优点。内镜与腹腔镜双镜联合治疗 PP，可弥补两者单独使用的缺陷，减少并发症，降低复发率，具有较高的安全性和临床疗效。李成军等报道比较双镜联合和开腹手术治疗重症胰腺炎后 PP，在治疗时间、术中出血量方面，均明显优于开腹组患者。达芬奇机器人手术系统是高级的腹腔镜系统，因其有 7 个自由度 540° 旋转的工作臂，可灵活操作人手难以完成的精细操作；同时配备 3D 高清影像系统，可提供真实立体的术野和高分辨率图像，可完成更复杂的 PP 手术。和传统微创手术比较，其适应性、安全性、治疗效果均更好，具有良好的应用前景。各医疗单位可根据自己的情况采用上述技术对胰腺囊肿进行治疗。

二、重症急性胰腺炎液体聚集及后期胰腺囊肿的中医治疗

在给予常规的生命体征监护、禁食禁饮、液体复苏、止痛、抑制胰液分泌及胰酶活性、器官功能支持、防治感染、纠正电解质紊乱、维持内环境稳定、营养支持、防治并发症等西医治疗重症急性胰腺炎基础上，可采用中医益气活血清下疗法，分阶段辨证论治，变革了西医"让胰腺休息"的传统治疗理念，采用胃肠道给药的方法，中医药内服及外治，通过加强胃肠蠕动，通里攻下，防治肠道衰竭，促进胰腺炎症消退及胰周积液、囊肿吸收。大量实践及研究证明，中西医结合疗法的疗效优于单纯西医疗法。

腑气不通是 AP 发生的基本病机，瘀毒内蕴则是本病复杂多变、危重难治的关键病机。重症急性胰腺炎液体聚集及囊肿形成主要考虑为 AP 进展期阶段，在益气活血、清热解毒、通里攻下的治疗基础上，加强活血化瘀有利于炎症及积液的吸收。主方：柴芩承气汤、清胰汤、大柴胡汤合大陷胸汤等基础上加减。药物：大黄、黄连、黄芩、枳实、川芎、桃仁、红花、赤芍、栀子、延胡索、厚朴、芒硝（冲），加用蒲黄、五灵脂、桃仁、红花、川芎、丹参、赤芍。加减：便血或呕血者，加三七粉、茜草根；包块明显者，加三棱、莪术、鸡血藤、皂角刺、穿山甲等。如果经口服、管喂及灌肠协定方后，通里攻下疗效欠佳，可加强口服用药频次，加大芒硝口服的单次用量，加用足三里穴位注射新斯的明或生理盐水；同时外敷六合丹或芒硝，以促进积液或囊肿吸收。

扫码观看彩图

中药静脉制剂灯盏细辛注射液作为活血化瘀法代表药物,可用于急性胰腺炎各个时期。疗程为7~14天。使用剂量为20~40ml/d。具有改善腹腔脏器微循环、降低血液黏度、改善血液流变等药理效应。

六合丹是华西医院已故名中医吴介诚的家传名方,作为传统中药外敷治疗AP已有20余年,临床疗效显著。由生大黄、生黄柏、白及、乌梅、薄荷、白芷、甘草、乌金加入蜂蜜和水调制而成,最初用于阳证疮疡;以红肿热痛为表现的皮肤炎症(痈、疖、疔、丹毒);蜂窝织炎;腮腺炎;乳腺炎等。具有清热散结、活血化瘀、消炎镇痛之功效。有研究已证实,六合丹外敷有助于改善AP大鼠微循环障碍。患者入院后即开始外敷,具体用法为六合丹50~100g湿敷腹部、腰部疼痛处及CT提示液体积聚部位外1~2cm,厚度0.5cm左右。连续外敷至患者症状消失后,观察积液吸收情况,再酌情使用。每天外敷1次,保持8~10小时。湿敷六合丹后,外用数张新鲜柔软菜叶遮盖以达到保湿的目的,再用大纱布覆盖,并用胶布固定。同时应观察其腹部皮肤的变化,有无发红、瘙痒、皮疹等不良反应;如有出现,须立即停止使用,并外用炉甘石洗剂对症处理,严重时给予葡萄糖酸钙、复方甘草酸苷、氯雷他定抗过敏治疗。过敏消失后,可小范围、短时间再次试用。

芒硝为灰白色颗粒状矿物类中药,其主要成分为硫酸钠、硫酸钙、硫酸镁等,味苦咸,无毒,苦能泻热,咸能软坚散结、入血分,故善消瘀血,能通化瘀滞。现代研究发现,芒硝能够改善局部血液循环,刺激胃肠蠕动,消炎止痛,减轻括约肌痉挛等。芒硝刺激迷走神经反射,增加局部血液供应,从而增强网状内皮系统的吞噬能力,加强抗炎作用。将皮硝500~1 000g研磨成粉末状,均匀置入布袋中,将布袋缝制成豆干形状大小,根据患者体形选择大小适宜的布袋,置于患者的左上腹部(胰腺区)、疼痛处或CT提示液体积聚部位1~2cm,再用胶布固定,布袋外面放置卫生垫,外敷1~2小时后,芒硝受热溶解,布袋潮湿,更换芒硝及布袋,每天外敷总时间为8~10小时,晚上外敷。芒硝与六合丹交替使用,两者之间间隔2~4小时。

外敷六合丹的基础上加用芒硝外敷,主要起到清热解毒、行气散瘀、消肿止痛之功,能够减轻腹内炎症,缩短腹痛时间,促进腹腔积液吸收,从而降低胰腺或胰周脓肿、胰腺假性囊肿的发生率。

在中医辨证论治基础上,针灸治疗可协同中药治疗,促进重症急性胰腺炎患者气血津液运行,加速胃肠道蠕动,解痉止痛,降逆止呕,促进炎症、积液吸收。常用穴位有足三里、下巨虚、内关、胆俞、脾俞、胃俞、中脘、阳陵泉、三阴交等。临床上多应用持续电针强刺激半小时治疗。

参考文献

1. D'EGIDIO A, SCHEIN M. Pancreatic pseudocysts: a proposed classification and its management implications [J]. Br J Surg, 1991, 78 (8): 981-984.
2. LERCH M M, STIER A, WAHNSCHAFFE U, et al. Pancreatic pseudocysts observation, endoscopic, or resection? [J]. Dtsch Arztebl Int, 2009, 106 (38): 614-621.
3. GE P S, WEIZMANN M, WATSON R R. Pancreatic pseudocysts: Advances in endoscopic management [J]. Gastroenterol Clin North Am, 2016, 45 (1): 9-27.
4. CHERUVU C V, CLARKE M G, PRENTICE M, et al. Conservative treatment as an option in the management of pancreatic pseudocyst [J]. Ann R Coll Surg Engl, 2003, 85 (5): 313-316.
5. KEANE M G, SZE S F, CIEPLIK N, et al. Endoscopic versus percutaneous drainage of symptomatic pancreatic fluid collections a 14-year experience from a tertiary hepatobiliary center [J]. Surg Endosc, 2016, 30 (9): 3730-3740.
6. GUENTHER L, HARDT P D, COLLET P. Review of current therapy of pancreatic pseudocysts [J]. Z Gastroenterol, 2015, 53 (2): 125-135.
7. GUPTA P, BANSAL A, SAMANTA J, et al. Larger bore percutaneous catheter in necrotic pancreatic fluid collection is associated with better outcomes [J]. Eur Radiol, 2021, 31 (5): 3439-3446.
8. 谭雪娇, 陈卫刚. 胰腺假性囊肿治疗方式的选择 [J]. 中华胰腺病杂志, 2021, 21 (5): 396-400.
9. 中华中医药学会脾胃病分会. 中华中医药学会脾胃病分会急性胰腺炎中医诊疗专家共识意见 (2017)[J]. 临床肝胆病杂志, 2017, 33 (11): 2052-2057.
10. 黄斯诚, 黄湘秦, 孙维佳. 胰腺假性囊肿的诊疗进展 [J].

中国普通外科杂志, 2017, 26 (3): 367-374.

11. CARDENAS A, ABRAMS A, ONG E, et al. Robotic-assisted cystogastrostomy for a patient with a pancreatic pseudocyst [J]. J Robot Surg, 2014, 8 (2): 181-184.

12. PANAMONTA N, NGAMRUENGPHONG S, KIJSIRICHAREANCHAI K, et al. Endoscopic ultrasound-guided versus conventional transmural techniques have comparable treatment outcomes in draining pancreatic pseudocysts [J]. Eur J Gastroenterol Hepatol, 2012, 24 (12): 1355-1362.

13. GORNALS J B, DE L A SERNA-HIGUERA C, SÁNCHEZ-YAGUE A, et al. Endosonography-guided drainage of pancreatic fluid collections with a novel lumen-apposing stent [J]. Surg Endosc, 2013, 27 (4): 1428-1434.

14. ANG T L, KONGKAM P, KWEK A B, et al. A two-center comparative study of plastic and lumen-apposing large diameter self-expandable metallic stents in endoscopic ultrasound-guided drainage of pancreatic fluid collections [J]. Endosc Ultrasound, 2016, 5 (5): 320-327.

15. SHEKHAR C, MAHER B, FORDE C, et al. Endoscopic ultrasound-guided pancreatic fluid collections' transmural drainage out comes in 100 consecutive cases of pseudocysts and walled off necrosis: a single-centre experience from the United Kingdom [J]. Scand J Gastroenterol, 2018, 53 (5): 611-615.

16. BANG J Y, NAVANEETHAN U, HASAN M K, et al. Non-superiority of lumen apposing metal stents over plastic stents for drainage of walled-off necrosis in a randomised trial [J]. Gut, 2019, 68 (7): 1200-1209.

17. FUGAZZA A, SETHI A, TRINDADE A J, et al. International multicenter comprehensive analysis of adverse events associated with lumen-apposing metal stent placement for pancreatic fluid collection drainage [J]. Gastrointest Endosc, 2020, 91 (3): 574-583.

18. HAMMAD T, KHAN M A, ALASTAL Y, et al. Efficacy and safety of lumen-apposing metal stents in management of pancreatic fluid collections: Are they better than plastic stents? A systematic review and meta-analysis [J]. Dig Dis Sci, 2018, 63 (2): 289-301.

19. NAYAR M, LEEDS J S, UK & IRELAND LAMS COLLOBORATIVE, et al. Lumen-apposing metal stents for drainage of pancreatic fluid collections: does timing of removal matter? [J]. Gut, 2022, 71 (5): 850-853.

20. AHMAD W, FEHMI S A, SAVIDES T J, et al. Protocol of early lumen apposing metal stent removal for pseudocysts and walled off necrosis avoids bleeding complications [J]. Scand J Gastroenterol, 2020, 55 (2): 242-247.

21. KAWAKAMI H, ITOI T, SAKAMOTO N. Endoscopic ultrasound-guided transluminal drainage for peripancreatic fluid collections: where are we now? [J]. Gut Liver, 2014, 8 (4): 341-355.

（姜　坤，夏　庆）

扫码观看彩图

第二十九章
慢性胰腺炎

慢性胰腺炎（chronic pancreatitis，CP），指的是以胰腺炎症、纤维化甚至发生不可逆损害为特点的进展性疾病。慢性胰腺炎最新的机制性定义是指在遗传、环境或其他危险因素的共同作用下，胰腺对损伤或应激所产生的一系列炎症、纤维化的过程。胰腺的萎缩、纤维化，胰管扭曲畸形、狭窄、扩张和胰腺钙化是慢性胰腺炎的特征。由于慢性胰腺炎发病初始缺乏特异性的症状及临床表现，因此早期诊治困难。进展期 80% 的患者出现腹痛反复发作，这也是急腹症原因之一。终末期疼痛发作频率下降、疼痛程度减轻，内外分泌功能不全往往是其典型表现。

第一节 概　　论

慢性胰腺炎的发病率介于(4.4~11.9)/10 万人每年，患病率约为(36.9~41.8)/10 万人，然而随着慢性胰腺炎诊断准确率的提高，以及患者生存时间的延长，未来慢性胰腺炎患病率可高达(120~143)/10 万人。男性的发病率高于女性。

一、分类

慢性胰腺炎致病因素分为酒精、遗传、梗阻、高脂血症以及自发等几大类。依据慢性胰腺炎的流行病学特点及病因学证据，有学者提出了 TIGAR-O 分类方案，见表 29-1-1。根据慢性胰腺炎的致病危险因素将病因分为 6 类，其中每个字母分别代表一类，即毒性 / 代谢型、自发型、基因型、自身免疫型、复发型和梗阻型。其中，毒性 / 代谢型包括饮酒、吸烟、高钙血症、高脂血症、慢性肾功能衰竭以及非那西丁等药物滥用所导致的慢性胰腺炎。自发型特指那些病因不明确的慢性胰腺炎，具体可分为早发型、晚发型和热带相关型等。而基因型由各种基因突变所导致，其中包括常染色体显性基因（如阳离子胰蛋白酶原基因）突变或者常染色体隐性基因（如 CFTR、SPINK1 等）突变。自身免疫型则是由免疫系统紊乱所致，根据其受累器官是否局限于胰腺，可进一步分为孤立型与系统型。复发型指反复发作的急性炎症或重症胰腺炎等原因所导致的慢性胰腺炎。梗阻型则见于所有导致胰管梗阻的情况，其中包括胰腺分裂畸形、奥狄括约肌功能障碍、肿瘤压迫和外伤后瘢痕形成等。

表 29-1-1　慢性胰腺炎 TIGAR-O 分型

分型	致病危险因素
毒性 / 代谢型	酒精，吸烟，高钙血症，高脂血症，慢性肾衰，药物，毒物
自发型	早期发作，晚期发作，热带相关的
基因型	PRSS1，CFTR，SPINK，其他
自身免疫型	孤立型，系统型
复发型	反复发作的急性胰腺炎，坏死性胰腺炎，缺血，放疗术后
梗阻型	胰腺分裂，奥狄括约肌障碍，肿瘤压迫，创伤后瘢痕

二、致病因素

酒精和吸烟是慢性胰腺炎的两大高危因素，均属于 TIGAR-O 分型的毒性 / 代谢型的病因。欧美国家，酒精病因约占所有慢性胰腺炎患者的 44%~65%。尽管目前对于酒精引起慢性胰腺炎的具体致病机制不甚清楚，但可以确定酒精的代谢产物可以通过抑制内质网活性并导致下游发生氧化应激反应而促进胰腺慢性炎症以及纤维化的发生发展。

吸烟与慢性胰腺炎的相关性也已得到多方面证据的确认。吸烟量与慢性胰腺炎的发生呈正相关性。戒烟可以使患胰腺炎的风险降低50%。即便在已确诊的慢性胰腺炎患者中,戒烟也可以减少胰腺发生钙化的风险。吸烟与饮酒可以通过相互作用,提高慢性胰腺炎发病风险,加速慢性胰腺炎病程的发展。

自身免疫性胰腺炎(autoimmune pancreatitis, AIP)是胰腺慢性自身炎症性疾病,近年逐渐被大家所认知。本病有两个类型,Ⅰ型为淋巴浆细胞硬化型胰腺炎,是一种累及多器官的系统性疾病,伴有血清IgG4水平的升高,多发生于中年男性,疼痛少见,主要是整个或部分胰腺肿大,发生肝外胆管硬化性狭窄,常发生梗阻性黄疸;Ⅱ型仅仅累及胰腺,称为自发性导管中心型胰腺炎,与IgG4没有相关性,往往发生于青年患者,表现为急性胰腺炎,该型胰腺炎与炎症性肠病有较高相关性。激素治疗对两种类型均有较好效果。与Ⅱ型相比,Ⅰ型患者更易复发。

胰管梗阻是慢性胰腺炎的致病因素之一,包括胰腺肿瘤、急性重症胰腺炎后的胰管狭窄、胰腺外伤、胰腺分裂、奥狄括约肌功能失调等。对于可能由于肿瘤等原因导致慢性胰腺炎的患者,在炎症基础上对肿瘤进行准确的诊断显得更为重要。对于胰腺分裂的患者来说,比较肥大的背胰通过十二指肠副乳引流,造成事实上相对狭窄,是可能造成梗阻的原因。然而,与慢性胰腺炎相比,胰腺分裂在人群中的发生率较高(5%~10%),同时胰腺分裂合并慢性胰腺炎的患者中,炎症并不仅仅累及背胰。此外,胰腺分裂患者中有较高比例携带CFTR基因突变相关胰腺炎,推测胰腺分裂可能并不会直接导致慢性胰腺炎或急性胰腺炎,却可以和特定的基因突变协同作用,导致慢性胰腺炎的发生。

研究证实了慢性胰腺炎的发生与基因突变有一定相关性,这些基因包括PRSS1、PRSS2、SPINK1、CTRC、CASR以及CFTR等。这些相关基因均与胰蛋白酶通路相关,因此也从另外一个方面说明胰蛋白酶在慢性胰腺炎发生发展中所起到的关键作用。其中,PRSS1突变是最为普遍的一种基因相关性慢性胰腺炎类型,占所有突变的80%。PRSS1突变为常染色体显性遗传,迄今为止发现了超过35种与慢性胰腺炎相关的PRSS1的突变亚型,其中最为常见的4种突变分别为R122H、R122C、N29I以及A16V。CFTR基因编码蛋白负责调节胰管细胞分泌碳酸氢盐冲刷胰管,从而使各种胰酶能够通畅地流入十二指肠。CFTR突变将导致胰液累积在胰腺内,从而引起对胰腺的破坏,导致胰腺囊性纤维化的产生,继而引发慢性胰腺炎,多与自发性胰腺炎相关。其他慢性胰腺炎致病相关基因突变还包括SPINK1以及CTRC,其突变将通过降低活化胰酶的降解速度,导致胰腺损伤与炎症的反复发生。

第二节　慢性胰腺炎疾病病程和分期

2016年欧洲慢性胰腺炎诊断和治疗协作工作组制定的慢性胰腺炎指南指出,不同的病因,慢性胰腺炎会出现不同的病程。本节主要以慢性胰腺炎最主要的类型结石钙化型为例,讨论慢性胰腺炎的病程。

一、中华医学会外科学分会所颁布指南定义的病程分期

慢性胰腺炎的主要病程可概括为以持续性或周期性的疼痛为临床特征的、进行性胰腺内分泌功能和外分泌功能丧失为表现的过程。目前就慢性胰腺炎的病程还没有统一的临床分类。胰腺外科学组发布的《慢性胰腺炎诊治指南(2014)》中,根据临床表现、形态学改变和胰腺内外分泌功能受损程度,明确将CP的自然病程分为4期。

1. **早期**　患者可出现腹痛,辅助检查可出现血清或尿淀粉酶升高,影像学检查多无特征性改变,获取的组织学检查可有轻微改变。

2. **进展期**　主要表现为反复腹痛或急性胰腺炎发作,胰腺实质或导管出现特征性改变,胰腺

扫码观看彩图

内、外分泌功能无显著异常,病程可持续数年。但胰腺内、外分泌功能不全与患者腹痛的症状之间并没有相关性。

3. 并发症期 临床症状加重,胰腺形态及胰腺导管形态明显异常,胰腺实质明显纤维化或炎性增生改变。胰腺内、外分泌功能异常,但无显著临床表现。随着慢性胰腺炎的病程自然进展,会发生一些并发症,如假性囊肿、脾静脉血栓、胆道梗阻、胰源性门静脉高压、十二指肠梗阻、胰源性胸腹水等。

4. 终末期 腹痛发作频率和严重程度可降低,甚至疼痛症状消失。胰腺内外分泌功能显著异常,临床出现腹泻、脂肪泻、体重下降和糖尿病,多数慢性胰腺炎的患者会长期存在疼痛。

对于 CP 的自然病程,临床上又可根据胰腺功能是否不全,将 CP 分为代偿期和失代偿期。

二、慢性胰腺炎病程中胰腺功能的变化

胰腺分泌功能包括内分泌和外分泌功能。慢性胰腺炎胰腺外分泌功能不全(pancreatic exocrine insufficiency,PEI)是指由于各种原因引起的胰酶分泌不足。慢性胰腺炎引起的 PEI 为原发性 PEI,是由胰腺功能性组织减少所致。CP 确诊时 PEI 发病率为 36%,5 年内约有 60% 的患者会出现 PEI,10 年内出现外分泌功能不全的比例为 80% 以上。PEI 是 CP 患者营养不良的最重要原因。胰腺具有强大的储备功能,只有当胰腺外分泌功能下降到 10% 以下时才会出现明显的脂肪泻。大约 10% 的患者在初次诊断胰腺炎时已经有脂肪泻。酒精性慢性胰腺炎较早发生外分泌功能不全。

慢性胰腺炎引起内分泌功能不全主要表现为糖尿病(Ⅲc 型糖尿病),约占Ⅲ型糖尿病的四分之三。5 年内约有 20% 的患者会出现内分泌功能不全,10 年内出现内分泌功能不全的比例为 50%,25 年后发生糖尿病的比例可达 80% 以上。Ⅲ型糖尿病较易出现"脆性糖尿病"的表现,反复的低血糖发作会引起低血糖性昏迷等严重的并发症。与其他类型糖尿病相比,Ⅲ型糖尿病在大血管方面的并发症较少见。

第三节 慢性胰腺炎的临床与影像学表现及诊断策略

慢性胰腺炎是胰腺组织渐进性进展的炎性疾病,伴随着胰腺组织发生病理变化的过程,临床症状逐渐出现,影像学也出现相应的变化,并有多种表现形式。

一、临床表现

常见的临床表现如中上腹发作性疼痛、体重下降、后期出现脂肪泄、血糖升高、营养不良;也可出现多种并发症,如十二指肠梗阻、胆道梗阻、区域门静脉高压等及相关临床表现。上述症状可能单独出现,也可能同时出现。

(一)腹痛

慢性胰腺炎在疾病初期并没有明显的疾病相关症状与体征。约 80% 的慢性胰腺炎患者的主要临床表现为反复发作的急性中上腹疼痛,可向腰背部放射,部分患者伴有恶心、呕吐。疼痛发生通常与进食相关,与急性胰腺炎腹痛特征相似,早期和进展期通常伴随血、尿淀粉酶的升高。体检时,腹部仅有深压痛,反跳痛、肌紧张等表现不明显。在经过禁食、使用生长抑素、支持治疗等内科治疗后,腹痛可缓解、消失。腹痛多呈间歇性发生,间歇时间不等,短者数天,长者可达 1~2 年。反复发作的急性腹痛,如果胰腺形态学改变轻、不明显或轻微,则影像学难以反映,与轻症急性胰腺炎患者不能鉴别。部分慢性胰腺炎患者腹痛部位常见于上腹部正中胃裸区体表投影区域,常被误诊为胃炎等。

慢性胰腺炎表现的疼痛严重程度差异较大,约 20% 的患者无明显的疼痛症状。迄今,慢性胰腺炎腹痛发生的机制并没有完全明确。疼痛可能与多种因素,包括机械性(胰管梗阻导致胰管内和胰腺实质内压力增高)、炎症、神经源性疼痛和神

经中枢痛觉敏化等有关。传统的腹痛发生机制认为，胰管内高压、胰腺间质内高压是腹痛发生的主要机制。目前认为，慢性胰腺炎导致的胰腺间质内神经炎症，以及长期炎症导致的外周神经改变，可导致大脑皮层重塑，从而产生长期慢性的痛觉。这种基于大脑皮层改变产生的疼痛，即便胰腺实质大部分毁损后，依然继续。这种可能的疼痛产生机制在临床实际中也得到了验证。由于疼痛发生机制，慢性胰腺炎的治疗模式需要改变。单纯实施胰管解压的术式，可能不能从根本上解决腹痛问题；在胰腺毁损后，疼痛可能自动消失的认识也需要改变。此外，慢性胰腺炎腹痛加重或出现持续性背部疼痛，要警惕并发胰腺癌可能性。

(二) 外分泌不全症状群

患者可因胰腺实质的纤维化，导致胰腺功能单位减少，胰酶分泌量降低，出现消化功能障碍的表现，如食欲下降、上腹饱胀。后期可出现腹泻、脂肪泻、营养不良、消瘦等。由于脂肪的消化与吸收障碍，部分患者可能出现脂溶性维生素（主要是维生素 A、维生素 D、维生素 E、维生素 K）吸收不良的症状，如牙龈出血、皮肤粗糙等。外分泌功能不全的典型临床特征是脂肪泻。通常情况下，胰腺有良好的储备功能，只有当脂肪酶分泌量低于正常水平的 10%~15% 时，才会出现脂肪泄，从初次出现慢性胰腺炎症状到出现脂肪泄表现可长达 10 年或更久。脂肪泄的准确诊断依赖于大便脂肪的测定。

(三) 内分泌不全症状群

多数慢性胰腺炎患者随着病情的进展，胰岛细胞持续丢失，出现空腹血糖或随机血糖升高，最终发生Ⅲc型糖尿病。若血糖得不到有效控制，同样会出现酮症酸中毒等糖尿病危象。不过较之Ⅰ和Ⅱ型糖尿病，糖尿病后期发生的外周神经、肾、眼底等病变和糖尿病足等并发症的发生率明显较低。基于该型糖尿病主要是由炎症、肿瘤或外科手术引起，有别于Ⅰ型、Ⅱ型糖尿病，Ⅲc型糖尿病血糖波动更大，更容易出现高危险性的低血糖，原因在于Ⅲc型既缺乏胰岛素，也缺乏胰高血糖素和胰多肽。

(四) 代谢性骨病

代谢性骨病是慢性胰腺炎后期并发症之一，发病率在慢性胰腺炎患者中约占 66%。慢性胰腺炎并发代谢性骨病的病因不是十分明确。代谢性骨病主要表现为以骨质疏松为主的临床症状。有骨及关节的疼痛，容易出现骨折等表现。

(五) 相关并发症症候群

常见并发症包括胰腺潴留性囊肿或假性囊肿、胆道梗阻、十二指肠梗阻、胰源性门静脉高压、胰性腹水等。较大的胰腺潴留性囊肿或假性囊肿可能压迫周围器官，如胃、十二指肠等，甚至出现消化道梗阻症状，表现为腹胀及进食后呕吐食物、胆汁等。部分假性囊肿发生囊内出血，若出血量大，表现为腹部包块短时间内快速长大，患者出现腹痛。若假性囊肿破裂，导致胰源性腹膜炎，出现腹部压痛、反跳痛等急性腹膜炎表现，并形成胰性腹水。罕见情况下，假性囊肿的破裂口发生在腹膜后，并随着压力和在胰酶的作用下进入纵隔或胸腔，形成纵隔假性囊肿或胰胸瘘，患者有胸痛和呼吸困难。慢性炎症性包块压迫或胆管周围纤维化导致胆管梗阻，影像学上可见肝内和胰腺上段胆总管和肝总管扩张，但患者通常胆红素水平不高或没有黄疸，仅少数患者出现黄疸。慢性胰腺炎患者出现黄疸，持续性加重和血胆红素持续升高，要警惕胰腺癌可能性。此外，慢性炎症性包块压迫或脾静脉周围纤维化导致脾静脉回流受阻，胃底等属支血管扩张，形成区域性门静脉高压等，可导致脾功能亢进和胃底曲张静脉破裂出血。

二、超声影像学诊断

腹部超声检查对早期慢性胰腺炎的诊断敏感性及准确性均不高，中晚期患者可见胰管不均匀性扩张，胰腺实质回声不均匀，胰头可能探及包块，伴有急性发作时可出现胰腺周围渗出、胰腺肿胀及胰腺假性囊肿等，部分患者可发现胰腺的钙化灶、结石影。腹部超声由于无创、方便、价格便宜等特点，可作为慢性胰腺炎初步筛查手段。其诊断慢性胰腺炎的敏感性是 48%~96%，特异性为 75%~90%。

(一) 胰腺超声图像改变

病程早期胰腺大小可正常，40%~50% 的 CP 在急性发作期胰腺可轻度弥漫或者局限性肿大，但肿大程度轻于急性胰腺炎。病程后期纤维化、

扫码观看彩图

瘢痕形成,胰腺体积缩小,边缘不规则,可呈结节状或局部隆起。超声图像表现为回声增强、不均匀。中至重度 CP 由于纤维化、炎症共存,可表现为高回声、低回声区交织,可有条索状稍强回声。病程中后期,由于纤维化和脂肪浸润,胰腺实质回声通常增强,内部结构模糊。胰管扩张、胰管结石、梗阻性 CP 常见,主胰管管径>3mm,其

至>10mm,走行可扭曲;合并结石时,管腔内或管壁上可见点状或斑片状强回声伴声影,部分结石可呈等回声且不伴声影。钙化常见,表现为胰腺头、体、尾各个区域的强回声。TUS 可发现胰腺实质内大于 2mm 的点状或斑片状强回声,后常伴声影;EUS 及 IOUS 可发现小于 2mm 的点状强回声,伴"彗尾"伪像,见图 29-3-1。

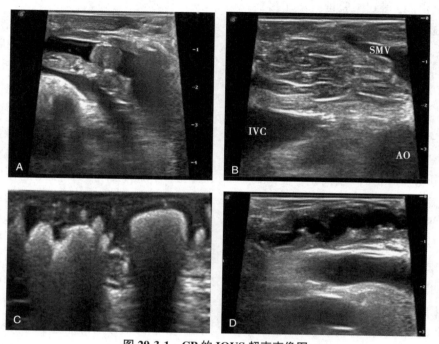

图 29-3-1 CP 的 IOUS 超声声像图
A. 扩张的主胰管内可见 5mm 的圆形等回声结节,后方不伴声影(胰管结石或者蛋白栓);B. 胰头多条稍强回声条索;C. 胰腺内多发斑片状强回声伴声影(多系钙化),最大约 10mm;D. 迂曲扩张的主胰管,管径约 3mm。

(二)并发症图像

虽然超声不是胰腺病变评估的最理想影像学手段,但在识别胰腺病变引起的胆道扩张、门静脉系统血栓、假性囊肿、动脉瘤样病变、左侧胸腔积液、心包积液、腹腔积液等超声征象中意义重大。

假性囊肿是 CP 的常见并发症,囊液的成分可能是炎性积液、坏死组织、胰液、血液等,超声声像图中可呈无回声、混合回声团块。囊壁由结缔组织反应性增生构成。由于假性囊壁较厚,边界清晰,形态规则或不规则,多普勒超声可以显示团块内部无血流信号及团块周围被推挤的血管,团块巨大时可以推开胃肠,甚至紧贴腹壁,因此 BUS 诊断胰腺假性囊肿的准确率较高,在假性囊肿的随访观察中也非常有用。

(三)超声引导下活检定位

介入超声为临床提供准确、微创的诊断条件,如超声引导下穿刺活检。

经皮穿刺通常使用 18G 活检针且穿刺时需避开重要脉管。有研究报道,使用该方法能获得 80% 以上的病理学诊断。BUS 引导胰腺取材可准确避开周围脉管,配合快速切片病理诊断,对于取材不满意或与临床诊断不相符的病例,可以再次影像学评估并取材,以提高疾病诊断的准确率。

(四)内镜超声诊断

内镜超声通过内镜技术放置内镜头端于胃、十二指肠肠腔内,超声波通过胃肠黏膜壁进行 360° 的环状扫描,可以弥补传统内镜无法显示胃肠壁浆膜面以外病变及引导穿刺的不足,主要用

于慢性胰腺炎与其他疾病的鉴别诊断。

三、放射影像学诊断

CP 的形态学改变可使用多种成像手段进行评估。腹平片可用于 CP 的筛查；CT 在 CP 中应用最广泛；ERCP 对扩张胰管显示优势明显，尤其是对病程早期及轻度扩张管道，在 CP 的形态学分级中意义重大。但由于 ERCP 的有创性，近年来 MRCP 更常用来了解慢性胰腺炎时胰管的走行与改变。

（一）腹平片

腹平片对胰腺钙化灶及阳性结石敏感，但无法识别胰腺轮廓及其他细微影像学改变，CT、MRI 可以进一步提供 CP 的影像学信息。

（二）CT

CT 是目前公认的 CP 首选检查方式，也是监测 CP 进展和并发症（如假性囊肿、胆道梗阻、幽门梗阻、窦道形成和血管损伤）以及对需要介入或手术治疗的患者辅助其手术方案制订的首选方法。主要影像表现如下（见图 29-3-2）。

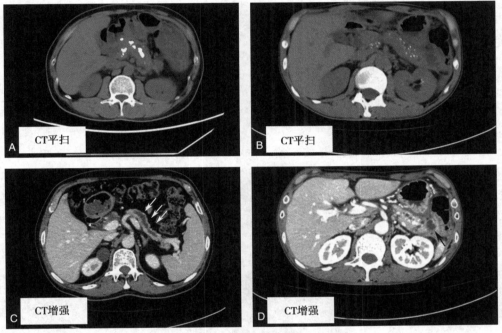

图 29-3-2 慢性胰腺炎的常见 CT 征象
A. 沿胰管分布的结石或钙化灶；B. 胰腺实质内散在钙化灶；C. 胰腺萎缩，主胰管明显扩张（白箭头）；
D. 胰尾部假性囊肿形成（黑箭头）。

对中晚期慢性胰腺炎，68% 的慢性胰腺炎患者可出现胰管扩张，表现为主胰管不规则串珠样扩张。50% 的患者伴有胰腺钙化。CT 对胰腺钙化敏感，薄层 CT 平扫能够清楚显示沿胰管分布的钙化灶。54% 的患者出现胰腺萎缩，但也有 30% 的患者会表现为胰腺肿大。CT 检查还能够清晰显示慢性胰腺炎的形态学改变，包括胰腺假性囊肿、胰腺坏死、坏死合并感染、假性动脉瘤及胆管狭窄等并发症。但 CT 对早期、胰腺病理改变轻微的慢性胰腺炎的诊断作用受到限制。

CT 在一定程度上能协助鉴别有炎症包块的慢性胰腺炎和胰腺癌。胰腺癌患者很少出现胰腺结石或钙化，胰管多数在胰腺肿块处截断，而慢性胰腺炎胰管虽然有梗阻及狭窄，但能穿过肿块。但在慢性胰腺炎合并胰腺癌的患者中，很难通过 CT 区别是否只是单纯炎症包块，还需要综合其他检查进行判断。

（三）MRI

MRI 对慢性胰腺炎的诊断有重要意义，对早期慢性胰腺炎的诊断优于 CT。MR 平扫能够显示胰腺形态改变，反映胰腺组织成分的变化，发现胰腺早期纤维化。胰腺动态增强 MRI（DCE-MRI）通过静脉注射细胞外间隙对比剂（Gd-DTPA）对胰腺进行动态增强扫描，获得动脉期、门静脉期及延迟期图像。胰腺 DCE-MRI 不仅可以检出病灶，还可根据病变的强化特点，鉴别病灶性质，明确诊断，并且能够获得任意层面的重建图像，显示病灶与血管的关系，对慢性胰腺炎具有很高的诊断价值。与正常胰腺相比，慢性胰腺炎病变在动脉早期强化程度减低，峰值强化时间延迟。DCE-MRI 诊断早期 CP 的敏感度为 92%，特异度为 75%。

由于正常胰腺富含丰富的蛋白质酶成分，在 T1WI 上为弥漫高信号。而在 CP 中，胰腺表现为 T1WI 混杂低信号、T2WI 混杂高信号，尤其在脂肪抑制时更为明显，这是由于纤维化使可溶解蛋白聚集降低；在胰腺动态增强图像中，表现为动脉早期强化程度减低，峰值强化时间延迟。另外，如囊肿、导管扩张，由于内含液体，常表现为 T1WI 低信号、T2WI 高信号；当合并出血或含蛋白成分时，表现为不均匀混合信号。而钙化灶在 MRI 上表现为低信号或无信号，诊断价值较 CT 低。

MRI 还能通过 MRCP 显示胰管形态，加之脂肪抑制 T2WI，能够发现直径大于 2mm 的结石；同时能为识别更细微的改变，例如导管萎缩、胰管分支扩张、小囊状改变、假性囊肿形成或分支数量减少等"早期 CP"征象的识别提供帮助（见图 29-3-3）。

MRCP 显示主胰管结构清晰，但显示分支胰管较差。慢性胰腺炎 MRCP 主要表现为主胰管及胆总管狭窄，形态不规则。有些慢性胰腺炎患者在胰头部形成炎性肿块，称为肿块型慢性胰腺炎，与胰腺癌鉴别有一定困难。在 MRCP 图像上，肿块型慢性胰腺炎表现为主胰管不规则扩张，而且扩张的胰管穿过肿块病变区，形成胰管穿通征；而胰腺癌时，扩张的主胰管常较光滑，并在肿块区突然截断。MRCP 还可以准确评估胆道梗阻，明确梗阻原因。在评价慢性胰腺炎引起的良性胆道狭窄方面，MRCP 的作用优于 ERCP，可作为随访胆道狭窄进展的工具。胰泌素刺激 MR 胆胰管成像（secretin-stimulated MRCP，s-MRCP）是在静脉注射促胰液素并刺激胰腺分泌胰液后进行 MRCP 扫描。s-MRCP 使胰管直径增加，可以清晰显示主胰管及分支胰管的动态变化和形态特征。根据剑桥分级，MRCP 图像上异常分支胰管超过 3 支即可诊断早期慢性胰腺炎。s-MRCP 提高了主胰管及分支胰管的可视化效果，可获得与 ERCP 相当的图像，对胰管异常的诊断敏感性更高，能够发现常规 MRCP 无法显示的胰管病变，提高了早期慢性胰腺炎的检出率。

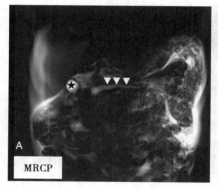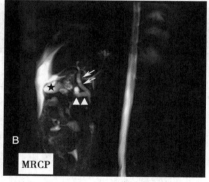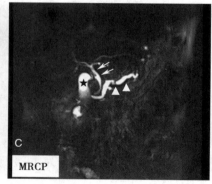

图 29-3-3　MRCP 显示慢性胰腺炎胰管情况

A 和 B 为同一患者 MRCP 图像，可见主胰管、胆管扩张；C. 为另一患者 MRCP 图像。
（三角示主胰管；白箭头示肝总管；星号示胆囊）

MRI 能通过磁共振灌注加权成像（perfusion weighted imaging，PWI）及 MR 扩散加权成像（diffusion weighted imaging，DWI）对早期慢性胰腺炎及肿块型慢性胰腺炎与胰腺癌进行鉴别诊断。PWI 检查可发现慢性胰腺炎患者胰腺灌注减低。肿块型慢性胰腺炎与胰腺癌的 MR 灌注达峰时间及血管通透性常数存在一定差异，可为鉴别肿块型 CP 和胰腺癌提供依据。DWI 以表观扩散系数（apparent diffusion coefficient，ADC）反映组织的扩散特点，ADC 值越高，组织扩散能力越强，在 DWI 上显示的组织信号强度越低。慢性胰腺炎因胰腺组织纤维化导致胰腺外分泌功能减低，引起水分子扩散运动减慢和 ADC 值减低。而自身免疫性胰腺炎作为一种特殊的慢性胰腺炎,具有不同的 CT、MRI 表现(图 29-3-4)。在 CT 和 MRI 中表现为胰腺体积弥漫性增大,胰腺实质密度或信号降低。特征表现为胰腺周围出现包膜样的低密度或 T1WI 及 T2WI 上的低信号环,代表胰周的少量积液和纤维成分。

MRCP 显示为弥漫性主胰管不规则狭窄,MR 增强扫描呈雪花样强化伴周围晕圈样延迟强化,且无胰腺钙化、胰管结石及囊肿。这类疾病最显著的特征有血清免疫球蛋白 G4(IgG4)水平升高,富含 IgG4 阳性淋巴浆细胞,且在接受类固醇治疗后,胰腺炎性反应和弥漫性胰管狭窄均可消失。

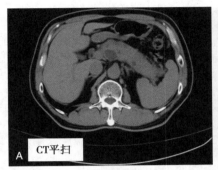
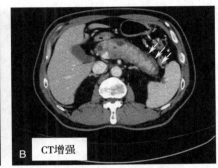
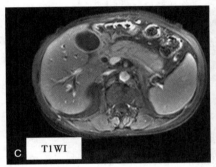
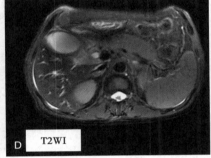
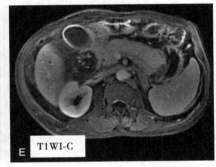

图 29-3-4 自身免疫性胰腺炎 CT 和 MRI 表现

A 和 B 为同一患者的 CT 图像,可见肿胀胰腺周围低密度环(白箭头所示);
C~E 为另一患者的 MRI 图像,胰腺"腊肠样"肿胀。

四、内镜逆行胰胆管造影

内镜逆行胰胆管造影(ERCP)通过内镜辅助,在十二指肠乳头处置管,注入造影剂,通过 X 线照射后,对胆管及胰管进行成像。ERCP 对早期慢性胰腺炎敏感性较高,可发现胰腺主胰管或分支出现的扩张和不规则改变。对中晚期可以发现胰管扭曲、狭窄、串珠样节段扩张、结石和囊肿。根据图像表现,慢性胰腺炎 ERCP 剑桥分型如下。

正常:主胰管和侧支表现正常。

可疑慢性胰腺炎:扩张 / 梗阻<3 侧支,主胰管正常。

轻度慢性胰腺炎:分支胰管病变(超过 3 个),主胰管正常。

中度慢性胰腺炎:主胰管病变,伴或不伴分支胰管病变。

重度慢性胰腺炎:主胰管阻塞、严重不规则扩张、结石,有假性囊肿形成。

ERCP 在慢性胰腺炎的诊断中可达到 90% 的敏感性和 100% 的特异性。但 ERCP 是一种侵入性检查,有一定的并发症发生率。目前随着 CT、MRI、EUS 等的诊断准确性进一步提高,ERCP 在诊断中的运用越来越少,主要在治疗中使用该技术。

五、胰腺功能检查与评估

胰腺功能检查分为外分泌功能检查及内分泌功能检查。外分泌功能性检查在慢性胰腺炎的诊断中并不占重要地位。原因在于胰腺外分泌功能的非侵入试验只有在终末期患者中才表现出高敏感性,而其他时期并无特异发现。

(一)胰腺外分泌功能检查

胰腺外分泌功能检查有两种功能试验,一是

扫码观看彩图

直接试验,二是间接试验。

最敏感的是直接试验。该试验利用胰泌素和/或胰酶泌素直接刺激胰腺分泌,然后行十二指肠插管和抽吸十二指肠液,检测重碳酸盐和胰酶分泌的量和浓度。只有这种方法能发现早期慢性胰腺炎功能障碍。但该方法较为复杂,对设备、技术等要求较高,且所提供的信息并非诊断治疗所必需,因此目前应用较少。

间接试验有苯替酪胺试验和胰月桂基试验等。苯替酪胺经口摄入,通过胰酶等消化、分解后,苯替酪胺释放氨苯甲酸,经小肠吸收,在肝脏结合后分泌到尿液中。在胰腺功能不全时,这些代谢产物从尿中排泄减少,可帮助诊断。但吸收不全或肝、肾功能不全会对试验造成影响。

1. 粪便试验 目前最常用的是弹性蛋白酶Ⅰ的检测。弹性蛋白酶Ⅰ在经过整个小肠时具有高度稳定性,同时不受胰酶补充制剂的影响,因此更为准确,在胰腺外分泌功能受损后,可从粪便中测得弹性蛋白酶Ⅰ含量降低。但该法早期敏感度较低,仅在胰腺功能受到严重损害时才能出现诊断性的阳性结果,临床诊断价值有限。目前弹性蛋白酶Ⅰ的检测标准并不统一,<100μg/g或<200μg/g是两个相对被认可的诊断标准。

2. 碳13呼吸试验 部分欧洲胰腺中心还采用碳13呼吸试验进行胰腺外分泌功能检测。将胰酶底物用碳13标记后口服,底物被胰酶分解,测量二氧化碳中的碳13含量可以间接反映胰酶的活性。不同的底物可以检测不同的胰酶系统。如碳13混合甘油三酯,可以检测脂肪酶的活性;碳13混合胆固醇辛酸酯,可以检测胰腺胆固醇酯酶。但目前碳13试验并未在全球获得广泛认同和应用。

（二）胰腺内分泌功能检查

胰腺内分泌功能检测是为了确定人体的血糖调控能力。慢性胰腺炎导致的糖尿病诊断标准和普通糖尿病诊断标准一致,初步诊断依据血糖及糖化血浆白C的水平,即标准为空腹血糖(FPG)≥7.0mmol/L,随机血糖≥11.1mmol/L,口服葡萄糖耐量试验(OGTT)2h血糖≥11.1mmol/L,HbA1c≥6.5。继发于胰腺疾病损害基础上的血糖紊乱为Ⅲc型糖尿病,但Ⅰ型和Ⅱ型糖尿病后期

也可能伴发胰腺外分泌功能障碍,容易造成分型混淆。因此,胰源性糖尿病诊断时参照其他较为特异性的检查是有帮助的,在这方面混合营养餐后胰多肽水平较有价值。混合营养餐后胰多肽反应缺失可能是胰源性糖尿病较为可靠和特异的指标。Ewald等提出了诊断胰源性糖尿病的标准,见表29-3-1。

表 29-3-1 胰源性糖尿病的诊断标准

主要标准（必要条件）	次要标准
胰腺外分泌功能受损（单克隆粪弹性蛋白酶Ⅰ试验或直接功能试验）	胰多肽分泌不足
影像学提示胰腺损伤（EUS、MRI、CT）	促胰腺素分泌（如GLP-1）受损
Ⅰ型糖尿病相关的自身免疫指标阴性	没有过度的胰岛素抵抗（如胰岛素抵抗指数HOMA-IR）
	B细胞功能受损（例如胰岛素分泌指数HOMA-B、C-肽与葡萄糖的比率）
	脂溶性维生素水平低

继发于慢性胰腺炎的Ⅲc型糖尿病,胰岛的整体受损导致不仅仅B细胞分泌的胰岛素减少,同时A细胞分泌的胰高血糖素及PP细胞分泌的胰多肽也减少,加之碳水化合物吸收不良和由于疼痛及酒精滥用而导致的进食不规律,胰源性糖尿病患者的血糖波动较大,容易出现低血糖及较高血糖情况。严重者可能频繁出现低血糖发作,特别是注射胰岛素后,称为"脆性糖尿病"。然而糖尿病昏迷和糖尿病酮症酸中毒在胰源性糖尿病中相对少见。目前对这类疾病导致的糖耐量异常、血糖异常、血中胰岛素、C肽等的变化规律还不是很清楚。

六、实验室和病理检查

（一）实验室检查

1. 血、尿淀粉酶,脂肪酶 早期和进展期时,慢性胰腺炎急性发作,血、尿淀粉酶通常升高;在非急性期血、尿淀粉酶正常。存在并发症和主胰管明显梗阻时,即使没有急性发作,仍然可能出现血清淀粉酶和脂肪酶的轻度升高,尤其是脂肪酶。

但是到了后期,即使有急性腹痛,血清酶学仍然可能正常甚至偏低。目前有研究表明,50%的慢性胰腺炎患者可表现为血清胰酶特别是脂肪酶偏低。因此,对可疑慢性胰腺炎患者,应注意血脂肪酶浓度,浓度过低可帮助诊断慢性胰腺炎。

2. **血胆红素**　有胆道梗阻时,通常血胆红素正常或轻度升高,偶尔胆红素水平升高明显,以直接胆红素升高为主,表现为梗阻性黄疸。胰头炎性包块导致的血胆红素升高可能出现波动。若胆红素持续升高,要警惕胰头癌可能性。

3. **CA199**　胰管梗阻可导致 CA199 轻度升高。若 CA199 持续升高,或第一次检测时已经明显升高,应警惕合并胰腺癌的可能,特别对胰腺有包块的患者,要高度警惕胰腺癌可能性。

4. **IgG4**　血 IgG4 浓度升高时,提示有自身免疫性胰腺炎的可能性。目前自身免疫性胰腺炎分为两种类型,分别是 I 型(IgG4 相关)和 II 型(与 IgG4 不相关)。在世界范围内,I 型 AIP 的发病率要明显高于 II 型 AIP,亚洲地区主要以 I 型为主。

(二)胰腺组织活检及病理诊断

胰腺病理学检查是确诊慢性胰腺炎的"金标准"。但作为一种有创性操作,不建议诊断时常规采用。只有在诊断困难、要鉴别是否合并胰腺癌、是否为自身免疫性胰腺炎等时才采用。

1. **胰腺组织活检方法**　胰腺活检可通过多种方法取得组织,包括 EUS 引导的胰腺活检,CT 或超声引导下的经皮胰腺穿刺活检,剖腹术或腹腔镜行胰腺活检。需注意的是,对正常胰腺组织的穿刺可导致较慢性胰腺炎组织穿刺更高的并发症发病率。EUS 引导的胰腺穿刺活检创伤较小、安全性较高,是定位准确的胰腺活检方法,缺点是对技术及设备要求较高,获取的组织量小,导致有时定性诊断困难。

2. **病理改变**　病理学检测可为慢性胰腺炎提供确诊依据,并与胰腺良恶性肿瘤相鉴别。慢性胰腺炎的基本组织学改变、病理表现以腺泡细胞减少和/或实质纤维化为主要特征,见图 29-3-5。纤维化包括小叶间、小叶旁纤维化,或合并小叶内纤维化,可能伴随胰腺组织的慢性炎症浸润、胰管扩张等。

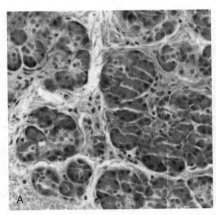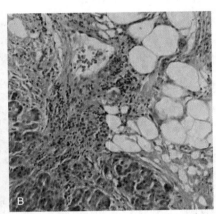

图 29-3-5　慢性胰腺炎病理表现
A. 慢性胰腺炎;B. 胰腺纤维化。

根据其组织、病理改变,慢性胰腺炎可分为慢性钙化性胰腺炎、慢性阻塞性胰腺炎和慢性炎症性胰腺炎。慢性钙化性胰腺炎最多见,表现为散发性间质纤维化及胰管内蛋白栓子、结石形成及胰管损伤。慢性阻塞性胰腺炎因主胰管局部阻塞、胰管狭窄致近端扩张和腺泡细胞萎缩,由纤维组织取代。慢性炎症性胰腺炎主要表现为胰腺组织纤维化和萎缩及单核细胞浸润。

七、基因检测

以下情况应考虑行基因检测:①存在相关家族史及年龄小于 20 岁的慢性胰腺炎;②家族中多人出现胰腺炎的人群;③反复发作的急性胰腺炎;④原因不明的慢性胰腺炎;⑤儿童非特异性胰腺炎等。对这类患者的基因检测应包括 PRSS1、SPINK1、CPA1、CTRC、CASR、CEL、CFTR 等基因。

扫码观看彩图

其中,由于 PRSS1 突变导致的遗传相关性胰腺炎有极高的胰腺癌发病风险。值得注意的是,对于幼儿或早发性慢性胰腺炎(≤ 20 岁)还应排除囊性纤维化的诊断。

八、临床诊断与诊断流程

根据患者临床表现的症状和体征,结合腹部胰腺和胰周影像学改变和相关实验室检查等,基本上可以做出临床诊断。对有些复杂情况的病例,尤其是早期和是否合并胰腺癌,有时需要病理学的证据支持,才能做出慢性胰腺炎的诊断和鉴别诊断。近年来多个相关临床学会颁布了慢性胰腺炎的诊断标准,为临床及时做出明确诊断提供了参考标准。

慢性胰腺炎的诊断应根据病史、影像学及实验室检查等综合考虑。

中华医学会外科学分会颁布的《慢性胰腺炎诊治指南》的诊断标准:①典型上腹部疼痛或用其他疾病不能解释的上腹疼痛,伴有血清胰酶或粪便弹性蛋白酶水平升高的患者,有消化不良的症状并可能伴有体重减轻,服用消化酶可以改善,或伴有消化不良的糖尿病患者;②组织病理学检查显示慢性胰腺炎特征性改变;③两种以上影像学检查显示慢性胰腺炎特征性形态改变;④胰腺外分泌试验阳性。

第①项为基本诊断条件;第②项阳性可以确诊;第①项 + 第③项中两种影像学检查阳性可以基本确诊;第①项 + 第④项为疑似患者,需要继续临床观察和再评估。

第四节　慢性胰腺炎非手术治疗

慢性胰腺炎的治疗原则是祛除病因、控制症状、改善胰腺功能、治疗并发症和提高生活质量。非手术治疗贯穿整个疾病病程。早期主要是止痛治疗和纠正不良生活嗜好。后期主要针对胰腺内、外分泌功能不全发生后出现的高血糖、腹泻进行纠正,保证患者血糖的稳定和维持基本的消化功能。慢性胰腺炎患者的非手术治疗主要包括一般治疗、镇痛治疗、内科治疗以及内镜治疗。

一、一般治疗和镇痛治疗

(一) 一般治疗

患者需戒烟、戒酒,控制饮食,食用高热量、高蛋白、高维生素饮食,严格限制脂肪摄入,适当运动。必要时给予静脉营养或肠内营养,对长期腹泻的患者,可补充脂溶性维生素以及维生素 B_{12}、叶酸和各种微量元素。

(二) 药物镇痛治疗

疼痛是慢性胰腺炎患者的主要症状,也是影响患者生活质量的主要因素,60%~90% 的患者有明显腹痛,也是患者因急腹症就诊的主要原因。典型的疼痛表现为持续的、严重的中上腹部钝痛,常牵涉至肩部。治疗药物主要有以下几类。

1. **镇痛药物**　镇痛药物种类繁多,宜根据疼痛的程度和疾病过程中的阶段来选择。镇痛治疗应遵循国际三阶梯原则。初始选择非甾体抗炎药(NSAIDs),如对乙酰氨基酚、双氯芬酸钠、美洛昔康、塞来昔布等。此类药物不良反应有胃肠道反应、过敏反应、肝肾功能损害,以及较为少见的对血液系统和神经系统的影响。因此,过敏体质、孕妇、哺乳期妇女、哮喘患者禁用,有消化道出血倾向、心肝肾功能不全者慎用。当 NSAIDs 镇痛效果不满意时,可选择弱阿片类药物(如曲马多),甚至强阿片类镇痛药物(如吗啡、哌替啶、芬太尼、羟考酮等)。此类药物不良反应有便秘、恶心、呕吐、口干、尿潴留、肌肉痉挛、烦躁不安、生理依赖等。因此,孕产妇、哺乳期妇女、严重肝功能不全、慢性阻塞性肺疾病、排尿困难、颅内高压或颅脑损伤等患者禁用。

2. **抗癫痫药物**　主要有卡马西平、加巴喷丁、普瑞巴林等,这类药物作用于中枢不同靶点,也可以改善慢性胰腺炎患者的神经性疼痛。此类药物的不良反应有嗜睡、眩晕、视力模糊、复视、眼球震颤等中枢神经系统反应。

3. **抗抑郁药物**　主要有单胺氧化酶抑制剂、

三环类抗抑郁药以及杂环类抗抑郁剂 3 大类,如阿米替林、氟西汀、帕罗西汀等。此类药物的不良反应有过敏反应、胃肠道紊乱、头晕、头痛、性功能障碍、呼吸困难、肝肾功能损害等。

4. 胰酶 适当补充胰酶可以缓解疼痛,因为胰酶中的胰蛋白酶会抑制胆囊收缩素受体的激活,进而减少胰腺的分泌,降低胰管压力,从而缓解患者的疼痛。

5. 奥曲肽 它可降低胆囊收缩素的释放,进而减少胰液分泌,降低胰管压力,可有效缓解部分慢性胰腺炎患者的腹痛。

6. 抗氧化剂 研究发现,抗氧化治疗可以改善氧化负担,减慢胰腺纤维化过程,缓解持续性腹痛。据报道,1 种含有 5 种成分的抗氧化鸡尾酒配方(含硒、β- 胡萝卜素、维生素 C、维生素 E 和甲硫氨酸)可以缓解慢性胰腺炎患者的疼痛。

(三) 超声内镜引导下腹腔神经节阻滞

对药物治疗无效或因药物副反应不能耐受疼痛的患者,采用超声内镜引导下腹腔神经丛阻滞(celiac plexus block,CPB)止痛。CPB 主要是指在腹腔神经丛内注入皮质激素或局部麻醉药,暂时抑制神经兴奋传导,阻滞了腹内脏器的痛觉传导。无水酒精也较为常用,它可以造成神经体的破坏,起到止痛效果。超声内镜引导下的 CPB 操作成功率为 95%,短期疼痛缓解率为 51%~59%,但 1~2 年的长期疼痛缓解率仅 10%~26%,此外,也有相关的死亡病例报道。因此,此方法一般作为二线治疗。

二、胰酶替代治疗

胰腺外分泌功能不全是指胰酶和 / 或碳酸氢钠的分泌不足,约 85% 的慢性胰腺炎患者在 5~10 年间会发生胰腺外分泌功能不全。胰酶治疗目的不仅在于纠正胰源性吸收不良引起的腹泻和体重减轻,还在于保证慢性胰腺炎患者正常的营养状态,改善其生活质量,这对于降低病死率至关重要。

(一) 适应证

胰酶替代治疗被推荐用于中度以上脂肪泻(>15g/d);^{13}C- 甘油三酯呼吸试验证实的脂肪吸收不良;存在腹泻、体质量下降,或者存在其他实验

室证据及临床症状的营养不良。部分专家认为,对出现胰腺外分泌功能不全或消化不良的患者,无论有无脂肪泻及相应症状,均应给予胰酶替代治疗。

(二) 胰酶制剂类别

理想的胰酶制剂:①酶含量高,特别是脂肪酶;②能抵抗胃酸的灭活;③胃排空与营养物在上段小肠的消化相吻合;④在十二指肠内碱性环境下迅速释放出活性酶。胰酶制剂品种繁多,肠衣包裹性超微粒型胰酶被认为是最适合慢性胰腺炎患者服用的制剂,其优点是含有高活性的胰脂肪酶,且耐酸及胃排空时间和营养物一致,能够最大程度发挥疗效。我国临床上应用的胰酶制剂主要有胰酶肠溶胶囊、米曲菌胰酶片和复方消化酶胶囊,具体各种酶含量见表 29-4-1。

表 29-4-1　3 种主要胰酶制剂比较

单位:FIP

胰酶制剂	类型	胰脂肪酶	胰淀粉酶	胰蛋白酶
胰酶肠溶胶囊	胶囊	10 000	8 000	600
米曲菌胰酶片	片剂	7 400	7 000	420
复方消化酶胶囊	胶囊	412	614	41

注解:表中数值单位为 FIP。PhEur 为欧洲单位,FIP 为国际药典单位,USP 为美国药典单位。淀粉酶:1PhEur=1FIP=4.15USP;脂肪酶:1PhEur=1FIP=1USP;蛋白酶:1PhEur=1FIP= 62.5USP。

(三) 使用方法

口服胰酶的剂量理论上要由患者症状反应、体重、体型、进餐量、粪脂量以及营养状况等多方面因素决定。临床上首选含高活性脂肪酶的微粒胰酶胶囊,正餐给予含 $(3~4) \times 10^4$ 单位脂肪酶的胰酶,建议进餐第 1 口后 1 粒,中间 1 粒,即将结束进餐 1 粒。辅餐给予含 $(1~2) \times 10^4$ 单位脂肪酶的胰酶,效果不佳可增加剂量 2~3 倍,或联合服用质子泵抑制剂。

(四) 影响胰酶制剂效果的因素和疗效评估

影响胰酶制剂发挥疗效的因素主要有:①胰酶剂量不足,剂量不足时不能够充分缓解症状;②胰酶制剂的类型,胰酶制剂有颗粒状、粉状、片剂、微球或者有无肠衣包裹,目前 1~1.2mm 肠衣包裹的微球制剂效果最好;③胰酶微球制剂在胃中

过早打开,被胃酸灭活,因此适当给予 H_2 受体拮抗剂或质子泵抑制剂,可提高胃内 pH,减少十二指肠内的酸负荷,可改善胰酶制剂疗效;④在胃排空过程中胰酶和营养物质分离,使酶微球制剂残留胃中;⑤十二指肠和小肠 pH 低,不能为脂肪酶提供最佳的条件,当小肠内 pH<4,外源性和内源性的胰脂肪酶均会被灭活,而肠衣包裹胰酶制剂需要在 pH>5 的环境中才会被释放出来;⑥小肠细菌过度生长,导致过度的发酵和炎症,出现不良的临床症状,包括吸收不良、腹部不适、腹泻、便秘和腹胀;⑦过度饮酒和吸烟会加剧疾病进展,影响胰酶治疗效果。

尽管有专家认为胰酶替代治疗 72 小时后需检测粪便脂肪系数,该检查为胰腺外分泌功能不足治疗有效性测量的"金标准",但是临床评估通常是基于胰腺外分泌不足症状转归来进行的。因此,评估疗效指标主要为消化不良症状(脂肪泻、体重减轻、腹胀)以及营养状况的改善。胰腺外分泌功能检测用来协助评估疗效。

三、营养支持治疗

慢性胰腺炎可导致患者对应激状态产生高代谢反应,增加分解代谢,并且疼痛发作期间还会明显影响进食。长期消化功能不足会导致对大多数营养物质消化和吸收障碍,但蛋白质和碳水化合物吸收不良表现不明显,脂肪吸收不良表现显著,大部分患者有脂溶性维生素、维生素 B_{12} 和微量元素的缺乏,75% 的患者有不同程度的体重丧失。

(一)营养评估

营养评估在患者营养支持治疗前是必要的。目前,公认的营养风险筛查工具为预测效度、信度和操作性均较好的欧洲营养风险筛查 2002(NRS 2002)(表 29-4-2)。NRS 2002 包含营养状态、疾病严重程度评分和年龄因素 3 个方面。NRS 2002 评分 ≥3 分为有营养风险,需结合患者情况给予营养支持,NRS 2002 评分<3 分者暂无须进行营养支持,可定期监测、重新评估。

表 29-4-2 营养风险筛查 2002 评分标准

年龄	营养状态	疾病严重程度评分	计分
<70 岁	正常	无	0 分
≥70 岁	3 个月内体重下降>5%,或 1 周内进食量较从前减少 25%~50%	髋骨折、慢性病急性发作或有并发症者、COPD、血液透析、肝硬化、一般恶性肿瘤、糖尿病	1 分
–	2 个月内体重下降>5%,或 1 周内进食量较从前减少 50%~75%	腹部大手术、脑卒中、重度肺炎、血液恶性肿瘤	2 分
–	BMI<18.5kg/m²,或血清 ALB<30g/L;1 个月内体重下降>5%,或 1 周内进食量较从前减少 75%~100%	颅脑损伤、骨髓移植、APACHE Ⅱ 评分>10 分的 ICU 患者	3 分

(二)营养支持治疗原则

慢性胰腺炎患者营养支持最重要的原则是减少脂肪泻、保证充足的能量摄入。具体原则是:①鼓励营养良好的患者遵循正常的健康饮食习惯,对于营养不良的患者应纠正胰腺外分泌不足;②可以适当进食脂类食物,但应避免高纤维饮食;③建议营养不良的患者少食多餐,进食高能量饮食;④营养干预应该与胰酶替代治疗一起进行。

(三)急、慢性期治疗

急性期患者因禁食禁饮,静脉营养支持主要是保证充足的能量,补充钠、钾、镁、钙、维生素以及微量元素。24~48 小时后,当患者能够耐受进食时,可给予不含脂肪的流质饮食。2~3 天后无明显不适,可以逐步改为半流质饮食。当病情稳定后,可以给予高糖、低脂、适量蛋白质、多维生素的半流质饮食,然后过渡到软饭。

慢性期治疗,每天需要给予 2 500~3 000kcal 能量的食物。如果患者长时间未能进食,需要适当地根据情况进行增加。开始严格限制脂肪摄入(20g/d),后面逐渐增加到 50g/d。同时限制高胆固醇食物,每天以 <300mg 为宜,每天供给 100~120g 蛋白质。此外,充足的碳水化合物应该作为主要

能量来源,每天给予 300g 以上。还需要补充维生素 A、维生素 D、维生素 K、维生素 B_{12}、维生素 C,以及叶酸和钙、铁、镁、锌等。

(四) 肠内营养和肠外营养

当营养不良的患者存在以下情况时可考虑给予肠内营养:①口服营养支持没有效果;②建议对疼痛、胃排空迟缓、持续性恶心或呕吐的患者,通过鼻 - 空肠途径给予肠内营养;③在需要肠道营养超过 30 天的情况下,应考虑置入空肠营养管;④肠内营养必要时可联合胰酶替代治疗。

在十二指肠狭窄继发性胃出口梗阻的患者中,胰腺手术前有明显严重营养不良者如果不能使用肠内营养,则应使用肠外营养。肠外营养分为完全胃肠外营养(TPN)和部分胃肠外营养(PPN)。其目的是使胃肠道得到休息,减轻经口进食造成的腹痛或腹泻等不适症状,同时使胃液、胰液、胆汁等分泌减少,肠道细菌减少,进而减轻食物中有形成分对胃肠道刺激。肠外营养的输注途径可以经中心静脉输注和外周静脉输注,中心静脉输注方式适用于长期静脉营养者,最近采用一种经周围静脉穿刺至中心静脉置管的方式来代替中心静脉置管,可减少导管感染和气胸的发生。经以上方式输入不受输液浓度限制。短期输注肠外营养(<2 周)可采用经外周静脉,但需注意输液浓度和速度限制,减少对血管内皮刺激和静脉炎的发生。值得注意的是,TPN 治疗慢性胰腺炎患者可能会引起空肠系膜萎缩和肠黏膜结构的改变,引起小肠总吸收面积减少,促进肠道内细菌移位,因此慢性胰腺炎患者很少使用。

四、糖尿病治疗

Ⅲc 型糖尿病(type 3c diabetes,T3cDM)在我国慢性胰腺炎患者中发病率约为 21%。一般认为,T3cDM 的临床特点表现为血糖控制较差、外周胰岛素敏感性正常或升高、肝胰岛素敏感性降低;同时存在蛋白质、脂肪、维生素 D 等吸收障碍而致的营养不良,肠促胰岛素水平及效应降低;伴随的胰岛 α 细胞数量减少和功能障碍以及碳水化合物吸收不良等因素,致部分患者会出现较大范围的血糖波动,甚至发生低血糖,因此控制相对较难。

T3cDM 治疗目标和传统糖尿病相同,短期目标是控制高血糖和相关代谢紊乱,消除糖尿病症状,防止出现急性并发症。远期目标是通过良好的代谢控制,使糖化血红蛋白值<7%,预防和延缓糖尿病的慢性并发症,提高患者生活质量,延长生存。

治疗方式包括糖尿病宣教、饮食调节、运动调节、药物治疗等。

目前国内外尚无 T3cDM 的标准药物治疗方案,部分学者指出,T3cDM 的治疗方案和 T2DM 大致相同。需要采用个体化的治疗方案,如果 T3cDM 患者有胰腺外分泌功能不全的临床表现,可口服胰酶以及适当补充维生素 D。口服降糖药物主要运用于早期轻型和一般状态良好的 T3cDM 患者。目前用于临床的治疗糖尿病药物主要有双胍类、磺脲类、格列奈类、糖苷酶抑制剂、噻唑烷二酮类、胰高血糖素样肽 -1 类似物、二肽基肽酶 4 抑制剂以及胰岛素。

第五节　慢性胰腺炎手术治疗

大多数慢性胰腺炎患者都面临和承受着反复发作或持续性的顽固性腹痛,解除疼痛、改善生活质量是患者最首要的和最急迫的诉求。慢性胰腺炎患者的疼痛主要由两方面原因导致,即梗阻后发生的胰管和胰腺组织间的高压和胰腺周围神经丛的炎性损伤。由于绝大部分的患者药物治疗效果不佳,甚至把缓解疼痛的期望放在了胰腺自身

毁损上,患者不仅承受漫长的疼痛,且相当部分患者成为麻醉品依赖者。数十年前,人们开始尝试用手术的方法来缓解顽固性的疼痛以及解决胰腺慢性炎症导致的各种相关并发症,手术治疗成功让相当一部分患者摆脱了疼痛的困扰,并随着临床经验的积累,越来越多的手术方法运用于临床。临床研究证明了外科手术不仅能够确切缓解患者

扫码观看彩图

疼痛症状和提高患者的生活质量,同时也可以延缓疾病自然病程、推迟内分泌和外分泌功能障碍的发生。外科手术治疗已经成为临床治疗慢性胰腺炎疼痛和相关并发症的主要方法。

通常可以将手术分为两大类,即胰腺或胰管减压引流性手术和病变胰腺切除性手术。慢性胰腺炎的外科治疗更倾向于将切除和减压联合应用,以达到最佳治疗效果。

一、减压性引流手术

经典的减压性手术是 Puestow 首次提出的,沿着胰体尾长轴进行胰管切开减压、胰肠吻合,从而达到胰腺和胰管减压和内引流的效果。数年后 Partington 和 Rochell 对该技术进行了改进,成

为大家都熟知的"Puestow"手术(图 29-5-1)。在慢性胰腺炎的手术治疗史上,Peustow 手术占有重要地位,然而,并不是所有患者都合并胰管扩张,同时炎性包块的存在也使这类手术的疗效大打折扣。尽管 80% 的患者在 Puestow 术后早期疼痛都有所缓解,然而却有高达 30% 的患者在3~5 年内疼痛复发。Puestow 术后疼痛复发率较高、远期疗效较差,究其原因,是该术式不能达到对胰头及钩突区域胰管的有效减压。因此,这一手术术式尽管仍在临床应用,但手术适应证做出了修正和限制,特别是对胰头伴有炎性包块的情况。现在临床上更多地将其与切除性手术联合使用,以克服此术式对胰头及钩突区域减压不足的缺陷。

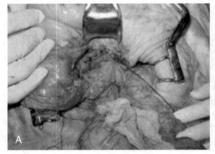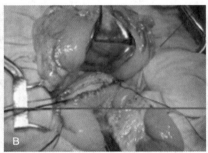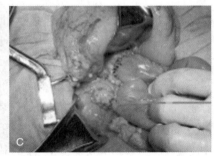

图 29-5-1 Puestow 手术
A. 沿胰腺长轴剖开胰管;B. 取出结石;C. 行胰肠吻合。

另外,针对十二指肠炎或壶腹炎症所致主胰管开口狭窄的这一部分慢性阻塞性胰腺炎,可以选择经十二指肠的胰管口成形引流术来实施减压和引流。此术式可以解除由于主胰管开口狭窄导致的胰管内和胰腺组织间的异常高压,从而缓解疼痛和延缓因胰管内高压而发生的胰腺萎缩及纤维化。与内镜 EST 相比较,内镜行胰管口切开术有造成十二指肠壁穿孔及出血的风险,并可能存在胰管支架引起的远期炎症的风险。目前开腹手术实施主胰管口成形术(图 29-5-2)仍是实施这类治疗的主要手段。

二、胰腺切除性手术

胰腺切除,包括部分切除或全胰切除,是目前解决疼痛最确切的手术,曾经认为是慢性胰腺炎的根治性手术。然而,此类手术有术后发生胰腺内、外分泌功能不全的风险。此类手术包括全胰

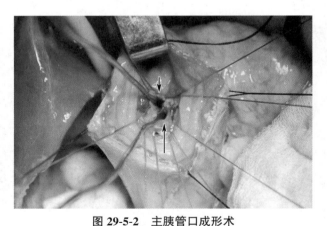

图 29-5-2 主胰管口成形术
切开十二指肠暴露乳头部位,施行胰管括约肌成形术。箭头部位分别提示为胆总管(上方)和胰管(下方)。

切除术、胰十二指肠切除术、胰体尾切除术和各类保留十二指肠的胰头切除术。

(一)胰十二指肠切除术

胰十二指肠切除术治疗慢性胰腺炎的长期效

果得到临床研究的证实,术后 4~6 年疼痛缓解率可高达 89%。对于慢性胰腺炎伴有胰头炎性包块的患者,目前仍然在较广泛的采用,尤其在北美地区,通常作为手术治疗的首选术式。然而不可忽视的是,由于胰腺生理上的特性以及过大的手术创伤,其并发症发生率仍然较高,因此我们在选择手术适应证时,仍然应该充分考虑到其良性疾病的性质。

(二) 全胰切除术

全胰切除术应用于慢性胰腺炎的治疗已有数十年的历史,后来发现全胰切除术在术后疼痛缓解的效果上并不优于胰十二指肠切除术(80%~85%)。同时,全胰切除术后无法避免的各种内外分泌相关并发症,大大降低了患者的生活质量。Gall 医生报道了一组纳入了 100 例全胰切除术患者的研究情况,在随访中发现,致命性低血糖是患者术后晚期死亡的主要原因之一。25%~30%的慢性胰腺炎患者在接受治疗时已经合并糖尿病,这类患者由于本身胰岛细胞的损害,在接受自体胰岛移植术后远期可能仍然面临胰岛素依赖的问题,因此严格筛选手术适应证显得尤为重要。

(三) 远端胰腺次全切除术和胰体尾切除术

1965 年 Fry 和 Child 医生报道了 16 例接受远端胰腺次全切除术的慢性胰腺炎患者的情况。远端胰腺次全切除术保留十二指肠侧少量胰腺组织,从而保留了十二指肠血供,可以避免患者接受胰十二指肠切除术,在保证手术效果的同时也降低围手术期并发症及死亡的发生率。因为胰头是大部分慢性胰腺炎的病灶所在,虽然远端胰腺次全切除术的远期疼痛缓解率可高达 80%,然而剩余的胰腺组织却不足以代偿其内分泌功能,导致血糖调节失常,且外分泌功能在术后也出现明显下降,导致患者营养相关并发症的出现。该术式对于慢性胰腺炎仍有争议。

当前,胰体尾切除术主要用于创伤性或急性胰腺炎导致的胰腺体尾部主胰管损伤性狭窄或主胰管不连续所致的慢性胰腺炎。

(四) 各类保留十二指肠的胰头切除术

保留十二指肠的胰头切除术,已经不是单纯的切除术,而是附加了引流的综合手术术式。

1. Beger 术式 20 世纪 70 年代,德国医生 Beger 发现胰头是绝大多数慢性胰腺炎的病灶所在,并在 1972 年完成了首例保留十二指肠的胰头切除术。在该手术中,为了保证十二指肠、胆管的血供,需要对胰十二指肠后动脉弓进行识别并保留,同时离断门静脉前方胰颈部,从而切除胰头组织(图 29-5-3)。如果有必要,可以打开胆总管进行减压。在重建过程中,采用空肠对远端胰腺、近端胰腺、胆总管进行 Roux-en-Y 吻合;如果远端胰腺存在狭窄,将会沿胰腺长轴打开胰管,进行胰肠吻合。在 Beger 的报道中,约 50% 的患者均进行了胆总管减压,10%~15% 的患者进行了胰管切开胰肠吻合。到目前为止,Beger 手术成了全世界慢性胰腺炎最常见的手术方式之一。在随机对照研究中,Beger 手术的疗效类似于胰十二指肠切除术,术后 5 年疼痛缓解率可高达 85%,同时也保留了对代谢非常重要的十二指肠。这一术式保证了消化道的完整性,与胰十二指肠切除术不同。

2. Frey 术式 在 1987 年,首次报道了一项新术式用于治疗慢性胰腺炎。这种手术将胰头部

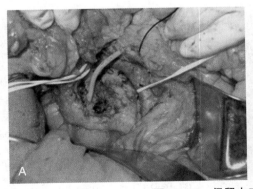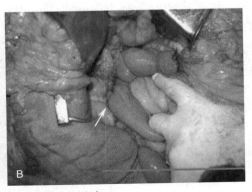

图 29-5-3 保留十二指肠的胰头切除术
A. 胰头切除后;B. 空肠分别与胰腺体尾部和胰残留头吻合。

扫码观看彩图

切除与胰腺空肠侧侧吻合相结合,既保证了病变胰头的切除,又实现了对胰体尾胰管的充分引流。此手术的关键点在于保留了胰颈以及胰头部背侧的胰腺组织及包膜。为了避免在切除胰头组织时穿破胰头后方被膜,Frey提出以主胰管后壁为界,切除其前方所有胰腺组织即可。最后,空肠与胰头创面以及胰体尾部切开的主胰管进行 Roux-en-Y 吻合(图 29-5-4)。这一术式也被称为 Frey 手术。

3. Berne 术式 2003 年 Farkas 提出在手术时仅仅剜除胰头中间部分组织,但并不对胰体尾的胰管进行切开,这样能保留更多的胰腺组织,同时可以降低手术的复杂程度与风险,并获得了良好的手术效果。也称该类手术为“保留器官的胰头切除术”(图 29-5-5),这实际上是对 Frey 术式的改进,适合于胰腺体尾部没有结石或主胰管狭窄的病例。

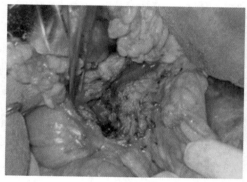
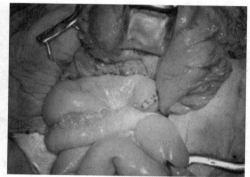

图 29-5-4 Frey 术式
以主胰管后壁为界,切除其前方所有胰腺组织,行胰腺空肠侧侧吻合。

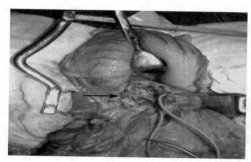
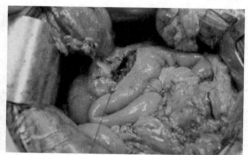

图 29-5-5 Berne 术
手术时仅仅剜除胰头中间部分组织,不切开胰体尾的胰管,以保留更多的胰腺组织。

多个临床文献证明,无论 Frey 术式还是 Berne 术式,在远期疼痛的缓解上与胰十二指肠切除术和 Beger 术式是相似的,然而围手术期死亡率却远远低于后面的两种手术。此外,有研究指出,胰头局部切除与胰肠吻合手术的术后并发症发生率约为 16%,远远低于胰十二指肠切除术的 40% 和 Beger 术式的 25%,同时其远期的糖尿病发生率仅为 3%。因此,该术式也是目前慢性胰腺炎的外科治疗中应用最为广泛的手术方式。

参考文献

1. ETEMAD B, WHITCOMB D C. Chronic pancreatitis: diagnosis, classification, and new genetic developments [J]. Gastroenterology, 2001, 120 (3): 682-707.
2. SINGH V K, YADAV D, GARG P K. Diagnosis and management of chronic pancreatitis: a review [J]. JAMA, 2019, 322 (24): 2422-2434.
3. LÖHR J M, DOMINGUEZ-MUNOZ E, ROSENDAHL J, et al. United European Gastroenterology evidence-based guidelines for the diagnosis and therapy of chronic pancreatitis (HaPanEU)[J]. United European gastroenterol J, 2017, 5 (2): 153-199.

4. 中华医学会外科学分会胰腺外科学组. 慢性胰腺炎诊治指南 (2014 版)[J]. 中华消化外科杂志, 2015, 14 (3): 173-178.

5. CONWELL D L, LEE L S, YADAV D, et al. American Pancreatic Association Practice guidelines in chronic pancreatitis: evidence-based report on diagnostic guidelines [J]. Pancreas, 2014, 43 (8): 1143-1162.

6. HART P A, BELLIN M D, ANDERSEN D K, et al. Type 3c (pancreatogenic) diabetes mellitus secondary to chronic pancreatitis and pancreatic cancer [J]. Lancet Gastroenterol Hepatol, 2016, 1 (3): 226-237.

7. YADAV D, PALERMO T M, PHILLIPS A E, et al. Painful chronic pancreatitis-new approaches for evaluation and management [J]. Curr Opin Gastroenterol, 2021, 37 (5): 504-511.

8. NARKHEDE R A, DESAI G S, PRASAD P P, et al. Diagnosis and management of pancreatic adenocarcinoma in the background of chronic pancreatitis: core issues [J]. Dig Dis, 2019, 37 (4): 315-324.

9. CAPURSO G, TRAINI M, PICIUCCHI M, et al. Exocrine pancreatic insufficiency: prevalence, diagnosis, and management [J]. Clin Exp Gastroenterol, 2019, 12: 129-139.

10. DALSANIA R, SHAH R, RANA S, et al. Endoscopic ultrasound-guided management of chronic pancreatitis [J]. Curr Gastroenterol Rep, 2020, 22 (7): 34.

11. HANSEN T M, NILSSON M, GRAM M, et al. Morphological and functional evaluation of chronic pancreatitis with magnetic resonance imaging [J]. World J Gastroenterol, 2013, 19 (42): 7241-7246.

12. SANDRASEGARAN K, NUTAKKI K, TAHIR B, et al. Use of diffusion-weighted MRI to differentiate chronic pancreatitis from pancreatic cancer [J]. Am J Roentgenol, 2013, 201 (5): 1002-1008.

13. HUANG W C, SHENG J, CHEN S Y, et al. Differentiation between pancreatic carcinoma and mass-forming chronic pancreatitis: usefulness of high b value diffusion-weighted imaging [J]. J Dig Dis, 2011, 12 (5): 401-408.

14. EWALD N, HARDT P D. Diagnosis and treatment of diabetes mellitus in chronic pancreatitis [J]. World J Gastroenterol, 2013, 19 (42): 7276-7281.

15. DE LA IGLESIA-GARCÍA D, HUANG W, SZATMARY P, et al. Efficacy of pancreatic enzyme replacement therapy in chronic pancreatitis: systematic review and meta-analysis [J]. Gut, 2017, 66 (8): 1354-1355.

16. O' BRIEN S J, OMER E. Chronic pancreatitis and nutrition therapy [J]. Nutr Clin Pract, 2019 (S1): S13-S26.

17. KONDRUP J, RASMUSSEN H H, HAMBERG O, et al. Nutritional risk screening (NRS 2002): a new method based on an analysis of controlled clinical trials [J]. Clin Nutr, 2003, 22 (3): 321-336.

18. 刘续宝, 柯能文. 慢性胰腺炎的诊治进展 [J]. 腹部外科, 2013, 26 (3): 149-150.

19. 刘续宝, 谭春路. 慢性胰腺炎的个体化外科治疗 [J]. 中华普通外科学文献 (电子版), 2012, 6 (6): 476-478.

20. 谭春路, 努尔买买提, 阿不来提·艾则孜, 等. 慢性胰腺炎手术治疗方式的选择 [J]. 中华外科杂志, 2016, 54 (11): 848-853.

21. DIENER M K, RAHBARI N N, FISCHER L, et al. Duodenum-preserving pancreatic head resection versus pancreatoduodenectomy for surgical treatment of chronic pancreatitis: a systematic review and meta-analysis [J]. Ann Surg, 2008, 247 (6): 950-961.

22. GURUSAMY K S, LUSUKU C, HALKIAS C, et al. Duodenum-preserving pancreatic resection versus pancreaticoduodenectomy for chronic pancreatitis [J]. Cochrane Database Syst Rev, 2016, 2 (2): CD011521.

（陈拥华,谭春路,刘续宝）

第六节　慢性胰腺炎中西医结合治疗

一、慢性胰腺炎中医相关知识

(一) 中医病名

慢性胰腺炎是一种由遗传、环境或其他因素引起的胰腺组织慢性进行性炎症性疾病,以胰腺腺泡萎缩、破坏和间质纤维化为病理特征,常表现为腹痛、脂肪泻、消瘦等外分泌功能障碍及以糖尿病为主要表现的内分泌功能障碍,后期可出现胰管结石、胆道梗阻、胰腺假性囊肿、胰腺癌等并发症。中医学中与该病相关的临床表现及证治的论述散见于"脾心痛""肝脾郁热""腹痛""胁痛""结胸""内痈""痰凝血瘀""癥瘕积聚"等

扫码观看彩图

疾病或疾病门类之下。根据慢性胰腺炎的症状和临床特点，可将其归属于中医"胃脘痛""腹痛""泄泻""痞证""癥瘕积聚"等范畴。《素问·六元正纪大论》"民病胃脘当心而痛，上支两胁，膈咽不通，饮食不下"及《灵枢·厥病》"痛如以锥针刺其心，心痛甚者，脾心痛也"，记述了类似胰腺炎疼痛的特征。

（二）病因病机

慢性胰腺炎的主要症状有疼痛、胰腺内分泌功能和外分泌功能损害及其他继发性表现。本病多归因于饮食不节、长期嗜酒、情志不畅以及外邪侵扰等，致肝失条达，疏泄不利，脾失健运，升降失司，或致脾胃损伤，运化失职，进而导致中焦气机不畅，酿生湿热，湿热瘀结中焦，煎熬成痰，痰瘀交阻，结为癥积。其发病机制主要是阴阳失调、酒食所伤、气滞血瘀、热结胸腹，导致中焦腑气不通、运化失司。主要病位在肝、脾。肝气不舒则胸胁苦满，肝气横逆伤及脾脏，脾伤则易湿困，脾失健运可致泄泻。"泄泻之本，无不由于脾胃"，而久泻则脾虚、肾虚和瘀阻肠络。病久则气机郁滞，血脉不行，气滞血瘀，不通则痛，发为腹痛。脾胃虚弱，运化失权，水谷不化，清浊不分，故大便溏泄。脾阳不振，则饮食减少，脘腹胀闷不舒，久泻不止，气血来源不足，故面色萎黄，肢倦乏力。本病属虚实夹杂为患，本为脾胃虚弱、肝脾不调；标为湿热、食积、气滞、血瘀、痰浊。本标相互作用，致胰腺出现持久性炎性病变，耗伤肝脾正气，进一步损伤其他脏腑功能，病深难愈。

（三）辨证分型及治则

1. 慢性胰腺炎分期分型辨治 慢性胰腺炎的主要临床症状表现是腹痛、胁痛、胃脘痛、纳差、腹泻。病位在肝、胆（胰）和脾胃，"邪在胆，逆在胃，损在肝，伤在脾"。慢性胰腺炎的分期分型详见表 29-6-1。

表 29-6-1 慢性胰腺炎分期分型

指南分期（2014）	中医证型	临床表现	病理病机	影像特征
早期	肝胆气滞	腹痛，淀粉酶升高	胰腺实质可出现轻度炎症性改变	多无特殊表现，胰腺轻度水肿、增大
进展期	肝胆湿热/肝胆实热	反复发作的胰腺炎，酒精性和高脂血症为多见	胰腺实质炎症性改变，胰腺纤维化，内外分泌功能轻度低下	胰腺形态肿胀或轻度萎缩，胰管可能有扩张，可有胰腺实质钙化
并发症期	气血瘀结/脾胃虚寒	腹痛频繁，常需用止痛剂，大便常有未消化的脂肪，可有血糖升高，消瘦	胰腺内外分泌功能低下；胰腺萎缩钙化、胰管结石，胰管有狭窄与扩张；胆道梗阻、胰源性门静脉高压	胰腺有不同程度萎缩、钙化、胰管结石，可有囊性变、胆道梗阻、胰源性门静脉高压征象
终末期	痰凝痞结/肝络瘀阻	腹痛不甚突出，营养不良；腹泻与脂肪泻；消瘦与糖尿病	胰腺内外分泌严重受损；营养吸收障碍	胰腺萎缩、钙化，胰管结石；可伴有胆道狭窄；部分患者有胰源性门静脉高压

对于上述各种分期和中医的不同证型，西医药明显缺乏治疗方法。中医药对慢性胰腺炎的治疗主要是改善胰腺内外分泌功能、改善胰腺血液供给和防治胰腺纤维化。

在早期中医见证以肝胆气滞为主，病理无明显器质性改变，可以看到胰腺间质炎性改变。治疗中方取柴胡疏肝散、柴胡桂枝干姜汤，可视情加用膈下逐瘀汤，以起到疏肝理气、温阳健脾、活血利胰之作用。

进展期是病情发展的关键，表现为反复发作的胰腺炎，中医见证多为肝胆湿热和肝胆实热。胰腺实质可表现为急性与慢性炎症性改变，有不同程度的纤维化。治则以疏肝理气、温阳健脾、活血化瘀、软坚散结为基础，急性复发期加用通里攻下。早期和进展期是慢性胰腺炎病变发展的关键。如不能被控制和反复有急性胰腺炎发作，胰腺发生器质性病变而使胰腺组织学发生不可逆的病变，进入并发症期。

并发症期的胰腺病变愈加严重,除疼痛作为突出的主诉外,还存在明显营养不良。组织学检查可见胰腺有不同程度萎缩、钙化,胰管结石,可有囊性变、胆道梗阻甚至胰源性门静脉高压征象。此期以疏肝理气、健脾利湿、软坚散结、补气养血为治则,方取柴胡桂枝干姜汤合膈下逐瘀汤。痰瘀互结者,加大黄䗪虫丸。针对胰腺纤维化,临床上也常用三棱、莪术、山甲、皂角刺以软坚散结。进入并发症期患者多同时存在囊肿形成、胰管狭窄和扩张、胰管结石等病变需要手术处理,如囊肿内引流、胰腺切除、胰肠吻合等,部分患者可能术后有一定程度缓解,中药治疗更有裨益。

终末期痰凝痞结、肝络瘀阻,胰腺内外分泌严重受损。腹泻与脂肪泻,营养吸收障碍,多伴有糖尿病。组织学检查可见胰腺萎缩、钙化,胰管结石,可伴有胆道狭窄。部分患者有胰源性门静脉高压。以补气养血、软坚散结、健脾和胃为治则,方取香砂六君子汤或八珍汤,或十全大补汤合膈下逐瘀汤,或大黄䗪虫丸,脾阳虚者可用附子理中汤合膈下逐瘀汤,或大黄䗪虫丸合膈下逐瘀汤。

2. 慢性胰腺炎依病程分期辨证 还可按照慢性胰腺炎病程将慢性胰腺炎分为急性复发期和缓解期。急性复发期是慢性胰腺炎病程进展的重要阶段,可迁延长达十余年甚至几十年,理论上包含早期、进展期、并发症期等阶段。由于胰腺炎的反复发作,使胰腺炎症从可逆变为不可逆,最终出现多种并发症。急性复发期以气滞、血瘀、湿热、食积、酒毒为主,以清热除湿、理气止痛、活血化瘀、消食化积法治标。

急性复发期采用中药"清胰汤"加减方,主要组成:柴胡、黄芩、胡黄连、白芍、木香、大黄等,1剂/d,每剂两煎,每煎200ml,早晚各1煎。根据辨证分型,气滞重者加用延胡索、川楝子等;湿热重者加用栀子、藿香、佩兰等;血瘀重者加用丹参、赤芍、郁金等,严重者加三棱、莪术。

缓解期则以本虚(脏腑虚损)标实(血瘀、水停)为主。益气养阴、健脾利水、活血消癥以治本。

(四) 中医药防治慢性胰腺炎的基础研究

胰腺纤维化是慢性胰腺炎的典型病理表现,其本质是以胶原为主的细胞外基质(extracellular matrix,ECM)合成增多,降解相对减少导致沉积而促进胰腺纤维化的发生与发展。近年来发现,胰腺星状细胞(pancreatic stellate cell,PSC)是ECM的主要来源细胞,活化的PSC可以产生Ⅰ型、Ⅲ型胶原等主要的ECM成分。研究发现,PSC活化受多种自分泌和旁分泌细胞因子调节。转化生长因子β、结缔组织生长因子等对PSC起着关键性的调控作用。大量临床和实验研究发现,中药单体、单味中药、中药复方在慢性胰腺炎模型中,均有预防和治疗作用。(详见第四十四章)

(五) 中医治未病

此外,运用中医治未病思想,强化慢性胰腺炎的未病先防,既病防变,愈后防复。努力消除慢性胰腺炎的发病原因,鼓励患者戒烟、戒酒,改变饮食习惯,控制血糖。在中医治疗贯穿整个治疗过程的同时,适时内镜及手术处理胰管结石、胆道结石、胰腺假性囊肿、胰源性门静脉高压、胰腺可疑癌变等并发症,可有效缓解或减少消化道出血、消化道梗阻、胰腺癌变、胰腺内外分泌障碍、胆道狭窄及感染等的发生,减少慢性胰腺炎的复发,减轻家庭和社会经济负担。

二、慢性胰腺炎中西医结合治疗

中西医结合治疗慢性胰腺炎原则遵循相关诊疗指南和共识意见。首要目标是有效缓解腹部疼痛,改善胃肠动力、液体复苏、抑制炎症损伤以维护重要器官功能,减少器官衰竭的发生以降低早期病死率;祛除病因、控制症状、改善胰腺内分泌及外分泌功能不全、防治并发症等。天津医科大学附属南开医院提出了慢性胰腺炎的中西医结合个体化阶梯性治疗方案,其治疗一般遵循"非手术-内镜-手术"3步走或阶梯治疗理念。缓解期治以恢复脾胃功能,防止复发,减少或控制局部并发症,降低手术率,维持胰腺内、外分泌功能,以治未病、防复发的思想防治胰腺纤维化的进展,以改善患者生活质量。

(一) 中西医结合非手术治疗

1. 饮食及不良生活习惯的控制 包括戒酒戒烟、控制饮食(低脂、高蛋白)。

2. 药物 胰酶制剂的替代治疗、止痛药物、非甾体抗炎药。

3. 中草药治疗 急性复发期以气滞、血瘀、湿

扫码观看彩图

热、食积、酒毒为主,以清热除湿、理气止痛、活血化瘀、消食化积法治标,以清胰汤加减方为主;缓解期则以本虚(脏腑虚损)标实(血瘀、水停)为主,以益气养阴、健脾利水、活血消癥法治本(表29-6-2)。

表 29-6-2 慢性胰腺炎分期辨治

西医分期	中医证型	中医治则	常用方剂
早期	肝胆气滞	疏肝理气、温阳健脾、活血利胰	柴胡疏肝散,柴胡桂枝干姜汤,可加用膈下逐瘀汤
进展期	肝胆湿热/肝胆实热	疏肝理气、温阳健脾、活血化瘀、软坚散结。急性发作期加用通里攻下	清胰汤合龙胆泻肝汤/大柴胡汤合小承气汤
并发症期	气血瘀结/脾胃虚寒	疏肝理气、健脾利湿、软坚散结、补气养血	柴胡桂枝干姜汤合膈下逐瘀汤。痰瘀互结加大黄䗪虫丸,血瘀加三棱、莪术、牡蛎
终末期	痰凝痞结/肝络瘀阻	补气养血、软坚散结、健脾和胃	香砂六君子汤合膈下逐瘀汤或大黄䗪虫丸,脂肪泻加焦山楂、陈皮、神曲

4. 中成药治疗

(1)胰胆舒颗粒:姜黄、赤芍、蒲公英、牡蛎、延胡索、大黄、柴胡。具有散瘀行气、活血止痛、利胆护胰之功。用于慢性胰腺炎、急性胰腺炎、慢性胆囊炎、急性胆囊炎属气滞血瘀、热毒内盛者。

(2)复方谷氨酰胺胶囊:L-谷氨酰胺、白术、茯苓、甘草。具有健脾益气之功,用于慢性胰腺炎胰腺外分泌功能不全而纳差、腹胀、消化不良、大便稀溏者。

(3)桂枝茯苓丸:桂枝、茯苓、牡丹皮、赤芍、桃仁。具有活血、化瘀、消癥之功。用于血瘀证,瘀血积液集聚阻滞于左侧者。

(4)血府逐瘀胶囊(片):桃仁、红花、当归、川芎、地黄、赤芍、牛膝、柴胡、枳壳、桔梗、甘草。具有活血化瘀、行气止痛之功,用于瘀血内阻证。

5. 针灸镇痛、中药外敷治疗

(1)针灸镇痛:根据辨证论治结果进行穴位加减,视情采用不同补泻手法。主穴足三里、下巨虚、内关;配穴中脘、梁门、阳陵泉、地机、脾俞、胃俞等。每次取 6~12 个穴位,留针 30min,2~3 次/d,治疗 2~3 周。可以穴位注射。慢性疼痛患者可以揿针治疗。

(2)中药外敷:选择如意金黄膏或自制活血止痛膏剂,根据疼痛部位外敷。12h/次,2 次/d。

(二)中药配合内镜治疗

在解除胰管梗阻后,中药活血利胰是对主胰管扩张、主要病变部位为胆胰结合部异常的慢性胰腺炎推荐首选治疗方法。其中慢性胰腺炎内镜治疗的主要适应证为胰管结石、胰管狭窄、胰腺假性囊肿、胆管狭窄等。内镜治疗有利于解除梗阻、减轻胰腺炎性损伤和压迫,延缓纤维化过程,缓解胰源性疼痛,改善患者生活质量。因为内镜治疗解除胰管梗阻型患者的疼痛症状,因此将其列为梗阻性慢性胰腺炎的首选方法。其主要适应证和具体治疗方法见表29-6-3。

表 29-6-3 内镜治疗适应证和方法

适应证	治疗方法
胰头部胰管狭窄致胰管梗阻	EST/EPT+ 胰管内支架
胰管结石	EST/EPT+ 胰管取石
胰腺假性囊肿	EUS 引导下假性囊肿内引流术
胆总管结石或远端狭窄	EST+ 网篮取石/胆管内支架
十二指肠乳头狭窄或 SOD	EST

(三)手术治疗

部分慢性胰腺炎患者经中西医结合内科保守治疗、内镜干预后效果不佳,仍需手术治疗。根据不同患者的病因,胰管、胰腺及胰周脏器病变特点,术者经验,并发症等因素,进行个体化的术式选择。主要术式有胰腺切除术、胰管引流术及联合术式 3 类。外科手术指征包括:①中西医结合保守治疗或者内镜治疗不能缓解顽固性疼痛者;②并发胆道梗阻、十二指肠梗阻、胰腺假性囊肿、胰源性门静脉高压伴出血、胰瘘、胰源性腹水、假性动脉瘤等不适于内科及介入治疗或治疗无效者;③怀疑恶变或并发胆道、十二指肠肿瘤者;④多次内镜治疗失败者。包括胰管狭窄、胆管梗阻、十二指肠梗阻、胰腺假性囊肿、胰瘘、可疑的胰腺肿块、慢性胰腺炎合并胰腺癌等。适应证及主要术式见表29-6-4。

表 29-6-4　手术适应证和手术方式

适应证	手术方式
胰腺体尾部胰管结石及钙化	Puestow 手术,胰体尾部切除术
头部主胰管结石伴/不伴胰管狭窄	胰头剜除、胰肠吻合手术(Frey 术)
胰头及钩突部病灶(可伴有胰管扩张、狭窄、结石形成)	保留十二指肠的胰头切除手术(Beger 术)
合并胰腺癌或可疑癌变	胰头十二指肠切除术(Whipple 术)
合并胆道疾病及胆胰结合部病变	胆囊切除、胆管探查、奥狄括约肌切开成形术

采用慢性胰腺炎的中西医结合个体化阶梯性治疗方案,遵循"非手术-内镜-手术"3步走或阶梯治疗理念,可有效地控制慢性胰腺炎的病程进展,疏肝利胰,健脾和胃,改善和保护胰腺内、外分泌功能;活血化瘀、软坚散结,减少胰腺纤维化,从而最大限度地避免胰腺发生不可逆的病理改变。我们将慢性胰腺炎划分为4型,即单纯型、胆源性型、胆胰结合部异常型、胰管结石型,又明确给出手术适应证,最大限度地减少慢性胰腺炎终末期发生。体现出中西医结合治疗慢性胰腺炎的优势。

总之,中西医结合阶梯性治疗方案根据患者不同病因、不同临床表现和不同病程阶段,给予患者相应的针对性治疗,并在坚持"缓解疼痛、控制炎症发展和治疗并发症"的原则同时,以中医辨证论治的方法贯穿慢性胰腺炎整个治疗过程,获得良好疗效。

参考文献

1. 中国中西医结合学会消化系统疾病专业委员会. 慢性胰腺炎中西医结合诊疗共识意见 (2020)[J]. 中国中西医结合消化杂志, 2020, 38 (10): 731-739.
2. 王永炎, 鲁兆麟. 实用中医内科学 [M]. 北京: 人民卫生出版社, 2003.
3. 崔志刚, 崔乃强, 张大鹏. 等. 慢性胰腺炎的中西医结合个体化阶梯性治疗 [J]. 中国中西医结合外科杂志, 2011, 17 (5): 451-454.
4. 中国医师协会胰腺病专业委员会慢性胰腺炎专委会. 慢性胰腺炎诊治指南 (2018, 广州)[J]. 中华消化内镜杂志, 2018, 35 (11): 814-822.
5. 么国旺, 张大鹏, 赵二鹏, 等. 慢性胰腺炎的中医相关性研究 [J]. 中国中西医结合外科杂志, 2017, 23 (5): 567-568.
6. 中华医学会外科学分会胰腺外科学组. 慢性胰腺炎诊治指南 (2014)[J]. 中国实用外科杂志, 2015, 35 (3): 277-282.
7. 么国旺, 吴丽艳, 张大鹏. 等. 慢性胰腺炎病理学分类 [J]. 中华胰腺病杂志, 2018, 18 (3): 216-217.

(么国旺)

扫码观看彩图

第三十章
腹部损伤引发的急腹症

因机械原因所致的腹部损伤又叫腹部创伤，在平时和战时都较多见，已构成急腹症的重要病种。发病率在平时占各种损伤的 0.4%~1.8%。一般分为闭合性损伤和开放性损伤。闭合性损伤相对常见，常系坠落、冲击、挤压等钝性暴力所致。损伤可能仅局限于腹壁，也可同时兼有内脏损伤。由于体表没有伤口，要确定有无内脏损伤相对困难。另外，各种内镜、灌肠、刮宫等医疗操作也可导致一些腹部医源性损伤，常见受损内脏依次是结肠、脾、肾、小肠、肝、肠系膜等。就开放性损伤而言，有腹膜破损者为穿透伤（多伴内脏损伤），无破损者为非穿透伤（偶伴内脏损伤）；其中投射物有入口和出口者为贯通伤，有入口无出口者为非贯通伤。常由刀刺、枪弹、弹片所引起，常见受损内脏依次是肝、小肠、胃、结肠、大血管等。

第一节 腹部闭合损伤所致实质脏器损伤

一、实质脏器损伤概述

（一）致病机制

腹部损伤的严重程度，是否涉及内脏、涉及哪种内脏等情况在很大程度上取决于暴力的强度、速度、着力部位和作用方向等因素。它们还受解剖特点、内脏原有病理情况和功能状态等内在因素的影响。腹部闭合性损伤由于腹壁没有明显伤口，或仅存有部分挫伤痕迹（如安全带征），必须通过受伤的机制来判断是否存在损伤。车祸、坠落、斗殴等常见闭合性损伤致伤机制往往造成多发性创伤，在腹腔内脏损伤的同时常伴随其他系统的损伤（如头、胸、脊柱、四肢）。由于组织结构脆弱，血供丰富，位置比较固定，闭合性损伤相对更容易造成实质性脏器（如肝、脾、胰腺）损伤，尤其原来已有病理情况存在者（如病理脾）。

（二）临床表现

由于伤情的不同，腹部损伤的临床表现可有很大的差异，从无明显症状体征到出现重度休克，甚至处于濒死状态。实质器官或大血管损伤主要为腹腔内（或腹膜后）出血，临床表现包括面色苍白、脉搏细速、血压下降，甚至休克。腹痛和腹膜刺激征一般相对较轻；肝脏损伤若伴有较大肝内胆管断裂，胆汁漏出可导致明显的腹膜炎；胰腺损伤若伴有胰管断裂，胰液溢入腹腔可对腹膜产生强烈刺激。通常来说，体征最明显处一般即是损伤所在，但有些伤者合并腹部以外其他系统损伤掩盖腹部内脏损伤的表现，造成腹部损伤临床诊断的遗漏，这些情况主要有：①合并头部外伤的患者常伴有意识障碍，不能提供腹部损伤的自觉症状；②其他部位（胸部、长骨等）的疼痛掩盖了患者对腹部疼痛和触痛的感觉；③腹腔实质性脏器损伤常导致低血压，但可同时存在其他导致低血压的原因（如骨折、心脏挫伤、心脏压塞、血胸、张力性气胸或脊髓休克）；④腹壁损伤所致的疼痛可能掩盖了腹腔脏器损伤所致的腹腔内疼痛。

（三）诊断流程

闭合性损伤诊断中需要明确有无腹腔脏器损伤，以及内脏损伤的性质、程度。一方面，如不能及时诊断，可能贻误手术时机而导致严重后果；另一方面，并非所有腹腔脏器损伤都需要手术处理，应谨慎评价，避免非必要的开腹或腹腔镜手术。腹部闭合性损伤的诊断流程应包括以下内容：

1. **有无内脏损伤** 对于早期就诊而腹内脏器损伤体征尚不明显者及单纯腹壁损伤伴明显软组织挫伤者，明确诊断相对困难，需要短时间严密观察和对比腹部症状和体征的动态变化。以下情况提示有腹内脏器损伤：①早期出现休克征象；②持续甚至进行性加重的腹痛，伴恶心、呕吐等消化道症状；③明显腹膜刺激征；④气腹；⑤腹部出现移动性浊音；⑥呕血、便血或尿血；⑦直肠指诊发现前壁有压痛或波动感，或指套染血。

2. 什么脏器受到损伤　应先确定是哪一类脏器损伤，然后考虑具体脏器。实质性器官损伤时，腹痛一般不重，腹膜刺激征也不明显。空腔器官破裂所致的腹膜炎比较明显，但一般延迟出现，发生时间与程度通常与破裂口大小有关。常见情况有：①有恶心、呕吐、便血、气腹者，多提示空腔脏器损伤；②有排尿困难、血尿、外阴或会阴部牵涉痛者，提示泌尿系统脏器损伤；③有膈面腹膜刺激表现者，或有下位肋骨骨折者，提示肝和脾破裂的可能性大；④有骨盆骨折者，提示有直肠、膀胱、尿道损伤的可能。

3. 是否有多发性损伤　随着现代工业生产方式、交通运输工具以及现代化战争的发展，多发性损伤的发病率日益增高。多发伤可能有以下几种形式：①腹内同一脏器有多处损伤；②腹内有1个以上脏器受到损伤；③除腹部损伤外，尚有其他部位的合并损伤；④腹部以外损伤累及腹内脏器。

（四）辅助诊断

腹部闭合性损伤的3大辅助诊断手段包括诊断性腹腔灌洗（diagnostic peritoneal lavage，DPL）、腹部创伤超声重点筛查（focused abdominal sonography for trauma，FAST）和螺旋CT检查。腹部CT扫描可适用于血流动力学稳定的患者；而对于血流动力学不稳定的患者来说，DPL和FAST相对更为便捷和迅速。

1. 诊断性腹腔灌洗　DPL的阳性率可达90%以上，对于判断腹腔内脏有无损伤和脏器损伤类别有很大帮助。检查结果符合以下任何1项即属于阳性：①灌洗液含有肉眼可见的血液、胆汁、胃肠内容物，或证明是尿液；②显微镜下红细胞计数超过10×10^9/L，或白细胞计数超过0.5×10^9/L；③淀粉酶超过100Somogyi单位；④灌洗液中发现细菌。

DPL在使用中也存在一定局限性：①意识不清或肥胖患者，DPL置管困难；②既往腹部手术史、严重腹内胀气、大月份妊娠不宜使用；③DPL是一项有创操作，有一定的并发症发生率（肠穿孔）；④多数腹部闭合性损伤的腹内出血可以通过非手术方法来

处理，不宜将DPL阳性作为剖腹探查的绝对指征，但DPL阴性是排除腹内脏器损伤的重要依据。

2. 腹部创伤超声重点筛查　FAST的目的是了解心包腔、肝肾隐窝、脾肾隐窝和盆腔有无积液。其在腹部损伤评估中的价值与DPL相仿，优点是价格便宜、无创、可在床旁进行；缺点是对操作医生的专业技术水平要求比较高。FAST对循环不稳定的创伤患者的评估至关重要，如果患者有低血压的同时，在腹腔内发现大量游离液体，一般就有剖腹探查的指征。

3. 螺旋CT检查　腹部CT检查在腹部闭合性损伤诊断中极具价值，能够相对精确地显示腹腔内和腹膜后实质性脏器的损伤情况，也可以从一定程度上间接提示空腔脏器损伤（肠系膜条索征、肠壁增厚或气腹），还可以通过CT值提示腹腔内液体性质。CT检查的缺点在于费用相对昂贵、辐射剂量大以及相对耗时，对循环不稳定的患者比较危险。

（五）治疗原则

1. 非手术治疗　经腹部CT检查评估、损伤评分较低的大多数闭合性肝、脾损伤和肾损伤几乎都可以通过平卧制动等非手术方式治疗，若CT检查排除空腔脏器损伤，且血流动力学稳定，就可以尝试非手术治疗。患者入院后应在监护病房中严密监测，持续监测生命体征和尿量、复查腹部体征和血红蛋白水平。出院后8~12周，患者还需复查CT证实损伤是否痊愈，在此之前应避免任何形式的剧烈运动。

2. 手术治疗　实质脏器闭合性损伤的手术指征包括：①肝、脾、肾等实质脏器CT扫描提示非手术治疗难以止血的损伤；②血流动力学不稳定，DPL或FAST检查证实存在大量腹腔积血；③肝、脾破裂保守治疗失败；④存在明显的腹腔积血，但CT检查不支持实质性脏器损伤，提示肠系膜损伤的可能性；⑤影像检查证实患者存在较严重胰腺损伤，如涉及主胰管或不能除外合并消化道损伤造成腹腔内感染；⑥影像检查证实患者存在急性创伤性膈疝。

二、各种实质脏器闭合损伤的临床特点和手术治疗

无论是使用开腹方式，还是采用腹腔镜方式，手术均具有探查性质，即便是在已完全处理了危及生命的、明确的实质脏器出血，生命指征有效恢

复以后。开腹手术切口多采用腹正中切口或经腹直肌切口,应强调的是该切口须便于探查和手术操作。对于腹腔内大量积血、生命指征不稳定者,不建议使用腹腔镜方法手术,应以尽快制止出血、挽救患者生命为目的。

(一)脾破裂

脾破裂的发生率在腹部闭合性损伤中占20%~40%,伴有慢性病理改变的脾脏更易破裂,按类型可分为被膜下破裂、中央型破裂和真性破裂。前两种因被膜完整,出血量受到限制,故临床上并无明显内出血征象而不易被发现,但在外力的影响下,有时可以突然转变为真性破裂。真性破裂按不同的损伤分级有迥然不同的临床表现,甚至可以危及生命。

脾破裂的处理原则是"救命第一,保脾第二",在保证生命安全的前提下,才考虑尽量保留脾脏。无休克或容易纠正的一过性休克,超声、CT检查证实脾脏裂伤比较局限、表浅,无其他腹腔脏器合并伤者,可尝试非手术治疗。严密观察生命体征、腹部体征、血细胞比容及影像学等变化。但在非手术治疗过程中,一旦出现了血压或血红蛋白持续下降,应尽快腹腔探查,以防延误治疗。对于脾中心部碎裂、脾门撕裂或有大量失活组织,以及高龄、多发性损伤情况严重者,需迅速结束手术,行脾切除术,对于其他损伤相对轻微的情况则尽可能保留脾脏。病理性肿大的脾脏发生破裂,应予切除。脾被膜下破裂形成的血肿和少数脾真性破裂后被网膜等周围组织包裹形成的局限性血肿,可在36~48小时冲破被膜或血凝块,而出现典型的出血和腹膜刺激征,称为延迟性脾破裂,应手术切除脾。脾切除后凶险性感染的发生率很低,并且可以通过疫苗接种、提高临床警惕性、适当的预防措施进一步降低感染的发生率。

(二)肝破裂

肝破裂在腹部损伤中占15%~20%,其中右肝破裂更常见。因肝破裂可有胆汁漏入腹腔,故腹痛和腹膜刺激征常较脾破裂者更为明显。

无休克或容易纠正的一过性休克的患者,可在严密观察下进行非手术治疗,约有30%可经非手术方法治愈,但肝损伤的非手术治疗较脾损伤需更多血制品和凝血因子的输注。血管栓塞也是一种行之有效的辅助治疗手段,可减少腹腔探查的机会。对于伤情较重的患者,手术治疗的基本要求是:彻底清创、确切止血、消除胆汁溢漏和建立通畅引流。浅表的、小的被膜撕裂出血可以通过电凝、血管结扎、缝扎、钛夹钳夹来控制出血。肝脏损伤深部出血凶猛时,需迅速找到出血部位,可用纱布压迫创面,双手压迫肝实质暂时控制出血,等待麻醉师补足血容量,同时用手指或橡皮管阻断肝十二指肠韧带以控制出血,以利于探查和处理,常温下每次阻断肝血流的时间不宜超过30分钟,若需控制更长时间,应分次进行。血管出血时可以用钛夹止血法。若有大块肝组织破损,特别是粉碎性肝破裂,可以采取清创式肝切除。如果这些方法还不能完全控制出血,则需要用填塞止血,择日再次手术,因为一味地延长手术时间需要输注更多的血制品,会导致凝血功能紊乱,这是一个危险的恶性循环,最好能在45分钟内妥善完成血管控制和肝周填塞止血。同时填塞切忌过度,以免下腔静脉受压或造成腹腔间室综合征,使血压进一步下降。36~72小时后,必须返回手术室撤除肝周填塞物。初步控制出血后,应进行清创,清除裂口内的血块、异物以及离断粉碎或失活的肝组织,清创后应对出血点和断裂的胆管逐一结扎。缝合前可将大网膜或止血材料填入裂口,提高止血效果,并加强缝合线的稳固性。肝破裂累及肝静脉主干或肝后段下腔静脉破裂的处理出血多、较汹涌,且有并发空气栓塞的可能,死亡率高。阻断肝门后出血不减和搬动肝脏出血加剧时,应想到本诊断。通常需将切口延至胸部以改善显露,用纱垫填塞加压以减少出血,多数需实行全肝血流阻断,直视下缝补静脉破裂口。

(三)胰腺损伤

胰腺损伤占腹部损伤的1%~2%,但其位置深,容易漏诊,胰腺损伤后常并发胰液漏或胰瘘,可同时合并十二指肠损伤,死亡率达20%左右。胰腺闭合性损伤常系上腹部强力挤压所致,暴力直接作用于脊柱时损伤常在胰颈体部。损伤后胰液可积聚于小网膜囊内而表现为上腹部局限性腹膜炎,还可因膈肌受刺激而出现肩部疼痛。胰液进入腹腔后,可出现弥漫性腹膜炎。胰腺损伤所引起的出血量一般不大,血淀粉酶可升高。超声和CT可显示胰腺形态轮廓是否整齐及有无胰周积血、积液。

在胰腺损伤的处理中,手术的目的是止血、清创、控制胰腺外分泌及处理合并伤,胰管损伤情况决定手术策略的关键因素。被膜完整的胰腺挫伤或浅表的胰腺损伤不会累及主胰管,只需留置引流。手术探查时发现胰腺附近血肿者,应将血肿切开,检查出血来源。胰体尾实质损伤,可能伴有胰管横撕,宜行胰腺近端缝合、远端切除术。深在的胰头损伤应充分引流,发生胰瘘的概率很高。Whipple手术仅适用于胰头严重损伤合并胆管和十二指肠损伤的病例。胰瘘为胰腺外伤常见的并发症,多在4~6周内自愈,少数流量大的瘘可能需引流数月之久。胰瘘需禁食并给予全胃肠外静脉营养治疗,并应用生长抑素抑制消化道外分泌功能。

(四)肾脏损伤

肾周血肿通常提示肾损伤,大多数的肾损伤具有自限性。对进行性扩大或搏动性肾血肿,或怀疑有肾门血管损伤者,应行手术探查。中度肾损伤的处理方法一般是缝合皮质加引流,粉碎性肾损伤和肾门血管损伤,尤其是血流动力学不稳的患者,处理方法是肾切除术。

(五)腹膜后血肿和腹内血管损伤

外伤性腹膜后血肿多系高处坠落、挤压、车祸等所致胰、肾、十二指肠损伤,骨盆或下段脊柱骨折和腹膜后血管损伤引起。出血后,血液可在腹膜后间隙广泛扩散,形成巨大血肿,还可渗入肠系膜间。临床表现上除部分伤者可有腰胁部紫灰色瘀斑外,更突出的表现是出血征象、腰背痛和肠麻痹;伴尿路损伤者常有血尿;盆腔血肿可有里急后重感。

治疗上除积极防治休克和感染外,因腹膜后血肿常伴大血管或内脏损伤,治疗有多种选择,主要取决于血肿的部位。手术中如见后腹膜并未破损,可先估计血肿的范围和大小,在全面探查腹内脏器并对其损伤做相应处理后,再对血肿的范围和大小进行一次估计。如血肿有所扩展,则应切开后腹膜,寻找破损血管,予以结扎或修补;如无扩展,可不予切开,因完整的后腹膜对血肿可起压迫作用,使出血得以自控,特别是盆腔内腹膜后血肿,出血多来自压力较低的盆腔静脉丛,出血自控的可能性较大,切开探查反而会破坏腹膜的完整性。对于盆腔出血凶猛难以控制的情况,建议介入治疗,行骨盆出血动脉栓塞,并同时继续积极复苏,无法控制时,也可用纱条填塞,并于术后 4~7 日内逐渐取出。对于腹部中央区血肿,由于该区域有腹部大血管、胰十二指肠结合部,无论是否扩展,原则上均应切开后腹膜予以探查,以便对受损血管或脏器做必要的处理:

(1)治疗腹主动脉损伤最重要的步骤是暴露、控制受损血管的两端,单股血管缝线修补。

(2)肝下下腔静脉损伤需压迫出血部位,单股血管缝线做静脉修补,如果后壁裂伤,可轻轻旋转下腔静脉显露后壁裂口修补,或者直接从血管腔内对裂伤进行修补。若静脉破损较大,可以使用人造血管,但更常用的方法是结扎下腔静脉。但患者一般对肾静脉水平以上结扎下腔静脉无法耐受。

(3)髂总动脉和髂外动脉损伤,首选缝合修补,必要时可以用人造血管置换。污染严重者可考虑结扎动脉,通过旁路术重建循环。髂内动脉可以直接结扎。

(4)髂静脉损伤暴露困难,必要时可以直接结扎,而并发症的发生率并不高,但术后需要抬高肢体和穿长筒弹力袜。

(5)腹腔动脉干、肠系膜上动脉胰腺后段和肠系膜下动脉损伤时都可以结扎。肠系膜上动脉胰腺下段损伤应该修补。肠系膜上静脉应尽可能修补,因为结扎可能会引起肠坏死。结扎肠系膜下静脉没有风险。

第二节　腹部闭合损伤所致空腔脏器损伤

一、空腔脏器损伤概述

(一)临床表现

腹部空腔器官(如胃十二指肠、空回肠、结直肠、胆道、膀胱等)破裂的主要临床表现为全身性感染和弥漫性腹膜炎。腹膜刺激征程度因器官内容物不同而异,通常胃液、胆汁、胰液对腹膜刺激最强,肠液次之,血液最轻。腹膜后十二指肠破裂的患者有时可出现睾丸疼痛、阴囊血肿和阴茎异常勃起等。需警惕空腔器官和实质器官同时发生损伤，因此出血性表现和腹膜炎可以同时存在。

（二）治疗原则

对于怀疑或确诊空腔脏器破裂的患者，均建议积极进行开放手术或腹腔镜手术探查，主要手术指征包括：①影像学检查发现腹腔内有游离气体；②临床表现或 CT 检查提示患者存在空腔脏器损伤；③患者有脓毒症征象或持续存在腹部触痛，但 CT 诊断不能明确。

二、不同空腔脏器闭合损伤的临床特点和手术治疗

（一）胃损伤

由于胃有肋弓保护且活动度较大、柔韧性较好，加之胃壁厚，闭合性损伤时很少受累，多在饱腹时偶可导致胃损伤，一般伴有肝、脾、胰或膈肌损伤。若胃前壁全层破裂，胃酸会导致剧痛及严重的腹膜刺激征，而后壁破裂时，症状、体征不典型。

手术探查必须彻底，术中务必打开胃结肠韧带探查胃后壁。特别应注意检查大网膜、小网膜附着处，以防遗漏小的破损。大多数胃外伤边缘整齐，只需要止血后做简单的单层缝合修补即可。边缘有挫伤或失活组织者，需修整后缝合；极少数广泛损伤的病例才需要行胃部分切除术。

（二）十二指肠损伤

十二指肠的大部分位于腹膜后，损伤的发病率很低。十二指肠损伤多发生于十二指肠第二、三部，破裂部分甚至被局部挫伤导致的血肿所掩盖。如损伤发生在腹腔内部分，消化液进入腹腔可引起明显的腹膜炎；术前临床诊断虽不易明确损伤所在部位，但因症状明显，一般不致耽误手术时机。若损伤在腹膜后，症状主要为上腹或腰部持续性疼痛且进行性加重，可向右肩及右睾丸放射；右上腹及右腰部有明显的固定压痛；直肠指诊有时可在骶前闻及捻发音；腹部体征相对轻微而全身情况不断恶化；影像学显示腹膜后积气积液。

抗休克和手术是本病治疗的两大关键，治疗方法主要有下列几种：

（1）浆膜切开血肿清除术：十二指肠壁内血肿无明显症状可观察，胃肠减压、补液和营养支持即可；若存在高位肠梗阻，非手术治疗 2 周梗阻仍不解除，可手术切开血肿，清除血凝块，修补肠壁。

（2）单纯修补术：裂口不大、边缘整齐、血运良好且无张力的十二指肠的小裂伤可行一期修复。

（3）带蒂肠片修补术：裂口较大不能直接缝合者，可游离一小段带蒂肠管，修剪后镶嵌缝合于缺损处。

（4）十二指肠 - 空肠双通路术：对于第二部系膜缘难以经上述方法修补的较大破裂，可离断近端空肠，进行破裂孔和空肠远侧断端的 Roux-en-Y 手术。

（5）损伤肠段切除吻合术：十二指肠第三、四部严重损伤不宜缝合修补时，可切除该肠段，行端端吻合。若张力过大无法吻合，则将远端关闭，利用近端与空肠行端侧吻合；或缝闭两个断端，做十二指肠空肠侧侧吻合。

（6）十二指肠憩室化：适用于十二指肠第一、二部严重损伤或同时伴胰腺损伤者。手术包括胃窦切除、迷走神经切断、胃空肠吻合、十二指肠残端和胆总管造瘘；可在术中置入营养性空肠造瘘管，为肠内营养支持提供方便。

（7）胰十二指肠切除术：只适用于十二指肠第二部严重损伤殃及胰头，无法修复者；若循环不稳定，可分期进行，一期切除，二期重建。

（三）空回肠破裂

小肠破裂多指空回肠破裂，可在早期产生明显的腹膜炎，故诊断相对简单。即使无气腹表现，也不能否定小肠破裂的可能。

诊断一旦确定，应立即手术治疗。手术时要对整个小肠和系膜进行系统细致地探查，系膜血肿即使不大也应切开检查，以免遗漏小的穿孔。大多数小肠损伤可用一层缝合进行修补，有以下情况时，则应做部分小肠切除吻合术：①裂口较大或裂口边缘部肠壁组织挫伤严重；②小段肠管有多处破裂；③肠管大部分或完全断裂；④肠管严重碾挫、血运障碍；⑤肠壁内或系膜缘有大血肿；⑥肠系膜损伤影响肠壁血液循环。对于复苏后高度水肿的肠管，建议手工吻合。漏诊时间长（超过 24 小时）的小肠损伤不适宜一期修复，而应该行临时性肠造瘘，待一般情况平稳后限期还纳。

（四）结肠破裂

结肠破裂发病率较小肠低，但由于结肠壁薄、血液供应差、内容物液体成分少而细菌含量多，且一部分结肠位于腹膜后，一旦漏诊后果更为严重。

除对少数损伤小、腹腔污染轻、全身情况良好的右半结肠损伤患者可以考虑一期缝合修补或切除吻合外，对大部分患者应先采用肠造口术，待患者情况好转时，再行关闭瘘口。若患者的腹腔有严重污染，伴严重合并伤或血流动力学不稳定，推荐行结肠造瘘术，不要做一期修补。一期修复手术的主要禁忌证为：①腹腔严重污染；②全身严重多发性损伤或腹腔内其他脏器合并伤，须尽快结束手术；③伴有其他严重疾病，如肝硬化、糖尿病等。对比较严重的损伤一期修复后，可加做近端结肠转流性造口，确保肠内容物不再进入远端。

随着人民群众健康意识的提高和结直肠癌内镜筛查的推广，结肠镜检查或息肉内镜切除所致的医源性结肠破裂成为并不鲜见的结肠损伤，如果发现该并发症及时，因检查前有较好的机械性肠道准备、损伤程度可控，临床上可以视情况进行单纯修补。

（五）直肠破裂

以盆底腹膜反折为界，可将直肠分为上段和下段。直肠破裂时的表现有所不同：如损伤在腹膜反折之上，其临床表现与结肠破裂基本相同；如发生在反折之下，多因经肛损伤所致，可引起严重的直肠周围感染，并不表现为腹膜炎，容易延误诊断。

若为直肠上段破裂，应开腹手术进行修补，加做乙状结肠转流性造口。直肠下段破裂时，无须广泛游离直肠做修补，应充分引流直肠周围间隙以防感染扩散，对于此类患者，也应施行乙状结肠造口术，使粪便改道直至伤口愈合。

（六）输尿管和膀胱损伤

肾盂撕裂伤可缝合修补。显露损伤的输尿管时需避免过度骨骼化导致输尿管缺血，原则上应先在输尿管内置入支架，然后用可吸收线一期修复损伤。腹腔内膀胱损伤应该用可吸收线缝合修补，并留置尿管引流。腹腔外膀胱破裂只需留置尿管引流。对严重、复杂的膀胱损伤或伴有明显出血者，应加做耻骨上膀胱引流，以便术后有效地进行膀胱冲洗。

第三节　腹部开放性损伤

一、诊断要点

开放性损伤的诊断要点为明确是否为穿透伤、有否内脏损伤以及是否存在剖腹探查指征。有腹膜刺激征或腹内脏器外露者显然腹膜已穿透，且绝大多数都有内脏损伤，这时即可做出剖腹探查的决策，而无需精确分辨是哪个腹腔内脏发生了损伤。剖腹探查的理想目标是在不遗漏严重的腹部创伤的前提下，尽量降低阴性剖腹率。诊断过程还需注意：①穿透伤的入口或出口与伤道不一定呈直线，不能基于此评估受伤脏器；②穿透伤的入口或出口可能不局限于腹部，此时仍有可能造成内脏损伤；③部分腹壁切线伤虽未穿透腹膜，但仍可能造成内脏损伤；④伤口大小与伤情严重程度不一定呈正比。

二、治疗原则

对符合下列指征患者建议立即行剖腹探查手术：①血流动力学不稳，存在不能用腹部损伤以外的原因解释的休克状态，必须立即开始积极的液体复苏后实施剖腹手术；②显著的腹膜刺激征，尤其是远离伤口的部位存在的腹膜刺激征更具诊断价值；③影像学显示腹腔游离气体；④腹内脏器或组织外露；⑤伤口残留致伤物。

对于无症状或症状轻微的腹部开放性损伤进行治疗决策相对困难。约1/3腹部开放性损伤为非穿透伤，还有1/3的腹部开放性损伤虽为穿透伤，但并未合并内脏损伤。对所有患者都实施腹腔探查术并不恰当。这部分患者可进行连续临床再评估及螺旋CT扫描辅助诊断。对患者进行连续临床再评估需密切监测生命体征；每 15~30 分钟复查腹部体征，注意腹膜刺激征程度和范围的改变；每 30~60 分钟监测血常规，关注血红蛋白有否下降和白细胞有否上升。必要时可复查行诊断性腹腔穿刺术或腹腔灌洗术。观察期间应积极补液，防止休克；不可随便搬动患者，以免加重病情；不注射止痛剂，以免掩盖病情；禁食禁水、胃肠减压，避免存在空腔脏器损伤时加重腹腔污染。观察 24 小时后，如果没有低血容量性或脓毒症休克和腹膜炎表现出现，可以推断几乎不可能存在严重的内脏损伤。对于仍存在疑问的患者，建议进行螺旋 CT 检查，其对实质脏器损伤及其范围、程度有重要的诊断价值，而对空腔脏器损伤的诊断价值稍低，不能对小肠破裂等情况进行早期诊断，仅有明确气腹征象才可确诊；增强 CT 可帮助鉴别是否有活动出血，如有出血，可确认出血部位。必要时可使用腹腔镜进行探查，可直接辨别腹腔内消化液的有无和腹膜后的基本情况。

一些特殊部位的腹腔开放性损伤因位置特殊而容易被漏诊，需特殊关注：

（1）膈肌：单独的膈肌裂伤开始通常没有临床症状，但是，之后可以并发继发膈疝。左侧膈疝发生率高于右侧。对于伤口位于下胸部或上腹部（尤其是左侧）的穿透伤，术中均需探查是否有膈肌损伤。

（2）腰部：腰部开放性损伤可能伤及十二指肠或结肠的腹膜后部分，只有在晚期才会出现腹膜刺激征，甚至直接表现为感染性休克，因此建议早期行 CT 检查。明显血尿需考虑肾脏损伤，镜下血尿应考虑输尿管损伤的可能性。

（3）会阴部：会阴区开放性损伤时，必须警惕穿入腹部的可能，需行直肠指诊了解有无出血。CT 扫描有助于诊断，必要时还需追加直乙状结肠镜检查。

三、手术方案

（一）术前

对于拟行手术探查的患者，应尽快完成术前准备，若存在多发伤，应先予评估全身情况，优先处理对生命威胁最大的损伤。积极地进行心肺复苏：通畅气道，解除气道梗阻；维持呼吸，处理

开放性气胸或张力性气胸；恢复循环，迅速控制明显的外出血，尽快恢复循环血容量，力争将收缩压升至 90mmHg 以上后再行手术。若患者休克因腹腔内进行性出血或伴有感染性因素而不易被纠正，也可在抗休克的同时立即进行手术，不应一味等待循环稳定。还需警惕进展迅速的颅脑外伤，除此之外，腹部损伤应放在治疗的优先地位。若存在腹内脏器或组织自腹壁伤口突出，可用消毒碗覆盖保护，切勿在毫无准备的情况下强行回纳，这样可加重腹腔污染以及对脏器造成二次损伤，回纳应在手术室经麻醉后进行。残存在腹壁或体内的致伤物可能伤及大血管或与其关系紧密，非直视下拔除可能造成致命的大出血或二次损伤，因此要在手术室麻醉后直视下取出致伤物。

关于麻醉选择，首选气管内麻醉，既能保证麻醉效果，又能根据需要供氧，并防止术中发生误吸。胸部有穿透伤者，无论是否有血胸或气胸，麻醉前均应行患侧胸腔闭式引流，否则在正压呼吸时可发生张力性气胸。

（二）术中

开放手术切口常选择腹部正中切口。可根据需要向上、下延长，或向侧方延伸甚至进入胸腔，满足彻底探查腹腔内所有部位的需要。正中切口进腹迅速，可快速切开和缝合，出血少，相对创伤较小。不可通过扩大腹部开放性损伤伤口探查腹腔，以免造成伤口愈合不良、裂开、内脏脱出和远期的腹壁切口疝。腔镜手术应首先置入主镜，根据腹腔内具体情况选择器械戳孔部位，以方便后续手术操作。

进入腹腔内原则上是先处理出血性损伤，后处理穿破性损伤；先处理污染重的损伤，后处理污染轻的损伤。腹腔内有大出血时，开腹后先行清理积血，移除血凝块，迅速查明出血来源并加以控制。肝、脾、胰、肾等实质脏器和肠系膜是常见的出血来源。术前根据受伤史和体征最怀疑哪个脏器受伤，就先探查哪个脏器，而血凝块集中处一般即是出血部位。若无腹腔内大出血，则应对腹腔脏器进行系统、有序的探查。做到既不遗漏伤情，也不做多余、重复的翻动。探查次序原则上应先从肝、脾等实质性器官开

始,同时探查膈肌有无破损;接着从胃开始,逐段探查十二指肠球部、空肠、回肠、大肠以及它们的系膜;然后探查盆腔脏器;之后则切开胃结肠韧带显露网膜囊,检查胃后壁和胰腺;如有必要,最后还应切开后腹膜探查十二指肠第二、三、四部。在探查过程中发现出血性损伤,应随时进行止血;发现肠管穿孔时,可用肠钳夹住以防止更多肠内容物漏出,然后继续探查,最后再行修补。也可根据切开腹膜时所见决定探查顺序,如见到食物残渣则提示上消化道破裂,而见到粪便则提示下消化道破裂,若有胆汁应先探查肝外胆道及十二指肠等处。纤维蛋白沉积最多或网膜包裹处往往是空腔脏器破裂部位所在。小肠系膜缘及结肠腹膜后的破裂伤口极易被漏诊,因此对于肠壁上和肠管旁的血肿均需打开,认真探查,必要时切开侧腹膜将其翻转检查,在前壁有损伤时,必须探查后壁。无论从何处开始,最终必须完成系统的探查,绝不能满足找到一两处损伤,腹部损伤常为多发性,任何遗漏都有可能导致功亏一篑的严重后果。待探查结束,对探查所得伤情做一个全面估计,然后按轻重缓急逐一处理。

(三)术后

腹腔脏器损伤处理完毕之后,应彻底清除腹内残留的液体、异物、组织碎块、食物残渣、粪便等,仔细检查有无因慌乱中止血而遗留的纱布等异物,恢复腹内脏器的正常解剖关系。建议常规使用乳胶管引流,下列情况更应加强引流:①肝、胆、胰、十二指肠及结肠损伤者;②空腔脏器修补缝合后有可能发生消化道瘘(如肠瘘、胆瘘、胰瘘等)者;③有较大裸露创面继续渗出者;④局部已形成脓肿者。若预期引流量大或可能出现消化道瘘者,建议放置双套管进行负压吸引冲洗。腹壁切口污染不重者,可以分层缝合;切口有张力者,建议加张力缝线;污染较重者,皮下可放置乳胶片或负压引流管,或暂不缝合皮肤和皮下组织留作延期处理,或开放腹腔治疗。

参考文献

1. BOUZAT P, VALDENAIRE G, GAUSS T, et al. Early management of severe abdominal trauma [J]. Anaesth Crit Care Pain Med, 2020, 39 (2): 269-277.

2. COCCOLINI F, STAHEL P F, MONTORI G, et al. Pelvic trauma: WSES classification and guidelines [J]. World J Emerg Surg, 2017, 12: 5.

3. BIFFL W L, LEPPANIEMI A. Management guidelines for penetrating abdominal trauma [J]. World J Surg, 2015, 39 (6): 1373-1380.

4. COCCOLINI F, MONTORI G, CATENA F, et al. Splenic trauma: WSES classification and guidelines for adult and pediatric patients [J]. World J Emerg Surg, 2017, 12: 40.

5. COCCOLINI F, COIMBRA R, ORDONEZ C, et al. Liver trauma: WSES 2020 guidelines [J]. World J Emerg Surg, 2020, 15 (1): 24.

6. COCCOLINI F, ROBERTS D, ANSALONI L, et al. The open abdomen in trauma and non-trauma patients: WSES guidelines [J]. World J Emerg Surg, 2018, 13: 7.

7. KOBAYASHI L, COIMBRA R, GOES AMO J R, et al. American Association for the Surgery of Trauma-World Society of Emergency Surgery guidelines on diagnosis and management of abdominal vascular injuries [J]. J Trauma Acute Care Surg, 2020, 89 (6): 1197-1211.

8. GAFFLEY M, NEFF L P, SIEREN L M, et al. Evaluation of an evidence-based guideline to reduce CT use in the assessment of blunt pediatric abdominal trauma [J]. J Pediatr Surg, 2021, 56 (2): 297-301.

9. BIFFL W L, MOORE E E. Management guidelines for penetrating abdominal trauma [J]. Curr Opin Crit Care, 2010, 16 (6): 609-617.

10. NOTRICA D M, EUBANKS J W, TUGGLE D W, et al. Nonoperative management of blunt liver and spleen injury in children: Evaluation of the ATOMAC guideline using GRADE [J]. J Trauma Acute Care Surg, 2015, 79 (4): 683-693.

11. KOBAYASHI L, COIMBRA R, GOES AMO J R, et al. American Association for the Surgery of Trauma-World Society of Emergency Surgery guidelines on diagnosis and management of peripheral vascular injuries [J]. J Trauma Acute Care Surg, 2020, 89 (6): 1183-1196.

(孙龙昊,刘 彤)

第三十一章
急性消化道大出血

消化道出血（gastrointestinal hemorrhage）系指呕血和便血而言，根据出血量的多少临床上可分为隐匿性出血、显性出血和大出血3种类型。出血量在5~10ml/d，粪便颜色可无改变，但隐血试验呈阳性，此种情况称为隐匿性出血；出血量在50~80ml时，可排出黑便或含血便，称之为显性出血；如果一次急性失血超过全身总血量的20%（约800~1 200ml及以上），并引起休克症状和体征，称为消化道大出血。

依失血速度可分为急性和慢性出血。急性失血的特点是短期出现呕血或便血，血红蛋白和红细胞计数下降。消化道大出血是急性出血的一种重要类型，严重时可出现失血性休克。慢性失血的特点是长期、小量，以轻度便血或大便隐血阳性为主，但病程较长的患者可出现程度不同的贫血。

一般将十二指肠悬韧带（以下简称Treitz韧带）作为上、下消化道的分界点。上消化道出血是指Treitz韧带以上的食管、胃、十二指肠和胆胰等病变引起的出血，也包括胃空肠吻合术后吻合口部位的出血，常以呕血和黑便为特征性表现；下消化道出血是指Treitz韧带以下的空回肠、结直肠和肛管出血，常表现为鲜血便或暗红色便，由于出血位置和出血速度的不同而排出外观不同的粪便。

第一节　上消化道大出血

上消化道出血（upper gastrointestinal hemorrhage）常表现为急性大出血，是临床常见的急腹症，至今其病死率仍高达10%以上，需要予以充分重视。

一、病因

上消化道出血的病因多达几十种，引起大出血并急需外科处理的，以胃、十二指肠溃疡出血为最多见，其次为食管胃底静脉曲张破裂出血、急性糜烂出血性胃炎、胃癌等，贲门黏膜撕裂出血和肝胆疾病引起的胆道出血也时有发生。

（一）病因分类

临床上在分析消化道出血原因时，常按以下4方面来考虑分析，即：

1. **上消化道自身疾病原因**　食管、胃、十二指肠疾病，如炎症、溃疡、肿瘤、血管畸形、憩室和损伤等原因，例如：消化性溃疡或急性炎症、食管胃底曲张静脉破裂、食管贲门黏膜撕裂综合征、上消化道肿瘤或胃血管异常（如Dieulafoy病、胃窦血管扩张症）。

2. **邻近器官或组织的原因**　如肝胆疾病引起的胆道出血，例如胆管或胆囊结石、胆道蛔虫病、胆囊或胆管癌、肝癌、肝脓肿或肝血管瘤破入胆道；再如胰腺癌累及十二指肠、胰腺炎并发脓肿破溃、纵隔肿瘤穿破至食管、主动脉十二指肠瘘等引起的大出血等。

3. **全身性疾病引起的出血**　如全身出血倾向、白血病、血小板减少性紫癜、血友病、胶原病结节性动脉周围炎，创伤造成的应激性溃疡等。

4. **药物的原因**　如在器官移植中使用大量激素作为免疫抑制剂造成的应激性溃疡出血，非甾体抗炎药（NSAID）或5-羟色胺选择性重摄取抑制剂（SSRI）类抗抑郁药物引起的急性胃黏膜损害造成大出血等。

（二）几种常见上消化道大出血原因的鉴别

1. **胃、十二指肠溃疡出血**　胃或十二指肠球部消化性溃疡出血，约占上消化道出血的40%~50%，其中3/4为十二指肠溃疡。一般在出血前多有溃疡病发作病史，右上腹有一固定压痛点，出血后疼痛多减轻或消失。大出血一般发生在胃小弯或十二指肠球部后壁，大多系由溃疡基底部血管被侵蚀破裂导致出血，多数为动脉出血。急症胃镜检查及内镜下止血有助于诊断和暂时性治疗。

一般溃疡病出血以黑便为主，出血量大时也可表现为呕血。最为特殊的是十二指肠球后深度溃疡侵及胃十二指肠动脉，造成侵蚀动脉主干的出血，往往很快表现为失血性休克，甚至危及生命。

在胃、十二指肠溃疡中，有两种情况需要特别重视。一种是药物损伤引起的溃疡，如长期服用阿司匹林等水杨酸类药物导致胃酸分泌增加或胃黏膜屏障功能损害，诱发急性溃疡形成，导致上消化道大出血；另一种是吻合口溃疡，多发生于胃-空肠吻合口附近，可发生于术后十余日直至术后数年内，少数患者因吻合口溃疡大出血需要再次手术治疗。

2. 门静脉高压症引起食管胃底曲张静脉破裂出血 该类出血约占上消化道出血 20%~25%，患者常有肝脏病史，检查可发现慢性肝病、肝硬化、门静脉高压症和脾大的表现，可能出现脾功能亢进。急性大出血时，常以呕吐鲜血为主，发病急骤、病情危重。由于患者肝功能受损严重，凝血酶原合成障碍，加之血小板减少，出血往往难以自止，即或有一过性暂停，又常再发。急症胃镜检查是比较有效的鉴别手段。

3. 应激相关胃黏膜损伤（stress-related gastric mucosal injury） 可表现为胃黏膜应激性溃疡，其出血约占 20%。各种严重疾病引起的应激状态下产生的急性糜烂性出血性胃炎乃至溃疡形成统称为应激相关胃黏膜损伤，又称急性胃黏膜出血或糜烂、出血性胃炎、应激性溃疡等。大多与休克、严重创伤、严重感染、严重烧伤（柯林溃疡）、严重颅脑损伤（库欣溃疡）或大手术有关。这些情况下使交感神经兴奋，肾上腺髓质分泌儿茶酚胺增加，引起胃黏膜下血管痉挛收缩，组织灌流减少，胃黏膜缺血缺氧，其病理特点是，黏膜糜烂和浅溃疡形成，表现为散在、多发，不超过黏膜肌层。

临床上可表现为突然大量出血，严重者可导致昏迷或休克。在开展急症内窥镜检查后此类患者得到确诊者日渐增多，故在上消化道出血的诊

断中应给予足够的重视。

4. 食管、胃和十二指肠腺癌及其他肿瘤 因各种肿瘤引起的出血多见于进展期或晚期癌肿，大出血相对少见，多为大便隐血持续阳性，对诊断有一定价值。

胃或十二指肠的胃肠间质瘤、恶性淋巴瘤、平滑肌肉瘤等均可表现为呕血或黑便，当肿块较大时在上腹查体可扪及。

5. 食管贲门黏膜撕裂综合征（Mallory-Weiss syndrome） 因剧烈恶心、呕吐引起的食管贲门处黏膜纵行撕裂伤而造成的大呕血。典型发病过程是患者先呕吐食物和胃内容物，接着是剧烈干呕，而后血性呕吐。

6. 胃黏膜下恒径动脉破裂出血（Dieulafoy病） 在临床时有出现，是一种胃肠道黏膜下动脉血管恒径畸形破裂导致的疾病。正常情况下，胃的供血动脉逐级分支至黏膜下时已形成毛细血管，而罹患该病者其黏膜下血管呈恒径状态，异常粗大，属先天性血管发育畸形。多种原因造成的胃黏膜损害侵及恒径血管时发生大出血。病变区多位于胃小弯侧贲门下 6cm 范围内，出血时行急症胃镜检查可在斑片状受损之黏膜下见小动脉呈喷射样出血。

该病多为突发，以呕血为主，可呈间歇性。主要症状是反复发作性呕血和柏油样大便，严重者可出现失血性休克。出血前多无明显上腹部不适和疼痛，亦无消化道溃疡病史和家族遗传史。

7. 胆道出血 胆道出血临床上较为少见，肝内局部慢性感染，可引起多发脓肿，脓肿破入门静脉或肝动脉分支，会导致大量血液进入胆道，表现为胆道大量出血，患者可有呕血或黑便。肝癌、肝血管瘤、蛔虫、结石等也可引起胆道出血。外伤性胆道出血大多数病例在肝脏创伤数周后发生，是因肝内血管分支与胆管沟通所致。结石侵蚀胆管后壁可造成门静脉血液冲入胆道。医源性胆道出血多为经皮肝穿刺活检或经皮经肝穿刺胆道造影所引起，若损伤大的肝动脉分支，可造成大出血，甚至导致死亡。

二、临床表现

上消化道大出血的临床表现，取决于出血部

位和出血速度、出血数量。

（一）呕血和黑便

这是上消化道大出血最常见的临床表现。幽门以上部位出血常表现为呕血，如上消化道的食管病变或食管胃底静脉曲张破裂出血以呕鲜血为主。出血量偏少，血液在胃腔内与胃酸作用变化为酸化血红蛋白，呈咖啡色，故呕吐物多为咖啡色。上消化道出血后均有不同程度便中带血，胃、十二指肠病变及胆道、胰腺的出血多以柏油样便或黑便为主。柏油样便的形成是因为血液经过胃酸作用及在肠内停留时间较长，红细胞发生破坏，血红蛋白中的铁经肠内硫化物的作用形成硫化铁，致使大便颜色变黑。因为硫化物刺激肠黏膜分泌大量黏液，使大便外层发亮，故称柏油样大便。但如出血量大、速度快、肠蠕动强，来自上消化道的血液也可和肠液混合后以血便自直肠排出，这是因为大出血时血液可起到类似泻剂的作用，促进肠蠕动，加速排便。

右上腹绞痛、黄疸是胆道出血的常见症状，是由于血块填塞于胆总管引起，而伴结石、感染者则有发冷、发热。出血时行十二指肠镜检查可见有血液自乳头部涌出。

（二）失血性休克

急性上消化道大出血，短时间内出血量超过800ml者，可能导致周围循环衰竭，引起失血性休克。患者表现为头晕，乏力，面色苍白，四肢湿冷，甚至突发晕厥。心率加快，血压下降，脉搏压缩小。

（三）血常规变化

急性大出血后，患者可表现为不同程度的贫血，血红蛋白、红细胞及血细胞比容均下降，表现为正细胞正色素性贫血，由于组织液渗入血管以补充血容量造成血液稀释，一般出血后24~72小时这种血液稀释达到高峰。出血后如骨髓代偿性增生，可出现一过性大细胞性贫血，而慢性失血表现为小细胞低色素性贫血。

上消化道大出血后2~5小时，白细胞可出现反应性升高，达$(10~20) \times 10^9/L$，出血停止后2~3天恢复正常。

（四）发热

上消化道大出血后可出现低热，一般持续3~5天，具体原因尚不清楚，可能是因为大量失血后体温调节中枢功能障碍，或与出血导致机体进入炎症反应阶段有关。

（五）肠源性氮质血症

上消化道大出血后，在胃肠道内积存大量血液中的血红蛋白消化产物被吸收，使血液中尿素氮水平出现暂时性升高，而非因肾功能不全导致的肾性氮质血症。

三、诊断

（一）病史

仔细询问病史在消化道出血的诊断中占有重要地位，虽然上消化道出血患者大多出现呕血或黑便表现，近70%的上消化道出血患者可经仔细病史询问作出初步诊断。在病史询问中应注意以下问题：

1. 出血的次数，呕血或便血的数量、颜色，可能的诱因，出血后的伴随症状。

2. 本次出血与以往所患消化道疾病的关系，例如有无溃疡病或肝病史，有无因某种疾病曾长期服用激素或水杨酸类药物的历史，有无可引起消化道出血的其他全身性疾病等。

3. 排除消化道以外的原因造成的出血，如鼻衄或口腔血液的下咽、咯血，周身系统疾病引起的出血，药物和饮食的干扰等。服用阿司匹林、氯吡格雷等抗凝药物者，具备较高出血风险。进食肉类、动物血、肝脏也可导致隐血阳性。

4. 根据症状及患者的自我感觉，推论出血是已经停止还是在继续进行。

5. 是否存在既往出血病史及相关情况。既往出血病史是很重要的参考依据，但也不能想当然地认为每次出血的原因都是一样的，从而导致错误推论。

6. 在院外治疗情况，包括治疗方法和患者对治疗的反应。

（二）查体

1. 出血期间应认真观察及记录重要生命体征，从而判断患者病情和出血状况。此外，还应注意发现引起消化道出血的原发疾病的多种表现。例如，查体中如发现肝掌、蜘蛛痣及腹壁静脉曲张，可考虑门静脉高压症的诊断；上腹部深压痛应考虑胃或十二指肠溃疡的可能。

2. 力争对失血量作出较为准确的估计,这也是消化道大出血的重要诊断内容。

由于受到胃液及其他部位消化道内容物的影响,仅根据呕、便血量很难对出血量作出正确的估计。由于出血速度的不同及对出血反应的个体差异,故出血量和症状之间也未必一致。成年人如日出血量在 500ml 以下,可无明显的全身症状。出血量超过 500ml,可出现心慌、气促、眩晕及四肢冷感等症状。出血量在 800~1 000ml 及以上,将出现血压下降、脉搏 100 次/min 以上,尿量减少。当出血量达 1 500ml 时(循环血量的 30%),收缩压可下降到 80mmHg 以下,脉搏 120 次/min 以上且细弱无力,此时可出现意识淡漠、反应迟钝等典型休克表现。

(三) 实验室检查

1. 动态观察血红蛋白、红细胞、血细胞比容的变化。在急性大出血的最初几小时,由于血液稀释尚不充分,上述指标可无明显下降,一般 3~4 小时后待血液稀释逐步出现,特别是在输入液体后,所有指标则明显下降。在出血过程中,动态观测上述指标的变化显得更有意义,有助于判断出血是否停止,以及治疗效果。

2. 完成血型测定并行交叉配血、备血。

3. 凝血功能监测。进行凝血酶原时间(PT)、活化部分凝血活酶时间(APTT)、血小板、纤维蛋白原、D-二聚体及有关 DIC 指标的测定;必要时进行有关出血性疾病与血液病的实验室检查,如怀疑血友病患者应进行八因子、九因子等特殊检查。

4. 血气分析及相关生化检查。应了解患者体内电解质及酸碱平衡状况,检查肝功能、肾功能、血氨等。

(四) 特殊诊断方法

1. **鼻胃管置入及胃肠减压** 这种方法简单易行,是所有消化道出血患者均应接受的治疗方法,具有很强的鉴别诊断作用和较大的实用价值。置入胃管后,根据从胃管抽吸的内容了解出血情况。

2. **胃镜(EGD)检查** 是目前诊断急性上消化道大出血的首选方法。对上消化道大出血应争取在初始复苏情况稳定时尽快进行,有报告提示

在出血后 24h 内检查阳性率可达 95%。急诊胃镜检查还有助于判断活动性出血及评估再出血风险,并同时进行内镜下止血治疗。

3. **急诊应用三腔二囊管** 在急诊胃镜广泛开展的现在,三腔二囊管仍然是诊断和治疗食管胃底静脉曲张破裂出血的重要选择之一。三腔二囊管置入胃腔后,胃气囊充气压迫胃底,食管气囊充气压迫食管下段,生理盐水冲洗、抽吸胃内血液,观察是否还有活动性出血,从而辅助判断出血部位和原因。该方法简便、易行,对于食管胃底静脉曲张破裂出血还有较好的治疗作用。

4. **数字减影血管造影(DSA)** 选择性腹腔动脉或肠系膜上动脉造影以及超选择性肝动脉造影,对于确定出血部位有较好作用。当出血速度在 0.5ml/min 以上时,应用血管造影方法可找到出血部位。通过血管造影,也可同时进行介入栓塞止血治疗。

5. **上消化道造影检查** 这种检查方法在确定上消化道出血原因中迄今仍有应用,尤其是对于怀疑十二指肠降段以下病变者,或者患者对于胃镜检查有禁忌证或不愿进行胃镜检查的情况。但急诊情况下,急症钡餐造影可能加重急性出血、促使休克发生,故多用于出血稳定后的病因检查。

6. **消化道增强腹部 CT、CT 血管成像(CTA)及其他检查** 胃镜禁忌或检查阴性、仍有活动性出血者,可根据病情选择腹部增强 CT、CTA、腹部超声、MRI 等检查方法以明确病因。

腹部 CTA 通常可发现速度为 0.3~0.5ml/min 的出血,因此对动脉和静脉来源出血均敏感,同时也可以发现肠壁疾病,如血管畸形和肿瘤。但一旦出血停止,可能导致阴性检查结果,因此应尽早安排必要检查。腹部 CTA 与 DSA 比较,不具有治疗作用,因此需要权衡检查与治疗的需求。

7. **手术探查** 对于常规检查不能确诊而又危及生命的大出血病例,在有强烈的指征时可进行开腹探查。术中应根据情况配合使用相应的辅助检查措施,如术中的内镜检查、动脉造影或静脉输注亚甲蓝等,明确出血部位,及时以手术方式进行止血。

四、风险评估

上消化道出血是急诊常见的危重症之一,成

年人每年发病率为 100/10 万 ~180/10 万,病死率为 2%~15%。根据《急性上消化道出血急诊诊治流程专家共识(2020 版)》,综合临床表现可将患者危险程度分为 5 层,分别为极高危、高危、中危、低危和极低危,根据危险程度分层分配就诊区域(见表 31-1-1)。

表 31-1-1　急性上消化道出血危险程度分层

分层	症状和体征	休克指数[*]	医疗区域
极高危	心率>120 次/min,收缩压<70mmHg 或急性血压降低(基础收缩压降低 30~60mmHg),心跳、呼吸停止或节律不稳定,通气氧合不能维持	>1.5	抢救区
高危	心率 100~120 次/min,收缩压 70~90mmHg,晕厥、少尿、意识模糊、四肢末梢湿冷、持续的呕血或便血	1.0~1.5	抢救区
中危	血压、心率、血红蛋白基本正常,生命体征暂时稳定,高龄或伴严重基础疾病,存在潜在生命威胁	0.5~1.0	急症区
低危	生命体征平稳	0.5	急诊区
极低危	病情稳定,GBS[*] ≤ 1	0.5	门诊区

[*] 休克指数 = 心率/收缩压,0.5 表示无休克;1 为轻度休克,失血量 20%~30%;>1 为中度休克,失血量 30%~40%;>1.5 为重度休克,失血量 40%~50%;>2 为极重度休克,失血量>50%。

[*] GBS(Glasgow Blatchford Score):格拉斯哥 - 布拉奇福德评分。

上消化道出血病情稳定后需对预后进行评估,评估内容包括身体重要器官功能以及再出血和死亡风险。根据身体重要器官功能相关指标可评估是否有功能不全或衰竭发生。AIMS65、GBS 和 Rockall 评分是比较常见的三种评分方法,辅助判断再出血、住院时间或死亡风险。对于急性非静脉曲张性上消化道出血的患者,年龄超过 65 岁、严重合并症、休克、低血红蛋白浓度、输血、内镜下溃疡基底有血凝块和血管显露,则再出血危险性增高。

五、治疗

对上消化道大出血的患者需行紧急处理,其中包括抢救失血性休克,保持呼吸道通畅,建立有效的静脉通路并同时行中心静脉压监测,观察尿量,做好对生命体征的监护。还应及时完成必要的实验室检查,及时填写抢救记录,随时对抢救效果作出客观估计,以便决定下一步处理。

(一)上消化道大出血的诊疗流程

根据《急性上消化道出血急诊诊治流程专家共识(2020 版)》,对上消化道大出血患者需进行"3 次评估,2 次治疗"(见图 31-1-1)。

(二)一般急救措施

诊断上消化道大出血患者,在评估患者出血危险程度分层的同时,应迅速建立 1~2 条静脉通路,保证补液、给药及输血的畅通。同时注意患者生命体征、神志、尿量等的监测,吸氧,保持呼吸道通畅,避免误吸,对于极危重患者影响呼吸功能的需要及时进行气管插管、呼吸机辅助通气。同时进行相关实验室检查,了解血红蛋白、凝血功能、电解质和酸碱平衡等基本状况。病情稳定时,择机进行彩超、CT 等辅助检查,力争迅速明确病因。切忌在患者处于休克状态、血压不稳定时随意搬动患者进行相关检查,可能会加重病情,甚至引起患者死亡。

(三)容量复苏和输血

1. **容量复苏**　急性上消化道大出血患者常出现血流动力学不稳定的情况,应积极进行容量复苏。当出血未控制时宜采用限制性液体复苏策略,建议收缩压维持在 80~90mmHg。条件允许应进行有创血流动力学监测,综合临床表现、实验室检查,指导容量复苏。

失血性休克患者,在积极备血的同时,可以先给予乳酸钠林格液,即晶体液,但容量复苏要避免大量输入晶体液,前 6 小时小于 3 升。大量输注等渗晶体液,会增加组织间隙液体积聚,导致呼吸衰竭、间隔综合征(腹部和肢体)及凝血病等并发症发生风险增加。人工胶体作为出血性休克急诊救治的传统首选液体,也没有证据证明可以带来获益。

2. **输血**　患者输血指征包括:收缩压<90mmHg;心率>110 次/min;Hb<70g/L;血细胞比容(HCT)<25% 或出现失血性休克。对于急性

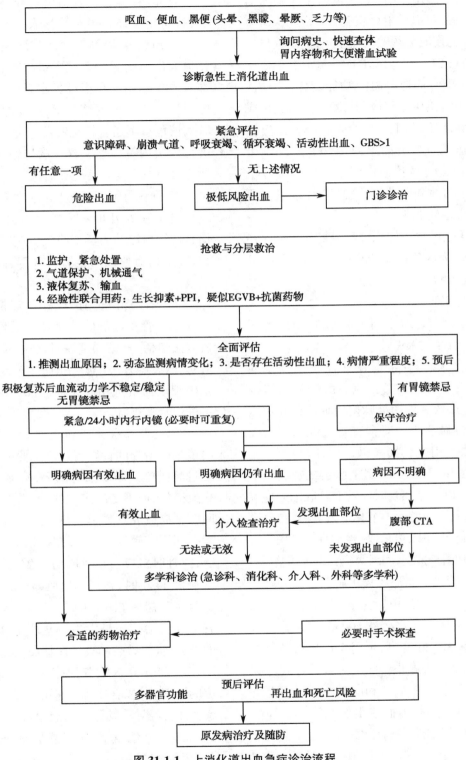

图 31-1-1　上消化道出血急症诊治流程

大量出血患者,需立即启动大量输血方案,建议输入红细胞、血浆的比例为1:1,并同时给予辅助药物如葡萄糖酸钙,可提供生存获益。非活动性出血和血流动力学稳定时无须输注血小板,活动性出血且血小板计数(PLT)<50×10⁹/L时应输注血小板。

大量失血患者应监测凝血功能变化,活动性出血者,若凝血酶原时间(或国际标准化比值)或活化部分凝血活酶时间大于正常1.5倍时,应输注新鲜冰冻血浆(FFP),如果使用FFP后纤维蛋白原仍低于1.5g/L,推荐输注纤维蛋白原或冷沉淀。肝硬化活动性静脉曲张出血,若纤维蛋白原(FIB)<1g/L,应输注FFP。

3. 血管活性药物 如积极容量复苏后仍存在持续性低血压,为保证重要器官最低有效灌注,可使用血管活性药物。

(四)止血措施

1. 药物治疗 针对不同出血原因,可选择相关针对性药物治疗效果更佳。

(1)外周静脉给药:静脉滴注质子泵抑制剂(proton pump inhibitor,PPI)抑制胃酸分泌对溃疡病出血有一定疗效。外周静脉使用垂体后叶加压素,可降低门静脉压力。对食管胃底静脉曲张破裂出血者可以使用生长抑素,如奥曲肽治疗。此外,还可使用去甲肾上腺素、肾上腺素或麻黄碱小剂量持续滴入,以达到较长时间的血管收缩效应。

对于不明原因的急性上消化道大出血,在急诊胃镜干预前等待过程中,可采取"经验性联合用药",联合应用PPI和生长抑素,病因明确后再行调整。

(2)经鼻胃管局部灌注药物止血

1)冷生理盐水加去甲肾上腺素:使用8mg/L的去甲肾上腺素生理盐水溶液100ml,经胃管注入胃内,关闭胃管30~60min后再用生理盐水经胃管冲洗以明确出血是否停止。此法对食管胃底静脉曲张出血或急性胃黏膜病变和应激性溃疡出血止血效果较好,而对动脉出血或出血血管处于纤维组织包围之中者(如溃疡病)效果不好。此外,凝血酶也是临床常用的胃管内注射止血药物,但均需要更多的RCT研究证实其疗效。

2)胃内灌注抗酸剂:使胃液的酸碱值保持在6~7,并交替注射H₂受体阻断剂西咪替丁。抗酸剂可使用氢氧化铝凝胶或5% NaHCO₃,氢氧化铝

易与胃肠道积血结合成块是其缺点。

3)灌注中药,如云南白药或乌药、降香、五倍子各30g水煎500ml分次灌入。

2. 急诊胃镜治疗 急症胃镜是明确急性上消化道大出血病因的首选关键检查,对诊断和治疗都有重要作用。在积极稳定患者一般状况、没有内镜检查禁忌证的情况下,应尽早安排胃镜。患者病情危重不适合转运时可在急诊抢救室或ICU进行床边内镜检查。若首次胃镜未完全止血,必要时可考虑重复胃镜检查治疗。

(1)急症胃镜安排时机:急性上消化道大出血应在出血后24小时内安排胃镜检查,经积极复苏仍有持续血流动力学不稳定者应紧急进行胃镜检查,疑似出血原因为食管胃底静脉曲张出血者应尽量在12小时内进行胃镜检查。

(2)急诊胃镜止血方法:急症胃镜检查时,如发现非食管胃底静脉曲张性活动性出血,常用止血方法包括:药物局部注射,热凝止血(高频电凝、激光、微波等方法),钛夹止血。对食管胃底静脉曲张破裂出血可选用硬化剂局部注射,对曲张血管可进行套扎止血。

3. 三腔二囊管压迫止血 这种方法可作为内镜难以治疗的食管胃底静脉曲张破裂出血的临时过渡措施。需要强调的是,气囊压迫是暂时的止血措施,而不是决定性的治疗,在食管内过长时间膨胀易造成黏膜糜烂与溃疡。故三腔二囊管放置时间不宜超过3天,根据病情8~24小时放气一次,拔管时机应在止血成功后24小时。一般先放气观察24小时,若仍无出血即可拔管。气囊放气后有半数患者在72小时内还可能再次出血。三腔二囊管治疗还易发生一些严重并发症,如气囊的破裂、食管破裂和吸入性肺炎,需要注意。

4. DSA介入检查治疗 DSA在发现出血部位的同时,可以在出血血管内注射血管收缩药物或直接行经导管动脉栓塞治疗。

对于急性食管胃底静脉曲张破裂出血患者,药物和胃镜止血失败后可考虑行经颈静脉肝内门体静脉分流术(transjugular intrahepatic portosystemic shunt,TIPS)。严重的反复静脉曲张出血、Child-Pugh C级或B级合并活动性出血,可考虑早期进行TIPS,以减少出血复发。

5. 中医治疗 中医对消化道出血的控制和巩固止血效果,有着肯定的疗效。根据中医"急则治其标,缓则治其本"的原则,结合出血的不同阶段,分别采用止血、消瘀、补虚等不同的治疗方法。

(1) 辨证施治:按照中医理论来分析,急性上消化道出血多为实证,为各种原因所引起的"迫血妄行",慢性出血则多为虚证,常因脾虚不能统血所引起。根据寒热虚实的不同,通常分为以下4型辨证施治:①胃热型:出血量多,血色鲜红,脘腹灼热,尿短赤,大便秘结。舌质红,苔黄腻或黄燥,脉滑数。治以清热泻火,可用泻心汤(大黄、黄连、黄芩)、犀角地黄汤(水牛角、地黄、丹皮、芍药)、十灰散(茜草根、栀子、大黄、牡丹皮、棕榈皮、茅根、侧柏叶、荷叶、大蓟、小蓟)等方加减。②肝火犯胃型:多有情志不舒,出血势急、量多、色红或紫暗,心烦易怒,烦躁不安,胸胁胀满。舌红或红绛,苔黄,脉弦数。治以泻肝清胃、泻血止血,可用龙胆泻肝汤加减(龙胆草、当归、生地、柴胡、黄芩、栀子、泽泻、木通、车前子、甘草)。③脾虚型:多为慢性出血,出血量少或时多时少,血色暗淡,神疲乏力,四肢不温,纳呆便溏。舌淡苔白,脉沉细无力。治以温中健脾、益气摄血,可用归脾汤加减(白术、茯苓、黄芪、龙眼肉、酸枣仁、人参、木香、甘草、生姜、大枣)。④瘀血型:血色紫黑,胸脘痛如针刺。舌质紫暗或有瘀斑,脉滞涩。治以活血化瘀止血,可用复方活血汤加减(柴胡、瓜蒌根、当归、红花、甘草、穿山甲、桃仁、大黄)。

(2) 单方、验方:此类报道甚多,常用的药物有:大黄、白及、紫珠草、三七、地榆等。天津医科大学附属南开医院用乌药、降香、五倍子煎剂灌胃治疗溃疡病及应激性溃疡出血,有明显疗效。

6. 手术治疗 对急性上消化道大出血经积极内科治疗仍出血不止者,或止血有效但导致出血病因需要外科干预者,需要考虑手术治疗。

(1) 急性上消化道大出血,短时间内大量失血、迅速出现休克,难于通过输血矫正者。

(2) 虽经大量输血,在 24~48 小时内血红蛋白、血细胞比容仍不见上升者。

(3) 有反复大出血病史,尤其近期有反复出血者。

(4) 最初出血已经停止,但收入院行非手术治疗时又发生大出血者。

(5) 消化性溃疡年龄在 60 岁以上伴动脉硬化者,出血合并幽门梗阻或穿孔者,胃镜发现动脉搏动性出血或溃疡底部血管显露再出血危险性很大。

(6) 开始出血量虽少,但已超过 24 小时仍在继续出血,或患者年轻,周身情况良好,持续出血已达 48 小时者。

(7) 胃恶性肿瘤导致出血。

(8) 门静脉高压导致食管胃底静脉曲张破裂出血,非手术方法止血无效,可考虑急诊行贲门周围血管离断术。

(9) 胃恒径动脉病导致活动性出血。

(10) 血源不足时更需认真考虑非手术疗法带来的后果及早期施行手术的可能性。

急性上消化道大出血的手术方式应根据病变部位、性质及患者的具体条件而定。对开腹探查未找到病灶者应避免施行盲目脏器切除,如胃切除手术等。

第二节 下消化道大出血

下消化道出血(lower gastrointestinal hemorrhage)发生率虽不及上消化道出血高,大出血出现概率更低,但临床也经常见到。其中,90% 以上出血来自结直肠和肛周疾病,临床上除去痔、肛裂等肛管疾病以外,肿瘤、息肉、憩室和炎性肠道疾病为最常见的出血原因。近年来,对几种少见的可引起出血的疾病已引起重视,如肠道血管畸形和结肠血管扩张症等。另外,随着胶囊内镜和小肠镜的广泛应用,隐匿性消化道出血正逐渐减少。

下消化道不同部位出血,大便颜色不同。小肠出血除在并发肠梗阻时可有呕血外,一般皆以较暗色血便为主;回盲部、升结肠的出血可排出果酱样便或与大便相混的暗红色便;降结肠、乙状结肠及直肠出血可排出与大便混合或包裹在成型便表面的血便;痔出血,为鲜红色,便时下滴、粘在大便表面。根据血便的特点可揭示出血部位,但例外的情况亦不罕见。

一、主要出血原因鉴别

(一)结直肠癌

结直肠肿瘤的失血多为慢性、长期持续性失血,临床表现为贫血及脓血便,故易被误诊为痢疾、痔而延误治疗。肛门指诊可检出80%的直肠肿瘤,纤维结肠镜可对结直肠各段进行直观检查,必要时进行活检,有助于早期诊断。

(二)炎症性肠道疾病

1. 溃疡性结肠炎 临床上表现为血性腹泻、发热、痉挛性腹痛、贫血和体重减轻。暴发型病例多见于左半结肠或全部结肠,除有危重的全身症状外,还可有下消化道大出血,有时候需要急诊手术。

2. 克罗恩病 可发生于胃肠道各个部位乃至出现肠外病变,但末段回肠受累率为最高,单独小肠受累者约为30%,结直肠也可见到病变。该病活动期可伴下消化道出血,但造成大出血者很少见。

(三)肛门疾病

常见痔、肛门裂导致出血。内痔或混合痔出血多见,少数患者便时喷射性大量出血甚至出现重度贫血、失血性休克,需要急诊手术治疗。

(四)急性出血性坏死性肠炎

该病以肠坏死和出血为临床特征,是一种危及生命的暴发性疾病。目前病因尚未明了,可能与细菌感染有关。病变主要累及小肠,主要表现为全身中毒症状和消化道炎症症状,如发热、腹泻、呕吐、腹痛、腹胀、便血等。

(五)肠道憩室病

一般无症状,仔细追问病史可有多次憩室炎发作史,多在消化道检查排除肿瘤或息肉等情况时被发现,其中左半结肠憩室以乙状结肠最为常见,有材料报告右半结肠憩室为左半结肠的2倍。结肠憩室出血多为隐匿性,但也可发生大出血。小肠的梅克尔憩室多有单独的边缘支血管供应,严重的憩室炎可造成下消化道大出血。

(六)小肠肿瘤

小肠肿瘤仅占胃肠道肿瘤的1%~2%,包括腺癌、胃肠间质瘤和恶性淋巴瘤等不同组织来源。

以间断性暗红色便为主,胶囊内镜、小肠镜对于小肠肿瘤出血有较好的诊断价值。

(七)结肠血管扩张症

好发于60岁以上的老年人,出血部位以右半结肠居多,可反复出现果酱样或暗红色血便,但亦有因大出血而导致休克者。患者多无明显腹痛症状和腹部体征。纤维结肠镜检查时可能发现黏膜下血管怒张,但检出率不高,往往需借助于术前或术中DSA方能确诊。

(八)肠系膜静脉血栓形成

肠系膜静脉血栓形成通常累及肠系膜上静脉,而肠系膜下静脉很少受累。随着疾病进展,肠管缺血也逐渐加重,甚至出现坏死,可能导致血性腹水和血便。腹部增强CT可以对血栓形成和肠管坏死做出较为可靠的诊断。

(九)孤立性盲肠溃疡或直肠溃疡综合征

是一种少见的结直肠良性、非特异性溃疡性疾病,好发于盲肠、直肠,表现为腹痛、血便甚至因溃疡穿孔导致腹膜炎表现,结直肠镜检查可发现溃疡。孤立性盲肠溃疡需要与炎性肠病、肿瘤相鉴别。孤立性直肠溃疡以血便、黏液便、排便障碍及肛门疼痛为主要表现。

二、检查方法

发生下消化道大出血时,与上消化道出血类似,应仔细询问病史,认真观察及记录患者症状、重要生命体征和查体异常表现,判断病情危急程度和出血状况,动态关注相关实验室检测指标。同时,根据病情特点,可采用下列检查方法。

(一)指肛检查和肛门镜检查

肛门及周围疾病在下消化道大出血中占有一定比例,临床上采用简便易行的指肛检查方法有助于及时发现痔、肛门裂、低位直肠癌等容易导致出血的常见原因,辅助肛门镜检查可以进一步明确诊断。

(二)DSA检查

选择性血管造影是下消化道大出血的首选检查方法,能够及时发现许多原因不明的下消化道出血。考虑下消化道活动性出血时,采用肠系膜下动脉造影对下消化道出血诊断率为66%~86%。

(三)电子结直肠镜或乙状结肠镜

可直接观察结直肠及末端回肠,发现出血部

位和原因,但当肠道内积存大量血块时,影响检查结果。手术时做纤维结直肠镜检查,借手术者的推送可将内镜引至较高位置的小肠以期发现难以确诊的出血原因。

（四）小肠镜

是目前最有效的诊断小肠出血的检查方法,理论上可以看到全小肠,并针对病变取活检,以及进行内镜下止血操作。

（五）胶囊内镜

简便易行,无创伤,可发现活动性出血并定位。但肠梗阻患者禁用。

（六）小肠 CT 或 MR 造影

无创性检查,可帮助发现小肠病变,适用于因小肠狭窄不能进行小肠镜或胶囊内镜检查患者。

（七）X 线钡剂灌肠

对诊断结肠肿瘤、息肉、憩室、炎症和溃疡有很大价值,但无法取活检。尽管气钡对比造影在诊断结肠病变方面有较多优点,但对于结肠肝、脾曲仍易漏诊,乙状结肠折叠也是造成结肠病变漏诊的原因之一,而纤维结肠镜检查则可弥补此缺点。

（八）放射性核素红细胞扫描

需要在活动性出血状态下,为确定出血部位,静脉推注用 ^{99m} 锝标记的患者自体红细胞进行腹部扫描,出血部位可形成红细胞浓集区域。但该检查可能存在假阳性或定位错误,因此临床应用较少。

（九）小肠造影

口服造影剂后,进行 X 线显像,可以发现肠管走行或肠黏膜异常、肿瘤等导致出血的病变。

（十）急诊手术探查,联合内镜分段检视

下消化道大出血,病情危急但无法确定出血原因和部位时,可选择急诊剖腹探查术。探查时,根据肠管内积存血液情况,可采用切开肠管、术中内镜分段检查、术中血管造影、用强光透照肠管、分段钳夹等方法来确定出血部位,进行病变肠管切除。

三、处理

发生下消化道大出血时,一般处理措施及外周静脉药物治疗与上消化道大出血类似。对急性大量便血而未明确病因者,多主张先禁食、补充血容量、纠正休克、使用镇静剂及止血药物,出血多能在 24~48 小时停止。纤维结直肠镜、DSA 对于活动性出血的治疗都有一定作用。

尽可能确定出血病灶,采用简单而有效的止血办法是治疗下消化道大出血的关键。非手术治疗无效,可行急诊探查手术。

下消化道出血患者,可参照下面流程进行处理,见图 31-2-1。

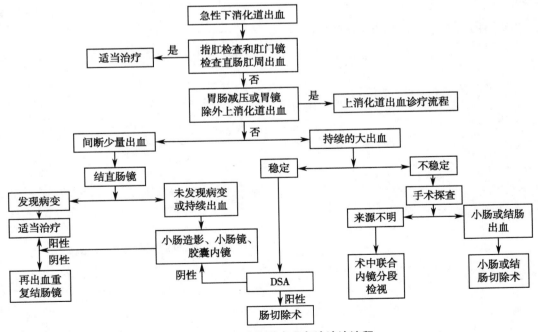

图 31-2-1 下消化道出血急诊诊治流程

虽然 70%~80% 的下消化道出血能自行停止，但再次出血者占 22%~25%，同时在复发病例中，再度出血上升到 50%。因此，出血停止后仍需进一步检查病因，针对病因选择药物、内镜、手术治疗。

第三节　隐匿性消化道出血

隐匿性消化道出血，又常称为不明原因的消化道出血，是指一般常规检查如消化内镜（胃镜与结直肠镜）、X 线小肠钡剂检查或小肠 CT 等不能明确病因的反复性或持续性的消化道出血。占消化道出血的 5% 左右，患者主要表现为反复发作的缺铁性贫血和粪便隐血试验阳性，可能有黑便、血便、呕血等肉眼可见的出血情况。

隐匿性消化道出血，以小肠疾病为主，可能与炎症、血管病变、憩室病或者肿瘤有关。检查方面，应重视小肠镜、胶囊内镜的使用。近年来，随着临床检查手段的丰富，该类型所占比例逐渐减少。

对隐匿性消化道出血，当发生大出血时，应积极救治。明确出血原因后采用病因治疗，对肿瘤引起的隐性出血应积极进行手术治疗。

参考文献

1. 吴咸中. 腹部外科实践 [M]. 3 版. 天津: 天津科学技术出版社, 2004.
2. 中国医师协会急诊医师分会, 中华医学会急诊医学分会, 全军急救医学专业委员会, 等. 急性上消化道出血急诊诊治流程专家共识 (2020 版)[J]. 中华急诊医学杂志, 2021, 30 (1): 15-24.
3. 《中华消化外科杂志》编辑委员会,《中华消化杂志》编辑委员会. 急性非静脉曲张性上消化道出血多学科防治专家共识 (2019 版)[J]. 中华消化外科杂志, 2019, 18 (12): 1094-1100.
4. STRATE L L, GRALNEK I M. ACG clinical guideline: management of patients with acute lower gastrointestinal bleeding [J]. Am J Gastroenterol, 2016, 111 (5): 755.
5. 李克敏, 刘彤, 董英, 等. 良、恶性小肠平滑肌肿瘤的诊治体会 [J]. 天津医药, 2000, 28 (1): 18-20.
6. SAINO M, AOYAMA T, YAMANE M, et al. Optimal candidates for early colonoscopy in the management of acute lower gastrointestinal bleeding [J]. J Gastroenterol Hepatol, 2022, 37 (7): 1290-1297.
7. JEFFREY L T, JENNIFER T H. Acute gastrointestinal bleeding [J]. Ann Intern Med, 2022, 175 (2): 17-32.

（戚　峰, 刘　彤）

第三十二章
腹部血管疾病所致的急腹症

第一节　肠系膜静脉血栓形成

内脏静脉血栓形成的部位可以发生于门静脉,肠系膜上、下静脉和脾静脉。肠系膜静脉血栓形成(mesenteric venous thrombosis,MVT)通常是指肠系膜上静脉内的血栓形成,包括向门静脉或脾静脉的蔓延。急性肠系膜静脉血栓形成(acute mesenteric venous thrombosis,AMVT)是一种较为少见的急腹症类型,在急性肠缺血中占 5%~15%。相比其他急腹症而言,该病发病率低,起病隐匿,早期无特异症状和体征,常规检查不易明确诊断,多数患者在出现腹膜炎甚至剖腹探查后才做出诊断,往往失去最佳治疗时机。国外报道 AMVT 年发病率约为 1.3/10 万。手术取栓、切除坏死肠管的同时,积极的抗凝治疗是提高患者生存率、减少血栓再发的有效措施。临床上将病程 4 周以内的患者诊断为 AMVT,4 周以上或因其他疾病行影像学检查偶然发现的患者诊断为慢性肠系膜静脉血栓形成(chronic mesenteric venous thrombosis,CMVT)。

一、肠系膜静脉解剖学

(一)肠系膜上静脉

肠系膜上静脉(superior mesenteric vein,SMV)与同名动脉伴行,走行于小肠系膜内,除收集同名动脉分布区的静脉血外,还收集部分胃和胰的静脉血。由于其回结肠附近的静脉干小属支较少,距下腔静脉又较近,临床上门静脉高压症时,常在此处实施肠系膜上静脉 - 下腔静脉吻合术,以使门静脉的血液得以回流。

(二)肠系膜下静脉

肠系膜下静脉(inferior mesenteric vein,IMV)与同名动脉伴行,至胰头的后方注入脾静脉或肠系膜上静脉,少数注入肠系膜上静脉和脾静脉的汇合处,收集同名动脉分布区的静脉血。

二、病因与发病机制

(一)病因

肠系膜静脉血栓形成的病因很多,可分为原发性和继发性两类。约 20% 的患者为原发性,原发性静脉血栓形成无明显病因,呈现自发性,往往存在凝血机制紊乱引起血栓形成倾向:如蛋白 C、S 缺乏(患者多有深静脉血栓形成病史),抗凝血酶Ⅲ缺乏,活化蛋白 C 抵抗(凝血因子 V 莱登突变),存在凝血酶原等位基因 20210A、四氢叶酸还原酶突变,肿瘤(尤其是胰腺和结肠肿瘤),使用口服避孕药,真性红细胞增多症,肝素诱导的血小板减少症,狼疮性抗磷脂综合征,巨细胞病毒感染,肠系膜上动脉血栓栓塞等。80% 以上的 MVT 为继发性。存在表 32-1-1 中的情况会诊断为继发性 MVT。MVT 病因不同,其血栓蔓延方式也不一样。血栓多由较小分支向主干蔓延,早期仅累及部分肠管,而后范围逐步扩大。也可见肠系膜静脉主干形成血栓,而后向周围蔓延,其病变范围广泛,几乎导致全部小肠坏死。该类患者预后十分凶险,但临床上少见。因左侧结肠、直肠与脾静脉、肾静脉、奇静脉及半奇静脉间有众多的侧支循环,因此肠系膜静脉血栓很少累及肠系膜下静脉。

表 32-1-1　肠系膜静脉血栓形成的相关因素

直接损伤	局部静脉充血或淤滞
腹部创伤(钝性和穿透性)	门静脉高压;肝硬化
外科手术后(特别是脾切除术后)	充血性心力衰竭
腹腔内炎症状态(胰腺炎、肠炎)	脾功能亢进
腹膜炎和腹腔脓肿	肥胖
	腹压增高;腹腔间室综合征

（二）发病机制

静脉局部血栓形成后,可向远近端蔓延。当受累肠区的静脉回流完全受阻时,肠管淤血水肿,浆膜下呈点状出血,随后逐渐扩散呈片状出血,直至大面积的肠管发生出血性坏死。大量血性液体从肠壁和肠系膜渗出至肠腔和腹腔,导致血容量减少、血液浓缩、心肺功能衰竭等。且静脉急性闭塞也可反射性引起内脏动脉的痉挛和加速血栓形成,加剧肠管缺血、缺氧,加速肠坏死过程。静脉血栓形成多数只累及一段空肠或回肠,较少造成全小肠坏死。但血栓易再次形成,导致疾病复发,有时须行多次手术治疗。

三、病理变化

MVT 造成的肠缺血范围往往与内脏静脉侧支循环和阻塞程度有关。MVT 的患者多无明显症状。MVT 造成的肠坏死和肠系膜上动脉血栓形成造成的肠坏死不同,MVT 造成的肠坏死往往比较局限,累及肠段和肠系膜水肿、肿胀、淤血,肠系膜静脉分支内有血栓形成,动脉往往有搏动。但在病变后期,伴行动脉内也有血栓形成,动脉搏动消失。累及肠段往往在空肠和回肠。若发生广泛的肠系膜静脉血栓形成,可导致大面积肠管浆膜下出血,肠壁增厚发紫,肠管内、外充满暗红色血性渗出,呈肠梗死表现,肠管发黑,病情恶化很快,体内毒素吸收可以发生中毒性休克。

四、中医病因病机

按照病理病因,该病属于中医"腹痛"范畴,出现肠壁变性坏死后,也可归于"肠痈"等病患。中医认为该病素体气阴亏虚为本,瘀血热毒蕴积为标,为本虚标实之证。患者或因先天肾气亏虚,或因后天饮食失宜,劳伤心脾,致营气生成失常,或肺气不固卫外失司,致热毒内侵,导致营血阴阳失衡,血行乏力,肠络受损,血液凝结,瘀久化热,热盛肉腐,导致络伤肠损,热毒外侵或随血行播散五脏六腑,变生坏证。在疾病的发病期病因有两个关键因素,一个是瘀血,一个是湿毒。恢复期也有两个关键病因,一个是气虚,一个是瘀浊。

五、临床表现

急性 MVT 常突然起病,有引发肠梗阻和腹膜炎的风险。在少数情况下,存在长期腹痛的患者可能出现小肠梗阻。不管是动脉还是静脉血栓形成,其特征性表型是症征不符的腹部疼痛。虽然症状持续的时间不同,但 75% 的患者在入院前症状已持续 48 小时以上。恶心、厌食、呕吐和腹泻为常见的症状。15% 的患者甚至可能出现呕血、便血或黑便。腹部症状缺乏特异性往往延误诊断。大约 50% 的患者有个人或家族性深静脉血栓形成或肺栓塞的病史。疾病早期的体格检查可能没有任何异常发现。如果出现发热、肌紧张和反跳痛预示已出现了腹膜炎。1/3~2/3 的急性 MVT 患者可出现腹膜炎体征,血流动力学不稳定可能由于肠腔或腹腔液体的大量积聚所致,收缩压低于 90mmHg 则预后不良。该病易被误诊,出现饭后疼痛症状可能被误认为消化性溃疡;腹泻症状可能被认为是小肠感染或克罗恩病;如果剧烈的腹痛是唯一的症状,可能考虑其为胰腺炎等。因此,如果患者存在上述症状,并存在个人或家族性血栓疾病者,在临床上应该高度怀疑 MVT。

六、辅助检查与诊断

（一）实验室检查

目前尚没有准确诊断 MVT 的血浆生物学标记物。有报道指出 D- 二聚体是急性血栓形成的敏感但非特异性的指标。从理论上讲,正常的 D- 二聚体水平是排除 MVT 的有用指标。血清乳酸盐测定在肠管缺血坏死后的检测阳性率可达 85%以上,对疾病早期诊断帮助不大。

MVT 患者中广泛存在遗传性血栓形成的倾向,因此推荐所有 MVT 患者筛查以下因素:凝血因子 V 莱登突变、凝血酶原基因突变、蛋白 C 缺乏、蛋白 S 缺乏和抗凝血酶缺乏。另外,患者亦需进行其他免疫性疾病抗体的检查,如狼疮抗凝物和心磷脂抗体等。

（二）辅助检查

1. **彩色多普勒超声** 可以发现肠系膜上静脉管腔增粗,静脉内血流信号消失以及静脉血栓的实性回声,但易受肠内气体的干扰,对检查者技术和经验要求很高,所以阳性率仅为 50% 左右。

2. 计算机横断扫描(CT) 静脉内注射造影剂显示门静脉期的计算机横断扫描造影(CT venography,CTV)是诊断急性 MVT 的最重要和敏感检查方法。平扫期可以看到肠系膜低密度血栓,肠系膜上静脉扩张和高密度的静脉壁影像。增强扫描期肠系膜上静脉无造影剂充盈,明显看到病变肠管增厚大于 2mm 以及肠系膜水肿,通过三维重建可以清楚发现肠系膜的血栓部位,但对微小血栓诊断价值有限。

3. 磁共振血管成像(MRA) MRA 也对 MVT 的诊断有帮助,T_1WI 加权像流空信号消失,急性期血栓可呈高信号,T_2WI 加权像也呈高信号,注射造影剂可对慢血流与血栓进行鉴别。但 MRA 扫描时间长,而且多数中心暂不提供急诊 MRA 检查。

七、治疗

(一)内科治疗

腹痛 8 小时内无腹膜刺激征者,可予以保守治疗,主要包括:

1. 禁食水,持续胃肠减压以缓解肠胀气,同时明确补液量。建立静脉通道,肠外营养。

2. 纠正血容量,输血和平衡液,保持足够的有效循环血量。

3. 注意水、电解质和酸碱平衡。

4. 足量应用抗生素,主要为抗杆菌和厌氧菌药物。

5. 抗凝治疗:AMVT 一旦诊断明确,应立即给予抗凝治疗,肝素 100U/kg 每次,经静脉或皮下注射。使部分凝血酶原时间(APTT)延长至正常值的 2 倍。当胃肠功能恢复正常后,可换用低分子肝素、维生素 K 拮抗剂(如华法林)口服,将 INR 控制在 2~3 之间。由于 MVT 复发率高,建议在肝功能正常患者中,长期服用利伐沙班。对服用利伐沙班有禁忌的患者,则建议长期应用低分子肝素。

保守治疗期间应密切观察患者症状和体征变化,若无明显缓解、出现肠坏死表现或经内科保守治疗无效,应立即急诊手术探查。

(二)外科治疗

如果 6~8 小时内腹痛无缓解,应手术治疗。

1. 腔内治疗 当未出现肠坏死时,可考虑腔内治疗 AMVT。包括经颈静脉肝内门体分流术,将导管插入肠系膜静脉内,机械性血栓切除和置管溶栓术,或经肠系膜上动脉行置管溶栓术。溶栓药物包括重组组织型纤溶酶原激活剂(rt-PA)和尿激酶。但溶栓的风险较高,尤其是经肠系膜上动脉间接导管溶栓术,由于需要使用更多的溶栓药物、溶栓时间较长,出血的风险较高,如胃肠道出血,且溶栓效果不理想。

2. 肠切除 和动脉栓塞不同,静脉血栓形成更常发生于外周的属支而非主干,因此通常较短段肠管被累及,故一般可切除失活的肠管行端-端一期吻合。当出现腹膜炎或胃肠道出血、穿孔时,应行剖腹探查,为减少毒素的吸收,应行坏死肠管切除术。尽可能保留正常的肠管,预防短肠综合征的发生,由于本病引起的肠管坏死属于淤血性梗死,坏死段与正常段之间存在一部分过渡段,此处仍有动脉搏动存在,所以不能单纯依靠动脉搏动来判断切除范围。一般血栓分布范围往往超过肠管坏死范围,所以切除范围应包括病变周围一部分外观正常的肠管及其系膜。一般要求在距离病变肠管上下各 15~25cm 处切除,形成血栓的区域肠系膜应行扇形切除。而当小肠坏死超过 1/2 时,则须慎重对待,准确地判断肠管生机,尽量保留可能存活的肠管。小肠广泛切除的预后极差,为了最大限度地保留有潜在生机的肠管,可将生机可疑的肠管暂时保留,造瘘外置观察,必要时术后 24~72 小时内再次剖腹,将坏死的部分予以切除。

3. 血栓清除术 血栓形成的延伸常超过肉眼可见的梗死区,肠系膜上静脉主干和门静脉内经常都有血栓存在,而后者是术后再发肠坏死的重要原因。因此,在坏死肠管切除后,除了将系膜残端血管内的血栓完全清除外,还需在肠系膜上静脉做切口,将其内的血栓取出。同急性下肢深静脉血栓形成一样,目前不推荐开腹单纯性肠系膜静脉切开取栓治疗 AMVT。手术操作步骤如下:

(1)取腹部正中切口,逐层进腹后,探查肠管情况。将小肠向右方推开,提起横结肠,完全分离 Treitz 韧带,分离出肠系膜上动脉,在其下方游离出肠系膜上静脉,控制近端、远端两侧端血流。

(2)于梗死处横行切开静脉壁,取出血栓,再用福格蒂(Fogarty)导管向上达肝脏,清除门静脉残余栓子,再用小的 Fogarty 导管向远端清除血栓。注意由于静脉壁薄弱,全程保持轻柔操作。

(3)静脉切口两端均有良好血流时,暂时阻断血流,用肝素溶液冲洗切口,排除空气后,用 6-0 缝线间断缝合静脉切口。

(4)由于多数患者手术时已发现存在肠坏死,故应认真观察肠管的活性,将坏死肠管切除后再行血栓清除术。

4. 术后处理

(1)注意纠正水、电解质紊乱,维持酸碱平衡。

(2)积极抗炎治疗。感染往往是胃肠源性感染。联合应用针对需氧菌和厌氧菌混合感染的抗生素,抗生素尽早应用,并持续到术后一段时间。

(3)术后抗凝治疗。可予低分子肝素抗凝,胃肠道功能恢复时,改用口服抗凝药。新型口服抗凝药(利伐沙班、阿哌沙班、达比加群等)使用较方便无须监测凝血功能,出血风险并不比传统抗凝药物高,建议长期服用。

(4)预防弥散性血管内凝血(DIC)和多器官功能衰竭(MOF)的发生。

(5)加强营养支持,防止肠瘘的发生。

(6)继续治疗原发病。

(三)中医中药治疗

该病属中医腹痛的范畴,其病在肠,主要为气滞、血瘀所致,治疗原则为行气活血,以通为用。

肠系膜静脉血栓形成临床可分为初期、中期、后期和恢复期四期。初期:患者腹痛、腹胀、恶心、呕吐,渴不欲饮,舌质紫暗、脉弦数,为瘀血内阻证。方以血府逐瘀汤加减口服,静脉应用川芎嗪、血塞通等药物治疗。中期:患者腹痛不减、呕吐臭秽、大便闭结或热结旁流,烦渴引饮,舌红燥,苔黄黑,脉洪数,转为阳明腑实证,以大承气汤口服、胃管注入或灌肠,静脉应用清开灵、血必净等药物治疗。大承气汤不仅能够增强肠壁的血氧供应、促进血液循环从而改善胃肠道缺血,同时可抑制菌群移位、减少内毒素的吸收,而且具有良好的免疫调节功能,可以有效地防治肠坏死所致的 MODS。后期:高热烦躁,或神昏谵语,腹皮挛急、呕血便血,水谷入口即吐,舌红绛、脉濡数,为热入营血,阴阳欲脱。急给安宫牛黄丸鼻饲,静脉应用生脉注射液、参附注射液;恢复期或术后:气阴大伤,神疲乏力、腹痛隐隐,肠蠕动久不恢复,舌光红无苔,证属阴阳俱虚。以调胃承气汤或新加黄龙汤灌肠或口服,以参芪扶正注射液、参麦注射液益气生津。病程中予山莨菪碱 10mg 双侧足三里穴位注射并电针刺激,2 次 /d。中西医结合治疗最大的优势还是在于术后肠道功能的早期恢复和防止术后高凝状态的活血化瘀治疗。中西医结合方法诊治 MVT,取得了较好的临床效果。

(四)预后

急性 MVT 肠切除术后的生存率为 80%。术后长期抗凝治疗和定期 CT 复查可以提高预后生存率。MVT 有复发性,原因可能与血栓清除不完全、术后抗凝效果不理想、手术操作粗暴影响血管内皮功能以及广泛结扎系膜血管形成的盲管内血栓、患者自身高凝体质等有关。再发性 MVT 发病率较高,一般发生在术后 30 天之内。因此此类患者应终生抗凝治疗。

第二节 急性肠系膜动脉栓塞

急性肠系膜动脉栓塞(acute mesenteric artery embolism,AMAE)是肠系膜缺血性疾病最常见的原因。栓子进入肠系膜上动脉发生栓塞,导致肠壁肌肉功能障碍、肠缺血和坏死。临床表现为绞窄性肠梗阻症状,若处理不及时,多数患者死亡。AMAE 发病率约(2~3)/10 万,约占急性肠系膜缺血（acute mesenteric ischemia, AMI）的 50%，且近年来青年人的发病率也在逐渐上升。该病死亡率在 85%，如合并血栓形成死亡率为 96%~100%。

一、肠系膜动脉解剖学

（一）肠系膜上动脉

肠系膜上动脉（superior mesenteric artery, SMA），平第 1 腰椎，起自腹主动脉前壁。于胰颈和胰的钩突之间行向前下，经十二指肠水平部的前方进入小肠系膜根内，朝向右髂窝方向走行，沿途分支分布于胰头、十二指肠、空回肠、盲肠、阑尾、升结肠和横结肠等。SMA 的分支如下：

1. **胰十二指肠下动脉（inferior pancreatic-duodenal artery）** 为 SMA 在胰下缘处发出的细小分支，在胰头与十二指肠之间上行，并与胰十二指肠上动脉吻合。

2. **空肠动脉（jejunal artery）和回肠动脉（ileal artery）** 共有 12~20 支，由肠系膜上动脉的左侧壁发出，在肠系膜内吻合成一系列的血管弓，由最后一级血管弓发细小的直行小动脉进入肠壁。由于小肠系膜内有丰富的血管弓，所以在血管弓近端结扎某一血管主干对肠管的血液供应影响不明显。

3. **回结肠动脉（ileocolic artery）** 是肠系膜上动脉右侧最下方的终末支，向右下方至回盲部，分支分布于升结肠、盲肠和回肠末段，并有分支至阑尾，称阑尾动脉（appendicular artery）。它沿阑尾系膜游离缘与阑尾长轴并行走行，至阑尾末端，沿途发小支垂直进入阑尾。行阑尾切除术时，应在阑尾系膜根部结扎此动脉。

4. **右结肠动脉（right colic artery）** 在回结肠动脉的上方发出，向右至升结肠附近分为升、降 2 支，分别与中结肠动脉和回结肠动脉的分支吻合，沿途分支营养升结肠。

5. **中结肠动脉（middle colic artery）** 在右结肠动脉上方发出，行于横结肠系膜内，达横结肠系膜缘分为左、右 2 支，分别与左、右结肠动脉的分支吻合，沿途分支营养横结肠。

（二）肠系膜下动脉

肠系膜下动脉（inferior mesenteric artery）平第 3 腰椎，起自腹主动脉前壁，行向左下方，分支分布于结肠左曲、降结肠、乙状结肠和直肠上部。肠系膜下动脉的分支如下。

1. **左结肠动脉（left colic artery）** 发出后向左行，至降结肠附近，分为升、降 2 支，分别与中结肠动脉和乙状结肠动脉的分支吻合，营养结肠左曲和降结肠。

2. **乙状结肠动脉（sigmoid artery）** 有 2~3 支，发出后向左下方至乙状结肠，互相吻合成血管弓，分支分布于乙状结肠。

3. **直肠上动脉（superior rectal artery）** 为肠系膜下动脉的终末支，经乙状结肠系膜下降至直肠后面，分为 2 支，沿直肠两侧向下，与直肠下动脉和肛动脉的分支于直肠壁内吻合。

肠系膜上、下动脉的各结肠支间互相吻合，从回盲部至乙状结肠末端，形成一完整的动脉弓，称边缘动脉。由边缘动脉发出终末支，垂直进入结肠壁。

二、病因与发病机制

（一）病因

该病多见于心房颤动、风湿性心脏病、心内膜炎和心肌梗死后的患者。90%~95% 的栓子来自心脏，如左心房的附壁血栓、感染性心内膜炎的赘生物或胸主动脉粥样硬化斑块。心房颤动或以前有心肌梗死伴室壁瘤病史，可以肯定栓子的来源。5%~10% 的栓子来自主动脉粥样硬化斑块脱落或动脉瘤内血栓脱落，这类栓子往往比较小，因此会停留在肠系膜循环的较远端，这些栓子很少会影响整个肠道的血流灌注，更多是对局部区域的影响。肠系膜上动脉栓塞的发生，与肠系膜上动脉的解剖结构有关。肠系膜上动脉从腹主动脉呈锐角分出，且分出较早，与主动脉走向平行，管腔较粗，与腹主动脉血流的方向一致，脱落的栓子易于进入，在血管狭窄处或分叉处导致血管栓塞。脱落的栓子随血流进入肠系膜上动脉栓塞后引起急性肠管缺血，根据栓塞的部位、范围、程度和持续时间的不同而导致不同的后果。特别是栓子位于 SMA 起始部，约占所有栓塞的 7%~10%，占所有急性小肠缺血的 50% 以上；或者位于主要的内脏末梢血管起始部，50% 的栓子会停留在结肠中动脉的远端,肠缺血几乎累及全部小肠和右半结肠。30%左右的患者既往有其他部位动脉栓塞病史。

(二)发病机制

肠系膜血管一旦栓塞,受阻塞动脉供应区的肠管发生血运障碍,发生缺血、缺氧使肠管失去光泽,颜色花白。肠黏膜不易耐受缺血,若缺血时间超过15分钟,小肠黏膜绒毛结构就会发生破坏脱落。继而肠壁血液淤滞、充血、水肿,肠管失去张力,出现发绀、水肿,大量血浆渗至肠壁,肠壁呈现缺血性坏死。大量血浆渗出至腹腔及肠腔内,有效循环血容量锐减,肠腔内细菌大量繁殖,以及肠管缺血缺氧发生坏死后毒性代谢产物不断被吸收,导致低血容量、中毒性休克。肠坏死时,肠管扩张,蠕动消失,表现为血运性肠梗阻。

肠系膜动脉栓塞的部位不同,肠管缺血区域的范围亦不同。栓塞发生在SMA入口处,可引起Treitz韧带以下全部小肠和右半结肠的缺血坏死;在结肠中动脉分支以下发生栓塞,引起大部分小肠坏死;发生在肠曲的一个分支动脉而侧支循环良好时,则不发生坏死;但边缘动脉栓塞,其所供应区域肠管发生坏死。

三、病理

AMAE的病理改变非常迅速,最初是肠管缺血缺氧,继之发生肠壁坏死。缺血情况、演变速度与其发病原因和栓塞范围大小密切相关。血管栓塞越完全,范围越广泛,则肠壁缺血坏死越严重、越快。AMAE好发于结肠中动脉和第一、二空肠弓以远的肠系膜上动脉主干,故近段空肠一般尚能维持血运,但小的栓子则可停留在更小的分支而引起节段性肠缺血。SMA开口处的动脉硬化性狭窄病变继发栓塞时,可引起自Treitz韧带至横结肠间由SMA供血的整段肠管缺血。肠壁黏膜细胞对缺血的反应最敏感,显微镜下,黏膜上皮于缺血后10分钟即出现变化,1小时后出现炎症细胞浸润、黏膜下水肿,3~4小时后发生黏膜脱落、溃疡和出血。由于急性肠缺血引起肠壁肌肉痉挛和强烈收缩,导致腹部剧痛;因剧烈呕吐等造成机体丧失大量体液而致严重水电解质紊乱及酸碱失衡;由于肠管缺血后的代谢产物和细菌毒素吸收

而导致中毒性休克。但右结肠动脉栓塞时,除非结肠中动脉发育不全或同时闭塞,否则一般不会发生肠坏死。

四、中医病因病机

急性肠系膜血管阻塞性疾病证候的类似记载出现在《素问·举痛论》中,"经脉流行不止,环周不休,寒气入经而稽迟,泣而不行……客于脉中则气不通,故卒然而痛……寒气客于小肠膜原之间,络血之中,血泣不得注于大经,血气稽留不得行,故宿昔而成积矣。"主要与饮食、痰火、脉痹、忧思等关系密切。其病机为饮食不节,恣酒嗜食肥甘,致痰火内盛,痰湿互结、阻塞脉道则血流不通。从临床症状看,本病属中医腹痛证,症见突然腹痛、恶心、呕吐、压痛、腹胀等。病机当为湿热内蕴,气机壅滞,腑气不通,不通则痛;肝气郁结,脾运不健,湿阻中焦,浊气充塞所致。

五、临床表现

AMAE的临床表现可因栓塞的部位、程度和侧支循环状况而定,这也是其诊断困难的原因之一。但大多数患者具有特征性的临床表现。栓塞早期,因肠壁肌肉强烈痉挛可引起剧烈的脐周或上腹部持续性绞痛,阵发性加剧,可向背部或胸肋部放射,后转为全腹痛,疼痛难以用药物控制,表现为坐卧不安,面色苍白,有周围循环衰竭现象。剧痛时患者弯腰屈髋,呻吟不已。95%以上的肠系膜上动脉栓塞患者有腹痛症状;80%以上患者伴有强烈的胃肠道排空症状,包括恶心、呕吐和腹泻。病程早期腹部体征不明显,腹软,腹胀不显著,80%的患者有压痛或仅有轻触痛,而无腹膜刺激征。体征与剧烈腹痛症状不相称,且肠鸣音常亢进,是手术治疗的最好时机。6~12小时后肠壁因缺血缺氧而麻痹,腹痛减轻,转为持续性胀痛,肠黏膜可发生坏死或溃疡,导致呕吐物中可出现不含血块的暗红色液体或出现血便。此时如以手术解除血管梗阻,肠缺血尚可回逆。此期长短取决于栓塞范围、程度和侧支循环状况。晚期出现肠坏死,表现为明显的弥漫性腹膜炎体征,肠鸣音消失以及发热、中毒性休克等,

腹腔穿刺可抽出血性液体。需要注意的是,在肠黏膜坏死和全层坏死之间,患者可能表现出腹痛症状减轻,往往被误以为症状好转。Bergan 等在 1975 年提出,剧烈而没有相应体征的上腹和脐周痛、明确的栓子来源(如房颤)或既往有动脉栓塞史,以及强烈的胃肠道排空症状,为 AMAE 的三联征。有些病例因栓塞发生在动脉分支,侧支循环良好,急性发病后可自行缓解,但常因证据不足而未予诊断,因而在 AMAE 后,除典型临床表现外,尚有因肠壁未全层坏死而自行缓解愈合后存活者,患者可完全无症状或仅有慢性肠梗阻表现。

六、检查与诊断

(一)实验室检查

迄今,尚缺少特异性实验室诊断方法来诊断早期肠缺血。典型的急性肠系膜缺血可表现有血液浓缩、阴离子间隙增大、血白细胞升高(有时可高达 $25 \times 10^9/L \sim 40 \times 10^9/L$,也有老年人因体质低下 WBC 不升高者)、代谢性酸中毒(也可以因反复呕吐引起代谢性碱中毒)、血清乳酸脱氢酶、碱性磷酸酶、肌酸肌酶和 D- 二聚体升高,与深静脉血栓形成类似,D- 二聚体 $>0.9mg/L$ 时,对于本病诊断特异性 92%、敏感性 60%、准确性 69%。当 D- 二聚体成倍增加,应高度怀疑急性肠系膜血管栓塞,但其升高程度与病情严重程度尚无明显关联。血淀粉酶增高,AST、CPK 和 LDH 等亦可有不同程度的增高;大便隐血试验常阳性。腹穿液呈血性,甚至粪性。最近有研究发现部分急性肠系膜缺血患者血相关标志物的升高。肠脂肪酸结合蛋白(intestinal fatty acid-binding protein,I-FABP)是较好的早期肠黏膜损伤的生化指标,是全身炎症反应综合征或脓毒血症发生前的预警因子。Kanda 等研究显示,血清和尿液 I-FABP 水平较以往肠缺血的血清学检查指标,如肌酸激酶、乳酸脱氢酶、碱性磷酸酶等的敏感性更高,有望成为诊断和检测肠缺血进展的理想指标。

(二)辅助检查

1. X 线检查　腹部立位 X 线平片是排除腹部其他疾病的常用方法,如急性胃穿孔等,但 X 线片对急性肠系膜缺血的检查缺乏特异性,约 25% 的患者显示正常。X 线可见缺血的肠管僵硬、肠壁水肿增厚("拇纹征"),立位可见气液平面,特征性改变是小肠及右侧结肠扩大、胀气,而自结肠中段开始气体突然消失或减少,当肠壁或门静脉系统内见气体时常提示病变已属晚期。

2. 彩色多普勒超声　多普勒超声可以了解肠系膜上动脉和腹腔动脉血流情况,显示动脉的栓塞部位,还可以判断阻塞是静脉还是动脉。但该检查对超声科医生要求较高,当病变进入晚期,出现麻痹性肠梗阻时,扩张充气的肠管会对检查结果产生干扰。同时,腹部压痛也会妨碍检查,增加患者的痛苦。但是,急诊超声可以排除其他急腹症,如腹主动脉瘤破裂、泌尿系统结石等。理论上肠系膜上动脉是门静脉的主要灌注者,所以门静脉血流在肠系膜上动脉栓塞时减少,如果肠系膜上动脉栓塞时有门静脉血流改变,那多普勒超声更有诊断价值。

3. 数字减影血管造影(DSA)　DSA 是确诊急性肠系膜上动脉栓塞的可靠手段,有助于早期诊断、早期治疗,以及鉴别栓塞部位,不仅可以明确诊断,同时还可以保留导管,给予血管扩张剂解除血管痉挛,改善肠管的血运,但在休克时应慎用,以免血压进一步降低;输注溶栓药物进行溶栓治疗,取栓术后还可以通过导管再次造影了解肠系膜血供情况;支架植入或单纯球囊扩张的血管成形术,可以减少外科手术和血管重建的时间。病变早期可见造影剂突然中断,出现半月形充盈缺损。后期因继发血栓形成而栓塞影像不典型,可能给诊断造成困难。目前,杂交手术室的逐步建立、术中透视技术的提高及血管外科医生的娴熟技术拓展了动脉造影的价值。对于慢性肠系膜缺血,基于其图像的高分辨率、侧支血流方向的直观性及对内脏动脉床更远端病变的鉴别能力,血管造影仍然是术前评估的"金标准"。

4. CT 血管造影(CTA)　CTA 目前已成为急性肠系膜缺血主要检查方法之一,可以清楚显示肠系膜动脉栓塞、静脉血栓形成的位置和范围,肠系膜血管的形态及内径,具有较高的敏感性和特异性。近年来,CTA 越来越多被应用于肠系膜血管病的诊断。Henes 等研究认为,CTA 对于肠系膜缺血诊断的敏感性可达到 89.4%,特异性可达到 99.5%。CTA 不仅能显示肠壁改变,而且对其他急腹症的鉴别诊断准确性高。需要强调的是,对于怀疑急性肠系膜缺血患者,需要检查腹部 CT 平扫、动脉期增强和静脉期增强(门静脉期),可以同时了解肠系膜动脉血管和静脉血管病变。

5. **磁共振血管成像**　内脏血管的磁共振血管成像(MRA)是一项不断发展的技术。由于它的无创性,避免了碘化造影剂相关的过敏反应风险和肾毒性损害,及无须技术依赖的彩色多普勒超声,理论上很具有优势。MRA 的缺点是检查时间长导致患者难以配合,且有幽闭恐惧症的发生风险,临床应用的可行性差。

6. **诊断性腹腔镜检查**　腹腔镜在 AMI 的情况下对肠管活性评估的能力是非常有限的,很难判断浆膜颜色的改变,腔镜操作不当或故障都会影响结果的判断。此外单纯依靠腹腔镜很难检查肠道全程及其表面情况,因此,可能会忽略节段性的缺血。为了提高腹腔镜诊断的敏感性,一些学者已成功利用紫外光荧光素进行腹腔镜检查。然而,腹腔镜诊断技术并没有被广泛接受,因它仍然可能会漏诊坏死的肠段。

七、治疗

(一)内科治疗

1. 禁食水,持续胃肠减压,减轻腹胀并记录胃液量,供补液时参考。

2. 留置尿管观察尿量,掌握肾功能及补液情况。

3. 建立补液通道,补充有效循环血容量,提供肠外营养支持。

4. 行心电图及胸部 X 片检查以了解心肺功能。

5. 中心静脉插管检测中心静脉压,指导补液速度。

6. 早期应用广谱抗生素预防或控制感染。

7. 确诊后应给予抗凝、溶栓、祛聚及扩血管药物,以预防继发性血栓形成,解除动脉痉挛。可首选肝素或低分子肝素、低分子右旋糖酐

等药物。在抗凝治疗前后应注意监测凝血酶原时间、出凝血时间及血小板计数,以防继发出血。

8. 若术前行肠系膜上动脉造影,则应在造影结束后退出导管前注入罂粟碱等药物以扩张肠系膜上动脉,改善肠缺血,降低肠切除率和缩小切除范围。但在休克时应慎用,以防进一步降低血压。

(二)外科治疗

1. **腔内介入与杂交手术**　随着临床医生对急性肠系膜缺血疾病的逐步认识和腔内介入材料与方法的快速发展,腔内介入成为治疗急性肠系膜缺血性疾病可供选择的方法之一。介入治疗的手术适应证:①肠系膜上动脉主干栓塞、无明确肠管坏死证据、血管造影可见肠系膜上动脉开口者,可考虑首先采用介入技术清除血栓。如果治疗成功、症状缓解,可保留导管溶栓、严密观察,不必急于手术。如果经介入治疗后症状无缓解,应立即考虑开放手术治疗。②存在外科手术的高风险因素,如严重心肺疾患不适宜急诊开放手术,确诊时无肠坏死证据,可以选择介入治疗。③外科治疗后再发血栓、无再次手术机会者,可考虑介入治疗。

主要包括经皮穿刺导管取栓术、经皮穿刺导管溶栓术、经皮穿刺支架植入术和开腹肠系膜上动脉逆行支架植入术等。

(1)股动脉切开经导管取栓术:经皮股动脉穿刺,选择泥鳅导丝和眼镜蛇导管,超选入 SMA 并注入硝酸甘油 1~2mg 解痉,退出眼镜蛇导管,跟进取栓导管,取出栓子,行 SMA 造影明确已取尽栓子。

(2)经皮穿刺导管溶栓术:可选择肱动脉或股动脉穿刺,超选入 SMA 后置入溶栓导管,溶栓药物常选择尿激酶或 rt-PA,同时辅以肝素抗凝,多在 12 小时内溶解栓子,栓子溶解后造影明确有无狭窄闭塞性病变再辅助支架植入术。上述两种方法的优势是避免开腹,但缺点是不能了解病变肠管的活性,技术要求较高,且较耗时,因此对患者的选择较为严格。

(3)开腹肠系膜上动脉逆行支架植入术:此为杂交手术切开 SMA 远端或逆行穿刺 SMA 行取栓

及支架植入术,避免了血管重建时需要阻断腹主动脉的缺点,同时可以观察肠管活性,多用于急性动脉栓塞合并有 SMA 有狭窄的患者。

禁忌证包括:①肠管坏死。②导管不能找到 SMA 开口。③肠系膜血管解剖变异,操作难度大,如血管迂曲、管壁菲薄、合并动脉瘤等。④原有肾脏疾病,术后可能加重肾功能不全者。介入治疗后应密切观察病情变化,临床症状未见明显缓解,应果断中转手术,不能因长时间的介入治疗而延误手术时机,造成肠坏死。

2. 肠系膜上动脉切开取栓术 开腹后,除观察肠壁色泽外,要特别注意 SMA 及其分支的搏动情况,根据搏动消失范围来追踪栓塞部位。提起横结肠及其系膜,找到 Treitz 韧带,在其内侧即可找到 SMA。也可在肠系膜根部以双合诊法触及 SMA 的搏动。常可在搏动消失处触及质地较硬的栓子和在肠系膜动脉的分支内观察到继发性血栓。沿动脉方向切开小肠系膜,分离出肠系膜上动脉干,全身肝素化后(静脉注射肝素 60~100U/kg),阻断其近、远侧,在动脉干前壁作 6~8mm 长的纵切口,远侧栓子或血栓可用逆行挤压法将其挤出或用吸引法吸出;近侧栓子可在松开近侧阻断带后,稍加吸引或挤压后便可被高压的近侧血流所冲出。当有临时制备的球囊导管或 Fogarty 取栓导管时,则可用 3F 和 4F 导管分别取出近、远端动脉内的栓子和血栓,至近侧搏动性喷血和逆行血流为止,然后以冲洗导管向远侧动脉内注入肝素生理盐水(10U/ml)20~40ml,排除血管内空气,最后以 5-0 血管缝线缝合动脉切口,推荐同时行切口补片扩张成形术以避免术后吻合口狭窄,建议术中常规彩超或动脉造影明确 SMA 通畅情况。当伴行静脉有血栓时,提示病变已属晚期。如肠管尚未坏死,应同时经静脉取栓,缺血可回逆,肠管一般在血运恢复数分钟后恢复色泽,但常恢复不完全。对于可疑坏死的肠管,可于肠系膜根部行利多卡因封闭,局部持续的温盐水热敷等操作,当肠管颜色变浅,恢复肠蠕动,可触及动脉搏动,提示肠管血运良好,应予保留。否则应予切除,避免术后出现肠坏死。多普勒血流仪和荧光技术也可较准确地判断肠管的存活性。

3. 肠切除术 如肠襻已有坏死,肠切除是唯一有效的治疗方法。在切除时,至少应该包括坏死肠襻上、下端各 15~30cm,同时将已有栓塞的系膜一并切除。在小范围坏死不影响肠道功能的情况下,可适当放宽肠切除的范围;而大范围的肠坏死,则应该考虑缩小切除的长度。对少量线状或点状肠管坏死,可做坏死上、下端的正常浆肌层缝合,使坏死部位翻入肠腔内。对肠管活性判断除上述方法外,对行肠切除后吻合肠襻可活性仍有疑问时,可考虑行肠外置或 24~48 小时后再次开腹探查,以观察肠管的活性并决定是否需要行肠切除术。

4. 血管重建术 常用术式有肠系膜上动脉 - 腹主动脉端侧吻合或肠系膜上动脉 - 腹主动脉搭桥术,后者应用最多。分流术中,自身静脉移植易发生扭曲和阻塞,人造血管虽无此特点,但脓毒症患者慎用,因为有可能由于小肠渗出或切除而引起细菌感染。

5. 术后处理 术后治疗至关重要,需要严密细致的监测;观察腹部症状和体征,特别是进行消化道重建手术的患者。

(1)禁食水,胃肠减压,维持水电解质平衡,纠正酸中毒。

(2)监测内脏功能及生命体征变化,监测中心静脉压。

(3)应用广谱抗生素预防或控制感染。

(4)继续抗凝治疗,监测凝血功能,及时调整。

(5)营养支持,适当补充蛋白质、维生素以及微量元素,尤其是施行了肠切除的患者。若出现肠瘘,可经瘘口在其远端肠襻内置管,进行胃内营养。

(6)密切观察病情变化,警惕来自心脏的栓子脱落造成再次栓塞。

术后患者宜进 ICU 病房进行心、肝、肺、肾等重要脏器的监控和支持,加强抗休克、抗感染、纠正水电解质紊乱和酸碱失衡等处理。由于进行了血管移植或动脉内切开取栓治疗,术后须抗凝治疗 2~4 周,并加用血管扩张药物治疗。

(三)中医中药治疗

急性肠系膜血管栓塞性疾病虽属急危重症,

但若能及时采取中西医结合治疗,可以达到很好的效果。应用大柴胡汤加减,合用氢化可的松、罂粟碱,如有水电解质紊乱,应加以调节。处方:柴胡 12g,黄芩 12g,白芍 12g,枳壳 9g,大黄 6g,延胡索 12g,川楝子 9g,半夏 9g,甘草 9g。方中柴胡、黄芩清热和解;大黄、枳壳清热通腑;白芍、甘草缓急止腹痛;半夏降逆止呕;延胡索、川楝子理气止痛。腹部有肿块者,上方加赤芍 15g,当归 12g,起到活血化瘀之功。2 周为一个疗程,治疗第 1 周应禁食、补液。

(四)预后

AMAE 多因不能及时诊断和处理,预后很差,病死率可高达 47%~100%。及时恢复 SMA 的血液循环是提高疗效、降低死亡率、减少术后并发症(如短肠综合征、肠瘘、节段性肠狭窄等)的关键,但术后肠系膜缺血再灌注损伤和肠切除术后营养障碍等问题的处理仍较棘手。最近,Bungard 等指出,房颤患者抗凝治疗可能会减少本症的发生。近年多个中心通过回顾性研究和多因素分析显示,老龄患者、病程较长及非闭塞性肠系膜缺血性疾病是急性肠系膜缺血导致死亡的危险因素。

参考文献

1. ACOSTA S, ALHADAD A, SVENSSON P, et al. Epidemiology, risk and prognostic factors in mesenteric venous thrombosis [J]. Br J Surg, 2008, 95 (10): 1245-51.
2. ASCHOFF A J, STUBER G, BECKER B W, et al. Evaluation of acute mesenteric ischemia: accuracy of biphasic mesenteric multi-detector CT angiography [J]. Abdom Imaging, 2009, 34 (3): 345-357.
3. KASSAHUN W T, SCHULZ T, RICHTER O, et al. Unchanged high mortality rates from acute occlusive intestinal ischemia: six year review [J]. Langenbecks Arch Surg, 2008, 393 (2): 163-171.
4. WYERS M C, POWELL R J, NOLAN B W, et al. Retrograde mesenteric stenting during laparotomy for acute occlusive mesenteric ischemia [J]. J Vasc Surg, 2007, 45 (2): 269-275.

(罗宇东,刘 彤)

第三节 腹主动脉相关疾病引起的急腹症

腹主动脉瘤(abdominal aortic aneurysm,AAA)是指部分腹主动脉直径增大至超过正常动脉 1.5 倍的局部扩张,腹主动脉濒临破裂是临床上少见但死亡率极高的一类急腹症,为腹主动脉瘤进展到即将破裂前的一种先兆状态,多指那些出现疼痛但血流尚未突破动脉壁的情形。随着人们生活质量的提高和诊断技术的进步,其发病率或无症状者的发现率有逐年增加趋势。扩张的腹主动脉壁结构薄弱,常自发破裂且导致患者迅速死亡。对于 50 岁以上人群,腹主动脉瘤破裂的发病率明显增加,男女比例可达 6.9∶1,相关总体死亡率可达 78%,且其中有 3/4 发生在院前。作为腹主动脉瘤破裂的先兆,如何快速准确鉴诊腹主动脉瘤濒临破裂,进而及时进行干预治疗是阻止动脉瘤临床破裂和挽救患者生命的关键。

一、病因

AAA 的产生是动脉壁损伤、破坏和变性的结果,病因复杂且确切原因至今尚未完全阐明。目前研究认为,AAA 的发生和发展是一个多因素的致病过程,是环境学、遗传学和生物化学等多种因素相互影响、共同作用的结果。高龄、男性、吸烟、高血压、高脂血症、慢性阻塞性肺疾病和家族史等均是其公认的风险因素。AAA 常见的病因有以下几种:

(一)动脉粥样硬化

动脉粥样硬化是动脉瘤最常见和最主要的致

病因素。病变是由于动脉壁组织在损伤后正常的修复过程发生异常改变所致,其因素不是单一的。目前认为,代谢异常尤其是脂质代谢紊乱是主要的原因。高脂血症,特别是低密度脂蛋白增高时,使血流内的脂质首先沉积于血管壁的内皮层,然后脂肪从细胞内逸出,引起内皮细胞破坏及纤维化,在此基础上病变可继续向深层发展,累及中层的弹性纤维以至管壁全层。纤维组织僵硬可造成滋养血管受压,使血管壁营养障碍,部分滋养血管还可破裂引起积血及随之而来的钙质沉着,造成管壁内膜撕裂、管壁变性、局部萎缩脆弱而形成动脉瘤。

(二)腹主动脉壁创伤

主动脉管壁受外力因素影响导致动脉壁完整性损伤,以假性动脉瘤多见。损伤可为直接暴力,如弹片、刺戳等贯穿伤,使动脉壁部分破裂或完全断离;也可为间接暴力,如减速伤、爆炸伤,因高压、高速力量的传递波及动脉造成严重挫伤,使动脉壁撕裂。一般多在伤后几天或几周内发生,也有长期缓慢形成的。近年来由于介入医学发展,医源性创伤引起动脉瘤的发生率有不断增加的趋势,如血管移植后的吻合口动脉瘤、腔内器械造成的损伤等。

(三)病原微生物感染

产生机制是由于动脉壁滋养血管受累后,局部管壁形成小脓肿而造成中层薄弱。局部原因是动脉内膜损伤,如动脉粥样硬化、动脉导管未闭、主动脉缩窄等使细菌易于入侵。全身性的原因是机体免疫功能抑制引起。常见的途径:①脓毒性栓塞,主要是腔内因素,如败血症、亚急性心内膜炎、肺炎等使感染性栓子阻塞管壁的营养血管;②血管邻近组织的局部感染灶,通过淋巴管及营养血管蔓延而波及血管,如化脓性、结核或放线菌等病变,此为大多数感染途径;③血管损伤,如各种原因的外伤、手术、动脉插管或导管检查等;④毒品注射(日渐增多)。

(四)动脉中层囊性变性

是某些病因尚未阐明的动脉疾病的通称。病理特征是动脉壁呈囊性坏死及变性,中膜侵犯尤为明显,使弹性纤维严重破坏,如多发性大动脉炎,IgG 相关动脉炎和白塞综合征、结节性动脉周围炎及血管炎等。

(五)先天性因素

由于先天性因素致使动脉壁薄弱而产生动脉瘤,如动脉壁中层的节段性缺如、肌纤维发育不良、组织排列异常等。又如先天性结缔组织发育不良,则可引起全身弹性纤维断裂,称为马方综合征,侵犯心血管系统,产生各种类型的主动脉瘤,且易破裂是主要的特征;此外,尚有晶体移位、肢端冗长和家族遗传史等情况。

二、病理和病理生理

正常主动脉壁分为内膜、中膜和外膜三层,中膜包括排列有序的弹性薄层和其间的一层血管平滑肌细胞(vascular smooth muscle cell, VSMC)。中膜在维持成人主动脉的弹性和承压负载方面起主要的作用,其中由弹力蛋白、胶原蛋白、层粘连蛋白、蛋白聚糖等构成的细胞外基质(extracellular matrix, ECM)发挥关键作用。ECM 主要由 VSMC 和外膜的成纤维细胞合成。弹力蛋白为正常动脉壁提供弹性牵引力,而胶原蛋白主要参与动脉壁的抗张强度。对 AAA 瘤壁的组织病理学研究发现,瘤壁的内膜和外膜增厚,中膜相对变薄。瘤壁弹性蛋白百分含量减少但绝对含量增加,而胶原蛋白百分含量和绝对含量均增加,且 AAA 的大小与胶原蛋白的含量呈正相关。VSMC 减少,而炎性细胞浸润明显增加。这表明维持主动脉弹性弹力蛋白减少,同时胶原蛋白含量的增加提高了主动脉的僵硬程度,ECM 合成降解代谢失衡引起的弹力蛋白和胶原蛋白的比例失衡、VSMC 的功能性降低和炎性细胞的浸润导致的主动脉壁的弹性降低和硬度增加可能是 AAA 形成的基础。

(一)ECM 代谢失衡

AAA 的形成发展是 ECM 代谢稳态被诸多因素破坏后造成的病理性主动脉重塑过程。ECM 的降解受多种蛋白水解酶和其抑制剂调节,目前已知参与这一过程的蛋白酶主要包括基质金属蛋白酶类(matrix metalloproteinases, MMPs)、丝氨酸蛋白酶、酪氨酸蛋白酶、疏基蛋白酶和金属蛋白酶,其中以 MMPs 与主动脉疾病的关系研究较为深入。已有研究证实 MMP1、MMP2、MMP3、

MMP8、MMP9、MMP12在腹主动脉瘤壁中表达明显增加，而其抑制剂组织金属蛋白酶抑制物（tissue inhibitor of metalloproteinase，TIMP）基因的靶向删除可导致更大的动脉瘤出现，说明局部或全身MMPs和TIMP表达的不平衡可导致动脉瘤的出现。MMPs活性增强及弹性蛋白和胶原蛋白基因表达的不一致可能造成主动脉中膜弹性蛋白含量下降，主动脉壁弹性下降，促进AAA的发生发展。

（二）VSMC损耗和功能改变

VSMC枯竭也是AAA病理学的显著特征，研究发现人体AAA瘤壁中膜的VSMC数量明显下降，并呈现明显凋亡改变。VSMC凋亡的发生可能与机械损伤、氧化应激、自身免疫反应等诸多因素有关。此外，VSMC还具备高度的可塑性，能够在不同刺激条件下进行表型转换。正常动脉壁中的VSMC是以成熟的收缩型（分化型）为主，这种细胞的增殖、迁移及合成基质能力差，体积较小，主要功能在于维持血管弹性和收缩功能，而合成型（去分化型）VSMC主要存在于胚胎时期以及病理血管中，具备较强的增殖、迁移及合成基质蛋白的能力，在血管损伤时VSMC能够从静止状态下的收缩型转变为合成型，VSMC表型转化引起的增殖和迁移改变可能对早期AAA的损伤修复起到一定的积极作用。然而随着疾病的进一步发展，合成型VSMC的增加通过代谢重构ECM对腹主动脉进行重塑，增殖和凋亡平衡失调，动脉壁弹性降低，脆性增加。

（三）炎症改变

血管壁慢性炎症反应为AAA最为重要的病理变化并且贯穿其发病的始终，表现为动脉外膜多种炎症细胞浸润，包括巨噬细胞、T淋巴细胞、B淋巴细胞等。一方面，这些炎症细胞可以分泌多种炎症因子，如IL-1β、MCP-1、IL-6、TNF-α等，这些炎症因子可以损伤血管壁，同时可以趋化更多的炎症细胞聚集于血管外膜，正反馈加重炎症反应；另一方面，巨噬细胞等可以分泌多种蛋白水解酶，进一步降解血管壁中弹力蛋白和胶原蛋白，造成管壁顺应性以及弹性下降。巨噬细胞还可以分泌一些促血管生成因子，如VEGF等，使得血

管外膜新生血管增多，进一步改变血管结构。这些新生血管也更加有利于巨噬细胞等炎症细胞的浸润。

（四）生物力学变化

在AAA的形成、发展中，腹主动脉壁的生物力学改变起着重要作用，是血流的流体负荷力学与血管壁张力学平衡紊乱的结果，AAA破裂是主动脉壁应力和主动脉壁强度相对差异性变化的结果。血流动力和其产生的应变目前已通过有限元方法在物理模型和计算机模型中进行了大量研究，有研究发现在直径匹配的情况下，濒临破裂或破裂的AAA局部管壁应变的峰值要比相对稳定的AAA高得多。这显示腔内血流状况在影响破裂方面与管壁自身抗拉伸性能相比起着同等甚至更重要的作用。

血管内层状血栓也影响主动脉对血流动力学状态的反应。动脉瘤退行性变过程中可能存在层状血栓的积聚，不同个体中血栓的体积和密度各不相同，这些差别可能反映出血流状态、剪切力、管壁炎症进展和退变的局部变化，甚至改变AAA的管壁应力峰值。

三、临床表现与辅助检查

大多数非破裂性腹主动脉瘤患者都没有症状，只是在因其他原因查体时偶然发现。突发剧烈腹痛是绝大多数AAA濒临破裂患者表现的症状。腹部可触及搏动性肿物是典型体征，腹部的轻触痛和肌紧张也是常见体征。

（一）临床表现

1. **疼痛**　AAA濒临破裂多见于腰背部、中上腹部疼痛，多为刀割样疼痛或胀痛。腹痛突然加剧是腹主动脉瘤破裂的先兆或已发生破裂，其发生主要与瘤体快速扩张、壁内出血、管壁退化或出血形成血栓有关。瘤体巨大时可压迫、侵蚀椎体，引起神经根型疼痛。

2. **有压痛的搏动性肿物**　多数患者自觉脐周或心窝部有异常搏动感。体格检查为脐周或偏左上腹可触及类圆形向侧面和前后搏动的膨胀性搏动性肿物，其搏动与心跳一致，可有震颤或听到收缩期杂音。有时可有一定的横向推移度，但不能被压缩。部分体瘦患者甚至可在腹部体表观察到

凸出的肿物并伴有搏动。

3. 腹部压迫症状 瘤体较大时可压迫毗邻组织而引起相关症状。以胃肠道受压最为常见，表现为腹部饱胀不适、纳差、恶心、呕吐等；胆道受压可引起肝区不适、梗阻性黄疸；压迫肾盂、输尿管可导致肾积水、血尿等泌尿系梗阻症状；下腔静脉或髂静脉受压，可引起双下肢静脉血栓形成、下肢肿胀等。

4. 急性缺血综合征 多由于瘤腔内血栓斑块脱落造成远端栓塞。肠系膜血管及下肢动脉栓塞多见，导致肠管或肢体缺血甚至坏死。

5. 发热 通常腹主动脉瘤无明显发热。早期发热多是由于组织损伤的产物所引起的机体炎症应激反应所致，以低热为主。但感染性腹主动脉瘤和创伤性腹主动脉瘤继发感染的患者多伴有高热。

6. 真性破裂 破裂是本病最严重的临床问题和致死原因。腹主动脉瘤破裂可细分为腹腔内和腹膜后破裂。若直接破入腹腔内，由于快速、大量的出血，可迅速出现失血性休克，死亡率极高，预后极差。若破入腹膜后，由于腹膜后间隙空间有限，血凝块压塞后腹膜组织，出血速度和出血量较少，可形成限制性血肿，但也多伴有失血性休克、腰背部疼痛和皮下瘀斑。若能得到及时诊治，此类患者预后往往较好。少数患者可破入胃肠道引起消化道大出血，或破入下腔静脉产生主动脉-腔静脉瘘，导致急性心力衰竭。

（二）实验室检查

目前尚无可用的生物标志物来提示腹主动脉瘤的存在或预测其破裂。白细胞计数、纤维蛋白原、D-二聚体、肌钙蛋白 T、N 端脑钠肽和高敏 C 反应蛋白在 AAA 的循环样本中呈强阳性，但缺乏特异性。目前实验室检查的结果如全血细胞计数、血小板计数、凝血功能、肝肾功能等主要为术前评估一般情况的必要检查。

（三）辅助检查

1. X 线腹部平片 目前 X 线平片与超声和 CT 相比已较少用于急诊腹痛的诊断。若腹主动脉壁伴有大量钙化，在腹部正侧位可观察到动脉瘤壁呈蛋壳状钙化影，有时还可观察到瘤体的软组织阴影、腰大肌阴影消失、椎体破坏征象。

2. 超声检查 直径 3cm 以上的腹主动脉瘤即可被超声多普勒检出，能显示瘤体大小、有无斑块及血栓，还能提供血流动力学参数。肾上腹主动脉和髂动脉有时由于肠道气体干扰或体型肥胖而难以显示清楚。此外，超声通常无法准确判断瘤体是否破裂。该检查方法无创、方便、经济，适合腹主动脉瘤的首次诊断和随访监测，但不适于腹主动脉瘤濒临破裂或腹主动脉瘤破裂等紧急情况。

3. CT 扫描和 CTA CTA 是诊断腹主动脉瘤最准确的方法，能够准确显示动脉瘤的形态及其与周围脏器的毗邻关系，判断有无解剖异常，发现有无伴发的其他腹部疾患。而通过对 CTA 的三维重建能够准确地显示瘤体的三维形态特征、大小及主要分支受累情况，同时能精确测量瘤体各部位直径及角度等数据，为手术方案的制定提供必要参数。其缺点是必要的造影剂的使用在特定人群中有较高的肾并发症的发生率，尤其濒临破裂和破裂后的肾低灌注以及腔内修复时大剂量造影剂的使用等综合影响可诱发肾衰竭。

濒临破裂的腹主动脉瘤 CTA 影像表现的快速准确识别，对治疗及时性和预后具有重要影响。有些典型的 CTA 表现被认为是腹主动脉瘤破裂风险增加的迹象，可用来预测短期不稳定的或即将破裂的腹主动脉瘤。①外周新月征：破裂过程中最常见的影像学表现，定义为瘤腔血栓内的对比剂增加。新月征代表血液进入血栓，为血栓破裂迹象。②钙化动脉壁的局部钙化不连续：许多腹主动脉瘤内衬有环动脉壁的钙化，在即将破裂或破裂时，可观察到局部动脉壁钙化的不连续，表示破裂部位，最常见于后外侧壁。③主动脉局部凸出：为动脉瘤壁的局灶性隆起。该迹象在组织学上与即将破裂相关的炎症改变和弹性纤维的局部变薄相关。④主动脉悬垂征：当破裂部位位于后方并被相邻椎体封闭时，主动脉的后壁移动到椎骨的前表面，随后，动脉瘤和椎骨之间的正常脂肪平面丢失。主动脉悬垂是破裂的特征性征兆，因为破裂继发的糜烂会导致炎症和动脉壁破裂扩散，这可能会导致附近部位因邻接而破裂。

4. MRI 检查 MRI 无须造影剂即可清晰显示动脉瘤的部位、形状、大小、腔内血栓和粥样斑块等，且不受肠道气体重叠的影响。MRI 对腹主动脉夹层动脉瘤的检测具有独特的价值，同时对于瘤体破裂形成的亚急性、慢性血肿也有较高的诊断价值。但该检查时间较长，对体内有金属异物或幽闭恐惧患者不适用，对需争分夺秒进行诊断和治疗的危急的腹主动脉瘤濒临破裂来说并不推荐。

5. 数字减影血管造影（DSA） 随着 CTA 的广泛应用，有创性的腹主动脉造影已不作为术前常规检查方法。目前只用于需要腔内治疗的情况，如疑似伴有马蹄肾或盆腔肾患者，可通过选择性造影估测肾动脉参与血供的肾体积等。

四、诊断与鉴别诊断

通过典型的疼痛症状和腹部搏动性肿物体征，腹主动脉瘤的诊断并不困难。但在实际临床工作中，尤其在疾病早期缺乏典型症状时，腹主动脉瘤容易被忽视、漏诊或误诊。然而，对于濒临破裂的腹主动脉瘤来说，快速准确的诊断是非常关键的，一旦发生破裂，其预后可能最差。因此，对于 50 岁以上伴有突然加剧的腰背部疼痛、低血压和/或晕厥时均应考虑到 AAA 濒临破裂或 AAA 破裂的可能。鉴别诊断主要包括肾绞痛、胃肠道出血或穿孔、内脏破裂出血、缺血性肠病等急腹症以及胰腺肿瘤、后腹膜肿瘤和腹主动脉伸长迂曲等。胰腺肿瘤或后腹膜肿瘤可有矢状方向传导的搏动感，而 AAA 则有膨胀性搏动感；伸长迂曲的腹主动脉常位于腹中线左侧，易推动，而 AAA 位于脐周中线并向两侧扩张，瘤体较固定。

五、治疗

（一）治疗原则

濒临破裂的腹主动脉瘤随时有破裂的可能，一经明确诊断，立即手术治疗是目前该病唯一有效的治疗方法。在积极进行急诊手术准备的同时要密切关注患者生命体征变化，维持生命体征的稳定。对于血压较高患者应适当进行降压，降低因血压过高引起的动脉瘤破裂。而对于已

出现低血压乃至休克的患者，其液体复苏的关键是把握"允许性低血压"原则，保证心脑肾等重要脏器的基本灌注的同时避免过度积极的液体复苏，防止复苏血压升高引起的瘤体破裂出血、低温和凝血功能异常。一般收缩压可控制在 70~80mmHg，对于老年或合并心血管疾病的患者，需适当维持在 90~100mmHg。就治疗方式而言，包括血管腔内介入治疗和开放手术治疗两种基本方式。

（二）腔内修复

腹主动脉瘤腔内修复术（endovascular aneurysm repair，EVAR）的适应证越来越广泛，很多既往的禁忌证随着腔内技术和器械的进步已逐渐被突破，正迅速成为 AAA 的首选治疗方法，尤其是濒临破裂或破裂 AAA。EVAR 的优势主要在于手术创伤小、可快速隔绝瘤体，阻止瘤体破裂并恢复血流动力学稳定，极大地提高了高龄或具有开放手术禁忌患者的生存概率。但是 EVAR 对 AAA 的解剖条件有一定的要求，如近端瘤颈直径 18~28mm、长度 ≥15mm、瘤颈与动脉瘤长轴的角度 <60°、瘤颈与肾动脉上方主动脉轴的成角 <45°；远端锚定区长度 >10mm、直径在 7.5~20mm；髂股动脉入路无严重狭窄、扭曲。

对于最常见的肾下 AAA，支架移植物平肾动脉水平以下腹主动脉锚定即可实现近端的封闭，顺利进行修复。而对于近肾或肾上 AAA，则需要支架移植物能够在肾动脉和内脏动脉的开口平面进行近端的封闭，同时涉及内脏动脉的血运重建。目前可通过烟囱技术、开窗技术等实现对内脏动脉的保留重建，但这无疑会增加手术时间和手术难度，对于血流动力学尚稳定的患者或可进行。但对于血流动力学已不稳定的患者，切勿盲目追求腔内修复，应进行腹主动脉球囊阻断后迅速转为开放手术修复。

（三）开放手术修复

腹主动脉瘤切除、人工血管置换术是治疗此病的经典术式。但伴随 EVAR 的广泛应用，以及具有手术费时、创伤大、术中出血量大、围手术期并发症和死亡率高以及术后恢复慢等劣势，开放手术修复在 AAA 的治疗中有下降趋势，尤其是在腹主动脉瘤濒临破裂和已破裂这种高风

险情形下。但对于因解剖受限不能进行 EVAR、马方综合征等结缔组织疾病、炎性腹主动脉瘤或感染性腹主动脉瘤等仍是不可替代的手术选择。目前普遍认为人工血管置换术在远期并发症率和死亡率方面要显著优于腔内修复，对于年轻（<60岁）且全身情况能够耐受开腹手术的患者获益更多。

　　根据动脉瘤的位置和术者经验可选择经腹或经腹膜后入路。经腹修复通过中线开腹是应用最广泛的肾下腹主动脉瘤手术方法，且常规应用于破裂腹主动脉瘤，显露快，易于控制肾和髂动脉，能全面探查腹腔脏器。经腹膜后入路常用的是左侧腹切口，优先选择腹膜后入路的往往有多次开腹手术或腹腔感染并造成腹腔粘连史的患者，以及腹壁有造瘘口、异位肾、炎性腹主动脉瘤等，此入路创伤小，消化道侵扰少而功能恢复快，肺部并发症也显著减少。

　　手术并发症主要包括"松钳低血压"、术后腹腔内出血、吻合口假性动脉瘤及吻合口瘘、腹腔脏器医源性损伤、乙状结肠缺血、感染等。

第四节　主动脉夹层引起的急腹症

　　主动脉夹层（dissection of aorta，DA）是指主动脉腔内的血液从主动脉的内膜撕裂口进入动脉壁中膜，使中膜和内膜发生分离并沿主动脉纵轴方向延伸，从而造成主动脉真、假腔分离的一种病理改变。本病多起病急骤，病情危重，是威胁生命的重要血管疾病。其发病率有增加趋势，有文献报道，其发病率为腹主动脉瘤破裂的2~3倍，为5/100万~10/100万，未经治疗的约58%于发病24小时内死亡。主动脉夹层病变通常起源于胸主动脉，形成后可向下撕裂累及腹主动脉甚至髂动脉，而单纯局限于腹主动脉的夹层较为少见。

一、病因

　　主动脉夹层的病因与腹主动脉瘤相似，常见病因包括高血压和动脉粥样硬化、结缔组织疾病、损伤等。高血压和主动脉中膜病变是发生DA最重要的因素。高血压和动脉粥样硬化使动脉壁长期处于应激状态，弹性纤维常可发生囊性变性或坏死，内膜受损后导致夹层发生。妊娠期女性的DA发病率升高也可能与妊娠高血压综合征有关。

二、病理和病理生理

　　主动脉夹层的病理学特征为血液经内膜撕裂口进入中膜，并在血流冲击作用分离内膜，形成沟通的真、假两腔。慢性期可有主动脉壁的扩张、动脉瘤形成（夹层动脉瘤），组织学检查可见主动脉中膜呈退行性改变，弹性纤维减少断裂和平滑肌细胞减少等变化，慢性期可见纤维性改变。另一个增加主动脉夹层风险的病理过程是主动脉壁中膜变性（囊性中膜坏死），它会导致主动脉中层的结构完整性的破坏。其主要病变是中膜胶原蛋白和弹性蛋白纤维的弹性组织离解，大多数主动脉夹层都与之密切相关。典型的囊性中膜坏死是先天性结缔组织发育不全和马方综合征等遗传性疾病的基本特征。而占更大多数的散发性DA的中膜退变的程度仍然比正常老化的程度更大。DA急性期的病生理变化主要是导致动脉破裂和分支动脉供血障碍。破裂的原因一方面是由于假腔壁变薄、仅余动脉外膜和部分中膜，另一方面是远端破口不通畅导致的血流压力增高。而分支动脉供血障碍的原因一方面是夹层累及到分支动脉，另一方面是假腔压迫导致真腔供血不足。

三、临床表现与辅助检查

（一）临床表现

　　DA的临床表现主要取决于夹层的累及部位、范围、程度以及主动脉分支受累情况。

　　1. **疼痛**　是本病最主要和突出的临床症状。绝大多数患者有突发性胸或胸背部持续性撕裂样或刀割样剧痛，可向背部，尤其是肩胛间区放射，并伴随夹层进展方向引起腹部和下肢疼痛，故疼痛部位有助于病变累及范围的判定。当夹层病变远端出现出口或血压得到控制时，由于假腔内压力的降低，疼痛可减轻。本病常伴有一个安静期，可因夹层进展或破裂，疼痛可能再发作或突然死亡。也有少数患者隐匿发病，无疼痛表现，多见于马方综合征等结缔组织疾病或行激素治疗者。此外，约有 1/3~1/2 的患者伴有面色苍白、出冷汗、四肢发凉、神志改变等休克样症状。

2. 高血压 95% 以上的患者伴有高血压症状，可能与剧烈疼痛刺激、主动脉弓压力感受器受累释放儿茶酚胺或肾动脉受累引起肾缺血导致肾素 - 血管紧张素系统激活有关。而累及心脏、冠脉或破裂患者则表现为低血压。

3. 脏器或肢体缺血症状

（1）神经系统缺血症状：当主动脉弓三大分支受累阻塞或肋间动脉 - 腰动脉阻塞时，可出现偏瘫或截瘫等定位体征，也可表现为意识模糊昏迷而无定位体征，多为一过性。患者可因弓部病变压迫左侧喉返神经出现声嘶，约 40% 的患者具有此种表现。

（2）四肢缺血症状：肢体动脉供血受累时，可有肢体急性疼痛，夹层累及腹主动脉或髂动脉，可表现为急性下肢缺血，易误诊为下肢动脉急性阻塞。体检常有脉搏减弱甚至消失、肢体发凉、发绀等表现。

（3）肾脏缺血：肾动脉供血受累时，可出现少尿、血尿，甚至引起肾功能损害。

（4）肠缺血：肠系膜上动脉受累可引起呕吐、腹痛、腹胀、腹膜刺激征等表现。黄疸和氨基转移酶升高是腹腔干受累使肝缺血的表现。

4. 夹层破裂 夹层可破入心包腔、左侧胸膜腔，引起心脏压塞或胸腔积血；也可破入食管、气管内或腹腔，出现休克、胸痛、呼吸困难、心悸、呕血、咯血等表现。心脏压塞时，听诊可闻及心包摩擦音和心音遥远，以及双侧颈静脉怒张、中心静脉压升高、奇脉等体征；血胸时，患者肋间隙饱满，叩诊呈实音，听诊时呼吸音减弱。

（二）实验室检查

目前的实验室检查主要作为了解病情的辅助指标，缺乏对 DA 诊断的特异性。DA 患者的白细胞、血红蛋白等可能降低，白细胞可因应激、肝脾肾缺血梗死、肠缺血菌群移位导致的感染等因素升高。当夹层累及内脏动脉血供时可出现血尿素氮、肌酐增高等肾功能受损或碱性磷酸酶、谷草转氨酶升高等肝功能受损。夹层假腔血肿或血栓化可大量消耗凝血因子，并伴有纤溶系统的激活，导致凝血功能异常及 D- 二聚体的显著升高。也有采用 C 反应蛋白作为主动脉夹层组织损伤和愈合的指标。

（三）辅助检查

1. X 线平片 X 线平片常常作为评估急性胸痛或腹痛的首选影像学检查手段，但是其对 DA 的诊断无特异性，缺乏诊断价值。主动脉影增宽、主动脉钙化移位和胸腔积液等 X 线胸片表征可疑似 DA，但由于腹主动脉位置较深且受肠气干扰，通常无法清楚辨别腹主动脉。

2. 超声检查 彩色多普勒超声检查可进一步明确 DA 的诊断，有助于确定夹层破口、区分真假腔、判定假腔中有无血栓。经食管超声心动图（transesophageal echocardiography，TEE）凭借食管与主动脉的毗邻关系能更清晰显示 DA 病变，其诊断敏感性高达 98%，特异性为 63%~96%。但其局限是不能显示超出横膈的夹层的范围，无法对病变累及的腹主动脉进行检查。而腔内超声的应用则克服了这一局限，将超声导管经股动脉入路进入真腔，可对完整的主动脉进行检查，无须注射造影剂，结合三维重建技术可立体展现完整主动脉影像，从而协助诊断和治疗 DA。

3. CTA CTA 是目前 DA 的首选检查方法。CTA 扫描快速且易于进行，对操作者的技术熟练度要求最少，对急性 DA 的诊断敏感性为 83%~95%，特异性为 87%~100%。其可直观显示真、假腔两腔和其大小，以及内脏动脉位置和受累情况，为诊断和手术治疗提供重要的解剖学信息。

4. MRI MRI 诊断 DA 的总体敏感度和特异度是 95%~100%。MRI 可以发现撕裂入口的位置、夹层的范围、潜在受累的分支血管和识别真假腔及血栓形成情况。诊断分支血管受累的总体敏感度和特异度分别是 90% 和 96%。MRI 主要局限包括缺乏即时可用性、检查时间长、不能用于体内有金属异物者以及无法对危重患者进行有效的实时监测。

5. DSA DSA 因其为创伤性检查，现在已不再作为常规检查手段，仅在其他检查无法开展或内膜破口位置无法确定、了解脊髓血供情况及腔内治疗时方采用。正常造影剂显影形态变形、逆流或淤滞成虚假通道等 DSA 结果可支持 DA 诊断，但假腔内血栓化无造影剂进入时可能出现假阴性结果。

四、诊断与鉴别诊断

根据患者典型病史、临床表现和影像学等检查，通常诊断不难。但被假腔累及的主动脉分支和由此产生的灌注不良综合征可能使夹层患者的初始表现复杂化。对累及心脏或破入心包者，应与急性心肌梗死、急性心包炎、瓣膜病等鉴别，尤其注意与急性心肌梗死作鉴别，心肌梗死的胸痛症状表现为初期不剧烈，有逐渐加重及减轻后再加剧的特点，并且较少向胸部以下扩散，血压一般偏低，伴休克貌，极少引起双侧脉搏血压不等，急诊优先行心电图检查可较快协助鉴别诊断。对于累及腹主动脉甚至下肢动脉患者，应与其他急腹症、下肢动脉栓塞相鉴别。如果患者病情极其危重，又高度提示本病的临床表现时，建议不要在影像学检查上消耗过多时间，以免耽误病情及治疗。

五、治疗

对急性主动脉夹层选择最合适的治疗方式，应基于疾病的及时诊断和对病变解剖范围的充分理解，往往需要多学科共同参与治疗。A 型主动脉夹层在急性期的死亡率可能会超过每小时 1%，主要原因包括心包压塞、冠脉受累导致的主动脉心脏并发症、急性主动脉瓣功能不全、弓上分支受累导致的颅脑缺血等。因此，立即进行手术治疗是绝大多数 A 型主动脉夹层的必然治疗选择。对于 B 型夹层而言，破裂这一灾难性并发症并不常见，因而对于无并发症的稳定 B 型夹层患者的治疗时机和方式的选择尚有争论。但对于存在内脏灌注不良或下肢急性缺血的不稳定 B 型夹层患者，及时手术治疗封堵夹层破口，打开真腔恢复灌注对改善预后是重要且关键的。

（一）非手术治疗

无论何种类型的主动脉夹层，一旦高度怀疑或确诊，迅速应用药物控制疼痛、降低血压和心率是所有患者初始治疗的关键环节，同时辅以实时生命体征的监测，其目的就是阻止夹层继续进展、稳定夹层的范围、减少内膜片的运动、缓解主动脉分支的动态梗阻，以降低夹层破裂的风险。

1. **镇痛** 绝大多数急性主动脉夹层患者伴有剧烈的不可忍受的疼痛，严重的疼痛刺激可进一步提高患者的血压和心率，促进夹层进展恶化。根据疼痛程度可选用曲马多、哌替啶或吗啡予以镇痛，必要时可每 6~8 小时给药 1 次。

2. **控制血压及心率** 根据入院时血压情况选用合适的降压药物，首选静脉泵入给药，在可快速控制血压到理想水平的同时又可保证持续稳定给药，减小血压的波动。可选的降压药物有硝酸甘油、乌拉地尔、地尔硫䓬等，若血压难以控制时，可改用硝普钠静脉泵入，但避免大剂量和长时间给药，使收缩压控制在 100~130mmHg，必要时为减轻疼痛，可暂时控制在 80~90mmHg。然而使用血管扩张剂控制血压的同时可能反射性地兴奋交感神经，导致心率升高和心脏收缩力增强。因此，应用 β 受体阻滞剂较血管扩张剂更为重要，主动脉夹层治疗指南中推荐将 β 受体阻滞剂作为首选药物，在应用血管扩张药物之前就应该开始应用 β 受体阻滞剂。故在临床上，通常将血管扩张剂和 β 受体阻滞剂联合应用。

（二）手术治疗

手术治疗是救治主动脉夹层的重要方法。手术的主要目的是切除或封堵内膜破口，防止夹层破裂，重建因内膜片或假腔造成的血管阻塞区域的血运。根据不同的夹层分型，具体手术策略的选择有所不同。

1. **A 型主动脉夹层** A 型主动脉夹层指第一内膜破口位于升主动脉的主动脉夹层，通常第一破口位于远端，但逆行撕裂累及升主动脉的也归类为 A 型。A 型夹层的药物保守治疗院内死亡率高达 60%，为了防止夹层破裂或恶化，应尽早进行手术治疗。开放手术切除并人工血管置换是目前治疗急性 A 型主动脉夹层的标准治疗手段。根据主动脉瓣环受累与否，选择不同的主动脉重建策略。伴随手术技术、术中维持技术和围手术期处理方面的进步以及人工血管的不断改进,已可取得较好的效果,但急诊手术死亡率仍高达20%~40%。

近年来,随着腔内技术和器械的进步,对于不能耐受巨大创伤的开放手术或有严重的手术禁忌的患者,很多学者已开始积极探索腔内修复的可能。目前,对于未累及冠状窦,且升主动脉具有足够锚定区的患者,可采用烟囱技术、开窗技术或杂交技术进行腔内修复,并取得了较好的近期效果,但长期结果仍有待观察。腔内修复治疗全主动脉夹层病变甚至腔内瓣膜置换具有广阔的应用前景。

2. B型主动脉夹层 B型主动脉夹层第一破口位于降主动脉,夹层病变累及降主动脉和其远端,不累及升主动脉。B型主动脉夹层在短时间内没有类似A型的累及心脏的高危风险,除已破裂、逆撕到升主动脉、不能控制的疼痛和高血压或出现重要分支累及的灌注不良等紧急情况,B型夹层多可先药物治疗稳定病情后限期手术。凭借微创、出血少、恢复快、死亡率低等优势,腔内修复已取代开放手术修复成为急性B型主动脉夹层的一线手术选择。TEVAR尤其在高龄、不可耐受传统手术和紧急情况时具有特别的优势,其可快速封堵内膜破口、隔绝假腔并恢复真腔血流。TEVAR近中期效果良好,但随着主动脉的扩张,其内漏等远期并发症发生率较高,因而对于年轻患者、伴有炎性或感染性主动脉以及马方综合征等结缔组织疾病患者,更推荐远期效果较好的开放手术修复。

(戴向晨,刘 彤)

第三十三章
肝脓肿

常见的肝脓肿（liver abscess）按病因分有细菌性或化脓性肝脓肿和阿米巴性肝脓肿两种。前者系由化脓性细菌感染，后者则由阿米巴原虫感染所致，其中以细菌性肝脓肿最常见，占肝脓肿发病率的80%。美国肝脓肿发病率27/100万~41/100万，我国肝脓肿发病率为57/100万。

中医认为由于饮食不洁，感受湿热病邪和虫毒，侵犯肠胃，内伤于肝，经脉受阻，气血瘀滞，热毒蕴结，烂肉腐肌积久成脓肿。每于纵酒、饮食不当、营养障碍、肝脏外伤或机体抵抗力削弱时，均易感染此病。本病属湿热为患，病程较久，缠绵不愈，耗气伤阴，正虚邪恋，故后期阶段表现为气阴两虚之证。中医属于"肝痈""胁痛"等病范畴。

第一节　细菌性肝脓肿

一、病因

细菌性肝脓肿（bacterial liver abscess）（亦称化脓性脓肿）为肝脏以外存在感染病灶，经不同途径细菌到达肝脏形成脓肿。细菌侵入肝脏的途径如下：①胆道感染。此途径最多见。因胆道感染很常见，尤其是胆管结石合并胆管炎，化脓的胆汁上行到肝内胆管，在肝内小胆管可能形成多数小脓肿。②血行感染。凡门静脉引流区域存在化脓性感染病灶，细菌均可经门静脉进入肝内形成多发脓肿。痔感染或盆腔感染亦有可能。周身化脓性感染当有菌血症或脓毒血症时，细菌亦可经肝动脉进入肝内。但由门静脉引起者要比肝动脉来源为多。③淋巴感染。肝顶裸区部分与膈肌相连，肝与胸腔有淋巴交通，故胸腔感染可通过淋巴管引起肝脏的感染。肝邻近器官的感染亦可通过淋巴系统侵入肝脏。④开放性肝脏外伤性破裂，或者由邻近器官破溃直接侵入，细菌可直接进入肝脏引起感染形成肝脓肿。⑤还有占10%~15%不明原因的肝脓肿称隐匿性肝脓肿。

二、病理

化脓性肝脓肿单发的多为较大脓肿，而多发脓肿一般为多个小脓肿，有时多个小脓肿互相融合形成稍大的脓肿。致病细菌多为大肠埃希菌、肺炎克雷伯菌、金黄色葡萄球菌，也可合并厌氧菌混合感染。在美国和欧洲国家，肝脓肿的病原菌主要是链球菌和大肠埃希菌，在我国和亚洲地区，肺炎克雷伯菌引起的肝脓肿逐渐增多，目前已逐渐取代大肠埃希菌成为导致肝脓肿的主要病原菌。

三、临床表现

（一）临床表现与诊断

细菌性肝脓肿的诊断常因缺乏典型的症状和体征，易被误诊和漏诊而延误治疗。患者起病急，发冷，高热可达40℃，觉上腹部及肝区痛，呈持续性钝痛或胀痛，有时可伴右肩不牵涉痛。但是具有典型表现的患者仅占约30%。肝顶部脓肿破溃可形成膈下脓肿。感染严重时周身中毒症状明显，可出现全身炎症反应综合征（SIRS）、感染性休克及多器官功能衰竭（MOF），恶心、食欲不振、大量出汗，如果继发胸腔积液还可以伴有胸痛或者呼吸困难。局部体征可触知肝大并有压痛，肝区有叩击痛。

糖尿病是肝脓肿的危险因素之一，形成产气脓肿的概率更高，脓肿复发率、SIRS和多器官功能障碍综合征（MODS）的发生率均高于非糖尿病患者。由肺炎克雷伯菌所引起的肝脓肿更容易产生

扫码观看彩图

"侵袭综合征"，表现为除肝脏的感染，肝外脏器如肺部、中枢神经系统和眼部都是常见肝外侵及器官，眼内炎和脑膜炎是两个最常见的肝外感染表现，如果伴有肺栓塞或脓胸，病死率明显增加。

（二）鉴别诊断

肝脓肿的诊断还要注意以下情况：①需与胆囊和胆道感染、右膈下脓肿、右下叶肺炎及脓胸等鉴别；②需要和肝脏良性占位如阿米巴性肝脓肿、肝囊肿合并出血及感染、肝棘球蚴病、肝结核、炎性假瘤、错构瘤、囊腺瘤等相鉴别；③需与肝脏恶性占位如肝癌、胆管癌、囊腺癌、肝转移癌及肿瘤中心性坏死相鉴别。

（三）实验室检查

白细胞升高，明显核左移，甚至可高达$(20\sim30)\times10^9$/L，中性粒细胞90%以上。肝功能异常者可表现为血清氨基转移酶、碱性磷酸酶轻度升高，黄疸少见。急性期患者血液细菌培养阳性。脓肿穿刺物细菌培养是最具有特异性的诊断性检查，多为灰白或灰黄或带血性的浑浊脓液，脓液培养结果可分离出多种致病菌，文献报道糖尿病合并细菌性肝脓肿的病原学，均以克雷伯杆菌最常见，因此血糖的检测尤为重要。

C反应蛋白（CRP）是肝脏内皮细胞合成的炎症蛋白，不仅可以迅速、准确、敏感地反映炎症的程度，还可以作为监测治疗效果的重要指标。血清降钙素原是一种诊断细菌性感染的细胞因子指标，目前已被广泛运用于感染性疾病的诊疗中。细菌性肝脓肿患者，体内降钙素原含量会明显升高，因此，血清降钙素原用于早期检测，能够有效掌握患者的病情发展及预后。

（四）影像学检查

1. X线检查 可见右侧膈肌升高、固定、呼吸运动消失，右侧胸腔可能有反应性积液等间接征象。

2. B型超声 B超具有无创、经济、方便等优点，不仅可以测定脓肿部位、大小及距肝脏表面深度，还可以确定脓肿是否液化，并导向穿刺置管引流，因此B超已成为首选的影像学检查，其敏感性可以达到96%。早期脓肿尚未形成时病灶部位的肝实质发生急性炎症改变，声像图表现为边界欠清晰的低回声，内可见点片状较高回声，周围可见较强环状回声；后期可见明显的液性暗区，边界清楚，当脓汁黏稠伴坏死组织时，无回声区内可见斑点状中强回声。脓肿腔液化坏死不完全时，脓腔可呈分隔样回声或呈蜂房样多个小腔，见图33-1-1。

3. CT 平扫一般呈圆形或卵圆形低密度区、边界清楚，有时可见一圈密度高于脓腔但低于正常组织的低密度环，脓肿密度低而均匀，CT值为2~36HU，增强后CT扫描，脓肿壁可呈环状强化，其密度高于邻近的正常肝实质，而脓腔及周围水肿无强化，呈不同密度的环形强化带即呈环靶征。CT对肝脓肿诊断敏感性更高，可达到98%，见图33-1-2。

4. MRI 肝脓肿脓液具有较长的T_1和T_2弛豫时间，急性肝脓肿在T_1加权图像上呈圆形或卵圆形低信号区，信号强度可略有不均，在T_2加权图像上，急性肝脓肿可呈大片高信号区，是肝组织广泛水肿和脓液所致。脓肿壁因炎症充血带及纤维肉芽组织而呈等或者稍高信号。增强MRI扫描在动脉期脓肿壁即可出现强化，但程度较轻，而脓肿周围肝实质因充血可见明显片样强化，脓腔不强化，呈"晕环样"。放射性核素肝扫描因不能看出较小的脓肿，故其诊断价值不如以上二者准确。

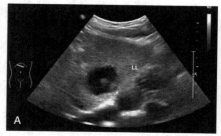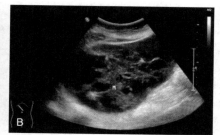

图33-1-1 肝脓肿的B超图像

A.超声显示肝右叶单房性肝脓肿，无回声区内可见斑点状中强回声；B.超声造影显示肝左叶多房性肝脓肿，液化坏死不完全，可见分隔样回声。

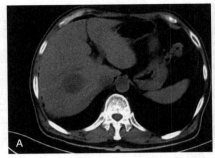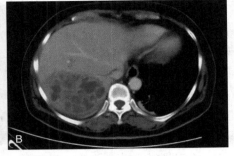

图 33-1-2 肝脓肿
A. 胆囊切除术后发热右上腹疼痛,CT 显示肝右叶圆形低密度区;B. 寒战发热及
右上腹胀痛糖尿病患者,CT 显示肝右叶多房性肝脓肿。

(五) 西医治疗

根据病情采取综合治疗,包括内科保守治疗、经皮经肝穿刺引流、手术等。

(1) 内科保守治疗:3cm 以下的小脓肿或早期肝脓肿尚未完全液化的患者给予内科保守治疗。包括全身对症营养支持、积极控制血糖、根据经验选用广谱抗生素等,如第 3 代头孢菌素,必要时可选用含内酰胺酶抑制剂的复合制剂如头孢哌酮/舒巴坦、哌拉西林/他唑巴坦等。根据细菌培养和药敏结果调整敏感抗生素。同时治疗原发疾病和伴发疾病,如胆道疾病等。对于伴有 SIRS 或者 MODS 者,应积极抗休克、抑制炎性反应,必要时采用持续血液滤过来清除体内炎性介质和毒素。

(2) 经皮穿刺肝脓肿引流:采用经皮穿刺技术,可在 CT 或超声引导下做穿刺或置管引流。其操作方法具有经济、简便易行、微创、有效等优点,目前已成为肝脓肿治疗的首选治疗方法。尤其适合于单个液化较大脓肿,对具有分隔及多发脓肿可分次处理。

(3) 外科引流与外科切除包括开腹手术与腹腔镜肝脓肿手术。①早期肝脓肿的治疗:以开腹手术引流为主,但手术并发症发生率和手术死亡率均较高。手术主要适于穿刺置管引流不畅,病情控制效果不佳者;②需同时处理原发病变者:发生脓肿穿破胸、腹腔或合并胆道疾病等复杂情况等。手术方式包括经腹腔切开引流术、腹膜外脓肿切开引流术、后侧脓肿切开引流术、病变肝叶切除等;③需要肝切除:慢性厚壁脓肿用切开脓肿引流,难以使脓腔塌陷,长期残留无效腔,创口经久不愈者,并且肝脓肿切开引流后,留有窦道长期不愈,不能自愈者。有些患者合并某肝段胆管结石,肝内因反复感染、组织破坏、萎缩,失去正常生理功能等情况者。

第二节 阿米巴肝脓肿

一、病因

阿米巴肝脓肿(amebic liver abscess)是一种肠道阿米巴原虫滋养体通过门静脉侵入肝脏引起的肝脏感染,致肝细胞溶解坏死成为肝脓肿。现临床已经较少发现。因只有左侧结肠阿米巴才易有痢疾症状,右侧结肠有阿米巴感染时肠内的血液和脓性物质与大便混合不易被发觉,故只有约 1/3 患者能问询出阿米巴痢疾的病史。

二、病理

溶组织内阿米巴在肝内能破坏肝细胞和小血管,故阿米巴肝脓肿多为巨大的单一脓肿,虽然也可有多发性脓肿,但少见。由于肝组织和小血管的破坏,典型的阿米巴肝脓肿的脓液为巧克力色。但也有例外情况,当患者长期卧床,脓肿内的固体成分沉淀到脓肿的下部,在做肝穿刺抽脓时如穿刺针只达到脓肿的上部,则抽出脓液也可能是草绿色的。肝脏两侧均能发生阿米巴脓肿,但80%发生在右肝。有人解释因肠系膜上静脉的血液多进入右肝,肠系膜下静脉的血液多进入左肝。肠系膜上静脉引流结肠的长度大于肠系膜下静脉所引流的长度。阿米巴是需氧的,它附着在脓肿周围的部位,故在穿刺或引流的脓液中找不到阿米巴。当切开引流数日后阿米巴脱落到脓肿内方能找到。阿米巴肝脓肿是无菌的,如有细菌混合感染则其临床表现与化脓性脓肿相似。

三、临床表现

(一)临床表现与诊断

多为中年男性,起病比化脓性肝脓肿略缓,但也有病例是在阿米巴痢疾急性期并发的。症状包括寒战高热,持续或间歇发作,但体温比化脓性脓肿略低,在38~39℃左右。如继发感染则温度达40℃以上,少部分患者可伴发黄疸。患者多主诉上腹或肝区疼痛,深呼吸或咳嗽时加重,伴纳差、乏力、体重减轻等。如破入腹腔、胸腔可导致全腹膜炎、脓胸等。肝阿米巴脓肿与腹前壁粘连并溃破到腹前壁肌层内,临床表现为上腹的可复性肿物,不发热,可误诊为胸壁结核、寒性脓肿。查体多在肋下可触及肿大肝脏或肿块,有触痛。

阿米巴肝脓肿的主要并发症为脓肿破溃。穿破至腹腔则表现出急性全腹痛及弥漫性腹膜炎之症状。因此,在腹膜炎手术探查找不到病因时,必须探查肝脏排除肝脓肿破裂。肝顶部之脓肿与膈肌粘连则能破入胸腔形成脓胸。患者突然胸部疼痛及呼吸困难,亦需立即手术引流脓腔及胸腔。如穿破前膈肌上面已与肺底粘连,则脓肿能穿入肺内形成肺脓肿,如穿入气管则大量脓液进入气管造成窒息,很快死亡。

(二)影像学检查及实验室检查

1. 实验室检查 白细胞及中性粒细胞增高,比化脓性脓肿低,一般白细胞在$(10~20)×10^9/L$之间。血清学阿米巴抗体阳性。X线检查右膈肌升高、固定、失去呼吸运动。在肝脏肿块处或肝压痛点最明显处穿刺抽出巧克力色脓液即可确诊,穿刺抽取脓液查阿米巴滋养体可进一步明确诊断。

2. 影像学检查 对阿米巴肝脓肿首选诊断方法为B型超声检查,可清晰见到肝内有较大的占位性病变,内为脓液,并可看到脓肿之大小、位置及数目,对患者的干扰又小;CT、MRI检查和细菌性肝脓肿影像相同,放射性核素肝扫描亦可见到肝内有较大的占位性改变。

(三)鉴别诊断

主要与细菌性肝脓肿、肝癌、膈下脓肿相鉴别,见表33-2-1。与膈下脓肿临床表现很相似,但原发性膈下脓肿很少,多为继发于上腹部手术术后、腹腔内炎症或穿孔、外伤等。在询问病史时应注意患者在此次发病前有无溃疡病穿孔、化脓性阑尾炎、胰腺炎及腹部外伤等情况。现在B型超声可清楚地定位脓肿是在肝内或膈肌下间隙。

表 33-2-1 细菌性肝脓肿及阿米巴肝脓肿的鉴别

症状及检查	细菌性肝脓肿	阿米巴肝脓肿
起病	发病急,全身炎症反应重,多有胆道感染	略缓,多有痢疾病史
体温	升高明显,甚至40℃以上	38~39℃
血液检查	白细胞及中性粒细胞比例明显升高,血培养可阳性	稍轻,血清阿米巴抗体阳性,如无感染细菌培养阴性
影像学检查	多发小脓肿	单发大脓肿
粪便检查	(−)	约1/3可找到阿米巴滋养体或包囊
脓液	多为黄白色,细菌培养可阳性	棕褐色、无臭味,可找到滋养体,如无感染细菌培养阴性

四、西医治疗

在20世纪初所有阿米巴肝脓肿均用手术切开引流治疗,当时死亡率很高,自1933年依米丁用于抗阿米巴治疗后,主要为内科治疗,即给予依米丁、氯喹、甲硝唑及喹诺酮类等抗阿米巴药物,附加间断由脓肿穿刺抽脓,效果很好,死亡率大为下降,症状很快得到控制,脓肿亦逐渐消失。较大脓肿可在 B 超引导下行穿刺引流,脓液送检细菌培养及药敏试验,并送检原虫。

由于阿米巴肝脓肿病程较长,一般情况较差,应给予全身支持治疗。但在以下情况仍需手术引流。①脓腔太大,为预防破裂宜早行手术引流;②脓肿穿破到腹腔或胸腔,如前所述需急症手术,引流脓肿和胸腹腔;③脓肿合并化脓菌感染,即混合感染,此时临床表现与化脓性感染相似,症状严重,亦需手术引流;④反复穿刺抽脓及药物治疗后,症状仍不好转,此时多为脓液黏稠度大或脓腔为哑铃形穿刺不易抽尽;⑤左肝脓肿,因肝左叶比右叶小,穿刺时有将脓肿穿破之顾虑。

外科手术引流方法:首先根据 B 型超声检查结果设计切口的位置,切口愈能接近脓肿愈好,腹直肌切口或肋缘下斜切口均可,进入腹腔暴露肝脓肿后用盐水纱垫把腹腔其他器官保护好。在脓肿靠下部的位置做一切口,吸尽脓腔内的脓液,再用生理盐水洗净。将一较粗的橡胶管放入脓腔,经腹壁另一切口引流至腹腔外接一无菌地瓶。用可吸收缝线在脓肿引流管周围做一荷包缝合,将引流管固定以防脱落。在靠近引流管由肝出口附近另置一腹腔引流。肝脓肿穿破到腹腔者术式同前但切口需稍大,把腹腔内脓液吸净再洗净腹腔,另在下腹放置引流。脓肿穿破到胸腔者腹腔术式亦同上,再另做一胸部切口,洗净胸腔后做一闭式引流。脓肿穿破至肺内者,肺内脓腔亦需引流或做受累部分肺局部切除。

第三节　肝脓肿的中医药治疗

一、中医学对肝脓肿的认识

肝脓肿中医称为“肝痈”。中医学认为,胆道感染所致肝脓肿病因病机主要为肝胆气郁,疏泄失常,邪热内阻,横克脾土,湿热蕴结;或饮食不节,损伤脾胃,致使脾胃运化失常,湿热蕴结中焦,影响胆腑通降功能,继而郁久化热,最后发展为热腐成脓。

根据肝脓肿的病程可分期为瘀结期、成脓期和消散期。成脓期又分为肝胆实热型和肝胆湿热型,见表 33-3-1。

表 33-3-1　肝脓肿的中医分期分型

中医分期	临床分型	临床特征
瘀结期	肝胆气滞、血瘀	畏寒、发热、胁痛、拒按。舌红苔白,脉弦滑
成脓期	肝胆实热	多为血行播散而引发。寒战发热,胸胁苦满,痛不可支,腹痛拒按。舌红苔黄燥,脉洪数
	肝胆湿热	多为胆道疾病引发。寒战发热,胸胁苦满,身目黄染。舌红苔黄厚腻,脉弦滑
消散期	肝胆阴虚伴脾气虚、血虚	脓肿吸收消散,身形疲惫、面色萎黄,间或低热。舌淡苔薄白、脉弦细

二、中医对肝脓肿的治疗

中西医结合非手术疗法治疗,按其病因病机的发病过程分期论治。

当 B 超或 CT 提示脓肿尚未完全形成或脓肿液化不全时(瘀结期),临床表现为肝胆气滞证和血瘀证,治疗主要以清热解毒、活血化瘀为主,方用柴胡清肝汤加减,辅以疏肝利胆药物,处方:红藤 30g,牡丹皮 30g,冬瓜仁 30g,金银花 20g,赤芍 10g,延胡索 10g,川楝子 10g,黄连 10g,黄芩 10g,大黄 12g(后下),芒硝 10g(冲服)。高热者加用生石膏 30g,知母 10g,黄疸加用茵陈 30g、栀子 15g。日 1 剂,水煎服。用以控制炎症,促进脓肿的早期吸收。

脓肿形成后(成脓期),临床表现为毒热炽盛、里实热证,应在柴胡清肝汤基础上重用清热凉血及化瘀排脓中药,处方:柴胡 15g,牡丹皮 10g,黄连 10g,生黄芪 30g,鱼腥草 24g,生地黄 10g,龙胆草 24g,当归 10g,生牛膝 10g,大黄 12g(后下),日 1 剂,水煎服。用以促进脓液吸收,改善感染、中毒症状。“六腑以通为用”,经过上述中药治疗,除控制感染、促进脓肿吸收作用外,还可涤荡实结,疏

扫码观看彩图

泄郁热,促进肠蠕动和细菌、毒素的排出,改善肠道血液循环,保护肠黏膜屏障,有效防止细菌和毒素移位。因此,中医辨证施治与抗生素及穿刺置管引流等治疗方法结合应用,有利于控制炎症,减轻全身炎症反应,提高疗效,缩短疗程,在治疗胆源性肝脓肿上有明显的优势。

随着病情的好转,脓消毒散,邪去正虚期(消散期)需扶正祛邪、攻补兼施。方用:柴胡养阴补血汤。处方:柴胡15g,黄芪30g,当归15g,沙参12g,丹参30g,麦冬12g,石斛10g,五味子10g,甘草10g,水煎服。

内服中药,同时采用中药外治,如敷贴疗法治疗肝脓肿也取得了一定效果。①金黄散:大黄、黄柏、姜黄、白芷、南星、陈皮、苍术、甘草、天花粉各适量,共研细末,可用葱、菊花、金银花、丝瓜叶捣碎成汁调敷肝脓肿处。②公英泥:蒲公英300~500g,捣碎敷贴肝脓肿处,有清热解毒功效。③消脓散:青黛、大黄、乳香、没药、石菖蒲、王不留行各适量,研末,蛋清调,外敷患处。有解毒消痈之功。④三黄绿豆散:黄芩、黄连、黄柏各10~20g,加绿豆粉调茶加蜜,按痈之大小,外敷于患处,具有解毒消痈、清热散结之功。

参考文献

1. 尹大龙, 刘连新. 细菌性肝脓肿诊治进展 [J]. 中国实用外科杂志, 2013, 33 (9): 793-795.
2. 李晓晶, 汪波, 熊辉. 糖尿病合并肝脓肿的临床特点及其感染细菌分布 [J]. 中国临床药理学杂志, 2015 (3): 232.
3. WANG J, YAN Y, XUE X, et al. Comparison of pyogenic liver abscesses caused by hypermucoviscous Klebsiella pneumoniae and non-Klebsiella pneumoniae pathogens in Beijing: a retrospective analysis [J]. J Int Med Res, 2013, 41 (4): 1088-1097.
4. LIN Y T, WANG F D, WU P F, et al. Klebsiella pneumoniae liver abscess in diabetic patients: association of glycemic control with the clinical characteristics [J]. BMC Infect Dis, 2013, 30 (13): 5.
5. SLAUGHTER M R. Use of percutaneous drainage for treatment of pyogenic liver abscess [J]. JAAPA, 2013, 26 (1): 43.
6. 刘霞, 陈雪娥, 陈金通, 等. 细菌性肝脓肿的临床特点分析 [J]. 福建医科大学学报, 2018, 52 (4): 271-273.
7. 袁楠, 付庆江, 马向明. 中西医结合治疗细菌性肝脓肿51 例临床观察 [J]. 中医杂志, 2012, 53 (23): 2024-2026.
8. 叶小鹏, 吕东勇, 欧海亚, 等. 基于中医传承辅助平台分析中医药治疗肝脓肿用药规律 [J]. 广州中医药大学学报, 2018, 35 (3): 549-553.
9. 胡岚, 王鹤, 王超, 等. 肝脓肿76 例临床特点及初期中医舌象、脉象观察 [J]. 中国中医急症, 2019, 28 (3): 442-444.
10. MEDDINGS L, MYERS R P, HUBBARD J, et al. A population-based study of pyogenic liver abscesses in the United States: incidence, mortality, and temporal trends [J]. Am J Gastroenterol, 2010, 105 (1): 117-124.
11. 韩建建, 刘琼琼, 王海桃, 等. 经皮穿刺置管引流术与腹腔镜下切开引流术治疗细菌性肝脓肿的疗效比较 [J]. 临床普外科电子杂志, 2015 (3): 18-21.
12. 殷宗福, 何清宇, 刘亮, 等. 细菌性肝脓肿的中西医结合诊断与治疗 [J]. 中国中西医结合外科杂志, 2002, 8 (3): 139-141
13. 李惠平. 肝脓肿的临床诊治进展 [J]. 国际感染病学 (电子版), 2020, 9 (3): 262-263.
14. 王永奇, 张静喆, 梁晓强, 等. 急性胆源性感染中医"从肠论治"初探 [J]. 中医杂志, 2011, 52 (18): 1546-1548.
15. 崔志刚, 孔棣. 中西医结合治疗胆源性肝脓肿74 例 [J]. 中国中西医结合外科杂志, 2014, 20 (2): 167-169.

(徐新生)

第三十四章
肿瘤引发的急腹症

肿瘤引发的急腹症是指由肿瘤及各种抗肿瘤治疗手段引发的以急性腹痛为主要临床表现的一种非围手术期腹部急性病变。同时也包括在肿瘤患者治疗期间发生的急腹症。肿瘤种类多,发展通常缓慢,病程较长,肿瘤引起的急腹症临床并不少见。一旦并发急腹症,其病情重,症状往往不很典型,多数已属中晚期,诊断、治疗棘手,预后差。因此肿瘤引发的急腹症是急腹症外科不可忽视的课题,其诊断和处理均有其特殊性。

第一节　腹部肿瘤引发的急腹症

由腹部肿瘤引起的急腹症临床并不少见,其症状往往不很典型。当出现明显症状就诊时,多数已属中晚期。癌性急腹症的临床表现复杂多变,但通常有出血、穿孔、梗阻等,且多伴有腹痛。治疗上较为困难,常常失去一期根治性手术的机会。其预后差,并发症与病死率高,应引起重视。

一、临床特点

患者就诊时具有急腹症与肿瘤两方面特征,病情复杂而危重,处理棘手。常常不能一次性从病理上解决病变的根本改变,有时需要几次手术方能处理完满,因此,在临床中应给予高度重视。肿瘤急腹症有以下特征:

（一）病程长,长期未引起重视

患者一般有长期的慢性病史,如胃溃疡、肝硬化、慢性腹痛、便秘等,未予重视,直至腹痛性质有明显的改变方才就诊,但病情已有贻误;有的患者缺乏医疗常识,在出现腹块或有关症状后仍未就医;有些患者确诊为肿瘤后,因为恶性而放弃治疗,发生急腹症后疼痛难忍,不得不来院就诊。这些均给肿瘤急腹症诊断与治疗带来一定困难。

（二）营养情况差,病情危重

一些恶性肿瘤患者,长期贫血、体质差,部分肿瘤患者经长期放、化疗,体质虚弱,免疫功能低下,就诊时病情笃重,兼有急腹症与肿瘤的双重打击,处理棘手,预后通常较差。另有部分患者患有癌前不稳定状态疾病,如胆囊结石、胆囊息肉,平时并无严重临床表现,当偶然发现黄疸,多数情况已属胆囊癌晚期。这些都是发生误诊、漏诊的主要原因。

（三）缺乏特异的临床症状体征,诊断困难

临床发现,部分右半结肠肿瘤以急性阑尾炎为首发症状,仅表现为反复右下腹隐痛,手术探查才得到正确诊断;左半结肠肿瘤以便秘和排便习惯改变为表现,往往直至出现低位结肠梗阻方才得以诊断;阑尾脓肿与盲肠肿瘤或卵巢肿瘤的鉴别有时很困难,误诊率达22%;同时阑尾肿瘤也可以急性阑尾炎为首发症状;而原发性肝癌并发急腹症前无任何症状,突发右上腹剧痛而入院,经剖腹探查发现系肝癌破裂所致。胰腺头部肿瘤由于位置深在,缺乏特征性临床表现,仅表现为上腹及背部不适,当明显黄疸、体重下降、贫血到医院检查方明确诊断,此时肿瘤根治性切除已大打折扣。

二、临床类型及诊断治疗

（一）腹部实体瘤出血引起的急腹症

腹部实体肿瘤出血最多见于肝癌破裂出血。每年大约有 800 000 人死于肝癌,肝癌破裂出血是肝癌的最严重并发症之一。据报道,肝癌破裂急性期死亡率可高达 25%~75%。其他引发腹腔出血的实体瘤有胃肠间质瘤、脾肿瘤等,本节重点介绍肝癌破裂出血。

1. **病因** 肝癌破裂包括在没有腹部创伤或医源性肝损伤的情况下发生的自发性肝肿瘤破裂出血和外伤、医源性损伤等造成的肿瘤结节继发性破裂出血。肝细胞癌（hepatocellular carcinoma，HCC）是最常见原因之一，10% 的 HCC 伴有自发性破裂出血。肿瘤所在的位置、肿瘤大小、肿瘤内血管压力、肿瘤分期、肝硬化程度等是肝癌破裂的重要影响因素。

2. **诊断** 及时正确的诊断是治疗的先决条件。多见于男性，发病急、病情重。临床上主要表现为突发性上腹痛，迅速扩展全腹，伴明显腹胀及腹水征，全腹肌紧张和压痛、反跳痛，严重者出现低血容量性休克，甚至肝肾功能衰竭。诊断性腹腔穿刺是最简单可靠的诊断办法，约 75% 的患者可抽出不凝固血液。结合 AFP、CT、B 超、MRI 等检查，不难诊断。对于即使无特殊症状的部分患者，如突发剧烈或持续性右上腹痛后出现弥漫性腹膜炎或休克患者，应常规行腹腔穿刺、腹部 B 超或 CT 检查，避免漏诊。

3. **治疗** 目前比较一致的做法是：

（1）非手术治疗：首先令患者绝对卧床，避免剧烈咳嗽。同时进行生命体征监测、抗休克与液体复苏治疗、止血、保肝、抗感染等。由于肝癌出血属于肝动脉出血，是以急性发作、出血量大和危重状态为特征，一般非手术治疗难以奏效，因此只在估计出血量不多、生命体征稳定、没有活动性出血、可在严密观察下暂试行非手术治疗。待一般情况改善再行根治性手术治疗。如患者出血量大，也可在积极抗休克治疗的同时，血管介入治疗或急诊剖腹探查。当患者条件极差，估计无法耐受手术，或肿瘤伴有多发肝内外转移时，在征得家属理解并同意时可继续非手术或介入治疗。

（2）经动脉导管栓塞（TAE）/经动脉导管化疗栓塞（TACE）：TAE/TACE 是近年来快速发展的广泛用于控制出血的一种方法，是控制肝癌出血患者有最高成功率和最微创化的治疗手段。同时可经导管注射氟尿嘧啶、顺铂、表柔比星等化疗药物。动脉导管栓塞治疗后可据情考虑根治性手术。有研究表明，TAE/TACE 后再行肝癌手术切除的疗效优于单纯 TAE/TACE。

（3）微波凝固与射频消融：微波固化和微波消融可使肿瘤出血部位凝固、血管堵塞以达到止血效果。同时还通过局部肿瘤靶点、灭活肝癌组织使患者从肿瘤学角度获益，并减少肝癌细胞的腹膜种植。目前这种方法应用较少，尚无成熟经验。

（4）手术治疗

1）术前评估：急诊手术前肝功能评估十分重要。肝癌自发性破裂患者面临出血与手术共同打击，影响肝脏功能甚至引起肝功能衰竭。手术切除适应证如下：①破裂前患者一般情况较好；②入院后休克状态能较快控制；③病变主要局限于肝脏一叶，行肝切除无困难；④术中所见肝硬化相对较轻或临床经验判定患者在肝切除后肝功能可以耐受；⑤未发现转移病灶。如患者情况或医疗条件不允许，可行延期或二期手术切除。

临床中多采用 Child-Pugh 肝功能对出血肝癌患者进行评估，一般认为在充分补充血容量后，主要生命体征平稳的 A 级患者可以耐受急诊一期肝切除；B 级患者是否施行急诊肝切除，还应根据肝脏肿瘤的大小、部位、侵犯程度以及术者经验、术后 ICU 救治能力甚至治疗费用、家属对可能出现的不良结局接受能力等综合判断能否切除肝脏肿瘤。

2）肝切除术：这一最传统术式已有数十年历史。根据文献，对于肝癌破裂出血肝切除率为 12.5%~88%。其中 R0 切除率达 81%~88%。根据手术时机，可将手术分为急症肝切除和分期肝切除。急诊肝切除定义为肝破裂 3 天内的手术。手术的目的是止血和防止出血性休克。分期肝切除术是指 TACE 或其他治疗后 7 天之后进行的肝切除。一般常在急诊处理患者稳定后 14~42 天施行。肝癌破裂肝切除包括解剖性肝切除和扩大性根治术。在全部分期肝切除和存有腹腔内血肿患者均应行腹膜灌洗术，以减少腹膜种植。

3）其他治疗：当各种条件不能满足肝切除时（患者条件、医生条件、血源缺乏等），或切除后肝功能难以代偿者，可以清除瘤内坏死组织，缝扎止血后，用大网膜填塞残腔。对于破裂结节无法切除，门静脉主干无癌栓，患者尚可耐受，可行肝动脉结扎。如出血范围较广，切除和缝扎均有困难，或为肝动脉结扎的禁忌者，可用纱布、明胶海绵等填塞等措施，为二期手术创造条件。

（5）原发性肝癌自发性破裂（SRHCC）的治疗的争论：越来越多的研究表明，肝癌自发性破裂出血并非代表病变均已发展至晚期。认为其破裂原因为癌结节静脉回流受阻，肿瘤迅速增长，结节中央缺血坏死引起结节内出血，在凝血障碍时出血不止，腹内压力增加，轻微损伤，甚至呼吸时膈肌的运动均可引起肝癌破裂，表明 SRHCC 并非都不能切除。对于 SRHCC 患者是否行急诊肝切除也是争论的焦点。Leung 认为保守治疗极其重要，能够降低院内死亡率，应该先行保守治疗，待 2~3 周后肝功能及全身情况好转再行手术；而 Wu 则认为只要病情允许，应急诊行肝切除，可以尽早切除肿瘤和清除破裂播散至腹腔的肿瘤细胞。

对于晚期肝癌自发性破裂患者则保守为主，肝动脉栓塞或栓塞化疗是重要的治疗手段，以争取二期肝切除的机会。对于二期切肝的时间，一般认为可以在 2~3 周后。但有的学者认为在止血护肝 48h 内切肝，即行早期二期手术切除，可以达到较理想的疗效，而超过 2~3 周，可能会导致肿瘤播散，以致不能切除。

（二）空腔器官肿瘤出血引起的急腹症

1. **胃癌引起的上消化道出血** 肿瘤所致消化道出血在临床上亦不少见。癌性上消化道出血常由胃癌引起，发病率约占上消化道出血的 10%~20%，尤以胃窦癌多见。临床特点有高龄、呕血、黑便及不明原因的贫血、消瘦。

（1）诊断：根据病史和临床表现、各种临床辅助检查，胃癌出血的诊断并不难获得。其中以胃镜检查为最常用、最可靠，确诊率可达 95%。选择性腹腔动脉造影、放射性核素扫描仅适于正在出血（出血速度>0.5ml/min），无法行急诊胃镜者，但不宜作为常规检查。对于出血迅猛，经过 6~8 小时积极抢救治疗，血红蛋白和血细胞比容仍不断下降，甚至出现休克者，即使未能明确出血部位，也应立即行剖腹探查。

（2）治疗：手术方式应在进行详细的内镜检查后根据病情而定，尤其是贲门胃底部。应强调对术中无法确定出血原因和部位者，不主张盲目施行胃大部切除术。在胃内仍未能找到出血灶，则应对十二指肠进行探查。结合术中 B 超和内镜，全面而仔细地探查胰及十二指肠。原发于十二指

肠的恶性肿瘤较为少见，其多位于降段，尤其是乳头区。以腺癌为主，也可见胃肠间质瘤等。同时可发生不同程度的肠梗阻，极少出现穿孔。可行缝扎止血、姑息性切除或根治性手术。

2. **结直肠癌引起的下消化道出血** 大肠癌是下消化道出血的主要原因，多见于老年人。临床上右半结肠肿瘤引发消化道出血的可能性大于左半结肠肿瘤。老年人的结肠癌出血常较严重，如出血部位不明，急诊纤维结肠镜是确诊的可靠手段。因老年患者伴有动脉硬化，出血常难自止，如病情危急，无法进行详细检查，亦须行急诊手术探查。出血部位不明确，必须行术中结肠镜检查，无论有无阳性发现，均应观察到回盲部，以免遗漏。应特别注意观察有无大肠多发性息肉。此外，还可用术中动脉造影，穿刺肠系膜上、下动脉注入亚甲蓝等方法进一步寻找出血部位。在没有条件的基层医院，可在术中将肠内容物上下挤净，再用肠钳夹住该段肠管，如肠腔充盈膨胀，发红变紫，证明该段肠管有出血。

（三）恶性肿瘤导致的消化道穿孔性急腹症

恶性肿瘤导致的消化道穿孔的病因包括原发肿瘤或继发性种植转移肿瘤直接侵透肠壁坏死引起穿孔，或因诊疗过程导致的穿孔，如肠梗阻支架、肠镜检查中出现的肿瘤部位肠管穿孔及放疗损伤导致的消化道穿孔等。

1. **胃癌急性穿孔** 急性穿孔是胃癌另一严重并发症。由于发病前多无特异症状，其临床表现常与良性胃十二指肠穿孔相似，故术前诊断比较困难。所以提高对胃癌穿孔的认识仍是十分重要的问题。

（1）诊断：胃癌急性穿孔与消化性溃疡急性穿孔有着相同或相似的临床表现。①年龄>45 岁，男性多见；②短时间的溃疡症状，一般治疗无效，胃病病史较短而突发急性腹膜炎，或胃溃疡病史长，但近期腹痛的性质改变；③穿孔前一般情况差，食欲不振、上腹闷胀不适和/或有消化道出血表现，体重减轻、明显消瘦、贫血、恶病质；④腹腔穿刺或胃管内有咖啡色或血性液体；⑤术前体检或 B 超检查可发现有腹部肿块或肝、胰、盆腔有实质性占位病变；⑥左侧锁骨上淋巴结肿大；⑦腹穿液呈血性或咖啡色，镜检可有瘤细胞发现；⑧在

胃穿孔前临床已诊断为胃癌,等待手术期间突然发生上腹部剧痛,并有急性腹膜炎症状,腹部平片发现膈下游离气体,气腹阳性率约89%,证实胃癌穿孔。

(2)治疗:胃癌穿孔一经确诊,均应立即手术治疗。但既往认为肿瘤已穿透浆膜面,腹腔常有游离癌细胞存在。易引起腹腔种植播散,并且由于穿孔已造成腹腔污染,再加上患者多存在营养不良、免疫功能低下、低蛋白血症等情况,预后差。因此,部分医者在治疗上采取保守的单纯穿孔修补术。基于近年来胃癌的手术方法、化疗、免疫、靶向治疗均取得较大进展,并考虑到部分胃癌患者可能存在幽门梗阻等不利因素,一些医疗单位仍考虑积极实施胃切除以期较好的临床结果。推荐的治疗原则为:

1)胃癌根治性切除术是唯一有可能治愈胃癌的手术方式:对胃癌穿孔的患者,若全身情况尚好、穿孔时间短、腹腔污染轻、又无远处转移者,就应行根治性手术。除穿孔时间过长(>24小时)、腹腔严重感染、中毒症状明显,或高龄、全身状况较差,或伴有心、肺、肝、肾等脏器严重疾病,除不能耐受较大手术者外,一般均应选择Ⅰ期姑息性胃部分切除术或根治性切除术。胃癌根治术与姑息切除的生存时间差异显著,疗效优于姑息切除;术后积极加强综合治疗和营养支持,常能够取得较为满意的疗效。Gertsch等认为,对胃癌穿孔患者行根治性胃切除术与择期手术相比,患者生存期差异无统计学意义,但应严格掌握手术适应证。对胃切除患者行淋巴结清扫可获得较好的近期疗效,行根治性手术的胃癌穿孔患者术后生存期明显长于姑息性手术的胃癌穿孔患者。因此,对具备根治条件者,应行根治性胃切除术。

2)对于不能行Ⅰ期切除,但估计能行Ⅱ期切除的病例,除暂先行穿孔修补术、术后积极控制感染、纠正患者的全身情况外,在首次手术中还应尽量为Ⅱ期切除或根治创造条件。胃癌穿孔时组织水肿较重,给处理转移灶带来困难,而二期手术有潜在性癌转移的可能。有人采取以下措施:对于一般情况较好的患者,术中严格掌握无瘤技术,术中探查后即缝合穿孔灶,并覆可吸收纱布缝合固定加以保护。关腹前给予温热无离子水及5-Fu液浸泡,尽可能清扫癌组织转移灶。在Ⅰ期和Ⅱ期手术间隙期宜争取做一个疗程的静脉化疗。但此方法未经多中心临床验证。

3)如病情较晚或已有远处转移者亦应尽可能行姑息性切除术,许多年来,有人认为肿瘤既然已不能根治,姑息性切除术就没有意义。但更多学者认为,虽然姑息性切除手术是不彻底的,但可改变机体与肿瘤的比势,改善生存质量,为以后的综合治疗创造条件,对胃癌穿孔的患者还可减少再穿孔及再出血的发生。

2. 结直肠癌急性穿孔

(1)诊断:结肠、直肠癌穿孔多见于中老年,穿孔前多有排便习惯改变、黏液脓血便、消瘦、低位肠梗阻等。腹痛从下腹部骤然向全腹蔓延,穿孔早期腹痛程度较胃、十二指肠穿孔为轻。直肠指诊直肠中、下段癌穿孔者,大多经直肠指诊可扪及肿块,指套有血迹。腹腔穿刺液多为粪便与肠液混合物,呈混浊暗黄色,有粪臭味。

(2)治疗:结肠、直肠癌穿孔后腹腔严重污染,病情危重,如治疗不及时,常因中毒性休克而死亡。绝大部分患者须采用手术方法治疗。术前应积极有效地抗休克,应用强有力的抗生素,迅速改善全身情况,尽快完成术前准备。对穿孔小、时间短、腹腔内污染轻者,争取切除肿瘤,一期肠吻合;对腹腔污染较重,全身情况较好者,可行一期切除肿瘤,近、远侧断端双口造口,或Hartmann手术;对局部污染严重,全身情况差,不能耐受较长时间手术者,可一期缝合穿孔,近端造口,视具体情况决定是否行二期肿瘤切除、肠吻合术。术中清除腹腔污染、术后充分引流是防止休克发生的关键。术中以大量生理盐水反复冲洗,对污染严重者可留置导管进行术后腹腔灌洗,避免腹腔残余脓肿的发生和残余毒素的吸收。

(四)结肠癌引起的消化道梗阻

结肠癌消化道梗阻由原发性或转移性恶性肿瘤导致,分为机械性和动力性两种,前者主要是肠腔内外占位、粘连成角等导致;后者主要由于肿瘤浸润肠系膜、神经丛导致运动障碍引起。从病因分类,可划分为肿瘤相关及非肿瘤相关梗阻两种:前者包括恶性肿瘤的直接侵犯及播散;后者包括手术或放疗后的粘连、水肿,腹腔内化疗及靶向治疗的并发症等。

1. **诊断** 结肠癌引起急性肠梗阻较多见,多数发生在左半结肠,而右半结肠癌则在早期可诱发肠套叠,累及回盲部时可致小肠梗阻。结肠梗阻常为闭袢性梗阻,梗阻近侧结肠高度膨胀,容易发生坏死穿孔,以盲肠部位多见。临床上表现为腹痛腹胀,肛门停止排气排便,若合并穿孔,可出现板状腹,水电解质紊乱,酸碱失衡及毒血症等,腹平片可见阶梯状液平,若盲肠直径超过12cm则提示肠管有穿孔危险。急诊纤维结肠镜检查是诊断的必要手段。当疑有急性肠梗阻而临床表现又不典型,急诊少量低压稀钡灌肠对明确梗阻有一定帮助。

2. **治疗** 结肠癌引起的肠梗阻多为闭袢型狭窄性肠梗阻,易引起结肠坏死穿孔严重腹膜炎,有致死的危险,需要急诊剖腹探查手术治疗。急性肠梗阻发生在右半结肠,患者一般情况好,肠管血运好、无严重合并症,一期右半结肠切除吻合已无争议,其优点是肿瘤切除率高,能提高5年生存率,还能免受多次手术的痛苦和减轻经济负担。左半结肠急诊Ⅰ期切除吻合尚有争议,主要并发症是吻合口瘘和腹腔感染。Smothers等报道155例结肠癌手术患者,急诊手术组的并发症发生率和围手术期病死率明显高于择期手术组,但急诊手术组未死亡患者的远期生存率与择期手术组并无差别,提示急诊手术只是对围手术期的并发症发生率和死亡率有负面影响。但也有许多学者偏向一期切除和肠吻合手术。其理由是:①Ⅰ期手术和Ⅱ期手术吻合口瘘的发生率及围手术期的病死率无差别。②左半结肠癌伴急性梗阻患者,病情较晚期。有的再次手术时因病情发展而失去根治性治疗机会。下列情况宜行分期手术:①年老合并其他疾患,一般情况差,消瘦,伴严重贫血和低蛋白血症者。②乙状结肠癌的近端肠管高度扩张,大于远端肠管口径2倍。③肠穿孔、腹膜炎时间超过6小时。但上述操作应结合患者具体情况、术者经验与家属对手术可能发生并发症接受和理解程度再做决定。如一期切除肿瘤也可加做近侧和远侧断端腹壁造口外置。

根据临床经验,针对肿瘤和肿瘤放化疗引发的肠梗阻不应简单认为是晚期肿瘤而不予积极治疗。一些患者应用中药通里攻下的同时,给予补气养阴、软坚散结的中药可获得良好结果。

(五)恶性胆道梗阻

恶性胆道梗阻包括原发性和继发性两种:前者包括肝内胆管癌、肝门部胆管癌、远端胆管癌及胆囊癌;后者包括胰腺癌、壶腹癌、十二指肠乳头癌、肝细胞癌合并胆管癌栓、肝细胞癌压迫肝门胆管等,或其他消化道恶性肿瘤、淋巴转移压迫胆道、其他系统恶性肿瘤肝门淋巴转移等。恶性胆道梗阻可导致急性胆管炎;胆囊肿瘤和/或合并的结石导致胆囊管梗阻及细菌感染可引发急性胆囊炎并可进一步发生胆囊壁坏疽,是胆囊穿孔的主要病因。

1. **诊断** 肿瘤引起的恶性胆道梗阻以急性胆囊炎或急性胆管炎为临床特征,以腹痛、高热、黄疸为主要表现。由于恶性急性胆道梗阻发病急,往往不允许做过多的检查。B超、CT及ERCP是诊断的重要手段,部分患者有赖于手术探查。

2. **治疗**

(1)肝内胆道梗阻多数由肝内胆管癌引起,亦有少数由原发性肝细胞癌癌栓所致,临床上也有先天性胆管囊性扩张症(Ⅳ型、Ⅴ型,先天性肝内胆管扩张)恶变引发胆道梗阻的报告。肝内胆管癌的外科治疗是联合肝切除和肝外胆管切除与淋巴结清扫,但目前治疗效果欠佳。Casavilla等报道肝内胆管癌肝切除(34例)5年生存率31%,原位肝移植(20例)为18%;而在无瘤生存率方面则肝移植术(31%)略优于肝切除术(25%),凡是外科切缘有残癌、区域淋巴结转移阳性、局部转移或有可见的肿瘤侵犯血管者,5年生存率几乎为零。继发于肝内胆管结石的胆管癌早期诊断十分困难,就诊时绝大多数均为晚期病例,27例中术前明确诊断伴发恶性肿瘤者仅4例,术前漏诊、误诊者达85.2%。

(2)肝外胆道梗阻包括胆囊癌、肝外胆管癌和壶腹部周围癌。原发性胆囊癌可因并发急性梗阻穿孔就诊。早期胆囊癌误诊率高。在手术中,应对可疑病例行术中冰冻活检,对Nevin Ⅰ期大多数学者主张单纯的胆囊切除术。但亦有学者认为术中对癌肿侵犯深度的估计可能不确切,最好行扩大的胆囊切除手术,即胆囊切除+肝楔形切除

（至少 2cm）+淋巴结清扫。胆囊癌行扩大胆囊癌切除根治术的 5 年存活率可达 100%，而单纯胆囊切除术则为 57%。

胆道癌中，肝门部周围胆管癌占绝大多数，肝内胆管癌及远端胆管（包括胆管中、下段）仅占少数。肝门部胆管癌的术前诊断可分两步进行。用 B 超结合临床资料对患者进行筛选，然后进行三项检查：①血清 CA199 值测定（>222kU/L），②彩色超声，③MRI 和磁共振胆道成像。如果两项以上检查结果阳性，则可基本确诊为肝门部胆管癌，术前诊断准确率在 90% 以上。凡无手术禁忌证的患者均应开腹探查。肝门部胆管癌的定性诊断和能否手术切除，不能单凭影像学资料，由专门的肝胆外科医生作开腹探查是必要的。

目前 Vater 壶腹周围肿瘤外科治疗的标准术式仍然是胰十二指肠切除术。有人认为由于急诊行胰十二指肠切除有一定风险，应由经验丰富的胰腺外科医生在周密的手术准备下进行。壶腹周围癌根治性切除，效果良好。有报道，五年生存率可达 20%。经皮肝穿刺胆道内支架置入术，经皮肝穿刺胆管引流，经内镜鼻胆管引流术的适应证主要针对不能或不宜手术治疗的恶性梗阻性黄疸患者。

对于存在黄疸患者，术前采用 PTCD、ENBD 或 PTGD 减黄，可应用中药利胆保肝以更利于患者术后康复。根据多年中西医结合临床经验，术前减黄可使肝功能恢复迅速，为根治性手术创造条件。

第二节　妇科肿瘤引发的急腹症

妇科肿瘤是引起妇产科急腹症的主要原因之一。妇科肿瘤急腹症是一类伴有急性腹膜炎症状和体征的急症，多数发生在脐部以下的盆腔部位。其病因复杂，临床也呈多样化，与外科急腹症混淆，有些则密不可分，且一旦发生误诊往往影响预后，会直接危及生命。故对妇科肿瘤急腹症及时正确的诊治显得尤为重要。

一、卵巢肿瘤破裂

卵巢肿瘤破裂的发生率有所升高，临床上多与阑尾炎、憩室炎、肠梗阻等诊断相混淆。

按发生原因可分为自发性破裂及外伤性破裂。破裂后症状取决于囊液性质及漏入腹腔内液量的多少，一般浆液性囊腺瘤破裂，仅出现轻度腹痛，但成熟畸胎瘤破裂，其内容物对腹膜刺激性大，可产生剧烈腹痛、恶心、呕吐甚至休克。检查时有腹壁紧张、压痛、反跳痛等腹膜刺激征，出现移动性浊音，原肿块缩小或消失。B 超检查发现腹腔积液，后穹隆穿刺或腹腔穿刺有血性液体及囊内容物即可确诊。确诊后，应立即进行探查，切除囊肿，清洗腹膜。发生破裂的良性肿瘤以成熟囊性畸胎瘤及浆液囊腺瘤最多见，恶性者以黏液性囊腺癌为多，卵巢肿瘤的破裂可造成卵巢的坏死以及局部解剖关系的破坏，恶性肿瘤破裂可造成恶性细胞盆腹腔的播散，增加临床期别，影响预后，因此，一旦发现应立即手术探查，术中应尽量吸净囊液，并涂片行细胞学检查，清洗腹腔及盆腔，必要时需用高渗盐水浸泡腹腔，切除标本送病理学检查。尤需注意破口边缘有无恶变。

对幼童及年轻未生育的患者多采取患侧卵巢部分切除术，如为双侧卵巢良性肿瘤者，宜行卵巢肿瘤剥除术，尽可能保留部分卵巢组织，以维持正常内分泌及生育功能；而 47 岁以上或已停经的患者，通常施予卵巢全切除术，对于恶性肿瘤，手术范围依临床期别而定。若不幸因肿瘤因素，不得已切除双侧卵巢的年轻患者，建议术后宜服用雌激素，以维持正常生理功能。

二、卵巢肿瘤蒂扭转

卵巢肿瘤蒂扭转占妇科急腹症第 5 位，约有 10% 的卵巢肿瘤发生蒂扭转，需要与外科急腹症鉴别。卵巢肿瘤蒂扭转发生条件是瘤蒂长而肿瘤拳头大至胎儿头大，与周围组织无粘连，肿瘤在腹腔中活动较易。所以多发生于良性肿瘤，右侧的较左侧的卵巢肿瘤易发生蒂扭转,如囊性畸胎瘤、黏液性及浆液性囊腺瘤最易发生蒂扭转,这是因为这类肿瘤的蒂一般较长且重心常偏于一侧,瘤体易于受肠蠕动或体位变动的影响而转动。如卵巢瘤合并妊娠,卵巢瘤随子宫体升入腹腔,较先前在盆腔之活动余地大,而产后子宫缩小,腹壁松弛,卵巢瘤的活动余地更大,故也易发生蒂扭转。

发作往往非常突然,疼痛局限一侧,一般不放射,剧烈者同时伴有呕吐。容易与阑尾炎、憩室炎、肠梗阻等混淆。病史询问时,部分患者有自己曾摸到下腹可活动包块,并可能有类似发作之历史。腹部检查一侧下腹可有不同程度之肌紧张和压痛,但不一定能摸到肿物。盆腔检查则常可触及位于子宫的任何一侧或前方、后方的包块。有时一侧肿物可因扭转而移至对侧。因压痛部位多在蒂部和子宫角相连处,据此可以诊断肿瘤发生的侧别。其他检查除有时体温升高、白细胞计数稍高外,一般无任何异常。B 超和 CT 等影像检查可以准确判定病因。

卵巢肿瘤蒂扭转一经确诊,应尽快剖腹手术,手术应在蒂扭转的远端钳夹,将肿瘤和扭转的瘤蒂一并切除,钳夹蒂前切不可将扭转的蒂进行复位,以防栓塞脱落进入血循环,导致其他脏器栓塞。如可疑恶性,需送快速冰冻病检,以决定子宫及对侧附件之处理。个别情况下,肿瘤良性、扭转较轻、未造成血运障碍者,也可考虑剔除肿瘤,保留患侧卵巢。

三、子宫肌瘤扭转

子宫扭转在妇科罕见,但子宫肌瘤,特别是肌壁间肌瘤可使子宫形态不规则增大,重心发生改变,失去对称,子宫一侧失去对圆韧带及阔韧带的限制,当患者突然改变体位时使肌瘤连同子宫发生扭转。

典型的症状和体征可为下腹部剧烈疼痛,并有恶心和呕吐,运动和劳动后疼痛加重,有些疼痛可持续数个星期,扭转恢复后疼痛缓解。扭转后全腹有压痛及反跳痛,可有程度不等的肌紧张。妇科检查时可摸到有疼痛肿块,宫颈位置甚高,宫颈内口紧闭。并可发现以宫颈为中心穹隆部呈螺旋纹状,为本病的特征。子宫扭转的临床表现可因扭转程度及是否合并妊娠而不一,典型症状可有诱因或无诱因发生腹痛。慢性的,缓缓促成之扭转无明显腹痛症状。疼痛程度可因扭转速度和程度不同,急性内出血症状与扭转程度有密切关系。结合 B 超、腹腔镜可作出明确诊断。

子宫肌瘤扭转一经确诊,均有剖腹探查指征,如扭转严重,子宫缺血坏死,应行子宫切除术。如为妊娠子宫,在剖腹探查中,如果发现子宫呈紫蓝色,经复位后不能得到改善,则不论其孕周,均应做剖腹取胎继以子宫切除术(胎儿多已死亡,故月份小者亦可不先取胎即行子宫切除术)。如子宫血运正常,无紫蓝色改变,或经复位后子宫血运恢复正常,妊娠已足月者,不论胎儿存亡,可做剖宫产术;剖宫产后如子宫收缩不良,出血不止,经各种促使子宫收缩的措施,仍不能止血者,应行子宫切除。如仅轻度扭转,胎龄尚小,但胎儿存活,则可仅做子宫复位。对伴随的盆腔病理改变,可根据情况处理,如有子宫肌瘤或卵巢囊瘤予以摘除,有盆腔粘连者,谨慎分离。

第三节　儿科肿瘤与急腹症

儿童肿瘤多为实体瘤,一般特指恶性肿瘤,可发生在身体的各个部位。急腹症是儿童实体肿瘤自然生长或治疗过程中常见的,因肿瘤溶解坏死、瘤内出血破裂或因影响周围器官等原因产生的严重临床并发症,可能威胁患儿的生命,临床上应给予足够重视。

一、肿瘤自发破裂

(一)病因

肿瘤自发破裂并不少见,特别是晚期的腹腔恶性肿瘤,如肝母细胞瘤、肾胚瘤,当肿瘤生长过快时可能因瘤体局部缺血、组织坏死或因腹部钝性损伤而自发破裂。

（二）诊断

肿瘤自发破裂的临床表现为腹腔或腹膜后出血的症状和体征,进一步表现为气腹和腹膜炎的症状和体征。B 超、腹平片和 CT 可以帮助确诊。

（三）治疗

治疗原则是积极手术治疗,尽量全切肿瘤。Ⅲ期肝母细胞瘤也应切除自发破裂累及的半肝,残端彻底止血,术后给予化疗;肾胚瘤则应切除病变侧的肾和肿瘤。胃肠道的肉瘤侵犯的范围较为广泛,手术全切肿瘤往往非常困难,应该根据以下原则采取不同的手术方式:

1. 手术要保证胃肠道修复的可靠性,尽量避免术后发生胃肠道漏。

2. 不追求对肿瘤的彻底切除,不要盲目扩大手术范围。

3. 要彻底清除肿瘤的坏死组织和胃肠道流入腹腔的内容物并保证有效的腹腔引流。

4. 术后给予有效的抗感染治疗。

5. 注重患儿的支持治疗。

二、胃肠道梗阻

（一）病因

胃肠道纤维肉瘤向腔内生长、原发于胰头的胰母细胞瘤、上腹部腹膜后恶性生殖细胞瘤可能压迫十二指肠、肾上腺或脊柱旁神经母细胞瘤、腹腔结外非霍奇金淋巴瘤、恶性生殖细胞瘤和软组织肉瘤等肿瘤均可能压迫肠道引起肠梗阻。

（二）诊断

腹部 B 超或 CT 检查有助于腹腔和腹膜后肿瘤的诊断。在患儿发生胃肠道梗阻时,特别是尚未确诊为恶性实体瘤之前,儿科医生应该考虑到实体肿瘤引起的可能性。

（三）治疗

1. 保守治疗方法与一般急腹症治疗肠梗阻相同。

2. 针对不同的实体瘤病因采用不同的化疗方案可使得肿瘤缩小,以减轻或解除梗阻症状。

3. 如果临床表现为机械性完全梗阻或绞窄性肠梗阻时应积极地行手术探查。探查术中对于无肠绞窄者,如果肿瘤能够切除时应该争取完整切除肿瘤,如果肿瘤不能完整切除时则应该实施短路手术解除梗阻。同时切取足够量的肿瘤组织进行病理学检查。术后尽快给予化疗或放疗;对于已有肠绞窄者,在切除绞窄段肠管的同时争取全切肿瘤或实施减瘤术以解除梗阻,术后根据病理类型给予相应方案的化疗或放疗,待肿瘤缩减后应争取二期手术切除原发肿瘤。

三、肠套叠

（一）病因

婴幼儿肠套叠常见,2 岁以后发生的概率则大为降低。年长儿童肠套叠多由肠道和肠系膜的器质性病变引起,如小肠息肉、血管瘤和淋巴结炎、非霍奇金淋巴瘤、小肠的肉瘤和类癌等。

（二）诊断

诱发肠套叠的肿瘤体积一般不会很大,而且发生肠套叠时肿瘤往往随套入部肠管进入鞘部,影像学检查不能发现肿瘤病变,所以术前很难确诊肿瘤。

（三）治疗

肠套叠的治疗方法可分为非手术治疗和手术治疗。空气灌肠为目前广泛采用的保守治疗手段。对于年长儿童近期反复发作肠套叠,应该高度怀疑肠道等部位的器质性病变(包括肿瘤),应选择积极手术治疗。

四、卵巢肿瘤扭转

儿童卵巢肿瘤扭转常误诊为阑尾炎等急腹症,临床上多为成熟畸胎瘤,而卵巢恶性生殖细胞瘤发生扭转的病例少见,B 超和 CT 检查有助于确定诊断。治疗原则是一经确诊应该立即手术切除肿瘤。

五、儿科肿瘤急腹症治疗对策

1. 儿童实体瘤的治疗应该在儿童肿瘤专科进行,制定最适当的护理和治疗计划。尚未建立儿童肿瘤专科的医疗单位,在对儿童恶性肿瘤放、化疗过程中疑似有腹部并发症时应该及时请小儿外科医生会诊并协助处置。

2. 处理儿童实体瘤急腹症时应该综合考虑原发瘤相关因素和急腹症治疗之间的关系,本着先急后缓的原则确定治疗方案。诊断为急腹症后应停止抗肿瘤治疗并立即针对急腹症进行相应的内、外科治疗。

3. 对于需要手术干预的患儿应该考虑到正在进行的抗肿瘤治疗如放疗、化疗对患儿手术可能产生的影响,确保安全度过围手术期。

4. 提高对容易诱发急腹症的高危因素的认识并提前采取预防性措施,如大剂量应用左旋门冬酰胺酶时应禁食含脂质食品并密切观察腹部症状和血、尿淀粉酶;对于有骨髓中、重度抑制的患儿应该警惕非特异性感染的可能,必要时可预防性应用广谱抗生素。

参考文献

1. BOSSCHER M R, VAN LEEUWEN B L, HOEKSTRA H J. Surgical emergencies in oncology [J]. Cancer Treat Rev, 2014, 40 (8): 1028-1036.

2. 季加孚, 沈琳, 王杉, 等. 恶性肿瘤相关急腹症多学科管理中国专家共识 [J]. 中华胃肠外科杂志, 2020, 23 (5): 421-437.

3. MCGINTY K. Acute abdomen in the oncology patient [J]. Semin Roentgenol, 2020, 55 (4): 400-416.

4. 王剑, 姚丹华, 郑磊, 等. 慢性放射性肠损伤外科治疗专家共识 (2019 版)[J]. 中国实用外科杂志, 2019, 39 (4): 12-16.

5. YOSHIDA H, MAMADA Y, TANIAI N, et al. Spontaneous ruptured hepatocellular carcinoma [J]. Hepatol Res, 2016, 46 (1): 13-21.

6. GUYATT G, OXMAN A D, AKL E A, et al. GRADE guidelines: 1. Introduction-GRADE evidence profiles and summary of findings tables [J]. J Clin Epidemiol, 2011, 64 (4): 383-394.

7. YOSHIDA H, MAMADA Y, TANIAI N, et al. Spontaneous ruptured hepatocellular carcinoma [J]. Hepatol Res, 2016, 46 (1): 13-21.

8. SAHU S K, CHAWLA Y K, DHIMAN R K, et al. Rupture of hepatocellular carcinoma: a review of literature [J]. J Clin Exp Hepatol, 2019, 9 (2): 245-256.

9. XU J, XIA X, LEUNG A W, et al. Sonodynamic action of pyropheophorbide-a methyl ester induces mitochondrial damage in liver cancer cells [J]. Ultrasonics, 2011, 51 (4): 480-484.

10. WU J J, ZHU P, ZHANG Z G, et al. Spontaneous rupture of hepatocellular carcinoma: Optimal timing of partial hepatectomy [J]. Eur J Surg Oncol, 2019, 45 (10): 1887-1894.

11. YARRIS J P, WARDEN C R. Gastrointestinal bleeding in the cancer patient [J]. Emerg Med Clin North Am, 2009, 27 (3): 363-379.

12. ANDREYEV H J, DAVIDSON S E, GILLESPIE C, et al. Practice guidance on the management of acute and chronic gastrointestinal problems arising as a result of treatment for cancer [J]. Gut, 2012, 61 (2): 179-192.

13. 中国医师协会急诊医师分会. 急性上消化道出血急诊诊治流程专家共识 [J]. 中国急救医学, 2015, 35 (10): 865-873.

14. OAKLAND K, CHADWICK G, EAST J E, et al. Diagnosis and management of acute lower gastrointestinal bleeding: guidelines from the British Society of Gastroenterology [J]. Gut, 2019, 68: 776-789.

15. ZHU J, LI X, SHEN Y, et al. Genotype-driven phase I study of weekly irinotecan in combination with capecitabine-based neoadjuvant chemoradiation for locally advanced rectal cancer [J]. Radiother Oncol, 2018, 129 (1): 143-148.

16. QU C Y, ZHENG Y, ZHOU M, et al. Value of bevacizumab in treatment of colorectal cancer: a meta-analysis [J]. World J Gastroenterol, 2015, 21 (16): 5072-5080.

17. IGNJATOVIC N, STOJANOV D, DJORDJEVIC M, et al. Perforation of gastric cancer-What should the surgeon do？ [J]. Bosn J Basic Med Sci, 2016, 16 (3): 222-226..

18. GENDLER S, SHMILOVICH H, ARANOVICH D, et al. Urgent laparotomy in patients with metastatic colorectal cancer presenting as an acute abdomen: a retrospective analysis [J]. Isr Med Assoc J, 2018, 20 (10): 619-622.

19. LEHNERT T, BUHL K, DUECK M, et al. Two-stage radical gastrectomy for perforated gastric cancer [J]. Eur J Surg Oncol, 2000, 26 (8): 780-784.

20. JEPPESEN P B. Spectrum of short bowel syndrome in adults: intestinal insufficiency to intestinal failure [J]. J Parenter Enteral Nutr, 2014, 38 (S1): 8S-13S.

21. OTANI K, KAWAI K, HATA K, et al. Colon cancer with perforation [J]. Surg Today, 2019, 49 (1): 15-20.

22. PISANO M, ZORCOLO L, MERLI C, et al. 2017 WSES guidelines on colon and rectal cancer emergencies: obstruction and perforation [J]. World J Emerg Surg, 2018, 13: 36.

23. KONDO S, FUJITA T, NAKANISHI H, et al. Successful endoscopic stent placement as a bridge to surgery for colonic obstruction induced by bevacizumab-based chemotherapy [J]. Clin J Gastroenterol, 2015, 8 (5): 285-289.

24. FERGUSON H J, FERGUSON C I, SPEAKMAN J, et al. Management of intestinal obstruction in advanced malignancy [J]. Ann Med Surg, 2015, 4 (3): 264-270.

（张毓青）

第三十五章
急腹症术后并发症

手术是急腹症最常用的治疗手段,但手术本身也是一种打击和创伤。在为患者实施手术的过程中,由于种种原因少数患者发生了术后并发症,增加了患者痛苦,延长了治疗时间,严重者甚至危及生命。

术后并发症可分为一般并发症和特殊并发症两类:一般并发症是指各种手术后都可能发生的并发症,如手术后休克、手术部位感染(surgical site infection, SSI)、肺部并发症、切口并发症、下肢深静脉血栓形成和应激性黏膜病变等;特殊并发症则发生在特定手术之后,如胆道手术后胆汁漏、肝切除术后肝功能衰竭、胃肠吻合术后吻合口瘘、脾切除术后大出血等。

第一节　急腹症术后一般性并发症

一、急腹症术后休克

(一) 病因

休克是机体在各种强烈的有害因子作用下发生的组织有效血液灌流量急剧减少,从而导致细胞和重要器官功能代谢障碍、结构损害的急性全身性病理过程,是急腹症术后可能发生的一种严重并发症。休克最初的生理反应起自于组织低灌注和进行性的细胞能量缺乏。这种细胞需求与供应之间的不平衡导致神经-内分泌反应与炎症反应,反应的程度通常和休克的严重性和持续时间呈正比。多种原因会引发急腹症术后休克:原发疾病与术前内环境的病理状态,如脱水、感染、贫血、水电解质平衡失调、既往存在脏器功能不全、糖尿病、血液系统和免疫系统等疾患的影响;术中、术后大出血,术后严重感染,术后急性肺栓塞等均可导致休克发生。急腹症术后休克较为常见于低血容量性休克和感染性休克。一般情况下,如果手术已针对腹内感染做了有效的清理和引流、针对大出血也做了有效的控制,常规给予输血补液、纠正水电解质和酸碱平衡紊乱等治疗后即可好转。若休克表现及各项检测指标没有好转,甚至反而加重,要积极排查休克原因,尤其是有无术后继发出血。

(二) 急腹症术后休克的防治

1. 对所患急腹症的评估与处理原则　伴有显著或潜在循环容量不足的急腹症患者,应当尽快进行评估并积极纠正水电解质紊乱及营养障碍;存在胆道梗阻的患者应尽快对胆道进行减压,如PTCD、ENBD等;存在严重感染急腹症患者应给予相应抗生素治疗;重症急性胰腺炎存在SIRS/MODS潜在危险,应加强进行器官支持;对创伤,尤其是复合伤,急性失血的患者要进行及时和充足的液体复苏以保证重要脏器的组织灌流,以尽可能使患者在相对稳定的、接近生理状况的条件下接受手术治疗。

2. 对患者既往身体状况的评估　一些急腹症患者发病前即已合并重要脏器功能异常,成为术后休克或器官衰竭的隐患。一般认为,通过药物治疗改善心脏功能到Ⅱ~Ⅲ级即可以耐受手术打击;对于既往存在肝功能损害的患者,建议使用Child-Pugh评分评价此类患者术后风险;建议对一些高龄患者或手术可能导致严重失血的患者进行凝血功能检查;如条件允许,对糖尿病的患者,在术前应尽量将相关指标调整至适宜水平,提高手术耐受性并顺利度过围手术期。

3. 对所施行手术及术中操作的评估　根据上述2项评估和预处理,即应该得出患者对手术的耐受能力。美国麻醉医师协会(ASA)以患者的合并症情况为基础制定了身体状况分级,见表35-1-1。对接受手术患者做出下列判定:当前疾病状态(包括现发生的急腹症与既往存在疾病）是否危及生命？如果构成危险，应该选择姑息性手术。当疾病对生命构成威胁，患者与家属不接受手术风险时，也应选择姑息性手术。

表 35-1-1　身体健康状况分级和 ASA 麻醉／手术风险分层

1 级	健康患者
2 级	轻度系统性疾病
3 级	严重（但不失能）的系统性疾病
4 级	严重的系统性疾病，对生命构成持续威胁
5 级	生命垂危，预期生存期不超过 24 小时（无论手术与否）
6 级	器官捐献者

术中操作要遵循认真、仔细、精准、爱惜组织的原则。应当根据术前确定手术方案实施，除非有充分理由不要随意修订。确切止血，较大的血管要双重结扎或缝扎。应用超声刀止血时也要在保留端予以双重处理。做人工吻合时，正确掌握针距和边距，保证没有泄漏。吻合时要注意不要有张力，不要有轴向的偏移。采用器械吻合时应注意吻合钉的钉高与组织的厚度相适宜，吻合完毕后应认真检查吻合的层次是否完全，如果不全，应补充缝合。

4. 液体复苏及抗感染治疗　术后要根据患者情况合理补充液体，纠正酸碱失衡，如有所需应补充血液制品。要根据病情确定抗生素的应用，并根据细菌培养结果进行抗生素调整。术后要严密观察生命体征是否平稳，切口是否干洁，引流管有无新鲜出血和不应出现的消化液流出。这些都能及时发现手术可能的欠缺，并分析出导致术后休克的原因。

5. 急腹症术后休克中西医结合处理　中医学对休克的治疗有悠久的历史。休克属中医的"厥脱证"范畴。厥脱证发病主要原因是外感温邪或疫毒、寒邪化热入里、毒邪内陷营血等导致气血逆乱、正气亏损。急腹症术后休克表现为原发疾病毒邪入里、手术伤正伤阴，继而阴阳俱衰，甚至亡阴亡阳。大量临床经验表明，对于休克早期和休克期患者使用针刺人中穴、水沟穴、内关穴具有回阳救逆、醒脑开窍、调整阴阳之功效。现代医学研

究发现，针刺后可显著增加心输出量，改善外周循环。临床上可显著降低休克患者的急性生理学和慢性健康状况评价（acute physiology and chronic health evaluation，APACHE）评分。休克时并用含人参、丹参的中药制剂，感染性休克时并用含清热解毒的泻剂和益气固脱的扶正药等，水煎后口服或经胃管注入，均取得了良好的治疗效果。四逆汤（附子、干姜、甘草）具有回阳救逆之功效，现代医学研究表明该方剂具有强心、抗缺氧、升压、心肌保护、改善冠脉流量等功效。大量研究提示中药生脉散（人参、麦冬、五味子）在休克治疗中也有良好结果。

二、肺部并发症

尽管手术操作技术不断改进，术后肺部并发症仍是术后最为常见的并发症；尤其在急腹症大手术后更为常见。高龄、长期吸烟史、肺部慢性疾病是导致术后肺部并发症发生的三大高危因素。其中术后肺不张和术后肺部感染为常见。至于术后发生的急性肺损害（acute long injury，ALI）和急性呼吸窘迫综合征（acute respiratory distress syndrome，ARDS）多与术前原发疾病有关，也有部分为术后腹腔感染所致，在此不予赘述。

（一）术后肺不张

肺不张指肺部小气道阻塞和肺泡塌陷丧失肺脏氧合功能，是全麻和大型急腹症术后常见并发症。腹部大手术术后肺不张病发率约为 10%~20%，尤以上腹部术后常见。

1. 病因　腹部手术后肺不张主要与患者自身呼吸道分泌物增加、呼吸道清除能力下降、术后呼吸运动受限等因素有关。如下因素会增加呼吸道分泌物：①麻醉药、气管插管的刺激可导致呼吸道分泌物增加。长期吸烟史或合并急慢性肺部炎症使呼吸道黏膜分泌物增加。②插管过深可造成单侧支气管堵塞；反复插管失败可导致缺氧或气道陷闭。有时麻醉过程中长期保持低通气状态，肺泡萎陷未能复张。③肌松药等药物的应用，术后镇静镇痛药物使用，咳嗽反射受到抑制。④术后因疼痛、体位受限、腹带包扎过紧等所致咳痰不利。⑤胃内容物误吸入呼吸道。⑥其他。包括肺的机械性压迫，如膈下积液、血肿，胸部的血气

胸,腹部肿瘤合并肺部转移等;另外,低血容量或休克状态时,肺血流灌注下降,肺泡表面活性物质形成减少导致肺泡塌陷,均可导致术后肺不张的发生。

2. 临床表现与诊断 多发生在术后 24~72 小时,小范围的肺不张可无特殊临床症状及体征;当一侧肺不张的范围超过 30% 可出现下列临床症状。肺不张早期以急性缺氧为主要表现,如果超过 72 小时,常导致肺部感染,出现发热、脓痰等症状,病情进一步加重。临床上表现为烦躁、气促,可伴有血压升高;严重者可表现为呼吸困难、鼻煽、唇甲发绀、心动过速等。术后早期发热、呼吸加快应想到术后肺不张的可能。查体可在肺不张部位叩诊出浊音或实音,以肺底多见,听诊时呼吸音消失或呈管状呼吸音。血气分析在早期即可表现出不同程度的血氧分压下降,二氧化碳分压升高;胸部 X 线检查和 CT 检查可发现肺不张征象。

3. 治疗 肺不张主要治疗原则是清除支气管内分泌物,去除肺不张因素,通畅呼吸道,促进肺泡复张。痰液浓稠者,可给予口服、雾化吸入或静脉使用化痰药物,如盐酸氨溴索,以增加呼吸道黏膜浆液腺体分泌,减少黏液腺分泌,减低痰液黏度,并促进肺表面活性物质生成,增加纤毛运动,使痰易于咳出。合并肺部感染的患者需根据痰培养情况选用抗生素,同时可配合支气管扩张剂。重症患者无力咳嗽则可给予支气管镜吸痰。当存在整肺叶或整肺段张时,应采用纤维支气管镜行肺部灌洗。

中医将咳嗽有痰分为寒痰和热痰。"寒痰"是指因感受寒冷之邪所引起的咳痰,痰色清白而稀薄,痰量较多,就要采取温化寒痰的治疗原则,选用具有温热性质的中药如半夏、天南星等,或通宣理肺丸(口服液)、小青龙颗粒等中成药进行治疗。"热痰"是指因感受火热之邪所引起的咳痰,痰色黄而黏稠,不易咳出,就要采取清化热痰的治疗原则,选用具有寒凉性质的中药如贝母、苦杏仁等进行治疗。一般急腹症术后多以热象为常见。腹部手术后患者常具有腹中痞满燥实的阳明腑实证表现,在清热化痰的同时宜通里攻下治疗。

4. 护理和预防

(1)对术后肺不张来说,预防比治疗更为重要。术前进行严格的肺部状况评估,高危患者术前即应常规雾化吸入;术前需尽可能长的戒烟,理想的时间是 2 周以上;合并肺部感染或呼吸道疾病急性发作患者应在病情控制稳定后再行手术;术前指导患者练习胸式呼吸、咳嗽动作,锻炼增加肺活量。

(2)手术与麻醉方式选择。对心肺功能差、麻醉风险大的患者术式选择要简单有效,能尽量降低手术风险。麻醉既要满足手术需求,又应减轻对患者全身与呼吸道的影响。近年来喉罩的应用为短时间的手术和麻醉安全提供了较好的方案。术中注意气管插管深度适宜,并保持呼吸道通畅。手术结束时,对全麻患者要注意吸净呼吸道分泌物,避免发生误吸。

(3)术后鼓励患者做深呼吸和咳嗽,辅助翻身、拍背、体位引流,利于有效排出痰液。对老年患者、危重患者应协助患者咳痰。这一过程极为耗力,应做间断深呼吸以恢复体力。对于浅呼吸患者,选用适当镇痛剂,避免抑制呼吸中枢。术后鼓励患者早期活动,利于呼吸运动与排痰。危重病例术后需呼吸机相应模式辅助呼吸,并注意吸痰和气道清理。

(二)术后肺部感染

术后肺部感染是腹部术后最常见的并发症之一,多为院内感染。术后肺部感染可导致医院病死率和住院费用有较大的升高。据统计,腹部急症术后肺部感染的发生率高达 20%,术后重症肺部感染的死亡率高达 20%~40%。

1. 病因 误吸是腹部手术,尤其是急腹症患者肺部感染的最常见的致病因素。急腹症本身就存在不同程度的消化道反应,是引发肺部感染的重要因素。急腹症患者放置鼻胃管的操作常引发呕吐而出现误吸。另外,手术麻醉插管会使误吸的机会增加。误吸所导致的吸入性肺炎致病菌多以革兰氏阴性杆菌及厌氧菌为主。气管插管和机械通气等侵入性操作也能使气管黏膜的清除功能下降;缺氧、肺水肿破坏了支气管肺泡屏障系统功能,使机体抵御外来感染的能力降低。

一般认为,上腹部手术术后肺部感染发生率高于下腹部手术。麻醉、镇静药物的使用会使患者呼吸中枢的反射受到抑制,降低了排痰能力。而某些吸入性麻醉药物刺激呼吸道,使气道分泌物增加,抑制呼吸道纤毛运动,影响术后排痰。有人发现在麻醉呼吸机内部管路没有及时清理的情况下,常有细菌滋生,以致手术时间过长的患者肺部感染机会增加。

某些患者并存疾病,如慢性阻塞性肺疾病、糖尿病、免疫功能不全、营养不良、长期吸烟史、高龄、肥胖等,均易导致术后肺部感染。术后切口疼痛、畏惧咳嗽,使分泌物在气道内聚集形成痰痂,影响肺泡通气量,增加死腔量甚至肺不张,也可致肺部感染的发生。

2. 临床表现与诊断 一般术后肺部感染主要表现为呼吸急促,咳嗽,咳痰,痰液呈黄色或白色黏稠状,体温升高,多超过38℃;病情严重时可有呼吸衰竭和意识障碍。查体可发现肺实变,叩诊呈浊音或实音,呼吸音减弱,病变区域可有干湿啰音。血常规提示白细胞升高,中性粒细胞比例升高和核左移;血气分析提示低氧血症和高碳酸血症;胸部 X 线检查表现为一侧或双侧肺部不规则片状阴影,边缘模糊,下肺野为著,胸腔有炎症渗出,或可有肋膈角变钝。

3. 治疗 主要是清除气管内分泌物和积极抗感染治疗。

(1)一般治疗及护理:加强翻身拍背,积极指导患者咳嗽、咳痰,鼓励患者早期下床活动;若痰液黏稠,不易咳出,给予雾化吸入、祛痰剂、支气管扩张剂;对于重度肺部感染、呼吸衰竭患者,应积极予以高流量氧治疗,或气管插管予机械通气,以保证肺部潮气量及氧合,定时进行支气管镜吸痰。

(2)抗感染治疗:通过深部痰液细菌培养指导用药。在培养结果出来前采用经验性选用抗生素。轻 - 中度肺部感染常见致病菌为金黄色葡萄球菌、肺炎球菌、流感嗜血杆菌等,一般需使用 β 内酰胺酶类抗生素和三代头孢菌素;对于 β 内酰胺酶类不敏感时,可选喹诺酮类药物;对于重症肺部感染,常见病原菌为铜绿假单胞菌、耐甲氧西林金黄色葡萄球菌、厌氧菌等,抗生素可选用覆盖 β 内酰胺酶类 + 酶抑制剂或碳青霉烯类,根据情况必要时升级;若合并球菌感染,可合

用万古霉素;若存在真菌感染注意增加抗真菌药物。

(3)中药对术后肺部感染防治价值:①肺热成痈为热毒蕴肺、瘀血成痈。表现为壮热汗出、气急烦躁、胸满作痛、咽干舌燥、口吐黄痰。苇茎汤合加味桔梗汤是为代表方剂。苇茎汤合加味桔梗汤(《医学心悟》),方取桔梗、橘红、贝母、金银花、黄芩、冬瓜仁、薏苡仁、葶苈子、鱼腥草、败酱草、芦根。清热解毒,祛痰排脓。其中金银花、黄芩、芦根清热解毒,橘红、贝母定喘祛痰,鱼腥草、败酱草、冬瓜仁、薏苡仁清热排脓。该方有助于肺不张的排脓引流。烦渴伤阴者加用沙参、麦冬、天花粉、知母,气虚者加黄芪。②对于伴有阳明腑实证的术后肺部感染患者宜采用三黄巨胜汤。方取生石膏、黄芩、黄连、黄柏、栀子、大黄、芒硝(冲服)。方中生石膏宣泄肺热,三黄分别泻上、中、下焦之火,栀子通泻三焦,大黄通下阳明,芒硝软坚通便。常用于急性腹内感染伴有肺损伤的患者。③对术后肺损伤,傅强、崔乃强等采用清肺承气汤(小承气汤合小陷胸汤,大黄、厚朴、枳实、瓜蒌、半夏、黄连)对重症急腹症所导致的肺损伤进行 RCT 研究,结果显示"清肺承气汤"改善患者呼吸功能、保护肠屏障、降低病死率,是急腹症术后防治肺损伤的有效药物。方中厚朴、枳实、大黄荡涤胃肠之糟粕,瓜蒌甘寒,清热涤痰,宽胸散结,而通胸膈之痹。臣以黄连苦寒泄热除痞,半夏辛温化痰散结。主治急腹症术后痞满燥实、痰热互结之结胸证。

4. 预防 预防术后肺部感染是一个重要的课题。Boden 等报告了在选择性上腹部手术患者的一般人群中,住院前给予30分钟的术前呼吸训练会将术后肺不张(PPC)和医院获得性肺炎的发病率减半。与对照组相比,指导性呼吸培训组术后14天住院时间内 PPC 的发生率(包括院内获得性肺炎)降低了一半,说明呼吸功能培训的重要性。郑霞报告了急腹症患者术后予以具有清利肺热和改善呼吸功能的药食同源饮料"五汁饮"(方中包括金银花、莲藕、麦冬、荸荠、芦根、秋梨等),能有效减少术后肺部并发症的发生。

三、术后感染

术后感染是急腹症术后主要并发症之一,主

要包括腹膜炎、腹腔感染和腹腔脓肿三种形式。由于急腹症术后感染发生,使病情进一步复杂化,增加了病死率和治疗费用。

(一)病因

由于急腹症多为炎症性和感染性疾病,因此发生术后感染概率明显高于无菌性择期手术。

1. **腹腔感染**(abdominal infection,AI) AI是外科 ICU 感染性休克最常见的主要原因,死亡率高达 30%~40%,可由细菌或/和真菌引起,其中革兰氏阴性杆菌和厌氧菌感染率较高。急腹症引发的 AI 主要有:①胃及十二指肠穿孔、坏疽性或化脓性胆囊炎并发胆囊穿孔所致感染的体液聚集到膈下间隙、肝下间隙甚至网膜囊;②与肠道相关的腹膜炎,如急性坏疽性化脓性阑尾炎穿孔、结肠憩室炎穿孔、乙状结肠扭转肠坏死等;③伴有实质性器官外伤性急腹症如胰腺挫伤或裂伤、肝破裂等,术后常会发生胆汁或胰液的渗漏,如引流不佳势必形成腹腔间隙感染;④重症急性胰腺炎导致的坏死组织感染等。

2. **择期或紧急手术发生的空腔脏器破损** 由于腹腔内器官可能的解剖变异、组织粘连或腹腔炎症,可能发生手术区域空腔脏器破损。腹腔镜胆囊切除术中十二指肠、横结肠破损也时有发生。食管-胃吻合、胰肠吻合等操作缝合不全或吻合器使用不当也是常见的原因。其他尚有吻合口张力过大、缝合针距不当、电刀对胆管/肠管操作时间过长和能量过高等原因。少数情况下,关腹时肠管被腹壁挤压而绞窄、减张缝合操作不当切割肠管等。

3. **残余感染和多重耐药** 是指腹腔感染手术后残存感染引流不畅、药物耐药或患者抵抗力低下不能形成炎症局限甚至再次形成腹腔脓毒症,需进一步处理的感染。同时由于抗生素长期应用等因素产生细菌对抗生素的多重耐药。术后感染的发生与多重耐药微生物的增加有关,这些微生物包括耐甲氧西林金黄色葡萄球菌、耐万古霉素肠球菌、广谱内酰胺酶和/或产碳青霉烯酶的肠杆菌门、铜绿假单胞菌和鲍曼不动杆菌。已经确定许多易导致耐多药细菌的因素,包括免疫抑制或皮质类固醇的使用,近期广谱抗生素的使用,原有

糖尿病、肝脏或肺部疾病,以及住院时间超过 5 天等。医院微生物生态学也应加以考虑。在已知存在特殊耐药性问题的医疗单位,近期有住院史的患者应受到特别重视。

(二)诊断方法

腹内感染主要在腹腔内重要腔隙形成感染和积脓:膈下感染、盆腔感染和肠间感染。在 20 世纪 80 年代前,这些感染处理困难并严重困扰临床医生,有很高的并发症发生率和病死率。随着 B 超和 CT 的广泛应用和在影像学介入导向穿刺引流广泛应用以来,这些腹腔脓肿的治疗成功率大大提高。对于 AI 定位和定量的诊断,虽然 CT 具有较高的敏感性和特异性,但考虑到患者多次放射暴露和患者搬动的实际困难,更多的外科医生更愿意选择 B 型超声。B 超能在床旁进行诊断性操作,还可以进行导向穿刺引流。只有在 B 超定位有一定困难时,再考虑应用 CT 作为补充性诊断,如临床高度怀疑膈下区域有积液或脓肿,由于肺部气体对超声波的遮盖而难以定位时,应采用 CT 进行诊断。

AI 患者通常表现为迅速发作的腹痛、局部和全身炎症症状(压痛、发热、白细胞计数增加、心动过速和/或呼吸急促)。可能存在低血压和灌注不足的体征,如少尿、急性精神状态改变和乳酸性酸中毒,提示病情笃重,并可能导致器官衰竭。炎症标志物如 C 反应蛋白(CRP)和降钙素原(PCT)在细菌感染的诊断中已被确定有较大的临床价值,是感染和炎症的间接标志。

(三)治疗原则

1. **源头控制** 一旦作出 AI 诊断,初步治疗方案包括源头控制、针对可能的病原体给予适当的抗生素和液体治疗以迅速稳定患者的生理状态。"源头控制"最重要的是恰当的干预时机和有效的控制感染措施,因为手术不充分或过于"彻底"可能会对结果产生负面影响。一般来说,对于不稳定的患者,建议在 6~12 小时内进行"源头控制"。最近的一些研究指出,源头控制应该越早越好,需要有全天候的超声/放射诊断治疗服务,处理原则见表 35-1-2。

表 35-1-2 术后腹内感染的处理

诊断	定义	举例	治疗	评论	进一步治疗方法
术后腹腔脓肿	腹腔感染、液体聚集	胆源性肝脓肿	介入性引流和抗生素治疗	患者需要引流,引流管直径没有界定	术后介入治疗
术后、创伤后、介入治疗后腹膜炎	手术、结肠镜等消化道穿孔	吻合口瘘	手术及抗生素治疗	诊断的准确率低,逐步向非手术转化(真空负压治疗)	术后腹内感染的手术治疗
第 3 类腹膜炎 *	尽管有充分的源头控制,腹膜炎仍在继续	腹腔镜吻合后真菌性腹膜炎	抗生素治疗	定义含混,常引发继发性腹膜炎	AI 保守性治疗

* 第 3 类腹膜炎见第二十一章。

2. **抗感染治疗**　抗生素应用是术后感染重要一环。最近的一项多中心试验比较了哌拉西林/他唑巴坦和美罗培南治疗耐头孢曲松的大肠杆菌和肺炎克雷伯菌引起的菌血症,显示使用哌拉西林/他唑巴坦治疗的患者死亡率增加。因此,碳青霉烯类药物对 AI 患者具有优势。头孢他啶/阿维巴坦和头孢托洛赞/他唑巴坦对超广谱 β 内酰胺酶有稳定的抑制活性作用。头孢他啶/阿维巴坦和五代头孢菌素/他唑巴坦对某些拟杆菌的抑制作用有限,应与甲硝唑联用。

有报道,替加环素对耐甲氧西林金黄色葡萄球菌、超广谱 β 内酰胺酶(ESBL)、产碳青霉烯酶的肠杆菌科和不动杆菌属有作用,但对假单胞菌属效果不佳。对产 ESBL 肠杆菌的敏感性超过 90%,哌拉西林/他唑巴坦联合达霉素、利奈唑胺或万古霉素(革兰氏阳性覆盖率)可用于非菌血症患者,美罗培南也有较好结果。

3. **中医药在急腹症术后腹内感染中的价值**　中医药在急腹症术后感染中有很重要的治疗价值。主要包括中药内治法和外治法两大类。

(1)中药内治法:急腹症术后腹内感染在炎症初期多表现为"正盛邪实"。患者多表现为发热、腹痛腹胀、腑气不通,影像学检查(B 超、CT)可能发现肠郁张、腹腔积液或包裹性积液。中医见证多表现为"痞满燥实"的阳明腑实证。此时应采用清热解毒、通里攻下治疗。其中较有代表性的方剂是"大黄牡丹汤合黄连解毒汤"。方剂组成:桃仁、赤芍、牡丹皮、生地黄、栀子各 9g,黄连 6g,连翘 12g,蒲公英 60g,生大黄 9g(后下)。方中蒲公英、连翘、黄连、栀子清热解毒;桃仁、赤芍活血化瘀;牡丹皮凉血活血化瘀、生地黄凉血养阴;大黄

荡涤通里,攻下六腑之糟粕。诸药共奏清热解毒、祛瘀凉血之功。患者体虚可加用党参、黄芪。

(2)中药外治法:中药外治法是中医学较为独特的治疗方式,在全身用药同时将中药直接敷于患处而发挥治疗效果。根据急腹症术后腹内感染特征,常采用芒硝、消炎散、如意金黄散外敷,可获得较为满意的疗效。芒硝被广泛应用在重症急性胰腺炎的治疗中。市售如意金黄散由大黄、黄柏、姜黄、白芷、陈皮、苍术、天花粉等组成,具有抗炎、抑菌、增强局部巨噬细胞对细菌与异物吞噬等作用。天津医科大学附属南开医院经验方"消炎散"也是经常应用于腹部外科术后感染的一种中药粉剂。应用时将消炎散以黄酒、醋或酒精调为糊状,按照炎症范围将药物糊剂平铺于辅料之上 3~5mm,敷于患处,每日 2 次。消炎散是中药四黄散(大黄、黄芩、黄连、黄柏)及玉露散(芙蓉叶、泽兰叶)加冰片而成,对腹腔炎症有吸收作用。

四、切口并发症

切口并发症是术后最常见的并发症,主要包括切口感染和切口裂开。

(一)切口感染

切口感染是指手术切口部位细菌生长繁殖所引起的组织急性炎症、坏死、化脓等改变,它是切口并发症中最常见的一种。切口感染的发生率在不同的病种中不尽相同,总体上在 3%~4%。而 Ⅰ 类切口感染率较低,约为 0.5%~2%;Ⅱ 类切口的感染率可以达到 10%,Ⅲ 类切口的感染率最高,可达 30% 或以上。近年来,由于对切口感染重视程度的提高,采用更多的预防措施,如抗菌药物,手卫生消毒,改善营养支持等。特别是抗菌药物(包

括抗厌氧菌药物)的正确使用,营养支持条件的改善,切口感染率已有所下降。

1. 切口感染的原因 主要是内源性和/或外源性细菌的入侵,同时还取决于细菌侵袭力与患者机体抵抗力之间的平衡,以及医疗行为的介入、手术的有创操作等因素的影响。具体原因主要可以分为以下几种:

(1)全身性因素:老年、慢性消耗性或代谢紊乱性疾病、营养不良、低蛋白血症、维生素缺乏等延缓切口的正常愈合,增加了感染机会。免疫缺陷及长期应用激素或化疗、放疗的患者均可导致机体抗感染能力的明显下降,最终引起手术切口感染。

(2)细菌侵入:可分为外源性细菌感染和内源性细菌感染。外源性细菌感染是指感染源来自周围环境,内源性感染系指感染源来自患者自身,主要来源于胃肠道及胆道的细菌,多见于Ⅱ、Ⅲ类切口。不同部位的手术细菌感染也有不同,因胃肠道远端细菌数量更多,手术部位越靠近远端,切口感染率越高。

(3)手术操作:手术操作是影响患者伤口恢复的一个重要因素。手术区组织损伤范围过大形成的渗液和止血不彻底形成血肿都易成为病菌的培养基,大范围结扎出血造成失活组织可抑制白细胞对细菌的吞噬。术中无菌操作不严格,消化道内容物外溢、切口未妥善保护均可导致细菌污染。切口处缝线过密或张力过大也可造成切口局部缺血坏死而继发感染。异物(如缝线、坏死组织碎片等)会降低切口局部抵抗力,增加切口感染机会。动物实验证明,结扎线头的存在为细菌提供了良好的着床环境,细菌可大量繁殖而导致感染。另外,肥胖患者由于手术的创伤易发生切口部位脂肪液化、坏死和感染,这也见于电刀使用不当的患者中,增加了病患切口感染机会。

2. 临床表现

(1)一般性切口感染:通常情况下,术后第一天切口疼痛最明显,体温可略有上升,较少超过38℃。术后2~3天,疼痛明显减轻,体温、白细胞计数可逐渐趋于正常。凡术后3~4天患者出现原因不明的发热或切口疼痛加重,都应怀疑切口感染的可能。疼痛多呈刺痛、胀痛或跳痛,夜间加重明显,伴发热、脉搏加快、白细胞计数及中性粒细胞升高,严重时可有全身中毒症状。一般情况下,患者切口疼痛,局部红肿、硬结形成、皮温升高、有压痛、有波动感甚至脓液渗出,即可认为是发生了切口感染。对于感染部位较深,如在筋膜以下的感染,全身炎症反应严重,局部症状可能不十分明显。此时应对切口进行B超探查。如有脓肿形成,则可探及液性暗区。此时穿刺检查抽出脓液者可确诊为切口感染。

(2)特殊伤口感染

1)气性坏疽:气性坏疽多见于有肌肉撕裂、挤压的手术伤口,急腹症手术,尤其是胃肠道手术偶可见到。致病菌多为产气荚膜杆菌、水肿杆菌、溶组织杆菌,以产气荚膜杆菌为主。常在术后12~72小时即可发生。发病时患者多有全身毒血症表现,可能存在躁动及恐惧感,因大量的组织坏死和外毒素的吸收可出现低血压、感染性休克等症状。患者皮肤切口周围可由红色转为淡棕黄色或古铜色,是本病的特征。切口皮下可有捻发音,挤压切口局部可有含气泡的脓液及棕色血性液体流出。细菌培养可明确诊断。

2)坏死性筋膜炎:坏死性筋膜炎是一种以皮下蜂窝组织和筋膜广泛坏死伴有全身严重感染症状的软组织感染,常发生全身中毒性休克。致病菌多为多种细菌混合感染,以溶血性链球菌、大肠杆菌和厌氧菌为主。本病发病急骤,起病时出现红、肿、热、痛,并迅速向邻近及远处发展。皮肤逐渐变色、坏疽,呈紫红色和暗灰色相间,局部感觉减退甚至消失,晚期还可出现皮肤坏死。病情危重,预后不良。

3. 预防 预防工作包括术前改善急腹症患者的全身状况,对可能影响切口愈合和增加感染机会的全身疾病给予充分重视和尽可能纠正。做好术前肠道准备,多方减少切口细菌侵袭数量;术中外科医师注重无菌术应用原则,污染手术可应用切口保护套切口保护,污染情况较重者可在结束手术时清洗切口,并可在切口放置引流管。术中、术后要按规范应用抗生素。

4. 治疗

(1)抗生素应用:对于无全身症状的感染切口,定时清洁伤口,更换辅料,不必作全身处理。

对于伴有感染性全身症状者,可根据切口感染情况及细菌培养以及药敏结果全身应用有效的抗生素及其他相应治疗。

(2)局部处理:对于较轻的切口感染,在及时间断或大部拆除缝线减压、放置适当引流处理后往往可以自愈。如有切口脓肿形成,切开引流是唯一有效的方法。发生严重切口感染时,应拆除缝线,充分敞开受累各层组织,清除积脓积血和线结,剪除已经受损组织。以凡士林纱条引流创口,填塞时切忌过紧。经过上述处理的创口于1周左右,肉芽组织多生长良好,且具有一定的抗感染能力,可适时以蝶形胶布拉紧切口两缘,也可进行二期缝合。

(3)中药外治法:中药外治在对外科切口感染预防及感染切口处理中非常成熟和卓有成效。在切口炎症较重尚未形成脓肿时可应用中药"消炎散"或"金黄膏"外敷于切口及周围,每12小时更换1次。中药散剂最好应用75%酒精或黄酒调匀,平铺于无纺布后贴敷在腹部炎症部位,再以腹带固定。炎症每可在初期消散。当切口发生感染重新开放引流后,可采用玉红膏配合生肌散换药,以达去腐生肌之功效。

(4)特殊感染处理:对气性坏疽的患者,诊断明确后应尽早手术探查,做切口局部清创,在扩创时以及手术后均以1:5 000高锰酸钾,3%过氧化氢冲洗创口,并注射抗毒素血清,首次剂量要足够大。一般要选用高效广谱抗生素联合甲硝唑静脉注射。高压氧治疗对本病效果显著。此外,患者需严格隔离,特殊护理,并积极做好抗休克治疗。坏死性筋膜炎的治疗必须早期广泛切开并切除坏死筋膜组织,充分清创,可用3%过氧化氢或1:5 000高锰酸钾液彻底冲洗切口,并用含生理盐水的湿纱布疏松填塞,每日更换敷料3~5次,24小时后应再次探查伤口,清除残留坏死组织,必要时行多次清创。

(二)切口裂开

腹壁切口裂开是指手术切口部分(任何解剖层或全层)裂开。腹部切口裂开属于较为严重的外科术后并发症,因同时多伴随高龄、营养不良、多种慢性疾病等因素的参与,死亡率高达10%。切口愈合不良延长了患者的住院时间,增加了患者身心痛苦和经济负担,是目前引起医疗纠纷的原因之一。

1. 病因 导致腹部切口裂开的病因很多,有患者的全身情况问题、切口自身存在的问题等。此外,缝合技术、腹内压升高、电刀的不恰当使用问题存在也对切口愈合有着很大的影响。据统计,在多例外科术后切口裂开的病例中,切口感染占52%,是最重要的直接原因。肥胖患者切口脂肪液化占16%;贫血、低蛋白血症占14%;糖尿病占10%;腹压升高占8%。

切口部位的选择对于切口裂开也有着尤为重要的影响。纵向切口愈合不良的发生率高于横切口。

2. 临床表现与诊断 术后切口裂开常发生在术后7~10天。一般在裂开之前切口可见多量血水样渗液,在更换敷料时即可发现。此时检查切口,切口表面可以"正常",但扣之可感到"空虚"。患者也可在一次突然用力时感到切口剧烈疼痛,可以发现肠管或网膜脱出,随之自切口流出大量淡红色液体。有时患者可以听到缝线断裂的声音。

早期切口裂开时有被遗漏的可能。主要原因是早期切口处理常常由低年资医生完成,尤其是在皮肤层愈合良好、切口缝合外观正常时,甚至看到切口渗出没有进一步检查,贻误了早期发现时机。此时应拆除空虚部位缝线,即可以发现切口深层组织缝线脱落、松动,切口没有愈合。

3. 预防和处理 腹部切口裂开是一种严重手术并发症。下列措施对切口裂开有肯定价值:

(1)术前尽量调整好机体内环境,如水和电解质平衡、血糖、血浆蛋白水平等。术后继续严密观测并维持正常水平。

(2)注意对患有慢性肺部及支气管疾患患者进行控制,在护士指导下学习正确咳嗽、排痰的方式,加强呼吸道护理,如定时翻身拍背、雾化吸入、药物稀释排痰等。

(3)减轻腹胀,解除排尿困难。在术后肠麻痹阶段,应根据病情采用鼻胃管进行有效的胃肠减压以缓解腹胀,采用下腹部膀胱区域理疗、热敷、按摩等方法诱导患者自主排尿,仍不能排尿者,应放置尿管导尿。

（4）及时更换辅料，预防切口感染，必要时给予抗生素治疗。

（5）切口裂开的手术处理：对于裂开切口范围不广泛，未见到脱出内脏及网膜，且无明显感染者，可在适当麻醉下重新清创，并据情决定是否二次缝合或用宽蝶形胶布拉拢对合两侧切缘。较大或全层裂开时，应在充分麻醉条件下清创，并行全层减张缝合。

五、静脉血栓栓塞

静脉血栓栓塞包括深静脉血栓形成（deep venous thrombosis，DVT）和肺栓塞（pulmonary embolism，PE）。DVT 是血液在深静脉内不正常凝结引起的静脉回流障碍性疾病，多发生于下肢；静脉血栓的脱落可进一步引起具有非常高的致死率和致残率的 PE。DVT 是腹部手术常见并发症，据报道 VTE 的年发病率是 1/1 000，其中 2/3 为 DVT。肺栓塞是深静脉血栓形成的一种凶险的并发症，是术后猝死的主要原因，在围手术期给予抗凝治疗有肯定效果。术后 DVT 是一种外科医生可以预防的严重并发症。

（一）危险因素

1856 年 Virchow 血栓形成学说的三个因素至今仍有指导意义：血流淤滞、血管内皮损伤和血液高凝状态。其中血液高凝状态是原发性 DVT 最重要因素，而血流淤滞和血管内皮损伤在病床上制动、创伤和术后继发性 DVT 中更为重要。①手术时体位不当使静脉过度受压、术后卧床和活动减少、术后血容量不足、合并下肢静脉曲张等，都会使下肢静脉血流缓慢，导致静脉淤血、组织缺氧，同时激活内源性凝血系统，促进血栓形成。②静脉壁损伤：对患者深静脉穿刺和导管留置是造成血管管壁损伤的主要原因。或经下肢静脉输注高渗性或有刺激性液体，从而导致静脉壁的化学性或机械性损害。在受损的血管壁上血小板迅速聚集与黏着，进而形成血栓。③血液高凝状态疾病，如血小板增多症，高龄、肥胖、吸烟、心肺功能不全、恶性肿瘤、系统性红斑狼疮、血管内植入物、手术或创伤的打击、大量使用止血药物等，均能导致血液出现高凝状态。

（二）临床表现与诊断

下肢深静脉血栓形成的主要临床表现为：患肢的突然肿胀、疼痛、软组织张力增高，活动后加重，抬高患肢可减轻，静脉血栓部位常有压痛。血栓位于小腿肌肉静脉丛时，霍曼斯征和诺伊霍夫征呈阳性（患肢伸直，足突然背屈时，引起小腿深部肌肉疼痛，为霍曼斯征阳性；压迫小腿后方，引起局部疼痛，为诺伊霍夫征阳性）。多发生在左下肢，约 2/3 患者发生于术后 48 小时以内，但多数为小范围小腿肌间静脉丛血栓，不影响主干静脉回流，故临床上常被忽略。

严重的下肢深静脉血栓形成患者可出现股白肿甚至股青肿。股白肿为全下肢明显肿胀、剧痛，股三角区、腘窝、小腿后方均有压痛，皮肤苍白，伴体温升高和心率加快。股青肿是下肢 DVT 最严重的情况，由于髂股静脉及其侧支全部被血栓堵塞，组织张力极高，导致下肢动脉痉挛，肢体缺血；临床表现为患肢剧痛，皮肤发亮呈青紫色、皮温低伴有水疱，足背动脉搏动消失，全身反应强烈，体温升高；如不及时处理，可发生休克和静脉性坏疽。静脉血栓一旦脱落，可随血流进入并堵塞肺动脉，引起肺动脉栓塞，危及生命。

辅助检查在下肢深静脉血栓形成的诊断中具有非常重要的作用。①血浆 D- 二聚体测定。D-二聚体是反映凝血激活及继发性纤维蛋白溶解功能的特异性分子标志物，测定值阴性时一般可排除下肢深静脉血栓，阳性者则需要进一步结合临床体征及影像学检查；特别是在 >500μg/L（ELISA 法）时诊断急性 DVT 的灵敏度较高（>99%）。②彩色多普勒超声。多普勒超声检查灵敏度、准确性均较高，是下肢深静脉血栓形成诊断的首选辅助检查方法，适用于对患者的筛查和监测。③下肢静脉造影。准确性最高，至今仍是诊断的金标准；可以有效判断有无血栓，血栓部位、范围、形成时间和侧支循环等全方位情况。静脉造影术并不常规用于评估下肢 DVT。现在，静脉造影主要在静脉重建手术之前和介入治疗中使用。④螺旋 CT 静脉成像准确性较高，最大的优点是可同时检查肺部、腹部、盆腔和下肢静脉情况。⑤磁共振静脉成像（MRV），无需使用造影剂而能准确显示髂、股、腘静脉血栓，但不能满意地显示小腿静脉血栓。

(三) 治疗

一旦静脉血栓栓塞(VTE)的诊断成立，就应迅速开始抗血栓治疗。如果临床高度怀疑VTE，在使用客观手段明确诊断的同时，可谨慎地开始治疗。理论上VTE的治疗目标是预防死亡和肺栓塞(PE)相关的并发症发生，以及预防静脉炎后综合征。然而，抗凝治疗DVT唯一经证实的益处是预防致死性PE。治疗计划可包括抗栓治疗，腔静脉阻断，经导管引导溶栓或者全身溶栓治疗，以及手术取栓。

抗凝治疗是DVT治疗的重要部分。除少数情况外，DVT可以单独应用口服抗凝剂治疗。对于广泛的血栓形成并累及近端深静脉的病例，可以在急性期采用导管定向溶栓(catheter-directed thrombolysis,CDT)，以快速诱导血栓溶解，降低血栓后综合征的风险。然而溶栓治疗常伴随大出血风险增加，而且并没有证据显示该疗法能降低DVT患者的死亡率。对于出血风险增加或抗凝治疗绝对禁忌证的患者，可以放置下腔静脉滤器以防止进展为PE。

1. 普通肝素和低分子肝素 在急性期，即治疗的前5~10天，当计划使用维生素K拮抗剂(vitamin K-antagonist,VKA)时，普通肝素(unfractionated heparin,UFH)或低分子肝素(low molecular weight heparin,LMWH)被用作桥接剂。UFH疗法的主要并发症是出血。UFH的抗凝作用能被硫酸鱼精蛋白中和，与UFH结合形成失活的盐复合物。

2. 直接口服抗凝与维生素K拮抗剂 直接口服抗凝是维生素K拮抗剂(如华法林)的一个有效的替代品，如达比加群酯、利伐沙班、阿哌沙班、依度沙班等。它们的药物相互作用更少；可以口服，在某些情况下不需要桥接；它们不需要经常的实验室监测，而且已经被证明与VKA治疗DVT一样有效。

3. 水蛭素 水蛭素是使用重组DNA技术人工合成的，适用于患者的预防和治疗。重组水蛭素的用法为：以0.4mg/kg快速静脉注射后，以每小时0.15mg/kg持续静脉输注。其半衰期为30~60分钟。初始治疗开始约4小时即应开始监测APTT。用药剂量应将APTT维持在实验室正常值的1.5~2.5倍。重组水蛭素是通过肾脏清除的，肾功能不全的患者慎用。

4. 下腔静脉滤器 下腔静脉滤器的植入对于肺梗死的发生有肯定价值，同时容许血液在下腔静脉内继续流通。微创技术可使滤器通过经皮穿刺方法从股静脉，颈内静脉，或者小的周围静脉在X线透视和超声引导下置入。下腔静脉滤器置入相关并发症包括穿刺部位血栓形成，滤器移位，滤器侵蚀入下腔静脉壁，以及下腔静脉血栓形成。其致死性并发症的发生率小于0.12%。

(四) 预防

下肢深静脉血栓形成重在预防，比任何治疗更有实际意义。下肢深静脉血栓形成的预防主要包括围手术期危险因素的评估和清除、机械抗栓装置及抗凝药物的应用。

1. 患者术前应停止吸烟，应积极纠正术前存在的心肺功能不全、凝血功能异常、肝功能异常，并注意控制血糖。术中小心操作，特别是在邻近下肢或盆腔静脉周围的操作应轻巧，避免静脉内膜损伤。原则上，术后早期应床上活动，争取短期内下床活动。同时进行被动运动，包括足趾和踝关节伸屈活动、下肢肌群松弛和收缩的交替活动、间歇翻身等。

2. 机械抗栓装置包括加压弹性长袜、间歇充气加压装置、足底静脉泵等，均可增加下肢静脉血液回流，减少静脉血液淤积，从而预防围手术期下肢深静脉血栓形成的发生，同时不增加出血风险。

3. 对具有下肢深静脉血栓形成危险因素的患者，术前应进行风险的评估，并以此为依据对这些患者作预防性抗凝治疗。术前预防性抗凝治疗的药物目前仍主要以肝素为主，包括低分子肝素以及低剂量普通肝素。近年来出现的直接Xa因子抑制剂(如利伐沙班)和凝血酶抑制剂(如达比加群)，其优点是可口服吸收，且服药期间无须监测凝血功能和调节剂量，抗凝效果和华法林、低分子肝素类似，出血风险明显降低。

(五) 治疗

1. 抗凝治疗 抗凝治疗是下肢深静脉血栓形成的基本治疗，可抑制血栓蔓延，有利于血栓自溶和管腔再通，从而减轻症状、降低继发肺动脉栓塞的发生率和病死率。但是单纯抗凝不能有效消除血栓、降低血栓形成后综合征发生率。目前常用的抗凝药物包括普通肝素、低分子肝素、维生素K拮抗剂(如华法林)、直接Ⅱa因子抑制剂(如阿加曲班)、直接Ⅹa因子抑制剂(如利伐沙班)、间接Ⅹa因子抑制剂(如磺达肝癸钠)、凝血酶抑制剂(如达比加群)等。目前推荐,急性期下肢深静脉血栓形成(发病2周内),建议使用维生素K拮抗剂联合低分子肝素或普通肝素,也可以选用直接(或间接)Ⅹa因子抑制剂。

2. **溶栓治疗** 是利用溶栓药物激活体内纤溶酶原,转化为有活性的纤溶酶而促进血栓的溶解,达到清除新鲜血栓的目的;包括导管接触性溶栓和系统溶栓两种方式。导管接触性溶栓是将溶栓导管置入静脉血栓处,溶栓药物直接作用于血栓;系统溶栓是经外周静脉全身应用溶栓药物。

3. **手术取栓治疗** 是消除血栓的有效方法,可迅速解除静脉梗阻。目前认为,一旦出现股青肿时,应立即手术取栓;对于发病7天以内的中央型或混合型下肢深静脉血栓形成患者,全身情况良好,无重要脏器功能障碍也可行手术取栓。常用Fogarty导管经股静脉取出髂静脉血栓,用挤压驱栓或顺行取栓清除股腘静脉血栓。

4. **中医药治疗** 此类患者的基本病因病机为气滞血瘀,以活血通络为基本大法,但由于病位于下焦,湿性重浊,易于下注,且湿瘀困阻,郁而化热,局部可见瘀肿发热之症。因此,早期常用祛瘀通络、化湿清热之法,后期正气渐虚,虚实夹杂,常用攻补兼施调理。上海中医药大学附属上海市中西医结合医院认为DVT病机主要是"因虚致瘀",而益气活血通脉汤主要由生黄芪、续断、当归、牛膝、水蛭等中药材组成,其中当归具有补血、活血功效,牛膝具有逐瘀通经、引血下行等功效,续断可补肝肾、续筋骨、调血脉,水蛭可破血通经、逐瘀消癥,诸药合用共同发挥抗血小板聚集、降低全血黏稠度、延长凝血时间、改善微循环等作用。柴亚鹏等应用桃红四物汤联合低分子肝素防治DVT,也获得较好的临床效果。桃红四物汤最早记载于《医宗金鉴》,药方组成为红花、川芎、白芍、桃仁、熟地、当归,主要功效为补血化瘀、活血止痛,而侧重于化瘀。

六、急腹症术后应激性溃疡

应激性溃疡(stress ulcer,SU)是指机体在各类严重创伤、危重疾病或严重心理疾病等应激状态下发生的急性胃肠道黏膜糜烂、溃疡等病变,严重者可并发消化道出血甚至穿孔,可使原有疾病的程度加重及恶化增加病死率,是外科急腹症常见并发症。SU在内镜下可表现为急性胃黏膜病变、急性糜烂性胃炎、急性出血性胃炎、消化道溃疡等。

(一)病因

在急腹症范畴中,诱发SU的基础疾病包括严重创伤、多发复合伤、大手术、重症急性胰腺炎、重症胆管炎、腹腔脓毒症等。

1. **损害胃黏膜完整性的因素** 缺氧、炎性介质与细胞因子大量生成,可发生急性胃黏膜缺血,胃黏膜屏障受损,出现氢离子逆扩散,发生黏膜溃疡(应激性溃疡),甚至应激性溃疡出血。

2. **创伤、休克** 由于疾病自身或手术创伤打击所致的失血性休克或神经源性休克导致胃黏膜下血流灌注下降所致。患者应激状态与打击程度和机体反应状况密切相关。

3. **严重腹内感染** 在急腹症中较为常见。重症急性胰腺炎、急性化脓性梗阻性胆管炎、多发性复合伤等在术后最为常见。

4. **神经内分泌失调** 在应激状态下,重症急腹症患者神经-内分泌-免疫网络处于兴奋状态,人体下丘脑、室旁核和边缘系统是对应激的反应中枢,某些神经介质,如促甲状腺素释放激素(TRH)、5-羟色胺和儿茶酚胺等在SU基础疾病的打击下,可能参与了SU的发生。同时应激状态下产生的焦虑等心理应激诱导产生的糖皮质激素释放也起一定作用。

(二)临床表现与诊断

SU主要临床表现为上消化道出血与失血性休克。危重性急腹症患者在SU初期可无明显前驱症状,一些患者出现无症状黑便,有胃管的患者常被发现胃肠减压管内胃液中含有不同比例的血液。没有胃肠减压管的患者,或患者胃管被胃内容物(包括血块)堵塞时,因胃内膨胀,胃液不能被胃肠减压管引流而导致一次性呕出大量含有血块的胃液。出血速度快,大便的颜色与性质也会逐步发生变化,新鲜血液的颜色会逐步增加,甚至为鲜血便。应激性溃疡出血与原发疾病严重程度相关,病情越凶险,SU 发病率越高,病死率越高。严重者可伴有应激性溃疡穿孔。

当临床上发现不明原因贫血(有时临床尚未见到黑便)及黑便即可考虑 SU,诊断需行内镜检查。如内镜检查发现胃黏膜糜烂、溃疡等病变存在,即可确诊 SU。其内镜表现也较为特异:病变形态以多发性黏膜糜烂、溃疡为主,可表现为出血点、出血斑片和不同溃疡深度的黏膜病损。病变部位以胃体和胃底部多见,也有在胃窦部、十二指肠发生,常为多发性溃疡。

(三)预防与治疗

1. 积极处理导致应激性溃疡的急腹症,消除应激源,如抗休克、抗感染、保证充沛组织血流和充足氧供,纠正水和电解质失衡和酸碱平衡紊乱。

2. 对已有 SU 或可能发生 SU 的患者应放置鼻胃管,有助于吸引潴留胃中的酸性胃液,还能定时和动态观测胃液酸碱值及有无出血。同时也可以利用胃管给予针对 SU 药物。

3. SU 药物包括预防性与治疗性药物。主要包括质子泵抑制剂(PPI),如奥美拉唑;和 H_2 受体拮抗剂,如雷尼替丁。另外,一些胃黏膜保护剂,如硫糖铝,也能一定程度地增强胃黏膜的防御功能。近年有较多针对 PPI 可能增加院内感染(获得性肺炎)副作用报道,直至今天这两类药物临床应用的疗效和安全性尚有争论。

4. SU 预防药物注意事项:当患者全身情况稳定,可以耐受肠内营养或恢复进食时,可逐步停用 SU 预防药物,以减少药物副作用。

5. SU 中医药疗法:呕血和吐血在中医学早有记载,一般理解"吐血"是脏腑损伤、脉络破损的结果。血溢入胃而胃实,胃气上逆而呕出。"黑便"在中医辨证中属于体内有瘀血的表现。清代名医唐容川在《血证论》提出"呕血治疗四法":一曰止血;二曰消瘀;三曰宁血;四曰补血。①其中"止血"是根据不同病因、不同证型,根据"急则治其标,缓则治其本"的原则,当取具有活血止血功效的方剂,如十灰散。虽用炭类收敛固涩、止血以治其标,方中药物还具有清热止血、凉血止血、活血止血之含义。清胃火可独取阳明,方用泻心汤加减。方中黄芩 9g、黄连 3g、大黄 6g。泻火解毒,燥湿泻痞。对 SU 导致的热毒炽盛、迫血妄行、吐血呕血、脘腹胀痛有奇效。证见舌红苔黄、脉滑数或浮大。②止血之后当行消瘀活血以绝后患。"止血之后其离经之血是为瘀血,既与好血不相和,反与好血不相能。或壅而成热,或变而为痨。必亟为消除,以免后来诸患",即应采用消瘀之法令"旧血去,新血生"。常用药为三七、郁金、桃仁、牛膝、醋炒大黄等。方用血府逐瘀汤、归芎失笑散等。③宁血降气防血复动。血复潮动必用宁血之法,血之不安皆由气之不安之故也,宁气即是宁血。胃经遗热气燥血伤,而血不安者用甘露饮以清热降气宁血;肝经风火血不能静者用丹栀逍遥加味以清肝、疏肝而宁血。④补血扶正以善其后。失血治血、消瘀攻之,必伤其正。气血一家,血瘀者必气虚。大出血者宜用独参汤、参附汤以回阳救逆,气血双补为佳。

参考文献

1. F. CHARLES BRUNICARDI. Schwartz's Principles of Surgery [M]. 9th ed. New York: Mc Graw Hill Companies, 2010.

2. MURAVCHICK S. Preoperative assessment of the elderly patient [J]. Anesthesiol Clin North Am, 2000, 18: 71.

3. 樊俊阳. 参附注射液联合扶阳救逆针刺法治疗感染性休克临床研究 [J]. 国医论坛, 2021, 36 (3): 25-28.

4. 陈奇, 张伯礼. 中药药效研究方法学 [M]. 北京: 人民卫生出版社, 2016.

5. MERATH K, CHEN Q, BAGANTE F, et al. Synergistic effects of perioperative complications on 30-day mortality following hepatopancreatic surgery [J]. J Gastrointest Surg, 2018, 22 (10): 1715-1723.

6. BODEN I, REEVE J, ROBERTSON I K, et al. Effects of preoperative physiotherapy on signs and symptoms of pulmonary collapse and infection after major abdominal surgery: secondary analysis of the LIPPSMAck-POP multicentre randomised controlled trial [J]. Perioper Med, 2021, 10 (1); 36.

7. KIM D, PARK S, KIM J M, et al. Second generation laryngeal mask airway during laparoscopic living liver donor hepatectomy: a randomized controlled trial [J]. Sci Rep, 2021, 11 (1): 3532.

8. ABBOTT T E F, FOWLER A J, PELOSI P, et al. A systematic review and consensus definitions for standardised endpoints in perioperative medicine: pulmonary complications [J]. Bri J Anaesth, 2018, 120 (5): 1066-1079.

9. 程国彭. 医学心悟 [M]. 北京: 人民卫生出版社, 1955.

10. 杜超, 傅强, 崔乃强, 等. 清肺承气颗粒对"大肠腑实证"所致 ALI/ARDS 患者的治疗作用 [J]. 世界中医药, 2014 (4): 404-408.

11. BASSETTI M, ECKMANN C, GIACOBBE D R, et al. Post-operative abdominal infections: epidemiology, operational definitions, and outcomes [J]. Intensive Care Med, 2020, 46 (2): 163-172.

12. SPOTO S, VALERIANI E, CAPUTO D, et al. The role of procalcitonin in the diagnosis of bacterial infection after major abdominal surgery: Advantage from daily measurement [J]. Medicine, 2018, 97: 9496.

13. SARTELLI M, COCCOLINI F, KLUGER Y, et al. WSES/GAIS/SIS-E/WSIS/AAST global clinical pathways for patients with intra-abdominal infections [J]. World J Emerg Surg, 2021, 16 (1): 49.

14. GIACOBBE D R, BASSETTI M, DE ROSA FG, et al. Ceftolozane/tazobactam: place in therapy [J]. Expert Rev Anti Infect Ther, 2018, 16 (4): 307-320.

15. 吴咸中. 中西医结合急腹症方药诠释 [M]. 天津: 天津科学技术出版社, 2001.

16. 李兆申, 杜奕奇. 重症急性胰腺炎的诊疗现状和思考 [J]. 临床肝胆病杂志, 2014, 30 (8): 709-711.

17. 陈实功. 外科正宗 [M]. 北京: 人民卫生出版社, 1973.

18. YERRA P, SISTLA S C, KRISHNARAJ B, et al. Effect of peri-operative hyperoxygenation on surgical site infection in patients undergoing emergency abdominal surgery: a randomized controlled trial[J]. Surg Infect, 2021, 22 (10): 1052-1058.

19. 韩春红, 卢崇梅, 陶汉川, 等. 风险评估干预对促进传统开腹手术患者切口愈合的临床研究 [J]. 当代护士, 2020, 27 (2): 3.

20. 尹彩, 李雅莉, 梁梅燕, 等. 腹部外科手术切口裂开的原因分析及护理体会 [J]. 中外医学研究, 2021 (3): 90-92.

21. STONE J, HANGGE P, ALBADAWI H, et al. Deep vein thrombosis: pathogenesis, diagnosis, and medical management [J]. Cardiovasc Diagn Ther, 2017, 7 (S3): S276-S284.

22. GOLEMI I, SALAZAR ADUM J P, TAFUR A, et al. Venous thromboembolism prophylaxis using the Caprini score [J]. Dis Mon, 2019, 65 (8): 249-298.

23. 刘欣燕, 杨波, 黄雪强, 等. 益气活血通脉汤联合气压治疗对脊柱术后 DVT 的预防作用及血液流变学和凝血功能的影响 [J]. 医学综述, 2021, 27 (24): 4964-4969.

24. 柴亚鹏, 杨孝丽, 崔君智, 等. 现代中医药 [J]. 2020, 40 (3): 65-68.

25. 柏愚, 李延青, 任旭, 等. 应激性溃疡专家建议 [J]. 中华医学杂志, 2018, 98 (42): 3392-3395.

26. BARDOU M, QUENOT J P, BARKUN A. Stress-related mucosal disease in the critically ill patient [J]. Nat Rev Gastroenterol Hepatol, 2015, 12 (2): 98-107.

27. FINKENSTEDT A, BERGER M M, JOANNIDIS M. Stress ulcer prophylaxis: Is mortality a useful endpoint ? [J]. Intensive Care Medicine, 2020, 46 (11): 2058-2060.

28. WANG Y, GE L, YE Z, et al. Efficacy and safety of gastrointestinal bleeding prophylaxis in critically ill patients: an updated systematic review and network meta-analysis of randomized trials [J]. Intensive Care Med, 2020, 46 (11): 1987-2000.

29. 郑霞, 胡玥, 李金亭, 等. 银花五汁饮对全麻术后患者呼吸道炎症反应的临床观察 [J]. 中国中西医结合外科杂志, 2021, 27 (1): 4-7.

（崔佳林）

第二节　胃肠急腹症术后严重并发症及处理

胃肠急腹症手术多涉及消化道器官的切除与重建, 术后可出现与之相关的严重并发症, 大致分为 5 类: 出血; 梗阻; 消化道漏; 功能相关并发症; 其他严重并发症。

一、出血相关并发症及处理

出血是胃肠道手术后最常见的严重并发症, 可发生在消化道腔内、腹腔内和切口内。常见原因为术中止血不完善, 创面渗血未完全控制, 痉挛的小动脉断端舒张, 结扎线脱落等。出血较少时往往无明显生命体征变化, 待出血严重至影响循环血容量后才会出现: 烦躁, 心率加快, 面色苍白; 心率加快先于血压下降出现; 中心静脉压低于 5cmH$_2$O; 每小时尿量少于 25ml 等。这些情况都表明出血量至少达循环血容量 20%，需要立即处理。下面就常见的三种胃肠术后出血情况进行分析阐述。

（一）消化道腔内出血

消化道腔内出血指胃、肠切除术后的胃腔、肠腔内出血。一般术后 24 小时内 100~300ml 之间的血性胃液属术后正常过程；术后短期内大量出血，考虑吻合口部位出血，包括术中止血不确切（术后 24 小时内）、吻合口黏膜坏死（术后 4~6 天）、吻合口缝线处出血（术后 7~14 天）。使用器械吻合时，不同组织的钉高选择有一定的技巧，选择不当会导致术后吻合口出血。一般在器械吻合后应观察吻合情况，必要时加固缝扎止血。

消化道腔内出血通常以胃肠减压引流出血性液体、呕血或便血为主要表现，早期多行保守治疗，但须密切观察患者生命体征。应及时补液维持血容量防止休克、根据复查血结果决定是否输注血细胞。静脉给予抗胃酸分泌药如奥美拉唑及止血药物，应用生长抑素输液泵持续慢滴。如患者存在凝血功能障碍，应及时输注新鲜血浆、冷沉淀、凝血酶原复合物、纤维蛋白原等给予调整。局部处理措施包括保持胃管通畅和有效的胃肠减压；通过胃管局部应用止血药物，如凝血酶以生理盐水溶解后胃管内灌注；冷盐水加去甲肾上腺素的胃管灌注；或将云南白药溶解于 50ml 盐水中经胃管注入等。如果患者一般状态稳定，可考虑行急诊胃镜、肠镜检查，并可在内镜下行钳夹止血、局部喷洒或注射止血药物。也可应用选择性动脉造影及栓塞。在出血活动期介入血管检查阳性率较高。

在上述治疗措施无效时，应根据术前胃镜或肠镜所见及时行剖腹探查手术。术中在吻合口近侧胃壁（肠壁）纵行剖开，清除腔内积血，用生理盐水充分冲洗后仔细检查有无出血，多数情况下出血发生在吻合口缝合处。如发现出血即给予丝线缝扎止血。Ⅱ式胃切除术后再出血行剖腹探查时，如发现吻合口及残胃无活动性出血可以干净纱布置于输入袢（也可术中胃镜），如有血液流出提示十二指肠残端出血或旷置的球后溃疡出血，可小心拆开十二指肠残端关闭处仔细探查并认真缝合（切勿损伤十二指肠乳头），可同时放置一小口

径引流管减压十二指肠以防止残端漏发生。若溃疡在 BⅠ吻合口附近，通常需要拆除吻合口，用 8 字贯穿缝合溃疡基底；若仍不能止血，则需在十二指肠溃疡上方和下方游离结扎胃十二指肠动脉及其胰横支；若原为 BⅠ式重建的可改为 BⅡ式胃空肠吻合术，使溃疡脱离食糜流道，以减少再出血危险。

（二）腹腔内出血

胃肠手术后腹腔内的出血，多数出血为术中止血不彻底导致。如果出血较慢，早期表现可能不明显，尤其是在没有放置引流管时，要通过密切的血压、心率、血常规和超声检测，必要时行诊断性腹腔穿刺或手术探查，方能明确诊断。小量出血可能来自系膜血管，虽然有一定自行停止的可能，但手术探查是最为稳妥的方式。

（三）切口出血

胃肠术后覆盖切口的敷料被血液渗湿时，应怀疑切口有出血。此时，如经局部压迫后出血停止则无须处理，如仍有血液持续渗出，多需敞开切口寻找出血点结扎，切口予以分层缝合，大切口可视情放置胶片引流。

随着微创（腹腔镜／机器人）手术的开展及普及，微创手术切口（戳孔）出血的发生率也随之增高。戳孔出血多发生在主操作孔，可能的原因为套管经过腹直肌后方的腹壁动脉时导致血管破裂，而关闭时缝合不全所致。因此术毕拔除套管时应在腹腔镜直视下进行，仔细观察戳孔有无活动性出血，并及时处理。

二、急腹症术后梗阻相关并发症及处理

急腹症术后梗阻相关并发症可发生于术后各个时期，可分为胃术后梗阻和术后肠梗阻。胃术后梗阻又分为输入袢、吻合口、输出袢梗阻。本节重点讨论胃术后梗阻。术后肠梗阻见第二十三章。

（一）吻合口梗阻

术后吻合口梗阻多因为胃肠壁上的开口过小，缝合时胃肠壁内翻过多，缝合处胃壁、肠壁炎性水肿与痉挛，吻合口血肿或周围脓肿压迫，或吻合器型号选择不当等导致。

术后早期吻合口梗阻原因通常是吻合口水肿，梗阻可引起残胃或近端肠管扩张、食物和液体潴留，进食后饱胀不适、呕吐，呕吐物为所进的食物。大多数患者应用鼻胃管吸引减压，静脉输液补充水和电解质，几天后梗阻可缓解。当梗阻时间延长，内镜证实不能通过吻合口，造影显示吻合口呈环或漏斗状狭窄，造影剂通过受阻时可明确诊断。此时应继续鼻胃管减压和静脉输液。有时可用小口径的空肠营养管在介入下插入空肠，以开始肠内营养，若不能则给肠外营养。

若梗阻时间继续延长且无法缓解，则需要再次手术。若为ＢⅠ式重建，需注意勿采用单纯的吻合口拆除重建的术式，应改为ＢⅡ式。如果只拆除吻合口、单纯缝闭十二指肠残端，有导致十二指肠血供障碍和残端破裂的显著危险。所以，最安全的方法是保留ＢⅠ式吻合口的完整，施行结肠前在残胃远端大弯侧的胃空肠侧侧吻合术。若为ＢⅡ式重建，吻合口或输出袢因粘连扭曲，可予充分分离粘连。在这种情况放置空肠营养管是可取的。但如果发现空肠输入袢肠管疝入输出袢后，需解除内疝并复位，缝闭腹层腹膜，以防止再发生内疝。

结肠、直肠手术后吻合口梗阻在术后早期表现为低位肠梗阻，早期可考虑行经鼻肠梗阻导管减压及静脉营养支持；如果梗阻持续不缓解至术后1月以后，可考虑行经肠镜扩张治疗，如治疗效果不佳则需切除吻合口重新进行吻合；若吻合口位于较低位置，则需行结肠造口术。

（二）输入袢梗阻

1. **病因** 输入袢梗阻大多与术中不恰当的操作有关，详见图35-2-1。

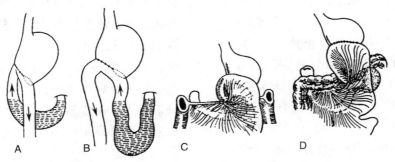

图 35-2-1 胃肠吻合后输入袢梗阻
A. 逆蠕动吻合时，输入袢在吻合处形成锐角；B. 输入袢过长，食物进入输入袢后发生潴留；C. 输入袢过短，空肠系膜牵拉压迫输入空肠袢；D. 逆蠕动吻合输入袢进入空肠与横结肠之间的间隙，形成内疝。

2. **临床表现** 输入袢梗阻的临床表现与梗阻的程度及发生的时间相关。临床症状多出现在术后数日内，一般表现为上腹部胀痛，伴随恶心、呕吐，有时可在上腹部触及囊性包块（膨胀的肠袢）。如梗阻为完全性，则主要症状为上腹部剧烈疼痛，频繁呕吐，但吐出物不含胆汁；如梗阻为不完全性，术后发生间歇性呕吐大量胆汁，有时可达1 000ml以上，且不含食物，呕吐后临床症状缓解或消失。梗阻引起的腹痛和体征表现是不对称的，血清淀粉酶和脂肪酶升高和胰腺炎相似。通过超声和CT检查可显示梗阻输入袢的轮廓以排除胰腺炎；消化道造影检查可见造影剂顺利通过吻合口进入输出袢肠段，造影剂不进入输入袢肠段，或仅少量进入输入袢肠段，或输入空肠段呈明显扩大且排空延迟。完全闭袢梗阻可发生肠坏死并发休克。

对典型的慢性输入袢梗阻诊断并不困难，但术后急性发作者，应想到本病，并仔细检查才能确诊。CT、X线钡餐检查对诊断有所帮助。

3. **治疗** 如症状不严重，对患者的工作与生活又无明显影响者，可采用非手术治疗方法，但必须注意有肠绞窄的可能。如症状明显，上腹胀满，疼痛严重，呕吐量越来越大，经X线钡餐检查发现输入袢过长、扭曲或扩张等，则应手术治疗。可根据局部情况采用下列手术方法：

（1）将原比尔罗特Ⅱ式吻合（Billroth Ⅱ anastomosis）改为鲁氏Y形吻合（Roux-en-Y anastomosis）：将原输入袢由胃肠吻合处切断，然后将其吻合于输出袢空肠之上,吻合位置至少应距原胃肠吻合口 30~50cm,以免术后发生胆汁反流。

(2)扩张的输入袢与输出袢之间做侧侧吻合:即布劳吻合(Braun anastomosis),这种方法比较简单,但术后易发生碱性反流性胃炎。

(3)间置空肠:对于输入袢过短成角造成的梗阻,也可以通过间置一段带血管蒂空肠延长输入袢的长度,见图 35-2-2。

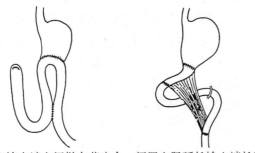

输入和输出袢之间做布劳吻合   间置空肠延长输入袢长度

图 35-2-2   输入袢梗阻再手术

内疝形成嵌顿者,应将嵌顿的输入空肠段肠管复位,同时加做输入和输出空肠段之间的侧侧吻合术,并关闭吻合口后下孔隙;如输入袢肠管已坏死,则须切除坏死的肠段,改做鲁氏 Y 形吻合;如下垂的横结肠压迫输入空肠段引起梗阻者,亦可改做鲁氏 Y 形吻合;输入袢空肠肠管梗阻致十二指肠残端破裂时,解除其引起梗阻的原因后,应加做十二指肠造口减压与腹腔引流术;输入肠段梗阻致壶腹部以下的十二指肠侧壁大片坏死,输入袢空肠肠管及吻合口存在血运障碍时,应将已坏死及有血运障碍的肠段切除,用空肠远切端套缝在较正常的十二指肠壁上,并在套缝的肠管附近放置腹腔引流管;若十二指肠坏死已波及壶腹部,则可能行胆肠和胰肠吻合。

(三)输出袢梗阻

输出袢梗阻是胃术后常见的并发症,多因粘连、扭曲、内疝或横结肠系膜孔压迫所致,亦可由于胃肠吻合处空肠内翻过多造成。

输出袢梗阻多发生在术后 2 周内。临床表现为上腹部饱胀不适,伴随恶心、呕吐,呕吐物多为含胆汁胃内容物。如梗阻原因为输出空肠段在吻合口处曲折成角,多无明显腹痛。如梗阻原因为内疝、套叠或粘连带压迫,往往出现阵发性腹痛、

输出空肠段套叠,呕吐物除胆汁、食物外,还可由于黏膜压迫损伤出现含有血性液体。

输出空肠段的机械性梗阻多需要再次行手术以解除梗阻,如出现绞窄性肠梗阻的临床表现则须进行急诊手术。如无法确定梗阻的性质,患者无腹胀、腹痛,又无胃肠道出血与腹膜炎等临床症状,可先采用非手术治疗。在非手术治疗过程中,需定期行消化道造影检查,如造影剂能部分通过吻合口至小肠远端,仍可继续非手术治疗,直至梗阻完全解除为止。经非手术治疗 2~4 周后,临床症状尚无好转或不能排除机械性梗阻者考虑手术治疗。

手术方式应视具体情况而定:肠粘连、粘连带或大网膜炎性肿块压迫,导致输出空肠段梗阻者,应做肠粘连分离术、粘连带松解术或大网膜炎性肿块切除术;输出袢空肠肠管在吻合口处曲折成角者须加做输入袢 - 输出袢布劳吻合;内疝嵌顿者应将嵌顿的肠段复位并关闭吻合口下孔隙。若嵌顿的肠段已绞窄坏死者,应将坏死肠段切除并行肠吻合术;输出袢套叠者,应行肠套叠复位术或肠切除。如梗阻的原因确实无法解除,或患者全身情况太差不能耐受较大的手术,宜将梗阻部位的近端与远端空肠做一侧侧吻合。

三、消化道漏相关并发症及处理

胃肠术后消化道漏的发生概率约为 3%~10%,分为两大类,十二指肠残端漏或吻合口漏。

(一)十二指肠残端破裂

B Ⅱ 式胃切除术后十二指肠残端破裂是严重的并发症,如诊断不及时或处理不当可危及生命。其发生率占施行 B Ⅱ 式胃切除术的 1% 以下。

1. 发生十二指肠残端破裂原因

(1)全身因素:如营养不良、低蛋白血症、重度贫血、糖尿病、肝硬化、内环境紊乱、恶病质、心肺功能障碍以及长期应用激素等导致组织愈合能力差。

(2)局部因素:如十二指肠残端由于溃疡、瘢痕、炎症或者水肿,组织脆弱,关闭不满意,或由于断端与周围组织粘连,不易分离,缝合不严。

(3)技术因素:如闭合器钉高选择不当导致闭合不全;缝线选择不当、结扎过松或发生切割。

(4)输入袢梗阻:空肠输入袢肠管内压力过高,使残端缝合处胀裂。

(5)手术过程中心存侥幸,对十二指肠溃疡瘢痕大、缝合困难的病例,未采取预防性的十二指肠减压。

2. 临床表现 十二指肠残端破裂一般发生在术后 3~7 天,尤以 24~48 小时多见;临床表现为突发右上腹部剧痛,迅速延及全腹,造成急性弥漫性腹膜炎,查体除体温升高、脉搏增快外,可有全腹压痛、伴反跳痛及肌紧张,血常规常提示血象升高,也可有轻度黄疸。治疗延迟病例可伴有右侧胸痛,咳嗽,透视有右侧膈肌抬高,右侧反应性胸腔积液。超声或 CT 检查可发现腹腔积液;如腹腔引流管有浑浊胆汁样液引出,则可明确十二指肠残端破裂的诊断。

3. 处理原则 十二指肠残端破裂造成的后果严重,须采用手术治疗。手术治疗的主要目的是通畅引流和消除肠外漏。手术原则以破裂处修补、十二指肠造口、妥善腹腔引流为主,营养性空肠造口对远期患者恢复有重要意义。行十二指肠残端造口时使用 F16~20 号软橡皮管放入肠腔 6~8cm 即可,并在漏口旁放置双套管,术后持续负压冲洗引流。需要注意的是,在术中应注意探查有无输入袢、输出袢肠管梗阻,并进行相应处理,如有输入袢梗阻,可行输入袢与输出袢之间侧侧吻合。

早期给予完全胃肠外营养支持,提供充足的营养和水分,还能减少消化液的分泌,有利于漏口的愈合。当肠漏基本控制、胃肠道功能恢复、局部窦道形成后,应尽快从肠外营养过渡到肠内营养,有利于扭转负氮平衡、提供充足热卡和蛋白供应,并能更好地保护肠黏膜、避免肠源性感染,从而促进患者康复。

此外,感染的控制、漏口皮肤的保护都极为重要。

4. 预防

(1)做好术前营养评估,必要时及早介入营养治疗,患有糖尿病者控制血糖,纠正贫血,纠正低蛋白血症。

(2)术前存在幽门梗阻时可采用高渗盐水洗胃,有助于消除胃壁水肿。

(3)十二指肠残端闭合困难时,需预防性行十二指肠残端造口术,并做好腹腔引流。

(4)胃空肠吻合时要正确设计输入袢肠管位置,防止输入袢梗阻的发生。

(二)胃术后吻合口漏

胃术后吻合口漏是严重的胃术后并发症,处理不当会导致严重后果,甚至死亡。随着手术技术的提高以及器械吻合的普及,胃大部切除术后吻合口漏的发生已很少见。

营养不良、低蛋白血症、重度贫血、糖尿病以及长期应用激素等因素导致组织愈合能力差;B I 式胃十二指肠吻合口存在较大张力,或 B II 式胃空肠吻合时输入袢悬吊过紧,牵扯张力过大;吻合器钉高选择不当,缝线选择不当、针距过疏过密,结扎过紧或过松等原因均可导致吻合口漏发生。

吻合口漏多发生于术后 1 周左右,主要表现为急性腹膜炎症状和体征,患者出现腹痛、高热、恶心、呕吐,以及全身中毒症状,引流管可有草绿色浑浊液体引出,含有胆汁;口服或胃管注入亚甲蓝,经引流管引出可以确诊。

对于轻至中度的吻合口漏可以采用非手术治疗,应用抗生素控制感染,加强消化液引流及营养支持治疗。同时,还要强调解除消化道漏远端肠道梗阻,保证远端的肠管通畅。对于严重的消化道漏,若出现严重感染和难以控制的内环境紊乱,需要手术探查治疗。术中细致检查吻合口,如吻合口存在张力应改行其他手术方式重新吻合,如 B I 式吻合口漏改行 B II 式或鲁氏 Y 形吻合。小的裂口以大网膜敷贴加以广泛引流,大的裂口必要时切除漏口,但切缘须保证为健康组织,更改吻合方式,并在术中放置空肠营养造瘘。

(三)结直肠术后吻合口漏(参见第二十四章肠瘘相关内容)

结直肠术后吻合口漏是一种严重的手术并发症,可导致重症腹腔感染。

1. 发生病因

(1)肠道准备不充分,肠内粪便残余,引起术后吻合口近端压力增高,粪便的通过会引起肠道过早地恢复蠕动,从而加重吻合口漏的危险。

(2)吻合口血供的判断不准确,术后吻合口缺血,愈合不良。

(3)吻合口张力过大,吻合疏密不均、过紧过松。

(4)吻合口血肿继发感染。

(5)营养低下、愈合不良。

2. 临床表现 吻合口漏发生后对人体的扰乱,可因漏口的大小而有所不同:小的吻合口漏,腹腔内的污染不严重,瘘口周围皮肤无严重糜烂,多能自行愈合;大多数吻合口漏的病情是严重的,肠内容物进入腹腔,即造成弥漫性或局限性腹膜炎,经腹腔引流或经切口自行穿破,如处理不当,死亡率较高。直肠吻合口在腹膜反折以下的,因有腹膜及周围组织包裹,一般比较局限,早期不会产生明显的症状,患者多诉肛门坠胀不适或有直肠刺激症状,直肠周围脓肿形成,可自行吸收或向外穿破,向上可致腹腔,形成腹膜炎,向下可形成肛瘘。吻合口漏发生在腹膜反折以上的,直接进入腹腔,表现为术后迟发性腹膜炎。

吻合口漏多发生在术后 4~7 天。多数患者表现为突然发生的腹部剧烈疼痛,中下腹部或全腹部出现压痛及腹肌紧张等急性腹膜炎的症状与体征。有的吻合口漏表现为术后体温一直不退或逐渐升高,切口周围有压痛或红肿,易被认为是单纯的切口感染或膈下脓肿,当拆除缝线撑开切口或做 B 超引导下脓肿引流术后发现有肠内容物,才明确诊断。

3. 治疗原则

(1)吻合口漏的治疗应根据漏口的大小和患者的全身情况而定。细小的吻合口漏而且已形成窦道者,采用非手术疗法,可自行愈合。如瘘口有肠内容物流出,可经瘘的外口插入引流管持续低负压吸引,并注意保护皮肤。

(2)吻合口漏出现急性腹膜炎的临床表现者,应立即再次手术,找到漏口,如漏口不大,可在其附近放置两根软质橡胶管或双腔硅胶套管引流。当漏口较大时,可行二次手术重新切除吻合口再行吻合。吻合口漏发生后,最好不要采用单纯修补术,因此时肠壁有严重的炎性水肿,组织不易愈合,常致手术失败。再次手术中寻找漏口若有困难,可经肛管向肠腔内注入稀释的亚甲蓝溶液 150~200ml,常可见亚甲蓝液自漏口流出或漏口周

围组织被染成蓝色。在疑有漏的部位放置腹腔引流管后结束手术。不可强行分离粘连以求找到漏口,否则易使细小漏口变大或形成新的肠漏,甚至损伤邻近脏器。

(3)术后持续胃管及肛管减压,维持水与电解质平衡,全胃肠外营养支持,酌情输全血或血浆,静脉使用生长激素类药物,促进吻合口愈合,同时应用广谱抗生素加强抗感染治疗。吻合口漏的患者,经瘘口及腹腔引流术后,瘘管常能自行愈合,如拔除引流管后 2~3 个月仍不愈合者,可择期进行手术。此时,因瘘管的局部炎性水肿消退,修补手术成功的机会较大。

(4)做好肠吻合是防止吻合口漏的关键:①确认用于吻合的肠壁组织正常。不应在有缺血、炎症(特别是原发病为炎性肠病时)、肠壁全层损伤等病理因素的肠管上做吻合,且吻合须在无张力下进行;②吻合端系膜缘侧的游离应注意无血管附着的肠管长度不能太长,多数不超过 1cm;③吻合口应取斜切,即肠管的对系膜缘应多切除一些,以保证血运。

四、功能相关并发症及处理

由于胃肠手术改变了原有的解剖结构或切断了相对应的迷走神经,导致多种胃肠功能相关并发症。

(一)倾倒综合征

倾倒综合征是由于餐后胃迅速排空而导致的胃肠道和心血管舒缩相应症状。胃肠道症状包括腹痛、早饱、恶心/呕吐、腹泻和腹胀。血管舒缩性全身症状包括出汗、心动过速、心悸、头痛和晕厥。这些复杂的症状可在任何胃手术后发生,但在部分胃切除术和 B Ⅱ 重建后更常见。

倾倒综合征可以分为两类:

早期(渗透)倾倒,发生在餐后 30 分钟内,是高渗透性食物从胃迅速进入小肠的结果,引起细胞外液迅速转移到肠腔以达到等渗。细胞外液转移后,出现管腔膨胀并诱发相应症状。

晚期(低血糖)倾倒,进食后 1~3 小时内会出现晚期现象。碳水化合物快速进入近端肠道很快被吸收,导致高血糖,从而触发大量胰岛素的释放,过度补偿的结果是在胰岛素的作用下发生严

重的低血糖。低血糖会刺激肾上腺释放儿茶酚胺，导致出汗、颤抖、头晕、心动过速和精神错乱。

与早期倾倒综合征相关的症状似乎继发于几种体液因子的释放，如血清素、缓激肽样物质、神经紧张素和胰高血糖素。通常调整饮食即可达到较好治疗效果，包括避免食用含糖量大的食物，少食多餐富含蛋白质、脂肪和纤维的食品。

对于饮食调节无效的患者，针对特定症状的药物治疗可能是有效的，如用于腹泻的盐酸洛哌丁胺胶囊，以及用于恶心的美克洛嗪。抗胆碱能药可以减缓胃排空和治疗痉挛。奥曲肽可以在餐前以短效形式给药，也可以通过肌内注射长效剂型给药。它不仅抑制胃排空，还影响小肠运动，从而延长了摄入的食物的肠道运输。奥曲肽是治疗倾倒综合征的最佳药物，非常有效。

如果经过保守治疗不成功，症状严重的患者可能需要再行手术。手术方式的选择取决于原有胃手术。对于既往有远端胃切除术的患者，建议将胃空肠吻合术改为鲁氏Y形重建。

（二）反流性胃炎/反流性食管炎

胃切除术后胆汁反流非常常见。部分患者反流与上腹部疼痛并伴有胆汁性呕吐和体重减轻相关。胆道锝扫描可以显示出胆汁反流到胃里。上消化道内镜检查可看到反流的胆汁，胃黏膜不同程度水肿、较脆、呈肉红色。

大多数碱性反流性胃炎患者都进行过BⅡ吻合胃切除术。但反流胆汁量或成分与随后发生的碱性反流性胃炎没有明显的相关性。

治疗的目的是缓解症状。大多数治疗碱性反流性胃炎的药物疗法并不能持续缓解症状。对于有顽固性症状的患者，可行外科手术将Billroth Ⅱ吻合转换为鲁氏Y形胃空肠吻合术，将Roux臂延长至40cm以上。一般而言，在进行部分或次全胃远端切除术时，为减少碱性反流的可能性，鲁氏Y形手术优于BⅡ手术。

（三）胃瘫

胃切除术后近期，一些患者可能在胃肠道运动恢复后再度发生胃排空障碍。因有人曾观察到患者可在术后3周左右时间内自行恢复而称为"21天综合征"，这一称谓后被"胃瘫"或"胃轻瘫"取代。

上消化道造影可以明确诊断胃瘫。然而，其他原因导致的胃排空延迟，如糖尿病、电解质失衡、药物毒性和神经肌肉疾病也需要除外。此外，必须排除胃出口梗阻的机械原因，如术后粘连、输入或输出袢梗阻和内疝。还需要进行胃镜检查以排除吻合口梗阻。

对于功能性胃出口梗阻和胃瘫证据的患者，通常采用药物治疗。最常用的药物是促动力药物如甲氧氯普胺和红霉素。甲氧氯普胺作为多巴胺拮抗剂发挥其促动力作用，并由于能促进肠胆碱能神经元的乙酰胆碱释放而具有胆碱能增强作用。红霉素通过与胃肠平滑肌细胞上的胃动素受体结合，作为胃动素激动剂，从而显著加速胃排空。

中医药在治疗术后胃肠动力障碍中有独特的优势，临床多用大承气汤、大柴胡汤等的加减方配合中药吴茱萸热敷有效。

参考文献

1. 卫宏波. 胃肠外科手术并发症 [M]. 北京: 人民卫生出版社, 2014.
2. 朱家恺, 黄洁夫, 陈积圣. 外科学辞典 [M]. 北京: 北京科学技术出版社, 2003.
3. 吴孟超, 吴在德. 黄家驷外科学 [M]. 7版. 北京: 人民卫生出版社, 2008.
4. MCGINNIS D E, STRUP S E, GOMELLA L G. Management of hemorrhage during laparoscopy [J]. J Endourol, 2000, 14 (10): 915-920.
5. 钱峻, 汤黎明, 朱杰, 等. 腹腔镜胃肠道手术腹壁戳孔并发症的防治 [J]. 中国普外基础与临床杂志, 2009, 16 (10): 806-807.
6. 董永红, 宋旭飞, 徐钧. 腹腔镜手术戳孔出血调查统计及相关危险因素分析 [J]. 中华腔镜外科杂志, 2015, 10 (5): 35-38.

（王宏磊，王玉）

第三节　肝胆手术后严重并发症及处理

　　肝胆手术后并发症是一个敏感而又沉重的话题，又是一个无法完全避免的事实。特别是肝胆手术后严重并发症的危害大，处理危险性高，难度大，过程艰辛，可致患者死亡。常见的严重并发症包括：出血、胆漏、肝功能衰竭、胆管狭窄、腹腔感染、胆肠吻合口狭窄、门静脉血栓等。本节主要论述肝胆术后出血、胆漏及肝功能衰竭等并发症。

一、出血

　　肝胆手术后出血是最常见的并发症之一，占术后并发症的 9%~29%，发生后死亡率仍高达 17%~80%。

（一）原因

　　1. 肝脏基础疾病和全身因素　如营养不良、肝硬化、门静脉高压、应激状态、凝血功能异常等。

　　2. 术中止血不彻底　肝脏断面肝静脉出血、胆管壁出血、吻合口出血。

　　3. 外科技术应用不当

　　（1）血管结扎线脱落，或血管断端未结扎。

　　（2）电、能量平台止血不可靠，或血管壁损伤。

　　（3）血管损伤：门静脉、肝静脉、肝动脉、腔静脉损伤，气腹针穿刺或戳孔穿刺腹壁或腹腔内血管损伤。

　　（4）缝合技术不佳、吻合钉选择不恰当。

　　4. 肝断面部分肝组织坏死、感染。

　　5. 腹腔感染　反复发作胆管炎、肝脓肿、胆瘘、吻合口瘘。

　　6. 血管畸形　假性动脉瘤、门静脉高压。

（二）诊断

　　通常将 2011 年国际肝脏外科研究组（International Study Group of Liver Surgery, ISGLS）对肝切除术后出血的相关共识作为肝胆手术后出血的定义、诊断依据、分级的重要参考。

　　满足以下三条中任意一条以上即可诊断为肝胆手术后出血：血红蛋白较术后基础值下降 3g/dl 以上；术后由于血红蛋白下降需要输血；需要进行手术或介入止血。

　　通常当腹腔引流管可见血性液，患者出现呕血、黑便，红细胞及血红蛋白下降，心率增快、血压下降应考虑存在术后出血。亦可通过腹腔诊断性穿刺、腹部 B 超或 CT 等影像学检查发现腹腔积血，经选择性动脉造影、胆道镜等证实。

　　肝胆术后出血分为三级：A 级，出血后输注浓缩红细胞小于 2U；B 级，出血后输注浓缩红细胞大于 2U，且不需要外科干预；C 级，需要外科干预止血（介入栓塞或二次手术）。

（三）临床表现

　　因出血原因不同、出血量及速度甚至出血时间的不同，患者临床症状存在差异。但其基本临床表现一致：不同程度的腹部不适、疼痛、腹胀。腹腔引流管或 T 管引出血性液。心率增快、血压下降，伴烦躁、口干、面色苍白、四肢湿冷、头晕、心悸等失血性休克表现。部分患者出现呕血、黑便。胆道出血具有周期性、反复性特点。

（四）治疗

　　1. 非手术治疗

　　（1）对于出血量少、速度慢，出血对心率、血压及红细胞、血红蛋白下降无明显影响，一般状况尚好的患者，可在严密观察病情的条件下输血、输液、应用全身止血药物等非手术治疗。

　　（2）血管介入治疗：考虑动脉性出血可选择血管介入造影寻找出血点并予以栓塞或覆膜支架等治疗。通常多见于动脉畸形破裂、动脉血管瘤破裂、动脉残端线结脱落、术中动脉残端痉挛术后出血，术中仅以能量设备处理的动脉破裂出血，或吻合口出血、胆道出血等。在同时存有胆漏或吻合口瘘时，动脉壁可能发生炎症性动脉瘤，一旦破溃可能发生致命性大出血。动脉介入栓塞是一个确切的动脉止血手段，但需注意，在不能明确是否为动脉出血的前提下不应盲目地进行大范围的栓塞。尽可能地行高度选择性栓塞止血。

　　（3）内镜治疗：消化道出血、应激性溃疡出血、吻合口出血多首选胃镜、十二指肠镜、胆道镜等内镜手段治疗。

（4）局部药物止血：对于留置 T 管的患者并发胆道出血时可经 T 管注射血凝酶、肾上腺素、去甲肾上腺素冲洗。

2. 手术治疗 对于出血量大，引流管持续有血液引出，估计失血超过 200ml/h，出现血流动力学不稳定，低血容量性休克，经快速输血 600~800ml 后患者心率、血压仍不稳定，或合并有需要手术处理副损伤，或术中存在异常出血的处理经过等状况时，应毫不犹豫立即再次手术，进行彻底止血。包括腹腔镜和开放手术两种方式。

肝脏断面出血：能在肝断面止血处理最好，往往由于肝断面的感染和坏死等，无法通过精准的血管缝扎达到确切止血。肝断面的肝静脉出血缝扎困难时可予以长时间压迫。此时亦可通过 8 字或 U 型缝合出血点周围的肝组织，或对拢缝合肝创面内的间隙，放置止血材料，外压纱布填塞。出血量较大时应控制第一肝门，以更好的显露出血点，达到有效的缝合止血。避免慌乱、盲目的钳夹而导致二次伤害。若出血仍不能有效控制，应根据肝内血管走行切除部分肝组织直视下止血。

（1）肝短血管出血往往暴露困难，但仍需耐心仔细缝扎止血，切忌在出血点不明确时盲目钳夹缝合造成血管撕裂等更困难的局面。

（2）肝十二指肠韧带 - 围肝门区出血：多见于骨骼化清扫时遇到的小动脉、小静脉没有高度重视，未进行彻底的缝扎止血。部分因术中能量设备或操作粗暴造成动脉血管瘤。

（3）吻合口出血：首先清除局部血块及感染灶，检查有无吻合口漏，通常吻合口瘘与出血合并出现。单纯性吻合口出血点予以缝合止血。必要时术中联合内镜确认出血点及内镜下止血治疗。

（4）胆道出血：对于明确肝动脉支破裂出血，经过局部药物治疗，或血管介入治疗效果不满意者可实施肝动脉结扎术。但肝动脉结扎会引起肝脏缺氧、肝功能异常，甚至肝脓肿、肝衰竭等，因此要谨慎选择该止血方式。对于肝内胆道出血，也可行肝叶或肝段的切除术。尤其适用于肝左外侧叶胆道出血。肝血管 - 胆道瘘，需要进行血管的修补甚至切除重建。

（5）其他部位出血：肝脏相关韧带出血，常见的有肝圆韧带、左三角韧带、右三角韧带出血，膈血管出血，网膜及系膜血管出血，腹壁肌间动脉出血。

（6）术中无法明确活动性出血部位时，在充分清理凝血块后，予以纱垫或纱布条压迫，切忌盲目翻动寻找，尤其对已缝合、吻合的组织过多翻找。止血困难的患者出现术中生命体征波动大，血流动力学不稳定，血压低的情况时，不应急于实施确定性止血，先予以压迫止血，待经过输血、扩容后血压相对稳定时力争予以确切止血。否则，若急于止血而忽略抗休克，极易导致患者休克无法纠正而死亡，丧失止血时机。

术后出血一经诊断，结合患者疾病背景、术中情况、腹腔引流性状及速度、血红蛋白变化趋势、当前机体状况，以及重要脏器潜能等指标首先判断是腹腔单纯渗血还是不可控制的出血。若判断为后者，应当机立断实施手术探查止血，挽救患者生命，不可犹豫等待。一旦拖延时间过久，出现生命体征波动，血压下降再行手术，往往会造成患者术后恢复不力，导致凝血功能紊乱，DIC，多器官功能衰竭，甚至无法挽回患者生命。如：腹腔引流管引出血性液体，需要判断有无活动性出血，是动脉还是静脉出血，如为动脉出血，可首先考虑血管介入栓塞止血。如为静脉出血，不可控，需急诊手术治疗。另外，需要判断是单纯出血还是合并腹腔感染、吻合口瘘，是先介入再手术，还是直接手术治疗。

往往术后出血并非单一的血管出血这一个因素，通常状况是创面广泛渗血、动静脉结扎线脱落、吻合口瘘、感染、应激性溃疡、凝血机制障碍、引流不畅等多因素同时存在。因此需要在患者整个机体生理、病理的大背景下才能作出准确的判断和最佳的治疗。

（五）预防

严格的手术适应证和良好的术前准备是防治术后出血的有力保证。对于术前有肝功能损害及凝血功能障碍者，应通过积极的保肝、胆道引流等治疗，待肝功能及凝血机制改善后，方可实施手术。在病灶达到根治切除时尽可能地保留剩余肝体积。术前胆道感染的控制，营养的支持，以及影像学资料对血管、胆道走形的了解和手术的规划均有助于避免术中及术后的出血。

术中要遵循"稳、准、轻"的规范操作。要特别注意紧贴肝脏面向肝门方向分离。管道结构辨认不清时，可先细针穿刺，以确定胆管与血管。分离胆管时要紧贴胆管后壁，避免盲目和暴力的分离，以防损伤门静脉。可预置肝门阻断带，一旦出现大出血可在肝门阻断的情况下稳妥止血。电能量平台设备规范使用，避免电或热灼烧血管，导致术后迟发性出血。避免电或热对血管的损伤可采用以下应对措施，避免没必要的血管鞘内解剖，控制电刀作用时间，用生理盐水给刀头降温，用绝缘材料包裹刀头，仅露刀尖，防止刀头烫伤周围血管。

要警惕横跨胆管前面的血管以及走形于胆囊三角内、胆管后壁间隙的肝动脉，及门静脉。切除胆囊床时要紧贴胆囊侧，警惕胆囊板旁的表浅肝中静脉属支。胆管前壁有丰富的血管网，易发生出血，可采取边结扎边切断的方法分离，特别是胆管囊性扩张症时。通常胆管切缘的出血量较少，可以电凝、局部压迫或缝扎的方法予以处理。但需仔细处理胆管的3点、9点动静脉，未缝合结扎可能会导致术中及术后出血。在合并肝硬化时，该血管显著增粗，流量增大。

胆道感染是胆道出血的最常见原因，术前及术后的胆管炎的有效控制，术中胆道探查以及取石规范操作能避免胆管黏膜损伤。胆肠吻合切开肠壁时，未做黏膜下层止血，或血管回缩、痉挛，会导致术后出血。吻合缝合时针距过大，缝线打结不紧，未能全层缝合可致术后出血；吻合口的瘘，局部脓肿感染，严重的胆管炎也可导致术后吻合口活动性出血。术后胆肠吻合口瘘与出血通常互为因果。

分离肝脏韧带时应妥善处理其内的血管。熟悉肝门及肝内解剖，离断肝脏时，尽可能对可见的血管分支予以确定的夹闭或缝扎。肝脏断面的血管破裂出血或肝静脉出血要予以缝合止血。肝脏断面渗血的处理要求充分去除肝断面的血凝块，之后仔细观察有无出血，可应用双极电凝、氩气刀等能力设备充分止血。必要时放置止血活性物质，放置引流。

总之，严格手术适应证和充分术前准备，术中精细规范操作、确切止血是防止术后出血的前提。术后勤于管理、客观冷静、顾全整体的处理是挽救患者于危难的关键。

二、胆漏

几乎所有的肝胆手术均存在术后并发胆漏的可能，医源性胆漏是最常见原因。胆囊切除术后胆漏发生率约1.1%~4.0%。肝切除胆漏发生率3%~12%。胆肠吻合术后胆漏发生率0.4%~8%。ERCP术后胆漏发生率0.1%~0.6%。T管相关胆漏发生率0.78%~10%。超声内镜下引导的胆管引流术胆漏发生率4.03%。胆漏的治疗包括：保守治疗，介入治疗，手术治疗，死亡率可达6.67%。

(一)原因

腹腔镜胆囊切除是医源性胆漏最常见的原因。不同肝胆疾病、不同手术类别胆漏的原因各异。但总体原因与患者基础疾病、解剖特点和医师操作不同有关。

1. 患者因素 贫血、低蛋白血症、肝功能异常、硬化性胆管炎、肝硬化、脂肪肝、局部或全身感染、长期口服糖皮质激素等。

2. 常见手术并发胆漏

(1)胆囊切除：胆囊管结扎不确切，误伤变异的肝管、迷走胆管，尤其是胆囊肝床部位的较大的迷走胆管术中难以发现，可能在术后出现胆漏等。

(2)胆总管探查T管引流或胆管一期缝合：胆管探查口缝合不严密，胆管远端存在胆道梗阻性疾病，如：胆管残留结石，缩窄性十二指肠乳头炎，壶腹周围肿瘤；T管拔除窦道撕裂，胆管壁极薄，细针穿刺后的穿刺孔偶有胆漏。

(3)胆管囊性扩张症：解剖、剥离、切除巨大囊肿时将异位汇合于囊肿的胆管误伤而未进行内引流或漏扎；切除囊肿后肝管保留过短导致吻合口高张力；胆管缺血导致组织愈合不良；吻合技术不过关。

(4)肝囊肿开窗：多见于与胆管相通的囊腔，切除囊壁开窗后胆管未予引流或细小胆管未予缝合、结扎；或是囊肿壁厚伴有部分肝组织，予以切除后被长期压迫的肝胆管重新开放致使胆漏；肝创面小胆管胆漏也是其中原因。

(5)肝切除：肝切除术后胆漏的原因比较复杂，除了与肝脏本身的基础疾病、肝功能储备状况和解剖特点有关外，多数情况下胆漏与手术本身以及手术的操作技巧有关。例如：肝切除范围、肝门阻断时间、手术时间、术中失血量、术中输血量以及断肝的方式、肝断面的缝合方式、肝断面生物材料的使用情况等。与手术有关的常见因素：术中未发现隐匿的胆管漏，胆管残端结扎不完全，不当操作导致胆管损伤或横断而术中未发现，术后胆道压力过大使术中结扎的或隐匿的未闭合胆管重新开放，术后肝切面组织坏死、缝线滑脱，术中放置 T 管而术后拔出较早，肝肠或胆肠吻合口瘘等。

(6)胆管空肠吻合：吻合口的胆管或肠管血运障碍；吻合口缝合针距过稀、打结过松；黏膜对合不良；吻合口张力高，胆管或肠管撕裂；吻合肠祥梗阻等。肝门部胆管癌根治术，特别是围肝门切除、胆管空肠吻合术后胆漏发生率较高。常因围肝门区离断胆管较多，术中实施多个胆管空肠吻合，因此存在离断胆管的术后延迟性胆漏，存在胆肠吻合口瘘。

（二）定义

国际肝脏外科研究组（ISGLS）定义胆漏为：术后 ≥3 天，引流物中胆红素浓度至少为血浆正常胆红素浓度的 3 倍，或因胆汁聚集或胆汁性腹膜炎需行介入或手术治疗。另外，腹腔穿刺或手术明确腹腔有胆汁泄漏亦是术后胆漏的直接证明性诊断。

（三）分级及分型

1. **胆漏分级** ISGLS 将胆漏分为 A、B、C 三级：A 级，胆漏对患者临床治疗无影响或较小影响；B 级，胆漏对患者临床治疗影响大，需进一步采取内镜或介入治疗或 A 级胆漏持续>1 周；C 级，患者需要再次行手术治疗。Sadamori H 等将胆漏胆汁流量超过 100ml/d 的胆漏定义为大胆漏，反之为小胆漏。

2. **胆漏分型** Strasberg 分型：A 型，胆囊管残端漏或胆囊床漏；B 型，右副肝管闭塞；C 型，右副肝管横断但未结扎；D 型，胆总管侧壁损伤。Alexander 等将术后胆漏分为起源于切面周围的周围性胆漏和肝门部或总肝管的中央性胆漏。

Nagano 等将术后胆漏分为四类：A 类，小胆漏，即少量胆汁漏出；B 类，因胆管残端闭合不良引起的胆漏；C 类，因胆管损伤而致；D 类，由胆管横断所致，包括孤立型胆漏。Sakamoto 将与胆道相通的胆漏定义为中央型，不相通的为外周型或孤立型。上述这些分级、分型或分类的方法主要是规范胆漏的严重程度、解剖学特征、对机体产生的影响，为胆漏的治疗方案提供依据。

（四）临床表现

胆汁漏临床表现与胆漏的量、瘘口部位、持续时间、是否局限、是否合并感染、是否已放置引流管等因素有关。胆漏量小可无明显的临床表现，胆漏量大可出现腹痛、发热等腹膜炎症状。胆汁慢性聚集可形成胆汁瘤。长期、高流量胆漏可导致电解质紊乱、营养不良。首选的诊断方法是腹部 B 超；穿刺抽吸对于肝内及肝周囊性病灶有诊断价值；胆漏的诊断金标准是胆道造影。胆漏窦道造影、MRCP、ERCP 有助于确定胆漏的部位、范围、严重程度及胆汁瘤的形成，同时可明确是否并发胆管狭窄、结石、肿瘤等，可了解瘘口的大小。

（五）诊断与治疗

胆漏的诊断治疗原则：明确胆漏以及分级、分型，努力减少胆汁漏及充分引流漏出的胆汁。ERCP 是胆漏的一线处理方案。

1. **诊断** 生化和影像学检查明确胆漏及位置后，快速有效地进行胆漏分类、分型对后续治疗至关重要。临床怀疑胆漏后可实施以下步骤诊断治疗胆漏。

（1）生化检查及腹腔穿刺可以明确胆漏的诊断。

（2）超声、CT、MRI 明确胆漏的位置以及胆汁淤积的部位。

（3）ERCP、PTCD 造影明确胆漏的分类、分型。

2. **治疗**

（1）通过正常的引流，A 类胆漏一般可自行闭合。

（2）B 类和 C 类胆漏更多是进行内镜治疗。B 类胆漏是最常见的类型，C 类较 B 类少见。ERCP 内镜治疗胆囊切除术后胆漏、中央型胆漏是有效的。ERCP +EST+ 胆 道 引 流（ENBD/ERBD）具有较高的诊断、治疗价值。ERCP 造影明确胆漏的分类、分型,EST 降低胆管与十二指肠压力梯度;ENBD/ERBD 促进胆汁优先流入十二指肠,缓解胆道系统压力,从而达到治疗胆漏的目的。中央型肝外胆管漏,内镜支架或覆膜支架能覆盖或跨越胆管渗漏部位,增加治疗成功率。如果术后胆漏经内镜证实是由于胆管狭窄所致,可以向狭窄部位放置支架或进行球囊扩张治疗,必要时行ENBD,通畅引流。经皮肝穿刺胆管引流(PTCD)是一种新的选择,特别是在上消化道重建后或内镜治疗失败后。内镜或内镜联合 PTCD 治疗不佳时,最大的原因可能是胆管损伤较重,漏口较大,此时可考虑行肝肠吻合术或胆肠吻合术;术后再次发生胆漏,可能是由于吻合口狭窄所致,狭窄部位放置支架或扩张治疗易取得良好效果。

(3)硬化治疗:对于瘘道造影没有胆管显影,或造影仅显示外周胆管而与主要胆道不直接相通者,可经窦道用无水酒精或 50% 酒精多次冲洗,直至瘘道愈合。如果造影显示造影剂通入主要胆管,因酒精可导致不可逆的硬化性胆管炎,不宜行硬化治疗,以免造成主要胆管损伤,应列为禁忌。

(4)介入栓塞治疗:周围性胆漏、孤立性胆漏因不与中央胆管相通,治疗比较困难,往往发展成顽固性胆漏。对引流、内镜及硬化治疗效果不佳的患者,可在超声引导下行选择性胆漏的肝段的门静脉栓塞。Sadakari 等利用门静脉栓塞破坏肝实质,可减少肝栓塞部位胆漏产生的原理,治愈了1名肝(S4 + S5 + S8)切除术后诊断为孤立性胆漏且行单纯引流 + 胆管消融治疗无效的患者。随后Hai 等也用相同的方法治愈了1例肝切除术后顽固性胆漏患者,此方法对于术前胆漏的精确定位要求较高。

(5)肝脏病灶切除或病灶切除 + 肝肠吻合术:当保守及介入治疗无效或并发持续性腹腔脓毒血症时,可耐受二次肝切除时可考虑行肝脏病灶切除或病灶切除 + 肝肠吻合术。

(6)抗感染和营养支持:胆漏导致腹腔胆汁积聚存在并发腹膜炎和局部脓肿,应加强抗感染;顽固性胆漏治疗时间长,且患者经历肝切除手术后,在长期抗感染的同时加强营养支持,期待缩小腹腔感染范围,胆漏窦道早日形成,并为机体接受下一步治疗打好基础。

(六)预防

肝胆手术围手术期的全面、细致的胆漏预防措施能够减少多数术后胆漏的发生和降低胆漏的严重程度。特别是术前对可控的危险因素进行干预可以预防术后胆漏的发生。三维可视化技术,能明确有无胆管变异及血管、胆管与病灶的关系。手术术式的选择,解剖性肝切除比非解剖性肝切除能显著的减少术后胆漏的发生。术中精细操作,避免损伤变异胆管;术中除了应用干净纱布行胆漏点的检测,也可将染色剂注入胆管系统,能够发现隐匿胆漏。当术中考虑存在胆漏的危险因素时,术中可放置 T 管引流;营养状态差、组织愈合力低下的患者延长术后 T 管拔出时间。

三、术后肝功能衰竭

肝切除术后肝功能衰竭(post-hepatectomy liver failure,PHLF)是最为危重,导致术后死亡的并发症。近年随着术前肝功能评估策略、手术技术、围手术期管理的进步,发病率下降为 8% 左右。

(一)病因

PHLF 主要有三方面因素:患者疾病因素、手术相关因素、围手术期管理因素。

1. 患者因素 主要与患者基础疾病和肝功能状态有关。

(1)患者基础疾病:包括年龄>65 岁、肥胖、糖尿病、低蛋白血症、术前化疗等。糖尿病、代谢综合征和肥胖已被证实是肝切除术后并发症、肝功能衰竭发生的危险因素,可能与胰岛素在肝脏再生和肝脏细胞功能的重要作用有关。Ribeiro 等报道,术前化疗是 PHLF 的独立危险因素,且化疗次数与 PHLF 的风险呈正相关。欧洲营养学会推荐的营养风险筛查(NRS)-2002 评分表,建议NRS2002 ≥3 分表明患者存在营养风险,需要在围手术期进行营养支持。

(2)基础肝病及肝功能:包括术前 HBV 病毒和 HCV 病毒复制状态、肝硬化、门静脉高压、脂肪肝、胆汁淤积、肝脏储备功能。肝脏储备功能是指当增加肝脏的生理负荷后肝脏通过自身修复以满足机体需要的能力。有研究表明,手术创伤对 HBV 有激活的可能性。围手术期 HBV 或HCV 处于病毒复制期,会加重患者肝损害,降低肝功能储备。肝脏脂肪变性≥30%行肝切除术,术后肝功能衰竭及死亡的发生率有升高。肝胆手术前,特别是肝切除术前显著的胆汁淤积、黄疸、急性胆管炎、肝功能不全都是并发PHLF的危险因素。

2. 手术因素 肝切除术后残余肝脏体积和功能,以及手术中出血量和手术时间与并发PHLF密切相关。

(1)残余肝脏体积(future liver remnant,FLR):目前肝脏的外科手术仍是肝癌的主要治疗方法,既要尽可能多地保留正常的肝脏组织以避免术后肝衰竭的发生,又要尽可能完整地切除肿瘤以减少术后复发的可能,如何做到平衡两者之间的关系目前仍是急需解决的难题。因此,术前应通过各种方法对患者肝脏储备功能(liver functional reserve,LFR)进行精准地评估,判断患者的残余肝脏体积能耐受多大范围及程度的手术治疗,根据患者的肝脏储备功能及残余肝脏体积制定适合患者的手术方案,尽可能地避免患者在术后发生肝功能衰竭。解剖性肝切除能有效减少术中出血、胆漏,但可能导致术后肝体积不足而增加PHLF的风险。

(2)术中出血量:当失血量>1 000ml,以及术中/术后的大量输血、补液均可诱发机体免疫抑制、肠道菌群移位和全身炎症反应,会增加术后肝功能衰竭的风险。大量失血后导致患者的凝血功能障碍,细菌感染的风险增加,也增加了PHLF风险。

(3)手术时间:近年随着手术技术的提高及手术器械的发展,肝切除术的手术时间也在相应地缩短。有多篇研究均提示:手术时间延长会增加PHLF的发生率。

3. 围手术期管理 术前精准的肝功能评估是合理手术方案选择的前提和充分保证。术前对合并急慢性肝损害的处理可以有效提高肝功能储备,降低手术后并发肝功能衰竭的风险。术前科学的胃肠道管理,预防性抗生素的使用可以减少肠道菌群移位和内毒素血症的发生。术后有效地控制过度炎症反应,纠正严重的低蛋白血症,提供合理的能量和代谢支持,均有利于术后肝脏功能的改善。因此,若围手术期管理不当,亦可成为PHLF的致病因素。

(二)定义、分级及诊断

1. 定义 PHLF是多种因素引起的严重肝脏损害,导致合成、解毒、代谢、转化功能严重障碍或失代偿,以黄疸、凝血功能障碍、肝肾综合征、肝性脑病、腹水等为主要表现的一组临床症候群。

PHLF目前没有统一的诊断标准。其中"50-50"标准应用较为广泛,即术后第5天存在凝血酶原活动度<50%伴总胆红素>50μmol/L,可诊断为PHLF。

2011年ISGLS提出了PHLF的标准化定义与分级。PHLF定义为:由于肝切除术对肝脏的损伤,导致肝脏合成、排泄与解毒能力的不足,在排除胆道梗阻或其他非肝细胞病变引起的术后第5天后或其后高胆红素血症伴凝血酶原国际标准化比值(INR)的升高(或需要凝血因子等维持INR正常)。若上述指标术前即升高,则胆红素及INR须高于术前水平。

2. 分级 依据临床表现及治疗措施分为3级。A级:仅表现为一过性的肝功能下降,无临床症状,不需要针对性的治疗措施;B级:可出现少量腹水、轻度的呼吸功能不全、轻度肝性脑病等,需要白蛋白、利尿剂或血浆等非侵入性的治疗措施;C级:表现为大量腹水、血流动力学障碍、呼吸衰竭或重度肝性脑病等,需要血液透析、机械通气、人工肝或肝移植等侵入性的治疗手段或血管活性药物治疗。根据报道,PHLF≥B级对术后死亡预测的敏感度优于"50-50"标准,而特异度基本相等。

(三)临床表现

临床表现与患者肝功能衰竭的程度有关,通常表现为:极度乏力,并伴有明显厌食、腹胀、恶心、呕吐等严重消化道症状;短期内黄疸进行性加深;有出血倾向,排除其他原因的凝血酶原活动度≤40%,或INR≥1.5;肝性脑病表现:反应迟钝、行为不能自控、嗜睡、昏迷、刺激无反应;肝臭(似烂苹果味);皮肤出血斑、注射部位出血或胃肠道出血等;腹水、电解质紊乱、感染等相关症状;其他器官系统功能障碍,如:肝肾综合征、肝肺综合征等并发症表现。

（四）治疗

PHLF 的治疗原则与急性肝衰竭的原则相同。PHLF 经常导致多器官功能衰竭,因此尽早考虑重症监护病房诊治。

1. 一般治疗

(1) 加强各系统监测:循环系统,监测中心静脉压,动脉压,适当使用扩血管药物;呼吸系统,根据需要行呼吸机支持,动脉血气监测等;肾脏,维持尿量至少 0.5ml/(kg·h);凝血系统,监测凝血功能、血小板,必要时使用新鲜冰冻血浆治疗。

(2) 肠外营养支持:必须用富含支链氨基酸的制剂和葡萄糖,使用脂肪乳剂时应选用中 / 长链脂肪乳。尽量使用肠内营养,鼻饲含有酪氨酸、牛磺酸、ω-3 脂肪酸的营养剂。

(3) 补充白蛋白,口服乳果糖,以排便 2~3 次 /d;口服肠道益生菌,以减少肠道菌群紊乱、移位或肠源性内毒素血症。

(4) 使用广谱抗生素,包括抗真菌感染药物。

2. 肝功能支持

(1) 中西医结合保肝利胆:推荐应用抗炎护肝药物、肝细胞膜保护剂、解毒保肝药物以及利胆药物。研究提示,由茵陈、丹参、大黄、甘草组成的处方,能有效地增加肝胆汁分泌、增加肝血流量,改善线粒体呼吸功能,从而起到保肝利胆的效应。不同护肝药物分别通过抑制炎症反应、解毒、免疫调节、清除氧自由基、调节代谢能力,改善肝细胞膜稳定性、完整性、流通性等途径减轻肝脏组织损害,促进肝细胞修复和再生,减轻肝内胆汁淤积,改善肝功能。

(2) 体外肝脏支持治疗:采用血浆置换、血液滤过,以及各种血液净化方法组合的人工肝支持治疗,可以在较短时间内改善病情。人工肝通过一个体外机械、理化和生物装置,清除各种有害物质,改善内环境,暂时替代衰竭肝脏的部分功能,为肝细胞再生及肝功能恢复创造条件或等待机会进行肝移植。

3. 肝性脑病治疗

(1) 去除诱因,如严重感染、出血、电解质紊乱等。

(2) 调整蛋白质摄入及营养支持。一旦病情改善,可予以标准饮食。严重蛋白质不耐受患者需

要补充支链氨基酸。

(3) 应用乳果糖或拉克替醇,口服或高位灌肠,可酸化肠道,促进氨的排出,调节微生态,减少肠源性毒素吸收。

(4) 根据电解质和酸碱平衡酌情选择精氨酸、门冬氨酸鸟氨酸等降氨药物。

(5) 使用支链氨基酸或支链氨基酸与精氨酸混合制剂以纠正氨基酸失衡。

(6) 应用苯妥英钠或苯二氮䓬类药物治疗抽搐、抗惊厥;应用硫喷妥钠,可抗氧化和抗惊厥、抑制脑血管痉挛、减轻脑水肿和大脑氧代谢率。

(7) 亚低温使体温至 32~33℃,以降低颅内压,增加脑血流量和脑灌注压。

4. 抗感染

(1) 不推荐常规预防性使用抗感染药物。

(2) 常规进行血液和体液的病原学检测。

(3) 一旦出现感染征象,应首先根据经验选择抗感染药物,并及时根据病原学检测及药敏试验结果调整用药。

(4) 应用广谱抗感染药物,联合应用多个抗感染药物,以及应用糖皮质激素类药物时,应注意预防继发真菌感染。

5. 抗肝炎病毒治疗
HBV-DNA 滴度高者,术前术后应予常规抗病毒治疗。HBV 相关肝癌主要死亡原因除肿瘤因素外,还与慢性肝功能衰竭、消化道出血、肝性脑病等肝病终末期事件相关,而这些肝病终末期事件与 HBV 复制有关。因此,对于 HBV 相关肝癌患者应用抗病毒治疗不仅有助于降低肝癌治疗后复发率,而且有助于保护肝功能,保障其他综合治疗效果,提高患者的总体生存率。

6. 手术治疗
肝切除术后存在可能需要手术处理的情况。门静脉血栓形成,可以通过抗凝控制,或手术切除。肝静脉流出阻塞:可能是由于残余肝段的旋转,需要手术处理。术后并发出血、胆漏等需要手术干预处理。尽管肝移植是治疗肝功能衰竭的唯一有效方法,但 PHLF 患者多合并其他脏器功能衰竭,难以耐受移植手术。

（五）预防

PHLF 是极具危害的肝切除手术并发症,因此围手术期预防 PHLF 尤为重要。充分的术前准备

使患者病理生理状况得到改善,提升手术耐受性。通过较为全面、精准的评估,选择合理的手术方案。周密的手术后管理,避免 PHLF 的发生。

1. **患者因素的评估** 糖尿病、肥胖、肝硬化、肝脏脂肪变性、黄疸、低蛋白血症、胆管炎、门静脉高压均是 PHLF 的高危因素。术前的合理饮食、体重控制、血糖控制、改善低蛋白血症均可减少 PHLF 的发生。术前行 CT 和 MRI 检查可有效评估肝脏脂肪浸润程度。肝脏脂肪变性 ≥ 30% 对术后并发症发生及患者的死亡率有相当大的影响。肝切除术的患者术前应常规行胃镜检查,评估食管胃底静脉曲张情况,术前行血常规检测、结合 CT 评估脾脏大小和脾功能亢进情况,同时行术前超声或 CT 评估腹腔积液情况。术前存在重度食管胃底静脉曲张,严重的脾功能亢进($PLT < 50 \times 10^9/L$)的患者手术应非常慎重。在巴塞罗那(BCLC)分级中,门静脉高压症是肝切除术的禁忌证。术前总胆红素 300μmol/L 时或伴有胆管炎的患者建议内镜胆管引流或经皮经肝胆管穿刺胆道减压引流治疗。

2. **肝炎病毒的术前评估** 活动性乙型病毒性肝炎是 PHLF 的危险因素。对于合并慢性乙型肝炎的患者,肝切除术前应该常规行血清 HBV-DNA 拷贝数检测。HBV-DNA 高复制可明显增加 PHLF 以及围手术期患者死亡的发生率。因此,病毒性肝炎活动期的肝切除患者于术前及术后均应给予积极有效的抗病毒治疗。

3. **肝功能术前评估** 肝功能血清生化指标可以在一定程度上评价肝脏储备功能,但血清生化学指标容易受到其他因素的影响,导致其在评估肝脏储备功能时的特异性和敏感性较差。为了避免单一血清生化指标产生较大的误差,临床上将多个血清生化指标与患者的体征相结合,形成具有评估肝脏储备功能能力的综合评分系统。如:Child-Pugh 分级、MELD 分级、APRI 分级和 ALBI 分级、吲哚氰蓝绿(indocyanine green,ICG)15 分钟滞留率试验(ICG-R15)等评分系统。

(1)肝功能血清学指标评估:2019 年中华医学会肝病学分会《肝硬化诊治指南》指出,符合下列任意 2 条异常血清学检查指标则提示存在代偿期肝硬化:① $PLT < 100 \times 10^9/L$,且无其他原因可以解释;②白蛋白(albumin,Alb)<35g/L,排除营养不良或肾脏疾病等其他原因;③国际标准化比值(INR)> 1.3 或 PT 延长(停用溶栓或抗凝药 7 天以上);④ AST/PLT 比率指数(APRI)>2 分。

(2)肝脏储备功能的综合评分系统

1)Child-Pugh 评分:是临床最为常用的肝功能评价体系。该评分系统综合了与肝脏功能相关的临床及生化指标,由白蛋白(合成功能)、胆红素(排泄功能)、凝血酶原时间(合成功能)、腹腔积液(门静脉高压)和肝性脑病(门体分流)等指标构成和评分。根据患者积分值可将肝脏功能分为 A、B、C 三个等级:Child A 级,5~6 分;Child B 级,7~9 分;Child C 级:10~15 分。Child 评分是最常用于判断和选择适合肝切除患者的评分系统。Child B 和 C 级肝硬化者的手术并发症和病死率要显著高于 Child A 级者;Child B 级只允许行小量肝切除,Child C 级是肝切除手术的禁忌证。Child 评分是判断肝硬化患者预后较为可靠的半定量方法。Child A 级代表肝脏功能代偿,其 1 年内发生肝脏功能衰竭相关病死率<5%;Child B 级代表肝脏功能失代偿,其 1 年内发生肝脏功能衰竭相关病死率为 20%;Child C 级代表了肝脏功能严重失代偿,其 1 年内发生肝脏功能衰竭相关病死率为 55%。因此,肝切除的适应证应选择 Child A 级患者,Child B 级患者选择肝切除应该慎重,Child C 级患者不适合施行任何术式的肝切除,是肝切除手术的禁忌证。

2)白蛋白 - 胆红素评分(ALBI 评分):该评分仅仅包含白蛋白和胆红素两个指标,许多研究证明 ALBI 分级在预测手术患者预后的准确度方面不低于 Child-Pugh 分级。

3)ICG-R15 评分系统:ICG 是一种靛青染料药,其安全无毒性,静脉注入体内后,立刻和血浆蛋白结合,随血循环迅速分布于全身血管内,特异性地被肝细胞摄取,又从肝细胞以游离形式排泄到胆汁中,经胆道入肠,随粪便排出体外。由于排泄快,一般正常人静脉注射 20 分钟后约有 97% 从血中排除、不参与体内化学反应、无肠肝循环(进入肠管的 ICG 不再吸收入血)、无淋巴逆流、不从肾等其他肝外脏器排泄,是一种特异性的分子探针。ICG 清除率主要取决于肝血流量、正常肝细胞的数量以及胆道排泄的通畅程度，上述功能障碍时，均可导致 ICG 在血中滞留增加，从而导致 ICG-R15 的升高。

ICG-R15 是临床应用最广的肝脏储备功能检测评分系统。ICG-R15 作为量化肝脏储备功能的指标，正常<10%。由于肝脏的代偿能力很强，静态肝储备功能的评价（Child-Pugh 级、MELD 分级、ALBI 分级和 APRI 分级）对肝脏储备功能的反映存在一定局限性，而 ICG-R15 是动态肝储备功能评价，可以实时、定量、准确地评估肝脏储备功能，是对肝功能储备静态检验很好的补充。值得注意的是，ICG 排泄速率受肝脏血流量影响较大，因而任何影响肝脏血流量的因素（如门静脉癌栓、门静脉栓塞术后以及肝脏局部血流变异等）都会对检查结果产生影响；高胆红素血症和血管扩张剂等亦有明显影响；任何原因的胆汁排泄障碍可导致 ICG 排泄速率延缓，此时 ICG 排泄试验就不能够准确反映肝脏储备功能。

（3）预留/剩余肝脏体积评估：CT、MR 等影像学手段不仅可以反映肝脏病变的性质及程度，还可以进行肝脏体积测量。术前充分考虑肝实质的切除体积及剩余功能性肝体积可预防 PHLF 的发生，通常利用剩余功能性肝体积（RFLV）、必需功能性肝体积（EFLV）分别与标准肝脏体积（SLV）的比值来确定个体化安全合理肝切除体积，保证 RFLV/SLV 比值不小于 EFLV/SLV 比值，SLV 可由人体表面积计算得出。

预留/剩余肝脏功能评估研究：临床中遇到 ICG 正常的患者仍有可能在肝脏部分切除术后并发 PHLF 死亡，而术前 ICG 结果提示肝功能差的患者未出现 PHLF，肝切除耐受性良好。因此，预留肝脏体积与功能之间并非对等的关系，肝脏的体积并不能直接等量地反映预留肝储备功能。

4. 肝功能储备评价体系中国专家共识 目前尚无一种方法能够准确评估肝脏储备功能，特别是预留肝脏功能的预测评估，暂未找到能预测 PHLF 的高敏感性指标。因此，临床评估系统仍需囊括临床实验室指标、肝体积指标、肝动态定量功能指标等。《肝癌肝切除围手术期管理中国专家共识（2021 年版）》，提出 ICG-15 联合 Child-Pugh 评分和影像学肝功能储备评价体系，用以指导肝切除手术。Child-Pugh A 级时：若 ICG-R15<10%，预留肝体积/标准肝体积比值应该 ≥40%；ICG-R15 10%~20%，预留肝体积/标准肝体积比值应该 ≥60%；若 ICG-R15<21%~30%，预留肝体积/标准肝体积比值应该 ≥80%；ICG-R15<31%~40%，应该限量肝切除；若 ICG-R15>40% 或 Child-Pugh B 级，建议行肿瘤剜除术。

5. 术前评估后残肝体积不足处理 对于残肝体积不足者可于术前增大肝体积：门静脉栓塞、门静脉结扎、联合肝脏离断和门静脉结扎二步肝切除术（ALPPS）等。但有文献报道，20% 的门静脉栓塞术后患者因失去治疗时间窗或肝脏增生不足导致无法二次肝切除。ALPPS 与门静脉栓塞比较，肝脏增生更快，但手术死亡率及并发症发生率高。通过新辅助化疗联合门静脉栓塞减少术中肝实质的切除范围亦是一种有效预防 PHLF 的措施。

6. 术中预防 PHLF 手术时应尽量保留功能组织。术前行三维重建切除，实施精准肝切除手术以减少术中肝功能组织的切除。解剖性肝切除能有效减少术中出血，降低术后胆漏发生率。条件允许的患者，尽量采用解剖性肝切除，而预测术后肝储备功能处于临界状态时，则优先考虑保护肝功能组织。另外，可通过血流阻断以及低中心静脉压等技术减少术中出血与降低缺血再灌注损伤。

7. 术后管理 充足的氧供及营养支持，护肝药物的应用，炎症反应的控制，应激性溃疡的预防，以及抗生素的合理使用，这些都有助于术后肝功能恢复。

PHLF 是术后的严重并发症之一，应以预防为主，早期识别，综合治疗为原则。残肝体积与功能的不足是 PHLF 的根本原因。术前肝脏的疾病背景，术中创伤应激、缺血再灌注损伤以及术后肝淤血、感染等，增加了 PHLF 的风险和严重程度。对于高危患者的术前评估、干预尤为重要，一旦出现 PHLF，治疗手段有限，之后的治疗充满艰辛和挑战，往往预后不佳。近年研究对肝脏剩余体积的理解增加，功能性成像和风险评分系统提供了更准确的术前风险评估。

总之,精准的术前评估,合理的手术规划,全面的术后管理对减少 PHLF 的发生和改善患者的预后都是必不可少的。期待未来对 PHLF 的机制有根本性的理解,设计出更精准的保留肝剩余体积和功能的新方法,寻找到更有效的策略来治疗这种具有挑战性的并发症。

参考文献

1. XING Y, LIU Z R, YU W, et al. Risk factors for post-hepatectomy liver failure in 80 patients [J]. World J Clin Cases, 2021, 9 (8): 1793-1802.
2. 陈义发, 梁宾勇, 窦磊. 肝切除血流控制技术的合理化选择 [J]. 中华肝脏外科手术学电子杂志, 2019, 8 (1): 11-13.
3. RAHBARI N N, GARDEN O J, PADBURY R, et al. Post-hepatectomy haemorrhage: a definition and grading by the International Study Group of Liver Surgery (ISGLS)[J]. HPB, 2011, 13 (8): 528-535.
4. SHEHTA A, FAROUK A, SAID R, et al. Bile leakage after hepatic resection for hepatocellular carcinoma: does it impact the short- and long-term outcomes [J]. J Gastrointest Surg, 2022, 26 (10): 2070-2081.
5. 彭雄兵, 孙敏. 肝胆外科术后胆漏的原因分析及治疗进展 [J]. 世界最新医学信息文摘, 2020, 20 (66): 36-37.
6. CALAMIA S, BARBARA M, CIPOLLA C, et al. Risk factors for bile leakage after liver resection for neoplastic disease [J]. Updates Surg, 2022, 74 (5): 1581-1587.
7. 张则才, 吴涛, 杨巧丽. 肝胆外科手术后胆漏原因分析及治疗策略分析 [J]. 黑龙江医学, 2018, 42 (12): 1165-1166.
8. CHENG K C, HO K M. Laparoscopic *vs* open liver re-resection for cirrhotic patients with post-hepatectomy hepatocellular carcinoma recurrence: A comparative study [J]. World J Gastrointest Surg, 2022, 14 (5): 409-418.
9. MURTHA-LEMEKHOVA A, FUCHS J, FEILER S, et al. Is metabolic syndrome a risk factor in hepatectomy？ A meta-analysis with subgroup analysis for histologically confirmed hepatic manifestations [J]. BMC Med, 2022, 20 (1): 47.
10. DEMIRTAS C O, D'ALESSIO A, RIMASSA L, et al. ALBI grade: Evidence for an improved model for liver functional estimation in patients with hepatocellular carcinoma [J]. JHEP Rep, 2021, 3 (5): 100347.
11. NAGANO Y, TOGO S, TANAKA K, et al. Risk factors and management of bile leakage after hepatic resection [J]. World J Surg, 2003, 27 (6): 695-698.
12. RAHBARI N N, GARDEN O J, PADBURY R, et al. Posthepatectomy liver failure: a definition and grading by the International Study Group of Liver Surgery (ISGLS) [J]. Surgery, 2011, 149 (5): 713-724.
13. SADAMORI H, YAGI T, SHINOURA S, et al. Risk factors for major morbidity after liver resection for hepatocellular carcinoma [J]. Br J Surg, 2013, 100 (1): 122-129.
14. HAI S, TANAKA H, TAKEMURA S, et al. Portal vein embolization for an intractable bile leakage after hepatectomy [J]. Clin J Gastroenterol, 2012, 5 (4): 287-291.
15. DESHPANDE R. Post hepatectomy liver failure (PHLF)-Recent advances in prevention and clinical management [J]. Eur J Surg Oncol, 2021, 47 (2): 216-224.
16. PANG Q. Prognostic value of the albumin-bilirubin grade for the prediction of post-hepatectomy liver failure: a systematic review and meta-analysis [J]. Updates Surg, 2022, 74 (3): 821-831.
17. RAHNEMAI-AZAR A A, CLOYD J M, WEBER S M, et al. Update on liver failure following hepatic resection: strategies for prediction and avoidance of post-operative liver insufficiency [J]. J Clin Transl Hepatol, 2018, 6 (1): 97-104.
18. 兰涛, 张恬莹, 魏玲玲, 等. 肝切除术后肝功能衰竭的研究进展 [J]. 实用医院临床杂志, 2019, 16 (2): 4.
19. 董家鸿, 郑树森, 陈孝平, 等. 肝切除术前肝脏储备功能评估的专家共识 (2011 版)[J]. 中华消化外科杂志, 2011, 10 (1): 20-25.
20. SERENARI M, COLLAUD C, ALVAREZ F A, et al. Interstage assessment of remnant liver function in ALPPS using hepatobiliary scintigraphy: prediction of posthepatectomy liver failure and introduction of the HIBA index [J]. Ann Surg, 2018, 267 (6): 1141-1147.
21. 吴健雄. 肝癌肝切除围手术期管理中国专家共识 (2021 年版)[J]. 中华医学信息导报, 2021, 43 (4): 414-429.
22. 孙士全, 仇毓东. 如何选择 ALPPS 与 PVE [J]. 肝胆外科杂志, 2016, 24 (1): 5-7.

(孙向宇)

第四节 胰腺手术后严重并发症及处理

胰腺是全腹膜后位器官,位置深在,周围重要器官、血管包绕,因此胰腺手术一向被认为是难度最高的腹部手术之一。近年来随着解剖学、影像学、医疗装备的进步,胰腺外科得到了飞速发展,胰十二指肠切除术、胰体尾切除术均可在腹腔镜、机器人下顺利完成,有的中心已经常规开展联合血管切除重建的复杂胰腺手术。然而遗憾的是,胰腺手术后严重并发症并没有随着医疗技术的进步明显呈现下降趋势,胰瘘仍然是最困扰外科医生的难题之一。正确地选择手术方式和围手术期治疗措施,能够有效预防胰腺手术后严重并发症的发生,降低并发症的严重程度。

一、胰瘘

胰腺术后胰瘘(pancreatic fistula after pancreatic surgery,PFPS)发生率为 3%~45%,是胰腺术后发生率最高、后果最严重的并发症。如果处理不及时,可序贯发生腹腔内感染、大出血,是胰腺术后患者死亡的重要原因。积极避免胰瘘发生、及时控制胰瘘程度和有效促进瘘的愈合贯穿胰腺外科疾病治疗的全过程。

(一)PFPS 的定义、分级和分类

1. 定义和分级 根据 2016 版国际胰瘘研究小 组(the International Study Group of Pancreatic Fistula,ISGPF)的定义,PFPS 是胰腺导管上皮与其他上皮之间异常的连接通道,其内富含胰酶的液体。诊断标准:术后 ≥3 天任意量的引流液中淀粉酶浓度高于正常血清淀粉酶浓度上限 3 倍以上,并伴有相应临床表现。根据严重程度,将PFPS 分为 3 级:生化漏,不产生任何临床不良后果;B 级,影响术后康复进程,需要临床治疗或介入干预,如合并感染、需要经皮或内镜下引流、需要输血或介入栓塞的出血等;C 级,合并单/多器官功能衰竭,危及生命,多需要外科手术。生化漏为原 2005 版定义的 A 级胰瘘,是胰瘘前状态,2016 版更新不再将其诊断为胰瘘;而 B 级和 C 级

因影响临床治疗及进程,被称为临床相关胰瘘,约占 PFPS 患者总体的 40%。PFPS 的分级评定见表35-4-1。

2. 分类 ①单纯漏:中段胰腺切除术后胰头断面和远端胰腺切除术后胰体断面发生的胰瘘,由于仅有胰液漏出,胰酶大多为酶原未被激活,预后相对较好。②混合漏:胰十二指肠切除或中段胰腺切除术后胰肠吻合口发生的胰瘘,因存在胰液和消化液的漏出,胰酶被后者激活,后果较严重。

表 35-4-1   2016 年版 PFPS 分级评定表

分级	腹腔引流液淀粉酶数值 ≥血淀粉酶正常值上限 3 倍	胰周持续引流 ≥3 周	胰瘘相关治疗措施改变	经皮或内镜下穿刺引流	胰瘘相关出血的血管介入治疗
生化漏	是	否	否	否	否
B 级	是	是	是	是	是
C 级	是	是	是	是	是

分级	二次手术	胰瘘相关感染征象	胰瘘相关器官衰竭	胰瘘相关死亡
生化漏	否	否	否	否
B 级	是	是,但未出现器官衰竭	否	否
C 级	是	是,出现器官衰竭	是	是

(二)PFPS 的预防和治疗

1. 风险评估 Roberts 等根据胰腺质地、胰管直径大小、术中出血量、病理类型制定了 PFPS的危险因素评分,该评分系统总分为 10 分,分为无危险(0 分)、低危(1~2 分)、中危(3~6 分)、高危(7~10 分),见表 35-4-2。该评分系统能够筛选出胰瘘的高危患者并进行预防性治疗。

胰腺质地与胰瘘发生率关系密切。慢性胰腺炎患者 PFPS 发生率较低,主要原因是慢性炎症造成胰腺萎缩、纤维化引起质地变硬。而胆总管下

端癌、壶腹癌、十二指肠乳头癌患者的胰腺由于缺乏慢性炎症病程,不具备良好的吻合能力,PFPS发生率明显高于前者。

胰管直径是PFPS发生的另一项重要因素。一项包括197例胰腺手术的研究显示,胰管直径是PFPS的独立预测因子。目前普遍认为胰管直径≤3mm是PFPS的独立危险因素。胆总管下端癌、壶腹癌、十二指肠乳头癌常不引起胰管梗阻,胰腺质地柔软与胰管直径细常伴随出现,因此对胰肠吻合质量提出了更高的要求。

术中出血量的多少与PFPS发生率正相关。Casciani等的研究纳入了18个国家的7 706例胰腺十二指肠切除术患者,统计发现高出血量组患者PFPS发生率为19.4%,而低出血量组为12.6%,差异有统计学意义。

此外,BMI大于24kg/m²也被认为是PFPS的危险因素。其原因可能是BMI高的患者胰腺等内脏脂肪含量增多,导致胰腺质地变软变脆,从而增加了PFPS的风险。

表35-4-2　胰瘘风险评分表

评分项	参数	评分值
胰腺质地	硬	0
	软	2
病理	胰腺癌或慢性胰腺炎	0
	除外腺癌或慢性胰腺炎之外的其他胰腺疾病	1
胰管直径/mm	≥5	0
	4	1
	3	2
	2	3
	≤1	4
术中失血量/ml	≤400	0
	>400~700	1
	>700~1 000	2
	>1 000	3

注:0分,无危险;1~2分,低危;3~6分,中危;7~10分,高危。

2. 预防

(1)改善患者全身情况:术前每个患者均进行营养风险评估,积极改善营养状况、肝功能,纠正贫血、低蛋白血症,控制感染。术前应用NRS2002营养风险筛查表进行评估,对总分≥3分的患者进行营养支持。术前总胆红素<100μmol/L的患者手术风险较低,总胆红素≥300μmol/L的患者应进行减黄,直至降至100μmol/L以内方可进行手术。术前血红蛋白、白蛋白水平均应维持在水平值范围内。胰头癌导致的胆总管梗阻可引起胆道感染,需应用敏感抗生素控制感染,必要时进行PTCD引流胆汁。

(2)提高胰腺-消化道吻合质量:高质量的吻合是减少PFPS发生的关键,所有胰腺手术均推荐在高水平的胰腺外科中心、由经验丰富的外科医师完成。推荐采用导管对黏膜方式吻合。

(3)放置腹腔引流管:对于任何患者都应常规放置胰周引流管,术后1周每天检测引流液淀粉酶。对PFPS高风险患者建议放置冲洗引流管,以便于PFPS的冲洗引流。对于术后无感染相关表现、胰周引流液淀粉酶正常,且腹部影像学检查未发现胰周积液的患者,建议引流管尽早拔除。

(4)胰腺残端的关闭:根据手术需要和术者习惯,可选择器械关闭或缝合关闭胰腺残端。使用器械关闭时,应根据胰腺质地及厚度选择合适的钉仓。钉仓在激发前压榨胰腺组织时间过短会造成残端出血和漏的发生,因此应逐步压榨胰腺组织≥5min,使缝钉充分关闭残端。使用缝合方式时应分别对胰管和胰腺断端进行缝合,缝线力度松紧适宜,以减少切割作用。

3. 治疗

(1)非手术治疗

1)引流:通畅的引流是PFPS非手术治疗的基础,常可使漏出的消化液逐步局限,甚至自愈。推荐胰肠吻合口或胰腺残端上下缘均放置引流管,恰当选择引流管的腹壁出口,使其尽可能与胰腺长轴平行。对PFPS高风险患者应常规放置双套管引流,术后可预防性应用负压冲洗引流以降低瘘的发生和危害。引流管引流不畅或非引流管所在区域出现积液造成感染时,应通过超声或CT引导进行经皮穿刺置管引流(percutaneous drainage,PCD),定时冲洗保持通畅。

2)生长抑素及其类似物:主要作用为抑制胰腺外分泌和松弛肠道平滑肌,可显著减少PFPS的发生,加快瘘口的闭合。研究表明,预防性应用生长抑素可降低 PFPS 的发生率和死亡率。

3)控制感染:在未留取引流液进行培养时,可经验性使用广谱抗生素,之后根据药物敏感试验结果调整抗生素,必要时应联合应用抗生素控制感染。

4)营养支持:PFPS 继发腹腔感染常引起机体严重消耗,并导致胃排空障碍、消化不良,造成患者进食明显减少,导致营养不良、贫血、低蛋白血症,延长胰瘘愈合时间,甚至导致器官功能障碍。改善营养状况不但有助于胰瘘愈合,也能增强机体免疫功能,有助于控制感染。营养支持方式包括全肠外营养(TPN)、全肠内营养(TEN)和肠内 + 肠外混合营养(EN+PN)。由于 PFPS 对机体消耗较重、早期时患者进食差,开始阶段应进行 TPN 治疗,根据患者进食情况选择是否结合 EN 治疗。进行营养支持同时应重视控制血糖平稳、维持水和电解质平衡,纠正可能合并的低蛋白血症和贫血。

5)内镜治疗:远端胰腺切除和胰腺局部剜除术后 PFPS,由于胰酶未激活,可考虑 ERCP 下胰管括约肌切开术 / 胰管支架置入术和 EUS 引导下清创引流术。主要原理是降低主胰管压力,促进胰液从主胰管排入十二指肠,以期减少胰液从瘘口渗出,加快胰瘘的愈合。文献报道,胰管支架置入治疗胰瘘的临床成功率为71%,支架相关不良事件发生率为9%。由于缺少大样本对照的临床研究,该技术目前主要用于常规保守治疗无效的 C 级 PFPS 或临床症状持续存在、PFPS 延迟愈合的患者。在 EUS 引导下清创引流术:同急性坏死性胰腺炎合并感染性坏死的治疗原理和操作方法相似,通过 EUS 引导下放置多个双猪尾塑料支架进行内引流。同传统 PCD 相比,无须对引流管进行长期护理,有助于减轻患者心理负担、提高生活质量,并且避免了消化道酶及体液的大量丢失,有利于维持水电解平衡及营养状况。

6)局部治疗:胰十二指肠切除术后 C 级胰瘘,由于胰液中的酶原处于激活状态,对瘘口周围皮肤具有腐蚀性。局部涂抹氧化锌软膏可以避免皮肤发生糜烂。

(2)手术治疗:多数 PFPS 可经非手术治疗愈合。Tomimaru 的研究显示胰十二指肠切除术后 PFPS 的平均愈合时间为(40.2 ± 21.7)天,中位愈合时间为 35 天,最短时间 10 天,最长时间 110 天。因此短期内 PFPS 不愈合应适当增加观察时间窗。当出现以下情况时应考虑手术治疗:

1)胰瘘持续 3 个月以上,引流量无减少趋势。

2)感染难以通过引流控制,或脓腔较大、坏死物较多难以彻底引流。

3)合并腹腔内大出血。

4)胰管断端瘢痕形成导致梗阻性胰腺炎并产生疼痛。

手术方式包括保留胰腺功能手术和残胰切除术,保留胰腺功能手术包括胰腺外引流术、内引流术(胰肠再吻合、挽救性胰胃吻合)、胰腺次全切除和腹腔引流等。胰腺手术后胰瘘再手术流程见图35-4-1。

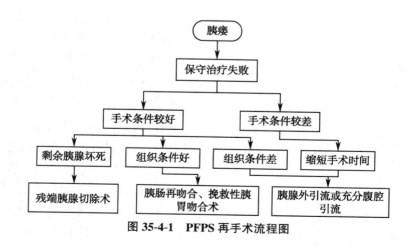

图 35-4-1 PFPS 再手术流程图

二、胆漏

（一）胆漏的定义和临床表现

1. 定义 胰腺手术后，胆汁通过胆道系统的缺损处流至腹腔或体外。

2. 临床表现 胰腺术后胆瘘发生率相对较低，胰体尾切除术后几乎无胆漏发生，胰十二指肠切除术后胆漏发生率为 2%~8%，以胆肠吻合口漏最常见。胆漏的临床表现因漏出胆汁的量、持续时间、是否合并感染、是否留置腹腔引流而有区别。胆漏量小时一般无明显症状，常可通过充分引流愈合；胆漏量大且引流不佳时可出现局限性、弥散性腹膜炎表现，如发热、腹胀、腹痛及腹膜炎等。

（二）胆漏的诊断、预防和治疗

详见本书第三十五章第三节。

三、术后出血

胰腺周围有众多大血管分布，如腹腔动脉干、肠系膜上动脉、肝总动脉、门静脉、脾静脉等，因此胰腺术后出血（post-pancreatectomy hemorrhage, PPH）的发生率较高。出血量较少的 PPH 可以自愈或经药物治疗得到控制，大量出血是危及生命的严重并发症，需立即进行介入、手术等抢救措施。

（一）PPH 的定义

胰腺手术结束后发生的出血，通常表现为腹腔引流管或胃肠减压管内出现血性引流物，或表现为便血，可伴有心率、血压等生命体征的改变及血红蛋白浓度的下降。

（二）PPH 的分型

按照发病时间将 PPH 分为早期和晚期。早期 PPH 发生在术后 24 小时内，主要原因是存在围手术期凝血功能障碍和／或术中不恰当的止血操作；晚期 PPH 发生在术后 24 小时之后，大多继发于术后并发症，如胰瘘、腹腔脓肿造成胰周血管侵蚀，吻合口溃疡，术后假性动脉瘤形成等。

（三）PPH 的发生途径和部位

1. 发生途径 PPH 有以下 5 种发生途径：

（1）术后胰瘘常造成周围动脉或静脉血管，尤其是胃十二指肠动脉残端腐蚀、形成假性动脉瘤并破裂，是 PPH 造成死亡的主要原因之一。

（2）吻合口缝合处出血，如胃空肠吻合口、十二指肠空肠吻合口、空肠空肠吻合口和胰肠吻合口等，常伴有这些部位的吻合口漏发生。

（3）手术切除区域，如残胃断端、胰腺残端，后腹膜创面。

（4）术后发生胃、十二指肠溃疡或糜烂性胃炎。

（5）胆道内支架引起的胆道出血。

2. 发生部位 分为消化道腔内 PPH 和腔外 PPH。腔内出血可发生血性胃液、血便、胆道出血等；腔外出血时腹腔引流管可见血性引流液。

（四）严重程度分级

根据失血量或输血需求分为 A、B、C 3 级，对应严重程度为轻度、中度和重度。A 级 PPH 只会对胰腺切除术后患者的临床转归产生暂时或微小的影响，发生与否和患者住院时间长短无相关性。B 级 PPH 需要调整临床路径，包括进一步的诊断评估和治疗干预，需要输血、侵袭性治疗措施甚至重症监护治疗，患者住院时间较 A 级有所延长。C 级 PPH 有危及生命的可能，常需要采取紧急抢救措施和重症监护治疗，患者住院时间较 A 级和 B 级显著延长。PPH 严重程度分级和治疗原则见表 35-4-3。

表 35-4-3 胰腺术后出血严重程度分级

分级	严重程度	临床表现	诊断策略	治疗
A	轻度	腹腔或消化道出血，无血红蛋白浓度改变，无相关的临床表现	血常规、超声或 CT 等	无须特殊治疗
B	中度	腹腔或消化道出血，出现血容量下降相关临床表现，血红蛋白浓度下降 <30g/L，未达到休克状态	血常规、超声、血管造影、CT 及内镜等	需要血管介入、内镜或再次手术等针对性治疗，输血量 ≤3 个单位红细胞
C	重度	腹腔或消化道出血，血红蛋白浓度下降 ≥30g/L，表现为低血容量性休克	血常规、超声、血管造影、CT 及内镜等	需要血管介入、内镜或再次手术等针对性治疗，输血量 >3 个单位红细胞

（五）PPH 的诊断、治疗和预防

1. **诊断** PPH 的发生率为 1%~8%，占各种术后死亡原因的 11%~38%。诊断的临床指标包括血压、心率、尿量等生命体征，以及引流物性状和引流量等。实验室检查包括血红蛋白、血细胞比容、红细胞计数等指标。其他辅助检查包括超声、CT、血管造影及内镜等。PPH 的严重程度是动态变化的，即使 A 级亦应密切监测病情及生命体征变化。一旦出现 B 级或以上变化趋势，应迅速完善辅助检查并给予及时的针对性治疗。

2. **治疗** 早期 A 级 PPH 可首先进行非手术治疗，同时密切观察临床表现。对于确诊的早期 B、C 级 PPH，应在积极纠正贫血、电解质紊乱情况下立即进行手术治疗。如考虑腔内 PPH 可根据技术条件选择血管介入、内镜等治疗，必要时应积极再次行手术止血。

迟发性 PPH 多表现为 B、C 级，在稳定血流动力学前提下首选血管介入、内镜等创伤小的治疗方式。如高度怀疑由严重腹腔内感染、吻合口漏腐蚀血管造成的出血，在积极的非手术或血管介入治疗手段不能控制的情况下，应及时进行手术止血。

3. **预防** 早期 PPH 常与术中止血操作不确切或患者凝血功能异常有关，精细的术中操作和完善的术前准备是重要的预防措施，通过术前充分准备和术中精细操作能使 PPH 发生率明显下降。迟发性 PPH 多与吻合口漏、腹腔内感染、吻合口溃疡等并发症有关，接近生理的消化道重建、通畅的腹腔引流及积极预防消化道溃疡是预防的关键。

四、腹腔内感染

胰腺术后腹腔内感染（intra-abdominal infection after pancreatic surgery, IAIPS）通常由胰瘘和胆漏引起，发生率为 4%~16%。与术后其他外科并发症相比，IAIPS 通常会延长患者住院时间，并导致病死率升高。

（一）IAIPS 的定义与诊断

手术 3 天后出现高热、畏寒、腹胀、肠麻痹等症状，持续 24 小时以上，实验室检查结果显示白细胞计数明显升高、低蛋白血症和贫血，同时影像学检查可见腹腔内液体积聚，腹腔穿刺抽出脓性液体或穿刺引流液培养发现细菌液可以确诊。感染未局限时影像学检查表现为腹腔内多发液体积聚病灶；感染局限时逐渐形成包裹，影像学检查表现为边缘清晰、含或不含气体的液体积聚。

（二）IAIPS 的严重程度评估

IAIPS 多属于复杂性腹腔内感染范畴，其严重程度与患者的年龄、生理状况和疾病情况密切相关。影响预后因素主要包括：初始干预滞后（>24h）、APACHE-Ⅱ≥10 分、脓毒症或感染性休克、高龄、合并严重的基础疾病、营养状况差、恶性肿瘤、弥漫性腹膜炎、感染源无法控制、耐药致病菌感染，存在两项及以上因素列为危重患者，容易出现治疗失败和死亡。

（三）IAIPS 的微生物学评估

应对腹腔内感染患者的引流液、感染组织或血液进行细菌培养，建议多次采样送检，排除污染菌，确定可能的致病菌谱，并进行药物敏感试验检测以指导抗菌治疗。

（四）IAIPS 的治疗

1. **非手术治疗** IAIPS 确诊后应及时建立中心静脉输液通道，维持水、电解质和酸碱平衡，纠正低蛋白血症及贫血，加强营养支持，确保生命体征平稳。确诊后即可进行抗生素治疗，推荐使用广谱抗菌药为初始的经验性治疗。对于感染源已控制且经验抗感染治疗满意的低危患者，无须再根据药物敏感试验结果更换抗生素。对于感染持续加重或复发者，除有效控制感染源外，应考虑提高抗生素级别或联合用药，并根据细菌药物敏感试验结果对抗生素进行调整。根据患者的体温、白细胞计数、降钙素原、C 反应蛋白、胃肠道功能等多项指标判断抗感染治疗效果，应在以上各项指标均明显改善后再考虑停用抗生素。

2. **外科治疗** IAIPS 在进行内科治疗的同时应尽快进行外科干预，首选超声或 CT 引导下PCD，并定期冲洗引流管，腹腔内感染性积液的通畅引流是 IAIPS 得到控制的根本措施。由于胰腺组织的特殊性，一旦发生感染可能同时伴有类似坏死性胰腺炎样病理过程，穿刺引流效果不佳。应根据患者情况采取腹腔镜或开腹手术坏死组织清除及外引流。术中应放置可冲洗的引流导管以便术后冲洗。对于 IAIPS 伴血流动力学不稳定、器官功能不全、合并其他预后因素的患者,应争取以最小的创伤控制感染,并加强抗菌和液体支持治疗,待患者情况稳定后再进行外科手术。

五、术后胃排空延迟

胰腺术后胃排空延迟(delayed gastric emptying,DGE)的发生率为 5%~50%。虽然 DGE 不是致命性手术并发症,但常常由于腹胀、恶心、呕吐等症状增加患者的痛苦感受,大大延迟经口进食时间、延长住院时间,明显增加了医疗费用。

(一) DGE 的定义、诊断和分级

1. **定义和诊断** DGE 又称胃瘫综合征,是腹部手术后继发的以功能性胃排空障碍为主要征象的胃动力紊乱综合征。根据国际胰腺外科研究小组(ISGPS)的定义,DGE 诊断标准如下:①术后留置胃管超过 3 天;②拔除胃管后因呕吐等需再次置管;③术后 7 天不能进食固体食物。

2. **分级** DGE 分级标准见表 35-4-4。

表 35-4-4　DGE 分级标准

分级	临床表现
A	术后留置胃管 4~7 天,或术后 3 天拔管后需再次置管;术后 7 天不能进食固体食物,可伴呕吐,可能需应用促胃肠动力药物
B	术后留置胃管 8~14 天,或术后 7 天拔管后需再次置管,术后 14 天不能进食固体食物,伴呕吐,需应用促胃肠动力药物
C	术后置胃管>14 天,或术后 7 天拔管后需再次置管,术后 21 天不能进食固体食物,伴呕吐,需应用促胃肠动力药物

(二) DGE 的病因

DGE 的发病原因目前仍不清楚。胰腺术后 DGE 可能的原因包括:十二指肠切除后血液胃动素浓度降低;沿肝总动脉的扩大淋巴结清扫使得支配胃窦区域的迷走神经和交感神经受损;保留幽门的胰十二指肠切除术后幽门区相关的相对去血管化或去神经化;PFPS、PPH、IAIPS 或术后一过性胰腺炎并发症发生。

(三) DGE 的预防

手术方式是影响 DGE 的重要因素。有报道认为结肠前的胃肠吻合、毕Ⅱ式吻合术后 DGE 发生率可能较鲁氏 Y 形吻合、侧 - 侧吻合更低,而采用胰肠吻合或胰胃吻合对 DGE 的发生率无明显影响。保留幽门是否增加 DGE 尚有争议,保留胃大部与保留幽门相比,可能会降低 DGE 的发生率。

(四) DGE 的治疗

目前对于术后胃排空延迟尚无成熟的治疗模式和方法。常规治疗包括维持水电解质平衡、营养支持、应用促胃肠动力药物及疏解患者情绪、鼓励患者早期下床活动等。A 级 DGE 对正常胰腺术后病程影响很小,不会显著延长患者的住院时间;B 级 DGE 则需要对临床路径作出调整,包括可能需要应用胃动力药物和营养支持,通常会延长患者的住院时间;C 级 DGE 患者则需要对临床治疗作出重大调整,如需要肠内或肠外营养支持,以及对可能伴发的并发症的治疗,如胰瘘和腹腔脓肿。因此,常需要进一步的检查诊断、影像或手术干预,住院时间会延长,其他的辅助治疗方案也会因此而推迟。

参考文献

1. BASSI C, MARCHEGIANI G, DERVENIS C, et al. The 2016 update of the International Study Group (ISGPS) definition and grading of postoperative pancreatic fistula: 11 Years After [J]. Surgery, 2017, 161 (3): 584-591.

2. PULVIRENTI A, RAMERA M, BASSI C. Modifications in the International Study Group for Pancreatic Surgery (ISGPS) definition of postoperative pancreatic fistula [J]. Transl Gastroenterol Hepatol, 2017 (2): 107.

3. PEDRAZZOLI S. Comment on: Prevention, prediction, and mitigation of postoperative pancreatic fistula [J]. Br J Surg, 2021, 108 (12): 418.

4. ROBERTS K J, HODSON J, MEHRZAD H, et al. A preoperative predictive score of pancreatic fistula following pancreatoduodenectomy [J]. HPB (Oxford), 2014, 16 (7): 620-628.

5. HALLE-SMITH J M, VINUELA E, BROWN R M, et al. A comparative study of risk factors for pancreatic fistula after pancreatoduodenectomy or distal pancreatectomy [J]. HPB (Oxford), 2017, 19 (8): 727-734.

6. CASCIANI F, TRUDEAU M T, ASBUN H J, et al. The

effect of high intraoperative blood loss on pancreatic fistula development after pancreatoduodenectomy: An international, multi-institutional propensity score matched analysis [J]. Surgery, 2021, 170 (4): 1195-1204.

7. SHRIKHANDE S V, SIVASANKER M, VOLLMER C M, et al. Pancreatic anastomosis after pancreatoduodenectomy: A position statement by the International Study Group of Pancreatic Surgery (ISGPS)[J]. Surgery, 2017, 161 (5): 1221-1234.

8. HYODO M, NAGAI H. Pancreatogastrostomy (PG) after pancreatoduodenectomy with or without duct-to-mucosa anastomosis for the small pancreatic duct: short-and long-term results [J]. Hepatogastroenterology, 2000, 47 (34): 1138-1141.

9. GURUSAMY K S, KOTI R, GIUSEPPE FUSAI G, et al. Somatostatin analogues for pancreatic surgery [J]. Cochrane Database Syst Rev, 2012 (6): CD008370.

10. TOMIMARU Y, NOGUCHI K, NOURA S, et al. Factors affecting healing time of postoperative pancreatic fistula in patients undergoing pancreaticoduodenectomy [J]. Mol Clin Oncol, 2019, 10 (4): 435-440.

11. CORREA-GALLEGO C, BRENNAN M F, D'ANGELICA M I, et al. Contemporary experience with postpancreatectomy hemorrhage: results of 1122 patients resected between 2006 and 2011 [J]. J Am Coll Surg, 2012, 215 (5): 616-621.

12. KLEIVE D, SAHAKYAN M, SØREIDE K, et al. Risk for hemorrhage after pancreatoduodenectomy with venous resection [J]. Langenbecks Arch Surg, 2018, 403 (8): 949-957.

13. IZUMO W, HIGUCHI R, YAZAWA T, et al. Evaluation of preoperative risk factors for postpancreatectomy hemorrhage [J]. Langenbecks Arch Surg, 2019, 404 (8): 967-974.

14. MAEHARA Y, SHIRABE K, KOHNOE S, et al. Impact of intra-abdominal absorbable sutures on surgical site infection in gastrointestinal and hepato-biliary-pancreatic surgery: results of a multicenter, randomized, prospective, phase Ⅱ clinical trial [J]. Surg Today, 2017, 47 (9): 1060-1071.

15. SIMONE B D, SARTELLI M, COCCOLINI F, et al. Intraoperative surgical site infection control and prevention: a position paper and future addendum to WSES intra-abdominal infections guidelines [J]. World J Emerg Surg, 2020, 15 (1): 10.

16. Mazuski J E, Tessier J M, May A K, et al. The Surgical Infection Society Revised Guidelines on the Management of Intra-Abdominal Infection [J]. Surg Infect (Larchmt), 2017, 18 (1): 1-76.

17. Park J S, Hwang H K, Kim J K, et al. Clinical validation and risk factors for delayed gastric emptying based on the International Study Group of Pancreatic Surgery (ISGPS) Classification [J]. Surgery, 2009, 146 (5): 882-887.

（钟玉川）

下篇

第三十六章
经典中医理论在急腹症中的应用

第一节　通里攻下法治疗急腹症

一、概论

通里攻下法是攻逐病邪的主要治法之一，在疾病治疗中具有重要地位。汉代张仲景在《伤寒论》与《金匮要略》中即有论述，以通里攻下法治疗肠痈、肠结，以大柴胡汤治疗胁痛、胰瘅等。

下法理论肇始于《黄帝内经》，其中所表述的"留者攻之""中满者泄之于内""其实者，散而泻之"，较明确地表达了中医下法的治疗目的和意义。下法的临床应用始见于汉代张仲景《伤寒论》与《金匮要略》，如应用大黄牡丹汤治疗肠痈；应用承气汤于阳明腑实肠结；应用大柴胡汤和解攻下，治疗胁痛、胰瘅。明清时代随着温病学的发展逐渐形成了阳明温病与温病下法，治疗范围逐步扩大。遗憾的是，由于时代的局限性和中医对外科学科的界定以及科学技术条件的限制，在近三千年中医发展史上对腹部外科尤其是急腹症的认识和治疗未形成系统的理论体系。

急腹症是腹部外科常见疾病，是急性阑尾炎、急性肠梗阻、急性溃疡病穿孔、急性胰腺炎、急性胆道感染等疾病的总称。国内外均以手术作为治疗主要手段，治疗结果常不尽如人意，并发症发生率和病死率高。20世纪50年代，在毛泽东主席提出的"中国医药学是一个伟大的宝库，应当努力发掘，加以提高"和"西医学习中医"的号召下，1959年以吴咸中为首的一些外科学家响应号召，在一些著名老中医的指导下，认真发掘中医学的精髓，根据《伤寒杂病论》《黄帝内经》等经典著作，将急腹症归纳于六腑病证范畴。从此开始了急腹症中西医结合的研究，得到国内外医学界认可。

二、通里攻下法在急腹症的应用

（一）建立以通里攻下法为主的中西医结合急腹症诊疗体系

1. **急性阑尾炎**　中医认为急性阑尾炎属于"肠痈"。肠痈一病发于胃肠，可由情志波动、饮食不节、暴急奔走、外感六淫等多种原因引起胃肠传化失职，气血瘀滞，出现腹痛、恶心呕吐、便结等症状；继而郁久化热，热腐成脓，甚至毒热炽盛。根据病情的发展可将急性阑尾炎分为三期，即瘀滞期、蕴热期、毒热期。三期病理病机是气血瘀滞→郁久化热→热腐成脓→毒热炽盛。

通里攻下法在阑尾炎各期治疗中均有重要地位。在瘀滞期相当于急性单纯性阑尾炎，治疗当以行气活血为之，辅以通里攻下和清热解毒，阑尾化瘀汤主之。蕴热期是在气血瘀滞基础上瘀久化热，气血瘀滞与化热症状并见，此期相当于化脓性阑尾炎，阑尾清化汤主之。治疗上当以清热解毒为主，辅以通里攻下、活血化瘀；毒热期是在胃肠蕴热基础上出现热腐成脓甚至毒热炽盛，阳明实热或湿热。相当于重型化脓性阑尾炎、阑尾穿孔、阑尾脓肿、腹腔脓肿等。治疗上当以通里攻下为主，辅以清热解毒、行气活血，阑尾清解汤主之。三个方剂中通里攻下药物用量随病情加重增加，而获得良好临床疗效。

2. **溃疡病急性穿孔**　溃疡病急性穿孔是胃及十二指肠溃疡的严重并发症。中医对溃疡病及其穿孔早有认识。溃疡病可归于"胃脘痛""心腹痛""胃痛"等门类之中，而其穿孔则包括在"厥心痛""心痛""结胸""厥逆"等门类中。中医认为，溃疡病虽为脾胃病，但肝对脾胃有制约作用。若外寒内侵、劳倦内伤引起脾胃阳虚，则腐熟运化失职，肝气乘虚而入；若七情激动致使肝气郁结，则必克伐脾土,所以溃疡病穿孔可见到肝脾证候。

根据胃、十二指肠溃疡急性穿孔疾病演化规律,将其分为三期。第一期(24~48小时,从穿孔到闭合),病机特点是中焦气血郁闭,症见胃脘当心而痛,如刀割,牵引两胁,拒按,或伴恶心呕吐,甚则四肢厥冷出汗,面色青苍,舌苔白腻或微黄,脉沉细或弦细而紧。

第一期为溃疡病穿孔的初期,是化学性腹膜炎的阶段。治疗的主要目的是使穿孔闭合。本着"急则治其标"的原则,在治疗上以针刺为主,以期达到"疏通气血""缓急止痛"的目的。选用足三里或阑尾穴(指压痛点)、中脘、梁门、天枢、内关等穴。强刺激手法,留针30~60分钟,每15分钟行针1次。如患者腹痛显著减轻、腹肌紧张消失或局限在右上腹、压痛局限在上腹或右上腹、肠音恢复或有肛门排气,即进入第二期。

第二期病机的特点是在气血郁闭的基础上开始化热。腹痛虽减,但仍觉胀满而拒按,有较典型的"痞满燥实"的阳明腑实证表现,可伴发热、口干、大便燥结、小便短赤、舌质红,苔黄燥或黄腻,脉洪数或弦滑而数。此期一般从发病24小时后开始,为腹腔感染的表现。治疗以内服中药为主,方取大柴胡汤加减方,以通里攻下的大黄、枳壳等,配以清热解毒的败酱草、蒲公英等,以及行气活血的木香、延胡索等,促进腹腔渗液吸收,清除腹内感染,保护肠屏障,促进胃肠功能恢复。第三期针对溃疡病进行中西医结合治疗。

3. 急性肠梗阻 中医认为六腑系"传化之腑","以通为用",司饮食之传化,取其精华,排其糟粕。凡气血瘀滞,寒邪凝滞,热邪郁闭,湿邪中阻,饮食不节,虫团集聚等因素,均能影响六腑的功能,导致肠腑气滞血瘀,不通则痛,出现"痛、呕、胀、闭"四大症状,即气滞便结或水饮内停的表现。进一步发展则出现郁久化热,以致热甚肠腐等现象,处理不当最终导致亡阴亡阳的厥证。根据急性肠梗阻病理病机将急性肠梗阻分为痞结型、瘀结型和疝结型3种。

(1)痞结型:由于肠腑痞寒不通,气机停滞,运化失职。属正盛邪轻阶段。临床表现腹胀轻,无腹膜刺激征,一般情况好。相当于无血运障碍的单纯性肠梗阻。

(2)瘀结型:由于肠腑血瘀,上下不通。属正盛邪实阶段。临床表现较痞结型为重,如腹痛、腹胀加重,可有轻度腹膜刺激征,相当于有早期或轻度血运障碍的各种急性肠梗阻。

(3)疝结型:相当于绞窄性肠梗阻。由于肠腑疝结,肠管有明显血运障碍,肠管坏死,可并发有休克。属正衰邪陷阶段。临床特点为患者周身情况差,脉细数无力,体温高,腹胀及腹膜刺激征均明显加重,甚至有中毒性休克。相当于晚期绞窄性肠梗阻。

其中,痞结型肠梗阻是中西医结合非手术疗法的适应证;瘀结型肠梗阻应在密切观察下实行非手术治疗;疝结型肠梗阻应行手术治疗。非手术治疗原则应以通里攻下为主,辅以理气开郁、活血化瘀、清热解毒等法。在有效的胃肠减压后,可酌情经胃管或肠梗阻导管小量、多次注入中药汤剂。经过近半个世纪的临床实践和实验研究,根据肠梗阻中医见证与临床体征,采用不同的方剂进行治疗,证实以大承气汤为核心的一组方剂,已成为中西医结合治疗肠梗阻的重要手段。里热证,气血瘀滞者复方大承气汤主之,予泻热通下的厚朴、枳实、生大黄、芒硝等,行气祛瘀的炒莱菔子、桃仁、赤芍等;肠腔积液较多者甘遂通结汤主之,予行气祛瘀的厚朴、木香、桃仁等,逐水通下的大黄、甘遂末等。

4. 急性胆道感染与胆石症 胆道感染和胆石症包括在中医的"胁痛""胆胀""黄疸""癖黄""结胸发黄"等门类中。早在1 700多年以前就已经开始应用中药治疗此类疾病。后汉张仲景在《伤寒论》中不但描述了胆道感染的症状,还指出它的治疗方法,如"诸黄、腹痛而呕者,宜柴胡(类)汤"。以后金代刘完素、明代李梴、清代王惟德等医家,提出茵陈汤调五苓散、茵陈合承气汤、大陷胸汤加茵陈等方剂。

(1)临床表现:根据患者的临床表现,中医病机及其发展演变可将胆道感染和胆石症分为三型,并作为立法处方的依据。

1)气滞型:又称郁滞型或肝郁气滞型。病机为肝胆气滞,疏泄失常,运化失司。主证为胁脘胀痛、牵涉肩背,伴口苦咽干,偶有恶心呕吐,食少腹胀,一般无寒热往来,无黄疸或有轻度黄疸,尿清长或微黄,大便稀或干,舌质淡红或微红,舌苔薄白或微黄,脉弦细或弦紧。此证见于无发作的胆石症、胆绞痛、急性单纯性胆囊炎、轻型胆管炎等。

2)湿热型:亦称肝胆湿热型,又可分为热重于湿和湿重于热两种。病机为肝胆气滞血瘀,郁久化热,并与脾湿交蒸,湿热蕴结。主证为胁脘剧痛、拒按或在持续性腹痛中间有阵发性加重,伴恶心呕吐,不思饮食,寒热往来,小便赤黄,大便秘结。湿重者身目俱黄,舌质红,苔黄腻,热重者苔黄燥,脉弦滑或洪数。白细胞计数明显升高,血胆红素升高,肝功能亦可出现不同程度的损害。此型包括急性化脓性胆囊炎、急性化脓性胆管炎或伴有局限性腹膜炎。

3)脓毒型:亦称毒热型,病机为积热不散,热毒化火或热腐成脓,甚至热入营血,并容易出现一系列危及生命的变证。主证为持续性上腹剧痛,右上腹或全腹肌紧张,压痛拒按,腹胀而满或有肝脏与胆囊肿大,寒战高热,口干唇燥,面目红赤或全身晦黄,大便燥结,小便短赤,舌质红绛或紫暗,苔黄干、灰黄或无苔,脉细数或沉伏。此证型包括急性坏疽性胆囊炎及重症急性胆管炎。

(2)中医药疗法:中医治疗急性胆道感染方剂很多,主要治法为疏肝利胆、清热解毒、通里攻下、活血化瘀。按分期分型辨证用药,采用以下三个主方:

1)气滞型:治法以疏肝理气为主,辅以通里攻下,以清胆行气汤为基本方剂。组成:柴胡、黄芩、半夏、枳壳、香附、郁金、延胡索、木香各10g,杭芍15g,大黄10g(后下)。水煎服,每日1剂。

2)湿热型:治法以疏肝理气、清热利湿为主,辅以通里攻下。以清胆利湿汤为主方。组成:柴胡15g,黄芩、半夏、木香、郁金、猪苓、泽泻各10g,茵陈30g,大黄15~30g(后下)。每日1~2剂,水煎服。

3)脓毒型:治法以疏肝理气、清热泻火为主,以清胆泻火汤为基本方剂。组成:柴胡15~30g,黄芩15g,半夏、木香、郁金各10g,板蓝根30g,龙胆草10g,生大黄15~30g(后下),芒硝15~30g(冲服)。每日1~2剂,水煎服。

上述三个方剂有六味基本药。即柴胡、黄芩、半夏、木香、郁金、生大黄,根据不同的类型和症状加入其他药味。

常用的加减药物有:气滞重者加川楝子10g,乌药10g;热重者加蒲公英、金银花各30g,连翘15g,或金钱草30g,生石膏30g;腹胀便秘者重用大黄、芒硝或加甘遂;呕吐者加代赭石30g,旋覆花10g(布包),竹茹10g;瘀血者加当归、川芎、赤芍、桃仁各10g,丹参20g。

当脓毒型出现变证时可加用以下方剂:①热深厥深,阴竭阳脱,治宜回阳救逆,益气固脱,可用三参汤(红人参25g,丹参25g,沙参25g)、参附汤、增液承气汤、生脉散等。②热毒壅盛,蕴结肝胆,治以清热解毒、通里攻下、扶正托脓,采用大承气汤加五味消毒饮、透脓散、仙方活命饮或热毒清(金银花、蒲公英、大青叶、鱼腥草各20~30g)。③气营两燔,热入心包,治以清热解毒、醒脑开窍,采用安宫牛黄丸、局方至宝丹、紫雪丹、清营汤、清宫汤(玄参、莲子、竹叶、连翘、麦冬、水牛角)。④热伤营血,血分热毒,治宜清热凉血,活血化瘀,用清瘟败毒饮、血府逐瘀汤、泻心汤、犀角地黄汤、丹参注射液等。

5. 急性胰腺炎 在中医学文献中无"胰腺"的名词,但对胰腺的解剖位置、形态及功能都早有记载,多将其描述或记录为"脾""总提"等。中医发展至明清时即有"胰子"之称,其功能与《难经》之"脾"一致。清代王清任已对胰腺有了较深入的研究,他在《医林改错》中描述:津管一物最难查看,因上有总提遮盖,总提俗名胰子,其体长,于贲门之右,幽门之左,正盖津门;脾中有一管,体相玲珑,易于出水,故名珑管。此处之珑管即相当于主胰管,所谓"易于出水"即分泌之胰液。"瘅",是为湿热之称谓,"胰瘅"则提示为胰脏因湿热而引发的疾患,与现代西医胰腺炎较为贴近。

急性胰腺炎盖因饮食不节、情志不畅、结石阻塞、风寒湿邪导致肝胆气滞逆传及脾、脾气横逆而湿从内生。湿热阻于脾胃乃呈脾胃湿热或脾胃实热之候。

(1)根据中医学病因辨证和脏腑辨证,可分为以下常见类型:

1)肝郁气滞:症见腹中阵痛或窜痛,恶心或呕吐,无腹胀。舌质淡红,舌苔薄白或薄黄,脉细或紧。治则疏肝理气,通里攻下。相当于水肿型胰腺炎或轻型胰腺炎。

2)脾胃实热:症见腹满痛拒按,口干渴,小便短赤,腹部痞实而硬。舌质红,舌苔黄厚而腻或燥,脉洪数或弦数。治则通里攻下,清热解毒。相当于现代医学的出血性胰腺炎或重症胰腺炎。

3)脾胃湿热:症见上腹胀满拒按,小便短赤,多有黄疸。舌质红舌苔黄,脉弦滑或数。治则通里攻下,清热理湿。相当于急性胆源性胰腺炎。

(2)胰腺炎的通里攻下法治疗

1)肝郁气滞证(轻型急性胰腺炎)

证候:腹中阵痛或窜痛,恶心呕吐,无腹胀,上腹仅有压痛,无明显腹肌紧张,舌质淡红,苔薄白或黄白,脉细或紧。

治则:疏肝理气,兼以清热燥湿通便。

方药:柴胡疏肝饮、大柴胡汤、清胰汤。

2)脾胃实热证(轻、重型急性胰腺炎)

证候:上腹满痛拒按,痞寒腹坚,呕吐频繁,吐后腹痛无减,大便干结,气便不通,小便短赤,身热口渴,舌质红,苔黄腻或燥,脉弦滑或洪数,重者厥脱。

治则:清热泻火,通里逐积,活血化瘀。

方药:大陷胸汤、大柴胡汤、清胰汤。

3)脾胃湿热证(胆道疾患并发胰腺炎)

证候:脘胁疼痛,胸脘痞满、拒按,气痛阵作,口苦咽干,泛恶不止,或有身目俱黄,便干溲赤,舌红绛,苔黄腻,脉弦滑数。

治则:清热利湿,行气通下。

方药:龙胆泻肝汤、大柴胡汤加减方、清胰汤。

(二) 通里攻下法治疗急腹症的理论升华

1. 通里攻下法的器官效应 在中西医结合治疗急腹症初期阶段通里攻下法主要用于梗阻性急腹症的治疗,以解决腔内梗阻所导致的病变,如急性肠梗阻、阑尾腔内梗阻等;另外,也配合清热解毒药物对炎症性急腹症进行治疗,如急性阑尾炎、急性胰腺炎等;还配合理气开郁药物对胆道感染、胆石症进行治疗,获得良好治疗效果。通里攻下法的这些功效主要作用于发病腹腔内某一器官,而称为通里攻下法的器官效应。

2. 通里攻下法的腹腔效应 随着中西医结合急腹症的进展,将通里攻下法广泛应用于腹腔疾病,如急性腹膜炎、肠麻痹、腹内高压等。通里攻下法对腹膜炎有良好疗效,如当上消化道穿孔经过治疗后穿孔闭合,但存在腹腔感染和腹腔积液。通里攻下能促进胃肠道运动恢复和腹腔内炎症局限与吸收,起到清热、祛瘀散结的作用使疾病治愈。

3. 通里攻下法的全身效应 在 20 世纪 90 年代后期中西医结合进入向高层次发展阶段。随着中西医结合治疗急腹症临床和基础研究的理论体系逐渐成熟,中西医结合急腹症的研究逐渐转向严重影响人类健康的疑难和危重性急腹症。主要包括重症胆道感染、重症急性胰腺炎、复杂性肠梗阻和重症急腹症大手术所致的器官衰竭等。理论上重点研究阳明腑实证及其变证在急腹症发病中的作用;在治法上重点研究通里攻下法及其与活血化瘀法、清热解毒法、理气开郁法等的相互作用。将大数据和循证医学方法广泛应用于急腹症研究,如重症急性胰腺炎、复杂性肠梗阻和重症急腹症所致的多器官功能衰竭等进行多中心、对照、盲法、安慰剂的临床 RCT 研究,并利用现代科技手段,在细胞分子水平上进行病理病机、药物作用途径的研究。以通里攻下为主的中西医结合治疗降低了重症急性胰腺炎并发症发病率和病死率、降低了住院时间和费用。在重症急腹症所致的多器官功能衰竭的机制研究中,不仅系统地观察了通里攻下法有效降低急性肺损害和急性呼吸功能不全综合征的发生率,并且研究了基于大肠腑实证"肺与大肠相表里"理论中"由肠及肺"的脏腑传变机制,发现腹腔淋巴系统是一条重要途径。并发现,在急危重症中广泛存在着机体严重的免疫失衡,通里攻下法应用能纠正失衡的免疫状态,从而减少全身炎症反应综合征(MODS)及代偿性抗炎反应综合征(CARS)发生率,提高了治愈率。采用模型动物研究中证实,通里攻下法可明显减轻肺损害的程度,而模型动物腹腔淋巴引流液可导致健康动物肺损害的发生。这一阶段研究再次证明了通里攻下法的"全身效应"。

三、通里攻下法的现代研究

现代医学研究发现通里攻下法能有效地促进胃肠道运动、保护肠屏障、清除内毒素。

肺为水之上源,通调水道,参与水液代谢,同时大肠为水之下源,能吸收大便中水分,使大便成形,亦参与水液代谢。肺气的肃降,有助于大肠的传导功能的发挥;大肠传导功能正常则有助于肺的肃降。这也是"肺与大肠相表里"的生理基础。当这种表里关系在病理条件下失去平衡,会出现"向肺"或"向大肠"的偏倚,从而发生"肺损害"和/或"大肠损害"。为此观察了重症腹内感染患者免疫平衡变化规律及中药治疗作用。

1. 大肠腑实证重症腹内感染患者免疫平衡 研究观察了大肠腑实证重症腹内感染患者入院48小时内外周血Th亚群、单核细胞HLA-DR表达、血清促/抗炎因子水平及APS评分。结果显示促/抗炎因子水平明显增高;Th1/Th2明显降低;HLA-DR表达仅为正常32%。休克患者肿瘤坏死因子(TNF)、前列腺素E_2(PGE$_2$)、Th1/Th2明显增高;死亡组各因子明显高于存活组且TNF-α/IL-10比值、Th1/Th2和HLA-DR表达持续降低。说明该类患者早期即同时存在高水平促炎和抗炎反应。IL-10、Th2细胞和单核细胞功能下降与不良预后相关。

早期使用清肺承气颗粒治疗后促炎/抗炎性细胞因子水平恢复明显优于非中药组,其中IL-10在入院48小时即开始降低,TNF-α/IL-10比值恢复明显增加。单核细胞HLA-DR表达和Th1/Th2比值恢复加快。大承气颗粒不仅抑制该类患者促炎因子的过度增加,还可促进Th细胞漂移和HLA-DR表达的恢复,见表36-1-1。

表36-1-1 腹内感染患者外周血HLA-DR、Th1/Th2及Treg水平

分组	时间	HLA-DR	Th1/Th2	Treg
对照组	1天	44.54 ± 7.79	1.18 ± 0.15	12.02 ± 1.23
	3天	55.26 ± 9.53	1.29 ± 0.17	16.15 ± 1.42
	7天	57.26 ± 9.82	0.5 ± 0.05	9.63 ± 1.00
治疗组	1天	55.50 ± 9.53	3.15 ± 0.35	6.72 ± 0.73
	3天	75.50 ± 10.29*	4.07 ± 0.44*	7.67 ± 0.84*
	7天	80.08 ± 12.13*	0.97 ± 0.09	4.30 ± 0.58*

注:* 与对照组比较,$P<0.05$。

2. 肺与大肠相表里"由肠及肺"路径的研究 1995年,崔乃强等根据重症急腹症和腹部大手术后出现的MODS,采用通里攻下法治疗获得良好疗效。1998年,赵卫川、崔乃强等观察了肠内压与肠道内毒素转运的关系及中药大承气汤的影响,发现肠道内毒素转运与肠腔内压力有关,大承气汤能够降低肠腔内压力,减少内毒素移位。

(1)阳明腑实证大鼠模型制备:健康雄性威斯塔(Wistar)大鼠,采用人工胃液联合大肠杆菌腹腔内注射制备大鼠腹腔感染模型。2小时后分别取菌液按照1.0ml/100g体重,左下腹腹腔内注射,制成阳明腑实证模型。假手术组以等量10%BaSO$_4$营养肉汤取代菌液注射。

(2)体内重要器官组织内毒素水平分布:观察主要脏器组织脂多糖(LPS)的分布情况。结果表明,两组大鼠的肾脏和肺单位组织中内毒素含量较高,其次是肝、脾、胰腺、肠系膜淋巴结、心脏。制模后12小时、24小时和48小时阳明腑实证模型组大鼠内毒素含量居前三位的脏器均为肾、肺、肝,见表36-1-2。

表36-1-2 大鼠阳明腑实证模型制备12h组织I^{125}-LPS的分布情况(kdpm/g)

组别	肾	肺	肝	肠道内
假手术组	3.24 ± 0.46	2.36 ± 0.33	1.48 ± 0.22	50.95 ± 0.46
模型组	4.48 ± 1.01*	2.98 ± 0.42*	2.34 ± 0.56*	38.21 ± 11.31*

注:与假手术组比较,*$P<0.05$。

（3）阳明腑实证模型大鼠体内液体成分中内毒素含量变化：在脊柱左侧约 1cm 处打开腹膜，找到腹主动脉。在其左后方乳白色半透明薄壁管道，即为乳糜管腹段。置管引流淋巴液。检测阳明腑实证模型大鼠造模 12 小时、24 小时和 48 小时股静脉、门静脉、腹主动脉、股静脉、肝静脉及胸导管淋巴液中内毒素含量。12 小时体液中内毒素含量从高到低依次为尿、胸导管淋巴液、门静脉、股静脉，其中淋巴液内毒素含量约是门静脉的 10 倍，模型组尿、胸导管淋巴液、门静脉和股静脉的内毒素浓度明显高于假手术组（$P<0.05$），见表 36-1-3。

表 36-1-3　大鼠阳明腑实证模型制备 12 小时体内液体中 I^{125}-LPS 分布情况（kdpm/g）

组别	尿	胸导管淋巴液	门静脉	股静脉
假手术组	44.44 ± 19.90	20.73 ± 10.02	2.85 ± 0.60	2.70 ± 0.26
模型组	64.27 ± 14.21*	41.29 ± 8.03*▲	3.99 ± 0.85*	3.67 ± 0.93*

注：*与假手术组比较，$P<0.05$，▲胸导管淋巴液与门静脉相比，$P<0.001$。

进一步研究结果显示 24 小时和 48 小时股静脉内毒素含量较 12 小时均明显增加（$P<0.05$）。提示：①在阳明腑实证大鼠制模成功后 24 小时以内，肠源性内毒素"由肠及肺"的途径以淋巴途径为主。此时尽管有相当可观数量的内毒素进入门静脉，但由于肝脏内皮网状吞噬的减毒作用，大量内毒素被"扣押"在肝脏而未经肝静脉、下腔静脉回到右心。此阶段大鼠的死亡率为 20%。②在阳明腑实证大鼠制模成功后 24~48 小时及以后，肝脏功能受损最重，肝脏内皮网状吞噬的减毒作用饱和，门静脉途径打通，经肝静脉内毒素回心入肺的内毒素增多，肠源性内毒素"由肠及肺"的途径以门静脉途径为主。24 小时门静脉的携带内毒素能力远远高于胸导管淋巴液，大鼠死亡率进一步上升至 50%。

3. 阻断腹腔淋巴回流对阳明腑实证大鼠早期肺损伤的影响　为进一步观察肠源性淋巴液对肺损伤的作用，进行如下实验。

（1）健康雄性 Wistar 大鼠，随机分为假手术（SO）组、阳明腑实证模型（M）组、胸导管结扎（TL）组和胸导管结扎加引流（TLD）组。TL 组于制模后 2 小时，腹正中切口进腹后，找到位于腹主动脉左后方乳白色、半透明状的胸导管腹段，于靠近膈肌处穿线结扎胸导管。TLD 组在结扎胸导管后，引流近端淋巴液，持续引流 4 小时，可获得淋巴液约 1.2ml 备用。制模后 6 小时各组大鼠分别行右主支气管肺泡灌洗，留取支气管肺泡灌洗液（bronchoalveolar lavage fluid，BALF）行细胞学分析。距回盲部 5~10cm 处取末端回肠 5cm，和左下肺叶组织行苏木精-伊红染色观察病理改变。继续取 5cm 末端回肠和左肺上叶，检测肺和回肠组织 MPO 活性。

（2）淋巴液回输研究：取阳明腑实证组及假手术组大鼠的淋巴液，再将淋巴液经颈静脉用微量泵以 1ml/h 的速度自颈内静脉缓慢输入给健康大鼠。输液结束后，处死大鼠，留取肺组织观察其病理学改变、检测湿重/干质量比值（W/D）、MPO 酶活性、肺组织炎症因子水平以评估肺损伤的情况，见表 36-1-4。

表 36-1-4　大肠腑实证大鼠肺组织 W/D 与 MPO 活性（$\bar{x} \pm s$）

组别	W/D 比值	MPO 活性/(U·g⁻¹)
大肠腑实证回输组	5.90 ± 0.03	0.87 ± 0.04
对照回输组	5.39 ± 0.06*	0.16 ± 0.02*

注：*与大肠腑实证回输组比较，$P<0.01$。

（3）淋巴液回输后肺组织匀浆中 TNF-α 及 IL-6 水平：大肠腑实证回输组肺组织匀浆中 TNF-α 及 IL-6 水平均显著高于对照回输组，见表 36-1-5。

表 36-1-5　各组大鼠肺组织 TNF-α 及 IL-6 浓度变化（$\bar{x} \pm s$）

组别	TNF-α/(pg·ml⁻¹)	IL-6/(pg·ml⁻¹)
大肠腑实证回输组	1 964.76 ± 133.06	49.16 ± 1.74
对照回输组	1 510.03 ± 144.88*	44.94 ± 0.45*

注：*与大肠腑实证回输组比较，$P<0.01$。

光镜下可见，大肠腑实证淋巴液回输组可见肺损害：肺泡大小不均，完整性破坏，肺泡腔有蛋白样渗出物,肺泡壁增厚,间隔增宽,肺间质和肺泡水肿,大量炎细胞浸润,微血管和肺间质可见充血及出血。假手术组淋巴液回输后肺泡大小均匀,结构完整,壁薄,未见出血、水肿及炎性细胞浸润。

(4)支气管灌洗和 BALF 分析:造模后,处死大鼠,解剖游离出右主支气管,插入硅胶管,用 2ml 生理盐水行肺泡灌洗 2 次,滞留 5 分钟后缓慢吸出。将两次 BALF 放入同一离心管中,1 500 转 /min 离心 10 分钟,回收上清,按试剂盒说明考马斯亮蓝法检测 BALF 中蛋白含量,ELISA 检测 TNF-α 含量。用 1ml 生理盐水重悬细胞沉淀,取 30μl 重悬液涂片,进行细胞分类计数。

大肠腑实证模型组 BALF 蛋白和 TNF-α 含量均高于 SO 组($P<0.05$),TL 组和 TLD 组蛋白和 TNF-α 含量均较 IAI 组降低(均 $P<0.05$),见表 36-1-6。

表 36-1-6　各组大鼠 BALF 蛋白和
TNF-α 含量变化($\bar{x} \pm s$)

组别	蛋白/(g·L^{-1})	TNF-α/(μg·g^{-1})
SO 组	0.19 ± 0.04	3.20 ± 1.19
M 组	0.59 ± 0.11 [a]	4.71 ± 1.22 [a]
TD 组	0.26 ± 0.08 [b]	3.38 ± 1.07 [b]
TDL 组	0.24 ± 0.07 [b]	3.58 ± 0.99 [b]

注:与 SO 组比较,[a] $P<0.05$;与 M 组比较,[b] $P<0.05$。

综上研究提示,在阳明腑实证时肠道细菌内毒素进入肠道淋巴系统,并经肠淋巴管进入肺脏,导致肺支气管、肺泡中性粒细胞大量聚集,继而产生大量细胞因子,并由此启动一系列炎症反应。同时淋巴液中一些酶类水平也明显升高。部分揭示了肠淋巴途径是阳明腑实证肺与大肠相表里由肠及肺的早期途径。

参考文献

1. WU X Z, ZHENG X L, LU H Z, et al. Treatment of acute abdominal diseases by combined traditional Chinese and western medicine [J]. World J Surg, 1979, 11 (1): 91-94.
2. 吴咸中, 崔乃强. 胆石症の漢方药治療 (日), 1989, 61 (3): 756.
3. 秦明放, 王庆, 李宁, 等. 胆管结石腹腔镜内镜联合阶梯性诊治方案 [J]. 中国中西医结合外科杂志, 2005 (11): 10.
4. 崔乃强, 傅强, 邱奇, 等. 通里攻下法对 SIRS/MODS 的治疗价值——多中心临床分析 [J]. 中国中西医结合外科杂志, 2007, 13 (1): 3-7.
5. 张楠, 周振理, 徐斌, 等. 5923 例急性肠梗阻的病因学变迁及中西医结合诊治 [J]. 中国中西医结合外科杂志, 2013, 19 (6): 615-618.
6. 崔乃强, 齐清会, 孔棣, 等. 重型急性胰腺炎的中西医结合治疗: 附 145 例报告 [J]. 中国中西医结合外科杂志, 1999, 5 (3): 129-132.
7. 崔乃强, 赵二鹏, 崔云峰, 等. 重症急性胰腺炎局部并发症的中西医结合微创化治疗 [J]. 中国中西医结合外科杂志, 2014, 20 (4): 343-345.
8. 杜超, 傅强, 崔乃强, 等. 清肺承气颗粒对 "大肠腑实证" 所致 ALI/ARDS 患者的治疗作用 [J]. 世界中医药, 2014, 9 (4): 404-408.
9. 中国中西医结合学会普通外科专业委员会. 重症急性胰腺炎中西医结合诊治指南 (2014 年, 天津)[J]. 中国中西医结合外科杂志, 2014, 20 (4): 460-464.
10. ZHANG Y M, ZHANG S K, CUI N Q. Intravenous infusion of mesenteric lymph from severe intraperitoneal infection rats causes lung injury in healthy rats [J]. World J Gastroentero, 2014, 20 (16): 4771-4777.

(崔乃强)

第二节　胆病从肝论治

陈士铎著《外经微言》有云:"肝胆同为表里,肝盛则胆盛,肝衰则胆衰,所以治胆以治肝为先,肝易于郁,而胆之易郁,又宁与肝胆殊乎,故治胆必治肝也。"上海中医药大学附属龙华医院朱培庭教授在运用中医药防治胆道疾病的过程中,总结先贤陈士铎理论、汲取清代名医王旭高的治肝三十法精华,通过系统的基础研究与临床验证,梳理凝练并率先提出"胆病从肝论治"的学术观点。

一、肝胆生理病理学联系

（一）肝胆组织胚胎联系

中医学认为，胆与肝相连，附于肝之短叶间，肝胆互为表里。"肝之余气，泄于胆，聚而成精"，肝之余气化为胆汁，胆的收缩与胆汁的排泄依赖肝之疏泄，可见肝与胆在生理功能上密切相关。现代解剖、生理学认为，肝与胆共同发源于前肠末端腹侧壁内胚层细胞增生而成的肝憩室，胆囊借疏松结缔组织附着于肝的脏面胆囊窝内；胆囊动脉主要来源于肝右动脉，其次来源于肝左动脉；胆囊的神经来自于肝丛的神经支配；在肝外胆管树中，左右肝管汇合成肝总管，胆囊管与肝总管汇合成胆总管。胆汁由肝细胞分泌而成，分泌后部分浓缩并贮藏于胆囊之中。由此可见，肝与胆密不可分。

（二）胆病多由肝而生

《医方考》云："肝为尽阴，胆无别窍，怒之则气无所泄，郁之则火无所越，故病证恒多。"肝之疏泄功能失常，会影响胆汁的分泌与排泄。胆道系统最常见的疾病之一——胆石症的发生与肝脏代谢有关。中医学认为，情志不舒或郁怒日久，以致肝气郁结，胆腑气机不利；湿热内盛，蕴结肝胆，湿热与胆汁胶结；痰浊瘀血内结于肝胆等均可致胆汁排泄不畅，凝结而为结石。胆石症的成因，现代医学虽未完全阐明，但致石性病理胆汁主要源于肝脏的观点已为大家接受。

（三）胆病易及肝

《外经微言》有云："胆之汁主藏，胆之气主泄，故喜通不喜塞也。而胆气又最易塞，一遇外寒，胆气不通矣；一遇内郁，胆气不通矣。单补肾水不舒胆木，则木中之火不能外泄，势必下克脾胃之土，木土交战多致胆气不平，非助火以刑肺，必耗水以亏肝，于是胆郁肝亦郁矣。"说明胆病必殃及于肝。肝病及胆，胆病及肝，肝胆病临床互见。但是，胆病常缺乏特异性症状、体征，而同肝病相似。慢性胆病多表现为胁肋部疼痛、右上腹不适、食后饱胀、嗳气便秘，或胸胁胀满、隐隐作痛，头目眩晕，口苦口干，纳食不馨，午后潮热，大便干结等，证属肝气郁结或肝阴亏虚。急性胆道感染时受损最严重的脏器便是肝，如果失治、误治可形成肝脓肿，

表现为发热、腹痛、身目黄染、恶心、呕吐、小便黄赤、舌苔黄腻、脉滑数等，多伴有谷丙转氨酶、谷草转氨酶、胆红素升高等肝功能损害，证属肝胆湿热、肝胆热毒。胆病迁延日久可致胆汁性肝硬化、肝萎缩、门静脉高压等，表现为腹大坚满、胁腹刺痛、脉络怒张，手掌赤痕、大便色黑、舌质紫红或有紫斑、脉细涩，属肝虚血瘀证肝病。

（四）治胆必依赖于肝

肝五行属木，主疏泄，与脾胃升降密切相关。《血证论》说："木之性主于疏泄，食气入胃，全赖肝木之气以疏泄之，而水谷乃化；设肝之清阳不升，则不能疏泄水谷，渗泻中满之证在所不免。"药食同性，药物发挥作用必依赖肝之正常疏泄以维持脾胃运化，否则，药物难以见效。现代研究表明，肝脏是人体的"化学工厂"，药物主要通过肝脏代谢而发挥作用，最后需经肝脏"解毒"以排出体外。治疗胆病的药物亦不例外，只有通过肝脏才能起作用。

二、胆病从肝论治的临床与基础研究

（一）临床研究

慢性胆道感染、胆石症是临床上常见病、多发病，容易复发，迁延难愈。近年来其发病率呈上升趋势。目前胆石症的治疗仍以手术为主，但其远期疗效还有待提高，术后并发症、结石残留、结石复发等仍对患者造成伤害。中医药防治胆道疾病临床疗效显著，上海中医药大学附属龙华医院外科在胆道疾病的防治方面积累了丰富的经验，针对慢性胆道感染、胆石症提出了新的中医辨证分型，并在此基础上开展了系列临床研究。

1. 胆石症中医分型辨证规律研究　20世纪80年代，中医名家顾伯华与徐长生教授带领的学术团队，在总结中医治疗胆病几十年所积累的经验基础上，率先在临床上对慢性胆道感染、胆石症的中医辨证规律进行规范的科学研究。通过对274例慢性胆道感染、胆石症患者辨证要素的整理、分析和归类，总结出胆石症主要为肝胆气郁型（占44.53%）与肝阴不足型（占55.47%）两大类型。两型之间的比例约为1∶1.25。据此，首次提出肝阴不足是慢性胆道感染、胆石症患者的主要证型，引起了中医学界的重视。

（1）两型具有各自显著的中医证候特点：①肝胆气郁型，肝胆气郁，疏泄失常，横逆中土，运化失司；症见右胸胁隐痛或胀痛，时有加重（与情绪有关），牵掣肩背，食入作胀，纳谷不馨，嗳气便秘，口不干，舌苔薄腻，舌质淡红，脉弦。②肝阴不足型，用刚太过，肝失柔养，疏泄失职，脾胃受伐；症见右胸胁胀满不适或隐隐作痛，可牵及右肩背，头目眩晕，口苦，口干欲饮，纳食不馨，食入作胀，午后可有潮热，大便干结，舌尖红起刺或有裂纹，或见光剥，脉细弦。

（2）两型辨证与年龄分布有较明显的相关性：肝胆气郁与肝阴不足型在50岁以前各年龄组无明显差异，但在50岁以上的人群中，肝阴不足型占比明显增高，约为72.37%，肝胆气郁型50岁以后仅占44.26%。这与《黄帝内经》女子"七七，任脉虚，太冲脉衰少，天癸竭，地道不通"、男子"六八，阳气衰竭于上，面焦，发鬓颁白；七八，肝气衰竭，筋不能动，八八，天癸竭，精少，肾脏衰，形体皆极"的理论相吻合。也提示朱丹溪的"阳常有余、阴常不足"理论在胆病的防治中应加以重视。

（3）辨证分型与疾病分类的关系：有研究显示肝胆管结石、慢性胆管炎中肝阴不足型占66.66%，其中尤以胆道术后肝胆管残余和复发结石为明显，肝阴不足型占77.72%。胆囊结石与慢性胆囊炎中肝阴不足型仅占55.12%，这可能与肝胆管结石与慢性胆管炎之病变更易涉及肝脏有一定的关系。

（4）中医辨证分型施治疗效评估：肝胆气郁型，予疏肝利胆、健脾和胃之胆宁汤治疗；肝阴不足型，予养肝柔肝、疏肝利胆之柔肝煎治疗。其中肝胆气郁型的临床有效率为86.82%，肝阴不足型临床有效率为84.13%。证明两型治疗效果无显著差异，按两种主要分型辨证施治符合本病中医辨证规律。

2. "从肝论治"肝胆气郁型的临床研究 上海龙华医院将名医顾伯华、徐长生教授治疗肝胆气郁的验方梳理凝练，成功研制开发为治疗胆病的中药新药胆宁片。随后，对胆宁片进行药味简化、提高质量标准和剂型改革，再度开发出三类中药新药升清胶囊（又名清胆胶囊、胆石净胶囊）。经多中心中药和西药（熊去氧胆酸）对照研究确定

了胆宁片和清胆胶囊临床应用剂量及临床疗效评价。证明清胆胶囊和胆宁片是治疗慢性胆囊（管）炎（或合并结石）的品质优秀的中药新药。

3. "从肝论治"肝阴不足型的临床研究 上海中医药大学附属龙华医院外科朱培庭教授为首的学术团队，根据朱丹溪"阳常有余，阴常不足"理论，传承外科名医顾伯华、徐长生教授治疗胆病所强调的"阴气难成而易亏，在临床诊病中应注意护养阴液"的经验，针对肝阴不足型慢性胆道感染、胆石症的治疗，凝练、设计、组方具有养肝柔肝作用的养肝利胆合剂（又名芍杞颗粒、养肝利胆颗粒），以下是该药的部分代表性临床研究。

（1）养肝利胆合剂组方优化的研究：朱培庭教授等依据顾伯华、徐长生教授治疗胆石症的经验，设计了具有养肝柔肝、疏肝利胆作用的养肝利胆合剂Ⅰ号合剂与具有养肝柔肝作用的Ⅱ号合剂。Ⅰ号合剂药物组成：生地黄、何首乌、枸杞子、茵陈、虎杖、生山楂、木香、陈皮等；Ⅱ号合剂药物组成：生地黄、何首乌、枸杞子、白芍、陈皮、炙甘草等。该研究纳入360例中医辨证为肝阴不足型的慢性胆道感染、胆石症患者，进行双盲、随机、对照前瞻性研究。分为：Ⅰ号合剂组男性58例，女性120例；Ⅱ号合剂组男性55例，女性127例。Ⅰ号组中50岁以上占67.97%，Ⅱ号组50岁以上占67.15%，年龄占比上差异无统计学意义。结果显示，在症状及体征缓解方面，Ⅰ号合剂组总有效率92.11%，Ⅱ号合剂组总有效率90.11%，两组间疗效差异无统计学意义。此外，在治疗前后生化指标及影像检查改善方面，两组间差异亦无统计学意义。该研究发现，对于肝阴不足型慢性胆道感染、胆石症，应用养肝柔肝法治疗的疗效与联合应用养肝柔肝、疏肝利胆治疗的效果相似，证明了养肝柔肝法是一种符合中医辨证规律、适合肝阴不足型胆石症治疗的有效中医治法。

（2）养肝利胆颗粒治疗慢性胆囊炎的临床研究：该项研究纳入50例病例，分为两组，治疗组采用养肝利胆颗粒，每次1包（8g），1日2次；对照组采用茴三硫片，1次1片（25mg），1日3次。连续治疗4周。研究提示，在症状缓解方面，治疗组总有效率92%，对照组总有效率68%，有显著统计学差异；两组治疗前后中医症候积分的比较有显著

性差异,治疗组优于对照组。B超影像学方面,两组间差异无统计学意义。在副反应方面,治疗组未出现明显副反应,对照组有4人出现恶心不适,2人出现皮疹,治疗组的副反应明显小于对照组。

(3)养肝利胆方改善胆囊收缩功能的研究:该项研究纳入108例胆囊结石患者,随机分为两组,其中治疗组56例,采用养肝利胆方药治疗(1日2次);对照组52例,采用阿司匹林治疗(12.5mg每次,1日3次)。采用B型彩超分别测量胆囊空腹与脂餐后(服用荷包蛋1枚)1小时的容积,计算胆囊排空指数。胆囊排空指数=(1-胆囊最小残留容积/空腹胆囊容积),胆囊排空指数越大,说明胆囊收缩功能越佳。结果表明,养肝利胆方能显著增加胆囊结石患者胆囊排空指数,与自身治疗前后及对照组比较均有明显差异,证明养肝利胆方药可以改善胆石症患者的胆囊收缩功能。

(二)应用基础研究

上海龙华医院依据"胆病从肝论治"理论,聚焦慢性胆道感染(包括胆囊结石、胆管结石、慢性胆囊炎及慢性胆管炎等),在规范中医辨证分型、评价分型辨证施治临床疗效等研究基础上,产学研进行了一系列药物安全性、有效性以及作用机制的实验研究,成功开发出防治慢性胆道感染的系列中药新药3项(胆宁片、升清胶囊和芍杞颗粒)。

1. 胆宁片研发过程中的代表性基础研究

(1)胆宁片的毒性研究:参照《中药新药研究指南》,采用6周龄SD大鼠,对胆宁片进行了3个月毒性试验、微生物回复突变试验(埃姆斯试验)及大鼠致畸敏感期毒性试验。研究分为胆宁片高、中、低剂量组及空白对照组4组,其中高剂量组用药为生药2.0g/kg,相当于临床剂量的62.5倍。每天灌胃给药1次,连续给药13周。结果提示,大鼠长期毒性试验中,高剂量组给药后个别动物有时出现躁动、呃逆现象,一般持续半小时左右,给药后8周内各组动物均有排稀便现象,尤以高剂量组为甚,各组动物的饮水量、饮食量及每周体重比较均无明显差异。各组动物给药前后的血液学检查各项指标及给药后各组间的谷丙转氨酶、尿素氮等均无明显差异;尿液检查均未见异常。巨检发现除3个药物组雄性大鼠的脾脏系数、高剂量组雄性大鼠的肾和脑系数明显大于对

照组外,其余脏器系数无明显差异,各脏器的组织病理切片也均未见明显损伤改变。埃姆斯试验中,所有组均无致突变作用;胆宁片也无致畸毒性。

(2)胆宁片防治胆石症的机制研究

1)胆宁片抑制胆色素类结石的研究:应用豚鼠胆色素结石模型进行研究,研究分为对照组、成石组、胆宁片组、利胆排石片组4组。结果发现,胆宁片能明显降低肝脏与胆汁β-葡糖醛酸酶活力,降低胆汁中游离胆红素与钙离子含量,可逆转成石趋势。动物成石率由86.66%下降至26.66%。而利胆排石片无明显防石作用。对实验动物进行肝、胆组织病理与超微结构观察,发现胆宁片与利胆排石片都能作用于肝细胞水平,胆宁片能使模型组肝脏的脂肪变性由92.31%下降至35.72%,具有显著的抗脂变能力,而利胆排石片抗脂肪变性能力不明显。两药均能使变性的肝细胞微细结构恢复正常,胆囊慢性炎症消退,但利胆排石片作用不及胆宁片明显。同时,胆宁片能显著提高肝$Na^+·K^+$-ATP酶活性与显著降低肝Mg^{2+}-ATP酶活性,而利胆排石片提高肝$Na^+·K^+$-ATP酶活性不明显,但降低肝Mg^{2+}-ATP酶活性作用明显。

2)胆宁片对胆结石模型豚鼠肝脏及胆囊超微结构的影响:研究发现,结石模型组肝细胞细胞质内尚有淤胆表现,可见大小不等髓鞘样致密成层物质,细胞核间隙扩张,内质网池扩张并有脱颗粒现象,毛细胆管面微绒毛显著减少,管腔中可见致密颗粒物质,贮脂细胞增多,狄氏间隙内可见胶原纤维沉着;胆宁片组肝细胞变性显著减轻,细胞超微结构接近正常,线粒体无肿胀变性,基质密度深,无成层致密样物质沉着,毛细胆管微绒毛数量与形状均正常。模型组胆囊上皮细胞表面微绒毛萎缩或减少,上皮细胞可见大小不等的成层电子致密物质,并有内质网池扩张及脱颗粒现象,细胞间隙增宽;胆宁片组胆囊上皮细胞结构改善并接近正常,细胞表面有大量微绒毛,细胞质内无成层致密物,线粒体结构清晰,无肿胀及变性。

3)胆宁片防治豚鼠胆囊胆固醇结石的研究:实验豚鼠随机分为胆宁片组、熊去氧胆酸(UDCA)组、空白组、致石组4组,采用高脂饮食造模。结

果提示,胆宁片组成石率为 17%,显著低于致石组的 73%,其致石指数(LI)及血甘油三酯(TG)与肝脂肪变性显著低于致石组。研究发现,胆宁片组没有降低血清胆固醇,但是可以降低胆汁胆固醇浓度。胆宁片组血清甘油三酯降低,高密度脂蛋白升高,说明存在影响脂代谢的可能。胆宁片组肝脏病理可见肝细胞脂肪变性较致石组及 UDCA 组轻,证明胆宁片具有减轻脂肪肝的作用。

4)胆宁片对胆汁 33.5kDa 泡蛋白的影响:复旦大学附属华山医院采用 33.5kDa 泡蛋白 ELISA 检测试剂盒,分别检测胆石症患者与正常人群血清和术中肝胆管内胆汁各 2ml。胆石症患者胆汁在胆系手术时抽取,正常人群(非胆结石患者)的胆汁标本在肝脏及胰腺手术时获取,术后均带有 T 管。按随机序贯原则,将胆固醇性结石患者分为三组:胆宁片治疗组(每次 5 片,1 日 3 次)、胆酸钠治疗组(每次 2 片,1 日 3 次)、对照组。术后第二天起开始给药,共 2 周。研究表明,胆固醇结石患者血清和胆汁中 33.5kDa 泡蛋白含量明显高于胆色素结石患者和正常人群。胆宁片治疗组血清及胆汁中 33.5kDa 泡蛋白含量明显降低,即促成核因子减少,胆汁中胆固醇的成核趋势下降。

5)胆宁片对胆石症患者胆汁成分和成石趋势的影响:该研究由复旦大学附属华山医院、上海市第七人民医院、平湖市人民医院共同完成,共纳入 60 例胆囊结石合并胆管结石行胆囊切除及胆总管探查、T 管引流的患者。随机分为 3 组,分别为胆宁片组(5 片/次,1 日 3 次)、熊去氧胆酸组(UDCA 0.25g/次,1 日 3 次)、对照组(不服用利胆药物),药物干预的所有患者于术后第 5 日开始服药,收集胆汁前预先夹管 2 天,以减少 T 管引流对胆汁肠肝循环的影响。分别于术后第 5 天、12 天、19 天自 T 管抽取胆汁检测胆红素、胆固醇(CH)、磷脂(PHL)和总胆盐(TBS),应用成石指数(LI)、间接胆红素百分比(UCB%)和胆汁成石趋势综合值(Z 值)3 项指标观察用药前、后胆汁成石性的变化,当胆汁 LI ≥ 1、UCB% ≥ 15% 或 Z 值>临界值(44.7),可判断为致石胆汁。结果显示,术后第 5 天(用药前)三组的胆汁均具有成石趋势;术后第 12 天,胆宁片组胆汁中 CH 明显下降,TBS、PHL 含量明显升高,UCB% 明显下降;术后第 19 天,胆宁片

组的 Z 值显著低于对照组及 UDCA 组,提示胆宁片逆转成石作用强于 UDCA 和常规处理。

2. 清胆胶囊研发过程中的代表性基础研究

(1)清胆胶囊药理实验研究:采用 NIH 小鼠及豚鼠进行实验。结果表明,在抗炎作用方面,清胆胶囊对二甲苯致小鼠耳廓肿胀及大鼠角叉菜胶足跖肿胀均有抑制作用,其抗炎作用可持续 4 小时以上。清胆胶囊可对抗乙酰胆碱所致胆囊平滑肌收缩活动,与生理盐水组比较有显著差异,并呈明显量效关系。清胆胶囊可明显增加胆汁流量,但对胆汁成分无明显影响,提示清胆胶囊的消石作用可能与增加胆汁排泄有关。清胆胶囊对异硫氰酸 -1- 萘酯(ANIT)所致大鼠阻塞性黄疸的总胆红素、结合胆红素、谷丙转氨酶、谷草转氨酶水平的影响差异无统计学意义。

(2)清胆胶囊中主要成分的定量测定:清胆胶囊由大黄、虎杖、陈皮组成,大黄素、大黄酚、大黄素甲醚为大黄的主要成分;虎杖苷及橙皮苷为虎杖和陈皮的主要成分,因此实验选定这 5 个成分作为清胆胶囊的指标成分。实验采用 HPLC 法进行测定,建立了清胆胶囊定量测定方法。结果显示在同一条件下,20 余个峰得到良好的基线分离,同时测定虎杖苷、橙皮苷、大黄素、大黄酚、大黄素甲醚等 5 个指标成分含量,证实该色谱方法可靠、稳定、重现性良好,可以作为清胆胶囊的质量控制方法。

(3)清胆胶囊对豚鼠胆色素结石模型的生化学影响:实验动物选用豚鼠,随机分为正常组、模型组和清胆胶囊组,采用致石饲料造模。研究发现,模型组 8 只全部有结石形成,清胆胶囊组有 3 只动物成石,明显低于模型组。模型组胆囊内胆汁的总胆红素及结合胆红素含量明显高于正常组;清胆胶囊组胆汁的总胆红素略低于模型组,但无统计学意义,结合胆红素明显低于模型组;清胆胶囊组胆汁中 Ca^{2+} 含量明显低于模型组。提示,清胆胶囊可通过降低胆汁中游离胆红素和钙离子含量逆转成石胆汁,发挥防治胆色素结石的作用。

(4)清胆胶囊对胆色素结石豚鼠胆汁中 C 反应蛋白(CRP)及黏蛋白含量的影响:制作雄性豚鼠胆色素结石模型,观察清胆胶囊对其成石率、胆囊容积、胆汁中黏蛋白及 CRP 等指标的影响。研究发现,模型组豚鼠胆囊容积明显高于空白组,清

胆胶囊组胆囊容积较模型组明显降低；模型组豚鼠胆汁中黏蛋白及 CRP 均明显高于空白组，清胆胶囊组胆汁中黏蛋白及 CRP 含量较模型组均明显降低。

(5) 清胆胶囊对胆石症小鼠肝脏基因表达的影响：采用高脂饮食诱导 C57BL/6J 雌性小鼠胆结石模型，研究提示，清胆胶囊组成石率显著降低，小鼠肝脏过氧化物酶体增殖物激活受体 γ（peroxisome proliferators-activated receptor γ，PPARγ）及胆固醇 7α- 羟化酶（cholesterol 7-alpha hydroxy-lase，CYP7A1）表达增强，核因子 κB（NF-κB）表达降低，提示清胆胶囊可通过增强肝脏 PPARγ 及 CYP7A1 表达，抑制 NF-κB 核转位来发挥防治胆固醇结石的作用。

(6) 清胆胶囊调节胆囊结石豚鼠胆囊上皮组织雌、孕激素受体的研究：采用高脂致石饮食建立雌性豚鼠的胆囊胆固醇结石模型，分为正常组、清胆胶囊组、熊去氧胆酸组和模型组，造模 7 周后进行观察。研究提示，与模型组比较，清胆胶囊可降低造模豚鼠的成石率。同时，与模型组、熊去氧胆酸组比较，清胆胶囊组胆囊组织雌、孕激素受体表达下降，有显著性统计学差异。证实清胆胶囊可下调雌、孕激素受体的表达，降低胆固醇结石形成。

(7) 清胆胶囊对豚鼠肝脏胆石症相关基因的影响：采用低蛋白致石饮食致豚鼠胆囊胆色素结石模型，检测肝脏组织胆红素葡糖醛酸基转移酶（β-UGT）mRNA 和 CYP7A1 mRNA 的表达。研究结果提示，清胆胶囊组 β-UGT 和 CYP7A1 mRNA 的表达显著高于模型组。提示清胆胶囊可能通过上调 CYP7A1 基因表达，在一定程度上增加胆汁酸的合成，降低胆汁胆固醇浓度，阻遏致石胆汁形成，达到防止结石形成的目的。

3. 芍杞颗粒（养肝利胆颗粒）研发过程中的代表性基础研究

(1) 芍杞颗粒的高压液相色谱法（HPLC）指纹图谱研究：采用 HPLC 梯度洗脱方法对 9 个不同批次养肝利胆颗粒建立指纹图谱，分离得到 14 个峰，其中 9 个为共有峰。同时以芍药苷为指标成分，先进行方法学考察，研究表明色谱方法可靠、稳定、重复性良好，可作为养肝利胆颗粒的质量控制方法。

(2) 芍杞颗粒防治胆色素类结石的实验研究：复制豚鼠胆色素结石模型，应用养肝柔肝中药（Ⅱ号合剂）与养肝柔肝、疏肝利胆中药（Ⅰ号合剂）干预，观察胆汁生化和肝细胞形态等指标。结果显示，养肝柔肝中药和疏肝利胆中药均能降低胆汁游离胆红素百分比与胆汁中钙离子含量，具有明显的防石作用。通过对豚鼠肝质膜 ATP 酶活性改变与肝脏、胆囊组织病理及超微结构观察，发现二者均能作用于肝细胞水平，具有抗肝脏脂肪变性和逆转肝细胞超微结构异常变化的作用，证实养肝柔肝中药具有从肝细胞水平发挥防治胆色素结石的作用。

(3) 芍杞颗粒对胆固醇结石小鼠肝脏 PPARγ 及 CYP7A1 表达的影响：采用高脂饮食诱导小鼠胆囊胆固醇结石模型，检测养肝利胆颗粒干预后肝脏中 PPARγ 及 CYP7A1 表达。结果提示，养肝利胆颗粒组成石率显著降低，小鼠肝脏 PPARγ 及 CYP7A1 表达增强。提示养肝利胆颗粒可通过增强 PPARγ 及 CYP7A1 表达发挥防治胆固醇胆石的作用。

三、胆病从肝论治撷英

(一) 源于经典的实践与科研

中医学认为，肝胆互为表里，五行属木，胆为六腑之一，又为奇恒之腑，属甲木，肝为五脏之一，属乙木，肝胆密不可分；在病理学上，胆病多由肝生，胆病易及肝，故陈士铎在《外经微言》中云"治胆以治肝为先……治胆必治肝也"，这也是"胆病从肝论治"理论的来源。

顾伯华、徐长生教授等通过总结长期临床实践经验，提出慢性胆道感染、胆石症的证型可归为肝气郁结与肝阴不足两种主要类型，治疗原则分别为疏肝解郁法与养肝柔肝法，并分别拟定了相应方药进行对症治疗。朱培庭教授带领团队在后续研究中，先后对两种证型的治疗方药进行临床研究，验证了其确切疗效；并通过实验研究揭示了方药的作用机制与调节肝脏代谢有关。这些成果为"胆病从肝论治"理论提供了科学依据。

(二) 胆病临床诊治精髓

治肝之法，不外乎清代名医王旭高的治肝

三十法,具体到肝胆病的治疗上,主要有疏肝法、清肝法、柔肝法、补肝法等。中医从肝论治慢性胆道感染、胆石症,以下经验可供参考。

1. 养肝柔肝法治疗肝阴不足证 胆石症在中老年人中更为多见,常表现为胁痛隐隐,头目眩晕,口干口苦,大便干结,舌尖红点刺,或有裂纹,舌苔光剥,脉细数等症候,证属肝阴不足。在中医辨证规律研究中发现,慢性胆道感染、胆石症属肝阴不足者占 55.74%,而且 50 岁以上年龄组中,肝阴不足型所占比例达 72.37%。究其因,大致有三:一是自然因素,《素问·阴阳应象大论》曰"年四十,而阴气自半也,起居衰矣",《格致余论》又云"男子六十四岁而精绝,女子四十九岁而经断,夫以阴气之成,止供给得三十年之视听言动,已先亏矣"。二是疾病发展使然,胆石症间歇期,邪浊留恋,易暗耗阴血;在急性发作期,邪从热化,热从燥化,燥热伤阴,此所谓"久病必虚""阴精难成而易亏"之理。三是医者治疗使然,对于急慢性反复发病的气郁、湿热、热毒证胆病患者,反复施以大量疏肝理气、清热、燥湿、凉血、解毒之品,然而,辛燥苦寒之品最易伤津耗血,劫伤肝阴而留肝阴不足之患;另有手术之法,更易直接损害肝脏的正常结构和功能而致肝阴不足,研究发现,胆道术后肝胆管残余结石患者中,肝阴不足者占 77.72%,说明手术可损伤肝阴。

鉴于胆石症患者多表现为阴虚,朱培庭教授团队独辟蹊径,倡"养肝柔肝"之法。肝阴不足,宜采用"补其不足"之法治之,倡导用生地、枸杞子、何首乌以滋养肝阴。"善补阴者,必于阳中求阴,则阴得阳升而泉源不竭",在滋养肝阴方中可加黄芪、太子参,补气助阳,以促阴生。

2. 疏肝解郁法治疗肝胆气郁证 肝为刚脏,体阴而用阳,肝气肝阳常有余,肝阴肝血常不足,从肝治胆切不可伐劫肝阴。临床研究表明,慢性胆道感染、胆石症患者有相当部分中医辨证为肝胆气郁,治疗主要采用"疏肝解郁",这也是历来最常用的中医治法,用药大多以柴胡、枳实、木香、陈皮、青皮为必用之品。在"胆病从肝论治"理念下,朱培庭教授对于肝胆气郁的中医治疗,特别注重疏肝解郁之品之遣用。该类药物辛燥居多,易耗气伤阴,用之失度,于病无益,反而加害。柴胡

性能升发,易于耗气而劫肝阴;枳实味辛苦,能破气,木香辛温香燥,有伤阴之嫌,因此,使用这几味中药务必慎重。陈皮、青皮,辛温苦燥,性烈耗气,临床应用时剂量宜小。如果患者有肝气郁滞之症时,推荐使用玫瑰花、绿萼梅、香附等甘酸性平力缓之品。对于肝脏有基础疾病或年龄较大者,即使有肝气郁结之症,也不推荐应用燥烈的疏肝理气类中药,以防劫阴之弊,更主张同时应用养阴益气之药,如南沙参、北沙参、天花粉、天冬、麦冬、石斛等。

四、"从肝论治"中药的临床启示

(一)"辨证求因,审因论治"

通过对临床中医胆病辨证论治规律的探索,总结出"胆病从肝论治"是中医胆病学重要的发展特色和方向。疏肝利胆中药具有排石、溶石、防石、利胆作用,并具有抗炎、清除自由基、抗肝细胞脂肪变性等作用,因此可逆转致石性胆汁生成,对于"胆病从肝论治"的标与本兼顾,寓治与防于一体。

(二)"小复方"在"胆病从肝论治"实践中的价值

中药胆宁片的研制是基于肝胆气郁和肝阴不足是胆石症中医病机这一要素,不断优化方剂,最终确定了胆宁片的药物处方,研制出了优质、高效、作用靶点明确的现代中药新药。

研究团队对胆宁片的处方进一步优化,从大黄、虎杖、郁金、山楂、陈皮、青皮、白茅根七味中药中保留下大黄、陈皮、虎杖三味,既保持了中医原有治则,又精简了中药药味,最后就形成新一代的中药制剂——清胆胶囊(又名胆石净)。该药与胆宁片比较具有用量小、安全性高、药品质量好的特点,从安全、有效、经济、合理等多角度评价,均优于胆宁片。

综上所述,"胆病从肝论治"的学术思想从提出到验证,来源于临床,又反哺于临床。具有较高的理论创新价值,同时也是转化医学的成功实践。在"胆病从肝论治"理论指导下,"产学研"开发出一系列中药新药,医疗成本低廉,造福了众多患者,充分体现了发展中医药的社会与经济价值。

参考文献

1. 王伯祥. 中医肝胆病学 [M]. 北京: 中国医药科技出版社, 1993.
2. 朱培庭, 朱世敏. 实用中医胆病学 [M]. 北京: 人民卫生出版社, 1999.
3. 朱培庭. 胆石病"从肝论治"要点 [J]. 上海中医药大学学报, 2007, 21 (6): 1-3.
4. 朱培庭, 张静喆, 王以实, 等. 养肝利胆合剂治疗肝阴不足型胆石病的双盲、随机、对照前瞻性临床研究: 附 360 例疗效分析 [J]. 上海中医药杂志, 1991, 25 (7): 5-8.
5. 朱培庭, 张静喆, 王以实. 胆宁片治疗气郁型慢性胆道感染、胆石病的临床研究: 附 608 例疗效分析 [J]. 上海中医药杂志, 1990, 24 (5): 18-20.
6. 朱培庭, 张静哲, 王以实, 等. 胆宁片、胆通、熊去氧胆酸治疗慢性胆道感染、胆石病的临床疗效对照研究 [J]. 中国中西医结合外科杂志, 1995, 1 (4): 205-209.
7. 向阳, 项建斌, 马保金, 等. 胆宁片对胆石症患者胆汁成分和成石趋势的影响 [J]. 上海医学, 2008, 31 (2): 104-106.
8. 朱培庭, 王以实, 宋华荣, 等. 清胆胶囊治疗慢性胆道感染及胆石病的临床疗效 [J]. 中国中西医结合外科杂志, 1997, 3 (3): 8-10.
9. 牛颖, 方邦江, 王月英, 等. 养肝利胆方药改善胆囊结石患者的胆囊运动功能 [J]. 中国临床康复, 2005, 9 (27): 114-115.
10. 杨波. 养肝利胆颗粒治疗慢性胆囊炎的临床研究 [D]. 武汉: 湖北中医学院, 2006.
11. 潘潴清, 刘雄伟, 陈鸿书. 胆宁片对大鼠的毒性试验结果 [J]. 上海实验动物科学, 1998, 18 (2): 38-40.
12. 王成荣, 徐颖. 胆宁片制备工艺研究 [J]. 中成药研究, 1987, 9 (12): 1-2.
13. 李琴韵, 洪筱坤, 王智华, 等. 胆宁片中大黄与虎杖的定性研究 [J]. 中成药, 1995, 17 (4): 16-18.
14. 朱培庭, 徐长生, 张静喆, 等. 中药胆宁片抑制胆色素类结石的研究 [J]. 上海中医药杂志, 1990, 24 (6): 1-7.
15. 徐凤仙, 汪惠群, 刘力, 等. 胆宁片治疗气郁型胆石症的超微结构观察 [J]. 上海中医药杂志, 1990, 24 (11): 47-49.
16. 李可为, 季福, 王如然, 等. 胆宁片对胆囊胆固醇结石的防治作用 [J]. 肝胆胰外科杂志, 2004, 16 (1): 44-45.
17. 杨培民, 石勇, 费学明, 等. 胆宁片对胆汁 33.5kDa 泡蛋白的影响 [J]. 肝胆胰外科杂志, 2002, 14 (2): 96-97.
18. 张清华. 中药清胆胶囊药理实验研究 [J]. 广东药学院学报, 2001, 17 (3): 181-183.
19. 石志娜, 周昕, 梁晓强, 等. 清胆胶囊中 5 个主要成分的定量测定 [J]. 中成药, 2011, 33 (10): 1722-1726.
20. 梁晓强, 顾宏刚, 章学林, 等. 清胆胶囊对豚鼠胆色素结石模型的生化学影响 [J]. 辽宁中医杂志, 2008, 35 (10): 1607-1608.
21. 梁晓强, 章学林, 张静喆, 等. 清胆胶囊对胆色素结石豚鼠胆汁中 CRP 及黏蛋白含量的影响 [J]. 辽宁中医药大学学报, 2010, 12 (2): 43-45.
22. 张静喆, 梁晓强, 顾宏刚, 等. 清胆胶囊对胆固醇结石小鼠肝脏中 PPAR-γ、CYP7A1 及 NF-κB 表达的影响 [J]. 中国中西医结合消化杂志, 2010, 18 (4): 254-256.
23. 李炯, 张静喆, 邹长鹏, 等. 升清胶囊下调胆囊结石豚鼠胆囊上皮组织雌、孕激素受体 [J]. 中西医结合学报, 2008, 6 (10): 1040-1044.
24. 朱培庭, 张静喆, 章学林, 等. 升清胶囊对豚鼠胆石病相关基因的影响 [J]. 中西医结合学报, 2005, 3 (3): 207-210.
25. 谢瑞芳, 石志娜, 周昕, 等. 养肝利胆颗粒 HPLC 指纹图谱研究 [J]. 中成药, 2012, 34 (2): 188-191.
26. 朱培庭, 张静哲, 徐凤仙, 等. 养肝利胆合剂防治胆色素类结石的实验研究 [J]. 上海中医药杂志, 1991, 25 (10): 46-49.
27. 梁晓强, 顾宏刚, 章学林, 等. 养肝利胆颗粒对胆固醇结石小鼠肝脏中 PPAR-γ 及 CYP7A1 表达的影响 [J]. 辽宁中医杂志, 2011, 38 (1): 172-174.

（余 奎，张静喆，朱培庭）

第三节　温病理论在急性胰腺炎中的应用

温病学是中医学中一门独立的学科。历代医家经过漫长的实践过程，发现温病在病因、病机和临床表现等方面的共同特点和独特的规律有别于其他疾病，而形成了一套独立的理论。其理论和经验在治疗急性感染性、传染性疾病中发挥了十分重要的价值。急性胰腺炎（acute pancreatitis，AP）定义为急性热病已成为共识，近几十年的中西医结合治疗 AP 实践积累了一些经验，本章节将总结和论述温病理论在 AP 中的运用情况。

一、AP 与温病致病临床特点的异同

（一）AP 与温病致病临床特点的相同之处

温病是由温邪引起的以发热为主症，具有热象偏重、易化燥伤阴等特点的一类急性外感热病。大多起病急骤，来势凶猛，传变较快，变化较多。证候的表现上较突出的是热象偏重，并伴口渴、心烦、溲短赤、舌红、脉数等见症。同时还易内陷生变，致动风、动血、闭窍、痉厥神昏等。病变过程又易伤阴化燥。

现代医学定义 AP 是多种病因引起胰酶异常激活，胰腺组织自身消化所致的以胰腺局部水肿、炎性浸润、实质坏死为主要病理改变的炎症性疾病。常伴有全身炎症反应综合征（systemic inflammatory response syndrome，SIRS），可出现单个或多个持续性器官功能衰竭（persistent organ failure，POF）和感染性胰腺坏死（infected pancreatic necrosis，IPN）。AP 的临床症状主要为腹痛、腹胀，这也是诊断 AP 的标准之一。根据不同的病因或体质或基础疾病，可以表现出不同的伴随症状。临床上常见的症状可分为脏腑功能失调相关的症状和系统性（全身性）症状，其中重症急性胰腺炎（severe acute pancreatitis，SAP），与《温病条辨》中焦篇阳明温病的描述高度相似："面目俱赤，语声重浊，呼吸俱粗，大便闭，小便涩，舌苔老黄，甚则黑有芒刺，但恶热，不恶寒，日晡益甚者，传至中焦，阳明温病也。""阳明温病，面目俱赤，肢厥，甚则通体皆厥，不瘛疭，但神昏，不大便，七、八日以外，小便赤，脉沉伏，或并脉亦厥，胸腹满坚，甚则拒按喜凉饮者"，"阳明温病，纯利稀水无粪者，谓之热结旁流"，"温病三焦俱急，大热大渴，舌燥。脉不浮而躁甚，舌色金黄，痰涎壅甚"。根据 AP 不同的严重程度可以表现为不同的症状，整个疾病的病程特点基本参照伤寒六经辨证和温病卫气营血辨证。重症的起病往往更急骤，病势更凶猛，热势更盛，传变更快，病情程度可迅速由浅入深。这与温病在疾病发展和病势临床过程认识一致。因此，目前一致将 AP 病性定义为热病。

（二）AP 与温病致病临床特点的相异之处

在中医历代文献中，温病的含义和分类有所不同，有风温、有温热、有温疫、有温毒、有暑温、有湿温、有秋燥、有冬温、有温疟。有根据发病季节、四时主气或病候特点而确立的四时温病，也有根据病性性质进行分类，比如是否兼湿分成温热和湿热；发病初期是否有里热见证，分为新感和伏邪两类。AP 病位为中焦脾胃，发病并无外感或与季节相关或非时之气致病，传染性强的特点，且无卫分证的表现，因此从温病的定义和分类来看，不属于典型的外感热病中温病范畴。

二、重症急性胰腺炎发病机制的热病观

（一）AP 病因、病位与病性

根据 AP 的发病部位及临床特点，中医归属于"腹痛""脾心痛""胃心痛"和"胰瘅"等范畴。从病因来看，主要以内伤病因为主，包括饮酒、吸烟、饮食因素（喜食肥甘厚腻生冷酒毒）、素体肥胖、胆石、先天因素（解剖异常、遗传）和环境因素等。外伤、ERCP 和药物的不内外因亦可引起，但相对少见。病性在急性期多为里、热、实证。后期可因实致虚，虚实夹杂。标实涉及食积、酒毒、湿热、气滞、血瘀、热毒和痰浊等，虚症多为气虚、阴虚或气阴两虚等。传统温病发病观点：叶氏"温邪上受，首先犯肺"，吴氏"温邪从口鼻入"。而王氏指出"夫温热究三焦者，非谓病必上焦始而渐及于中下也，伏气自内而发，则病起于下者有之；胃为藏垢纳污之所，湿温、疫毒病起于中者有之"，并非所有温病皆始于上焦手太阴。从 AP 起病来看，往往从口入，大多由暴饮暴食或进食肥甘厚腻等诱发与温病的观点基本吻合。温病由口鼻而入，自上而下，鼻通于肺，始手太阴。太阴金也，温者火之气，火未有不克金者，故病始于此。太阴阴脏，温热阳邪，阳盛伤人之阴也，故首遏太阴经中之阴气。AP 病位为脾胃中焦，AP 起病从口入，口气通于胃，"阳明如市，胃为十二经之海，土者万物之所归也，诸病未有不过此者"，可以解释 AP 起病即见中焦邪入阳明气分证候。

另外，叶天士提出"温邪上受，首先犯肺，逆传心包"，描述了温邪传变的一种特殊情况，即邪从肺卫不传气分，而直接传至心营，迅速出现神志昏乱等危重证候。SAP 中暴发性急性胰腺炎发病后迅速出现多器官功能衰竭，早期病死率极高，可能

属该逆传心包类型。

（二）AP 病机与研究进展

AP 以腑气不通为基本病机，以"郁、热、瘀、结、厥、血、衰、亡"为其病机演变特点。初期即表现出气机郁滞，手太阴肺与手阳明大肠相表里，而手阳明大肠与足阳明胃均为阳明燥金，阳明为多血多气之经，热邪致病，可表现为阳气盛则热，气机壅滞表现，两热相合，可出现一派火、燥之象。气机郁滞与湿热相合蕴结中焦，致使肝胆疏泄失利、脾胃升降失和与肠道传导失司；热盛伤阴，阴不敛阳，而致阳邪更盛，由气滞加剧进展成结，气行则血行，气滞则血停，结聚不散致血瘀，血瘀之象随着病势深入也逐渐加重，热、结、瘀愈甚而成毒，与热合致热毒炽盛、与瘀合成瘀毒互结，进一步发展致火毒弥漫三焦，气血败乱，致多脏衰微，内闭外脱之厥证；且热瘀郁久，热壅血瘀、血败肉腐形成痈脓；或耗血动血，迫血妄行，血液丢失，瘀血内停形成弥散性血管内凝血等，脏腑功能衰败不可逆转，终致亡阴亡阳。

AP 常见的致病病因为胆源性、高甘油三酯血症和酒精。三者均可定性为热邪。急性胰腺炎病理变化复杂，发病机制尚未完全阐明，但众多证据支持胰腺腺泡细胞损伤是引起胰腺炎的中心环节。多种因素引起胰腺腺泡细胞内钙超载、氧化应激、线粒体能量代谢障碍、内质网应激、胰酶过早活化、核转录因子激活、细胞程序性死亡和损伤相关分子模式一系列细胞内事件（气机郁滞），激活相关炎性通路，发展到 SIRS、POF 甚至 MODS。

三、热病理论的辨证观

（一）热病理论的辨证观

叶天士创立卫、气、营、血辨证纲领"大凡看法，卫之后，方言气；营之后，方言血"，划分了温病发展过程中浅深不同的层次。温病大家吴鞠通在叶氏基础上进一步发挥，集大成而著《温病条辨》，以三焦辨证统合温病。两者的观点均离不开内经的热病理论。《素问·热论篇》曰："今夫热病者，皆伤寒之类也"。《灵枢·论疾诊尺》曰："尺肤热甚，脉盛躁者，病温也；其脉盛而滑者，汗且出也。"《素问·热论篇》曰："凡病伤寒而成温者，先夏至日者为病温；后夏至日者为病暑，暑当与汗皆出，勿

止。温者，暑之渐也。"在 AP 的临床实践过程中，四川大学华西医院蒋俊明教授最早提出以内经热病观来认识 AP，兼融温病与伤寒之所长，以气血为纲，以卫气营血辨证为经，三焦辨证为纬，脏腑辨证为立足点，将 AP 分为气分期、营血分期、脏衰期、恢复期（见图 36-3-1），并且在基础研究中首次证实了卫气营血的证候变化。

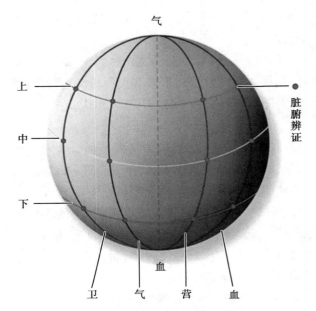

图 36-3-1　热病观的辨证示意图

（二）AP 的分期与辨证分型

根据 AP 的病程进展分为 2 个阶段：早期和后期。早期起病多为气分证，之后可出现营血分证和脏衰证，早期：通常为发病 2 周以内；后期：指发病后第 2 至第 4 周，常出现持续的系统并发症、器官功能不全或衰竭、感染相关；重症患者常常起病后早期即很快进展，疾病由浅入深，从气分持续不解，进入营血分和脏衰，进而加重亡阴亡阳，或进入后期邪去正衰。辨证分期为气分期、营血分期、脏衰期和恢复期，根据不同阶段具体辨证分型如下：

1. 气分期

（1）肝郁气滞证：胸胁脘腹胀痛，矢气则舒，易怒善太息，恶呕嗳气；排便时肛门滞重，有便而不畅之感，舌红苔薄黄，脉弦。

治法：疏肝解郁，清热导滞。

推荐方药：柴胡疏肝散加减：柴胡、法半夏、枳

实、厚朴、木香、白芍、郁金、延胡索、香附、川楝子、生大黄（后下）、芒硝（冲服）等。

（2）肝胆湿热证：胸胁胀痛，口苦，纳呆腹胀，泛恶欲呕，大便不调，或身目发黄，身热不扬，小便短赤，舌红苔黄或厚腻，脉弦滑。

治法：疏肝利胆，清热利湿。

推荐方药：茵陈蒿汤合龙胆泻肝汤加减：龙胆草、栀子、黄芩、黄连、枳实、厚朴、柴胡、白芍、木香、延胡索、当归、茵陈、生大黄（后下）、芒硝（冲服）、甘草等。

（3）脾胃湿热证：脘腹胀满痛，纳呆，恶心呕吐，便秘，常体型肥胖，平素多大便稀溏，舌红或淡红，苔厚腻，或黄，脉滑数，有力，或洪大。

治法：通里攻下，清热祛湿。

推荐方药：三仁汤或藿朴夏苓汤合大承气汤加减：厚朴、枳实、生大黄（后下）、芒硝、杏仁、薏苡仁、茯苓、通草、淡竹叶、法半夏等。

（4）腑实热结证：腹满硬痛拒按，大便干结不通或热结旁流，日晡潮热，或胸脘痞塞，呕吐，口臭，口干口苦，口渴，小便短赤，舌红苔黄厚或腻，脉沉而有力，或弦滑。

治法：通腑泄热，行气导滞。

推荐方药：柴芩承气汤、大承气汤、大柴胡汤或清胰汤：柴胡、黄芩、厚朴、枳实、栀子、生大黄（后下）、芒硝（冲服）、木香、延胡索、川芎、红花、桃仁、赤芍、甘草等。

（5）结胸里实证：心下痛，按之石硬，或从心下至少腹硬满而痛不可近，兼见不大便，或潮热，舌红苔黄腻，脉沉紧。

治则：峻下破结。

推荐方药：大陷胸汤：大黄、甘遂、瓜蒌等。

2. 营血分期

（1）热毒炽盛证：发热，口干口渴，疼痛剧烈或胀痛难忍，拒按，部位固定不移，伴见皮肤青紫瘀斑，躁扰不宁。舌质干，舌苔黄厚腻或焦黑，芒刺。

治法：清热泻火，凉血解毒。

推荐方药：膈下逐瘀汤合大黄牡丹汤：大黄、黄连、黄芩、当归、川芎、桃仁、红花、赤芍、延胡索、生地黄、丹参、厚朴、炒五灵脂、牡丹皮、芒硝（冲服）等。

（2）热壅血瘀证：壮热口渴，少腹硬满疼痛，烦躁不安，夜热甚，神昏谵语，皮肤斑疹，舌红或绛而干，舌苔黄燥，脉沉数或涩。

治法：破血逐瘀，攻下泻热。

推荐方药：抵挡汤合清营汤：药用水蛭、虻虫、桃仁、大黄、水牛角、生地、玄参、竹叶心、丹参等。

3. 脏衰期

（1）内闭外脱证：腹满硬痛拒按、大便干结不出或热结旁流，呼吸喘促甚至张口抬肩，发热、口干口渴、大汗出，四肢湿冷、少尿或无尿、神志淡漠或烦躁，舌红或绛、舌质干或芒刺、脉微欲绝。

治法：回阳救逆、通腑启闭、清热解毒、活血化瘀。

推荐方药：在腑实热结和热毒炽盛证对应方药基础上加用四逆汤合参附注射液加减：药用大黄、枳实、厚朴、芒硝、柴胡、黄芩、栀子、桃仁、丹参、牡丹皮、附子、干姜、甘草等。

（2）亡阴亡阳证：腹痛腹胀、神志淡漠或烦躁，呼吸喘促甚至张口抬肩，大汗或冷汗，四肢湿冷、少尿或无尿、脉弱微欲绝，或迟，或结代。

治法：回阳救逆，益气固脱。

推荐方药：四逆汤合生脉散、参附注射液加减：附子、干姜、甘草等。

以上方药可辨证加减，热甚者，加金银花、大青叶等；湿热甚者，加金钱草、黄连、黄柏等；呕吐甚者，加姜半夏、竹茹、代赭石、旋覆花等；腹胀严重者，加甘遂（冲服）、枳壳、青皮、大腹皮、槟榔等；食积者，加焦三仙等；伤阴者，加生地、麦冬、玄参、沙参、五味子等。

4. 恢复期

（1）脾虚湿困证：纳呆腹胀，便溏不爽，肠鸣矢气，食少纳呆，大便溏薄。

治法：健脾利湿益气。

推荐方药：参苓白术散加减：党参、白术、茯苓、山药、薏苡仁、白扁豆、砂仁、大枣、当归、桃仁、红花、甘草等。

（2）气阴两虚证：少气懒言，神疲乏力，胃脘嘈杂，饥不欲食，伴头晕目眩，排便困难，口燥咽干，舌淡，舌少苔或无苔，脉细。

治法：益气养阴、健脾和胃。

推荐方药：生脉散或益胃汤：人参、麦冬、五味子、生地、玄参、玉竹、北沙参等。

(3)中焦虚寒证:少气懒言,面色无华,神疲乏力,纳差痞满,腹部隐痛,喜温喜按,舌淡润。

治法:温中补虚、益气健脾。

推荐方药:小建中汤或黄芪建中汤或香砂六君子汤加减:黄芪、桂枝、芍药、生姜、大枣、炙甘草、木香、砂仁、陈皮、法半夏等。

(4)癥瘕积聚证:腹部不适,或伴刺痛、胀痛,或可触及包块,舌或暗或见瘀斑瘀点,舌下络脉瘀张,脉涩。

治法:行气消积,活血化瘀。

推荐方药:血府逐瘀汤:当归,白芍、红花、枳壳、赤芍、柴胡、川芎、川牛膝等。

各型辨证论治基础上加强活血化瘀,选用桃仁、红花、赤芍、川芎、五灵脂等;包块明显者加减活血散结药物如皂角刺、三棱、莪术等。

气分证期特点是大热耗伤大量津气,如果热邪持续稽留气分,或未能及时截断则可进入进展期,出现气分重症甚至转入营血分证期。热入营分,是热邪内陷的深重阶段,邪热灼伤真阴,扰及心神。或热邪灼伤肝经,津血不足,导致肝风内动;或热与血结,热壅血瘀、血败肉腐形成痈脓;或迫血妄行,血逸脉外,瘀血内停等。同时,由于津血同源,也更进一步加重津液损耗;津、气、血的大量耗损,正气亏虚,气血运行不畅,导致了脏腑功能衰竭,出现亡阴亡阳,抢救不及时的患者危在旦夕。有时也可出现热深厥深的真热假寒证,临证尤其要注意和亡阴亡阳鉴别。恢复期由于邪去正衰,或正虚邪恋、余热未尽,或邪热滞留、瘀血停留不去,而表现出不同证候。

另外,温病病性而言,分为温热与湿热,根据两者提纲证"湿热症,始恶寒,后但热不寒,汗出,胸痞,舌白或黄,口渴不引饮",可见 AP 病性当属温热,倘若 AP 患者出现口渴不引饮的情况时,当仔细分辨是否属湿热,此时当辨湿与热孰重孰轻而论治之。

四、温病治法与"益活清下"为代表的 AP 治疗观

(一)温病常见治法与"益活清下"治法

温病主要治法包括解表、清气、和解、化湿、通下、清营凉血、开窍息风、滋阴生津、益气固脱等法,根据 AP 的病机特点,早期涉及清气、和解、通下、清营凉血、益气固脱等治法,后期涉及化湿、滋阴生津等法。而总体以"益气养阴、活血化瘀、清热解毒、通里攻下"为代表性治则治法,简称"益活清下"。具体分述如下:

1. **益气养阴法** 属于温病治法中的益气固脱法和滋阴生津法。温病发展过程中,若正气本虚,邪气太盛,或汗下太过,津液骤损,阴损及阳,即可致正气暴脱。AP 为急性热病,热邪太过,或热毒炽盛,可致气阴两伤,正气欲脱,此时当益气敛阴生津固脱,代表方剂为生脉散。若热邪致阳气暴脱,需益气回阳固脱,代表方剂为四逆汤。若临症见阴津与阳气俱脱者,上述两法可联用;若遇神志昏沉,意识不清,手厥阴心包症状仍显著,此为内闭外脱之候,需配合芳香开窍之品。温病治在津液"存得一分津液,便有一分生机"。AP 早期的液体复苏疗法也属于此类治法。临床常用的生脉注射液、参麦注射液、参附注射液根据患者情况辨证使用。

2. **活血化瘀法** 属于温病治法中的清营凉血法,及兼杂瘀热的通瘀散结法。包括清泄营热、凉血解毒、通络散瘀等治疗方法,也属于八法中的"清法"范围。温病过程中热入营血分,以轻清透泄之品,使入营之邪从气分而解,即叶天士之"透热转气"法;热留营分,久则血瘀内结,甚至耗血动血,破血妄行,则配合凉血活血散血;若瘀血蓄结下焦,则配合通瘀破结治法,代表方剂如桃核承气汤。临床常用的如丹参注射液、灯盏细辛注射液、血必净注射液、血栓通注射液、血塞通注射液等。

3. **清热解毒法** 属于温病中清气法,是指清泄气分邪热的一种治法。包括用辛寒之品清解气分的辛寒清气法,适用于热入阳明气分,邪热炽盛,表里俱热的证候。代表方剂如白虎汤。以及用苦寒之品直清里热,泻火解毒的清热泻火法,适用于邪热内蕴,郁而化火的证候。代表方剂如黄连解毒汤、黄芩汤。临床常用的如血必净注射液等。

4. **通里攻下法** 属于温病中通下法,具有通腑泄热,荡涤积滞,通瘀破结逐邪外出的作用。适用于温热邪气结肠腑,有形实邪互结肠腑,或湿

热积滞交结肠胃或瘀血内结下焦的证候。以苦寒攻下之品大承气汤为代表性方剂。根据邪气不同情况配清热除湿,行气燥湿,滋阴增液或破结散瘀。代表方剂如枳实导滞散、大承气汤、柴芩承气汤、清胰汤、大柴胡汤、增液承气汤、大黄附子汤、桃核承气汤等,若水热互结于心下,可用大陷胸汤等。

大多数轻症和中度重症 AP 患者以气分证为主,气分证临床表现复杂,可因初入气分,气分持续日久等不同而表现各异,因此临证具体运用时还需注意灵活化裁。若热邪已与有形实邪相结,必须结合下法祛邪才能解除邪热;结合邪热上中下三焦不同,或波及不同脏腑,需结合脏腑辨证进行加减化裁,比如热壅于肺,当配合宣降肺气之品,若热郁肝胆,当配疏肝利胆之品。热扰胸膈,可配合宣肺利膈之品。若热毒壅结,则当配伍解毒消肿之品。若气热炽盛,内逼营血而成气营两燔,则应配合清营凉血之品。若湿热秽浊郁闭气分,则当疏利透达膜原。而随着病情进展,正气有所耗伤,当注意仔细分辨虚实,注意扶正与攻邪之轻重缓急。

(二)代表性治法的研究进展

通里攻下法是在 AP 运用和研究最为广泛的代表性治法,单体的相关研究不在此论述范围。目前围绕该治法的代表性方剂对 AP 作用和机制主要有以下几个方面:① 改善胃肠道动力;② 改善肠屏障功能;③ 缓解疼痛;④ 抗炎与抗氧化效应。抑制炎性通路活化;⑤ 调节免疫功能;⑥ 减轻器官功能障碍等。

近年来,中药复方制剂相关机制和药理学方面的研究也有一定进展。基于网络药理学方法就发现清胰汤处方中关键的药物是延胡索、大黄、白芍、柴胡与黄芩,与靶点关系最紧密的成分为槲皮素、β- 谷甾醇、山柰酚、汉黄芩素、金合欢素、黄芩素和芦荟大黄素。网络药理学和分子对接研究结果显示清胰汤可能通过上调 ERK1/2、c-Fos,同时下调 p65 这一重要作用而减轻 AP。柴芩承气汤网络药理学构建发现大黄素、大黄酸、黄芩苷、白杨素为作用于 TLR4/NLRP3 促炎信号通路的主要化学活性成分,且活性化学成分的联用显示出协同效应。同时通过网络药理学分析发现大黄素、

黄芩苷、厚朴酚很可能能有效抑制 NK1R 下游 p65 炎性信号通路的激活,从而保护腺泡细胞活性的有效成分。而柴芩承气汤中黄芩、栀子等成分被证实具有抗胰脂酶和脂质过氧化效能。另外,从急性胰腺炎代谢特征研究,首次发现血浆差异代谢物分析和胰腺持续扰动代谢物分析提示了甲硫氨酸循环经转硫作用生成谷胱甘肽通路可能影响急性胰腺炎的发生发展。而柴芩承气汤不仅在炎症高峰时间点能够部分回调该通路的代谢物主要包括氧化谷胱甘肽、谷胱甘肽、S- 腺苷甲硫氨酸、甲硫氨酸和胱硫醚等,且胰腺在 12 小时和 24 小时回调最明显的代谢物是胱硫醚。同时通过对该通路的代谢酶基因和蛋白表达分析显示谷胱甘肽合成酶的回调最为显著,可能作为急性胰腺炎潜在药物靶点。基于网络药理学的研究发现柴胡皂苷 C、柴胡皂苷 D 等可能通过 PI3K-Akt、细胞凋亡、AGE-RAGE 等信号通路来调控 BCL2L1、PTGS2、MCL1、RAF1、IL-6、AKT1 等 25 个靶点治疗急性胰腺炎。而新近一篇综述纳入 30 项 AP 体内和体外实验研究显示具有抗炎和抗氧化的植物化学物质均具有药物治疗潜力。

除了通里攻下法代表性方剂以外,其他治法的研究也有一定进展。生脉注射液可提高多器官组织 SOD 活性,显著减轻重症急性胰腺炎早期多器官组织脂质过氧化。参附注射液可减少急性坏死性胰腺炎大鼠的肠道菌群移位,抑制炎性因子释放,改善微循环障碍而减轻 SAP。丹参注射液可减轻 ALI/ARDS 患者的 APACHE- Ⅱ 评分,大剂量的丹参注射液可降低高脂血症急性胰腺炎的血脂水平,可通过改变 CYP、药代动力学指标和血流动力学参数发挥抗凝效应,但与抗凝 / 抗血小板药物的相互作用仍不清楚,是否可以改善 AP 胰腺血流及微循环障碍尚不明确。一项荟萃分析结果提示丹参注射液治疗 SAP 疗效优于常规治疗,且临床应用安全。有研究报道蒿芩清胆汤可清胆和胃,加柴胡、香附、厚朴、郁金、木香以调气机,加强健脾燥湿、清热泻火、行气活血,以去除病因或病理产物,从而防止复发。

尽管中医药治疗 AP 相关的机制研究已逐渐深入,但上述代表性方剂的临床疗效仍缺乏高级别的循证证据,有待进一步的验证。

（三）其他中医药治法

外用药在 AP 中应用十分普遍。以痈疡论治 AP 之局部并发症，外用药是必不可少的治法。常见的外用药包括六合丹、金黄散等，外敷腹部均可以促进局部炎性渗出吸收，活血行气止痛。有研究采用网络药理学的方法分析六合丹，提示其减轻 AP 作用机制涉及胰腺分泌、胆汁分泌、过氧化物酶体增殖物激活受体 γ（PPARγ）信号通路、脂肪消化吸收、花生四烯酸代谢和钙信号通路。采用穴位注射（足三里、胃俞穴）可提高肠鸣音恢复时间，促进胃肠动力恢复，改善急性期炎症继发的肠麻痹、腹腔高压等，缩短住院时间。针刺治疗及物理疗法多种辅助治疗手段可起到缓解疼痛效果。一项纳入 19 项研究的荟萃分析显示针灸联合常规治疗与常规治疗相比，可显著减轻疼痛和腹胀。早期经皮电刺激 AP 患者内关和足三里穴位可显著降低腹痛评分，改善胃慢波节律，以及降低血清 TNF-α、白细胞计数和 C 反应蛋白等炎症指标水平。该作用可能与通过自主神经 - 内分泌介导机制使迷走神经兴奋性增加，交感神经兴奋性降低相关。

综上，由于 AP 热病，病邪为热邪，存在腑气不通的基本病机，确立了通里攻下法为主的核心治法。热邪深入气分，热毒炽盛，或初入营分，清热解毒和活血化瘀常常加减化裁使用，而因为热邪易化燥耗气伤津的特点，益气养阴法常常需贯穿疾病始终，也体现了中医治未病思想。现代研究也证实攻下类、清热解毒类、以及活血类药物均可抑制炎症反应，降低促炎因子水平，强调祛邪外出，客邪贵乎早逐，早期截断病势，防止病邪深入。益气养阴类药物具有扶正，调节免疫功能，与前者配合而改善预后。SAP 是急性危重疾病，不能拘泥于单一手段和方法，务必临证时注意四诊合参，仔细辨别，早期中西医结合综合救治，方可有救治成功可能。

五、恢复期的调摄护理

热病后邪热虽已解除，但机体多未恢复正常状态，因此应当采用适当的调理措施进行调摄养护，对促进机体恢复、防止病情反复、迁延具有重要意义。《素问·热论篇》："帝曰：热病已愈，时有所遗者，何也？岐伯曰：诸遗者，热甚而强食之，故有所遗也。若此者，皆病已衰而热有所藏，因其谷气相薄，两热相合，故有所遗也。帝曰：治遗奈何？岐伯曰：视其虚实，调其逆从，可使必已也。帝曰：病热当何禁之？岐伯曰：病热少愈，食肉则复，多食则遗，此其禁也。"《温病条辨》中焦篇第三十二条曰："阳明温病，下后热退，不可即食，食者必复；周十二时后，缓缓与食，先取清者，勿令饱，饱则必复，复必重也。"及注释"此下后暴食之禁也。下后虽然热退，馀焰尚存，盖无形质之邪，每惜有形质者以为根据附，必须坚壁清野，勿令即食。一日后，稍可食清而又清之物，若稍重浊，犹必复也。勿者，禁止之词，必者，断然之词也"。强调了温热疾病后饮食的调摄以及食复的危害。临床报道，AP 恢复期使用中药可明显减少复发性胰腺炎的复发率。重视 AP 恢复期正气不足，血脉损伤导致瘀血留滞，有研究报道以香砂六君子汤和膈下逐瘀汤为主药方剂的益气活血法干预 AP 恢复期，标本兼顾，收效显著。

恢复期调理范围甚广，涉及饮食、起居、精神、药物调理等方面。高甘油三酯血症急性胰腺炎（HTG-AP）患者出院后应尽早进行脂质检查及相关基因检查，从多方面控制血脂。调整生活方式，饮食、减肥、戒烟、戒酒与控制糖尿病减少二次触发因素，限制碳水化合物的摄入等，并始终维持 TG 水平在 5.65mmol/L 以下，以减少复发风险，出院后 30 天内进行 TG 检测的患者更有可能达到正常水平。若仍不能降低 TG 水平，应合理选择并规律服用降脂药物，包括贝特类、他汀类、烟酸类和 ω-3 脂肪酸等。药物调理需慎辨虚实寒热，若邪热已除而气血亏损未复，宜调补气血；若属气阴两虚，可滋阴生津，若肝肾之阴已耗，当填补真阴，润燥息风等；若气阴两伤而余热未清者，当益气养阴兼清余热；若肺胃津伤未复，宜滋养肺胃生津养阴；若湿热外邪已解，脾胃运化被湿气所碍，当健脾醒脾化湿和中。而饮食调理当食饮有节，忌辛辣刺激生冷之物，膏粱厚味之品；起居有常，虚邪贼风避之有时；精神方面应舒畅情志，闲志少欲。

总体而言，温病理论对 AP 疾病自然病程，病性病位、病因病机及理法方药各个方面均有极大的启示和影响。而温病理论及其中蕴含的精髓和思想还有待继续挖掘,结合现代科学研究,更丰富地运用于疾病的临床实践,提升疗效。

参考文献

1. LEE P J, PAPACHRISTOU G I. New insights into acute pancreatitis [J]. Nat Rev Gastroenterol Hepatol, 2019, 16(8): 479-496.
2. VAN GEENEN E J, VAN DER PEET D L, BHAGIRATH P, et al. Etiology and diagnosis of acute biliary pancreatitis [J]. Nat Rev Gastroenterol Hepatol, 2010, 7(9): 495-502.
3. TAKAHASHI T, MIAO Y, KANG F, et al. Susceptibility factors and cellular mechanisms underlying alcoholic pancreatitis [J]. Alcohol Clin Exp Res, 2020, 44(4): 777-789.
4. HUANG W, BOOTH D M, CANE M C, et al. Fatty acid ethyl ester synthase inhibition ameliorates ethanol-induced Ca^{2+}-dependent mitochondrial dysfunction and acute pancreatitis [J]. Gut, 2014, 63(8): 1313-1324.
5. YANG X M, YAO L B, DAI L, et al. Alcohol predisposes obese mice to acute pancreatitis via adipose triglyceride lipase-dependent visceral adipocyte lipolysis [J]. Gut, 2023, 72(1): 212-214.
6. HAN C, DU D, WEN Y, et al. Chaiqin chengqi decoction ameliorates acute pancreatitis in mice via inhibition of neuron activation-mediated acinar cell SP/NK1R signaling pathways [J]. J Ethnopharmacol, 2021, 274: 114029.
7. 黄萍, 李永红, 蒋俊明. 蒋俊明教授热病观及益活清下理论体系总结 [J]. 四川中医, 2008, 26 (1): 1-2.
8. 蒋俊明, 张瑞明, 黄宗文, 等. 益活清下法治疗重症急性胰腺炎: 附 32 例报告 [J]. 中国中西医结合外科杂志, 1994, 1 (1): 9.
9. 曾祥国, 陈钦材, 周幼斌, 等. 实验性温病卫、气、营、血四个时相的病理变化 [J]. 四川医学, 1983(3): 129-133.
10. 中国中西医结合学会. 急性胰腺炎中西医结合诊疗指南: T/CAIM 007-2021 [S]. 北京: 中国中西医结合学会, 2021.
11. 金涛, 黄伟, 夏庆. 急性胰腺炎早期液体复苏策略的现状与困惑: 中西医结合认识汇通的启示 [J]. 中华胰腺病杂志, 2020, 20(5): 342-349.
12. ZHANG J W, ZHANG G X, CHEN H L, et al. Therapeutic effect of Qingyi decoction in severe acute pancreatitis-induced intestinal barrier injury [J]. World J Gastroenterol, 2015, 21(12): 3537-3546.
13. MA X, JIN T, HAN C, et al. Aqueous extraction from dachengqi formula granules reduces the severity of mouse acute pancreatitis via inhibition of pancreatic pro-inflammatory signalling pathways [J]. J Ethnopharmacol, 2020, 257: 112861.
14. WANG G, SHANG D, ZHANG G, et al. Effects of QingYi decoction on inflammatory markers in patients with acute pancreatitis: A meta-analysis [J]. Phytomedicine, 2022, 95: 153738.
15. 沈丽, 闵琼, 卞艳芳, 等. 清胰汤治疗胰腺炎的网络药理学研究 [J]. 中国医药导刊, 2022, 24(1): 68-75.
16. WEI T F, ZHAO L, HUANG P, et al. Qing-Yi Decoction in the Treatment of Acute Pancreatitis: An Integrated Approach Based on Chemical Profile, Network Pharmacology, Molecular Docking and Experimental Evaluation [J]. Front Pharmacol, 2021, 12: 590994.
17. WEN Y, HAN C, LIU T, et al. Chaiqin chengqi decoction alleviates severity of acute pancreatitis via inhibition of TLR4 and NLRP3 inflammasome: Identification of bioactive ingredients via pharmacological sub-network analysis and experimental validation [J]. Phytomedicine, 2020, 79: 153328.
18. TANG Y, SUN M, LIU Z. Phytochemicals with protective effects against acute pancreatitis: a review of recent literature [J]. Pharm Biol, 2022, 60(1): 479-490.
19. 王锐, 韩晨霞, 彭杨, 等. 基于网络药理学探讨六合丹治疗急性胰腺炎的物质基础和分子机制 [J]. 中华胰腺病杂志, 2020, 20(3): 173-182.
20. JANG D K, JUNG C Y, KIM K H, et al. Electroacupuncture for abdominal pain relief in patients with acute pancreatitis: study protocol for a randomized controlled trial [J]. Trials, 2018, 19(1): 279.

(金 涛,姜 坤,夏 庆)

第四节　从痈论治急性胰腺炎

根据重症急性胰腺炎的发病过程、证候表现及病理生理变化,按照传统中医痈疡理论,可归属于内痈的范畴,治疗亦可借鉴痈疡的相关治疗原则。

一、古之脾痈即今之急性胰腺炎

脾痈属于内痈的一种,清《医宗金鉴》详细描述:"此证始发章门穴,必隐疼微肿。由过食生冷,兼湿热,或瘀血郁滞脾经而成。令人腹胀,咽嗌干燥,小水短涩。"我们认为急性胰腺炎归属于脾痈的范畴,原因详述如下:

(一) 古之脾脏与今之胰腺部位和功能一致

从解剖部位看,中医经典文献对胰腺的记载如"散膏""珑管""甜肉"等,均认为胰腺为脾脏的一部分。《难经·第四十二难》"脾重二斤三两,扁广三寸,长五寸,有散膏半斤,主裹血,温五脏,主藏意",其中的"散膏"被认为是古代医籍对胰腺最早的记载;其后医家间有论述,张锡纯认为"西人谓中医不知胰,不知古人不名胰,而名散膏";王清任通过解剖更加系统的进行了阐述:"津门上有一管,名曰津管,是由胃出精汁水液之道路。津管一物,最难查看,因上有总提遮盖。总提俗名胰子,其体长,于贲门之右、幽门之左,正盖津门……饮食入胃,食留于胃,精汁水液,先由津门流出,入津管,津管寸许,外分三杈。精汁清者,入髓府化髓;精汁浊者,由上杈卧则入血府,随血化血;其水液,由下杈从肝之中间,穿过入脾。脾中间有一管,体相玲珑,名曰珑管,水液由珑管分流两边,入出水道。"这里的"珑管"是指主胰管,位于"脾中间",可见王清任所指的"脾"就是胰腺。

从生理功能看,中医学认为,脾主运化,"脾气散精",既能帮助胃"游溢精气"、将饮食水谷转化水谷精微供人体吸收,又能够"上归于肺""下输膀胱"、运行输布水谷精微至全身各处加以利用,因此被称为后天之本、气血生化之源。现代医学认为,胰腺具有外分泌功能,分泌消化酶如胰淀粉酶、胰蛋白酶、胰脂肪酶和糜蛋白酶等,能水解食物中糖、蛋白质和脂肪,类似于脾"游溢精气"的作用;同时胰腺还有内分泌功能,分泌激素如胰岛素、胰高血糖素等能调节血糖,从而平衡糖的代谢和利用,类似于脾"输布精微"的作用。可见古之脾脏与今之胰腺的生理功能相吻合。

(二) 古之痈疡的病因病机与急性胰腺炎的发病机制类似

从病因学说看,早在《灵枢·痈疽》就指出了痈的发病与寒邪有关"寒邪客于经络之中则血泣,血泣则不通,不通则卫气归之,不得复反,故痈肿",奠定了痈的病因学基础。《诸病源候论》进一步补充:"内痈者,由饮食不节,冷热不调,寒气客于内,或在胸膈,或在肠胃,寒折于血,血气留止,与寒相搏,壅结不散,热气乘之,则化为脓,故曰内痈也。"张景岳亦认为:"凡疮疡之患……盖凡以郁怒忧思,或淫欲丹毒之逆者,其逆在肝脾肺肾,此出于脏而为内病之最甚者也。凡以饮食厚味、醇酒炙煿之壅者,其壅在胃,此出于腑而为内病之稍久者也。"故饮食厚味、醇酒炙煿、情志郁结、感受寒邪是痈的主因。急性胰腺炎的发病与暴饮暴食、过量饮酒、高甘油三酯血症、胆源性疾病、细菌或病毒感染等有关。可见痈与急性胰腺炎的致病因素相吻合。

从病机理论看,《灵枢·痈疽》进行了详细的论述"营气稽留于经脉之中,则血泣而不行;不行则卫气从之而不通,壅遏而不得行,故热;大热不止,热盛则肉腐,肉腐则为脓……故名曰痈",认为营卫不和、气血凝滞、郁而化热、热盛肉腐是痈的基本病机。张仲景在此基础上结合具体病证如肺痈、肠痈等进一步发挥,提出"热之所过,血为之凝滞,蓄结痈脓",认为瘀热互结、血败肉腐、酿而成脓。急性胰腺炎的病理生理因素不外乎气滞、血瘀、湿热、痰浊、热毒,基本病机为气机不畅、痰湿内蕴、郁久化热、久则血瘀、浊毒渐生、阻滞中焦。可见痈与急性胰腺炎的病机特点亦相吻合。

(三) 古之脾痈的病机与急性胰腺炎证候病理相符

急性胰腺炎的证候表现符合古籍中关于脾痈的论述。脾痈证候有"章门穴隐疼微肿、腹胀、咽喉干燥、小便短涩"。急性胰腺炎典型的腹痛位于上腹或左上腹,可放射至背部、胸部和左侧腹部,多为钝痛或锐痛,可出现恶心呕吐、发热、黄疸,亦可伴随咽干口燥、小便不利。由此可见,两者的临床表现极为相符,均以腹痛、腹胀为主要表现。

另外,急性胰腺炎的病理变化符合痈疡的典型表现,即具有红、肿、热、痛以及坏死化脓的表现。急性胰腺炎的发病过程中,早期病理特征可见胰腺局限或弥漫性水肿、肿胀、充血,重型可见高度充血水肿,呈深红、紫红色,镜下可见腺泡水肿、炎性浸润、出血坏死,继发感染可见局部脓肿形成,这些病理表现均符合痈疡的红、肿表现;局部坏死吸收导致腹腔内温度升高,或表现为上腹部及背部皮温升高,炎症渗出刺激导致疼痛,相当于痈疡的热、痛。痈疡在疾病进展过程中,往往伴随有病灶化脓的过程,重症急性胰腺炎的局部并发症,如急性坏死物积聚及胰腺假性囊肿,特别是后期伴随有感染后,形成感染性胰腺坏死甚至胰腺周围脓肿,均可认为是胰腺之化脓的过程和表现。

二、从痈立法分期辨治急性胰腺炎

《黄帝内经》记载了十七种不同部位的痈疡,并认为痈疡形成的病理过程可归纳为“热盛而肉腐,肉腐而化脓”,致病因素可包括寒邪、情绪致病、饮食不节及外伤等,并且重点提到了“营卫瘀滞”是痈疡发病的关键因素,从而奠定了痈疡证治的理论基础。张仲景继承了《黄帝内经》的痈疡发病思路,并进一步发展,认为“瘀热在里”是内痈发病的主要病机,以清热祛瘀排脓法治疗肠痈、肺痈等内痈,创制了排脓汤、枳实芍药散、大黄牡丹汤、薏苡附子败酱散、苇茎汤等经典方药,用以治疗内痈,沿用至今,疗效确切。至明清,痈疡学说渐趋成熟,根据外科疾病发展过程一般分为初起、成脓、溃后三个阶段,立出消、托、补三个总的治疗法则,然后循此治则运用具体的治疗方法。

在痈疡发病的早期,尚未成脓,此期邪毒蕴结、经络阻塞、气血凝滞,“以消为贵”,采用消法,可消散痈毒,截断病程;随着疾病进展至中期,瘀热内盛,肉腐成脓,此期病灶渐趋化脓,应采用托法,此期应重视外治,使用针刀将脓腔切开,使脓液引流通畅,配合内服汤药使用托法,托脓外透,毒随脓泄;后期脓腔已溃,脓毒外泄,脓为气血所化,气血亦随之耗伤,此期应采用补法,使用补养的药物,恢复正气,助养新生,使疮口早日愈合。

重症急性胰腺炎的治疗,应根据胰腺炎的发病过程,结合痈疡的分期特点,分阶段治疗,在辨证的基础上灵活运用消、托、补法。

(一)早期以消为贵,清热通腑、活血消痈

急性胰腺炎发病早期,多为里、实、热证,气滞、湿热、热毒、血瘀兼见。此期胰腺组织被自身分泌的胰液消化,导致局部炎症甚则瀑布样全身炎症反应,胰腺组织充血水肿、炎性浸润,但尚未坏死成脓,相当于内痈的初期。治疗采用消法,使热毒消散、气血流通,从而截断病程,阻断邪毒走窜甚至化脓。消法是一切痈疡初期的治疗原则,中医外科学历来强调“以消为贵”,使病形消散于未成形之前,既能免受溃脓、手术之苦,又能缩短病程,体现了“上工治未病”的思路和特色。

消法是运用不同的治疗方法和方药,使初起的外科疾病得到消散,不使邪毒结聚、走窜、发展或成脓,是痈疡早期治疗的总则。但由于外科疾病的病位、病性、病机不同,症状表现各异,因而在具体应用消法时,必须针对病种、病机、病位、病性、病情,分别使用不同的治法。具体治法包括解表、通里、清热、温通、祛痰、行气、和营、理湿等。

在急性胰腺炎的治疗过程中,常用的治疗方法为清热法、通腑法、行气法以及和营法。清热法即使用寒凉的药物,使内蕴之热毒得以清解的一种治法,由于急性胰腺炎以热、毒为主要病理要素,因此清热法是治疗急性胰腺炎的主要方法。在具体运用时,首先要分辨热之盛衰、在气在血、毒之浅深,此时应结合温病之卫气营血理论进行治疗:热在气分者,当清热泻火;邪入营血者,当清热凉血;常用方剂有五味消毒饮、黄连解毒汤、犀角地黄汤、清营汤等;常用药物有蒲公英、金银花、连翘、黄连、黄芩、山栀子、石膏、知母、水牛角、生地黄、牡丹皮、赤芍等。通腑法即使用攻下泻下的药物,使蓄积在肠道内部的毒邪得以从大便疏通排出,从而达到除积导滞、泻热排毒、邪去毒消的一种治法;常用的方剂有大承气汤、小承气汤、调胃承气汤、宣白承气汤、牛黄承气汤、增液承气汤等;常用药物有大黄、芒硝、枳实、厚朴、瓜蒌、玄参、槟榔、杏仁等。行气法指使用理气的药物使气机流通、调畅气机,从而起到解郁散结、消肿止痛的作用,常用方剂有柴胡疏肝散、清肝解郁汤、开郁散等;常用药物有柴胡、木香、陈皮、香附、乌药、青皮、枳壳、延胡索、金铃子、贝母、半夏等。和营法是指用调和营血的药物,使经络疏通,血脉调和通畅,从而达到疮疡肿消痛止目的的一种治法,常用方剂有桃红四物汤、血府逐瘀汤、大黄䗪虫丸

等,常用药物有桃仁、红花、赤芍、当归、川芎、丹参、泽兰、三棱、莪术等。

大连医科大学附属第一医院中西医结合外科经过多年的研究,初期以"少阳阳明合病""六腑以通为用"为理论指导,以大柴胡汤合大承气汤为基础,在临床应用50余年的协定处方清胰汤的基础上,进一步优化,创制了院内制剂——清胰颗粒治疗急性胰腺炎。清胰颗粒由柴胡、黄芩、大黄、芒硝、栀子、白芍、木香、延胡索组成,取得了良好的临床效果。清胰颗粒体现了治疗急性胰腺炎早期之消法的思路:柴胡配黄芩,和解肝胆、一透一清,透邪外出、清解里热,体现了"消"之清热法;大黄配芒硝,通腑泄热、除积导滞,引导热毒从大便排出,体现了"消"之通里法;栀子泻三焦火邪兼能利尿,导热下行从小便而出,体现了"消"之泻热法;白芍入血分,活血和营、缓急止痛,主"邪气腹痛",体现了"消"之和营法;木香、延胡索行气止痛、流通气血兼能疏肝,体现了"消"之行气法。除了临床验证外,大连医科大学中西医结合临床国家重点学科实验室针对清胰颗粒进行了大量的基础研究,如药理学、药效学、代谢组学、微生物组学以及制剂工艺等研究,证明其有效成分可能通过抑制蛋白酶、改善微循环、清除氧自由基、抑制促炎因子、保护肠黏膜屏障等多途径多靶点起作用。

急性胰腺炎的早期,可见腹痛、燥热、汗出、烦渴、口苦、大便燥结等临床表现,可见热邪波及阳明及少阳气分,治疗当以清解气分热邪为主,宜清热解毒、泻火除烦、消痈散结。临证中,在大柴胡汤的基础上,宜酌情合用仙方活命饮、黄连解毒汤、五味消毒饮、白虎汤,常用药物有金银花、连翘、蒲公英、野菊花、栀子、天花粉、浙贝母、石膏、知母等。仙方活命饮被誉为"疮疡之圣药,外科之首方",唐容川称其为"疮证散肿之第一方"。金银花甘寒,清热解毒、解诸疮、治痈疽,为疮家圣药,配伍连翘又可透热转气,使热邪从气分而出,截断传变;蒲公英甘寒,清热解毒、散结消痈,为痈毒之要药;野菊花苦辛微寒,功善清热消肿、降火解毒;天花粉、浙贝母为对药,功能清热生津、消痈散结、活血和营;石膏甘寒,清气分大热,质重性沉,剂量宜大,可使用50~200g,临证可根据热势高低、体质虚实等酌情增减;知母清热泻火除烦,退热力强,兼有通便之功,临证对大便燥结之热毒证疗效较好。

(二) 早期变证——走黄

走黄是指在痈疡的发病过程中,因火毒炽盛、毒势未能及时控制,走散入营、内攻脏腑而引起的一种全身性危急病证。走黄是痈疡的常见变证,"黄即横,散也";"黄即毒也,疔毒内走攻心"。在疮疡的发病过程中,走黄的临床特点是局部疮顶忽然凹陷,色黑无脓,肿势迅速扩散;伴有全身症状,如高热寒战、头痛胸闷,或伴恶心呕吐、便秘腹胀或腹泻;或身发斑疹、黄疸等;剧者出现神志不清、谵语谵妄、气喘憋闷、突发痉厥等;舌红或红绛、苔黄燥,脉洪数或滑急。相当于现代医学的脓毒症等。

对中度重症胰腺炎和重症急性胰腺炎来说,走黄相当于胰腺炎早期的全身并发症,表现为病势急转直下,寒战、高热,或体温不升,伴头痛、烦躁、胸闷(全身炎症反应综合征或脓毒症),或身发瘀斑(Grey-Turner 征或卡伦征)、黄疸(胆道感染或梗阻),或神昏谵妄(胰性脑病),或气急喘促(呼吸衰竭),或手足逆冷、脉沉细数(循环衰竭),或尿少色赤(肾脏衰竭)或腹胀如鼓(腹腔内高压、腹腔间室综合征)等。

此期传变迅速、变证多端,病机复杂多变,以火毒炽盛、毒入营血为要点。应根据温病卫气营血规律进行辨治,基本治则为凉血清热解毒,宜用黄连解毒汤、清营汤、犀角地黄汤等合方加减治疗,常用药物有水牛角、生地黄、赤芍、牡丹皮、黄连、黄芩、栀子、丹参、玄参、麦冬、竹叶、野菊花、蒲公英、紫花地丁等。水牛角苦寒,清热凉血、解毒定惊,为血分证主药,主热病神昏、瘀热发黄等证;赤芍、牡丹皮凉血活血,消除血中瘀滞,清血分之伏火;生地、玄参、麦冬合为增液汤,既能凉血活血,又能补血中津液,稀释血液、畅通血流;丹参、黄连凉血清心,兼以安神醒神;竹叶清热除烦、生津利尿,主治热病烦渴、小便短赤。

若兼黄疸则加茵陈合为茵陈蒿汤;神志昏蒙加安宫牛黄丸或紫雪丹;气急喘促合用宣白承气汤;大便秘结或腹满而吐,加生大黄、芒硝;高热口渴,加竹叶、生石膏;阴液损伤,加玄参、麦冬等;手足逆冷、脉沉细数，证现内闭外脱，合用参附汤、生脉饮、参萸汤；若尿短色赤，需随证加减，可宗导赤散、龙胆泻肝汤、五皮饮之意，加用车前子、泽泻、竹叶、陈皮、茯苓皮、大腹皮等；若腹胀如鼓，宜行气通腑，加用厚朴、枳实、大腹皮、陈皮、青皮等；伴发惊厥，可以重镇安神，如龙齿、龙骨、钩藤等。

在治疗过程中，必然会使用大量苦寒、咸寒、甘寒的药物，此时应注意顾护脾胃，要做到中病即止，切忌长期大量使用苦寒药物伤中败胃，可适当加入鸡内金、谷芽、麦芽、六神曲、焦山楂、山药（代粳米）等护胃消食之品；若反酸嗳气，则可加用浙贝母、儿茶、海螵蛸、瓦楞子等。另外，治疗过程中需重视大便情况，使肠道保持通畅，因急性胰腺炎发病时肠道菌群紊乱，致病菌大量繁殖，加之肠屏障功能破坏，菌群及其代谢产物移位入血，会进一步加重病情，细菌入血导致脓毒症，细菌进入胰腺及其周围组织导致胰腺感染坏死或胰周脓肿形成；因此，在治疗过程中，应酌情使用通泻、导泻、滋泻、润泻之品，如大黄、芒硝、瓜蒌、生白术、生白芍、玄参、生地黄、麻子仁、柏子仁等，使菌毒从大便而出，从而恢复肠道功能，保护肠道屏障，防止细菌入血。此外，毒入营血，不仅需要凉血活血散血，更应重视透邪从血分外出，截断疾病进展，合理使用透热转气之法是关键步骤，使营分热邪透出气分而解，此时可联合使用气分药物，如金银花、连翘等，可起到事半功倍的效果。

（三）中期使用托法，托毒外出

发病中期，由于胰酶的消化作用，导致胰腺及周围组织液化坏死；或继发细菌感染，形成感染性脓肿，从而出现局部并发症如液体积聚、坏死物积聚、假性囊肿、包裹性坏死，如果合并感染则为感染性胰腺坏死；病理表现为混合液体、胰腺或胰周组织坏死、脓液聚在腹腔，进入成脓期。

成脓期的治疗宜采用托法。托法包括透托法和补托法，用透脓或补益的药物扶助正气、托毒外出，使毒邪移深居浅、脓出毒泄。此期透脓的前提条件为有效的引流，使用各种外治方法使脓液引流出体外；内治贵在消、托并举，在消法的基础上，加入"托脓外出""托毒外达"的方药。透托代表方为透脓散，补托代表方为托里消毒散，常用药物有穿山甲（现常用鳖甲）、皂角刺、桔梗、天花粉、白

芷、黄芪、当归、川芎、浙贝母、路路通等。穿山甲性专行散，善通经络，为托毒排脓要药，宜研粉吞服，用量一般为 0.5~1g；皂角刺辛温，善消肿托毒、溃痈排脓，亦为排脓主药，常配伍穿山甲使用；桔梗善于排脓，张仲景常用桔梗治疗各种内痈，如桔梗汤治肺痈、三物白散治寒实结胸等；天花粉甘寒微苦，消肿排脓，又能清热生津；白芷排脓托疮，尤善止痛祛风；黄芪"主痈疽、久败疮、排脓"，宜生用、重用，当归、川芎养血活血，三者配伍大补气血，用于虚证之痈疡。研究表明，透脓散能抗菌消炎，促进血液循环及物质代谢，增强机体免疫功能；托里消毒散具有抗菌抗炎，促细胞分化、迁移、促血管生成，调节免疫等作用。

此外，张仲景用大黄牡丹汤治急性肠痈、附子薏苡败酱散治慢性肠痈、苇茎汤治肺痈，组方中均不同程度配伍了冬瓜仁、薏苡仁、桃仁等"仁类"药物，有良好的消痈排脓作用，若能合理配伍往往能收到奇效；由于脓液为气血所化，因气血营卫瘀滞而生，因此在治疗过程中应重视活血化瘀，瘀血作为独立的病理因素贯穿于急性胰腺炎始终，尤其成脓期，研究表明活血化瘀可改善胰腺微循环障碍、纠正缺血缺氧、防止胰腺坏死、抑制炎症因子，选药宜一药两用，活血兼顾消痈，如桃仁、当归、川芎、牡丹皮、三棱、莪术、全蝎等。

（四）后期配合补法，攻补兼施

发病后期，疾病向愈，症状缓解，进入急性胰腺炎的恢复期。此期相当于痈的后期，可配伍补益法，使正气渐复、气血渐充，促进胰腺坏死组织的吸收，保护胰腺功能。脾气亏虚者，可用补中益气汤；气阴两伤者，可用生脉散，兼余热未清者合用竹叶石膏汤；中焦虚寒者，可用小建中汤或理中汤。常用的药物有黄芪、党参、白术、茯苓、当归、芍药、麦冬、生地黄、桂枝、附子、鹿角霜等。

在胰腺炎的恢复期，患者常常表现为腹胀、纳差、恶心、便溏、乏力、动则汗出等脾胃虚弱之象，与胰腺坏死及炎症导致的外分泌功能障碍有关。此时，除了健脾益气之外，可适当使用消食和胃之品，助运中焦，如焦三仙、鸡内金等。

此外，急性胰腺炎属内痈范畴，在后期的治疗中与外痈有所不同。外痈在体表，脓熟后经针刀切开，能快速排空脓液；内痈位于体内，无论穿

刺引流或自行破溃,脓液引流缓慢,且很难完全排出。因此应遵循"消补同用""攻补兼施"的策略,一方面补虚扶正,托毒外出,另一方面仍需加强消痈散结之力,使毒从内消,正如张子和所言"攻邪即是扶正""邪去则元气自复"。

(五) 内外兼治、中西结合

1. **中药外敷** 油膏或箍围药外敷是传统中医外科治疗痈疡的特色,优势在于局部透皮吸收,可使药力直达病所发挥治疗作用。胰腺周围炎性渗出导致局部红肿热痛,属阳证痈疡的范畴。可选择具有清热解毒、消肿散结作用的如意金黄膏/散,根据积液、囊肿或坏死在腹腔的位置,外敷在相应部位;或选择精制细颗粒芒硝,棉布包装外敷。

2. **微创手术** 切开引流是传统中医外科治疗成脓期痈疡的重要手段,指用手术刀将脓肿切开,使脓液排出,达到毒随脓泄的目的,一般适用于外痈。急性胰腺炎属内痈,脓肿位于腹腔内,不可直接切开引流。早期的开放手术虽然能解决脓肿清创的问题,但疗效不佳,术后并发症及死亡率较高,不能有效降低重症急性胰腺炎的死亡率。

针对重症急性胰腺炎感染期形成的腹腔内脓肿,大连医科大学附属第一医院尚东教授为领军的中西医结合团队总结多年治疗胆胰疾病的经验,采用世界领先的多种内镜及腹腔镜联合的微创技术对传统切开引流法进行了拓展和延伸,率先提出了 SELECT(Single-operator cholangiopan-creatoscopy, ERCP, Laparoscopy, EUS, Choledo-choscopy, Traditional Chinese Medicine)理念,临床效果满意,赢得了国内国际同行的认可。若胰周液体明显积聚或伴有感染坏死,可行 PCD(超声引导下经皮穿刺、放置引流管持续引流),或 ETD(超声内镜引导下经胃或十二指肠壁置入支架持续引流);针对胆源性胰腺炎,行 ERBD(经内镜胆管内引流),或 Spyglass(胆胰子镜直视化系统)联合 ERCP(经内镜逆行胰胆管造影)等。传统中医外科切开以便于引流通畅、保证组织功能为原则,

SELECT 中西医多镜组合微创理念也是以保证器官功能为前提,比如 EST(经内镜十二指肠乳头括约肌切开)应避免切开过大损伤括约肌功能等。

参考文献

1. 李经纬. 中医大辞典 [M]. 北京: 人民卫生出版社, 2014: 1746.
2. 吴谦. 医宗金鉴 [M]. 北京: 人民卫生出版社, 2017: 1580.
3. 南京中医学院. 难经校释 [M]. 北京: 人民卫生出版社, 1979: 99.
4. 山西省中药研究所. 医林改错评注 [M]. 北京: 人民卫生出版社, 1976.
5. 南京中医学院中医系. 黄帝内经灵枢译释 [M]. 上海: 上海科学技术出版社, 1986: 520.
6. 李薇, 赵慧燕, 胡凤林, 等. 李吉彦从痈论治溃疡性结肠炎经验介绍 [J]. 新中医, 2017, 49 (7): 142-144.
7. 张景岳. 景岳全书 [M]. 北京: 中国医院科技出版社, 2017: 8.
8. 李克光, 张家礼. 金匮要略译释 [M]. 2 版. 上海: 上海科学技术出版社, 2010: 153.
9. 张声生, 李慧臻. 急性胰腺炎中医诊疗专家共识意见 (2017)[J]. 临床肝胆病杂志, 2017, 33 (11): 2052-2057.
10. 钱正隆, 田君琪, 尚东. "以通为用"在急性胰腺炎治疗中的作用 [J]. 辽宁中医药大学学报, 2016, 18 (4): 92-95.
11. 焦巨英, 刘建均, 娄妮, 等. 中药调节急性胰腺炎肠道菌群紊乱 [J]. 中华中医药学刊, 2020, 38 (7): 135-138.
12. 陈红锦. 透脓散作用机制及药理研究 [J]. 吉林中医药, 2013, 33 (3): 283-285.
13. 李依洋, 杨珍, 张晓娜, 等. 基于分子对接及网络药理学的托里消毒散精简方促糖尿病创面愈合作用机制研究 [J]. 中草药, 2018, 49 (14): 3298-3308.
14. 张东玲, 杨国红. 活血化瘀法治疗急性胰腺炎研究概况 [J]. 中国中医急症, 2016, 25 (9): 1743-1745.
15. 赵亮, 尚东, 张桂信, 等. 从"痈"论治急性胰腺炎 [J]. 中医杂志, 2020, 61 (18): 1639-1642.

(**赵 亮 尚 东**)

第三十七章
基于肺与大肠相表里通里攻下在急腹症中应用的现代研究

"肺与大肠相表里"语出《内经》,《灵枢·本输》言："肺合大肠,大肠者,传道之府。""肺与大肠相表里"是祖国医学中脏腑学说的重要基本理论之一。肺和大肠气机升降出入与气化功能,维持肺的宣发和肃降,实现对呼吸运动、津液敷布、水液代谢和大肠传导功能的有序调节。肺为脏,属阴;大肠属腑,为阳。肺与大肠通过手太阴经与手阳明经的相互络属,一阴一阳表里相对,在生理功能上的密切配合,构成肺与大肠的脏腑、阴阳、表里关系。《伤寒论》中记载阳明病实热、燥屎内结于肠胃出现腹满,脉沉而喘满,喘冒不能卧等肺系症候,选用承气类方,使腑气通利,而肺热随之

下泄则喘满自除。综观《黄帝内经》至近代医家的多种论述,不论是经络学说还是脏腑学说,对肺与大肠表里关系均有不同程度的认识。肺的肃降决定肠的通降传导,肠的通降传导又反过来影响肺的肃降功能,是"肺与大肠相表里"这一传统理论的核心内容。现代医学以西医为主,没有"肺与大肠相表里"这一概念,但在临床实践中也发现,在重症腹腔感染时最先和最易受累的脏器是肺。可以说"肺与大肠表里"这一传统理论同样也经受了现代医学临床实践的检验和考验,还有众多学者通过基础研究,探讨了"肺与肠"之间的相互联系和相互作用机制。

第一节　探寻适合研究"肠病及肺"的急腹症动物模型

从广义上讲,"肠病"包括了腹腔所有脏器的疾病,除了消化道,还有肝脏胆道、胰腺等,当这些脏器出现炎症、穿孔或缺血时极易引发腹内感染和急性肺损伤,进而导致 MODS。探寻适合研究"肠病及肺"动物模型,尤其是具备《伤寒论》中所述"阳明病"证候的动物模型,对于研究"肠病及肺"的途径、"肺与大肠相表里"的生物学内涵和通里攻下的作用机制是至关重要的。

阳明经属胃与大肠。脾与胃相表里,肺与大肠相表里。《灵枢》云"大肠小肠皆属于胃""胃者为水谷之海",这里的胃家包括肠胃在内。阳明病由胃家实所致,是指外感病过程中阳亢邪热炽盛,属里热实证。外邪入胃里化热,与大肠糟粕结实于肠间,燥热相合成实,以致津液被耗,阻滞于中,表现为以痞、满、燥、实、坚为主的阳明腑实证。阳明腑实证可出现在许多疾病过程中,本节只讨论源于腹腔脏器病变所导致的阳明腑实证。在制备中医"证"的动物模型中,应保证符合"证"的

证候,并注意导致"证"产生的病因。"肠病及肺"动物模型应满足原发病在肠(腹腔),并同时具备肠和肺组织损伤两个基本条件。已有研究证实肠屏障功能受损是阳明腑实证导致肺损伤的病理生理基础。

盲肠结扎和穿孔制备的脓毒症模型、腹腔联合注射人工胃液和大肠杆菌制备的重症腹腔感染模型和胆胰管逆行注射牛磺胆酸钠制备的重症急性胰腺炎模型是三种常用的腹腔脏器病变动物模型,均具备原发病在肠(腹腔)-肠屏障功能受损-急性肺损伤的病程特征。模型大鼠有竖毛、蜷缩少动、腹胀、进食减少等表现,伴体温升高,结肠粪便含水量减少,说明大鼠有痞满燥坚等表现;病理学可观察到同时具有肠黏膜屏障破坏和肺组织损伤,且回肠和肺组织炎症反应增强。这些结果证实这三种模型均符合阳明腑实证,适合用于"肠病及肺"和"肺肠同病"的基础研究。

一、盲肠结扎和穿刺制备的脓毒症模型

啮齿类动物的盲肠结扎和穿刺(cecum ligation and puncture,CLP)模型应用于研究脓毒症的潜在机制已有 40 多年的历程,被认为是在实验环境中由多种微生物诱导脓毒症的"金标准"模型。主要操作步骤包括:麻醉后腹部正中切口,充分暴露盲肠并结扎;之后用针头刺穿盲肠;抽出针头后,挤出少许肠内容物。在这个模型中,炎症起源于腹腔内的感染灶——盲肠,随后发生炎症介质、内毒素和混合肠道细菌易位,触发肺及全身炎症反应,进而导致多器官功能障碍(MODS)和感染性休克。目前,CLP 已成为最常用的实验性脓毒症模型,动物具有脓毒症或感染性休克的典型症状,如体温过低、心动过速和呼吸急促。研究发现,实验动物的全身炎症反应强度、脓毒症严重程度和死亡率高度依赖于盲肠的结扎范围。2009 年,Rittirsch D 规范了 CLP 的标准化程序,通过调整盲肠结扎位置来制备不同程度的脓毒症。这种一致性的标准操作有助于减少人为误差、获得可重复的结果。

二、腹腔联合注射人工胃液和大肠杆菌制备重症腹腔感染模型

大肠杆菌腹腔注射是制备腹腔感染/脓毒症模型的一种常用方法。有研究表明,注射大肠杆菌的数量与大鼠腹腔感染的严重程度和死亡率成正比,注射活大肠杆菌分别为 3.0×10^{10}/kg、5.5×10^{10}/kg 和 1.0×10^{11}/kg,大鼠 12 小时死亡率分别为 100%、50% 和 23%。这种较短时间内较高的死亡率不利于研究疾病进展和药物治疗机制。天津市中西医结合急腹症研究所对此方法进行改进,先经腹腔注射人工胃液,再注射来自临床诊断为化脓性阑尾炎、经分离和鉴定的大肠杆菌。这种采用腹腔联合注射人工胃液和大肠杆菌制备重症腹腔感染模型,模拟溃疡病穿孔病理过程和临床特征,先造成化学性腹膜炎,再注射致病性大肠杆菌,形成细菌性腹膜炎。当注射浓度为 4.5×10^9cfu/kg 体重的大肠细菌时,大鼠模型的 24 小时死亡率为 20%,24~48 小时死亡率为 40%,48~72 小时死亡率为 10%,1 周总死亡率为 70%,与临床重症腹腔感染患者死亡率相近,"研究窗"较单独注射细菌延长。依此法制备的疾病模型,较盲肠结扎穿刺法形成的脓毒症模型操作简便、重复性强、稳定性好,且炎症起源于单一致病菌。

三、胆胰管逆行注射牛磺胆酸钠制备的重症急性胰腺炎模型

胆胰管逆行注射牛磺胆酸钠制备的重症急性胰腺炎模型是目前公认的与人类胆源性胰腺炎的病理过程较为相符的模型法。模型严重程度与牛磺胆酸钠浓度和总量、注射速度和胆胰管内压力有关。当牛磺胆酸钠浓度分别为 3.5% 和 5.0%,注射总量为 1.0g/kg 体重,注射速度为 0.1ml/min 时,大鼠 72 小时的死亡率分别是 50% 和 75%。正常肠道借助肠屏障(intestinal barrier)将腔内大量细菌和毒素与体内环境隔开。SAP 时由于大量消化酶、血管活性物质、胰腺坏死组织及其分解产物渗入腹腔,导致腹腔感染,同时直接刺激肠系膜根部神经及胃肠道,引起肠壁水肿、麻痹,使肠蠕动减弱和肠壁微循环障碍,激活巨噬细胞、中性粒细胞产生氧自由基和炎症介质等进一步加重肠黏膜损害,破坏肠屏障。肠道被认为是胰腺感染的主要根源,肺是最早和最易受累的远隔脏器。大鼠 SAP 制备成功后 6 小时即可检测到肠屏障破坏和肺组织损伤。此模型适用 SAP 伴发胃肠功能障碍、腹腔感染、急性肺损伤等多器官功能障碍的研究,同时还是起源于腹腔脏器炎症、具备阳明腑实证特点的动物模型,故也适合用于"肠病及肺"的研究。

第二节　适用于研究"肠病及肺"的急腹症动物模型的制备方法

一、盲肠结扎和穿刺（CLP）制备的脓毒症模型

（一）实验动物及分组

SPF 级雄性 C57BL/6 小鼠,体重 20~25g,随机分为对照组和模型组。

（二）实验步骤

1. **麻醉**　实验前禁食 12 小时,自由饮水。氯胺酮和二甲苯嗪腹腔内注射麻醉,备皮消毒,下腹部正中切口约 2cm,沿腹白线剪开筋膜及腹膜。

2. **盲肠结扎和穿刺**　找到盲肠并提出腹腔,4-0 黑线结扎盲肠,结扎点靠近盲肠根部的 1/4 处,将肠内容物轻推向远端,在结扎处与盲肠远极的中间部位用 21G 针头从肠系膜侧穿透至对侧穿刺 1 次,抽出针头后,挤出少许肠内容物。假手术组仅将盲肠提出腹腔。

3. **关腹**　还纳盲肠回腹腔内,注意肠内容物不要污染腹壁伤口。6-0 线缝合关腹。

（三）结果

24 小时模型小鼠支气管肺泡灌洗液内白蛋白含量增加,说明肺泡间隔破坏,肺通透性升高;髓过氧化物酶（myeloperoxidase,MPO）活性升高,提示肺组织白细胞浸润增强。除此之外,还可检测到肺泡灌洗液中肿瘤坏死因子 -α（tumor necrosis factor-alpha,TNF-α）、白介素 -1β（interleukin-1beta,IL-1β）,白介素 -6（interleukin-6,IL-6）等细胞因子浓度升高,以及巨噬细胞炎症蛋白 -2（macrophage inflammatory protein-2,MIP-2）、单核细胞趋化蛋白 -1（monocyte chemotactic protein-1,MCP-1）等趋化因子等含量升高,肺组织核转录因子 -κB（nuclear factor-κB,NF-κB）和信号转导与转录激活因子 3（signal transducer and activator of transcription,STAT3）的 mRNA 和蛋白表达水平上调,表明炎性信号通路处于活化状态。除肺损伤外,模型小鼠还可合并肝、肾、心等脏器损伤和功能障碍。

依次方法制备重度脓毒症小鼠模型,12 小时

死亡率为 8%~10%,72 小时死亡率约为 75%,96 小时死亡率可高达 100%。

二、腹腔联合注射人工胃液和大肠杆菌制备重症腹腔感染模型

（一）实验动物

SPF 级雄性 Wistar 大鼠,体质量 250~300g,随机分为对照组和模型组。

（二）实验步骤

1. **试剂配制**

（1）人工胃液:取 10.5% 盐酸 16.4ml,胃蛋白酶 10g,加生理盐水至 1 000ml,配制成 pH=1.5 的人工胃液。

（2）大肠杆菌悬浊液:大肠杆菌菌株来自临床急性化脓性阑尾炎患者,经全自动微生物分析系统鉴定为大肠杆菌（Escherichia coli,E.Coli）。将 E.Coli 接种在营养琼脂培养基上,37℃培养 18 小时,生理盐水冲洗菌苔,应用比浊法测定 E.Coli 浓度,配制浓度为 2.0×10^9cfu/ml 的细菌悬浊液。注射前加入等体积 10% BaSO$_4$ 营养肉汤,即为实验用大肠杆菌悬液,浓度为 1.0×10^9cfu/ml。

2. **注射人工胃液**　实验前禁食 12 小时,自由饮水。无菌条件下,取 2ml 人工胃液于大鼠左下腹注入腹腔。

3. **注射大肠杆菌**　人工胃液注射 2 小时后,取大肠杆菌悬液菌液按照 1.0ml/100g,左下腹腹腔内注射;对照组组以等量 10% BaSO$_4$ 营养肉汤取代菌液注射。

（三）结果

模型制备成功后 6 小时,大鼠体温升高,回肠和肺组织 MPO 活性增加（1.39 ± 0.21 vs 0.72 ± 0.16 和 1.51 ± 0.26 vs 0.86 ± 0.20,$P < 0.05$）;HE 染色可见回肠绒毛排列紊乱、萎缩或脱落,肺间质水肿、出血,部分肺泡塌陷、融合;透射电镜下可见肠上皮细胞间紧密连接破坏,线粒体嵴断裂,

肺泡Ⅱ型上皮细胞胞浆浓缩,细胞核固缩,伴空泡化。

依次方法制备重度腹腔感染大鼠模型,72小时总死亡率约为70%。

三、胆胰管逆行注射牛磺胆酸钠制备的重症急性胰腺炎模型

(一) 实验动物

SPF级雄性Wistar大鼠,体重230~250g。

(二) 实验方法

动物禁食、不禁水12小时后麻醉,麻醉成功后,使大鼠仰卧位,四肢固定于动物手术台,腹部剪毛备皮。于腹壁正中切口,长约2cm,入腹后沿幽门找到十二指肠,将其提至切口外,寻找胆胰管在十二指肠开口(乳头处),用5号针头穿刺胰胆管开口对侧十二指肠壁,用静脉留置针导管(0.9mm×25mm)逆行插入胆胰管内1.0cm,用无损伤小血管夹夹闭胰胆管近肝端暂时阻断胆汁流出,应用匀速注射器向胰胆管内注入3.5%牛磺胆酸钠(1.0g/kg),注射速度为0.1ml/min,边注射边观察胰腺出现水肿、充血,颜色由浅粉逐渐变为暗紫色。对照组以相同的方式注入等体积生理盐水。注射完毕保留1分钟后去血管夹、拔管。用无损伤线缝扎穿刺口,十二指肠复位,缝合切口,关腹。

(三) 结果

模型组淀粉酶在造模后6小时升高至(9 023.0±1 924.5)U/L,12小时降至(6 855.5±1 598.5)U/L,之后继续下降,24小时为(4 315.2±998.1)U/L,48小时为(2 673.1±713.9)U/L,在72小时降为(2 245.3±271.6)U/L,仍较假手术组[(1 672.8±99.87)U/L]升高有统计学意义($P<0.05$)。组织病理学发现在模型制备成功后6小时,胰腺即有明显的间质水肿、出血及灶性坏死;回肠黏膜充血、水肿、脱落,肺泡间隔增宽,可见肺泡腔融合、萎缩、小支气管上皮细胞脱落和微血栓形成。除此之外,模型大鼠还合并其他脏器组织病理学改变,可见肝细胞水肿,肝窦扩张,肝细胞索排列紊乱;肾小管上皮细胞水肿、排列紊乱;心肌细胞肿胀、点片状坏死,可见收缩带形成。各脏器组织均有明显的炎性细胞浸润。24小时各脏器病理损伤更严重。

依次方法制备的重症急性胰腺炎大鼠模型,72小时总死亡率约为50%。

第三节 肠病及肺的途径及其在"肠病及肺"中的作用

肠道的屏障功能包含肠黏膜(机械)屏障、微生态屏障、免疫屏障和化学屏障的多重含义。其中肠黏膜(机械)屏障是首要屏障,其他屏障发生作用有赖于肠黏膜结构的完整性。肠道屏障功能的损伤与肠道缺血再灌注、肠道细菌微生态改变、炎症介质释放、宿主免疫功能改变及肠动力异常等多种因素有关。一般认为,肠黏膜屏障受损,通透性增加,是导致肠道细菌及内毒素发生移位的主要原因。

1950年,Fine等运用核素示踪技术率先证实了在无菌性化学性腹膜炎的情况下,细菌可以透过肠壁迁移入腹腔;1979年,Berg等首先明确提出了细菌移位的概念:是指肠道内活的细菌穿过肠道黏膜层进入固有层,继而到达肠系膜淋巴结以及更远处器官。肠道内细菌移位一般认为需要三步:首先是移位的细菌黏附到上皮细胞表面或肠黏膜表面溃疡部位;接下来细菌通过黏膜屏障并进入黏膜固有层;最后,移位的细菌及其产物如内毒素侵入淋巴管或血液。细菌移位这一概念在近年来被很多学者加以扩展:移位的"细菌"在广义上应当包括所有活的或死的微生物及其产物、腹腔细胞源性的炎症介质(包括细胞因子、脂质炎症介质、黏附因子、活性氧代谢物等)、酶类和炎细胞等。

从解剖学、组织学和生理学考虑,将肠与肺联系起来的途径至少有3条:肝门静脉途径、肠系膜淋巴途径和腹膜途径。也可将这三条途径归为两类:静脉途径(包括肝门静脉和腹膜静脉)和肠系膜淋巴途径(包括肠系膜淋巴和腹膜淋巴孔)。不管通过哪条途径,从肠道到达右心房的有毒物质,

经右心室射血入肺动脉,随肺动脉各级分支遍布整个肺组织。对这些途径的研究能更好地解释为什么临床肠病最先和最易受累的器官是肺,而后才是肝、肾等脏器,对于探索急腹症导致肺损伤的作用机制,丰富"肺和大肠相表里"的理论内涵和推动临床应用具有深远意义。

一、肠病及肺的途径

(一)肝门静脉途径

门静脉由脾静脉和肠系膜上静脉汇合而成。门静脉起源于消化道、胰和脾等的毛细血管。成人的门静脉长约 8cm,直径约 1.5cm,从胰头后方斜向右上走行,进入肝十二指肠韧带的游离缘内,于胆总管和肝固有动脉后方上行至第一肝门处,分左、右二支入肝,随 Glisson 逐渐分支进入肝窦内,是肝脏血液的主要来源(约占 70%)。肝窦内的血液经肝小叶的中央静脉、小叶下静脉,最终经肝中静脉、肝右静脉、肝左静脉汇合为肝静脉,注入下腔静脉,经第二肝门出肝。肠屏障破坏、腹腔感染时产生的有毒物质随门静脉进入肝脏,但肝脏的网状内皮细胞吞噬系统有清除、拦截和扣押作用,肝静脉窦的库普弗细胞能吞噬异物、细菌及其他颗粒物质,阻止或减缓这些有毒物质进入肺循环和体循环。

(二)肠系膜淋巴途径

哺乳动物的肠道有丰富的淋巴管系统,在维持组织液生成和重吸收平衡、膳食脂质及脂溶性维生素吸收等方面起重要作用。肠淋巴流率随饮食中脂质成分含量增加而提高。正常大鼠肠淋巴流量为 (0.68 ± 0.37) ml/h,占肠吸收总量的 20%~40%,肠吸收脂肪有高达 80%~90% 的经过淋巴途径被输送入血液,24 小时回流的淋巴液总量约相当于全身血浆。小肠绒毛的毛细淋巴管是淋巴循环系统的末梢部分,同时还是物质交换的场所,其内生成的淋巴液逐级汇集形成微淋巴管、小淋巴管、肠系膜淋巴管,最终注入乳糜池,经胸导管或右淋巴导管入静脉系统。在微循环显微镜下观察到大鼠的肠系膜微淋巴管静态口径为 30~140μm,比伴行的微血管宽 2~6 倍;具有自主性周期性收缩和舒张,推动淋巴液以摆动方式缓慢向前流动;透射电镜下,初始淋巴管由一层内皮

细胞围成,无基底膜及平滑肌细胞,胞质中吞饮泡较多,内皮细胞间有 0.5μm 左右的较大孔隙。肠系膜微淋巴管的这种结构特征对于淋巴液的生成是及其重要的,但在病理条件下也为有毒物质的侵入创造了条件,尤其是在腹腔感染或其他原因导致的腹腔压力升高时,肠道内的致病因子及有毒物质更易经微淋巴管进入肠系膜淋巴管,最终回到右心房。淋巴系统同样也没有瓣膜结构,而且毛细淋巴管内皮细胞呈叠瓦状,缺乏细胞间的紧密连接,在腹腔压力增高状态下,肠道有毒物质更容易进入毛细淋巴管内,并畅通无阻地被运送回右心房。

(三)腹膜途径

成人腹膜总面积达 $2m^2$,有强大的吸收能力,并可分泌大量渗出液。当肠屏障破坏严重,肠腔内有毒物质可直接穿过肠壁组织到达腹腔,经过腹膜吸收而进入静脉系统回右心房。另外,腹膜上腹膜散在分布一些小孔状淋巴结构,称为腹膜淋巴孔。淋巴孔具有主动物质吸收和免疫调节功能,由腹膜相邻的间皮细胞伸出的胞质突起相互连接而成,经腹膜下小管和淋巴引流单位进入淋巴陷窝,再经中心腱部的淋巴管网和膈肌性部浆膜下淋巴管网、深淋巴管网,到膈胸膜面的集合淋巴管,最终注入胸导管和右淋巴导管,构成腹膜淋巴引流系统。在腹腔炎症状态下,腹膜淋巴孔能变大、增多,这就使更多的炎性介质、内毒素甚至细菌经腹膜淋巴孔淋巴途径进入淋巴回流。有研究采用盲肠穿孔结扎方法制备大鼠腹腔感染模型,发现在造模成功后 2 小时和 4 小时,腹膜组织一氧化氮(NO)水平升高,腹膜淋巴孔分布密度和孔径均增大,胸导管内毒素含量也随之增加;抑制 NO 合酶激活,降低 NO 浓度,能升高腹膜间皮细胞内钙离子浓度,从而减少腹膜淋巴孔开放。

二、三条途径在"肠病及肺"中的作用

采用腹腔注射人工胃液和大肠杆菌的方法制备大鼠重症腹腔感染模型,对肝门静脉、肠系膜淋巴和腹膜这三条途径在"肠病及肺"中作用的研究发现:①在制模成功后 24 小时以内,"肠病及肺"的途径以淋巴途径为主。此时尽管有相当可观数量的内毒素进入门静脉,但由于肝脏内皮网

状吞噬的减毒作用,大量内毒素被扣押在肝脏而不能经肝静脉、下腔静脉回到右心。此阶段大鼠的死亡率为20%。②在制模成功后24~48小时及以后,"肠病及肺"的途径以门静脉途径为主。此阶段肝脏功能受损最重,内皮网状吞噬的减毒作用饱和,门静脉途径打通,回心入肺的内毒素增多;门静脉的携带内毒素能力远远高于胸导管淋巴液,所以此阶段"肠病及肺"的途径以门静脉途径为主。加之肠壁结构破坏严重,腹膜途径也参与进来,所以大鼠死亡率进一步上升至50%。

还有学者采用结扎肠系膜淋巴管(或胸导管)研究阻断腹腔淋巴回流对重症腹腔感染(或重症急性胰腺炎)大鼠早期肺损伤的影响,发现结单纯结扎能减轻肺组织病理损伤和炎症反应,却加重了回肠中性粒细胞浸润和病理损伤;而在结扎的基础上引流淋巴液能同时减轻肺和肠损伤;对模型大鼠胸导管淋巴液成分进行分析,发现其中中性粒细胞比例增加,内毒素和TNF-α、IL-1、IL-6、ICAM-1、MCP-1、HMGB1等细胞因子含量也增加,与炎症紧密相关的信号通路过度激活;将引流的模型大鼠淋巴液经颈静脉输给正常大鼠也能引发肺损伤。这些研究进一步证实淋巴液含有大量内毒素、炎性细胞因子,在"肠病及肺"早期起主要作用的是肠系膜淋巴途径。

除了内毒素、炎细胞和炎症介质升高外,重症腹腔感染大鼠肠淋巴液中还检测出一些酶活性升高,包括乳酸脱氢酶(LDH)、碱性磷酸酶(AKP)、肌酸激酶(CK)、γ-谷氨酰胺转移酶(GGT)和二胺氧化酶(DAO)等。还有研究对创伤/失血性休克后的大鼠肠系膜淋巴液进行分析,发现其外泌体中促炎症蛋白含量增多,溶血磷脂酰胆碱浓度增加,提示肠系膜淋巴液外泌体中具有生物活性的促炎症蛋白、脂质介质可能与参与肺炎症反应。但目前还未见急腹症模型中有关外泌体的报道。

第四节 通里攻下法保护急腹症所致急性肺损伤的作用机制

大承气汤源于《伤寒杂病论》,为通里攻下的代表方剂,由大黄、厚朴、枳实、芒硝四味中药组成,具有峻下热结的功效。1995年,崔乃强等在临床采用通里攻下法治疗急腹症所致MODS获得良好疗效,之后又研究了通里攻下法对急腹症炎性细胞信号转导和免疫失衡的调整作用,并经随机、双盲、多中心观察验证了大承气颗粒治疗重症急腹症的临床疗效,并探讨了大承气汤促进胃肠运动,保护肠屏障,减少内毒素和细菌易位,调节胃肠激素分泌,减轻急性肺损伤及防治MODS的作用机制。

肠道作为机体内最大的贮菌所和内毒素库,在特定条件下可以释放多种毒性物质,导致隐匿的内源性感染。正常肠道内的细菌、内毒素及其他代谢物含量很高,但并不引起机体致病,这一切归功于正常的肠屏障功能。肠屏障的完好无损使肠腔内大量存在的细菌及其毒素保留在肠道,不进入体内组织。但Marshall等认为"在病理状态下,肠道就像是个未被引流的脓肿",肠源性感染可能是急性肺损伤及MODS的启动器。以大承气汤为代表的通里攻下方剂,以及在大承气汤基础上发展而来的同类方能减少肠道内细菌及其代谢物、内毒素和炎症因子等移位,防止全身炎症反应、急性肺损伤及MODS发生。

一、促进肠蠕动

大承气汤具有显著的促进肠蠕动作用。利用肠道炭末或酚红推进实验发现,大承气汤对正常、便秘和大面积烧伤动物模型均有较强的促进肠蠕动作用。大承气汤推陈出新、荡涤肠道的作用能加速肠道内毒素、细菌及其产生的代谢产物等致病因子的排出,"釜底抽薪",保护肠道。还有研究表明,大黄主要组分大黄蒽醌能直接刺激肠黏膜和Auerbach神经结,并增加肠道水和电解质分泌,促进肠道推进性运动和排便。

二、保护肠屏障功能

肠黏膜屏障功能损害被认为是引起肠道细

菌移位的重要机制,大承气汤对肠黏膜机械屏障有保护作用。在腹腔感染、脓毒症、急性胰腺炎、肠梗阻、肠缺血再灌注等动物模型均观察到大承气汤能保护肠黏膜上皮细胞及其之间紧密连接的完整性、减轻水肿和炎细胞浸润、降低肠黏膜通透性、减少肠黏膜细胞凋亡和促进损伤后修复等作用。

三、改善肠黏膜微循环

肠道缺血缺氧及由此引发的缺血-再灌注损伤,氧自由基产生和炎症因子释放等一系列损害反应,均能加剧肠黏膜破坏。大承气汤促进胃肠蠕动的同时还改善肠道微循环,对抗氧自由基损害。受益于肠功能的同步性,肠运动加速的刺激也将同步增加肠血流量,而且肠运动加速驱除了大量积聚肠腔内的气体和液体,减轻了肠道内压力增加所致的肠壁血液循环障碍。

四、减轻炎症反应

尽管腹腔巨噬细胞的生物学特性和在腹腔渗液中所扮演的角色还不清楚,但激活腹腔巨噬细胞是触发过度炎症反应中不可或缺的环节。通里攻下法能抑制腹腔巨噬细胞激活,减少腹腔炎性渗出,阻断炎症级联反应。进一步研究表明,通里攻下法减轻炎症反应的作用与抑制 NF-κB、JAK-STAT、PI3K-Akt 及 HIF-1 等炎症信号通路,减少 TNF-α、IL-6、IL-1β 及 HMGB1 等细胞因子释放有关。

五、调整肠道菌群

近年,基于 16S rDNA 和宏基因组测序的肠道菌数据分析,肠道菌群的研究领域迅速扩展,中医药对肠道菌群的调节作用成为新的研究热点。肠道黏膜菌群主要以双歧杆菌和乳酸菌为主,它们黏附在肠道黏膜表面,形成了肠道生物屏障。急腹症大鼠模型肠道双歧杆菌和乳酸菌下降,大承气汤可以通过增加有益菌的定植,抑制大肠杆菌和条件性致病类杆菌的增殖,调整肠道微生态平衡,从而保护肠道生物屏障。肠蠕动是维持肠道正常菌群的重要因素,肠运动抑制常伴有肠腔内细菌的过度增长;胆盐是肠道"祛污剂",能抑制

革兰氏阴性菌生长,还能直接中和内毒素,大承气汤促进肠蠕动和胆汁分泌的作用均有助于保护肠黏膜屏障。

六、减轻肺损伤,防止 MODS

大承气汤减轻急腹症所致肺损伤的作用主要与两方面有关:一是大承气汤能促进肠蠕动作用、保护肠屏障功能、改善肠黏膜微循环、调整肠道菌群和减轻腹腔炎症反应,使肠道内细菌及其代谢物、内毒素和炎症因子进入淋巴和静脉系统减少,经肝门静脉、肠系膜淋巴和腹膜途径运送达肺的毒性物质减少;二是大承气汤具有保护肺微血管内皮细胞、肺泡上皮细胞,抑制肺泡巨噬细胞和中性粒细胞活化,保护肺泡结构,降低肺通透性等作用。除此之外,大承气汤还能对抗氧自由基,防止过氧化损伤,稳定线粒体和溶酶体膜,维持机体内稳态,增强网状内皮系统的吞噬能力和提高机体免疫力,减轻急腹症所致的全身炎症反应和肝、肾、心脏等脏器损伤,防止 MODS 发生。

参考文献

1. 崔乃强, 赵琪, 葛智慧, 等. 通里攻下法治疗急腹症所致 MODS 的疗效观察 [J]. 中国中西医结合外科杂志, 1996 (5): 5-10.

2. 崔乃强, 傅强, 邱奇, 等. 通里攻下法对 SIRS/MODS 的治疗价值: 多中心临床分析 [J]. 中国中西医结合外科杂志, 2007 (1): 3-7.

3. RITTIRSCH D, HUBER-LANG M S, FLIERL M A, et al. Immunodesign of experimental sepsis by cecal ligation and puncture [J]. Nat Protoc, 2009, 4 (1): 31-36.

4. 张淑坤, 张艳敏, 崔乃强. 基于肺与大肠相表里的"肠病及肺"动物模型制备 [J]. 中国中西医结合外科杂志, 2017, 23 (4): 373-376

5. 刘竞, 崔乃强, 赵琪, 等. 肠源性内毒素移位后的体内分布 [J]. 中国急救医学, 2000 (3): 18-19.

6. DEITCH E A. Gut lymph and lymphatics: a source of factors leading to organ injury and dysfunction [J]. Ann N Y Acad Sci, 2010, 12 (S1): E103-111.

7. 张淑坤, 崔乃强, 卓玉珍, 等. 阻断腹腔淋巴回流减轻重症腹腔感染大鼠急性肺损伤 [J]. 中国中西医结合外科杂志, 2012, 18 (4): 369-372.

8. ZHANG Y M, ZHANG S K, CUI N Q. Intravenous infusion of mesenteric lymph from severe intraperitoneal infection rats causes lung injury in healthy rats.[J] World J Gastroenterol, 2014, 20 (16): 4771-4777.

9. ZHANG Y, ZHANG S, TSUI N. Mesenteric lymph duct drainage attenuates acute lung injury in rats with severe intraperitoneal infection [J]. Inflammation, 2015, 8 (3): 1239-1249.

10. 王海龙, 刘洪恩, 汪涛, 等. 腹腔感染早期腹膜淋巴孔变化及淋巴引流的研究 [J]. 世界科技研究与发展, 2015, 37 (6): 705-708.

11. MARSHALL J C, CHRISTON N, MEAKINS J L. The gastrointestinaltract, The "Undrained abscess" of multiple organ failure [J]. Ann Surg, 1993, 218 (2): 111-119.

12. 王晶, 李彩霞, 崔立华, 等. 淋巴途径在腹腔感染导致急性肺损伤中的作用研究进展 [J]. 中国中西医结合外科杂志, 2022, 28 (3): 429-431.

13. ZHANG S K, ZHUO Y Z, LI C X, et al. Xuebijing injection and resolvin d1 synergize regulate leukocyte adhesion and improve survival rate in mice with sepsis-induced lung injury [J]. Chin J Integr Med, 2018, 24 (4): 272-277.

14. WANG J, ZOU Y, CHANG D, et al. Protective effect of Dachengqi decoction on the pancreatic microcirculatory system in severe acute pancreatitis by down-regulating HMGB-TLR-4-IL-23-IL-17A mediated neutrophil activation by targeting SIRT1 [J]. Gland Surg, 2021, 10 (10): 3030-3044.

15. HU X, LIU S, ZHU J, et al. Dachengqi decoction alleviates acute lung injury and inhibits inflammatory cytokines production through TLR4/NF-κB signaling pathway in vivo and in vitro [J]. J Cell Biochem, 2019, 120 (6): 8956-8964.

16. 宋媛, 解基良, 张楠, 等. 大承气冲剂对腹腔感染致急性肺损伤患者巨噬细胞的作用 [J]. 中国中西医结合外科杂志, 2015, 21 (6): 547-552.

17. 李岩, 唐婷婷, 耿艳. 大承气汤联合基础治疗对脓毒症肺损伤患者炎症指标和预后的影响 [J]. 中国中医急症, 2022, 31 (3): 443-446.

18. PEI L, SHEN X, YAN Y, et al. Virtual screening of the multi-pathway and multi-gene regulatory molecular mechanism of Dachengqi decoction in the treatment of stroke based on network pharmacology [J]. Comb Chem High Throughput Screen, 2020, 23 (8): 775-787.

19. YUAN L, ZHU L, ZHANG Y, et al. Effect of Da-Cheng-Qi decoction for treatment of acute kidney injury in rats with severe acute pancreatitis [J]. Chin Med, 2018, 13: 38.

20. 付智慧, 赵灵灵, 周霖, 等. 基于网络药理学探讨大承气汤治疗脓毒症的作用机制及关键靶点通路验证 [J]. 中国中药杂志, 2021, 46 (20): 5351-5361.

（张淑坤）

第三十八章
基于肠道微生态的急腹症阳明腑实证

阳明腑实证是东汉末年著名医家张仲景所著《伤寒论》中的一个重要证型，是许多外感热病病程中所出现的邪热内炽、又伴有腹部实证症状的一组全身性综合征，以潮热汗出、腹满痛、便秘、脉沉实为主要表现。它可以出现在包括胰腺炎、胆管炎、肠梗阻、胃肠道穿孔等多种常见腹部急症中，具有发病急、起病快、并发症多、致死率高等特点，若不及时诊治，可引起休克、全身炎症反应综合征、多器官功能障碍综合征等危重证候而危及生命。

阳明腑实证是《伤寒论》六经辨证的重要内容。作为中医的一个"证"，它指的是一类症候群，而不是指的某一个特定的或独立的病。研究其基本特征、发病本质、演变规律，用现代科学技术和方法揭示其科学内涵和寻求有效的治疗方法，对于在更深层次上开展中西医结合研究具有重要的理论和实际应用价值。

第一节　急腹症与阳明腑实证

一、急腹症阳明腑实证病因病机

（一）阳明腑实证成因

《伤寒论》179 条以问答的方式来讨论阳明腑实证的来路和成因有三：一是由太阳病转属而来，叫作太阳阳明，即太阳病发汗解表之后，损伤津液，胃热肠燥，约束脾阴的传输功能，脾不为胃行其津液，大便秘结则成脾约证；二是外邪入里直犯阳明，叫作正阳阳明，多因肠胃素有内热，或夹有宿食，致病邪入里，化燥成实，名为胃家实；三是由少阳病传变而来，叫作少阳阳明，多因少阳病误用汗、吐、下、利小便等法，损伤津液，以致邪入阳明化燥成实者，为大便难。

（二）阳明腑实证病机

《伤寒论》阳明病篇第 180 条有"阳明之为病，胃家实是也"。胃家实是指阳明腑实证。所谓胃家实，是指邪热，尤以阳明之热入胃，与肠中糟粕相合化燥而言。胃家实是阳明病胃肠燥热亢盛、正气抗邪有力的病理概括。外邪入里化热，与大肠的燥热相合，以致津液被耗，燥结成实，阻滞于中，即产生潮热、谵语、便秘、腹满而痛、脉沉实等证。尤在泾说"胃家实者，邪热入胃，与糟粕相结而成实，非胃气自盛也"。这里所说的胃家，并不仅指现代器官中的胃，而是包括了小肠、大肠、胰腺、胆道、阑尾等器官。阳明叫两阳合明，两阳即太阳、少阳，中间即为阳明。而明即阳气昌盛、强盛，"言其强也"，说明阳明之气为最强、最旺。而阳明从生理来讲，是个多气多血之经。阳明本性实为凉燥，《内经》称之为清气，太过则为"清邪"，阳气蒸动则为湿为热，阳气沉降则为燥为凉。故阳明本性实为"阳气"的合、收、降，故为凉燥。火性炎上，使阳明失其本性，故而为病，此阳明为病之燥是为热燥。故阳明为病之"胃家实"，其要有三：一为失其六腑之通，二为失其阳明之降，三为失其本性之凉。

阳明腑实证时，燥热之邪与肠中糟粕相结而成燥屎，影响腑气通降，肠道内革兰氏阴性菌过度繁殖且菌种比例变动，同时下消化道菌群向上转移，菌群失调、毒力剧增，细菌内毒素经由门静脉大量吸收入血而形成肠源性内毒素血症（endotoxemia，ETM）；ETM 反过来又可使胃肠功能紊乱，肌张力下降，肠蠕动减弱，毛细血管通透性增加，大量炎性渗出，肠道细菌透过肠壁黏膜屏障而发生细菌移位，出现更为严重的胀满和疼痛症状，使腑实证进一步加重。因此，阳明腑实证和 ETM 互为因果，形成恶性循环。如果不能及时打破这个恶性循环,病症将不会出现转机。ETM 是阳明腑实证过程中发生热、惊、厥、闭、脱及其脏器衰竭之主要原因,ETM 很可能就是阳明腑实证之主要病理基础。其间显示为炎症、微循环障碍、发热、水电解质代谢和酸碱平衡紊乱、缺氧、休克、DIC 以及心力衰竭、呼吸衰竭、肾功能衰竭等不同病理变化。轻者仅演进一两个阶段,"不传"而"自止";重者传经、直中、合病、并病,并迅速发展至兼数个阶段,"难治""不治"而趋于死亡。正邪相争贯穿于急腹症的整个阶段,初期的病理表现主要是气滞血瘀以及实热,中期则主要表现为湿热或者实热,而到了疾病后期,则分为两种转归,一种为邪去正衰,病情好转,另一种为热毒炽盛、热入营血,甚至出现亡阴亡阳等危证。

二、急腹症阳明腑实证的临床特征

阳明腑实证主要以里实证为主,八纲辨证既是里又是实,里是它的病所,实是它的病性。当阳气昌盛,阳热有余,邪热入阳明胃腑,证见腹满便闭、谵语潮热、手足濈然汗出等,同时形成的燥热伤及津液,导致粪便、糟粕等排泄不畅,形成燥热内结、腑气不通这一实证,也就是《内经》中所说"邪气盛则实",属于有形之燥热,谓之阳明腑实证。它通常发生在严重的腹腔感染、重症急腹症等疾病中,如果治疗不及时可发展为感染性休克、SIRS、MODS 等严重状态。

1. **外证** 当见蒸蒸发热或日晡潮热,或时有微热,或发热,其人多汗。或手足热汗出,或手足濈濈汗出,不恶寒,反恶热。其精神症状当见谵语、心烦、烦躁,或郁郁微烦,或心中懊憹,甚或出现"若剧者,发则不识人,循衣摸床,惕而不安,微喘直视""喘冒不能卧""独语如见鬼状""目中不了了""睛不和"等重笃症状。这是全身性的毒热症候,是邪热内炽,热盛神昏,热盛伤津,精神失养,肺气上逆,肝肾阴伤,热扰心神的反应。

2. **腹部实证** 当见腹微满或腹胀痛,或大便不通,或绕脐痛、腹满痛,甚而出现痞、满、燥、实、坚之症。这是邪热与肠中糟粕相结、燥热阻滞,腑气不利所致,为腹部的实证表现。痞,脘腹部有坚硬痞块;满,脘腹部胀满;燥,肠燥,肠内有干硬的粪块;实,腑实,肠内有形实邪;坚,腹部有压痛,腹痛拒按,腹肌紧张。

3. **便况** 大便硬,或燥结,或大便乍难乍易。小便数,或小便不利。

4. **脉象** 沉实有力,或弦数,或涩。

5. **舌象** 舌苔黄燥,或黄黑,或焦裂起刺等。

从现代医学角度来看,阳明腑实证患者可出现体温升高、心动过速;腹部出现胀满膨隆,压痛、肌紧张和反跳痛;化验时可出现白细胞计数升高,血小板减少,C 反应蛋白明显升高等;X 线下可有肠积气、气液平;胃液、小肠液、胆汁、胰液等的细菌培养可以呈现阳性;严重时可出现心、肝、肺、肾、脑等 MODS 之征象。

三、阳明腑实证与急腹症的关系

急腹症首次提出见于《内经》,其病因包括外感六淫和内伤七情,常见病因以气、血、寒、热、湿、食、虫七类为主。急腹症多属于中医腹痛、胁痛、肠痈、黄疸、关格、肠结、蛔厥等范畴。阳明腑实证在急腹症中多表现为燥热内结、腑气不通。《诸病源候论》云:"肠痈者,由寒温不适,喜怒无度,使邪气与荣卫相干,在于肠内,遇热加之,气血蕴积,结聚成痈,热积不散,血肉腐坏,化而成脓。"肠痈在临床中多指急腹症相关疾病,急腹症的病位在六腑,六腑的主要功能特点是"传化物而不藏",且六腑"以通为用,以降为顺"。根据六腑的这一功能特点,凡是引起六腑通降失常的情况都有可能引起急腹症。当外感之邪内传阳明之腑,入里化热,热盛灼津,实热内结,胃肠之气阻滞,导致大便干结,频转矢气,造成脘腹痞满、腹痛拒按等燥实内结之证。

阳明腑实证可以出现在多种疾病中,例如急性胰腺炎、急性胆道感染、急性阑尾炎、肠梗阻、梗阻性黄疸以及胃、十二指肠穿孔等,不仅如此,阳明腑实证还可出现在损伤以及腹部大手术后。急性胆道感染作为常见的急腹症之一,临床上主要表现为胁腹隐痛、胸闷不适、肩背窜痛、腹胀纳呆、大便干结、便秘尿赤等。而胆作为六腑之一,主要功能为贮藏和疏泄精汁而不传化水谷糟粕,胆以"中清不浊"和"通降下行"为顺,所以对于急性胆囊炎阳明腑实证的治疗要使用泻下的方剂,给邪以出路,进而恢复胆囊功能。肠梗阻属于中医"关格""腹痛""肠结"的范畴。当肠道功能受到气滞、血瘀、虫积、食积、寒湿等因素影响导致肠道痞结,进一步引发肠腑瘀结,最终导致肠腑疝结。所以出现在肠梗阻这一疾病中的阳明腑实证主要表现为腹痛腹胀、痞满拒按、无排气排便或者便秘、大便少许而干燥、便后乏力、小便黄赤、发热口渴、恶心呕吐,甚至神昏谵语,在舌象上表现为舌质红、苔黄燥、脉洪数。燥屎内结、热实互结为肠梗阻时发生阳明腑实证的基本病机,治疗上应当清热活血、通里攻下。

急性胰腺炎在中医学上属腑病范畴。六腑者,其气机以通为用、以降为顺、泻而不藏、实而不满。其病机演变的规律呈现"郁、结、热、瘀、厥"的特征。重症急性胰腺炎(SAP)患者在临床上常出现阳明腑实证的证候,表现为以痞、满、燥、实、坚为特点的危重症候群。腑气不通,毒热炽盛,热结腑实,阴津耗损,甚或气血逆乱、亡阴亡阳。中医理论认为"肺为娇脏""肺与大肠相表里"。大肠实热,上熏于肺,导致肺失肃降,而肺气上逆,则出现喘满症候。热入阳明,与肠道糟粕搏结,肺气不通,而浊气又不能从下而出,则腹满痞胀益甚,如此恶性循环,扰乱了"肺与大肠相表里"的生理状态,引起下满上喘的病理变化。两者彼此相互影响、互为因果,愈满愈喘,愈喘愈满,病情恶化,喘促息数,呼吸窘迫,最后因喘满造成正气脱竭而亡。

而包括大承气汤、大陷胸汤、清胰汤等方剂在内的中医通里攻下法可以使SAP阳明腑实证患者肠道细菌和内毒素随肠道内容物排出体外,减少肠源性内毒素的产生和吸收,还可以改善肠道微循环、减轻过氧化损伤、降低肠黏膜通透性等,从而保护肠道屏障功能,因此,通过"清下兼施,菌毒并治"的治疗,起到"釜底抽薪,急下存阴"的作用,从而达到治疗的目的。

第二节 急腹症阳明腑实证时的肠道屏障损伤

肠道作为人体重要的消化器官,是抵御病原体感染的第一道防线,它具有强大的代谢、内分泌和免疫防御作用。生理条件下,肠道在保证消化吸收营养物质、交换水和电解质等基本功能的同时,还可以阻止有害微生物群及其毒性代谢产物转移到远处组织器官中来维持内环境的稳态。其中,肠屏障功能的健全是诸多肠道功能得以维持正常的基础。肠腔内有大量的细菌和毒素,因此肠道对于人体还是一个潜在的感染源。急腹症阳明腑实证时,肠道内大肠杆菌属、肠球菌属、肠杆菌属、链球菌属等致病菌丰度增多,大量炎症介质释放,可以造成肠屏障持续损伤,肠道通透性增加,致病菌及内毒素通过循环系统造成脓毒血症及多器官功能衰竭。

一、正常肠道屏障的结构与功能

人体的肠道屏障主要包括机械屏障、化学屏障、生物屏障、免疫屏障。肠道屏障将肠道内约400~1 000种近100万亿个微生物与宿主其他部位分隔开;任何细微因素导致肠屏障的损伤和破坏,都有可能造成不可逆转的全身并发症。

(一)机械屏障

肠道机械屏障由单层柱状上皮构成的肠道上皮细胞层以及细胞间连接构成。位于小肠腺的多能干细胞产生具有扩增、分裂能力的祖细胞,祖细胞分化成4种主要的肠道上皮细胞,包括肠细胞、杯状细胞、帕内特细胞、肠内分泌细胞,肠道上皮细胞每3~5天可更新一次。物理屏障具有感知及保护功能,既能将肠道共生菌与固有层免疫细胞分隔开,又能通过模式识别受体与微生物表面的病原体相关分子模式结合,引起机体防御和免疫耐受。细胞连接包括紧密连接、黏附连接、桥粒,紧密连接是由靠近上皮细胞顶端侧膜的多种蛋白质组成,主要包括密封蛋白、闭合蛋白,它们形成渗透屏障封闭肠道上皮细胞间的间隙并保持细胞极性。

（二）化学屏障

肠道化学屏障主要由肠道上皮表面的黏液层组成，包含消化液（胃酸、肠液、胆汁等）、由杯状细胞分泌的黏液以及抗菌肽（antimicrobial peptides，AMPs）。AMPs 是由仅存在于小肠肠上皮细胞内的帕内特细胞分泌的一种具有广谱抗微生物作用的，由溶菌酶、α- 防御素、磷脂酶 A_2、抗菌凝集素 Reg III γ 等组成的效应分子，可作为重要的调节因子，维持黏液层与微生物之间的稳态。小肠黏液层较薄、松散、多孔且不连续，肠道共生菌可穿透黏液层；主要依靠 AMPs 将肠道菌群与肠道上皮细胞分隔开。结肠中共生菌定植抗性较强，其黏液层由不含肠道菌群的致密内层以及肠道微生物可穿透的松散外层组成。肠道黏液层构成肠道抵御病原体的第一道防线，黏液的分泌受微生物反向调节；由于缺乏肠道菌群定植，无菌小鼠黏液层明显变薄。

（三）生物屏障

生物屏障即对外来菌株有定植抵抗作用的肠内正常寄生菌群。肠道常驻厌氧菌与宿主的肠道微环境形成了一个相互依赖又相互作用的微生态系统。由专性厌氧菌组成的肠道优势菌通过定植抗性以黏附、嵌合方式形成生物膜样结构，维持肠道微生态系统稳定。当这个微生态菌群的稳定性遭到破坏后，肠道定植抵抗力大为降低，可导致肠道中潜在性病原体（大肠杆菌、志贺菌、肠球菌等机会致病菌）的定植和入侵。

（四）免疫屏障

肠道免疫屏障由肠道上皮细胞、肠上皮内淋巴细胞、固有层淋巴细胞、派尔集合淋巴结、肠系膜淋巴结等肠道组织及由浆细胞分泌的 sIgA 组成。肠道免疫监视细胞巨噬细胞、树突状细胞感知病原体变化后，产生促炎性细胞因子，并激活适应性免疫系统，激发免疫促炎反应，并通过调节免疫调节细胞功能，维持肠道免疫稳态。同时，多种肠道微生物区系可刺激黏膜上皮释放 sIgA、黏蛋白 2 和 β- 防御素，它们在防止病原菌入侵和维持肠道黏膜的免疫动态平衡方面也起着至关重要的作用。肠道免疫屏障是抵御致病菌破坏肠屏障的最后一道防线，肠道共生菌与肠道免疫系统保持微妙动态平衡，对维持宿主内环境稳态至关重要。

二、急腹症阳明腑实证肠道屏障损伤机制

肠屏障功能障碍有助于急腹症阳明腑实证的发展。机会致病菌显著增加，除引起代谢物变化以及由肠道共生菌本身组成的生物屏障的损伤外，还破坏肠道的物理、化学及免疫屏障。

（一）肠道机械屏障损伤

当阳明腑实证时，外感邪气入里化热，使燥热与肠中糟粕相结，导致腑气不通，此时胃肠道中的革兰氏阴性菌开始大量繁殖，毒力剧增，进而引起肠道菌群紊乱。肠道物理屏障破坏的机制主要是肠道优势厌氧菌与致病菌比例失调。肠道优势厌氧菌罗伊氏乳杆菌具有刺激隐窝内多能干细胞增殖分化以促进肠上皮损伤修复、降低肠道内促炎细胞因子表达和血清中 LPS 及肽聚糖浓度等多种功能；双歧杆菌与紧密连接中闭合蛋白、密封蛋白 -1、ZO-1 mRNA 表达呈正相关。优势厌氧菌丰度降低，导致肠道上皮细胞更新、修复缓慢以及紧密连接破坏，肠道通透性增高。同时，致病菌指数级增加、病原体相关分子模式被激活，可结合肠道上皮细胞表面的模式识别受体，通过激活 MAPK 或 NF-κB 途径，导致肠道细胞表面持续性、压倒性"炎症风暴"，肠道上皮细胞坏死、紧密连接蛋白脱落，肠道病原体倾倒式进入固有层，肠道损伤相关分子模式被激活，释放大量高迁移率族蛋白 -1、热激蛋白等，导致肠道异常免疫反应。内毒素血症患者中，血清 IL-6 及 LPS 含量与肠球菌属呈正相关，与双歧杆菌属呈负相关。

阳明腑实证会出现热、闭、惊、厥、脱等内毒素血症表现。发生严重感染时，微循环灌注减少导致组织缺血，机体循环系统复苏再灌注时激活的中性粒细胞，可以通过多种途径放大炎性反应的损伤作用，产生大量的氧自由基，超过机体的清除能力而使肠黏膜发生过氧化损伤。阳明腑实证时的肠梗阻也会影响肠道血运障碍，进一步加重肠道机械屏障损害。

（二）肠道化学屏障损伤

阳明腑实证后，患者多依靠胃肠外营养，营养物质不经过肠道吸收，导致胃肠道分泌的胃酸、胆汁及各种消化酶、溶菌酶、糖蛋白等物质产生减

少,同时也降低了肠道化学屏障的杀菌能力,减弱了肠道的正常生理功能。阳明腑实证发生在梗阻性黄疸这一疾病过程中,排入肠道的胆盐减少,也会削弱肠道的化学屏障功能。

急腹症阳明腑实证早期便出现黏液层破坏或缺失,其肠屏障损伤及细菌移位主要发生在小肠,尤其是回肠。肠道专性厌氧菌可诱导帕内特细胞分泌抗菌素,并通过产生醋酸等代谢物增加杯状细胞密度及黏蛋白2产生加强肠道生物膜的牢固性。回肠内容物中,机会致病菌大肠杆菌、链球菌、变形杆菌定植抗性的增加,导致由帕内特细胞分泌的抗菌素减少,加重肠道菌群失调,使致病菌直接穿透黏液层损害肠道上皮细胞。此外,作为专一降解黏蛋白的细菌 Akkermansia muciniphila 在急腹症时显著增加,也可能影响了黏液层功能,加速了肠道稳态的失衡。

(三)肠道免疫屏障损伤

急腹症阳明腑实证时,沙门菌、大肠杆菌、志贺菌、变形杆菌等兼性厌氧菌定植抗性增加,以及病原体相关分子模式通过模式识别受体导致树突状细胞、巨噬细胞分泌大量促炎性细胞因子(IL-1、IL-6、TNF-α、IFN-γ 等),这些因子可刺激未成熟 T 细胞分化为 Th1 和 Th17 细胞,导致促炎免疫反应。另外,致病菌可抑制调节性 T 细胞、Th2 细胞、浆细胞表达,导致 sIgA 以及抗炎细胞因子 IL-10、IL-22 分泌减少,使肠黏膜免疫反应持续"病态"激活,为后期细菌移位及脓毒血症创造了条件。

肠道微生物群是肠道先天性及适应性免疫系统发育及调控的核心枢纽。有研究发现,无菌小鼠存在严重免疫缺陷,主要表现在肠道相关淋巴组织(gut-associated lymphoid tissues,GALT)、Th17细胞和免疫调节细胞发育缺陷,分泌 IgA 的浆细胞和上皮内 CD8⁺ T 细胞数量减少。共生菌脆弱拟杆菌能合成具有免疫调节作用的荚膜多糖 A,它能够调节免疫调节细胞的生成、IL-10 分泌以及维持 Th1/Th2 平衡;厌氧菌梭状芽孢杆菌相关的分段丝状细菌的鞭毛蛋白可以调节 Th17 细胞功能及 IL-22 分泌;鼠李糖乳杆菌可以通过调节免疫调节细胞与 Th1 细胞的平衡,从而增强肠道免疫稳态。相反,兼性厌氧菌变形菌门会促进由 Th1 和 Th17 细胞介导的持续免疫反应,免疫细胞的表达量与其细菌丰度相关。沙门菌可引起大量炎性细胞因子产生,并引起树突状细胞异常迁移,导致免疫细胞失衡,引起肠道"自杀式"免疫攻击。肠道 IgA 的分泌同样受到肠道菌群调节,肠道共生菌拟杆菌属可通过病原体相关分子模式与淋巴细胞表面模式识别受体结合,直接或间接影响 IgA 释放,乳酸杆菌可通过激活上皮内淋巴细胞产生 IL-22 增加 sIgA 分泌。

第三节　急腹症阳明腑实证时的肠道微生态

急腹症阳明腑实证本质可能与内毒素血症相关。内毒素是存在于革兰氏阴性菌菌体中所有毒性物质的总称,是革兰氏阴性菌的细胞壁外层的脂多糖成分,菌体裂解后释放出内毒素,又称之为"致热原"。各种细菌所含内毒素的毒性作用大致相同,可引起发热、微循环障碍、感染性休克、弥散性血管内凝血及多器官功能衰竭等。重症胰腺炎、急性胆管炎、急性阑尾炎、胃穿孔、肠梗阻等急腹症发生时,消化道内革兰氏阴性菌丰度明显增加,多样性降低,内毒素产生增加。体内的免疫监视细胞,如巨噬细胞、中性粒细胞、树突状细胞等,感知到病原体及内毒素变化后会产生大量的 IL-1、IL-6、TNF-α、TNF-γ 等炎性因子,若病情持续加重,可引发肠道"炎症风暴"及免疫系统失衡,肠屏障受损,细菌及内毒素移位进入循环系统,导致最终的感染性休克及 MODS。

一、正常肠道微生态

(一)肠道生物屏障的构成和定植抗力

在正常人类机体和动物的肠道内栖居着大量细菌,目前发现的已有 1 000 种以上,而数量在 100 万亿以上,占大便湿重的 20%~30%,其中绝大部分是厌氧菌,超过需氧菌(包括兼性菌在内)的1 000倍。1g粪便(干重)中厌氧菌菌群约2 000亿~4 000亿个。在正常情况下,正常菌群之间也保持着相对稳定的比例关系。肠道常驻菌与宿主的微空间结构形成一个相互依赖又相互作用的微生态系统,它们与肠道黏膜结合,或黏附、或嵌合,形成有一定规律的膜菌群,构成了肠道的生物屏障。

在此情况下,肠道菌群的定植性、繁殖性和排他性作用使外籍菌无法在肠道定植和优势繁殖并向肠外移位,因而被称为"定植抗力"。Van der Waaij于20世纪70年代提出关于生物拮抗的理论,认为正常肠道微生物的生物拮抗作用主要来自厌氧菌。如果厌氧菌减少或受到干扰,宿主对外籍菌的抵抗力则下降。

肠道微生物生态学性质具有很大的代谢和生理性差异,一般可分为3种不同的环境:腔内粪流、黏蛋白层和黏膜表面。其中黏膜表面是微生物与肠黏膜细胞紧密接触的环境。近端小肠内的微生物密度低,主要为兼性(需氧)菌丛,而远端小肠和结肠内黏膜表面则主要是厌氧菌。厌氧菌在肠道内数量最多,其对潜在性致病的兼性菌和需氧菌的定植抗力在维持肠道的微生态平衡中起着重要作用。它们既能抑制其他细菌的优势繁殖,又能阻止其黏附于肠上皮细胞。专性厌氧菌在代谢过程中可产生挥发性脂肪酸、乳酸、醋酸、丙酸和丁酸等,降低肠道内的pH,从而抑制外籍菌的生长与繁殖;除此以外,还可因为肠内容物变酸,促进肠蠕动,在外籍菌尚未在黏膜表面接触、黏附与定植之前就被排出体外。在黏液层中,厌氧菌产生的糖苷酶能够将碳水化合物的残基与黏液层中的黏蛋白牢固地结合在一起。厌氧菌产生的蛋白酶通过降解黏液层中的肽类物质,为肠道细菌提供合适的氮源。Berg等将普通无特定病原体(specific pathogen free,SPF)动物盲肠中的完整菌群接种到无菌动物的肠道中,一周后,在无菌动物的肠系膜淋巴结中依次分别培养到大肠杆菌、乳酸杆菌、肠球菌、肺炎克雷伯菌和变形杆菌,而对照组SPF动物的肠道中也接种了相同的菌群,一周后,肠系膜淋巴结的培养是阴性的;同时无菌动物肠道中的菌量比对照组的SPF动物高出1 000

倍。原因是无菌动物的肠道中缺乏具有抗定植作用的正常肠道菌群。

(二)正常肠道菌群对人体具有多方面的有利作用

肠道微生物群是指存在于宿主肠道中的数以万亿计的微生物,其与宿主保持共生状态,参与宿主新陈代谢、免疫、能量代谢和宿主防御机制等过程,并通过各种生物轴调节宿主生命活动。肠道中95%以上微生物群属于厚壁菌门、拟杆菌门,少数为变形菌门及放线菌门。厚壁菌门与拟杆菌门比例在维持宿主正常肠屏障功能与新陈代谢调节中发挥了至关重要的作用。肠道微生物群具有数量多、种类杂、复杂性高、流动性强、动态变化等特点。肠道菌群主要包括专性厌氧优势菌的类杆菌属、双歧杆菌属、瘤胃球菌属等,以及机会致病菌的肠杆菌属、链球菌属、乳杆菌属、乳球菌属等,它们相互制约、互相依存,维持宿主肠道微环境动态平衡。微生物群的多样性与可塑性受宿主本身遗传因素、饮食偏向、生存环境的影响。微生物群与宿主系统之间的串扰在维持宿主稳态、肠屏障功能以及抵御病原体侵袭等多个生理、病理过程中,扮演着核心枢纽作用。

归纳起来,正常肠道菌群对人体主要具有以下几个方面的有利作用。

1. 生物屏障作用 正常肠道菌群通过其生物拮抗作用和免疫功能构成宿主的生物学防线,对入侵的微生物予以抵制。

2. 代谢营养作用 肠道细菌在肠腔内分解蛋白质和尿素产生氨,其可以进入再循环。结肠内细菌双糖酶可将未吸收的糖分解及发酵产生短链脂肪酸(short-chain fatty acids,SCFA)、乙酸、丙酸和丁酸,通过结肠黏膜吸收。双歧杆菌、乳酸杆菌等可产酸,造成酸性环境,促进维生素D、钙及二价铁的吸收。正常菌群还能合成维生素B_1、维生素B_2、烟酸、生物素、叶酸、泛酸等B族维生素及维生素K,但这些维生素的吸收有一定限度,并不能代替食物来源的维生素。

3. 免疫调节作用 正常菌群可促进宿主免疫器官发育成熟,并作为广谱抗原刺激宿主产生免疫应答。在正常人的血清、唾液、尿中可检测出抗大肠埃希菌的IgG、IgM和IgA。在健康人粪便中发现各种肠杆菌表面覆盖有 IgA 抗体，这些抗体对具有交叉抗原成分的病原菌有一定抑制作用。

4. 抗肿瘤作用 有动物实验表明，双歧杆菌、乳酸杆菌有抗肿瘤作用，主要是通过激活吞噬细胞活性而提高机体抗肿瘤能力。

二、急腹症阳明腑实证时肠道菌群变化

（一）急性胰腺炎

急性胰腺炎是腹部急症外科最常见急腹症之一，具有发病急、变化快、死亡率高等特点。其发病机制复杂，目前尚未完全阐明。重症急性胰腺炎（SAP）患者的病死率高达 13%~35%。多种机制可造成 SAP 时肠道屏障损伤，导致细菌和内毒素病理性移位进入体循环，最终继发全身感染、SIRS 和 MODS。

急性胰腺炎进展过程中，肠道菌群会发生变化。与野生型急性胰腺炎小鼠模型相比，无菌小鼠显示出更轻的胰腺病理损伤及炎症状态，表明了肠道菌群影响急性胰腺炎的严重程度。随着高通量测序技术的发展，多项研究已经发现，与健康志愿者相比，在门水平，胰腺炎患者粪便样本中含有更多变形菌门、放线菌门，而厚壁菌门、拟杆菌门含量较少；在属水平，胰腺炎患者肠道兼性厌氧菌明显增多，产短链脂肪酸细菌减少。表现为大肠杆菌 - 志贺菌属、肠球菌属、肠杆菌属、链球菌属丰度升高，拟杆菌属、双歧杆菌属、布特劳氏菌属丰度降低。急性胰腺炎动物模型同样显现出类似结果，同时还发现，兼性厌氧菌丰度与急性胰腺炎严重程度呈显著正相关。

对微生物群落结构、功能的空间（管腔与黏膜）和部位（小肠、大肠）进行差异性比较分析发现，就管腔内容物而言，与对照组相比，SAP 时差异菌属的数量沿肠道自上往下逐渐增加，大部分位于结肠。盲肠、结肠也被认为是 SAP 时变化最明显的肠道区域。通过对胰腺炎组与对照组间综合不同部位管腔内容物和黏膜段微生物群落差异性比较分析发现，Verrucomicrobia 为唯一差异明显的细菌菌门，其代表物种 Akkermansia muciniphila，这种可降解黏液层的细菌在 SAP 时丰度升高，且主要在结肠和盲肠的肠腔和黏膜中

富集。大肠杆菌 - 志贺菌属丰度与急性胰腺炎严重程度呈正相关。

（二）胆系感染胆石症

胆系感染通常是指发生在胆道系统的感染，包括急性胆管炎和急性胆囊炎。重症急性胆管炎是其中较重的类型。解除梗阻、通畅引流是急性胆管炎最关键的治疗措施，包括 ERCP 取石、胆管切开取石及 T 管引流、肿瘤切除等。梗阻解除后，积极控制感染显得尤其重要，其可影响胆管炎患者疾病的进展及预后。胆汁通常被认为是无菌的，胆道梗阻时，胆管胆汁中的细菌丰度会增加，急性胆管炎患者胆汁及外周血中细菌培养呈阳性的分别占 90% 及 21%~71%。目前已经从急性胆管炎患者的胆汁中培养出多种肠道微生物，主要包括大肠杆菌、肠球菌、肠杆菌、梭状芽孢杆菌等，证实了急性胆管炎时存在肠道微生物群逆行感染及细菌移位。胆道梗阻会使宿主防御功能发生改变，包括趋化性和吞噬作用以及全身免疫平衡变化。由于胆道阻塞，肠道内胆盐缺乏，去污剂作用减弱，对细菌内毒素的拮抗能力下降，加之肠道上皮细胞中杯状细胞及帕内特细胞分泌的黏液、抗菌素、黏蛋白 2 减少，并影响 sIgA 分泌，最终导致肠道优势共生厌氧菌定植抗力减弱，肠道致病菌增多，内毒素水平升高。随后，肠道致病菌通过门静脉及淋巴途径进入全身血液循环，引发菌血症、脓毒血症及多器官功能障碍综合征。此外，代谢组学发现，急性胆管炎患者肠道特征性菌种的改变与大肠杆菌生物膜的合成、脂多糖的生物合成、丙酸代谢、谷胱甘肽代谢等的 KEGG 代谢通路活性变化密切相关，这为进一步了解急性胆管炎发病机制中肠道菌群及其代谢物作为治疗靶点提供了新思路。

胆囊在非病理条件下具有复杂的微生物群，肠道微生物群积极参与调节胆汁酸代谢，改变胆汁酸池的大小和组成。胆道微生物群改变导致胆囊蠕动减弱、胆固醇和胆汁酸的代谢和分泌缺陷。据统计，约 54.5% 胆囊结石患者中存在细菌感染。细菌在胆道迁移和定植的可能途径有多条，例如从十二指肠通过奥狄括约肌移位或血行播散进入肝脏后，进一步排泄到胆汁中。胆道感染与胆结石的发展密切相关，表明细菌可能是引发胆色素

和胆固醇结石形成的关键因素。同时,胆汁及胆囊黏膜细菌培养结果显示,铜绿假单胞菌、大肠杆菌、肺炎克雷伯菌、肠球菌属和不动杆菌属等致病菌丰度增加。

(三)急性肠梗阻

肠梗阻是由肠内及肠外各种原因引起的肠道机械性堵塞,从而使肠腔内容物正常运行和通过障碍。肠梗阻为腹部急症外科常见疾病,若未得到及时合理的诊疗,往往会造成不可逆转的脓毒血症,并危及患者的生命。急性肠梗阻导致的近段结肠中粪便滞留,会促进微生物群的过度生长。有研究发现,伴有或不伴有肠梗阻的结直肠癌患者中,肠道微生物群组成明显不同。伴有肠梗阻患者表现为更多的大肠杆菌-志贺菌属、韦荣氏球菌属和拉尔斯顿菌属,而拟杆菌属丰度明显降低。此外,微生物可以调节肠道运动,肠梗阻时微生物群丰度与结肠转运率之间存在显著负相关。

(四)急性阑尾炎

急性阑尾炎是急诊外科腹痛最常见的原因之一,其病因主要包括阑尾腔梗阻、感染、血运障碍;可分为急性单纯性阑尾炎、急性化脓性阑尾炎、坏疽及穿孔性阑尾炎和阑尾周围脓肿。临床表现为转移性右下腹疼痛,麦氏点压痛、反跳痛,并伴有恶心、呕吐等全身症状。肠道菌群改变与急性阑尾炎同样关系密切,拟杆菌属是阑尾炎时发现的最常见的细菌之一。此外,梭杆菌属的某些成员,尤其是具核梭杆菌和坏死梭杆菌,存在于大多数阑尾炎样本中。培养检测到的最常见的需氧菌微生物是大肠杆菌,但也有报道称是肺炎克雷伯菌、链球菌属、肠球菌属和铜绿假单胞菌属。

(五)消化道穿孔

上消化道穿孔是许多炎症性疾病的破坏性并发症,最常见的是消化性溃疡病,与消化性溃疡病相关的死亡有 70% 以上是由穿孔引起的。老年人消化性溃疡病出现消化道穿孔后死亡的风险更大。最近的研究表明,对于消化性溃疡病患者使用抗生素清除肠道菌群后可增加穿孔概率,其机制可能与肠道菌群参与并保护肠道屏障及维持免疫稳态有关。

第四节　急腹症阳明腑实证时肠道细菌移位机制和途径

细菌移位被定义为肠道细菌和/或其产物突破肠道屏障,通过肠系膜淋巴管、门静脉系统进入全身血液循环和肝、肺等组织器官的过程。正常情况下,机体的肠道菌群处于动态平衡状态。当各种原因导致肠道屏障功能受损时,细菌数量和比例的变化或空间位移导致细菌移位,最终导致多器官功能障碍综合征。由肠道菌群和内毒素移位引起的内源性感染和内毒素血症是全身炎症反应的起源,而肠道则是多器官功能衰竭的始动器官和靶器官。Fry 和 Garrison 提出"肠道是外科临床病人全身感染的起源"。Jacob 等经大量研究证实,肠道是内毒素和革兰氏阴性杆菌的来源。Stone 等亦证实,"肠道是全身性念珠菌感染的原发病灶"。只有保证肠黏膜屏障的完整性,才能有效预防肠道细菌移位。

急腹症阳明腑实证时,明确病因消除原发病同样至关重要,同时,肠道细菌移位的早期诊断、干预或预防可能是治疗各种急腹症时阳明腑实证的新途径。

一、肠道细菌移位机制

近年来,肠道细菌移位所致的肠源性感染作为重要的病理现象已得到较为广泛的关注,虽然尚未完全阐明其发生机制,但人们对这一客观事实的认识有了很大的进步。急腹症阳明腑实证时肠道细菌移位涉及肠道屏障功能衰竭及跨上皮细胞机制。

现代有关细菌移位的假说认为,肠细胞首先通过"胞吞"作用吞食原寄居在肠道内的革兰氏阴性菌,然后以"胞吐"方式释放出来,再由吞噬细胞运至肠系膜淋巴结。在此过程中,肠细胞和吞噬细胞协同作用,促发肠道细菌向肠道外播散,同时可能还有肠细胞交接处的结构完整性受损因素的参与。细菌移位可随机发生于健康人,其本身很少甚至没有不良后果;这也可能体现了区域性引流淋巴结的"前哨"作用。但细菌移位的重要性在于它是危重病人感染的潜在来源。

急腹症阳明腑实证时肠道细菌移位的可能机制主要有以下 3 种情况:①肠黏膜的机械性破坏;②机体的免疫防御功能下降;③肠道微生态学紊乱。在 3 种因素中,肠道细菌过度生长为细菌移位提供了前提,肠黏膜屏障的破坏为细菌移位提供了可能,免疫功能抑制则为细菌移位的完成提供了条件。

细菌移位是人类发病的因素,但必须同时存在某些潜在条件。联合应用抗生素和免疫抑制剂,细菌移位可引起腹膜炎或脓毒症;如分别给予,则细菌仅移位到肠系膜淋巴结而非更远处。鼠烧伤模型实验证实,烧伤增加细菌移位,加用青霉素则抑制肠道专性厌氧菌,兼性肠道菌生长增加、过度繁殖而移位至肠系膜淋巴结和肝、脾、腹膜等远处器官。蛋白质营养不良本身不促进细菌移位,但伴有内毒素性黏膜损害时,情况就较严重,可能两者具有协同作用。在重危和免疫损害病人,细菌移位是发生肠源性门静脉脓毒症的关键性过程。

二、肠道细菌移位的途径

目前认为,肠道细菌移位至远隔的主要途径包括淋巴引流、血行播散、腹膜转移等。

(一)淋巴管途径

肠系膜淋巴管释放的危险相关分子模式在引起脓毒症中起着重要的病理作用。肠系膜淋巴液通过胸导管汇入静脉角,经上腔静脉进入体循环,体循环连接肺循环,使肺成为接触包含肠道病原菌、病原体相关分子模式因子等肠系膜淋巴液的第一站。将 SAP 大鼠的肠系膜淋巴液注入健康大鼠静脉内会引发脓毒血症,而肠系膜淋巴液体外

引流也被证实有助于缓解全身炎症及多器官功能损伤。此外,肠系膜淋巴管结扎术可有效缓解脓毒症大鼠相关肺损伤,存在于淋巴管内皮细胞的转录因子 FOXC2 的失活,也会促进肠道菌群失调及细菌移位。

(二)血行播散途径

近年来,肠道细菌高通量测序技术刷新了我们对细菌移位概念的理解,肠道细菌移位可能是外周血菌群形成的根源,这是对传统细菌移位认识的又一大提升。肠道血液回流主要由肠系膜静脉汇入肝门静脉系统,流经肝脏后,经下腔静脉进入全身循环。肝脏中由库普弗细胞形成的"防火墙"可以清除急腹症阳明腑实证前期血液中大多数病原体及其相关分子模式;随着致病菌丰度增加、肠道炎症风暴、免疫系统紊乱等所导致的肠屏障完整性破坏,菌群及其病原体相关分子模式因子会发生成倍转移,肝脏"闸门"被迫开启,使有害物质直接进入腔静脉后引发全身脓毒血症及多器官功能损伤。结扎门静脉导致的肠系膜淋巴结中肠道菌群转移增加反向验证了细菌移位经血播散。同时,在重症感染的患者血液中发现肠道机会致病菌大肠杆菌、变形杆菌、粪肠球菌等明显增多,且细菌移位发生率与脓毒血症严重程度及菌群失衡程度相关。临床上在胆源性胰腺炎患者围手术期取肠系膜淋巴结及外周血培养指导抗生素敏感用药,可以有效降低细菌移位及多器官损伤风险。

(三)腹膜转移途径

某些急腹症阳明腑实证后期会生成腹水,其内包含众多的致病菌、病原体相关分子模式因子,经腹腔充分"发酵"吸收后可引起细菌性腹膜炎,后经肠系膜淋巴系统或内脏毛细血管进入体循环,引起全身脓毒血症。关于急腹症时腹腔穿刺引流时机的选择一直备受争议。有趣的是,部分学者指出腹腔穿刺引流不会增加重症腹腔感染发生细菌移位风险或死亡率,相反,会通过各种机制减轻及治疗远处器官损伤。

第五节　急腹症阳明腑实证的中西医结合治疗原则

阳明腑实证是急腹症临床常见的中医证候，具有发病急、病情重、变化快、并发症多的特点，如不及时诊治，常可危及生命。

一、通里攻下法的应用

（一）通里攻下法治疗阳明腑实证的理论依据

"六腑以通为用，不通则痛"。治疗阳明腑实证，通里攻下大法宜为首选。阳明腑实证时应用下法，证治相符，确能攻伐大邪，遏止燎原之势。纵览《伤寒论》阳明病篇，下法精论无处不在。"阳明病，谵语，有潮热，反不能食者，胃中必有燥屎五六枚也……宜大承气汤下之""病人小便不利，大便乍难乍易，时有微热，喘冒不能卧者，有燥屎也，宜大承气汤"。大承气汤属于寒下剂，主要适用于阳明腑实证。该方由大黄、厚朴、芒硝、枳实四味中药组成，大黄苦寒荡涤实邪泻下热结，芒硝咸寒软坚润燥、开热邪之凝结，枳实苦寒消痞散结，厚朴苦温行气除满。四味药配伍得当，相辅相成，用于治疗痞、满、燥、实、坚俱备之阳明腑实证。大承气汤调畅胃肠之气，具有峻下热结的作用，在泻下逐瘀的同时达到通腑泻热的目的，可进一步减轻细菌移位和内毒素血症所导致的感染和MODS。邪热随燥屎排出体外，则津液得以恢复，腹胀、痞满得以缓解，体现了大承气汤"釜底抽薪，急下存阴"的理念。用大承气汤攻下后，大便解、热结去、腹满除、津液回、胃气和、阴阳平，则病愈人安。

（二）现代医学对"下"法的研究发现

现代药理学研究和临床观察发现，下法能明显地增强胃肠道的推进功能，增加肠蠕动；能降低毛细血管通透性，改善肠道微循环。因此，下法能促使腹腔内炎症吸收、肠粘连松解、肠扭转复位，有时在临床上应用会收到意想不到的良效。另外，下法尚有增加胆汁分泌，促使胆囊收缩及奥狄括约肌舒张的作用，在胆、胰疾病时辨证使用常收奇效。陈海龙等通过系列实验研究和临床观察证

实，复方大承气汤（在大承气汤的基础上加用清热解毒药）能明显降低梗阻性黄疸、急性胰腺炎、急性胆管炎时ETM的发生率，并能促使网状内皮系统功能的恢复，保护肾脏功能。通里攻下法的应用可以排除肠道积滞，使大量细菌和内毒素随之排出体外，缩小了肠道内毒素池，减少内毒素的产生和吸收。还有研究发现，复方大承气汤能够增强胃肠道运动功能，有效抑制革兰氏阴性细菌生长和繁殖，降低巨噬细胞活性，提高机体免疫力，从而保护肠黏膜屏障等。

综合文献报道，通里攻下法治疗急腹症阳明腑实证可以归纳为以下几个方面：

1. 通里攻下法中药能够有效增强肠道运动，排除胃肠积滞，使细菌和内毒素随肠道内容物而排出体外，减少肠道内细菌的量，缩小肠道内毒素池，起到"釜底抽薪"的作用。

2. 通里攻下法中药在泻下作用的同时还能够改善微循环，有效减轻肠黏膜的过氧化损伤，降低肠黏膜通透性，保护肠道屏障，从而防止内毒素的进一步吸收和细菌移位。

3. 通里攻下法中药能调节肠道菌群，提高其定植抗力，加强肠道生物屏障功能。

4. 大承气汤中的大黄与厚朴有明显的抑菌作用，大黄中的大黄酸、大黄素及芦荟大黄素在体外能对多种细菌产生抑制作用。

5. 通里攻下法中药能够有效抑制机体单核巨噬细胞系统过度活化，减少白介素-6（IL-6）、肿瘤坏死因子（TNF-α）、PAF、一氧化氮等炎症细胞因子和炎症介质的产生和释放，从而减轻过度炎症反应对机体组织和器官造成的损害。

二、辨证论治，针药并用

张仲景在《伤寒论》中提到："阳明病，不吐不下，心烦者，可与调胃承气汤。"因此，对于较轻的阳明腑实证，可用调胃承气汤或者小承气汤缓下热结或者轻下热结。小承气汤，适用于阳明腑

实轻证,且以气滞、腹胀为主症,故用大黄配枳实、厚朴,共奏泻热通便、消滞除满之功。此方较大承气汤不仅减去了芒硝,而且减少了枳实、厚朴之用量,属泻下阳明腑实之轻剂。大承气汤方减去枳实、厚朴,加甘草,名曰调胃承气汤,适用于阳明腑实证中燥结较甚者。在以通里攻下法为主治疗阳明腑实证的过程中,也要兼顾清热解毒和活血化瘀等治法的运用,以达到"清下兼施、菌毒并治"相辅相成的效果。阳明腑实证主要是腑气不通,燥屎内结,邪热互结,燥热伤津,所以在治疗方法上也要辅以清热解毒的中药或复方,使邪去不伤津。复方大承气汤就是在大承气汤的基础上加入具有清热解毒、理气散郁的中药。临床研究表明,阳明腑实证的患者通过复方大承气汤的治疗,能降低血中的 NO、TNF-α、内毒素水平,有效减轻炎症反应,减少腹腔感染,同时减少细菌移位及脓毒血症发生,有效降低患者死亡率。

在临床治疗阳明腑实证过程中,除了常用的通里攻下代表方剂以外,还可以配合中药外敷、针刺疗法,以及中药灌肠等方法辅助治疗。脐为任脉之神阙穴,任脉为奇经八脉之一,能够通百脉,调六腑。可以使用大黄、芒硝、吴茱萸等中药研磨成粉,封闭后铺于脐部,能够起到通调经络、活血祛瘀,并且调畅胃肠之气、有效地消除痞满的作用。与此同时,还可以采取针灸的方法加以辅助,选取双侧足三里、阳陵泉、太冲等为主穴,以缓解胃肠道功能,得针感后强刺激,留针 30~60 分钟,4~6 小时 1 次。

三、中西医结合治疗

对于阳明腑实证的治疗要中西医相结合,在使用中医代表方剂以及针灸等辅助疗法的同时,也要不失时机进行西医治疗。阳明腑实证主要是由肠道中的燥屎内结、热邪互结所引起,使用中医通里攻下、清热解毒、活血化瘀、益气养阴等方法治疗的同时,西医治疗应当重视现代医学中扩充血容量,疏通微循环,纠正酸中毒,防止出现水电解质和酸碱平衡紊乱等措施的运用;还要针对病原菌合理选择和应用抗生素;必要时针对病因,通过外科手术或微创介入的方式,及时解除梗阻、恢复血运、清除坏死组织、引流炎性渗液。

阳明腑实证是一个包括有几十种病的常见中医证候,有其特殊的演变过程和变化规律,有其特有的病理机制和临床特点,并与内毒素血症互为因果。在治疗上,必须抓住本质,清下兼施、菌毒并治、中西医疗法相结合,才能异病同治,提高疗效,从而使中医"六腑以通为用"的理论和"通里攻下、清热解毒"的传统治疗大法得到发扬,也必将推动和促进中西医结合事业的发展。

第六节 基于肠道微生态调整方法在急腹症阳明腑实证治疗中的应用

肠道微生物群可能是治疗急腹症阳明腑实证的潜在靶点,因为它在众多急腹症疾病发病过程中受到影响。急腹症阳明腑实证时,肠道微生物群组成的变化导致肠道屏障功能的改变,进而导致有害细菌过度生长、菌群移位、免疫力受损以及随之而来的多器官损伤。肠-肝轴、肠-肺轴、肠-脑轴等将肠道微生物群组与宿主炎症过程、代谢和免疫反应紧密联系起来。近年来,通过调节肠道微生态改变肠道菌群组成的治疗策略在急腹症阳明腑实证治疗中逐渐受到临床医生的青睐,该策略不仅可降低危重患者住院死亡率,同时一定程度上改善了患者多器官功能损伤。目前临床研究的热点主要集中于补充肠道益生菌、益生元,抗生素治疗清除病原菌及粪菌移植、中药治疗、早期肠内营养等。

一、益生菌的作用

根据国际益生菌与益生元科学协会专家共识文件,益生菌被定义为当给予足够量时可对宿主健康有益的活的微生物,主要包括双歧杆菌、乳杆菌、益生芽孢杆菌、丁酸梭菌等;益生元被定义为一种可被宿主微生物选择性地利用并具有健康益处的活性物质,包含低聚果糖、低聚半乳糖、低聚木糖、菊粉等。研究表明,益生菌、益生元对多种腹部急症具有潜在益处。

目前认为,肠道益生菌作为疾病辅助治疗的一般机制是其可增强肠道屏障功能和黏膜免疫系统功能。更确切地说,益生菌可以抑制大肠杆菌、肠球菌、肠杆菌等有害菌的生长,增加短链脂肪酸产生,影响肠道屏障蛋白(闭合蛋白、密封蛋白-1和ZO-1)以及肠上皮细胞细胞因子(TNF-α、IL-6、IL-10等)的表达,增加分泌型IgA(sIgA)分泌,激活巨噬细胞吞噬作用,加强免疫调节细胞的功能,诱导树突状细胞成熟,从而增强免疫屏障功能等。此外,益生菌能够通过与肽聚糖、脂磷壁酸和磷酸多糖等细胞内、外分子结合重新构建肠道微环境,并维持肠道免疫稳态。Julien Pujo等发现,益生菌产生的游离长链脂肪酸3-羟基十八烯酸(C18-3OH)与肠上皮细胞内的PPARγ结合,可调节由AP-1、NF-κB、STAT3等介导的炎症反应以及巨噬细胞、T细胞及NK细胞等免疫细胞的分化,从而减轻肠道、肺的炎症及氧化应激。Haiqin Wu等研究表明,罗伊氏乳杆菌具有维持肠道Lgr5$^+$细胞数量、刺激肠道上皮细胞增殖与修复、降低肠道促炎细胞因子分泌和血清中LPS浓度的能力。此外,其可通过激活Wnt/β-catenin通路诱导肠细胞向帕内特细胞的分化,并增加抗菌肽的表达,从而抑制柠檬酸杆菌的肠道定植。

虽然益生菌对不同的腹部急症疾病表现出积极作用,但是其在急腹症阳明腑实证治疗中的应用仍然存在争议。尽管数量相对较少,一些针对益生菌和重症胰腺炎的临床研究也已经发表了他们的结果。Youdong Wan等人进行了一项多中心双盲随机临床试验,他们的研究结果表明:128名AP患者辅以益生菌胶囊(一种枯草芽孢杆菌和粪肠球菌的混合制剂)后,与安慰剂组相比,经益生菌治疗的急性胰腺炎患者住院时间及腹痛缓解时间均缩短。纳入11项试验包含930名胰腺炎患者的Meta分析结果表明,使用益生菌/益生元/合成元治疗的患者,住院时间明显缩短,并在脓毒症患者中观察到经益生菌/益生元/合成元治疗后,其单器官、多器官衰竭风险降低。动物实验表明,益生菌布拉酵母菌可减少菌群移位,降低了脓

毒症时肺损伤的发生率,并减轻了由缺血-再灌注损伤导致的全身炎症反应与氧化应激;源自乳杆菌的多磷酸盐可通过调节肠道菌群增强小鼠肠道屏障完整性,减轻肠道及胰腺炎症。Mantis等进行的体外实验表明,双歧杆菌或乳酸杆菌与非特异性sIgA结合可增加肠上皮克隆细胞Caco-2细胞3倍以上的益生菌黏附,从而降低了肠道通透性、减少有害细菌病理性移位。

然而,一些研究却给出了相反的意见。一些临床观察和Meta分析表明,益生菌对预测的患者临床结果并无益处。临床工作中要解释急腹症阳明腑实证治疗时益生菌所出现的异质性仍需进一步分层研究。另外,其潜在缺点及局限性也不容忽视,对于免疫力低下、肠屏障功能严重受损的患者,仍然具有不可预知的危险。

益生元同样具有改变肠道菌群的巨大潜力,其可作为益生菌替代品或者给益生菌提供额外支持。益生元可以刺激免疫系统、产生维生素B、抑制病原体生长和降低血氨。它们还抑制组蛋白脱乙酰酶和减少初级胆汁酸向次级胆汁酸的转化,有助于促进细胞分化、细胞周期停滞的结肠细胞的凋亡。

Yan Zhong等发现,在肠内营养中添加益生元GOS,可通过增加粪便双歧杆菌丰度、肠黏液中sIgA以及肠Occludin mRNA水平并提升肠上皮细胞更新速度,来显著改善内毒素血症大鼠的肠道屏障功能。口服壳寡糖4周后,小鼠肠道内艾克曼杆菌数量明显增加,并通过激活Nrf2/HO-1通路减少氧化应激和恢复肠道菌群稳态减弱全身炎症反应及氧化应激,证明其可能是治疗急腹症阳明腑实证一种有前途的益生菌药物。菊粉型果聚糖可通过胰腺IRAK-4/p-JNK/p-NF-κB p65信号通路调节小鼠胰腺-肠道免疫反应,增强肠屏障功能。体外实验证实,益生元FOS和XOS可增加Caco-2及HT29-MTX-E12细胞模型中双歧杆菌、类杆菌丰度以及乳酸、短链脂肪酸水平,并降低了蛋白水解标记物浓度。益生元可以增加胆盐水解酶分泌,虽然胆盐水解酶被认为是有益的,但它可能导致肠肝循环中具有潜在细胞毒性的次级胆汁酸增加,这反过来又可能增加胆汁淤积和胆管炎、胰腺炎风险。

目前,虽然一些益生菌(乳酸杆菌、双歧杆菌)和益生元(菊粉、FOS)的安全性逐渐得到临床医生认可,但很少有关于腹胀、肠胃胀气和高渗透压发生率的研究,两者有可能导致胃肠道不适。此外,目前尚无针对急腹症阳明腑实证患者口服益生菌和益生元的标准安全指南。因此,应在特定剂量下评估个别益生菌和益生元,以确定潜在的不良反应。

二、抗生素的作用

临床医生对于急腹症阳明腑实证患者的治疗通常应用抗生素,从而抑制有害细菌的生长及减少继发性感染性相关并发症的发生,但抗生素对肠道优势菌的杀伤作用,以及所造成的宿主体内耐药性细菌丰度增加、真菌感染风险提高等问题,仍然是腹部外科关注的热点。尽管先前的研究已经发现,使用联合广谱抗生素(万古霉素、新霉素、氨苄青霉素、甲硝唑)清除肠道菌群后可以减轻小鼠腹腔继发感染的严重程度,但仍缺乏足够有说服力的临床证据。Fernanda S Soares 等进行的一项研究表明,急性胰腺炎治疗期间预防性使用美罗培南会加快其进展为重症胰腺炎的速率,以及造成多重耐药性致病菌传播与菌群移位。Max C Jacobs 等人在提前使用抗生素治疗 2 周的急性肺损伤小鼠肺泡灌洗液中发现持续增高的 IL-6。目前最新世界急诊外科协会在有关重症胰腺炎管理指南中指出,对胰腺炎患者预防性使用广谱抗生素与其死亡率或发病率的显著降低无关,因此,不再推荐对于无明显感染症状的重症胰腺炎患者优先使用抗生素。对于有明确感染内毒素血症的患者,在选择涵盖肠道致病菌广谱抗生素的同时,应考虑疾病进展过程中的细菌学变化以及与抗生素相关药代动力学。此外,选择性消化道去污被证实具有改善脓毒血症患者临床结果的潜能,但其对抗药致病菌的长期生态影响,仍然需要多中心、大样本随机临床研究验证。

三、粪菌移植的作用

粪菌移植(fecal microbiota transplantation,FMT)是一种将微生物群落或微生物肠型从供体转移到受体宿主体内以预防、治疗、诱导疾病的技术。临床上,FMT 已发展为治疗复发性艰难梭菌感染的二线治疗方案,且成为包括炎症性肠病、肠易激综合征、儿童孤独症、代谢性疾病、肝性脑病等多种疾病的治疗选择。然而 FMT 在急腹症阳明腑实证患者肠道微生态改善方面未显现出积极作用。虽然急腹症患者肠道中微生态变化明显,但是对有益菌种、抗生素耐药菌种、产生毒性代谢物菌种的鉴别仍然存在巨大挑战,无法避免菌群移位加重远处器官损伤的风险。此外,由于供体本身、供体与受体肠道菌群组成差异,FMT 也很难标准化。Ling Ding 等人进行的临床随机对照试验发现,FMT 对改善急性胰腺炎患者并发症并未显现出优势,且具有破坏肠屏障功能风险。Fons F van den Berg 等人发现,FMT 给药增加了脓毒症小鼠死亡率和细菌移位。也有文献表明,FMT 重塑肠道菌群可使对急性肺损伤的产短链脂肪酸有益的细菌增多。由于目前研究结果仅限于动物实验,仍然需要大量的基础与临床试验解析 FMT 在急腹症阳明腑实证治疗中的机制、有效性及安全性。

四、肠内营养的作用

急腹症阳明腑实证患者经常伴有肠道二次缺血再灌注(ischemia/reperfusion,I/R)损伤。有研究表明,患者 I/R 损伤会导致肠壁细胞功能障碍、肠道通透性增加、肠道屏障功能降低、肠道微生态平衡破坏等,从而增加细菌移位、内毒素释放和炎症反应的风险。长期缺乏肠内营养,一方面会导致肠黏膜上皮细胞营养缺乏,导致肠黏膜上皮坏死甚至凋亡、肠绒毛萎缩,进而导致肠黏膜上皮变薄,进一步增加肠黏膜通透性以及黏膜屏障对肠道菌群迁移顺应性,加剧阳明腑实证患者的炎症反应和器官损害;另一方面,肠道内由于缺乏营养成分刺激,会使胃酸、胆汁、肠液、溶菌酶等与宿主消化相关的成分减少,这不仅会导致肠道化学屏障的破坏,还会削弱其对肠道有害菌的杀菌作用,促进有害菌群过度繁殖。目前腹腔感染治疗管理指南中推荐重症患者应早期进行肠内营养(鼻肠管、口服等),避免全肠外营养,从而预防肠道功能衰竭及继发性感染。Xian L Zhao 等人进行的前瞻性对照、随机临床试验表明,早期经口进食可缩短脓毒血症患者住院时间并减少多器官损害等严重并发症的发生。Jia-Kui Sun 等人发现，早期肠内营养可通过调节脓毒血症肠道免疫功能变化，减少胰腺坏死及全身炎症反应发生率，但不能降低死亡率。肠内补充谷氨酰胺被发现与重症胰腺炎患者肠道通透性、氧化应激和器官功能改善有关。

五、中药的作用

中药治疗急腹症阳明腑实证具有其独特优势，清胰汤、大承气汤、柴芩承气汤、大柴胡汤、大黄附子汤、六合丹等方剂，已在阳明腑实证患者治疗中广泛使用。Yongjian Wen 等人动物实验证实，柴芩承气汤可通过抑制神经元激活介导的腺泡细胞 SP/NK1R 信号通路改善小鼠腹腔感染。陈海龙

等的前期研究表明，大黄素可通过靶向 CIRP/NLRP3/IL-1β/CXCL1 通路，以及抑制中性粒细胞蛋白酶活性缓解重症胰腺炎相关肺损伤。由于中药方剂成分较多且不可避免的副作用使其对急腹症阳明腑实证患者中肠道菌群及其代谢物变化影响仍然存在巨大的发掘空间。目前多位学者针对中药调节肠道微生态研究取得了初步进展。Xuehua Piao 等人发现，胡黄连苷 Ⅱ 通过抑制 TLR4 依赖性 PI3K/Akt/NF-κB 炎性通路并增加乳酸杆菌和普雷沃菌比例缓解重症胰腺炎及其引发的肠屏障损伤。Jing Li 等人的研究表明，柴胡皂苷 A 可通过增加乳酸杆菌与普氏菌丰度进而激活 Keap1/Nrf2-ARE 抗氧化通路，减轻内毒素血症。此外，大黄素可通过增加艾克曼杆菌、拟杆菌等产短链脂肪酸细菌丰度调节肠屏障功能。

第七节　述评与展望

急腹症阳明腑实证肠道兼性厌氧菌大肠杆菌 - 志贺菌属、肠球菌属、肠杆菌属、链球菌属丰度升高导致肠道屏障破坏，细菌及其病原体相关分子模式因子通过淋巴管及血型播散等途径移位至远处器官，引起内毒素血症、SIRS、MODS 等严重并发症。肠道屏障损伤、细菌移位、内毒素血症和急腹症阳明腑实证互为因果，互相促进。目前研究肠道微生态与急腹症阳明腑实证关系，成功建立合适的阳明腑实证动物模型和病证相结合的阳明腑实证临床诊断标准仍是当务之急。只有标准化动物模型建立之后才能有进一步深入研究急腹症阳明腑实证的平台；有了病证结合的阳明腑实证临床诊断标准，才能为临床诊治及疗效观察提供客观与科学的依据。

人类肠道微生物区系由数百个单独的细菌分类群组成，它对人类宿主起着整体稳态、塑形作用。随着肠道微生物群高通量 DNA 测序技术的发展，尤其是宏基因组测序技术逐渐成熟，加速了我们对于肠道菌群的认识，对宿主不同状态下的菌群组成与多样性、进化关系、功能基因的筛选有了更深层次的研究。

16S rDNA 序列被作为探索微生物种组成及多样性特征的核酸关键序列。16S rDNA 扩增子测序技术已成为研究微生物群落特异性组成结构的重要手段之一。16S rRNA 位于原核细胞核糖体小亚基上，其遗传片段包括 10 个相对保守区和 9 个相对高变区，保守区中细菌丰度及多样性差异较小，而高变区具有种或属的特性，能随 DNA 序列不同而存在一定的差异。16S rDNA 扩增子测序通常是选择某几个高变区，并利用保守序列设计通用引物来进行 PCR 扩增，明确菌种存在，然后对高变区序列进行高通量测序分析和关键菌种鉴定，找出差异性菌群。

通里攻下法是保护肠道屏障防治阳明腑实证的有效措施，是治疗的首选。但阳明腑实证是对应几十种病的常见中医证候，有其特殊的演变过程和变化规律，有其特有的病理机制和临床特点，绝对不是"通里攻下"一种方法就能完全解决的。因此在中药临床应用上，要注意中医各种治疗大法，如"清热解毒""活血化瘀"等方法的辨证应用；在原发病的处理上，还要注意微创介入手术、腹腔引流等疗法与剖腹手术的配合应用；在炎

症反应的控制上,还要注意与抗生素和激素应用、抗炎与促炎细胞因子的平衡;在中医治疗上,清下兼施,菌毒并治,以达中西疗法相济、同病异治的效果。

参考文献

1. LU W W, CHEN X, NI J L, et al. The role of gut microbiota in the pathogenesis and treatment of acute pancreatitis: a narrative review [J]. Ann Palliat Med, 2021, 10 (3): 3445-3451.

2. YU S S, XIONG Y Y, FU Y Y, et al. Shotgun metagenomics reveals significant gut microbiome features in different grades of acute pancreatitis [J]. Microb Pathog, 2021, 154: 104849.

3. VAN DEN BERG F F, VAN DALEN D, HYOJU S K, et al. Western-type diet influences mortality from necrotising pancreatitis and demonstrates a central role for butyrate [J]. Gut, 2021, 70 (5): 915-927.

4. GRIGOR'EVA I N, ROMANOVA T I. Gallstone disease and microbiome [J]. Microorganisms, 2020, 8 (6): 835.

5. VANHATALO S, MUNUKKA E, SIPPOLA S, et al. Prospective multicentre cohort trial on acute appendicitis and microbiota, aetiology and effects of antimicrobial treatment: study protocol for the MAPPAC (Microbiology APPendicitis ACuta) trial [J]. BMJ Open, 2019, 9 (9): e031137.

6. DANIEL V T, FRANCALANCIA S, AMIR N S, et al. Upper gastrointestinal perforations: a possible danger of antibiotic overuse [J]. J Gastrointest Surg, 2020, 24 (12): 2730-2736.

7. DURAZZI F, SALA C, CASTELLANI G, et al. Comparison between 16S rRNA and shotgun sequencing data for the taxonomic characterization of the gut microbiota [J]. Sci Rep, 2021, 11 (1): 3030.

8. ERDEM BÜYÜKKIRAZ M, KESMEN Z. Antimicrobial peptides (AMPs): A promising class of antimicrobial compounds [J]. J Appl Microbiol, 2022, 132 (3): 1573-1596.

9. HANSSON G C. Mucins and the microbiome [J]. Annu Rev Biochem, 2020, 89: 769-793.

10. TAN C C, LING Z X, HUANG Y, et al. Dysbiosis of intestinal microbiota associated with inflammation involved in the progression of acute pancreatitis [J].

Pancreas, 2015, 44 (6): 868-875.

11. FISHMAN J E, LEVY G, ALLI V, et al. The intestinal mucus layer is a critical component of the gut barrier that is damaged during acute pancreatitis [J]. Shock, 2014, 42 (3): 264-270.

12. GIBSON G R, HUTKINS R, SANDERS M E, et al. Expert consensus document: The International Scientific Association for Probiotics and Prebiotics (ISAPP) consensus statement on the definition and scope of prebiotics [J]. Nat Rev Gastroenterol Hepatol, 2017, 14 (8): 491-502.

13. CAMILLERI M. Human intestinal barrier: effects of stressors, diet, prebiotics, and probiotics [J]. Clin Transl Gastroenterol, 2021, 12 (1): e00308.

14. PARADA VENEGAS D, DE LA FUENTE M K, LANDSKRON G, et al. Short chain fatty acids (SCFAs)-mediated gut epithelial and immune regulation and its relevance for inflammatory bowel diseases [J]. Front Immunol, 2019, 10: 277.

15. YU C, ZHANG Y L, YANG Q, et al. An updated systematic review with meta-analysis: Efficacy of prebiotic, probiotic, and synbiotic treatment of patients with severe acute pancreatitis [J]. Pancreas, 2021, 50 (2): 160-166.

16. GOU S M, YANG Z Y, LIU T, et al. Use of probiotics in the treatment of severe acute pancreatitis: a systematic review and meta-analysis of randomized controlled trials [J]. Crit Care, 2014, 18 (2): R57.

17. SHARMA B, SRIVASTAVA S, SINGH N, et al. Role of probiotics on gut permeability and endotoxemia in patients with acute pancreatitis: a double-blind randomized controlled trial [J]. J Clin Gastroenterol, 2011, 45 (5): 442-448.

18. ZHU Y, MEI Q X, FU Y, et al. Alteration of gut microbiota in acute pancreatitis and associated therapeutic strategies [J]. Biomed Pharmacother, 2021, 141: 111850.

19. ZHU Y, HE C, LI X Y, et al. Gut microbiota dysbiosis worsens the severity of acute pancreatitis in patients and mice [J]. J Gastroenterol, 2019, 54 (4): 347-358.

20. LEPPÄNIEMI A, TOLONEN M, TARASCONI A, et al. 2019 WSES guidelines for the management of severe acute pancreatitis [J]. World J Emerg Surg, 2019, 14: 27.

21. WITTEKAMP B H J, OOSTDIJK E A N, CUTHBERTSON B H, et al. Selective decontamination of the digestive tract (SDD) in critically ill patients: a narrative review [J]. Intensive Care Med, 2020, 46 (2): 343-349.

22. DING L, HE C, LI X Y, et al. Efficacy and safety of faecal microbiota transplantation for acute pancreatitis: a randomised, controlled study [J]. Front Med (Lausanne),

2022, 8: 772454.

23. YANG C, WANG T T, CHEN J, et al. Traditional Chinese medicine formulas alleviate acute pancreatitis: pharmacological activities and mechanisms [J]. Pancreas, 2021, 50 (10): 1348-1356.

24. XU Q S, WANG M F, GUO H Y, et al. Emodin alleviates severe acute pancreatitis-associated acute lung injury by inhibiting the Cold-Inducible RNA-Binding Protein (CIRP)-Mediated activation of the NLRP3/IL-1β/CXCL1 signaling [J]. Front Pharmacol, 2021, 12: 655372.

25. JI C L, LU F H, WU Y C, et al. Rhubarb enema increasing short-chain fatty acids that improves the intestinal barrier disruption in ckd may be related to the regulation of gut dysbiosis [J]. Biomed Res Int, 2022, 2022: 1896781.

26. MCCLAVE S A. Factors that worsen disease severity in acute pancreatitis: implications for more innovative nutrition therapy [J]. Nutr Clin Pract, 2019, 34 (S1): S43-S48.

27. ZOU X P, CHEN M, WEI W, et al. Effects of enteral immunonutrition on the maintenance of gut barrier function and immune function in pigs with severe acute pancreatitis [J]. J Parenter Enteral Nutr, 2010, 34 (5): 554-566.

28. ZHAO X L, ZHU S F, XUE G J, et al. Early oral refeeding based on hunger in moderate and severe acute pancreatitis: a prospective controlled, randomized clinical trial [J]. Nutrition, 2015, 31 (1): 171-175.

29. 陈海龙, 关凤林. 阳明腑实证本质的现代研究 [J]. 中国中西医结合外科杂志, 2007, 13 (4): 353-355.

30. 万亭君. 阳明病 "胃家实" 的传承与创新 [J]. 中医临床研究, 2016, 8 (29): 86-87.

31. 朱辉. "胃家实" 的内涵及其相关证候 [J]. 中国中医基础医学杂志, 2017, 23 (1): 42-43.

32. 张西波, 崔乃强, 袁红霞, 等. 浅谈阳明腑实证与肠源性内毒素血症的相关性 [J]. 山东中医杂志, 2007, 26 (4): 219-221.

33. 陈海龙, 周俊元, 关凤林, 等. 复方大承气汤防治梗阻性黄疸时内毒素血症的临床研究 [J]. 中西医结合杂志, 1991, 11 (12): 724-726.

34. 陈海龙, 关凤林, 周俊元. 从中西医结合角度对阳明腑实证本质的探讨 [J]. 中国中西医结合杂志, 1993, 13 (11): 690-691.

35. 华鹋鹋, 傅强, 杜超. 阳明腑实证的中西医结合研究进展 [J]. 黑龙江中医药, 2012 (5): 52-53.

36. 冯立民, 陈海龙, 关凤林. 阳明腑实证时内毒素与炎症介质的变化及复方大承气汤的治疗作用 [J]. 中国中西医结合外科杂志, 2003, 9 (5): 351-353.

37. 陈海龙. 阳明腑实证与急腹症现代研究与应用 [M]. 北京: 人民卫生出版社, 2006.

38. 陈文, 王沛明, 张祎, 等. 基于 TLR4 通路初探黄芩对内毒素血症大鼠肝肺组织中细胞因子 IL-1β、IL-6、TNF-α 以及氧化应激因子 MDA、SOD 水平的影响 [J]. 中药药理与临床, 2016, 32 (3): 88-92.

39. 张经文, 陈海龙, 张桂信, 等. 阳明腑实证时肠道屏障损伤与肺损伤相关性的研究进展 [J]. 中国中西医结合消化杂志, 2014, 22 (11): 699-702.

40. 陈海龙, 吴咸中, 关凤林, 等. 大承气汤对 MODS 时肠道细菌微生态学影响的实验研究 [J]. 中国微生态学杂志, 2007, 19 (2): 132-134.

41. 陈海龙, 吴咸中, 关凤林, 等. 中医通里攻下法对多器官功能不全综合征时肠道屏障功能保护作用的实验研究 [J]. 中国中西医结合杂志, 2000, 20 (2): 120-122.

(陈海龙, 王正建, 张桂信)

第三十九章
基于肠神经-Cajal间质细胞-平滑肌网络理论和中医药对胃肠运动作用的研究

1893年，西班牙神经解剖学家Cajal（1852—1934年）率先在胃肠道内发现一种特殊的间质细胞，即Cajal间质细胞（interstitial cells of Cajal，ICC）。近些年来进行的一系列研究表明，肠神经、ICC和平滑肌细胞间形成网络状连接，即肠神经-Cajal间质细胞-平滑肌网络。这种细胞网络可以产生慢波和传导电兴奋，介导神经递质的产生和调节，其结构和功能的变化对胃肠运动紊乱性疾病有重要的病理生理学意义。研究肠神经-Cajal间质细胞-平滑肌网络，对揭示多种胃肠道功能障碍性疾病的发病机制和中西医结合治疗的原理都具有重要的作用。

第一节　肠神经-Cajal间质细胞-平滑肌网络理论

胃肠道肌层中广泛存在着外源性和内源性神经。外源性神经为迷走和内脏神经；内源性神经为包埋于消化道壁内的肠神经系统（enteric nervous system，ENS）。该系统相当庞大，人类大约有1亿个神经元，该数目可能与脊髓内所含的神经元总数相近，而迷走神经的传出纤维大约只有2 000多条，与肠神经元相比为$10^3:10^8$。因此，胃和小肠大多数的反射和控制活动均由内源性神经所操纵，而外源性神经仅仅起到调节作用。ENS赋予消化道一种独特的自主性，可以不依赖于中枢神经系统而独立行使功能。故有些科学家称ENS为第二脑或肠脑。

（一）胃肠道神经网络的超微结构

ENS是由位于胃肠道壁内的神经元、神经递质和蛋白质及其支持细胞所组成的网状结构系统，包含胃肠道的黏膜下神经丛（也称麦氏神经丛）和肌间神经丛（也称奥尔巴赫神经丛）。它们的神经节细胞、中间连结纤维，以及从神经丛发出的供应胃肠道平滑肌、腺体和血管的神经纤维，进入肠壁的交感神经节后纤维和副交感神经节前纤维，只能与部分肠神经节细胞形成突触联系，传递中枢神经系统的信息，影响兴奋性或抑制性神经递质的释放，从而调节胃肠道功能。因此还有大量

的肠神经节细胞并不直接接受来自中枢神经系统的冲动。

（二）ENS功能

ENS内的神经元种类繁多，信号传导见图39-1-1。黏膜下神经丛内有假单极和双极感觉神经元，它们可感受黏膜表面的压力和牵张刺激。ENS内的中间神经元还可以加工输入信息和产生传出冲动。ENS结构与中枢神经系统互相联系，但却相对独立。如：①肌间神经丛的神经纤维外无神经束膜和神经内膜等结缔组织包裹，而有神经胶质细胞支持；②分布于肌间神经丛内的神经元及其胞突相互间构成的神经网络，与神经胶质细胞交织在一起，留下的细胞外间隙很小；③肌间神经丛内部几乎没有血管，供应神经成分的毛细血管分布在神经胶质鞘之外；④由于毛细血管壁较厚，血管内皮细胞间的连接又较密，因此蛋白质和其他大分子不能通过，从而构成血-肌间神经丛屏障，其结构与中枢神经系统的血脑屏障类似；⑤与中枢神经系统相似，ENS内的神经元有多种类型，它们之间不仅形态结构有显著差别，而且神经递质也多种多样，目前ENS已经发现的神经递质有5-羟色胺（5-HT）、腺嘌呤核苷三磷酸（ATP）以及多种神经肽。其中包括血管活性肠肽（VIP）、P物

质(SP)、生长抑素、蛙皮素、脑啡肽、胆囊收缩素(CCK)、胰多肽、神经降压肽、乙酰胆碱(ACh)和去甲肾上腺素等。

（三）ICC 的分类与功能

（1）ICC 分类：研究表明 ICC 至少有 4 个功能群体。①肌间 ICC(myenteric ICC,ICC-MY)，位于环形肌和纵行肌之间，是起搏细胞，产生慢波电位；②肌内 ICC(intramuscular ICC,ICC-IM)，位于环形肌和纵行肌肌束内，并与其周围的肌纤维平行排列，这些细胞与肠运动神经膨大的末端紧密连接，传递神经信号；③深部肌间神经丛 ICC(deep muscular plexus ICC,ICC-DMP)，位于环形肌的深部肠肌神经丛内；④黏膜下 ICC(submucosal ICC,ICC-SM)，位于黏膜与环形肌之间。但有研究者认为，ICC-DMP 能被电镜观察但不能被 c-Kit 法鉴别。深部肌肉神经丛内的 c-Kit 阳性的 ICC 并非 ICC-DMP，而是 ICC-IM。研究发现，SD 大鼠体内 c-Kit 阳性的 ICC 在近、中、远段结肠内的分布无明显差别，见图 39-1-2。

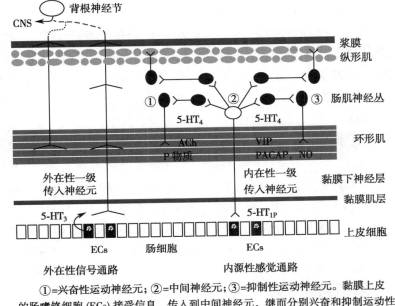

①=兴奋性运动神经元；②=中间神经元；③=抑制性运动神经元。黏膜上皮的肠嗜铬细胞(ECs)接受信息，传入到中间神经元，继而分别兴奋和抑制运动性神经元。

CNS=中枢神经系统；ACh=乙酰胆碱；VIP=血管活性肠肽；PACAP=垂体腺苷酸环化酶激活肽；NO=一氧化氮

图 39-1-1　肠神经信号传导

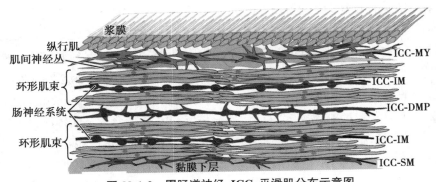

图 39-1-2　胃肠道神经、ICC、平滑肌分布示意图

（2）ICC 生理功能：运用变异鼠研究 ICC 的生理功能是一个突破，W/Wᵛ 动物体内 Kit 表达减少；S₁/S₁ᵈ 动物缺少特殊类型的干细胞因子，这种类型的干细胞因子是 Kit 的天然配基。这两类动物体内特异的 ICC 群体缺失，为研究胃肠道内特定区域的特定 ICC 群体的功能提供了可靠的动物模型。研究发现，特异性缺少 ICC-MY 的 W/Wᵛ 变异鼠的回肠缺少蠕动，这提示 ICC-MY 在自发性的肠蠕动中是不可缺少的。也有实验研究提示，在小鼠回肠内，ICC-MY 在诱导一氧化氮调节的纵肌松弛中起重要作用，并且发现消除起搏区的 ICC 可以阻断慢波的发生与传播。研究发现，胃大弯 ICC-MY 正常而 ICC-IM 缺失的 W/Wᵛ 小鼠慢波频率的神经调节消失，这提示慢波的神经调节及平滑肌对慢波反应的调节是通过 ICC-IM 来实现的，并证明在 ICC-IM 缺失的情况下，长脉冲刺激能直接激活 ICC-MY。

免疫电镜发现 ICC-DMP 被胆碱能和氮能神经双重支配，ICC-DMP 与肠神经和邻近的肌细胞间存在特殊的连接，它们之间形成了特殊的"神经 -ICC-DMP- 平滑肌"的功能单位。据推测，在人体 ICC-DMP 可能与氮能神经末端及环形平滑肌的细胞形成伸展感受器，并发现 ICC-DMP 的缺失导致了收缩的延期。有研究用旋毛虫感染小鼠的小肠，结果显示，ICC-DMP 与环形肌的内层及深部肠肌神经丛曲张体形成伸展感受器，共同感受肠腔内压力的变化，这提示 ICC-DMP 可能在扩张诱发的电位活动及其引发的潜在的肠蠕动中起重要作用。

（3）ICC 的超微结构：应用 ICC 的基因表达产物 c-Kit 免疫组织化学染色标记 ICC，观察到正常结肠组织内 c-Kit 阳性细胞有较高的表达率，主要分布于肌间和黏膜下，密度明显高于平滑肌层内。位于肌间的 ICC 彼此借突起相互形成网络状结构，黏膜下的 ICC 连接形成一明显的界面。电子显微镜观察小鼠结肠平滑肌肌层内的 ICC，发现 ICC 呈纺锤形，有 2~6 个向外伸展的长突起，有电子致密度高的巨大卵圆形核，核周胞质少，胞质内有丰富的线粒体，大量的光面内质网和粗面内质网，并有许多游离核糖体。沿 ICC 胞膜有无数的空泡和不连续的基板。ICC 之间由紧密并置的质膜形成的缝隙连接，沿细胞膜分布的膜下空腔丰富，有较完整的基膜。胞质内细胞器丰富，线粒体非常丰富，常紧密排列在胞质内，可见到发达的粗面内质网、滑面内质网和丰富的高尔基体。

（四）平滑肌细胞运动

在胃肠动力障碍性疾病中，对平滑肌收缩功能改变的机制研究主要集中在神经因素及胃肠激素方面，而对于平滑肌肌源性因素，如细胞内 Ca^{2+} 动员、兴奋 - 收缩耦联、受体及受体后机制异常等研究较少。

细胞外信号通过兴奋 - 收缩耦联作用于平滑肌细胞。此耦联方式有电 - 机械耦联和药物 - 机械耦联两种。电 - 机械耦联是由于外来信号导致膜电位变化引发的收缩；药物 - 机械耦联是通过相应的信号转导机制，动员细胞内的钙库和 / 或改变平滑肌细胞对钙的敏感性，从而调节平滑肌细胞的收缩。此途径在平滑肌细胞的动力调节中占有重要地位。

钙是决定平滑肌细胞收缩的重要因素，细胞内的游离 Ca^{2+} 主要贮存于内质网 / 肌质网中。肌质网的 Ca^{2+} 释放也是通过钙离子通道。该通道的调节机制至少有两种：一是三磷酸肌醇（inositol triphosphate，IP_3），其与三磷酸肌醇受体（inositol triphosphate receptor，IP_3R）结合后，引起钙离子通道开放；二是 T 小管去极化直接引起肌质网钙通道开放，这种通道因为对一种植物碱兰尼碱敏感，因此被称为兰尼碱受体（ryanodine receptor，RyR）钙离子通道，细胞内钙的释放形成钙波和钙振荡，组成复杂的钙信号时空形式，控制着细胞内的许多生理过程。

调节平滑肌收缩的经典机制为粗肌丝相关调节机制，又称为 Ca^{2+}- 钙调蛋白 - 肌球蛋白轻链激酶（myosin light chain kinase，MLCK）依赖的机制。机制是：平滑肌细胞受刺激后，胞外钙离子内流和肌质网钙离子释放，细胞 Ca^{2+} 浓度升高达到阈值后，Ca^{2+} 与钙调蛋白（calmodulin，CaM）结合，继而又与 MLCK 结合为三元体活化 MLCK。肌球蛋白磷酸化后与肌动蛋白相互作用，使肌球蛋白分子上的 ATP 酶活化，导致肌动蛋白相互作用而收缩。

（五）肠神经 -ICC- 平滑肌网络

ICC 多为梭形或星形，有多个突起相互连接成网络状,与壁内神经及平滑肌间存在密切三维的联系。目前普遍认为,肠神经和 ICC 以及平滑肌细胞间形成网络状连接。形态学研究表明,神经的传导不是通过神经肌肉间松散的突触结构,而是通过神经曲张体末端和 ICC-IM 之间的类突触联结,且 ICC-IM 通过缝隙连接与平滑肌细胞相连,ICC-IM 传出的电流也由此缝隙连接传导到平滑肌。表明胃肠内神经、ICC、平滑肌网络间存在紧密的效应连接结构。

缝隙连接是由邻近的细胞间组成的允许无机离子以及小分子通过的一种细胞连接形式。连接通道的孔由连接蛋白组成,主要包括连接蛋白 43(connexin 43,Cx43)和连接蛋白 45(connexin 45,Cx45)等,其中 Cx43 是最重要的一种。有研究发现,小肠内 c-Kit 阳性细胞体及其突起大量表达 Cx43,并且 ICC 网状结构围绕神经网络与神经纤维和肌细胞间存在大量缝隙连接。也有研究表明,大鼠小肠内 Cx43 存在于 ICC-DMP 之间、平滑肌之间以及平滑肌和 ICC-DMP 之间的缝隙连接内,但 Cx45 只位于 ICC-DMP 之间的缝隙连接内。

组织学超微结构的研究表明,许多物种的小肠 ICC 之间存在缝隙连接。近期有研究发现,大鼠胃的神经末端与环行肌内的 ICC 和纵行肌 ICC 间存在紧密连接。神经曲张体堆积有突触囊泡,突触前后膜间距离约 20nm。在向人小肠的单个 ICC-DMP 内注射荧光染料荧光黄(lucifer yellow,LY)的实验中发现,LY 可以透过 ICC-DMP 间的缝隙连接,且 LY 的透过现象能够被辛醇阻断。表明 ICC-DMP 间存在功能性的缝隙连接,并且 pH 能够很敏感地影响 ICC 间缝隙连接数量。当 pH 为 7.3~7.4 时,约有 20.2% LY 注射的 ICC 与其他 ICC 相连;当 pH 上升为 7.8~7.9 时,这一数字上升到 74.5%。在豚鼠小肠 ICC-DMP 和 ICC-MY 之间也发现类似的结果。以上研究的结果为胃肠道 ICC 之间存在缝隙连接提供了证据。

研究发现在小鼠小肠中,缝隙连接化学阻断剂只能低限度地影响 ICC 起搏的频率,且并不能阻断其对电区域性刺激的反应。有研究发现,在犬的小肠 ICC-MY 与环行肌或纵行肌间只有少量缝隙连接,而在小鼠小肠中几乎没有。用细胞内注射小分子染料观察其在细胞间扩散的方法研究

缝隙连接,发现只有少量染料在小鼠的 ICC-MP 和纵行肌间播散。以上的研究结果提示,可能存在缝隙连接之外的其他机制连接了胃肠道的起搏活动以及神经传导。胃肠道内神经传导连接的确切机制还需要进一步的研究以阐明。

另有研究发现,在犬的胃窦内,ICC 通过突触样连接与胃肠神经的末端紧密相连,突触间隙约 20nm。且 ICC 间通过缝隙连接彼此相连,ICC-SM 通过缝隙连接与周围的平滑肌细胞相连接,并发现它们之间偶尔存在类似插头插座式的连接。也有学者认为,胃肠道内的电耦联可能通过区域耦联。

目前比较一致的观点认为,胃肠道神经肌肉的网络由肠神经、ICC、平滑肌细胞 3 类细胞组成,ICC 插入肠神经和平滑肌细胞间,与平滑肌细胞形成缝隙连接。胃肠神经的信号传导通过 ICC-IM 到达平滑肌细胞,调节胃肠道平滑肌的运动。

(六)肠神经 -ICC- 平滑肌间的信号传导

形态功能研究表明,在肌肉神经连接中,沿着运动神经轴的神经曲张体浓缩和释放神经递质,ICC 插入神经末端与平滑肌细胞之间,与神经末端形成紧密的突触连接,ICC 发挥了接受与传递兴奋和抑制性神经递质的作用。ICC 是肠神经作用的首要靶细胞,肠神经释放的递质通过 ICC 来调节胃肠运动。ICC 在肠神经向平滑肌的传导中起重要的中介作用。目前认为,胃肠道抑制性递质主要有 NO 和 VIP,兴奋性神经递质主要有 ACh 和 SP。RT-PCR 研究表明,鼠胃肠道的 ICC 能够表达蕈毒碱受体(M_2 和 M_3)、神经激肽 1 受体(neurokinin 1 receptor,NK1R)、神经激肽 3 受体(NK3R)和肠血管活性肽受体 1(vasoactive intestinal peptide receptor 1,VIPR1)、肠血管活性肽受体 2(VIPR2)等。

NO 是胃肠道的非肾上腺能非胆碱能神经引起松弛反应的主要递质,合成 NO 的酶至少包括 3 种:诱导型 NO 合成酶(iNOS)、内皮型 NO 合成酶(eNOS)和神经型 NO 合成酶(nNOS)。鼠结肠的 ICC 存在 nNOS 但没有 iNOS,大鼠回肠和犬结肠 ICC 有 nNOS。有研究发现,人小肠的 ICC 没有 nNOS;犬结肠的研究发现,ICC 的 Ca^{2+} 内流引发 NO 产物释放,扩大了肠的抑制性神经效应。利用

扫码观看彩图

特异性缺少 ICC-IM 的小鼠研究表明，食管下端括约肌和幽门及胃底部 ICC-IM 是 ACh 和 NO 主要作用位点。另有研究发现，大鼠小肠 ICC-DMP 是神经释放的 NO 作用的主要靶器官。

胃肠道内 SP 的兴奋作用受到速激肽受体活化的调节。速激肽受体分为 3 类，即 NK1R、NK2R 和 NK3R，其中 NK1R 主要受 SP 激活，NK2R 对神经激肽 A 有最高的亲和力，NK3R 对神经激肽 B 有最高亲和力。有研究发现，SP 与 NK1R 共同调节起搏电流。NK1R 通过 ICC 在调节小肠平滑肌的节律和收缩中起着重要的作用。研究发现，ACh、SP 以及 5-HT 能诱发肠神经丛神经元内短暂的 Ca^{2+} 浓度变化，这些受体激动剂可引发神经丛神经元内 Ca^{2+} 浓度升高。有研究表明，在豚鼠的结肠末端，NK1R 与许多的黏膜下神经元有关联。NK1R 在结肠 SP 神经性调节水及离子的吸收与分泌中起主要作用。结肠肌层神经元存在很少的 NK1R，而平滑肌和肠肌层 ICC 却存在密集的 NK1R，提示在结肠内 NK1R 影响 SP 诱发的运动主要通过神经 - 肌肉途径而非神经 - 神经途径。

实验研究表明，在人的炎性肠疾病及动物炎症模型的肠组织中，SP 及神经激肽受体表达发生了变化，ICC-DMP 能强烈表达 NK1R，是 SP 的靶细胞，在肠道平滑肌内速激肽调控的损伤中起一定作用。

研究发现，胃内用香草酸受体 1（vanilloid receptor 1，VR1）抗体标记的神经纤维与 ICC-IM 存在紧密相邻。VR1 受体能够感受有害刺激并引起疼痛反应，胃内大部分的 VR1 免疫活性的神经纤维是脊髓源性。提示 ICC-IM 可能在脊源性的感觉中具有一定的作用。另有研究发现，幽门括约肌以及近端十二指肠环形肌内的 ICC 表达胆囊素收缩 A 受体，提示 CCK 循环可能通过 ICC 影响胃肠运动。ICC 的作用可能并不仅是产生慢波和调节神经递质，还可能在激素循环对平滑肌活动的作用中起调节作用。肠神经 -ICC- 平滑肌网络信号传导的详细通路还需深入研究。

（七）肠神经 -ICC- 平滑肌网络的超微结构

1. **肠神经 -ICC 网络的超微结构** 胃肠道的正常功能有赖于 ENS、肠肌层以及 ICC 的共同参与。ICC 插入神经和胃肠平滑肌间，与平滑肌形成缝隙连接。胃肠神经的信号传导通过 ICC-IM 到达肌肉，调节胃肠道平滑肌的运动。胃肠道抑制性递质主要有 NO 和 VIP，兴奋性神经递质主要有 ACh 和 NK、SP。

肠道壁存在非肾上腺素能和非胆碱能（non-adrenergic and non-cholinergic，NANC）神经，如肽能神经和氮能神经等。近年的研究已充分证明 NOS 神经是 ENS 中主要的抑制性神经之一，在消化道动力调控中发挥重要作用。生理学和药理学实验证明，氮能神经释放的 NO 对胃肠道具有抑制作用，介导平滑肌的松弛效应，在胃肠道的蠕动反射中介导下行性抑制作用。氮能神经体系的紊乱可能造成正常兴奋与抑制失衡，导致胃肠动力异常状态。NOS 是 NO 合成的关键酶，现已证实 NOS 神经元广泛分布于人和动物的整个胃肠道。在生理状态下，eNOS 即表现出一定的活性，保持 NO 的基础释放量，起神经递质和第二信使的作用；iNOS 仅在内毒素及细胞因子等刺激下才显示一定活性，催化产生的 NO 具有细胞毒作用，参与免疫反应。近年来发现不少肠神经元含有 NOS，它是抑制胃肠平滑肌活动的神经递质，合成 NO 的神经元是抑制肠平滑肌的内在运动神经元。NO 是胃肠道中 NANC 抑制性神经递质，参与胃肠舒张、黏膜分泌的调节等，还能抑制 ACh 的去极化作用，调节离子的跨膜转运。NO 与胃电节律失常关系密切，内源性或外源性的 NO 增多或减少均可增加胃电节律失常的发生率。有研究发现，大鼠小肠 ICC-DMP 是神经释放的 NO 作用的主要靶点。

作为肠道内主要的兴奋性神经，乙酰胆碱酯酶（acetylcholinesterase，AChE）神经在结肠动力调控中发挥重要作用，它是 ENS 内神经元数目最多的神经。AChE 活性增强则代表 ACh 释放增加，胆碱能神经兴奋性增高，反之亦然。AChE 阳性神经是肠道动力疾病研究的重要指标。AChE 是 ACh 的水解酶，ACh 作为胆碱能神经释放的一种兴奋性神经递质，对胃肠运动调节有重要作用。ACh 的增加或减少可导致结肠肌电节律失常，AChE 神经的病理改变可引起 ENS 其他神经及其递质的异常改变，使 ENS 的完整性和协调性受到破坏，导致继发性肠道传输功能失调。ACh 作为肠道最主要的兴奋性运动神经元递质，它能调节多种离子的跨膜转运，如促进钙离子内流、抑制平滑肌细胞膜的钾电流、活化氯离子通道及非选择性阳离子通道等，是研究生理或病理状态下胃肠运动变化的常用指标。

采用免疫组织化学染色和电镜研究发现，ICC 与肠神经元之间形成紧密连接，与肠神经的轴突非常接近，两者间仅有 20nm 左右的间隙。利用电子显微镜观察到小鼠结肠平滑肌层内 ICC 与肠神经元之间形成紧密连接，其中 ICC-IM 与 ENS 关系最为密切，其突起通常穿过环行肌与纵行肌，围绕神经纤维，两者相距为 20nm 左右。肠神经纤维有高电子致密度的轴芯，神经突起直径约 0.5μm，与周围平滑肌细胞有较大的细胞间隙。NO 阳性神经元和 SP 阳性神经元与 ICC 胞体的接触距离有 300~500nm 之长。神经轴突膨体通常穿过环行肌与纵行肌围绕神经纤维，与 ICC 的距离仅为

20~25nm。通过突触前后膜的特殊连接形成神经元和 ICC 的紧密关系。ICC-IM 和神经元的轴突终末紧密相连，在高电压下增加电子密度可看到 ICC-IM 和神经元轴突形成突触样连接。提示它们在解剖结构上密切相关，出现这种结构关系的 ICC 为 ICC-IM 和 ICC-DMP，无论兴奋性还是抑制性神经元（包括 NO、VIP、SP、胆碱能神经元等）都与 ICC 有紧密联系。

2. ICC-平滑肌细胞网络的超微结构　ICC 的超微结构见前文。在胃黏膜下层以及环行肌、纵行肌之间有丰富的 ICC，小肠环形平滑肌较厚的外层与较薄的内层之间以及环形肌与纵形肌之间的肌间神经丛周围可见较多的 ICC。常与神经末梢及神经束伴随存在，并由许多的缝隙连接紧密连接在一起，其胞质突起，围绕神经束形成不完整的"鞘"样结构，与其他的 ICC 之间、与神经末梢之间、与平滑肌细胞之间的缝隙连接丰富。壁内神经及 ICC 的突起相互连接形成网络，分布均匀。

第二节　肠神经-Cajal 间质细胞-平滑肌网络与胃肠道动力障碍性疾病

一、贲门失弛缓症

贲门失弛缓症（achalasia of cardia，AOC）是一种较为常见的食管-胃贲门部神经-肌肉运动功能障碍性疾病。有学者认为该病属于神经源性疾病，其病理机制为食管-胃贲门部肌间神经丛内神经节及迷走神经细胞减少，导致自主神经功能紊乱；或者食管-胃贲门部括约肌内的血管活性肠肽含量降低，导致食管-胃贲门部平滑肌的张力增加。虽然 AOC 的病因和发病机制仍不十分清楚，但其基本的问题是神经-肌肉异常。在显微镜下观察病理组织，可见食管下括约肌以及胃贲门部的肌肉神经丛均有不同程度的病变存在。在光镜下食管-胃贲门部的平滑肌结构表现正常，但在电镜下表现为微丝从细胞膜表面脱落，甚至细胞萎缩。总体来说，超微结构的研究、组织学的研究结果均表明 AOC 的食管-胃贲门部缺少神经的支配。动物实验已经证实，迷走神经仅可以支配上

段食管，而下段食管则由食管壁肌间神经丛来支配，其神经递质可能为 VIP 以及嘌呤核苷酸。有研究表明，血管活性肠肽具有抑制静息状态下食管下括约肌张力的作用，因此，当食管下括约肌内血管活性肠肽含量减少时，食管下括约肌因失去抑制作用而增高肌张力，从而引起失弛缓症。也有学者研究证实，AOC 患者的食管下段括约肌内的 ICC 数量明显减少，ICC 胞质内的细胞器（如内质网、线粒体等）数量明显减少，与此同时，平滑肌细胞还有一定形态学上的改变。

二、先天性巨结肠

先天性巨结肠（Hirschsprung disease，HD），胚胎期神经嵴细胞迁移障碍，肠神经元发育不良，肌间神经丛的神经节细胞缺失，以致病变肠段痉挛狭窄，形成功能性肠梗阻，近端结肠代偿性扩张、肥厚而形成巨结肠。AHD 是指临床症状、X 线表现与 HD 相似，病理改变介于 HD 和正常之间的

扫码观看彩图

一类疾病统称,包括神经节细胞减少症、神经节细胞未成熟症、肠神经元发育不良等。大量研究证实,正常儿童、HD 及 AHD 患儿空肠、回肠和结肠正常,ICC-MY 和 ICC-IM 丰富。而患者病变肠管两者均显著减少,ICC 三维网络被破坏,使慢波产生减少,抑制性神经传递缺乏,导致无神经节肠管自主运动紊乱、蠕动无能。在 HD 患儿中发现结肠有神经节细胞段,ICC 的分布与正常无明显差别。在无神经节细胞段,肌层内的 ICC 明显减少甚至消失,残存的 ICC 多分布于肌间丛附近,且彼此距离较远,连接不明显,网络结构遭到破坏。在小鼠中毒性巨结肠的模型中发现氮氧化物的合成影响着平滑肌的收缩,提示 ICC 某些亚型与氮氧化物引起的平滑肌松弛有关。

三、糖尿病性胃肠功能紊乱(糖尿病性胃轻瘫)

胃肠道的生理性运动受许多因素的调节,包括胃肠道纵向和环状肌层的固有性质、肠外和肠内神经、内分泌和旁分泌物质的作用等。特别重要的是肠内神经系统,对正常胃肠运动起主要调节作用。糖尿病自主神经病变是糖尿病常见并发症,其中尤以糖尿病性胃轻瘫为突出现象。有证据表明,胃排空受血糖浓度的调节。1 型和 2 型糖尿病患者的血糖浓度与胃排空速度之间的关系是可逆的。使正常人造成高血糖,压力测定的结果显示:胃窦压力波振幅降低,移行运动复合波Ⅲ期胃窦活动异常及幽门压力波振幅增高等。故高血糖可能对糖尿病性胃轻瘫患者非消化性固体颗粒食物的胃排空有延迟作用。糖尿病胃电活动的异常可能与高血糖有关,健康人血糖达到 12.88mmol/L 时,可引起明显的胃动过速,表明血糖变化可破坏正常起搏点的活动。在糖尿病性胃轻瘫大鼠模型中发现,胃底、胃体和胃窦 ICC-IM 和 ICC-MY 均减少。胃体和胃窦肌间神经丛 c-Kit mRNA 表达的 ICC 数目减少。超微结构观察:① ICC 之间以及 ICC 和平滑肌细胞之间的缝隙连接减少,结构破坏,此为最显著的变化;② ICC 内的细胞器数量减少,线粒体肿胀、空泡样变甚至溶解,粗面内质网扩张、脱颗粒,胞质内有空泡形成;③ ICC 数量减少。上述改变可致 ICC 对胃肠运动的起搏功能和神经信号的传导功能显著下降,胃肠道运动及吸收障碍,引起相应的胃肠道症状。

四、慢传输型便秘

慢传输型便秘(slow transit constipation,STC)是一种顽固性的便秘,以结肠运动能力下降和结肠内容物通过时间延长为特征。保证结肠腔内的内容物被向前推动的最原始方式就是结肠的正常蠕动。这种运动是由结肠肠壁的纵行肌和环状肌舒张 - 收缩运动的协同作用所共同形成的。结肠肠壁肌层的收缩运动可分为非传播性收缩运动和传播性收缩运动,其中大部分结肠肠壁肌层收缩为节段性、非传播性的收缩。这种非传播性的收缩使得肠腔内的内容物在相对较短的距离内来回移动,促进水、电解质、氨基酸和短链脂肪酸的吸收。正常结肠的舒张 - 收缩协同作用主要受到 ENS 和 ICC 调控。有研究发现,STC 患者的左半结肠,尤其是在乙状结肠部分的神经纤维数量和 ICC 数量明显减少,且肠壁黏膜下、环行肌和纵行肌各层均存在同样的变化趋势,其中 ICC-SM 的减少大约占 60%,这是最为显著的改变。ICC-MY 不仅仅是数量上的减少,其网络结构也遭到明显的破坏。患者的肠壁内肌神经节与正常对照组相比,升、降结肠内的神经节细胞明显减少,而乙状结肠内的神经节细胞数量并无明显差异。然而便秘患者的这两种肠壁肌神经节并无差异。研究发现,STC 患者结肠平滑肌收缩明显减弱,慢电波明显异常。这都说明 STC 患者结肠自主性的节律活动很可能受到严重的损害,由于 ICC 具有产生平滑肌慢电波、传导神经和肌肉间生理电信号并且能够放大生理电信号等多种独特的作用,所以 STC 患者胃肠道中 ICC 数目的减少具有重要的病理生理学意义。

五、慢性假性小肠梗阻

慢性假性小肠梗阻(chronic intestinal pseudoobstruction,CIPO)远较急性者复杂。本病的病理生理基础主要是肠道的肌原性或神经原性或内分泌控制失调性肠道运动功能严重障碍。研究发现,CIPO 的发生病变肠段内含氮和 VIP 的神经元缺乏,引起胃肠道抑制性神经递质释放改变有关(特别是 NO 和 VIP)。研究发现,2 例 CIPO 患者小肠平滑肌 c-Kit 阳性细胞的数量仅为正常人的 3%,ICC 缺失可能是 CIPO 肠运动障碍的原因。另有研究发现,6 例 CIPO 患者的肠道 ICC 完全缺失。此外,有报道肠道 ICC 延迟成熟可引起新生儿假性小肠梗阻。

六、急性假性结肠梗阻

急性假性结肠梗阻(acute colonic pseudoob-struction, ACPO),通常称为 Ogilvie 综合征(Ogilvie syndrome),也有无力性结肠梗阻、功能性结肠梗阻、痉挛性结肠梗阻和非梗阻性结肠扩张等之称。手术、创伤、感染、呼吸系统、心血管系统疾病以及代谢、神经学和药理学紊乱等均可诱发该病。病变主要在盲肠、升结肠和横结肠;其发病机制目前尚不清楚。研究发现,ICC 在 ACPO 患者体内缺如,无法产生肠道的自发性慢波。随着肠蠕动功能研究的深入,靶向治疗 ACPO 和其他肠蠕动疾病的新方法有望获得突破。

第三节　中西医结合治疗胃肠运动障碍疾病的研究

肠神经 -Cajal 间质细胞 - 平滑肌网络作为胃肠运动功能的基本单位,对胃肠运动功能起到决定性作用。深入研究肠神经 -Cajal 间质细胞 - 平滑肌网络结构和信号传导,对揭示胃肠动力性相关疾病的发病机制有着深远意义。

应用通里攻下法和针刺疗法治疗胃肠动力障碍疾病取得了较好的疗效,但机制尚不十分清楚。近些年来,我国中西医结合工作者深入研究基于肠神经 -Cajal 间质细胞 - 平滑肌网络的中医药治疗胃肠动力障碍疾病的机制,简单报告如下。

一、大承气汤治疗多器官功能障碍综合征胃肠道运动功能障碍研究

多器官功能障碍综合征(MODS)是机体在严重感染、创伤、手术等危重病症打击下,在全身炎症反应综合征(SIRS)基础上,同时或序贯发生的两个或两个以上器官功能失常甚至衰竭,以高代谢、高动力循环状态、过度的和失控的炎症反应和器官功能障碍为特征的临床综合征。腹部外科疾病,如重症急性胰腺炎、急性梗阻性化脓性胆管炎、绞窄性肠梗阻、急性腹膜炎等,常可出现 SIRS 甚至 MODS,是患者死亡的重要原因。

胃肠道是促发 SIRS/MODS 的始动器官与靶部位,胃肠功能状态已作为判断危重病人预后的一项重要指标。促进胃肠运动功能的恢复是有效阻断 MODS 向多器官衰竭(MOF)发展的有效手段。揭示 MODS 病理生理变化的本质,提供治疗 MODS 的有效方法是当前医学领域的重要课题。胃肠道作为体内最大的"储菌所"和"内毒素库",功能一旦受到损害,将会出现肠道细菌和毒素移位,引发全身败血症和菌血症,导致 MODS;MODS 又可加重胃肠屏障功能的损害,造成恶性循环。研究表明,促进胃肠蠕动能改善胃肠屏障功能,在 MODS 的防治中有积极作用。

通里攻下法为中医学八大治法之一,常用于疏通脏腑,增强肠蠕动,恢复肠功能。大承气汤为通里攻下法中寒下法的代表方剂,其荡涤脏腑、泻热除满等作用早已为古今医学临床实践所证实;临床上治疗梗阻性疾病、腹膜炎和血运障碍性等腹部疾病已经取得一定的效果,对腹膜炎和腹部术后胃肠运动功能恢复具有良好的效果。利用代谢组学研究发现,大承气汤的主要成分之一大黄素,可以调节肠道组织中胆汁酸代谢、氨基酸代谢、肠道微生物群相关代谢和甘油磷脂代谢等,治疗重症急性胰腺炎的肠道炎性损伤。而甘氨酸、溶血磷脂酰胆碱、亚精胺、11β- 羟基孕甾酮和 N1-甲基 -2- 吡啶 -5- 甲酰胺可能是大黄素处理后的有效分子。

既然急性腹膜炎和 MODS 可引起胃肠运动功能障碍,而肠神经 -Cajal 间质细胞 - 平滑肌网络又和胃肠运动功能密切相关,那么急性腹膜炎所致 MODS 胃肠运动功能障碍时肠神经 -Cajal 间

扫码观看彩图

质细胞 - 平滑肌网络是否也发生变化？中西医结合临床实践发现，通里攻下法的代表方剂大承气汤能有效治疗急性腹膜炎所致 MODS 胃肠运动功能障碍。那么，大承气汤是否是通过改变肠神经 -Cajal 间质细胞 - 平滑肌网络来治疗 MODS 胃肠运动功能障碍的呢？带着这个问题，近年来我们进行了探索性探究。

首先，我们建立了细菌性腹膜炎诱发 MODS 的 Wistar 大鼠模型。将 120 只 Wistar 大鼠随机分为正常组、MODS 组和大承气汤组。通过测定胃肠通过指数、小肠肠管周径，观察胃体、胃窦和小肠在体肌电慢波频率和振幅的变化以及胃体、胃窦和小肠离体肌条自发性收缩活动的频率和振幅变化等方法来检测胃肠运动功能。结果显示：① MODS 组与正常组比较，胃肠通过指数明显下降，肠管周径显著增大，胃体、胃窦、小肠肌电慢波频率和振幅、肌条自主收缩慢波频率和振幅，均明显变慢和降低；②大承气汤组与 MODS 组比较，胃肠通过指数显著增加，小肠周径明显减小，胃体、胃窦、小肠肌电慢波频率和振幅、肌条自主收缩慢波频率和振幅，均明显增快和升高。研究结果提示，MODS 胃肠运动障碍与胃肠慢波频率和振幅的显著降低有关，大承气汤可增加胃肠慢波频率和振幅，有效改善胃肠运动障碍。而肠神经 -Cajal 间质细胞 - 平滑肌网络作为胃肠运动的基本功能单位，可能在其中起到重要作用。

我们进一步将肠神经 -Cajal 间质细胞 - 平滑肌网络作为研究对象，应用免疫荧光、共聚焦显微镜、RT-PCR、细胞膜片钳、免疫电镜、TUNEL 等实验技术，在组织、细胞和分子水平，从形态、功能和细胞通信等角度，较深入地研究了 MODS 大鼠肠神经 -Cajal 间质细胞 - 平滑肌网络损伤和通里攻下法代表方剂大承气汤的修复机制。研究结果显示：MODS 大鼠肠神经、ICC、平滑肌细胞和肠神经 -Cajal 间质细胞 - 平滑肌网络信号转导通路存在不同程度损害，引起严重胃肠运动功能障碍。大承气汤可修复肠运动神经损伤；维持 ICC 正常形态和结构，增强 ICC 内质网钙库上 IP_3R mRNA 表达，加强内质网钙库细胞器膜上 IP_3R 受体依赖性钙离子通道对细胞内钙库的动员能力，激活 ICC 起搏电流；增加平滑肌细胞 IP_3 含量，升高胞浆 Ga^{2+} 浓度，修复平滑肌细胞超微结构和平滑肌细胞间的细胞连接等，促进 MODS 大鼠胃肠动力的恢复。大承气汤还通过修复肠神经 -ICC 信号通路和 ICC- 平滑肌细胞间的缝隙连接，抑制肠神经、ICC 和平滑肌细胞凋亡，促进胃肠动力的恢复。大承气汤药效成分大黄素、番泻苷和厚朴酚，可通过提高 ICC 内 $[Ca^{2+}]i$，激活 ICC 电压依赖性 K^+ 电流，激活平滑肌细胞 IP_3R、RyR，升高 $[Ca^{2+}]i$，提高平滑肌细胞收缩的钙敏感性等方式，促进胃肠运动功能恢复。

大连医科大学中西医结合研究院研究结果证明，大承气汤通过多种药效成分，作用于肠神经 -Cajal 间质细胞 - 平滑肌网络结构的多个靶点上，有效治疗胃肠运动功能障碍疾病。本研究的创新点是：①研制了大承气汤动物血浆冻干粉，最大限度地保留了服药动物血液中大承气汤的成分，可在超低温状态下长期保存，比大承气汤动物血清使用更加方便、可靠，发展了中药血清药理学，大承气汤动物血浆冻干粉研制已申请国家发明专利；②率先应用大承气汤动物血浆冻干粉做细胞生物学和分子生物学的研究；③首次提出大承气汤的药效成分大黄素可通过增加胃肠平滑肌细胞 G 蛋白耦联的钙敏感性调节，增加 ICC 内钙震荡幅度，促进胃肠运动。

本研究进一步揭示了 MODS 胃肠运动功能障碍的本质，阐述了通里攻下法的代表方剂大承气汤通过修复 MODS 大鼠肠神经 -Cajal 间质细胞 - 平滑肌网络的形态结构和信号传导，恢复胃肠运动功能，有效地治疗 MODS。使中医学通里攻下理论和古方大承气汤有了更深的科学内涵诠释，为大承气汤的开发提供了理论依据，为胃肠运动功能障碍性疾病治疗提供了有效方法，进一步阐明了中医脾胃学说的内涵。

二、阳明腑实证胃肠运动功能障碍发生机制和大承气汤治疗机制的研究

阳明腑实证是诸多急腹症发病过程中共同出现的一个证候。阳明气机以通降为顺，胃肠保持虚实交替者，全在阳明气机的通降。若邪热炽盛，津伤热结，则阳明气机通降受障碍，从而产生阳明腑实之证。

以中医理论为指导,建立阳明腑实证模型。应用附子、肉桂、干姜大热之品和同为糟粕难消化之物的大鼠粪便(其中死亡的和存活的细菌约占粪便固体重量的20%~30%,主要是大肠杆菌和葡萄球菌等),与肠中糟粕结成燥实后,必然引起肠腔内细菌的迅速繁殖,并产生大量的内毒素。肠道内毒素还可移位进入全身循环,引起机体中毒反应。实验观察大鼠外观、行为、体温、小肠运动功能等改变,证实该方法比较符合阳明腑实证的中医病因病机。实验大鼠出现精神和行为改变,出现纳差、便秘、胃肠功能受损和腹腔感染中毒现象,这可能是模型组动物死亡(32.5%)的原因之一。

中医学认为"阳复太过,脏病还腑",病为阳明腑实;"阳明之为病,胃家实是也"。阳明气机,指胃肠功能。胃主受纳,小肠主运化,大肠主传导,可见阳明气机以通降为顺。胃肠保持虚实交替者,全在阳明气机的通降。"病人不大便五六日,绕脐痛,烦躁,发作有时,此有燥屎,故使不大便也",其所述病变证机是热结阻塞不通;辨治阳明热结证宜早不宜迟,迟则病症发生变化。腑气不通,不能食,浊气壅滞不畅,引起大便阻结不通。根据《素问·阴阳应象大论》"其下者,引而竭之;中满者,泻之于内"和"其实者,散而泻之"的原则,治当峻下热结,以救阴液。

传统阳明腑实证的治疗主要有清热、泻实、温阳、补虚、清利湿热、理血等方法,或寒热并用,或补泻兼施,皆当因证而宜。"大下后,六七日不大便,烦不解,腹满痛者,此有燥屎也;所以然者,本有宿食故也,宜大承气汤。"《伤寒论》中关于阳明腑实证论治以下法为主,而下法的主要方剂为大承气汤。实验证明大黄和厚朴可以明显增加大鼠排便次数,明显提高大鼠大肠的推进速率;大黄和芒硝可明显减少大鼠有形粪便排出量,明显提高大鼠大肠推进速率,增加腹泻大鼠的数量,并明显扩张大鼠小肠容积。

我们的研究显示,大承气汤能抑制小鼠离体小肠和结肠平滑肌的钠转运电位,间接增强肠平滑肌蠕动,产生泻下作用。大承气汤与君药大黄对大鼠和小鼠肠道平滑肌的作用存在种属差异。大黄的作用部位不仅在结肠,也可作用于小肠,且对不同种属动物可产生性质不同的作用。大承气汤对豚鼠结肠平滑肌有舒张和抑制收缩作用,其机制是阻断豚鼠结肠平滑肌收缩依赖的T型电位依赖性钙通道,提高环磷腺苷的水平。临床研究观察到,大承气汤能抑制炎症因子如TNF-α、IL-1、IL-6及氧自由基等的生成。

应用细胞内微电极技术研究大承气汤对豚鼠结肠带平滑肌细胞电活动的影响,结果显示,大承气汤能直接增强肠管平滑肌细胞的电活动的兴奋性,促进肠道收缩运动,这可能是药物泻下作用的细胞水平机制之一,其离子基础可能是药物降低了细胞膜上通道电导。电子显微镜观察肠梗阻大鼠肠道黏膜上皮细胞的超微结构,发现梗阻小肠黏膜上皮细胞微绒毛减少,线粒体和粗面内质网明显减少,间质明显水肿,炎性细胞浸润增多;大承气汤能明显改善肠梗阻时小肠超微结构的损伤,降低嗜中性粒细胞的数量,促进线粒体和粗面内质网功能和形态恢复,增强肠道黏膜屏障功能,抑制结肠 Ca^{2+} 内流。采用反相高效液相色谱法发现,大承气汤可以使肠梗阻大鼠肠平滑肌细胞内磷酸二酯酶和IP₃含量明显升高,CaM活性提高。由此推断,大承气汤的通里攻下作用很可能是通过激活 IP_3 信号转导系统,使胃肠道平滑肌细胞内 Ca^{2+} 释放增加,再通过CaM间接地激活一系列的蛋白激酶而实现。

我们研究结果还显示,阳明腑实证大鼠胃肠道内胆碱能神经纤维/氮能神经纤维/肽能/VIP神经纤维数目明显减少,肠神经-ICC网络样结构被破坏。这些细胞形态学改变,不但影响平滑肌兴奋性与抑制性的平衡,导致神经电生理信号传导受到破坏;也可能影响到ENS内其他神经细胞之间的相互作用以及ICC起搏和传导、平滑肌运动功能的正常发挥。阳明腑实证大鼠ICC自身的损伤以及ICC之间、ICC和肠神经之间相互连接的结构破坏,导致肠神经-ICC网络以及相互间协调功能的受损,从而进一步加重胃肠动力障碍。

大连医科大学中西医结合研究院对大承气汤治疗阳明腑实证大鼠进行研究,结果显示,肠神经-Cajal间质细胞-平滑肌网络缝隙连接蛋白Cx43阳性表达减少,缝隙连接间隙增加,肠神

扫码观看彩图

经 -Cajal 间质细胞 - 平滑肌细胞网络的信号传导通路破坏；ICC 介导的肠神经信号无法正常通过 ICC 之间、ICC 和平滑肌之间的缝隙连接，导致平滑肌细胞接受的去极化信号减少，平滑肌蠕动功能受到抑制，胃肠道动力功能下降。大承气汤治疗后，肠神经 -Cajal 间质细胞 - 平滑肌网络缝隙连接蛋白 Cx43 阳性表达增多，缝隙连接间隙接近正常或正常，肠神经 -Cajal 间质细胞 - 平滑肌细胞网络的信号传导通路恢复，肠神经信号可以顺利通过肠神经 -Cajal 间质细胞 - 平滑肌网络，平滑肌细胞接受正常神经信号，达到电位阈值，产生收缩，恢复胃肠道蠕动。

经大承气汤治疗后，大鼠小肠纵行肌和环行肌 Cx43 数目增加，尤以纵行肌明显；透射电镜观察相邻细胞间缝隙连接的距离正常或接近正常（20~30nm）。神经组织末梢较为丰富，少量神经纤维末梢肿胀，神经递质小泡无明显减少；平滑肌细胞损伤也不明显，有少量细胞膜内陷空泡；ICC 与神经纤维间保持突触样连接；ICC 相互间及 ICC 与平滑肌细胞间缝隙连接存在。说明大承气汤通过调整神经递质或抑制炎症作用，恢复细胞缝隙连接蛋白的结构和功能，保持 ICC 平滑肌网络的完整性，保持或者恢复 ICC 内部结构，保护 ICC 的起搏和传导功能。所以推测，大承气汤可以调整肠神经 -Cajal 间质细胞 - 平滑肌网络内部结构，恢复和保持相邻细胞间缝隙连接，从而保证细胞间缝隙连接通信可以进行正常的信息和能量物质交换，对细胞间信息调控、信号转导等生理过程起着重要的作用。大承气汤作为中医学中下法治疗的主要方剂，通过通里攻下，恢复肠道运动功能，其机制可能是修复 ICC 自身和肠神经 -Cajal 间质细胞 - 平滑肌网络的损伤。当然大承气汤对肠神经 -Cajal 间质细胞 - 平滑肌网络的信号传导通路结构损伤的干预机制是多靶点、多方面的，尚有待于进一步研究。

三、香砂六君子汤治疗脾气虚证胃肠功能障碍

脾胃学说是中医学理论体系中的一个重要组成部分。脾为五脏之一，具有主运化和主统血的生理功能。在饮食不节、劳逸失当、情志失调等各种病因作用下，可导致脾的运化功能紊乱，水谷精微化生失常，引起气血生化不足，出现各种虚证。脾气虚则是最常见的虚证之一，临床上以食后胃脘不舒、倦怠乏力、消瘦、大便溏薄、面色萎黄、舌淡苔薄、脉弱为主要临床表现。脾为后天之本，气血生化之源，因此从古到今历代医家都非常重视对脾气虚证的研究。

中西医结合临床研究表明，脾气虚证表现为消化道运动和吸收功能障碍、内分泌和免疫功能低下等多方面的改变。而消化道运动功能改善是消化吸收功能、内分泌和免疫功能等恢复的前提。胃肠运动功能的恢复，是纠正消化道功能损害最初和最关键的步骤，在脾气虚证的防治中有积极作用。因此，探讨脾气虚证胃肠运动功能障碍的本质，研究有效治疗脾气虚证胃肠运动功能障碍的方法和机制十分必要。

胃肠道内在神经系统又称为 ENS。ENS 通过释放多种神经递质和调质行使感受、运动、分泌和中间联络等多种功能。目前认为，胃肠道运动抑制性递质主要有 NO 和 VIP 等，兴奋性神经递质主要有 ACh 和 NK 等。ENS 神经元和神经纤维在消化道全程壁内广泛分布，同 ICC、平滑肌细胞相互关联，形成一个结构和功能十分复杂而独立的肠神经 -Cajal 间质细胞 - 平滑肌网络体系。

补益方香砂六君子汤由党参、白术、茯苓、炙甘草、陈皮、半夏、木香和砂仁等药物组成，具有益气补中、健脾和胃、燥湿化痰之功效。本方组方严谨，药性平和。方中党参补脾益气为主药；辅以白术健脾燥湿，扶助运化；配以茯苓甘淡渗湿，健脾和胃；陈皮、木香行气止痛；半夏燥湿化痰；砂仁健脾化湿，温中止呕；炙甘草甘温益气，并可助诸药达补气健脾之功。诸药合用补而不滞，温而不燥，消除痰湿停留，促进脾胃运化，是治疗脾气虚证的要方。

临床和动物实验研究都表明，脾气虚证存在明显的胃肠运动功能障碍，香砂六君子汤可纠正胃肠运动功能紊乱，有效治疗脾气虚证。我们的动物实验结果也显示：①脾气虚证大鼠胃排空明显延迟，动力低下，香砂六君子汤可有效改善胃动力；②香砂六君子汤能够明显改善脾气虚证动物的胃电波异常；③脾气虚证可表现为肠运动亢进，

反映出脾气虚时胃肠运动失调,香砂六君子汤可协调胃肠运动,明显改善胃肠运动功能。

既然脾气虚证存在胃肠运动功能障碍,而肠神经-Cajal间质细胞-平滑肌网络又和胃肠运动功能密切相关,那么,香砂六君子汤是否通过修复肠神经-Cajal间质细胞-平滑肌网络的形态结构和功能来治疗脾气虚证胃肠运动功能障碍?

大连医科大学中西医结合研究院以脾气虚证大鼠为研究对象,应用免疫荧光染色、激光扫描共聚焦显微镜观测、三维成像重建、免疫电镜、TUNEL检测和荧光原位杂交等方法,观察和检测肠神经-Cajal间质细胞-平滑肌网络的形态结构、信号传导、超微结构等,在组织、细胞和基因水平,从形态、功能和细胞通信的角度,观察脾气虚证大鼠肠神经-Cajal间质细胞-平滑肌网络变化和香砂六君子汤的干预作用。

研究结果显示:

(1)脾气虚证大鼠胃肠黏膜充血、水肿,回盲部极度扩张,粪便潴留,结肠明显增粗。香砂六君子汤能够显著改善肠梗阻,恢复胃肠正常形态。

(2)脾气虚证时,ENS受到明显损害,肠运动神经纤维ACh、SP、VIP、SP数量减少,网络样结构受到破坏。香砂六君子汤可以减轻胃肠运动神经的损伤,保持肠神经网络样结构的完整性。

(3)脾气虚证状态下,ICC-DMP数量明显减少,网络结构受到严重破坏,ICC-DMP周围表达PKA/PKC蛋白明显减少,肠神经-ICC-DMP之间的信号转导通路受损。香砂六君子汤能够减轻ICC-DMP自身及其网络结构损伤,修复肠神经-ICC-DMP之间的信号转导通路。

(4)脾气虚证大鼠胃肠肌层中的Cx43表达和分布减少。香砂六君子汤可减少脾气虚证状态下Cx43的破坏。

(5)脾气虚证时肠神经-Cajal间质细胞-平滑肌网络结构中缝隙连接数量减少,结构破坏。香砂六君子汤可以通过维持缝隙连接数量,保护缝隙连接的结构,从而保持肠神经-Cajal间质细胞-平滑肌网络信号转导功能。

本研究结果提示:脾气虚证时肠神经-Cajal间质细胞-平滑肌网络信号转导通路受到严重损伤,香砂六君子汤可通过修复肠神经-Cajal间质

细胞-平滑肌网络损伤,有效治疗脾气虚证。

本研究率先以与胃肠运动密切相关的肠神经-Cajal间质细胞-平滑肌网络为对象,从形态和细胞通信的角度,观察了脾气虚证大鼠肠神经-Cajal间质细胞-平滑肌网络信号转导通路变化和香砂六君子汤干预机制。初步探讨了脾气虚证病理生理改变的本质,丰富脾胃学说科学内涵,为补益方剂和香砂六君子汤进一步开发和推广、应用奠定理论基础。

四、脾气虚证大鼠小肠神经-Cajal间质细胞-平滑肌网络损伤和针刺的实验研究

脾气虚证是临床上最常见的虚证之一,主要以进餐后胃部饱胀不适、消瘦乏力、倦怠、易疲劳、面色枯黄无血色、大便稀溏等为临床表现。临床研究证实,脾气虚证的主要表现是胃肠道运动功能、消化吸收功能、内分泌功能和免疫功能等多系统、多因素的紊乱。然而消化道运动功能的恢复是消化吸收功能、内分泌和免疫功能等恢复的前提条件,也是纠正胃肠道损害的最初始同时最关键的一步。越来越多的临床实践表明,针刺足三里、天枢穴可以纠正胃肠道运动功能紊乱,有效治疗脾气虚证,在治疗功能性胃肠道疾病方面有着独特优势,但确切的机制仍不十分清楚,需要进一步的研究。

足三里为足阳明胃经合穴,是胃的下合穴,又是四总穴之一。《针灸甲乙经》中有"胃病者,腹䐜胀。胃脘当心而痛,上支两胁,膈咽不通,食饮不下,取三里""肠中寒,胀满善噫,闻食臭,胃气不足,肠鸣腹痛泄,食不化,心下胀,三里主之",明确指出了针刺足三里可治食少腹胀、大便不调等症。在《扁鹊神应针灸玉龙经》中有"三里……善治胃中寒,肠鸣并积聚,肿满膝胫酸,劳伤形瘦损……",提示针刺足三里还可改善倦怠乏力等虚损症状。可见脾气虚证患者表现出的纳呆腹胀、倦怠乏力、大便不调等症状,均可取足三里针刺治疗。

天枢是足阳明胃经位于腹部的穴位,为大肠的募穴,是大肠腑气输注于腹部的穴位。《扁鹊神应针灸玉龙经》有云,"泻泄……脾泄为灾若有

扫码观看彩图

余,天枢妙穴刺无虞",明确提出"脾泄"可用针刺天枢治疗。另外,《针灸甲乙经》中有"大肠胀者,天枢主之",此处"大肠胀"与现代脾气虚证的腹胀极为相似。所以针刺天枢穴对改善脾气虚证的腹胀、腹泻均有一定作用。

脾气虚证存在明显的胃肠运动功能障碍,针刺足三里和天枢穴可纠正胃肠运动功能紊乱,有效治疗脾气虚证。我们的研究结果显示,脾气虚证大鼠胃电波异常,胃排空明显延迟,动力低下;但同时脾气虚证肠运动可亢进,反映出脾气虚时胃肠运动失调。

为探讨针刺足三里和天枢穴纠正胃肠运动功能紊乱有效治疗脾气虚证的机制,大连医科大学中西医结合研究院通过苦寒泻下结合耗气破气的方法建造脾气虚证大鼠模型。将大鼠分为对照组、模型组、自然恢复组、假针刺组(针刺非经非络穴位组)、针刺天枢穴治疗组、针刺足三里穴治疗组、针刺足三里加天枢穴联合治疗组。造模成功及治疗结束后,采用脱颈法处死大鼠,打开腹腔切取小肠的近幽门端用于实验。通过观察大鼠一般行为学变化、监测体重、测定尿 D- 木糖排泄率、大体解剖、测定胃排空率和小肠推进率、HE 染色、透射电镜和免疫荧光标记激光扫描共聚焦显微镜检测、免疫组化检查、Western blotting、qPCR 等方法,观察脾气虚证大鼠小肠神经 -Cajal 间质细胞 - 平滑肌网络的损伤和针刺足三里、天枢穴的修复作用。

研究结果显示:

(1)模型组大鼠的一般行为学表现明显变差,大体解剖肉眼观察小肠蠕动明显缓慢,小肠组织 HE 病理学表现小肠组织结构明显破坏,ICC 的超微结构遭到严重破坏,体重增长明显缓慢,尿 D- 木糖排泄率、胃排空率、小肠推进率均明显降低,ENS 的 PGP9.5、ACh、SP、VIP、NO 神经纤维,以及 ICC、平滑肌细胞和小肠神经 -Cajal 间质细胞 - 平滑肌网络的数量明显减少,结构遭到明显破坏。与天枢组、足三里组相比,联合治疗组效果更优,但仍低于正常对照组。总体来说,其基本趋势为模型组≈自然恢复组≈假针刺组＜天枢组≈足三里组＜联合组＜对照组。

(2)与对照组相比,模型组大鼠小肠神经 -ICC 之间的信号传导通路,主要有 ACh 神经纤维的 M 受体、SP 神经纤维的 NK 受体、NO 神经纤维的受体 - 可溶性鸟苷酸环化酶(soluble guanylyl cyclase, sGC)、VIP 神经纤维的 VPAC 受体、PKA、PKC、cGK/PKG 数量明显减少,其信号通路 G 蛋白耦联受体 -cAMP-PKA 途径、G 蛋白耦联受体 - 磷脂酶 C(phospholipase C, PLC)-PKC 途径、sGC-cGMP-PKG 途径明显遭到破坏。与模型组相比,天枢组、足三里组略有好转,与天枢组、足三里组相比,联合治疗组效果明显好转,但仍低于对照组。总体来说,其基本趋势为模型组≈自然恢复组≈假针刺组＜天枢组≈足三里组＜联合组＜对照组。

(3)与对照组相比,模型组大鼠小肠 ICC- 平滑肌之间的信号传导通路,主要是 Cx43 数量明显减少,信号传导途径被破坏。与模型组相比,天枢组、足三里组略有好转。与天枢组、足三里组相比,联合治疗组效果更优,但仍低于对照组。总体来说,其基本趋势仍旧为模型组≈自然恢复组≈假针刺组＜天枢组≈足三里组＜联合组＜对照组。

我们应用免疫荧光多重染色标记、共聚焦显微镜、免疫电镜和基因芯片等,观察了脾气虚证大鼠小肠神经 -Cajal 间质细胞 - 平滑肌网络信号通路变化和针刺足三里、天枢的干预机制。结果显示:①针刺足三里和天枢能够提高脾气虚证大鼠摄食量和体重,改善肠道高敏症;②针刺足三里和天枢能够减轻脾气虚证大鼠胃肠道 ICC 损伤,改善脾气虚证大鼠免疫功能;③针刺足三里及天枢,能够显著减轻脾气虚证小肠充血水肿,改善小肠功能;④脾气虚时,小肠 PGP9.5、ACh、SP、VIP 和 NO 神经纤维数量明显减少,肠神经网络结构破坏严重,针刺足三里及天枢能够减轻脾气虚证肠神经的损伤,维持肠神经网络结构的完整;⑤针刺足三里和天枢可减轻脾气虚时 ICC 形态结构和 ICC- 平滑肌间连接的损伤;⑥在基因表达水平,足三里和天枢针刺组与自然恢复组具有显著差别。针刺足三里和天枢对脾气虚证的改善是通过多通路进行的,主要包括脂类代谢、多糖代谢、类固醇激素代谢、细胞的增殖和分化、矿物质代谢、胆汁代谢等。结果提示,针刺足三里和天枢可作用在机体多靶点上,协调胃肠运动,有效治疗脾气虚证,为足三里等穴治疗脾气虚证提供理论依据。

参考文献

1. PENG H H, MA B, QI Q H. Morphological changes in the enteric nervous system of rats with functional dyspepsia and the therapeutic effects of electroacupuncture at *zusanli* (ST36)[J]. Int J Clin Exp Pathol, 2017, 10 (2): 2363-2369.

2. 许英, 谢明征, 梁国刚. 肠神经胶质细胞与胃肠道运动功能研究进展 [J]. 世界华人消化杂志, 2018, 26 (26): 1537-1544.

3. LIU M Z, ZHANG S L, GAI Y, et al. Changes in the interstitial cells of Cajal and immunity in chronic psychological stress rats and therapeutic effects of acupuncture at the *zusanli* point (ST36)[J]. Evid Based Complement Alternat Med, 2016, 2016: 1935372.

4. DRUMM B T, COBINE C A, BAKER S A. Insights on gastrointestinal motility through the use of optogenetic sensors and actuators [J]. J Physiol, 2022, 600 (13): 3031-3052.

5. XIE M Z, QI Q H, ZHANG S L, et al. Effects of *dachengqi* decoction on morphological changes in enteric nerve system of rats with multiple organ dysfunction syndrome [J]. Chin J Integr Med, 2015, 21 (8): 624-629.

6. WANG M J, PAN C, DENG D W, et al. Emodin exerts its therapeutic effects through metabolic remodeling in severe acute pancreatitis-related intestinal injury [J]. Nat Prod Commun, 2023, 18 (4): 1-11.

7. XIE M Z, LUO P, MA B, et al. Interventional effects of *da-cheng-qi* decoction on enteric nerve system in a rat model of multiple organ dysfunction syndrome [J]. Int J Clin Exp Med, 2015, 8 (11): 20302-20308.

8. LIU M C, XIE M Z, MA B, et al. Effect of *da-cheng-qi* decoction on the repair of the injured enteric nerve-interstitial cells of Cajal-smooth muscle cells network in multiple organ dysfunction syndrome [J]. Evid Based Complement Alternat Med, 2014, 2014: 596723.

9. KIM M, KRUHLAK M, HOFFMANN V, et al. Morphological and functional colonic defects caused by a mutated thyroid hormone receptor α [J]. Thyroid, 2023, 33 (2): 239-250.

10. WORKMAN M J, MAHE M M, TRISNO S, et al. Engineered human pluripotent-stem-cell-derived intestinal tissues with a functional enteric nervous system [J]. Nat Med, 2017, 23 (1): 49-59.

11. 田在善, 吴咸中. 承气方对肠神经系统-Cajal 间质细胞-平滑肌细胞网络的影响 [J]. 中国中西医结合外科杂志, 2009, 15 (3): 328-332.

12. 陶永彪, 汪龙德, 牛媛媛, 等. 中医疗法靶向干预 SCF/c-kit 信号通路治疗功能性消化不良机制研究进展 [J]. 中国中医药信息杂志, 2023, 30 (7): 191-196.

13. SHARKEY K A, MAWE G M. The enteric nervous system [J]. Physiol Rev, 2023, 103 (2): 1487-1564.

14. LÓPEZ-PINGARRÓN L, ALMEIDA H, SORIA-AZNAR M, et al. Interstitial cells of Cajal and enteric nervous system in gastrointestinal and neurological pathology, relation to oxidative stress [J]. Curr Issues Mol Biol, 2023, 45 (4): 3552-3572.

15. SCHNEIDER S, WRIGHT C M, HEUCKEROTH R O. Unexpected roles for the second brain: enteric nervous system as master regulator of bowel function [J]. Annu Rev Physiol, 2019, 81: 235-259.

16. DRUMM BT, HWANG SJ, BAKER SA, et al. Ca^{2+} signalling behaviours of intramuscular interstitial cells of Cajal in the murine colon [J]. J Physiol, 2019, 597 (14): 3587-3617.

17. 刘琰. Cajal 间质细胞在消化道动力障碍性疾病中的研究进展 [J]. 中国中西医结合消化杂志, 2022, 30 (8): 608-612.

18. 奚春华, 沙杜, 孙跃明. 急性结肠假性梗阻的诊治进展 [J]. 中华结直肠疾病电子杂志, 2015, 4 (6): 648-652.

19. 张潇丹, 许英, 梁国刚. 胶质细胞源性神经营养因子在胃肠道疾病中的研究进展 [J]. 胃肠病学, 2021, 26 (8): 498-502.

20. 许英, 谢明征, 齐清会, 等. 电针"上巨虚"和"足三里"对阳明腑实证模型大鼠小肠运动及肠神经胶质细胞形态学的影响 [J]. 中医杂志, 2020, 61 (23): 2098-2103.

21. 张羽, 黄美祯, 潘春曲, 等. 基于"脾与线粒体相关性"探讨 Cajal 间质细胞功能障碍与胃食管反流关系 [J]. 中国中医药信息杂志, 2022, 29 (3): 6-9.

(齐清会, 谢明征, 王敏婕, 梁国刚, 刘沐苍, 彭洪皓, 代成玖, 孙丽颖, 郭 慧)

扫码观看彩图

第四十章
中药在胆道疾病中的应用

第一节　中药对胆汁成分影响及胆宁片在肝胰疾病中的应用

肝胆系统代谢生成和排泌的胆汁,是维系机体生理功能和内环境稳定的重要体液。正常状态下,胆汁成分比例相对稳定;存在致病因素时,胆汁中各种成分就会发生变化,其稳定性亦受破坏。胆汁代谢异常及成分比例失衡,常与以下疾病或病理状态密切相关,包括胆石症、代谢相关脂肪性肝病(原称:非酒精性脂肪性肝病)、胆管损伤、肝损伤、动脉粥样硬化等。胆汁成分异常,既是反映疾病的指标,又是治疗相关疾病的重要靶点。以往的中西医结合临床实践和科学实验研究证明,中药在治疗与胆汁代谢紊乱相关的一些疾病方面,具有独特和确切的效果。本章节将分别阐述胆汁代谢基础、胆汁代谢异常或成分变化与常见肝胆疾病的关系,以及中药对胆汁成分的影响。

一、胆汁代谢基础

胆汁是一种源自肝细胞、经胆管上皮细胞吸收与分泌转运系统不断调整完善而形成的复杂的体液。胆道是胆汁生成、储存与排送入肠的通道。作为胆 - 肝、肠 - 肝循环的主要组成,胆汁具有许多重要功能:胆固醇排出体外的主要途径;乳化食物中脂肪,促进肠道对脂质、脂溶性维生素等的消化吸收;体内很多代谢末产物以及内、外源性有害物质的排泄途径;排泌免疫球蛋白 A(IgA)、炎性细胞因子等刺激机体先天免疫系统以维系肠道对微生物感染的屏障功能等。因而,胆汁的正常形成、分泌与代谢对机体健康至关重要。

(一)胆汁的生成和分泌

1. **胆汁来源的基本认识**　胆汁的生成和分泌有赖于肝细胞和胆管细胞共同完成,其中约75%来自肝细胞,25%来自胆管细胞。肝细胞和毛细胆管持续分泌生成的胆汁,循胆管流出,经各级胆管排至十二指肠;或由肝管转入胆囊管而贮存

于胆囊,当参与消化时,再由胆囊排出至十二指肠。成人一般每天的生理分泌量为800~1 000ml,即每小时有 30~40ml 的生成量。胆汁的生成量和蛋白质的摄入量有关,高蛋白食物可生成较多的胆汁。根据其来源不同,胆汁可分为肝细胞性胆汁及胆管细胞性胆汁。按照其形成机制不同,可分为胆汁酸依赖性胆汁(bile salt-dependent bile flow,BSDF)及非胆汁酸依赖性胆汁(bile salt-independent bile flow,BSIF)。其中,BSDF 是由肝细胞主动分泌胆汁酸,导致水分被动转移而生成的胆汁;BSIF 的生成不取决于胆汁酸,大部分与电解质尤其是钠离子通过环腺苷酸(cAMP)转导有关,人类该种胆汁约占 1/3。

肝胆汁由肝脏细胞分泌,每个肝细胞都是一个多功能分泌单位。肝窦血液中的溶质和水分可以通过两条途径形成胆汁:一条途径是经肝细胞基侧膜进入肝细胞,再经顶侧膜进入毛细胆管;另一条途径是通过两个肝细胞之间的间隙,即细胞旁路进入毛细胆管。

胆管细胞性胆汁是由胆管细胞分泌的胆汁,是一种以水、NaCl、$NaHCO_3$ 等电解质为主要成分的胆汁,属于 BSIF。胆管细胞性胆汁的分泌机制较为复杂,包括主动分泌、被动扩散和超滤等方式。由胆管上皮细胞顶侧膜蛋白介导的胆汁分泌受 cAMP、腔内 ATP 以及细胞内钙浓度影响,其中无机离子可以通过顺浓度梯度及电位梯度进行跨膜转运,亦可以借助于膜上的"泵"活动逆浓度梯度及电位梯度进行转运。此外,其还可以受促胰液素及其他胃肠道激素的调节。

2. **调节胆汁分泌的信号转导通路**　随着胆汁代谢研究的深入,不少涉及调节胆汁分泌的信号转导通路逐步被认识。肝细胞和胆管细胞中存在众多转录后调节通路,对最终分泌至胆汁的成分

起着调节作用,而参与调节这些信号转导的第二信使通路主要有以下几项:

(1)cAMP:cAMP 是刺激肝细胞和胆管细胞分泌胆汁的主要激动剂。cAMP 可刺激膜泡的胞吞、膜泡靶向毛细胆管膜、胞吐和 BSIF,并减少细胞内胆盐促生 BSDF 所需的传递时间。cAMP 通过使 NTCP 移位至质膜,极大提升转运效率,以增加胆汁酸的摄取;通过 PI3K 非依赖和 MKK3 介导的 p38 α MAPK 的活化,增加 MRP2 靶向毛细胆管膜,刺激有机阴离子排入胆汁。

(2)细胞因子及受体:促炎症细胞因子 IL-1β、IL-6 和 TNF-α 均可抑制胆汁的形成和分泌,其作用机制包括减少肝细胞基侧膜和毛细胆管转运蛋白表达,并改变细胞骨架蛋白和紧密连接的通透性。

(3)钙离子与蛋白激酶 C(PKC):钙离子与蛋白激酶 C 对胆汁分泌有多重影响,但大体上与 cAMP 的作用相反。钙离子可诱导胆小管收缩,从而促进胆管蠕动和胆汁流量的搏动性增加。PKC 激活剂可刺激 MRP2 底物从胆汁排出。动物中观察到,用山梨醇二丁酸酯活化 PKC 可以刺激肝细胞顶侧的胞吐。

(4)一氧化氮(NO):在肝细胞水平,NO 通过 GSH 氧化为 GSSG 的过程增加 BSIF 量,GSSG 则被毛细胆管转运蛋白 MRP2 排入胆汁。NO 还可激活鸟苷酸环化酶,从而增加 c-GMP,后者刺激肝细胞的碳酸氢盐分泌和胆汁流,但 NO 在这一过程中的作用较弱。

(5)其他:包括前列腺素、一氧化碳、硫化氢也在调控胆汁成分的相关转导通路中发挥第二信使的作用。有研究揭示,组蛋白和染色质的转录后可逆性表观遗传改变,能够调控一些限定胆汁酸合成、代谢和转运的酶和转运体的活性。

(二)胆汁的主要组成成分及其代谢

胆汁的主要成分是水,约占 97%~98%;其次是胆汁酸及胆盐,约占 1%~2%;胆固醇占 0.2%~0.7%;此外,还有少量的胆红素、磷脂、脂肪酸、氨基酸、尿素、尿酸、多种酶类、电解质、蛋白质、维生素等。涉及胆汁正常或病理情况下代谢的成分,比较受关注的主要包括以下 6 种:

1. **胆汁酸** 胆汁酸是胆汁中主要的脂质成分之一,约占胆汁固体总量的 53%。它是由胆固醇在肝细胞微粒体上经多个酶促作用转化而成的,每天约有 800mg 胆固醇转变成胆汁酸。胆固醇 7α- 羟化酶(cholesterol 7α-hydroxylase,CYP7A1)在脱氢酶的作用下,生成 3,7,12- 三羟胆汁酸和 3,7α- 二羟胆汁酸,前者又被称为胆酸,后者又称为鹅脱氧胆酸,二者总称为初级胆汁酸。初级胆汁酸经胆管进入十二指肠,在肠道细菌的作用下去羟基转变为脱氧胆酸及石胆酸,部分转变为熊去氧胆酸,这些总称为次级胆汁酸。其中约有 90% 的胆汁酸经肠道吸收入门静脉后被肝脏重新摄取,在肝细胞中与甘氨酸、牛磺酸、Na^+、K^+ 结合形成结合型胆汁酸(又被称为胆盐);胆汁中与甘氨酸结合的胆汁酸高于与牛磺酸结合的胆汁酸,二者比例约为 3∶1;胆盐以胆汁形式排入肠腔后,参与消化并反复进行肠肝循环。各种胆汁酸均为双亲性分子,位于 α 侧的环戊烷多氢菲核上的羟基或硫酰基都是亲水基团,位于 β 侧的甲基和烃核均为疏水基团;这种立体构型赋予其很强的界面性,从而使胆汁中的脂肪酸、胆固醇等疏水分子均能够溶于胆汁酸的微胶粒中。

2. **胆固醇** 胆固醇占胆汁固体成分的 3%~11%,除少量胆固醇酯外,主要为游离型胆固醇。正常情况下,肝脏分泌到胆汁中的胆固醇含量,依赖于胆汁酸的分泌量。当胆汁酸的分泌量 >5μmol/min 时,二者呈直线相关性;当胆汁酸分泌减少时,这种线性关系反而会消失,表现为胆固醇的分泌量迅速增加。胆固醇是疏水物质,溶于胆汁,依赖于胆汁酸和卵磷脂形成的混合微胶粒。当胆汁中的胆汁酸含量降低或胆固醇含量增高时,都会影响胆固醇在胆汁中的溶存。此外,当游离型胆红素含量增加时,也会影响胆固醇在水相中的溶存。

3. **磷脂** 主要以卵磷脂为主,约占胆汁固体成分的 9%~12%;此外,还包括少量脑磷脂、神经鞘磷脂及溶血性卵磷脂。合成磷脂的主要原料是胆碱和乙醇胺,由乙醇胺激酶、磷酸乙醇胺胞苷酰基转移酶、胆碱激酶等催化,再经多步反应生成磷脂。胆汁中卵磷脂的含量受胆汁酸分泌量的影响,而其含量的多少同样也影响到胆固醇在胆汁中的溶存。卵磷脂具有不对称极性和非极性区,也属于双亲性物质，其本身在胆汁中的溶解度很低，不能独立形成微胶粒。但卵磷脂与胆汁酸一起可以形成混合微胶粒，且其胶粒性能远比单一者大。胆汁酸、卵磷脂与胆固醇三者的最佳比例关系：当胆汁中胆汁酸和/或卵磷脂降低，或胆固醇含量增高达到一定程度时，胆固醇就会结晶、析出，最终形成胆固醇过饱和胆汁或致石性胆汁。

4. **胆色素**　胆色素是胆汁中的主要色素，约占胆汁固体成分的 0.4%~2%。约 70%~80% 的胆色素来自衰老红细胞血红蛋白中的血红素，其在网状内皮细胞内经过脱铁、开环、加氧、还原等一系列复杂过程而生成，并以与白蛋白结合的形式在血液内运输，构成血浆中的游离型胆红素（非酯型）。游离型胆红素经肝细胞摄取、酯化转化为结合型胆红素（酯型）后排入胆汁。正常胆汁中游离型胆红素仅占 4%，绝大多数为酯型。酯型胆红素中 80% 左右是葡糖醛酸酯，硫酸酯约占 10%，与其他酸基结合的约占 10%。游离型胆红素亲水性强，易集聚析出，与钙结合形成不溶性钙盐，诱发胆色素结石的形成，胆汁酸可抑制胆红素与钙的结合、析出和沉淀。研究表明，胆汁中的游离胆红素实际上是一种大分子复合物，溶液中钙离子增多、胆汁酸含量降低及胆汁 pH 偏酸等，均可影响其在水中的溶存性。正常情况下，与葡糖醛酸结合的胆红素，随胆汁排入肠腔后不被重吸收，在回肠下段及结肠内，经细菌作用转变为尿胆素原。大部分尿胆素原随粪便排出；小部分被肠黏膜吸收入血，其中部分经肝细胞摄取、处理后，再随胆汁排入肠腔，构成胆色素肝肠循环；其余部分随尿排出体外。

5. **蛋白质**　正常人胆汁中的蛋白质含量约为 300~3 000mg/L，其组成成分包括白蛋白、糖蛋白、铁蛋白以及 IgG、IgA 等多种免疫球蛋白。胆汁的黏稠性主要由其中的黏液物质形成，这些黏液物质主要包括中性糖蛋白、载唾液酸蛋白、硫酸糖蛋白和酸性黏多糖。其中糖蛋白属于大分子蛋白质，具有数百个共价键，包含的主要糖基是半乳糖、果糖和 N- 乙酰己糖胺；硫酸糖蛋白是线状有机物，具有凝聚钙盐、凝固胆固醇、促进晶核形成的作用。

6. **无机离子**　胆汁中含有多种无机离子，部分无机离子如 Na^+、K^+、HCO_3^-、Cl^- 等，通过电化学及渗透压平衡，使胆汁中的含量与血浆中相似。有些无机离子是通过肝细胞经由胆汁清除，如铜、铁、硅、钼、锌、铬、铅、银、铝及钡等离子，其中备受关注的是钙离子，它可由胆囊黏膜分泌，在胆汁中的浓度受多种因素影响而差异较大。胆汁中的钙一部分是结合型的，另一部分是超滤型的，可与胆汁酸单独形成可溶性复合物，也可与胆汁酸、卵磷脂形成混合微胶粒，从而使游离的钙离子减少、溶解性增大。肝胆汁中的钙 80% 呈微胶粒状态，但在胆囊胆汁中仅占 50%。胆囊内的钙含量增加或与混合微胶粒结合减少，可导致游离钙浓度增高，如遇胆汁的 pH 升高，即可以胆红素钙、碳酸钙、脂肪酸钙或磷酸钙等多种形式沉淀析出，并与硫酸糖蛋白结合，集聚成块，从而促进胆结石形成。

二、常见肝胆疾病与胆汁成分代谢异常

（一）胆汁成分代谢异常与胆石症

现代医学共识，胆汁成分和理化性状的改变是胆结石形成的前提条件和基本因素。造成胆汁发生变化的原因包括全身与局部两个方面，前者主要涉及代谢紊乱，后者包括胆道感染（寄生虫、细菌）、胆汁淤滞、胆道动力障碍及胆道内异物等。致石性胆汁已成为胆石症研究者共同关注的焦点。

1. 胆石症成因

（1）代谢因素：机体代谢紊乱是产生致石性胆汁、导致胆结石形成的重要因素。造成代谢紊乱的原因，主要包括先天的代谢缺陷（某些限速酶环节缺陷等）和一些涉及代谢的疾病（如溶血性贫血、肝硬化等）。另外，饮食习惯、食物结构、使用药物、手术治疗等，也可通过影响和改变体内代谢致使胆汁代谢紊乱、胆汁丧失稳定性而致石。

（2）胆道感染：细菌感染既可改变胆汁成分、促进胆色素类结石的形成，又能损害组织造成胆道狭窄而继发胆汁淤滞。出现这种感染与梗阻（胆汁淤滞）互为因果的恶性循环，更便于胆结石的形成与生长。

（3）胆汁淤滞：胆道系统形态结构上的异常（如扭曲、狭窄等），不仅延长胆汁在胆道内的滞留

时间,使某些成分易于淤滞沉淀,还为胆结石的形成提供动能,后者目前也被认为是结石形成的必要条件。

(4)胆道异物:胆道异物的作用在于通过异相成核而促进胆红素钙沉淀和胆固醇结晶的生成。胆道的寄生虫如蛔虫及其残骸等,是最常见的胆道异物。此外,外科缝合线结、食物残渣等均可作为胆道异物。

2. 病理性致石胆汁 详见第二十六章第一节"胆囊结石"。

(二)胆汁成分代谢异常与梗阻性黄疸合并肝损伤

胆道梗阻导致胆汁淤积,进而引发肝脏损伤,甚至引起全身多器官系统发生功能障碍,这是梗阻性黄疸病理过程的特点。研究表明,胆汁主要成分胆汁酸、胆固醇、胆红素、磷脂等对胆道梗阻病程中的肝脏损伤具有影响。

1. 胆汁酸变化与肝脏损伤 胆汁酸全部在肝内合成,主要由胆固醇分解而来。胆汁酸在胆汁中以胆盐的形式存在,包括亲水性胆盐和疏水性胆盐,前者具有细胞保护作用,而后者具有细胞毒性作用。当胆道梗阻时,胆汁排泄受阻,但肝细胞仍持续分泌胆汁,胆汁中胆盐成分会相应改变。已有研究证实,低浓度范围内的甘氨鹅脱氧胆酸(疏水性胆汁酸)即可诱发原代大鼠肝细胞和人肝癌细胞凋亡,且诱导效应呈浓度依赖性。梗阻性黄疸时,胆汁酸引起肝脏损伤的途径主要有死亡受体途径、线粒体途径。

死亡受体属于肿瘤坏死因子受体超家族,其与配体结合后可将凋亡信号向细胞内转导,进而引发凋亡效应。死亡受体主要包括凋亡相关因子(factor associated suicide,Fas)、TNF-α 等,Fas 受体 - 配体系统是引起肝细胞凋亡最主要的死亡受体介导途径。细胞膜表面的 Fas 受体与 Fas 相关死亡结构域蛋白(fas-associated protein with death domain,FADD)结合,形成死亡诱导信号复合物并启动蛋白酶级联反应,进而激活下游含半胱氨酸的天冬氨酸蛋白水解酶 -8(cysteinyl aspartate specific proteinase-8,caspase-8)和天冬氨酸蛋白水解酶 -3,最终导致肝细胞凋亡。

线粒体途径也是胆汁酸引起肝脏细胞凋亡的重要途径。有研究发现,抑制 FADD 阻断 Fas 介导的凋亡后,胆汁酸仍能诱导人肝细胞凋亡。线粒体凋亡途径受 Bcl-2 家族蛋白调节,Bcl-2 家族蛋白 Bid 与 Bax 及 Bak 相互作用释放细胞色素 C,细胞色素 C 通过线粒体外膜释放后,与胞质中的凋亡蛋白酶激活因子 1(apoptosis protease-activating factor-1,Apaf-1)结合成寡聚体,并与 procaspase-9 的功能前区相互作用,激活 caspase-3 诱导细胞凋亡。此外,线粒体通透性改变也可引起钙离子稳定作用被破坏,致使钙依赖蛋白水解作用增强,最后导致细胞凋亡。

2. 胆固醇变化与肝脏损伤 肝脏是胆固醇的主要合成器官,胆固醇在肝内的主要代谢去路是转化成胆汁酸随胆汁排出。当胆道发生梗阻时,淤积在肝内的胆汁酸可以通过下调 CYP7A1 表达来抑制胆固醇在肝脏中转化为胆汁酸,从而导致胆固醇在肝脏蓄积。有学者指出,胆固醇晶体和游离胆固醇在肝脏的积累可能导致胆固醇合成途径失调,引起肝脏损伤。胆固醇晶体对于脂毒性所致的肝细胞发生坏死过程可能起着重要作用,在周围组织中胆固醇晶体被肝脏库普弗细胞摄取并渗透到巨噬细胞中,从而激活结节样受体蛋白 3(nod-like receptor protein 3,NLRP3),并释放大量的 IL-1,进而引起肝细胞凋亡或肝脏纤维化。

3. 胆红素变化与肝脏损伤 人体内的胆红素包括直接胆红素(结合胆红素)和间接胆红素(游离胆红素),胆红素被肝细胞分泌进入胆管,随胆汁排入肠道。当肝内或肝外胆道发生梗阻时,引起胆红素反流入血,导致血清胆红素升高。

胆红素在肝脏损伤机制中究竟发挥哪些作用,目前对此仍存争议。既往认为胆红素具有亲脂性,能透过血脑屏障并对大脑产生毒性作用。另有研究指出,梗阻性黄疸患者的高血清胆红素水平与增加手术死亡率有相关性。但随着对胆红素的研究不断深入,发现在生理浓度下的胆红素具有抗氧化、抗炎作用。有研究发现,血清胆红素升高可激活血管内皮祖细胞的迁移、增殖,促进内皮祖细胞促血管生成活性,从而增强创面愈合能力。此外,亦有研究发现,胆红素可以促进人体脂质排泄,减轻其对人体的损害。

4. 磷脂变化与肝脏损伤 磷脂主要在肝脏合

成,胆汁中的磷脂成分主要为磷脂酰胆碱,也称卵磷脂。有研究指出,胆道梗阻后,胆汁中磷脂含量随梗阻时间的延长而逐渐降低;胆道引流后,早期磷脂含量即可显著上升。胆汁中磷脂含量升高可能缓解胆汁酸所致的肝脏损伤。磷脂与胆固醇一起与胆小管中的胆汁酸形成微胶粒,能起到中和胆汁中毒性胆汁酸以保护细胞的作用。也有研究指出,磷脂酰胆碱可以降低氧化应激和促炎因子水平,从而对肝肾损伤具有潜在抗炎及抗氧化作用。另有研究证实,在用磷脂酰胆碱治疗脂多糖诱导的大鼠多器官损伤急性炎症模型中,观察到磷脂酰胆碱显著降低血清 TNF-α 和 IL-6 水平,表明磷脂酰胆碱对肝脏损伤有保护作用。

三、中药对胆汁成分影响的研究

胆汁成分代谢异常与多种肝胆疾病有关,主要包括胆石症、非酒精性脂肪性肝病、胆管损伤和肝损伤等。中西医结合治疗上述疾病的临床和应用基础研究已经显示,中药通过调节胆汁代谢、改变胆汁成分等发挥治疗作用。以下重点阐述中药对胆汁排泌和胆汁成分代谢的影响,以及中药调节胆石症病理胆汁方面的研究内容。

(一)中药对胆汁成分影响的研究

1. 单味中药对胆汁成分的影响　国内许多研究证实,中药单味药就具有一定的增加胆汁流量、改变胆汁成分的作用。有报道,乌梅、黄芩、鹅不食草、陈皮、枳壳、槟榔、姜黄、栀子、玉米须、虎杖、蒲公英、大黄均有促进胆囊收缩的作用。乌梅所含大量的枸橼酸和少量的齐墩果酸能促进胆囊收缩,促使胆汁排出,曾被制成乌梅丸用于治疗胆石症。黄芩是组成小柴胡汤等中药复方的常用中药,其主要成分为黄酮类化合物,包括黄芩素、黄芩苷、汉黄芩素、汉黄芩苷等,均能促进胆囊收缩。鹅不食草的全草提取物能促进胆囊舒张,以鹅不食草为君药的自拟鹅不食草汤治疗胆石症,有效率达到 93.8%。丹参、藁本、美人蕉、姜黄、茵陈、栀子、玉米须、虎杖、威灵仙、甘草、金银花、生姜、赤芍、黄连、黄柏、三颗针、连翘、青叶胆、半边莲、茵陈、大黄等均能促进胆汁的分泌。陈皮和枳壳挥发油中的主要成分左旋柠檬烯和右旋柠檬烯能够溶解胆固醇、抑制胆石形成。此外,陈皮还能促进

胆囊舒张。枳壳可以促进胆囊先收缩后舒张,还有抗菌、镇痛等功能。连钱草的主要化学成分植物甾醇可以阻碍胆固醇的吸收。青皮可使胆汁中胆酸含量明显增加。木香可促进胆红素从胆汁中排出。还有分析性研究发现,山楂、黄芪与刺五加均有明显抑制豚鼠肝细胞微粒体和小肠黏膜匀浆中胆固醇合成限速酶(HMG-CoA)的作用,而刺五加还有激活胆汁酸合成 CYP7A1 的药效。

2. 中药复方对胆汁成分的影响　在诊疗肝胆疾病的实践中,不少中西医名家整理挖掘出大量具有良好临床疗效、并具有改善胆汁成分的中药复方。有研究证实,茵陈胆道汤可使胆汁中胆酸和磷脂的含量增加,又能减少胆红素含量,降低 β-葡糖醛酸酶的活性。

有学者尝试联合应用活血化瘀与清热利胆中药以增强利胆作用,用茵陈、大黄、丹参、甘草组成的利胆灵,能够明显促进大鼠胆汁分泌,提高胆汁中总胆红素(TBIL)和总胆汁酸含量,降低胆汁中总胆固醇含量;还可以降低血清胆红素、总胆汁酸以及胆固醇含量,提示活血化瘀中药配伍清热利胆中药具有增效作用。

有类似研究观察脂肝宁胶囊的利胆作用,实验显示,脂肝宁胶囊各剂量组均可增加大鼠胆汁流量,其中以中、高剂量组在给药后 2 小时的利胆作用最为显著,提示该药具有一定的利胆作用。亦有研究采用在体胆汁引流法观察舒胆通颗粒的利胆作用,结果显示,给药后舒胆通颗粒各个剂量组在各时间段均能增加大鼠胆汁分泌量,提示该药具有较强的利胆作用。一项研究消炎利胆胶囊利胆作用的研究表明,该药能够大幅增加实验动物的胆汁分泌量,且与剂量大小有一定的相关性,提示消炎利胆胶囊有较为显著的利胆作用。

(二)中药对胆石症胆汁成分影响的研究

胆结石的形成与胆汁成分的改变密切相关,促使胆汁成分趋于"正常化"是防治胆石症的关键。众多研究业已证实,中药可以通过改变胆汁成分代谢、减轻肝胆炎症、改善胆汁排泌及调整胆道动力等多方面机制,发挥防治胆石症的作用。以下重点阐述近年相关的临床试验及动物实验研究成果。

1. 中药治疗胆石症的临床研究　自开展中西

医结合研究以来，大量临床研究提示不同疏肝利胆、清热利湿、活血化瘀方剂对胆汁分泌有显著改善。有人报告了行胆管探查联合 T 型管引流术或 ENBD 治疗的胆管结石患者，分别于服药前和服药后 1 天、3 天、5 天、7 天清晨取胆汁 5ml，检测胆汁 TBIL、UCB、TBA、胆固醇、磷脂、Ca^{2+} 浓度及胆汁中细菌源性和内源性 β-G 活性。结果发现中药组可以增加胆汁中 TBIL、TBA 和磷脂的含量，降低内源性 β-G 活性，同时降低 UCB 和 Ca^{2+} 的浓度。证明疏肝利胆、清热利湿、活血化瘀中药可以降低胆汁淤积对肝功能的损害，从而降低胆汁成石性，对于防治术后结石的复发有一定作用。

有研究观察小柴胡汤加减方对胆道术后患者胆汁成分及成石趋势的影响。采用随机对照的临床试验方法，将 31 名符合胆囊结石合并胆总管结石诊断的患者分成两组：中药组给予口服小柴胡汤加减方治疗，连续 30 日；对照组不服利胆药物，按胆道术后常规处理。分别于术中和术后第 1 周、第 3 周、第 5 周检测胆汁成分。结果显示，中药组在胆汁代谢方面相对于对照组能够提高 TBA 含量，术后第 3 周、第 5 周存在显著差异（$P<0.01$）；同时，中药组能够降低 TBIL 及 UCB 含量，相对于对照组术后第 3 周有统计学意义（$P<0.05$），术后第 5 周有显著差异（$P<0.01$）。以上结果证实，小柴胡汤加减方能够有效调节胆汁中胆固醇、TBA、磷脂含量及比例，从而抑制胆石形成。

研究注意到，中药探讨柴芩四君子汤对胆囊切除术后患者肠道菌群的影响。他们选取胆囊结石并行胆囊切除术的患者，自术后第 1 天开始口服柴芩四君子汤，每日 1 剂，早晚分服，连服 14 天。分别于术前 1 天和术后 14 天收集患者粪便，采用 16S rDNA 扩增子测序对肠道菌群进行测序。柴芩四君子汤组与对照组比较，术前 1 天，ACE、Chao1、香农和辛普森指数差异无显著性（$P>0.05$）；术后 14 天，ACE、Chao1 指数差异无显著性（$P>0.05$），服药后香农和辛普森指数降低（$P=0.001$ 和 $P=0.002$）。术后 14 天柴芩四君子汤组中产气柯林斯菌减少（$P=0.001$），Dorea_longicatena 减少（$P=0.015$），布劳特氏菌 obeum 减少（$P=0.001$），克里斯滕森菌减少（$P=0.017$），氨基

酸球菌增加（$P=0.033$），不明瘤胃球菌属和罕见小球菌属减少（$P=0.016$ 和 $P=0.010$）。提示柴芩四君子汤可以调节胆囊切除术后放线菌门和厚壁菌门中的部分菌群，调节肠道内环境，可能进而影响胆汁酸代谢，改变胆汁成分。

2. 中药对胆汁成分相关分子生物学的影响

（1）升清胶囊对豚鼠胆色素结石动物模型的机制研究：采用低蛋白饮食建立豚鼠胆色素结石模型，并给予升清胶囊干预。结果发现，中药升清胶囊可以通过上调肝组织中 β-UGT 和 CYP7A1 mRNA 表达，降低胆汁中游离胆红素和钙离子含量，干预胆红素和胆固醇代谢，抑制致石性胆汁的形成，从而起到预防胆结石的作用。

（2）升清胶囊对豚鼠胆囊胆固醇结石模型雌激素受体的相关作用机制研究：采用高脂饮食建立豚鼠胆固醇结石动物模型，给予升清胶囊干预。结果显示，与模型组相比，升清胶囊组胆囊上皮组织雌、孕激素受体阳性率均下降，胆囊胆固醇结石的成石率减少，提示升清胶囊可以通过减少胆固醇对胆囊平滑肌的侵害，增强胆囊收缩功能，降低血清总胆固醇（total cholesterol，TC）和 MDA 含量，增强 SOD 活性，下调雌激素受体表达、降低雌激素，调控脂肪组织芳香化来发挥防治胆固醇结石的作用。

（3）升清胶囊对胆囊胆固醇结石模型 LXR-α/FXR 及 ABC 转运蛋白的作用机制研究：采用喂养高脂致石饲料连续 7 周诱导胆固醇结石小鼠模型，观察升清胶囊对小鼠核受体及 ABC 转运蛋白表达的影响。结果显示，与模型组比较，升清胶囊组血清和肝脏 TC、TG 含量降低，LXR-α、FXR、ABCG5、ABCG8 mRNA 及蛋白表达均降低，ABCA1 蛋白表达降低（$P<0.05$，$P<0.01$）。证实升清胶囊可能是通过下调 LXR/FXR 及其直接靶基因 ABC 转运蛋白来降低 C57 小鼠结石成石率。同时，选用人 L-02 肝细胞，采用 LXR 激动剂诱导建立胆固醇沉积模型。经升清胶囊药物血清干预 24 小时后，研究结果发现，升清胶囊各剂量组总胆固醇含量及 LXR-α、FXR、ABCA1、ABCG5、ABCG8 mRNA 蛋白表达有不同程度下降（$P<0.05$，$P<0.01$）。从体外证实升清胶囊可能通过降低 LXR-α、FXR 及其直接靶基因 ABCA1、

ABCG5、ABCG8 mRNA 及蛋白表达,从而改善肝细胞胆固醇沉积。

(4)养肝柔肝中药对胆固醇结石豚鼠动物模型的作用机制研究:采用高脂饮食建立豚鼠胆固醇结石动物模型,给予养肝柔肝中药进行干预。结果显示,养肝柔肝中药不仅能明显改善豚鼠行为学体征,同时可以降低成石率,减轻胆汁淤滞,达到防治胆固醇结石的作用;其作用机制可能与下调胆囊平滑肌组织调钙蛋白水平、上调胆囊平滑肌组织三磷酸肌醇水平、激活肌醇脂质 IP_3/Ca^{2+} 信号转导系统、提高豚鼠血浆胆囊收缩素含量、增加胆囊平滑肌细胞内 Ca^{2+} 释放,从而提高胆囊平滑肌收缩能力等有关。

(5)清热利湿方对兔胆色素结石模型胆汁成分影响的研究:清热利湿方由茵陈、大黄、白头翁、败酱草、甘草组成。实验结果显示,该复方可以明显降低胆汁中 TB、UCB、Ca^{2+} 含量,增加胆汁中总胆汁酸含量,降低胆汁中细菌性和内源性 β-G 活性,降低肝组织源性 β-G 活性,并提高肝组织细胞膜钙镁 ATP 酶、钠钾 ATP 酶活性,从而阻遏成石性胆汁的生成,预防胆红素结石的生成。

(6)姜黄素对人肝 L-02 细胞胆固醇合成及转运蛋白表达的影响:以正常人肝 L-02 细胞建立脂肪变性肝细胞模型,观察姜黄素对肝细胞胆固醇合成及转运的影响。结果显示,姜黄素可以减少细胞内脂滴数量,且呈浓度和时间依赖性,降低肝细胞内 TC、胆固醇酯含量,增加培养基中游离胆固醇含量,同时减少 HMG-CoA 还原酶表达,增加 Caveolin-1 mRNA 及蛋白表达。证实姜黄素降低胆固醇作用机制可能与上调 Caveolin-1 和下调 HMG-CoA 还原酶表达有关。

四、中药胆宁片在肝胆疾病中应用的研究

(一)胆宁片渊源

胆宁片源于上海中医药大学附属龙华医院中医外科名家顾伯华教授和中西医结合外科名家徐长生教授的长期医疗实践与经验积累,由海派中医(顾氏外科)第四代传人、上海市名中医朱培庭教授带领学科团队提出"胆病从肝论治"理论,采用中医疏肝利胆治疗,取得良好的临床疗效。最

终,由朱培庭教授牵头,对顾伯华、徐长生教授的临床经验方加以整理凝练,改革剂型,开发出国家级中药新药"胆宁片"。胆宁片由生大黄、虎杖、青皮、陈皮、郁金、山楂、白茅根组成,具有疏肝利胆、清热泄浊通利作用,适用于治疗气郁型的慢性胆道感染、胆石症(包括无急性发作的肝胆管结石、胆囊结石、慢性胆囊炎与慢性胆管炎)。目前经再次开发,率先走出国门,于 2016 年 12 月获加拿大天然药品注册。

(二)胆宁片的基础研究

1. 胆宁片防治胆石症的基础研究

(1)胆宁片抑制胆色素类结石的研究:研究以雌性豚鼠为实验对象,喂饲低蛋白饮食制备胆色素结石模型。将受试动物随机分为正常组、模型组、胆宁片组和利胆排石片组,观察胆结石发生率、胆石性质分类、肝脏 β-G、胆汁 UCB 和 Ca^{2+} 含量、肝脏和胆囊的超微结构变化。结果发现,胆宁片可以显著降低结石成石率,明显降低肝脏 β-G 活力,降低胆汁 UCB 与 Ca^{2+} 含量,证实胆宁片具有明显的防治结石形成作用;利胆排石片能降低胆汁 Ca^{2+} 含量,但不能降低肝脏 β-G 酶活力及胆汁 UCB 含量,不能降低实验动物的结石成石率,预防结石的作用不明显。通过对模型组肝脏和胆囊组织大体病理与超微结构观察,发现胆宁片可以显著降低肝脏脂肪变性,而利胆排石片抗脂变作用不明显。此外,两种药物均能使肝细胞微细结构有不同程度的改善,胆囊慢性炎症消退,但利胆排石片的作用不及胆宁片明显。

(2)胆宁片防治胆囊胆固醇结石的作用研究:研究将豚鼠随机分为正常组、模型组及胆宁片组。采用喂养高脂饮食复制胆固醇结石动物模型,检测血、胆汁生化并观察肝脏与胆囊病理。结果显示,胆宁片组成石率(17%)显著低于致石组成石率(73%),其致石指数(LI)及血 TG 含量与肝脂肪变性均显著低于致石组。说明胆宁片对胆囊胆固醇结石有良好的防治作用,并可减轻肝脂肪变性。

(3)胆宁片对胆色素结石模型豚鼠胆汁 CRP、血清前列腺素 E_2(PGE$_2$)及血清胰岛素敏感性指数(ISI)的影响:通过构建胆色素结石豚鼠模型,分别给予胆宁片小、中、大剂量治疗。治疗后检测胆汁中 CRP,测定血清中 PGE$_2$、血清胰岛素

和血糖含量并计算胰岛素敏感性指数(ISI)。结果显示，胆宁片各剂量组豚鼠胆汁 CRP 及血清 PGE_2 含量较模型组明显减少，差异有统计学意义($P<0.05$)，胆宁片不同剂量组间比较差异也有统计学意义($P<0.05$)；模型组豚鼠血清 ISI 较空白组及胆宁片各剂量组下降，差异有统计学意义($P<0.05$)；通过双变量相关性分析，豚鼠血清 PGE_2 与 ISI 呈负相关。说明胆宁片能够影响胆色素结石模型豚鼠炎性物质及胰岛素敏感性，其机制可能与改善炎症反应及胰岛素敏感性有关。

2. 胆宁片防治脂肪肝及肝损伤的基础研究

(1)胆宁片对实验性高脂饮食大鼠脂肪肝的治疗作用及其机制研究：实验重点观察胆宁片对脂质代谢、脂肪肝病理，以及对 PPARα、CYP7A1 表达的影响。采用喂养高脂饲料建立大鼠脂肪肝模型，给予胆宁片进行干预。结果显示，胆宁片能明显降低肝脏和血清 TG、TC、FFA，降低血清 ALT 含量($P<0.01$)，提高肝脏及血清 CAT 活性，提高肝细胞 PPARα 及 CYP7A1 mRNA 表达($P<0.01$)。证实胆宁片对高脂饮食诱致的大鼠脂肪肝具有一定的治疗作用，其机制可能与上调 PPARα 及 CYP7A1 表达，促进肝脏摄取、氧化脂肪酸与胆固醇有关。

(2)胆宁片对大鼠和家兔实验性脂肪肝的保护作用探讨：研究结果显示，胆宁片可显著降低大鼠和家兔动物模型血清中总胆固醇和低密度脂蛋白胆固醇水平，并可降低大鼠血清中 ALT 及 AST 水平，同时还能减轻肝脏脂肪变性和点灶状坏死。

(3)胆宁片对高脂饮食诱导的非酒精性脂肪肝(NAFLD)模型大鼠肝脏的保护作用研究：通过与多种西药对照研究，结果显示，胆宁片能有效降低 NAFLD 模型大鼠肝指数及血清 TG、TC、LDL-C 含量，升高血清 HDL-C 含量($P<0.05$，$P<0.01$)，在降低 TG 方面作用明显优于绞股蓝($P<0.01$)，在降低 TC 方面作用明显优于多烯磷脂酰胆碱($P<0.01$)；能明显降低 NAFLD 模型大鼠肝组织中 TNF-α、TGF-β₁、MDA 的含量($P<0.01$)，作用优于绞股蓝($P<0.05$)，与多烯磷脂酰胆碱相当；并可显著改善多余脂肪在肝细胞内堆积的状态。提示胆宁片对 NAFLD 模型大鼠肝脏有保护作用，其作用机制与降低肝组织中 TNF-α、TGF-β₁ 及 MDA 的含量及血脂有关。

(4)胆宁片对大兔脂肪肝防治作用的研究：方法采用高胆固醇膳食诱致的脂肪肝模型，观察胆宁片对大兔模型脂肪肝的防治作用。结果显示，与模型组比较，胆宁片组 TC、TG、LDL-C 含量下降，HDL-C 含量升高，CYP7A1 mRNA 表达增强，CYP450 的 2E1 亚型 mRNA 表达降低，差异显著，有统计学意义($P<0.01$，$P<0.001$)。表明胆宁片对实验性大兔脂肪肝有一定的治疗作用。

(5)胆宁片对高脂饮食诱导的非酒精性脂肪肝大鼠 SOD、MDA 的影响：采用与多种中西药物对照研究，结果显示，胆宁片组能有效改善大鼠肝脏病理学状态，降低血清中的血脂含量，降低 MDA 含量，提高 SOD 含量($P<0.01$，$P<0.05$)；在提高 SOD 方面优于多烯磷脂酰胆碱组及绞股蓝组($P<0.01$)。证实胆宁片对大鼠高脂饮食诱导的 NAFLD 具有改善和保护作用。

(6)胆宁片联合非诺贝特片治疗非酒精性脂肪肝(NAFLD)的临床研究：研究重点观察联合用药对患者血清脂质指标、肝功能指标及肝纤维化指标水平的影响。结果显示，治疗后观察组患者血清总胆固醇、甘油三酯、低密度脂蛋白胆固醇、谷丙转氨酶、谷草转氨酶、γ-谷氨酰转肽酶、Ⅲ型前胶原、层粘连蛋白及透明质酸的水平均低于对照组患者，其血清高密度脂蛋白胆固醇的水平高于对照组患者。说明胆宁片联合使用非诺贝特片治疗 NAFLD，可改善患者血清脂质指标的水平，降低其血清肝功能指标及血清肝纤维化指标的水平。

(7)其他：研究证明，胆宁片对胆管结扎所致胆汁淤积小鼠有保护作用；对实验性小鼠急性肝损伤有预防作用及对大鼠慢性肝损伤有防治作用；对菊三七所致肝窦阻塞综合征有保护作用。研究结果证明，胆宁片能有效减少胆汁淤积大鼠体内胆汁酸的转运和蓄积，由此改善胆汁淤积的病理变化。

参考文献

1. BOYER J L. Bile Formation and Secretion [J]. Compr Physiol, 2013, 3 (3): 1035-1078.

2. RESHETNYAK V I. Physiological and molecular biochemical mechanisms of bile formation [J]. World J Gastroenterol, 2013, 19 (42): 7341-7360.

3. 朱培庭, 朱世敏. 实用中医胆病学 [M]. 北京: 人民卫生出版社, 1999.

4. WU J S, LI Y F, LI Y Y, et al. Huangqi Decoction alleviates alpha-naphthylisothiocyanate induced intrahepatic cholestasis by reversing disordered bile acid and glutathione homeostasis in mice [J]. Front Pharmacol, 2017, 8: 938.

5. 李渊, 高晓霞, 秦雪梅. 促胆汁分泌和排泄的中药研究进展 [J]. 中国中药杂志, 2020, 45 (6): 1287-1296.

6. 徐颖博, 崔乃强. 中药对胆管结石术后患者引流胆汁成分的影响 [J]. 辽宁中医杂志, 2010, 37 (12): 2404-2406.

7. 高建平, 金若敏, 朱培庭, 等. 养肝利胆颗粒保肝利胆作用的实验研究 [J]. 上海中医药杂志, 2006, 40 (8): 59-61.

8. 朱培庭, 张静喆, 曹中平, 等. 治疗慢性胆道感染、胆石病 274 例的总结 [J]. 上海中医药杂志, 1986, 20 (9): 15-17.

9. 朱培庭, 张静喆, 王以实, 等. 胆宁片治疗气郁型慢性胆道感染、胆石病的临床研究 (附 608 例疗效分析)[J]. 上海中医药杂志, 1990, 24 (5): 18-20.

10. 朱培庭, 张静哲, 徐凤仙, 等. 养肝利胆合剂防治胆色素类结石的实验研究 [J]. 上海中医药杂志, 1991, 25 (10): 46-49.

11. 朱培庭, 张静哲, 王以实, 等. 胆宁片、胆通、熊去氧胆酸治疗慢性胆道感染、胆石病的临床疗效对照研究 [J]. 中国中西医结合外科杂志, 1995, 1 (4): 205-209.

12. 张静喆, 袁作彪, 高炬, 等. 养肝柔肝法逆转豚鼠成石胆汁致石性的实验研究 [J]. 中西医结合学报, 2003, 1 (4): 289-292.

13. 朱培庭. 胆石病 "从肝论治" 要点 [J]. 上海中医药大学学报, 2007, 21 (6): 1-3.

14. 梁晓强, 章学林, 张静喆, 等. 清胆胶囊对胆色素结石豚鼠胆汁中 CRP 及黏蛋白含量的影响 [J]. 辽宁中医药大学学报, 2010, 12 (2): 43-45.

15. 张静喆, 梁晓强, 顾宏刚, 等. 清胆胶囊对胆固醇结石小鼠肝脏中 PPAR-γ、CYP7A1 及 NF-κB 表达的影响 [J]. 中国中西医结合消化杂志, 2010, 18 (4): 254-256.

16. 张静喆, 梁晓强, 顾宏刚, 等. 养肝利胆颗粒对胆固醇结石小鼠肝脏基因表达的影响 [J]. 中国中西医结合消化杂志, 2010, 18 (4): 254-256, 259.

17. 顾宏刚, 章学林, 梁晓强, 等. 升清胶囊对胆色素结石 B-UGT mRNA 表达的影响 [J]. 上海中医药大学学报, 2012, 26 (1): 59-62.

18. 杨英昕, 朱培庭, 张静喆, 等. 胆宁片对高脂模型大鼠脂肪肝及 PPARα、CYP7A1 表达的影响 [J]. 中国新药与临床杂志, 2007, 26 (10): 721-726.

19. 季光, 范建高, 陈建杰, 等. 胆宁片治疗非酒精性脂肪性肝病 (湿热型) 的临床研究 [J]. 中国中西医结合杂志, 2005, 25 (6): 485-488.

20. 柳润辉, 陈忠梁, 李铁军, 等. 胆宁片对实验性急慢性肝损伤的保护作用 [J]. 药学实践杂志, 2007, 25 (3): 147-149.

21. 王莉, 丁丽丽, 杨帆, 等. 胆宁片对胆汁瘀积小鼠肝脏转运体及代谢酶基因表达的影响 [J]. 中成药, 2013, 35 (7): 1385-1389.

22. 陆龙会, 张芳, 詹常森, 等. 胆宁片对菊三七所致肝窦阻塞综合征的保护作用 [J]. 药理学报, 2019, 54 (3): 494-501.

（梁晓强，张静喆）

第二节　中西医结合胆石症与胆道感染的基础研究

　　胆石症是指胆道系统包括胆囊和肝内外胆管内发生结石的疾病。按照结石的化学成分，可将其分为胆固醇结石、胆色素结石以及其他结石。其临床表现取决于胆结石的部位、是否造成胆道梗阻和感染等因素，其中少数胆囊结石患者有典型的胆绞痛症状，多数患者表现为急性或慢性胆囊炎。西医对于有症状和并发症的胆囊结石，首选胆囊切除术治疗。但胆石症手术治疗后，部分患者易出现后遗症，如出现右上腹疼痛不适，伴有恶心、呕吐、消化不良等消化道症状。中医药治疗在减少并发症以及改善患者远期预后方面优势明显，对于结石较小的患者，包括肝内及肝外胆管结石，均可进行辨证治疗。对于行胆囊和 / 或胆管取石术后的患者，中药可一定程度上预防结石的再发生。

一、中西医结合胆石症的相关基础研究

（一）胆石症危险因素

　　1. 外源性风险因子　流行病学研究表明，胆固醇结石形成的危险因素主要受到代谢异常的影

响。高胆固醇饮食、肥胖易导致胆囊结石形成和症状性胆囊结石。其基本病理与高胰岛素血症、胆固醇摄取与分泌增加及胆汁酸分泌减少有关。胰岛素抵抗和 2 型糖尿病是胆固醇结石形成的独立相关因素。缺乏体育活动和营养过剩是已知的肥胖和代谢综合征的危险因素,也会增加肝脏胆固醇的合成,从而增加罹患胆固醇胆结石的风险。

快速减肥(即通过极低热量饮食或减肥手术后每周减重超过 1.5kg)会导致多达 30% 的人形成胆结石,并增加胆道症状和胆囊切除的风险。与减肥手术后胆囊结石形成有关的因素有较高的减肥率、长期隔夜禁食、胆囊运动减退以及纤维摄入量减少。重要的是,妊娠是一个公认的胆结石形成的危险因素。有趣的是,在高达 60% 的女性中,胆结石可以在产后消失。此外,一些药物(如雌激素、孕酮和生长抑素类似物奥曲肽)长期服用易致胆结石。雌激素增加肝胆固醇的合成和分泌,而孕酮和奥曲肽则导致胆囊运动减退。

2. 遗传风险因子　除了上述列出的危险因素外,胆结石形成的遗传易感性是显而易见的。一项针对瑞典 141 位胆结石患者的研究表明,大约 25% 的胆结石风险是由遗传决定的。根据已发现致石基因变异与胆囊结石之间的相关性,表明促成结石生成基因有高度异质性。迄今已鉴定出 25 个致石性基因。

全基因组关联研究发现,胆固醇转运蛋白(ABCG8)的变异是人类最常见的遗传风险因素。该基因与 UDP 葡糖醛酸基转移酶家族成员 A1(UGT1A1)基因的 Gilbert 变体一起,成为男性胆固醇结石的主要危险因素,这两个基因赋予了 15% 的人群胆结石的风险。一些致石基因的突变如 ABCG5 和 ABCG8 以及 UGT1A1,也是常见的胆囊结石相关变异基因。此外,ABCB4(磷脂转运蛋白)、ABCB11(编码胆盐输出泵)、CFTR(囊性纤维化跨膜转导调节因子)或 CYP7A1(胆固醇 7α-羟化酶)的突变直接导致胆汁成分的改变,从而促进胆囊结石的形成。相反,其他致石基因,如载脂蛋白、胆固醇酯转移蛋白、肾上腺素能受体和核受体基因的多态性,可能只在主要遗传风险因素的设置下才会出现致石效应。

部分胆囊结石患者有低磷脂相关性胆石症综合征。胆石症综合征亦被称为早发性胆石症(<40 岁),常并发胆囊、胆管和 / 或肝内胆固醇结石;胆囊切除术后胆道症状复发率较高。胆石症综合征是由 ABCB4 突变引起的,是 ABCB4 缺陷表型的一部分。此外,众所周知,导致溶血性贫血的单基因疾病(如遗传性球形红细胞增多症、镰状细胞病、地中海贫血和红细胞酶缺乏症)会增加胆囊结石的风险。除了这些遗传缺陷,CFTR 突变引起的囊性纤维化也与黑色素结石的形成有关,可能是通过胆红素的肠肝循环增加。除 LPAC 综合征外,胆固醇结石的其他单基因病因罕见。

(二) 胆固醇胆结石的发病机制研究

胆固醇结石的形成基础是胆汁胆固醇失稳态和胆汁中胆固醇溶解度的理化平衡紊乱。它们共同促进了胆固醇结晶和结石的形成。

1. 肝胆固醇高分泌　胆汁中分泌的胆固醇主要来源于肝脏合成。胰岛素抵抗通过肝细胞转录因子蛋白 O1(FOXO1)的异常调节,诱导 ABCG5 和 ABCG8 促进胆汁胆固醇分泌。这一机制可能解释了糖尿病患者胆囊结石的高患病率。

雌激素通过增强肝脏胆固醇的合成和分泌,以及通过上调雌激素受体 1 和 G 蛋白偶联受体以减少胆盐合成,从而增加胆固醇分泌促进胆结石的形成。这可能部分解释了为什么女性胆结石发病率高于男性。核受体 Farnesoid X 受体(FXR;也称为 NR1H4)和肝 X 受体(LXR;也称为 NR1H3)在胆固醇和胆盐的稳态中起着关键作用。通过降低 CYP7A1 的表达,抑制 FXR,减少肝脏胆汁盐的合成,从而降低胆汁中胆固醇的溶解度。激活 LXR 通过上调肝 ABCG5 和 ABCG8 促进胆汁胆固醇分泌。成纤维细胞生长因子 19(FGF19)是由肠细胞产生的一种激素,通过肝脏和胆囊的特定受体分别调节胆盐合成和葡萄糖代谢。FGF19 信号转导的遗传变异可能与胆囊结石的形成有关。Niemann-PickC1- 样蛋白 1(NPC1L1)在肝细胞小管膜和肠细胞顶膜中均有表达,但在小肠中的表达明显高于肝脏。这些观察表明,肝脏 NPC1L1 可能在调节胆汁胆固醇分泌方面作用较弱。相反,NPC1L1 的遗传变异可能与肠胆固醇吸收增加有关,从而增加肠源性胆固醇进入肝脏,导致胆道高分泌。然而,这些核受体、甾醇转运体和激素在人类胆囊结石发病机制中的作用还有待进一步研究。

2. 胆汁过饱和和快速相变 胆汁胆固醇分泌依赖于肝脏中胆固醇输入和输出的平衡。过饱和的胆汁含有过量的胆固醇，这些胆固醇在平衡时不能被胆盐和磷脂溶解在胆汁中。胆汁过饱和可能是由于：肝脏胆固醇分泌过多；胆固醇分泌正常，肝内胆汁盐或磷酸酯分泌减少；或者胆固醇高分泌和胆盐或磷脂低分泌的结合。

3. 胆囊运动减退 胆囊排空在胆囊结石形成的早期因胆囊黏膜上皮细胞从超饱和胆汁中吸收了大量胆固醇受到损伤。过量的胆固醇随后转化为胆固醇酯并储存在黏膜和固有层中，使平滑肌细胞的肌膜僵硬，扰乱胆囊收缩素 1 受体信号级联，并由 G 蛋白，如 GQ/11α、GIα1、GIα2 和 GIα3 介导的信号转导解耦。

另一个早期事件是胆囊壁的慢性炎症。慢性胆囊炎与胆囊壁纤维化有关，这两种情况都损害了胆囊收缩能力。因此，胆固醇过饱和胆汁在胆囊腔内的停留时间较长，可能促进胆固醇结晶和晶体生长为微结石和宏观结石。

4. 肠道因素 在克罗恩病患者和那些接受过肠切除或全结肠切除的患者中，胆盐的肝肠循环受到损害，以致肝脏分泌胆盐的量大大减少，进一步减少胆汁中胆固醇的溶解度，导致胆汁过饱和。这是克罗恩病成石的重要原因。

胆固醇摄入增加了胆结石的风险。值得注意的是，胆结石患者的肠道胆固醇吸收率低于非胆结石患者，而胆固醇合成率增高，这是 2 型糖尿病或胰岛素抵抗患者共有的一种表型。因此，抑制肠道胆固醇吸收似乎在人类胆结石的预防中起着次要作用。此外，肠道微生物群和免疫系统在胆结石形成中的致石作用仍在研究中，远未解决。

（三）胆色素结石的发病机制研究

1. 胆色素结石分类 胆红素异常代谢引起的色素结石是指黑色或褐色色素结石患者的胆汁中含有过量的未结合的胆红素。

（1）黑色结石：黑色色素结石形成于未受感染的胆囊，特别是在全身胆红素浓度升高的患者中，包括慢性溶血性贫血、无效的红细胞生成、回肠疾病、扩大回肠切除或肝硬化。黑色素结石是由纯胆红素钙或由未结合胆红素、胆红素钙、钙、铜组成的聚合物复合物组成。胆红素钙也可能成为胆固醇结石的核心。

（2）褐色色素结石：褐色色素结石主要由未结合胆红素的钙盐组成，并含有不同数量的胆固醇、脂肪酸、色素、黏蛋白、胆盐、磷脂和细菌残留。胆道树各部位均可形成棕色色素结石，尤其是胆管。通过对胆囊结石易感基因的研究，发现了几个可能通过增加胆红素循环而促进胆色素结石形成的候选基因。囊性纤维化或镰状细胞病患者血清胆红素水平和胆结石患病率与 UGT1A1 启动子变异密切相关。

2. 感染学说 关于胆色素结石的成石机制，20 世纪 60 年代日本学者镇哲夫（Maki T）提出了感染性学说，认为胆色素结石患者胆汁中 UCB 的增高与胆道感染有关，感染胆汁中的细菌所产生的 β-G 酶能水解胆红素葡糖醛酸苷（结合胆红素，CB）的为游离胆红素（UCB）和葡糖醛酸，是造成胆色素结石患者胆汁中 UCB 增高的直接原因。这一学说很快被学术界所接受。相继而来的临床和实验室研究也证实了这一点。随后基于胆道细菌感染的 Maki 学说，发展为多因素综合作用学说。其中公认的是能引起胆汁中异常高浓度的 UCB 和高钙离子浓度因素，导致胆红素与钙的结合，并在胆汁中形成结晶、析出沉淀，最终在糖蛋白的作用下形成结石。引起胆色素结石患者胆汁中 UCB 增高的原因，目前认为有三种机制可能性最大。

3. 内源性 β-G 酶学说 20 世纪 70 年代开始，随着临床和实验室的深入调查发现，有相当比例的胆色素结石患者的胆汁中并不存在感染因素，其胆汁中 UCB 增高的原因用 Maki 学说难以解释。Kang-JeyHo 等人又提出了"内源性 β-G 酶学说"，认为存在于肝胆管上皮和肝细胞内的组织源性 β-G 酶亦可引起胆汁 UCB 的增高。一般认为内源性 β-G 酶的最适 pH 为 4.7，而细菌性 β-G 酶的最适 pH 为 6.8。陈道纯等对以 β-G 酶的最适 pH 区别细菌源性和组织源性 β-G 酶的传统方法提出了质疑。因为在实验中发现，向组织源性 β-G 酶中加入胆汁成分后，其最适 pH 可由 4.5 移至 7.0 左右。内源性 β-G 酶在胆汁存在条件下，pH 中性时的尚存酶活力可以相对或绝对的提高，有时甚至可大于在弱酸性 pH(4.7)的活力。孙百军、崔乃强等应用 RT-PCR 技术,研究了 31 例胆色素结石患者和 27 例非结石患者肝组织 β-G 酶基因 mRNA 的表达水平。结果发现,胆色素结石组 β-G 酶 mRNA 表达水平较对照组升高,差异有显著性($P<0.05$)。β-G 酶基因表达情况的改变在胆石形成中可能起一定的作用。

目前上述两个学说争论较大,这与不同地域的胆石症特点有关,西方国家胆色素结石患者胆汁中细菌检出率明显低于东方国家。

4. 非酶性的水解机制 Maguda 等从实验中发现:胆汁中 CB 的水解除了 β-G 酶作用外,可能还存在非酶性直接水解的机制。

胆色素结石的形成是一个复杂的过程,胆汁中 UCB 的增高是其发生发展的先决条件。上述三种机制在某些病理条件下是否并存或互相影响尚未可知。胆汁中异常高浓度的钙离子产生的原因目前尚不清楚,目前研究仅仅提示感染胆汁和结石中钙含量明显增高。而对于与胆道感染密切相关的内毒素和炎性细胞因子的效应是否存在感染状态下的钙内流缺乏进一步的实验研究。

(四)中医学治疗胆石症的研究现状

1. 传统中医对胆石症的认识 对于胆石症,我国传统医学很早就有系统的文字记载,《内经》已明确认识胆腑病与胸胁痛的定位关系,谓"少阳主胆,其脉循胁……故胸胁痛"。胆附于肝,同病相连,对于胆肝胀之症,《灵枢·胀论》曰"胆胀者,胁下痛胀,口中苦,善太息""肝胀者,胁下满而痛引少腹"。说明胁下胀满疼痛、口苦、常叹息是胆道疾病的主证。汉张仲景在《伤寒论》"伤寒六七日,结胸实热,脉沉而紧,心下痛,按之石硬"所论的"结胸证",即太阳病转少阳,就包括了胆道感染与胆石症的体征及其临床经过与症状的认识。对于结胸证的临床经过与转归,《伤寒论》中论述亦详:即患者如发热 1 周左右未经治疗,热邪内结胸胁,就会出现"痛""硬"与"脉"的变化,俗称"结胸三证"。《伤寒论》进一步指出"结胸证悉具,烦躁者,亦死"。以上所述不难看出,古医家以"肝胆胀热"主言症状,以"结胸证"主言体征及其转归的论述,已形成了对胆道系统感染和胆石症基本特征的认识。

2. 常用的经典方剂 茵陈蒿汤、大承气汤、龙胆泻肝汤、利胆灵(茵陈、大黄、丹参、甘草)、胆宁片等,其药理学作用一般可归纳为:

(1)对胆汁分泌的影响:利胆,增加胆汁分泌量;改变胆汁成分,使胆汁中胆汁酸含量增加,并降低其中胆固醇含量,有助于胆石的溶解和阻止胆石的形成。

(2)松弛痉挛的胆道括约肌,并促进胆囊收缩。

(3)降低十二指肠张力,增加其蠕动。

(4)抗感染及抗休克,提高吞噬细胞的吞噬能力,促进淋巴细胞转移,破坏内毒素结构。

吴咸中院士十分重视在胆石症中常出现的血瘀证兼证,认为加用活血化瘀药物十分必要。活血化瘀中药不但可以改善广义的"瘀血"及血运障碍,还有可能产生对清热利胆中药的增效作用。这种协同作用可能是药物之间的相加作用;也可能是改善了药物作用的微环境,使同样的药物发挥更好的作用。

张铁、崔乃强等通过建立"T"形导管经皮下隧道胆肠内外引流及可解除性胆道梗阻大鼠模型,应用中药利胆灵(大黄、茵陈、丹参、甘草),观察活血化瘀中药对清热利胆中药的增效作用机制。研究发现,不论是在正常情况下,还是在胆道梗阻、梗阻性黄疸已经形成并且已经造成肝功能损害的情况下,活血化瘀中药和清热利胆中药联合组成的利胆灵,除可以明显增加胆汁的分泌量外,还具有增加肝血流量和改善肝功能作用。利胆灵能明显增加胆汁中胆汁酸排出量。胆汁酸参与微胶粒的形成,增加胆红素和胆固醇的溶解度,从而使不溶于水的胆固醇和非结合胆红素溶于胆汁。胆汁中胆汁酸含量增加,可以增加胆固醇与胆红素的排出量,从而降低结石形成的概率。血清中胆汁酸含量降低的负反馈作用,可以增强胆固醇 7α- 羟化酶的活力,从而增加肝脏生成胆汁酸的量,产生一系列有益作用。在中药清热利胆药物茵陈、大黄的基础上,辅以活血化瘀中药丹参治疗,与二者单独应用相比,在增加肝脏微循环血流量、改善线粒体呼吸功能、增加肝组织钠钾 ATP 酶与钙镁 ATP 酶活性、增加肝脏 MRP2 蛋白的表达等方面,显示出明显的优势。证明了活血化瘀中药对清热利胆中药存在协同增效作用,为中西医结合治疗胆石症提供了初步的理论基础。

3. 利胆中药现代研究

（1）胆色素结石成石研究：张西波、崔乃强等利用"导管经皮下隧道胆肠内引流兔模型"，可在不改变动物胆汁酸池的情况下，于同一个体长期动态观察胆汁成分变化。由于是在动物清醒状态下留取标本，免除了麻醉的影响因素。因此，该模型可用于多指标的同步观察。胆色素钙结石成石必要条件是胆汁中游离胆红素增多、胆汁内游离钙离子浓度增加及助溶因素减弱。中心环节是胆色素钙的沉淀与溶解平衡失调。其中，胆汁中游离胆红素的增高是胆色素结石形成最重要的因素。胆道感染内毒素以及由内毒素激活肝脏的库普弗细胞所产生的细胞因子的作用，与胆色素结石的形成密切相关。内源性 β- 葡糖醛酸酶以及肝细胞膜钙镁 ATP 酶、钠钾 ATP 酶在 PS 的形成过程中也起了重要作用。清热利湿中药具有保护肝脏功能、调节胆汁成分，从而阻遏成石性胆汁生成的功效。孙百军、崔乃强等制备大鼠含丹参和利胆灵药物血清，分别用不同浓度内毒素、炎性细胞因子处理大鼠原代肝细胞，以及用载药血清预处理 12h 后的原代肝细胞，以 Fluo3-AM 为细胞内 Ca^{2+} 荧光指示剂负载细胞，通过激光共聚焦显微镜检测细胞内 Ca^{2+} 的变化。观察不同浓度内毒素、炎性细胞因子、药物血清及其作用的先后顺序对肝细胞内 Ca^{2+} 浓度的影响。研究内毒素和炎性细胞因子对大鼠肝细胞胞内钙离子浓度的影响，以及中药利胆灵和丹参对钙超载的保护作用，探讨该药预防、治疗胆石症的可行性。发现 LPS、IL-1 和 TNF-α 可以影响体外大鼠原代肝细胞内钙离子代谢，利胆灵和丹参药物血清具有防治内毒素及细胞因子导致的肝细胞内钙超载作用。

（2）中药利胆灵对胆汁分泌影响：崔云峰、崔乃强等利用家兔胆固醇结石模型，研究了熊去氧胆酸、茵陈蒿汤、复方中药和单味中药对 HMGCR（HMG 辅酶 A 还原酶）、CYP7A1、SCP₂mRNA（胆固醇携带蛋白 mRNA）表达的影响，并进行了动物血清和胆汁脂质成分分析。结果显示，单味中药组动物肝组织 HMGCR mRNA 表达降低，其中以茵陈、陈皮和丹参作用最为明显；单味中药组动物肝组织 CYP7A1 mRNA 表达有不同程度的升高，其中以茵陈和陈皮最为明显；单味中药组动物肝组织 SCP₂mRNA 表达有不同程度的降低，其中以茵陈、栀子和丹参作用最为明显，复方中药能通过使 HMGCR、SCP₂ 表达下调，同时上调 CYP7A1；进而通过降低胆汁胆固醇和增加胆汁酸和磷脂分泌，延长胆汁成核时间，扩大胆汁酸池，降低胆成石性，从而降低结石的发生率。就本次实验来看，复方中药组的作用优于茵陈蒿汤组，与熊去氧胆酸结果相近。

（3）中药利胆灵临床应用：孙百军、崔乃强等观察 41 例行胆总管探查 +T 形管引流术或 ENBD 引流术治疗的原发性胆管结石患者，于术后分别服用熊去氧胆酸片、清热利胆片、利胆灵以及熊去氧胆酸片 + 清热利胆片、熊去氧胆酸片 + 利胆灵，取服药前及服药后 1 天、3 天、5 天、9 天胆汁，检测胆汁总胆汁酸、三种结合型胆汁酸（GCA、TCA、CCDCA）、总胆红素、非结合胆红素以及胆汁中细菌性和内源性 β-G 酶活性。发现利胆灵联合应用熊去氧胆酸能增加胆色素结石患者引流术后胆汁中的总胆汁酸及结合型胆汁酸的含量，增加总胆红素的排出，降低游离胆红素和 Ca^{2+} 浓度，降低内源性 β-G 酶活性，从而降低胆汁成石性，可用于临床胆色素类结石的预防，尤其适合术后预防结石复发。

（4）其他利胆中药现代研究：有研究表明，大柴胡汤可以明显降低胆固醇与胆汁酸含量，加快治疗进程。此外，小柴胡汤可通过调节血清总胆汁酸和血清 FGF19 的含量抑制胆石形成。胃肠激素调节紊乱能够使胆囊的收缩发生障碍，使胆汁淤积，进而生成结石，而四君子汤可以调节大鼠的胃肠激素，从而发挥其防治结石的作用。陈筠等发现，茵陈蒿汤可以降低血清中 Ca^{2+} 浓度及胆红素水平。

相对于经方，后世医家应用时方治疗胆石症也取得一定疗效。杨国红用龙胆泻肝丸加减治疗肝胆湿热型胆石症患者，临床效果满意；叶露通过动物实验研究证实，龙胆泻肝汤能够降低豚鼠血清中总胆固醇、甘油三酯、低密度脂蛋白含量，通过调节胆固醇代谢排出结石。于庆生拟一贯煎加减治疗肝阴不足证患者，治疗结果满意；有实验表明，养阴柔肝药物可以促进胆囊收缩，是通过激活胆囊内信号传导系统，使平滑肌细胞内 Ca^{2+} 释放增加来完成的。

随着时代的发展,后世医家不再拘泥于原有的辨证论治或者经方治胆石症的模式,而是根据药性功能及胆石症病理特点自拟出一派专方。赵淡发采用自拟消石方(大黄、枳壳、木香、黄芩、鸡内金、黄连、茵陈、威灵仙、海金沙、金钱草、姜黄、延胡索、郁金、柴胡)治疗胆结石疗效显著。赵智强自拟柴芩五金汤(柴胡、郁金、黄芩、金钱草、海金沙、鸡内金等)治疗胆石症,效果较好。韩柯鑫等自拟疏肝利胆汤(金钱草、柴胡、郁金、青皮、黄芩、白芍、厚朴、枳实、甘草、大黄)治疗 56 例患者,也获满意疗效。许彦等研究大黄灵仙颗粒(生大黄、威灵仙、金钱草、鸡内金、柴胡、郁金、枳壳、泽兰、磁石、芒硝、黄芪、甘草)干预胆石症的形成机制,指出其可能是通过调控 TGF-β_1/Smads 信号通路,减少 TGF-β_1、Smad3、IL-6 的表达量,减轻肝脏的炎性反应,进而抑制胆石症的发生。可以看出,自拟方治疗胆石症疗效较好,普遍使用的药物是大黄、黄芩、虎杖、柴胡、鸡内金、金钱草、郁金等,其机制为疏肝利胆、理气活血。

二、中西医结合胆道感染的相关基础研究

(一)胆道感染的发病机制

胆道感染是指胆道系统的细菌性感染,包括急、慢性胆囊炎和急、慢性胆管炎等,常与胆石症并存,两者多互为因果。急性胆管炎是一种潜在的可危及生命的全身性疾病,其特征是胆汁感染。胆囊位置与形态具有特殊性,致病菌一般从胆道、淋巴等途径逆行进入胆囊,胆管梗阻、胆汁淤积等因素则会导致感染发生。1877 年,Charcot 首次将这种情况描述为右上腹痛、发热和黄疸的三联征。急性胆管炎的诊断是基于临床表现、实验室结果和诊断影像学的检查结果。急性胆管炎如不及早识别和适当治疗,可迅速发展为全身炎症反应综合征、脓毒症,甚至导致死亡。急性胆管炎的死亡率在 20 世纪 70 年代前超过 20%,至 20 世纪 80 年代则低于 7%。早期抗生素治疗和胆道减压引流是治疗急性胆管炎的根本。

1. 急性胆管炎 急性胆管炎是由于胆道阻塞和细菌感染所致。胆道梗阻的原因包括良性胆道狭窄(胆管结石、急慢性胰腺炎、自身免疫性胆管炎、原发性硬化性胆管炎、肝内胆管结石或先天性异常、术后胆道狭窄、胆肠吻合后反流等)、恶性胆道狭窄(胰腺癌、胆囊癌、胆管癌、小肠恶性肿瘤或肝转移)、胆道支架梗阻、血吸虫或寄生虫感染。胆道梗阻最常见的原因是胆管结石。胆汁是无菌的,细菌感染是由于病原体的上行迁移或门静脉菌血症造成的。正常的肝胆汁分泌压力为 12~15cmH$_2$O,正常的肝外胆管压力为 10~15cmH$_2$O。胆道压力是通过奥狄括约肌的松弛和收缩进行调节,奥狄括约肌关闭时,胆汁由肝脏进入胆囊,开放式胆汁由胆囊进入十二指肠。正常的括约肌功能有助于胆汁的无菌状态。当胆总管压力超过 30cmH$_2$O 时,肝脏胆汁分泌受到抑制。当胆总管压力超过 25cmH$_2$O 时,肝脏防御机制受到损害。随后出现胆静脉反流,病原体随胆汁进入肝内毛细胆管、肝静脉和淋巴管,引起菌血症和 SIRS,导致败血症。引起急性胆管炎最常见的病原体是大肠杆菌、肠球菌和克雷伯菌、铜绿假单胞菌。一些研究表明,从急性胆管炎患者的胆汁培养中分离出的主要病原体是大肠杆菌,一些报道还发现肠球菌、铜绿假单胞菌。有时会在内镜逆行胰胆管造影中置入胆道内支架,作为急性胆管炎治疗的一部分。由于胆道支架本身存在菌血症和多微生物感染的风险,建议每 3 个月更换或取出支架。

2. 内毒素与急性胆道感染 内毒素是革兰氏阴性细菌细胞壁溶解后的一种脂多糖,具有多种生物活性,是急性胆道感染病理生理变化的"扳机",可触发级联反应,形成瀑布效应,诱导全身炎症反应综合征。但是,小剂量的内毒素刺激对维持机体的免疫功能有重要意义,预先注射小量或亚致死量内毒素后,机体能抵抗随后致死量的内毒素毒性,并伴随细胞吞噬清除功能的加强,此为内毒素耐受现象。严重胆道感染或阻塞性黄疸时,肠道菌群失调、肝脏吞噬细胞清除内毒素功能受抑制及肠道细菌移位等可致血液中内毒素含量显著增高。胡家石、吴咸中等采用 EST(乳头括约肌切开)配合活血清解灵(茵陈、丹参、大黄、白头翁、败酱草、甘草)治疗急性胆管炎,使病情迅速好转,外周血中内毒素含量明显降低,大大减轻了

SIRS 发生,降低死亡率。

重症胆道感染时,细菌及其产生的内毒素和病损的自身组织作为抗原或炎症刺激物,激活巨噬细胞等炎症细胞释放细胞因子,触发炎症介质瀑布样级联反应,一方面表现出以炎症反应增强为代表的过度炎症反应,同时,出现以淋巴细胞功能、IL-2 合成水平及吞噬细胞吞噬功能降低为代表的免疫防御功能下降,呈现出免疫状态紊乱;内毒素及多种细胞因子可诱导多脏器、多细胞凋亡。经典的抗感染不足以遏制这一过程,有时由于大量细菌短时间内被杀灭破坏,内毒素释放,可能使患者反应更加剧烈。防治的策略应当是通过多水平阻断参与级联反应的炎症介质、抑制激活的炎症细胞,同时积极补充内源性抑制物,尽可能恢复炎症介质与内源性抑制物的平衡,使炎症反应局限。

吴咸中等认为,急性胆道感染尤其是重症胆道感染时,引发全身炎症反应综合征,可同时出现3 个受打击的靶器官,即肝、胆和肠道。此时由于肠道机械、化学、生物及免疫屏障遭受不同程度的损害,人体最大的贮菌库肠道中的细菌可穿过黏膜上皮进入肠组织、肠系膜淋巴结、肝脏甚至血液循环,使病情加剧。

(二)中医药治疗胆道感染

1. 胆道系统的天然屏障防御功能 正常情况下,胆汁是无菌的,这是由于机体有着完善的防御功能。①位于相邻肝细胞间的紧密连接能防止细菌从门静脉经肝窦进入胆道;②奥狄括约肌的肌张力可阻止细菌由肠道上行迁移进入胆道;③肝细胞、胆小管持续不断地分泌胆汁,能有效地冲洗胆道,阻止细菌在胆道黏膜上定植和生长繁殖;④胆汁中的胆盐等有较强的灭菌活性;⑤肝脏的库普弗细胞有吞噬细菌的作用,胆汁中的免疫球蛋白 sIgA 能防止细菌在胆道黏膜上皮的黏附。这些物理、化学、生物屏障维持着胆汁的相对无菌状态。另外,作为机体的防御系统,存在胆血屏障,能防止胆道内细菌与毒素进入门静脉系统导致的菌血症。

2. 中药对胆道感染的治疗作用

(1)中药对感染细菌的直接作用:细菌进入胆道系统易引起胆道感染,能抑、杀胆道系统内常见致病菌的药物可治疗胆道感染。有人对44 例胆道感染患者胆管胆汁做细菌培养,阳性率为100%,虽然这些细菌对多种抗生素均有耐药,但对大黄等中药较为敏感。康国治通过体外抑菌实验发现,由生大黄、金钱草、茵陈等组成的复方对金黄色葡萄球菌、大肠杆菌有明显的抑制作用,但强度不及四环素。

(2)中药的稀释性利胆作用:实验显示,茵陈蒿汤、利胆灵具有明显的利胆作用,可使胆汁大量分泌,其中大黄显效早,而茵陈显效晚,两者配伍可使利胆作用加强。几乎所有治疗胆道感染的中药复方都有促进胆汁分泌的作用。大黄、茵陈、金钱草、栀子、番泻叶、黄芩、黄连、龙胆草、柴胡、虎杖、青皮、陈皮、香附、枳壳等药物,均有使胆汁流量增加的作用,是最常用的临床用药。某些利胆中药的有效成分已明确,如茵陈利胆的有效成分为羟苯乙酮,海金沙的有效成分为反式对香豆酸。胆汁分泌与排泄增加,可加强胆道的冲洗作用,不利于细菌的黏附与增殖,因而能治疗胆道感染。茵陈及其多种制剂和成分在促进胆汁分泌与排泄时,也能增加胆酸和胆红素的排出量。胆汁成分的改变使细菌赖以生存的微环境发生变化,因而不利于细菌生长。

(3)通里攻下对清热利胆的协同作用:吴咸中等认为,急性胆道感染多由饮食不节、寒热不适、情志所伤或虫邪作祟等引发,使肝胆气机郁滞,阳明通降失司,致进一步成为"郁""结""热""瘀",并相互兼夹,表现为阳明腑证。陈海龙等对阳明腑证本质的研究,认为内毒素血症是阳明腑证的病理基础。研究认为,中药能通里攻下、排除胃肠积滞,将大量细菌和内毒素排出体外,减少内毒素来源;抑制细菌生长,减少内毒素产生;直接破坏内毒素,因而降低内毒素含量。电镜观察发现,龙胆泻肝汤、活血清解灵及金银花、连翘、黄芩等能裂解内毒素原有的链状结构成杆状,甚至使之完全解聚。中药通过排泄、破坏内毒素,降低内毒素含量,起到诱导内毒素耐受、保护机体的作用。治疗急性胆道感染的清热利胆中药和通里攻下中药可增加胆汁流量,增加肝胆系统和肠道血液灌注,促进肠蠕动及内毒素排出,抑制细菌繁殖,维持肠道菌群生态平衡,因而能有效地防治肠道细菌移位,控制感染扩散。

(4)中药对机体的免疫平衡:急性梗阻性化脓

性胆管炎大鼠免疫功能严重紊乱，表现为肿瘤坏死因子、IL-1 和 IL-6 显著增高，CD8 升高，CD4/CD8 明显降低，给予中药活血清解灵治疗后，细胞因子降低，提示活血清解灵有调整免疫之功。巩涛将大柴胡汤加味用于梗阻性黄疸的围手术期，结果细胞免疫功能恢复较对照组提前。中药治疗感染性炎症的机制不完全同于传统的抗生素的直接抑、杀细菌，还包括对复杂细胞因子网络进行精细协调，使之不至于过度分泌，由此抑制炎症介质的合成和释放，从而改善炎症，减轻组织损害。这也是中医药对胆道感染的一大贡献。

参考文献

1. SWARNE E, SRIKANTH M S, SHREYAS A, et al. Recent advances, novel targets and treatments for cholelithiasis; a narrative review [J]. Eur J Pharmacol, 2021, 908: 174376.

2. ZENG Q, HE Y, QIANG D C, et al. Prevalence and epidemiological pattern of gallstones in urban residents in China [J]. Eur J Gastroenterol Hepatol, 2012, 24 (12): 1459-1460.

3. 杨真真, 刘大毛, 肖卫东, 等. 胆囊结石患病率的性别差异分析 [J]. 现代中西医结合杂志, 2014, 23 (18): 1981-1983.

4. Di CIAULA A, WANG D Q H, PORTINCASA P. An update on the pathogenesis of cholesterol gallstone disease [J]. Curr Opin Gastroenterol, 2018, 34 (2): 71-80.

5. YUAN S, GILL D, GIOVANNUCCI E L, et al. Obesity, type 2 diabetes, lifestyle factors, and risk of gallstone disease: a mendelian randomization investigation [J]. Clin Gastroenterol Hepatol, 2022, 20 (3): 529-537.

6. KATSIKA D, GRJIBOVSKI A, EINARSSON C, et al. Genetic and environmental influences on symptomatic gallstone disease: a Swedish study of 43, 141 twin pairs [J]. Hepatology, 2005, 41 (5): 1138-1143.

7. JOSHI A D, ANDERSSON C, BUCH S, et al. Four susceptibility loci for gallstone disease identified in a meta-analysis of genome-wide association studies [J]. Gastroenterology, 2016, 151 (2): 351-363.

8. MAKI T. Pathogenesis of calcium bilirubinate gallstone: role of E. coli, beta-glucuronidase and coagulation by inorganic ions, polyelectrolytes and agitation [J]. Ann Surg, 1966, 164 (1): 90-100.

9. MASUDA H, HEIRWEGH K P. The origins of unconjugated bilirubin in bile [J]. Gastroenterol Jpn, 1979, 14 (4): 312-315.

10. 孙百军, 崔乃强. 胆色素结石患者肝细胞分泌状态与炎性细胞因子的关系 [J]. 肝胆胰外科杂志, 2001 (3): 118-120.

11. 孙百军, 崔乃强. 炎性细胞因子对大鼠肝细胞胆汁酸分泌的影响 [J]. 中国中西医结合外科杂志, 2001 (5): 44-47.

12. 崔乃强, 张西波, 李东华, 等. 可控性胆道内/外引流及胆道梗阻动物模型的建立 [J]. 中国中西医结合外科杂志, 2007, 13 (2): 115-119.

13. 张铁. 活血化瘀中药对清热利胆中药增效作用的实验研究 [D]. 天津: 天津医科大学, 2005.

14. 李东华, 崔云峰, 崔乃强. 防石中药对家兔胆固醇结石模型成石影响的机理研究 [J]. 中国实验方剂学杂志, 2007 (5): 28-32.

15. 孙百军, 崔乃强, 李东华, 等. 利胆药物对胆色素结石患者引流胆汁成分的影响 [J]. 中国中西医结合杂志, 2006, 26 (9): 841.

16. 张昆鹏, 杨国红. 杨国红教授治疗胆石病临床经验 [J]. 中国中医药现代远程教育, 2015, 12 (3): 37-38.

17. 叶露. 疏肝理气、清热利湿对 CS 豚鼠胆固醇代谢影响的机制研究 [D]. 福州: 福建中医药大学, 2019.

18. 张琦, 于庆生, 沈毅. 于庆生教授运用从肝治胆理论治疗胆石症经验 [J]. 中医研究, 2021, 34 (4): 67-69.

19. 许彦, 王兵, 唐乾利, 等. 大黄灵仙颗粒基于 NF-κB 信号通路干预肝内胆管结石形成的作用机制 [J]. 时珍国医国药, 2021, 32 (9): 2074-2078.

20. 时昭红, 任顺平, 唐旭东, 等. 消化系统常见病急慢性胆囊炎、胆石症中医诊疗指南 (基层医生版)[J]. 中华中医药杂志, 2020, 35 (2): 793-800.

21. 方步武, 邱奇, 周振理, 等. 急腹症内毒素血症期的全身性炎症反应 [J]. 中国中西医结合外科杂志, 2001 (5): 5-7.

22. 尚东, 关凤林, 陈海龙, 等. 茵陈蒿承气汤配合乳头括约肌切开术治疗急性胆管炎内毒素血症的临床研究 [J]. 中国中西医结合外科杂志, 1998, 4 (1): 8-12.

23. PARK J W, KIM O H, LEE S C, et al. Serum level of visfatin can reflect the severity of inflammation in patients with acute cholecystitis [J]. Ann Surg Treat Res, 2020, 99 (1): 26-36.

24. LI Y F, SHENG H D, QIAN J, et al. The Chinese medicine babaodan suppresses LPS-induced sepsis by inhibiting NLRP3-mediated inflammasome activation [J]. J Ethnopharmacol, 2022, 292: 115205.

25. 熊杨, 易晓雷. 大柴胡汤治疗胆腑郁热证型急性胆囊炎的临床研究 [J]. 中国医药科学, 2021, 11 (7): 106-109.

（张西波, 刘军舰）

第四十一章
肠功能障碍的重新认识

传统观念认为,在疾病或应激状态下胃肠道处于"休眠"状态,忽略了胃肠功能在患者病理生理过程中的作用。随着研究的深入、外科技术的发展、新型机械呼吸、血液透析技术、高效心血管活性药物等不断问世,人们对危重病患者胃肠道组织的代谢、营养以及解剖结构、生理功能等诸多方面有了崭新的认识。它不仅具有消化吸收功能,而且对维持和调节机体免疫力具有一定的作用;并且肠屏障功能对于防止细菌和毒素移位具有重要的作用。

第一节　胃肠道结构与生理功能的再认识

一、胃肠道结构功能

胃肠道结构包括绒毛、微绒毛、隐窝和紧密联结。散布于胃肠道上皮表面的微孔半径大约为 0.4~0.7nm。小肠上皮组织是身体生长与代谢最快的组织,大约 2~5 天更新 1 次。肠上皮黏膜面积大约为 600m²,能很好地完成吸收功能。但不同的肠段吸收功能不同,胃和十二指肠基本不吸收,空肠上段吸收碳水化合物、蛋白质和大多数水溶性维生素,脂肪则需要更长的一段小肠,末段回肠吸收维生素 B_{12} 和重吸收胆盐(形成肝 - 肠循环),右半结肠吸收水和无机盐。机体所有组织器官均接受动脉血液供应营养需求,唯独肠黏膜从血供接受的养分只占其总需求的 30%,而 70% 直接从肠腔内摄取,此即全肠外营养可以导致肠黏膜萎缩,进而影响肠黏膜屏障功能的原因。

胃肠道是人体最大的免疫器官,其主要由胃肠道相关性淋巴组织组成,约占人体总体液免疫的 80%,细胞免疫的 50%。另外,还有上皮内淋巴细胞、微皱褶细胞、肠道固有层淋巴细胞、派尔集合淋巴结。由此可见,胃肠道的免疫系统是十分庞大而复杂的。

肠道还是一个大细菌库,人类肠道以大肠埃希菌最多见。正常菌群维系着肠道微生态的平衡。

二、肠屏障功能

肠道在消化、吸收过程中,与大量细菌及其代谢产物接触。肠屏障在防止细菌、内毒素移位方面起到重要的作用。肠黏膜屏障主要包括 4 部分:机械屏障、生物屏障、免疫屏障、化学屏障。

(一)机械屏障

它是由紧密排列的肠上皮细胞组成。肠上皮细胞顶上的基膜散布着充满水分的微孔,半径大约为 0.4~0.7nm,它可以允许非亲脂性分子通过。在两层肠上皮细胞之间还存在不到肠上皮细胞总面积 5% 的紧密连接,这种结构允许大分子物质的通过。

(二)生物屏障

胃肠道里有正常微生物寄居,它通过阻止外界或有害的细菌吸附于肠道表面,有效地抑制它们的繁殖。肠道中的厌氧菌群以数量上的绝对优势控制着肠道中其他革兰氏阳性和阴性细菌的菌量,其中梭状杆菌起主要作用。梭状杆菌可能通过释放多种挥发性脂肪酸发挥抗定植作用。这种菌群抑制作用一旦被破坏,肠道内寄生细菌就会发生变化,从而影响肠屏障功能。肠道菌的研究近年来有着迅速发展,涉及到多个领域。

(三)免疫屏障

它包括上皮细胞分泌的分泌型 IgA、黏膜内的淋巴细胞、派尔集合淋巴结、肠系膜淋巴结等。免疫屏障也是这些年的研究热点。

（四）化学屏障

肠黏膜上皮细胞分泌的黏液、消化液和肠道内寄生菌产生的抑菌性物质构成肠黏膜的化学屏障。长期禁食和营养不良状态下，胃酸、胆汁、溶菌酶、黏多糖和蛋白分解酶等物质减少，化学杀菌作用减弱，可能促进外源性细菌的过度繁殖。

第二节　肠功能障碍

一、肠功能障碍研究的发展过程

对肠功能障碍的认识始于对肠衰竭的认识。1956 年 Irving M 提出了肠功能衰竭的概念，定义为功能性肠道总体减少，以致不能满足对食物充分的消化和吸收。1981 年 Flaming 和 Remington 则认为肠道功能下降以致难以维持消化、吸收营养的最低需要量。2001 年 Nightingale 提出了由于肠吸收减少，需要补充营养与水、电解质以维持健康和／或生长。这些只侧重于肠道的消化吸收功能。随着对肠屏障功能认识的深入，肠屏障的组织结构破坏作为肠功能障碍的一个重要方面也得到了充分的认识。除此之外，肠道还有分泌多种激素等功能。而且肠衰竭是一个发展过程，亦有可逆与不可逆之分，所以肠功能障碍更能反映这一过程，对临床诊断治疗有指导意义。而肠衰竭仅是肠功能障碍的终末阶段。由于肠道功能的多样性和复杂性，既有运动吸收的问题，又有肠黏膜屏障损伤和功能障碍的问题等，所以，迄今为止尚未对肠功能障碍的定义、诊断标准等达成共识。

二、肠功能障碍的分类和分期

Okada 将肠衰竭分为两型。一型是以短肠综合征为代表的功能性肠道的减少，另一型是各种因素导致的运动功能受损和广泛实质损伤所致的肠衰竭。黎介寿将肠功能障碍分为 3 型，一型是功能性小肠长度绝对减少，二型是小肠实质广泛损伤性，三型是以肠黏膜屏障功能损害为主，同时伴有肠消化吸收功能障碍。吴咸中院士提出外科肠衰竭可分为两大类、三个阶段的观点。一类指原发于肠道疾病所引起的肠衰竭（如短肠综合征、肠梗阻、肠瘘等），另一类指肠外因素所引起的肠衰竭（如出血、休克、烧伤、急性胰腺炎等）。三个阶段可分为肠功能紊乱期、肠功能障碍期、肠功能衰竭期，强调了肠功能衰竭的可逆性及动态发展过程，对临床有一定的指导意义。

以往文献将肠衰竭按病程分为：①急性肠衰竭，为可逆性（6 个月以内），且具有外科性病因（如肠瘘、肠梗阻）和内科性病因（由于化疗或急性放射性损伤引起的肠炎，或包括 HIV 感染的感染性肠炎）；②慢性肠衰竭，可由胃肠道切除（如短肠综合征或胃切除术）、肠短路术（如治疗肥胖的手术）或小肠功能不良（假性肠梗阻或慢性肠炎如克罗恩病，微绒毛萎缩或自身免疫性肠病）引起。全胃或部分胃切除患者残留肠道功能经常发生紊乱而需要补充营养者，也属于肠功能衰竭范畴。

根据肠衰竭的严重程度可分为：①重度肠衰竭，需要肠外营养和／或肠外含盐营养物质维持机体的健康；②中度肠衰竭，可以应用肠内管道给予营养物质和／或糖／盐类溶液；③轻度肠衰竭，通过膳食调节，经口营养和／或糖／盐类溶液（或者氯化钠）即能满足需要。

三、肠功能衰竭的诊断

（一）临床表现

1. **症状**　①原发病的各种症状；②患者可在原发病的基础上出现腹痛、腹胀、腹泻或便秘、下消化道大量出血、肛门排气排便停止或减少等，患者常有消化、吸收功能障碍，可出现不能耐受食物等症状。

2. **体征**　除原发病体征外，可出现消化道体征，如腹胀和肠鸣音变化。

（二）辅助检查

1. **肠通透性检查**

（1）糖分子探针如尿乳果糖与甘露醇比值（L/

M）：L/M 增加表示肠道通透性增加，反映肠黏膜紧密连接处不完整。临床应用较为方便，但影响因素较多，除肠黏膜损伤外，其他如胃肠道状态、血流动力学、肾功能、膀胱排空情况等对其也有一定的影响。

（2）血浆二胺氧化酶活性：增高提示存在肠屏障破坏。但其主要反映肠黏膜上皮损伤和修复情况，而不是肠道通透性的改变。

（3）血浆内毒素水平：可在一定程度上反映肠通透性的改变。

2. 肠黏膜损伤检查　测定血 D- 乳酸水平，可反映肠黏膜的损伤程度和肠通透性的改变。

3. 肠缺血指标检查　尿 24 小时肠型脂肪酸结合蛋白水平测定，它反映肠早期缺血指标。

4. 血培养、腹水培养和常规检查。

5. 粪便球杆菌比例检查。

6. 其他　①肠通透性检查，口服放射性核素标记的药物，然后用计数仪测量尿液中放射活性；②肠转运时间，可通过 24 小时钡餐排出率来测定；③肠菌群监测，粪便细菌培养或应用肠杆菌基因重复一致序列 PCR 指纹图动态监测有一定参考价值；④病理检查，肠黏膜活检，观察黏膜厚度及隐窝深度等；⑤免疫功能检查，粪便分泌型 IgA 测定。

（三）诊断标准

建议将下述 5 项作为肠屏障功能障碍的主要诊断依据：①患者存在可能导致肠屏障功能障碍的危重病；②在原发病的基础上出现腹痛、腹胀、腹泻或便秘、消化道出血、不能耐受食物等症状，以及肠鸣音减弱或消失等体征（需排除麻醉和药物引起的肠鸣音变化）；③血浆内毒素水平增高（ELISA 法检测 >55.34EU/L）；④肠通透性增加（高效液相色谱分析 L/M>0.178），或肠道低灌注，即尿 24 小时肠型脂肪酸结合蛋白增高（ELISA 法检测 >17mg）；⑤血、腹水培养细菌阳性而无其他明确感染灶。

①加②为诊断所必需条件；①加②加③加④，或①加②加⑤可基本确诊；具备①加②加③可作为拟诊病例。

四、肠功能障碍治疗概要

肠功能障碍的防治原则：①调整内稳态、循环与氧供，积极有效地复苏，在 PHi 指导下尽快恢复肠道血供氧供；②维持胃的正常杀菌作用；③积极最佳的营养支持，尽早胃肠道喂养，尤其补充免疫调理营养物质；④维持肠黏膜屏障，尽早排便或清洁灌肠；⑤治疗原发病；⑥重建肠道的连续性；⑦应用抗内毒素抗体、抗特异性炎性细胞因子抗体、抗 PMN 黏附因子抗体、抗氧自由基治疗，尽早调理细胞对损伤的反应；⑧应用肠黏膜修复药物；⑨必要时使用连续性动静脉血液透析 / 连续静静脉血液透析；⑩中医药治疗；⑪小肠移植。

五、营养支持

肠功能障碍的营养支持有肠外和肠内两种途径。

（一）肠内与肠外营养

随着临床实践经验的增多及研究的深入，TPN 不足之处日益明显，如脂肪和水分增加偏多、无脂肉质增加不够、肠黏膜萎缩以及胆汁淤积、营养因子不经过肝脏、静脉导管引起的并发症较多、代谢偏离生理过程使代谢并发症发生率增加等。此时肠内营养的优点逐渐被认识。有效的 EN 可使肠道得到休息的同时，有利于肠功能恢复。EN 除供应营养外，还具有促进肠黏膜细胞生长与修复的作用。

EN 维护肠黏膜屏障作用的机制可能包括：①维持肠黏膜细胞的正常结构、细胞间连接和绒毛高度，保护肠黏膜机械屏障；②维持肠道固有菌比值的正常生长，保护肠黏膜生物屏障；③有助于肠道细胞正常分泌 sIgA，保持肠黏膜免疫屏障；④刺激胃酸及胃蛋白酶分泌，保持黏膜化学屏障；⑤刺激消化液和胃肠道激素的分泌，促进胆囊收缩、胃肠蠕动，增加内脏血流，使代谢更符合生理过程，减少了肝、胆并发症的发生率。

（二）免疫营养对免疫功能的影响

目前，已有很多研究证实，对于危重病、应激和手术后等患者给予早期肠内营养支持，可保护肠屏障功能，降低肠源性感染的发生，促进患者早日康复。但标准的肠内营养仍不能有效地纠正此时机体免疫功能的障碍。所以某些特殊营养物质能以特定方式刺激免疫细胞增强应答功能，维持正常、适度的免疫反应，调控细胞因子的产生和释放,减轻有害的或过度的炎症反应,维持肠屏障功能等,这些营养物质被称为免疫营养,包括谷氨酰胺、精氨酸、ω-3 脂肪酸、核苷酸等。

1. **谷氨酰胺(Gln)** 是体内含量最丰富的非必需氨基酸,是机体创伤应激状态下的条件必需氨基酸,是体内生长迅速的细胞(如肠上皮细胞和淋巴细胞)的主要能源,也是合成氨基酸、蛋白质、核酸和许多其他生物分子的前体物质,是机体内各器官之间转运氨基酸和氮的主要载体。Gln 可有效阻止肠黏膜萎缩,保持正常肠黏膜的重量、结构及蛋白质含量,阻止肠黏膜 IgA$^+$ 浆细胞和淋巴细胞的减少,增强 GALT 功能,改善肠免疫功能,减少肠道细菌及内毒素的移位,降低危重患者肠源性感染的发生率。Gln 通过调节细胞因子 IL-4 和 IL-10 的表达,来提高 IgA 含量和 ICAM-1 的表达。缺乏 Gln 的 EN,除增加肠道通透性外,还可以增加肠道黏膜或免疫细胞释放前炎症因子,如 TNF-α、IL-1 和 IL-6,这些细胞因子会加重全身炎症反应,使这种恶性循环进一步抑制肠道免疫监视作用,并促使细菌移位。此外,Gln 有利于还原型谷胱甘肽储存,增强抗氧化能力和宿主防御能力,稳定细胞膜和蛋白质结构,保护细胞、组织和器官免受自由基的损伤。

2. **精氨酸** 是半必需氨基酸,在创伤、感染等应激情况下,有利于机体蛋白质合成,可调节机体免疫力。精氨酸可经诱导型一氧化氮合酶催化生成有生物活性的 NO,而 NO 是体内多种组织及细胞重要的生物信使,可促进自然杀伤细胞活性,激活外周血中单核细胞,调节 T 淋巴细胞分泌细胞因子(如 Th1 释放 IL-1、TNF、TNF-α 等,Th2 释放 IL-4、IL-10、IL-13 等),也可调节巨噬细胞分泌细胞因子(如 IL-1β、IL-6 等),介导巨噬细胞的凋亡,从而有效促进细胞免疫功能。

3. **ω-3 脂肪酸** 多不饱和脂肪酸可迅速进入组织细胞膜磷脂中,改变细胞膜结构,影响细胞膜的流动性、信使传递和细胞膜上受体功能,减少炎性介质 PGE$_2$ 产生,降低 IL-1、TNF 等细胞因子产生,使前列腺素合成下降;相反,ω-6 多不饱和脂肪酸代谢后可产生 PGE$_2$,而 PGE$_2$ 可阻止 T 淋巴细胞增殖和有丝分裂,为某些有害炎症介质的生成提供了大量底物,从而抑制机体的免疫功能。

临床研究发现,肠外营养或肠内营养时,用含 ω-3 多不饱和脂肪酸的鱼油代替营养配方中的 ω-6 多不饱和脂肪酸,可降低创伤、感染后患者的代谢率,减少蛋白质的消耗,调节机体细胞免疫功能,增加机体抗应激和抗感染的能力。

从 20 世纪 90 年代以来,免疫营养开始被运用于临床,但有些实验研究显示,富含免疫营养的肠内营养虽能明显改善肠道的免疫功能,但较普通肠内营养对防止细菌移位的发生效果并不明显。这提示我们可能对临床上能行 EN 支持的患者,没必要一律使用免疫营养。所以,在免疫营养的临床应用方面仍需进一步研究。

(三)生态免疫营养

1998 年 Bengmark 提出"生态免疫营养"的概念,即在免疫营养支持治疗的基础上,增加以益生菌为主的生态制剂来增强营养支持的效果,利用肠道内有益菌群的生物拮抗作用,减少致病菌的过度生长,同时提高肠道细菌的酵解能力,以改善肠道内环境,最终达到维护肠道微生态及肠道屏障功能的目的。但国内外研究显示,生态制剂对肠道免疫屏障的保护作用仍较免疫增强营养为弱,而两者联用的肠内生态免疫营养,也并没有表现出对肠道免疫屏障保护的协同和累加作用,所以此方面的研究仍需更多的实验加以证实。

(四)补充益生菌和益生素

益生菌是存在于消化道的非致病性菌,如乳酸杆菌、双歧杆菌、链球菌等,能降低结肠 pH,延长代谢活性,同时产生某些抗菌物质。益生菌不仅可以抑制炎症,同时可抑制过强的免疫反应。益生素由 Gibson 等于 1995 年提出,指具有选择性刺激结肠中一种或几种特定细菌生长或增强其活性,从而调节肠道微生物菌群,对机体产生有益作用又不被消化的食物成分,包括非淀粉多糖、膳食纤维、菊粉、低聚果糖等。可以通过增加肠道特殊菌群,改变肠道微生态,发挥一定的治疗作用。

六、中医药治疗作用

中医药对恢复肠道功能与保护肠屏障功能有一定的疗效。诸多临床与动物实验证明,通里攻下、清热解毒、活血化瘀等疗法可增强肠蠕动,改善血液灌注,抑制肠道菌群,减小内毒素池,清除内毒素血症,提高组织氧合,保护肠黏膜,促进肠黏膜新陈代谢,降低炎性介质细胞因子,防止肠道菌群移位,改善内脏血液循环,抗凝,提高纤溶系统酶的活性和防止血栓形成,抗炎,调节免疫及代谢功能,对内毒素损害具有保护作用,并可以清除自由基,抑制肠上皮细胞和淋巴细胞凋亡等。同时这几类药物彼此还有协同增效的作用。有大量文章报道,健脾和胃中药对术后患者肠道微生态的改善有较大裨益,对生物学屏障功能恢复有较大价值。

总之,近年来在肠功能障碍患者的诊疗已经取得了重大的进展。但有些问题仍悬而未决,亟待进一步研究和充实。

参考文献

1. IRVING M. Ethical problems associated with the treatment of intestinal failure [J]. Aust N Z J Surg, 1956, 56 (5): 425-427.

2. FLEMING C R, REMINGTON M. Intestinal failure In: Nutrition and the surgical patient [M]. New York: Churchill Livingstone, 1981.

3. SUZUKI T. Regulation of the intestinal barrier by nutrients: The role of tight junctions [J]. Anim Sci J, 2020, 91 (1): e13357.

4. MINTON K. Intestinal barrier protection [J]. Nat Rev Immunol, 2022, 22 (3): 144-145.

5. CHE Q Y, LUO T T, SHI J H, et al. Mechanisms by which Traditional Chinese Medicines influence the intestinal flora and intestinal barrier [J]. Front Cell Infect Microbiol, 2022, 12: 863779.

6. KHOSHBIN K, CAMILLERI M. Effects of dietary components on intestinal permeability in health and disease [J]. Am J Physiol Gastrointest Liver Physiol, 2020, 319 (5): 589-608.

7. HAROUN E, KUMAR P A, SABA L, et al. Intestinal barrier functions in hematologic and oncologic diseases [J]. J Transl Med, 2023, 21 (1): 233.

8. FORLANO R, MULLISH B H, ROBERTS L A, et al. The intestinal barrier and its dysfunction in patients with metabolic diseases and non-alcoholic fatty liver disease [J]. Int J Mol Sci, 2022, 23 (2): 662.

9. GOSAIN A, GAMELLI R L. Role of the gastrointestinal tract in burn sepsis [J]. J Burn Care Rehabil, 2005, 26 (1): 85-91.

10. FUKATSU K, SAKAMOTO S, HARA E, et al. Gut ischemia-reperfusion affects gut mucosal immunity: a possible mechanism for infectious complications after severe surgical insults [J]. Crit Care Med, 2006, 34 (1): 182-187.

11. HOLLAND J, CAREY M, HUGHES N, et al. Intraoperative splanchnic hypoperfusion, increased intestinal permeability, down-regulation of monocyte class II major histocompatibility complex expression, exaggerated acute phase response, and sepsis [J]. Am J Surg, 2005, 190 (3): 393-400.

12. 张楠, 解基良, 吴咸中. 活血清下法对小肠缺血再灌注大鼠小肠细胞凋亡的影响 [J]. 中国中西医结合外科杂志, 2007, 13 (3): 224-228.

13. 李琳, 张楠, 解基良, 等. 肠缺血-再灌注大鼠模型肠黏膜上皮细胞凋亡的观察 [J]. 山东医药, 2007, 44 (37): 37-38.

14. 徐敏, 王兴鹏, 袁耀宗. 急性胰腺炎患者胃肠动力的变化及其机制研究 [J]. 中华急诊医学杂志, 2002, 11 (5): 327-330.

15. 中华医学会消化病学分会. 肠屏障功能障碍临床诊治建议 [J]. 中华消化杂志, 2006, 26 (9): 620.

16. 黎介寿. 肠衰竭——概念、营养支持与肠黏膜屏障维护 [J]. 肠外与肠内营养, 2004, 11 (2): 65-67.

17. 赵元辰, 张淑坤, 关鑫, 等. 柴芩四君子汤对胆囊切除术后患者肠道菌群的影响 [J]. 中国中西医结合外科杂志, 2022, 28 (5): 695-701.

18. 尚晓滨, 吴咸中, 李东华, 等. 活血化瘀中药对清解通下中药增效作用的实验研究II——对急性细菌性腹膜炎大鼠肠黏膜通透性的影响 [J]. 中国中西医结合外科杂志, 2006, 12 (2): 125-128.

(张 楠,董国强)

第四十二章
中西医结合肠粘连与肠梗阻基础研究

第一节　肠梗阻动物模型建立方法的探讨

肠梗阻是由多种原因引起的肠道内容物不能顺利通过肠道的常见外科急腹症,病因复杂,病情多变,发展迅速。临床表现为腹痛、腹胀、呕吐、肛门停止排气排便。肠梗阻不仅可以引起肠管本身解剖与功能上的改变,还可导致全身生理紊乱,严重者导致肠功能衰竭,最终发展为 MODS。

肠梗阻属中医学"关格""肠结""腹胀"范畴,明《医贯》曰"关者下不得出也,格者上不得入也"。其病因多为饮食不节、湿热内蕴、燥结肠中、气血不畅、失其通降之功。其病理机制主要是由于正气亏虚,正虚邪实,加之部分手术创伤产生瘀阻,使气血运行不畅,产生梗阻。

由于肠梗阻的病因复杂多样,所以肠梗阻模型建立的方法也多种多样,而且某些方法也可联合应用,制成复合型肠梗阻模型。

因此,根据不同的研究方向,建立合理的实验性肠梗阻动物模型,对于肠梗阻导致肠功能障碍病理生理认识的不断提高和治疗方法的改进有重要的意义。

肠梗阻动物模型的建立通常有以下几种方法。

一、手术造模法

(一)小肠肠管结扎法

这是肠梗阻动物模型建立最常见的方法。为了控制实验条件,可根据实验目的的不同,结扎相应部位的肠管,是一种建立机械性肠梗阻动物模型的方法。

1. 高位梗阻模型　取下腹部正中切口约 2cm 进腹,取十二指肠横段或十二指肠悬韧带以下 10cm 空肠,用 4 号丝线小心穿过肠管系膜缘,避免损伤肠系膜血管,结扎肠管。结扎后实验动物可出现呕吐、脱水等变化。

2. 低位梗阻模型　取下腹部正中切口约 2cm 进腹,用 4 号丝线结扎回盲部末端回肠(一般距回盲部 1~2cm),避免损伤系膜血管。这种方法在研究药物对肠梗阻的影响时最为常用。

3. 闭袢性梗阻模型　取下腹部正中切口约 2cm 进腹,选取一段肠管(一般约 5~6cm),在其两端分别用 4 号丝线小心穿过系膜缘,结扎肠管。

4. 不全性肠梗阻模型　取下腹部正中切口进腹,根据实验目的的不同,选取相应部位的肠管,用小圆针和丝线贯穿肠管,将肠管横断面的 1/2 以上结扎。在此方法中,肠管结扎的松紧程度对于实验有一定的影响,结扎过紧易造成肠壁的缺血或穿孔。在结扎肠管过程中切勿损伤系膜血管,使造模失败。但是,此方法操作较为简单,应用比较广泛,实验动物既可选用小动物(如大鼠、家兔等),也可选用较大的动物(如狗、猪等)。

(二)系膜血管结扎法

此法可建立绞窄性梗阻动物模型。取下腹正中切口约 2cm 进腹,用 2-0 号丝线在腹主动脉肠系膜上动脉起始处高位双道结扎即可,可造成腹腔内小肠广泛缺血。也可根据情况结扎某段肠管的肠系膜血管(动脉和/或静脉)。前者对实验动物损伤较大,极易导致动物死亡,可观察时间较短,所以作为肠梗阻模型极少应用;而其一般用于缺血-再灌注模型,在夹闭肠系膜上动脉一段时间后,松开血管夹,使肠管又受到再灌注的损伤。而后者应用较为广泛,可作为研究肠系膜血管病的动物模型。

Puchkov 曾提出,应用直径 2mm、宽 4mm 橡胶带结扎一段肠管环,而形成绞窄性肠梗阻,同时结扎的肠管环形成闭袢,可比较容易和快捷地制成绞窄性闭袢性肠梗阻模型,用以观察缺血后肠管变化的特点。

（三）小肠肠管扭转法

取下腹正中切口约 2cm 进腹，直视下将某段肠袢以正常肠系膜解剖位置为始点，顺时针或逆时针旋转 360°，注意旋转前可在被扭转肠管的近侧及远侧端做适当标记以便于观察。它可用来研究肠扭转的病生理过程及治疗方法，但由于实验动物自身的运动等原因可使扭转肠管复位，从而造成造模的失败。所以，可用适当的办法（如缝合结扎等）固定肠管，使肠扭转不易还原。而此方法对扭转程度以及肠管血运障碍不易控制，模型动物损伤程度不易操控。也可以根据实验的目的不同，联合应用上述实验方法，例如闭袢性绞窄性肠梗阻动物模型，就是在闭袢性肠梗阻的基础上结扎闭袢肠管所对应的肠系膜血管。造模后，可观察梗阻肠段的扩张、充气、积液、肠壁充血、水肿的情况；肠坏死、出血、穿孔、腹膜炎的发生与否及其程度，以及动物的死亡率、死亡时间等；肠管的运动、吸收、分泌、血运等的变化；代谢、酶和蛋白、各种因子等的改变。同时，可给模型动物予不同的治疗方法，观察上述指标的变化，从而对治疗方法进行评价。

二、腹腔异物损伤法

此类方法主要用于粘连性肠梗阻模型的制作。用盐酸注射法、甲醛注射法等方法制备肠粘连模型，以期出现肠梗阻的症状。另外，还有腹膜损伤、腹腔异物置入、腹腔局部缺血、腹腔多种损伤、腹腔子宫角粘连／盆腔粘连等方法制备肠粘连模型，同时出现肠梗阻症状。但此方法不一定均导致肠梗阻，存在模型的不稳定性。常用于肠粘连发生机制和药物干预研究。

三、其他

（一）套扎肠管梗阻模型

设计一个聚乙烯套卡（以实验动物是大鼠为例，制作长 6mm、内径 4mm、外径 5mm 的圆柱形套卡，一侧有一缺口），根据实验目的的不同，选取相应部位的肠管，用它套住肠管，使肠管内径减小，限制食糜通过，造成肠管梗阻。缺口处为肠系

膜缘，肠系膜由此通过，避免肠系膜血管的损伤。此法需要根据实验动物的不同、梗阻部位的变化，定制尺寸合适的聚乙烯套卡。

（二）可复性机械性肠梗阻模型

取下腹部正中切口进腹，用 4 号丝线缝合末端回肠，造成完全性小肠梗阻，并置于右下腹腹壁，可根据实验目的随时剪断丝线解除梗阻。这种方法操作较为复杂，除可造成缝合部位肠壁缺血坏死外，在剪断丝线后，由于肠管可能固定时间较长，周围粘连机化等原因，仍不一定解除肠梗阻。并且由于动物处于麻醉状态，肠管梗阻和暴露时间不能很长，所以严重影响了观察时间。

（三）体外直肠不全结扎模型

打开腹腔暴露直肠，以 10 号丝线经腹壁从距肛门 1~1.5cm 处 "8" 字形从直肠下方绕过，再经过腹壁引出，丝线引入点和引出点在腹壁相距约 0.5cm。在引出丝线内套入直径为 0.5cm 铁丝打结，退出铁丝后，直肠被部分缩窄并悬吊于腹壁，但肠壁血运正常，再逐层缝合腹腔。根据实验目的，随时解除直肠结扎丝线，解除梗阻。此种方法操作较为复杂，且丝线结扎处肠管与腹壁可能存在粘连，丝线剪断后梗阻是否能完全解除，仍存在不确定性。

综上所述，前手术造模法在实验中较为常用，手术方法比较简单。腹腔异物损伤法主要应用于肠粘连的机制与防治的实验研究。实验器材聚乙烯套卡模型要求比较精细，在临床器材中无相应替代产品，需要提前设计生产，所以在实验研究中也较少应用。可复性机械性肠梗阻模型和体外直肠不全结扎模型手术操作较为复杂，需要一定的手术技巧，且如出现肠坏死或粘连，结果不可控，所以在实验研究中也较少应用。

如何排除手术及麻醉对实验的影响，并且可以不通过对动物再次有创性的操作，就可以在体外有效地控制肠梗阻时间，从而建立这样一个可操控的、可复性的、稳定的肠梗阻动物模型，仍有待进一步探讨。

第二节　肠道菌群与肠梗阻关系的研究

人体消化系统中寄居着种类繁多、数量庞大的微生物群体，其中绝大部分为细菌，称为肠道菌群。肠道内环境改变可引起微生态平衡的破坏，肠道菌群的数量及组成发生改变或菌群移位，导致菌群失调，进而诱发或加重疾病。随着研究手段及相关技术的不断进步，菌群失调已被证实与多种疾病密切相关。肠梗阻发生后，肠道以及整个机体发生一系列病理生理变化，其中较为重要的是肠黏膜屏障破坏。中药有助于改善肠屏障功能，调节肠道菌群，因而被应用于肠梗阻的治疗，取得了较理想的效果。

一、肠道菌群及菌群失调

肠道菌群是动态变化而又相对稳定的微生态系统，在机体正常状态下，益生菌和致病菌保持动态平衡的状态。当机体内外环境发生致病性的变化时，稳态出现紊乱，导致肠道菌群失调，主要表现为肠道菌群的种类、数量、定位和生物学特性的变化。肠道菌群的扰动可能是许多人类疾病的基础，随着疾病的发生发展，肠道菌群进一步失衡，继而形成恶性循环，加重疾病。

（一）菌群失调与代谢性疾病

肥胖患者的肠道微生态特征与健康人群存在明显差异，说明肥胖会显著改变肠道菌群的数量以及构成。王卫庆等对中国汉族青少年进行了全基因组关联研究和血清代谢组学分析，研究确定了与肥胖相关的肠道微生物物种以及相关代谢产物。Hekmatdoost 等发现，用高脂饲料喂养小鼠时，其粪便中拟杆菌门数目增多。还发现多形拟杆菌能够有效降低血清谷氨酸浓度，通过增强脂肪细胞的代谢功能，减少脂肪堆积，从而干预肥胖症。

肠道菌群在糖尿病的发生发展中具有重要作用，目前认为肠道菌群主要通过免疫调节及改变肠道的通透性来参与糖尿病的发生。Roesch 等实验发现，1 型糖尿病小鼠粪便中的乳酸杆菌与双

歧杆菌的丰度显著降低，且小鼠的肠黏膜通透性增加，免疫功能出现异常。另有大量研究表明，2 型糖尿病患者肠道中厚壁菌门和梭菌的比例显著降低。

（二）菌群失调与免疫性疾病

胃肠道不仅是消化吸收营养物质的场所，还是机体重要的免疫器官，对机体维持免疫系统稳态起着至关重要的作用。共生菌和病原菌的动态平衡是维持肠道免疫功能、预防肠道炎症的重要条件。Ichinohe 等研究表明，益生菌特别是双歧杆菌可有效刺激机体的免疫系统，通过激活巨噬细胞调节呼吸道黏膜的免疫反应。另外，双歧杆菌有助于脂肪的消化吸收，当肠道中该菌所占比例下降时，易引起免疫缺陷性脂泻病。

（三）菌群失调与肿瘤

癌症的发生是在多种致瘤因素的作用下，机体细胞异常增殖的不可逆过程。肠道微生态的研究为进一步认识肿瘤的发生发展、转移以及肿瘤的治疗开辟新的途径。某些肠道菌群的代谢物或其自身崩解的成分，如脂多糖、氧化偶氮甲烷等，可诱发宿主肠黏膜的慢性炎症反应，加强外界致癌因素对机体产生的作用，诱发癌症的发生发展，胃癌、结肠癌和肝癌等的发病机制均与其密切相关。

目前对肠道菌群失调和结直肠癌的形成及恶化过程的关系已有一定的认识，其机制主要为以下两个方面：一方面，肠道微生态紊乱导致肠黏膜的炎症反应信号通路出现异常，反复刺激肠黏膜而加重损伤，进而形成瘤变；另一方面，某些肠道菌群的代谢产物对肠黏膜上皮细胞具有细胞毒作用，细胞在长期的毒性作用下进行不完全修复，最终导致恶变和瘤的形成。

（四）菌群失调与其他慢性疾病

近年来的研究表明，肠道菌群可通过肠 - 肝轴参与多种慢性肝脏疾病，如非酒精性脂肪性肝病、酒精性肝病和肝硬化等；还可通过肠 - 脑轴对宿

扫码观看彩图

主的应激反应、焦虑、抑郁和认知功能产生重要影响，肠道菌群失调时可能引发肠 - 脑疾病(如肠易激综合征、炎症性肠道疾病和肝性脑病)和中枢神经系统疾病(如多发性硬化症、阿尔茨海默病和孤独症等)。因此，维持菌群稳态对保持人体的健康起到至关重要的作用。

二、肠道菌群与肠梗阻

肠梗阻直接病因为肠粘连、肿瘤和嵌顿疝等。肠梗阻发生后，肠道以及整个机体发生一系列病理生理变化，肠道黏膜屏障功能被破坏，进而导致菌群失调。菌群失调反作用于肠黏膜屏障，加重肠屏障的损伤，导致肠梗阻的进一步发展。

(一)肠梗阻时肠黏膜屏障功能破坏导致菌群失调

正常的肠黏膜屏障可有效防止病原菌入侵，维持微生态平衡，保持机体健康。

1. 机械屏障 肠黏膜机械屏障是抵御外界最重要的一道防线，包括肠黏膜上皮细胞以及细胞间的紧密连接等。肠上皮细胞将机体内环境与外界分隔，形成肠屏障的结构基础，可防止小分子(如水或离子)的自由扩散。紧密连接将上皮细胞之间的缝隙连接起来，以防止抗原和病原微生物从外环境进入。肠梗阻时，肠腔内容物不能通过阻塞部位，导致管腔内压力升高，近端肠腔扩张以及血液回流不畅，使得肠上皮细胞缺血缺氧，细胞内结构被破坏，肠黏膜通透性增高，细菌及毒素可透过屏障进入体内。研究表明，肠梗阻发生后即可产生分子水平的肠屏障损伤，数小时后达到细胞水平，随之发生细菌移位。

广义上的机械屏障还包括肠道的运动功能，肠道的运动使得肠内容物不断向前推进，肠道菌群也保持着动态变化与平衡。肠梗阻早期，肠蠕动增加，阻塞后 24 小时胃肠运动功能显著降低，肠内容物堆积以及肠管内积气积液，为细菌生长繁殖提供良好的条件，此时细菌数量迅速增加，加速向肠屏障内侵袭。

2. 免疫屏障 肠黏膜免疫屏障主要指肠相关淋巴组织，其包括派尔集合淋巴结、肠系膜淋巴结细胞以及散在于整个肠壁中的淋巴细胞。派尔集合淋巴结中存在一种特殊类型的 M 细胞，该细胞具有高度选择的通透性，能抵挡肠腔内的抗原或病原微生物进入，但其独特的糖基化和黏附分子模式可被病原菌利用，诱发菌群移位。研究表明，脆弱拟杆菌通过与免疫球蛋白 A 结合有效定植于肠上皮表面，维持微生态系统的平衡。肠梗阻患者长期禁食，加之机体代谢消耗，蛋白合成下降，淋巴细胞数量及分泌型免疫球蛋白 A 分泌减少，免疫屏障遭受破坏，促进细菌移位。

3. 化学屏障 肠黏膜的化学屏障因部位不同而略有差别。在结直肠中，杯状细胞产生较厚的黏液层，黏液层可阻止微生物入侵肠黏膜；而小肠中杯状细胞数量较少，化学屏障由肠上皮细胞产生的抗菌肽和胰腺再生蛋白家族等组成，这些蛋白可有效地将肠道菌群和肠上皮细胞分隔。同时，胃肠道每天分泌大量的消化液，包括胃酸、胆汁、消化酶等，抑制有害菌的黏附和生长。肠梗阻时，肠壁组织受到破坏并且消化液大量丢失，化学屏障功能减弱，加速有害菌的定植和侵入。

4. 微生物屏障 肠黏膜微生物屏障是指附着在宿主肠黏膜表面的微生物，是一个动态稳定的微生态系统。肠道内存在需氧菌、厌氧菌和兼性菌 3 类细菌，主要包括厚壁菌门、拟杆菌门、变形菌门和放线菌门，其中厚壁菌门和拟杆菌门是肠道内的优势有益菌，以双歧杆菌和乳酸杆菌为主的专性厌氧菌定植并紧贴于肠黏膜表面，与肠上皮细胞粘连形成细菌生物膜，形成定植抗力，阻止有害菌或机会致病菌的黏附入侵，防止菌群移位。肠梗阻中，正常菌群的繁殖受到抑制，大肠埃希菌等机会致病菌可突破定植抗力，取代原始受体位点上的厌氧菌，从而通过上皮细胞或细胞间的连接产生移位，这是疾病初期细菌经肠黏膜溢出肠腔的重要原因。实验研究表明，随着梗阻时间的延长，肠腔内需氧及兼性厌氧菌数量升高，移位细菌数量增加。

(二)菌群失调对肠梗阻及机体的影响

肠梗阻时肠道菌群紊乱对肠管局部和机体全身均产生重要的影响。早期研究表明，无菌动物梗阻肠段的肠黏膜形态学仅出现轻微的变化，说明单纯性肠梗阻并不产生严重的病理生理变化。近年研究认为，肠道菌群紊乱造成肠屏障的损伤，进一步加重细菌移位，促使肠梗阻的病程进展，是肠梗阻一系列病理生理变化的始动因素。菌群种类、数量和构成比例的改变,对肠黏膜各屏障均构成不同程度的影响。

1. **肠道菌群构成肠黏膜机械屏障** 菌群代谢物可直接提高肠上皮细胞的屏障功能,并促进紧密连接蛋白闭合蛋白和密封蛋白的表达。实验表明,双歧杆菌能有效稳定坏死性肠炎小鼠模型中的紧密连接蛋白,而肠梗阻发生后的 24 小时内,双歧杆菌数量逐渐减少,导致其机械屏障功能减弱,这可能是早期肠屏障被破坏的因素之一。肠道菌群还影响肠道的运动功能,Yang M 等研究发现,肠道菌群增加胃肠道中 5-HT 的表达和巨噬细胞的丰度,抑制肌间神经细胞 GLP-1 受体的表达,从而促进肠道蠕动。

2. **肠道菌群参与调节肠黏膜免疫屏障功能** 肠道菌群不仅能诱导肠上皮淋巴细胞的增殖和分化,还可促进肠黏膜 sIgA 的产生和分泌。研究表明,向无菌小鼠的肠道中移植正常粪便菌群,血清中的 IgA 水平升高,其中分节丝状菌在宿主对肠道菌群的免疫应答中起重要作用。当致病菌过度生长时,体内活化的 T 细胞产生 IL-17、IL-22 等细胞因子,以促进肠上皮细胞产生抗微生物分子稳定生态平衡。肠梗阻早期免疫系统反应增强,产生保护性反应,随着病情的进展,有害菌及毒素不断累积,肠黏膜免疫屏障破坏,肠道局部以及全身的免疫功能受损,加重肠梗阻病理生理变化和全身症状。

3. **肠道菌群对化学屏障影响** 肠道菌群产生多种有益或有害的代谢物质,影响肠黏膜的化学屏障。人体肠道中的某些细菌能消化膳食纤维并产生短链脂肪酸(SCFA),包括乙酸、丙酸和丁酸等,SCFA 促进肠道内多种营养物质的吸收、激素的产生,为肠上皮细胞特别是结肠上皮细胞提供能量。研究表明,丁酸盐产生菌通过消耗 O_2 并激活 HIF-1 轴向机体提供缺氧信号,维持远端肠上皮的稳定性。而硫酸盐还原菌的代谢产物硫化氢可诱导细胞炎症,并参与炎症性肠病的发病机制。肠梗阻肠道排空出现障碍,细菌尤其是机会致病菌过度繁殖,代谢产物使肠道内环境恶化,化学屏障遭到破坏。

4. **肠道菌群对生物屏障的影响** 肠道菌群失调是肠黏膜生物屏障破坏的直接原因,菌群数量、种类或定位的变化都可显著影响肠屏障功能。健康状态下,益生菌常驻于人体肠道,在与致病菌争夺养料时占上风,抑制致病菌过度增长。实验表明,结肠梗阻大鼠中厚壁菌门的相对丰度显著降低,伴变形菌和拟杆菌丰度的升高。这也说明对健康个体有益的菌类在疾病状态下可成为致病菌,赵立平等研究发现,丁酸盐产生菌可加重菌群失调实验动物的肠道炎症。

5. **肠道菌群导致全身的病理生理变化** 主要包括由菌群移位导致的肠源性菌血症和毒血症,以及随后出现的多脏器功能损害。细菌移位是指肠道菌群及毒素穿过肠黏膜上皮,累及肠系膜淋巴结、周围组织和远隔脏器的过程,可导致肠源性内毒素血症,引起全身炎症反应综合征及组织损伤、多器官功能衰竭甚至死亡。研究表明,梗阻 24 小时后肠系膜淋巴结(MLN)的细菌移位率高达 86%,且移位的细菌并未局限于 MLN,而是进一步扩散入血,引起严重的菌血症和毒血症。同时肠黏膜屏障的损伤可加快细菌和内毒素向肠上皮的渗透,加速疾病的进展。在重症肠梗阻患者中,菌群移位并进入血液循环系统被认为是引起败血症和多器官功能障碍综合征的主要发病机制。

临床结果分析显示,梗阻肠段内增殖的细菌以革兰氏阴性菌产生大量内毒素(即脂多糖),脂多糖是细菌在正常代谢或菌体裂解过程中释放的有毒物质,可引起机体发热、内毒素休克以及弥散性血管内凝血等。正常情况下,脂多糖因其大分子结构以及肠黏膜屏障的完整性,无法穿透肠壁。当肠屏障受损时,脂多糖通过破坏细胞间紧密连接,增加肠黏膜通透性,释放入血液循环当中。大部分入侵的内毒素被巨噬细胞吞噬并移至局部淋巴结,而少数可避开巨噬细胞直接进入淋巴系统腹腔,经淋巴系统或腹膜吸收等方式进入外周血,进而导致严重的内毒素血症。

在肠梗阻时,肠道通透性增加和细菌移位共同促进 MODS 的发生。一方面,肠屏障功能损伤后,从肠腔中入侵的毒素激活宿主的免疫炎症防御机制,导致随后发生的细胞毒作用以及自体组织破坏;另一方面,细菌和内毒素的移位使肠道局部免疫系统活化,产生细胞因子以及炎性介质,这

扫码观看彩图

些肠源性的介质可加重全身的炎症反应,导致肠黏膜屏障的通透性进一步增加。全身和局部的炎症反应导致机体的多器官功能衰竭。

三、肠道菌群与肠梗阻的治疗

肠梗阻的治疗包括手术治疗和非手术治疗,中药治疗是非手术治疗中重要的组成部分。中药能促进胃肠道运动,解除消化管道平滑肌痉挛。有效维持肠道微生态系统的稳定,直接或间接地调节肠道菌群失调。直接调节途径为改变肠道内菌群组成和数量,间接调节则是通过保护肠黏膜屏障功能、防止细菌移位来维护肠道微生态的平衡。张英谦等研究发现,大黄对脓毒症的幼猪肠道屏障起保护作用,证实了大黄通过抗炎、抗氧化损伤,减轻肠道上皮凋亡,增加紧密连接蛋白表达,发挥保护肠屏障的作用。

肠梗阻属于中医"肠结""关格"范畴,治疗上采用以通里攻下为主的辨证论治方法,使六腑恢复气机通条、泻而不藏。中药通过其泻下作用,使肠道中瘀滞的肠内容物排出体外,胃肠道得以迅速恢复通畅,恢复正常生理功能,促进肠道菌群的正常分布。复方大承气汤是吴咸中院士根据单纯性及痞结型肠梗阻的病理病机,在大承气汤基础上增加行气活血中药形成的经典方剂,具有泻热通下、行气祛瘀的功效,临床广为应用。方剂由大黄、芒硝、厚朴、枳实、莱菔子、桃仁及赤芍组成。

中药四君子汤也可促进肠梗阻解除后肠黏膜屏障功能的恢复,其能修复损伤的肠黏膜上皮细胞,保护肠黏膜屏障功能。四君子汤由人参、茯苓、白术、炙甘草四味药组成,主治脾胃气虚证,具有益气健脾之功效。研究表明,四君子汤可有效改善肠黏膜屏障损伤后引起的急性虚证状态,达到补脾益气的效果,促进益生菌的生长繁殖,增强肠黏膜免疫功能。

近年来,临床上常用微生态制剂作为肠梗阻治疗的辅助手段。微生态制剂(microbial ecological agents,MEA)包括益生菌、益生元以及合生元,合生元是将益生菌和益生元按比例混合而制。MEA常作为膳食补充剂,能有效改善菌群失调,常用于调节糖尿病、高脂血症等代谢性疾病中微生态失衡。实验研究发现,肠梗阻模型小鼠在服用益生菌后,可增强肠屏障功能,减少菌群移位,调节免疫系统,促进肠道功能恢复。日本大规模的临床调查显示,大部分儿科医生使用益生菌联合中药以及促胃肠动力药治疗儿童慢性假性肠梗阻,研究者分析,益生菌主要用于抑制肠道内细菌的过度生长,中药则能同时改善胃肠道的运动功能和调节肠道菌群。

四、总结与展望

肠道菌群在肠梗阻中扮演着重要的角色,在今后的研究中,要深入探讨肠梗阻时肠道菌群各门类数量或比例的变化,甚至是各菌种的具体变化,以明确肠梗阻区别于其他疾病的微生态特征,并观察疾病发生、发展和治愈过程中肠黏膜屏障和肠道菌群的动态变化,从而深化对疾病的认识,为临床诊断与治疗提供坚实的理论基础。另一方面,肠道菌群可能是中药治疗肠梗阻的潜在作用靶点,需进一步研究中药和肠道菌群之间的相互作用和影响,完善其具体作用机制,从而更好地将中药应用于肠梗阻的治疗当中。

第三节　中药对肠梗阻模型大鼠肠道微生态影响

一、复方大承气汤对肠梗阻恢复过程中肠道菌群的影响

小肠梗阻发生后出现明显的微生态失衡,肠道菌群结构和数量发生明显的变化,并且某些致

病菌与肠黏膜屏障的损伤密切相关,进而导致疾病进展后的一系列严重的病理生理变化。在梗阻解除后,菌群失调和肠黏膜屏障的损伤仍持续存在。因此,笔者结合前期的实验研究,说明肠梗阻解除后肠道菌群的变化以及中药复方大承气汤对

其干预的研究极为重要,并可为临床复方大承气汤的应用提供理论依据。

(一) 实验方法

采用可复性肠梗阻 Wistar 大鼠模型,并分为假手术组(Sham 组,n=8)和肠梗阻组(n=24),肠梗阻组又分为模型组(S2 组)、自然恢复组(R3 组)和中药干预组(T3 组),每组 8 只。在梗阻解除后,中药干预组给予复方大承气汤煎汤灌胃,每天 1 次,连续 3 天,对照组给予等量的无菌生理盐水,每天 1 次,连续 3 天。

无菌操作下取腹主动脉血 10ml,行 sIgA 检测;并取梗阻近端 3cm 处肠内容物 500mg 行肠内容物总 DNA 的提取,测定肠道内容物菌群的构成及数量的变化;取梗阻部位近端回肠约 3cm,用无菌预冷的生理盐水反复冲洗,置于 10% 中性福尔马林缓冲液中固定组织,用 HE 染色行病理检查。以 Chiu 肠黏膜损伤评分评估各组肠黏膜组织学损伤的程度;取距梗阻部位 3cm 处的近端回肠约 1cm,无菌生理盐水冲洗,行 Claudin-1 mRNA 荧光定量检测。

(二) 结果

1. 病理形态学观察

(1) 假手术组:肠黏膜上皮排列整齐有序,绒毛结构清晰,组织结构正常。

(2) 模型组:黏膜损害明显,绒毛萎缩变短、部分水肿变宽,绒毛间距变宽,间质中等量炎细胞浸润,黏膜下层与肠壁肌层分离,黏膜下纤维组织增生,伴血管扩张、充血。

(3) 自然恢复组:肠黏膜绒毛较梗阻解除前有明显改善,上皮轻度增生;绒毛仍粗细不等,间质轻度充血、水肿,并可见炎细胞浸润,伴轻度浆膜炎及系膜炎。

(4) 中药干预组:肠黏膜绒毛有明显改善,排列较为整齐,未见粘连融合,长短稍显不齐,粗细基本相等;绒毛间质充血、水肿及炎细胞浸润现象明显改善,伴轻度浆膜炎及系膜炎。

病理结果及各组 Chiu 肠黏膜损伤评分见图 42-3-1。

2. 肠道菌群的构成比较

(1) OTU 聚类分析:每组肠道内容物样本进行 16S rDNA 扩增子测序,对序列进行聚类后得到各组 OTU 数量。S2 组 OTU 数目明显高于假手术组,提示肠梗阻模型制作成功。梗阻解除后,R3 组 OTU 数目显著高于模型组($P<0.05$)和中药干预组($P<0.01$)。

(2) Alpha 多样性分析:Sham 组的样本曲线趋于平缓,表明样本所含 OTU 数量稳定;S2、T3 和 R3 组随着 reads 数的增加,OTU 的数量仍在缓慢

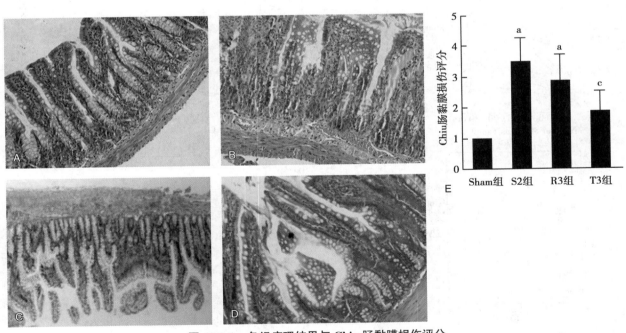

图 42-3-1　各组病理结果与 Chiu 肠黏膜损伤评分

数据以均值 ± 标准差表示。Sham 组与 S2 组比较,$P<0.05$;R3 组与 S2 组比较,$P<0.01$;T3 组与 S2 组比较,$P<0.05$。

增加,提示肠梗阻疾病进展及恢复过程中的菌落丰度可能比实测值更高。各组样本中优势菌所占比例较高,Sham、S2、R3 和 T3 组均有其特定的优势菌群。(图 42-3-2)

(3)Beta 多样性分析:说明 T3 组的菌群主成分更接近于 Sham 组。(图 42-3-3)

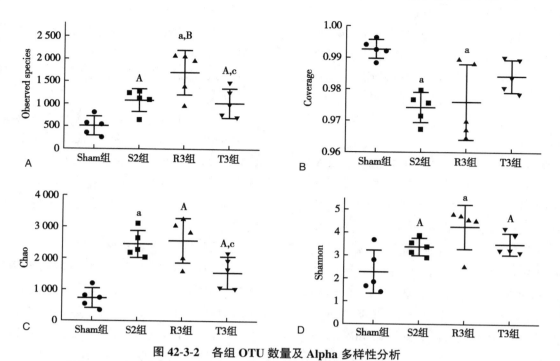

图 42-3-2　各组 OTU 数量及 Alpha 多样性分析
R3 组与 Sham 组比较,$P<0.05$；R3 组与 S2 组比较,$P<0.05$；R3 组与 T3 组比较,$P<0.05$。
梗阻解除后,R3 组 OTU 数目显著高于 S2 组和 T3 组。

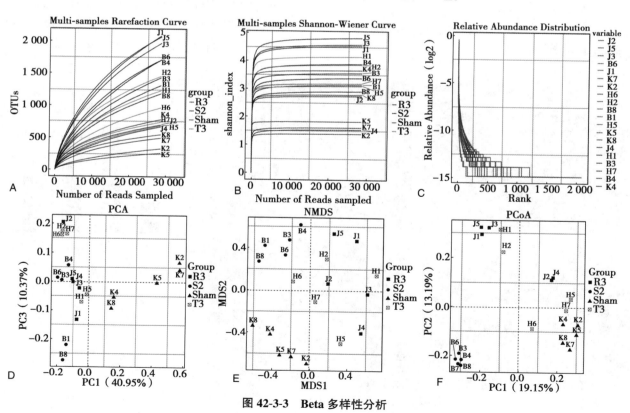

图 42-3-3　Beta 多样性分析

PCA 分析（D）：从第一主成分 PC1（40.95%）上看，Sham 组分布在右侧象限，S2 组分布在左侧象限，R3 和 T3 组介于上述两者之间，且 T3 组的样本更靠近 Sham 组，说明 T3 的菌群主成分更接近于 Sham。

NMDS 分析（E）：Sham 组分布于左下象限，S2 组分布在左上象限，R3 和 T3 组主要分布于右侧象限，表明梗阻解除后，肠道菌群构成从进化角度以及数量上与梗阻时有明显差异，且不同于 Sham 组。

PCoA 分析（F）：该图是基于 unweighted unifrac 算法的主坐标分析图，Sham 与 S2 两组样本相距较远且各自相对集中，R3 组的样本与 Sham 组、S2 组样本的距离均较远，而 T3 组则更靠近 Sham 组。

（4）群落结构分析：门及属水平的柱状聚集图及热图见图 42-3-4、图 42-3-5。

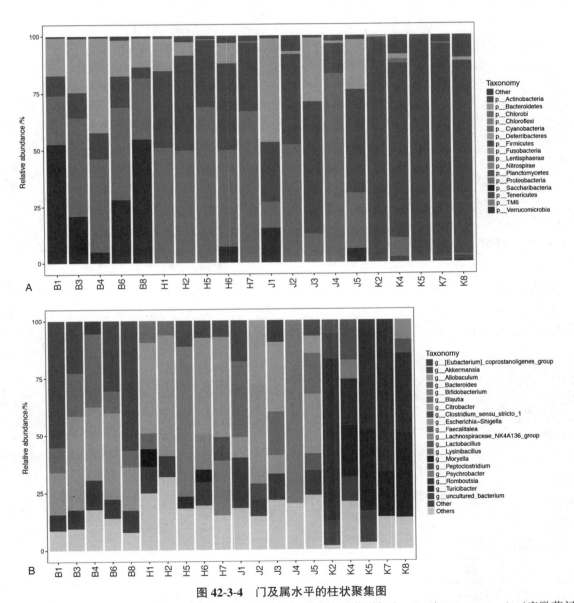

图 42-3-4　门及属水平的柱状聚集图

门水平：与模型组比较，R3 组和 T3 组 *Firmicutes*（厚壁菌门）相对丰度显著增加（*P*<0.01），*Verrucomicrobia*（疣微菌门）丰度显著减少（*P*<0.01）。与 R3 组比较，T3 组 *Bacteroidetes*（拟杆菌门）丰度显著降低（*P*<0.05）

扫码观看彩图

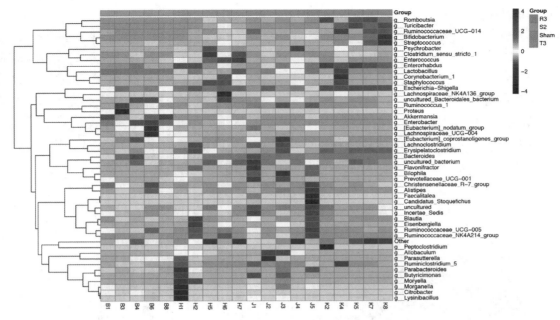

图 42-3-5　属水平的柱状聚集图

属水平：与模型组比较，R3 组和中药干预组 *Akkermansia*（阿克曼菌属）相对丰度均显著降低（*P*<0.01），而 T3 组中 *Bacteroides*（拟杆菌属）丰度显著降低（*P*<0.05），*Psychrobacter*（嗜冷杆菌属）显著增加（*P*<0.05）。

3. 肠道菌群的数量比较　细菌总量及各菌属的定量分析见表 42-3-1。与假手术组相比，梗阻模型组中的总菌、*Akkermansia*、*Escherichia coli*、*Bacteroides* 绝对数量显著增加（*P*<0.01），*Romboutsia*、*Turicibacter*、*Lactobacillus* 数量则显著减少，与前期实验结果相同。肠梗阻解除后，R3 组和 T3 组的总菌数量均减少，自然恢复第 3 天时，肠道内总菌数量仍明显高于假手术组（*P*<0.01），而 T3 组已降至正常水平。*Romboutsia*、*Turicibacter* 数量在梗阻解除后均有增加，但 T3 组增加更明显，在 R3 组和 T3 组中差异显著（*P*<0.01）。*Lactobacillus* 数量变化不明显。*Akkermansia*、*Escherichia coli*、*Bacteroides* 数量在梗阻解除后均减少，进行中药干预后数值下降更快，其中 *Bacteroides* 在 R3 组和 T2 组中差异显著（*P*<0.05），说明复方大承气汤能更有效地减少 *Bacteroides* 数量。

表 42-3-1　总菌及各菌属的拷贝数对数值

细菌分类	拷贝数对数值 /mg			
	Sham 组	**S2 组**	**R3 组**	**T3 组**
Total bacteria	7.51 ± 0.32	8.45 ± 0.17	8.25 ± 0.75	7.45 ± 0.49
Romboutsia	6.74 ± 0.12	4.72 ± 0.29	5.55 ± 0.28	6.04 ± 0.24
Turicibacter	6.66 ± 0.18	5.04 ± 0.15	5.58 ± 0.04	6.16 ± 0.53
Lactobacillus	6.44 ± 0.25	5.81 ± 0.40	6.05 ± 0.23	6.27 ± 0.57
Akkermansia	5.51 ± 0.59	7.47 ± 0.17	6.79 ± 0.55	6.30 ± 0.92
Escherichia coli	6.30 ± 0.40	7.82 ± 0.19	7.39 ± 0.25	7.17 ± 0.45
Bacteroides	5.01 ± 0.40	7.57 ± 0.22	7.23 ± 0.05	7.00 ± 0.37

注：R3 组与 Sham 组比较，*P*<0.05；R3 组与 S2 组比较，*P*<0.05；R3 组与 T3 组比较，*P*<0.05。肠梗阻解除后，R3 组和 T2 组的总菌数量均减少；自然恢复第 3 天时，肠道内总菌数量仍明显高于 Sham 组，而 T2 组已降至正常水平。中药干预组中 *Romboutsia*、*Turicibacter* 数量在梗阻解除后增加更明显，*Akkermansia*、*Escherichia coli*、*Bacteroides* 数量在梗阻解除减少更明显，说明复方大承气汤能更有效地减少 *Bacteroides* 数量。

4. Claudin-1 及 sIgA 含量的变化 肠梗阻发生后,肠上皮紧密连接蛋白 Claudin-1 mRNA 表达及血清 sIgA 含量明显降低。梗阻解除后第 3 天 Claudin-1 的表达略有增加,但差异不显著,sIgA 的含量在自然恢复组无明显变化,而在中药干预组则出现明显增加($P<0.05$),提示复方大承气汤有助于肠黏膜免疫功能的恢复。(图 42-3-6)

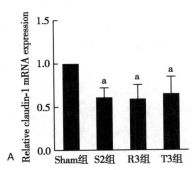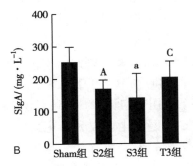

图 42-3-6　Claudin-1 mRNA 相对表达量及 sIgA 含量

R3 组与 Sham 组比较,$P<0.05$;R3 组与 S2 组比较,$P<0.05$;R3 组与 T3 组比较,$P<0.05$。梗阻解除后,Claudin-1 与 sIgA 在中药干预组都出现明显增加,提示复方大承气汤有助于肠黏膜免疫功能的恢复。

(三) 中医对肠梗阻的诠释与药物作用

1. 肠梗阻的中医学基础 肠梗阻在中医学中属于"关格""肠结"等疾病范畴,《内经》及《金匮要略》中均有类似肠梗阻的记载。其病因可概括为气、血、寒、热、湿、食、虫等。或因寒凝气滞而肠道固结;或因燥热内结而腑实不通;或因饮食积滞而气机不通;或因气滞血瘀而脉络阻塞;或因蛔虫聚阻而气机逆乱等。肠梗阻的主要病机为肠腑阻结,肠为六腑之一,六腑主传化,其功能泻而不藏,以通降下行为顺,滞塞上逆则为病。肠梗阻时肠腑气机痞塞,气阻于中,肠道不通,以痛、呕、胀、闭为主症。

吴咸中院士等将肠梗阻的病理发展分为 3 期:痞结期、瘀结期和疽结期,与现代医学的单纯性、绞窄性和坏疽性肠梗阻大致相对应。通里攻下法是治疗肠梗阻的基本方法,根据患者寒热证候的不同,分别采用温下法和寒下法,对虚中夹实的证候,则宜采用攻补兼施的方法。一般来说,痞结期和部分瘀结期肠梗阻的中药治疗效果较好;在解除梗阻后,根据不同证型应用中药治疗可加速患者康复。

2. 肠梗阻与微生态 正常的肠道微生态与机体稳态的维持密切相关,在各种原因导致肠梗阻时,微生态失调会使原有的平衡体系被打破,导致疾病的发生发展。机体稳态发生紊乱或外界环境各种致病因素均可导致微生态紊乱,进而出现菌群失调。阴阳平衡学说认为,阴与阳、物质与功能处于相互对立制约、相互依存转化的动态平衡之中,不管是从物质的构成还是物质与能量的平衡上来说,肠道菌群的结构、数量或是细菌代谢功能的变化,均会打破微生态的平衡,影响肠黏膜屏障功能的正常发挥。藏象是指藏居于体内的脏腑表现于外的生理、病理现象,人体皮肤、口腔、胃肠道及其他器官均有其特定的微生态群落特征,机体内外环境遭到破坏时,这些组织器官将出现相应病理变化及外现的临床症状。

大量研究表明,中医药有助于调节或治疗肠道微生态失调,肠道菌群可能是中药治疗疾病发挥作用的潜在靶点。不同的中医证候表现出不同的肠道菌群特征,从而对应不同的中药治疗方法,如脾胃虚弱型选用补气健脾类方剂、湿热壅盛型选用清热解毒类方剂、食滞脾胃型当选理气消食剂等。中药与肠道菌群相互作用可能的机制主要包括:中药改变肠道微环境;中药可以直接或间接调节肠道菌群的构成以及数量;中药可以有效调节肠道菌群的代谢,如改变酶的活性或影响代谢通路;肠道菌群可代谢中药成分,转化中药分子以促进中药有效物质的吸收等。

3. 承气类方剂对肠运动和肠道菌群的影响 本实验所用的复方大承气汤出自《中西医结

扫码观看彩图

合急腹症方药诠释》，由大黄、芒硝、厚朴、枳实、炒莱菔子、桃仁、赤芍7味中药组成。本方为天津医科大学附属南开医院的经验方，有泻热通下、行气祛瘀之功效。

实验结果显示，应用复方大承气汤治疗后，大鼠肠道菌群无论是总菌定量还是细菌的OTU数目均有明显的下降。这提示中药治疗不仅能有效降低肠道内细菌的数量，还能减少细菌的种类，即从数量和结构两方面同时调节微生态失衡，这与复方大承气汤的泻下作用密切相关。大黄是传统泻下类中药的代表，其主要化学成分为蒽醌类、二苯乙烯苷类、色酮类等，其药理作用包括泻下、抗菌、抗炎以及免疫调节等。大黄的泻下成分为蒽醌类衍生物，其中以番泻苷A的作用最强。有研究认为，大黄对结肠水通道蛋白的调节可能是其泻下效应的药理学新解释。芒硝主含含水硫酸钠，具有泻下、抗炎、利尿等作用。芒硝内服后，其硫酸根离子不易被肠黏膜所吸收，在肠腔中形成高渗状态，吸附肠壁内的水分，起到容积性泻泄的作用。另外，方中的枳实、厚朴可促进胃肠道蠕动，研究表明，枳实水提物可通过增加5-羟色胺受体和神经丝蛋白H的表达来增强结肠蠕动。

其次，复方大承气汤的干预可有效增加厚壁菌门中 Romboutsia、Turicibacter 等与健康密切相关的菌属数量，降低 Akkermansia、Escherichia-Shigella、Bacteroides 等致病菌的数量，其中对 Bacteroides 的降低效果尤为明显。这充分说明了复方大承气汤抑制细菌尤其是革兰氏阴性菌的作用，该方不仅能抑制有害菌的生长繁殖，还能促进肠道内的病原菌及内毒素排出体外。研究表明，大黄不仅能够抑制大肠杆菌、金黄色葡萄球菌以及铜绿假单胞菌等细菌的生长，还可以抑制肠道对内毒素的吸收，降低血浆中内毒素的水平。厚朴主含厚朴酚、和厚朴酚，药理具有抗菌作用，其水煎剂在体外对大肠杆菌、变形菌、铜绿假单胞菌、金黄色葡萄球菌、α溶血性链球菌均有抑制作用。而莱菔子中的莱菔素也具有抗菌作用，实验研究表明，莱菔素对葡萄球菌和大肠杆菌均有显著抑制作用。

复方大承气汤对机体有免疫调节作用，中药干预3天后，大鼠血清中sIgA含量已与正常值无明显差异。提示复方大承气汤可促进sIgA的合成和分泌，提高肠黏膜屏障免疫功能，加快疾病的恢复进程。桃仁内含苦杏仁苷，可增加组织器官血流量、改善微循环，有抗炎、抗癌以及免疫调节等作用。许多研究证实，桃仁蛋白能通过促进 IL-2 及 IL-4 的分泌、纠正 $CD4^+/CD8^+$ 比值失衡等途径，促使机体免疫功能恢复正常。而赤芍的化学成分含有芍药苷、羟基芍药苷等，可促进腹腔脏器的血液循环，促进组织修复作用等。

总之，复方大承气汤在机体内作为一个综合体而发挥作用，各种中药经过合理配伍之后，药效与单味药相比将大幅增加，肠道菌群很可能是复方大承气汤促进梗阻解除后肠黏膜屏障的修复以及全身免疫功能恢复的潜在作用靶点，为临床肠梗阻患者术后早期应用复方大承气汤以促进快速康复提供理论依据。

二、活血清下法对小肠缺血再灌注大鼠肠屏障保护

文献报道，大鼠肠道缺血再灌注后可引起肠上皮细胞大量凋亡，肠屏障破坏。中医活血清下法对于肠屏障功能具有一定的保护作用。本节通过观察活血清下法对于小肠缺血再灌注大鼠小肠细胞凋亡的影响，探讨其对于肠屏障保护的机制。

（一）实验方法

1. **动物及分组**　选用健康 Wistar 大鼠 180 只，以肠系膜上动脉夹闭法制造小肠缺血 45min 再灌注模型。随机分为 6 组，即正常对照组（NOR）、模型对照组（CON）、抗生素组（ANT）、加味小承气汤组（JWXCQ）、复方丹参方组（FDS）、活血清下汤组（HXQX）。每组 30 只动物，按照再灌注时间分为 3 个时间点，即 6 小时、24 小时、72 小时。每组每个时间点动物为 10 只，各治疗组造模前 30 分钟灌胃给药，术后灌胃给药 2 次 /d。按照人的等效剂量经口给药。每组 30 只分别于术后 6 小时、24 小时、72 小时采腹主动脉血 5ml，取材末端回肠 3cm，行 HE 染色。

2. **中药方剂及组成**　清解通下方选用加味小承气汤，由大黄、厚朴、枳实、白头翁和败酱草组成，活血化瘀方由丹参、三七、冰片组成，活血清下汤由上述两方组成。

（二）结果

回肠黏膜上皮细胞凋亡指数（AI）在造模后6小时，各组AI均较正常对照组显著增高，HXQX组AI与CON组、ANT组、JWXCQ组和FDS组比较明显减少；72小时，HXQX组AI与正常对照组相比无显著性差异。（图42-3-7～图42-3-10）

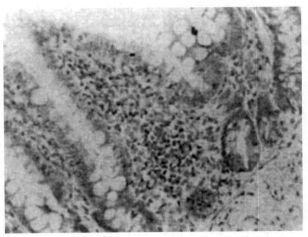

图42-3-7　凋亡细胞在正常肠壁组织中的表达和分布（TUNEL标记，400X）

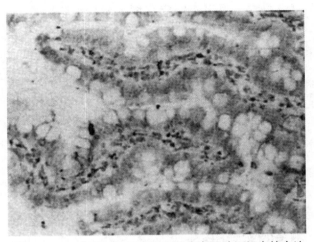

图42-3-8　6小时，CON组凋亡细胞在肠壁组织中的表达和分布（TUNEL标记，400X）

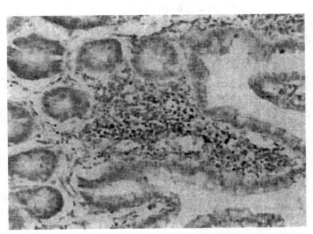

图42-3-9　6小时，HXQX组凋亡细胞在肠壁组织中的表达和分布，明显优于对照组（TUNEL标记，400X）

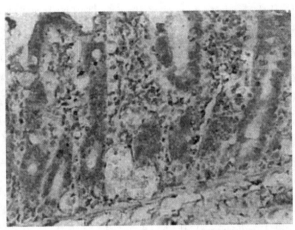

图42-3-10　72小时，HXQX组凋亡细胞在肠壁组织中的表达和分布与正常肠壁组织相近（TUNEL标记，400X）

（三）中药活血清下方对大鼠肠缺血再灌注损伤的作用

小肠对缺血再灌注十分敏感。在缺血再灌注条件下，细胞凋亡是机体细胞生理性死亡现象，失调的凋亡参与了许多疾病的发病过程。因此，用细胞凋亡来研究肠屏障损伤及肠源性感染的发生机制具有重要的意义。

本研究发现，与对照组相比，模型组上皮细胞、固有层、淋巴滤泡凋亡指数均明显升高，说明缺血再灌注可以加剧凋亡的发生，使得小肠机械屏障和免疫屏障遭受破坏。小肠黏膜细胞凋亡出现在缺血再灌注后早期，说明凋亡过程可能与缺血、缺氧有关。造模后6小时既是凋亡发生的最高峰，也是肠道内毒素移位的最高峰，二者均随时间推移逐渐下降，呈现显著正相关，提示在小肠缺血再灌注后早期，肠黏膜细胞的过度凋亡可能是导致肠屏障功能障碍及肠源性内毒素血症的原因之一。

加味小承气汤具有通里攻下与清热解毒作用，对于MODS的肠屏障功能具有一定的保护作用。在各类急、慢性腹部外科疾病中，血瘀证是最常见的临床见证。在不同疾病的发展阶段可以表现为原发和主要的病因病机，也可作为兼证继发于其他病因病机之后，故活血化瘀治则具有广泛的应用范围。微循环障碍是MODS的重要病理生理机制,这些都为应用活血化瘀法提供了理论上的依据。本研究表明,应用抗生素对于肠黏膜细胞凋亡无明显改善,单纯应用加味小承气汤和复方丹参方可以在一定程度上减少细胞凋亡,而两方联用可以更加有效地降低缺血再灌注后上皮细胞、固有层细胞及淋巴滤泡的凋亡指数,降低血浆内毒素水平,从造模后 6 小时即出现显著性差异,提示二者有协同或增效作用,联合应用可以增强治疗效果。在缺血再灌注早期,活血清下法可以通过减少肠黏膜上皮细胞和淋巴细胞的凋亡,保护肠道机械屏障和免疫屏障,预防肠源性内毒素血症的发生。

三、四君子汤对肠梗阻解除后肠功能不全的实验研究

肠梗阻后导致肠屏障功能破坏、肠道菌群移位及内毒素血症,是内源性感染难以控制的原因之一,而肠梗阻解除后,肠屏障功能仍需要一段时间的恢复。本研究以可复性机械性完全性肠梗阻动物模型为研究对象,在肠梗阻解除后应用四君子汤,观察其对肠屏障功能变化、营养状况及免疫功能的影响,以及对肠屏障功能的保护作用,对用药后模型动物营养状况的改善、免疫功能的调节进行进一步探讨。为临床在肠梗阻解除后四君子汤的应用提供实验依据。

(一)试验方法

1. 动物及分组:健康大耳白兔随机分组,分为正常对照组(Cont.)、梗阻 2 天组(M)、自然恢复 2 天组(R1)、中药治疗 2 天组(S1)、自然恢复 4 天组(R2)、中药治疗 4 天组(S2),每组 6 只。

2. 中药方剂:四君子汤由茯苓、人参、白术、甘草组成,制作 100% 浓度煎剂。以水囊阻塞法制作模型。梗阻后 48 小时,自尿管水囊抽净 5ml 生理盐水,解除小肠机械性梗阻。解除梗阻后灌胃给药 2 次 /d,每次 5ml/kg(即 5g/kg 生药)。正常对照组和自然恢复各组给予等量生理盐水。分别在梗阻解除后 2 天、4 天,自门静脉取血待检。取距梗阻部位约 5cm 近端回肠约 5cm,常规 HE 染色。

3. 采用 Chiu 肠黏膜损伤评分,观察小肠上皮层黏膜完整性(绒毛高度、直径、黏膜厚度、隐窝深度及绒毛表面积);观察肠壁黏膜上皮结构,采

用多媒体彩色全自动图像分析系统进行分析。每张切片用半自动图像分析仪随机检测 10 个黏膜厚度、绒毛高度及绒毛表面积测量(绒毛表面积 = $2\pi rh$,r 为绒毛半径,h 为绒毛高度),取平均值。

4. 常规检测总蛋白(TP)、白蛋白(ALB)、前白蛋白(PALB)、转铁蛋白(TRF)、胰岛素样生长因子 -1(IGF-1)。

5. 检测血浆内毒素、白介素 -2(IL-2)、肿瘤坏死因子 -α(TNF-α)。

6. 检测免疫球蛋白 IgG、IgM、IgA,T 淋巴细胞亚群($CD3^+$、$CD4^+$、$CD8^+$、$CD4^+/CD8^+$)及补体 C3、C4。

(二)结果

1. **血浆内毒素水平** 梗阻后血浆内毒素水平均有上升,解除梗阻后内毒素水平下降,中药治疗组明显低于自然恢复组($P<0.05$)。见表 42-3-2。

表 42-3-2 家兔内毒素水平($\bar{x}\pm s$)

分组	例数	内毒素含量/(EU·ml⁻¹)
Cont.	6	60.14 ± 1.51
M	6	99.93 ± 3.05^a
R1	6	89.54 ± 3.35^{ab}
S1	6	80.93 ± 2.65^{abc}
R2	6	76.27 ± 2.89^{ab}
S2	6	64.86 ± 3.17^{abc}

注:与 Cont. 组比较,^{a} $P<0.05$;与 M 组比较,^{b} $P<0.05$;与自然恢复组比较,^{c} $P<0.05$。

2. **Chiu 肠黏膜损伤评分结果** 与正常对照组比较,除中药治疗 4 天组外,其他各组评分均明显高于正常对照组($P<0.05$)。与梗阻 2 天后比较,自然恢复 4 天组、中药治疗 4 天组均明显低于梗阻 2 天组($P<0.05$)。与自然恢复组比较,中药治疗 4 天组明显低于自然恢复 4 天组($P<0.05$)。见图 42-3-11。

3. **病理形态学所见** 自然恢复组 2 天及 4 天病理改变明显重于同期中药治疗组。肠黏膜上皮绒毛排列、绒毛长度、间距大小、炎细胞浸润程度恢复等均慢于中药组,见图 42-3-12。

4. **小肠上皮层黏膜完整性变化** 与正常对照组比较,梗阻 2 天组、自然恢复 2 天组肠黏膜厚度、绒毛高度、绒毛表面积均明显低于正常对照

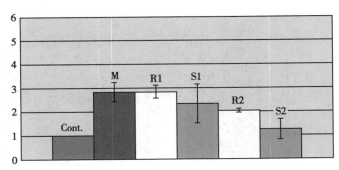

图 42-3-11　各组家兔 Chiu 肠黏膜损伤评分变化

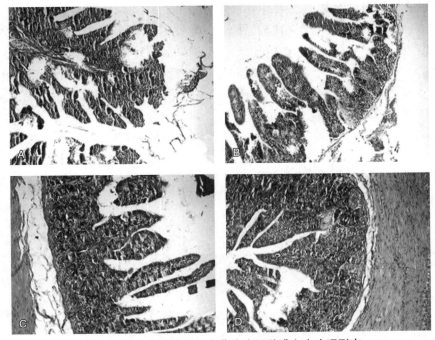

图 42-3-12　自然恢复与中药治疗肠黏膜上皮病理形态

A. 自然恢复组 2 天肠黏膜上皮绒毛排列高矮不一,绒毛变短、间距增宽,少、中量炎细胞浸润,上皮层和固有层中度分离;
B. 中药治疗组 2 天肠黏膜上皮绒毛排列尚整齐、间距轻度增宽,部分上皮层顶端固有层轻度分离;C. 自然恢复组 4 天肠黏膜上皮绒毛排列高矮不一,绒毛间距增宽,部分绒毛融合呈片状,固有层充血、水肿,少、中量炎细胞浸润,上皮层和固有层中度分离;D. 中药治疗组 4 天肠黏膜上皮绒毛排列尚整齐、无萎缩变短、无融合,部分间距轻度增宽。

组($P<0.05$),其他各组绒毛表面积均明显低于正常对照组($P<0.05$)。与梗阻 2 天后比较,中药治疗 4 天组肠黏膜厚度、绒毛高度、绒毛表面积均明显高于梗阻 2 天组($P<0.05$)。与自然恢复组比较,中药治疗组绒毛表面积明显高于自然恢复组($P<0.05$)。见表 42-3-3、图 42-3-13。

表 42-3-3　肠黏膜厚度、肠绒毛高度、隐窝深度、绒毛表面积测定($\bar{x} \pm s$)

分组	例数	肠黏膜厚度 /μm	肠绒毛高度 /μm	隐窝深度 /μm	绒毛表面积 /mm²
Cont.	6	316.38 ± 47.78	222.27 ± 34.99	84.76 ± 18.20	0.053 8 ± 0.009 1
M	6	252.03 ± 16.85 [a]	143.96 ± 20.55 [a]	73.43 ± 15.90	0.027 3 ± 0.005 4 [a]
R1	6	268.38 ± 12.62 [a]	134.87 ± 32.85 [a]	74.19 ± 17.97	0.021 3 ± 0.005 2 [a]
S1	6	285.32 ± 55.36	173.53 ± 41.63	102.59 ± 33.63	0.029 9 ± 0.007 7 [ac]
R2	6	275.12 ± 51.11	168.86 ± 5.85 [ab]	72.00 ± 8.16	0.027 3 ± 0.002 5 [a]
S2	6	289.84 ± 31.87 [b]	187.39 ± 27.72 [b]	83.04 ± 11.06	0.039 7 ± 0.009 1 [abc]

注:与 Cont. 组比较,[a] $P<0.05$;与 M 组比较,[b] $P<0.05$;与自然恢复组比较,[c] $P<0.05$。

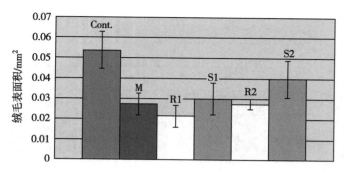

图 42-3-13　各组家兔绒毛表面积变化

5. 炎性细胞因子和免疫球蛋白

(1) 白介素 -2 的变化：与正常对照组比较，梗阻 2 天组、自然恢复 2 天组明显低于正常对照组（$P<0.05$），中药治疗 4 天组明显高于正常对照组（$P<0.05$）；与梗阻 2 天组比较，自然恢复各组、中药治疗各组均明显高于梗阻 2 天组（$P<0.05$）；与自然恢复组比较，中药治疗组明显高于自然恢复组（$P<0.05$）。

(2) 肿瘤坏死因子 -α 的变化：与正常对照组比较，梗阻 2 天组明显高于正常对照组（$P<0.05$），中药治疗 4 天组明显低于正常对照组（$P<0.05$）；与梗阻 2 天组比较，自然恢复 4 天组、中药治疗各组明显低于梗阻 2 天组（$P<0.05$）；与自然恢复组比较，中药治疗组明显低于自然恢复组（$P<0.05$）。

(3) 免疫球蛋白及补体 C3、C4 的变化：与正常对照组比较，梗阻 2 天组、中药治疗各组均明显高于正常对照组（$P<0.05$）；与梗阻 2 天组比较，自然恢复 4 天组明显低于梗阻 2 天组（$P<0.05$）；与自然恢复组比较，中药治疗 4 天组明显高于自然恢复 4 天组（$P<0.05$）。见表 42-3-4、图 42-3-14。

表 42-3-4　免疫球蛋白 IgG、IgM、IgA 及补体 C3、C4 变化　　　　　　　　　　　　单位：g/L

分组	例数	IgG	IgM	IgA	补体 C3	补体 C4
Cont.	6	1.088 ± 0.205	0.385 ± 0.084	0.030 ± 0.004	0.141 ± 0.039	0.075 ± 0.016
M	6	1.621 ± 0.318 [a]	0.822 ± 0.098 [a]	0.089 ± 0.009 [a]	0.497 ± 0.036 [a]	0.125 ± 0.020 [a]
R1	6	1.344 ± 0.219	0.464 ± 0.086 [b]	0.053 ± 0.006 [ab]	0.290 ± 0.041 [ab]	0.056 ± 0.009 [ab]
S1	6	1.635 ± 0.276 [a]	0.634 ± 0.079 [ac]	0.087 ± 0.005 [ac]	0.468 ± 0.037 [ac]	0.126 ± 0.021 [ac]
R2	6	1.168 ± 0.189 [b]	0.431 ± 0.087 [b]	0.043 ± 0.006 [ab]	0.291 ± 0.028 [ab]	0.071 ± 0.017 [b]
S2	6	1.934 ± 0.322 [ac]	0.664 ± 0.083 [ac]	0.090 ± 0.007 [ac]	0.501 ± 0.044 [ac]	0.128 ± 0.026 [ac]

注：与 Cont. 组比较，[a] $P<0.05$；与 M 组比较，[b] $P<0.05$；与自然恢复组比较，[c] $P<0.05$。

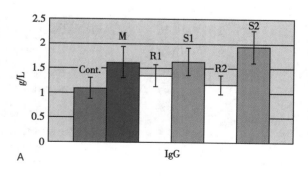

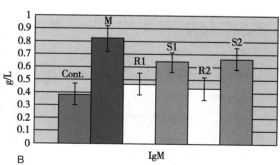

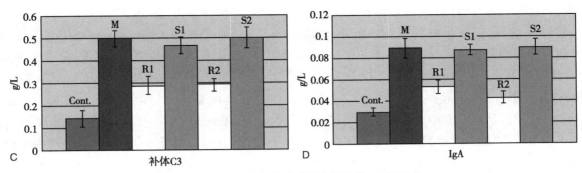

图 42-3-14　各组家兔免疫球蛋白及补体 C3 的变化

A. 梗阻 2 天组、中药治疗各组 IgG 水平均明显高于正常对照组（$P<0.05$），自然恢复各组明显低于梗阻 2 天组（$P<0.05$），与自然恢复组比较，中药治疗组明显高于自然恢复组（$P<0.05$）；B. 各组 IgA 水平均明显高于正常对照组（$P<0.05$），自然恢复各组明显低于梗阻 2 天组（$P<0.05$），中药治疗组明显高于自然恢复组（$P<0.05$）；C. 各组 IgM 水平均明显高于正常对照组（$P<0.05$），自然恢复各组明显低于梗阻 2 天组（$P<0.05$），中药治疗组明显高于自然恢复组（$P<0.05$）；D. 除自然恢复 4 天组外，其他各组补体 C3 均明显高于正常对照组（$P<0.05$），自然恢复组明显低于梗阻 2 天组（$P<0.05$），中药治疗组明显高于自然恢复组（$P<0.05$）。

（4）T 淋巴细胞亚群（$CD4^+$、$CD8^+$、$CD4^+/CD8^+$）的变化：梗阻 2 天组 $CD4^+$T 细胞百分比以及 $CD4^+/CD8^+$ 比值均较正常对照组明显升高，而 $CD8^+$T 细胞百分比明显下降，有显著性统计学差异（$P<0.05$）。解除梗阻后，自然恢复组 $CD4^+$T 细胞百分比以及 $CD4^+/CD8^+$ 比值不断下降，明显低于梗阻 2 天组（$P<0.05$）；至自然恢复 4 天时，$CD4^+$T 细胞百分比以及 $CD4^+/CD8^+$ 比值明显低于正常对照组（$P<0.05$），而 $CD8^+$T 细胞百分比先明显上升而后下降。中药治疗组 $CD4^+$T 细胞百分比以及 $CD4^+/CD8^+$ 比值明显高于自然恢复组（$P<0.05$），而 $CD8^+$T 细胞百分比明显低于自然恢复组（$P<0.05$）。见表 42-3-5。

表 42-3-5　T 淋巴细胞亚群比例（$CD4^+$、$CD8^+$、$CD4^+/CD8^+$）变化

分组	例数	$CD4^+$/%	$CD8^+$/%	$CD4^+/CD8^+$
Cont.	6	32.93 ± 2.78	24.78 ± 2.89	1.34 ± 0.17
M	6	38.54 ± 2.68 [a]	21.49 ± 0.73 [a]	1.80 ± 0.12 [a]
R1	6	30.28 ± 2.55 [b]	26.48 ± 1.86 [b]	1.15 ± 0.14 [b]
S1	6	41.52 ± 4.01 [ac]	22.68 ± 2.02 [c]	1.89 ± 0.29 [ac]
R2	6	26.06 ± 2.42 [ab]	23.66 ± 2.33	1.11 ± 0.15 [ab]
S2	6	36.07 ± 3.23 [c]	19.62 ± 1.81 [ac]	1.85 ± 0.24 [ac]

注：与 Cont. 组比较，[a] $P<0.05$；与 M 组比较，[b] $P<0.05$；与自然恢复组比较，[c] $P<0.05$。

扫码观看彩图

（三）四君子汤对保护肠屏障功能的作用

正常肠屏障是防止肠道内大量细菌及其代谢产物移位的关键。维持高度抵御性能的肠黏膜屏障必须具有连续完整和健康的肠黏膜上皮构成解剖结构和生理功能。肠为六腑之一，中医认为六腑受盛和传化水谷，其功能泻而不藏，以通降下行为顺，滞塞上逆为病。故提出"六腑以通为用""腑病以通为补"的观点。

在我们临床观察治疗肠梗阻过程中发现，肠梗阻患者解除梗阻后，往往同时有虚证的表现。四君子汤是健脾益气的基本方剂，脾气虚证是以消化系统为中心的多系统、多器官功能障碍症候群。早期相关研究提示，四君子汤煎剂具有修复严重烧伤后肠黏膜损伤的功效，同时，四君子汤加味能明显降低胃肠道手术后患者血清 D- 乳酸水平，改善肠上皮细胞的功能，维持肠屏障的形态学完整性和肠黏膜正常通透性。

肠梗阻解除后，四君子汤可显著降低血浆内毒素水平。促进肠梗阻解除后肠黏膜上皮修复，Chiu 肠黏膜损伤评分明显优于自然恢复组。

胃肠道一个主要的功能就是消化吸收功能，它影响着机体的营养状况。梗阻解除后营养学指标，如 ALB、PALB、TRF、IGF-1 均明显升高（$P<0.05$），恢复正常水平。肠梗阻解除后，肠道还存在对食物不耐受性问题，使食物摄入量也受到一定的影响，这可能与胃肠动力与肠黏膜结构、功

能的损伤程度有关。肠梗阻的病机主要是肠腑阻结，虽然梗阻解除，但是小肠的运化功能仍未恢复，表现为脾胃虚弱，运化无权，水谷不化精微，导致全身性气血不足。所以肠梗阻解除后治疗脾胃虚弱对于此类患者的恢复也是十分重要的。

四君子汤补气健脾，方中人参补脾益气，为君药；脾虚易生湿，故配白术健脾燥湿，为臣药；茯苓健脾渗湿，为佐药；白术、茯苓合用以助运化；甘草甘温补中为使药。四君子汤具有双向调节胃肠道的运动，调节胃肠道激素及各种消化酶，保护胃肠道黏膜，促进食物的消化吸收等功效。相关研究表明，对胃肠道术后患者应用四君子汤加味，可明显改善研究组营养状况，提示四君子汤加味能维持正常的肠道运动和消化吸收功能，增加术后患者肠道适应性改变，改善营养状况。

本实验显示，肠梗阻解除后应用四君子汤可明显改善家兔营养状况。梗阻解除后 2 天、4 天，总蛋白、白蛋白、转铁蛋白、前白蛋白、胰岛素样生长因子 -1 等营养指标显示，应用四君子汤组明显高于自然恢复组（$P<0.05$），尤其是前白蛋白、胰岛素样生长因子 -1 两个敏感的营养指标，在梗阻解除后 4 天，应用四君子汤组更是明显高于正常对照组。说明肠梗阻解除后应用四君子汤可调节机体的营养代谢，加快改善机体的营养状况，缩短机体恢复时间，继而影响到机体的免疫功能。

肠梗阻腹痛、腹胀、呕吐、停止排气排便、不能进食等损伤脾胃，耗损阴液，造成脾胃虚弱，虽然梗阻已经解除，但是由于胃肠功能仍未恢复，仍存在肠功能不全，表现为脾胃虚弱、气血不足等。中医学认为脾主运化，为气血化生之源，脾旺则不受邪，脾虚则气血化生不足，导致免疫功能降低。梗阻解除后，细胞因子 IL-2 不断上升，而 TNF-α 则不断下降。免疫球蛋白 IgG、IgM、IgA 及补体 C3、C4 在梗阻解除后出现下降，明显低于梗阻 2 天水平（$P<0.05$），说明体液免疫功能出现紊乱。$CD4^+T$ 细胞百分比以及 $CD4^+/CD8^+$ 比值在梗阻解除后不断下降，而 $CD8^+T$ 细胞百分比则先升高后降低，但是在梗阻解除后 4 天，仍高于梗阻前水平（$P<0.05$），说明细胞免疫功能也出现了障碍。综上考虑，虽然肠梗阻已经得到解除，但是机体免疫功能仍然表现为免疫力低下。这可能与梗阻解除后仍然存在脾虚状态的原因有关。

四君子汤作为治疗脾虚证的代表方剂，已经沿用数百年，它对免疫功能的影响已有许多文献报道。四君子汤通过提升 IL-2 水平来提高体液免疫，可能是其益气作用的一个机制。有研究证实，四君子汤可增强脾虚证模型大鼠 T 淋巴细胞活性及升高 IgM 水平，改善实验性脾虚模型小鼠胸腺与脾脏的萎缩，提高其胸腺与脾脏指数。肠梗阻解除后应用四君子汤可明显提高家兔免疫功能。梗阻解除后 2 天、4 天，IL-2、免疫球蛋白 IgG、IgM、IgA，$CD4^+T$ 细胞百分比、$CD4^+/CD8^+$ 比值及补体 C3、C4 等指标，应用四君子汤组均明显高于自然恢复组（$P<0.05$），而 TNF-α、$CD8^+T$ 细胞百分比指标，应用四君子汤组均明显低于自然恢复组（$P<0.05$）。说明肠梗阻解除后应用四君子汤可调节机体的免疫功能，提高细胞及体液免疫，防止感染及其并发症。

总之，四君子汤可维持肠黏膜的正常结构，有助于防止肠黏膜萎缩及受损，保护黏膜的机械性屏障，防止肠道菌群移位，降低血浆内毒素水平，保护肠屏障功能，达到预防 MODS 发生的效果。

肠梗阻解除后应用四君子汤改善脾胃虚弱，使胃肠道消化吸收功能等得到及时的恢复，纠正机体营养不良状态。四君子汤还可调节机体多种免疫因子及改善营养状况，从而纠正免疫紊乱，提高肠梗阻解除后机体免疫力。从中医角度讲，四君子汤益气健脾，促进脾的运化，增进气血，改善机体各种虚损状况，调节免疫功能，对肠梗阻后仍然存在的免疫功能低下，有一定的改善作用。

参考文献

1. 陈孝平. 外科常用实验方法及动物模型的建立 [M]. 北京：人民卫生出版社，2003.
2. PUCHKOV K V, GAUSMAN B I, CHUMACHENKO P A. A method of modeling strangulation ileus [J]. Klin Khir, 1992, 1 (4): 22-24.
3. 郭强，李荣，徐迎新. 术后腹腔粘连动物模型的研究进展 [J]. 感染、炎症、修复，2006, 7 (3): 173-175.
4. CHANG I Y, GLASGOW N J, TAKAYAMA I, et al. Loss

of interstitial cells of Cajal and development of electrical dysfunction in murine small bowel obstruction [J]. J Physiol, 2001, 536 (2): 555-568.

5. 尤胜义, 马丽云. 家兔可复性机械性肠梗阻模型及其门脉采血方法的探讨 [J]. 天津医学院学报, 1991, 15 (3): 17-19.

6. 杨胜兰, 杨瑞, 李道本, 等. 通腑利肺作用机制的实验研究 [J]. 中国中西医结合杂志, 2006, 26 (9): 822-826.

7. LOPETUSO L R, PETITO V, GRAZIANI C, et al. Gut microbiota in health, diverticular disease, irritable bowel syndrome, and inflammatory bowel diseases: time for microbial marker of gastrointestinal disorders [J]. Dig Dis, 2018, 36 (1): 56-65.

8. MINEMURA M, SHIMIZU Y. Gut microbiota and liver diseases [J]. World J Gastroenterol, 2015, 21 (6): 1691-1702.

9. OKUMURA R, TAKEDA K. Roles of intestinal epithelial cells in the maintenance of gut homeostasis [J]. Exp Mol Med, 2017, 49 (5): 338.

10. YANG M, FUKUI H, EDA H, et al. Involvement of gut microbiota in association between GLP-1/GLP-1 receptor expression and gastrointestinal motility [J]. Am J Physiol Gastrointest Liver Physiol, 2017, 312 (4): 367-373.

11. UMESAKI Y, SETOYAMA H. Structure of the intestinal flora responsible for development of the gut immune system in a rodent model [J]. Microbes Infect, 2000, 2 (11): 1343-1351.

12. KOH A, DE VADDER F, KOVATCHEVA-DATCHARY P, et al. From dietary fiber to host physiology: short-chain fatty acids as key bacterial metabolites [J]. Cell, 2016, 165 (6): 1332-1345.

13. SAGAR P M, MACFIE J, SEDMAN P, et al. Intestinal obstruction promotes gut translocation of bacteria [J]. Dis Colon Rectum, 1995, 38 (6): 640-644.

14. ARMACKI M, TRUGENBERGER A K, ELLWANGER A K, et al. Thirty-eight-negative kinase 1 mediates trauma-induced intestinal injury and multi-organ failure [J]. J Clin Invest, 2018, 128 (11): 5056-5072.

15. 吴咸中, 崔乃强, 何清宇, 等. 通里攻下法在腹部外科疾病中的应用与基础研究 [J]. 中国中西医结合外科杂志, 2004, 10 (1): 2.

16. 马军宏, 于向阳, 张楠, 等. 四君子汤对肠道结构和功能影响研究进展 [J]. 中国中西医结合外科杂志, 2015, 21

(3): 328-330.

17. GENEROSO S V, VIANA M L, SANTOS R G, et al. Protection against increased intestinal permeability and bacterial translocation induced by intestinal obstruction in mice treated with viable and heat-killed Saccharomyces boulardii [J]. Eur J Nutr, 2011, 50 (4): 261-269.

18. ZHANG B X, LIU K, YANG H Y, et al. Gut Microbiota: the potential key target of TCM's therapeutic effect of treating different diseases using the same Method-UC and T2DM as examples [J]. Front Cell Infect Microbiol, 2022, 12: 855075.

19. JIAO J Z, WU J, WANG M, et al. Rhubarb supplementation promotes intestinal mucosal innate immune homeostasis through modulating intestinal epithelial microbiota in goat kids [J]. J Agric Food Chem, 2018, 66 (4): 1047-1057.

20. LUO J H, ZHAN J H, LIAO W W, et al. Investigating the effects of Modified Sijunzi Decoction on the diversity of intestinal microflora of severe scald rabbits based on 16S ribosomal RNA high-throughput sequencing [J]. Zhonghua Shao Shang Yu Chuang Mian Xiu Fu Za Zhi, 2022, 38 (3): 227-235.

21. 张仁岭, 张胜华, 冯寿全. 四君子汤加味对胃肠道手术后肠黏膜屏障功能的作用 [J]. 中国中西医结合外科杂志, 2006, 12 (1): 6-9.

22. MA P, PENG C, PENG Y, et al. A mechanism of Sijunzi decoction on improving intestinal injury with spleen deficiency syndrome and the rationality of its compatibility [J]. J Ethnopharmacol, 2023, 306: 116088.

23. 李进安, 王永多, 王奎, 等. 四君子汤对结肠癌术后患者胃肠恢复及免疫功能作用研究 [J]. 实用癌症杂志, 2016, 31 (6): 1034-1036.

24. ZHAO Q Q, GAO X, YAN G L, et al. Chinmedomics facilitated quality-marker discovery of Sijunzi decoction to treat spleen qi deficiency syndrome [J]. Front Med, 2020, 14 (3): 335-356.

25. LI L, ZOU C, ZHOU Z, et al. Effects of herbal medicine Sijunzi decoction on rabbits after relieving intestinal obstruction [J]. Braz J Med Biol Res, 2017, 50 (11): 6331.

（张 楠，董国强，元海成）

第四十三章
中西医结合急性胰腺炎基础研究

第一节　中西医结合急性胰腺炎实验研究

胰腺从功能上分为外分泌和内分泌两大部分,外分泌腺由腺泡和导管组成。腺泡由数个至数十个腺泡细胞和泡心细胞所构成,它们和闰管细胞负责分泌各种消化酶、水和电解质。在腺泡细胞之间,散在分布胰岛细胞,胰岛细胞分泌多种内分泌物质,参与代谢及消化功能的调节。胰腺外分泌腺分泌的蛋白酶、脂肪酶和淀粉酶等与急性胰腺炎的发生密切相关,因此是研究胰腺炎的重要部分。

一、腺泡细胞的分离培养

(一)概述

腺泡细胞是胰腺外分泌腺的基本功能单位,主要功能包括合成、储存以及分泌消化酶,在数量上约占胰腺细胞总数的 80%。腺泡细胞呈锥形,胞内分为基部和顶部。基部约占细胞体积的 90%,其中含有大量的内质网及核糖体等细胞器;顶部主要储存经高尔基体包装所形成的酶原颗粒。腺泡细胞合成和分泌十余种重要消化酶,包括胰淀粉酶、胰脂肪酶、胰蛋白酶和糜蛋白酶等,在食物的消化中起着中心作用。这些酶在分泌时均呈无活性的酶原形式,经导管系统进入十二指肠后,位于肠黏膜刷状缘上的肠激酶首先激活胰蛋白酶原,生成的胰蛋白酶再进一步激活其他的酶。之后,胰酶会随着食糜一起向回肠末端移动,在移动的过程当中,被激活的胰酶受酸性环境和一些水解酶的作用,活性开始衰减。脂肪酶是胰液中稳定性最差的一种酶,在健康人中,当胰液抵达回肠末端时,糜蛋白酶活性残留 74%,胰蛋白酶活性残留 22%,而脂肪酶只有 1%。由于小肠是脂肪水解的主要部位,所以当胰腺外分泌功能受到损害,胰液分泌缺乏时,脂肪的消化吸收不良比糖类和蛋白质出现得更早且更明显。

(二)腺泡细胞的分泌机制及调节

1. **酶原颗粒的合成**　胰腺腺泡细胞的主要功能是合成和分泌多种消化酶。在细胞内的氨基酸池中,氨基酸与转运 RNA(tRNA)结合,在粗面内质网的核糖体上,以信使 RNA(mRNA)为模板,形成肽链,合成相应的蛋白质。粗面内质网位于细胞基底侧,靠近腺泡细胞的细胞核。当蛋白质合成后,被转移至高尔基体进行修饰、包裹,形成浓缩小泡。在浓缩小泡中,胰酶蛋白以没有活性的酶原形式存在,故称为酶原颗粒。

2. **腺泡细胞的分泌机制**　在腺泡细胞膜上存在 M1、M3 胆碱能受体和 CCK-A 受体,这些受体属于 G 蛋白耦联受体,与细胞膜上的异源三聚体 Gq/11 蛋白耦联,以活化膜内的效应器酶磷脂酶 C(phospholipase C,PLC),PLC 可迅速水解膜脂质中的 4,5- 二磷酸磷脂酰肌醇,产生两种第二信使,即 1,4,5- 三磷酸肌醇(inositol 1,4,5-triphosphate,IP_3)和二酰甘油(diacylglycerol,DAG)。IP_3 是一种水溶性的小分子物质,可进入胞质与内质网上的 IP_3 受体(IP_3R)结合,诱发内质网上 Ca^{2+} 的释放。而 DAG 具有脂溶性,会进一步激活细胞膜中的蛋白激酶 C(protein kinase C,PKC)。该通路也称为 IP_3-DAG-Ca^{2+} 信号通路,开始阶段均是激活质膜上的 PLC。PKC 会进一步作用于磷脂酰肌醇系统特异的磷脂酶 Cβ 引起级联反应,进行细胞应答。因此,PKC 是 IP_3 和 DAG 通路两支之间的相互交叉。

以 IP_3 和 DAG 为第二信使的信号通路中,IP_3 与受体结合或者 DAG 激活 PKC,均可以提高细胞内 Ca^{2+} 浓度。Ca^{2+} 作为细胞应答过程中又一重要的第二信使,在细胞内的调节是通过活化钙结合蛋白进行的。钙调蛋白(calmodulin,CaM)是目前了解最多的一种钙结合蛋白,CaM 本身无活性,与

Ca^{2+} 结合后,形成 Ca^{2+}-CaM 复合物而被活化,活化后可激活 Ca^{2+}-钙调蛋白依赖性蛋白激酶,进一步放大 Ca^{2+} 的效应。胞内 Ca^{2+} 浓度升高可触发酶原颗粒的分泌。

3. 腺泡细胞分泌的调节 腺泡细胞的分泌作用受神经-体液机制的调节。目前已知能促进腺泡细胞分泌的激素有促胰液素、胆囊收缩素、血管活性肠肽、促胃液素、胰岛素、雨蛙素、胃动素、胰多肽(小剂量)、乙酰胆碱、多巴胺、Ca^{2+}、Mg^{2+} 等;抑制分泌的激素有胰高血糖素、降钙素、肾上腺素、去甲肾上腺素、生长抑素、胰多肽(大剂量)等。它们大多通过与受体结合调节胰酶分泌,例如迷走神经末梢释放的神经递质乙酰胆碱(ACh)作用于腺泡细胞膜的胆碱能受体,促进胰酶的分泌;胆囊收缩素是小肠黏膜 I 细胞释放的由 33 个氨基酸残基组成的多肽,通过与腺泡细胞膜上的 CCK 受体结合诱导胰酶分泌,并促进胰腺组织蛋白质和核糖核酸的合成。

(三)腺泡细胞的体外分离培养

体外分离并培养腺泡细胞是深入研究腺泡细胞分泌功能和药物干预的必要手段。能否获得足够数量、活性及纯度的腺泡细胞并延长其体外培养时间,在研究胰腺外分泌功能中极具挑战。造成腺泡细胞体外分离、培养困难的因素之一,是胰腺组织内大量的蛋白水解酶在细胞分离过程中释放,破坏细胞膜结构,引发自身消化;第二个因素是腺泡细胞具有显著的体外可塑性,其倾向于失去其分泌特征并分化为其他成熟细胞,例如胰腺导管细胞或肝细胞样细胞。维持细胞内和细胞间结构,保护细胞膜,限制对表面受体的损伤,是制备腺泡细胞和延长培养时间的关键。

最初,用于分离和培养腺泡细胞的方法是采用胶原酶、胰凝乳蛋白酶和蛋白酶混合物消化胰腺组织,通过剧烈的机械解离进行最终分离。以这种方式分离的胰腺细胞显示出异常的结构和功能特征,特别是顶端结构的丧失和对其膜受体的损害。研究者经过不断地实验和改进,目前已形成比较成熟的胰腺腺泡细胞分离技术,所采用的方法主要有以下 4 种:

(1)胶原酶消化法:此法是目前使用最广泛的一种胰腺腺泡细胞分离技术。其操作过程首先是将胰腺组织经过机械绞碎,再利用胶原酶在 37℃ 下孵育一定时间,通过消化细胞间基质来彻底分散细胞。胶原酶消化法操作相对简单,能够较温和地分离出腺泡细胞。但是针对不同动物的胰腺组织,胶原酶的消化浓度及时间需要经过大量的试验验证,以避免消化不完全导致的细胞数减少,或是消化过度导致的细胞破碎。

(2)胶原酶灌注法:此法通过封闭胰、胆管,再逆行注入细胞分离液进行组织消化。在胶原酶充满整个胰腺组织并孵育一段时间后,将组织剪碎并继续消化,直至细胞从组织上大量分离出来。灌注法相对烦琐。

(3)胰蛋白酶消化法:此法是在 37℃ 条件下利用胰蛋白酶消化胰腺组织,可以较为彻底地解离胰腺组织,但是由于胰蛋白酶会对细胞造成较大的伤害,使得分离得到的细胞活性降低甚至破碎死亡。

(4)胰蛋白酶冷消化法:此法是将胰腺组织浸入冷胰酶中孵育数小时甚至过夜,使处于无活性状态的胰蛋白酶可以渗入组织间隙,再快速升温至 37℃,使得胰蛋白酶能够在极短的时间内发挥作用,充分地解离组织,从而最大限度地避免对细胞造成伤害。

将胶原酶和胰蛋白酶抑制剂联合应用于胰腺离体分离腺泡细胞,可避免胰蛋白酶原激活引起的自身消化,避免剧烈的机械解离,延长腺泡细胞活力。维持细胞间接触和细胞间耦联,是胰腺腺泡细胞表型具有外分泌功能的重要决定因素,所以该方法目前优先用于腺泡细胞分离。天津市中西医结合急腹症研究所借鉴该方案,并根据实验要求进行改进,采用胰腺离体分离腺泡细胞,分离过程中严密观察胰腺消化程度,避免过度消化造成细胞分解;同时操作需轻柔,避免破坏细胞膜及细胞间的结构。所得腺泡细胞在刚刚分离时独立悬浮于细胞培养液中;培养一段时间后,细胞出现聚集现象,成团成簇分布于细胞培养液中,表明细胞具有良好的分泌功能。

(四)大鼠胰腺腺泡细胞体外分离和培养的方法

1. 实验动物 一般采用 SPF 级雄性 Wistar

扫码观看彩图

大鼠,体重 220~250g 为宜。

2. 溶液配制

（1）细胞分离液：用电子天平准确称取Ⅰ型胶原酶（1mg/ml）及大豆胰蛋白酶抑制剂（0.25mg/ml），加入 D-Hanks 液中充分溶解；于超净工作台内将充分溶解的细胞分离液用 0.22μm 细菌滤器过滤，分装在 15ml 无菌聚丙烯管中,-20℃保存备用。使用时需 37℃预热。

（2）缓冲液：用电子天平准确称取 HEPES,加入 D-Hanks 液中充分溶解,配制成 10mmol/L 缓冲液；于超净工作台内将充分溶解的缓冲液用 0.22μm 细菌滤器过滤,分装在 50ml 无菌聚丙烯管中,4℃保存备用。

（3）细胞培养液：DMEM 培养基（不含酚红）加入大豆胰蛋白酶抑制剂（0.25mg/ml）。

3. 实验步骤

（1）麻醉：大鼠实验前禁食 12 小时,自由饮水。麻醉成功后将其浸于 75% 的温乙醇中消毒 5 分钟,剪去腹部皮毛,聚维酮碘再次消毒皮肤。

（2）取胰腺组织：将大鼠固定于无菌大鼠固定板上,在无菌条件下,腹正中切口,取胰腺浸于预冷的 D-Hanks 溶液冲洗 2 次,剪去多余的脂肪和结缔组织,之后用眼科剪迅速将其剪成 1mm³ 大小的组织块。转移到一个无菌的 50ml 聚丙烯管,4℃,450g 离心 2 分钟,弃上清液。

（3）分离腺泡细胞：向胰腺组织中加入 10ml 37℃预热的细胞分离液,转移到一个 25cm² 的培养瓶中。在 37℃孵育 20~30 分钟。每 5 分钟用移液器抽吸胰腺碎片 10 次左右,进行机械分离。在此过程中至少每 5 分钟监测 1 次胰腺组织的酶解离程度。

（4）洗涤：当胰腺碎片消失和溶液浊度明显时,加入 10ml 预冷缓冲洗涤液停止酶反应。将其转移到无菌的 50ml 聚丙烯管中,4℃,450g 离心 2 分钟。小心吸出并丢弃上清液。用 10ml 缓冲液再次洗涤沉淀。

（5）过滤：用 7ml 细胞培养液重悬细胞沉淀,使细胞悬液通过 100μm 器,以获得胰腺腺泡细胞,并用 6ml 细胞培养液冲洗过滤器。

（6）接种：将分离的腺泡细胞接种于 6 孔培养皿,每孔 2ml,置于 37℃,5% CO₂ 培养箱中培养。

4. 结果

（1）倒置显微镜下可见腺泡细胞或独立,或聚集成团成簇,悬浮生长于细胞培养液中,细胞内可见酶原颗粒。

（2）细胞存活率。锥虫蓝拒染显示,腺泡细胞培养 24h 细胞存活率为 69.2%。

（3）淀粉酶活性：在短时间的培养时,腺泡细胞淀粉酶分泌活性较高。培养 10 分钟、30 分钟、60 分钟等不同时点,检测细胞培养上清液淀粉酶、脂肪酶等活性。

二、急性胰腺炎动物模型的制备

急性胰腺炎（AP）的动物模型按组织病理学损伤程度可分为以水肿为主的轻度急性胰腺炎（MAP）、以出血坏死为主的重度急性胰腺炎（SAP）和介于两者之间的中重度急性胰腺炎（MSAP）。根据造模是否对活体动物造成损伤,主要分为侵入性和非侵入性两大类,常见的侵入性包括胰胆管逆行注射法、电针刺激法、结扎法、十二指肠闭祥法、动脉注射微球法、胰腺均匀注射法等,非侵入性包括雨蛙素诱导法、无胆盐乙硫氨酸饲喂法、L- 精氨酸诱导法、高钙血症法等。用于动物模型的动物有大鼠、小鼠（包括转基因小鼠）、豚鼠、犬、猪、猫、猴等,目前大多数学者都选用大鼠和小鼠。动物模型制备时使用的化学试剂有雨蛙素、牛磺胆酸钠、L- 精氨酸、脂多糖、葡萄糖酸钙、乙硫氨酸、三硝基苯磺酸、巴西钳蝎毒素、微粒蜡珠、卵白蛋白等,其中最常用的是雨蛙素、牛磺胆酸钠和 L- 精氨酸。

AP 的各种动物模型都有其特点,研究者可根据研究目的和实际情况来选择不同的模型。一个理想的动物模型应该具备重复性好,自然发病过程近似人类病变,具有同样的治疗反应,以及适用性、可控性、易行性和经济性等几个基本条件。然而,迄今为止,还没有一种动物模型能完全模拟人类 AP。现有的模型仅能模仿或重现人类 AP 某些组织病理学和某时期的病理生理改变,但是这些模型的建立无疑对阐明该 AP 的发生发展以及治疗具有重要作用。

三、AP 动物模型的发病机制

在 AP 早期，首先是胰酶的活化损伤腺泡细胞，诱导炎性介质和氧自由基产生，进而引发机体的炎症反应；接着是肠源性内毒素、细胞因子、脂类炎性介质等毒性物质及细菌移位导致严重感染和内毒素血症，后者诱生更多的炎性介质和氧自由基，这种恶性循环导致细胞因子风暴，引发 AP 后期严重的多脏器功能衰竭。

目前认为，AP 动物模型的发病机制主要有以下几方面：

（1）酶的变化：各种因素导致胰酶激活，引起胰腺自身消化仍是 AP 发生和发展的核心事件。众多研究显示，AP 发生时，胰蛋白酶、磷脂酶 A（PLA）、弹性蛋白酶（PE）、糜蛋白酶、组织蛋白酶、淀粉酶、脂肪酶、溶酶体酶、超氧化物歧化酶和乳酸脱氢酶等活性均有增加，且与 AP 的严重程度显著相关，其中最为重要的是胰蛋白酶、磷脂酶 A 和弹性蛋白酶。PLA 是一种脂肪分解酶，可使血磷脂和卵磷脂变为溶血性卵磷脂，具有强烈的细胞毒作用，使胰腺细胞膜崩解，导致脂肪和胰腺实质坏死。同时，PLA 对 II 型肺泡上皮细胞有直接损伤作用，可裂解肺泡内磷脂类物质，导致肺表面活性物质大量破坏，进而发生 ARDS。有人应用免疫组化法发现，AP 大鼠的肾小管上皮细胞间有 PLA 过度沉积，表明肾脏的损伤也与 PLA 有关。PLA 也是花生四烯酸降解过程中的关键酶，其许多中间产物，如血小板活化因子、血栓素 A 等都直接或间接参与了 AP 的发生及重症化程度。PE 是胰腺腺泡分泌的一种肽链内切酶，其在胰液中的浓度是血中浓度的 100 倍，故又被认为是一种外分泌酶。实验性 AP 大鼠血清 PE 浓度明显升高，而病变组织中 PE 含量降低，并与胰腺坏死程度呈正相关，提示 PE 在 AP 中起重要作用。中性粒细胞活化后可释放出粒细胞弹性酶，它除具有与 PE 相同的作用外，还可进一步激活中性粒细胞，促使释放多种炎性细胞因子而加重炎症反应。

（2）微循环障碍：血管通透性增加、血流量减少、血管内血栓形成等胰腺微循环障碍常常是 AP 发病因素之一。在急性胰腺炎动物模型中观察到功能性胰毛细血管密度降低以及胰单位组织灌注

血量减少，且胰腺微血流障碍与胰腺炎的严重程度相关。有研究表明，急性胰腺炎 10 分钟至 2 小时均可见胰腺微循环血流减少，胰腺缺血再灌注能加重 AP 病情。孔棣等对蛙皮素和内毒素联用引起的急性胰腺炎大鼠的研究表明在注射后 3 小时、6 小时肝胰血流均降低，而且 3 小时点血流低于 6 小时点，胰腺血流低于肝血流。

（3）炎性介质和细胞因子风暴：在急性胰腺炎尤其是重症胰腺炎期间，炎症细胞和胰腺组织释放炎症介质和细胞因子，影响胰腺炎病程。其中研究较多的是白细胞介素（IL），肿瘤坏死因子（TNF）和转化生长因子（TGF）。IL-1 是一种胰腺产生的前炎症细胞因子，研究证实，不管是 IL-1 基因敲除，还是阻断 IL-1，都能显著减少胰酶的释放，减轻胰腺的水肿、出血和坏死。而 IL-10 能抑制炎症介导的巨噬细胞释放，减少胰腺组织水肿、出血和坏死，从而减轻胰腺炎严重程度，降低死亡率。TNF 是炎症过程中的另一潜在因子，在正常胰腺组织中不表达，但在雨蛙肽诱导的水肿性胰腺炎或饮食诱导的坏死性胰腺炎早期，胰腺组织已有 TNF-α 表达，随后大量出现在肺、肝、脾。我们的研究显示，在大鼠胰腺炎早期病损程度越重，血中 TNF 的水平越高，随后发生的内毒素血症也越严重。TGF-β_1 在胰腺炎早期即可出现，参与胰腺组织修复过程中胶原和纤维连接蛋白的产生，但 TGF-β_1 的过度表达可能会导致急性胰腺炎向慢性胰腺炎的转化，从而导致胰腺纤维化。

（4）氧自由基和一氧化氮：氧自由基参与了急性胰腺炎以及并发肝、肾、肺损害的病理过程；而一氧化氮不管从减少胰酶释放，还是调节微循环灌注方面，都对急性胰腺炎的发展和病变的严重程度起缓解和改善作用。

（5）肠源性炎性介质、内毒素和细菌移位：急性胰腺炎初期是胰酶的自身消化和炎症过程，一旦发生细菌感染则使病情更加严重，并导致全身化脓性感染，增加病死率。细菌感染与胰腺坏死及胰腺炎的严重程度有关。

（6）基因：与胰腺炎相关的基因有胰腺炎相关蛋白基因、谷氨酸合成基因、胰腺内白细胞介素 1β 基因和肿瘤坏死因子基因。这些基因在急性胰腺炎早期表达均升高，且与胰腺的损伤和炎症的严

扫码观看彩图

重程度相关。

（7）凋亡：细胞凋亡可能是胰腺炎病理生理中的一个环节，可能阻止胰腺炎的发展，也使胰腺炎病情恶化。

四、3 种常用的 AP 动物模型

（一）雨蛙素诱导法

雨蛙素是一种含有 14 个氨基酸残基的十肽物质，与人胆囊收缩素化学结构相似，能刺激胃肠道激素分泌。雨蛙素诱发的 AP 动物模型在形态、生化改变、时间进程上与人体 AP 相似，并有损伤小、操作简便、重复性好、复制迅速、给药方式多样（静脉输注、皮下注射、腹腔注射、肌内注射）等诸多优点，已成为实验研究急性胰腺炎的经典动物模型。

1977 年，Lampel 首先报道使用雨蛙素［5μg/（kg·h），持续 5 小时］给予大鼠静脉滴注，造成以胰腺显著水肿为特征的 MAP。1984 年，Niederau 等采用连续 7 次腹腔内注射［50μg/（kg·h），每小时 1 次］的方法制备成水肿伴有局灶性出血、坏死的小鼠 MSAP 模型。1 年后，Niederau 等仍以小鼠为实验对象，采用连续 7 次皮下注射［50μg/（kg·h），每小时 1 次］的方法，也造成中度 AP。比较这两种给药方法发现，腹腔内给药可引起更为严重和持久的损害，一些动物出现腹水，但若继续增大雨蛙素用量，胰腺的损害并不会加重，动物一般也不会死亡。

后有学者通过严格控制雨蛙素的注射剂量、注射频率和注射间隔时间来控制成模时间以及模型的严重程度。以 C57 小鼠为例，腹腔注射雨蛙素剂量为 50μg/kg，间隔 1 小时，在 3 次注射后，模型组血清淀粉酶明显高于对照组，并在第 9 次时达到高峰；HE 染色镜下显示，注射 3 次时胰腺局部仅有些许水肿和少量中性粒细胞浸润，第 6 次时可见水肿和中性粒细胞浸润明显加重，第 9 次时胰腺小叶边缘出现少量的腺泡坏死，第 12 次时可见到坏死范围变大。在雨蛙素注射次数（6 次）相同条件下，剂量为 50μg/kg 组小鼠的血清淀粉酶在末次注射 12 小时达最高值；HE 染色镜下显示，10μg/kg 组仅可见胰腺组织轻度水肿和少量炎细胞浸润，50μg/kg 组可见明显的水肿和中性粒细胞浸润，250μg/kg 组主要出现片状的腺泡坏死和小叶结构破坏。结论：在一定范围内，随着雨蛙素剂量的增加，胰腺炎的严重程度是逐渐增加的。注射剂量不变，将注射间隔由原来的 1 小时缩短至 0.5 小时，也能加重并提前造成胰腺损伤。

腹腔内单独注射雨蛙素可以诱发胰腺间质水肿和中度炎症浸润，不能造成稳定的胰腺实质坏死；联合应用脂多糖（LPS）、乙醇、高甘油三酯血症等以提高动物易感性，加重在雨蛙素诱发基础上的胰腺炎。LPS 能激活单核细胞，进而释放细胞因子，引起全身性炎症反应。在腹腔注射雨蛙素 50μg/kg，间隔 1 小时，连续注射 6 次后，向腹腔内注射脂多糖 10mg/kg，所有小鼠的胰腺均出现明显的间质水肿、炎症浸润、实质出血和坏死等典型的 SAP 病理特征。乙醇和高甘油三酯血症是急性胰腺炎的重要发病原因，乙醇可以增加胰腺的氧化应激、破坏腺泡细胞的线粒体、使胰蛋白酶原易活化，高甘油三酯血症引发 AP 的机制至今不清楚，但已被证实可加重雨蛙素诱导的 AP 的严重程度。现在除了脂蛋白脂酶和其辅助因子 GPIHBP1 敲除小鼠，及其抑制剂载脂蛋白 C3 转基因小鼠具有严重高甘油三酯血症表型，只有地鼠可以通过喂饲方法造成严重高甘油三酯血症。另外，GPIHBP1 敲除大鼠最近制备成功，鉴于大鼠在急性胰腺炎研究中的优势，它有可能成为高甘油三酯诱导 AP 研究的最佳工具。

雨蛙素诱发动物急性胰腺炎的详细机制尚未完全阐明。一个被普遍接受的机制是雨蛙素通过结合 CCK 受体，引起腺泡细胞过度分泌，使得在胞质内形成大量含有酶原颗粒和溶酶体水解酶的空泡。溶酶体水解酶中的组织蛋白酶激活胰蛋白酶，触发腺泡细胞内胰蛋白酶活化，引起细胞损伤，同时这些消化酶漏出至间质内而引起炎症，并进入血液。

（二）L- 精氨酸诱发法

L- 精氨酸是一种碱性氨基酸。生理条件下，胰腺摄取来自血液的氨基酸用以合成胰酶，但高浓度氨基酸会阻碍腺泡正常分泌功能，诱发 AP。L- 精氨酸诱发的 AP 模型简便、价廉、损伤小、感染机会少，是目前一种较理想的实验模型。且胰腺损害呈现剂量和时间依赖性，为研究 AP 各个病变阶段提供了良好的途径。但该模型存在一个很大的缺点，即 L- 精氨酸的有效剂量和致死剂量非常接近，给药窗口较小。

1984 年，Mizunuma 等用腹腔内注射大剂量 L- 精氨酸（5.0g/kg）方法建立了一种新的大鼠 AP 模型。后经学者不断研究和改进，观察到向大鼠腹腔注射 L- 精氨酸后 24 小时胰腺组织出现明显的间质水肿，48 小时腺泡结构部分破坏并伴局灶性细胞坏死，72 小时后坏死加重，第 7 天组织坏死和水肿减小，同时腺泡细胞再生开始，14 天后观察到胰腺组织的重建。2007 年，Rajinder 等将该模型成功应用到小鼠。总结既往文献，腹腔注射 L- 精氨酸制备的 AP 模型有以下特点：① L- 精氨酸诱发的 AP 呈现自限性进展，并在 2 周内再生；② L- 精氨酸的注射剂量范围为 2.5~5.0g/kg，注射浓度为 8%~30%，减少剂量和降低浓度能延缓 AP 的发病时间和减轻损伤程度，较高剂量和浓度可导致死亡率升高，重复给药可加重胰腺损伤；③小鼠和大鼠给药剂量不同，病理上大鼠表现更典型的出血坏死性胰腺炎，小鼠模型不如大鼠模型稳定，而且不同品系小鼠对 L- 精氨酸的敏感性也不同。

L- 精氨酸诱导 AP 模型的机制还不明确，研究证明，L- 精氨酸能减少多胺合成，抑制胰腺细胞核酸及蛋白质合成，并诱导产生大量氧自由基和一氧化氮，从而破坏酶原颗粒的稳定性，导致消化酶释放，随后诱导生成大量炎性介质，引起腺泡细胞的坏死、水肿。也可能与氧自由基及细胞因子的作用有关。

（三）牛磺胆酸钠胆胰管逆行注射法

牛磺胆酸钠是以胆酸与牛磺酸为基本原料经缩合反应而成，药理实验表明其作用强于胆酸，可直接导致胰腺腺泡细胞和小导管上皮细胞的细胞膜溶解，胆盐可激活胰酶，引起更严重的自身消化。胆胰管内逆行注射牛磺胆酸钠诱发的 AP，是目前公认的与人类胆源性 AP 的病理过程较为相符的模型法，尤其适用于重度 AP 伴发胃肠功能障碍、腹腔感染、急性肺损伤、肝损伤等多器官功能障碍的研究。用此方法复制大鼠模型，成功率高，重复性好，而且在病因、致病机制及病变等方面与临床急性出血坏死性胰腺炎相似，因此常被作为模拟临床上胆汁反流性胰腺炎的首选。缺点是与

雨蛙素、L- 精氨酸诱导的 AP 相比，胆、胰管内逆行注射牛磺胆酸钠操作有难度，需要具备一定的解剖知识和手术技巧。

1980 年 Aho 首次采用逆行胆胰管注射 0.2ml 5% 牛磺胆酸钠成功制备了大鼠重症 AP 模型，在注射后 24 小时观察到广泛的间质水肿、腺泡细胞坏死和出血。这一模型首次验证反流的胆汁在 AP 发病机制中起着关键作用，而且发现大鼠死亡率随注射总量的增加而增加。天津市中西医结合急腹症研究所对逆行胆胰管注射法进行了探索改进，用一系列实验证实大鼠胰腺病变程度还与牛磺胆酸钠浓度、注射速度和胰管内压力成正比。牛磺胆酸钠的浓度和注射总量能对 AP 模型轻重程度产生影响，采用不同浓度的牛磺胆酸钠行逆行胆胰管注射，能造成轻重程度不同的大鼠 AP 模型。除此之外，胆胰管内注射的速度和压力也能引起血清淀粉酶水平波动。当注射生理盐水速度为 0.1ml/min 时，淀粉酶无明显变化；而注射速度提高为 0.2ml/min 时，胆胰管内压力则超过 2.0mmH$_2$O，血清淀粉酶已有显著升高。因此，我们在实验中应选择低于 0.1ml/min 的注射速度。如果采用手工推注药物法，注射速度难以保持恒定，胰管内压力容易升高过快，造成一定的实验误差，而使用微量药液注射泵推注可以避免这一缺点，使实验条件更标准化。

建立一种可靠的重度 AP 模型，除了病理学具有胰腺组织出血坏死外，还需要模型动物有一定生存时间，以便用于研究疾病发生、进展和结局，观察药物疗效。为此，我们对胆胰管内逆行注射牛磺胆酸钠诱发的大鼠重度 AP 模型的生存时间进行了观察。分别采用胆胰管逆行注射 2.0%、3.5% 和 5.0% 的牛磺胆酸钠，注射总量按 1.0g/kg 体重计算，注射速度为 0.1ml/min，制备大鼠 AP 模型，观察不同时点大鼠死亡率（表 43-1-1）。结果表明，在此种条件下制备该模型既有重度 AP 病情的严重性，也具备短期内相对较高的存活率。感染和多器官功能障碍综合征是 AP 病情恶化、死亡的主要原因，肠道被认为是胰腺感染的主要根源。采用胆胰管逆行注入 3.5% 或 5.0% 牛磺胆酸钠制备大鼠模型，同样适用于研究肠道内毒素和细菌移位，以及随后发生的多器官功能受损。

扫码观看彩图

表 43-1-1　不同浓度牛磺胆酸钠诱发大鼠 AP 模型的死亡率

组别	6 小时	12 小时	24 小时	48 小时	72 小时
对照组	0%（0/10）	0%（0/10）	0%（0/10）	0%（0/10）	0%（0/10）
2.0% 牛磺胆酸钠	0%（0/10）	0%（0/10）	1%（1/10）	20%（2/10）	20%（2/10）
3.5% 牛磺胆酸钠	0%（0/10）	20%（2/10）	40%（4/10）	50%（5/10）	50%（5/10）
5.0% 牛磺胆酸钠	0%（0/10）	20%（2/10）	50%（5/10）	70%（7/10）	70%（7/10）

五、常用 AP 动物模型制备举例

按照如下方法可制作 AP 模型。

（一）雨蛙素诱导的大鼠轻型 AP

1. **实验动物**　SPF 级雄性 SD 大鼠，体重 200~220g。

2. **实验方法**　大鼠禁食、不禁水 12 小时，随机分为对照组和 AP 组。将雨蛙素溶于生理盐水，浓度 10μg/ml，按 50μg/kg 腹腔内注射，每 0.5 小时 1 次，共注射 6 次。末次注射后 3 小时、6 小时、12 小时和 24 小时尾静脉取血测定血淀粉酶活性；麻醉大鼠，开腹，取胰腺常规行 HE 染色。

3. **结果**　血清淀粉酶测定：与对照组比较，模型组注射后 3 小时、6 小时和 12 小时血清淀粉酶升高均有统计学差异，24 小时血清淀粉酶恢复正常，如表 43-1-2 所示。

HE 染色光镜观察：末次注射后 6 小时模型组大鼠可见胰腺小叶间隔明确变宽，部分腺泡结构被破坏，伴有点状出血坏死灶和炎症细胞浸润。

表 43-1-2　雨蛙素诱导的大鼠 AP 模型不同时点血清淀粉酶活性变化（$\bar{x} \pm s$）　　单位：U/L

组别	3 小时	6 小时	12 小时	24 小时
对照组	1 104.2 ± 198.6	1 108.4 ± 200.3	1 071.1 ± 197.6	1 081.2 ± 188.4
模型组	2 468.1 ± 216.3[*]	3 066.5 ± 297.4[*]	4 785.2 ± 512.4[*]	1 692.2 ± 381.3

注：[*] 与同时点假手术组比较，$P < 0.05$。

（二）胆胰管逆行注射牛磺胆酸钠法制作 AP

1. **实验动物**　SPF 级雄性 Wistar 大鼠，体重 230~250g。

2. **实验方法**　动物禁食、不禁水 12 小时，麻醉成功后，使大鼠呈仰卧位，四肢固定于动物手术台，腹部剪毛备皮。于腹壁正中切口，长约 2cm，入腹后沿幽门找到十二指肠，将其提至切口外，寻找胆胰管在十二指肠开口（乳头处），用 5 号针头穿刺胰胆管开口对侧十二指肠壁，用静脉留置针导管（0.9mm × 25mm）逆行插入胆胰管内 1cm，用无损伤小血管夹夹闭胰胆管近肝端，暂时阻断胆汁流出，应用匀速注射器向胰胆管内注入 3.5% 牛磺胆酸钠（1.0g/kg），注射速度为 0.1ml/min，边注射边观察胰腺出现水肿、充血的情况，颜色由浅粉逐渐变为暗红色（图 43-1-1）。假手术组以相同的方式注入等体积生理盐水。注射完毕，保留 1 分钟后去血管夹、拔管。用无损伤线缝扎穿刺口，十二指肠复位，缝合切口，关腹。

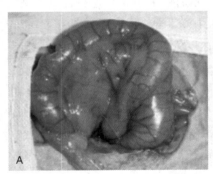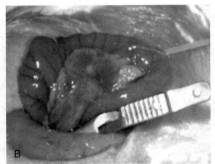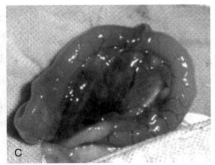

图 43-1-1　胆胰管逆行注射牛磺胆酸钠法制备大鼠 AP 模型
A. 注射前；B. 注射中，可见胆胰管周边胰腺首先出现充血、水肿，颜色由粉红变为鲜红；
C. 注射后 3 分钟，已去除静脉留置针导管和小血管夹，充血、水肿弥漫至整个胰腺，颜色加深变暗。

3. 结果 术后大鼠闭眼竖毛,躁动不安,拒绝进食、水,以后活动减少,直至死亡。模型组淀粉酶在造模后 6 小时升高至(9 023.0 ± 1 924.5)U/L,以后逐渐下降,在 72 小时降为(2 245.3 ± 271.6)U/L,但仍较假手术组升高有统计学意义(P<0.05),见表 43-1-3。组织病理学发现在模型制备成功后 6 小时,胰腺即有明显的间质水肿、出血及灶性坏死;24 小时,胰腺病理损伤更严重,回肠、肺、肝、肾和心脏均可见病理损伤。

表 43-1-3 3.5% 牛磺胆酸钠诱发大鼠 AP 模型的血清淀粉酶变化 单位: U/L

组别	6 小时	12 小时	24 小时	48 小时	72 小时
对照组	2 725.0 ± 721.5	1 707.0 ± 114.40	1 692.5 ± 755.7	1 688.1 ± 103.4	1 672.8 ± 99.87
模型组	9 023.0 ± 1 924.5[*]	6 855.5 ± 1 598.5[*]	4 315.2 ± 998.1[*]	2 673.1 ± 713.9[*]	2 245.3 ± 271.6[*]

注: P<0.05,[*] 与假手术组比较。

该法制作的模型较严重,逆行注射牛磺胆酸钠浓度、剂量和速度不同,可导致胰腺水肿性和出血坏死性改变的不同。

第二节 急性胰腺炎时腺泡细胞的不同死亡方式

一、概述

腺泡细胞死亡方式是急性胰腺炎(AP)早期最重要的病理学变化,在 AP 发展及预后中起至关重要的作用。2018 年,细胞死亡命名委员会就细胞死亡的分类及命名方式发布了最新指南,将细胞死亡分为意外性细胞死亡(accidental cell death,ACD)和调节性细胞死亡(regulated cell death,RCD)两大类。ACD 是指极端条件下,细胞结构迅速崩溃,细胞呈现出坏死的形态学特征,细胞死亡过程不存在可控性,对各类干预措施都不敏感。与之相对,RCD 在生理或病理情况下都可能发生,细胞死亡过程受到各类信号通路的调控,主要包括凋亡、焦亡、坏死性凋亡、自噬和铁死亡等。

中西医结合治疗 SAP 已成为共识,中药复方及中药提取物被广泛运用于临床及实验室研究,具有多途径、多靶点、多层次的优势,疗效确切,值得推广和发展。目前对 AP 的治疗,中药复方以通里攻下方剂为主,而对腺泡细胞死亡方式的探讨,一般是调控凋亡 - 坏死转换,促进腺泡细胞凋亡,减少腺泡细胞坏死为主。SAP 发生时,诱导细胞凋亡能减轻胰腺进一步向坏死发展,有利于阻止炎症反应,许多中药被证实具有促进胰腺腺泡

细胞凋亡的作用,但其具体的机制通路尚未完全阐明,需要进一步深入探索。而对于腺泡细胞的其他死亡方式,如焦亡、自噬、程序性坏死、铁死亡等,目前中药复方及单体对腺泡细胞这些死亡方式的调控仍是空白,因为这些死亡方式在 AP 发展中的确切作用和相关机制仍需深入探讨。探索中药复方对腺泡细胞不同死亡方式的调控及其具体的作用机制,以及最佳的给药时间、方法和剂量有可能成为未来的研究热点,这些研究能更好地揭示中医中药治疗本病的优势和特色。

二、腺泡细胞的死亡方式

(一)凋亡

凋亡是一种经典的程序性细胞死亡方式,其形态学特征包括: 细胞核固缩、DNA 片段降解、膜起泡、核和细胞质断裂成凋亡小体后被邻近的细胞吞噬和降解。在这个过程中,细胞膜结构保持完整,因此不引起炎症反应及继发性组织损伤。

细胞凋亡的启动和进展均受到精确的基因调控,细胞凋亡的过程大致可分为以下几个阶段: 接受凋亡信号→凋亡调控分子间的相互作用→蛋白水解酶的激活(caspase)→进入连续反应过程。由于细胞凋亡启动阶段的不同,其可分为 3 条主要

扫码观看彩图

通路,即线粒体通路、内质网通路、死亡受体通路。3条通路可相互作用、相互影响。目前认为,细胞凋亡与三大基因家族有关,即caspase家族、Bcl-2家族和凋亡抑制蛋白(IAPs)家族,其中caspase即天冬氨酸特异性半胱氨酸蛋白酶,是细胞凋亡的中心环节,凋亡通路的起始和终止都需要caspase蛋白酶家族的参与,其他两个基因家族都是通过直接或间接地抑制caspase家族成员的活化来调节细胞凋亡的。因此,caspase也常被视为凋亡通路的核心。目前发现的与凋亡相关的caspase主要包括caspase-2、caspase-3、caspase-6、caspase-8及caspase-9等。

腺泡细胞凋亡在AP中具有重要意义,被认为是一种保护机制。抑制凋亡使AP的症状明显加重,而诱导凋亡则可改善AP的严重程度。最近研究发现,实验性诱导AP后,早期凋亡细胞增多,6小时达高峰,随后逐渐减少,24小时后接近正常水平。这提示在AP的病程发展中,轻型AP细胞凋亡较多,而随时间推移、AP加重,凋亡细胞亦减少。此外,使用超生理剂量的八肽胆囊收缩素诱导胰腺炎,在体外和体内均显示可激活caspase-8、caspase-9、caspase-3,从而导致胰腺细胞凋亡。

(二) 坏死

细胞坏死是一种细胞被动死亡的过程。坏死的形态学特征为胞膜完整性受损,细胞器肿胀、破坏,细胞骨架断裂,溶酶体崩解,其内容物释放,进而引起强烈的炎症反应。

如果受损的腺泡细胞以坏死方式死亡,则细胞膜裂解,细胞器破坏,引起多种酶及炎性介质的释放,诱发严重的炎性反应,并产生"瀑布样效应",引发重症胰腺炎。白细胞的过度激活,引发更大量的炎性因子的释放,从而产生全身炎症反应综合征,进一步发展为多器官功能障碍综合征以至多器官功能衰竭,从而导致死亡。长期以来,坏死被认为是细胞受刺激产生的不可调控的被动型死亡过程,调节坏死的细胞传导通路不固定,并且机制不明,很难对其进行干预。

目前已证实,轻型AP中腺泡细胞以凋亡为主,伴随轻度炎症反应;而SAP中腺泡细胞以坏死为主,伴随严重炎症反应。因此,AP的严重程度与腺泡细胞的坏死程度呈正相关,而与凋亡呈

负相关。在AP早期有效抑制腺泡细胞坏死,可以显著抑制炎症反应的持续放大,从而达到限制疾病进展的目的。

(三) 坏死性凋亡

细胞发生坏死性凋亡时,形态学上表现为细胞膜通透性增加、细胞器肿胀,细胞体积增大,进而导致细胞破裂,释放细胞内容物等。由于在细胞死亡过程中,形态与坏死颇为相似,被称为坏死性凋亡。坏死性凋亡也被视为一种主动的"调节性坏死"。

坏死性凋亡始于死亡受体或病原识别受体。当配体与上述受体结合后,启动下游信号转导通路,使受体相互作用蛋白激酶1(receptor-interacting protein kinase 1,RIPK1)和RIPK3通过磷酸化形成坏死小体,坏死小体进而使混合谱系激酶结构域样蛋白(mixed lineage kinase domain-like,MLKL)磷酸化并发生寡聚化,寡聚化的MLKL易位至细胞膜,破坏膜的完整性,诱导细胞死亡的发生。

有学者分别用RIPK3、MLKL基因敲除小鼠诱导雨蛙素刺激的AP模型,发现与野生型小鼠AP相比,胰腺腺泡细胞坏死明显减少。采用雨蛙素反复刺激和胆胰管逆行注射牛磺胆酸钠诱导的两种AP模型,进一步探究坏死性凋亡扮演的角色,发现在上述两种AP模型中,腺泡细胞死亡与坏死小体的形成相关,使用坏死性抑制剂或基因敲除RIPK3,均可降低这两种模型诱导的AP的严重程度。但是,关于坏死性凋亡对AP病理生理学的贡献,以及抑制RIPK3/MLKL介导的坏死性凋亡是否能有效保护胰腺损伤,目前仍存在争议。使用RIPK3与MLKL基因敲除小鼠,分别用雨蛙素诱导AP后发现,RIPK3和MLKL介导的坏死性凋亡对AP有保护作用。此外,近年来对AP坏死性凋亡的研究仅从组织学角度初步探讨敲除坏死性凋亡过程中的关键基因对胰腺组织学改变的影响,而触发腺泡细胞组织学改变的生物学和功能改变以及信号转导的分子机制仍无定论。

(四) 焦亡

细胞焦亡是一种与固有免疫相关的RCD形式,在抵抗外源性感染和对抗内源性稳态丧失时发挥重要的作用。细胞焦亡发生时,有较多的微

小孔隙在细胞膜上形成并导致细胞膜受损,进而使得细胞膜两侧的离子梯度消失,炎性物质从胞内释放到胞外,细胞间液流入胞内,最终细胞出现肿胀破裂。此外,焦亡过程还伴有细胞核浓缩及染色体 DNA 的断裂、降解。因此,焦亡细胞在形态学上同时表现出凋亡和坏死的特征。

最初焦亡被视为一种由 caspase-1 介导的炎症性细胞死亡方式,当时的研究者认为,模式识别受体通过感知外源性或内源性病理刺激,形成炎症小体,招募并活化 caspase-1,切割白介素 18 和白介素 1β 等炎症因子,使之激活并启动细胞焦亡。随着研究的不断深入,人们意识到除了 caspase-1 相关的经典通路外,鼠源 caspase-11 和人源 caspase-4/5 在不切割炎症因子的情况下也可引发焦亡。caspase-1 以及 caspase-11/4/5 都能切割共同的底物消皮素 D(gasdermin D,GSDMD),切割形成的 GSDMD 的 N 端(N-terminal of GSDMD,GSDMD-N)为 GSDMD 的激活形式,GSDMD-N 可与膜结构结合,并通过寡聚化在细胞膜上形成膜孔,破坏细胞膜的完整性。目前,GSDMD 已被视为细胞焦亡过程中的关键蛋白,而 GSDMD 激活介导的膜孔形成则成为判断焦亡发生与否的关键。

研究表明,在 AP 中用 TUNEL 法检测出来的凋亡细胞中混杂有许多的焦亡细胞。焦亡所依赖的 caspase-1 在 AP 炎症反应过程发挥了不可替代的作用,caspase-1 基因缺乏可减轻由雨蛙素诱导的 AP 大鼠炎症的严重程度。在 AP 早期阶段,IL-1β 及 IL-18 就出现明显的升高,并且在整个病情进展过程中始终保持着较高的水平,并且 caspase-1 的活化与血清 IL-β 和 IL-18 的增高呈显著正相关。最近研究证实,条件敲除胰腺腺泡细胞中 NLRP3 或 GSDMD,显著降低 AP 的严重程度,这表明 AP 期间胰腺腺泡细胞的炎症小体激活和焦亡对胰腺坏死和炎性反应至关重要。因此,靶向腺泡细胞焦亡信号通路为 AP 的特异性治疗提供了希望。

(五)自噬

自噬是一个动态平衡和由自噬相关基因(autophagy related gene,ATG)严格调控的高度保守的过程,广泛存在于细胞中。受损和老化的细胞器、错误折叠的蛋白质和脂质可通过自噬降解,氨基酸等降解产物可被细胞进一步再利用。自噬在饥饿、营养匮乏和能量不足时,对维持细胞稳态起着至关重要的作用。根据底物转运到溶酶体的方式不同,自噬可分为 3 种类型:巨自噬、微自噬和分子伴侣介导的自噬。其中,巨自噬是生物体中最普遍也是研究最多的自噬途径,以下所涉及自噬类型主要指巨自噬。

自噬的发生过程是涉及多个囊泡融合的复杂过程,主要包括以下几个阶段:

(1)自噬启动:自噬的启动依赖于 UNC-51 样激酶 1(UNC-51-likekinase 1,ULK1)复合体的活化。当机体出现营养缺乏或受饥饿刺激时,ULK1 发生去磷酸化。此时,由 ULK1、ATG13 蛋白、ATG101 蛋白及黏着斑激酶家族相互作用组成的 ULK1 复合体从哺乳动物雷帕霉素靶蛋白(mammalian target of rapamycin,mTOR)复合体中脱离出来。随后,活化的 ULK1 可使 ULK1 复合体中的 ATG13 蛋白和黏着斑激酶家族发生磷酸化,最终 ULK1 复合体活化,自噬启动。

(2)双层膜囊泡形成:活化的 ULK1 复合体在自噬调节蛋白 Ambra1 及泛素连接酶、肿瘤坏死因子受体等的协同作用下,招募 Beclin1-Vps34 复合体至自噬体形成位置,并诱导细胞内双层膜囊泡形成。

(3)自噬体形成:双层膜囊泡的延伸和扩张是由多种 ATG 蛋白介导组装成两个泛素化耦联系统完成的。与此同时,双层膜囊泡在泛素化受体(p62 蛋白、组蛋白脱乙酰酶 6、核点蛋白等)的作用下,对废弃细胞器或蛋白进行选择和识别。随后,泛素化受体与底物相结合,经与微管相关蛋白 1 轻链 3(LC3)特异性相互作用后,最终废弃细胞器或蛋白被包绕进入双层膜囊泡中形成自噬体。在这一过程中,LC3 陆续被多种自噬相关蛋白剪切修饰,最终形成 LC3-Ⅱ,大量附着于自噬体膜上,成为自噬形成的标志蛋白,并参与自噬体的延伸及移动。

(4)自噬体与溶酶体的融合及酶解:当自噬体膜与溶酶体膜融合后,激活的溶酶体释放许多蛋白水解酶溶解废弃内容物。

1980 年,首次在 SAP 患者手术中观察到胰腺

扫码观看彩图

腺泡细胞内出现含有细胞器残体的大液泡,并观察到腺泡细胞膜内陷,提示 AP 中有自噬体及自噬溶酶体形成。随后的研究发现,线粒体功能障碍和自噬受损可能是促进 AP 发生发展的重要因素。胰腺腺泡细胞内自噬受损可导致酶原颗粒堆积和胰腺炎。另有研究发现,AP 时,胰腺腺泡细胞内出现的自噬空泡的积累、线粒体的损伤和胰蛋白酶原的过早激活,是自噬受损的标志。自噬是 AP 发生发展的重要机制之一,进一步研究 AP 中自噬的变化,可能为 AP 的治疗提供新思路。

(六)铁死亡

铁死亡是一种程序性细胞坏死方式,其本质为铁含量增多引发膜脂质过氧化物大量积累,脂质过氧化物进一步分解为醛和活性氧等活性衍生物,这些衍生物破坏了胞内蛋白、脂质及核酸等生物大分子,并最终导致细胞死亡。铁死亡的形态学特征表现为线粒体膜密度增加,线粒体嵴变少甚至消失,细胞体积变小,但核体积正常且无核浓缩现象,这是铁死亡区别于其他细胞死亡方式的主要形态特征。

铁死亡发生的机制,主要分为 3 大类:铁代谢途径、氨基酸代谢途径和脂质代谢途径。这 3 条途径相互作用、相辅相成,共同介导了铁死亡的发生和发展。但无论是哪一种代谢途径,其本质都是铁依赖的胞内脂质过氧化物累积引发的细胞死亡。

(1)铁代谢途径:铁代谢紊乱特别是铁过载是细胞铁死亡的重要原因。目前认为,铁离子促进铁死亡的机制为 Fe^{2+} 将电子转移给胞内氧,胞内氧与脂质反应形成脂质过氧化物。在弱酸条件下,Fe^{2+} 还可通过芬顿反应,活化 H_2O_2 并生成羟自由基,羟自由基与脂质发生反应,生成脂质过氧化物。体内脂质过氧化物大量积累并损伤胞膜系统,最终导致细胞死亡。

(2)氨基酸代谢途径:胱氨酸/谷氨酸转运体(SystemXc-)是存在于细胞表面的一种逆向转运蛋白,它可以将胞外的胱氨酸运入胞内,并将胞内多余的谷氨酸排出去,胱氨酸在胞内被还原成半胱氨酸,成为 GSH 的重要合成底物。当细胞表面的 SystemXc- 过少或失活时,细胞无法正常摄取足量的胱氨酸,GSH 合成将减少,谷胱甘肽过氧化物酶 4(GPX4)活性下降,胞内 H_2O_2 堆积并被 Fe^{2+} 活化,产生过量氧自由基,细胞铁死亡发生。

(3)脂质代谢途径:铁死亡的中心环节是铁依赖的脂质氧化代谢失调,多不饱和脂肪酸(PUFA)是铁死亡中脂质过氧化物积累的关键物质。正常情况下,PUFA 是脂质代谢的重要底物,但当 PUFA 被酯化形成磷脂酰乙醇胺并经过脂氧合酶或细胞色素 P450 氧化还原酶(POR)氧化后,就形成了有害的脂质过氧化物,从而引起细胞死亡。

最初研究发现 AP 存在铁代谢紊乱。研究表明,在小鼠胰腺内条件性敲除 Gpx4,可通过铁死亡加重雨蛙素诱导的 AP,并且胰蛋白酶增加了腺泡细胞对铁死亡的敏感性。现有的结果提示,调控腺泡细胞铁死亡可能是预防和治疗 AP 的新靶点。

三、中药复方对 AP 腺泡死亡方式的调节

(一)大承气汤

中医学认为 AP 属于"腹痛""胃脘痛""胁痛"范畴,在发病早期表现为阳明腑实证,重用通里攻下药物,以大承气汤为主方加减治疗。采用牛磺胆酸钠胆胰管逆行注射制备 AP 大鼠模型,并在体外用雨蛙素刺激大鼠胰腺腺泡细胞 AR42J 细胞,均发现大承气汤显著提高 AR42J 细胞存活率,诱导 AR42J 细胞凋亡,减轻 AR42J 细胞及胰腺组织的坏死程度,从而减轻 AP 炎症反应和病理损伤。

(二)柴芩承气汤

本方由大承气汤加减化裁而来。其有效成分是生大黄、芒硝、枳实、厚朴、栀子、茵陈、柴胡和黄芩。该方具有通里攻下、破痞除满的功效,同时具有清热解毒、凉血活血之功。研究发现,柴芩承气汤可以诱导腺泡细胞凋亡,通过促进 ANP 大鼠胰腺腺泡细胞线粒体内细胞色素 C 的释放和 caspase-3 活动增强,从而减轻胰腺腺泡细胞的坏死。

(三)茵陈承气汤

以大承气汤为主方加减化裁而来的茵陈承气汤(茵陈、栀子、大黄、芒硝、枳实、厚朴)更增强了

清热利湿的功效,对急性胰腺炎的治疗有显著疗效。采用 1.5% 的脱氧胆酸钠建立 SAP 模型进行研究发现,茵陈承气汤能减少胰酶的分泌及炎性因子的释放,上调促凋亡基因 Bax 的表达水平,进而促进细胞凋亡,对 SAP 大鼠有治疗作用。

(四)清胰汤和清胰颗粒

清胰汤或清胰颗粒由柴胡、黄芩、大黄、延胡索、芒硝、厚朴等中药组成,具有清热解毒、通里泄热之功用。在对 AP 的临床研究中,清胰汤显示了良好的治疗效果。采用 1.5% 去氧胆酸钠建立大鼠 SAP 模型,治疗组给予清胰汤灌胃,结果发现,清胰汤可以上调 Bax 基因的表达,从而促进胰腺腺泡细胞凋亡,减轻胰腺组织病理损害。

(五)大黄牡丹汤

大黄牡丹汤出自经典论著《金匮要略》,由大黄、芒硝、桃仁、牡丹皮、冬瓜仁组成。研究发现,大黄牡丹汤可增强胰腺一氧化氮合酶活性及一氧化氮水平,促进腺泡凋亡。

四、中药单体对 AP 腺泡细胞死亡方式的调节

(一)大黄素

大黄素是大黄的主要活性成分,对 AP 大鼠胰腺腺泡细胞凋亡有促进作用。有研究指出,其促凋亡是通过提高腺泡细胞跨膜信号受体蛋白 Notch1/Hes 的表达来实现的。此外,大黄素可诱导各型 AP 模型腺泡细胞凋亡,这种对凋亡的诱导与影响 NF-κB 活化及 Bax 的表达有关。顾群浩等人发现,AP 模型造成后 1 小时注射大黄素,胰腺细胞凋亡指数明显增加;而造模成功后 12 小时注射大黄素,细胞凋亡指数无显著差异,说明早期应用大黄素对治疗 AP 有积极作用,能减少 AP 水肿向坏死发展。

(二)黄芩苷

黄芩苷是由黄芩根部分离而来的黄酮类物质,为黄芩的主要活性成分。现代药理研究表明,黄芩苷具有抗炎、抗癌、抗氧化、降压、镇静、保肝、利胆、抗菌、促凋亡等作用。黄芩苷能诱导 SAP 大鼠胰腺细胞凋亡早已被证实。研究发现,黄芩苷通过调节 Bax/Bcl-2 的表达水平,促进胰腺腺泡细胞凋亡,从而降低胰腺病理损伤严重程度。还有研究发现,黄芩苷通过抑制氧化应激,促进雨蛙素诱导的 AR42J 细胞凋亡,减少细胞坏死,其机制可能与 miR-136-5p 表达降低,超氧化物歧化酶 I 基因和蛋白表达增加有关。

(三)厚朴酚

厚朴酚、和厚朴酚是厚朴的主要活性成分,均具有抗氧化、抗肿瘤、抗炎、抗菌、保护神经系统、保护心血管等药理作用。研究发现,厚朴酚能够降低 AP 大鼠血清淀粉酶、TNF-α、IL-6、高迁移率族蛋白 1(HMGB1)水平,通过抑制炎症反应和诱导腺泡细胞凋亡来缓解对 AP 模型大鼠胰腺和肺的损伤。和厚朴酚能降低 AP 中腺泡细胞的坏死百分比,促进腺泡细胞凋亡,此外,还增加 caspase-3 和细胞色素 C 的浓度。

(四)白藜芦醇

白藜芦醇是中药虎杖、大黄的活性成分,现代药理学研究表明,其具有抗炎、抗癌、诱导细胞凋亡等多种药理特性。研究表明,白藜芦醇通过调节 Bax、caspase-3 和 Bcl-2 的水平,诱导胰腺和胰腺外组织的细胞凋亡,从而减轻器官病理损伤,对 AP 具有治疗作用。线粒体途径是细胞凋亡的主要途径,线粒体损伤导致线粒体功能障碍、细胞色素 C 释放减少,白藜芦醇能增加细胞色素 C 的释放,提高 caspase-3、caspase-9 的表达,诱导 SAP 胰腺腺泡细胞凋亡。Fas/FasL 凋亡通路又称死亡受体途径,是细胞凋亡的另一大途径,白藜芦醇还可通过调节凋亡调控基因的表达(具体为上调 FasL 的表达),激活 Fas/FasL 凋亡通路,诱导细胞凋亡,延缓 SAP 发展。

(五)青蒿素及其衍生物

青蒿素是一种从中草药青蒿中提取出来的有效成分,除了青蒿素外,近年来也逐渐发现了青蒿素的一系列衍生物,包括蒿甲醚、蒿乙醚、青蒿琥酯、双氢青蒿素等。现代药理学研究证明,青蒿素及其衍生物具有抗炎、调节免疫等多种药理特性。研究表明,青蒿素有效提高 AP 小鼠胰腺细胞的凋亡水平,同时增强 caspase-3 的表达,降低 IL-1β、NF-κB 分泌,最终减轻胰腺局部水肿、炎症浸润等组织学损伤。此外,青蒿琥酯可提高 SAP 大鼠存活率,减少胰腺损伤,并具有明显的抗炎及抗氧化应激作用。

扫码观看彩图

第三节　炎细胞、炎症介质及其信号通路

一、概述

目前普遍认为 AP 始于胰腺局部炎症和损伤，之后启动炎症级联反应，最终导致全身炎症反应综合征（SIRS）、多器官功能障碍综合征（MODS），甚至多器官功能衰竭（MOF）。免疫应答是疾病发病机制中不可或缺的一部分，与 AP 相关的过度全身性炎症是免疫系统失调的结果。在 AP 的早期阶段，腺泡细胞损伤发生在无菌环境中，可导致促炎介质释放、免疫细胞浸润和无菌性炎症。因此，损伤相关分子模式（DAMP）在早期 AP 免疫细胞的募集和活化中发挥重要作用，随后，这些 DAMP 激活浸润的免疫细胞的模式识别受体（PRR），产生更多的炎症介质，进而促进更多的免疫细胞浸润，加重炎症。各种免疫细胞在 AP 发病后数分钟内开始浸润胰腺，与 AP 的严重程度和预后密切相关。这些浸润的免疫细胞包括天然免疫细胞，如巨噬细胞、中性粒细胞、树突状细胞、肥大细胞、自然杀伤细胞，以及适应性免疫细胞，如 T 淋巴细胞、B 淋巴细胞。在某些情况下，致病因子在短期内不能被清除，免疫细胞相关的炎症反应会持续存在并放大，可能进一步加重胰腺损害，导致全身炎症。

一些患者经历了从胰腺局部炎症到全身炎症甚至 MODS 的转变。但目前对 AP 发病机制的认识还远未完全，对于本病的治疗，目前仍缺乏有效的药物和方法。随着近 20 年研究的进展，先天性免疫细胞在 AP 炎症风暴中的作用日益突出，然而，关于浸润的嗜酸性粒细胞和嗜碱性粒细胞在 AP 中的作用鲜有报道。在促进胰腺损伤的同时，这些先天性免疫细胞也相互影响，并与适应性免疫细胞形成巨大的调控网络。大量研究表明，通过药理和遗传学方法干预免疫细胞确实缓解了 AP，尤其是中医药的多靶点优势，目前已经越来越受到重视。然而，由于 AP 的潜在免疫学机制相当复杂，中药复方治疗 AP 的疗效机制及有效成分仍

未被完全揭示，今后仍需大量设计更加完善、合理的基础实验及临床研究进行探索，才能揭示其在 AP 治疗中的作用机制及有效成分，更好地发挥中医中药治疗本病的优势和特色。

二、炎细胞与 AP

（一）中性粒细胞与 AP

中性粒细胞是一种多形核细胞，具有杆状或分叶状核，来源于骨髓造血干细胞，占循环白细胞的 60%~70%，是最早募集到炎症部位的细胞之一。长期以来，中性粒细胞被认为是强效的病原体清除剂，其细胞质颗粒含有髓过氧化物酶（MPO）、酸性磷酸酶、碱性磷酸酶、溶菌酶和防御素等杀菌物质。然而，近年来越来越多的证据表明，中性粒细胞可被招募到无菌的炎症部位，清除坏死的组织和细胞，促进组织修复。在感染或无菌性炎症过程中，受损的组织细胞可能产生趋化因子，如趋化因子 CXC 配体 1（CXCL1）、趋化因子 CXC 配体 2（CXCL2）和趋化因子 CXC 配体 8（CXCL8），均可激活中性粒细胞。然后，在迟现抗原 -4（VLA-4）、巨噬细胞 -1 抗原（Mac-1）、淋巴细胞功能相关抗原 -1（LFA-1）、选择素（P-selectin，E-selectin）和细胞间黏附分子 -1（ICAM-1）等一系列整合素的相互作用下，中性粒细胞最终到达炎症部位。此外，病原体释放的 PAMP 和受损组织细胞释放的 DAMP 也可以直接激活中性粒细胞上的模式识别受体，然后募集中性粒细胞到炎症部位。然而，中性粒细胞浸润是一把双刃剑，缺乏消退或局部炎症持续存在可能导致更具侵袭性的中性粒细胞反应，表现为正常组织破坏和不受控制的全身炎症。

中性粒细胞胞外陷阱（neutrophil extracellular traps，NETs）是活化的中性粒细胞释放到细胞外的网状结构，以 DNA 为其支架，用组蛋白、MPO、中性粒细胞弹性蛋白酶、组织蛋白酶 G、钙网蛋白、蛋白酶 3、HMGB1 等修饰。由于 NETs 的形成通

常伴随着中性粒细胞的死亡,这一过程也被称为NETosis。NETs在中性粒细胞清除病原体和无菌炎症中都发挥关键作用。

大量研究表明,中性粒细胞参与了AP的发病过程。胰腺内胰蛋白酶原的激活是AP的关键事件,可导致腺泡细胞损伤,浸润的中性粒细胞在胰蛋白酶原的病理性激活和炎症调节中发挥关键作用。给予抗中性粒细胞血清或抗Gr-1抗体耗竭中性粒细胞,能显著降低胰腺内胰蛋白酶原活化、胰蛋白酶激活肽水平和组织损伤。此外,中性粒细胞源性基质金属蛋白酶-9(MMP-9)也是AP期间胰腺腺泡细胞中胰蛋白酶原活化的强效激活剂。活性氧(ROS)的积累和相关的氧化应激也参与了AP的启动。中性粒细胞的高烟酰胺腺嘌呤二核苷酸磷酸(NADPH)氧化酶活性使其成为AP中ROS的主要来源,促进胰腺氧化损伤和胰蛋白酶原活化。此外,中性粒细胞释放的蛋白酶如弹性蛋白酶,也可导致AP时的组织损伤。

NETs作为中性粒细胞的一种特殊功能状态,参与AP发病的多个过程。AP中NETs形成的检测,可通过试剂盒测定血样中的游离DNA、MPO-DNA复合物或组蛋白DNA复合物,也可以用免疫印迹法测定胰腺样本中的瓜氨酸化组蛋白H3(CitH3)。研究表明,NETs参与胰蛋白酶原的激活。组蛋白2A、2B、3和4是NETs结构的主要蛋白,是增加胰蛋白酶活性的关键组分,其通过磷酸化胰腺腺泡细胞中的信号转导子和转录激活因子3(STAT3)促进胰蛋白酶的活化。AP时,胰腺和肺内NETs的形成可募集更多浸润的中性粒细胞,进而加重组织损伤。NETs可以直接激活中性粒细胞,促进其表达Mac-1以及ROS和MMP-9的生成;还可以通过上调HMGB1、CXCL2和IL-6来调节全身炎症。在AP期间,胰液是浸润中性粒细胞染色质挤出的强烈引发剂,导致形成肉眼可见的NETs聚集体,可能堵塞胰管并驱动胰腺炎症;而抑制NETs形成可减轻AP。

(二)巨噬细胞与AP

巨噬细胞包括组织驻留巨噬细胞和迁移巨噬细胞。有证据表明,组织驻留巨噬细胞来源于卵黄囊,在出生前就已形成,具有自我更新能力。不同器官中的组织成分巨噬细胞的名称不同,例如肝脏中的库普弗细胞、大脑中的小胶质细胞和骨中的破骨细胞。迁移的巨噬细胞来源于骨髓干细胞。骨髓干细胞在多重集落刺激因子(multi-colony stimulating factor,multi-CSF)和巨噬细胞集落刺激因子(macrophage colony-stimulating factor,M-CSF)的刺激下,发育成粒-单核祖细胞,然后分化成原单核细胞进入血液,最后成熟为单核细胞,迁移至组织和器官并分化为巨噬细胞。

巨噬细胞可通过其有效的吞噬作用清除病原体、组织碎片、坏死和凋亡细胞,在感染性和无菌性炎症中发挥重要作用。此外,还作为抗原提呈细胞(APC)参与调节适应性免疫应答。高可塑性是巨噬细胞的标志。巨噬细胞极化是响应微环境变化的表型和功能变化。在感染和无菌性炎症过程中,组织驻留巨噬细胞感受病原体释放的PAMP和受损细胞释放的DAMP,之后分泌多种促炎介质,并募集更多的组织驻留巨噬细胞和循环单核细胞至炎症部位发挥重要作用。巨噬细胞通常存在于两个不同的亚群中,包括经典活化(M1)和替代活化(M2)巨噬细胞,前者通常被Th1细胞因子IFN-γ、TNF-α诱导,并通过分泌IL-1β、IL-6、IL-12和TNF-α以促炎方式发挥作用;而后者由Th2细胞因子IL-4、IL-13诱导,通过分泌IL-4、IL-10、IL-13和TGF-β发挥抗炎、免疫调节和促纤维化作用。巨噬细胞极化具有显著的可塑性,根据所受刺激的不同,巨噬细胞活化的表型可以重叠和相互转化,而巨噬细胞在特定时期发挥的作用可能与M1、M2巨噬细胞的比例有关。

1. **胰腺巨噬细胞与AP** 与中性粒细胞一样,巨噬细胞也是参与AP发病机制的主要先天性免疫细胞。研究表明,胰腺固有巨噬细胞群为混合来源,包括胚胎卵黄囊源性和血单核细胞源性。胚胎源性的巨噬细胞具有明显的促纤维化表型,与肿瘤的发展有关。然而,目前关于胰腺固有巨噬细胞的研究较少,其在AP发生与发展中的作用尚不明确。一般认为,AP时迁移而来的单核巨噬细胞发挥主要促炎作用,决定了AP的严重程度,在AP炎症早期,促进AP的发生。

不同严重程度的AP腺泡细胞死亡方式影响巨噬细胞的活化。在轻度AP中,腺泡细胞凋亡比例增加。这些凋亡的腺泡细胞可能形成凋亡小

扫码观看彩图

体,而不释放细胞内容物。因此,被巨噬细胞吞噬后,不会引起炎症,也不会增加胰腺炎的严重程度。在中度和重度 AP 中,大量腺泡细胞发生坏死和崩解,释放大量细胞内容物(包括无细胞 DNA、核小体、HMGB1、ATP 和其他 DAMP)和碎片,从而诱导巨噬细胞向 M1 表型分化,引起局部或全身炎症性反应。此外,胰腺巨噬细胞内胰蛋白酶原的激活导致 NF-κB 的易位,以及大量炎症介质的产生,从而加重炎症反应。因此,巨噬细胞活化程度与 AP 的严重程度呈正相关。这些浸润的巨噬细胞产生促炎介质,包括 TNF-α、IL-1β、IL-6、IL-18、MCP-1、血小板活化因子、巨噬细胞炎症蛋白 -1α(MIP-1α) 和巨噬细胞移动抑制因子、巨噬细胞炎症蛋白 -2(MIP-2),募集更多的巨噬细胞,触发并进一步放大局部炎症,加重组织损伤。

2. **腹腔巨噬细胞(PMs)与 AP**　随着 AP 的进展,大量炎症介质和胰蛋白酶释放到外周血循环中,远隔器官固有的更多巨噬细胞被激活,导致全身炎症反应。腹腔巨噬细胞是位于腹腔内的免疫细胞,可与 AP 炎性腹腔积液广泛相互作用,在 AP 的病程进展尤其是 SIRS、MODS 扩散的过程中发挥重要作用。成人腹腔巨噬细胞主要来源于其对应的胚胎巨噬细胞,来自骨髓的外周循环单核细胞对腹腔巨噬细胞池的维持作用很小。腹腔巨噬细胞功能和表型的形成主要受视黄酸信号通路的调控,该通路激活后,能诱导 GATA6 表达,并进一步对腹腔巨噬细胞的染色体进行细胞特异性重塑。

AP 发生后,腹腔内的大量促炎因子激活 PMs,促进其分泌 CCL、单核细胞趋化蛋白、巨噬细胞炎症蛋白等趋化因子,并在黏附分子介导下招募循环中的单核细胞,赋予其吞噬活性。在 AP 早期 3~18 小时中,PMs 表现出经典的 M1 型表型,这些激活的 PMs 是 AP 胰腺中腺泡凋亡细胞清除的主力军,通过释放 IL-1 和 TNF 等促炎因子,参与腺泡细胞损伤的炎症级联反应。在重度 AP 早期,PMs 也多为 M1 型,主要通过 CCR1 募集到炎症病灶,并迁移至全身,参与远端肺器官炎症,并加重重度 AP 炎症。此外,AP 相关腹水是一种富含胰蛋白酶和细胞因子的渗出液,可直接接触 PMs 并调节其功能。PMs 可与 AP 过程中的腹水和脂质衍生物相互作用,释放更多的促炎介质进入血液循环,引起更严重的腹膜炎和全身炎症。除了在腹腔中引发级联放大的炎症反应,PMs 还能直接参与胰腺局部和全身的促炎或抗炎反应。PMs 在胰腺炎发生后能依附于胰腺包膜并渗透进入胰腺,发生全身性的迁移,被招募到炎性病灶,并参与 SAP 等炎症疾病发展、扩散和组织修复的过程。

3. **肝脏库普弗细胞与 AP**　库普弗细胞是位于肝血窦中的组织驻留巨噬细胞。目前认为,库普弗细胞来源于胚胎期的卵黄囊,而非造血干细胞。通过自我增殖和自我再生,库普弗细胞的数量保持相对恒定,它们的主要功能是通过吞噬作用消除病原体、外来碎片、凋亡细胞和通过门静脉系统的血液循环进入肝脏的颗粒等。此外,库普弗细胞分泌超过全身释放的总细胞因子 50% 的细胞因子,是体循环中炎性细胞因子的主要来源。

库普弗细胞的激活促进了 AP 全身炎症的进展。在诱导大鼠 SAP 前进行端侧门腔静脉分流术,显著改善了炎性浸润,并减少了肺部炎症。在此期间,肝脏在胰蛋白酶和门静脉回流血液中所含不同炎症介质的刺激下,可能分泌更多的促炎物质,加重 AP 的全身炎症和肺损伤。肝库普弗细胞在 AP 早期呈 M1 型极化,使用氯化钆消除库普弗细胞,可明显预防肺组织的病理损伤,但对胰腺组织损伤无预防作用。此外,在 AP 过程中,消化酶、细胞因子、趋化因子、外泌体和胰腺释放的其他炎症物质可能在被稀释到血液循环之前通过门静脉系统进入肝脏,库普弗细胞被血液中的这些物质强烈激活,释放更多的促炎因子,从而加重全身炎症和肺损伤。

4. **肺巨噬细胞与 AP**　急性肺损伤是 AP 最常见的胰腺外器官功能障碍,高病发率和高死亡率是其特征,其中巨噬细胞、中性粒细胞、淋巴细胞和其他免疫细胞以及相关细胞因子、趋化因子和细胞内炎症信号通路,决定了肺损伤的严重程度。肺巨噬细胞起源于胚胎卵黄囊祖细胞,可通过单核细胞 / 巨噬细胞的分化进行补充。肺巨噬细胞主要由 3 种类型组成,即肺泡巨噬细胞(AMs)、间质巨噬细胞和肺血管内巨噬细胞。

AMs 是肺中数量最多的先天性免疫细胞,位于肺泡腔表面,目前对 AP 肺损伤肺巨噬细胞的研究主要集中在 AMs 上。在 AP 中,受损的腺泡细胞释放大量蛋白酶和促炎介质进入血液。这些蛋白酶和促炎物质被库普弗细胞吞噬处理后,库普弗细胞会随着血液循环向肺内释放更多的细胞因子、炎症介质和活性氧,激活 AMs 的免疫反应。在血液促炎因子的诱导下,AMs 表现出 M1 表型,其特征为 M1 标记物 iNOS mRNA 上调和 NF-κB 信号通路激活,释放促炎因子 TNF-α、IL-6 和一氧化氮,并导致 AP 中的肺损伤。除炎症因子外,来源于肝脏或胰腺的外泌体也可作为细胞通信的必要介质参与 AMs 的活化,促进 AMs 的 M1 极化,导致 CCL2、CXCL1、IL-1β 和其他促炎介质的表达增加。此外,胰腺组织释放的蛋白酶(如磷脂酶 A₂)也可激活巨噬细胞分泌一氧化氮,损伤血管内皮细胞,改变微血管通透性,进而引起肺水肿。

与 AMs 的促炎性 M1 活化相比,在 SAP 大鼠模型中观察到肺间质巨噬细胞的 M2b。因此,AMs 参与了 AP 相关的肺损伤,而间质巨噬细胞似乎通过激活抗炎细胞因子的表达促进炎症的消退。

除 AMs 和间质巨噬细胞外,近年来报道肺血管内巨噬细胞与胰腺炎时肺损伤密切相关。肺血管内巨噬细胞是位于肺泡间隔毛细血管中的巨噬细胞,黏附于肺泡间隔毛细血管内皮细胞。AP 时,大量消化酶进入血液循环,导致包括肺在内的许多远端器官微血管损害。血管内皮细胞合成和释放趋化因子(如 MCP-1)和血管性血友病因子募集循环单核细胞分化为肺血管内巨噬细胞。这些肺血管内巨噬细胞在急性坏死性胰腺炎中的浸润可能通过增加肺的易感性而加重患者的肺部炎症反应。相反,肺血管内巨噬细胞的耗竭可使促炎因子水平下降,减少炎性细胞浸润,最终改善肺组织学损害。

综上所述,肺巨噬细胞在 AP 相关肺损伤中起调节作用。AP 时,在血液循环中各种消化酶、脂质衍生物、细胞因子、外泌体、炎性介质的刺激下,AMs 和肺血管内巨噬细胞呈现促炎 M1 型激活,分泌大量炎性细胞因子,募集更多的免疫细胞,加重肺部的炎症反应。相反,间质巨噬细胞显示 M2 抗炎活化,以减少肺部的炎症反应。然而,与其他类型巨噬细胞的数量相比,AMs 是肺中数量最多的巨噬细胞。因此,AP 时肺巨噬细胞主要活化为

M1 表型,分泌大量促炎物质,加重肺部炎症。

(三)其他先天性免疫细胞与 AP

1. 树突状细胞与 AP 树突状细胞(DCs)起源于骨髓造血干细胞,是最强大的抗原呈递细胞。DCs 可以吞噬和清除病原体和有害抗原,发挥先天免疫功能,还可以通过抗原呈递激活 T、B 淋巴细胞,通过分泌多种细胞因子调节免疫应答。因此,DCs 是先天免疫和适应性免疫之间的纽带。

在 AP 中,浸润的 DCs 似乎在某些情况下发挥保护作用,而在其他情况下,其加重了 AP 的严重程度。在雨蛙素或 L- 精氨酸诱导的 SAP 小鼠模型的胰腺中,DCs 数量增加 100 倍,呈现 MHC Ⅱ、CD11c 的表型,分泌 IL-6、MCP-1 和 TNF-α。增多的 DCs 不是诱导器官破坏性炎症,而是促进胰腺活力所必需的。被白喉毒素耗尽 DCs 的 SAP 小鼠在 4 天内死于严重的腺泡细胞死亡。在 B 型柯萨奇病毒诱导的 AP 中,发炎的胰腺分泌 CCL17,CCL17 与 DCs 上的 CCR4 结合,并将其招募到炎症部位。浸润的 DCs 触发 Th1 免疫应答,从而降低病毒载量和组织损伤。CCR4 基因敲除导致 DCs 募集减少、病毒载量升高和 AP 严重程度增加。然而,通过 MyD88 抑制增加 DCs 活性加剧了胰腺炎症。补充益生菌酪酸梭菌,可以通过减少 AP 中 DCs 的浸润来缓解组织损伤和炎症。综上所述,DCs 同时发挥促炎和抗炎作用。

2. 肥大细胞与 AP 肥大细胞起源于骨髓干细胞。活化的肥大细胞释放细胞质颗粒,包括组胺、5- 羟色胺、蛋白酶、细胞因子和趋化因子,这一过程被称为脱颗粒。肥大细胞以其参与 IgE 介导的 I 型超敏反应而闻名。然而,最近的数据表明,肥大细胞也是先天和适应性免疫应答的关键因素。

AP 中常存在肥大细胞的异常聚集和活化。AP 时胰腺可见肥大细胞计数升高和肥大细胞脱颗粒。用肥大细胞稳定剂酮替芬或抑制剂色甘酸钠治疗均可显著减少胰腺组织损伤。此外,活化的浸润肥大细胞还可分泌 IL-33 和组胺,从而引起胰腺炎症。东莨菪内酯通过减少肥大细胞活化和相应水平的 IL-33 来减轻 AP 胰腺和相关肺损伤的严重程度。因此,肥大细胞可能有望成为 AP 的治疗靶点。

3. 自然杀伤细胞与 AP 自然杀伤细胞(NK)

起源于骨髓淋巴干细胞,可直接或通过依赖抗体的细胞毒性(ADCC)杀伤肿瘤细胞或病毒感染细胞。此外,它们还参与维持免疫稳态和调节炎症。到目前为止,对 AP 中 NK 细胞的研究有限。多项研究报道,AP 时 NK 细胞浸润胰腺。在腺病毒载体介导的 AP 模型中,NK 细胞从第 2 天开始浸润发炎的胰腺,第 4 天达到最大值,并持续至第 28 天,但其在 AP 发病机制中的作用尚不明确。目前更多的研究集中在外周血 NK 细胞的变化上。研究发现,AP 患者外周血 NK 细胞计数低于健康对照组。部分 SAP 患者 NK 细胞和 ADCC 活性下降。与 MAP 相比,SAP 患者早期出现外周血 NK 细胞数量明显减少,并持续 30 天。外周白细胞和 NK 细胞耗竭的免疫抑制状态被认为是 AP 感染并发症的原因。目前仍需要更多的研究来探索 NK 细胞在 AP 中的确切作用。

4. T 淋巴细胞与 AP　T 淋巴细胞包括具有不同功能的几个亚群,它们分别为辅助性 T 细胞(Th cell)、细胞毒性 T 细胞(Tc cell)、调节性 T 细胞、记忆 T 细胞、自然杀伤 T 细胞和 γδT 细胞。虽然中性粒细胞和单核巨噬细胞是浸润胰腺炎症的主要白细胞群,但在 AP 中还观察到炎症部位和循环中 T 细胞的局部失衡,提示 T 细胞对胰腺炎的进展也可能有突出的影响。

(1)CD4$^+$ T 细胞:最近的广泛证据表明,人 AP 中外周 CD4$^+$ T 细胞的活性显著降低和受损,而且循环中 CD4$^+$ T 细胞群减少,与 SAP 时局部坏死、SIRS、持续器官功能衰竭等并发症密切相关。前瞻性调查和回顾性研究均显示,AP 发病时,外周 CD4$^+$ T 细胞减少是预测 AP 临床结局或进展为持续性器官衰竭的简单、早期和准确参数,灵敏度为 61.54%,特异性为 90%。CD4$^+$ T 细胞的凋亡率与 AP 事件中 SIRS 消退的天数呈正相关,但与 SIRS 的晚期消退无关。然而,致敏的 CD4$^+$ T 细胞迁移到炎症部位,导致 AP 期间胰腺中 CD4$^+$ T 细胞计数显著增加,通过胰腺内浸润和促炎性细胞因子的释放,增加胰腺损伤的严重程度。

CD4$^+$ T 细胞可分化为各种不同亚型:Th1、Th2、Th9、Th17、Tregs 和滤泡辅助性 T 细胞(Tfh)。通常,不同类型的 CD4$^+$ T 细胞相互平衡以维持免疫稳态。然而,由于病原体清除效率低,免疫系统

功能破坏,CD4$^+$ T 细胞亚群失衡,均可导致各种疾病,如炎症、自身免疫病甚至癌症。

在 AP 过程中,Th1/Th2 失衡是动态的,在疾病的早期 Th1 细胞抑制,Th2 细胞上调,然而,随着时间的推移,Th1 细胞的产生增多,而 Th2 细胞的产生在外周逐渐减少,这使得 Th1/Th2 比值强烈增加。因此,血清中 Th1 细胞因子浓度与 SAP 密切相关,Th2 细胞因子浓度与中度 AP 或中重度 AP 密切相关。因此,血清中 Th1 和 Th2 细胞因子浓度成为评价 AP 严重程度和预测其病程的客观标志物。降低 Th1/Th2 比值并维持其平衡可能是防止 AP 进一步恶化的策略。

Th17 细胞是标志性细胞因子 IL-17 的主要来源,其与疾病严重程度呈正相关,代表了评价 AP 患者疾病严重程度的一个有价值的预后因素。研究表明,在 AP 发病过程中,IL-17 能够通过调节炎症分子和趋化因子的表达放大炎症级联反应和胰腺损伤,并且募集中性粒细胞和巨噬细胞至损伤/炎症部位。因此,Th17 细胞是诱导胰腺炎所必需的,治疗性调节 Th17 细胞可能改善胰腺炎症。

Tregs 介导 SAP 严重损伤后炎症反应的控制。研究表明,循环 CD4$^+$ CD25$^+$ CD127$^{low/neg}$ Tregs 百分比升高与感染坏死和死亡风险增加相关。相比之下,外周 CD4$^+$ CD25$^+$ CD127^{high} Tregs 的水平与 AP 早期的多器官衰竭呈显著负相关,这意味着表型为 CD4$^+$ CD25$^+$ CD127^{high} 的活化效应 T 细胞可能是 SAP 的独立预后生物标志物。

(2)CD8$^+$ T 细胞:迄今为止,关于 CD8$^+$ T 细胞在 AP 过程中的改变尚未达成共识,CD8$^+$ T 细胞是 AP 中表现出抑制活性或细胞毒性的亚群。一项研究报告表明无差异,而其他研究报告 CD8$^+$ T 细胞显著耗竭或增加。此外,循环、脾脏、胰腺和主要器官中淋巴细胞亚群的数据与 AP 的时间和严重程度相关。显然,目前需要更高效的方法或全面周到的实验设计来精确检测不同器官中 T 细胞的动态变化。

三、炎症介质、信号通路及中医药的调节

(一)炎症介质和信号通路

1. TLR/NF-κB 信号通路　NF-κB 作为炎

症经典信号转导通路,也是胰腺炎中研究最多的信号通路。由5种蛋白组成,包括NF-κB$_1$、NF-κB$_2$、RELA(p65)、RELB和c-Rel,同属ReL蛋白家族,P50和P65通常通过与抑制因子IκBα结合,而作为无活性复合物存在于细胞质中,从而阻断NF-κB核转位。当受到炎性刺激后,IκBα磷酸化,与NF-κB分离,游离的二聚体异位至细胞核与DNA结合,参与基因转录,诱导多种炎性细胞因子表达。TLR是一种模式识别受体,NF-κB通过TLR促发的髓样分化因子88途径,引起促炎细胞因子基因的转录,导致TNF-α、IL-6、IL-1β、IL-18、HMGB1等细胞因子的合成。NF-κB信号通路在AP中异常活跃,抑制NF-κB信号通路的药物策略可能对AP的治疗是个不错的选择。在AP大鼠和AP细胞中均检测到双链RNA依赖激酶(PKR)、TNF-α、IL-6水平升高,并在AP细胞中发现磷酸化的P65(P-P65)和IκKα表达增加,PKR和IκKα存在相互作用,以及PKR与P65出现共定位和核积累。当抑制PKR,NF-κB信号通路的激活明显受到抑制,逆转了AP炎症反应和损伤。

2. **P38MAPK信号通路** MAPK信号通路是广泛存在于真核生物细胞中的信号转导系统,由Ⅰ组以级联方式依次活化的Ser/Thr蛋白激酶组成。可将多种细胞外信号传递到细胞内乃至细胞核,实现其对细胞增殖、分化、转化和凋亡以及应激和炎症反应等生理、病理事件的调控。P38MAPK可调控细胞因子、炎症介质的表达和释放,在AP反应中发挥着重要作用。在AP小鼠模型中发现,炎症刺激可激活JNK,最终触发NF-κB介导的炎症反应。此外,许多研究均证实了通过抑制P38MAPK信号通路可抑制胰腺炎症反应的损伤程度。

3. **PI3K/Akt信号通路** PI3K/Akt信号通路普遍存在于细胞中,依据PI3K结构和底物的特异性,可将其分为3个亚型,即CLASS Ⅰ、CLASS Ⅱ、CLASS Ⅲ,目前研究较多的是CLASS Ⅰ。它在细胞功能调节中的作用最为广泛,在许多疾病的发生发展中起着至关重要的作用。PI3K/Akt信号通路在AP中发挥着重要作用。用PI3K的抑制剂渥曼青霉素和LY294002分别作用于雨蛙素诱导的AP模型,发现PI3K被抑制后,AP大鼠在胰腺水肿坏死程度、胰酶激活、中性粒细胞浸润等方面较对照组均明显减轻。用PI3Kγ基因敲除小鼠及PI3K抑制剂作用于CCK诱导的胰腺腺泡细胞,发现不管是PI3Kγ基因敲除小鼠,还是PI3K抑制剂,均能抑制病理性钙通道的激活,使钙离子内流减少,减轻胰腺腺泡细胞内胰酶的激活和胰腺的炎性损伤。此外,PI3K/Akt信号通路还可通过调控腺泡细胞凋亡、自噬、氧化应激等促进AP的发生发展。

4. **JAK/STAT信号通路** JAK(JAK1、JAK2、Tyk2和JAK3),是一类非受体型酪氨酸激酶。STAT是JAK的直接底物靶蛋白,能携带信号进入到细胞核内,从而调节目的基因的表达。JAK/STAT通路在AP病发及病情转变过程中发挥了重要的调控作用。AP时炎症因子过度表达,可能通过诱导JAK/STAT信号通路的激活,加重胰腺器官的损伤程度。通过抑制JAK/STAT信号通路,减少TNF-α、IL-2、IL-3等炎性细胞因子的释放,从而逐渐减轻胰腺组织的病理损伤。在AP防治过程中,通过抑制JAK/STAT通路活性,可有效地改善AP,减少并发症、降低死亡率。

5. **Hedgehog信号通路** Hedgehog(HH)信号通路主要由三种HH蛋白(DHH、SHH、IHH)、两个膜受体Patched、Smoothened及下游的转录因子Gli家族(Glil、Gli2和Gli3)组成,通过配体与受体结合的方式发挥信号转导作用。HH信号通路参与炎症、损伤和修复的调节。最新研究表明,Gli2在雨蛙素诱导的AP中表达上调,通过下调促炎细胞因子IL-6、干扰素-δ和FasL,同时上调抗炎细胞因子IL-10的分泌,减轻AP炎症反应。小鼠模型实验发现,HH信号通路在AP中存在负反馈调节机制,而此过程需依赖NF-κB信号转导通路的激活。

(二)中医药对炎症介质及信号通路的调节

AP后期可导致胰腺外器官炎症反应,TNF-α、IL-6、IL-1等是其发展过程中重要的炎症介质。研究表明,大承气汤可通过抑制IL-18减缓SAP病情发展,降低全身性炎症反应的风险,通过SIRT1下调HMGB/TLR-4/IL-23/IL-17A介导的中性粒细胞活化,减轻SAP诱导的胰腺微循环功能障碍,通过抑制HMGB1介导的NF-κB

扫码观看彩图

和 P38MAPK 信号通路,减少炎性因子 IL-6 和 TNF-α 的分泌,减轻 SAP 的炎性反应。柴芩承气汤通过抑制 JAK/STAT 信号通路,减轻 IL-6、TNF-α、IL-1β 等炎性因子的表达,通过抑制 TLR4/NLRP3 炎症通路,减轻 AP 的严重程度。大黄牡丹汤可通过调控 HMGB1/RAGE/NF-κB 信号通路,防止急性胰腺炎炎症的加重。大黄附子汤则能通过抑制 JAK2/STAT3 途径,使腹腔巨噬细胞减少分泌 IL-6、TNF-α。柴黄清胰活血颗粒治疗 SAP 的机制可能与通过抑制 IKK/IκB/NF-κB 信号通路、减少炎症介质有关。

另外,中药单体调节急性胰腺炎炎症反应的报道也屡见不鲜。槲皮素能显著抑制胰腺 NF-κB 释放,从而有利于早期阻断急性胰腺炎病理进程。最新研究发现,大黄素可以通过减少胰腺外泌体介导的肺泡巨噬细胞活化,抑制 NLRP3/IL-1β/CXCL1 信号降低中性粒细胞浸润,从而减轻重症急性胰腺炎肺损伤。大黄素还能抑制 NLRP3/IL-1β/CXCL1 信号降低中性粒细胞浸润,改善大鼠 SAP-ALI。大黄提取物可显著降低急性胰腺炎大鼠 IL-6、TNF-α 水平,减轻胰腺受损程度,其机制可能是通过抑制 MCP-1、MIP-2 表达来控制炎症反应。龙胆苦苷可能通过抑制血清中 TNF-α、IL-1β 等炎性介质的释放,避免胰腺腺泡细胞受炎症因子的刺激。

参考文献

1. LIN Z Q, GUO J, XUE P, et al. Chaiqinchengqi decoction-regulates necrosis-apoptosis via regulating the release of mitochondrial cytochrome and caspase-3 in rats with acute necrotizing pancreatitis [J]. J Tradit Chin Med, 2014, 34 (2): 178-183.
2. 尚东, 关凤林, 陈海龙, 等. 茵陈承气汤对大鼠急性出血坏死性胰腺炎腺泡细胞凋亡及调控基因的影响 [J]. 中国中西医结合外科杂志, 2002, 8 (2): 70-73.
3. 张桂信, 陈海龙, 曲淑贤, 等. 清胰汤对大鼠急性坏死性胰腺炎时胰腺腺泡细胞凋亡的影响 [J]. 中国中西医结合外科杂志, 2008, 14 (1): 38-42.
4. 张延英, 汪永锋, 张艳霞, 等. 大黄牡丹汤组方对急性胰腺炎大鼠胰腺细胞凋亡的影响 [J]. 吉林中医药, 2014, 34 (10): 982-984.
5. ZHAO Z F, ZHANG Y, SUN Y, et al. Protective effects of baicalin on caerulein-induced AR42J pancreatic acinar cells by attenuating oxidative stress through miR-136-5p downregulation [J]. Sci Prog, 2021, 104 (2): 368504211026118.
6. 王燕, 齐文杰, 曾亚薇, 等. 厚朴酚治疗重症急性胰腺炎大鼠模型并发急性肺损伤的作用机制 [J]. 临床肝胆病杂志, 2020, 36 (12): 2782-2787.
7. MA Q Y, ZHANG M, WANG Z, et al. The beneficial effect of resveratrol on severe acute pancreatitis [J]. Ann N Y Acad Sci, 2011, 1215: 96-102.
8. 李震东, 马清涌, 罗羽宏. 白藜芦醇上调 FasL 表达对大鼠重症急性胰腺炎腺泡细胞凋亡的影响 [J]. 南方医科大学学报, 2009, 29 (3): 454-457.
9. 李思伟, 王素彬, 周江帆, 等. 青蒿琥酯对重型急性胰腺炎大鼠胰腺细胞凋亡的保护作用 [J]. 昆明医科大学学报, 2018, 39 (10): 7-12.
10. 李劼, 陈亚峰, 奉典旭. 大承气汤对胰腺白介素 18 表达的影响 [J]. 时珍国医国药, 2020, 31 (11): 2681-2684.
11. WANG J, ZOU Y, CHANG D, et al. Protective effect of Dachengqi decoction on the pancreatic microcirculatory system in severe acute pancreatitis by down-regulating HMGB-TLR-4-IL-23-IL-17A mediated neutrophil activation by targeting SIRT1 [J]. Gland Surg, 2021, 10 (10): 3030-3044.
12. WEN Y, HAN C, LIU T, et al. Chaiqin chengqi decoction alleviates severity of acute pancreatitis via inhibition of TLR4 and NLRP3 inflammasome: Identification of bioactive ingredients via pharmacological sub-network analysis and experimental validation [J]. Phytomedicine, 2020, 79: 153328.
13. 宋冰, 辜吉秀, 汪永锋, 等. 大黄牡丹汤调控 HMGB1/RAGE/NF-κB 信号通路干预急性胰腺炎模型大鼠的机制 [J]. 畜牧兽医学报, 2021, 52 (11): 3260-3269.
14. 吴丽, 蔡宝昌, 刘晓, 等. 大黄附子汤含药血清对重症急性胰腺炎小鼠腹腔巨噬细胞 JAK2/STAT3 信号通路的影响 [J]. 中草药, 2013, 44 (22): 3195-3199.
15. 左雪虹, 仁德芳, 宋倩, 等. 柴黄清胰活血颗粒对重症急性胰腺炎模型大鼠 IKK/IκB/NF-κB 信号通路的影响 [J]. 中药药理与临床, 2020, 36 (6): 161-166.
16. 方丽, 何峰, 李小安, 等. 槲皮素对急性胰腺炎小鼠核转录因子 NF-κB 表达的影响 [J]. 四川医学, 2016, 37 (5): 488-490.
17. HU Q, YAO J Q, WU X J, et al. Emodin attenuates severe acute pancreatitis-associated acute lung injury by suppressing pancreatic exosome-mediated alveolar

macrophage activation [J]. Acta Pharm Sin B, 2022, 12 (10): 3986-4003.

18. XU Q S, WANG M F, GUO H Y, et al. Emodin alleviates severe acute pancreatitis-associated acute lung injury by inhibiting the cold-inducible RNA-binding protein (CIRP)-mediated activation of the NLRP3/IL-1β/CXCL1 signaling [J]. Front Pharmacol, 2021, 12: 655372.

19. 曹砚杰, 李琨琨, 靳莉, 等. 大黄提取物对急性胰腺炎模

型大鼠的治疗作用及机制 [J]. 中国老年学杂志, 2018, 38 (6): 1448-1451.

20. 顾伟梁, 吕见, 陈长勋. 龙胆苦苷对雨蛙素致急性胰腺炎小鼠的治疗作用 [J]. 上海中医药大学学报, 2015, 29 (4): 47-50, 57.

（张淑坤，李彩霞）

第四节　基于靶向代谢组学的胰腺炎发病机制及中西医结合治疗研究

一、代谢组学技术概述

代谢组学关注的是人体内源性小分子的定量，以及这些小分子的含量在疾病发生、发展的病理生理过程中动态的变化。代谢组学研究的小分子既包括人体自身合成的各种化合物，也包括诸多来自菌群代谢、食物、药物等的小分子化合物。这些小分子化合物既是构建机体的主要成分，也是机体功能调控的重要信使。比如氨基酸作为蛋白质的主要成分，构建了人体的主要架构，葡萄糖、乳酸、ATP 为人体提供了能量，γ-氨基丁酸、5-羟色胺等与人的情绪调控有关。而形形色色的小分子作为酶的配体，调控着人体各个器官、系统的功能。而各种体液包括血液、尿液、汗液、唾液等含有的"代谢组"，实际上是机体分子表型的全面反映，更加接近于反映人体系统的整体状态，使得代谢组数据能够从整体上描述人的生理或者病理生理状态。

作为后基因组时代系统生物学研究的重要技术平台，代谢组学技术发展十分迅速。在代谢组研究的早期阶段，核磁共振谱（NMR）、气相色谱 - 质谱法（GC-MS）、液相色谱 - 质谱法（LC/MS）等都是代谢组学研究最常用的分析工具。随着质谱技术的不断发展，液相色谱 - 质谱法技术逐步成为代谢组研究的主流，这一技术兼具了高灵敏度、低成本、易于转化等诸多优势。串联三重四极杆质谱在临床的逐步普及，为基于液相色谱 - 质谱法的代谢组学技术带来了更加明确的转化前景。此外，一些先进的质谱技术也为代谢组学临床转化

及基础研究提供了新的方向。例如，基于快速蒸发电离质谱技术的智能手术刀就是利用了良、恶性肿瘤组织代谢特征的不同，通过对电刀切割过程中的气体进行实时分析，可以准确地判断切除组织的病理类型，实时辅助外科医生进行精准操作。随着质谱灵敏度、分辨率的增加，代谢组学技术在病理组织切片的分子成像、单细胞组学分析等领域都有创新性应用。

根据研究侧重点的不同，代谢组学通常有非靶向代谢组与靶向代谢组两个主要的研究策略。所谓的非靶向研究，指的是在研究过程中不指定关注某一类代谢物，不针对某类代谢物进行特殊的样本预处理等操作，即所谓"非偏倚"。一般非靶向代谢组采用的仪器为高分辨质谱，包括飞行时间质谱、静电场轨道阱质谱等，通过高分辨检测进入质谱的离子质量数，实现对样本中代谢物的定性定量检测。由于质谱获得的是代谢物离子及其碎片的质核比数据，因此这些离子的定性是非靶向代谢组研究的关键步骤。而靶向代谢组技术则不同，检测的是有明确目标的分子。通过目标分子的结构、理化特性，建立特定的提取、样本预处理方法，再通过目标分子的标准品建立质谱分析方法，实现对小分子代谢物的绝对定量检测。靶向检测一般采用的都是串联三重四极杆质谱（TQ MS）。基于 TQ MS 的定量检测方法也是小分子定量的金标准。目前的临床质谱检测就是基于 TQ MS 靶向定量方法发展而来的。非靶向与靶向技术各有优势，在临床研究中互为补充。非靶向代谢组方法更容易从整体角度发现疾病的分子

扫码观看彩图

特征,鉴定疾病相关的小分子标志物,提出疾病发生发展相关的代谢问题假说。而靶向代谢组方法可以进行大规模的、长期的、动态的研究,通过对目标代谢物的精准定量,准确地描述患者的状态、疾病的发展阶段等特征,尤其适合临床的应用与转化。

代谢组学研究的主要方向集中在疾病标志物的发现、验证以及疾病发病机制这两个主要领域。疾病代谢标志物,或者说是疾病的关键代谢物,是代谢组学研究的起始,也是最为核心的步骤。在近年的研究中,有众多关于代谢物作为疾病关键标志物的报道,其中的一些代谢物也逐步转化到临床应用中。例如,肠道菌群代谢物氧化三甲胺(TMAO)。TMAO 由鱼、鸡蛋和肉制品等经肠道菌群作用产生,进入外周血后能够调控人体血小板凝集功能,从而可以作为急性心肌梗死等疾病的早期标志物。这些关键代谢物总是参与机体重要功能的调控,例如典型的肿瘤代谢物 D-2-羟基戊二酸与异柠檬酸脱氢酶突变相关,并促进胶质瘤的形成与发展。因此,代谢物在疾病发生发展过程中的角色与作用也是代谢组学研究的重要部分。

二、代谢组学研究方法

(一)样本采集与预处理

代谢组学研究对样本采集、储存过程有着比较严格的要求。下面以血液样本为例,简介样本采集的流程。

1. **采血前准备** 采血前 1 天晚餐不饮酒、不吃特别的食品和药物。采样前不做激烈运动,保持平稳的状态。保持 12 小时空腹,早晨餐前采血。

2. **采集血清** 按血清采集常规操作进行。采血后立即混匀,室温静置 30 分钟后转移至 4℃冰箱内 30 分钟至血细胞凝集,直接以移液枪吸取上层血清,转移至干净的 EP 管内。避免吸入血细胞;移液枪头一次性使用,避免交叉污染。有溶血现象则不能用于代谢组学分析。

3. **采集血浆** 抗凝管建议使用 EDTA 抗凝的真空采血管。保证所有样本采用同一公司生产的同一种抗凝采血管采样。采血后混匀,离心前全血需放置于盛有冰水(保持 4℃)的样本盒内,1 小时内离心。以 1 000×g 离心力离心 15min。转移上清至干净的 EP 管内。移液枪头一次性使用,避免交叉污染。有溶血现象的血浆不能用于代谢组学分析。通常 1.8ml 全血能得到 1ml 血浆。

4. **采血后处理分装** 血清/血浆样品分装于 1.5ml EP 管中,每份不少于 100μl。

(1)保存:血清/血浆样品分装并标示清楚。暂时放置时,尽量避免室温下(20℃)暴露,4℃不超过 4 小时。建议采集后,立即放置于 -80℃冰箱内保存。同一批样本的操作流程应严格一致。

(2)运输:在样本储存过程中,以及转移冰箱、运输等过程中,应避免反复(超过 3 次)解冻,同一批样本保存运输流程应严格一致。

分装所采用的离心管必须是经 RNA 酶灭活的 EP 管,必须用干净的移液枪头,否则会对实验结果产生严重干扰。

5. **血清样本预处理** 将血清从冰箱取出后,置于 4℃解冻。用移液枪吸取 100μl 血清转移至 2ml EP 管内,加入 400μl 甲醇溶液,涡旋振荡 3 分钟混匀。混匀后的溶液加入 900μl 甲基叔丁基醚,超纯水 250μl,涡旋振荡 3 分钟。混合物滚动摇匀 10 分钟后,室温静置 10 分钟分层。在 4℃条件下,以 13 000×g 离心力离心 10 分钟。从上层转移 700μl 脂质提取物,从下层转移 400μl 极性小分子提取物,分别转移到 2ml 和 1.5ml 的 EP 管中。剩余的样品全部混合并充分振荡摇匀,与之前步骤类似,放置于高速低温离心机中,在 4℃条件下以 13 000×g 离心力离心 10 分钟,离心后混合样本也会出现上层和下层分离的情况。同样地,分别从上层转移 700μl 的脂质提取物,从下层转移 400μl 的极性小分子提取物,作为脂类与极性小分子代谢物的质量控制样本。将所有样品真空冷冻干燥,封口膜密封存放于 4℃冷藏,待上机检测。进样分析前使用样品复溶液进行复溶,极性小分子代谢物为乙腈-水(1:3,v/v),脂质为乙腈-异丙醇溶液(1:1,v/v)。涡旋振荡 3 分钟混匀后,在 4℃条件下以 13 000×g 离心力离心 5 分钟。转移上清,进样。

(二)色谱-质谱分析

由于小分子结构、理化性质的差异,单一的分析方法无法实现复杂的代谢组的分离,因此通常采用多柱联合使用的方法进行色谱分离。我们通常采用的方法包括反相色谱 - 质谱法(正离子模式)、反相色谱 - 质谱法(负离子模式)以及亲水作用色谱 - 质谱法(正离子模式)。通过上述 3 种分析方法的使用,可实现高通量、低样本消耗、高代谢覆盖的目标。

(1)反相色谱 - 质谱法(正离子模式):使用 C18 色谱柱(1.7μ 或 2.0μ 填料)。流动相 A 为 0.1% 甲酸 / 水,流动相 B 为乙腈。起始流动相配比为 98% A 相与 2% B 相,在随后 10 分钟内线性变化为 2% A 相与 98% B 相进行洗脱,随后 5 分钟用于冲洗和平衡色谱柱,流动相流速为 0.4ml/min。

(2)反相色谱 - 质谱法(负离子模式):使用 C18 色谱柱(1.7μ 或 2.0μ 填料,PH 范围 0-11)。流动相 A 为含有 5mmol/L 碳酸氢铵的超纯水,流动相 B 为含有 5mmol/L 碳酸氢铵的 50% 甲醇 / 乙腈。起始流动相配比为 98% A 相与 2% B 相,在随后 10 分钟内线性变化为 0% A 相与 100% B 相进行洗脱,随后 5 分钟用于冲洗和平衡色谱柱,流动相流速为 0.4ml/min。

(3)亲水作用色谱 - 质谱法(正离子模式):使用 amide 色谱柱。流动相 A 为 5% 水 / 乙腈,流动相 B 为 40% 乙腈 / 水。起始流动相配比为 100% A 相与 0% B 相,在随后 12 分钟内线性变化为 10% A 相与 90% B 相进行洗脱,随后 5 分钟用于冲洗和平衡色谱柱,流动相流速为 0.3ml/min。

(三)数据分析与生物学功能阐释

质谱原始数据的处理,包括代谢物离子的提取、匹配、积分等,均可在仪器工作站完成。其中需要注意的是,离子提取的设定参数,需综合考虑灵敏度、信噪比、缺失值等因素,色谱峰的积分也是影响数据重复性的关键。导出的数据以 EXCEL 表格的形式呈现,包括代谢物离子的质核比、保留时间以及峰面积等数据。根据前两项数据,就可以在网络数据库通过搜库来对代谢物结构进行初步定性。常用的数据库包括 HMDB、METLIN 等。小分子在液相色谱 - 质谱碎裂受到温度、电压、碰撞气等多种因素的影响,因此非靶向代谢组所检测的代谢物的准确定性需要代谢物标准品在本地质谱上的谱图比对来最终确认。这

一过程对于低浓度分子、少见于文献报道的分子以及新发现的分子等是非常必要的。

我们实验室基于高分辨轨道阱质谱,采集 3 000 余种代谢物小分子的高分辨二级质谱的谱图并建立数据库,用于代谢组学数据的快速、精准定性。数据库同时收纳万余种小分子质谱谱图的网络数据,确保我们在代谢物结构定性方面与国际顶尖代谢组学实验室保持同步。初步定性后的数据可以进行多元统计分析,采用包括主成分分析、偏最小二乘法判别分析、聚类分析、支持向量机、随机森林、人工神经元网络等方法,看不同组别代谢物的变化趋势以及其中关键的代谢物分子。对于关键代谢物分子,如果经过初步定性的,可进行进一步的结构确证来确保结果的可信性。如果未经结构鉴定的,则需要更复杂的手段来对未知化合物的结构进行解析,采用包括超高分辨质谱、核磁共振谱等方法辅助结构确证。经结构确证的分子可进行后续的生物功能分析,可采用的方法包括通路富集分析、关联网络分析、相互作用分析等。

三、代谢组学技术在中西医结合研究中的应用

代谢组学属系统生物学领域,它通过检测体内代谢物质来探索整个生物体的代谢机制,着眼于人体整体状态,挖掘系统的关键特征。对于人体分子表型的系统描述是代谢组学的特色,这一点与中医的整体观不谋而合。代谢组学技术从系统整体响应的角度,在中药的配伍、药效评价、毒性评价、个性化用药等方面均有诸多应用。代谢组学与网络药理学结合,为中药作用靶点、分子机制的研究提供了有力的研究方法。代谢组学与中医辨证相结合,可以从生命系统整体的角度,阐释中医证候的分子基础。

四、代谢组学技术在胰腺炎研究中的应用

引起胰腺炎的常见病因包括胆道疾病、高血脂、饮酒等,上述因素引起的胰酶过度激活及腺泡细胞的破坏是引起急性胰腺炎的直接原因,腺泡细胞损伤引起的代谢酶的释放会导致一系列的严

扫码观看彩图

重后果,糖脂代谢的严重失调是其中之一。炎症引起的系统性代谢紊乱如果得不到良好的控制,则可能进展到高死亡率的重症急性胰腺炎,引发多器官衰竭。代谢组学是非常适合研究急性胰腺炎的技术,通过对系统代谢状态的描述、表征,能够实现胰腺炎的辅助诊断、重症预警、辅助用药等临床目标。

有学者利用液相色谱高分辨质谱联用的代谢组学技术分析了轻症急性胰腺炎的代谢特征,发现辛酰基胆碱(capryloyl choline)可能是轻症急性胰腺炎最具诊断效能的代谢物。该研究还发现,随着临床治疗的进行,甘氨胆酸、鞘氨醇等代谢物的水平也逐渐恢复,显示代谢物能够实时反映临床疗效。还有学者利用气相色谱 - 质谱联用的代谢组学方法,分析了急性胰腺炎患者的代谢特征,发现了 3- 羟基丁酸、葡萄糖、半乳糖、甘露糖、5- 羟色胺等代谢物在患者与对照组之间的显著差异。在另一项同样基于 GCMS 的代谢组学研究中,则关注了不同病因引起的胰腺炎患者间的代谢差异,发现有些代谢物可以区分不同诱因的急性胰腺炎。如胆源性胰腺炎患者赖氨酸水平升高,而高脂血症性胰腺炎患者酪氨酸和苯丙氨酸的水平显著降低。酒精性胰腺炎患者花生四烯酸水平显著降低,甚至低于高脂血症性和胆源性胰腺炎患者。重症急性胰腺炎的诊断也是一个重要的临床问题。有团队利用定量代谢组学的方法,分析了血清外泌体中的代谢物,发现有二十碳三烯酸、硫胺素三磷酸等代谢物可用于重症急性胰腺炎的诊断。

五、中西医结合治疗急性胰腺炎的代谢组学基础

在急性胰腺炎的中西医结合治疗方案上,我们提出了"从痈论治"的理论,提倡分期辨治,内外兼治。

急性胰腺炎发病早期,临床症状较轻,中医辨证多为里、实、热证,根据六经辨证属少阳阳明合病。根据卫气营血辨证,多属气分证,毒热内蕴,因热生毒,毒邪反之又加重热势。治疗当用消法,以消为贵,以通里攻下、清热解毒为主,佐以畅气开郁、和营化瘀;若火毒炽盛,走散入营,

内攻脏腑,发生全身炎症反应综合征、感染性休克等危重症时,可从"走黄"论治,重在凉血清热解毒。

发病中期出现感染性胰腺坏死时,则需内外兼治,以托为要;外治遵循"SELECT 理念",S 指 Single-operator cholaniopancreatoscopy(经口胆胰子镜)、E 指 ERCP(十二指肠镜胆胰管造影)及 EUS(超声内镜)、L 指 Laparoscopy(腹腔镜)、C 指 Choledochoscopy(胆道镜)、T 指 TCM(中医药),以微创方式实现精准排脓。内治以透托为主,透脓外出,给邪以出路。

发病后期,气阴耗伤,当用补法,补气而不温燥,养阴而不滋腻。中医辨证施治与代谢组学在胰腺炎不同进展阶段患者中的发现是相通的。由于血糖水平的升高,大多数患者的长链酰基肉碱的水平是不变或略有升高的,而中短链、游离肉碱水平则是显著降低的。提示大量的游离脂肪酸以及甘油酯并没有通过 β 氧化为机体功能,这时候机体处于一个高葡萄糖消耗状态,此时三羧酸循环正常运转。初级胆汁酸水平升高,而次级胆汁酸水平降低。必需氨基酸、菌群代谢物等水平下降。因此,我们可以推断,中医辨证的里、实、热证与旺盛的糖代谢、充足的能量产生相关。但是,我们也要注意到,肠道内营养物质的有效吸收是下降的,可能与肠道菌群多样性的变化有关。我们在胰腺炎患者宏基因组数据中也发现了这一点。产生人体需要的营养物质的有益菌大量减少,而有害菌的数量显著增加。与中医辨证所述"毒热内蕴,因热生毒,毒邪反之又加重热势"是比较一致的。因此,中医临床采用通里攻下法治疗早期急性胰腺炎同样是有代谢组学证据支持的。

随着胰腺炎的进展,"火毒炽盛,走散入营,内攻脏腑"。我们的研究发现,肠道内革兰氏阴性菌胞壁崩解产物(2- 羟基庚二酸),能够在肠道屏障破坏前早期进入血液,通过与炎性介质结合,启动全身性炎症反应,这时候清热解毒疗法就非常重要,尤其是清除血液中引起炎症反应的小分子尤为重要。重症时出现胰腺坏死,发生全身炎症反应综合征、感染性休克等危重症,引发多器官系统衰竭,此时需要内外兼治。我们也从代谢角度

看到了三羧酸循环的过度负荷，苹果酸、延胡索酸等物质的大量堆积，由于各器官对于能量的大量需求，导致乳酸的大量产生、堆积，同时脂肪酸氧化的增加带来酮体生成的增加。脂肪大量动员的结果使得超长链脂肪酸释放入血液，患者处于一个营养物质的耗竭状态。因此，我们依据中医理论"用补法，补气而不温燥，养阴而不滋腻"进行治疗，对于患者的快速恢复具有非常重要的意义。

综上，急性胰腺炎患者体内的代谢组学分析更多地反映了患者分子表型的整体状态，既包括内源性小分子代谢稳态的调控，也包括共生的肠道菌群参与的代谢调控。代谢组学的研究体现了系统生物学整体研究的思路，同时也与传统中医的疾病观不谋而合，即从系统角度看待疾病的发生发展进程，从系统稳态调控入手，综合治疗疾病引起的紊乱。从微观分子到临床表型的见微知著，到中医辨证、西医手术的兼收并蓄、融会贯通，相信代谢组学技术必将为临床诊疗水平的提升、中西医结合的发展做出更大的贡献。

参考文献

1. NICHOLSON J K, LINDON J C, HOLMES E. Metabonomics: understanding the metabolic responses of living systems to pathophysiological stimuli via multivariate statistical analysis of biological NMR spectroscopic data [J]. Xenobiotica, 1999, 29 (11): 1181-1189.

2. JOHNSON C H, IVANISEVIC J, SIUZDAK G. Metabolomics: beyond biomarkers and towards mechanisms [J]. Nat Rev Mol Cell Biol, 2016, 17 (7): 451-459.

3. BALOG J, SASI-SZABÓ L, KINROSS J, et al. Intraoperative tissue identification using rapid evaporative ionization mass spectrometry [J]. Sci Transl Med, 2013, 5 (194): 194.

4. SCHMIDT D R, PATEL R, KIRSCH D G, et al. Metabolomics in cancer research and emerging applications in clinical oncology [J]. CA Cancer J Clin, 2021, 71 (4): 333-358.

5. HARTMANN F J, MRDJEN D, MCCAFFREY E, et al. Single-cell metabolic profiling of human cytotoxic T cells [J]. Nat Biotechnol, 2021, 39 (2): 186-197.

6. KOETH R A, WANG Z, LEVISON B S, et al. Intestinal microbiota metabolism of L-carnitine, a nutrient in red meat, promotes atherosclerosis [J]. Nat Med, 2013, 19 (5): 576-585.

7. KALININA J, AHN J, DEVI N S, et al. Selective detection of the D-enantiomer of 2-Hydroxyglutarate in the CSF of glioma patients with mutated isocitrate dehydrogenase [J]. Clin Cancer Res, 2016, 22 (24): 6256-6265.

8. YIN P Y, PETER A, FRANKEN H, et al. Preanalytical aspects and sample quality assessment in metabolomics studies of human blood [J]. Clin Chem, 2013, 59 (5): 833-845.

9. REEL P S, REEL S, PEARSON E, et al. Using machine learning approaches for multi-omics data analysis: A review [J]. Biotechnol Adv, 2021, 49: 107739.

10. WANG M, CHEN L, LIU D, et al. Metabolomics highlights pharmacological bioactivity and biochemical mechanism of traditional Chinese medicine [J]. Chem Biol Interact, 2017, 273: 133-141.

11. REN J L, ZHANG A H, KONG L, et al. Analytical strategies for the discovery and validation of quality-markers of traditional Chinese medicine [J]. Phytomedicine, 2020, 67: 153165.

12. DENG D W, PAN C, WU Z M, et al. An integrated metabolomic study of osteoporosis: discovery and quantification of hyocholic acids as candidate markers [J]. Front Pharmacol, 2021, 12: 725341.

13. XU H M, ZHANG L, KANG H, et al. Serum metabonomics of mild acute pancreatitis [J]. J Clin Lab Anal, 2016, 30 (6): 990-998.

14. XIAO H, HUANG J H, ZHANG X W, et al. Identification of potential diagnostic biomarkers of acute pancreatitis by serum metabolomic profiles [J]. Pancreatology, 2017, 17 (4): 543-549.

15. HUANG J H, HE D, CHEN L, et al. GC-MS based metabolomics strategy to distinguish three types of acute pancreatitis [J]. Pancreatology, 2019, 19 (5): 630-637.

16. LOU D D, SHI K Q, LI H P, et al. Quantitative metabolic analysis of plasma extracellular vesicles for the diagnosis of severe acute pancreatitis [J]. J Nanobiotechnology, 2022, 20 (1): 52.

17. 大连医科大学中西医结合研究院尚东教授团队. 中西医结合治疗胰腺疾病研究——大连医科大学尚东团队研究思路与方法概述 [J]. 世界科学技术: 中医药现代化, 2021, 23 (9): 2977-2985.

（尹沛源，尚 东）

扫码观看彩图

第五节 脂质组学在急性胰腺炎发病及中西医结合治疗研究中的作用

一、脂质组学概述

脂质组学是代谢组学的一个分支,其关注的主要目标为生物体内的全部脂质,以及这些脂质在受扰动后的量的变化。脂质的定义来自其结构,"完全或部分来源于基于碳阴离子的硫脂缩合反应(如脂肪酸、聚酮等)或基于碳阳离子的异戊二烯单元的缩合反应(如孕烯醇酮酯、固醇酯等)的疏水或两性的生物小分子",脂类的基本骨架包括脂肪酸、磷脂、鞘脂、甘油酯等,而从这些基本结构骨架衍生出来的脂质有数万种,常见的脂质种类包括甘油酯、固醇酯、甘油磷脂、糖脂、鞘脂、脂肪酰、孕烯醇酮酯和聚酮等 8 类。脂质也是人体中具有重要作用的小分子。磷脂是细胞膜的主要成分;甘油酯是体内能量存储的主要形式;脂肪酸能够通过 β 氧化直接为机体提供能量;前列腺素、白三烯等是炎性介质;鞘氨醇类、甘油二酯、神经节苷脂等为信号转导的关键分子;类固醇激素调控人体各种生理活动等。因此,对脂质的定量及功能研究对于生命科学发展具有重要的意义。

二、脂质组学的研究方法

不同于其他类代谢物,脂质结构上具有类别特殊性,不同类别的脂质极性头基不同,而同类脂质分子间的差异体现在脂酰链上。脂质的质谱检测方法也包括非靶向方法和靶向方法。最早出现的脂质非靶向分析方法称为"鸟枪法",样本不经液相色谱分离,直接进入质谱,通过质谱源内分离、多维质谱、离子淌度质谱等实现不同类脂质的分离。鸟枪法最大的优势是通量高,但其缺点是对质谱及进样设备的要求比较高,同时由于离子抑制等原因,其检测灵敏度还会受影响。液相色谱 - 质谱法(LC/MS)是目前非靶向和靶向脂质组学应用最广泛的技术。液相色谱系统可根据脂质分子的脂酰链的长度和不饱和度进行分离,再进入质谱系统分析。这样就使得质谱上难以分辨的

异构体分子能够在色谱上分离,同时减少了共流出组分,从而有效地降低了离子抑制效应。脂质分子结构的规律性也有助于分子结构的确定,通过头基确定分子种类,通过脂酰链推断具体的结构。但是对于脂质结构的空间立体表征仍依赖于质谱分析方法的发展。近年来,基于串联三重四极杆质谱的靶向脂质组学技术得到了很快的发展。由于脂质结构的特点,容易根据分子结构推定其离子对,在不具备标准品的情况下实现"靶向"检测。

(一)非靶向脂质组学样本分析

生物样本中的脂质提取方法与上节代谢物提取方法一致,不同之处在于脂质组分在上层的 MTBE 溶液中,取上层提取物后冻干,进样前复溶。脂质色谱分离使用超高效液相色谱系统。样本采用 Accucore C30 core-shell 色谱柱进行分离,柱温度保持在 50℃,流动相 A 为含 10mmol/L 甲酸铵和 0.1% 甲酸的 60% 乙腈 / 水(v/v),流动相 B 为含有 10mmol/L 甲酸铵以及 0.1% 甲酸的 10% 乙腈 / 异丙醇(v/v)。液相色谱流速为 0.3ml/min,洗脱梯度为以 90% A 相与 10% B 相为起始流动相,5 分钟内升至 A 相与 B 相各 50%,随后 23 分钟 B 相升至 100%。

脂质的质谱检测通常采用高分辨质谱,包括飞行时间质谱,静电场轨道阱质谱等。以轨道阱质谱为例,通常检测设置如下:采用电喷雾离子源,可在正负离子切换模式下扫描。鞘气流速 45arb,辅助气流速 10arb,电离室加热温度为 355℃,毛细管温度 320℃,S-Lens RF 水平 55%;分辨率为 70 000FWHM,最大进样时间为 200ms,质荷比扫描范围设定为 300~2 000m/z;二级质谱采用 17 500FWHM 分辨率,最大进样时间 80ms;裂解气体为超纯氮气。

(二)非靶向脂质组学分子结构定性

脂质分子基于高分辨一级质谱以及二级质谱数据进行结构鉴定。一级质谱中离子质量精度设

置在 ±5ppm 内，子离子质量精度为 < ±5mDa，二者相似度阈值均设置为 5。脂质结构定性使用 Lipid Search 等软件，参考网络数据库，包括 Lipid Maps、Lipid Bank、Lipid Library 等。

三、脂质组学在急性胰腺炎研究中的应用

目前，国内外利用脂质组学技术平台研究急性胰腺炎相关的研究报道极少。但是，大部分代谢组学研究都报道了急性胰腺炎发生、发展各个阶段脂质的特征性变化。尤其是外周血游离脂肪酸水平，一直被认为是急性胰腺炎发病因素之一。饱和脂肪酸在氧化供能过程中产生的大量过氧化物是引起脂毒性的主要原因。在急性胰腺炎发生的早期会引起腺泡细胞的损伤，尤其是作为 β 氧化主要参与者的 16 碳和 18 碳脂肪酸，如油酸、亚油酸、棕榈酸等。我们在上节也提到过，游离脂肪酸分子能够有效地鉴别不同病因导致的急性胰腺炎。胆源性胰腺炎、高脂血症性胰腺炎以及酒精性胰腺炎都能够不同程度的改变血液游离脂肪酸的构成比例，例如饱和脂肪酸水平的增高、多不饱和脂肪酸（ω-3 类）比例的下降等，都是可能引起胰腺腺泡细胞氧化损伤的原因。最近的研究报道表明，游离脂肪酸和酒精的非氧化代谢产物脂肪酸乙酯能够造成腺泡细胞的损伤，其血清浓度与急性胰腺炎的发生密切相关，可能作为酒精性胰腺炎的早期诊断标志物。

花生四烯酸及其代谢物是脂质研究的重要分子。花生四烯酸是炎性物质的前体，大量存在于磷脂分子内。炎症反应发生时，在磷脂酶 A_2 的作用下，二十碳五烯酸（ω-3）和花生四烯酸（ω-6）被大量地从磷脂分子中释放出来。不同于 ω-3 类脂肪酸的保护作用，花生四烯酸能够聚集到靶器官，从而引起炎症反应。急性胰腺炎的发生过程中，花生四烯酸水平急剧升高并且与胰腺炎的严重程度密切相关。

磷脂分子经磷脂酶 A_2 作用释放多不饱和脂肪酸后，保留的溶血磷脂分子能够作为信号分子参与到炎症反应中。磷脂酶 A_2 也通过转录因子 NF-κB 途径引起胰腺炎的发生。此外，也有报道鞘磷脂类分子通过鞘氨醇激酶 -1 信号通路影响免疫细胞，从而调控免疫反应。这一机制与重症急性胰腺炎的严重程度相关。

胆固醇酯也是一种重要的脂质组分。胆固醇酯的最终代谢产物胆汁酸是脂代谢及能量代谢的关键调控分子。在急性胰腺炎中，胆汁酸分子的功能尤为重要。胆汁酸分子对腺泡细胞损伤的方式通常有两种，一种是基于胆汁酸分子的表面活性特征，另一种是非基于胆汁酸分子的表面活性特征。表面活性特征的机制是胆汁酸分子引起细胞间钙离子浓度的升高。肠道内的次级胆汁酸牛磺胆酸能够与腺泡细胞表面的 G 蛋白耦联的胆汁酸受体结合，并提高细胞间钙离子浓度，是胆源性急性胰腺炎的发病机制之一。非基于胆汁酸分子表面活性特征的机制是胆汁酸分子通过激活磷脂酰肌醇 3 激酶，引发消化酶原的病理性激活，损伤腺泡细胞。然而胆汁酸分子并不都是对胰腺具有负面作用。常用的利胆药物脱氧胆酸就被认为具有一定的保护作用，通过促进胆石的排出降低胰腺炎的发生率。牛磺熊去氧胆酸还被认为具有一定的内质网保护作用，其内在机制尚需进一步探讨。我们实验室专门建立了基于超高效液相色谱串联三重四极杆质谱的胆汁酸靶向检测方法，该方法可定量检测人体外周血及胆汁、粪便中的胆汁酸分子 80 种，为胆汁酸分子的功能研究及临床转化提供了技术支撑。

四、脂质组学与中西医结合治疗急性胰腺炎

从中医辨证角度，急性胰腺炎最主要的中医分型包括肝郁气滞证、肝胆湿热证、脾胃实热证等。肝郁气滞型主要是抑郁恼怒，气机不畅所致，或肝脾不和，气机不利，腑气通降不顺而发，或气滞日久，血行不畅，气滞血瘀而成。结合脂质代谢特征，胰腺炎的发生与胆汁酸排出不畅，部分胆汁酸分子异常升高有关。肝脏产生初级胆汁酸，通过肝肠循环经由肠道菌群生成次级胆汁酸。胆汁酸分子的磺酸化和葡萄糖醛酸化是增加胆汁酸水溶性、促进胆汁酸排出、减少其毒性的主要机制。如果因为各种内外因素导致胆汁排出不畅，尤其是部分胆汁酸如牛磺胆酸等异常升高，则极有可能引发急性胰腺炎。

扫码观看彩图

肝郁气滞型急性胰腺炎通常采用的也是疏肝理气、清热通下之法,清胰汤是比较常用的方剂,其中的大黄、芒硝主泻下,能够促进肠道内聚集的毒素排出,减少诱发急性胰腺炎的分子吸收入血,从根源上减少对腺泡细胞的刺激,促进患者的恢复。

脾胃实热的病机为饮食不节,恣食肥腻醇酒,损伤脾胃,积滞于中,郁滞化热,邪热食滞互结而致。相比肝郁气滞型,脾胃实热型突出了饮食、饮酒引起的一系列症状,尤其是"肥腻醇酒"与脂代谢、酒精代谢密切相关。这与前文提到的恣食引起的是高浓度饱和脂肪酸的堆积(积滞于中),由此引起的化学反应(郁滞化热、邪热食滞),产生的过氧化物,以及过量饮酒导致的血清游离脂肪酸的乙酯化,这些食物化生的毒性物质都是最终导致急性胰腺炎的因素。脾胃实热型胰腺炎治疗上也多采用大承气汤、清胰汤等,也是利用了大黄、芒硝泻下通便,清理肠道集聚毒物的机制。

肝脾湿热型胰腺炎病机为伤于暑热,或恣食肥甘厚味之品,酿生湿热导致有形之邪壅塞,不通则痛。症状包括上腹痛、发热及黄疸等,与胆源性胰腺炎有相通之处。治疗上以利胆通便、清热解毒为主。这种情形下,致病胆汁酸主要源自胆管梗阻导致无法进入肠道的部分胆汁酸分子在外周血中异常升高,从而刺激胰腺腺泡细胞,导致急性胰腺炎。"不通则痛",因此,解除梗阻因素是最行之有效的治疗方法。

针对急性胰腺炎的中西医结合治疗,我们提出了"从痛论治"的理论,提倡分期辨治、内外兼治。其中通里攻下、清热解毒是中医治疗的主要方法。清胰颗粒(清胰汤制剂)以其中的大黄、芒硝清肠通便,促进毒素的排出。芒硝的主要成分硫酸钠及硫酸镁能够在肠道内形成高渗环境,高浓度的硫酸盐有助于维持肠道内的低氧微环境,有利于肠道益生菌的增殖以及肠道正常菌群环境的恢复,从而减少毒素的吸收,有利于患者的快速恢复。西医的外科治疗在急性胰腺炎尤其是重症急性胰腺炎的治疗中具有重要价值,以"多镜联合"的方案疏通梗阻、清除坏死组织、排出脓毒,能够快速实现清除邪毒壅塞的效果。

综上,脂质分子是急性胰腺炎发生发展过程中的关键分子,不同病因的急性胰腺炎可能是通过脂质过氧化产物、胆汁酸分子、脂肪酸乙酯等致病性物质引起。同时,磷脂酶 A_2 引起的花生四烯酸代谢物的大量产生、在胰腺的聚集,又是胰腺炎不断加重的原因。对脂质代谢的准确检测和有效调控可能是急性胰腺炎诊疗的关键。一直以来,中医传统方药在急性胰腺炎的诊治中发挥了重要作用,通过与系统生物学框架下的各种组学技术的结合,中医药也必将为急性胰腺炎的诊疗做出新的贡献。

参考文献

1. HAN X L, GROSS R W. Global analyses of cellular lipidomes directly from crude extracts of biological samples by ESI mass spectrometry: a bridge to lipidomics [J]. J Lipid Res, 2003, 44 (6): 1071-1079.

2. KHAN J, SOLAKIVI T, SEPPÄNEN H, et al. Serum lipid and fatty acid profiles are highly changed in patients with alcohol induced acute pancreatitis [J]. Pancreatology, 2012, 12 (1): 44-48.

3. HUANG J H, HE D, CHEN L, et al. GC-MS based metabolomics strategy to distinguish three types of acute pancreatitis [J]. Pancreatology, 2019, 19 (5): 630-637.

4. SZTEFKO K, PANEK J. Serum free fatty acid concentration in patients with acute pancreatitis [J]. Pancreatology, 2001, 1 (3): 230-236.

5. VELA S, GUERRA A, FARRELL G, et al. Pathophysiology and biomarker potential of fatty acid ethyl ester elevation during alcoholic pancreatitis [J]. Gastroenterology, 2021, 161 (5): 1513-1525.

6. ZHANG M S, ZHANG K J, ZHANG J, et al. Phospholipases A-II (PLA2-II) induces acute pancreatitis through activation of the transcription factor NF-κB [J]. Eur Rev Med Pharmacol Sci, 2014, 18 (8): 1163-1169.

7. LI Q R, WANG C Y, ZHANG Q, et al. The role of sphingosine kinase 1 in patients with severe acute pancreatitis [J]. Ann Surg, 2012, 255 (5): 954-962.

8. PERIDES G, LAUKKARINEN J M, VASSILEVA G, et al. Biliary acute pancreatitis in mice is mediated by the G-protein-coupled cell surface bile acid receptor [J]. Gastroenterology, 2010, 138 (2): 715-725.

9. TRAN Q T, TRAN V H, SENDLER M, et al. Role of bile

acids and bile salts in acute pancreatitis: from the experi-mental to clinical studies [J]. Pancreas, 2021, 50 (1): 3-11.

10. YAMAMOTO R, TAZUMA S, KANNO K, et al. Urso-deoxycholic acid after bile duct stone removal and risk factors for recurrence: a randomized trial [J]. J Hepatobi-liary Pancreat Sci, 2016, 23 (2): 132-136.

11. MALO A, KRÜGER B, SEYHUN E, et al. Taurour-sodeoxycholic acid reduces endoplasmic reticulum stress, trypsin activation, and acinar cell apoptosis while increasing secretion in rat pancreatic acini [J]. Am J Physiol Gastrointest Liver Physiol, 2010, 299 (4): G877-G886.

12. 张喜平, 吴俊生, 石焱. 中医辨证治疗急性胰腺炎研究概况 [J]. 医学研究杂志, 2008, 37 (10): 101-103.

13. 大连医科大学中西医结合研究院尚东教授团队. 中西医结合治疗胰腺疾病研究——大连医科大学尚东团队研究思路与方法概述 [J]. 世界科学技术: 中医药现代化, 2021, 23 (9): 2977-2985.

(尹沛源, 尚　东)

第六节　中西医结合治疗急性胰腺炎的宏基因组学与微生物组学研究

一、微生物学研究发展

人体是一个非常复杂的生态系统, 在我们的体表、肠道和口腔中活跃着非常丰富的微生物。其中, 人类肠道微生物最为丰富, 总数在 10^{12}~10^{14} 之间, 所编码的基因是人体的 100 倍。如此庞大的肠道微生态系统与人体健康密切相关。这些寄居在人体胃肠道内的微生物称为肠道菌群。肠道菌群被誉为人体的 "另一个器官", 在保护肠道黏膜屏障、介导宿主免疫反应、调节代谢等方面起到重要作用。

1676 年列文虎克第一次利用自制显微镜观察到了细菌并对其形态进行了描述, 但早在距今 8000 年前至 1676 年间, 劳动人民就开始凭借实践经验利用微生物进行生产活动, 同时防治有害微生物。1861—1897 年, 法国巴斯德和德国科赫创立了一整套研究微生物的基本方法, 微生物学研究正式进入奠基期。1897 年德国布赫纳用无细胞酵母菌成功对葡萄糖进行酒精发酵, 标志着微生物生化水平研究的开始。同时期各相关学科和技术方法相互渗透, 互相促进, 加速了微生物学的发展, 研究者开始寻找各种益生菌的代谢产物。1953 年至今是微生物学研究的成熟期, 基础理论研究逐步深入到分子水平, 同时应用研究方面也向着人为可控的高效自觉的方向发展。目前, 微生物学已成为热门的前沿基础学科之一。

当今世界高通量测序技术进步迅速, 通过 "全微生物组关联分析", 以及微生物 rRNA 基因测序、微生物环境基因组、环境转录组等方法, 可以对微生物组成谱、功能谱进行准确编辑; 通过深度开发关键生物标记物, 深入、系统地解析微生物与宿主/环境之间复杂的互作机制和生命运动变化规律。

二、肠道微生物的中医本质

微生物学从某些程度上来讲与中医学理论相对应。研究发现, 中医针灸、中药的显效过程都离不开微生物的调节, 传统中医理论中的许多理念与微生物学中的机制相契合。我国著名微生态学创始人魏曦曾预言: "微生态学很可能成为打开中医奥秘大门的一把钥匙。" 研究微生物与中医理论的联系本质, 同时利用微生物学的理论和方法与中医相结合, 对于中医和微生物的结合发展具有相互促进的重要作用。

(一) 中医整体观

中医整体观形成于哲学的整体观基础之上, 是中医学的核心理论。中医学认为, 各脏器、组织联系密切, 在功能和病理上你中有我、我中有你。人体最大的消化器官肠与肝、脑、胰的轴向研究, 已成为把肠道微生物推向肠道与其他器官相关联研究的关键节点之一。此外, 中医学整体观也认为, 人和外界环境保持着统一的整体关系。"天人相应" 整体观注重从整体认识人体正常生命活动和疾病变化。微生物群与其所寄居

扫码观看彩图

的宿主肠内环境亦是一个对立统一关系。研究发现，肠道微生物与非抗生素药物、西方膳食、酒精、吸烟、生活方式等外界因素之间的相互作用是复杂的、双向的：肠道微生物组成可能会受到环境因素以及宿主自身结构的影响，反之，肠道微生物组也可以通过调控人体某些特定基因表达、调节机体代谢、调节免疫反应的规模程度来影响疾病的发展。

（二）阴阳学说

阴阳学说是指按照中医整体观来看待阐述事物发展变化的重要中医学思想之一。中医学认为，人体存在着生理结构的阴阳对立，并且将其运用于观察、诊断和治疗。《素问·阴阳应象大论》曰："阴在内，阳之守也；阳在外，阴之使也。"阴阳平衡对于机体的健康相当重要，阴阳平衡、互根互用，机体才会保持生理上的稳态；阴阳平衡被打破，机体的稳态就会失衡，则会引发各种疾病。据统计，人体胃肠道栖息着大约 30 个属、400~500 余种细菌。这些细菌大致可分为生理性细菌、机会致病菌和病原菌。不同属的微生物在各自小环境内相互依存，相互制衡，达到内环境中的平衡，从而发挥生物屏障作用，有效阻止致病菌和病毒等外来微生物的入侵和繁殖。受致病因素刺激，肠道微生态失衡，主要表现为微生物比例失调和定位转移，导致各个系统疾病的发生与发展。

（三）正邪理论

正邪理论是中医基础理论的重要组成部分，通过对立统一的中医整体观辩证地分析机体内的保护因素如经脉和营养等，以及致病因素如湿、寒等的对立关系。正邪理论把自然界和人体内各种致病因素（如病原微生物等）统称为"邪气"；"正气"则是人体内对外界适应、调节、防御、改善的因素（如谷气、经脉气血）。《素问》所载"正气存内，邪不可干""邪之所凑，其气必虚"，是说人体内疾病的根本原因是正气不足，而致病因素侵入体内是疾病发生的条件，正气与邪气通过此消彼长来影响疾病走向是恶化还是痊愈。从正邪理论也可以解读肠道微生态的平衡问题，肠道微生物组成及比例相对平衡可归为"正气"范畴，失衡则属"邪气"范畴。因此，在治疗上，补充有益菌，减少有害菌，调整菌群数量与结构，恢复肠道微生态平衡，即可以达到中医"扶正祛邪"的目的。

（四）藏象学说

"藏象"一词最初见于《素问·六节藏象论》中，中医藏象学说是指藏于体内的脏腑及其反映于体外的生理、病理征象、与外界环境相对应的事物和现象。肠道微生物存在于人体大多数器官，包括大脑、肺脏、口腔以及胃肠道等。当肠道微生物出现功能或结构性的变化，相应的器官就会产生不同程度的外在病理。我们可以借鉴藏象学说，通过研究宿主代谢、免疫功能以及行为等特征性变化，去阐明肠道微生物的特性。《素问·灵兰秘典论》言"脾胃者，仓廪之官"，《脾胃论》载"内伤脾胃，百病由生"，可见疾病的发生与作为后天之本的脾胃密不可分，是机体正常运转的前提。现代研究表明，脾胃与肠道微生物关系密切。利用高通量测序发现，脾虚湿盛证患者肠道菌群发生了改变，其中双歧杆菌属、普氏菌属、梭菌属以及瘤胃球菌属等的相对丰度明显下降。脾虚泄泻患者的肠道菌群失调与非该证者相比，情况更加严重。现代医学研究发现，肠黏膜淋巴细胞的迁徙途径与手太阴经和手阳明经走行颇为相似，与中医的"肺与大肠相表里"之论相合。肠道微生物通过对这种淋巴细胞的迁徙途径进行干扰，对包括肺在内的器官造成了病理上的影响。总之，藏象学说与肠道微生物的密切联系主要体现为五脏六腑与肠道微生态在生理病理上的相互联系、相互影响。

（五）体质学说

中医学认为，不同正常个体在形质、机能、心理上存在差异，而某些对疾病发展具有易感性的差异个体则更容易造成疾病进展。人体从幼年、青年步入壮年、老年，大体经历了"稚阴稚阳 - 气血渐充 - 阴阳充盛 - 五脏衰弱"的体质变化过程，该变化系由脏腑功能活动、气血阴阳的盛衰变化所致。肠道微生物组学研究显示，婴儿经过母亲产道或经剖宫产后，碱性厌氧的肠杆菌就成功定植于婴儿的肠道中，成为婴儿肠道中的主导菌群。等婴儿长到 2 岁时，肠道内微生物群落趋于稳定，并且逐渐变得多样化。肠道内微生物的种类占比随着人体的衰老呈现有规律的动态演变，从年轻到老年分别具有不同的特征表型。此外，健康成年男女尽管在肠道菌门水平没有显著差异,但在个别种属上存在着某些不同。部分菌种在女性中水平高于男性,如嗜胆菌属;部分菌属在女性中的相对丰度要低于男性,如甲烷短杆菌属、韦荣氏球菌属。因此,在微生物组学研究中应当注意消除包括性别在内的体质差异对研究结果的影响。

三、测序技术在急性胰腺炎肠道菌群研究中的应用

有关急性胰腺炎肠道微生态的研究最早可以追溯到20世纪90年代,彼时的研究主要集中于利用传统培养法检测重症急性胰腺炎菌群移位情况。研究发现,在急性胰腺炎期间,血液、腹腔液以及肠系膜淋巴结是细菌检出率最高的部位,提示这些组织可能是细菌从肠道移位的主要部位。另外,陈海龙等通过动物实验观察到,肠道功能衰竭时肠道内需氧的革兰氏阳性肠球菌与革兰氏阴性肠杆菌的数量显著增加。革兰氏阴性菌的增加使内毒素生成增加,肠道成为巨大的毒素池;而肠道内专性厌氧的双歧杆菌则显著减少。由此可见,肠源性感染是急性胰腺炎重症化的主要驱动力。

由于传统培养法分离效率的局限性,人体大部分细菌无法实现在体外分离培养。随着技术的进步,无须体外培养的可直接提取遗传物质的16S rRNA基因高通量测序技术被广泛用于人体共生菌群研究。目前,在几项基于16S rRNA基因测序的研究中观察到急性胰腺炎患者肠道微生物群落的失调,并证明肠道菌群失调与急性胰腺炎的进展有关。这些研究表明,肠道菌群在此类疾病的致病性中具有潜在作用。

随着研究的不断深入,16S rRNA基因高通量测序技术也暴露出一些局限性:由于它只扩增基因组的一小部分基因,故预测细菌功能的能力有限,例如病原体的毒力基因和耐药性基因等。此外,16S rRNA基因高通量测序在种或株水平上鉴定微生物的准确性十分有限。而基于短枪测序的宏基因组测序才能够无偏向性地展现某一样本中所有细菌、古菌、真菌、病毒等遗传信息,在提供更为精细的微生物分类信息的同时,还可提供功能信息。另外,它还能识别肠道微生物群的新功能基因、耐药基因、毒力基因、微生物代谢途径和功能失调等。(表43-6-1)

然而,目前还缺乏利用宏基因组学对不同严重程度和病因的急性胰腺炎患者的肠道菌群组成和功能改变的研究。各种基于肠道菌群的治疗方案在疗效和风险方面仍然存在争议。因此,宏基因组在中西医结合治疗急性胰腺炎领域仍有广阔的研究空间。

表 43-6-1　肠道微生态不同检测技术的优缺点

检测方法	优点	缺点
细菌培养法	1. 价格低廉 2. 研究较深入 3. 可获得单一菌株培养物	1. 耗时长 2. 对体外难培养的微生物检测能力有限 3. 抗生素和抗真菌药的使用限制了微生物培养的敏感性 4. 对病毒检测的能力有限
16S rRNA基因高通量测序	1. 从单一样本中分离多种微生物 2. 可以实现相对定量	1. 通用引物有效性有限 2. 通常需要多次扩增 3. 检测基因组的一小部分 4. 一般注释不到种水平
宏基因组测序技术	1. 鉴定微生物到种水平甚至菌株水平 2. 无假设、无偏向性检测 3. 具有发现新微生物的潜能 4. 定量潜能 5. 可检测基因组的任何部分	1. 会同时对宿主基因进行测序 2. 价格昂贵 3. 由于其高灵敏性,易被环境物种污染

扫码观看彩图

1. **宏基因组学概念的提出** 宏基因组学或称群落基因组学,是一门通过直接测定样品中所有微生物的核酸序列来分析微生物群落的生长情况,避免环境变化对于微生物序列影响的学科。它是一种以环境样品中的微生物群体基因组为研究对象,以功能基因筛选和测序分析为研究手段,以微生物多样性、种群结构、进化关系、功能活性、相互协作关系及与环境之间的关系为研究目标的微生物研究方法。宏基因组学概念最早是在1998年由Handelsman和他的团队在研究土壤微生物时提出的,称其为环境中全部微小生物遗传物质的总和。随后加州大学伯克利分校的研究人员Kevin等对它进行了定义,即直接应用基因组学技术研究自然环境中的微生物群落,无须分离培养单一菌株。宏基因组学技术的产生,使人们对占总体95%以上的不可培养的微生物的研究成为可能,这样便显著地扩大了微生物基因的可探空间。

2. **宏基因组学技术的发展** 最早的宏基因组分析通常采用荧光原位杂交技术,目标常为未被检测且未报道过的DNA群体,而且该技术一开始只限定在16S rRNA的标记基因。新一代高通量测序技术的出现,效率远远高于传统DNA测序技术,人们对于宏基因组学的研究也逐渐增多和深入。

随着新一代测序技术的迅猛发展,研究宏基因组的方法也已经发生了翻天覆地的变化:传统的方法是测定微生物基因组上的16S rRNA基因,这些基因的长度通常在1 500个碱基左右,广泛分布于原核生物,既能提供足够的信息,又具有相对缓慢的进化过程;其保守性与特异性并存,通过保守区和特异区来区别微生物的种属。基于这些特性,科学家们通过选择这些基因区域,研究环境中物种组成的多样性,但是还不能全面分析环境中的基因功能。新一代高通量测序技术的广泛应用,使科学家们可以对环境中的全基因组进行测序,在获得海量的数据后,全面地分析微生物群落结构以及基因功能组成等。

3. **宏基因组与中医研究思维相通性** 宏基因组学特点主要体现在从系统、整体的角度观测研究对象,而非传统的从单个微生物或化合物的变化入手,这种特点与中医整体观的思想不谋而合。宏基因组从认识单一的基因组提升到微环境中的成百上千的基因组,把不同部位的微生态环境作为一个整体样本来研究,进而发现其中微生物多样性结构、功能基因组及其调控机制,为人们提供了更为复杂和更高层次的微生物组学分析,体现了"综合整体"的研究方法,具有鲜明的"整体性"。这与中医整体观的理论体系(如藏象、八纲、气血等)有着极为相似之处。中医学历来注重整体观思想,强调"天人合一""人是和谐统一的有机整体",从整体上阐述人体的生理病理及功能状态。这种"整体"是宏观上的整体,反映机体的宏观状态。而宏基因组利用现代生物学技术,通过直接对特定环境中所有微生物进行基因组分析的方法,能检测传统生物分离培养法所不能检测的微观数据,其研究方法体现的是一种微观上的"整体性"。虽然中医学整体和系统的观点不能完全等同于宏基因组学在微观实验基础上整合的整体思想和系统思想,但两者在思维方法上却具有异曲同工之处。将宏基因组引入中医学,可使中医药的研究微观化、具体化。促进中医基础理论与现代多学科研究的结合与发展,为中医药的研究带来新方法、注入新活力,亦是中医整体观走向现代化的重要跨越。

四、急性胰腺炎肠道微生态的研究进展

(一)急性胰腺炎患者的肠道菌群变化

越来越多的研究表明,肠道菌群的变化在急性胰腺炎的发生、发展中起重要作用。尚东课题组基于16S rDNA测序技术系统地描述了急性胰腺炎动物模型肠道不同解剖部位(包括小肠、结肠和粪便)的细菌群落特征。结果发现,粪便样本中的细菌群落个体差异显著小于小肠和结肠样本;RDA分析显示,肠道菌群紊乱与炎症介质TNF-α、IL-1β和IL-6的大量释放呈正相关;COG和KEGG分析也提示,急性胰腺炎动物体内可能存在与肠道菌群紊乱密切相关的免疫调控失衡。多项临床研究发现,急性胰腺炎患者的肠道菌群变化主要表现为多样性下降和

菌群结构改变。急性胰腺炎患者的肠道菌群与健康对照组相比(表43-6-2):在门水平,变形菌门(*Proteobacteria*)和拟杆菌门(*Bacteroidetes*)数量显著增加,厚壁菌门(*Firmicutes*)和放线菌门(*Actinomycetes*)明显减少;在科水平,肠杆菌科(*Enterobacteriaceae*)和肠球菌科(*Enterococcaceae*)丰度增加,双歧杆菌科(*Bifidobacteriaceae*)减少,而乳杆菌科(*Lactobacilliaceae*)未见明显差异;在属水平,埃希/志贺菌属(*Escherichia/Shigella*)和肠球菌属(*Enterococcus*)数量增加,双歧杆菌属(*Bifidobacterium*)、普氏菌属(*Prevotella*)等减少。

另外,不同严重程度的 AP 患者在菌群结构方面也存在明显差异(表43-6-3)。研究发现,重症急性胰腺炎患者的肠道菌群与轻症急性胰腺炎和中重度急性胰腺炎相比,不动杆菌属(*Acinetobacter*)、地芽孢杆菌属(*Geobacillus*)等丰度增加,拟杆菌属(*Bacteroides*)、拟普雷沃氏菌属(*Alloprevotella*)、孪生球菌属(*Gemella*)等减少。另有研究表明,埃希/志贺菌属和肠球菌属分别在中重度急性胰腺炎和重症急性胰腺炎患者中丰度增加。此外,不同病因的急性胰腺炎患者在菌群多样性、菌群结构和功能等方面也存在显著差异。

表 43-6-2　急性胰腺炎患者和健康对照者肠道菌群结构变化

样本种类	检测方法	研究对象	菌门	菌属
粪便	PCR-DGGE qPCR	AP 患者(n=76) 正常人群对照(n=32)		*Enterobacteriaceae*(肠杆菌属)↑ *Enterococcus*(肠球菌属)↑ *Bifidobacterium*(双歧杆菌属)↓
粪便	16S rRNA 基因测序	AP 患者(n=45) 正常人群对照(n=44)	*Bacteroidetes*(拟杆菌门)↑ *Proteobacteria*(变形菌门)↑ *Firmicutes*(厚壁菌门)↓ *Actinomybacteria*(放线菌门)↓	
粪便	16S rRNA 基因测序	AP 患者(n=35) 正常人群对照(n=15)	*Proteobacteria*(变形菌门)↑	*Escherichia/Shigella*(埃希/志贺杆菌属)↑ *Streptococcus*(链球菌)↑ *Butyrate producers*(产丁酸盐菌属)↓
粪便	16S rRNA 基因测序	AP 患者(n=130,其中包括 MAP 41 例,MSAP 59 例,SAP 30 例) 正常人群对照(n=35)	*Proteobacteria*(变形菌门)↑ *Bacteroidetes*(拟杆菌门)↓	*Escherichia/Shigella*(埃希/志贺菌属)↑ *Enterococcus*(肠球菌属)↑ *Enterobacteriaceae*(肠杆菌科的一个未知属)↑ *Prevotella_9*(普雷沃菌属)↓ *Faecalibacterium*(普拉梭菌)↓ *Blautia*(经黏液真杆菌属)↓ *Lachnospiraceae*(毛螺菌科)↓ *Bifidobacterium*(双歧杆菌属)↓

注:AP,急性胰腺炎;MAP,轻症急性胰腺炎;MSAP,中重度急性胰腺炎;SAP,重症急性胰腺炎。

表 43-6-3　不同程度急性胰腺炎肠道微生物组成变化

分析技术	样本来源	轻症急性胰腺炎组(MAP)	中重度急性胰腺炎组(MSAP)	重症急性胰腺炎组(SAP)
qPCR	粪便	*Enterococcus* ↑ *Enterobacteriaceae* ↑ *Bifidobacterium* ↓	NA	*Enterococcus* ↑ *Enterobacteriaceae* ↑ *Bifidobacterium* ↓

扫码观看彩图

分析技术	样本来源	轻症急性胰腺炎组（MAP）	中重度急性胰腺炎组（MSAP）	重症急性胰腺炎组（SAP）
16S rRNA 测序	粪便	*Bifidobacterium* ↓	NA	*Acinetobacter* ↑ *Stentrophomonas* ↑ *Geobacillus* ↓ *Bacteroides* ↓ *Alloprevotella* ↓ *Blautia* ↓ *Gemella* ↓
16S rRNA 测序	粪便	*Bifidobacterium* ↓ *Enterococcus* ↑ *Bifidobacterium* ↓	NA	*Enterobacteriaceae* ↑ *Enterococcus* ↑ *Bifidobacterium* ↓ *Blautia* ↓
16S rRNA 测序	直肠拭子	*Bacteroides* ↑ *Escherichia/Shigella* ↑ *Enterococcus* ↑ *Finegoldia* ↑ *Blautia* ↓	*Bacteroides* ↑ *Escherichia/Shigella* ↑ *Enterococcus* ↑ *Anaerococcus* ↑ *Eubacterium hallii* ↓	*Bacteroides* ↑ *Escherichia/Shigella* ↑ *Enterococcus* ↑ *Eubacterium hallii* ↓ *Acinetobacter* ↓ *Stenotrophomonas* ↓ *Bacteroides* ↓ *Blautia* ↓
鸟枪宏基因组学	粪便	*Thermoprotei* ↑ *Crenarchaeota* ↑ *Streptococcus* ↑ *Anaerostipes hadrus* ↓	*Sulfolobus* ↑ *Methanobrevibacter ruminantium* ↑ *Methanosarcina-Thermophila* ↑ *Anaerostipes hadrus* ↓ *Escherichia coli* ↑	*Sulfolobus* ↑ *Methanomicrobiales-archaeon 53_19* ↑ *Enterococcus* ↑ *Blautia* ↓

（二）肠道菌群失调与急性胰腺炎之间的相互作用

急性胰腺炎的发生和进展会导致患者的肠道菌群失调。同时，肠道菌群失调、功能紊乱会进一步促进急性胰腺炎的病情恶化。目前研究表明，急性胰腺炎导致肠道菌群失调的可能机制主要包括胃肠动力障碍、缺血再灌注损伤、氧化应激和免疫功能紊乱等。在多种因素的作用下，肠道微生态的平衡被破坏，益生菌的数量明显减少，而潜在病原菌的数量则显著增加。此外，肠道菌群变化与急性胰腺炎患者的病情严重程度和临床转归也具相关性，有研究发现，急性胰腺炎患者的Balthazar 评分、ICU 入住率、ICU 住院时间、急性坏死物积聚、包裹性坏死和休克发生率与埃希/志贺菌属的相对丰度升高相关；序贯器官衰竭评估评分、ICU 入住率、ICU 住院时间、脓毒症、感染、器官衰竭和休克发生率与肠球菌属的相对丰度升高相关。由此可见，肠道菌群结构失调会加速 AP 的进展，其机制主要包括菌群功能失衡、短链脂肪酸生成减少、肠黏膜屏障功能破坏、肠道细菌移位等。

五、肠道微生态与急性胰腺炎证候演变

当前，肠道微生物组学与中医证候群之间的关联已经成为一个热点问题。在微生物环境基因组学等学科的协同下，肠道微生物结构与胃肠积热证、脾胃湿热证、脾虚证、肾阳虚证等的特定关联得到进一步阐述。大量研究表明，肠道是重症急性胰腺炎的主要损伤器官之一，肠道菌群变化、

菌群失调或对病情具有负面作用。急性胰腺炎的患者和动物模型肠道中微生物多样性减少,病原菌多样性和数量增加。同时,急性胰腺炎肠道微生物组成变化与病情严重程度相关,肠道菌群改变的急性胰腺炎患者多器官衰竭和感染性并发症的发生率显著高于肠道菌群保持不变的患者。肠道菌群失调和菌群移位等导致的"败血症"和"脓毒血症"的疾病发展趋势与急性胰腺炎的中医证候高度契合。

急性胰腺炎的不同阶段,肠道菌群失调程度和特征不尽相同,故微生物的这些差异可能对急性胰腺炎的病症有一定的指示作用。急性胰腺炎时平滑肌麻痹,肠蠕动减弱,排空时间延迟,会使肠道内的致热原增加,应用大承气汤可使麻痹性肠梗阻时间减少,降低并发症。五脏六腑功能的运转仰仗于气,中焦气机不利,大肠通降传导失职,导致腑气郁结,中焦出现腹满硬痛拒按、大便干结不通、潮热及舌红、苔黄腻等症状。"气与肠道菌群相关性"理论认为,肠道菌群失衡,机会致病菌增殖过多,诱发感染性疾病,造成气郁化火。当前研究认为,肠道菌群紊乱对急性胰腺炎的证候传变具有推动作用。急性胰腺炎病程早期,肝郁气滞的表现是脘腹胀痛、矢气则舒的胃肠道症状,肠道内气积不通达造成腹胀腹痛,此时机会致病菌如需氧的大肠杆菌等数量增加,双歧杆菌等厌氧益生菌数量减少,菌群紊乱,食物的消化吸收也出现异常,从而表现出肝郁气滞。在以雨蛙素诱导的急性胰腺炎动物模型中,使用广谱抗生素清除小鼠肠道定植菌,人为建立无菌环境,小鼠病理状况得到较大改善,表明急性胰腺炎早期肠道菌群起到关键作用。肝胆湿热证是一个中间传变的阶段,热邪迫入营血,邪气入里伤正,机体正邪交争。这时肠道内菌群间平衡被严重破坏,内毒素和致病菌大量增加,对肠黏膜起到保护作用的有益菌群减少,内毒素和致病菌通过损伤的肠黏膜屏障进入血液循环,造成"菌血症""毒血症"和"脓毒血症"等。健康人体肠道中的致病菌群和正常菌群保持一个动态平衡的状态。当肠道菌群受到内外部因素影响,平衡被打破时,免疫系统被激活发生炎症性疾病,细菌被免疫细胞吞噬,产生内毒素等内生性致热原导致发热、烦渴引饮、小

便短黄等症状。正盛邪去则病情减轻或康复,正负邪盛则会证候交恶,出现腑实热结,表现为呕吐、腹胀、矢气不通、大便干结不通,这种症状通常与肠黏膜屏障功能障碍有关。在这种"分水岭"阶段,通过治疗措施可使病情转向恢复期。同样,致病菌死亡产生的致热原等致炎因素可导致病情发展为重症。利用中药通里攻下与肠内营养,可起到保护肠黏膜屏障、抑制肠道菌群过度生长、减轻炎症反应,进而修复肠道损伤、改善肠道功能的作用。瘀毒互结证症见壮热烦躁、胸痛痰黄、腹痛拒按、大便秘结、小便短赤、舌红苔黄、脉洪数、滑实等的实热证。肠屏障受损后,屏障功能被破坏,内毒素入血,病情由原 SIRS 转向脓毒症。当感染严重时,机体免疫系统代偿性抗炎容易出现免疫抑制的情况,这是容易对肠道造成"二次打击"的新感染源。内闭外脱证为急性胰腺炎传变到终末期,主要表现为昏聩不语,气息短促,脉细数无力或散大;甚者阳气大虚,脉微欲绝。邪陷心包,心神无主,出现意识模糊不清;内传厥阴肝经则肢冷抽搐;上迫于肺则发为呼吸喘促等。系统性感染使凝血功能异常,溶血紊乱,血液循环逐渐衰弱,使全身多个脏器缺血损伤,最终导致多脏器衰竭。大量的证据有力地证明了肠道菌群移位和内毒素血症推动了全身炎症反应综合征和多脏器功能障碍综合征等严重并发症的发展。

急性胰腺炎非严重患者或者治疗相对及时,则进入恢复期。肠道菌群并未入血造成菌血症,此时只会表现出类似急性期时的肝郁气滞症状,如腹胀便溏、纳呆恶心等。急性胰腺炎病理状态下,正常肠道菌群促进转化吸收碳水化合物、蛋白质和脂质的功能受到抑制,肠黏膜屏障受损致功能减退,表现为运化不顺为主的肝郁脾虚证。若急性胰腺炎患者干预不及时,热入营血而耗气伤阴,则表现为气阴两虚证。正邪交争终见正虚邪恋,此时稍加干预,匡扶正气即可祛除余邪。急性胰腺炎时机体的分解代谢十分高效,早期的肠内营养可使感染性并发症和多器官衰竭的概率减少,降低死亡率。中医疗法中的扶助正气、祛除邪气与早期肠内营养疗法非常契合。临床上重症胰腺炎发病入院 48 小时内给予肠内营养的患者与入院 72 小时给予肠内营养的患者比较,肠道里

扫码观看彩图

的致病菌如大肠杆菌的数量减少，益生菌如乳酸杆菌和双歧杆菌的数量增多，说明及时的肠内营养支撑对减少并发症、降低感染率具有显著的疗效。因此，抓住证候传变的时机，及时给予营养支持，提高免疫力，对改善急性胰腺炎的预后有极大帮助。

六、基于"菌群‐代谢‐免疫"网络的中药治疗急性胰腺炎

各类文献记载，关于中药对调节肠道微生态系统并治疗肠道紊乱疾病的相关研究愈发深入。中药以不同形式的作用方法，如药物进入人体胃肠道后通过直接的方式与肠道菌群接触并相互作用或者以间接方式经其他途径，在经历肠道菌群代谢后被人体吸收，从而发挥药理作用达到治疗效果。除此以外，其他药物会在参与肠‐肝循环后经肝脏解毒，将代谢物经由胆汁再次进入到肠道，并再次与肠道菌群接触，增加代谢转化的可能性，促进人体疾病恢复。

中药通过影响肠道菌群的组成和比例来维持肠道微生态的稳态，还能对肠黏膜屏障发挥保护作用，从而间接影响菌群的定位。中药整体上促进益生菌，抑制致病菌或有刺激性或有毒性的成分，以起到扶正祛邪，纠正肠道菌群紊乱的作用。反之，肠道菌群则通过增强对中药代谢产生的生物碱类、皂苷类、黄酮类等具有药理活性物质的吸收，提高药物利用度，进而提高药效。此外，它甚至可对中药中的有毒成分起到减毒或增毒的作用，更好地促进中药作用的发挥。另外，肠道菌群‐宿主共代谢可能在中药药效的物质本质和作用机制研究方面发挥重要作用。当急性胰腺炎并发肠道菌群紊乱时，可以通过中药对肠道菌群进行良性调节，平衡肠道菌群稳态，间接保护肠黏膜屏障，防治菌群移位。

（一）单味中药或有效成分

随着中药研究的不断深入以及相关技术的进步，单味中药及其有效成分对菌群的显著调节作用得到证明。中药成分可被视为益生菌生长所需的益生元，它们可以选择性地对肠道菌群进行调节，如中药多糖可以从肠道菌群、免疫调节及屏障作用等多方面调节肠道的功能以维持机体功能健

康。或者，中药中具有较强生理活性的生物碱也可以调节肠道菌群的多样性。另外，植物类药材中的代谢产物之一的多酚类化合物也是多种中药的有效成分，可以维护肠道微生态平衡，有效调节肠道菌群紊乱。还有研究指出，中药的有效成分可对肠道微生物的代谢状态进行调节，从而增强治疗效果。

（二）中药通过调节肠道菌群治疗急性胰腺炎

中药复方配伍作为常用的治疗急性胰腺炎的方式。近期研究表明，中药复方通过促进益生菌如鼠李糖乳杆菌和双歧杆菌的增殖，以及抑制致病菌肠球菌属和埃希菌等机会致病菌的繁殖，来调节肠道菌群并发挥疗效。在针刺及艾灸的基础上联合中药治疗，对调整益生菌和致病菌比例，提高肠道菌群的数量、丰富度和多样性具有良好的效果。此外，有研究发现，服用具有不同靶向性的中药与刺激不同穴位可选择性调节肠道益生菌群，以达到治疗目的。

研究表明，中药的应用对急性胰腺炎的肠道菌群失调起到正向调节作用，可从"中药‐菌群‐宿主"这一调节途径出发，探讨中药干预肠道菌群、缓解急性胰腺炎的机制。其中，肠道菌群可能为药物作用部位与中药靶点之间的桥梁，维持胃肠道稳态以及药物与菌群之间的协同或拮抗作用。由此，我们设想，中药对于急性胰腺炎肠道菌群紊乱的调节是通过以下3个方面起作用的：其一，泻下药如大黄、芒硝等通过通下泻热之功，极大程度减少了肠道内的菌群数量，防止菌群移位；其二，中药成分可以作为益生元，对有益菌的生长起到促进作用，以调整肠道菌群紊乱；其三，经过肠道代谢后的中药物质有益于肠道微生态的平衡，有效改善肠道菌群结构。相信未来研究会从肠道菌群与中药治疗的多样性与复杂性中获得更多灵感，取得更多新的进展。

参考文献

1. 刘峰，严晶，卢冬雪. 肠道微生态研究与中医本质探索[J]. 中医学报, 2019, 34 (9): 1859-1863.

2. 盛岩松, 王敏. 藏象理论的溯本求源 [J]. 黑龙江中医药, 2008, 37 (2): 4-5.

3. 吴四智, 陈佳, 陈孝银. 从不同角度谈"脾为后天之本"的理论依据 [J]. 新中医, 2016, 48 (10): 6-7.

4. 朱真, 朱嗣博, 张铁军, 等. 宏基因组学与人类健康关系研究进展 [J]. 中国公共卫生, 2019, 35 (1): 122-124.

5. 丁维俊, 董婷, 曾庆秋, 等. 从宏基因组学谈中医整体观的现代化 [J]. 四川中医, 2008, 26 (6): 26-28.

6. 邱文琪, 吴芊, 宋明, 等. 宏基因组学与中医证候研究 [J]. 中华中医药杂志, 2017, 32 (9): 4186-4188.

7. 贾慧珏. 肠道微生态研究方法评价 [J]. 中华消化杂志, 2018, 38 (11): 754-757.

8. 焦巨英, 刘建均, 尚东, 等. 中药调节急性胰腺炎肠道菌群紊乱 [J]. 中华中医药学刊, 2020, 38 (7): 135-138.

9. 龚亮, 宋晓, 苏磊, 等. 急性胰腺炎肠道微生态的研究进展 [J]. 中华临床营养杂志, 2021, 29 (5): 308-314.

10. ZHU Y, MEI Q X, FU Y, et al. Alteration of gut microbiota in acute pancreatitis and associated therapeutic strategies [J]. Biomed Pharmacother, 2021, 141: 111850.

11. TAN C C, LING Z X, HUANG Y, et al. Dysbiosis of intestinal microbiota associated with inflammation involved in the progression of acute pancreatitis [J]. Pancreas, 2015, 44 (6): 868-875.

12. TAO X F, GUO F Y, ZHOU Q, et al. Bacterial Community Mapping of the intestinal tract in acute pancreatitis rats based on 16S rDNA gene sequences analysis [J]. RSC Adv, 2019, 9 (9): 5025-5036.

13. ZHANG X M, ZHANG Z Y, ZHANG C H, et al. Intestinal microbial community differs between acute pancreatitis patients and healthy volunteers [J]. Biomed Environ Sci, 2018, 31 (1): 81-86.

14. VAN DEN BERG F F, VAN DALEN D, HYOJU S K, et al. Western-type diet influences mortality from necrotising pancreatitis and demonstrates a central role for butyrate [J]. Gut, 2021, 70 (5): 915-927.

15. ZHU Y, HE C, LI X Y, et al. Gut microbiota dysbiosis worsens the severity of acute pancreatitis in patients and mice [J]. J Gastroenterol, 2019, 54 (4): 347-358.

16. YU S S, XIONG Y Y, XU J, et al. Identification of dysfunctional gut microbiota through rectal swab in patients with different severity of acute pancreatitis [J]. Dig Dis Sci, 2020, 65 (11): 3223-3237.

17. Yu S S, Xiong Y Y, Fu Y Y, et al. Shotgun metagenomics reveals significant gut microbiome features in different grades of acute pancreatitis [J]. Microb Pathog, 2021, 154: 104849.

18. 陈海龙, 裴德凯, 王冬梅, 等. 多器官功能不全综合征时肠道细菌微生态学改变的实验研究 [J]. 中国微生态学杂志, 1999, 11 (1): 24-26.

19. GU W, MILLER S, CHIU C Y. Clinical metagenomic next-generation sequencing for pathogen detection [J]. Annu Rev Pathol, 2019, 14: 319-338.

20. 焦巨英, 胡凤林, 刘建军, 等. 从肠道菌群探析急性胰腺炎证候演变 [J]. 世界科学技术: 中医药现代化, 2020, 22 (3): 753-758.

21. Song M Y, Chan A T. Environmental factors, gut microbiota, and colorectal cancer prevention [J]. Clin Gastroenterol Hepatol, 2019, 17 (2): 275-289.

22. 中华中医药学会脾胃病分会. 急性胰腺炎中医诊疗专家共识意见 (2017)[J]. 中华中医药杂志, 2017, 32 (9): 4085-4088.

23. 贾云飞, 杨晋翔, 贾玉, 等. 急性胰腺炎的中医证候特点临床研究 [J]. 现代中西医结合杂志, 2018, 27 (4): 343-346.

24. 吴佳佳, 李晓娟, 陈家旭. 肠道微生态与中医证候的相关性研究概况 [J]. 中医杂志, 2018, 59 (14): 1247-1251.

25. 祖先鹏, 林璋, 谢海胜, 等. 中药有效成分与肠道菌群相互作用的研究进展 [J]. 中国中药杂志, 2016, 41 (10): 1766-1772.

26. 杜珊, 周月, 陈斌. 中医药与肠道微生态相关性研究进展 [J]. 中国实验方剂学杂志, 2019, 25 (18): 182-188.

27. 于岚, 邢志凯, 米双利, 等. 中药对肠道菌群的调节作用 [J]. 中国中药杂志, 2019, 44 (1): 34-39.

28. 刘程智, 王莹, 梁倩, 等. 肠道菌群与中药相关性研究进展 [J]. 浙江中医药大学学报, 2019, 43 (8): 828-834.

（项 红, 刘建均, 尚 东）

扫码观看彩图

第四十四章
中西医结合慢性胰腺炎实验研究

慢性胰腺炎（chronic pancreatitis，CP）是一种由遗传、环境等因素引起的胰腺组织进行性、慢性、炎症性疾病，其病理特征为组织纤维化、腺泡萎缩、破坏和炎细胞浸润。临床以反复发作的上腹部疼痛和胰腺内、外分泌功能不全为主要表现，可伴有胰管结石、胰腺实质钙化、胰管狭窄、胰管不规则扩张、胰腺假性囊肿形成等。在全球范围内，CP 的发病率为 9.62/10 万，死亡率为 0.09/10 万，CP 患者中以男性为主，其数量约为女性的 2 倍。我国 2003 年 CP 患病率约为 13/10 万，呈逐年增长的趋势。遗传因素在 CP 发病中起重要作用，遗传性 CP 为常染色体显性遗传，外显率为 80%，常见易感基因包括 *PRSS1*、*SPINK1*、*CTRC* 和 *CFTR* 等，我国特发性 CP 主要致病突变为 *SPINK1*。此外，CP 的致病因素还包括胆源性疾病、酗酒、高脂血症、高钙血症、胰腺先天性解剖异常、胰腺外伤或手术等。研究证明，吸烟是 CP 独立的危险因素。并且反复发作的急性胰腺炎是形成 CP 的高危因素，约 1/3 的复发性急性胰腺炎最终演变为 CP。

CP 外分泌功能受损后胰酶分泌减少，肠道微环境发生紊乱，肠黏膜屏障受损，进而引起消化吸收不良、体重减轻、脂肪泻等一系列临床症状。CP 迁延难愈，是引起胰腺癌的重要原因，严重影响人民的生活质量，威胁人民的生命。目前关于 CP 产生的病因及发病机制并未完全明确，治疗措施包括补充胰酶制剂、止痛、内镜、手术等，仅限于对症处理，并不能从根本上阻止胰腺纤维化进程和保护胰腺分泌功能。中医药在治疗 CP 上的优势日益突出，中药及中医相关疗法越来越多地被应用到临床 CP 的治疗中。

第一节　胰腺星状细胞的分离培养和慢性胰腺炎动物模型

选择合适的动物模型是进行 CP 体内基础研究的关键，而对胰腺组织中不同类型细胞进行体外分离、培养，是进行 CP 体外研究的重要基础。下面分别从体外细胞培养和动物模型选择进行介绍。

一、胰腺星状细胞的分离培养

胰腺星状细胞（pancreatic stellate cell，PSC）是胰腺纤维化的主要效应细胞。PSC 在正常胰腺组织中比例很少，约占胰腺细胞总数的 4%~7%，分布于腺泡细胞周边和胰腺导管周围。正常情况下，PSC 呈静息状态，细胞体积小，外形呈圆形或多边形，增殖较慢，细胞质内含有维生素 A 脂质颗粒。当胰腺组织损伤时，PSC 由静息状态转化为激活状态的肌成纤维样细胞，活化的 PSC 体积逐渐增大，外形呈星形或梭形，细胞增殖活跃，胞质中脂滴消失，α- 平滑肌肌动蛋白（α-SMA）表达增加，分泌大量的细胞外基质（extracellular matrix，ECM），促进胰腺纤维化形成。

PSC 分离和成功培养是体外研究胰腺纤维化的重要前提。1998 年，Bachem 通过组织块外植法从 CP 患者的胰腺组织中分离出 PSC，同时应用酶消化法结合碘克沙醇密度梯度离心法分离出静息态 PSC。同年，Apte 等人通过酶消化法结合 Nycodenz 密度梯度离心法分离出大鼠 PSC，并对其进行了鉴定和体外传代培养。之后，很多研究者在前人方法的基础上不断进行改良，衍生出多种分离操作方法。PSC 体外分离方法的建立加快了 CP 的体外研究，目前 PSC 的原代分离方法已经在人、大鼠、小鼠胰腺组织成功复制。2004 年，Sparmann G 研究团队将原代培养的细胞进行永生化改造，制作出 PSC 细胞系 LTC-14，用于 PSC 的体外长期研究。在此主要介绍 3 种常用的 PSC 分离方法：组织块外植法、酶消化 -Nycodenz 密度梯度离心法和酶消化 - 碘海醇密度梯度离心法。

（一）组织块外植法

无菌条件下留取新鲜切除的胰腺组织，置于 4℃ 的无菌生理盐水中，移至超净台，生理盐水洗涤组织块 3 遍；将组织块放在玻璃皿中，用锋利的剪刀将组织切成 1mm×1mm×1mm 的小块；用镊子将切好的组织块贴在 6 孔板底，迅速并小心地将血浆或血清滴加在组织块周围，放入培养箱中，待血浆凝固，每个孔加 2ml 含 20% FBS 的 DMEM/F12 培养液，于 37℃、5% CO$_2$ 细胞培养箱中培养。组织贴壁 5~10 天，可看到组织边缘有细胞爬出，贴壁生长，此时 PSC 即呈现出激活态的特征，细胞体积较大，胞内无脂滴，外形呈多角状。经过 2~3 周，原代细胞呈 80%~90% 融合，即可进行第 1 次细胞传代。随着体外培养和细胞传代的不断进行，PSC 可进一步激活，表现为细胞体积进一步增加，增殖加快，胞内纤维结构更为明显。

此方法操作简单，但细胞纯化的问题尚未解决。此方法培养出的 PSC 是激活态细胞，适合在 PSC 激活态的基础上进行相关研究。

（二）酶消化 -Nycodenz 密度梯度离心法

采用体重 200~300g Wistar 大鼠，10% 水合氯醛腹腔注射麻醉、备皮，消毒。沿腹部正中线开腹，沿十二指肠无菌取出胰腺。无菌 PBS 洗涤 2 次，将胰腺剪碎成 1~2mm^3 的小块，用含 0.02% 链蛋白酶、0.05% 胶原酶 P、0.1% DNaseI 的 GBSS 消化液在 37℃ 下水浴消化 20 分钟，消化后细胞悬液经 100μm 滤网过滤，DMEM 培养基洗涤，细胞重悬于 9.5ml 含 5% FBS 的 GBSS 中，与 8ml 28.7% Nycodenz 溶液混匀。轻轻加入 6ml 含 5% FBS 的 GBSS 制成 Nycodenz 梯度，于 4℃ 下以 1 400×g 离心力离心 20 分钟，在 Nycodenz 与 GBSS 液面间的白色絮状的模糊带即为 PSC。吸取细胞并用 DMEM 培养基洗 2 次，用含 10% 胎牛血清的培养基重悬细胞，锥虫蓝染色计数细胞成活率。将细胞接种于培养瓶中，第 2 天换液。在培养早期呈现典型的静止态 PSC 的特点，细胞体积较小，增殖较慢，外形呈圆形或多边形，内含脂滴，在荧光显微镜 320nm 激发波长下可观察到短暂性自发蓝绿色荧光。随着体外培养时间的延长和传代，细胞由最初的静止态转为激活态，细胞体积逐渐增大，增殖加快，形状由圆形或多边形变成星形，伸出伪足，细胞内脂滴消失，α-SMA 免疫染色显示阳性。

此方法获取的细胞纯度较好，并且 Nycodenz 对细胞毒性小，已被广泛用于大鼠、小鼠、人 PSC 体外分离培养。但要根据不同物种的胰腺组织调整消化酶的浓度，注意消化时间，需要通过不断在镜下观察消化液中的细胞数量和状态，判断消化程度，决定是否终止消化。

（三）酶消化 - 碘海醇密度梯度离心法

小鼠经乙醚麻醉后，在 75% 乙醇中浸泡 5 分钟，无菌环境下打开腹腔摘取胰腺，用预冷的 D-Hank 液（含双抗）清洗胰腺，去除脂肪组织、包膜及部分红细胞。在酶消化液中将胰腺组织剪成 1mm×1mm×1mm 大小，将剪碎的胰腺组织转移至 50ml 离心管中，37℃ 水浴振荡消化 30 分钟后，以 200 目滤网研磨过滤，将滤液移至离心管中，离心弃上清，取沉淀，加入 10ml 预冷的含 20% 胎牛血清的 DMEM 培养液终止消化，吹打混匀后，按 1:2 体积比例加入 180g/L 的碘海醇溶液（GBSS 溶解碘海醇），混匀，上覆 1 层 DMEM 培养液，此时悬液呈现不同的密度梯度，根据胰腺中不同细胞的大小，以 1 700×g 离心力离心 30 分钟，离心后液面分为 4 层区带，最上为培养液层；第 2 层为 PSC 及未破碎的腺泡细胞层，呈厚度为 2mm 的白色层；第 3 层为血管内皮细胞及单核细胞层；最下层主要为胰腺实质细胞碎片和红细胞。以玻璃吸管小心吸取第 2 层 PSC，加入 DMEM 培养液中吹打混匀，以 500×g 离心力离心 5 分钟，洗涤 2 次。将沉淀用完全 DMEM 培养液混匀，制成细胞悬液，接种于培养瓶及多孔板中。置于 37℃、5% CO$_2$ 培养箱中培养。培养细胞分离 4 小时后，显微镜下观察已有多量 PSC 贴壁，轻轻倒出培养基，去除悬浮的腺泡细胞及红细胞，重新加入完全 DMEM 培养液。此后每隔 2 天更换 1 次培养液。

此方法分离细胞纯度良好，并且碘海醇对细胞的伤害小。分离初期的细胞是静息态 PSC，随着体外培养时间的延长和传代，细胞由最初的静止态转为激活态。

二、慢性胰腺炎常用动物模型

CP 动物模型的制作方法有多种，主要归纳为非侵入性和侵入性以及模拟人类 CP 的模式动物。

(一) 非侵入性 CP 动物模型

是指不需要对动物实施手术，操作过程相对简单的造模方法，主要采用腹腔注射、饮食喂饲、静脉注射等方法将造模剂注入动物体内造模。

1. 腹腔注射 各种造模剂多次腹腔注射就是基于急性胰腺炎（AP）反复发作可以向 CP 转化而采用的造模方式，常用的可以导致 CP 的造模剂主要有雨蛙素、L- 精氨酸、脂多糖（LPS）、乙醇等。

（1）雨蛙素注射法：雨蛙素在功能上类似于胆囊收缩素，可以刺激腺泡细胞，导致早期胰蛋白酶原异常激活，被广泛应用于 AP 的实验动物模型建立。通过长期注射雨蛙素，可以导致胶原沉积和胰腺纤维化。20 世纪 70 年代初开始，即用雨蛙素注入动物腹腔诱导急性水肿型胰腺炎。依据急性胰腺炎反复发作最终形成 CP 的病理过程，目前，常采用的剂量是 50μg/kg 每次，腹腔注射 6 次，每次间隔 1 小时，每周注射 3 天，持续重复 4~6 周，可以成功诱导 CP 动物模型；持续注射雨蛙素 10 周，可以形成典型的 CP 纤维化特征。组织学研究显示，胰腺中炎性细胞浸润和胶原沉积增加，α- 平滑肌肌动蛋白、Ⅰ型胶原 α、纤维连接蛋白的表达增加。雨蛙素注射模型是一种操作简单、重复性高、损伤小且可以模拟临床中反复发作的 AP 以诱导 CP 的造模方式，在研究 CP 的动物模型中使用十分广泛。

（2）L- 精氨酸注射法：L- 精氨酸是常用的复制 AP 动物模型的药物，近年来发现其反复多次腹腔注射也可以导致 CP 的发生。L- 精氨酸的注射浓度和次数与模型的严重程度密切相关。目前，采用 20% L- 精氨酸（250mg/100g）每周腹腔注射 2 次，两次间隔 1 小时，注射 8 周可以成功复制 CP 动物模型。组织学显示，此方法可引起胰腺炎细胞浸润及纤维化等慢性炎症改变。此方法操作简单，可以在大、小鼠成功复制 CP 模型。

（3）LPS 注射法：LPS 常与乙醇协同使用以增加胰腺的损伤程度，此法也被用于研究酒精性

CP 的发病机制。乙醇及其代谢物已显示影响腺泡细胞中的许多途径和功能。酒精性 CP 的纤维化过程被认为是基于乙醇诱导的组织损伤后活化的巨噬细胞和 PSC 之间的相互作用。虽然过度饮酒通常与急慢性胰腺炎的发展有关，事实上只有 5%~10% 的慢性酗酒者会发展成胰腺炎，表明仅酒精不足以导致临床胰腺炎。啮齿动物模型表明，LPS 可作为酒精性胰腺炎纤维化的触发因素。有学者为了模拟长期酗酒导致的 CP，采用 25% 乙醇代替 SD 大鼠的饮水，12 周后腹腔注射 2mg/kg LPS，发现胰腺出现明显的纤维化，因此，LPS 和乙醇联合应用已被作为一种建立大鼠 CP 模型的常用方法。

2. 食物诱导法 食物诱导法是一种相对成熟的 CP 造模方法。有学者通过食物诱导的方法建立大鼠 CP 模型：采用 4 周龄体重约 80g 的雄性 WBN/Kob 大鼠用特殊饲料颗粒 MB3（营养成分比例：蛋白质 28.1%、脂肪 6%、碳水化合物 48.8%）饲养。12 周后大鼠的胰腺出现间质水肿、炎性细胞浸润、出血、导管上皮细胞和含铁血黄素沉积，这些改变提示腺泡细胞的退化，部分大鼠胰腺出现轻微的纤维化。16 周后出现较明显的小叶间和小叶内的纤维化及脂肪沉积（空泡样变）且达到高峰，这些变化到第 20~24 周并未明显增加。采用饮食诱导法建立的 CP 模型与人类 CP 发生、发展相似，模型可靠，方法简单，CP 模型稳定，成功率较高，且采取非侵入性方法，对机体内环境影响小，适合于从分子水平探讨 CP 的发病机制及评价药物的干预作用。缺点为时间长，缺乏后期并发症的表现。

3. 静脉注射法 二丁基二氯化锡（dibutyltin dichloride, DBTC）是一种常用的 CP 造模剂。它是一种脂溶性物质，可经肝脏、胆囊排泄至胰管，引起胰管的细胞坏死和上皮增生，进而阻塞胰管。近年关于使用 DBTC 诱导 CP 模型的文献明显增多。目前常用的 DBTC 剂量是 6~8mg/kg。研究者利用 DBTC 诱导 Wistar 大鼠制作 CP 模型，通过一次尾静脉注射 DBTC 7mg/kg，4 周后，腺泡明显萎缩，有广泛的炎性细胞浸润，胰腺星状细胞明显活化，胰腺组织胶原沉积明显增多，组织纤维化明显。将 DBTC 应用于 SD 大鼠也能成功诱导

大鼠 CP 模型。此外,DBTC 还应用于小鼠 CP 模型的制备。DBTC 注射造模法符合人 CP 的病理过程,可用于发病机制的探讨,尤其胰腺纤维化机制的探讨。本法采用单次注射比较方便,且模型成功率较高,成本较低,是一种比较经典的造模方法。

(二)侵入性 CP 动物模型

侵入性造模方法是指以对动物造成创伤的形式进行造模,一般需要通过手术的方法,常见的此类方法有胆胰管结扎法、胰管注射法。

1. 胰胆管结扎法 导管结扎在大、小鼠中均被用于诱导 CP 模型。然而,由于啮齿动物胰腺解剖结构存在较大差异,所致模型的程度和范围并不一定完全一致。如小鼠胰腺由 3 个叶组成,且每个叶均有单独的导管,可排出胰液。因此,结扎导管时可能只影响动物胰腺的一部分,而剩余部分可以作为对照。该造模方法对小鼠胰腺内外分泌功能影响较小,可以进行长期研究。而大鼠只有一个主胰管,主胰管发生阻塞后可直接造成整个胰腺的损伤。也有研究人员结扎了猪的胰管,发现在 4 周后即可出现胰腺组织、功能和生化的改变,如胰腺萎缩、胰导管内压明显升高、腺泡萎缩,同时有大量的胰腺星状细胞增生,胶原明显沉积,胰液的分泌量、含有的淀粉酶和脂肪酶都明显减少。

该模型避免了药物引起的非特异性系统反应,与人体胆汁反流性胰腺炎相类似,可作为研究 CP 发病机制及外科治疗的理想动物模型。但操作中需开腹寻找胰管,而胰管通常较为细小,模型制作有一定的难度,对操作者有较高的要求,且手术具有一定的创伤。

2. 三硝基苯磺酸胰管注射法 三硝基苯磺酸(TNBS)诱导 CP 的机制可能是因为在胰管内注入溶于乙醇的 TNBS 时,乙醇作为有机溶剂溶解胰管上皮细胞的黏膜屏障,使 TNBS 与细胞内组织蛋白结合形成抗原,激发针对胰管上皮细胞的免疫反应;或通过与抗坏血酸的相互作用产生氧自由基,导致胰管上皮细胞的毒性作用。研究者采用 2% TNBS,以 50mmHg 的压力在 2~5 分钟内对 SD 大鼠的胰管进行逆行注射,并保持压力 30 分钟,关腹后 21 天不仅观察到与人类 CP 相似的病

理改变,而且表现出明显的机械性痛觉过敏。而采用相同的造模方法发现,TNBS 注射 3 天后,大鼠胰腺可见急性炎症表现,5 周后则可见大量胰腺腺泡萎缩甚至消失,导管周围和小叶内纤维化以及间质增生。

该模型的重复性好,成功率高,且 TNBS 价廉,成本较低。但缺点是,术中需开腹进行胰管注射,手术有一定难度,且具有一定的创伤。

(三)模式动物

CP 相关的模式动物近年来已经成为 CP 发病机制研究的热点,研究主要围绕 4 个方面的发病机制进行诱导:胰蛋白酶原激活、自噬受损、炎症通路激活以及自发老化。

1. 胰蛋白酶的异常活化 胰蛋白酶在胰腺中的活性过高会导致腺泡细胞损伤和炎症反应。多项研究认为,CP 的进展通常受到编码消化蛋白酶或其抑制剂的相关基因调控。与胰蛋白酶原激活相关的基因有:丝氨酸蛋白酶 1(PRSS1)、糜蛋白酶 C(CTRC)和丝氨酸蛋白酶抑制剂 Kazal 1 型(SPINK1)等。通过构建内源性 PRSS1 突变小鼠,该突变小鼠表现为胰腺内胰酶过度激活,早期可见自发性 AP,随后出现进行性萎缩性 CP,伴有腺泡细胞丢失、纤维化、导管扩张和脂肪替代。2020 年有研究团队建立了 PRSS1[R122H] 转基因小鼠,发现转基因小鼠的胰腺均可见到点状炎症损伤。PRSS1[R122H] 小鼠作为人类遗传性胰腺炎模型,并可用于研究 LPS、乙醇或高脂饮食诱导胰腺炎的机制。糜蛋白酶通过降解胰蛋白酶,可以减少酶的激活,对胰腺起到保护作用,而酶的降解失常与 CP 有一定关系,如 CTRC 基因的功能缺失性突变作为 CP 常见的危险因素,可使糜蛋白酶分泌减少、活性减弱,导致胰蛋白酶过度激活。研究表明,C57BL/6N 小鼠的 CTRC 基因外显子 2 的单核苷酸缺失将导致不能表达功能性 CTRC。而恢复一个功能性 CTRC 位点(CTRC+ 小鼠),并通过腹腔注射雨蛙素来诱导 CP 发现,CTRC+ 小鼠胰蛋白酶活性显著降低,小鼠胰腺萎缩、纤维化症状明显减轻。SPINK1c.194+2T>C 突变是中国特发性 CP 患者中最常见的基因突变。2020 年,有学者采用雨蛙素腹腔注射出生 7 周后的杂合突变小鼠(SPINK1+/− 小鼠),发现 SPINK1+/− 小鼠在

9周时出现胰腺腺泡萎缩和炎细胞浸润、PSC活化、ADM及胰腺纤维化等CP病理特征，且部分SPINK1+/-小鼠在出生13周左右也能自发性发展为CP。

2. 自噬紊乱　自噬是真核细胞捕获细胞内生物大分子，并将其送至溶酶体进行降解的过程。自噬相关基因的改变可以引发CP样的病理改变。2015年，Gukovsky构建了特异性胰腺ATG5缺失的小鼠（A5小鼠），发现小鼠在4~16周龄时可进展为CP，并且发现雄性小鼠比雌性小鼠表现出更加严重的CP，这些发现与临床上男性人群中CP患病率较高相类似。同年，研究者构建了胰腺ATG7基因敲除的小鼠，在4~12周龄也发现了CP的病理改变，甚至比A5小鼠表现出更严重的腺泡细胞变性、胰腺炎症、广泛纤维化以及ADM形成。但是，在人类的胰腺组织中ATG5的外显子序列均没有发现任何与CP相关的基因改变。

3. 炎症通路的激活　NF-κB过度活化与AP和CP的发生发展密切相关，针对NF-κB通路的转基因小鼠常被用于诱发CP模型。Daniluk等构建的双转基因（acinar-Ras）小鼠表现出胰腺炎症持续发展、腺泡丢失等CP症状。为了观察腺泡细胞中NF-κB在胰腺炎中的作用，构建了P65过表达小鼠和IKK2过表达小鼠，P65过表达小鼠可观察到胰腺局灶性慢性损伤，包括腺泡萎缩、持续性炎细胞浸润和纤维化，而IKK2过表达小鼠也观察到明显的CP病理表现，提示腺泡细胞NF-κB的活性与CP的严重程度相关。

4. 自发老化　WBN/kob大鼠是瑞士巴士德老人病研究所及德国波恩大学病理学研究所利用50年时间，从Wistar系WBN大鼠作近亲交配得来。后来发现该大鼠在长期培养中，随年龄增长胰腺功能减退，出现尿糖阳性。现在常被用来研究糖尿及自发性CP以及高脂诱导CP等。

第二节　胰腺星状细胞激活、胶原代谢失衡与纤维化

胰腺实质纤维化是CP的特征性病理改变，这种纤维化呈进行性发展，破坏组织正常结构，导致胰腺功能丧失。适时终止纤维化进程是临床治疗CP的难点。胰腺星状细胞激活是触发胰腺纤维化的扳机，活化的胰腺星状细胞产生大量胶原蛋白导致胶原代谢动态失衡是胰腺纤维化的根本原因。适当控制胰腺星状细胞的激活程度，减少胶原生成和/或及时清除过多的胶原，是阻止胰腺纤维化进展的关键。

一、胰腺星状细胞是胰腺纤维化的效应细胞

胰腺星状细胞（PSC）是CP纤维化发生的效应细胞，激活PSC是触发胰腺纤维化的扳机。尽管CP的发病机制还没有完全阐明，但研究者普遍认为，胰腺细胞损伤、坏死及炎细胞浸润是激活PSC的先决条件。PSC在正常胰腺组织中呈静止状态，细胞质内储存丰富脂滴（主要成分维生素A和甘油三酯）。当胰腺坏死、炎症发生时，原本处于静止状态的PSC被激活，细胞质内脂滴消失，细胞体积变大，增殖活跃，合成并分泌大量的炎性细胞因子和细胞外基质成分（如Ⅰ、Ⅲ型胶原蛋白及纤维连接蛋白、层粘连蛋白等），α-平滑肌肌动蛋白表达阳性，具有收缩和移行能力。激活的PSC旨在修复受损的胰腺组织，但同时也启动了胰腺纤维化。处于激活状态的PSC如果继续保持旺盛的增殖能力，持续合成和分泌大量细胞外基质成分，将导致纤维化进展，破坏正常组织结构，影响胰腺功能。

PSC在病理条件下，因多种刺激因素如炎症因子、生长因子、酒精及其代谢产物、氧化应激等的作用，转化为肌成纤维细胞型，细胞质中脂滴逐渐减少，大量表达α-平滑肌肌动蛋白，并分泌大量细胞外基质，主要是Ⅰ型、Ⅲ型胶原蛋白及纤维连接蛋白等。PSC的调控涉及诸多细胞因子和信号转导通路。MAPK通路主要与生长因子、血管紧张素Ⅱ、酒精等激活刺激信号有关。其他激活刺激信号途径还有：PI3K途径、Rho-ROCK途径、

JAK/STAT 途径、NF-κB、TGF-β-Smad 途径等。信号通路的错综复杂以及相互影响使得透彻理解 PSC 的转化激活过程变得极为艰难。酒精及其代谢物、TGF-β、Ang Ⅱ、血小板生长因子（PDGF）、成纤维母细胞生长因子（FGF）、自由基、COX-2、TNF-α 等众多因素被公认为是导致 PSC 转化激活的重要因子。以往的这些研究大多集中在促进 PSC 激活的影响因素、PSC 激活后分泌细胞外基质成分、细胞因子以及与信号通路之间的关系。近年来，PSC 激活过程及其调控机制不断被发现，主要有自噬、炎症小体在 PSC 自身激活中作用。

（一）自噬介导 PSC 活化

自噬（通常指巨自噬）是依赖溶酶体对胞质蛋白和细胞器进行降解，维持细胞稳态的关键过程。当细胞感受到能量缺乏，线粒体功能障碍以及内质网应激等状况，通过自噬降解、清除细胞内受损的细胞结构、衰老的细胞器以及不再需要的生物大分子物质，为细胞重建、再生和修复提供原料，实现营养物质的循环利用。自噬是由自噬相关基因（ATG）编码的蛋白所调控的动态过程。自噬过程可以分成 3 个阶段：

（1）起始：是在细胞质的某处形成一个小的扁平的双层膜结构，即吞噬泡。ULK complex（包括 ULK1、ATG13 和 FIP200）参与这一过程。

（2）延伸：吞噬泡不断延伸，将细胞质中成分揽入其中，然后收口成为密闭的自噬体。ATG5 和 LC3 的作用贯穿始终。

（3）融合和降解：自噬体与溶酶体融合形成自噬溶酶体，自噬体中的"货物"也被降解、释放，供细胞重新利用。

自噬参与多种疾病的发生。自噬可以在组织纤维化过程中提供物质和能量。在 PSC 从静息态到激活态的过程中，自噬参与了 PSC 重构。2017 年，Gastroenterology 的研究揭示，自噬是 PSC 活化所必需的，抑制自噬可以抑制 PSC 活化。同时有研究表明，提高自噬可以促进 PSC 激活，导致胰腺纤维化。2018 年，国内张淑坤研究团队研究证实，在大鼠原代培养 PSC 中，随着 PSC 活化，自噬活性增强，抑制自噬能够抑制 PSC 活化，促进细胞外基质降解。在 DBTC 诱导 CP 动物模型中亦发现，PSC 大量活化，自噬活性增强。可见，自噬是

PSC 活化的关键步骤，抑制 PSC 过度自噬可能是抑制 CP 胰腺纤维化的关键靶点。在此基础上构建自噬相关基因转基因鼠，用于进一步研究自噬在胰腺纤维化及 CP 中的作用。

（二）炎症小体参与 PSC 激活

炎性小体是先天免疫的重要组成部分，能促进促炎因子的成熟和分泌。在所有已知的炎性小体中，NOD 样受体家族，NLRP3 是最具代表性并且研究最充分的。NLRP3 炎性小体可感知广泛的病原体相关分子模式和损伤相关分子模式，包括脂多糖（LPS）、高迁移率族蛋白 1 和细胞因子。激活后的 NLRP3 通过自身寡聚化、募集 pro-caspase-1 和含有胱天蛋白酶募集结构域（ASC）的凋亡相关蛋白来触发炎性小体的组装，并导致裂解和激活 pro-caspase-1，进一步促进促炎细胞因子如 IL-1β 和 IL-18 的成熟，并导致促炎反应。国内刘洪斌团队研究发现，NLRP3 炎性小体激活与慢性胰腺炎有关。2021 年有研究团队通过静脉注射 DBTC 诱导 CP 大鼠模型，发现 CP 胰腺中炎症小体相关指标 NLRP3、ASC 及 IL-18 表达明显高于对照组。在体外原代分离出大鼠原代 PSC，随着细胞体外培养时间增长，PSC 活化的同时，细胞内 NLRP3、caspase-1 和 IL-18 的表达也相应增加。通过给予 NLRP3 炎症小体激活剂 LPS、NLRP3 抑制剂 MCC950 或 NLRP3 siRNA 一起孵育，LPS 增加了 NLRP3、ASC、caspase-1、IL-1β 和 IL-18 的蛋白质水平，同时伴随着 α-SMA、Col Ⅰ和 FN 表达的上调。此外，MCC950 或 NLPR3 siRNA 降低 α-SMA、Col Ⅰ、FN、TGF-β$_1$ 和 p-Smad3 的表达。MCC950 逆转了 LPS 诱导的 PSC 中 α-SMA、FN 和 Col Ⅰ表达的上调。这些研究证明，NLRP3 炎性体直接参与 PSC 的激活。抑制 NLRP3 通过 TGF-β$_1$-Smad3 通路抑制 PSC 的活化。

二、ECM 代谢失衡是胰腺纤维化的根本原因

在正常胰腺组织中 ECM 的合成和降解处于动态平衡中。在 CP 过程中，PSC 活化，大量表达 Col Ⅰ、Col Ⅲ 以及 FN 等 ECM 成分，从而分泌到细胞外，沉积到胰腺间质，而 ECM 降解相对减少是引起胰腺纤维化至关重要的因素。

（一）ECM 代谢相关的酶

1. 基质金属蛋白酶 ECM 降解主要是由基质金属蛋白酶（matrix metalloproteinases，MMP）发挥作用，目前已发现 MMPs 有 26 种家族成员，按照作用底物不同，可分为 6 类：间质胶原酶、基质溶解素、明胶酶、膜型基质金属蛋白酶、基质水解素和其他 MMPs。其中属于间质胶原酶类的 MMP1（人）、MMP13（鼠）和 MMP8 主要负责降解 Ⅰ、Ⅱ、Ⅲ 型胶原，属于明胶酶类的 MMP2 和 MMP9 主要降解 Ⅳ 型胶原，均与胰腺纤维化关系密切。

2. 金属蛋白酶组织抑制剂 是组织中 MMP 的内源性特异性抑制因子。目前已发现的金属蛋白酶组织抑制剂（tissue inhibitor of metalloproteinases，TIMP）包括 TIMP-1、TIMP-2、TIMP-3、TIMP-4 4 种，它们分别与 MMP 形成二元或三元复合物，在时间和空间上共同抑制 MMP 的活性，TIMP1 能够抑制 MMP-1、MMP-3、MMP-8、MMP-9、MMP-10、MMP-11、MMP-13、MMP-18 的活性，而 TIMP-2 主要是抑制 MMP-2 的活性。MMP 的活性取决于活化的 MMP 以及 TIMP 的水平，一般以 MMP/TIMP 来表示活性状态。

（二）MMP、TIMP 在 CP 中变化及作用

在不同类型的 CP 中，关于 MMP、TIMP 都有相关的研究。在人的 CP 胰腺组织中，通过 Northern blot 检测发现，MMP-2 和 TIMP-2 的转录水平在 CP 中都明显升高，但是未检测到 MMP-1、MMP-3 和 TIMP-1 转录本。但也有研究者指出，在复发性 CP 患者血清中，MMP-9 和 TIMP-1 都明显升高。在 DBTC 联合酒精诱导的 CP 小鼠模型中，MMP-1 和 TIMP-1 的 mRNA 水平在 CP 模型组都明显升高。在 DBTC 诱导的 CP 大鼠模型中，MMP-2、MMP-13、TIMP-1、TIMP-2 的 mRNA 和蛋白水平相比对照组都明显升高，但在蛋白水平 MMP-2/TIMP-2 相比对照组则明显降低，MMP-13/TIMP-1 与对照组相比没有明显差异。

第三节　炎细胞、胰腺星状细胞和腺泡细胞之间相互作用

CP 的典型病理变化是腺泡细胞萎缩、炎细胞浸润和胰腺纤维化。活化的 PSC 是胰腺纤维化的效应细胞。在 CP 纤维化微环境中，主要是胰腺腺泡细胞、巨噬细胞和 PSC 相互作用参与 CP 进程。在 CP 早期，胰腺腺泡细胞损伤后可诱发以巨噬细胞为主的炎症细胞浸润，继而诱导 PSC 激活，促进胰腺纤维化。

一、巨噬细胞在 CP 纤维化中的变化及作用

在 CP 患者的胰腺标本中发现，胰腺纤维化进展中伴随有淋巴细胞、中性粒细胞、巨噬细胞等炎症细胞的浸润。在雨蛙素诱导小鼠 CP 模型以及在 DBTC 诱发的小鼠 CP 模型中均发现明显的巨噬细胞浸润，且持续伴随胰腺纤维化的进程。

（一）巨噬细胞来源及类型

巨噬细胞属先天免疫细胞，在炎症、纤维化和肿瘤进展方面起着重要作用，巨噬细胞有两种来源：由骨髓造血干细胞发育而来，或由胚胎早期卵黄囊时期的祖细胞分化而来。局部组织受损后，产生具有趋化作用的刺激因子，吸引单核细胞穿过血管内皮进入受损的组织，进而转化为巨噬细胞，被激活的巨噬细胞又可产生大量的炎性细胞因子，加重局部组织损伤。

巨噬细胞在不同诱导因素及微环境作用下，会表现出不同的表型和功能。目前认为，主要有两种类型：M1 型（经典活化型巨噬细胞）和 M2 型（选择活化型巨噬细胞），这两种类型的细胞形态差异大，生理功能几乎相互拮抗。M1 型巨噬细胞可由 Th1 型细胞因子（LPS、IFN-γ）诱导激活，诱导型一氧化氮合酶的表达是其特征性标志。大量研究表明，M1 型巨噬细胞对促炎反应以及抗肿瘤具有特殊的意义。M2 型巨噬细胞由 Th2 型细胞因子（如 IL-4、IL-13 等）诱导激活，其表面标志物有精氨酸酶 -1、甘露糖受体 MRC1/CD206 等。

（二）巨噬细胞在 CP 中作用

胰腺纤维化的发展常伴随着胰腺组织中巨噬细胞浸润。遗传性和特发性 CP 均显示 M2 极化，M2/M1 细胞因子比率增加，参与组织修复过程。由于巨噬细胞具有可塑性，在 CP 的不同阶段巨噬细胞可以从一种表型转变为另一种表型，有研究者根据 DBTC 诱导的 CP 大鼠胰腺组织胶原沉积，将胰腺纤维化分为 3 个等级（1 级、2 级和 3 级）。免疫组化表明，在 1 级初期，表达 CD68 的 M1 型巨噬细胞增加。相比之下，表达 CD163 的 M2 型巨噬细胞数量从 2 级开始显著增加，并且 M1 型巨噬细胞出现早于 M2 型巨噬细胞。此外，纤维化标本的双重免疫荧光染色显示，44% 的巨噬细胞在 2 级胰腺纤维化中共表达 CD68/CD163。结果表明，单核细胞来源的 CD68[+]M1 型巨噬细胞可能在 CP 期间转化为 CD163[+] M2 型巨噬细胞。因此，巨噬细胞可能在 CP 过程中从早期具有促炎功能的 M1 型转变为具有纤维化和抗炎功能的 M2 型。最近对人类遗传性和特发性 CP 的免疫表型分析表明，由不同因素引起的 CP 获得不同的免疫特征。

研究者为了进一步探索 M2 型巨噬细胞与胰腺纤维化之间的关系，在 IL-4/IL-13 基因缺陷小鼠以及应用 IL-4/IL-13 阻断剂，以雨蛙素诱导 CP，发现 IL-4/IL-13 基因缺陷小鼠对 CP 的敏感性降低，α-SMA 和 Col I 等胰腺纤维化相关基因表达下降，M2 型巨噬细胞激活减少。IL-4/IL-13 阻断后胰腺中 M2 型巨噬细胞和 α-SMA 的表达均减少，胰腺纤维化明显减轻，提示 M2 型巨噬细胞在胰腺纤维化进程中具有一定的促进作用。虽然 MI 型相关因子（IL-6、TNF-α 和 MCP-1 等）在 CP 中的表达也有明显增高，但 M1 型巨噬细胞在 CP 纤维化中的作用尚需进一步研究。

二、腺泡细胞在 CP 纤维化中的变化及作用

腺泡细胞萎缩、丢失也是 CP 的重要特征，正常胰腺腺泡细胞的特征之一是酶原颗粒的存在。有研究者指出，腺泡细胞内胰蛋白酶被过早激活，是导致腺泡细胞"自身消化"、促进胰腺炎症、加重胰腺损伤的重要过程。胰腺腺泡细胞在胰腺炎时的损伤主要表现为坏死、凋亡和自噬紊乱等。

（一）腺泡细胞在 CP 中的变化

胰腺腺泡细胞在 CP 时的损伤主要表现为坏死和凋亡两种类型。胰腺损伤可引发溶酶体与腺泡细胞内的酶原融合，之后胰蛋白酶原可被激活为胰蛋白酶。细胞内异常增高的 Ca^{2+} 信号可激活蛋白磷酸酶 2B，进而激活 NF-κB 信号通路，引起胰蛋白酶原活化。胰蛋白酶一旦释放就会导致腺泡细胞内外的自身消化，质膜通透性增强，细胞内容物溢出而诱发细胞坏死。为了探讨细胞内胰蛋白酶活性对 CP 严重程度的影响，研究者制作了 PACE- 胰蛋白酶原转基因小鼠，这种转基因鼠表现为胰蛋白酶原在胰腺腺泡细胞内被过度激活。在给予雨蛙素腹腔注射后发现，PACE- 胰蛋白酶原转基因小鼠的胰腺损伤程度明显加重，表现为炎症细胞的大量浸润，胰腺实质萎缩，纤维化发生，提示胰腺腺泡细胞中的胰蛋白酶原被过度激活，可促进 CP 的进展。

胰腺腺泡细胞自噬功能紊乱是除了细胞坏死和凋亡之外的另一种诱发 CP 发生的重要因素。通过采用胰腺特异性自噬损伤小鼠（ATG7-KO 小鼠），探索腺泡细胞自噬损伤是否会对酶原颗粒和胰腺稳态产生影响，结果发现，在 4 周龄时，胰腺特异性 ATG7-KO 小鼠胰腺腺泡细胞中酶原颗粒数量显著增多，颗粒中的胰蛋白酶原蛋白表达水平也有明显升高；到 5 周龄时，表现出明显的胰腺炎征象，甚至有明显的胰腺萎缩和纤维化。这些结果均提示，胰腺腺泡细胞的自噬流遭到破坏后，会诱导腺泡细胞中胰蛋白酶原的激活，自噬流损伤可以激活 P62-TRAF6-NF-κB 通路，诱导胰腺腺泡细胞释放大量细胞因子，促使 PSC 活化，导致胰腺纤维化。最近有研究发现，一种调节自噬溶酶体形成的内质网膜蛋白 VMP1 在 CP 中呈低表达，通过腺泡细胞特异性敲除 VMP1，导致自噬降解能力减弱；通过 NFE2L2/Nrf2 促进腺泡细胞导管化，表现出与人 CP 相似的组织学特征。

（二）胰腺腺泡导管化参与胰腺纤维化的进展

胰腺腺泡导管化（acinar to ductal metaplasia，ADM）是指腺泡细胞由原来的高柱状、圆形变成扁平状及多个变扁平的腺泡细胞围成导管样结构。上皮转分化过程被认为与腺泡细胞损伤导致

的酶原颗粒丢失使腺泡细胞变矮有关。

纯化的大鼠胰腺腺泡悬浮培养过程中,腺泡细胞在不分裂的情况下直接转分化,腺泡细胞表型丧失,开始表达导管细胞的标志物细胞角蛋白D等。而导管细胞的这些分子表型与胰腺上皮内瘤变(pancreatic intraepithelial neoplasia, PanIN)基本一致,ADM 甚至被认为是比 PanIN 更早的胰腺导管腺癌(PDAC)的早期事件。

研究者在胰腺炎患者及雨蛙素诱导的小鼠胰腺炎中也观察到了 ADM。通过遗传和药理学方法在雨蛙素诱导的 CP 小鼠模型中研究发现,全身性和实质特异性 MEK 抑制均可诱导上皮分化和基质重塑。体外 3D 培养和基因工程小鼠模型阐明了糖原合酶激酶 -3β(GSK-3β)在 ADM 发育中的作用和相关机制,研究显示,GSK-3β 在 3D 培养的原代腺泡细胞中促进 TGF-α 诱导的 ADM,而 GSK-3β 的缺失减弱了 Kras 转基因小鼠中雨蛙素诱导的 ADM 形成。此外研究指出,抑制因子 REST 参与 ADM 过程,REST 的丧失会阻碍诱导 ADM,而 REST 的过表达会促进 ADM。近来,通过增强黄色荧光蛋白对损伤后腺泡细胞进行谱系追踪,采用单细胞测序技术揭示 ADM 出现了类似于胃幽门化生的黏蛋白/导管群,谱系轨迹表明,一些幽门化生细胞可以产生簇状肠内分泌细胞。

三、巨噬细胞与 PSC 相互作用

通过巨噬细胞系 RAW264.7 细胞与胰腺星状细胞系 IPS-1 共培养发现,单独培养 RAW264.7 细胞产生的细胞因子水平较低,而与 IPS-1 细胞共培养后,细胞因子 G-CSF、MCP-1、CCL3、CCL4、TNF-α 和 CXCL2 的浓度显著增加。事实上,IPS-1 细胞可能与巨噬细胞相互作用,以加速巨噬细胞中细胞因子的分泌,而不会改变明显的 M1或 M2 表型。然而,与细胞系相比,从动物或人类胰腺中分离的原代细胞可能更好地解释巨噬细胞和 PSC 之间的相互作用。

通过分离 CP 胰腺纤维化组织中浸润的巨噬细胞及 PSC,然后建立共培养体系,发现巨噬细胞不仅可以促进 PSC 活化,而且可以提升 PSC 分泌细胞因子的能力,从而可能导致持续的慢性炎症状态。通过建立正常小鼠骨髓源性巨噬细胞与

TGF-β₁ 刺激后活化的 PSC 共培养体系发现,48h后巨噬细胞中 CD206、IL-13、IL-4、IL-4Rα、TGF-β及 PDGF-β 等 M2 型标志物的 mRNA 表达水平明显增高,而 M1 型巨噬细胞的标志物(iNOS)表达明显减少,提示巨噬细胞可被活化的 PSC 向 M2型诱导极化。因此,活化的 PSC 释放的细胞因子可能会诱导胰腺巨噬细胞极化为 M2 型。活化的M2 巨噬细胞高表达 TGF-β 和 PDGF,直接与 PSC相互作用,促进 PSC 的增殖和活化,最终以自分泌和旁分泌的方式与细胞因子相互作用,参与胰腺纤维化的发生和进展。

四、腺泡细胞与 PSC 相互作用

胰腺星状细胞系 LTC-14 的培养上清作用于 AR42J 后,AR42J 细胞的凋亡程度明显增高。近年,张淑坤团队以原代分离培养的 PSC 培养上清作用于 AR42J 细胞,揭示了相同的结果,并且 PSC 上清能显著增加 AR42J 细胞、IL-6、TNF-α 和 IL-1β 的 mRNA 水平,促进了炎症反应。除了 PSC 对腺泡细胞的影响,研究者还发现了腺泡细胞对 PSC 的直接作用。原代分离的小鼠腺泡细胞与原代分离的 PSC 共培养后,促进共培养中 PSC 的迁移能力,并且增强 FN 和 I 型胶原的表达水平。制造腺泡细胞高脂损伤模型,继而收集细胞上清液刺激 PSC 后发现,PSC 表达 FN 和 I 型胶原的水平升高,有利于纤维化的形成。最近有研究指出,腺泡细胞还可以通过释放外泌体作用于 PSC 上,从而促进 PSC 的活化。

五、巨噬细胞与腺泡细胞相互作用

腺泡细胞经过胆囊收缩素刺激受损后,与巨噬细胞进行共培养,发现受损的腺泡细胞由于释放趋化因子和炎症因子,可激活巨噬细胞,促使 NF-κB 活化,大量促炎细胞因子释放,引起强烈的炎症反应。由此可见,当胰腺组织受到损伤时,受损部位会募集大量巨噬细胞并促其活化,进而诱发炎症反应。当损伤因素持续存在、炎症反复发作,更多的巨噬细胞在炎症环境中被激活,并会在各种趋化因子和促炎因子的作用下向不同的表型极化,对 CP 的进展起到不同的调控作用。

通过 3D 法培养 BALB/c 小鼠体内分离的胰腺腺泡细胞，将其与巨噬细胞共培养后发现，巨噬细胞分泌的细胞因子可诱导腺泡细胞 ADM。此外，用酒精和脂多糖处理的巨噬细胞上清液培养原代腺泡细胞，可成功诱导 ADM 病变，而巨噬细胞耗竭可以预防胰腺 ADM 病变。有研究指出，CP 中积累的巨噬细胞通过 NLRP3 调节产生的 IL-18 促进嗜酸性细胞炎症通路介导了 ADM。因此认为，巨噬细胞源性促炎细胞因子是 ADM 的有力驱动因子。

第四节　慢性胰腺炎疼痛、外分泌和内分泌不足的发生机制

一、慢性胰腺炎疼痛发生机制

疼痛是 CP 患者的主要症状之一，约 75% 的患者以腹痛为首发症状，85%~97% 患者在病程中会出现腹痛。一直以来，反复发作的顽固性腹痛既是患者最大的痛苦，也是临床上的治疗难点。慢性胰腺炎腹痛机制复杂，可主要概括为以下几点：

（一）胰腺导管和胰腺实质高压

慢性胆道系统疾病，包括结石或感染引起的胰胆管交界处狭窄或梗阻以及肝胰壶腹括约肌功能紊乱等，可以引起胰液流出受阻导致胰管高压，进而引起胰腺组织缺血或引发炎性反应，长期反复的刺激引起疼痛发生。通过手术，内镜或者 ERCP 技术，可以对胰管内压力进行精确测定。正常胰管压力为 7~15mmHg，而一些研究发现 CP 患者胰管压力高达 20~80mmHg，这些说明 CP 患者的疼痛在很大程度上与胰管内高压有关。

胰腺间质内压力增高是引起 CP 腹痛的另一个原因，当胰腺实质内组织压力升高，引起毛细血管和静脉塌陷，导致胰腺组织灌注减少，进而导致无氧代谢及酸中毒，引起持续性疼痛。研究发现，CP 患者通常胰腺实质压力可升高，最高可达 662mmHg，且腹痛 CP 患者胰腺间质压力（27mmHg）显著高于无痛性 CP 患者（22.5mmHg）。

多项研究表明，通过手术或内镜治疗的方法疏通患者阻塞的胰管梗阻，降低胰腺实质内压力后，患者腹痛症状能够改善，1 年后随访再次出现腹痛的患者，其胰腺实质内压力往往接近术前水平，这些都说明增加胰腺导管和胰腺实质压力与 CP 疼痛明显相关。但是有部分患者（约 50%）不能通过这些方法缓解腹痛，其腹痛程度及发生频率与胰管梗阻、扩张等胰腺结构异常之间并无相关，这表明 CP 疼痛发生还存在其他机制，并不是简单由胰管及胰腺压力升高引起。

（二）氧化应激

传统观点认为，CP 主要是由长期饮酒、胆道系统疾病等多种因素引起。饮酒可以作为独立性的因素，直接导致胰腺疼痛。在对酒精性 CP 患者的研究分析中发现，患者血清中抗氧化剂水平显著降低，活性氧自由基产生过多且不能及时被清除，导致胰腺腺泡细胞损伤，引起各种酶原的释放，诱发组织炎症反应和损伤，进而导致腹部持续疼痛。通过对抗氧化治疗 CP 疼痛的安全性和疗效进行评价发现，联合抗氧化剂治疗（硒、β- 胡萝卜素、维生素 C、维生素 E、甲硫氨酸）可能是一种安全且有效的缓解 CP 疼痛的方法。

（三）神经性病变

神经及其周围环境的改变也是疼痛的重要发病机制。

1. 神经炎性改变　在 CP 发生和发展的过程中，胰腺内神经的束膜被免疫细胞浸润、破坏，使神经直接暴露于周围环境中，失去保护屏障，导致其对有害物质和细胞因子的敏感性增加，更易受到损伤，造成局部"神经炎"。同时，胰腺腺泡细胞损伤释放出的中间产物（如缓激肽、胰蛋白酶、硫化氢、钙离子等）反复刺激胰腺神经蛋白酶激活受体 2（PAR-2）和瞬时受体电位香草酸受体 1（TRPV1）。PAR-2 是公认的引起胰腺炎疼痛的物质，是胰蛋白酶和类胰蛋白酶受体，胰腺蛋白酶被认为是最强 PAR-2 激活剂。研究表明，在胰腺炎模型中蛋白酶抑制剂可以阻止腹部痛觉过敏，而

且基因敲除小鼠腹部疼痛过敏较野生型小鼠更为严重。TRPV1也被证实在各种疼痛状态中包括CP模型中发挥重要作用，对CP疼痛大鼠的研究发现，大鼠胰腺组织中TRPV1水平上升。PAR-2、TRPV1受刺激被激活后，导致大量神经递质如谷氨酸盐、P物质及降钙素基因相关肽（calcitonin gene-related peptide，CGRP）释放，引起局限性神经炎性改变而引发疼痛。神经生长因子（nerve growth factor，NGF）是维持炎症疼痛的重要疼痛介质，神经损伤后代偿释放NGF，研究发现，在胰腺炎动物模型中，NGF水平上调并随着胰腺炎症消退而恢复至正常水平，CP患者胰腺组织NGF mRNA水平也明显升高。当神经组织内NGF水平迅速上升时，促进局部释放TNF-α、IL-1β等炎症介质释放，并选择性地与高亲和力的酪氨酸激酶受体A结合，启动调节神经-免疫的交互反应，刺激胰腺周围神经，引起持续性疼痛和炎症性痛觉高敏感。

2. 神经敏化

（1）外周神经敏化：胰腺是具有丰富神经支配的器官，胰腺炎症累及神经，通过周围感知、电活动、中枢神经递质释放这一过程传递伤害性刺激。在CP中，外周神经敏化可以引起胰腺炎疼痛。具体可以概括为：

1）感觉神经元过度兴奋及感受伤害性刺激的能力增强。在外周神经系统，电压门控Na^+和K^+通道是控制神经元细胞膜发生改变时神经元兴奋性的基础，CP时感觉神经元的兴奋性显著增高，并伴有A型K^+通道电流的降低，这说明抑制K^+通道可以提高神经元的兴奋性。在CP中，感觉神经元表达的多种受体可以感受到靶组织的多种损伤性改变。研究发现，CP大鼠模型感觉神经元的TRPV1 mRNA和蛋白表达均增高，全身性应用TRPV1拮抗剂SB-366791，可显著减少CP大鼠内脏痛行为，降低牵涉性躯体高敏感度。这些结果表明，特异性阻断TRPV1可以降低感觉神经元对伤害性刺激的感受能力，从而有效减少胰腺炎疼痛。

2）神经递质的释放。CP时胰腺纤维大量释放的神经递质，包括P物质、CGRP、NGF、脑衍生神经营养因子（brain-derived neurotrophic factor，BDNF）等，也是引起胰腺炎疼痛的重要因素。NGF作为外周敏化中最重要的神经递质之一，CP时分泌较正常明显增多，阻断NGF可显著降低伤害性感受器的兴奋性，抑制与CP密切相关的感觉性神经递质P物质和CGRP的高表达，减轻胰腺的痛觉过敏。BDNF也是疼痛信号传递过程中重要的神经递质，在CP中BDNF表达上调，可使在脊髓的二级神经元的传入信号增加，研究表明，CP患者胰腺组织BDNF水平与疼痛强度关系密切。胶质细胞源性神经营养因子也参与调节CP的疼痛，研究表明，其家族成员青蒿琥酯及其受体GFRα3在CP患者中过度表达。

（2）中枢神经敏化：除外周神经参与疼痛外，中枢神经系统也与疼痛有着紧密的联系。中枢敏化是脊髓或脊髓上位伤害性感觉神经元对外周刺激过度兴奋或过度反应的状态。一些非神经细胞，如胶质细胞和小胶质细胞等在神经损伤时被激活，引起脊髓炎症，进而引起持续性疼痛。当这些疼痛刺激积累到一定程度时会引起长时增强效应，增加突触传递效能，使电生理活动增多，进而传递的感觉信息增加，使中枢神经系统处于一种自发状态，即使没有外周刺激，由于二级神经元被敏化后仍持续放电，也会产生疼痛信号。另外，在神经传导过程中产生的神经递质能使脊髓神经疼痛感觉受体增敏，导致中枢疼痛敏感性明显增加。神经兴奋性系统和抑制性系统之间的平衡是最终决定疼痛产生的主要因素，而大脑控制疼痛感知主要是通过脑干发出的下行抑制，因此当下行抑制通路受损后，机体将无法合理抑制疼痛信号向上传递，出现中枢敏化现象。

3. 神经重塑 CP的"神经重建"已成为产生剧烈疼痛的机制之一，有研究者发现，CP过程中神经元损伤后发生神经元再生，神经巢蛋白表达增加，与正常胰腺组织相比，胰腺交感神经支配下降，神经重塑的标志物生长相关蛋白-43（growth-associated protein-43，GAP-43）在胰腺神经损伤后表达增加，也提示胰腺神经重塑的发生。患者胰腺内神经纤维增多、肥大以及胰腺炎的疼痛程度均与GAP-43过表达有关，嗜酸性粒细胞浸润和胰腺神经的肥大增粗是引起疼痛和胰腺神经损伤的直接原因。另外，在CP中NGF和BDNF也加速神经的增粗,并且降低疼痛传递的阈值。这些都说明 GAP-43 在神经元重塑过程中参与了 CP 疼痛的产生和维持。

二、慢性胰腺炎外分泌和内分泌不足的发生机制

胰腺是一个比较特殊的实质腺器官,具有内、外分泌功能,胰腺内分泌和外分泌是既相互独立又紧密联系的存在。胰腺外分泌部分由腺泡、腺管和间质组成,是合成、储存和分泌胰液的部位,包括多种消化酶及大量碳酸氢盐;胰腺内分泌单位为胰岛,分散于腺泡组织间,包含 α 细胞、β 细胞、δ 细胞和 PP 细胞,分别产生胰岛素、胰高血糖素、生长抑素及胰多肽。CP 时胰腺实质受各种破坏因素的影响,胰腺内、外分泌功能下降,最终出现胰腺内分泌功能不全和胰腺外分泌功能不全(pancreatic exocrine insufficiency,PEI)。

(一)胰腺外分泌功能不全

约有 42%~99% 的 CP 患者会伴发 PEI,尤其是晚期患者发生率可高达 100%。PEI 是指由于各种原因引起的胰酶分泌不足或活性降低,导致摄入的食物不能被充分消化和吸收,患者出现腹胀、腹痛、脂肪泻和体重下降等消化吸收不良症状。引起 PEI 的原因很多,包括 CP、炎症性肠病、胰腺癌、糖尿病等,其中 CP 为其最常见原因。但是在大多数早、中期 CP 患者并不会出现 PEI 的典型症状,当胰腺实质损伤超过 90% 时才会有明显 PEI 症状。CP 所导致的 PEI 也多为原发性,PEI 进程缓慢且呈现出了不可逆性的损伤,对患者的生命健康造成了很大的影响,因此,了解其发病机制,寻找有效治疗 CP 的药物具有重要意义。

PEI 患者各种胰酶,主要包括脂肪酶、蛋白酶、淀粉酶等分泌明显减少,造成一系列相关并发症。这几种酶中脂肪酶的分泌减少早于淀粉酶和蛋白酶,同时胰液中的碳酸氢盐分泌减少导致小肠 pH 环境偏低,影响了脂肪酶活性,当脂肪酶的分泌量减少至正常水平的 5%~10% 时,会出现脂肪吸收不良,脂类物质随粪便过多排出而出现脂肪泻。脂肪酶分泌减少也会不同程度影响脂溶性维生素(维生素 A、维生素 D、维生素 E、维生素 K)的代谢,例如维生素 A 缺乏时,会对弱光敏感度降低,甚者出现夜盲症;维生素 D 缺乏时,钙、磷吸收减少,可引起骨质疏松或软骨等疾病。随着疾病发展,蛋白酶、淀粉酶等的分泌也减少,影响蛋白质和碳水化合物等营养物质的吸收,患者出现体重降低、营养不良。蛋白酶减少影响身体必需氨基酸和脂蛋白吸收,导致免疫力低下,增加心血管事件风险。

由于胰腺结构特殊,外分泌和内分泌相关解剖和功能的紧密关系,胰腺内、外分泌会互相影响,内分泌激素如胰岛素、胰高血糖素、生长抑素等,对胰腺外分泌功能也会产生影响。胰岛素可以刺激腺泡细胞的生长与分化,"胰岛晕"就是因为由于胰岛素的作用,使得邻近胰岛的外分泌细胞比远离胰岛的外分泌细胞(腺泡细胞)在数量上更为稠密。因此,胰岛素对胰酶的合成和维持胰腺外分泌部分的大小都是重要的,若胰岛素分泌不足,胰酶合成也会下降,出现胰腺外分泌不足的表现。胰高血糖素有抑制胰腺外分泌的作用,既抑制胰酶的合成,又抑制其释放。生长抑素对胰腺外分泌也会产生影响,它通过抑制小肠促胰液素、胆囊收缩素和促胰酶素的释放来抑制胰液及胰酶分泌。

(二)胰腺内分泌功能不全

胰腺内分泌功能不全是 CP 的主要并发症之一,CP 时胰腺外分泌腺体损伤伴随胰岛组织一定程度的破坏及功能受损,而导致内分泌细胞的破坏及肠 - 胰岛轴紊乱,出现各种激素,包括胰岛素、胰高血糖素、生长抑素、胰多肽等的分泌紊乱,从而表现出糖耐量异常或者糖尿病。对于其发病机制,多数国内外学者认为是多种因素共同参与的结果。CP 主要的病理表现是胰腺组织纤维化,疾病初起胰腺局部的炎症明显,随着病情进展,开始是胰岛周围纤维化,胰岛被"封闭",后来逐渐出现胰岛内纤维化,导致 β 细胞、α 细胞、PP 细胞和 δ 细胞等大量被破坏而继发糖尿病或出现糖耐量异常。

1. β 细胞受损 胰腺内分泌功能不全导致各种内分泌细胞受损,其中又以 β 细胞被破坏为主。有学者通过观察胰腺形态发现,CP 患者胰岛 β 细胞受损,胰岛素分泌逐渐减少,β 细胞也减少,当其总数低于正常值 40% 时就会出现糖代谢异

常。另外,胰腺星状细胞(PSC)被认为是参与胰腺纤维化过程的主要始动及效应细胞,实验研究发现,通过抑制 PSC 激活可明显抑制胰岛内部及胰岛周围纤维化进程,并且活化的 PSC 可诱导胰岛 β 细胞凋亡继发胰岛素不足,促进胰腺内分泌功能不全的发生。因此,PSC 可能在 CP 介导的内分泌功能不全中发挥重要作用。

2. α 细胞受损 CP 患者的 α 细胞同样会受到破坏,导致胰高血糖素分泌减少,影响调节低血糖的能力。在疾病初期,胰岛素分泌减少,对胰高血糖素的抑制作用减弱,其水平会反应性上升,随着疾病进展,α 细胞受破坏减少,胰高血糖素分泌明显减少,使其调节血糖的能力受限,引起难以纠正的低血糖。但是,相对于 β 细胞,α 细胞受损较轻,对 CP 后胰腺内分泌功能不全影响也较小。

3. PP 细胞受损 在 CP 时,随着疾病发展,PP 细胞也会受到影响,导致其分泌 PP 的能力下降。PP 细胞位于胰岛外周,可以保护位于胰岛中央的 β 细胞,PP 水平的下降是胰岛受损的早期表现。CP 患者血中存在 PP 水平降低,提示 PP 分泌障碍。正常情况下,胰多肽通过调节肝细胞胰岛素受体的表达和效能维持肝细胞对胰岛素的敏感性,当发生 CP 时,PP 水平减低,不能维持胰岛素受体的表达,胰岛素结合受体受损,以及胰岛素结合后葡萄糖转运蛋白 2 的作用缺失等,都可继发肝细胞胰岛素抵抗,肝糖原输出增加,导致高血糖。

还有研究显示,CP 的 δ 细胞数量并未减少,但其分泌的生长激素抑制素水平却有升高,具体机制仍不明确。总之,胰腺内分泌和外分泌既相互独立,又互相影响,任何疾病影响其中之一,必然也会影响另一部分。胰腺外分泌疾病时,会导致内分泌紊乱;胰腺内分泌疾病时,可合并一系列胰腺外分泌不足的症状。进一步研究胰腺内、外分泌之间的关系,将对胰腺内、外分泌疾病的治疗有指导性意义。

第五节　中西医结合治疗慢性胰腺炎实验研究

CP 的治疗手段主要包括改善生活习惯、药物、介入和手术治疗等,临床常用胰酶制剂、胆囊收缩素拮抗剂以及脂溶性维生素等来缓解症状,但不能彻底治愈,且容易复发。所以临床上仍缺少理想的 CP 治疗药物。中医药对 CP 的治疗获得了显著成果,但仍有非常大的探索空间。国内外学者针对传统中医药有效复方及单体进行了大量的实验研究,中医药复方及单体可抑制 PSC 活化、炎性细胞浸润和炎症因子释放、腺泡细胞凋亡等,从而减少胰腺纤维化的形成,减轻胰腺实质的损伤,延缓 CP 进程。下面主要从常用方剂及有效单体上分别进行介绍。

一、经典方剂治疗 CP 的实验研究

CP 可归属于中医学的"腹痛""泄泻"及"癥瘕积聚",发病与中医的肝、胆、脾等脏腑功能失调相关,为本虚标实之证,本虚以足太阴脾虚为首,标实以热毒、湿阻为主。临床常采用六经辨证,属于足少阳胆郁热、足太阴脾虚寒,两经合病。中医主要是辨证施治,临床上常用且有较多基础研究的方剂主要有柴胡桂枝汤、柴胡桂枝干姜汤、大柴胡汤、小柴胡汤、柴胡疏肝散等。

(一)柴胡桂枝汤

柴胡桂枝汤出自《伤寒论》,具有和解少阳、调和营卫之功效,是小柴胡汤与桂枝汤的合方。方由柴胡、桂枝、黄芩、人参、甘草、半夏、芍药、大枣、生姜组成。柴胡透泻少阳之邪,使邪气从外而散,疏泄气机郁滞,黄芩助柴胡以清少阳邪热,柴胡升散,得黄芩降泄,则无升阳劫阴之弊;半夏、生姜降逆和胃,人参、大枣扶助正气,俾正气旺盛,则邪无内向之机,可以直从外解。

早在 20 世纪 90 年代,就有学者针对柴胡桂枝汤进行了大量的基础研究。通过给予 WBN/Kob 自发性胰腺炎大鼠柴胡桂枝汤 16 周,发现给药组大鼠胰腺炎症相关蛋白的 mRNA 和蛋白水平都明显降低。柴胡桂枝汤减少腺泡细胞萎缩,

抑制凋亡相关因子配体及其受体（Fas/FasL）或TNF-α表达，并减少 TGF-β 表达。同时，与纤维化有关的Ⅰ型胶原蛋白、Ⅲ型胶原蛋白、纤维连接蛋白等在给药组也明显减少，表明柴胡桂枝汤对自发性慢性胰腺炎模型大鼠有抗炎、抑制纤维化作用。此外，研究者在 Wistar 大鼠上也获得相似的结果。

（二）柴胡桂枝干姜汤

柴胡桂枝干姜汤出自张仲景《伤寒论》，"伤寒五六日，已发汗而复下之，胸胁满微结，小便不利，渴而不呕，但头汗出，往来寒热，心烦者，此为未解也，柴胡桂枝干姜汤主之"。方由柴胡、桂枝、干姜、瓜蒌根、牡蛎、黄芩、炙甘草组成，其中柴胡、黄芩相配，用于清泻少阳胆热，疏利少阳枢机；桂枝、干姜相伍，温补中阳，针对太阴脾寒而设。故柴胡桂枝干姜汤是寒热并用、肝脾同治之方，清肝胆之热，温脾胃之寒，此治法与 CP 的病机相符。

近年来，天津医科大学附属南开医院张淑坤研究团队围绕此方在 CP 中的应用做了部分工作。研究者分别通过 DBTC 诱导大鼠 CP 模型，造模后第 1 天连续给予柴胡桂枝干姜汤（CGGD）28 天，然后获取胰腺组织进行检测；体外实验通过原代分离的 PSC，给予 CGGD 含药血清，观察CGGD 对 PSC 的影响。结果表明，CGGD 可减轻CP 大鼠胰腺损伤，减少胶原沉积，并抑制 PSC 活化。但 CGGD 对体重和血清淀粉酶和脂肪酶没有影响。此外，CGGD 通过下调 ATG5、Beclin-1蛋白和 LC3B 抑制自噬，并促进胰腺组织和 PSC中 mTOR 和 JNK 的磷酸化。此外，在西罗莫司（mTOR 抑制剂）或 SP600125（JNK 抑制剂）作用于 PSC 后，CGGD 含药血清也降低了 LC3B 或胶原蛋白Ⅰ的表达。揭示了 CGGD 通过 JNK/mTOR 信号通路抑制 PSC 自噬，从而减轻 PSC 活化及胰腺纤维化。

（三）大柴胡汤

大柴胡汤具有和解少阳、通里泄热之功效。大柴胡汤的组成主要有柴胡、黄芩、大黄、芍药、枳实、生姜、大枣、半夏。在该方中，柴胡和解表里，疏肝解郁，升阳举陷，退热截疟；黄芩泻实火，除湿热，治壮热烦渴、肺热咳嗽、湿热泻痢、目赤肿痛，配柴胡可清半表半里之热；芍药可柔肝，缓急止痛，助黄芩、柴胡泄肝胆之热，配伍大黄可治腹中实痛；又有枳实与大黄相配，可内泻阳明腑实之热结，与芍药相伍可行气和血；半夏具有和胃降逆止呕的作用；再加生姜、大枣，加强止呕之效，还可调营卫、和诸药。

国内陕西中医药大学张红研究团队对大柴胡汤治疗 CP 的研究做了一定的工作，从不同角度揭示大柴胡汤（DCHD）治疗 CP 的有效性。通过一次性尾静脉注射 DBTC（8mg/kg）联合 10% 乙醇饲喂代替正常饮水复制小鼠 CP 模型，注射 DBTC 3天后，给予大柴胡汤 [1g/ml，6g/（kg·d）]，然后在 1周、2 周、4 周、8 周分批处死小鼠，DCHD 组血清淀粉酶及透明质酸含量明显低于模型组，DCHD 治疗组可降低 Col1A1 的表达水平，有效抑制 CP 小鼠胰腺 TGF-βR Ⅰ、p-Smad2/3 表达，使 Smad7 蛋白表达升高，MMP-1 表达明显增多，TIMP-1 表达减少。同时还证明，DCHD 治疗组 p-ERK 在各时间点表达明显减少，p-JNK 表达在治疗 4 周、8 周明显减少，而 P-p38 在 1 周、2 周、4 周时的表达没有明显抑制，但是治疗 8 周时 P-p38 的表达明显降低，揭示 MAPK 信号通路参与胰腺纤维化。此外，该团队还通过小鼠腹腔注射 20% L-精氨酸 [3g/kg，2 次 /（d·w），持续 6 周] 造模，造模后1 周给予 DCHD [14g/（kg·d）] 灌胃，检测发现，DCHD 组胰腺巨噬细胞浸润和纤维化程度明显减弱；IL-6、MCP-1 和 MIP-1α mRNA 及纤维连接蛋白水平降低，证明 DCHD 通过抑制胰腺中巨噬细胞浸润和炎症因子分泌来有效改善胰腺纤维化。有研究通过 L-精氨酸诱导 CP 模型显示，DCHD组第 4 周、第 6 周腺泡萎缩减轻，第 6 周胰腺组织中 E-cadherin 显著升高，而 N-cadherin 显著下降，抑制上皮间质转化。

（四）小柴胡汤

小柴胡汤在《伤寒论》中是和法的代表方剂之一，外可和解少阳，疏解少阳之枢机；内可疏利三焦，疏解肝胆之气郁。方由柴胡、半夏、人参、甘草、黄芩、生姜、大枣组成。全方配伍具有寒温并用、升降协调、攻补兼施的特点：柴胡与黄芩，一升散一清泻，以和解少阳；柴胡与半夏，一升一降，以畅达气机；参、枣、草扶正祛邪，防少阳之邪内传三阴。

天津医科大学附属南开医院张淑坤研究团队

围绕小柴胡汤加减方（MXD）治疗 CP 进行了系统的研究。通过大鼠尾静脉注射 DBTC 溶液（7mg/kg）造模，自造模第 2 天起，中药组给予小柴胡汤加减方灌胃（10g/kg），治疗组胰腺组织学病变减少，TGF-β₁、TGF-βR Ⅱ 和 Smad3 的 mRNA 表达显著降低，但对 Smad7 mRNA 水平无影响。同时，该课题组还证实小柴胡汤治疗组尿 PABA 排出率升高，粪 FE-1 含量明显增加，血清淀粉酶及脂肪酶活性均较模型组降低，揭示小柴胡汤能够改善大鼠 CP 胰腺外分泌功能。此外，该研究团队还指出治疗组胰腺组织纤维化评分、Ⅰ 型和 Ⅲ 型胶原浓度、MMP13 蛋白和 mRNA 表达水平均较模型组降低，证明 MXD 可通过上调 MMP13 表达促进 CP 大鼠胶原蛋白降解和改善胰腺纤维化。

还有研究者通过不同的 CP 模型证明了小柴胡汤对 CP 的治疗作用。他们通过 SD 大鼠胰管内注射含 2% 三硝基苯磺酸联合 10% 乙醇诱发 CP，治疗组每日喂食 50g/L 小柴胡汤（0.8g/kg），持续 8 周，分别于第 2、第 4、第 6、第 8 周时处死大鼠，病理学检测发现，治疗组胰腺纤维化程度和腺体破坏程度均显著低于模型组，治疗时间越长，作用越明显；同时胰腺组织内 SOD、GSH-Px 活性显著高于模型组、MDA 含量显著低于模型组、α-SMA、结蛋白、Col Ⅰ、Col Ⅲ、TGF-β₁ 和 FN 的表达亦较模型组有不同程度的减少。

（五）康胰汤

康胰汤以"健脾活血、理气止痛"立法，以法立方"康胰汤"，方由柴胡、陈皮、黄芩、丹参、延胡索等组成。研究者通过尾静脉注射 DBTC 诱导大鼠 CP 模型，自造模第 2 天起给予康胰汤灌胃（生药量 14g/kg），连续灌胃 28 天后取材。结果显示，与模型组相比，中药治疗组纤维组织的含量明显减少，胰腺外分泌功能明显改善。

（六）大黄丹参汤

大黄丹参汤由大黄和丹参组成，具有活血化瘀的作用。研究人员通过腹腔注射 500mg/kg 的二乙基二硫代氨基甲酸酯，每周 2 次，持续 6 周，诱导 CP。同时口服大黄丹参汤，日剂量分别为 1.37g/kg、2.74g/kg 和 5.48g/kg，持续 6 周，检测发现，大黄丹参汤下调 TGF-β₁、TGF-β₁ mRNA、PDGF 和 PDGF mRNA 的表达，抑制 α-SMA 的表

达，抑制 PSC 的活化，减少合成 ECM，从而改变胰腺纤维化进程。除此之外，还发现该方增加了血清 GSH 和 SOD 水平，但减少了胰腺 ROS；减少细胞质 Keap-1 并增加 Nrf2 核定位。相应地，该方增加了 Nrf2 下游抗氧化基因 NQO1、GPX1、HO-1 和 GST- 的表达水平，还降低了 ERS 标志性 caspase-12 切割和 GRP 表达。最终，通过减少 JNK 磷酸化和 MMK-3/p38 表达来抑制 PSC 活化。揭示大黄丹参汤可以通过释放与 Keap-1 结合的 Nrf2 和诱导下游抗氧化酶来改善氧化和内质网应激，最终抑制胰腺纤维化。

二、中药有效成分对 CP 的治疗作用

近年来，许多中药来源的化合物被尝试用来治疗 CP 的纤维化，并且在动物模型上揭示了它们不同的分子机制。目前研究较多的主要有酚类化合物、醌类化合物、黄酮类化合物、生物碱以及萜类化合物等。

（一）酚类化合物在治疗 CP 中的作用

酚类化合物是一种次级代谢物，它们的芳香苯环上带有一个或多个羟基，并且广泛存在于草本植物、水果或蔬菜中。最近研究表明，酚类对于炎症、肿瘤、免疫调节、肝毒性、衰老和神经障碍等方面都具有治疗作用。

1. **白藜芦醇** 研究表明，口服白藜芦醇［20mg/（kg·d）］能有效地减弱雨蛙素诱导 CP 小鼠胰腺内 PSC 活化，减少 ECM 和纤维连接蛋白的沉积以及腺泡细胞的破坏。白藜芦醇对腺泡细胞的存活和保护作用可能是通过抑制蛋白激酶 B 和 MAPK 信号通路实现的。另外，还有研究指出，白藜芦醇阻碍了活性氧诱导的 PSC 的激活、侵袭、迁移和糖酵解，同时降低了活化的 PSC 中 miR-21 的表达，而增加磷酸酶和张力蛋白同源基因 PTEN 的表达。

2. **姜黄素** 姜黄素是一种从植物姜黄中提取的植物化合物，具有显著的抗炎、抗纤维化作用。针对 CP 的研究表明，姜黄素能够抑制 α-SMA 和 Ⅰ 型胶原 mRNA 的表达，从而抑制 PSC 细胞系 LTC-14 的纤维化。此外，姜黄素还可以通过诱导血红素氧合酶 -1 的表达，抑制 PDGF 诱导的 PSC 的增殖，抑制 ERK1/2 的磷酸化来实现它对 PSC

的抗纤维化作用,抑制 TNF-α 诱导的 MCP-1 产生,以及 PSC 活化蛋白 -1 激活。

3. 鞣花酸 Masamune 等人以自发性慢性胰腺炎的实验模型 WBN/Kob Wistar 大鼠为研究对象,口服鞣花酸 10 周。鞣花酸[100mg/(kg·d)]可减轻胰腺炎症和纤维化。胰腺重量增加,髓过氧化物酶活性(中性粒细胞浸润的指标)、胶原蛋白含量、TGF-β₁ 表达和 α-SMA 数量的减少,证实了它对胰腺的保护作用。在体外培养的 PSC 细胞实验中鞣花酸通过抑制 IL-1β、TNF-α 和 MAPK 信号通路,抑制 PSC 的激活,抑制 PSC 转换成纤维母细胞的表型。

(二)醌类化合物在治疗 CP 中的作用

醌类是氧化芳香族化合物,由于它们具有清除自由基的潜力,所以它们在生物学和生理学上有广泛的医学应用。醌类化合物在植物中含量非常丰富,越来越多的报道证明它们具有抗寄生虫、抗菌、抗肿瘤的作用。

大黄素和大黄酸:大黄素是一种天然存在的蒽醌衍生物,能够有效地抑制 CP 的胰腺纤维化,在 TNBS 诱导的大鼠 CP 模型中,大黄素能显著降低血清中透明质酸的水平,能够显著减少胶原和 TGF-β 的表达。大黄酸在体内雨蛙素诱导 CP 小鼠和体外培养的 PSC 细胞均能够有效地抑制 PSC 活化、改善胰腺纤维化,研究揭示大黄酸通过 SHH/GLI1 信号转导发挥大黄酸的抗纤维化作用。

(三)黄酮类化合物在治疗 CP 中的作用

黄酮类化合物是一类具有 2- 苯基色原酮结构的植物次级代谢产物,其在植物体内通常与糖类结合形成配基形式的苷类,少部分以游离态的苷元形式存在。具有抗氧化自由基、抗心脑血管疾病、抗炎、抗菌、抗肿瘤等药理活性。

1. 黄芩素和黄芩苷 黄芩素进入动物体内后,在血液中迅速转化为黄芩苷及其他代谢物,具有抗炎、抗菌、改善血液循环的作用。研究发现,黄芩素降低了大鼠腺泡细胞 AR42J ADM 的数量以及细胞因子的表达。黄芩素抑制 rTNF-α 在 AR42J 中诱导的 NF-κB 活化。此外,黄芩素抑制 LPS 刺激的巨噬细胞中 TNF-α 和一氧化氮的分泌,抑制 LPS 激活巨噬细胞的炎症反应,并进一步抑制条件培养基处理的 AR42J 细胞的 ADM。

黄芩苷可显著改善胰腺炎症和纤维化程度,同时降低 α-SMA、F4/80(小鼠巨噬细胞表面标志物)、NF-κB、单核细胞趋化蛋白 -1(MCP-1)和 Col1A1 表达。此外,黄芩苷可抑制活化 PSC 上清液中 MCP-1 mRNA 的表达,减少巨噬细胞的过度迁移,减少巨噬细胞和炎症细胞的浸润。

2. 芦丁 芦丁又名芸香苷,是一种分布广泛的黄酮类化合物。Aruna 等人研究表明,芦丁通过减弱 CP 大鼠中凋亡相关蛋白的表达来调节 NLRP3,它可以显著降低炎症因子 IL-1β 和 TNF-α 的表达以及 caspase-1、NLRP3 的 mRNA 的表达,同时降低 caspase-1 蛋白的表达。

3. 番石榴叶总黄酮 是番石榴属植物番石榴叶主要的生物活性成分。通过雨蛙素诱导 CP 模型 6 周后,给予番石榴叶总黄酮[0.186g/(kg·d),0.372g/(kg·d)]连续灌胃 2 周,然后检测胰腺组织。结果显示炎症指标 caspase-1、NLRP3、IL-1β、IL-18 及纤维化指标 α-SMA 均明显减轻,揭示番石榴叶总黄酮可通过抑制 P2X7R 介导 NLRP3 炎性体信号途径活化,显著减轻 CP 模型小鼠的炎症及纤维化程度。

(四)生物碱在治疗 CP 中的作用

生物碱广泛存在于植物、动物、微生物等生物有机体内,其数量多、结构类型复杂多样,是最重要的天然产物之一。根据生物碱不同的化学结构类型,可分为异喹啉类、喹啉类、吲哚类、哌啶类、萜类、甾体类、肽类等。大多数生物碱具有不同的生理活性,目前已知它们能有效地治疗炎症、抑郁症、阿尔茨海默病、疟疾、心律失常,还可以作为止痛剂使用。

1. 氧化苦参碱及苦参碱 氧化苦参碱是药用苦参的干燥根中提取的生物碱,近年来研究发现其具备抗胰腺纤维化的功能。采用二乙基二硫代氨基甲酸钠诱导的大鼠 CP 模型,通过 TUNEL 检测胰腺组织细胞凋亡情况,氧化苦参碱组细胞凋亡率显著高于阴性对照组 / 模型组,揭示苦参碱具有明显的诱导胰腺细胞凋亡的作用。采用 DBTC 成功建立 CP 大鼠模型后,发现大鼠腺泡细胞 E-cadherin 表达下调,同时 vimentin、snail-1 表达上调,给予氧化苦参碱干预后,vimentin、snail-1、TGF-βR Ⅱ、p-Smad2/3 表达下调,说明氧化苦参碱可以通过抑制 TGF-β_1/Smad 通路相关蛋白表达来抑制细胞发生 EMT。研究还发现,氧化苦参碱可以通过上调 miR-211-5p 的表达阻断 TLR4/TNF-α、JAK2/STAT 信号通路,抑制 TGF-β_1 及其 II 受体的表达,从而下调 NLRP3、炎症细胞因子和细胞外基质的表达,减轻胰腺细胞受损和纤维化;也可通过上调肠黏膜组织的闭合蛋白 -1,改善肠黏膜屏障功能,保护胰腺细胞。

氧化苦参碱对 PSC 细胞也有明显的作用。有研究采用 TGF-β_1 刺激大鼠 PSC 12 小时后发现,氧化苦参碱预处理组的细胞 α-SMA、纤维连接蛋白、I 型胶原蛋白、NLRP3、caspase-1、IL-1β 蛋白及 mRNA 表达,均明显低于未预处理组,提示氧化苦参碱可能通过抑制 NLRP3 炎性小体的表达而抑制胰腺组织纤维化。经脂多糖干预的大鼠 PSC 可出现 NF-κB 核内易位,而给予氧化苦参碱干预后核内易位明显减少,且细胞培养上清液中 TNF-α 蛋白表达下调,NF-κB mRNA 和蛋白表达下调,说明氧化苦参碱可以抑制 NF-κB 向核内易位,阻止纤维化。

2. 辣椒素 辣椒素是一种含香草酰胺的生物碱。据报道,辣椒素可以减弱 DBTC 诱导的大鼠慢性胰腺炎中腺泡细胞的破坏,减轻纤维化。此外,它能够抑制 Kras 突变引起的 ERK 的活化,治疗慢性胰腺炎,缓解胰腺癌的进展,它还可以通过干扰 TGF-β 信号通路,从而抑制胶原的生成,减轻慢性胰腺炎的纤维化。

3. 醉茄素 A 醉茄素是南非醉茄的主要生物活性成分之一。研究发现,醉茄素 A 能通过抑制 NF-κB 活性缓解 CP。在雨蛙素诱导的 CP 模型中,醉茄素 A 能够有效地抑制内质网应激的持续性激活。此外,醉茄素 A 能抑制在雨蛙素诱导 CP 过程中新发现的一种标志物 Nod 样受体吡咯结构域 3 的表达。

(五) 萜类化合物在治疗 CP 中的作用

萜类是由异戊二烯(C5)为基本单元构成的一类烃类化合物,根据其异戊二烯单元的数目分为单萜(C10)、倍半萜(C15)、二萜(C20)、三萜(C30)、四萜(C40)和多萜(C>40)。一些萜类化合物具有重要的药用价值或促进健康的功能,如抗肿瘤药物紫杉醇、抗疟疾特效药物青蒿素、抗炎的雷公藤内酯,血小板活化因子拮抗剂银杏内酯(二萜),以及具有多种药理活性的三萜类化合物(如人参皂苷)等。在 CP 上的相关研究主要有以下几种。

1. 蒿属植物提取物 DA-9601 DA-9601 是一种从蒿属植物中提取的萜类化合物,具有抗炎和抗氧化作用。研究者应用 DA-9601 对雨蛙素诱导的慢性胰腺炎小鼠进行干预,发现干预组小鼠胰腺炎症明显减轻,其髓过氧化物酶活性降低,而保护性蛋白如热激蛋白 -70 和亲金属蛋白较对照组明显增多。同时,DA-9601 也可减少体外培养的 PSC 中 α-SMA 和 I 型胶原的表达。

2. 柴胡皂苷 柴胡皂苷是柴胡中具有生物活性的一类五环三萜类齐墩果烷型衍生物。柴胡皂苷来源于伞形科植物北柴胡,是柴胡的有效活性成分,具有抗病毒、抗炎、抗高血脂以及免疫调节功能。研究者通过胆总管合并结扎建立慢性胆源性胰腺炎大鼠模型,给予大鼠柴胡提取物柴胡皂苷(SS)(160mg/kg、80mg/kg),结果显示,SS 可显著增加粪弹性蛋白酶、胰液分泌量、胰液蛋白及 HCO_3^- 分泌,改善 CGP 大鼠的胰腺外分泌功能,可能与 c-Fos、c-Jun mRNA 及蛋白表达抑制有关。张淑坤研究团队分别从体内、体外实验揭示柴胡皂苷 D 改善 CP 胰腺纤维化的作用。通过静脉注射 DBTC 诱导大鼠 CP 模型,然后通过灌胃,以每天 2.0mg/kg 的剂量给予 CP 大鼠柴胡皂苷 D,4 周后收集胰腺组织进行检测。在体外通过分离和培养原代 PSC,用不同剂量的柴胡皂苷 D 刺激。结果显示,柴胡皂苷 D 抑制 PSC 自噬和活化,同时 MMP/TIMP 比例升高,促进了 ECM 的降解,并通过抑制 TGF-β_1/Smad 通路减少细胞外基质形成和胰腺损伤。此外,研究还指出,柴胡皂苷 D 通过激活 PI3K/Akt/mTOR 通路抑制自噬,并且与 TGF-β_1/Smad 通路有串扰,共同调节自噬来改善 CP 胰腺纤维化。除此之外,该课题组还探讨了柴胡皂苷 A 对 PSC 活化的影响。研究发现,柴胡皂苷 A 抑制 PSC 活化相关蛋白 α-SMA、collagen I 的表达,并且抑制基质降解相关酶 MMP13 的表达,并通过 TGF-β/Smad 通路抑制 PSC 活化。进一步研究指出,柴胡皂苷 A 抑制 PSC 自噬相关蛋白 Atg5、Beclin-1、LC3B 表达,抑制炎症小体相关蛋白 NLRP3、caspase-1、IL-1β 和 IL-18 表达,揭示柴胡皂苷 A 通过 AMPK/mTOR 通路抑制 PSC 自噬和 NLRP3 炎性体来抑制 PSC 活化。

3. 雷公藤甲素　作为环氧二萜内酯化合物，又称雷公藤内酯醇，是中药雷公藤中的主要活性成分之一。研究表明，其具有诸多药理活性，如抗癌、抗氧化、抗类风湿、抗老年痴呆等。最近有研究团队采用雨蛙素诱导 CP 小鼠模型 6 周，在第 3 周开始同时腹腔注射 100μg/kg 的雷公藤甲素，每周注射 6 天，1 次 /d，连续注射 4 周。与模型组相比，雷公藤甲素组胰腺重量明显增加，IL-6 的表达明显降低，α-SMA 与 NF-κB/p65 表达量降低，胰腺组织纤维化及胶原沉积明显减弱，缓解 CP 小鼠模型的胰腺纤维化。

（六）糖类和苷类化合物在治疗 CP 中的作用

糖类是多羟基醛或酮的碳水化合物，一般为五元环状或六元环状。苷类又称配糖体，是糖或糖的衍生物，如氨基酸、糖醛酸等，与另一类非糖物质通过糖的端基 C 原子连接而成的化合物。

苦杏仁苷又曾被称维生素 B_{17}，是一种含氰基的糖苷类化合物。是从苦杏仁、桃仁等蔷薇科植物果实的种子中提取的有效单体，药理作用广泛，具有抗血小板聚集、镇痛消炎、免疫调节、抗纤维化、抗动脉粥样硬化、抗肿瘤等药理作用。研究人员采用尾静脉注射 DBTC 诱导大鼠 CP 模型，自第 2 天起，每天腹腔注射苦杏仁苷 10mg/kg，连续 3 天，之后每 2 天注射 1 次，至第 28 天实验结束，结果显示，苦杏仁苷能改善体重，减轻腺泡破坏和胰腺纤维化，研究认为苦杏仁苷的这一作用与下调内皮素 -1 表达、上调降钙素基因相关肽表达来改善胰腺微循环，进而降低 PSC 活化程度，减少促炎因子 PDGF-BB、TGF-β_1 分泌有关。

参考文献

1. BACHEM M G, SCHNEIDER E, GROSS H, et al. Identification, culture, and characterization of pancreatic stellate cells in rats and humans [J]. Gastroenterology, 1998, 115 (2): 421-432.

2. APTE M V, HABER P S, APPLEGATE T L, et al. Periacinar stellate shaped cells in rat pancreas: identification, isolation, and culture [J]. Gut, 1998, 43 (1): 128-133.

3. SPARMANN G, HOHENADL C, TORNØE J, et al. Generation and characterization of immortalized rat pancreatic stellate cells [J]. Am J Physiol Gastrointest Liver Physiol, 2004, 287 (1): 211-219.

4. XUE R, WANG J X, YANG L X, et al. Coenzyme Q10 ameliorates pancreatic fibrosis via the ROS-Triggered mTOR signaling pathway [J]. Oxid Med Cell Longev, 2019, 2019: 8039694.

5. LI H, XIU M, WANG S, et al. Role of gut-derived endotoxin on type i collagen production in the rat pancreas after chronic alcohol exposure [J]. Alcohol Clin Exp Res, 2018, 42 (2): 306-314.

6. 彭晓华, 周旭春. 酒精联合内毒素诱导慢性胰腺炎模型的建立 [J]. 重庆医科大学学报, 2010, 35 (12): 3.

7. SU S, MOTOO Y, XIE M, et al. Expression of transforming growth factor-beta in spontaneous chronic pancreatitis in the WBN/Kob rat [J]. Dig Dis Sci, 2000, 45 (1): 151-159.

8. SPARMANN G, MERKORD J, JÄSCHKE A, et al. Pancreatic fibrosis in experimental pancreatitis induced by dibutyltin dichloride [J]. Gastroenterology, 1997, 112 (5): 1664-1672.

9. AGHDASSI A A, MAYERLE J, CHRISTOCHOWITZ S, et al. Animal models for investigating chronic pancreatitis [J]. Fibrogenesis Tissue Repair, 2011, 4 (1): 26.

10. LERCH M M, GORELICK F S. Models of acute and chronic pancreatitis [J]. Gastroenterology, 2013, 144 (6): 1180-1193.

11. BOERMA D, STRAATSBURG I H, OFFERHAUS G J, et al. Experimental model of obstructive, chronic pancreatitis in pigs [J]. Dig Surg, 2003, 20 (6): 520-526.

12. BAI Y, MA L T, CHEN Y B, et al. Anterior insular cortex mediates hyperalgesia induced by chronic pancreatitis in rats [J]. Mol Brain, 2019, 12 (1): 76.

13. HUANG H J, SWIDNICKA-SIERGIEJKO A K, DANILUK J, et al. Transgenic Expression of PRSS1 Sensitizes Mice to Pancreatitis [J]. Gastroenterology, 2020, 158 (4): 1072-1082.

14. HEGYI E, SAHIN-TÓTH M. Genetic risk in chronic pancreatitis: the trypsin-dependent pathway [J]. Dig Dis Sci, 2017, 62 (7): 1692-1701.

15. SUN C, LIU M Y, AN W, et al. Heterozygous Spink1 c.194+2T>C mutant mice spontaneously develop chronic pancreatitis [J]. Gut, 2020, 69 (5): 967-968.

16. GUKOVSKY I, GUKOVSKAYA A S. Impaired autophagy triggers chronic pancreatitis: lessons from pancreas-specific atg5 knockout mice [J]. Gastroenter-

ology, 2015, 148 (3): 501-505.

17. DANILUK J, LIU Y, DENG D F, et al. An NF-κB pathway–mediated positive feedback loop amplifies Ras activity to pathological levels in mice [J]. J Clin Invest, 2012, 122 (4): 1519-1528.

18. ENDO S, NAKATA K, OHUCHIDA K, et al. Autophagy is required for activation of pancreatic stellate cells, associated with pancreatic cancer progression and promotes growth of pancreatic tumors in mice [J]. Gastroenterology, 2017, 152 (6): 1492-1506.

19. LI C X, CUI L H, ZHOU Y Z, et al. Inhibiting autophagy promotes collagen degradation by regulating matrix metalloproteinases in pancreatic stellate cells [J]. Life Sci, 2018, 208: 276-283.

20. CUI L H, CX LI C X, ZHOU Y Z, et al. Saikosaponin d ameliorates pancreatic fibrosis by inhibiting autophagy of pancreatic stellate cells via PI3K/Akt/mTOR pathway [J]. Chem Biol Interact, 2019, 300: 18-26.

21. LI C X, CUI L H, ZHANG L Q, et al. Role of NLR family pyrin domain-containing 3 inflammasome in the activation of pancreatic stellate cells [J]. Exp Cell Res, 2021, 404 (2): 112634.

22. GUKOVSKAYA A S, GUKOVSKY I, ALGÜL H, et al. Autophagy, inflammation, and immune dysfunction in the pathogenesis of pancreatitis [J]. Gastroenterology, 2017, 153 (5): 1212-1226.

23. DING L, LIOU G Y, SCHMITT D M, et al. Glycogen synthase kinase-3β ablation limits pancreatitis-induced acinar-to-ductal metaplasia [J]. J Pathol, 2017, 243 (1): 65-77.

24. LI C X, CUI L H, ZHANG L Q, et al. Saikosaponin D attenuates pancreatic injury through suppressing the apoptosis of acinar cell via modulation of the MAPK signaling pathway [J]. Front Pharmacol, 2021, 12: 735079.

25. CUI L H, LI C X, SHANG Y, et al. Chaihu guizhi ganjiang decoction ameliorates pancreatic fibrosis via JNK/mTOR signaling pathway [J]. Front Pharmacol, 2021, 12: 679557.

26. 许小凡. 基于 MAPK 信号通路研究大柴胡汤防治慢性胰腺炎的作用机制 [D]. 咸阳: 陕西中医学院, 2014.

27. 马莉, 段丽芳, 许小凡, 等. 上皮-间质转化在胰腺纤维化中的作用及大柴胡汤的干预机制 [J]. 山西医科大学学报, 2021, 52 (12): 1584-1589.

28. 卓玉珍, 张淑坤, 张艳敏, 等. 小柴胡汤加减方对慢性胰腺炎大鼠胰腺外分泌功能的影响 [J]. 天津中医药, 2014, 31 (5): 292-295.

29. ZHANG S K, CUI N Q, ZHUO Y Z, et al. Modified Xiaochaihu Decoction (加味小柴胡汤) promotes collagen degradation and inhibits pancreatic fibrosis in chronic pancreatitis rats [J]. Chin J Integr Med, 2020, 26 (8): 599-603.

30. 朱颖, 孙蕴伟, 乔敏敏, 等. 小柴胡汤对大鼠胰腺纤维化的治疗作用 [J]. 胃肠病学, 2006 (1): 25-29.

31. LIANG X Q, HAN M, ZHANG X L, et al. Dahuang Danshen Decoction inhibits pancreatic fibrosis by regulating oxidative stress and endoplasmic reticulum stress [J]. Evid Based Complement Alternat Med, 2021, 2021: 6629729.

32. XIA Y X, XIAO H T, LIU K L, et al. Resveratrol ameliorates the severity of fibrogenesis in mice with experimental chronic pancreatitis [J]. Mol Nutr Food Res, 2018, 62 (16): e1700561.

33. SCHWER C I, GUERRERO A M, HUMAR M, et al. Heme oxygenase-1 inhibits the proliferation of pancreatic stellate cells by repression of the extracellular signal-regulated kinase1/2 pathway [J]. J Pharmacol Exp Ther, 2008, 327 (3): 863-871.

34. WANG C H, GAO Z Q, YE B, et al. Effect of emodin on pancreatic fibrosis in rats [J]. World J Gastroenterol, 2007, 13 (3): 378-382.

35. TSANG S W, ZHANG H J, LIN C Y, et al. Rhein, a natural anthraquinone derivative, attenuates the activation of pancreatic stellate cells and ameliorates pancreatic fibrosis in mice with experimental chronic pancreatitis [J]. PLoS One, 2013, 8 (12): e82201.

36. PU W L, LUO Y Y, BAI R Y, et al. Baicalein inhibits acinar-to-ductal metaplasia of pancreatic acinal cell AR42J via improving the inflammatorymicroenvironment [J]. J Cell Physiol, 2018, 233 (8): 5747-5755.

37. FAN J W, DUAN L F, WU N, et al. Baicalin ameliorates pancreatic fibrosis by inhibiting the activation of pancreatic stellate cells in mice with chronic pancreatitis [J]. Front Pharmacol, 2020, 11: 607133.

38. ARUNA R, GEETHA A, SUGUNA P. Rutin modulates ASC expression in NLRP3 inflammasome: a study in alcohol and cerulein-induced rat model of pancreatitis [J]. Mol Cell Biochem, 2014, 396 (1-2): 269-280.

39. 王曼雪, 张桂贤, 刘洪斌, 等. 番石榴叶总黄酮对慢性胰腺炎小鼠纤维化的影响 [J]. 中国实验方剂学杂志, 2018, 24 (10): 175-180.

40. 邸瑶, 夏时海, 齐莉, 等. 氧化苦参碱诱导慢性胰腺炎大鼠胰腺细胞凋亡的实验研究 [J]. 武警医学, 2010, 21 (4): 327-330.

41. 张斌, 许威, 李如月, 等. 氧化苦参碱抑制 DBTC 刺激的胰腺腺泡细胞中上皮间质转化相关蛋白及 TβRⅡ和 p-Smad2/3 表达 [J]. 遵义医学院学报, 2017, 40 (5):

531-535.

42. 张明发, 沈雅琴. 氧化苦参碱防治胰腺炎及其作用机制的研究进展 [J]. 现代药物与临床, 2021, 36 (9): 1988-1992.

43. 陈伟, 向晓辉, 田艳. 氧化苦参碱抗大鼠胰腺星状细胞纤维化作用机制研究 [J]. 解放军医药杂志, 2019, 31 (8): 12-16.

44. 荣亚梅, 夏时海, 向晓辉, 等. 氧化苦参碱对胰腺星状细胞中脂多糖诱导的 NF-κB 表达的影响 [J]. 世界华人消化杂志, 2015 (5): 761-766.

45. BAI H, LI H N, ZHANG W Y, et al. Inhibition of chronic pancreatitis and pancreatic intraepithelial neoplasia (PanIN) by capsaicin in LSL-KrasG12D/Pdx1-Cre mice [J]. Carcinogenesis, 2011, 32 (11): 1689-1696.

46. KANAK M A, SHAHBAZOV R, YOSHIMATSU G, et al. A small molecule inhibitor of NF-κB blocks ER stress and the NLRP3 inflammasome and prevents progression of pancreatitis [J]. J Gastroenterol, 2017, 52 (3): 352-365.

47. YOO B M, OH T Y, KIM Y B, et al. Novel antioxidant ameliorates the fibrosis and inflammation of cerulein-induced chronic pancreatitis in a mouse model [J]. Pancreatology, 2005, 5 (2-3): 165-176.

48. 雷霏, 冯晓洁, 王薇. 柴胡皂苷对慢性胆源性胰腺炎大鼠胰腺外分泌功能的影响及机制探讨 [J]. 临床和实验医学杂志, 2018, 17 (17): 1810-1815.

49. CUI L H, LI C X, ZHUO Y Z, et al. Saikosaponin D ameliorates pancreatic fibrosis by inhibiting autophagy of pancreatic stellate cells via PI3K/Akt/mTOR pathway [J]. Chem Biol Interact, 2019, 300: 18-26.

50. 崔立华, 李彩霞, 卓玉珍, 等. 柴胡皂苷 a 通过 TGFβ/Smads 通路抑制大鼠胰腺星状细胞活化 [C]// 中国中西医结合学会基础理论专业委员会. 第十四届中国中西医结合基础理论学术年会会议资料. 2018: 2.

51. CUI L H, LI C X, ZHUO Y Z, et al. Saikosaponin A inhibits the activation of pancreatic stellate cells by suppressing autophagy and the NLRP3 inflammasome via the AMPK/mTOR pathway [J]. Biomed Pharmacother, 2020, 128: 110216.

52. 谭鹏, 陈浩, 王安康, 等. 雷公藤甲素对雨蛙素诱导的慢性胰腺炎小鼠模型胰腺纤维化的影响 [J]. 临床肝胆病杂志, 2020, 36 (3): 641-645.

53. ZHANG X Q, HU J G, ZHUO Y Z, et al. Amygdalin improves microcirculatory disturbance and attenuates pancreatic fibrosis by regulating the expression of endothelin-1 and calcitonin gene-related peptide in rats [J]. J Chin Med Assoc, 2018, 81 (5): 437-443.

（崔立华, 卓玉珍, 张淑坤）

第四十五章
中药"板块学说"在急腹症中的应用

第一节　急腹症中药"板块学说"概论

急腹症是一类常见病和多发病,严重影响人民群众的健康。20世纪60年代以来,吴咸中院士团队以"肯定疗效,探索规律,研究机理,改革剂型"为中西医结合急腹症研究的总思路,博采中西医两法之长,形成了西医辨病与中医辨证相结合的中西医结合诊断体系,制定了分期分型和辨证论治的原则与方法,明确治则与方药的选定、手术指征与治疗过程中的动态观察指标等。与此同时开展了急腹症相关药学研究,同样取得重大成果。

一、中药"板块学说"的理论基础

(一)急腹症板块理论基础

根据"六腑以通为用"学说和中医经典"八法",即"汗吐下和温清补消"理论,吴咸中院士创立了"通里攻下、活血化瘀、清热解毒、理气开郁、清热利湿、温中散寒、健脾和胃、补气养血"等急腹症八法和相应的治疗方剂,形成了完整的中西医结合急腹症治疗方法,并且以"法为突破口,抓法求理"的中医研究方法学为主线,使急腹症常用八法的主要作用机制得到初步阐明。

(二)急腹症中药板块的形成

按治则分类研究中药已取得共识,有名的中成药多属于一个治则代表药物。明代医家张景岳在《景岳全书》新方八阵卷中就曾提出"补、和、攻、散、寒、热、固、因",将方剂分类归于八阵之中,这是中药分类学上的一大进步。

一般来说,代表一个治则的中药可看作是一个板块,有的治疗范围较广的治则,也可形成2~3个板块。在临床应用时可单独用一个板块,也可2~3个板块互相配合。选择一个治则中较理想的药物(一般在3~5味,不超过5味),按临床使用中的比例组方,通过不同的提取方法制剂,并进行包括指纹图谱、主要代表成分含量和药理、药效等的药学研究,筛选出具有增效作用的板块。

在这一思路的指导下,天津中西医结合急腹症研究所对通里攻下法、活血化瘀法、清热解毒法及理气开郁法等代表方剂进行了长期的实验研究,并且从单个治则研究转向不同治则之间的协同或增效作用的研究。

二、急腹症中药板块临床应用

早在20世纪70年代,吴咸中团队开始了以"板块"为基础的药物研究。其中阑尾三片、疏肝止痛片、清热利胆片、清胰片、活血化瘀片等最为常用。

1. **阑尾三片**　针对阑尾炎"气滞血瘀、瘀久化热、热腐成脓"的病理病机,将清热解毒、活血化瘀、通里攻下三法有机结合起来,获得临床良好疗效。这种临床药学研究是板块学说的最初应用,曾获得卫生部甲级成果奖。

2. **疏肝止痛片和清热利胆片**　胆道感染和胆石症是仅次于阑尾炎发病率的常见急腹症,根据本病的中医病理病机,将针对肝胆实热和肝胆湿热的胆道感染,应用疏肝理气、清热解毒、通里攻下等方药组成"疏肝止痛片"和"清热利胆片"。临床应用达到"简、便、廉"的良好效果。时至今日,这一组药物仍然供不应求。国内多家临床单位也在此基础上制作出多种衍生方剂。

3. **清胰片**　急性胰腺炎是发病率逐年递增的急腹症。根据胰腺炎"病在脾,因在肝",临床表现为肝郁气滞、脾胃实热、脾胃湿热等,以大柴胡汤加减方为基础,研制了"清胰片"。该药将理气开郁、疏肝止痛、通里攻下结合起来形成了一个新的药组,达到简单高效的临床效果,在国内外广泛应用。

第二节　急腹症清热解毒法的研究

清热解毒方源自《金匮要略》泻心汤,主要由大黄、黄芩、白头翁、败酱草组成,具有通里攻下、清热泻火、凉血解毒之功效。长期临床观察显示其对化脓性阑尾炎、阑尾脓肿、胆道感染及其他多种原因引起的腹腔感染等具有良好疗效。

一、清热解毒板块方的药学研究

采用反相高效液相色谱法对清热解毒方浸膏中的芦荟大黄素、大黄酸、大黄素、大黄酚、大黄素甲醚、白头翁皂苷 B_4 的含量进行测定,可作为清热解毒方浸膏代表成分指标,该检测方法简便可靠,重复性好,可以为质量控制提供参考依据。

(一)清热解毒方研究

1. 指标成分确立　白头翁是清热解毒方的主要组成部分,其在制剂中的有效成分为白头翁皂苷 B_4,实验采用反向高效液相色谱法对清热解毒方中白头翁皂苷 B_4 的含量进行测定,作为该浸膏有效成分的检测指标。采用外标一点法计算芦荟大黄素、大黄酸、大黄素、大黄酚、大黄素甲醚的质量分数。结果表明,该方法简便可靠,重现性好,可以为质量控制提供参考依据。

2. 清热解毒板块方临床定位　清热解毒方临床定位为用于阑尾炎、阑尾脓肿以及其他多种原因引起的腹腔感染甚或出现 MODS 者,临床见证为热毒炽盛、高热不退、脘腹胀满、舌红、便结等。其中大黄兼有通里攻下和清热解毒双重功效,加用白头翁、败酱草更增强了方药的清热解毒作用。通过观察不同剂量清热解毒方对脓毒症大鼠模型的治疗效果,探讨其治疗机制,为临床更加合理地应用以及下一步的新药研发提供理论支持。

(二)清热解毒方对脓毒症模型大鼠的治疗效果

1. 材料与方法

(1)动物及分组:将 Wistar 大鼠 110 只,雌雄各半,随机分为假手术组(10 只)、模型组(20 只)、清热解毒方治疗组(分为大、中、小剂量组,每组20 只)、抗生素治疗组(20 只)。清热解毒方治疗组在造模同时分别给予清热解毒方流浸膏的蒸馏水稀释药液灌胃,剂量分别为 24g/kg、12g/kg、6g/kg,每日 1 次,连续 72 小时;抗生素组在造模同时给予头孢克肟(0.04g/kg)+甲硝唑(0.12g/kg),每日 1 次,连续 72 小时;假手术组给予等体积蒸馏水灌胃,连续治疗 72 小时。

(2)模型制作:实验前 12 小时禁食、不限水,实验时以 10% 水合氯醛按 1ml/kg 剂量进行腹腔注射麻醉,无菌条件下开腹,分离盲肠,在距其末端 2cm 处以 1 号丝线结扎,再用 18 号针头在盲肠末端穿孔 2 处,将盲肠放回腹腔后逐层关腹。假手术组于分离盲肠末端时不进行结扎、穿孔。

(3)观察指标

1)治疗 72 小时,各组动物经腹主动脉取血,EDTA 抗凝,离心分离血清 -30℃冻存。

2)检测血清中 ALT、TBil、TBA、GOT、Urea、Cr、CRP 等。

3)血清内毒素、血清脂多糖结合蛋白、单核细胞趋化因子 -1。

4)分别剪取部分肝、肺及末段回肠组织,10%中性福尔马林固定待检。

2. 结果

(1)一般情况及死亡率观察:由表45-2-1 可知,模型组 72 小时动物死亡率为 65%,清热解毒大剂量治疗组 72 小时死亡率为 10%,较模型组显著降低($P < 0.05$);中、小剂量组 72 小时动物死亡率分别为 30% 和 40%,与模型组无显著差异。抗生素组 72 小时动物死亡率为 10%,较模型组显著降低($P < 0.05$)。

观察发现模型组在造模后出现精神萎靡、毛发凌乱、活动减少、蜷缩等表现;清热解毒方大剂量组动物在给药后出现明显的腹泻,但精神状态、毛发、活动状态均正常,而中、小剂量组只出现了成形软便,精神状态较差;假手术组动物一般情况正常。

扫码观看彩图

·

表 45-2-1　各实验组大鼠 72 小时死亡率

组别	动物数	死亡数	存活数	死亡率/%
假手术组	10	0	10	0
模型组	20	13	7	65
大剂量组（24g/kg）	20	2	18	10*
中剂量组（12g/kg）	20	6	14	30
小剂量组（6g/kg）	20	8	12	40
抗生素组	20	2	18	10*

注：*P<0.05。

（2）血清生化指标检查：模型组动物在造模后血清 ALT、TBil、TBA、GOT、Urea、Cr 水平较假手术组均有显著增高（P<0.001）；清热解毒大、中、小剂量组以及抗生素治疗组以上血清各指标水平较模型组均显著降低（P<0.01）（见表 45-2-2）。

（3）血清 C 反应蛋白、内毒素、血清脂多糖结合蛋白（LBP）、单核细胞趋化因子 -1（MCP-1）水平：如表 45-2-3 所示，模型组动物在造模后血清 C 反应蛋白、内毒素、血清脂多糖结合蛋白、单核细胞趋化因子 -1 水平较假手术组均有显著增高（均 P<0.001）；清热解毒大、中、小剂量组以及抗生素治疗组，以上血清各指标水平较模型组均显著降低（均 P<0.01）。

（4）病理组织学检查：大鼠腹膜炎模型显示腹腔脏器充血、水肿，肠间包裹性积液，大剂量清热解毒药治疗组炎症显著轻于模型组（图 45-2-1）。

表 45-2-2　各实验组大鼠血清生化指标（$\bar{x} \pm s$）

组别	动物数	AST/(U·L⁻¹)	T-BIL/(μmol·L⁻¹)	TBA/(μmol·L⁻¹)	Urea/(mmol·L⁻¹)	Cr/(μmol·L⁻¹)
假手术组	10	74.30 ± 20.10	0.26 ± 0.09	16.60 ± 8.80	7.30 ± 1.20	31.00 ± 4.90
模型组	7	391.10 ± 56.40▲	2.51 ± 0.38▲	55.00 ± 11.50▲	21.80 ± 5.30▲	53.10 ± 11.80▲
大剂量组	18	153.70 ± 24.50*	0.27 ± 0.08*	10.20 ± 1.80*	5.30 ± 1.90*	30.40 ± 3.20*
中剂量组	14	155.10 ± 30.70*	0.97 ± 0.19*	14.30 ± 4.40*	6.80 ± 2.60*	33.00 ± 5.10*
小剂量组	12	175.30 ± 46.10*	1.73 ± 0.36*	17.60 ± 3.70*	7.70 ± 1.70*	36.30 ± 7.20*
抗生素组	18	157.20 ± 36.20*	0.28 ± 0.07*	15.70 ± 3.60*	6.60 ± 2.30*	33.80 ± 6.50*

注：与假手术组比，▲P<0.001；与模型组比，*P<0.01。

表 45-2-3　大鼠血清 CRP、LBP、LPS、MCP-1 测定结果（$\bar{x} \pm s$）

组别	动物数	CRP/(mg·L⁻¹)	LPS/(EU·ml⁻¹)	LBP/(ng·ml⁻¹)	MCP-1/(pg·ml⁻¹)
假手术组	10	3.800 ± 0.900	0.064 ± 0.010	1.320 ± 0.190	18.770 ± 1.720
模型组	7	110.300 ± 32.500▲	0.176 ± 0.032▲	10.380 ± 2.710▲	83.050 ± 7.490▲
大剂量组	18	23.200 ± 3.500*	0.074 ± 0.012*	2.450 ± 0.410*	40.020 ± 6.130*
中剂量组	14	31.500 ± 6.900*	0.091 ± 0.020*	4.040 ± 0.670*	58.270 ± 3.470*
小剂量组	12	36.800 ± 7.900*	0.097 ± 0.010*	7.450 ± 1.670*	68.630 ± 7.310
抗生素组	18	19.890 ± 6.800*	0.073 ± 0.008*	5.340 ± 1.930*	40.080 ± 7.190*

注：与假手术组比，▲P<0.001；与模型组比，*P<0.01。

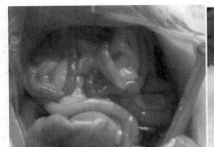
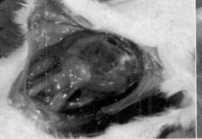
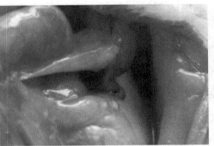

假手术组　　　　　　　腹膜炎模型组　　　　　　清热解毒大剂量组

图 45-2-1　清热解毒药物对腹腔感染模型大鼠作用

光镜下模型组肠黏膜变性、浆膜明显增厚,炎细胞大量浸润,间皮细胞层脱落、缺失;肺组织明显淤血、出血及水肿;肝窦明显扩张淤血,肝细胞明显水样变性。清热解毒方大、中、小剂量组肠微绒毛基本正常,少量炎细胞浸润;肺泡间质轻度淤血;肝细胞仅轻度浊肿。抗生素组和假手术组肠、肺、肝组织病理基本正常(图 45-2-2)。

上述结果表明,大剂量清热解毒药可以显著降低模型动物的死亡率,使血清生化指标明显改善,主要脏器的病理组织学改变明显减轻。中、小剂量组的各项检查虽均有明显改善,但 72 小时动物死亡率并未显著降低。治疗过程中观察发现,大剂量组动物在给药后出现明显的腹泻,但精神状态、毛发、活动状态均正常,而中、小剂量组只出现了成形软便,因此推测清热解毒方所致泻下是一种重要的治疗机制,正是由于方中大黄所发挥的通里攻下作用,促进了肠内细菌等有害物质的排出,减少了内毒素等有害物质的吸收入血,从而减

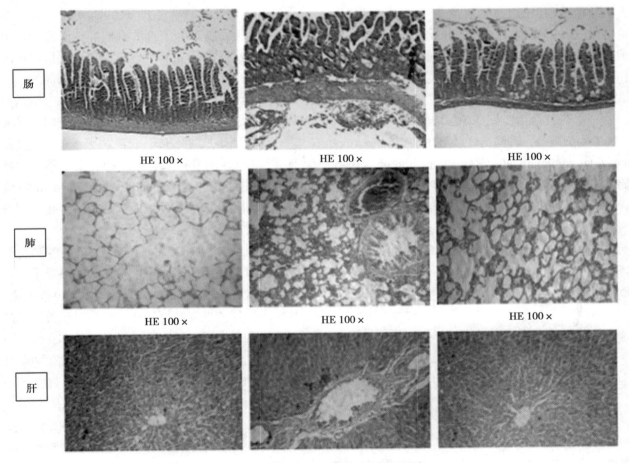

肠　　　HE 100×　　　　　　　HE 100×　　　　　　　HE 100×

肺　　　HE 100×　　　　　　　HE 100×　　　　　　　HE 100×

肝

图 45-2-2　肝、肺、肠组织病理光镜下观察

轻了由内毒素引起的一系列后续级联炎性反应。

本实验结果显示,清热解毒方三种不同剂量均可明显降低血清内毒素、脂多糖结合蛋白及单核细胞趋化因子-1水平,提示本方具有拮抗炎性反应的药理作用,推测和黄芩、白头翁、败酱草的有效成分有关。

综上所述,清热解毒方可通过清热解毒和通里攻下的双重作用机制,拮抗和降低内毒素的致炎作用,降低脂多糖结合蛋白和单核细胞趋化因子-1水平,从而减轻脓毒症时主要脏器损害,降低死亡率。

二、清热解毒板块方药对 T84 肠上皮细胞单层通透性的影响

肠屏障是人类防御外来侵袭的重要防线,广义的肠道屏障包括机械屏障、生物屏障、化学屏障及免疫屏障。肠道机械屏障主要由肠黏膜上皮细胞、细胞间紧密连接等构成。肠上皮细胞包括多种生物功能不同的细胞,是肠道机械屏障的主要组织结构基础。肠上皮细胞之间一种特殊的膜性结构——紧密连接(tight junction),位于基底外侧细胞与细胞间的最上端,对来自肠道的众多毒素和免疫原起着主要的抵御作用,它是维持肠黏膜通透性的重要组织成分。

(一)T84 肠上皮细胞单层培养

T84 细胞是一种隐窝样肠上皮细胞(crypt-like intestinal epithelial cells),是研究肠上皮屏障功能的良好细胞模型。制备清热解毒方的大鼠药物血清,采用血清药理学的方法,利用 Transwell 特殊培养小室培养 T84 细胞,探索清热解毒方保护肠上皮屏障的可能机制(图 45-2-3)。

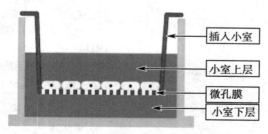

图 45-2-3　Transwell 培养小室

待 T84 肠上皮细胞长满培养瓶后,调整细胞浓度为 $2 \times 10^5/ml$,接种于 Transwell 板顶室的滤

膜上 5% CO_2 孵育 72 小时,待细胞生长至完全融合成细胞单层。在给予 LPS 对 T84 细胞进行刺激12小时前,加入不同浓度的含药血清(100ml/L),正常血清对照组加入等体积正常血清稀释液。LPS刺激12小时后,在上室内加入100μl的荧光染料FD-3(内含1mg/ml的FD-3),37℃、5% CO_2 孵育120分钟,分别在加入FD-3时和120分钟时从每个双层小室的上层小室和下层小室分别吸取培养基100μl,加入黑色96孔板中,荧光化学发光检测仪检测样品中所含FD-3的荧光强度。洗涤并标记,取照片(图45-2-4)。

(二)清热解毒方药物血清对 T84 肠上皮细胞单层通透性的影响

经 Transwell 小室单层细胞培养及 LPS 刺激紧密连接蛋白显著减少,清热解毒方含药血清干预后有明显改善(图 45-2-5)。

肠道屏障是存在于肠道内的具有高效选择性功能的屏障系统。肠黏膜屏障在保护机体免受食物抗原微生物及其产生的有害代谢产物的损害、保持机体内环境的稳定方面起重要作用。在正常情况下,肠黏膜具有完善的机械屏障以抵御较强的刺激和正常菌群的侵犯。这种肠黏膜屏障由肠表面黏液、微绒毛、肠黏膜上皮细胞及其间的紧密连接以及黏膜的特殊结构组成。近年来,细胞间连接的研究受到极大重视。肠上皮细胞间连接和大多数细胞的连接方式一样,由紧密连接、黏附连接、缝隙连接等构成。构成肠上皮细胞间连接的蛋白主要有 ZO-1、occludin、cadherin、claudin 和 β-catenin 等。一旦某种组成成分发生变化即可导致屏障功能发生异常。

严重感染、创伤、大面积烧伤、急性胰腺炎等均可导致肠黏膜屏障受损。早在肠道黏膜形态学出现明显变化之前,肠黏膜通透性增高已经发生,故肠黏膜通透性增高可反映早期肠道黏膜屏障的损害。目前认为,多种细胞因子(cytokines)均可引起肠黏膜通透性增高,其中包括内毒素、肿瘤坏死因子(TNF)、γ-干扰素、白细胞介素-1(IL-1)、白细胞介素-2(IL-2)、血小板激活因子(PAF)和一氧化氮(NO)等。内毒素可使肠黏膜上皮细胞的超微结构发生病理改变,通过损伤细胞内支架系统而破坏细胞间紧密连接,从而导致肠黏膜通透性增高。

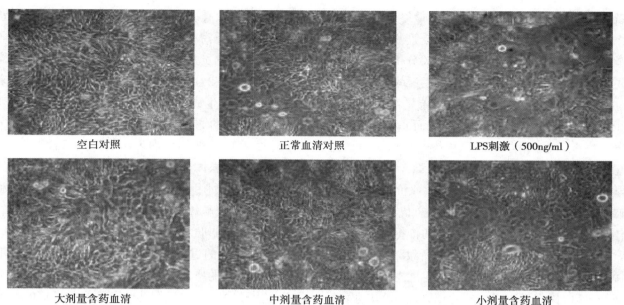

空白对照　　　　　　　　　正常血清对照　　　　　　　LPS刺激（500ng/ml）

大剂量含药血清　　　　　　中剂量含药血清　　　　　　小剂量含药血清

图 45-2-4　中药对 LPS 刺激后细胞间隙的影响

LPS 刺激 12 小时引起细胞形态明显改变,细胞单层稀疏、细胞间隙明显增大。

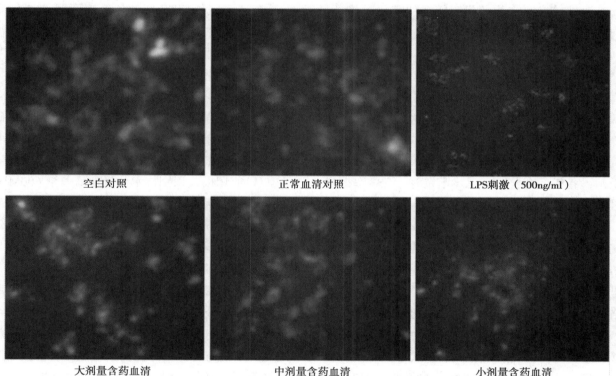

空白对照　　　　　　　　　正常血清对照　　　　　　　LPS刺激（500ng/ml）

大剂量含药血清　　　　　　中剂量含药血清　　　　　　小剂量含药血清

图 45-2-5　细胞免疫荧光技术检测紧密连结蛋白 ZO-1 的表达情况（100×）

本实验显示 LPS 可通过抑制 T84 细胞紧密连接蛋白 ZO-1 的表达影响细胞间紧密连接,造成细胞通透性增大,提示在 LPS 打击下肠屏障的机械屏障受到损伤,通透性增高;易于使肠道致病菌和内毒素进入体内形成"二次打击"。清热解毒方的大鼠药物血清对肠上皮屏障具有保护作用。

三、清热解毒板块方治疗脓毒症大鼠的代谢组学研究

(一)代谢组学与中医药

代谢组学是近年来快速发展起来的一门学科,与基因组学、转录组学、蛋白组学等共同构成了系

扫码观看彩图

统生物学。代谢组学是以生物的最终代谢总产物（通常用分子量小于 1 000 的小分子产物）为研究对象，通过对这些小分子代谢产物的分析，即从生理过程的末端来阐明生物体内已发生过的变化。

由于代谢组学所研究的对象是总代谢小分子，所分析的是整体的变化规律，而非具体某一成分。因此，代谢组学的研究思维与中医药学的思想有非常相似之处。针对清热解毒板块方的药效学研究提出了一种新的方剂药效评价和中医"证候"的鉴别模式，即：①以内源性总代谢产物的整体代谢图谱变化情况作为判断的依据，寻找出正常状态与疾病状态（如腹腔感染所致脓毒症）下内源性总代谢产物的代谢图谱的变化规律；②以疾病为基础，探索证候与疾病的相关性；③以动物模型为实验对象，建立正常组与模型组间的内源性总代谢产物的代谢图谱变化规律，观察给药前后其内源性总代谢产物的代谢特征的变化趋势，以判断药物的有效性及毒副作用情况。

（二）腹腔脓毒症模型及药物

1. 一般性指标 研究采用健康 Wistar 大鼠盲肠打孔法腹腔感染模型。观察模型动物、假手术组动物在不同时间点的死亡率、生化、LPS、病理等指标。观察模型动物在清热解毒方流浸膏（由大黄、黄芩、白头翁、败酱草组成，比例为 2∶2∶3∶3）干预下各指标变化。详见本节前述"清热解毒方对脓毒症模型大鼠的治疗效果"。

2. 磁共振谱图结果分析 在 27℃的条件下，在 Bruker AV Ⅱ-600MHz 核磁共振谱仪上，调用 CPMG 弛豫编辑脉冲序列。并将 FID 信号经过傅里叶变换转为一维磁共振谱图。将所有数据以表格 EXCEL 格式储存，用于模式识别分析。

从载荷图分析，血浆中血糖有大幅降低，氨基酸有较大升高，血脂包括甘油三酯、不饱和脂肪酸有一定的升高。文献报道血糖在早期显著升高，后期转为显著降低，因为样本取自动物造模型后 72 小时，很多已处于濒死边缘，和文献报道非常一致。血糖有大幅降低，说明肝糖分解和糖酵解的能力增加。这与在血浆发现乳酸的增加相一致，乳酸是糖酵解的产物，这也更能够说明肝糖分解和糖酵解的能力增加。

血清中这些成分的升高伴随支链氨基酸升高

及血糖降低，提示靶器官出现明显的能量代谢紊乱，主要特征为糖原耗竭，血糖降低，三羧酸循环障碍，脂肪动员加速，酮体生成增多，线粒体功能受损引起 ATP 生成障碍，细胞通过增强糖酵解来补偿 ATP 的生成不足，推测肝细胞的肿胀及坏死可能与细胞的能量代谢紊乱有关。

血浆中乳酸的增加表明机体无氧代谢增加，同时也和线粒体功能的降低有关。线粒体功能的降低将导致利用由三羧酸循环生成的丙酮酸的利用，这将使线粒体中缺少乙酰辅酶 A，从而导致氧化磷酸化和脂肪 β 氧化降低。而氧化磷酸化是一个 ATP 产生的过程。血浆中甘油三酯的改变、不饱和脂肪酸的增加与线粒体氧化磷酸化的降低有关。上述分析可知代谢功能紊乱是脓毒症的一个重要的病理生理机制，是导致临床危重患者死亡的重要原因。

综上，通过对载荷图的分析，模型组共有以下化合物发生变化：血糖有大幅下降，血脂包括甘油三酯、不饱和脂肪酸、乳酸、3- 羟基丁酸、多种氨基酸等多种代谢成分均有升高，这些成分可以作为脓毒症大鼠的代谢标记物。

3. 清热解毒方对脓毒症大鼠模型药效学研究 清热解毒方对模型动物的治疗疗效，采用血清核磁共振谱进行分析。

（1）应用模式识别技术分析血清一维 600MHz ^{1}H-NMR 谱，无论采用无监督的主成分分析（PCA）法还是有监督的偏最小二乘法——判别分析（PLS-DA）法，都能清楚地区分脓毒症模型大鼠与正常大鼠的血清氢谱。

PCA-SCORES 或 PLS-DA 图中正常组与对照组主成分积分值之间无交叉和重叠。表明正常组与模型组之间存在代谢产物谱的显著差异。也就是说正常组与大鼠脓毒症模型组之间有着代谢产物的不同，说明代谢组学分析能够较好地反映证候之间的差异，代谢组学技术是开展中医证候研究的好方法。

（2）PCA-SCORES 显示清热方治疗组聚合较好，且与正常组接近，说明该复方中药对脓毒症具有较好的疗效。

（3）在 PCA 载荷图谱中可以发现血糖的变化较为明显，多种氨基酸化合物，甘油三酯等均有一定改变。这些发生改变的代谢物可以作为脓毒症的生物标志物做进一步的研究,这些代谢物与三羧酸循环能量代谢、糖酵解及脂肪和蛋白质代谢途径密切相关。上述内源性代谢物的改变提示动物能量代谢及脂肪、蛋白质代谢功能异常。分析这些内源性代谢产物的形成、转移机制和过程,可提示脓毒症的发生发展的潜在原因,从而揭示其生物学本质。

(4)清热方可以调节血糖恢复到正常,说明清热方首先是对糖代谢起作用;对于蛋白质代谢与脂代谢的调节没有观察到,可能与实验时间较短、中药作用缓慢有关。

第三节　急腹症活血化瘀法的研究

"血瘀"是急腹症常见的病理病机,活血化瘀法是针对"血瘀"而设,在急腹症治疗中有着重要应用价值。本法适用于有瘀血见证的各类早期的急腹症、某些功能性疾患(如胃肠、胆道功能紊乱)、各种类型的包块(炎症性、出血性、腹腔的包裹性积液)等。急腹症常用的活血化瘀药有桃仁、红花、川芎、延胡索、丹参、当归、赤芍、三棱、莪术、乳香、没药等。临床上与其他中药配伍使用时,大都为上述不同药味组成的药组。从现代医学观点来看,所谓"血瘀",可视为机体由于血液动力学、血液流变学等异常而直接引起的,或继发的某些病理变化,而活血化瘀药对之具有明显的抑制和改善作用。血运障碍在急腹症中虽多属继发性病理变化,但在疾病发生发展中具有极为重要的影响。

一、活血化瘀中药对清解通下中药增效作用的实验研究

临床工作中活血化瘀与通里攻下两法经常配合使用,并获得良好结果。通过建立大鼠急性腹膜炎动物模型,分别观察单用活血化瘀法、清解通下法及两法合用的治疗效果,探讨活血化瘀中药对清解通下中药的增效或协同作用。

采用盲肠打孔法制作大鼠急性腹膜炎模型,观察复方丹参方组、加味小承气汤组和活血清下汤组对腹膜炎治疗效果。

1. 模型动物 48 小时病理变化　模型动物 48 小时病理变化见表 45-3-1。

表 45-3-1　各组动物脏器的病理改变(造模后 48 小时)

组别	肺	小肠	肝
模型对照组	肺泡塌陷	肠系膜局部炎性,有纤维素性渗出	局部组织变性,有坏死,伴纤维组织增生,炎细胞浸润
抗生素组	肺泡有轻度塌陷及代偿性扩张	小肠肌层有黏液变性(炎症吸收表现)	无
复方丹参方组	肺泡广泛塌陷,面积大于 2/3,间质血管扩张充血	小肠局部基层水肿、变性、散在炎细胞浸润,有小血管增生,肠腔内有少许炎性分泌物	肝被膜可见广泛炎细胞浸润,间质不明显
加味小承气汤组	肺泡广泛塌陷融合(大于 2/3)较重,间质明显变宽,血管充血,局部肺泡代偿性扩张	小肠浆膜炎性纤维素性渗出,局部肌层变性水肿,肠系膜有少量纤维组织增生	肝被膜下局部组织变性、坏死、出血,伴炎细胞浸润,被膜有纤维素性渗出
活血清下汤组	有 1/2 肺泡塌陷,间质灶性慢性炎细胞浸润	小肠系膜轻度散在炎细胞浸润	无明显改变

2. **对腹膜白蛋白吸收及渗出的影响** 腹膜炎时随着腹腔渗液中蛋白质含量的增加，蛋白质渗出率亦明显增高（$P<0.01$）；各给药组的蛋白质渗出率均低于模型对照组，其中活血清下汤组最低，显著低于其他各组；而抗生素组与复方丹参方组、加味小承气汤组相比则无显著性差异。

3. **粘连组织中 TNF-α 含量** 造模后 3 天、7 天和 14 天时，活血清下汤组 TNF-α 含量显著低于模型对照组。各组第 14 天时 TNF-α 含量显著低于第 3 天。TNF-α 属于介导炎症的细胞因子。在腹膜炎时，TNF-α 的合成和释放成为产生纤维素性粘连的基础。TNF-α 能使腹膜间皮细胞增加 I 型纤溶酶原激活剂抑制剂的生成。有研究发现，术后 TNF-α 含量与粘连形成呈线性正相关。本研究显示，活血清下汤组粘连组织中的 TNF-α 水平显著低于其他各组，提示中药活血清下汤可能通过减少 I 型纤溶酶原激活剂抑制剂的生成，进而促进纤溶酶的活性，使纤维蛋白溶解与合成保持平衡，减少腹膜粘连的形成。

本实验的研究结果表明，清解通下中药加味小承气汤与活血化瘀中药复方丹参组方而成的活血清下汤，能够显著降低腹膜粘连组织中 TNF-α 和 TGF-β₁ 的表达水平，从而减少纤维蛋白原渗出、沉积，减少 I 型纤溶酶原激活剂抑制剂（PAI-1）的生成，促进纤维蛋白溶解与合成的平衡，减少细胞外基质的沉积，增加组织型纤溶酶原激活剂（t-PA）的活性，抑制组织型纤溶酶原抑制剂活性，进而减少腹膜粘连的形成。另外，活血清下汤还能显著降低腹膜粘连组织中 VEGF 的表达水平，从而降低血管通透性，减少粘连发生。最后，经Ⅷ因子标记血管内皮，发现活血清下汤能显著抑制粘连组织中毛细血管的新生。上述疗效显著优于两方单用。

急性细菌性腹膜炎时大鼠尿中 L/M 比值显著高于正常对照组，见表 45-3-2。采用抗生素、复方丹参方、小承气汤和活血清下方的各治疗组 L/M 比值均显著低于模型对照组。活血清下汤组和抗生素组两组相比无显著差异，但二组均显著低于复方丹参方组和加味小承气汤组。说明活血清下汤、抗生素具有抑制急性细菌性腹膜炎大鼠肠通透性病理性增高的作用，提示活血化瘀法对清热解毒、通里攻下有增效作用。

表 45-3-2 尿中乳果糖、甘露醇浓度、峰面积及 L/M 比值（$\bar{x} \pm s$）

组别	例数	乳果糖（L）		甘露醇（M）		L/M 比值
		浓度 /(μg·ml⁻¹)	峰面积	浓度（μg·ml⁻¹）	峰面积	
正常对照组	6	8.117 0 ± 1.993 1	877.000 0 ± 231.859 0	20.558 3 ± 2.391 3	3 237.500 0 ± 385.684 0	0.390 0 ± 0.080 0
模型对照组	6	54.638 9 ± 7.705 8	6 286.333 0 ± 896.038 0	19.910 3 ± 2.137 3	3 133.000 0 ± 344.705 0	2.750 0 ± 0.380 0ᵃᵃ
抗生素组	6	18.296 3 ± 1.475 5	2 060.500 0 ± 171.582 0	19.143 8 ± 1.214 8	3 009.333 0 ± 195.955 0	0.960 0 ± 0.060 0ᵃᵃ ᵇᵇ
复方丹参方组	6	41.305 8 ± 7.098 4	4 736.000 0 ± 825.383 0	17.449 0 ± 3.064 0	2 736.000 0 ± 494.211 0	2.400 0 ± 0.040 0ᵃᵃ ᵇᵇ ᶜᶜ
加味小承气汤组	6	27.064 0 ± 3.429 8	3 080.000 0 ± 398.808 0	17.468 7 ± 2.696 8	2 513.333 0 ± 268.214 0	1.560 0 ± 0.150 0ᵃᵃ ᵇᵇ ᶜᶜ ᵈᵈ
活血清下汤组	6	14.111 2 ± 1.726 7	1 573.833 0 ± 200.789 0	16.068 3 ± 1.663 0	1 573.830 0 ± 200.789 0	0.890 0 ± 0.150 0ᵃᵃ ᵇᵇ ᵈᵈ ᵉᵉ

注：与正常对照组比较，ᵃᵃ$P<0.01$；与模型对照组比较，ᵇᵇ$P<0.01$；与抗生素组比较，ᶜᶜ$P<0.01$；与复方丹参方组比较，ᵈᵈ$P<0.01$；与加味小承气汤组比较，ᵉᵉ$P<0.01$。

二、活血化瘀中药对清热利胆中药的增效作用

（一）实验分组及模型建立

1. 动物分组　选用健康 Wistar 大鼠 36 只，随机分为 6 组：①正常组；②生理盐水对照组；③活血化瘀组；④清热利胆组；⑤清热利胆和活血化瘀合用（利胆灵）组；⑥熊去氧胆酸组。每组 6 只。

2. 模型建立　无菌条件下行上腹正中切口入腹，用硬膜外麻醉穿刺针由腹壁穿出后经双侧腹背部穿皮下穿隧道至大鼠颈后部穿出，分别由双侧皮下隧道引入"T"型导管两长端（A 端和 B 端）至腹腔。沿十二指肠找到胆总管和十二指肠交界部的乳头处，剪开肠壁浆膜，将"T"型导管 A 端经乳头逆行插入胆总管 0.6~0.8cm，管内即有淡黄色清亮胆汁流出，5/0 无损伤线缝合固定。取距乳头部远端约 2cm 处空肠，5/0 无损伤线荷包缝合肠壁浆肌层后，中央用 7 号针头戳孔向空肠远端插入"T"管 B 端约 1 cm 后结扎固定，关腹。颈后部引出"T"管短端（C 端）可见胆汁流出，缝合固定颈后部引流管体外部分，结扎"T"管 C 端，胆汁引流通道建立完成。该模型可根据需要在体外进行胆道梗阻和解除梗阻，可形成胆管内引流和外引流。

各组大鼠给药 7 日后收集标本，分别测定各组大鼠胆汁流量、胆汁及血清胆红素、胆汁及血清总胆汁酸、胆汁及血清胆固醇、胆汁及血清磷脂、肝组织钠钾 ATP 酶与钙镁 ATP 酶活性和肝脏 MRP2 蛋白的表达水平。

（二）活血化瘀中药对清热利胆中药的增效作用

1. 药物　中药"利胆灵"由茵陈、大黄、丹参、甘草组成。将其拆方为清热利胆组：茵陈、大黄、甘草，活血化瘀组：丹参。分别给予不同实验组大鼠。

2. 结果

（1）各组用药后胆汁流量如图 45-3-1 所示。其中熊去氧胆酸组、利胆灵组和利胆组胆汁流量均有显著增加。

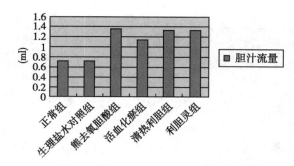

图 45-3-1　各组大鼠 30min 内胆汁流量

（2）各组大鼠胆汁胆汁酸的变化：结果显示各组胆汁胆汁酸水平总体比较有显著性差异。熊去氧胆酸组、活血化瘀组、清热利胆药及利胆灵组与正常组比较均有显著性差异。结果提示：熊去氧胆酸组、清热利胆药组及利胆灵组对正常大鼠胆汁胆汁酸的分泌均有促进作用。

（3）各组大鼠胆汁胆红素分泌量的变化：结果显示各组胆汁胆红素水平总体比较有显著性差异。两两比较显示：熊去氧胆酸组、清热利胆组、活血化瘀组及利胆灵组与正常组比较均有显著性差异；熊去氧胆酸组、清热利胆组、活血化瘀组及利胆灵组与盐水对照组比较均有显著性差异；熊去氧胆酸组、利胆灵组与活血化瘀组比较有显著性差异；熊去氧胆酸组及利胆灵组与清热利胆组比较有显著性差异；熊去氧胆酸组与利胆灵组比较差异无统计学意义；清热利胆组与活血化瘀组比较差异无统计学意义。结果提示：熊去氧胆酸组与利胆灵组能降低正常大鼠胆汁胆固醇水平。（图 45-3-2）

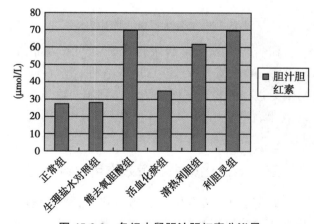

图 45-3-2　各组大鼠胆汁胆红素分泌量

（4）各组大鼠血清胆汁酸、磷脂、胆红素等的变化见表 45-3-3。

扫码观看彩图

表 45-3-3 各组大鼠胆汁酸、磷脂、胆固醇及胆红素的水平（$\bar{x} \pm s$）

组别	血清总胆红素 /（$\mu mol \cdot L^{-1}$）	血清直接胆红素 /（$\mu mol \cdot L^{-1}$）	血清磷脂 /（$mmol \cdot L^{-1}$）	血清胆固醇 /（$mmol \cdot L^{-1}$）	血清胆汁酸 /（$mmol \cdot L^{-1}$）
正常组	16.83 ± 0.94	5.64 ± 0.39	1.69 ± 0.15	2.82 ± 0.41	28.23 ± 1.27
盐水对照组	16.07 ± 0.71	5.56 ± 0.63	1.51 ± 0.17	2.64 ± 0.45	28.20 ± 1.38
熊去氧胆酸组	6.30 ± 0.56	3.56 ± 0.36	1.67 ± 0.16	1.32 ± 0.36	22.78 ± 0.81
活血化瘀组	14.78 ± 0.32	5.23 ± 0.62	1.57 ± 0.22	2.65 ± 0.36	27.44 ± 1.20
清热利胆组	8.78 ± 0.51	4.38 ± 0.42	1.56 ± 0.16	1.74 ± 0.35	24.93 ± 0.85
利胆灵组	6.65 ± 0.77	3.66 ± 0.39	1.61 ± 0.17	1.18 ± 0.27	22.43 ± 0.67
F 值	319.20^{**}	22.75^{**}	0.99	23.51^{**}	37.79^{**}

注：$^{*}P<0.05$，$^{**}P<0.01$。

结果显示：各组血清直接胆红素水平总体比较有显著性差异（F 值为 319.20，$P<0.01$）。利胆灵组可明显增加正常大鼠的胆汁流量，促进正常大鼠胆汁中胆红素、胆汁酸的分泌，降低胆固醇的含量；降低血清中胆红素、总胆汁酸、胆固醇水平（图 45-3-3）。

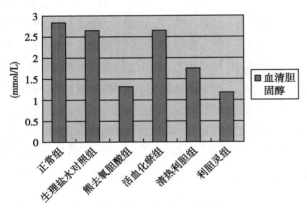

图 45-3-3 各组大鼠血清胆固醇水平

研究结果提示：活血化瘀药物可增加肝组织钠钾 ATP 酶与钙镁 ATP 酶活性；增加肝脏 MRP2 蛋白的表达。而单用清热利胆药物虽有一定效果，但不明显，单用活血化瘀药物作用更不明显。

三、活血化瘀中药增效作用机制探讨

研究表明，活血化瘀法与清热解毒法和通里攻下法的功效相互协调和增效。从感染性 MODS 患者的临床资料证实了微循环障碍、血液留滞、血流不畅是其重要的病理生理机制。多数活血化瘀药均能明显降低血管阻力、改善微循环，从而增加器官和组织的血液灌注，在很大程度上增强了通里攻下的作用。

盲肠结扎穿孔（CLP）术后大鼠血流动力学研究也证实动脉收缩压、动脉舒张压和平均动脉压短暂上升，随后下降，持续到术后 24~72 小时，为感染性 SIRS/MODS 的"血瘀证"辨证和活血化瘀法提供了依据。活血化瘀中药可提高肠系膜血管血流量、改善肠黏膜微循环和黏膜组织氧含量，提示其在整体、器官和细胞水平均可促进肠道血流的改善。中药活血清下汤可能通过减少 I 型纤溶酶原激活剂抑制剂的生成，进而促进纤溶酶的活性，使纤维蛋白溶解与合成保持平衡，减少腹膜粘连的形成，保护了肠屏障，减少蛋白渗出。

活血化瘀中药的代表，丹参的主要作用是改善循环、保护组织和抗氧化及抗感染。这与中医理论中关于丹参"行气、益气、活血、养血"和"主心腹邪气，祛瘀"的作用是一致的；丹参还可以同时调节机体机能，促进机体受损组织功能的恢复，发挥重要的辅助治疗作用。一般认为丹参保护肝脏的作用机制与以下几个方面有关：①改善肝脏微循环，增加肝脏血流量；②提高血浆中纤维连接蛋白水平；③钙通道阻滞作用；④抑制肝细胞脂质过氧化；⑤诱导细胞色素 P450。

总之，中药板块理论尚不成熟，本章节为抛砖引玉之作，仍有诸多中医"大法"之间相互作用需深入探讨。

参考文献

1. 吴咸中, 田在善. 证与治则的现代研究: 急性腹部疾病 [M]. 天津: 天津科技翻译出版公司, 1999: 11-58.

2. 李文硕, 田在善. 思路与足迹: 吴咸中论文选续集 [M]. 天津: 天津科学技术出版社, 2005: 57-66.

3. 李文硕, 田在善, 王兴民. 攀登与感悟: 吴咸中论文选第三集 [M]. 天津: 天津科学技术出版社, 2011: 283-289.

4. 吴咸中. 中西医结合急腹症方药诠释 [M]. 天津: 天津科学技术出版社, 2001: 416.

5. 薛小平, 鹿燕敏, 王倩, 等. HPLC 法测定清热解毒方芦荟大黄素、大黄酸、大黄素、大黄酚及大黄素甲醚的含量 [J]. 中国实验方剂学杂志, 2009, 15 (7): 6-8.

6. HOROWITZ A, CHANEZ-PAREDES S D, HAEST X, et al. Paracellular permeability and tight junction regulation in gut health and disease [J]. Nat Rev Gastroenterol Hepatol, 2023, 20 (7): 417-432.

7. COLGAN S P, RESNICK M B, PARKOS C A, et al. IL-4 directly modulates function of a model human intestinal epithelium [J]. J Immunol, 1994, 153 (5): 2122-2129.

8. PEARCE S C, AL-JAWADI A, KISHIDA K, et al. Marked differences in tight junction composition and macromolecular permeability among different intestinal cell types [J]. BMC Biol, 2018, 16 (1): 19.

9. WISHART D S. Metabolomics for investigating physiological and pathophysiological processes [J]. Physiol Rev, 2019, 99 (4): 1819-1875.

10. LI Y Z, LIU H B, WU X Z, et al. An NMR metabolomics investigation of perturbations after treatment with Chinese herbal medicine formula in an experimental model of sepsis [J]. OMICS, 2013, 17 (5): 252-258.

11. 尚晓滨, 吴咸中, 李东华, 等. 活血化瘀中药对清解通下中药增效作用的实验研究 I: 治疗急性细菌性腹膜炎的实验观察 [J]. 中国中西医结合外科杂志, 2006, 12 (2): 91-94.

12. 尚晓滨, 吴咸中, 李东华, 等. 活血化瘀中药对清解通下中药增效作用的实验研究 II: 对急性细菌性腹膜炎大鼠肠黏膜通透性的影响 [J]. 中国中西医结合外科杂志, 2006, 12 (2): 125-127.

13. 薛小平, 李东华, 刘铮, 等. 活血化瘀中药对清热利胆中药利胆作用的增效研究 [J]. 天津中医药, 2006, 23 (1): 70-72.

（刘洪斌）

扫码观看彩图